Nutrição avançada
e metabolismo humano

Tradução da 5ª edição norte-americana

Dados Internacionais de Catalogação na Publicação (CIP)
(Câmara Brasileira do Livro, SP, Brasil)

```
Gropper, Sareen S.
   Nutrição avançada e metabolismo humano / Sareen S.
Gropper, Jack L. Smith, James L. Groff ; tradução
Marleine Cohen ; revisão técnica Daniela Maria Alves
Chaud, Irene Coutinho de Macedo. -- São Paulo :
Cengage Learning, 2020.

   Título original: Advanced nutrition and human
metabolism.
   1. reimpr. da 1. ed. brasileira de 2012.
   Bibliografia
   ISBN 978-85-221-0904-3


   1. Metabolismo 2. Nutrição 3. Nutrição - Aspectos
fisiológicos I. Smith, Jack L.. II. Groff, James L..
III. Título.


11-03790                                     CDD-616.39
```

Índice para catálogo sistemático:

1. Nutrição : Metabolismo : Fisiologia humana 616.39

Nutrição avançada e metabolismo humano

Tradução da 5ª edição norte-americana

Sareen S. Gropper
Auburn University

Jack L. Smith
University of Delaware

James L. Groff

Tradução
Marleine Cohen

Revisão técnica

Profa. Dra. Daniela Maria Alves Chaud (Coord.) – Universidade Presbiteriana Mackenzie
Profa. Dra. Ana Carolina Almada Colucci – Universidade Presbiteriana Mackenzie e Universidade Municipal de São Caetano do Sul
Profa. Dra. Andrea Carvalheiro Guerra Matias – Universidade Presbiteriana Mackenzie
Profa. Andréa Romero Latterza - Universidade Presbiteriana Mackenzie e Universidade Metodista de São Paulo
Profa. Dra. Edeli Simioni de Abreu – Universidade Presbiteriana Mackenzie
Profa. Dra. Isabela Rosier Olimpio Pereira – Universidade Presbiteriana Mackenzie
Profa. Dra. Juliana Masami Morimoto – Universidade Presbiteriana Mackenzie e Universidade Metodista de São Paulo
Nutr. Larissa Aguiar Silva – Universidade Presbiteriana Mackenzie
Profa. Dra. Marcia Nacif – Universidade Presbiteriana Mackenzie e Centro Universitário São Camilo
Profa. Dra. Rosana Farah Simony Lamigueiro Toimil – Universidade Presbiteriana Mackenzie e Centro Universitário São Camilo

Leitura técnica, adaptação e conversões de fórmulas e medidas para o padrão brasileiro
Irene Coutinho de Macedo – Centro Universitário SENAC – São Paulo e Universidade São Francisco – Bragança Paulista

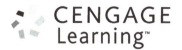

Austrália • Brasil • Japão • Coreia • México • Cingapura • Espanha• Reino Unido • Estados Unidos

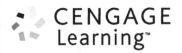

Nutrição avançada e metabolismo humano
Tradução da 5ª edição norte-americana
Sareen S. Gropper, Jack L. Smith e James L. Groff

Gerente Editorial: Patricia La Rosa

Supervisora Editorial: Noelma Brocanelli

Editora de Desenvolvimento: Monalisa Neves e Marileide Gomes

Supervisora de Produção Editorial: Fabiana Alencar Albuquerque

Título original: Advanced nutrition and human metabolism

ISBN 13: 978-0-495-11661-5

ISBN 10: 0-495-11661-0

Tradução: Marleine Cohen

Revisão Técnica: Profa. Dra. Ana Carolina Almada Colucci (cap. 5); Profa. Dra. Andrea Carvalheiro Guerra Matias (caps. 3 e 13); Profa. Dra. Andréa Romero Latterza (cap. 9), Profa. Dra. Daniela Maria Alves Chaud (Coord.); Profa. Dra. Edeli Simioni de Abreu (caps. 2 e 4); Profa. Dra. Isabela Rosier Olimpio Pereira (cap. 6); Profa. Dra. Juliana Masami Morimoto (caps. 10 e 11); Nutr. Larissa Aguiar Silva (caps. 1 e 14); Profa. Dra. Marcia Nacif (caps. 7 e 15); Profa. Dra. Rosana Farah Simony Lamigueiro Toimil (caps. 8 e 12)

Leitura técnica, adaptação e conversões de fórmulas e medidas para o padrão brasileiro: Irene Coutinho de Macedo

Copidesque: Carlos Alberto Villarruel Moreira

Revisão: Daniele Fátima e Viviam Moreira

Diagramação: Cia. Editorial

Capa: MSDE/Manu Santos Design

Indexação: Casa Editorial Maluhy & Co.

© 2009, 2005 Wadsworth, uma divisão da Cengage Learning
© 2012 Cengage Learning Edições Ltda.

Todos os direitos reservados. Nenhuma parte deste livro poderá ser reproduzida, sejam quais forem os meios empregados, sem a permissão, por escrito, da Editora. Aos infratores aplicam-se as sanções previstas nos artigos 102, 104, 106 e 107 da Lei nº 9.610, de 19 de fevereiro de 1998.

Para informações sobre nossos produtos, entre em contato pelo telefone **0800 11 19 39**

Para permissão de uso de material desta obra, envie seu pedido para **direitosautorais@cengage.com**

© 2012 Cengage Learning. Todos os direitos reservados.

ISBN-13: 978-85-221-0904-3
ISBN-10: 85-221-0904-4

Cengage Learning
Condomínio E-Business Park
Rua Werner Siemens, 111 – Prédio 20 – Espaço 4
Lapa de Baixo – CEP 05069-900
São Paulo – SP
Tel.: (11) 3665-9900 – Fax: (11) 3665-9901
SAC: 0800 11 19 39

Para suas soluções de curso e aprendizado, visite
www.cengage.com.br

Impresso no Brasil.
Printed in Brazil.
1. reimpr. de 2020

A meus pais, por seu amor, apoio e encorajamento.
A Michelle e Michael, que mantêm minha vida em equilíbrio e me dão grande alegria.
Ao meu marido, Daniel, por seu encorajamento, apoio, fé e amor de sempre.

— Sareen Gropper

À minha esposa, Carol, por seu apoio à minha coautoria nesta edição e por sua ajuda na preparação do livro. Ela tem sido muito compreensiva em relação às mudanças em minha carreira e seus novos rumos.

— Jack Smith

Sumário

Prefácio XV

Seção I – Células e sua nutrição

Capítulo 1 – A célula: um microcosmo da vida 1

Componentes de células comuns 2
Membrana plasmática 2
Matriz citoplasmática 4
Mitocôndria 6
Núcleo 8
Retículo endoplasmático e complexo de Golgi 10
Lisossomos e peroxissomos 11

Proteínas celulares 12
Receptoras e sinalização intercelular 12
Proteínas de transporte 14
Proteínas catalisadoras (enzimas) 15
Aplicação clínica prática de enzimas celulares 18

Apoptose 20
Morte programada 20
Mecanismos potenciais 20

Energia biológica 21
Liberação e consumo energético em reações químicas 21
Unidades energéticas 22
O papel do fosfato de alta energia no armazenamento de energia 25
Reações acopladas na transferência energética 25
Potenciais de redução 27

Resumo 27

PERSPECTIVA – Genômica nutricional: o fundamento da nutrição personalizada 29

Capítulo 2 – Sistema digestório: mecanismo para nutrir o organismo 33

Estruturas do trato digestório e o processo digestório 33
A cavidade oral 35
O esôfago 36
O estômago 38
O intestino delgado 43
Os órgãos anexos 47
Os processos digestório e absortivo 51
O cólon ou intestino grosso 53

Coordenação e regulação do processo digestório 55
Regulação neural 55
Peptídeos reguladores 56

Resumo 58

PERSPECTIVA – Apanhado geral de algumas disfunções no sistema digestório com implicações nutricionais 59

Seção II – Macronutrientes e seu metabolismo

Capítulo 3 – Carboidratos 63

Qualidades estruturais 63
Carboidratos simples 64
Monossacarídeos 64
Dissacarídeos 67

Carboidratos complexos 68
Oligossacarídeos 68
Polissacarídeos 68

Digestão 68
Digestão de polissacarídeos 69
Digestão de dissacarídeos 70

Absorção, transporte e distribuição 71
Absorção de glicose e galactose 71
Absorção de frutose 71
Transporte de monossacarídeos e absorção celular 72
Transportadores de glicose 72
Insulina 74
Manutenção dos níveis de glicose no sangue 75

Resposta glicêmica aos carboidratos 76
Índice glicêmico 76
Carga glicêmica 77

Metabolismo integrado em tecidos 78
Glicogênese 78
Glicogenólise 80
Glicólise 82
Fosforilação em nível de substrato 85
O ciclo do ácido tricarboxílico 85
Formação do ATP 89
O desvio da hexose-monofosfato (via pentose-fosfato) 95
Gliconeogênese 97

Regulação do metabolismo 99
Modulação de enzimas alostéricas 100
Taxa do efeito regulatório do NADH:NAD$^+$ 100
Regulação hormonal 100
Mudanças direcionais em reações reversíveis 102

Resumo 102

PERSPECTIVA – Hipoglicemia: fato ou bode expiatório? 105

Capítulo 4 – Fibras 107

Definições de fibras alimentares e funcionais 107
Fibras e plantas 108
Química e características das fibras alimentares e funcionais 108
Celulose 108

Hemicelulose 110
Pectinas 110
Lignina 110
Gomas 110
β-glucanas 111
Frutanos: inulina, oligofrutose e fruto-oligossacarídeos 111
Amido resistente 111
Quitina e quitosana 112
Polidextrose e polióis 112
Psyllium 112
Dextrinas resistentes 112
Algumas propriedades e efeitos fisiológicos e metabólicos das fibras 112
Solubilidade na água 113
Retenção da água/capacidade de hidratação e viscosidade 114
Adsorção ou capacidade de ligação 115
Degradabilidade/fermentação 116
Papel das fibras na prevenção e no tratamento de doenças 119
Ingestão recomendada de fibras 120
Resumo 121
PERSPECTIVA – Suplementos fitoquímicos e de ervas na saúde e doença 124

Capítulo 5 – **Lipídios** 131
Estrutura e importância biológica 132
Ácidos graxos 132
Triglicerídios 134
Esteróis e esteroides 136
Fosfolipídios 136
Glicolipídios 138
Digestão 139
Digestão de triglicerídio 140
Digestão do colesterol e dos fosfolipídios 142
Absorção 143
Transporte e armazenamento 144
Lipoproteínas 144
Função do fígado e do tecido adiposo no metabolismo lipídico 147
Metabolismo das lipoproteínas 149
Lipídios, lipoproteínas e risco de doença cardiovascular 152
Colesterol 153
Ácidos graxos saturados e insaturados 154
Ácidos graxos *trans* 155
Lipoproteína A 156
Apolipoproteína E 156
Metabolismo integrado nos tecidos 156
Catabolismo de triglicerídios e ácidos graxos 156
Considerações sobre energia na oxidação de ácidos graxos 157
Formação de corpos cetônicos 159
Catabolismo do colesterol 160
Síntese de ácidos graxos 160
Síntese de triglicerídios 165

Síntese do colesterol 165
Regulação do metabolismo lipídico 166
Termogênese da gordura marrom 167
Inibição terapêutica da absorção de gorduras: olestra e orlistat 168
Álcool etílico: metabolismo e impacto bioquímico 169
A via álcool desidrogenase (ADH) 169
O sistema microssomal de oxidação do etanol (MEOS) 170
Alcoolismo: alterações bioquímicas e metábolicas 170
Álcool em moderação: o lado bom 172
Resumo 172
PERSPECTIVA – A função dos lipídios e das lipoproteínas na aterogênese 175

Capítulo 6 – **Proteínas** 177
Categorias funcionais 177
Catalisadores 177
Mensageiros 178
Elementos estruturais 178
Imunoprotetores 178
Transportadores 179
Tampões 179
Balanceadores de fluidos 179
Outras funções 180
Estrutura e organização das proteínas 180
Estrutura primária 180
Estrutura secundária 180
Estrutura terciária 181
Estrutura quaternária 181
Classificação dos aminoácidos 182
Estrutura 182
Carga elétrica líquida 184
Polaridade 186
Essencialidade 186
Fontes de proteína 187
Digestão e absorção 187
Digestão de proteínas 187
Absorção de aminoácidos e peptídeos pela membrana da borda estriada intestinal 190
Transporte de aminoácidos pela membrana intestinal basolateral 192
Uso de aminoácidos pelas células intestinais 192
Absorção de aminoácidos em tecidos extraintestinais 195
Metabolismo de aminoácidos 196
Síntese de proteínas do plasma, compostos não proteicos contendo nitrogênio e bases de purina e pirimidina 196
Visão geral da síntese de proteínas 205
Visão geral do catabolismo de aminoácidos 206
Catabolismo hepático e uso dos aminoácidos aromáticos 211
Catabolismo hepático e uso dos aminoácidos que contêm enxofre (S) 215
Catabolismo hepático e uso dos aminoácidos de cadeia ramificada 217
Catabolismo hepático e uso de outros aminoácidos 217

Aminoácidos não recolhidos pelo fígado: aminoácidos do plasma e *pool*(s) de aminoácidos   219

Fluxo interórgãos de aminoácidos e metabolismo por órgão específico   221

Glutamina, fígado, rins e intestino   221
Alanina, fígado e músculos   222
Músculos esqueléticos   222
Rins   227
Cérebro e tecidos acessórios   228

***Turnover* de proteínas: síntese e catabolismo das proteínas nos tecidos   231**

Sistemas de degradação celular das proteínas   231

Mudanças na massa corporal por causa da idade   233

Qualidade proteica e ingestão de proteínas   236

Avaliação da qualidade de proteínas   237
Informação sobre proteínas em rótulos de alimentos   240
Ingestão recomendada de proteínas e aminoácidos   240
Deficiência de proteínas/má nutrição   242

Resumo   242

PERSPECTIVA — *Turnover* de proteínas: fome comparada com estresse   246

Capítulo 7 — Integração e regulação do metabolismo e impacto causado por exercícios e esportes   249

A inter-relação do metabolismo de carboidratos, lipídios e proteínas   249

O papel essencial do fígado no metabolismo   252

Metabolismo específico de alguns tecidos durante o ciclo alimentação-jejum   254

Metabolismo de carboidratos e de lipídios   254
Metabolismo de aminoácidos   257

Integração do sistema e homeostase   260

Função endócrina no estado de saciedade alimentar   260
Função endócrina no estado pós-absortivo ou jejum   261

Síndrome metabólica   262

Resistência à insulina   263
Perda de peso e resistência à insulina   263

Nutrição nos esportes   264

Avaliação bioquímica do esforço físico   264
Fontes energéticas durante os exercícios   265
Suplementação de carboidratos (supercompensação)   269
Dietas e exercícios   270
Ergogênicos nutricionais   271

Resumo   274

PERSPECTIVA — Diabetes: metabolismo fora de controle   275

Capítulo 8 — Composição corporal, gasto de energia e equilíbrio energético   279

Peso corporal: quanto devemos pesar?   279

Índice de massa corporal   279
Fórmulas   280

A composição do corpo humano   281

Métodos para medir a composição corporal   281

Antropometria   282
Densitometria/hidrodensitometria   283
Pletismografia de deslocamento de ar   284
Absorciometria   284
Tomografia axial computadorizada (TAC)   284
Imagem de ressonância magnética (IRM)   285
Condutividade elétrica corporal total (TOBEC)   285
Análise da impedância bioelétrica (BIA)   285
Ultrassonografia ou ultrassom   285
Interactância de infravermelho   286
Água corporal total (ACT)   286
Potássio corporal total (TBK)   286
Análise por ativação com nêutrons   287
Visão geral dos métodos   287

Equilíbrio energético   288

Prevalência da obesidade   289

Componentes do gasto energético   290

Taxa metabólica basal e gasto de energia em repouso   290
Efeito térmico de alimentos   291
Gasto energético de atividades físicas   291
Termorregulação   291

Determinando o gasto de energia   291

Calorimetria direta   292
Calorimetria indireta   292
Água duplamente marcada   295
Fórmulas derivadas   295

Regulação de peso corporal e composição   296

Influências genéticas   297
Influências hormonais   297
Balanço energético positivo   298
Balanço energético negativo   298

Resumo   299

PERSPECTIVA — Transtornos alimentares   301

Seção III — Nutrientes reguladores

Capítulo 9 — Vitaminas hidrossolúveis   307

Vitamina C (ácido ascórbico)   308

Fontes   310
Digestão, absorção, transporte e armazenamento   310
Funções e mecanismos de ação   312
Interações com outros nutrientes   317
Metabolismo e excreção   317
Dose diária recomendada   317
Deficiência   318
Toxicidade   318
Avaliação do estado nutricional   319

Tiamina (vitamina B$_1$)   321

Fontes   321
Digestão, absorção, transporte e armazenamento   321
Funções e mecanismos de ação   323
Metabolismo e excreção   325
Dose diária recomendada   325

Deficiência: beribéri 326
Toxicidade 326
Avaliação do estado nutricional 327
Riboflavina (vitamina B₂) 327
Fontes 327
Digestão, absorção, transporte e armazenamento 327
Funções e mecanismos de ação 329
Metabolismo e excreção 331
Dose diária recomendada 331
Deficiência: ariboflavinose 331
Toxicidade 331
Avaliação estado nutricional 331
Niacina (vitamina B₃) 332
Fontes 332
Digestão, absorção, transporte e armazenamento 333
Funções e mecanismos de ação 334
Metabolismo e excreção 335
Dose diária recomendada 335
Deficiência: pelagra 335
Toxicidade 336
Avaliação do estado nutricional 336
Ácido pantotênico 337
Fontes 337
Digestão, absorção, transporte e armazenamento 337
Funções e mecanismos de ação 338
Metabolismo e excreção 340
Dose diária recomendada 340
Deficiência: síndrome dos pés queimando 340
Toxicidade 341
Avaliação do estado nutricional 341
Biotina 341
Fontes 341
Digestão, absorção, transporte e armazenamento 342
Funções e mecanismos de ação 343
Metabolismo e excreção 346
Dose diária recomendada 346
Deficiência 346
Toxicidade 346
Avaliação do estado nutricional 346
Ácido fólico 347
Fontes 348
Digestão, absorção, transporte e armazenamento 348
Funções e mecanismos de ação 350
Interações com outros nutrientes 353
Metabolismo e excreção 354
Dose diária recomendada 354
Deficiência: anemia macrocítica megaloblástica 354
Toxicidade 356
Avaliação do estado nutricional 356
Vitamina B₁₂ (cobalamina) 357
Fontes 357
Digestão, absorção, transporte e armazenamento 358

Funções e mecanismos de ação 359
Metabolismo e excreção 360
Dose diária recomendada 360
Deficiência: anemia macrocítica megaloblástica 361
Toxicidade 362
Avaliação do estado nutricional 362
Vitamina B₆ 363
Fontes 363
Digestão, absorção, transporte e armazenamento 364
Funções e mecanismos de ação 364
Metabolismo e excreção 367
Dose diária recomendada 367
Deficiência 367
Toxicidade 367
Avaliação do estado nutricional 368
PERSPECTIVA – Genética e nutrição: o possível efeito das necessidades de folato e o risco de doenças crônicas não transmissíveis (DCNT) 369

Capítulo 10 – Vitaminas lipossolúveis 373

Vitamina A e carotenoides 373
Fontes 374
Digestão e absorção 375
Transporte, metabolismo e armazenamento 379
Funções e mecanismos de ação 381
Interações com outros nutrientes 389
Metabolismo e excreção 389
Dose diária recomendada 389
Deficiência 389
Toxicidade: hipervitaminose A 390
Avaliação do estado nutricional 391
Vitamina D 393
Fontes 393
Absorção, transporte e armazenamento 395
Funções e mecanismos de ação 396
Interações com outros nutrientes 400
Metabolismo e excreção 400
Dose diária recomendada 400
Deficiência: raquitismo e osteomalacia 401
Toxicidade 401
Avaliação do estado nutricional 402
Vitamina E 403
Fontes 404
Digestão, absorção, transporte e armazenamento 404
Funções e mecanismos de ação 405
Interações com outros nutrientes 408
Metabolismo e excreção 409
Dose diária recomendada 409
Deficiência 410
Toxicidade 410
Avaliação do estado nutricional 410
Vitamina K 412
Fontes 412

Absorção, transporte e armazenamento   413
Funções e mecanismos de ação   413
Interações com outros nutrientes   417
Metabolismo e excreção   417
Dose diária recomendada   417
Deficiência   417
Toxicidade   418
Avaliação do estado nutricional   418
PERSPECTIVA – Nutrientes antioxidantes, espécies reativas e doenças   419

Capítulo 11 – Macrominerais   431

Cálcio   432
Fontes   432
Digestão, absorção, transporte   432
Funções e mecanismos de ação   438
Interações com outros nutrientes   440
Excreção   442
Dose diária recomendada   442
Deficiência   443
Toxicidade   444
Avaliação do estado nutricional   444

Fósforo   446
Fontes   446
Digestão, absorção, transporte e armazenamento   446
Funções e mecanismos de ação   447
Excreção   449
Dose diária recomendada   449
Deficiência   449
Toxicidade   449
Avaliação do estado nutricional   450

Magnésio   450
Fontes   450
Absorção e transporte   450
Funções e mecanismos de ação   451
Interações com outros nutrientes   452
Excreção   453
Dose diária recomendada   453
Deficiência   453
Toxicidade   454
Avaliação do estado nutricional   454

Sódio   455
Fontes   455
Absorção, transporte e função   456
Interações com outros nutrientes   457
Excreção   457
Deficiência   457
Dose diária recomendada e avaliação do estado nutricional   457

Potássio   457
Fontes   457
Absorção, transporte e função   458
Interações com outros nutrientes   459
Excreção   459
Deficiência e toxicidade   459
Dose diária recomendada e avaliação do estado nutricional   459

Cloro   459
Fontes   460
Absorção, transporte e secreção   460
Funções   460
Excreção   460
Deficiência   460
Dose diária recomendada e avaliação do estado nutricional   461

PERSPECTIVA – Macrominerais e hipertensão   461
PERSPECTIVA – Osteoporose e dieta   465

Capítulo 12 – Microminerais   471

Ferro   472
Fontes   474
Digestão, absorção, transporte e armazenamento   474
Funções e mecanismos de ação   482
Interações com outros nutrientes   486
Excreção   488
Dose diária recomendada   488
Deficiência de ferro com e sem anemia   488
Suplementos   489
Toxicidade: hemocromatose   489
Avaliação do estado nutricional   490

Zinco   492
Fontes   492
Digestão, absorção, transporte e armazenamento   492
Funções e mecanismos de ação   496
Interações com outros nutrientes   499
Excreção   499
Dose diária recomendada   500
Deficiência   500
Suplementos   500
Toxicidade   500
Avaliação do estado nutricional   501

Cobre   502
Fontes   502
Digestão, absorção, transporte e armazenamento   502
Funções e mecanismos de ação   506
Interações com outros nutrientes   508
Excreção   508
Dose diária recomendada   509
Deficiência   509
Toxicidade   509
Suplementos   509
Avaliação do estado nutricional   509

Selênio   511
Fontes   511
Absorção, transporte, armazenamento e metabolismo   511
Funções e mecanismos de ação   514
Interações com outros nutrientes   516

Excreção 516
Dose diária recomendada 516
Deficiência 517
Toxicidade 517
Avaliação do estado nutricional 517
Cromo 518
Fontes 518
Absorção, transporte e armazenamento 519
Funções e mecanismos de ação 519
Interações com outros nutrientes 520
Excreção 520
Dose diária recomendada 520
Deficiência 520
Suplementos 521
Toxicidade 521
Avaliação do estado nutricional 521
Iodo 522
Fontes 522
Digestão, absorção, transporte e armazenamento 523
Funções e mecanismos de ação 523
Interações com outros nutrientes 525
Excreção 526
Dose diária recomendada 526
Deficiência 526
Toxicidade 527
Avaliação do estado nutricional 527
Manganês 528
Fontes 528
Absorção, transporte e armazenamento 528
Funções e mecanismos de ação 529
Interações com outros nutrientes 530
Excreção 530
Dose diária recomendada 530
Deficiência 530
Toxicidade 530
Avaliação do estado nutricional 531
Molibdênio 532
Fontes 532
Absorção, transporte e armazenamento 532
Funções e mecanismos de ação 532
Interações com outros nutrientes 533
Excreção 534
Dose diária recomendada 535
Deficiência 535
Toxicidade 535
Avaliação do estado nutricional 535
Flúor 536
Fontes 536
Digestão, absorção, transporte e armazenamento 536
Funções e mecanismos de ação 537
Interações com outros nutrientes 537

Excreção 537
Dose diária recomendada 538
Deficiência 538
Toxicidade 538
Avaliação do estado nutricional 538
PERSPECTIVA – Interações nutrientes-drogas 539
Capítulo 13 – **Elementos-ultratraço 543**
Arsênio 544
Fontes 544
Absorção, transporte e metabolismo 544
Funções e deficiência 545
Interações com outros nutrientes 546
Excreção 546
Dose diária recomendada, toxicidade e valor nutritivo 546
Boro 547
Fontes 547
Absorção, transporte, armazenamento e excreção 547
Funções e deficiência 547
Dose diária recomendada, toxicidade e valor nutritivo 548
Níquel 548
Fontes 549
Absorção, transporte e armazenamento 549
Funções e deficiência 549
Interações com outros nutrientes 549
Excreção 549
Dose diária recomendada, toxicidade e valor nutritivo 550
Silício 550
Fontes 550
Absorção, transporte, armazenamento e excreção 551
Funções e deficiência 551
Dose diária recomendada, toxicidade e valor nutritivo 551
Vanádio 552
Fontes 552
Absorção, transporte e armazenamento 552
Funções 553
Excreção 554
Dose diária recomendada, toxicidade e valor nutritivo 554
Cobalto 555

Seção IV – Manutenção homeostática

Capítulo 14 – **Fluidos corporais e balanço eletrolítico 557**
Distribuição de água no corpo 557
Manutenção do balanço de fluidos 558
Pressão osmótica 558
Forças de filtração 559
O papel dos rins 559
Manutenção do balanço eletrolítico 562
Sódio 563
Cloreto 564
Potássio 564
Cálcio e magnésio 564

Balanço ácido-base: controle da concentração do íon de hidrogênio 565
Tampões 566
Regulação respiratória do pH 568
Regulação renal do pH 568
Resumo 569
PERSPECTIVA – Balanço de fluidos e o estresse térmico do exercício 571

Seção V – Conhecimentos básicos de nutrição

Capítulo 15 – Desenho experimental e interpretação crítica da pesquisa 573

Método científico 574
Aplicações históricas 574
Metodologias de pesquisa 575
Método histórico (qualitativo) 575
Método descritivo de investigação (qualitativo) 575
Método analítico de investigação (quantitativo) 575
Método experimental (quantitativo) 576
Ensaios clínicos randomizados 576
Termos que descrevem a qualidade da pesquisa 577
Início da pesquisa 577
Problemas e armadilhas na pesquisa 578
Avaliação da pesquisa e literatura científica 579
Pesquisa sobre nutrição na internet 580

Glossário 583
Créditos 589
Índice Remissivo 591

Prefácio

Desde que a primeira edição foi publicada em 1990, muito mudou na ciência da nutrição. No entanto, o objetivo deste livro – fornecer um panorama completo do metabolismo normal para o aluno de licenciatura em nutrição – continua o mesmo. Seguimos prezando um nível de detalhe e escopo do conteúdo que satisfaçam as necessidades tanto dos professores quanto dos alunos. Em cada reedição, levamos em consideração as sugestões de professores, revisores de conteúdo e alunos, que tornaram o livro ainda melhor com um texto mais claro e preciso. Além disso, incluímos os tópicos mais recentes e pertinentes sobre nutrição para fornecer aos futuros profissionais da área informações fundamentais vitais às suas carreiras, além de uma base sólida para que possam assimilar as novas descobertas científicas à medida que acontecem.

Assim como a quantidade de informações sobre a ciência da nutrição aumentou, a equipe de autores deste livro também cresceu. O Dr. James Groff e a Dra. Sara Hunt foram os coautores da primeira edição. Nas edições seguintes, a Dra. Sareen Gropper assumiu a coautoria, devido à aposentadoria da Dra. Sara Hunt. Na quarta edição, o Dr. Jack L. Smith se juntou à equipe de autores. Os Doutores Gropper e Smith continuaram dedicando seu trabalho e tempo na coautoria desta que é a quinta edição.

Novidades nesta edição

Nesta edição, trabalhamos para melhorar a clareza das imagens e da diagramação em duas cores, apresentadas na edição passada, enfatizando visualmente os conceitos mais importantes presentes em cada capítulo. A segunda cor foi mais bem utilizada nas imagens para ressaltar reagentes, produtos e o movimento através das vias bioquímicas. Esperamos que esse uso da cor facilite o aprendizado do aluno. Além disso, reorganizamos parte do conteúdo entre os capítulos para melhorar sua estrutura. Essa reestruturação resultou em um capítulo a menos e deve beneficiar a legibilidade.

Embora os capítulos continuem enfocando a nutrição e a função fisiológica normais, tentamos fornecer mais ligações entre nutrição normal e clínica e entre a fisiologia e a patofisiologia. A seção Perspectiva continua trazendo aspectos clínicos e patológicos aplicados ao assunto pertinente a cada capítulo.

Apresentação

A apresentação desta quinta edição foi criada para tornar o livro mais fácil de usar para o leitor. A segunda cor chama a atenção para elementos importantes no texto, tabelas e imagens, bem como ajuda a gerar o interesse do leitor. A seção Perspectiva fornece aplicações das informações presentes em cada capítulo e tem sido bem recebida por revisores e leitores.

Como este livro enfoca a nutrição e fisiologia humana normal, torna-se uma fonte eficiente para alunos de ciências da nutrição ou dietética. Concebido para um curso de nutrição avançada, o livro traz conhecimentos sólidos de ciências biológicas. Ao mesmo tempo, no entanto, também promove uma revisão das ciências básicas – particularmente a bioquímica e fisiologia, fundamentais para a compreensão do conteúdo. O livro aplica a bioquímica à utilização do nutriente no consumo, e sua digestão, absorção, distribuição e metabolismo celular, tornando-se uma referência valiosa para profissionais que trabalham em atendimento médico. Os profissionais da saúde podem usá-lo como fonte para refrescar a memória em relação a inter-relações metabólicas e fisiológicas e para obter uma atualização concisa de conceitos atuais relacionados à nutrição humana.

Continuamos apresentando a nutrição como uma ciência que integra os processos da vida do nível molecular ao celular, e por meio das operações de sistemas múltiplos de todo o organismo. Nosso principal objetivo é fornecer um panorama completo de reações celulares nos níveis dos tecidos, órgãos e sistemas. O conteúdo aqui presente foi selecionado segundo esse objetivo.

Organização

Cada um dos 15 capítulos começa com uma visão geral, seguida por uma breve introdução ao assunto do capítulo. Em seguida, apresentamos o texto do capítulo, um breve resumo que reúne as ideias apresentadas, uma lista de referências e a seção Perspectiva com sua própria lista de referências.

O texto é dividido em 5 seções. A Seção I (Capítulos 1 e 2) enfoca a estrutura celular, a anatomia do trato gastrintestinal e funções relacionadas à digestão e absorção. A informação presente no capítulo sobre transformação da energia presente nas edições anteriores foi dividida entre o capítulo sobre a célula (Capítulo 1) e aquele que aborda carboidratos (Capítulo 3). Essa reorganização associa de maneira mais próxima informações similares. A maior parte da produção de energia do organismo está associada à glicólise ou ao ciclo do ácido tricarboxílico pelo transporte de elétrons e fosforilação oxidativa.

A Seção II (Capítulos 3 a 8) discute o metabolismo dos macronutrientes. Essa seção abrange vias metabólicas primárias para carboidratos, lipídios e proteínas, enfatizando as reações particularmente relevantes às questões da saúde. Incluímos um capítulo separado sobre fibras. A discussão sobre o metabolismo do álcool foi transferido do capítulo dos carboidratos (Capítulo 3) para o dos lipídios (Capítulo 5). O álcool contribui para a ingestão calórica de muitas pessoas. Sua estrutura química se assemelha mais à dos carboidratos, mas seu metabolismo é mais parecido com o dos lipídios. O Capítulo 7 discute as inter-relações entre as vias metabólicas comuns aos macronutrientes. Esse capítulo também inclui uma discussão sobre a regulação das vias metabólicas e uma descrição da dinâmica metabólica do ciclo fed-fast, acompanhada por uma apresentação da nutrição dos exercícios e do esporte e os efeitos do cansaço físico sobre as vias metabólicas do organismo. O capítulo sobre a composição do organismo (Capítulo 8) foi transferido para essa seção. Ele enfatiza o equilíbrio de energia e sua influência sobre várias seções do corpo. Esse capítulo também inclui uma breve discussão sobre o controle hormonal da ingestão de alimentos, a prevalência da obesidade e a regulação do peso corpóreo. As informações sobre as mudanças da composição corpórea através do desenvolvimento foram transferidas para o capítulo sobre proteínas (Capítulo 6).

A Seção III (Capítulos 9 a 13) aborda os nutrientes considerados regulatórios na natureza: as vitaminas e minerais hidro e lipossolúveis, incluindo os macrominerais, os microminerais e os minerais ultratraço. Esses capítulos abrangem características desses nutrientes, como digestão, absorção, transporte, função, metabolismo, excreção, deficiência, toxicidade e avaliação de nutrição, além das quantidades recomendadas ou adequadas para ingestão de cada nutriente.

A Seção IV (Capítulo 14) abrange a manutenção do ambiente homeostático do organismo. Inclui uma discussão sobre fluidos corpóreos e equilíbrio eletrolítico, além da manutenção do pH. O capítulo final (Capítulo 15), "Desenho Experimental e Interpretação Crítica da Pesquisa" foi condensado. Ele constitui a Seção V e é suplementar ao restante do livro. Esse capítulo discute os tipos de pesquisa e metodologias pelos quais as pesquisas podem ser conduzidas. Foi criado para familiarizar os alunos com a organização e a implementação de pesquisa, apontar problemas e imprevistos inerentes a ela, além de ajudar os alunos a avaliarem de maneira crítica a literatura científica.

Material Complementar

Para o professor

Este livro oferece Powerpoints® ao professor, que comprovadamente adota a obra, disponíveis na página do livro em www.cengage.com.br, para auxílio em sala de aula.

Para o aluno

Para o aluno, estão disponíveis, em inglês, um guia de estudo e um banco de testes. Consulte a página do livro em www.cengage.com.br.

Agradecimentos

Embora este livro represente horas incontáveis de trabalho de seus autores, também é o resultado do trabalho competente de outros indivíduos. Não seria possível listar todos que ajudaram, mas gostaríamos de ressaltar a participação de alguns indivíduos que exerceram papéis cruciais. Agradecemos aos nossos alunos de bacharelado e licenciatura em nutrição por seus comentários. Gostaríamos de agradecer a nosso editor executivo, Peter Adams; à nossa editora de desenvolvimento, Anna Lustig; à nossa editora de desenvolvimento associada, Elesha Feldman; ao nosso diretor de arte, John Walker; à nossa gerente de marketing, Jennifer Somerville; à nossa gerente de conteúdo de projeto para produção editorial, Jennifer Risden; e aos nossos editores de autorizações, Sue Howard e Mardell Glinski Schultz. Estendemos nossos agradecimentos à nossa equipe de produção, especialmente a Katy Bastille, e à nossa editora de copidesque, Alison Darrow.

Gostaríamos de agradecer a mais duas colaboradoras que também trabalharam conosco na quinta edição do livro: Ruth M. DeBusk, Ph.D., R.D., que contribuiu com o artigo "Genômica nutricional: o fundamento da nutrição personalizada", da seção Perspectiva, e Rita M. Johnson, Ph.D., R.D. e F.AD.A que também contribuiu com um artigo para essa seção intitulada "Genética e nutrição: o possível efeito das necessidades de folato e o risco de doenças crônicas não transmissíveis(DCNT)".

Somos muito gratos pelo esforço de Carole A. Conn (Universidade Novo México), que foi a principal autora para o banco de provas; a Kevin Schalinske (Universidade do Estado de Iowa), que escreveu o guia do estudante para o site e colaborou com o banco de provas; e a Mary Jacob (Universidade do Estado da Califórnia, Long Beach), que também colaborou com o banco de provas.

Nossos agradecimentos especiais aos revisores por seus comentários, críticas e sugestões tão pertinentes e indispensáveis para a finalização do livro.

REVISORES DA QUINTA EDIÇÃO (ORIGINAL)

Richard C. Baybutt, Universidade do Estado do Kansas
Patricia B. Brevard, Universidade James Madison
Marie A. Caudill, Universidade Politécnica do Estado da Califórnia, Pomona
Prithiva Chanmugam, Universidade do Estado da Louisiana
Michele M. Doucette, Universidade do Estado da Geórgia
Michael A. Dunn, Universidade do Havaí em Mãnoa
Steve Hertzler, Universidade do Estado de Ohio
Steven Nizielski, Universidade Estadual de Grand Valley
Kimberli Pike, Universidade Estadual de Ball
William R. Proulx, SUNY Oneonta
Scott K. Reaves, Universidade do Estado da Califórnia, San Luis Obispo
Donato F. Romagnolo, Universidade de Arizona, Tucson
James H. Swain, Universidade de Case Western Reserve

REVISORES DA QUARTA EDIÇÃO (ORIGINAL)

Victoria Castellanos, Universidade Internacional da Flórida
Prithiva Chanmugam, Universidade do Estado da Louisiana
Kate J. Claycombe, Universidade do Estado de Michigan
Richard Fang, Universidade de Delaware
Leonard Gerber, Universidade de Rhode Island
V. Bruce Grossie, Jr., Texas Women's University
Cindy Heiss, Universidade do Estado da Califórnia, Northridge
Jessica Hodge, Universidade Estadual de Framingham
Satya S. Jonnalagadda, Universidade do Estado da Geórgia
Jay Keller, Universidade do Estado de Idaho
Mark Kern, Universidade Estadual de San Diego
M. Elizabeth Kunkel, Universidade Clemson
Margery L. Lawrence, Faculdade Saint Joseph
Jaimette McCulley, Universidade Fontbonne
Anahita Mistry, Universidade do Estado da Flórida
Kevin Schalinske, Universidade do Estado de Iowa
Jean T. Snook, Universidade do Estado de Ohio
Therese S. Waterhous, Universidade do Estado do Oregon
M.K. (Suzy) Weems, Universidade Estadual Stephen F. Austin

Revisores técnicos da edição brasileira

Revisão técnica

Profa. Dra. Daniela Maria Alves Chaud (Coord.)

Nutricionista, doutora em Pediatria e Ciências Aplicadas à Pediatria – área Nutrição (UNIFESP-EPM), com especialização em Saúde Pública e em Padrões Gastronômicos. Professora e Coordenadora do Curso de Nutrição do Centro de Ciências Biológicas e da Saúde da Universidade Presbiteriana Mackenzie.

Profa. Dra. Ana Carolina Almada Colucci

Professora do curso de graduação em Nutrição da Universidade Presbiteriana Mackenzie e da Universidade Municipal de São Caetano do Sul. Mestre e doutora em Saúde Pública pela Faculdade de Saúde Pública da Universidade de São Paulo.

Profa. Dra. Andrea Carvalheiro Guerra Matias

Professora dos cursos de graduação em Nutrição, Farmácia e Ciências Biológicas da Universidade Presbiteriana Mackenzie. Mestre e doutora em Saúde Pública pela Faculdade de Saúde Pública da Universidade de São Paulo.

Profa. Andréa Romero Latterza

Nutricionista, graduada pela Universidade de São Paulo, com especialização em Administração Hoteleira pelo SENAC. Mestre em Saúde Pública pela Faculdade de Saúde Pública da Universidade de São Paulo. Atualmente é professora da Universidade Presbiteriana Mackenzie e da Universidade Metodista de São Paulo.

Profa. Dra. Edeli Simioni de Abreu

Professora do curso de graduação em Nutrição da Universidade Presbiteriana Mackenzie. Mestre e doutora em Saúde Pública pela Faculdade de Saúde Pública da Universidade de São Paulo.

Profa. Dra. Isabela Rosier Olimpio Pereira

Professora dos cursos de graduação em Nutrição e Farmácia da Universidade Presbiteriana Mackenzie. Mestre e doutora em Ciência dos Alimentos. Pós-doutorado em Bioquímica Clínica pela Faculdade de Ciências Farmacêuticas da Universidade de São Paulo.

Profa. Dra. Juliana Masami Morimoto

Professora do curso de graduação em Nutrição da Universidade Presbiteriana Mackenzie e da Universidade Metodista de São Paulo. Mestre em Saúde Pública – área de concentração em Nutrição. Doutora em Ciências – área de concentração em Nutrição em Saúde Pública pela Faculdade de Saúde Pública da Universidade de São Paulo.

Nutr. Larissa Aguiar Silva

Nutricionista responsável técnico – Universidade Presbiteriana Mackenzie. Nutricionista responsável técnico – Confederação Brasileira de Handebol – Categoria: Juvenil Masculino.

Profa. Dra. Marcia Nacif

Professora do curso de graduação em Nutrição da Universidade Presbiteriana Mackenzie e do Centro Universitário São Camilo. Mestre em Nutrição Humana Aplicada e doutora em Saúde Pública pela Universidade de São Paulo.

Profa. Dra. Rosana Farah Simony Lamigueiro Toimil

Professora do curso de graduação em Nutrição da Universidade Presbiteriana Mackenzie e do Centro Universitário São Camilo. Especialista em nutrição clínica e padrões gastronômicos. Mestre em Epidemiologia pela Faculdade de Saúde Pública da Universidade de São Paulo. Doutora em Ciências Endocrinológicas pela Universidadade Federal de São Paulo/Escola Paulista de Medicina.

Leitura técnica, adaptação e conversões de fórmulas e medidas para o padrão brasileiro

Irene Coutinho de Macedo

Mestre em Nutrição Humana Aplicada pela Faculdade de Saúde Pública da Universidade de São Paulo. Especialista em Educação em Saúde. Coordenadora do curso de bacharelado em Nutrição do Centro Universitário SENAC – São Paulo. Professora do curso de Graduação em Nutrição da Universidade São Francisco – Bragança Paulista.

1

A célula: um microcosmo da vida

Componentes de células comuns
Membrana plasmática
Matriz citoplasmática
Mitocôndria
Núcleo
Retículo endoplasmático e complexo de Golgi
Lisossomos e peroxissomos
Proteínas celulares
Receptoras e sinalização intercelular
Proteínas de transporte
Proteínas catalisadoras (enzimas)
Aplicação clínica prática de enzimas celulares
Apoptose
Morte programada
Mecanismos potenciais
Energia biológica
Liberação e consumo energético em reações químicas
Unidades energéticas
O papel do fosfato de alta energia no armazenamento de energia
Reações acopladas na transferência energética
Potenciais de redução
PERSPECTIVA
Genômica nutricional: o fundamento da nutrição personalizada

As células são a essência da vida. Elas podem ser definidas como as unidades básicas vivas, estruturais e funcionais do corpo humano. Variam muito de tamanho, composição química e função, mas cada qual é uma notável miniatura da vida humana. As células se movem, crescem, ingerem alimento e excretam dejetos, reagem ao ambiente e até mesmo se reproduzem. Este capítulo propõe um rápido apanhado dos princípios elementares das células, incluindo componentes celulares, comunicação, energia e transporte. Uma visão geral da expectativa de vida de uma célula comum se faz necessária em razão da sua importância em relação à nutrição e às doenças.

As células de organismos multicelulares são chamadas **células eucariontes** (do grego *eu*, que significa "verdadeiro", e *karyon*, "núcleo"). As células eucariontes evoluíram de outras mais simples e primitivas, chamadas **células procariontes**. A diferença mais significativa entre os dois tipos de células é que as eucariontes têm um núcleo definido e as procariontes, não. Além disso, as células eucariontes são maiores e muito mais complexas do ponto de vista estrutural e funcional do que as suas antecessoras. Como este texto trata do metabolismo e da nutrição em seres humanos, todas as descrições acerca da estrutura e função celular neste e nos próximos capítulos serão relativas às células eucariontes.

A especialização das células é uma necessidade do ser humano vivo, que respira, mas, de modo geral, as células têm algumas similaridades básicas. Praticamente todas as células humanas têm uma membrana plasmática e um núcleo (ou tiveram um núcleo), e a maioria contém um retículo endoplasmático, complexo de Golgi e mitocôndrias. Para facilitar a discussão, este livro trata da chamada "célula comum" a fim de nos tornar possível identificar as numerosas organelas e suas funções, que caracterizam a vida celular. Levar em conta a relação entre o funcionamento normal de uma célula comum e a saúde do organismo como um todo – o ser humano – traz à mente a antiga regra: "Uma corrente é tão forte quanto seu elo mais fraco".

A **Figura 1.1** mostra a delicada estrutura de uma típica célula animal. A mesma apresentação de uma típica célula absorvente animal (como a célula epitelial de um intestino) foi incluída no conteúdo sobre digestão, no Capítulo 2.

Nossa discussão começa com a membrana plasmática, que forma o limite externo da célula, e, em seguida, prossegue para o estudo das organelas contidas nessa membrana. Este capítulo reúne as informações necessárias sobre as moléculas da célula para entender a estrutura e as funções celulares. As estruturas químicas das moléculas são descritas nos capítulos apropriados.

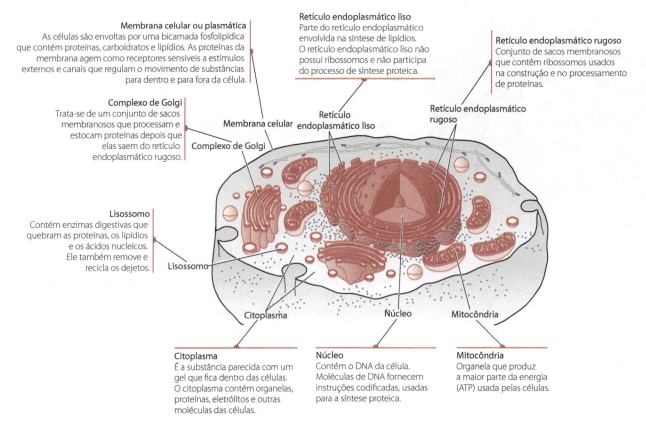

Figura 1.1 Célula animal comum.

Componentes de células comuns

Membrana plasmática

A célula é envolvida pela **membrana plasmática**. Ao encobri-la, essa membrana permite que a célula se torne uma unidade. Como outras membranas encontradas dentro da célula, a plasmática tem distintas funções e características estruturais. De qualquer forma, todas as membranas têm algumas características em comum:

- Membranas são estruturas que se assemelham a folhas, compostas essencialmente de fosfolipídios e proteínas unidas entre si por ligações não covalentes.

- Os fosfolipídios das membranas não têm só uma camada hidrofóbica, como também uma hidrófila. Essa propriedade estrutural dos fosfolipídios lhes permite formar espontaneamente camadas bimoleculares na água, chamadas de bicamadas lipídicas. A **Figura 1.2** mostra a maneira como a membrana celular envolve a célula. A **Figura 1.3** é um detalhamento da membrana celular para ilustrar muitas de suas funções. Note a bicamada fosfolipídica e as proteínas na membrana celular, assim como o espaço intracelular (dentro da célula) e o extracelular (fora dela). O centro da bicamada é hidrofóbico, o que impede que muitos compostos solúveis em água passem para dentro ou para fora da célula. A proteína integral de transporte mostrada nessa figura é parte do sistema de transporte que permite que substâncias essenciais solúveis em água atravessem a membrana plasmática. A bicamada hidrofóbica também ajuda a reter dentro da célula substâncias essenciais solúveis em água.

- Os fosfoglicerídeos e fosfoesfingolipídios (esfingolipídios que contêm fosfato) formam a maioria dos fosfolipídios da membrana. As propriedades e estruturas químicas dos fosfolipídios na membrana celular são descritos mais detalhadamente no Capítulo 5. Dos fosfoglicerídeos, a fosfaditilcolina e a fosfatidiletanolamina são particularmente abundantes em animais mais evoluídos. Outro lipídio importante da membrana é o colesterol, mas este varia consideravelmente em quantidade de uma membrana para outra. O colesterol está presente na porção hidrofóbica da bicamada.

- As proteínas da membrana dão às membranas biológicas suas funções: elas servem como bombas, portas, receptores, conversores de energia e enzimas. Essas funções são representadas na **Figura 1.3**. Muitas dessas proteínas têm ligações com lipídios ou carboidratos.

- As membranas são assimétricas. A face interna da membrana difere da externa.

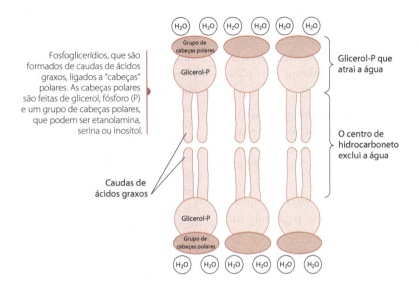

Figura 1.2 Estrutura da bicamada lipídica de membranas biológicas.

- As membranas não são estruturas estáticas, mas fluidas. As moléculas de lipídio e de proteína encontradas dentro delas movem-se lateralmente, de maneira veloz e rápida.

As membranas não são estruturalmente diferentes dos compartimentos aquosos das células que elas envolvem. Por exemplo, o **citoplasma**, que é uma substância aquosa, transparente e parecida com um gel que preenche a célula, conecta as várias membranas da célula. Essa interconexão cria uma estrutura que permite que um sinal gerado em uma parte da célula seja transmitido rápido e eficientemente para outras regiões da célula.

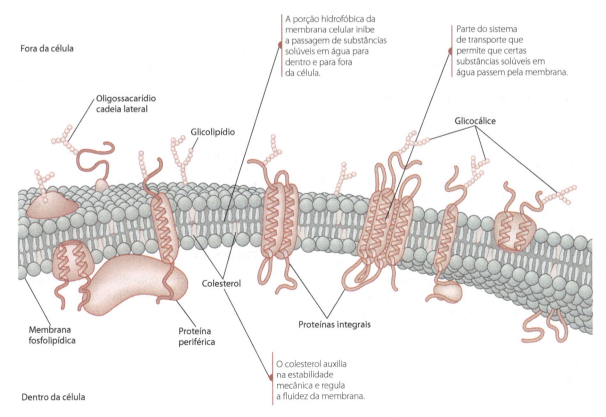

Figura 1.3 Modelo da fluidez de uma membrana celular. Os lipídios e as proteínas podem mover-se lateralmente na membrana.

A membrana plasmática protege os componentes celulares, permitindo, ao mesmo tempo, que haja suficiente exposição ao ambiente para estimulação, alimentação e remoção de dejetos. As membranas plasmáticas são quimicamente diferentes das demais membranas. As plasmáticas têm:

- Maior quantidade de carboidratos, pela presença de glicolipídios e glicoproteínas. Há um pouco de carboidrato em todas as membranas, mas grande parte dos glicolipídios e glicoproteínas da célula estão associados à membrana plasmática.
- Maior quantidade de colesterol. O colesterol aumenta a estabilidade mecânica da membrana, regulando sua fluidez.

A **Figura 1.3** mostra a posição de uma molécula de colesterol entre duas moléculas de fosfolipídios. A cadeia lateral de hidrocarboneto da molécula de colesterol se liga às caudas de hidrocarboneto dos ácidos graxos dos fosfolipídios, criando uma região hidrofóbica. Os grupos de hidroxila do colesterol estão posicionados próximos dos grupos da cabeça polar das moléculas fosfolipídicas, resultando em uma região mais hidrófila.[1,2] Essa sobreposição de regiões polares e não polares trouxe à luz o conceito da bicamada lipídica para descrever a estrutura da membrana plasmática. Os rígidos anéis planares de esteroides são posicionados de forma a interagir com as regiões das cadeias de hidrocarboneto mais próximas dos grupos de cabeças polares, além de estabilizar essas regiões. O resto da cadeia de hidrocarboneto permanece flexível e fluido. O colesterol, ao regular a fluidez da membrana, ajusta sua permeabilidade, exercendo, portanto, certo controle sobre o que pode e o que não pode passar para dentro e para fora da célula. A fluidez da membrana também parece afetar a estrutura e a função das proteínas encapsuladas na membrana lipídica.

A parte das glicoproteínas formada por carboidratos e os glicolipídios nas membranas ajuda a manter a assimetria da membrana, em razão de as cadeias laterais de oligossacarídio estarem localizadas exclusivamente na camada da membrana que está contra a matriz citoplasmática. Nas membranas plasmáticas, portanto, os resíduos de açúcar são todos expostos ao exterior da célula, formando o que chamamos de **glicocálice**, a camada de carboidrato encontrada na superfície externa da célula. Entretanto, nas membranas das organelas, os oligossacarídios estão voltados para dentro, para o espaço interno do compartimento formado pela membrana. A **Figura 1.3** apresenta o glicocálice* e a localização das cadeias laterais de oligossacarídios na membrana plasmática.

Embora a função exata dos resíduos de açúcar seja desconhecida, acredita-se que eles agem como marcadores específicos da célula e como "antenas" que captam sinais para a transmissão de substâncias na célula. As glicoproteínas da membrana são cruciais para a vida da célula, servindo muito provavelmente como receptores de hormônios, de determinados nutrientes e de várias outras substâncias que influenciam o funcionamento celular. As glicoproteínas também podem ajudar a regular a comunicação intracelular necessária para o crescimento celular e para a formação de tecidos. A comunicação intracelular ocorre por meio de processos que convertem a informação de uma parte da célula em outra, em resposta a estímulos externos. Geralmente, ela envolve a passagem de mensageiros químicos de organela em organela ou por dentro das bicamadas lipídicas das membranas. A comunicação intracelular é estudada mais detalhadamente na seção "Receptoras e sinalização intercelular", neste capítulo.

Enquanto a bicamada lipídica determina a estrutura da membrana plasmática, as proteínas são as principais responsáveis pelas várias funções da membrana. As proteínas da membrana são intercaladas com a bicamada lipídica, onde mediam a transferência de informações (como receptores), transportam íons e moléculas (como canais, carregadores e bombas) e aceleram atividades metabólicas (como enzimas). A **Figura 1.3** apresenta as proteínas integrais envolvidas no transporte de moléculas para dentro e para fora da célula.

As proteínas da membrana são classificadas ora como integrais, ora como periféricas. As proteínas integrais estão ligadas à membrana por meio de interações hidrofóbicas e estão encapsuladas na membrana. As proteínas periféricas, ao contrário, estão associadas às membranas por meio de interações iônicas e localizam-se na superfície da membrana (**Figura 1.3**) ou perto dela. Acredita-se que as proteínas periféricas estão ligadas a proteínas integrais da membrana diretamente ou por meio de proteínas intermediárias.[1,2]

A maioria das proteínas receptoras e carregadoras é integral, enquanto as glicoproteínas do complexo de reconhecimento celular são proteínas periféricas.[1] As funções das proteínas das membranas, assim como as daquelas localizadas no interior da célula, são descritas mais adiante, neste capítulo.

Matriz citoplasmática

O surgimento do microscópio eletrônico abriu uma nova frente no estudo da estrutura e da fisiologia celular. Esse microscópio permitiu identificar as redes microtrabeculares, uma rede fibrosa de tecido conectivo que suporta e controla o movimento das organelas das células. A **Figura 1.4** mostra a relação espacial dos componentes do citoplasma. Uma rede intrincada de filamentos proteicos

---

* Também conhecido como glicocálix (N. do RT).

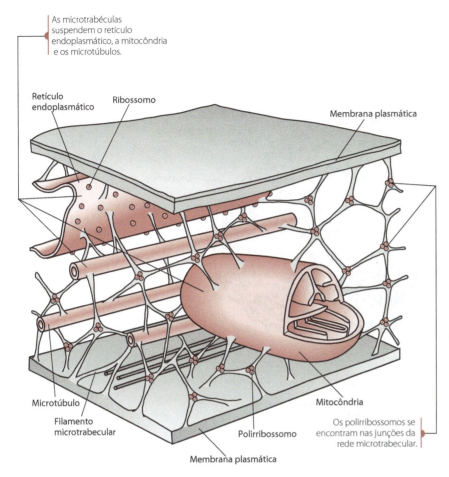

Figura 1.4 O citoesqueleto (rede microtrabecular) fornece uma estrutura para as organelas da célula, os microvilos (encontrados, por exemplo, nas células da mucosa do intestino) e as grandes moléculas. O citoplasma é ampliado em cerca de 300 mil vezes o seu tamanho real e deriva de centenas de imagens de células cultivadas vistas através de um microscópio elétrico de alta voltagem.

se apresenta por toda a célula, dando suporte ao citoplasma. Os microtúbulos são proteínas que ficam por baixo da membrana plasmática, a superfície do retículo endoplasmático. Os filamentos parecem suportar certas extensões extracelulares que emanam da superfície da célula. Por exemplo, as **microvilosidades**, que são extensões de células epiteliais intestinais, estão associadas às redes microtrabeculares. As microvilosidades têm como função criar uma grande superfície para a absorção de nutrientes. Os microtúbulos, em conjunção com uma rede de filamentos que os interconectam, formam o **citoesqueleto**, que é uma parte da matriz celular, mais comumente chamada de citoplasma.

Os microfilamentos e microtúbulos são polímeros complexos de várias proteínas distintas, incluindo a actina, a miosina e a tubulina, esta última necessária à formação dos microtúbulos. Essas estruturas dão suporte mecânico à célula, servindo também como superfícies de ligação para macromoléculas solúveis, como proteínas e ácidos nucleicos, presentes na porção aquosa da matriz citoplasmática. O interior da célula está em constante movimento, e o citoesqueleto fornece o mecanismo para o movimento intracelular. A porção aquosa não filamentosa da célula contém muito poucas macromoléculas, e estas numerosas proteínas na matriz citoplasmática ficam ligadas aos filamentos durante boa parte de suas vidas. A porção fluida da matriz citoplasmática que não está associada aos microtúbulos contém pequenas moléculas, como glicose, aminoácidos, oxigênio e dióxido de carbono. Esse arranjo das porções polimérica e fluida parece conferir ao citoplasma sua consistência, parecida com a de um gel.

A **Figura 1.5** apresenta as estruturas de uma célula num formato tridimensional. O arranjo espacial do citoesqueleto (que também inclui os microfilamentos) e a aquosidade da célula melhoram a eficiência das numerosas reações catalisadas por enzimas que ocorrem no citoplasma. Pelo fato de a parte aquosa da célula estar em contato com o citoesqueleto em uma grande superfície, as enzimas associadas com a rede polimérica são trazidas, na porção aquosa, para perto das moléculas em que agem, facilitando a reação (ver a seção "Proteínas catalisadoras (enzimas)"). Além disso, se as enzimas que catalisam as reações de uma via metabólica são orientadas sequencialmente, de forma que o produto de uma reação seja liberado bem perto da próxima enzima que agirá nele, a velocidade do conjunto de reações aumenta substancialmente. As evidências indicam que tal arranjo realmente existe entre as enzimas que participam da glicólise.

É possível que todas as ligações metabólicas que ocorrem na matriz citoplasmática sejam influenciadas por seu arranjo estrutural. A separação ou associação (ou

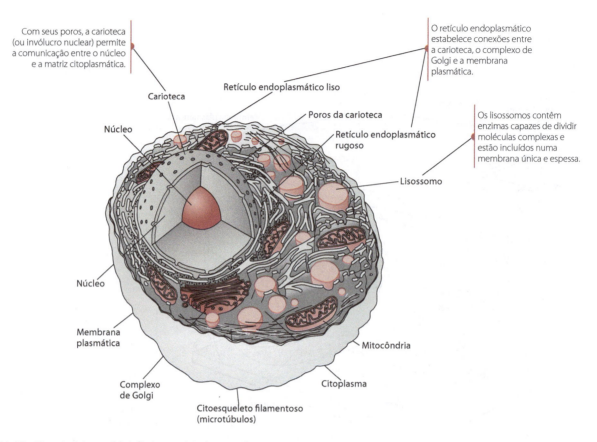

Figura 1.5 Descrição tridimensional de uma célula de fígado característica de um mamífero.

ambas) de interações metabólicas é importante para o regulamento do metabolismo. Esse assunto é estudado mais profundamente no Capítulo 8. As ligações metabólicas mais importantes que ocorrem na matriz citoplasmática e podem ser afetadas por sua estrutura incluem:

- glicólise;
- desvio da hexoxe-monofosfato (via das pentoses-fosfato);
- glicogênese e glicogenólise;
- síntese de ácido graxo, incluindo a produção de ácidos graxos não essenciais e não saturados.

A comunicação intracelular normal entre todos os componentes celulares é vital para a ativação e sobrevivência da célula. A importância da rede microtubular é evidenciada por sua função de dar suporte e interconectar os componentes celulares.

A matriz citoplasmática de células eucariontes contém algumas organelas cobertas pela bicamada da membrana. Cada um desses componentes é brevemente descrito nas seções a seguir. As **figuras 1.1** e **1.5** mostram essas organelas.

Mitocôndria

A **mitocôndria** é a principal fonte de oxigênio na célula, sendo responsável por grande parte da energia metabólica (trifosfato de adenosina ou ATP) produzida nas células. O tamanho e o formato das mitocôndrias nos diferentes tecidos variam de acordo com a função deles. Em tecidos musculares, por exemplo, as mitocôndrias estão firmemente comprimidas entre as fibras do sistema contrátil. No fígado, em contrapartida, elas estão menos apertadas, têm uma aparência esférica e podem se mover livremente pela matriz citoplasmática.

Membrana mitocondrial

A mitocôndria é formada de uma matriz, ou espaço interior, envolta por uma membrana dupla (**figuras 1.6** e **1.7**).

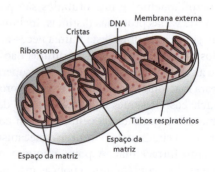

Figura 1.6 Mitocôndria.

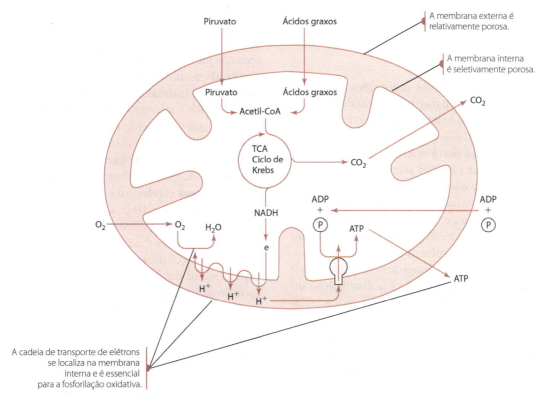

Figura 1.7 Apresentação de um corte transversal da mitocôndria.

A membrana externa da mitocôndria é relativamente porosa, enquanto a interna é seletivamente permeável, servindo como barreira entre a matriz citoplasmática e a mitocondrial. A membrana interna tem muitas invaginações, chamadas de cristas, que aumentam a área superficial da membrana interna na qual estão contidos todos os componentes da cadeia de transporte de elétrons.

A cadeia de transporte de elétrons (respiratória) é crucial no processo de **fosforilação oxidativa**, isto é, o mecanismo no qual a maior parte do ATP celular é produzido. Os componentes da cadeia de transporte de elétrons carregam elétrons e hidrogênio durante a oxidação catalítica de moléculas de nutrientes, realizada por enzimas da matriz mitocondrial. Os detalhes desse processo são descritos de forma mais extensa no Capítulo 3. Sucintamente, as mitocôndrias carregam o fluxo de elétrons através da cadeia de transporte de elétrons. Esse fluxo de elétrons é significativamente exotérmico, e a energia liberada é, em parte, usada para a síntese de ATP, um processo endotérmico. Em síntese, o oxigênio molecular é indiretamente o agente oxidante dessas reações. A função da **cadeia de transporte de elétrons** é associar a energia liberada pela oxidação de nutrientes à formação de ATP. Os componentes da cadeia são convenientemente localizados na membrana mitocondrial interna, o que é uma característica importante da mitocôndria, uma vez que aproxima muito os produtos oxidáveis que foram liberados na matriz do oxigênio molecular. A **Figura 1.7** mostra o fluxo dos mais importantes reagentes dentro e fora da mitocôndria.

Matriz mitocondrial

Entre os sistemas metabólicos enzimáticos que funcionam na matriz mitocondrial, figuram aqueles que catalisam as reações do ciclo de Krebs e da oxidação de ácidos graxos (Capítulo 5). Outras enzimas estão envolvidas na descarboxilação oxidativa, na carboxilação de piruvato (Capítulo 3) e em certas reações do metabolismo de aminoácidos (Capítulo 6).

A mitocôndria se reproduz dividindo-se ao meio. Embora o núcleo contenha a maior parte do ácido desoxirribonucleico (DNA) das células, a matriz mitocondrial contém uma pequena quantidade de DNA e alguns ribossomos, de modo que uma pequena ocorrência de síntese de proteínas se registra dentro da mitocôndria. Os genes que estão contidos no DNA mitocondrial, diferentemente dos contidos no núcleo, são herdados apenas da mãe.[3] A principal função dos genes mitocondriais é codificar proteínas vitais para a produção de ATP.[2] Entretanto, a maioria das enzimas que operam na mitocôndria é codificada pelo DNA nuclear e sintetizada no retículo endoplasmático rugoso (RER) no citoplasma. Elas são, então, incorporadas à mitocôndria já existente.

Todas as células do corpo, à exceção dos eritrócitos, possuem mitocôndrias. Os eritrócitos possuem uma mitocôndria durante seu processo de amadurecimento e, por isso, dependem exclusivamente da energia produzida por mecanismos anaeróbios, especialmente a glicólise.

Núcleo

O núcleo celular é a maior das organelas e, graças ao conteúdo de seu DNA, dispara e regula grande parte das atividades celulares. Em volta do núcleo, encontra-se a **carioteca**, que é constituída por duas membranas em bicamada (uma interna e outra externa), que são estruturas dinâmicas (**Figura 1.5**). Por serem dinâmicas, essas membranas tornam possível a comunicação entre o núcleo e a matriz citoplasmática, e viabilizam um canal contínuo entre o núcleo e o retículo endoplasmático. Em vários intervalos, as duas membranas da carioteca se fundem, criando poros no invólucro (**Figura 1.5**). Os núcleos e os microtúbulos do citoesqueleto parecem ser interdependentes. A polimerização e a distribuição intracelular dos microtúbulos são controladas por atividades estabelecidas no núcleo. Grupos de proteínas na membrana externa do núcleo "são palco" para tais atividades. Esses grupos, chamados de centros organizadores de microtúbulos (MTOCs), começam polimerizando e organizando os microtúbulos durante a mitose. Uma revisão da atividade MTOC foi publicada.[4,5]

A matriz inserida no interior da carioteca contém moléculas de DNA que codificam a informação genética da célula, além de todas as enzimas. Essa matriz também contém os minerais necessários para a atividade do núcleo. Os **nucléolos**, regiões condensadas de cromatina dentro do invólucro nuclear, contêm não apenas DNA e todas as proteínas alcalinas (histonas) a ele associadas, mas também considerável quantidade de RNA (ácido ribonucleico). Estima-se que esse RNA em particular deu origem ao RNA microssômico (ou seja, aquele RNA que está associado ao retículo endoplasmático).

Codificados dentro do DNA nuclear da célula encontram-se milhares de genes que orientam a síntese proteica. Cada gene codifica uma única proteína específica. O **genoma** celular é o conjunto de toda a informação genética: todo o DNA contido na célula. Para frear mutações que possam ocorrer no DNA, as células-filha, geradas por células-mãe por mitose, possuem a mesma configuração genética da que produziu aquelas células. O processo de duplicação de DNA permite que este seja copiado de forma precisa durante a mitose.

Depois que a célula recebe um sinal informando a necessidade da síntese proteica, a biossíntese da proteína se dá em fases denominadas transcrição, tradução e alongamento (**Figura 1.8**). Cada fase exige a atividade do DNA, do RNA ou de ambos. Essas fases, bem como a replicação, serão retomadas brevemente neste capítulo, mas o assunto é amplo; aconselha-se aos leitores que se interessarem buscar informações atuais e abrangentes sobre bioquímica que tratem a síntese proteica de forma mais completa.[6]

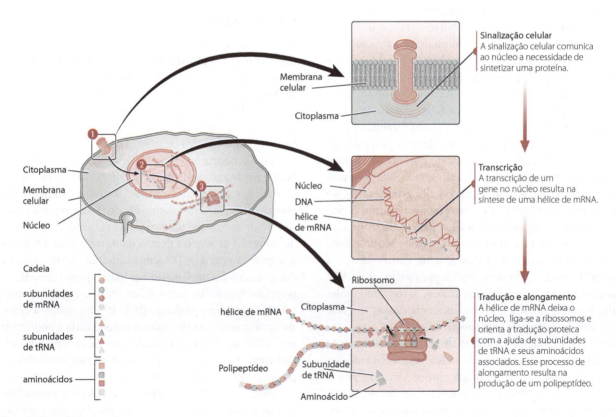

Figura 1.8 Etapas da síntese proteica.

Ácidos nucleicos

Os ácidos nucleicos (DNA e RNA) são constituídos de unidades repetidas, chamadas **nucleotídeos**. Do ponto de vista estrutural, são formados por uma base de nitrogênio (seja ela purina ou pirimidina), uma pentose (ribose no RNA, desoxirribose no DNA) e fosfato. Cinco nucleotídeos diferentes estão contidos nas estruturas dos ácidos nucleicos: os ácidos adenílico e guanílico são purinas, enquanto os ácidos citidílico, uridílico e timidílico são pirimidinas. As referências aos nucleotídeos são, em geral, feitas unicamente através da sua base nitrogenada – ou seja, adenina, guanina, citosina, uracil e timina, respectivamente. Para facilitar particularmente a descrição da sequência dos nucleotídeos poliméricos no ácido nucleico, são usadas frequentemente abreviações de uma só letra. Adenina (A), guanina (G) e citosina (C) são usadas tanto no DNA como no RNA, enquanto o uracil (U) só existe no RNA, e a timina (T) é encontrada unicamente no DNA. Quando duas fitas de ácidos nucleicos interagem uma com a outra, como ocorre na replicação, transcrição e tradução, as bases de uma fita fazem dupla especificamente com as bases da segunda fita: A sempre faz dupla com T ou com U, e G forma dupla com C, no que é chamado de **pareamento das bases complementares** (Figura 1.9).

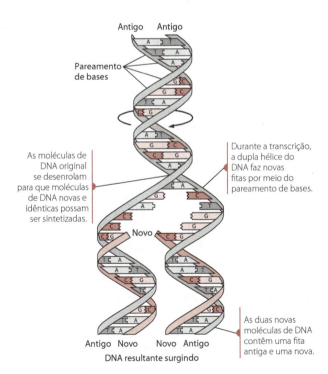

Figura 1.9 Replicação de DNA.

Os nucleotídeos são conectados por fosfatos esterificados a grupos de hidroxila na pentose – ou seja, desoxirribose ou ribose – do nucleotídeo. Os átomos de carbono das pentoses recebem números primos (') como identificação. O grupo de fosfato conecta os 3' carbonos de um nucleotídeo com os 5' carbonos do próximo nucleotídeo na sequência. Os 3' carbonos do nucleotídeo seguinte estão conectados aos 5' carbonos do próximo nucleotídeo na sequência, e assim por diante. Portanto, os nucleotídeos são ligados uns aos outros por 3', 5' ligações de diéster. As pontas de uma corrente de ácido nucleico recebem ora o nome de ponta 3', ora de ponta 5', o que significa que os grupos de hidroxila nessas posições não estão ligados a outro nucleotídeo por fosfato.

Replicação celular

A replicação celular envolve a síntese de uma molécula-filha de DNA idêntica ao DNA de sua mãe. Na divisão celular, a célula deve copiar seu genoma com um altíssimo grau de fidelidade. Cada fita da molécula de DNA funciona como molde para a síntese de uma nova fita. As **figuras 1.8** e **1.9** ilustram a replicação pelo pareamento de bases e mostram a formação das duas novas hélices. A molécula de DNA é composta por duas grandes hélices de ácido nucleico que estão entrelaçadas para formar uma hélice dupla. Durante a divisão celular, as duas se desenrolam, formando cada qual um modelo para sintetizar uma nova fita por meio do pareamento das bases complementares. As primeiras bases de nucleotídeos fazem par com suas bases complementares no molde e então são conectadas por meio de ligações diéster de fosfato pela polimerase do DNA, que é uma enzima. O resultado final do processo de **replicação** são duas novas cadeias de DNA que se juntam às duas cadeias da molécula-mãe para gerar duas moléculas de DNA novas. Cada nova molécula de DNA é, portanto, idêntica, em sequência de base, à mãe, e cada nova célula de um tecido consequentemente carrega, em seu núcleo, informações idênticas para orientar o seu funcionamento. As duas fitas na dupla hélice do DNA são antiparalelas, o que significa que a ponta 5' livre de uma hélice está conectada à ponta 3' livre da outra. Com isso, uma célula é capaz de copiar ou replicar seus genes antes de transmiti-los para a célula-filha. Embora ocorram, às vezes, erros durante a replicação, existem mecanismos que corrigem ou reparam um DNA que "não combina" ou está danificado. Verifique detalhes num texto de bioquímica.[6]

Transcrição celular

Transcrição é o processo pelo qual a informação genética (por meio do sequenciamento de pares de base) de uma única hélice de DNA forma uma sequência de bases específicas em uma cadeia de mRNA (**Figura 1.8**). A transcrição progride continuamente durante todo o ciclo vital da célula. No processo, várias seções da molécula de DNA se desmancham, e uma fita – chamada **fita *sense*** – serve como modelo para a síntese de RNA mensageiro (mRNA). O código genético do DNA é transcrito em mRNA por meio do pareamento das bases complementares, como na replicação de DNA, exceto pelo fato de a purina adenina (A) fazer par com a pirimidina uracil (U), em lugar da timina (T). Os **genes** são compostos de pares de bases precisamente sequenciados ao longo de toda a cadeia da hélice de DNA que está sendo transcrita. Um gene tem, em média, pouco mais de mil pares de bases de comprimento, se comparado com o comprimento de quase 5 milhões (5×10^6) de pares de bases nas cadeias de DNA típicas dos cromossomos. Embora esses números deem uma vaga estimativa do número de genes por cadeia de DNA transcrita, nem todos os pares de bases de um gene são transcritos em mRNA funcional.

Os genes traduzem certas regiões das sequências de nucleotídeos em sequências de mRNA complementar que não codificam uma proteína. Esses segmentos, chamados **íntrons**, precisam ser removidos do mRNA antes que sejam traduzidos em proteínas (ver item "Tradução"). As enzimas cortam os íntrons do mRNA recém-formado e as pontas dos segmentos ativos e funcionais de mRNA são combinadas num processo denominado modificação pós-transcricional. Os segmentos de genes que são transcritos e traduzidos em proteína, chamados de **éxons** (do inglês, *expressed regions*),** não requerem modificação pós-transcricional.

Tradução

A **tradução** é o processo pelo qual a informação genética em uma molécula de mRNA especifica a sequência de aminoácidos na proteína final. Após a síntese do mRNA no núcleo (**Figura 1.8**), o mRNA é transferido para a matriz citoplasmática, onde é ligado aos ribossomos do retículo endoplasmático rugoso (RER) ou aos polissomos livres (polirribossomos, **Figura 1.4**). Nos ribossomos, o código genético transcrito é usado para organizar os aminoácidos em uma determinada sequência, que produz uma proteína dotada de função específica.

O código genético que especifica a sequência de aminoácidos numa proteína encontra-se no mRNA na forma de três bases chamadas de **códons**. Cada códon codifica um único aminoácido. Embora determinado aminoácido possa ter vários códons (por exemplo, os códons CUU, CUC, CUA e CUG codificam o aminoácido leucina), alguns códons podem codificar apenas um aminoácido. Cada aminoácido tem um ou mais RNAs de transferência (tRNA) para repassar o aminoácido ao mRNA e possibilitar a síntese do peptídeo. As sequências de três bases do tRNA ligam os códons por pareamento das bases complementares.

Os aminoácidos são primeiramente ativados por ATP em suas pontas carboxílicas e então transferidos aos seus tRNAs específicos, que carregam o anticódon complementar de cada códon de aminoácido. Por exemplo, em razão de os códons que codificam a leucina terem a sequência CUU, CUC, CUA ou CUG, os únicos tRNAs aos quais uma leucina ativada pode ser ligada precisariam ter a sequência anticódon GAA, GAG, GAU ou GAC. Os tRNAs levam os aminoácidos ao mRNA localizado no ponto de síntese proteica dos ribossomos. Uma vez posicionados os aminoácidos de acordo com a associação códon-anticódon, são constituídas ligações peptídicas entre os aminoácios alinhados, em um processo chamado **alongamento** (**Figura 1.8**), que estende a cadeia de polipeptídeos da proteína por tradução.

Cada aminoácido que se aproxima é conectado ao final da crescente cadeia peptídica ao grupo carboxílico livre (extremidade C-terminal), formando novas ligações peptídicas. Novos aminoácidos são incorporados até que todos os códons (correspondentes a um gene) do mRNA tenham sido traduzidos. Nesse ponto, o processo é interrompido abruptamente ao sinal de um códon "sem sentido", que não codifica nenhum aminoácido. A proteína completa se dissocia do mRNA. Após a tradução, a nova proteína pode precisar de modificações químicas, estruturais ou espaciais para ganhar uma forma ativa.

Retículo endoplasmático e complexo de Golgi

O **retículo endoplasmático (RE)** é uma rede de canais membranosos que penetram o citoplasma e estabelecem continuidade entre a cariteca, o complexo de Golgi e a membrana plasmática. Portanto, essa estrutura é um meio de comunicação desde a parte mais profunda da célula até a exterior (**figuras 1.1 e 1.5**).

O RE não pode ser separado da célula para análise em laboratório. Durante homogeneização mecânica, sua estrutura é rompida e ganha a forma de pequenas partículas esféricas, chamadas microssomos. O RE pode ser rugoso (granulado) ou liso (não granulado). A granularidade ou ausência de granularidade é determinada pela presença ou ausência de ribossomos. O retículo endoplasmático rugoso (RER), que tem esse nome por ser cravado de numerosos ribossomos, é farto em células cuja principal função é a síntese proteica. O retículo endoplasmático liso (SER) é encontrado na maioria das células; entretanto, por ser onde ocorre a síntese de vários tipos de lipídios, ele é mais abundante em células que sintetizam hormônios esteroides (como no córtex adrenal e nas gônadas) e em células do fígado, que sintetizam moléculas de transporte de gordura (as lipoproteínas). Em músculos estriados, o SER é chamado de **retículo sarcoplasmático**, e é onde os íons de cálcio são bombeados, uma necessidade do processo de contração.

** No original, *expressed sequences* (N. do T).

Os ribossomos associados ao RER são compostos de RNA ribossômico (rRNA) e proteínas estruturais. Todas as proteínas secretadas (ou expelidas) da célula ou previstas para serem incorporadas em uma membrana de organela na célula são sintetizadas no RER. Os grupos de ribossomos (ou seja, polirribossomos ou polissomos) que se encontram livres no citoplasma também são locais de síntese de algumas proteínas. Todas as proteínas sintetizadas em polirribossomos no citosol (a porção líquida do citoplasma) permanecem dentro da matriz citoplasmática ou são incorporadas em uma organela.

Nas células RER do fígado há um sistema de enzimas muito importante para a desintoxicação e metabolização de numerosas drogas distintas. Esse complexo de enzimas é formado por uma família de citocromos chamada sistema P450, que funciona com outras enzimas. O sistema P450 é particularmente necessário para a oxidação de drogas, mas, como sua ação resulta na oxidação simultânea de outros compostos, a referência universal a ele é de um sistema de oxidase de função mista. Substâncias lipofílicas – por exemplo, os hormônios esteroides e várias drogas – podem se tornar hidrofílicas por oxidação, redução ou hidrólise, o que permite que sejam excretadas facilmente na bile ou pela urina. Esse sistema é apresentado de forma mais abrangente no Capítulo 5.

O **complexo de Golgi** funciona em conjunto com o RE para transportar e organizar as proteínas sintetizadas na célula e destaca-se especialmente pelo número de neurônios e células secretoras. Ele é formado de quatro a oito cisternas achatadas que são empilhadas paralelamente (**figuras 1.1 e 1.5**). Em geral, essas cisternas são denominadas "pilhas" por causa desse arranjo. Redes tubulares foram identificadas nas duas pontas das pilhas de Golgi:

- A rede de Golgi *cis* é um compartimento que aceita proteínas recém-sintetizadas provenientes do RE.
- A rede de Golgi *trans* é a saída do complexo de Golgi que organiza as proteínas para distribuí-las entre seus próximos destinos.[7]

As proteínas que serão transferidas para o complexo de Golgi são sintetizadas no RER. O polipeptídeo se forma dentro do complexo à medida que ocorre a síntese. O complexo de Golgi é o ponto de diferenciação de membranas e onde ocorre o desenvolvimento de superfícies específicas. Por exemplo, as partes polissacarídeas dos mucopolissacarídeos e das glicoproteínas das membranas são sintetizadas e ligadas aos polipeptídeos durante sua passagem pelo complexo de Golgi. Tal arranjo permite a substituição contínua de membranas celulares, incluindo a membrana plasmática.

O RE é uma organela que promove o controle de qualidade, impedindo que as proteínas que não obtiveram uma estrutura terciária ou quaternária normal cheguem à superfície da célula. O RE pode recuperar ou reter proteínas destinadas a permanecer dentro dele ou selecionar proteínas a serem entregues no compartimento Golgi *cis*. As "cargas" de proteínas recuperadas ou exportadas são revestidas com complexos proteicos chamados *coatomers*, cuja abreviação é COPs (em inglês, *coat proteins*). Alguns *coatomers* são estruturalmente similares ao revestimento de clatrina de vesículas endocíticas, que são descritas mais adiante neste capítulo. A escolha do que é recuperado ou retido pelo RE e do que é exportado para o complexo de Golgi é provavelmente mediada por sinais inerentes às sequências de aminoácidos finais das proteínas em questão. Cogita-se que certas sequências de aminoácidos de proteínas de carregamento interajam especificamente com determinados *coatomers*.[8]

Os compartimentos intermembranares do RE e do complexo de Golgi são interconectados por vesículas transportadoras, nas quais as proteínas de carregamento são deslocadas de um compartimento a outro. As vesículas que estão saindo de um compartimento são formadas por germinação e então separadas do compartimento da membrana para se fundirem com a membrana do compartimento-alvo. Já foram realizadas numerosas pesquisas acerca da especificidade das interações entre vesículas e membranas.[8]

A secreção de produtos, como proteínas, da célula pode ser constitutiva ou regulada. Se a secreção segue um padrão constitutivo, sua taxa permanece relativamente constante, sem ser influenciada por regulações externas. A secreção regulada, como já indica o nome, é afetada por fatores regulatórios, sendo sua taxa, portanto, passível de alteração.

LISOSSOMOS E PEROXISSOMOS

Os **lisossomos** e os **peroxissomos** são organelas celulares que possuem várias enzimas. Enquanto os lisossomos servem, por exemplo, o sistema digestório da célula, os peroxissomos realizam algumas reações catabólicas oxidativas específicas. Os lisossomos são particularmente grandes e abundantes em células que realizam funções digestórias – por exemplo, os macrófagos e leucócitos. Aproximadamente 36 poderosas enzimas, capazes de dividir substâncias complexas como proteínas, polissacarídeos, ácidos nucleicos e fosfolipídios, são mantidas no interior de uma única membrana grossa. Admite-se que o lisossomo, à semelhança das proteínas sintetizadas para serem excretadas, desenvolve-se pela combinação de funções do RE e do complexo de Golgi. O resultado é um grupo de enzimas líticas cuidadosamente organizadas (**figuras 1.1 e 1.5**).

As membranas que envolvem essas enzimas catabólicas têm a capacidade de realizar uma fusão muito seletiva com outras vesículas, para que o **catabolismo** (ou digestão) possa ocorrer conforme a necessidade. Os dejetos produzidos por esse processo podem ser removidos das células por exocitose. As atividades catabólicas importantes realizadas pelos lisossomos incluem a participação na **fagocitose**, durante a qual as substâncias estranhas recolhidas pela célula são digeridas ou tornadas inofensivas. Um exemplo de digestão realizada por lisossomos é a atuação deles nos túbulos próximos dos rins. Admite-se que os lisossomos celulares dos túbulos proximais digerem a albumina absorvida pela endocitose do filtrado glomerular. A fagocitose lisossômica protege contra bactérias invasoras, sendo parte do processo normal de reparação que ocorre após uma ferida ou infecção.

Uma segunda atividade catabólica dos lisossomos é a **autólise**, na qual componentes intracelulares, incluindo as organelas, são digeridos após a ocorrência de degeneração ou dano celular. A autólise também pode servir como um mecanismo de sobrevivência para a célula como um todo. A digestão de componentes intracelulares dispensáveis pode dar à célula os nutrientes necessários para a realização de funções essenciais à vida. A mitocôndria é um exemplo de organela cuja degeneração requer o uso de autólise. Estima-se que as mitocôndrias celulares do fígado precisem ser renovadas a cada 10 dias, aproximadamente.

Outra atividade catabólica dos lisossomos é a reabsorção óssea, um processo essencial na modelagem normal dos ossos. Os lisossomos dos osteoclastos promovem a dissolução mineral e digestão de colágenos, ambas necessárias para reabsorção óssea, regulagem de cálcio e homeostase do fósforo. Os lisossomos, com sua membrana especial e numerosas enzimas catabólicas, também atuam na secreção e regulação hormonal. Seu papel na secreção de hormônios da tireoide é particularmente importante (ver Capítulo 12).

No início da década de 1960, os peroxissomos foram *a priori* reconhecidos como organelas intracelulares separadas. Estima-se que esses pequenos corpos se originaram por "germinação" do SER. Os peroxissomos são similares aos lisossomos pelo fato de serem grupos de enzimas envoltos por uma única membrana. No entanto, longe de ter ação digestória, as enzimas que se encontram dentro dos peroxissomos são catabólicas oxidativas. Embora a matriz mitocondrial seja o principal ponto para a oxidação de ácidos graxos e sua transformação em acetilcoenzima A (acetil-CoA), os peroxissomos também podem realizar uma série de reações similares. Entretanto, o acetil-CoA produzido em peroxissomos não pode mais ser oxidado para a obtenção de energia nesse local, precisando ser transferido à mitocôndria para que seja realizada sua oxidação por meio do ciclo de Krebs.

É nos peroxissomos que também ocorrem certas reações de catabolismo de aminoácidos. Algumas enzimas oxidativas incluídas nesses processos catalisam a liberação de peróxido de hidrogênio (H_2O_2) como produto de oxidação. Como o H_2O_2 é um produto químico altamente reativo que poderia causar danos à célula caso não fosse rapidamente removido ou convertido, as reações que liberam o H_2O_2 são segregadas dentro dessas organelas. A enzima catalase, presente em grandes quantidades nos peroxissomos, degrada o H_2O_2 potencialmente prejudicial em água e oxigênio molecular. Outras enzimas nos peroxissomos são importantes nas reações desintoxicantes. A oxidação de etanol em acetaldeído é particularmente importante.

Proteínas celulares

As proteínas sintetizadas nos polirribossomos livres da célula ficam dentro dela para realizar a função estrutural, digestória, reguladora ou outra. Uma das áreas mais interessantes da pesquisa biomolecular tem sido determinar como as proteínas recém-sintetizadas encontram seu caminho, partindo dos ribossomos até a destinação pretendida. No momento da síntese, sequências de sinais dirigem as proteínas até os compartimentos apropriados almejados. Essas sequências de direcionamento, localizadas no N-terminal da proteína, são geralmente partidas (mas não sempre) quando a proteína atinge seu alvo. A interação entre as sequências de sinais e os receptores específicos, localizados nas numerosas membranas, permite que a proteína entre na membrana que lhe é designada ou se incorpore à organela designada.

Existe uma extensa lista de doenças metabólicas atribuídas à deficiência ou inatividade de certas enzimas. Doença de Tay-Sachs, fenilcetonúria, doença do xarope de bordo e as enfermidades ligadas ao armazenamento de lipídios e glicogênios são alguns dos exemplos bem conhecidos. Como resultado de pesquisas com certas proteínas mitocondriais, estima-se que, em alguns casos, as enzimas não sejam necessariamente inativas ou deficientes, mas não conseguem chegar ao destino corretamente.[9-11]

Há várias proteínas celulares que são de grande interesse para o aluno de ciências da saúde:

- **receptoras**, proteínas que modificam a resposta da célula ao seu meio;
- **de transporte**, que regulam o fluxo de nutrientes dentro e fora da célula;
- **enzimas**, catalisadoras das inúmeras reações bioquímicas que ocorrem na célula.

RECEPTORAS E SINALIZAÇÃO INTERCELULAR

As receptoras são proteínas altamente especializadas que se encontram na membrana plasmática, do lado da célula voltado para fora. Ligadas à superfície externa dessas proteínas especializadas estão as cadeias de oligossacarídeos, cuja função, acredita-se, seja atuar como marcadores de reconhecimento celular. As receptoras da membrana atuam como locais de ligação para estímulos externos específicos, como hormônios, fatores de crescimento, anticorpos, lipoproteínas e certos nutrientes, e alguns exemplos são mostrados nas **figuras 1.10** e **1.11**. Esses estímulos moleculares que se ligam especificamente a receptores são cha-

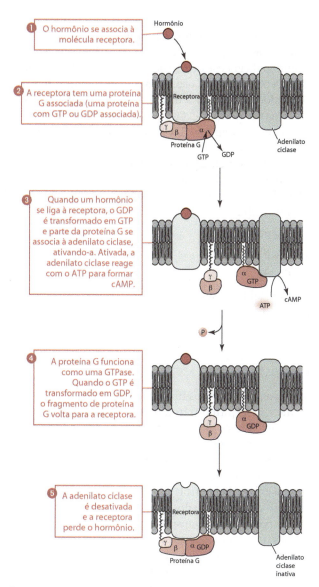

Figura 1.10 Exemplo de sinal químico interno enviado por um mensageiro secundário.

mados de **ligantes**. As receptoras também se encontram na membrana de organelas celulares; sabe-se pouco a respeito delas, mas parecem ser glicoproteínas necessárias para o posicionamento correto de proteínas celulares recém-sintetizadas.

Embora a maioria das proteínas receptoras seja provavelmente proteínas integrais da membrana, algumas podem ser periféricas. Além disso, as proteínas receptoras podem variar muito em composição e mecanismo de ação. Embora ainda não se tenha determinado a composição e o mecanismo de ação de muitas receptoras, sabe-se que existem pelo menos três tipos de receptoras diferentes:

- aqueles que se ligam ao estímulo dos ligantes e os convertem em um sinal interno, que altera o comportamento da célula afetada;
- aqueles que funcionam como canais de íons;
- aqueles que internalizam os estímulos intactos.

Veja exemplos desses três tipos de receptoras a seguir.

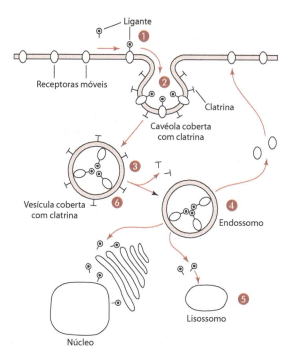

Figura 1.11 Internalização de um estímulo dentro de uma célula por meio de sua receptora.

Sinal químico interno

O sinal químico interno mais comumente produzido por uma interação estímulo-receptora é o adenosina 3',5'-monofosfato cíclico (AMP cíclico ou cAMP). Ele é formado de trifosfato de adenosina (ATP) pela enzima adenilato ciclase. O AMP cíclico é, em geral, considerado o segundo mensageiro no estímulo de células-alvo por hormônios. A **Figura 1.10** apresenta um modelo da ação de conexão a ligantes feita por receptoras que leva à produção do sinal interno cAMP. Conforme mostra a figura, a receptora estimulada reage com a proteína de ligação do trifosfato de guanosina (GTP), a proteína G, ativando a adenilato ciclase e precipitando a produção de cAMP do ATP. A proteína G é uma proteína que forma trímero com três subunidades (designadas a, b e g). A subunidade *a* se combina com o GDP ou GTP e tem atividades GTPases. A ligação de um hormônio à receptora estimula a troca de GDP por GTP. A ligação GTP faz que os trímeros se dissociem e a unidade *a* se associe a uma proteína efetora, a adenilato ciclase. Um único local para a ligação de hormônios pode produzir várias moléculas de cAMP.

O mecanismo de ação da sinalização cAMP dentro da célula é complexo, mas pode ser brevemente abordado, como segue: o cAMP é um ativador da proteína quinase. As **proteínas quinases** são enzimas que fosforilam (adicionam grupos de fosfato) a outras enzimas e, dessa forma, as convertem da forma inativa para uma ativa. Em alguns casos, a enzima fosforilizada é a forma inativa. As proteínas quinases que podem ser ativadas por cAMP contêm duas subunidades: catalisadora e reguladora. Na forma inativa da quinase, as duas subunidades estão unidas de tal forma que a porção catalítica da molécula é inibida estericamente pela presença da subunidade reguladora. A fosforilação da enzima realizada por cAMP faz que as subunidades se dissociem, liberando a subunidade catalítica, que retoma todo seu potencial catalítico.

Canal iônico

Os receptores também podem agir como canais iônicos no estímulo celular. Em alguns casos, as ligações do ligante à sua receptora resultam em mudanças de voltagem que, então, se tornam o sinal para uma resposta celular adequada. É o caso quando o estímulo é o neurotransmissor acetilcolina. A receptora de acetilcolina parece funcionar como um canal iônico em resposta às mudanças de voltagem. O estímulo enviado pelo acetilcolina sinaliza a abertura dos canais, permitindo que íons de sódio (Na) passem por uma membrana até então impermeável.[12]

Estímulos de internalização

A **Figura 1.11** ilustra a internalização de um estímulo, por meio de sua receptora, dentro de um fibroblasto. Os receptores que têm esse tipo de funcionamento existem em uma grande variedade de moléculas biologicamente ativas, incluindo os hormônios insulina e tri-iodotironina. As lipoproteínas de baixa densidade (LDLs) são recolhidas por determinadas células de maneira bastante similar (ver Capítulo 5), exceto pelo fato de que suas receptoras, longe de serem móveis, já estão aglutinadas em cavéolas revestidas. Essas cavéolas, que são vesículas formadas da membrana plasmática, são cobertas com várias proteínas, dentre as quais a principal é a clatrina. Uma cavéola revestida que contém uma receptora com seu ligante logo perde sua cobertura de clatrina, formando uma vesícula de paredes lisas. Essa vesícula transfere o ligante para as profundezas da célula e é, em seguida, reciclada, junto com a receptora, dentro da membrana plasmática. Se o processo de endocitose atende à coleta de impurezas, o ligante (que pode ser uma proteína) não é usado pela célula, passando por degradação lisossômica, como é mostrado na **Figura 1.11** e exemplificado pela endocitose de LDL.

A reação de um fibroblasto às alterações do nível de glicose no sangue é um bom exemplo do ajuste celular ao meio, viabilizado pelas proteínas receptoras. Quando o nível de glicose no sangue está baixo, a atividade muscular provoca a liberação do hormônio epinefrina pela medula adrenal. A epinefrina se associa à sua proteína receptora no fibroblasto, ativando o receptor e fazendo que ele estimule a proteína G e a adenilato ciclase, que catalisam a formação de cAMP do ATP. Em seguida, o cAMP inicia uma série de alterações da fosforilação de enzimas, como descrito anteriormente, que resultam na fosforilação do glicogênio em glicose 1-fosfato a ser usada pelo fibroblasto.

Em contrapartida, quando a glicose sanguínea está alta, o hormônio insulina, secretado pelas células β do pâncreas, reage com suas receptoras no fibroblasto e é transportado para dentro da célula por endocitose mediada pelas receptoras (**Figura 1.11**). A insulina permite a difusão da glicose dentro da célula, elevando o número de receptoras de glicose na membrana celular que, de seu lado, promovem a difusão da glicose graças à sua proteína de transporte. Os transportadores de glicose são estudados no Capítulo 3. O hormônio em si é degradado dentro da célula.[1]

Além dos mensageiros químicos intracelulares citados como exemplo neste capítulo, muitos outros são conhecidos.[13] Listamos alguns exemplos adicionais aqui, com o cAMP:

- AMP cíclico;
- GMP cíclico;
- Ca^{+2};
- inositol trifosfato;
- diacilglicerol;
- frutose-2,6-bisfosfato.

PROTEÍNAS DE TRANSPORTE

A célula produz vários tipos diferentes de proteínas. Até agora, este capítulo tratou da síntese das proteínas estruturais. Vamos abordar agora as proteínas funcionais que incluem as de transporte e as catalisadoras. Examinaremos alguns dos fatores que disparam ou suspendem a atividade das proteínas específicas. Esses fatores constituem a base do controle nutricional por meio da manifestação de determinados genes.

As proteínas de transporte regulam o fluxo de substâncias (incluindo os nutrientes) para dentro e para fora da célula. Elas podem agir como carregadoras (ou bombas) ou fornecer rotas formadas de proteínas alinhadas (poros), através das quais os materiais solúveis em água ou de pequeno peso molecular podem se difundir. A **Figura 1.3** mostra as proteínas integrais e periféricas da membrana celular que atuam como proteínas de transporte.

A proteína de transporte ativo que mais foi estudada é a bomba de sódio (Na^+), que é indispensável não apenas para a manutenção do balanço iônico e elétrico, mas também para a absorção intestinal e renal de certos nutrientes-chave (como glicose e alguns aminoácidos). Esses nutrientes se movem na célula epitelial do intestino delgado apesar do gradiente de concentração, necessitando tanto de uma transportadora quanto de uma fonte de energia, ambas fornecidas pela bomba Na^+.

O mecanismo por meio do qual a glicose é ativamente absorvida é chamado de *symport*, por ser um transporte simultâneo de dois componentes (Na^+ e glicose) na mesma direção. Uma proteína de transporte com dois pontos de ligação se associa tanto ao Na^+ quanto à glicose. A ligação do Na^+ à transportadora aumenta a atração da proteína de transporte pela glicose. Como está em movimento descendente num gradiente de concentração produzido pela energia liberada pelo trifosfato de adenosina Na$^+$/K$^+$ (ATPase), o sódio se torna capaz de carregar consigo a glicose que está em um gradiente de concentração crescente. Quando o Na$^+$ é liberado dentro da célula, a atração da transportadora pela glicose é reduzida e a glicose também pode ser liberada dentro da célula. A ATPase de Na$^+$/K$^+$ "bombeia" de volta, então, os íons de Na para fora da célula. A bomba de sódio é apresentada na **Figura 1.12**.

A ATPase de Na$^+$/K$^+$ funciona, primeiramente, combinando com ATP na presença de Na$^+$ na superfície interna da membrana celular. A enzima é então fosforilada pela quebra do ATP em difosfato de adenosina (ADP), sendo, consequentemente, capaz de transportar três íons de Na para fora da célula. Na superfície externa da membrana celular, a ATPase fica desfosforilada por hidrólise na presença de íons de K, estando então apta a devolver dois íons de K à célula. O termo *bomba* é usado pelo fato de os íons de Na e K serem ambos transportados através da membrana contra seus gradientes de concentração. Essa bomba é responsável pela maior parte do transporte ativo que ocorre no corpo.

O transporte de glicose e aminoácidos para dentro das células epiteliais do trato intestinal é ativo no sentido de as transportadoras necessárias para o seu deslocamento serem dependentes dos gradientes de concentração obtidos pela ação de ATPase de Na$^+$/K$^+$ na membrana basolateral. A atividade da ATPase de Na$^+$/K$^+$ é a maior consumidora de energia do corpo quando em repouso. O processo de transporte facilitado (que não depende de energia) é também um mecanismo muito importante para regular o fluxo de nutrientes dentro da célula. Ele é amplamente usado por meio de uma grande variedade de células. As proteínas envolvidas nessa função geralmente são chamadas de transportadoras; e as que certamente foram objeto de estudos mais profundos são as transportadoras de glicose, estudadas no Capítulo 3.

Proteínas catalisadoras (enzimas)

As enzimas são proteínas que estão distribuídas por todos os compartimentos celulares. As enzimas que compõem as membranas celulares são geralmente encontradas em sua superfície interna. As enzimas digestórias são exceção: as isomaltases, os dissacaridases (lactase, sacarase, maltase) e algumas peptidases localizadas na microvilosidades das células epiteliais que se alinham no intestino delgado. Essas enzimas são descritas de maneira mais abrangente no Capítulo 2. As enzimas associadas à membrana estão espalhadas por todas as organelas celulares, com maior concentração na mitocôndria. Como explicado anteriormente, as enzimas da cadeia de transporte de elétrons, onde se processa a transformação energética, estão localizadas dentro da membrana interior da mitocôndria.

Os processos metabólicos que ocorrem nas células são governados por enzimas que foram sintetizadas no RER da célula, sob a direção do mRNA produzido no DNA nuclear. Entretanto, a atividade funcional da maioria das enzimas não depende apenas da porção proteica da molécula, mas também do grupo prostético não proteico ou coenzima. Se o grupo não proteico for um composto orgânico, ele geralmente conterá uma vitamina do complexo B modificada. Entretanto, é comum que o grupo prostético seja inorgânico (por exemplo, íons de metais como Mg, Zn, Cu, Mn ou Fe).

As enzimas possuem um centro ativo dotado de grande especificidade, o qual faz que um substrato precise se encaixar perfeitamente nos contornos do centro ativo. A velocidade de uma reação catalisada por uma enzima aumenta proporcionalmente a concentração do substrato disponível para a enzima. Entretanto, essa relação se aplica apenas a uma concentração de substrato que seja menor do que aquela que "satura" a enzima. Em níveis saturados de um substrato, a molécula enzimática

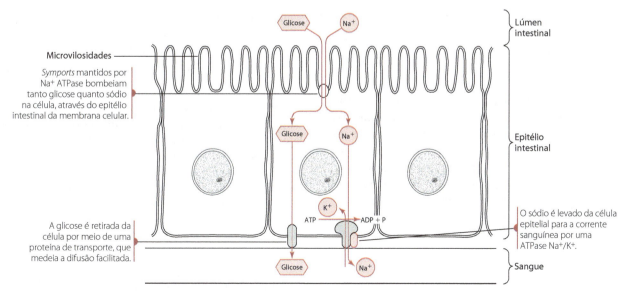

Figura 1.12 O transporte ativo da glicose.

funciona em sua velocidade máxima ($V_{máx}$), e a ocorrência de uma concentração de substrato ainda maior não pode mais aumentar a velocidade.

A K_m, ou constante de Michaelis, é um parâmetro útil para ajudar a definir como as enzimas reagem na célula viva. A K_m representa a concentração de uma substância encontrada numa reação em curso, quando esta está na metade de sua velocidade máxima. Se uma enzima tem um valor K_m elevado, consequentemente é preciso que haja substrato em abundância para aumentar a velocidade da reação na metade de seu máximo, ou seja, a enzima tem baixa afinidade com seu substrato. Um exemplo de enzima com K_m elevado é a glucoquinase, que opera nas células do fígado. Como a glicose pode se difundir livremente no fígado, o fato de a glucoquinase ter um K_m elevado é muito importante para a regulação da glicose sanguínea. A baixa afinidade da glucoquinase por glicose impede que grande quantidade de glicose seja removida do sangue durante os períodos de jejum. Em contrapartida, quando a carga de glicose está alta – por exemplo, após uma refeição rica em carboidratos –, a glicose em excesso ainda pode ser convertida pela glucoquinase. A glucoquinase do fígado não funciona com sua velocidade máxima quando os níveis de glicose estão numa faixa normal. Portanto, pode-se entender a enzima como uma proteção contra grandes concentrações de glicose na célula.

A natureza da catálise enzimática pode ser descrita pelas seguintes reações:

$$\text{Enzima (E)} + \text{substrato (S)} \leftrightarrow \text{complexo E-S}$$

(reação reversível)

$$\text{E-S} \leftrightarrow \text{E-P}$$

O substrato ativado pela combinação com a enzima é convertido em um complexo enzima-produto por meio do rearranjo dos íons e átomos do substrato:

$$\text{E-P} \rightarrow \text{E} + \text{P}$$

O produto é liberado e a enzima está livre para reagir novamente com o substrato.

Reversibilidade

A maioria das reações bioquímicas é reversível, o que significa que a mesma enzima pode catalisar uma reação nas duas direções. O quanto uma reação pode funcionar em direção contrária depende de vários fatores, e o mais importante de todos são as concentrações relativas do substrato (reagente) e produto, bem como as diferenças em quantidade de energia contida entre o reagente e o produto. Em casos nos quais existe uma grande diferença de contenção de energia ou concentração entre o reagente e o produto, a reação pode funcionar em apenas uma direção e não ser reversível. Essa questão é tratada mais adiante neste capítulo. Em reações unidirecionais, a mesma enzima não pode catalisar nas duas direções. Nesses casos, é necessária uma enzima diferente para catalisar em direção contrária à reação. Comparar a glicólise com a gliconeogênese nos permite ver como as reações unidirecionais podem ser revertidas por meio da introdução de uma enzima diferente.

Reações simultâneas, catalisadas por vários processos ou sistemas multienzimáticos, formam o metabolismo celular. As enzimas são compartimentalizadas dentro da célula, funcionando em cadeias sequenciais. Um bom exemplo de um sistema multienzimático é o ciclo de Krebs, que ocorre na matriz mitocondrial. Cada reação sequencial é catalisada por uma enzima diferente, algumas reações são reversíveis e outras são unidirecionais. Embora existam algumas reações reversíveis em quase todas as vias, é importante compreender que a remoção de um dos produtos leva a reação a formar mais desse produto. Assim sendo, remover (ou utilizar) o produto torna-se a força propulsora que faz com que as reações sejam realizadas essencialmente na direção desejada.

Regulação

Um aspecto muito importante da bioquímica nutricional é a regulação das vias metabólicas. Reações anabólicas e catabólicas precisam ser mantidas em um equilíbrio apropriado à vida (e, talvez, ao crescimento) do organismo. A regulação envolve essencialmente o ajuste da atividade catalítica de certas enzimas participativas. Essa regulação ocorre por meio de três mecanismos principais:

- modificação covalente de enzimas por meio de estímulos hormonais;
- modulação de enzimas alostéricas;
- aumento na concentração enzimática por indução.

Modificação covalente O primeiro desses mecanismos, a modificação covalente de enzimas, é geralmente obtido pela adição ou remoção hidrolítica de grupos de fosfato na enzima. Esse é o mecanismo que envolve o cAMP e a ativação pela proteína quinase, abordado na seção "Sinal químico interno". Um exemplo de modificação covalente de enzimas é a regulação da glicogênese e glicogenólise.

Alostérica Um segundo mecanismo regulatório importante é aquele realizado por determinadas enzimas especiais, denominadas alostéricas. O termo *alostérico* refere-se ao fato de essas enzimas possuírem um "outro" local alostérico ou específico, além do catalisador. Componentes específicos, denominados moduladores, podem se ligar a esses pontos alostéricos e influenciar profundamente a atividade dessas enzimas reguladoras. Os moduladores podem ser positivos (ou seja, podem causar um acréscimo de atividade enzimática) ou ter um efeito negativo (isto é, inibir a atividade). Acredita-se que as substâncias moduladoras alterem a atividade de enzimas alostéricas ao mudarem a configuração da cadeia polipeptídica ou das cadeias da enzima, transformando, portanto, a ligação de seu ponto catalítico com o substrato pretendido. Moduladores negativos são geralmente o produto final de uma sequência de reações. Como um produto final acumula mais do que uma determinada concentração crítica, ele pode inibir, por meio de uma enzima alostérica, sua própria produção futura.

Um excelente exemplo de enzima alostérica é a fosfofrutoquinase da via glicolítica. A glicólise produz piruvato, que passa então do descarboxilado e do oxidado para o acetil-CoA, entrando no ciclo de Krebs por meio da combinação com o oxaloacetato para formar o citrato, que é um modulador negativo da fosfofrutose. Portanto, o acúmulo de citrato promove a inibição da glicólise por meio da regulação de fosfofrutoquinase. Em contrapartida, um acúmulo de AMP ou ADP, que indica que o ATP se esgotou, sinaliza a necessidade de energia adicional na célula na forma de ATP. O AMP ou o ADP modula, portanto, a fosfofrutoquinase positivamente. O resultado é uma via glicolítica ativa que, em última análise, leva à formação de mais ATP por causa da conexão com a cadeia de transporte de elétrons do ciclo de Krebs.

Indução O terceiro mecanismo para a regulação de enzimas, a *indução enzimática*, gera mudanças na concentração de certas enzimas induzíveis. As enzimas induzíveis são adaptáveis, o que significa que elas são sintetizadas em quantidade determinada pelas circunstâncias celulares. Em contrapartida, as enzimas constitutivas, que são sintetizadas em uma quantidade relativamente constante, não são influenciadas por estímulos externos. A indução geralmente ocorre pela ação de determinados hormônios, como os esteroides e os tireoides, sendo exercida por meio de mudanças na expressão dos genes que codificam as enzimas. Mudanças dietéticas podem levar à indução de enzimas necessárias para lidar com a carga de nutrientes alterada. Entretanto, esse mecanismo regulatório é relativamente lento se comparado aos dois mecanismos apresentados anteriormente, que provocam consequências em poucos segundos ou minutos.

O contrário da indução é o bloqueio da síntese enzimática, por meio do bloqueio da formação do mRNA de enzimas específicas. Essa regulação da tradução é uma das maneiras pelas quais pequenas moléculas que reagem com proteínas celulares podem gerar consequências na concentração enzimática e na atividade das vias metabólicas.

Exemplos específicos de regulação enzimática são descritos nos capítulos subsequentes, que tratam do metabolismo de nutrientes importantes. Entretanto, é preciso notar neste momento que as *enzimas marcadas para serem reguladas catalisam, essencialmente, reações unidirecionais*. Em todas as vias metabólicas, ao menos uma reação é essencialmente irreversível, exergônica e limitada por ação enzimática. Ou seja, a taxa da reação é limitada apenas pela atividade da enzima que a catalisa. Tais enzimas são frequentemente reguladoras, capazes de ser estimuladas ou reprimidas por um dos mecanismos descritos. Logicamente, uma enzima que catalisa uma reação reversível perto do equilíbrio na célula não pode ser reguladora, pelo fato de sua regulação para cima ou para baixo afetar igualmente suas atividades para frente e para trás. Esse efeito, por sua vez, não promoveria a regulação, que é estimular a taxa da via metabólica em uma direção, para exceder a taxa da via na direção oposta.

Exemplos de tipos de enzimas

As enzimas que participam de reações celulares são localizadas dentro da célula, tanto na matriz citoplasmática (citosol) quanto nas numerosas organelas. A localização de enzimas específicas depende de onde estão as vias ou reações metabólicas das quais essas enzimas participam. A classificação das enzimas é, portanto, baseada no tipo de reação catalisada pelas numerosas enzimas. As enzimas se encaixam em seis classificações gerais:

- As **oxidorredutases** (desidrogenases, redutases, oxidases, peroxidases, hidroxilases e oxigenases) são enzimas que catalisam todas as reações, nas quais um composto é oxidado e outro é reduzido. São exemplos de oxidorredutases as enzimas encontradas na cadeia de transporte de elétrons, na membrana interna da mitocôndria. Outros exemplos são as enzimas citocromo P450, localizadas no RE das células do fígado.

- As **transferases** são enzimas que catalisam reações que não envolvem oxidação ou redução, nas quais um grupo funcional é transferido de um substrato para outro. Pertencem a esse grupo de enzimas a transquetolase, a transaldolase, a transmetilase e as transaminases. As transaminases (α-amino transferases), que aparecem tão proeminentemente no metabolismo de proteínas, encaixam-se nessa classificação e estão primariamente localizadas na matriz mitocondrial.

- As **hidrolases** (esterases, amidases, peptidases, fosfatases e glicosidases) são enzimas que catalisam a ruptura de ligações entre átomos de carbono e algum outro tipo de átomo por meio da adição de água. As enzimas digestórias se encaixam nessa classificação, assim como as enzimas contidas no lisossomo das células.

- As **liases** (decarboxilases, aldolases, sintetases, enzimas de ruptura, deaminases, ciclase nucleotídica, hidrases ou hidratases e desidratases) são enzimas que catalisam a ruptura de ligações carbono-carbono, carbono-enxofre e algumas carbono-nitrogênio (excluindo as ligações peptídicas) sem a hidrólise ou oxirredução. A liase citrato, que libera o acetil-CoA para a síntese de ácidos graxos no citoplasma, é um bom exemplo de uma enzima que pertence a essa classificação.

- As **isomerases** (isomerases, racemases, epimerases e mutases) são enzimas que catalisam a interconversão de isômeros óticos ou geométricos. A isomerase fosfohexose que converte a glicose 6-fosfato em frutose 6-fosfato em glicólise (ocorrente no citosol) exemplifica esse tipo especial de enzima.

- As **ligases** são enzimas que catalisam a formação de ligações entre carbono e vários outros átomos, incluindo oxigênio, enxofre e nitrogênio. A formação de ligações catalisadas por ligases requer energia que geralmente é fornecida pela hidrólise de ATP. Um bom exemplo de uma ligase é o acetil-CoA carboxilase, que é necessária para iniciar a síntese de ácidos graxos no citoplasto. Pela ação do acetil-CoA carboxilase, um íon bicarbonato (HCO_3^-) é ligado ao acetil-CoA para formar o malonil-CoA, que é o composto inicial para a síntese de ácidos graxos.

Aplicação clínica prática de enzimas celulares

Todas as centenas de enzimas presentes no corpo humano são sintetizadas intracelularmente, e a maioria delas funciona dentro da célula na qual é formada. Essas são as enzimas responsáveis pela catalisação da enorme quantidade de reações metabólicas que ocorrem em cada célula. Como foi explicado na seção "Proteínas celulares", as proteínas são dirigidas para locais específicos dentro da célula ou excretadas dela depois de terem sido sintetizadas nos ribossomos. Muitas das enzimas são secretadas da célula ainda inativas e ativadas nos fluidos extracelulares nos quais elas funcionam. Dentre os exemplos de enzimas secretadas citamos as proteases digestórias e outras hidrolases formadas nas células do pâncreas e então secretadas para o lúmen do intestino delgado. Outras enzimas secretadas, denominadas enzimas plasmaespecíficas, funcionam na corrente sanguínea. Como exemplo, apontamos as enzimas envolvidas no mecanismo de coagulação sanguínea.

A enzimologia diagnóstica diz respeito às enzimas intracelulares que, em vias de um problema que ocorre dentro da estrutura celular, escapam da célula e acabam por realizar suas atividades no soro. Quando se mede a atividade das enzimas liberadas no soro, pode-se determinar tanto o lugar quanto a extensão do dano celular. Para que o ponto em que houve dano seja determinado de modo razoavelmente acurado, a enzima que está sendo medida deve apresentar um grau de especificidade mais ou menos alto no órgão ou tecido. Por exemplo, uma enzima que tem uma concentração muitas vezes maior nos hepatócitos do fígado do que em outros tecidos pode potencialmente confirmar danos no fígado, caso sua atividade aumente no soro. A quantidade em que as enzimas intracelulares entram na corrente sanguínea é baseada na quantidade em que elas vazam das células e na quantidade em que são produzidas. A produção enzimática pode ser alterada por meio do aumento da síntese dentro da célula ou por um aumento no número de células que produzem a enzima.

As enzimas intracelulares são normalmente retidas dentro da célula pela membrana plasmática, que é metabolicamente ativa, e sua integridade depende do consumo energético da célula e, portanto, de seu estado nutricional. Qualquer processo que reduz o uso celular de nutrientes pode comprometer a integridade estrutural da membrana plasmática. Falhas na membrana também podem surgir de fraturas mecânicas, como as que seriam causadas por um ataque de vírus à célula. Danos à membrana plasmática são manifestados por vazamentos e, eventualmente, pela morte celular, o que permite a livre passagem de substâncias, incluindo enzimas, de compartimentos intracelulares para outros, extracelulares.

Os fatores que desencadeiam danos celulares e resultam na vazão anormal de enzimas celulares são os seguintes:

- isquemia do tecido (a **isquemia** refere-se à falha no fluxo de sangue para um tecido ou parte dele, o que priva as células afetadas de oxigênio e de nutrientes oxidáveis);
- necrose do tecido;
- ataque viral em células específicas;
- danos de compostos químicos orgânicos, como álcool e pesticidas organofosforados;
- hipoxia (influxo inadequado de oxigênio).

O aumento de concentração de enzimas celulares no soro sanguíneo pode ser um bom indicador até mesmo de pequenos danos celulares, pois a concentração intracelular de enzimas é centenas de milhares de vezes maior do que no sangue e também porque os exames de enzimas são extremamente sensíveis.

Condições para a adequabilidade diagnóstica

Nem todas as enzimas intracelulares são importantes para o diagnóstico de dano às células nas quais elas são contidas. Várias condições devem ser adotadas para que a enzima seja passível de diagnóstico:

- *A enzima deve ter um grau suficientemente alto de especificidade em um órgão ou tecido.* Suponha que uma enzima seja amplamente distribuída entre órgãos ou tecidos. Embora um aumento anormal na atividade dessa enzima no soro indique um processo patológico com dano celular, ele não pode identificar precisamente o local do dano. Um exemplo é a lactase desidrogenase (LDH). A atividade da LDH é largamente distribuída entre células do coração, fígado, músculo esquelético, eritrócitos, plaquetas e linfonodos. Portanto, a atividade aumentada de LDH no soro dificilmente pode sinalizar especificamente uma patologia em algum tecido. Na prática, entretanto, a LDH terá valor diagnóstico se for inicialmente separada em suas cinco formas isoenzimáticas diferentes e se cada uma for quantificada individualmente. Cada isoforma é mais específica a um órgão do que a LDH total. Por exemplo, uma delas é essencialmente associada ao músculo cardíaco, e outra às células do fígado.

- *Deve existir uma grande diferença no gradiente de concentração entre o interior e o exterior da célula sob condições normais.* Se essa condição não fosse verdadeira, não seria possível detectar pequenos aumentos na atividade do soro. Exemplos de enzimas que seguem essa exigência e foram úteis, com os anos, como sinalizadores de doenças, são a fosfatase ácido prostática, com uma célula da próstata com uma taxa de concentração de soro de 103:1, e a alanina amino transferase, com uma diferença de taxa entre o hepatócito e o soro de 104:1. Essas enzimas têm sido úteis para o diagnóstico de doenças da próstata (em especial o carcinoma) e das hepatites virais, respectivamente.

- *A enzima deve funcionar dentro do compartimento citoplasmático da célula.* Se a enzima fosse compartimentalizada dentro de uma organela, como o núcleo ou a mitocôndria, sua saída da célula seria impedida mesmo no caso da ocorrência de dano significativo à membrana plasmática. Um exemplo de enzima que não segue essa condição é a enzima mitocondríaca ornitina carbamoil transferase, que funciona no ciclo da ureia. Embora a enzima siga rigidamente as duas condições anteriores (ou seja, é estritamente específica do fígado e sua concentração em relação ao soro é de 105:1), ela não tem muito valor no diagnóstico de doenças hepáticas.

- *A enzima precisa estar estável por um tempo razoável no compartimento vascular.* A isocitrato desidrogenase tem uma atividade extremamente alta no músculo cardíaco. Entretanto, após o dano causado por um infarto do miocárdio, a enzima liberada é rapidamente desativada assim que entra na corrente sanguínea, tornando-se, dessa forma, indeterminável.

Fatores para o aumento de produção

A causa mais comum para o aumento de produção de uma enzima, que resulta em um aumento de sua concentração no soro, é uma doença maligna. As substâncias que aparecem nos fluidos corporais em consequência de uma doença maligna são chamadas de marcadores tumorais. Um marcador tumoral pode ser produzido pelo tumor em si ou pelo hospedeiro, em resposta ao tumor.

Além das enzimas e isoenzimas, existem outras formas de marcadores tumorais que incluem os hormônios, os antígenos oncofetais proteicos, como os antígenos carcinoembriônicos (CEA), e produtos de oncogenes. Os **oncogenes** são genes mutantes que codificam de maneira anormal as proteínas sinalizadoras de mitose e causam uma divisão celular descontrolada.

Os produtos formados por células malignas, como as enzimas intracelulares, exibem um previsível aumento da taxa de síntese por causa da natureza do processo patológico. Se as células do tumor em proliferação mantiverem suas capacidades de síntese enzimática, a quantidade de produto enzimático será tão elevada que sinalizará o problema. Além disso, a enzima pode ser liberada na circulação sistêmica em consequência da necrose do tumor ou de uma mudança na permeabilidade das membranas plasmáticas das células malignas.

Embora os marcadores tumorais apareçam em maior quantidade nos tecidos cancerígenos ou no sangue de pacientes com câncer do que nos tecidos benignos ou no sangue de pacientes saudáveis, alguns poucos marcadores são específicos do órgão no qual o tumor está localizado, pois a maioria das enzimas não é exclusiva de determinados órgãos. Uma exceção possível é o antígeno prostático específico (PSA).

O PSA é uma enzima proteolítica produzida quase exclusivamente pela glândula prostática. Sua importância como marcador tumoral aumenta na medida em que as células prostáticas malignas e metastatizantes produzem quase dez vezes mais PSA do que células prostáticas normais. Um aumento significativo na concentração de PSA no soro pode, portanto, sinalizar que um tumor causou metástase em outras partes do corpo, sugerindo uma abordagem terapêutica diferente. Embora existam outras justificativas para um aumento da taxa de PSA além do câncer, esse antígeno tornou-se uma ótima ferramenta de visualização e diagnóstico. O câncer de próstata é o maior responsável pela morte de indivíduos mais idosos do sexo masculino.

A **Tabela 1.1** apresenta uma lista de enzimas que foram usadas com sucesso como indicadoras de doenças em órgãos ou tecidos. As principais fontes das enzimas e a justificativa clínica da sua presença no soro também foram contempladas.

Tabela 1.1 Enzimas importantes para o diagnóstico

Enzima	Fonte principal	Justificativa clínica
Fosfatase ácida	Próstata, eritrócitos	Carcinoma da próstata
Alanina amino transferase	Fígado, músculo esquelético, coração	Doença parenquimatosa hepática celular
Aldolase	Músculo esquelético, coração	Doenças musculares
Amilase	Pâncreas, glândulas salivares	Pancreatite, carcinoma de pâncreas
Colinesterase	Fígado	Envenenamento por inseticida organofosforado, doença parenquimatosa hepática celular
Creatina quinase (isoforma CK-2)	Coração, músculo esquelético	Infarto do miocárdio
Gama glutamil transferase	Fígado, rim	Alcoolismo, doença hepatobiliar
Antígeno prostático específico (PSA)	Próstata	Carcinoma da próstata

Apoptose

Afirma-se que morrer faz parte da vida. Isso também se aplica à célula. Assim como todas as outras coisas vivas, uma célula tem uma expectativa de vida bem definida, depois da qual sua integridade estrutural e funcional diminui, e ela passa a ser removida por outras células através da fagocitose.

À medida que morrem, as células são substituídas por novas, que são continuamente formadas pela mitose celular. Entretanto, as duas células-filha formadas no processo de mitose nem sempre desfrutam de toda a expectativa de vida da que as originou. Se tivessem, a quantidade de células e, consequentemente, de tecido, aumentaria desordenadamente. Portanto, uma das duas células produzidas por mitose geralmente está programada para morrer antes da irmã. Na verdade, a maioria das células fadadas a morrer já está condenada no momento em que é formada. Aquelas que estão marcadas para morrer são, em geral, menores do que suas irmãs que sobreviverão, e sua fagocitose começa antes mesmo da finalização da mitose que as gera. Os processos de divisão celular e morte celular precisam ser cuidadosamente regulados de modo a gerar o número correto de células durante o desenvolvimento. Assim que as células amadurecerem, seu número apropriado precisa ser mantido. O mecanismo pelo qual a morte celular natural se dá foi alvo de numerosas pesquisas nos últimos anos.[14-16] Os mecanismos envolvidos na morte celular e as reações que os controlam são importantes para o desenvolvimento de certos cânceres e nas reações imunológicas.

Morte programada

Muitos termos já foram usados para descrever a morte celular de ocorrência natural. Nos dias de hoje, é normalmente denominada *morte celular programada*, para diferenciá-la da morte celular patológica, que não faz parte de nenhum processo fisiológico normal. Uma palavra que está em ascensão atualmente para descrever a morte celular programada é **apoptose**, termo emprestado do grego e que quer dizer "decair".

Mecanismos potenciais

Vários mecanismos resultam na morte celular apoptótica. Essa é uma área rica em pesquisas, e muito se aprendeu sobre os fatores que iniciam o processo e sobre aqueles que o inibem. Os detalhes da biologia celular e da bioquímica da apoptose vão além do escopo deste livro. Existem várias e excelentes análises[14-17] à disposição dos leitores interessados numa descrição detalhada.

Em relação às células de mamíferos, a apoptose é ativada por estímulos intra e extracelulares. O estímulo intracelular gera danos ao DNA de genes específicos. Esse dano causa uma liberação de fatores pró-apoptóticos da mitocôndria no citoplasma. A liberação desses fatores é antagonizada por proteínas que se originam de genes específicos. Uma das proteínas liberadas pela mitocôndria é o citocromo c.[16] Essa proteína ativa um grupo de enzimas proteases de cisteína, chamadas de caspases. As caspases iniciais ativam outras caspases. As enzimas recebem o nome de caspases porque hidrolisam a cadeia peptídica no aminoácido cisteína. Esse processo proteolítico está descrito no Capítulo 6. Um dos fatores ativados era anteriormente associado à oncogênese. Se a morte celular for impedida, uma célula transformada poderá continuar crescendo em vez de ser destruída, criando um tumor. As caspases ficam normalmente desativadas nas células e precisam ser convertidas em uma forma ativa.

A liberação do citocromo c da mitocôndria na matriz citoplasmática é um dos fatores que promovem a apoptose. Assim que o citocromo c é transferido à matriz citoplasmática, ele ativa as caspases. A proteína denominada Bcl-2 (produto genético do linfoma de células B) bloqueia a liberação do citocroma c mitocondrial. Ao bloquear a liberação do citocroma c mitocondrial, a Bcl-2 interfere no processo apoptótico. A Bcl-2 é uma proteína com membrana integral localizada na membrana externa da mitocôndria.

Duas observações são relevantes:

- A Bcl-2 previne a fuga do citocromo c da mitocôndria para a matriz citoplasmática.
- A superexpressão gênica da Bcl-2 evita que células se sujeitem à apoptose, em resposta a vários estímulos.

Portanto, um possível papel da Bcl-2 na prevenção da apoptose é bloquear a liberação do citocromo c da mitocôndria.[16]

A via extracelular da apoptose é iniciada pelos hormônios extracelulares, ou agonistas, que pertencem à família **fator de necrose tumoral** (TNF). Os TNFs são **citocinas** muito importantes na regulagem do metabolismo. Esses compostos são apresentados no Capítulo 8. Os TNFs reconhecem e ativam seus receptores correspondentes. Por meio de uma série de interações de proteína a proteína, elas mobilizam proteínas adaptadoras específicas. Os TNFs ativam uma cascata de caspases ativas e inibem os fatores antiapoptóticos que levam à morte celular.

Uma das caspases ativadas pelo citocromo c é uma DNAase potente, que quebra o genoma celular em fragmentos de aproximadamente 180 pares de bases. As células mortas são removidas por fagocitose.

A morte celular parece ser ativada por genes específicos das células fadadas a morrer. Os genes chamados Casp-9 e Apaf-1 precisam estar expressos nas células fadadas a morrer para que ocorra a morte celular. Esses genes codificam produtos (proteínas) que estimulam a atividade citotóxica e, portanto, precisam estar bem controlados para evitar danos às células erradas. Um grande elemento de controle é um terceiro gene, a Bcl-2, que regula negativamente os genes Casp-9 e Apaf-1. Foi provado que as mutações da Bcl-2, que desativam o gene, matavam uma cobaia animal ao causarem a morte de células que deveriam ter sobrevivido.[14-16]

É interessante notar que várias proteínas liberadas durante o processo de apoptose são encontradas na mitocôndria, onde a maioria tem um papel específico. Elas só adquirem um papel na apoptose quando são liberadas no citoplasma.

Existem outros mecanismos que causam morte celular. Um deles é denominado **oncose** (de *onkos*, que significa inchaço), que é definida como uma via pré-letal que leva à morte celular, acompanhada de inchaço na célula, inchaço nas organelas e aumento na permeabilidade da membrana. O processo de oncose resulta no esvaziamento das reservas energéticas da célula. A oncose pode ocorrer como resultado de substâncias tóxicas ou patogêneses que interferem com a geração de ATP. Essa forma de oncose difere da apoptose, que causa morte celular sem inchaço algum.

Como explicado antes, as pesquisas voltadas ao mecanismo da apoptose são muito produtivas. O estudo de como controlar a morte celular tem importantes desdobramentos sobre as doenças. A pesquisa da morte de células no coração que se segue a um infarto do miocárdio, da relação entre a prevenção da apoptose e da oncogênese e da morte celular causada por organismos patológicos pode levar a futuras descobertas.

Energia biológica

As seções anteriores deste capítulo apresentaram uma visão geral dos elementos que constituem a célula, como ela se reproduz, como as grandes e as pequenas moléculas são sintetizadas dentro da célula ou, ainda, como se movem dentro e fora dela. Todas essas atividades demandam energia. A célula obtém essa energia de pequenas moléculas que são transformadas (oxidadas) para fornecer energia química e calor. Há necessidade de uma fonte constante de pequenas moléculas, que é fornecida pelos nutrientes dos alimentos. A próxima seção trata de algumas questões básicas envolvendo as necessidades energéticas da célula.

A maioria dos processos que mantêm a vida envolve energia. Alguns processos usam a energia, outros a liberam. O termo *energia* estabelece uma imagem de "vitalidade e vigor", do maratonista ou do levantador de peso se esforçando para erguer dezenas de quilos. O trifosfato de adenosina (ATP) é a mais importante forma de armazenamento de energia molecular na célula. Ao lado do ATP necessário para exercícios físicos, o organismo vivo tem outras necessidades energéticas, igualmente importantes, entre as quais:

- os sistemas biossintéticos (anabólicos), por meio dos quais as substâncias podem ser formadas a partir de precursoras mais simples;
- os sistemas de transporte ativos, pelos quais os compostos ou íons podem ser movidos pelas membranas, mediante um agente de concentração;
- a transferência de informação genética.

Esta seção trata da função-chave da transformação energética e produção de calor por meio do uso de nutrientes e da sustentação da vida.

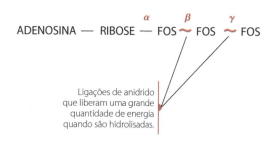

Figura 1.13 Trifosfato de adenosina (ATP).

LIBERAÇÃO E CONSUMO ENERGÉTICO EM REAÇÕES QUÍMICAS

A energia usada pelo corpo vem daquela contida nos **macronutrientes** – carboidratos, gorduras e proteínas (e álcool). Se essa energia for liberada, ela poderá ser simplesmente expressa na forma de calor, como ocorreria na combustão de substâncias inflamáveis, ou ser preservada na forma de outra energia química. A energia não pode ser criada ou destruída, pode apenas ser transformada. Queimar uma molécula de glicose fora do corpo libera calor, junto com CO_2 e H_2O como produtos da combustão, como mostrado a seguir:

$$C_6H_{12}O_6 + 6O_2 \rightarrow 6CO_2 + 6H_2O + calor$$

O metabolismo da glicose em relação aos mesmos CO_2 e H_2O contidos na célula é quase idêntico ao de uma simples combustão. A diferença está em que, durante a oxidação metabólica, uma porção significativa da energia liberada é coletada como energia química na forma de novas ligações, altamente energizadas. Essas ligações representam uma fonte de energia utilizável em processos que demandam boa quantidade dela. Essa energia está geralmente armazenada em ligações (**Figura 1.13**). A analogia entre a combustão e a oxidação metabólica de um nutriente típico (ácido palmítico) é mostrada na **Figura 1.14**. A oxidação metabólica apresentada libera 59% do calor produzido pela combustão e conserva cerca de 40% da energia química.

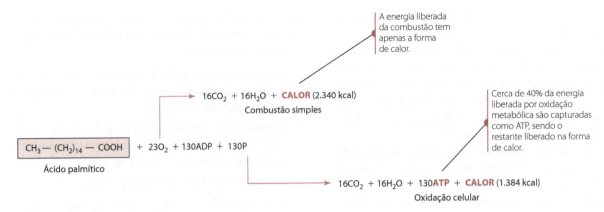

Figura 1.14 Uma comparação entre a combustão simples e a oxidação metabólica do ácido graxo palmítico.

UNIDADES ENERGÉTICAS

A unidade energética usada no decorrer deste texto é a caloria, cuja abreviatura é cal. Para expressar os valores mais altos encontrados na nutrição, é geralmente usada a unidade quilocaloria: 1 kcal = 1.000 cal. A comunidade científica internacional e várias publicações científicas usam outra unidade de energia, o joule (J) ou o quilojoule (kJ). Alunos de nutrição devem se familiarizar com ambas as unidades. As calorias podem ser facilmente convertidas em joules mediante uso do fator 4,18:

$$1 \text{ cal} = 4{,}18 \text{ J ou } 1 \text{ kcal} = 4{,}18 \text{ kJ}$$

Para ajudá-lo a se familiarizar com ambos os termos, este livro usará principalmente *calorias* ou *quilocalorias*, seguidas pelo valor correspondente em joules ou quilojoules entre parênteses. Nutrição e caloria estiveram associadas ao longo do tempo. Entretanto, embora você possa se sentir mais confortável com as unidades caloria e quilocaloria, como aluno de nutrição, deve também se familiarizar com joules e quilojoules.

Energia livre

A energia potencial inerente às ligações químicas de nutrientes será liberada se as moléculas passarem por um processo de oxidação, seja por combustão ou por oxidação dentro da célula. Essa energia será definida como **energia livre** (G) se, ao ser liberada, ela for capaz de realizar uma atividade sob temperatura e pressão constantes – que é o que ocorre dentro da célula.

O CO_2 e o H_2O são os produtos de uma oxidação completa de moléculas orgânicas contendo apenas carbono, hidrogênio e oxigênio e têm uma energia livre inerente. A energia liberada durante a oxidação das moléculas orgânicas toma a forma ora de calor, ora de energia química. Os produtos têm menos energia livre do que os reagentes originais. Como a energia não é nem criada nem perdida durante a reação, a energia total permanece constante. Portanto, a diferença entre a energia livre nos produtos e aquela nos reagentes durante determinada reação química é um parâmetro útil para estimar a possibilidade de essa reação ocorrer. Essa diferença é simbolizada da seguinte forma:

$$G_{\text{produtos}} - G_{\text{reagentes}} = \Delta G \text{ da reação}$$

em que G é energia livre, e Δ, um símbolo que significa mudança.

Reações exotérmicas e endotérmicas

Se o valor G dos reagentes for maior do que o valor G dos produtos, como no caso da reação de oxidação, diz-se que a reação é **exotérmica**, ou liberadora de energia, e a mudança em G (ΔG) é negativa. Em contrapartida, um ΔG positivo aponta que o valor G dos produtos é maior do que o dos reagentes, o que indica ser necessário o fornecimento de energia ao sistema para converter os reagentes em produtos mais energizados. Essa reação tem o nome de **endotérmica** ou absorvedora de energia.

Reações exotérmicas e endotérmicas às vezes recebem, respectivamente, a denominação de reações *downhill* (morro abaixo) e *uphill* (morro acima), termos que ajudam a criar a ideia de entrada e saída de energia. Os níveis de energia disponível em reagentes e produtos numa típica reação exotérmica, ou *downhill*, podem ser comparados a uma grande rocha que ocupa duas posições em uma encosta, A e B, como mostrado na **Figura 1.15**. À medida que a rocha desce do nível A ao B, a energia capaz de realizar a atividade é liberada, e a transformação em energia livre é um valor negativo. A reação inversa, de mover a rocha ladeira acima, do nível B ao nível A, requer um suprimento de energia ou um processo endotérmico, e a transformação é um valor positivo. A quantidade de energia liberada na reação *downhill* é exatamente a mesma que a quantidade requerida para a reação reversa (*uphill*) – mudando apenas o G.

Energia de ativação

Embora as reações exotérmicas sejam favorecidas em relação às endotérmicas, no sentido de que não precisam de suprimento de energia externa, elas não ocorrem espontaneamente. Se ocorressem, não haveria mais ne-

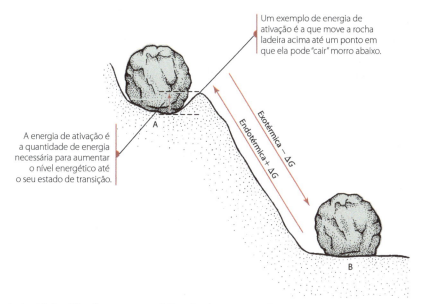

Figura 1.15 O conceito de *uphill-downhill* que ilustra os processos de liberação e de consumo energético.

nhum nutriente ou combustível produtor de energia no universo, porque eles teriam sido todos espontaneamente transformados até seu menor nível de energia. Certa quantidade de energia deve ser introduzida em moléculas reagentes para ativá-las até seu **estado de transição**, isto é, um nível de energia maior ou linha divisória a partir da qual a conversão exotérmica em produtos pode de fato acontecer. A energia que precisa ser atribuída ao sistema para elevar os reagentes ao seu estado de transição é chamada de **energia de ativação**. Veja novamente a analogia da rocha na encosta da **Figura 1.15**. A rocha não desce espontaneamente até que a energia de ativação necessária a desloque de seu local de repouso para a beira do declive.

Energia celular

A célula extrai sua energia de uma série de reações químicas, apresentando cada qual uma alteração da energia livre. As reações ocorrem sequencialmente, à medida que os nutrientes são sistematicamente oxidados até se transformarem, por fim, em CO_2 e H_2O. Quase todas as reações da célula são catalisadas por enzimas. Em uma determinada via catabólica – por exemplo, a oxidação de glicose para CO_2 e H_2O –, algumas reações podem consumir energia (ter um + G para a reação). Entretanto, reações que liberam energia (aquelas com um –ΔG) são favorecidas, de modo que o resultado da transformação de energia para a via como um todo tenha um – G e seja exotérmico.

Reversibilidade de reações químicas

A maioria das reações celulares é reversível, o que significa que uma enzima (E) que pode catalisar a conversão de uma hipotética substância A em uma substância B também pode catalisar a reação contrária, como mostrado a seguir:

$$A \rightleftharpoons E \rightleftharpoons B$$

Utilizando a interconversão A e B como exemplo, vamos rever o conceito de reversibilidade de uma reação química. Na presença da enzima específica E, a substância A é convertida em substância B. Inicialmente, a reação é unidirecional porque somente A está presente. Entretanto, como a enzima também é capaz de converter a substância B em A, a reação inversa se torna significante na medida em que a concentração de B aumenta. A partir do momento em que a reação é iniciada, a quantidade de A diminui, enquanto a de B aumenta até o ponto em que a taxa das duas reações se torna igual. Nesse ponto, a concentração de A e B não muda mais e diz-se que o sistema está em equilíbrio. As enzimas são apenas catalisadoras e não mudam o equilíbrio da reação. Esse conceito é apresentado de maneira mais abrangente adiante. As concentrações relativas de A e B em equilíbrio indicam se é a reação A → B ou a reação B → A que foi favorecida energeticamente.

O equilíbrio entre reagentes e produtos pode ser definido em termos matemáticos, sendo chamado de constante de equilíbrio (K_{eq}). O K_{eq} é simplesmente a taxa da concentração de equilíbrio do produto B em relação à do reagente A: $K_{eq} = [B]/[A]$. Os [ ] representam a concentração. Se o denominador ([A]) for muito pequeno, dividi-lo em número muito maior fará que K_{eq} seja maior. O [A] será pequeno se a maior parte de A (o reagente) for convertida em produto B. Em outras palavras, o K_{eq} aumentará em valor quando a concentração de A cair e a de B aumentar. Se o K_{eq} tiver um valor maior do que 1, a substância B será formada a partir da substância A, enquanto um valor de K_{eq} inferior a 1 indicará que, em equilíbrio, A será formado a partir de B. Uma constante de equilíbrio igual a 1 indica que não existe propensão para nenhuma das reações. O K_{eq} de uma reação pode ser usado para calcular a variação de energia livre padrão de uma reação.

Variação de energia livre padrão

Para comparar a energia liberada ou consumida em diferentes reações, é conveniente definir a energia livre em condições normais. As condições normais são definidas com precisão: temperatura de 25 °C (298 K), pressão de 1,0 atm (atmosfera) e presença tanto dos reagentes quanto dos produtos em concentrações padrão, ou seja, 1,0 mol/L. A variação de energia livre padrão (ΔG^0) (o zero sobrescrito designa condições padrão) de uma reação química é uma constante daquela reação em particular. O ΔG^0 é definido como a diferença entre a quantidade de energia livre dos reagentes e a dos produtos, sob condições normais. Sob tais condições, o ΔG^0 é matematicamente relacionado ao K_{eq} na equação

$$\Delta G^0 = -2,3 \, RT \log K_{eq}$$

em que R é a constante de gás (1,987 cal/mol) e T é a temperatura absoluta, que, nesse caso, é de 298 K. Os fatores 2,3, R e T são constantes, e seus produtos são iguais a –2,3(1,987)(298) ou –1.362 cal/mol. Portanto, a equação simplificada é:

$$\Delta G^0 = -1.362 \log K_{eq}$$

Este tópico é importante para permitir a compreensão do funcionamento energético das vias metabólicas, mas você deve consultar um livro de bioquímica para obter mais informações sobre o assunto.

Constante de equilíbrio e variação de energia livre padrão

A constante de equilíbrio de uma reação determina o sinal e a magnitude do valor da variação de energia livre padrão. Por exemplo, em relação novamente à reação A → B, o logaritmo do valor K_{eq} maior do que 1,0 será positivo e, sendo multiplicado por um número negativo, ΔG^0 será negativo. Já definimos que a reação A → B será energeticamente favorecida se ΔG^0 for negativo. Entretanto, o log de um valor K_{eq} inferior a 1,0 seria negativo, e, quando multiplicado por um número negativo, ΔG^0 ficaria positivo. Nesse caso, o ΔG^0 indica que a formação de A a partir de B (A ← B) é favorecida no equilíbrio.

pH padrão

Nas reações biológicas, foi definido um pH padrão. Para a maioria dos compartimentos do corpo, o pH é próximo do neutro; nas reações bioquímicas, por convenção adota-se um valor de pH igual a 7. Na nutrição humana, a variação de energia livre das reações é denominada $\Delta G^{0'}$. Neste livro utiliza-se essa terminologia.

Condições fisiológicas fora do padrão

Condições fisiológicas padrão não existem frequentemente. A diferença entre condições padrão e fora do padrão pode explicar por que uma reação que possua um $\Delta G^{0'}$ pode atuar de maneira exotérmica ($-\Delta G^{0'}$) na célula. Por exemplo, considere a reação catalisada pela enzima triose-fosfato isomerase (TPI) apresentada na **Figura 1.16**. Essa reação específica ocorre na via glicolítica por meio da qual a glicose é convertida em piruvato. (As estruturas químicas e as vias são apresentadas detalhadamente no Capítulo 3.) Na via glicolítica, a enzima aldolase produz 1 mol de di-hidroxiacetona fosfato (DHAP) e 1 mol de gliceraldeído-3-fosfato (G-3P) de 1 mol de frutose-1,6-bifosfato. Vamos nos concentrar na reação que a TPI catalisa, que é uma isomerização entre os dois produtos da reação de aldolase. Como foi explicado no Capítulo 3, somente o G 3-P é degradado nas reações subsequentes à glicólise. Esse fato tem como resultado uma concentração substancialmente menor do metabólito G 3-P do que de DHAP.

Nessa reação, existem, na célula, duas condições importantes que se desviam das "condições normais": o fato de a temperatura ser ~37 °C (310 K) e de nem o G 3-P nem o DAHP estarem em concentrações de 1,0 mol/L. O valor de $\Delta G^{0'}$ para a reação DHAP (reagente) → G 3-P (produto) é +1.830 cal/mol (+7.657 J/mol), o que indica que, sob condições normais, a formação de DHAP é preferencial em relação à de G 3-P. Se levarmos em conta isso, a concentração celular de DHAP é 50 vezes a de G 3-P, pois este é mais tarde metabolizado $\Delta G^{0'}$ para a reação ser calculada de forma a ser igual a −577 cal/mol (−2.414 J/mol). O $\Delta G^{0'}$ negativo mostra que a

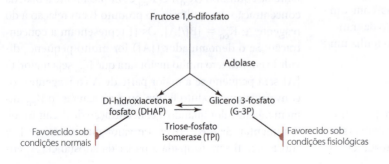

Figura 1.16 Exemplo de uma mudança no equilíbrio ao sair de condições normais para condições fisiológicas.

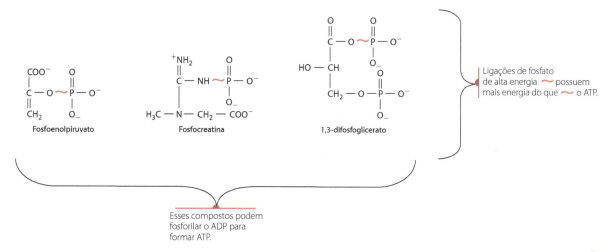

Figura 1.17 Exemplos de compostos de fosfato altamente energéticos.

reação favorece a formação de G 3-P, conforme mostrado, apesar de o $\Delta G^{0'}$ dessa reação ser positivo.

O PAPEL DO FOSFATO DE ALTA ENERGIA NO ARMAZENAMENTO DE ENERGIA

A seção anterior tratou do princípio fundamental das variações de energia livre em reações químicas e do fato de a célula obter essa energia química livre pelo catabolismo de moléculas de nutrientes. A seção também postulou que essa energia precisa ser usada de alguma forma para dar impulso aos vários processos e às reações anabólicas consumidoras de energia, tão importantes para o funcionamento normal da célula. Esta seção explica como o ATP pode ser usado como fonte universal de energia para dirigir reações. Na **Figura 1.17** são mostrados exemplos de compostos de fosfato de alta energia. O fosfoenolpiruvato e o 1,3-difosfoglicerato são componentes da via oxidativa da glicose (ver Capítulo 3), e a fosfocreatina é uma forma de armazenamento do fosfato de alta energia disponível para a reposição do ATP em músculos. A hidrólise das ligações anidrido-fosfóricas do ATP pode liberar a energia química armazenada assim que for necessário. O ATP pode ser visto, consequentemente, como um reservatório de energia que serve como o maior intermediário entre as reações químicas que liberam e as que consomem energia na célula. Em quase todos os casos, a energia armazenada no ATP é liberada pela hidrólise enzimática da ligação de anidrido que conecta os β e γ-fosfatos na molécula (**Figura 1.13**). Os produtos dessa hidrólise são difosfato de adenosina (ADP) e fosfato inorgânico (P_i). Em certos casos, um grupo de fosfato livre é transferido para vários aceptores, numa reação que ativa os aceptores num nível de energia maior. O envolvimento do ATP como elo entre as reações que liberam e as que demandam energia é abordado na **Figura 1.18**.

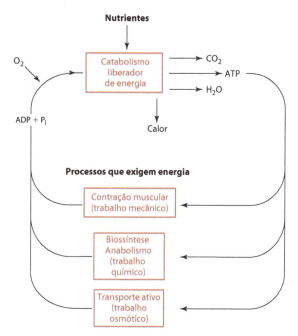

Figura 1.18 Ilustração de como o ATP é gerado pelo acoplamento entre ADP e fosfato, por meio do catabolismo oxidativo dos nutrientes, e como é usado em processos que exigem energia.

REAÇÕES ACOPLADAS NA TRANSFERÊNCIA ENERGÉTICA

Algumas reações exigem energia, outras a fornecem. O acoplamento dessas reações é o que viabiliza a continuidade de uma via. A oxidação da glicose na via da glicólise demonstra a importância das reações acopladas no metabolismo. A compreensão de como a energia química é transformada a partir de macronutrientes (carboidratos, proteínas, gordura e álcool nos alimentos) em formas de armazenamento (como ATP) e como a energia armazenada é usada para sintetizar os componentes necessários ao corpo é fundamental para o estudo da nutrição humana. Essas questões são tratadas nesta seção e também ao longo deste livro. O valor $G^{0'}$ da hidrólise da ligação de fosfato do ATP está entre alguns compostos de fosfato de alta energia e outros que possuem ésteres de fosfato com energia relativamente baixa. A posição central do ATP na escala energética permite que ele sirva como um carregador intermediário de grupos de fosfato. O ADP pode aceitar os grupos de fosfato de moléculas doadoras de fosfato de alta energia e, então, como o ATP, transferi-las para moléculas receptoras que têm energia mais baixa. A **Figura 1.19** mostra dois exemplos de tal transferência. Ao receberem os grupos de fosfato, as moléculas aceptoras são ativadas em um nível energético maior, no qual podem realizar reações subsequentes, como entrar na via da glicólise. O resultado final é a transferência de energia química de moléculas doadoras para moléculas receptoras, através do ATP. O segundo exemplo é a transferência de um grupo P_i da creatina fosfato em ADP. A creatina fosfato serve como um reservatório já pronto, incumbido de renovar os níveis de ATP rapidamente, em especial em músculos.

Se certa quantidade de energia é liberada em uma reação exotérmica, a mesma quantidade de energia precisa ser adicionada ao sistema para que a reação possa ocorrer na direção inversa. Por exemplo, a hidrólise da ligação éster fosfato da glicose-6-fosfato libera 3.300 cal/mol (13,8 kJ/mol) de energia, e a reação inversa, na qual o fosfato é adicionado à glicose para formar a glicose-6--fosfato, exige a entrada de 3.300 cal/mol (13,8 kJ/mol). Essas reações podem ser expressas em termos de suas variações de energia livre padrão, como mostra a **Figura 1.20**. Para fosforilar a glicose, a reação precisa ser acoplada à hidrólise do ATP, que fornece a energia necessária. A energia adicional da reação é dissipada como calor.

A adição de fosfato a uma molécula recebe o nome de reação de fosforilação, que geralmente é realizada pela transferência enzimática do grupo final de fosfato do ATP à molécula, em vez da adição de fosfatos livres, como sugere a **Figura 1.20**. A reação inversa, hipotética, serve apenas para mostrar as exigências energéticas para a fosforilação da molécula de glicose. Na verdade, a fosforilação enzimática da glicose pelo ATP é a primeira reação pela qual a glicose passa assim que entra na célula. Essa reação leva a glicose a um nível maior de energia, a partir do qual ela pode ser incorporada indiretamente ao glicogênio como carboidrato armazenado ou sistematicamente oxidada para a obtenção de energia. A fosforilação pode, portanto, ser vista como um evento de dois passos:

1. hidrólise do ATP para ADP e fosfato;
2. adição do fosfato à molécula substrato (glicose).

A variação da energia das duas reações acopladas é mostrada na **Figura 1.20**. O total de G^0 para a reação acoplada é de –4.000 cal/mol (16,7 kJ/mol).

Não se pode superestimar a significância dessas reações de acoplamento. Elas mostram que, embora a energia seja consumida na formação endotérmica da glicose-6-fosfato a partir da glicose e do fosfato, a energia li-

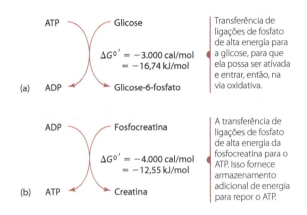

Figura 1.19 Exemplos de ligações de fosfato de alta energia sendo transferidas.

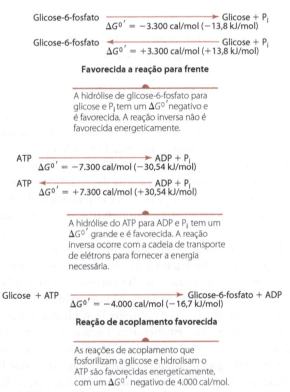

Figura 1.20 Reações exotérmicas.

berada pela hidrólise do ATP é suficiente para forçar a reação endotérmica (ou dar impulso a ela) que "custa" apenas 3.300 cal/mol. As reações de acoplamento resultam em sobra de 4.000 cal/mol (16,7 kJ/mol). A reação é catalisada pela enzima hexoquinase ou glicoquinase, e ambas hidrolisam o ATP e transferem os grupos de fosfato à glicose. A enzima aproxima o ATP e a glicose, reduzindo a energia de ativação dos reagentes e facilitando a transferência do grupo de fosfato. A reação inteira, que resulta na ativação de glicose à custa de ATP, é favorável energeticamente, como mostra o fato de sua variação de energia livre padrão ser alta e negativa.

POTENCIAIS DE REDUÇÃO

Como veremos no Capítulo 3, o ATP é formado na cadeia de transporte de elétrons depois da oxidação dos macronutrientes. Para compreender melhor essas oxidações e reduções, você precisa entender os potenciais de redução. A energia para sintetizar o ATP se torna disponível de acordo com uma sequência de reações de redução-oxidação (redox) ao longo da cadeia de transporte de elétrons, tendo cada componente a capacidade peculiar de dar e aceitar elétrons. A energia liberada é usada em parte para sintetizar o ATP a partir do ADP e fosfato. A tendência de um composto dar e receber elétrons é expressa em seu **potencial padrão de redução**, $E_{0'}$. Quanto mais negativos forem os valores de $E_{0'}$, maior será a capacidade de o composto dar elétrons, enquanto, na medida em que sobem, valores positivos significam uma tendência cada vez maior de aceitar elétrons. A capacidade de redução de um composto (sua tendência de dar H$^+$ e elétrons) pode ser expressa pelo valor $E_{0'}$ de sua meia-reação, também denominada potencial eletromotivo do composto.

$$MH_2 \rightarrow NAD^+$$
$$M \leftarrow NADH + H^+$$

As variações na energia livre padrão acompanham a transferência de elétrons entre pares de compostos doadores e receptores de elétrons, e estão relacionadas à força eletromotiva mensurável do fluxo de elétrons. *Quanto à transferência de elétrons, um doador de elétrons reduz o aceptor, e, no processo, o doador fica oxidado. Consequentemente, à medida que é reduzido, o aceptor oxida o doador.* A quantidade de energia liberada é diretamente proporcional à diferença no potencial de redução padrão, $E_{0'}$, entre os que formam o par redox. A energia disponível de uma reação redox e do $E_{0'}$ dos compostos que estão interagindo é traduzida pela expressão

$$\Delta G^{0'} = -nF\, E_{0'}$$

em que $\Delta G^{0'}$ é a variação de energia padrão disponível em calorias; n, o número de elétrons transferidos; e F, uma constante chamada de *faraday* (equivalente a 23.062 cal absolutas em volts).

Exemplo de uma reação de oxirredução que ocorre dentro do sistema de transporte de elétrons é a transferência de átomos de hidrogênio e elétrons do NADH através da enzima NADH desidrogenase ligada ao mononucledídeos de flavina (FMN) para a coenzima oxidada Q (CoQ). As meias-reações e os valores de $E_{0'}$ para cada uma das reações são os seguintes:

$$NADH + H^+ \rightarrow NAD^+ + 2H^+ + 2e^-$$
$$E_{0'} = -0,32 \text{ volt}$$
$$CoQH_2 \rightarrow CoQ + 2H^+ + 2e^-$$
$$E_{0'} = {}^+0,04 \text{ volt}$$

Como o sistema NAD$^+$ tem um valor $E_{0'}$ relativamente mais negativo que o sistema CoQ, o NAD$^+$ tem um potencial de redução maior do que o sistema CoQ, já que os elétrons tendem a fluir em direção ao sistema com o $E_{0'}$ mais positivo. A redução do CoQ por NADH é, portanto, previsível, e a reação de acoplamento, ligada pelo FMN da desidrogenase do NADH, pode ser escrita da seguinte forma:

$$NADH + H^+ \quad FMN \quad CoQH_2$$
$$E_0' = -0,32 \text{ volt} \qquad E_0' = +0,04 \text{ volt}$$
$$NAD^+ \quad FMNH_2 \quad CoQH_2$$

A inserção desse valor em $E_{0'}$ na equação de energia resulta em:

$$G^{0'} = -2(23.062)(0,36) = -16.604 \text{ cal/mol}$$

A quantidade de energia liberada nessa simples reação de oxirredução dentro da cadeia de transporte de elétrons é, portanto, mais do que o suficiente para fosforilar o ADP em ATP, o que, como você bem lembra, requer aproximadamente 7.300 cal/mol (35,7 kJ).

RESUMO

Este breve passeio pela célula – começando pela sua superfície externa, da membrana plasmática, e pesquisando cada vez mais, até onde se encontra o núcleo – fornece um apanhado de como essa entidade viva funciona. As características da célula que parecem particularmente surpreendentes são as seguintes:

- A flexibilidade da membrana plasmática em se ajustar ou reagir ao ambiente, enquanto protege o resto da célula, à medida que monitora o que pode acontecer dentro ou fora dela. As proteínas receptoras são importantes na reação da membrana ao seu ambiente, sendo sintetizadas no retículo endoplasmático rugoso e impulsionadas pelo complexo de Golgi até o local onde realizarão suas funções, na membrana plasmática.

- A comunicação entre os vários componentes da célula é possibilitada pelo citosol, com sua rede microtrabecular, e também por meio do retículo endoplasmático e complexo de Golgi. A rede é estruturada de forma a não só permitir a fluência da comunicação entre os componentes da célula, mas também entre o núcleo e a membrana plasmática.

■ A divisão eficiente do trabalho ocorre entre os componentes celulares (organelas). Cada componente tem suas próprias tarefas específicas a desempenhar, com pouca sobreposição. Além do mais, há evidências que endossam o conceito de uma "linha de produção" não só na fosforilação oxidativa da membrana interna da mitocôndria, mas também em quase todas as operações, onde quer que ocorram.

■ O fantástico gerenciamento é realizado pelo núcleo para garantir que todas as proteínas necessárias sejam sintetizadas de maneira eficaz. Proteínas como as sinalizadoras de reconhecimento, receptoras, transportadoras e catalisadoras são disponibilizadas à medida que se tornam necessárias.

■ É fato que, como todos os seres vivos, as células devem perecer de morte natural. Esse processo programado é chamado de apoptose, terreno particularmente atraente pra novas pesquisas.

Apesar da eficiência da célula, ela não é uma unidade completamente autossuficiente. Seu contínuo funcionamento precisa do suprimento de nutrientes apropriados e em quantidade suficiente. Os nutrientes necessários não são apenas aqueles que podem ser usados para produzir energia metabólica (ATP) imediata ou armazenar energia química. A maior parte dessa energia é necessária para manter a temperatura corpórea normal, mas boa parte dela também é conservada na forma de ligações de fosfato de alta energia, principalmente ATP. O ATP pode, por sua vez, ativar vários substratos por meio de fosforilação, em busca de maiores níveis de energia a partir dos quais eles desencadeiam o metabolismo graças a enzimas específicas. A hidrólise exotérmica do fosfato de ATP é suficiente para mover a fosforilação endotérmica, completando, assim, a transferência de energia do nutriente para o metabólito. As vias oxidativas dos macronutrientes (carboidratos, gorduras, proteínas e álcool) fornecem um fluxo contínuo de energia para manter o calor e a recarga do ATP. A célula também precisa de nutrientes que serão usados como blocos de construção para macromoléculas estruturais. Além disso, a célula precisa ter um suprimento adequado dos chamados nutrientes reguladores (ou seja, vitaminas, minerais e água).

Com um apanhado da estrutura da "célula típica", a divisão do trabalho entre as partes que a formam e a localização intracelular de onde as reações metabólicas necessárias para a continuidade da vida ocorrem, podemos agora estudar como as células recebem e utilizam sua nutrição.

Referências

1. Berdanier CD. Role of membrane lipids in metabolic regulation. Nutr Rev. 1988; 46:145-9.
2. Edlin M. The state of lipid rafts: from model cell membranes. Annu Rev Biophys Biomol Structure. 2003;32:257-83.
3. Young P. Mom's mitochondria may hold mutation. Sci News. 1988;134:70.
4. Baluska F, Volkmann D, Barlow P. Nuclear components with microtubule-organizing properties in multicellular eukaryotes: functional and evolutionary considerations. Int Rev Cytol. 1997; 175:91-135.
5. Nogales E. Structural insights into microtubule function. Annu Rev Biochem. 2000; 69:277-302.
6. Garrett R, Grisham C. Biochemistry. 3rd ed. Belmont, CA: Thomson Brooks, Cole; 2006. [Update].
7. Griffiths G, Simons K. The trans Golgi network: sorting at the exit site of the Golgi complex. Science. 1986;234:438-43.
8. Teasdale R, Jackson M. Signal-mediated sorting of membrane proteins between the endoplasmic reticulum and the Golgi apparatus. Annu Rev Cell Dev Biol. 1996;12:27-54.
9. Mihara K. Cell biology: moving inside membranes. Nature. 2003;424:505-6.
10. Neupert W. Protein import into mitochondria. Annu Rev Biochem. 1997;863-917.
11. Wickner WT, Lodish JT. Multiple mechanisms of protein insertion into and across membranes. Science. 1985;230:400-7.
12. Marx JL. A potpourri of membrane receptors. Science. 1985;230:649-51.
13. Barritt GJ. Networks of extracellular and intracellular signals. In: Communication within Animal Cells. Oxford, England: Oxford University Press; 1992. p. 1-19.
14. Ellis R, Yuan J, Horvitz H. Mechanisms and functions of cell death. Annu Rev Cell Biol. 1991;7:663-98.
15. Yan N, Shi Y. Mechanisms of apoptosis through structural biology. Annu Rev Cell Dev Biol. 2005;21:35-6.
16. Jiang X, Wang X. Cytochrome c-mediated apoptosis. Annu Rev Biochem. 2004; 73:87-106.
17. Afford S, Randhawa S. Demystified ... Apoptosis. J Clin Pathol: Mol Pathol. 2000; 53:55-63.

Leituras sugeridas

Alberts B, Johnson A, Lewis J, Raff M, Roberts K, Walter P. Molecular biology of the cell. 4th ed. New York: Garland; 2002.

Barritt GJ. Networks of extracellular and intracellular signals. In: Communication within Animal Cells. Oxford, England: Oxford University Press; 1992. p. 1-19.

Chan DW, Sell S. Tumor markers. In: Burtis C, Ashwood E, editors. Tietz, fundamentals of clinical chemistry. 4th ed. Philadelphia: Saunders; 1996. chap. 21.

Masters C, Crane D. The peroxisome: a vital organelle. Cambridge, England: Cambridge University Press; 1995.

Moss DW, Henderson AR. Enzymes. In: Burtis C, Ashwood E, editors. Tietz, fundamentals of clinical chemistry. 4th ed. Philadelphia: Saunders; 1996. chap. 19.

Rhoades R, Pflanzer R. Human physiology. 4th ed. Pacific Grove, CA: Thomson; 2003.

Sites

National Library of Medicine: Medline. Disponível em: <www.nlm.nih.gov>.

Cell Biology and Metabolism Branch of the National Institute of Child Health and Human Development (NICHD). Disponível em: <http://eclipse.nichd.nih.gov/nichd/cbmb/index.html>.

Nutrition and Metabolism é uma organização em constante crescimento, dedicada à ciência da nutrição e do metabolismo. Disponível em: <www.nmsociety.org>.

Clinical Chemistry, Jornal da American Association for Clinical Chemistry. Disponível em: <www.clinchem.org>.

PERSPECTIVA

Genômica nutricional: o fundamento da nutrição personalizada, por Ruth M. DeBusk, Ph.D., R.D.

O que é a genômica nutricional?

A genômica nutricional trata da interação entre genes e fatores ambientais, especificamente os componentes bioativos na alimentação. Essa disciplina emergente reúne conceitos fundamentais que sustentam a efetiva terapia nutricional para prevenção e acompanhamento de doenças. O material genético (ácido desoxirribonucleico ou DNA) de cada indivíduo contém a informação necessária para o desenvolvimento e funcionamento de um organismo, o que inclui o corpo humano. Os genes são unidades de informação dentro do DNA convertidas na miríade de proteínas que executam as funções das células do corpo. Os genes codificam as sequências de aminoácidos de cada proteína. Sequências não codificadas da molécula de DNA também são importantes: são os elementos-chave no controle de vários genes expressos em produtos de proteínas.

Já que o DNA serve como roteiro de informações para cada célula, alguns processos evoluíram para garantir que a molécula de DNA seja herdada de suas células-pai e passe de uma geração de humanos para a próxima. O termo genética se refere ao estudo do modo como os genes são herdados. Sintonizada com sua época, a genética como disciplina visa entender o papel do simples gene no funcionamento do organismo como um todo e, com isso, sua função em relação à saúde e doença. Em contrapartida, o termo genômica é novo e também engloba o estudo dos genes e de suas funções e heranças. Entretanto, inclui igualmente fenômenos mais globais e complexos, como as consequências de variações específicas de um gene no funcionamento de um organismo, e sua adaptação a seu ambiente, bem como a influência de fatores ambientais na expressão de genes. A nutrição é um fator importante nessa interface entre os genes e o ambiente no qual um organismo tem de funcionar. Não é surpreendente que as relações entre os genes e a dieta sejam um foco importante das pesquisas atuais.

A genômica nutricional é o campo de estudo voltado para essas complexas interações entre genes e fatores do ambiente. Existem duas grandes subcategorias na genômica nutricional: a nutrigenética e a nutrigenômica. A nutrigenética lida com as consequências das variações genéticas (também chamadas de variantes genéticas) nas capacidades funcionais do organismo, especialmente quanto à digestão, absorção e utilização de alimentos para sustentar a vida. As variantes genéticas peculiares a um indivíduo determinam suas necessidades nutricionais. Em contrapartida, a nutrigenômica estuda a maneira como os componentes bioativos dos alimentos afetam a expressão dos genes e sua função. A nomenclatura para o campo da genômica nutricional ainda está evoluindo, e é comum ver o uso de "nutrigenômica" como abreviação de "genômica nutricional". Entretanto, separar os conceitos pode ser útil para organizar os mecanismos fundamentais aqui envolvidos. Alguns textos oferecem um excelente apanhado da extensão e profundidade da genômica nutricional.[1-14]

A farmaconegômica como modelo

Os significativos avanços da tecnologia da genética resultantes do Projeto Genoma Humano alavancaram uma revolução genômica no tratamento da saúde. Assim como a genômica nutricional, as tecnologias genômicas de grande alcance permitiram que a farmacogenômica fosse além do seu campo de atuação tradicional e desse início aos tratamentos individualizados. A farmacogenômica, estudo da interação entre genes e drogas, é uma das primeiras manifestações da revolução das aplicações práticas da genômica. Os médicos têm percebido há muito tempo que a mesma droga numa dosagem padrão tem resultados diferentes em pessoas diferentes. Alguns não se beneficiarão com o uso da droga, outros terão a ajuda prevista, e outros ainda terão efeitos colaterais sérios. Antes da integração da genômica com a medicina, a abordagem era tentar dosagens e drogas distintas até encontrar uma combinação apropriada. Com os avanços da pesquisa em genômica e da tecnologia, os médicos podem agora analisar as enzimas-chave para a metabolização de drogas em um indivíduo e determinar que drogas e dosagens serão eficientes para determinada pessoa.

A genômica nutricional está geralmente associada à farmacogenômica e é esperado que siga a farmacogenômica no que diz respeito à sua aplicação clínica. Em princípio, os dois campos são muito parecidos. Os genes e as proteínas que eles codificam estão na base de todas as consequências fisiológicas, e as variações nos genes têm influência sobre o fato de as proteínas realizarem suas funções a contento. Entretanto, existem diferenças importantes que farão que a genômica nutricional fique bastante atrás da farmacogenômica em termos de sua integração prática.

A farmacodinâmica é capaz de elaborar em décadas de pesquisas farmacêuticas o metabolismo das drogas e os genes envolvidos. Em contrapartida, as pesquisas em nutrição estão ensaiando os primeiros passos. As associações entre a genética e a dieta estão apenas começando a ser identificadas e estudadas. Além disso, a farmacogenômica envolve um composto único e altamente purificado, administrado de uma forma química definida e em quantidades conhecidas. A alimentação, em contrapartida, é constituída de uma variedade de compostos em quantidades extremamente variáveis. Entretanto, essas limitações não diminuem a importância da genômica nutricional e afetam apenas a rapidez com que a genômica nutricional obterá uma integração clínica abrangente.

O papel dos genes na função fisiológica é fundamental e, portanto, precisa ser integrado tanto no tratamento quanto na prevenção de doenças, de modo que as terapias sejam eficientes e as pessoas alcancem o máximo do seu potencial de saúde e, de forma mais abrangente, seu potencial genético total. Um texto recente, escrito por Ghosh et al.,[15] trata das sinergias e diferenças entre a farmacogenômica e a genômica nutricional.

Mecanismos que sustentam a genômica nutricional

A nutrigenética é a subcategoria mais conhecida da genômica nutricional. Numa extremidade do espectro estão os distúrbios altamente influentes de um único gene, responsáveis por erros inatos do metabolismo. Nesse caso, um único gene possui uma mutação que afeta significativamente a função da proteína que ele codifica. Exemplos clássicos incluem distúrbios no metabolismo de aminoácidos, como a fenilcetonúria ou a doença do xarope de bordo; do metabolismo de carboidratos, como a galactosemia e a intolerância hereditária à frutose; e do metabolismo de lipídios, como a hipercolesterolemia familiar e a deficiência de desidrogenase de acil-CoA da cadeia média. Profissionais de nutrição contribuíram muito no tratamento de indivíduos portadores dessas enfermidades. Para uma revisão atualizada dos aspectos nutricionais de erros inatos do metabolismo, ver Isaacs e Zand.[16]

Mais recentemente foram identificadas variações mais sutis, e de menor influência, que também afetam as funções das proteínas geneticamente codificadas. Entretanto, essas variações não causam doenças por si: elas alteram a suscetibilidade do indivíduo para desenvolver uma doença. Dependendo da variante genética específica, a possibilidade de a pessoa desenvolver um distúrbio pode aumentar ou diminuir. Os genes são o campo de estudo primordial da genômica nutricional, porque eles são comuns a todos, afetam as recomendações dietéticas quanto ao tipo e à quantidade de comida mais apropriados a cada indivíduo, e permitem intervenções práticas, as quais podem potencialmente melhorar a saúde dos indivíduos e, por conseguinte, os meios onde acontecem.

Para os numerosos genes influenciados por fatores dietéticos, essas variações oferecem o potencial de manipular a dieta e, com isso, modular os resultados genéticos. Por exemplo, a variação 677C>T no gene que codifica a metilenotetra-hidrofolato redutase (MTHFR) resulta em uma enzima alterada que, na ausência de folato adequado, aumenta o risco de câncer no cólon, de defeitos nos tubos neurais do feto e, possivelmente, de doenças cardiovasculares. As pessoas que têm essa variação precisam ter cuidado especial em manter a ingestão adequada de folato e, muito possivelmente, podem precisar mais do que a quantidade normalmente recomendada.[17] Em um jornal com enfoque em embriologia, Ames et al.[18] publicaram, em 2002, um estudo no qual detalharam pelo menos 50 enzimas envolvidas no metabolismo, com variações genéticas que reduziam a função enzimática. As pessoas que têm essas variações precisam mais do que os níveis de nutrientes recomendados para compensar a função diminuída dessas enzimas. Por sua vez, as pessoas que possuem determinadas variações no gene APOA1, que codifica a proteína mais importante do colesterol de lipoproteína de alta densidade, são relativamente imunes a gorduras saturadas na dieta. É claro que conhecer o genótipo de uma pessoa é um aspecto estratégico para fazer recomendações dietéticas. Para ter acesso às discussões sobre as variações genéticas e suas consequências sobre as exigências nutricionais, ver Duff[19] e Stover.[20,21]

A nutrigenômica reflete a complexa comunicação que ocorre entre o ambiente e o centro de controle de um organismo. Mesmo a bactéria mais primitiva tem um mecanismo pelo qual monitora a suficiência nutricional de seu meio e transmite essa informação ao seu material genético. Essa informação resulta numa expressão gênica maior ou menor, como convém. Os seres humanos têm processos comunicativos similares por meio dos quais importantes informações sobre o meio são transmitidas ao núcleo. Ali, elas influenciam a expressão gênica, seja pela interação direta com o DNA, seja pela transdução de sinais, com a qual os eventos moleculares registrados na membrana celular são transmitidos ao DNA.

Os detalhes dos mecanismos que modulam a expressão gênica são fonte de pesquisa. O principal mecanismo parece ser a regulação transcricional. Sequências específicas de DNA da área de regulação, provenientes da área de codificação de um gene, servem como elementos de resposta, aos quais se associam as proteínas reguladoras (chamadas de fatores de transcrição). A ligação desencadeia variações de adaptação na molécula de DNA. Essas mudanças permitem ou inibem que a RNA polimerase se ligue à região promotora e inicie a transcrição da mensagem codificada no gene. A ligação dos fatores de transcrição aos elementos de resposta é influenciada por vários ligantes. Por exemplo, a transcrição de alguns genes envolvidos no metabolismo e na oxidação de lipídios exige a ligação coordenada de dois fatores de transcrição: o receptor do ácido retinoico (RXR) e o receptor dos ativadores da proliferação dos peroxissomos gama (PPARgama). Essas duas proteínas precisam formar um heterodímero para se ligarem ao elemento de resposta na região reguladora desses genes. Para formar o heterodímero, cada proteína precisa ligar seu respectivo ligante. Para o RXR, o ligante é um derivado da vitamina A; para o PPARgama, o ligante é um ácido graxo poli-insaturado, como a gordura ômega-3. Portanto, os componentes dos alimentos são essenciais para a comunicação do estado do meio ao centro de controle e efetivação da resposta adequada. Estão em estudo numerosos fatores de transcrição e seus elementos de respostas e ligantes de efectores. Há uma discussão sobre a interação de ácidos graxos dietéticos e vários fatores de transcrição sensíveis a lipídios, com particular ênfase à dislipidemia e à síndrome metabólica.[22,23]

Essa compreensão dos mecanismos de base, acoplada à informação sobre o genótipo do indivíduo, forma o ponto de apoio para o aperfeiçoamento de intervenções nutricionais direcionadas. Por exemplo, saber que as gorduras ômega-3 regulam para baixo genes-chave envolvidos na inflamação crônica permite um raciocínio lógico para traçar recomendações dietéticas e de estilo de vida para aqueles cujo genótipo os coloca em maior risco de desenvolver inflamações crônicas.[24-26]

A genômica nutricional e o metabolismo de lipídios

Do ponto de vista da saúde, as maiores preocupações quanto aos genes e ao metabolismo de lipídios giram em torno da suscetibilidade a doenças vasculares.[27,28] Os genes envolvidos na homeostase do colesterol fornecem exemplos de como as variações genéticas afetam o metabolismo de lipídios e, portanto, trazem risco de doenças. Elas também criam oportunidades para que a genômica nutricional oriente escolhas dietéticas e de estilo de vida que podem minimizar os riscos. Exemplos de tais interações entre a dieta e a genética incluem os genes APOE, APOAI e CETP.

O gene APOE codifica uma proteína que facilita as interações entre quilomícrons ricos em triglicerídios, partículas lipoproteicas de densidade média e seus respectivos receptores. Esse gene tem três variáveis comuns (alelos): E2, E3 e E4. O E3 é a forma mais comum. Podem ocorrer seis genótipos: E2/E2, E2/E3, E3/E3, E3/E4 e E4/E4. Corella e Ordovas[29] revisaram os numerosos trabalhos que estudavam a interação dieta-gene para variantes APOE. A resposta dietética varia tanto com o número de alelos presente quanto com o número de cópias. No geral, as pessoas com pelo menos um alelo E4 têm os mais altos níveis basais de vários lipídios, mostrando a maior resposta de redução destes quando submetidos a uma dieta de baixa gordura. As pessoas com pelo menos uma cópia do alelo E2 têm os menores níveis lipídicos basais, e uma dieta de baixa gordura as ajuda menos.

Levar em conta quais alelos APOE uma pessoa tem é útil no desenvolvimento de intervenções dietéticas e de estilo de vida que visam melhorar os níveis de lipídios no soro. Dentre os seis genótipos possíveis, as pessoas com um ou mais alelos E2 tendem a ter a menor taxa de colesterol total, colesterol de lipoproteína de baixa densidade (LDL-C) e níveis apoB, e as mais altas taxas de triglicerídios no soro. Essas pessoas são as que apresentam menor resposta a uma dieta de baixa gordura, mas parecem responder bem ao farelo de aveia e a outras fibras solúveis.[30] Elas também podem baixar seus níveis de triglicerídios no soro com um suplemento de óleo de peixe.[31] Exercícios de resistência são particularmente eficientes no aumento da taxa de colesterol HDL.[32]

Entretanto, aqueles que possuem um ou mais alelos E4 têm a maior taxa de colesterol total, LDL-C e apoB no soro, as mais baixas taxas de HDL-C e taxas elevadas de triglicerídios em jejum e no período pós-prandial.[29] Esses indivíduos respondem melhor a uma dieta de baixa gordura, mas são os que menos respondem às fibras solúveis para reduzir os lipídios no soro ou aos exercícios para aumentar os níveis de HDL. Para essas pessoas, os suplementos de óleo de peixe aumentam o colesterol total e reduzem o HDL.[31] Escolhas estratégicas de estilo de vida das quais esse genótipo deve ter consciência dizem respeito ao consumo de álcool e fumo. O álcool aumenta as taxas de LDL-C e não eleva beneficamente as taxas de HDL-C,[33,34] e o fumo aumenta tanto as taxas de LDL-C quanto o espessamento da artéria carótida íntima média.[35,36] O fato de uma pessoa possuir alelo E2 ou E4 parece fazer a diferença nas recomendações dietéticas e de estilo de vida apropriadas para melhorar a saúde vascular.

O gene APOAI codifica a apolipoproteína A-1, a proteína primária em lipoproteínas de alta densidade (HDL). A variante −75G>A tem uma única mudança de nucleotídeo, na qual o componente guanina foi substituído por adenina na posição 75 da área reguladora do gene APOA-1. Essa mudança afeta os níveis de HDL em resposta a dietas de baixa gordura.[37] Uma prática comum no tratamento de dislipidemia é reduzir a quantidade de gordura saturada da dieta e aumentar a quantidade de gordura poli-insaturada. Normalmente, os níveis HDL caem em mulheres que possuem o alelo G, mais comum, à medida que a quantidade poli-insaturada da dieta aumenta, um efeito oposto ao desejado. Essas mulheres se beneficiariam de uma dieta especial em gorduras que mantivesse uma quantidade baixa de gordura saturada e de poli-insaturada, e aumentasse a de gordura monoinsaturada. Mulheres com o alelo A, entretanto, respondem de forma diferente. Aumentar a gordura dietética poli-insaturada leva a taxas de HDL maiores, e a consequência é ser "dependente da dosagem", o que quer dizer que o aumento é mais dramático na presença de dois alelos A do que com apenas um. Para essas mulheres, uma dieta pobre em gorduras saturadas, moderada em gorduras poli-insaturadas (8% ou mais do total de calorias) e o restante com suprimento de gorduras monoinsaturadas, fornece os melhores resultados em relação ao aumento das taxas de HDL. Obviamente, se uma pessoa tem a variante -75GA APOA1 dependendo de em que quantidade isso ocorre, poderá afetar qualquer intervenção terapêutica voltada para a correção da dislipidemia.

Outro gene que afeta os níveis de HDL é o CETP, que codifica a proteína de transferência de colesteril éster, que transporta os ésteres de colesteril para outras lipoproteínas. Essa proteína também recebe o nome de "proteína transportadora de lipídios". As pessoas que possuem duas cópias de um alelo comum na posição 279 desse gene tendem a ter uma taxa de HDL baixa e taxas de LDL e VLDL altas. Uma variação (279G>A) que diminui os níveis de plasma da CETP está associada a aumentos da taxa de HDL, à diminuição da taxa de LDL e VLDL, e a um risco menor de doença cardiovascular.[38] Esses indivíduos respondem bem ao álcool, aumentando mais tarde suas taxas de HDL com o consumo regular e moderado.[39]

Assim que as variáveis genéticas relacionadas com a manipulação dietética do metabolismo de lipídios são detectadas, as intervenções dietéticas e de estilo de vida podem ser inseridas no desenvolvimento de tratamentos terapêuticos. Além de manipular o conteúdo de macronutrientes da dieta, a adição de vários alimentos funcionais e suplementos dietéticos pode ajudar a obter os resultados desejados. A descoberta paulatina de como os componentes bioativos da alimentação afetam a expressão gênica está levando a um uso dos alimentos e dos componentes alimentares cada vez mais direcionado para os resultados desejados. Da mesma forma, entender como as escolhas de estilo de vida, como a atividade física e a exposição à fumaça de tabaco ou a outras toxinas ambientais, interagem com as variantes genéticas específicas cria ainda outro grupo de ferramentas para melhorar a saúde.

Oportunidades para profissionais de nutrição

As oportunidades para profissionais de nutrição que têm competência em genômica nutricional estão crescendo e prometem integrar o futuro exercício da nutrição, em todas as suas manifestações. Das oportunidades na área da pesquisa àquelas na ciência da alimentação, a genômica nutricional promoverá o estudo de genes e suas interações com os componentes dietéticos; tecnologias de testes genéticos; o desenvolvimento de intervenções nutricionais baseadas em genes; o isolamento, a caracterização e a possível venda de componentes de alimentação bioativos; e o desenvolvimento de alimentos funcionais voltados a genótipos particulares. A pesquisa de comércio e marketing de alimentos funcionais, suplementos dietéticos e tecnologias genéticas trará ainda mais oportunidades. A educação será uma necessidade contínua em todos os níveis, desde os profissionais da saúde aos estudantes de alimentos e nutrição e ao público em geral. As oportunidades parecem ser bastante variadas. Ver DeBusk et al.[40] para obter informações sobre as práticas de nutrição na era na genômica nutricional.

Referências

1. Afman L, Müller M. Nutrigenomics: from molecular nutrition to prevention of disease. J Am Diet Assoc. 2006;106:569-76.
2. Desiere F. Towards a systems biology understanding of human health: interplay between genotype, environment and nutrition. Biotechnol Annu Rev. 2004;10:51-84.
3. Ferguson LR. Nutrigenomics: integrating genomic approaches into nutrition research. Mol Diagn Ther. 2006;10:101-8.
4. Kaput J. Diet-disease gene interactions. Nutrition. 2004;20:26-31.
5. Kaput J, Rodriguez RL. Nutritional genomics: the next frontier in the postgenomic era. Physiol Genomics. 2004;16:166-7.
6. Kauwell GPA. Emerging concepts in nutrigenomics: a preview of what is to come. Nutr Clin Prac. 2005;20:75-87.
7. Kim YS, Milner JA. Nutritional genomics and proteomics in cancer prevention. J Nutr. 2003 Jul;133(Suppl).
8. Mariman EC. Nutrigenomics and nutrigenetics: the "omics" revolution in nutritional science. Biotechnol Appl Biochem. 2006;44:119-28.
9. Müller M, Kersten S. Nutrigenomics: goals and strategies. Nat Rev Genet. 2003;4:315-22.
10. Mutch DM, Wahli W, Williamson G. Nutrigenomics and nutrigenetics: the emergingfaces of nutrition. Faseb J. 2005;19:1602-16.
11. Ordovas JM, Mooser V. Nutrigenomics and nutrigenetics. Curr Opin Lipidol. 2004; 15:101-8.
12. Ordovas JM, Corella D. Nutritional genomics. Annu Rev Genomics Hum Genet. 2004; 5:71-118.
13. Ruden DM, De Luca M, Garfinkel MD, Bynum KL, Lu X. Drosophila nutrigenomics can provide clues to human gene-nutrient interactions. Annu Rev Nutr. 2005;25:499-522.
14. Trujillo E, Davis C, Milner J. Nutrigenomics, proteomics, metabolomics, and the practice of dietetics. J Am Diet Assoc. 2006;106:403-13.
15. Ghosh D, Skinner MA, Laing WA. Pharmacogenomics and nutrigenomics: synergies and differences. Eur J Clin Nutr. 2007; advance online publication.
16. Isaacs JS, Zand DJ. Single-gene autosomal recessive disorders and Prader-Willi syndrome: an update for food and nutrition professionals. Jada. 2007;107:466-78.
17. Bailey LB, Gregory, III, JF. Polymorphisms of methylenetetrahydrofolate reductase and other enzymes: metabolic significance, risks and impact on folate requirement. J Nutr. 1999;129:919-22.
18. Ames BN, Elson-Schwab I, Silver EA. High-dose vitamin therapy stimulates variant enzymes with decreased coenzyme binding affinity (increased Km): relevance to genetic disease and polymorphisms. Am J Clin Nutr. 2002;75:616-58.
19. Duff G. Evidence for genetic variation as a factor in maintaining health. Am J Clin Nutr. 2006;83:431S-5S.
20. Stover PJ. Nutritional genomics. Physiol Genomics. 2004;16:161-5.
21. Stover PJ. Influence of human genetic variation on nutritional requirements. Am J Clin Nutr. 2006;83:436S-42S.
22. Roche HM. Dietary lipids and gene expression. Biochem Soc Trans. 2004;32:999-1002.
23. Phillips C, Lopez-Miranda J, Perez-Jimenez F, McManus R, Roche HM. Genetic and nutrient determinants of the metabolic syndrome. Curr Opin Cardiol. 2006;21:185-93.
24. De Caterina R, Zampolli A, Del Turco S, Madonna R, Massaro M. Nutritional mechanisms that influence cardiovascular disease. Am J Clin Nutr. 2006; 83:421S-6S.
25. Ferrucci L, et al. Relationship of plasma polyunsaturated fatty acids to circulating inflammatory markers. J Clin Endocrinol Metab. 2006;91:439-46.
26. Kornman KS, Martha PM, Duff GW. Genetic variations and inflammation: a practical nutrigenomics opportunity. Nutrition. 2004;20:44-9.
27. Masson LF, McNeill G, Avenell A. Genetic variation and the lipid response to dietary intervention: a systematic review. Am J Clin Nutr. 2003;77:1098-111.
28. Ordovas JM. Genetic interactions with diet influence the risk of cardiovascular disease. Am J Clin Nutr. 2006;83:443S-6S.
29. Corella D, Ordovas JM. Single nucleotide polymorphisms that influence lipid metabolism: interaction with dietary factors. Annu Rev Nutr. 2005;16:1-50.
30. Jenkins DJ, et al. The apolipoprotein E gene and the serum low-density lipoprotein cholesterol response to dietary fiber. Metabolism. 1993;42:585-93.
31. Minihane AM, et al. ApoE polymorphism and fish oil supplementation in subjects with an atherogenic lipoprotein phenotype. Arteriosclero Thromb Vasc Biol. 2000;20:1990-7.
32. Hagberg JM, Wilund KR, Ferrell RE. APO E gene and gene-environment effects on plasma lipoprotein-lipid levels. Physiol Genomics. 2000;4:101-8.
33. Corella D, et al. Alcohol drinking determines the effect of the APOE locus on LDL-cholesterol concentrations in men: the Framingham Offspring Study. Am J Clin Nutr. 2001; 73:736-45.
34. Djoussé L, et al. Apolipoprotein E polymorphism modifies the alcohol-HDL association observed in the National Heart, Lung, and Blood Institute Family Heart Study. Am J Clin Nutr. 2004; 80:1639-44.
35. Djoussé L, et al. Smoking influences the association between apolipoprotein E and lipids: the National Heart, Lung, and Blood Institute Family Heart Study. Lipids. 2000; 35:827-31.
36. Karvonen J, et al. Apolipoprotein E polymorphism affects carotid artery atherosclerosis in smoking hypertensive men. J Hypertens. 2002;20:2371-8.
37. Ordovas JM, et al. Polyunsaturated fatty acids modulate the effects of the APOA1 G-A polymorphism on HDL-cholesterol concentrations in a sex-specific manner: the Framingham Study. Am J Clin Nutr. 2002;75:38-46.
38. Brousseau ME, et al. Cholesteryl ester transfer protein TaqI B2B2 genotype is associated with higher HDL cholesterol levels and lower risk of coronary heart disease end points in men with HDL deficiency: Veterans Affairs HDL Cholesterol Intervention Trial. Arterioscler Thromb Vasc Biol. 2002;22:1148-54.
39. Fumeron F, et al. Alcohol intake modulates the effect of a polymorphism of the cholesteryl ester transfer protein gene on plasma high density lipoprotein and the risk of myocardial infarction. J Clin Invest. 1995;96:1664-71.
40. DeBusk RM, Fogarty CP, Ordovas JM, Kornman KS. Nutritional genomics in practice: where do we begin? J Am Diet Assoc. 2005;105:589-99.

Recursos adicionais

Brigelius-Flohe R, Joost H-G. Nutritional genomics: impact on health and disease. Weinheim, Germany: Wiley VCH; 2006.

Castle D, Cline C, Daar AS, Tsamis C, Singer PA. science, society and the supermarket: the opportunities and challenges of nutrigenomics. New York: John Wiley & Sons; 2006.

DeBusk RM. Genetics: the nutrition connection. Chicago, IL: American Dietetic Association; 2002.

DeBusk R, Joffee Y. It's not just your genes! San Diego, CA: BKDR; 2006.

Kaput JL, Rodriguez R., editors. Nutritional genomics: discovering the path to personalized nutrition. New York: John Wiley & Sons; 2006.

Moustaïd-Moussa N, Berdanier CD. Nutrient-gene interactions in health and disease. Boca Raton, FL: CRC Press; 2001.

Simopoulos AP, Ordovas JM. Nutrigenomics and nutrigenetics. Basel, Switzerland: S. Karger AG; 2004.

Zempleni J, Hannelore D (eds). Molecular Nutrition. Wallingford, UK: CABI Publishing; 2003.

Sites

Basic Genetics and Genomics
www.genome.gov
www.ornl.gov

Core Competencies in Genetics Essential for All Health Care Professionals
http://www.nchpeg.org

Ethical, Legal, and Social Issues
www.ornl.gov/hgmis/elsi/elsi.html
www.genome.gov/ELSI
www.utoronto.ca/jcb/home/main.htm

Genes and Disease
http://www.genetests.com/

Genetic Counseling
www.nsgc.org/
www.abgc.net
www.gradschools.com/biomed_health.html

Genetics/Genomics Glossaries
www.genome.gov/
www.ornl.gov/TechResources/Human_Genome/glossary

Human Genome Project
www.genome.gov
www.ornl.gov/hgmis/project/info.html

Nutritional Genomics
http://cancergenome.nih.gov
www.nugo.org
www.nutrigenomics.nl
www.nutrigenomics.org.nz
http://nutrigenomics.ucdavis.edu

Online Mendelian Inheritance in Man (Omim)
www.ncbi.nlm.nih.gov/entrez/query.fcgi?db=OMIM

Public Health and Genetics
www.cdc.gov/genetics

Public Policy and Genetics
www.dnapolicy.org

2

Sistema digestório: mecanismo para nutrir o organismo

Estruturas do trato digestório e o processo digestório
A cavidade oral
O esôfago
O estômago
O intestino delgado
Os órgãos anexos
Os processos digestório e absortivo
O cólon ou intestino grosso
Coordenação e regulação do processo digestório
Regulação neural
Peptídeos reguladores
PERSPECTIVA
Apanhado geral de algumas disfunções no sistema digestório com implicações nutricionais

A nutrição é a ciência da alimentação. A ingestão de alimentos e bebidas fornece ao corpo os nutrientes necessários para alimentá-lo. O corpo necessita de seis classes de nutrientes: carboidratos, lipídios, proteínas, vitaminas, minerais e água. Para que ele use os carboidratos, os lipídios, as proteínas e algumas vitaminas e minerais encontrados na alimentação, o alimento precisa ser primeiramente digerido. Em outras palavras, o alimento precisa ser quebrado mecânica e quimicamente. Esse processo de digestão se dá no trato digestório e, uma vez concluído, fornece os nutrientes prontos para absorção e utilização pelo organismo.

Estruturas do trato digestório e o processo digestório

O trato digestório, que tem aproximadamente 5 metros de comprimento, inclui órgãos que formam o canal alimentar (também conhecido como trato gastrintestinal ou TGI), bem como alguns órgãos anexos. As principais estruturas do trato digestório incluem a cavidade oral, o esôfago e o estômago (chamados, em conjunto, de trato digestório superior) e os intestinos delgado e grosso (identificados como trato digestório inferior). Os órgãos acessórios incluem as glândulas salivares, o pâncreas, o fígado e a vesícula biliar. Os órgãos anexos fornecem ou armazenam secreções que são transferidas ao lúmen do trato digestório e auxiliam os processos digestório e absortivo. A **Figura 2.1** mostra o trato digestório e os órgãos anexos. A **Figura 2.2** apresenta um corte do trato gastrintestinal que mostra o lúmen (a passagem interior) e as quatro túnicas, ou camadas, do trato gastrintestinal:

- a mucosa
- a submucosa
- a muscular externa
- a serosa ou adventícia

Algumas dessas camadas contêm subcamadas. A mucosa, camada mais interna, é constituída de três subcamadas: o epitélio ou tecido epitelial de revestimento, a lâmina própria e a muscular mucosa. O epitélio da mucosa, que alinha o lúmen do trato gastrintestinal, é a superfície que está em contato com os nutrientes dos alimentos que consumimos. Células exócrinas e endócrinas também são encontradas entre as células epiteliais da mucosa. As células exócrinas secretam vários tipos de substâncias, como enzimas e sucos, dentro do lúmen do trato gastrintestinal. As células endócrinas secretam vários hormônios no sangue. A lâmina

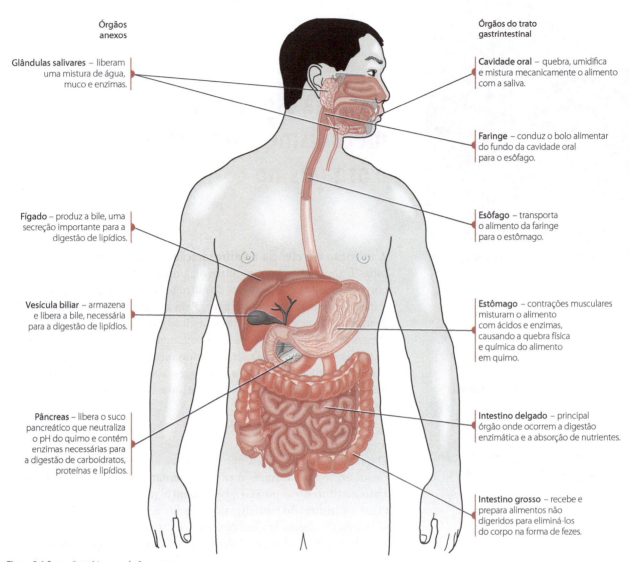

Figura 2.1 O trato digestório e seus órgãos anexos.

própria encontra-se debaixo do epitélio e é composta de tecido conjuntivo e pequenos vasos sanguíneos e linfáticos. O tecido linfático também é encontrado dentro da lâmina própria e contém alguns glóbulos brancos, especialmente os macrófagos e linfócitos, que garantem proteção contra microrganismos que foram ingeridos. A terceira subcamada da mucosa, a muscular mucosa, é formada por uma fina camada de musculatura lisa.

Depois da mucosa está a submucosa. A submucosa, segunda túnica ou camada, é composta de tecido conjuntivo e tecido linfático adicional, e inclui uma rede nervosa denominada plexo submucoso ou de Meissner. Esse plexo controla parcialmente as secreções das glândulas mucosas e ajuda a regular os movimentos da mucosa e o fluxo sanguíneo. O tecido linfático na submucosa é similar ao encontrado na mucosa e protege o organismo contra substâncias estranhas. A submucosa conecta a primeira camada do trato gastrintestinal, a mucosa, à muscular externa, ou terceira camada do trato gastrintestinal.

A muscular externa inclui tanto músculos circulares como músculos longitudinais lisos, o que é importante para o movimento peristáltico e para o plexo mioentérico ou de Auerbach. Esse plexo controla a frequência e a força das contrações dos músculos com vistas à motilidade gastrintestinal.

A camada mais externa, a serosa ou adventícia, é formada de tecido conjuntivo e peritônio visceral. O peritônio é uma membrana que cobre os órgãos das cavidades abdominal e pélvica. Na cavidade abdominal, o peritônio visceral cobre o estômago e o intestino, e o parietal alinha as paredes da cavidade. O arranjo cria uma membrana de duas camadas dentro da cavidade abdominal. Essas membranas são um tanto permeáveis e especialmente vascularizadas. Entre as duas membranas encontra-se a cavidade peritonial. A permeabilidade seletiva e o rico fornecimento de sangue das membranas peritoniais permitem que a cavidade peritonial seja usada no tratamento de insuficiência renal, em um processo chamado diálise.

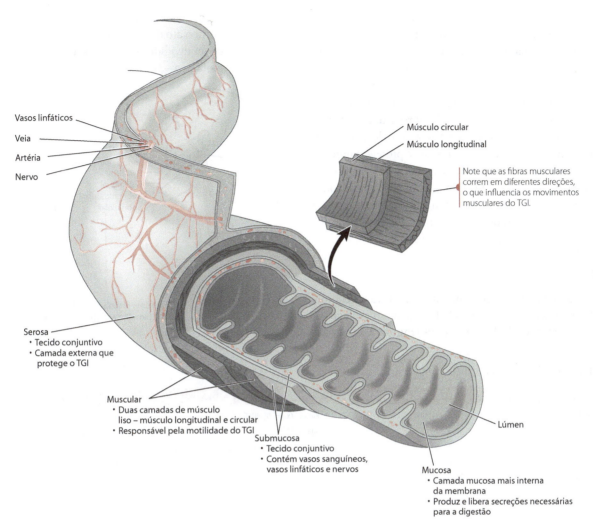

Figura 2.2 As subcamadas do intestino delgado.

O processo digestório inicia-se na cavidade oral e prossegue sequencialmente pelo esôfago, estômago, intestino delgado e finalmente cólon (intestino grosso). As próximas subseções deste capítulo descrevem as estruturas e os processos digestórios que ocorrem em cada uma dessas partes que formam o trato digestório. As outras seções contêm informações sobre a estrutura e o papel do pâncreas, do fígado e da vesícula biliar, além da função de algumas enzimas. A **Tabela 2.1** apresenta um apanhado geral de algumas das enzimas e **zimogênios** (pró-enzimas ou enzimas inativas, que precisam ser alteradas quimicamente para funcionar como enzimas) que participam do processo de digestão dos nutrientes contidos em alimentos.

A CAVIDADE ORAL

A boca e a faringe (ou garganta) constituem a cavidade oral e são a porta de entrada do sistema digestório. Ao entrar na boca, o alimento é triturado com auxílio dos dentes e dos músculos dos maxilares, sendo preparado para ser engolido através da sua mistura com secreções (saliva) liberadas pelas glândulas salivares. Três pares de glândulas salivares pequenas e bilaterais – a parótida, a submandibular e a sublingual – estão localizadas na cavidade oral, ao longo da mandíbula, indo da base da orelha até o mento (**Figura 2.3**). Essas glândulas são afetadas pela ação dos sistemas nervosos parassimpático e simpático. As secreções (cerca de 1 L/dia) dessas glândulas formam a saliva. Mais especificamente, as glândulas parótidas secretam água, eletrólitos (sódio, potássio, cloreto) e enzimas. As glândulas submandibulares e sublinguais secretam água, eletrólitos, enzimas e muco. A saliva é constituída essencialmente (99,5%) de água, o que ajuda a dissolver os alimentos. A principal enzima da saliva é a amilase (também chamada de ptialina) (**Tabela 2.1**). Essa enzima hidrolisa as ligações α 1-4 internas do amido. Outra enzima digestória, a lipase lingual, é produzida pelas glândulas serosas na língua e na parte posterior da boca. Essa enzima hidrolisa triglicerídios* dietéticos no estômago, mas sua atividade diminui com a idade e é limitada pela união das gorduras dentro do estômago. A atividade realizada pela lipase lingual em crianças, que age sobre os triglicerídios do leite, melhora a digestão de gorduras dietéticas. As secreções de muco encontradas na saliva contêm **glicoproteínas** (compostos formados tanto de carboidratos quanto de proteínas). O muco lubrifica o alimento e reveste e protege a mucosa oral. Compostos antibactericidas e antivírus, sendo um exemplo o anticorpo IgA (imunoglobulina A), bem como quantidades ínfimas de substâncias orgânicas (como ureia) e outros solutos (por exemplo, fosfatos, bicarbonatos), também são encontrados na saliva.

O ESÔFAGO

Da boca, o alimento, agora misturado à saliva e denominado bolo alimentar, passa pela faringe até o esôfago. O esôfago tem cerca de 25 centímetros (**Figura 2.1**). A passagem do bolo alimentar da cavidade oral para o esôfago é o que constitui o ato de deglutir. O processo de deglutição, que pode ser dividido em vários estágios – voluntário, faríngeo e esofágico –, é uma reação reflexiva desenca-

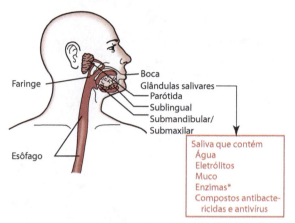

*A enzima principal da saliva é a amilase salivar, que hidrolisa as ligações α 1-4 do amido.

Figura 2.3 Secreções da cavidade oral.

Tabela 2.1 Enzimas digestórias e suas ações

Enzimas ou zimogênios	Local da secreção enzimática	Substratos	Principal foco de ação
α-amilase salivar	Boca	Ligações α 1-4 no amido, dextrinas	Boca
Lipase lingual	Boca	Triglicerídio	Estômago, intestino delgado
Pepsinogênio/pepsina	Estômago	Final carboxila de phe, tyr, trp, met, leu, glu, asp	Estômago
Lipase gástrica	Estômago	Triglicerídio (principalmente de cadeia média)	Estômago
Tripsinogênio/tripsina	Pâncreas	Final carboxila de lys, arg	Intestino delgado
Quimotripsinogênio/quimotripsina	Pâncreas	Final carboxila de phe, tyr, trp, met, asn, his	Intestino delgado
Procarboxipeptidase/carboxipeptidase A	Pâncreas	Aminoácidos C-terminal neutros	Intestino delgado
carboxipeptidase B	Pâncreas	Aminoácidos C-terminal básicos	Intestino delgado
Proelastase/elastase	Pâncreas	Proteínas fibrosas	Intestino delgado
Colagenase	Pâncreas	Colágeno	Intestino delgado
Ribonuclease	Pâncreas	Ácidos ribonucleicos	Intestino delgado
Desoxirribonuclease	Pâncreas	Ácidos desoxirribonucleicos	Intestino delgado
α-amilase pancreática	Pâncreas	Ligações α 1-4, no amido, maltotriose	Intestino delgado
Lipase pancreática e colipase	Pâncreas	Triglicerídio	Intestino delgado
Fosfolipase	Pâncreas	Lecitina e outros fosfolipídios	Intestino delgado
Colesterol esterase	Pâncreas	Ésteres de colesterol	Intestino delgado
Retinil éster hidrolase	Pâncreas	Retinil ésteres	Intestino delgado
Amino peptidase	Intestino delgado	Aminoácidos N-terminal	Intestino delgado
Dipeptidases	Intestino delgado	Dipeptídeos	Intestino delgado
Nucleotidase	Intestino delgado	Nucleotídeos	Intestino delgado
Nucleosidase	Intestino delgado	Nucleosídeos	Intestino delgado
Fosfatase alcalina	Intestino delgado	Fosfatos orgânicos	Intestino delgado
Monoglicerídeo lipase	Intestino delgado	Monoglicerídios	Intestino delgado
Alfa dextrinase ou isomaltase	Intestino delgado	Ligações α-1-6 em dextrinas, oligossacarídeos	Intestino delgado
Glicoamilase, glicosidase e sacarase	Intestino delgado	Ligações α-1-4 em maltose, maltotriose	Intestino delgado
Trealase	Intestino delgado	Trealose	Intestino delgado
Dissacaridases	Intestino delgado		Intestino delgado
Sacarase		Sacarose	
Maltase		Maltose	
Lactase		Lactose	

---

* Neste livro adotaremos a grafia triglicerídio, que é sinônima de triacilglicerol (N. do RT).

deada por uma ação voluntária e é regulado pelo centro de deglutição na medula do cérebro. Para engolir alimentos, o esfíncter esofágico relaxa, permitindo que o esôfago se abra. Os alimentos passam então para dentro do esôfago. Ao mesmo tempo, a laringe (parte do trato respiratório) sobe, fazendo que a epiglote feche a glote. O fechamento da glote é importante para impedir que o alimento entre na traqueia, que leva aos pulmões. Assim que o alimento está no esôfago, a laringe desce, para permitir que a glote se abra novamente.

Quando o bolo alimentar desce pelo esôfago, tanto o músculo estriado (voluntário) da porção superior do esôfago quanto o músculo liso (involuntário) da porção distal são estimulados por nervos colinérgicos (parassimpáticos). O resultado é o **movimento peristáltico**, uma movimentação ondular progressiva que transporta o bolo alimentar através do esôfago até o estômago. O processo geralmente leva menos de 10 segundos.

Na ponta inferior (distal) do esôfago, logo acima da junção com o estômago, está o esfíncter gastroesofágico, que também recebe o nome de esfíncter esofágico inferior (**Figura 2.4**). Usar a palavra "esfíncter" aqui pode ser um erro, pois não existe consenso se essa área musculosa em particular é hipertrofiada o suficiente para constituir um esfíncter de verdade. Numerosos esfíncteres ou válvulas, isto é, músculos circulares, apresentam-se por todo o trato digestório; esses esfíncteres permitem que o alimento passe de uma seção do trato gastrintestinal para outra. Quando engolimos, a pressão do esfíncter gastroesofágico cai. Essa queda relaxa o esfíncter, de modo que o alimento possa passar do esôfago para o estômago.

Existem vários mecanismos, incluindo os neurais e hormonais, para a regulação da pressão do esfíncter gastroesofágico. A musculatura do esfíncter gastroesofágico tem uma pressão tônica normalmente maior que a pressão intragástrica (aquela dentro do estômago). Essa alta

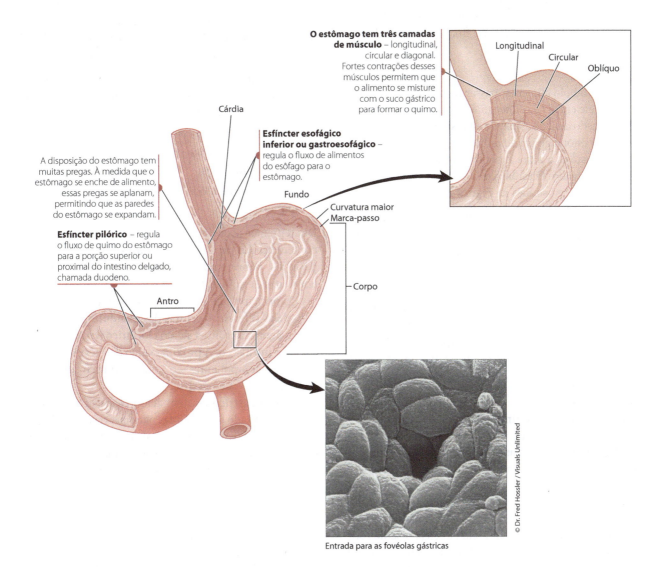

Figura 2.4 Estrutura do estômago.

pressão tônica no esfíncter gastroesofágico mantém o esfíncter fechado. É importante mantê-lo assim para evitar o refluxo gastroesofágico: o movimento de substâncias do estômago de volta para o esôfago.

Algumas doenças e condições especiais do esôfago

Uma pessoa que passa por refluxo gastroesofágico tem uma sensação de queimação no meio do peito, que recebe o nome de pirose. O ácido gástrico, quando volta do estômago e se faz presente no esôfago, irrita a mucosa esofágica. A exposição repetida da mucosa esofágica a esse ácido gástrico pode irritar o esôfago e levar a um quadro de esofagite, ou inflamação do esôfago. Alimentos ou substâncias alimentares podem afetar indiretamente a pressão do esfíncter gastroesofágico e causar refluxo. Fumo, chocolate, alimentos com muita gordura, álcool e antiflatulentos, como a menta e a hortelã, promovem o relaxamento do esfíncter gastroesofágico e aumentam a possibilidade de refluxo de ácido no esôfago. A doença do refluxo gastroesofágico, a esofagite de refluxo e os tratamentos para essas enfermidades estão descritos no item "Perspectiva", no final deste capítulo.

O ESTÔMAGO

Depois de o bolo alimentar passar pelo esfíncter gastroesofágico, ele entra no estômago, um órgão em formato de "J" localizado do lado esquerdo do abdome, abaixo do diafragma. O estômago vai do esfíncter gastroesofágico até o duodeno, isto é, a parte superior, ou seção proximal, do intestino delgado. O estômago se compõe de quatro partes principais (mostradas na **Figura 2.4**):

- A região cárdia encontra-se abaixo do esfíncter gastroesofágico e recebe do esôfago o alimento deglutido.
- O fundo fica adjacente ou do lado da cárdia, e acima dela.
- A grande porção central do estômago recebe o nome de corpo. O corpo do estômago serve principalmente como reservatório de alimentos ingeridos e é o principal local de produção de suco gástrico.
- O antro ou a porção pilórica distal do estômago consiste no seu terço inferior ou distal.

O antro tritura e mistura os alimentos com os sucos gástricos, formando um **quimo** semilíquido (alimento parcialmente digerido que tem a forma de uma massa semilíquida espessa). O antro também gera movimentos peristálticos vigorosos para o esvaziamento gástrico, desde o esfíncter pilórico até o duodeno. O esfíncter pilórico está na junção do estômago com o duodeno.

O estômago começa misturando o alimento com os sucos gástricos e enzimas por meio de seus músculos circulares, longitudinais e oblíquos lisos. Ele retém o quimo parcialmente digerido antes de liberá-lo em pequenas quantidades, em intervalos regulares, para dentro do duodeno. O volume do estômago, quando vazio (em repouso), é de cerca de 50 mL, mas, ao ser preenchido, ele pode se expandir para acomodar de 1 L a aproximadamente 1,5 L ou mais. Quando o estômago está vazio, as pregas (ver **Figura 2.4**) presentes em todas as seções estomacais, menos a do antro, são visíveis; entretanto, quando o estômago está cheio, elas ficam expandidas.

O processo digestório é facilitado por sucos gástricos, produzidos em quantidades significativas no corpo do estômago. O estômago é repleto de glândulas. O suco gástrico é produzido por três glândulas gástricas funcionalmente diferentes, encontradas na mucosa gástrica e na submucosa do estômago:

- cárdicas: encontradas em uma borda estreita na junção do esôfago com o estômago;
- oxínticas: localizadas no corpo do estômago;
- pilóricas: localizadas essencialmente no antro.

Vários tipos de células secretando substâncias diferentes podem ser encontrados numa glândula gástrica, como demonstra a **Figura 2.5**. Por exemplo, algumas das células encontradas em uma glândula oxíntica incluem:

- células (mucosas) do colo: secretam bicarbonato e muco, estão localizadas perto da mucosa superficial;
- células (oxínticas) parietais: secretam ácido clorídrico e o fator intrínseco;
- células (pépticas ou zimogênicas) principais: secretam pepsinógenos;
- células enteroendócrinas: secretam uma gama de hormônios.

Diferentemente das glândulas oxínticas, as cárdicas não contêm células parietais. As pirólicas contêm muco, e as parietais, bem como as células enteroendócrinas, são chamadas de células G.

Os principais componentes do suco gástrico produzido pelas diferentes células das glândulas gástricas incluem água, eletrólitos, ácido clorídrico, enzimas, muco e o fator intrínseco. A próxima seção descreve alguns dos principais componentes – o ácido clorídrico, as enzimas e o muco – do suco gástrico.

O suco gástrico contém ácido clorídrico em abundância, secretado pelas células parietais gástricas (**Figura 2.6**). As células parietais comportam tanto um sistema de transporte de cloreto de potássio quanto um sistema de troca de hidrogênio (próton) potássio ATPase. O sistema de cloreto de potássio transporta os dois íons ao lúmen gástrico. O sistema de hidrogênio potássio ATPase (H^+, K^+-ATPase), que também recebe o nome de bomba de potássio, permite a troca de dois íons de potássio por dois hidrogênios (prótons) com cada molécula de ATP que é hidrolisada. Alguma dispersão de cloreto dentro e

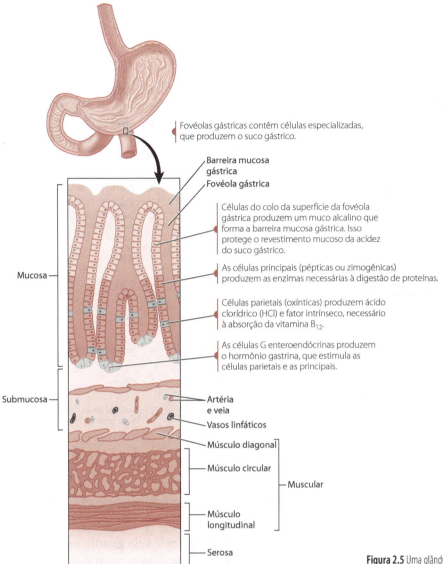

Figura 2.5 Uma glândula gástrica e suas secreções no corpo do estômago.

fora da célula parietal e de potássio no suco gástrico também pode ser observada. De qualquer forma, o fato patente é que o hidrogênio e o cloridrato ou ácido clorídrico são secretados dentro do lúmen gástrico como parte do suco gástrico. A alta concentração de ácido clorídrico no suco gástrico é responsável pelo seu pH baixo, cujo valor gira em torno de 2. O valor de pH é o logaritmo negativo da concentração de íons de hidrogênio. Quanto mais baixo for o pH, mais ácida será a solução. A **Figura 2.7** mostra os valores de pH aproximados de fluidos corporais e, para comparação, de alguns outros compostos e bebidas. Note que o pH do suco de laranja (e normalmente de todos os sucos de frutas) é maior do que o do suco gástrico. Portanto, beber tais sucos não pode baixar o pH gástrico. O ácido clorídrico tem várias funções no suco gástrico, incluindo:

- converter ou ativar o zimógeno pepsinogênio para a forma pepsina;
- desnaturar proteínas, o que resulta na perda das estruturas proteicas terciária e secundária, abrindo as ligações interiores ao efeito proteolítico da pepsina;
- liberar vários nutrientes de complexos orgânicos;
- atuar como um agente bactericida, eliminando muitas bactérias ingeridas com os alimentos.

Três enzimas (**Tabela 2.1**) são encontradas no suco gástrico. A principal enzima, a pepsina, é produzida pelas células principais e funciona como a principal enzima proteolítica do estômago. A pepsina é derivada de um dos dois pepsinogênios, I e II. O pepsinogênio I é encontrado principalmente no corpo do estômago, onde é secretada a maior parte do ácido clorídrico. O pepsinogênio II é encontrado tanto no corpo quanto no antro do estômago. A distinção entre os dois grupos de pepsinogênios não tem implicações conhecidas na digestão; entretanto, concentrações maiores do pepsinogênio I estão

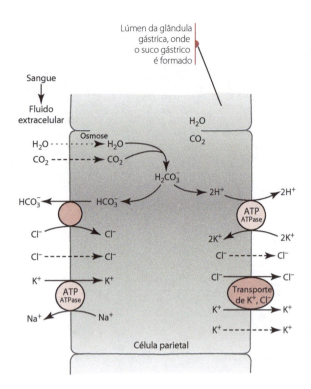

Figura 2.6 Sugestão de um mecanismo no qual o ácido clorídrico (HCl) é secretado dentro das células parietais do estômago. A linha pontilhada indica dispersão. Um círculo vazio indica o transporte que não depende de energia.

relacionadas com a secreção de ácido e foram associadas a uma incidência maior de úlceras pépticas. Os pepsinogênios são secretados pelas células principais em grânulos no lúmen gástrico, quando são estimuladas pela acetilcolina, por ácido ou por ambos. Os pepsinogênios podem ser convertidos em pepsina, uma enzima ativa, em um ambiente ácido (pH < ~5) ou na presença de uma pepsina formada anteriormente.

$$\text{Pepsinogênio} \xrightarrow{\text{Ácido ou pepsina}} \text{Pepsina}$$

A pepsina funciona como uma protease, uma enzima que hidrolisa proteínas. Especificamente, a pepsina é uma **endopeptidase**, o que significa que ela hidrolisa as ligações peptídicas dentro das proteínas. A maior atividade da pepsina ocorre com o pH em torno de 3,5. Outra enzima presente no suco gástrico é a amilase, cuja origem se dá nas glândulas salivares da boca. Essa enzima, que hidrolisa o amido, mantém alguma atividade no estômago até ser desativada pelo pH baixo do suco gástrico. A terceira enzima encontrada no suco gástrico é a lipase gástrica, constituída pelas células principais. A lipase gástrica hidrolisa principalmente triglicerídios de cadeia curta e média, e cogita-se que seja responsável por até 20% da digestão de lipídios em seres humanos. É possível encontrar mais informações sobre a pepsina e a amilase nos capítulos 6 e 3, respectivamente. A lipase gástrica é abordada mais detalhadamente no Capítulo 5.

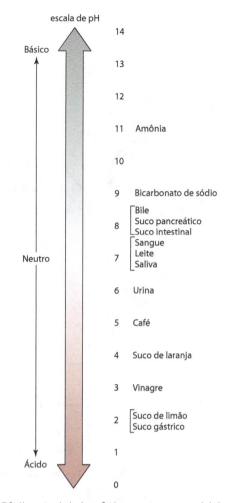

Figura 2.7 O pH aproximado de alguns fluidos corporais, compostos e bebidas.

O muco, secretado pelo colo gástrico ou por células mucosas, também é encontrado no suco gástrico. A secreção de muco é estimulada por várias prostaglandinas e por óxido nítrico. O muco, formado por uma rede de glicoproteínas (mucina), glicolipídios, água e íons de bicarbonato (HCO_3^-), lubrifica o conteúdo gastrintestinal que foi ingerido e cobre e protege a mucosa gástrica de danos mecânicos e químicos. O muco forma uma camada de cerca de 2 mm de espessura sobre a mucosa gástrica. As junções apertadas entre as células gástricas também ajudam a impedir que o H^+ penetre na mucosa gástrica, iniciando a formação de uma úlcera péptica.

Outro componente do suco gástrico é o fator intrínseco, que é secretado por células parietais, sendo necessário para a absorção de vitamina B_{12}. O fator intrínseco é apresentado mais detalhadamente no Capítulo 9, "Vitaminas hidrossolúveis".

Em resumo, o suco gástrico contém vários componentes importantes que auxiliam no processo digestório. Entretanto, há muito pouca digestão química de nutrientes no estômago, à exceção da iniciação da hidrólise de proteínas pela protease pepsina, e a continuação pontual da hidrólise do amido por α amilase salivar. A única absorção que ocorre no estômago é a de água, álcool, algumas drogas solúveis em gordura, como a aspirina, e alguns minerais. O ácido clorídrico e o fator intrínseco gerados no estômago são importantes para a absorção de nutrientes como o ferro e, em especial, para a vitamina B_{12}. Para exemplificar, a nutrição e a sobrevivência são possíveis sem o estômago, desde que o indivíduo receba injeções de vitamina B_{12}. De qualquer forma, um estômago saudável torna muito mais fácil o acesso a uma nutrição adequada.

Regulação de secreções gástricas

As secreções gástricas são reguladas por vários mecanismos, incluindo numerosos hormônios e peptídeos. Muitos desses hormônios e peptídeos, e suas ações, são mostrados na **Figura 2.8**. Os hormônios que inibem as secreções gástricas incluem o peptídeo YY, a enterogastrona, o peptídeo insulinotrópico dependente de glicose (conhecido no passado como peptídeo inibidor gástrico – PIG) e a secretina. A somatostatina, sintetizada por células pancreáticas e intestinais, age de forma parácrina, entrando no suco gástrico, e inibe secreções gástricas. A liberação de secreções gástricas também é inibida por neuropeptídeos VIP (polipeptídios intestinais vasoativos), o neuropeptídeo substância P (SP), e algumas prostaglandinas e óxido nítrico.

Outros hormônios e neuropeptídeos, entretanto, estimulam as secreções gástricas. O peptídeo liberador de gastrina (GRP), que também recebe o nome de bombesina, vem dos nervos entéricos e estimula a liberação de gastrina e de ácido clorídrico. A gastrina, que é sintetizada principalmente pelas células G enteroendócrinas do estômago e do intestino delgado proximal, age diretamente nas células parietais para estimular a liberação de ácido clorídrico, bem como nas células principais para estimular a liberação de pepsinogênio. A gastrina também estimula a motilidade gástrica e o crescimento celular do estômago (ou seja, tem ação trófica). A liberação de gastrina ocorre em resposta a estímulos vagais, distensões gástricas, contato do ácido clorídrico com a mucosa gástrica, bem como em função do peptídeo liberador de gastrina, epinefrina e ingestão de substâncias ou nutrientes específicos, como café, álcool, cálcio, aminoácidos e peptídeos. O papel da gastrina na secreção de ácidos é especialmente notório em pessoas que têm a síndrome de Zollinger-Ellison. Essa condição, geralmente causada por um tumor, é caracterizada por uma secreção muito abundante de gastrina no sangue, o que produz concentrações sanguíneas de gastrina acima do normal (hipergastrinemia). A hipergastrinemia conduz a uma supersecreção gástrica e à formação de várias úlceras no estômago, no duodeno e, às vezes, até mesmo no jejuno.

Além de ser estimulada pela gastrina, a liberação de ácido no estômago é provocada por outros meios. Por exemplo, o nervo vago libera acetilcolina e estimula a liberação de histamina. Tanto a acetilcolina quanto a histamina estimulam a secreção de ácido. Além disso, a gastrina também estimula a liberação de histamina. Portanto, mediadores diretos ou secretagogos potentes (com-

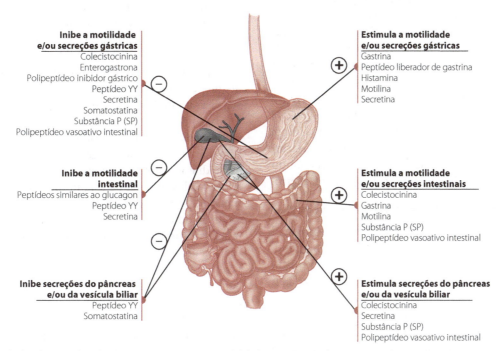

Figura 2.8 Efeitos de alguns hormônios/peptídeos gastrintestinais nas secreções e motilidade do trato gastrintestinal.

ponentes que estimulam a secreção) de liberação de ácido clorídrico pelas células parietais incluem:

- gastrina: que age nas células parietais do estômago;
- acetilcolina: liberada pelo nervo vago para agir em células parietais;
- histamina: liberada por mastócitos do trato gastrintestinal (enterocromafinas), que se associam aos receptores H_2 das células parietais.

Algumas doenças e condições especiais do estômago

Para tratar úlceras pépticas, é essencial compreender como o ácido clorídrico é produzido no corpo e o que estimula sua liberação. As úlceras pépticas geralmente ocorrem quando os sistemas normais de defesa e reparo que protegem a mucosa do trato gastrintestinal são rompidos. A causa mais comum das úlceras pépticas é a bactéria *Helicobacter pylori*; entretanto, o uso crônico de muitas substâncias, como a aspirina, o álcool e as drogas anti-inflamatórias não esteroides (AINE), como o ibuprofeno, podem romper as barreiras ricas em muco e em bicarbonato que protegem a mucosa e as camadas mais profundas do trato gastrintestinal e promover o desenvolvimento de úlceras. Várias drogas usadas para tratar úlceras pépticas – cimetidina (Tagamet), ranitidina (Antak), famotidina (Famox) e nizatidina (Axid) – impedem que a histamina se ligue a receptores H_2 das células parietais. Essas drogas, conhecidas pelo nome de bloqueadores de receptores H_2, associam-se aos receptores de H_2 nas células parietais. Quando a histamina é liberada, não pode se ligar ao receptor H_2 (a droga bloqueia a capacidade de ligação da histamina), e a liberação de ácido das células parietais é reduzida. Outras drogas usadas para tratar úlceras – omeprazol (Losec) e esomeprazol (Nexium) – funcionam ligando-se à bomba de ATPase/prótons (**Figura 2.6**) na superfície secretadora das células parietais, inibindo diretamente a liberação de hidrogênio no suco gástrico. As terapias medicinais são bastante efetivas no tratamento de úlceras pépticas; entretanto, é necessário evitar também alimentos que irritam a mucosa gástrica durante episódios agudos de úlcera péptica. Se uma úlcera péptica resultar em sangramento dentro do trato gastrintestinal, talvez a terapia médica nutricional exija no futuro um maior consumo de nutrientes como proteína e ferro.

Regulação da motilidade do canal alimentar e esvaziamento gástrico

Quando os alimentos são engolidos, a porção proximal do estômago relaxa para acomodar o que foi ingerido. Esse relaxamento, tido como um reflexo, é controlado por dois processos mediados pelo nervo vago: o relaxamento receptivo e a acomodação gástrica. Sinais de contrações antrais (necessárias para o esvaziamento gástrico) ocorrem em intervalos regulares, começando no estômago proximal, em um ponto específico localizado ao longo da curvatura maior. Os sinais, então, migram distalmente em direção ao esfíncter pirólico, na junção do estômago com o intestino delgado. O marca-passo, que está localizado entre o fundo e o corpo do estômago (**Figura 2.4**), sinaliza o antro. O marca-passo determina a frequência da ocorrência das contrações. À medida que o alimento vai para o antro, a taxa de contrações aumenta de modo que, na porção distal do estômago, os alimentos sejam liquefeitos em quimo. A taxa das contrações é de cerca de 3 por minuto no estômago, aumentando para cerca de 8 a 12 por minuto no intestino delgado proximal. A taxa por minuto cai para cerca de 7 por minuto no intestino delgado distal.

A motilidade migratória, ou complexo mioelétrico, série de contrações com numerosas etapas, move-se distalmente como uma onda, trato gastrintestinal abaixo, ainda que essencialmente ocorra no estômago e no intestino. As ondas do complexo de motilidade migratória se dão a cada 80 a 120 minutos, aproximadamente, durante períodos interdigestórios, mas sua frequência muda durante períodos de digestão. O complexo de motilidade migratória varre o conteúdo gastrintestinal (especialmente o gástrico e o intestinal), impedindo uma proliferação demasiada de bactérias no intestino. Sua atividade é influenciada por vários fatores, incluindo hormônios e peptídeos. Por exemplo, o peptídeo motilina, secretado pelas células do duodeno, faz que os músculos lisos do intestino se contraiam e pode estar envolvido na regulação das diferentes fases do complexo de motilidade migratória.

O esvaziamento gástrico também é influenciado por vários outros fatores. Receptores no bulbo duodenal (os primeiros centímetros do duodeno proximal) são sensíveis ao volume de quimo e à osmolaridade do quimo presente no duodeno. Grandes volumes de quimo, por exemplo, têm como resultado uma pressão elevada dentro do estômago e causam o esvaziamento gástrico. A presença de quimo hipertônico/hiperosmolar (muito concentrado) ou hipotônico/hiposmolar (muito diluído) no duodeno ativa os osmorreceptores. Esta ativação, por sua vez, diminui o esvaziamento gástrico para facilitar a formação de quimo que seja isotônico. Além do volume e da osmolaridade, a composição química do quimo também afeta o esvaziamento gástrico. Alimentos ricos em carboidratos e proteínas parecem se esvaziar do estômago aproximadamente na mesma proporção, mas, em contrapartida, alimentos ricos em gorduras diminuem a velocidade do esvaziamento gástrico no duodeno. Sais e monossacarídeos também reduzem a velocidade do esvaziamento gástrico, assim como muitos aminoácidos livres, como o triptofano e a fenilalanina, e carboidratos complexos, especialmente a fibra solúvel. A presença de ácido no duodeno estimula a secreção de hormônios e peptídeos reguladores que, ao lado de alguns reflexos, também influenciam o esvaziamento gástrico. Por exemplo, hormônios como a secretina, o peptídeo insulinotrópico dependente de glicose (GIP), a somatostatina, o peptídeo YY e a enterogastrona diminuem ou inibem a motilidade gástrica, bem como o reflexo ileogástrico.

Embora as contrações internas do estômago promovam a desintegração física de alimentos sólidos para a forma líquida, a completa liquefação não é necessária para que o conteúdo estomacal seja esvaziado para o duodeno através do esfíncter pilórico. Partículas com até 3 mm de diâmetro podem ser esvaziadas do estômago através do esfíncter, mas as partículas sólidas são geralmente esvaziadas com fluidos ao serem degradadas para cerca de 2 mm de diâmetro ou menos. Aproximadamente de 1 a 5 mL (~1 colher de chá) de quimo entra no duodeno cerca de duas vezes por minuto. Cogita-se que a contração do piloro e do duodeno proximal esteja coordenada com a contração do antro, para facilitar o esvaziamento gástrico. O esvaziamento gástrico decorrente de uma refeição geralmente se dá depois de 2 a 6 horas.

O INTESTINO DELGADO

Após sua passagem pelo esfíncter pilórico, o quimo entra no intestino delgado. O intestino delgado (**Figura 2.9**), que constitui o principal local para a digestão e absorção de nutrientes, é formado por duodeno (que tem pouco menos de 30 cm de comprimento), jejuno e íleo (que, juntos, medem aproximadamente 2,7 metros). Geralmente, é necessário um microscópio para identificar onde uma dessas seções do intestino delgado termina e começa a outra. Entretanto, perto do local onde o duodeno e o jejuno se encontram está o ligamento de Treitz, que é suspensor. Em geral, o lúmen do jejuno é maior do que o do íleo.

Aspectos estruturais do intestino delgado

Embora a estrutura do intestino delgado seja formada pelas mesmas camadas identificadas na **Figura 2.2**, o epitélio de revestimento ou mucosa do intestino delgado é estruturado de forma a maximizar sua superfície e, com isso, aumentar sua capacidade de absorver nutrientes. O intestino delgado tem uma superfície de cerca de 300 m², isto é, uma área equivalente à de uma calçada de 1 metro de largura e mais de três campos de futebol em comprimento. As várias estruturas que contribuem com essa enorme área superficial, mostradas na **Figura 2.10**, incluem:

- grandes pregas circulares de mucosa, chamadas de válvulas de Kerckring, que se projetam no lúmen do intestino delgado;
- projeções similares a dedos, chamadas de vilosidades, que se projetam para dentro do lúmen do intestino e são formadas por centenas de células (os **enterócitos**, que também recebem o nome de células epiteliais absortivas), ao lado de capilares sanguíneos e um lacteal central (vaso linfático de drenagem) para transportar os nutrientes para fora do enterócito;

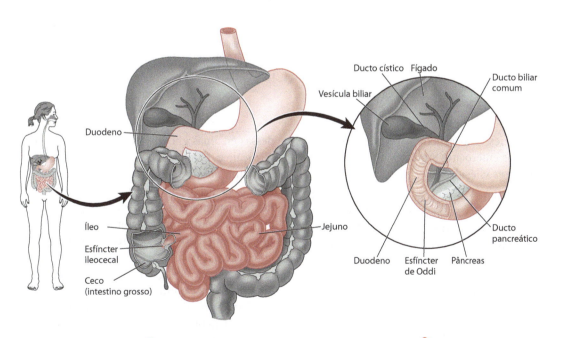

O intestino delgado é dividido em três partes: duodeno, jejuno e íleo. O esfíncter ileocecal regula o fluxo de material do íleo, último segmento do intestino delgado, ao ceco, primeira porção do intestino grosso.

O duodeno recebe secreções da vesícula biliar através do ducto biliar comum. O pâncreas libera suas secreções pelo ducto pancreático, que vai ao encontro do ducto biliar comum. O esfíncter de Oddi regula o fluxo dessas secreções dentro do duodeno.

Figura 2.9 O intestino delgado.

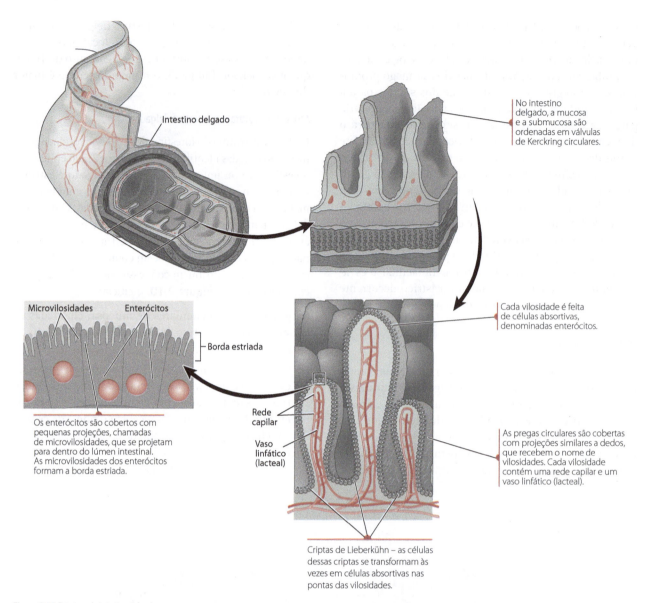

Figura 2.10 Estrutura do intestino delgado.

- microvilosidades, isto é, extensões da membrana plasmática dos enterócitos similares a fios de cabelo e que formam as vilosidades.

As microvilosidades possuem uma cobertura superficial, ou glicocálice, como mostra a **Figura 2.11**; juntas, elas formam a borda estriada dos enterócitos. Cobrindo a borda estriada está uma camada de água estacionária (fluido). Ou seja, a camada de água estacionária fica entre a membrana da borda estriada do intestino e o lúmen intestinal. Sua presença pode ter um enorme efeito na absorção de lipídios, como se explica no Capítulo 5.

A maioria das enzimas digestórias produzidas pelas células mucosas intestinais é encontrada encapsulada na borda estriada, e elas hidrolisam nutrientes que já foram parcialmente digeridos, em especial carboidratos e proteínas (**Tabela 2.1**). Estruturalmente, as enzimas digestórias são glicoproteínas. A porção de carboidrato (glico) dessas enzimas glicoproteicas pode formar, em parte, o glicocálice. Cogita-se que o glicocálice, que pontilha o lado luminal do intestino, seja formado de vários filamentos delicados que se estendem quase perpendicularmente à membrana microvilosa à qual estão ligados. A digestão de nutrientes é geralmente completada na borda estriada, mas isso pode ocorrer dentro do citoplasma dos enterócitos. Informações mais detalhadas sobre a digestão de carboidratos, gorduras e proteínas podem ser encontradas nos capítulos 3, 5 e 6.

O intestino delgado também possui pequenas cavidades ou depressões, chamadas de criptas de Lieberkühn (**Figura 2.10**), que ficam entre as vilosidades. As células epiteliais dessas criptas estão constantemente passando por mitose. As novas células migram gradualmente para cima e para fora das criptas, em direção às pontas das vilosidades. Na direção da ponta, muitas cé-

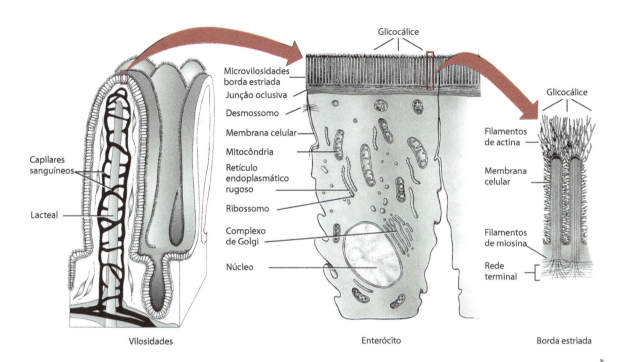

Figura 2.11 Estrutura das células absortivas do intestino delgado.

lulas que formam a cripta funcionam como enterócitos absortivos. No fim, os enterócitos são descartados para o lúmen intestinal e excretados nas fezes. A rotação de células intestinais é rápida, a cada três a cinco dias, em média. As células das criptas incluem as células de Paneth, que secretam peptídeos antimicrobianos (chamados de defensinas) com ampla atividade, células enterocromafins (mastócitos) com funções endócrinas e células caliciformes, que secretam tanto pequenas proteínas ricas em cistina, com ação antifungicida, como muco. O muco adere à mucosa, agindo como uma barreira para proteger a superfície de células epiteliais mucosas do quimo ácido. Células e glândulas nas criptas de Lieberkühn também secretam grandes volumes de sucos intestinais e eletrólitos no lúmen do intestino delgado para facilitar a digestão de nutrientes. Boa parte desse fluido é normalmente reabsorvida pelas vilosidades.

O quimo se move através do intestino delgado, conduzido por várias contrações estimuladas pelo sistema nervoso (**Figura 2.12**). As contrações de músculos lisos longitudinais, também conhecidas como contrações segmentares, ou movimentos de mistura, misturam o conteúdo intestinal com os sucos digestórios. As contrações constantes dos músculos lisos circulares, chamadas de segmentação, produzem um fluxo bidirecional do conteúdo intestinal, ocorrem várias vezes por minuto e misturam e agitam o quimo com secreções digestórias no intestino delgado. As ondas peristálticas, ou contrações progressivas, também realizadas princinalmente através da ação dos músculos circulares, movem o quimo distalmente, ao longo da mucosa intestinal, em direção à válvula ileocecal.

O quimo que se move do estômago para o duodeno tem um pH inicial de cerca de 2 por causa do ácido gástrico que contém. O duodeno é protegido contra essa acidez gástrica por secreções das glândulas de Brunner e do pâncreas. As glândulas de Brunner estão localizadas na mucosa e submucosa dos primeiros centímetros do duodeno (bulbo duodenal). As secreções que contêm muco são viscosas e alcalinas, com um pH de aproximadamente 8,2 a 9,3. O muco em si é rico em glicoproteínas e ajuda a proteger a mucosa epitelial de danos. As secreções pancreáticas liberadas no duodeno são ricas em bicarbonato, o que ajuda a neutralizar o ácido liberado pelo estômago. Falhas ou a liberação inadequada dessas secreções alcalinas, ou a excessiva secreção de ácido para dentro do duodeno, podem precipitar o desenvolvimento de úlceras duodenais, que, em geral, se formam perto do bulbo duodenal. Da mesma forma que em relação às úlceras pépticas gástricas, os medicamentos que suprimem a produção de ácido são úteis no tratamento de úlceras duodenais.

Regulação de secreções intestinais e motilidade

Vários hormônios e peptídeos estimulam a liberação de secreções e a motilidade intestinal. Por exemplo, provou-se que o polipeptídeo intestinal vasoativo (VIP), presente em neurônios dentro do canal intestinal, estimula secreções intestinais e relaxa a maioria dos esfíncteres gastrintestinais. O neuropeptídeo substância P (SP), o peptídeo motilina e, em grau menor, o hormônio colecistocinina (CCK, também chamado CCK-pancreozimina e abreviado por CCK-PZ) aumentam a motilidade intestinal. De forma in-

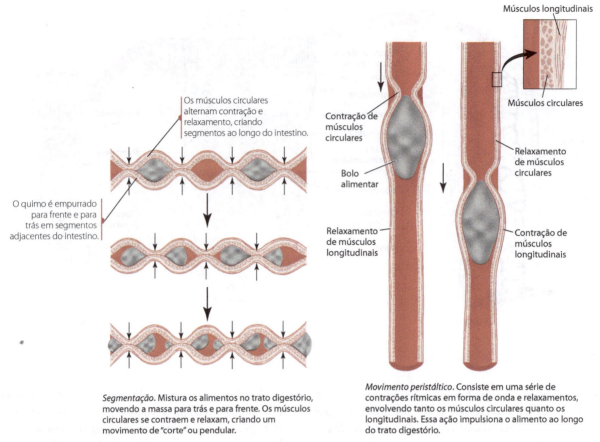

Figura 2.12 Movimentação do quimo no trato gastrintestinal.

versa, a motilidade do intestino é inibida ou diminuída pelo peptídeo YY, pela secretina e por peptídeos similares ao glucagon.

Proteção do sistema imunológico do trato digestório

Uma ampla gama de células do sistema imunológico e de tecidos linfáticos protege o trato digestório. O tecido linfático é encontrado essencialmente na mucosa (em particular na lâmina própria) e na submucosa, recebendo o nome de tecido linfoide, associado à mucosa (Malt) ou, se localizado na camada não mucosa do trato gastrintestinal, tecido linfoide associado ao trato gastrintestinal (Galt). Tanto o Malt como o Galt são constituídos por vários tipos de células, incluindo os linfócitos T e B, células plasmáticas, células *natural killer* (NK), macrófagos, entre outros. Os leucócitos tendem a se localizar entre as células epiteliais intestinais, constituindo aproximadamente 15% da mucosa epitelial. A maioria das células plasmáticas do corpo é encontrada na lâmina própria. As células plasmáticas produzem a IgA secretora, que se une aos antígenos ingeridos com os alimentos e inibe o crescimento de bactérias patogênicas e a translocação bacteriana. Além dessas células, as células microprega (M) são associadas a alguns linfócitos e cobrem ou se sobrepõem às placas de Peyer, geralmente em uma única camada. As placas de Peyer são agregadas do tecido linfático que também se localizam na mucosa e submucosa. As células M passam ou transportam antígenos estranhos ao corpo aos linfócitos Malt, que, por sua vez, criam uma resposta do sistema imunológico. Após o processamento dos antígenos estranhos ao corpo, alguns desses linfócitos são liberados das placas de Peyer, entrando na circulação para aumentar a reação imunológica. Células dendríticas, um tipo de macrófago, também são encontradas no trato gastrintestinal. Elas destroem os antígenos estranhos e estimulam os linfócitos a destruir antígenos.

Embora o trato gastrintestinal tenha defesas contra bactérias e outras substâncias estranhas que possam ter sido ingeridas com os alimentos consumidos, essa barreira pode ser facilmente destruída. A atrofia das camadas mucosa e submucosa do trato gastrintestinal, que pode ocorrer na vigência de doenças, ferimentos, fome ou longos períodos de pouca ingestão de alimentos, pode levar à translocação bacteriana. A translocação bacteriana (a presença de bactérias provenientes do trato gastrintestinal ou de suas toxinas no sangue ou na linfa) pode resultar em sepse (infecção) e, muitas vezes, em falência múltipla dos órgãos.

Os órgãos anexos

O pâncreas, o fígado e a vesícula biliar facilitam os processos digestório e absortivo do intestino delgado. A próxima seção deste capítulo descreve cada um desses órgãos e seus papéis na digestão e/ou absorção de nutrientes.

O pâncreas

O pâncreas é um órgão fino e alongado que tem de 24 a 36 cm de comprimento. Ele se encontra atrás da curvatura maior do estômago, acomodado entre o estômago e o duodeno (**figuras 2.1** e **2.13**). Há dois tipos de células ativas no pâncreas (**Figura 2.13b**):

- células endócrinas sem ductos que secretam hormônios, principalmente insulina e glucagon, no sangue;
- células exócrinas acinares que produzem as enzimas digestórias, reunidas em estruturas secretadoras chamadas de grânulos e liberadas por **exocitose** no suco pancreático.

O suco pancreático, igualmente produzido pelas células acinares, contém:

- bicarbonato, importante para neutralizar o quimo ácido que vai do estômago para o duodeno e para maximizar a atividade enzimática dentro do duodeno;
- eletrólitos, incluindo os cátions de sódio, o potássio, o cálcio e o ânion cloreto;
- enzimas pancreáticas digestórias em solução aquosa.

Para facilitar a liberação do suco pancreático, as células acinares do pâncreas são organizadas em glândulas circulares ligadas a pequenos ductos. O suco pancreático é secretado nesses pequenos ductos que estão dentro do pâncreas. Esses pequenos ductos se unem para formar um grande ducto pancreático principal (o ducto de Wirsung), que, mais tarde, vai ao encontro do ducto biliar comum na papila duodenal maior, também chamada de ampola de Vater, para formar o ducto colédoco. O ducto colédoco se esvazia no duodeno através do esfíncter de Oddi (**Figura 2.13a**). O entupimento desse ducto, que pode se dar por cristais que vêm da vesícula biliar, pode impedir a liberação do suco pancreático do pâncreas e levar a uma pancreatite aguda (inflamação do pâncreas), situação que pode ser fatal. A pancreatite é descrita no item "Perspectiva".

Regulação de secreções pancreáticas O suco pancreático é liberado quando as células acinares pancreáticas são estimuladas por hormônios do sistema nervoso parassimpático. O hormônio secretina, que é secretado no sangue através das células S enteroendócrinas, encontradas na mucosa do intestino delgado proximal, é secretado em resposta à liberação de quimo ácido no duodeno. A secretina estimula o pâncreas a secretar água, bicarbonato e enzimas pancreáticas. Além da secretina, a colecistocinina, secretada pelas células I enteroendócrinas do intestino delgado proximal, os nervos entéricos e o neuropeptídeo substância P (SP) estimulam a secreção de sucos pancreáticos e enzimas no duodeno. De forma similar, o polipeptídeo intestinal vasoativo (VIP), presente em neurônios do canal alimentar, também estimula a liberação do bicarbonato pancreático no intestino delgado. Em contrapartida, a somatostatina, que trabalha de forma parácrina, inibe as secreções exócrinas do pâncreas. Uma variedade de outros hormônios e peptídeos derivados do complexo gastrintestinal afeta a liberação de insulina pelo pâncreas, como a amilina, a galanina e a somatostatina (que inibem), e o polipeptídeo insulinotrópico glicose-dependente e peptídeo similar ao glucagon (que estimulam).

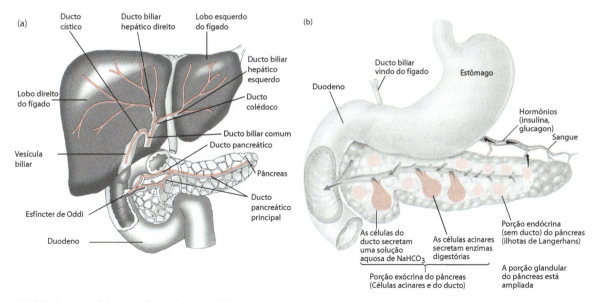

Figura 2.13 (a) Os ductos da vesícula biliar, do fígado e do pâncreas. (b) Esquema representando as porções exócrina e endócrina do pâncreas.

Enzimas pancreáticas digestórias As enzimas liberadas pelo pâncreas, relacionadas na **Tabela 2.1**, digerem aproximadamente 50% de todos os carboidratos ingeridos, 50% de todas as proteínas e quase toda (de 80% a 90%) a gordura ingerida. As proteases – enzimas que digerem proteínas – encontradas no suco pancreático e secretadas dentro do duodeno incluem o tripsinogênio, o quimotripsinogênio, as procarboxipeptidases, a proelastase e a colagenase. Como grupo, as proteases hidrolisam ligações peptídicas, seja internamente, seja pelas pontas, e o resultado final de suas ações coletivas é a produção de polipeptídeos mais curtos que o polipeptídeo ou a proteína originais, oligopeptídeos (que têm normalmente de 4 a 10 aminoácidos de comprimento), tripeptídeos, dipeptídeos e aminoácidos livres. Os três últimos podem ser absorvidos dentro do enterócito. Os oligopeptídeos e alguns tripeptídeos podem ser hidrolisados posteriormente pelas aminopeptidases da borda estriada antes de serem absorvidos. Outras informações detalhadas acerca da digestão de proteínas estão no Capítulo 6. Apenas uma enzima, a α amilase pancreática, é secretada pelo pâncreas para o duodeno para a digestão de carboidratos, que será estudada detalhadamente no Capítulo 3. As enzimas necessárias para a digestão de lipídios produzidos pelo pâncreas incluem a lipase pancreática, principal enzima para a digestão de gorduras, e a colipase. Essas enzimas e a digestão de gorduras são descritas em detalhe no Capítulo 5.

O fígado

O fígado, outro órgão anexo do trato gastrintestinal, é apresentado nas **figuras 2.1, 2.13** e **2.14**. Maior órgão interno simples do corpo, o fígado é formado por dois lobos: direito e esquerdo. Esses lobos, por sua vez, contêm unidades funcionais chamadas lóbulos (**Figura 2.14**), que são formados de placas ou camadas de células do fígado, que também recebem o nome de hepatócitos. As placas de células são ordenadas de forma a se irradiarem das veias centrais. Portanto, o fígado tem várias placas de células que irradiam de várias veias centrais, as quais jogam o sangue do fígado na circulação geral, através de veias hepáticas, e, por fim, para dentro da veia cava inferior. O sangue passa entre as placas das células do fígado através de sinusoides, que funcionam como um canal e saem de ramos da artéria hepática e da veia porta. A veia porta afasta o sangue rico em nutrientes do sistema digestório e do pâncreas, levando-o ao fígado. As sinusoides permitem que o sangue dessas duas veias (a veia porta e a artéria hepática) se misture e facilite a coleta de nutrientes através das células endoteliais que as compõem. As sinusoides também contêm macrófagos que recebem o nome de células de Kupffer, que fagocitam bactérias e outras substâncias estranhas, e servem, portanto, para proteger o organismo. Os canalículos biliares ficam entre os hepatócitos nas placas hepáticas. A

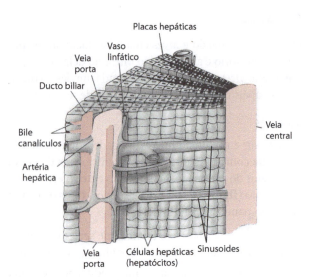

Figura 2.14 Estrutura de um lóbulo do fígado.

bile, coberta por uma seção da vesícula biliar, drena os canalículos para os ductos biliares. Como demonstra a **Figura 2.13**, os ductos biliares hepáticos direito e esquerdo se juntam para formar o ducto hepático comum, o qual se une com o ducto cístico da vesícula biliar para formar o ducto colédoco.

A vesícula biliar

A vesícula biliar, que é um pequeno órgão cuja capacidade é de 40 a 50 mL, localiza-se na superfície do fígado (**figuras 2.9** e **2.13**). Ela concentra e armazena a bile produzida no fígado até que ela se torne necessária para a digestão de gorduras no intestino delgado. O hormônio colecistocinina, que é secretado no sangue por células enteroendócrinas (chamadas de células I) do intestino delgado proximal, estimula a vesícula biliar a se contrair e liberar a bile para dentro do duodeno. Em contrapartida, a somatostatina, que funciona de forma parácrina, inibe a contração da vesícula biliar. O fluxo de bile para dentro do duodeno é regulado pelo segmento intraduodenal do ducto colédoco e pelo esfíncter de Oddi, localizado na junção do ducto colédoco com o duodeno (**Figura 2.13**). A síntese de bile, seu armazenamento, o papel na digestão de gorduras, a recirculação e a excreção serão descritos nas próximas seções.

Síntese da bile A bile é um fluido amarelo-esverdeado formado principalmente de ácidos e sais biliares, mas também de colesterol, fosfolipídios e pigmentos da bile (bilirrubina e biliverdina) dissolvidos em uma solução alcalina. Os ácidos da bile são sintetizados nos hepatócitos a partir do colesterol, que é oxidado por uma série de reações em ácido quenodeoxicólico e ácido cólico, isto é, os dois ácidos biliares principais (ver Capítulo 5 para obter mais detalhes). O quenodeoxicolato e o colato, uma vez formados, conjugam-se principalmente

(~75%) com o aminoácido glicina para formar o ácido biliar glicoquenodeoxicólico (glicoquenodeoxicolato) e o ácido glicocólico (glicocolato), respectivamente.

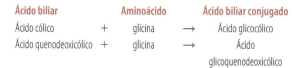

Em menor escala (25%), o quenodeoxicolato e o colato se conjugam com o aminoácido taurina para formar dois ácidos biliares conjugados primários adicionais.

Ácido biliar		Aminoácido		Ácido biliar conjugado
Ácido cólico	+	taurina	→	Ácido taurocólico
Ácido quenodeoxicólico	+	taurina	→	Ácido tauroquenodeoxicólico

A conjugação dos ácidos biliares com esses aminoácidos resulta em uma melhor ionização, e, portanto, numa maior capacidade de formar micelas. A formação e o papel das micelas na digestão de gorduras são apresentados no Capítulo 5. O quenodeoxicolato e o colato são ácidos biliares importantes e formam 80% do total de ácidos biliares do organismo. Os 20% restantes dos ácidos biliares são formados de produtos secundários produzidos no intestino grosso pela ação de bactérias no ácido quenodeoxicólico para formar o litocolato, e no ácido cólico para formar o deoxicolato. Além de ser conjugada a aminoácidos, a maioria dos ácidos biliares conjugados está presente na bile na forma de sais biliares pertencentes ao pH da bile (~7,6-8,6). O sódio é o cátion biliar predominante, embora os sais biliares potássio e cálcio também possam ser encontrados na solução alcalina que representa a bile.

Embora os ácidos e sais biliares formem uma grande porção da bile, outras substâncias também são encontradas nela. Essas outras substâncias incluem tanto o colesterol quanto os fosfolipídios, especialmente a lecitina, e formam o que se chama de fração da bile dependente de ácidos biliares. Além disso, os hepatócitos secretam na bile água, eletrólitos, bicarbonato e ácido glucurônico, que se conjugam a pigmentos da bile (em especial a bilirrubina e a biliverdina ou ambas – dejetos da degradação da hemoglobina que são excretados na bile e lhe dão sua cor). Essa fração da bile, extremamente alcalina, recebe o nome de bile independente de ácidos biliares. Os componentes da bile precisam ficar em proporção correta para evitar a formação de cristais (colelitíase), embora existam outros fatores que também influenciem a produção de cristais.

Algumas doenças e condições especiais da vesícula biliar Cogita-se que os cristais se formam quando a bile se torna supersaturada de colesterol. O colesterol precipita-se fora da solução, formando uma estrutura similar a cristais, na qual se depositam cálcio, bilirrubina, fosfolipídios e outros compostos, formando, por fim, uma "pedra" ou cálculo. Os cristais podem ficar na vesícula biliar sem chamar a atenção ou irritar o órgão, causando uma colecistite (inflamação da vesícula biliar), ou ainda se alojar no ducto biliar comum, bloqueando o fluxo da bile (coledocolitíase) no duodeno. Os cristais também podem bloquear o ducto pancreático, causando uma pancreatite (inflamação do pâncreas), como se explica no item "Perspectiva", ao final deste capítulo.

Armazenamento da bile Durante os períodos interdigestórios, a bile é enviada do fígado para a vesícula biliar, onde é concentrada e armazenada. A vesícula biliar concentra a bile para que o equivalente a 90% de água, ao lado de alguns dos eletrólitos, sejam reabsorvidos pela mucosa da vesícula biliar. A reabsorção de fluido deixa, portanto, os componentes da bile restantes (ou seja, ácidos e sais biliares, colesterol, lecitina, bilirrubina e biliverdina) num estado menos diluído. A concentração da bile permite que a vesícula biliar armazene mais da bile produzida pelo fígado entre períodos de ingestão de alimentos. A colecistocinina, liberada em resposta à entrada do quimo no duodeno, estimula a contração da vesícula biliar. A bile é secretada para dentro do duodeno através do esfíncter de Oddi.

A função da bile Os ácidos e sais biliares agem como detergentes que emulsificam os lipídios, ou seja, quebram os grandes glóbulos de gordura em glóbulos menores (de cerca de 1 mm de diâmetro). Os ácidos e sais biliares, ao lado dos fosfolipídios, ajudam a absorver os lipídios, formando pequenos complexos (< 10 nm) esféricos, cilíndricos ou dicoides chamados micelas. As micelas podem ter até 40 moléculas de sais biliares. Uma explicação mais abrangente das funções da bile é dada no Capítulo 5.

A recirculação e excreção da bile O corpo humano contém ao todo cerca de 2,5 a 5,0 g de ácidos biliares. Mais de 90% dos ácidos e sais biliares secretados dentro do duodeno são reabsorvidos por transporte ativo no íleo. Pequenas quantidades da bile podem ser reabsorvidas passivamente no jejuno e no cólon. Cerca de metade do colesterol contido dentro da bile é absorvida pelo jejuno e usada na formação de quilomícrons (ver Capítulo 5). O resto do colesterol é excretado. A bile que é absorvida no íleo entra na veia porta e, ao ser ligada à proteína plasmática albumina no sangue, é transportada de volta para o fígado. Uma vez no fígado, os ácidos biliares reabsorvidos são reconjugados a aminoácidos, se necessário, e secretados na bile, junto com os ácidos biliares recém-sintetizados. Os novos ácidos biliares são normalmente sintetizados em quantidades iguais àquela perdida nas fezes. A nova bile, que é misturada com a bile recirculada, é enviada através do ducto cístico para armazenagem na vesícula biliar. A circulação de bile, denominada circulação êntero-hepática, é mostrada na **Figura 2.15**. Calcula-se que a quan-

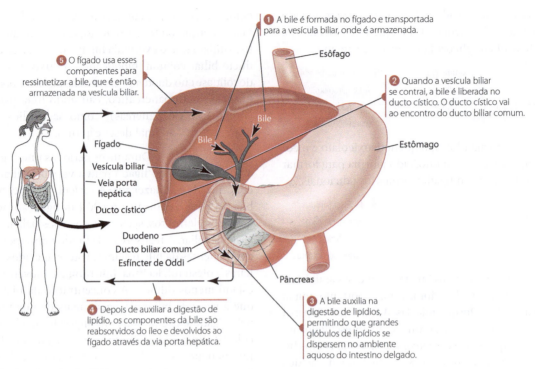

Figura 2.15 Circulação êntero-hepática da bile.

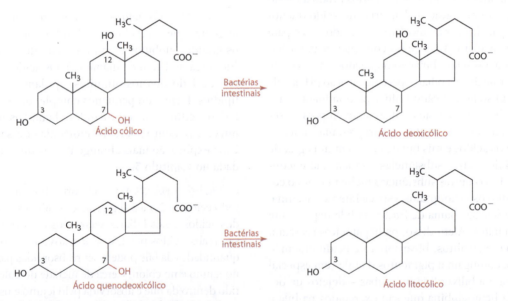

Figura 2.16 A síntese de ácidos biliares secundários, realizada por bactérias intestinais.

tidade total de bile seja reciclada pelo menos duas vezes por refeição.

Alguns dos ácidos biliares que não são reabsorvidos no íleo podem ser desconjugados por bactérias no cólon e possivelmente no íleo terminal para formar os ácidos biliares secundários (**Figura 2.16**). Por exemplo, o ácido cólico, um ácido biliar primário, é convertido no ácido biliar secundário deoxicólico, que pode ser reabsorvido. O ácido quenodeoxicólico é convertido no ácido biliar secundário litocólico, que, diferentemente do ácido deoxicólico, é normalmente excretado nas fezes. Entretanto, algumas fibras dietéticas presentes no trato gastrintestinal podem ligar sais e ácidos biliares, evitando a desconjugação bacteriana e conversão em ácidos biliares secundários. Aproximadamente 0,5 g de sais biliares é perdido diariamente nas fezes.

Circulação da bile e hipercolesterolemia Saber como a bile é recirculada e excretada permite entender os mecanismos por meio dos quais várias terapias medicinais e alimentos funcionais ajudam a tratar altas concentrações de colesterol no sangue (hipercolesterolemia). Em geral, as pessoas com hipercolesterolemia têm como prescrição alguns medicamentos – especificamente, resinas como colestiramina (Questran). A função dessas drogas é se ligar à bile no trato gastrintestinal, estimulando sua excreção do corpo pelas fezes. Além disso, alguns fabricantes de alimentos adicionam estanóis de plantas (fito) e esteróis a alimentos como margarinas, sucos de laranja e barrinhas de cereal. Esses fitoestanóis e fitoesteróis ligam a bile tão bem quanto o colesterol dietético e endógeno no trato gastrintestinal, melhorando a excreção através das fezes. Uma maior excreção da bile pelas fezes, a redução da recirculação da bile e uma absorção menor do colesterol exigem que o organismo use colesterol para sintetizar novos ácidos biliares. O aproveitamento maior de colesterol para formar mais bile diminui as concentrações de colesterol no corpo. Portanto, o objetivo do uso de tais medicamentos e alimentos funcionais é diminuir as concentrações de colesterol no sangue, reduzindo o risco de doenças cardiovasculares. Orientações médicas nos rótulos de alguns produtos que contêm fitoesteróis dizem que "Os esteróis de plantas, se consumidos duas vezes por dia junto com alimentos num total de 0,8 g diário,

podem reduzir o risco de doenças do coração mediante dieta com baixo índice de gorduras saturadas e colesterol". Está provado que o consumo diário de esteróis de plantas diminui as concentrações de colesterol total e de colesterol LDL no plasma, em pessoas com concentrações tanto normais quanto altas de lipídios no sangue.

OS PROCESSOS DIGESTÓRIO E ABSORTIVO

A maioria dos nutrientes precisa ser digerida – ou seja, quebrada em pedaços menores – antes de ser absorvida. A digestão de nutrientes ocorre tanto no lúmen do trato gastrintestinal quanto na borda estriada, e se dá através de enzimas da boca, do estômago, do pâncreas e do intestino delgado, com ajuda da bile do fígado. Uma vez digeridos, os nutrientes precisam dirigir-se para dentro das células do trato gastrintestinal, em um processo conhecido por absorção. Embora parte da absorção de nutrientes possa se dar no estômago, a absorção da maioria deles se inicia no duodeno e continua através do jejuno e íleo, como demonstra a **Figura 2.17**. Em geral, boa parte da absorção ocorre na porção proximal (superior) do intestino delgado.

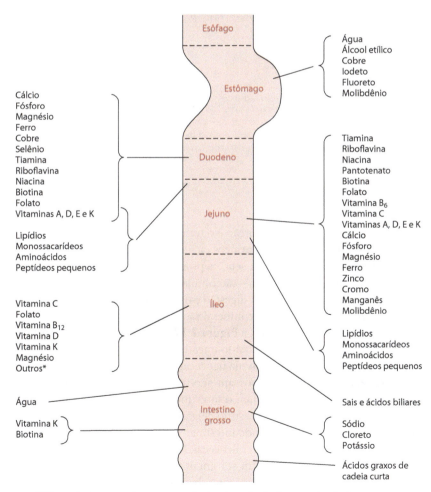

Figura 2.17 Locais de absorção de nutrientes no trato gastrintestinal.

*O íleo pode absorver muitos outros nutrientes, dependendo do tempo de trânsito.

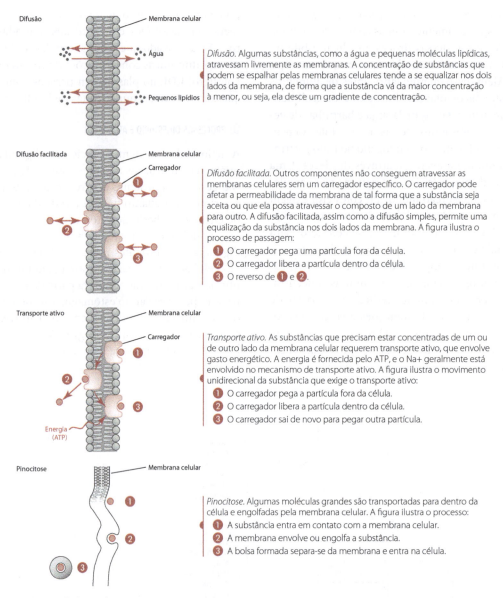

Figura 2.18 Principais mecanismos da absorção de nutrientes.

A digestão e a absorção de nutrientes no intestino delgado são rápidas, e a maioria dos carboidratos, das proteínas e das gorduras é absorvida até 30 minutos após a chegada do quimo ao intestino delgado. A presença de alimentos não absorvidos no íleo pode elevar o tempo que o material permanece no intestino delgado, aumentando, assim, a absorção de nutrientes.

Os nutrientes podem ser absorvidos nos enterócitos por difusão, difusão facilitada, transporte ativo ou, eventualmente, pinocitose ou **endocitose** (**Figura 2.18**). Além disso, alguns nutrientes podem ser absorvidos por uma via paracelular (entre células). Para um nutriente, o mecanismo de absorção depende de vários fatores:

- solubilidade (gordura *versus* água) do nutriente;
- concentração ou gradiente elétrico;
- tamanho da molécula a ser absorvida.

A absorção e o transporte de aminoácidos, peptídeos, monossacarídeos, ácidos graxos, monoacilgliceróis e glicerol – ou seja, os produtos finais da digestão de macronutrientes – são estudados detalhadamente nos capítulos 3, 5 e 6. A digestão e os mecanismos de absorção de cada vitamina e mineral são descritos em detalhes nos capítulos 9 a 13; a **Figura 2.17** apresenta os locais de absorção.

O conteúdo intestinal não absorvido sai do íleo através da válvula ileocecal para o cólon, embora alguns elementos possam servir como substratos para bactérias que habitam o intestino delgado. A contagem de bactérias no intestino delgado chega a cerca de 103 por grama de conteúdo intestinal; o total pode ser ainda maior perto do esfíncter ileocecal. Exemplos de algumas das bactérias que podem ser encontradas no intestino delgado são: bacteroides, enterobactérias, lactobacilos, estreptococos e estafilococos.

O CÓLON OU INTESTINO GROSSO

Do íleo (porção distal ou terminal do intestino delgado), os materiais não absorvidos são esvaziados através da válvula ileocecal para o ceco, a parte direita do cólon (intestino grosso). Do ceco, os materiais se movem sequencialmente através das seções ascendente, transversal, descendente e sigmoide do cólon (**Figura 2.19**). Ao todo, o cólon tem quase 1,5 m de comprimento e um diâmetro maior do que o intestino delgado, o que explica a distinção terminológica (grosso *versus* delgado) entre os dois intestinos.

Mais do que ser parte de uma parede inteira do trato digestório, como ocorre com o trato digestório superior, o músculo longitudinal no cólon é agrupado em torno de três feixes musculares ou bandas denominadas tênias cólicas (*taenia* ou *teneae*) que se estendem pela maior parte do cólon. A contração de um feixe de músculo longitudinal, que ocorre simultaneamente à contração de músculos circulares, faz que as porções não contraídas do cólon se projetem para frente, criando sacos (haustra). As contrações ocorrem normalmente em uma área do cólon e, em seguida, se estabelecem em uma área vizinha.

Ao dar entrada inicialmente no cólon, o material intestinal ainda está bastante fluido. A contração da musculatura do intestino grosso é coordenada de forma a misturar o conteúdo intestinal suavemente e manter o material no cólon proximal (ascendente) tempo suficiente para permitir a absorção dos nutrientes. Como descreve Guyton,[1] o material fecal é lentamente escavado e rolado no cólon, como se cavaria a terra, para que a sua porção mais profunda e úmida seja colocada em contato com a superfície absortiva do cólon.

O epitélio cólico proximal absorve sódio, cloreto e água mais eficientemente do que a mucosa intestinal do intestino delgado. Por exemplo, cerca de 90% a 95% da água e do sódio que entram no cólon diariamente são absorvidos. A absorção de sódio pelo cólon é determinada por alguns fatores, incluindo hormônios. O hormônio antidiurético, por exemplo, diminui a absorção de sódio, enquanto os glicocorticoides e mineralocorticoides aumentam a aborção de sódio pelo cólon.

São poucas as secreções do cólon para o lúmen, mas há alguma troca de nutrientes. As células caliciformes das criptas de Lieberkühn secretam muco. O muco protege a mucosa cólica e funciona como lubrificante do material fecal. O potássio é secretado possivelmente através de uma via secretória ativa, para dentro do cólon. O bicarbonato também é secretado em troca da absorção de cloreto. O bicarbonato estabelece um ambiente alcalino que ajuda a neutralizar os ácidos produzidos pelas bactérias anaeróbias do cólon. Também ocorrem trocas de íons de sódio e de hidrogênio, o que permite a absorção de eletrólitos.

O resultado final da passagem de material através do cólon, que geralmente leva de 12 a 70 horas, é que os materiais não absorvidos são progressivamente desidratados. Normalmente, quase 1 L de quimo que passa pelo intestino grosso todos os dias é reduzido a menos de 200 gramas de material fecal, contendo células gastrintestinais descartadas, material inorgânico, água, pequenas quantidades de nutrientes não absorvidos e resíduos de alimentos, componentes de sucos digestórios e bactérias.

Bactérias intestinais (microbiota), pré e probióticos e doenças

Bactérias gram-negativas e gram-positivas, que representam mais de 400 espécies de pelo menos 40 gêneros, foram isoladas em fezes humanas. Embora existam relatos de que as contagens de bactérias intestinais no intestino grosso possam chegar a 10^{12} por grama de conteúdo do trato gastrintestinal, há bactérias por todo o trato gastrintestinal. A boca contém essencialmente bactérias anaeróbias. O estômago contém poucas bactérias por causa de seu pH baixo, mas, entre as que se fazem presentes e são mais resistentes a ácidos, incluem-se os lactobacilos e os estreptococos. O intestino delgado proximal contém tanto aeróbios quanto aeróbios facultativos. A maioria das bactérias presentes no íleo e no intestino grosso é anaeróbia, incluindo bacteroides, lactobacilos e clostridium. Outros exemplos de **microbiota** intestinal (bactérias adaptadas para viver em ambiente específico) que habitam o intestino grosso incluem as bifidobactérias, os metanógenos, as eubactérias e os estreptococos. Cogita-se que o número de espécies

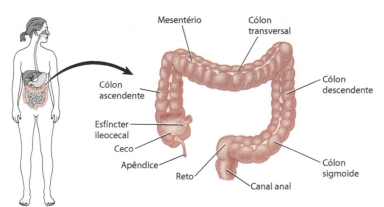

Figura 2.19 O cólon.

anaeróbias seja até dez vezes maior do que as aeróbias, mas a composição exata da microbiota é afetada por vários fatores, como a disponibilidade do substrato, o pH, a ocorrência de medicamentos e dietas, entre outros.

As bactérias obtêm nutrientes para seu próprio crescimento através de resíduos de alimentos não absorvidos nos intestinos. Elas utilizam principalmente o carboidrato dietético e, em menor quantidade, aminoácidos e proteínas não digeridas, como substratos necessários para seu crescimento. Por exemplo, o amido que não passou por hidrólise através da amilase pancreática (amido resistente) pode ser usado por bactérias gram-negativas e por bifidobactérias gram-positivas ou eubactérias. As glicoproteínas (principalmente mucinas) encontradas em secreções do muco do trato gastrintestinal podem ser quebradas e usadas por bactérias como os bacteroides, as bifidobactérias e o clostridium. Além disso, os álcoois polióis (como o sorbitol e o xilitol), os dissacarídeos (como a lactose) e algumas fibras (como o hemicelulose, os oligossacarídeos de frutose, as pectinas e as gomas) podem ser degradados por algumas bactérias encontradas no cólon. As enzimas digestórias em si podem servir como substratos para bactérias como o clostridium. A quebra de carboidratos e proteínas por bactérias é um processo anaeróbio, conhecido por **fermentação**.

Como já foi explicado, as bactérias degradam principalmente carboidratos, mas também alguns aminoácidos e proteínas como substratos para a produção de substâncias, como átomos energéticos e de carbono, necessários para o crescimento e a manutenção da bactéria. Os ácidos são um dos principais produtos finais da fermentação de carboidratos por bactérias no intestino grosso. Especificamente, o lactato e vários ácidos graxos de cadeia curta – acetato, butirato e propionato – são gerados por ação de bactérias. Esses ácidos graxos de cadeia curta, conhecidos no passado como ácidos graxos voláteis, têm vários usos. Acredita-se que eles estimulem a proliferação de células gastrintestinais. A presença de ácidos reduz o pH do lúmen no cólon, para provocar alterações na absorção de nutrientes e no crescimento de algumas espécies de bactérias. Além disso, esses ácidos fornecem substratos que serão usados por células do corpo. O butirato, por exemplo, pode ser absorvido por um sistema de troca de Na^+/H^+ ou K^+/H^+ no cólon, onde é uma fonte preferencial de energia para as células epiteliais. O butirato também pode regular a expressão de genes e o crescimento celular. O propionato e o lactato são absorvidos no cólon e usados por células do fígado. O acetato é absorvido e usado por células musculares e cerebrais. A absorção desses ácidos parece depender da concentração.

Além dos ácidos graxos de cadeia curta, as bactérias geram algumas outras substâncias. Por exemplo, as bactérias cólicas produzem vários gases diferentes, incluindo o metano (CH_4), o hidrogênio (H_2), o sulfureto de hidrogênio (H_2S) e o dióxido de carbono (CO_2). Estimativas sugerem que a fermentação por bactérias cólicas de cerca de 10 g de carboidrato pode gerar vários litros de gás hidrogênio. Boa parte do hidrogênio e de outros gases gerados pode ser usada por outras bactérias no cólon. Os gases que não são usados são excretados. A medição de gás hidrogênio produzido por bactérias é usada como base para diagnosticar a **intolerância à lactose**, quadro em que a enzima lactase não é produzida em quantidade suficiente e, com isso, não se encontra disponível para digerir o dissacarídeo lactose. A intolerância à lactose é relativamente comum entre adultos, especialmente entre portadores de herança afro-americana, indígena americana e asiática. Quando um portador de intolerância à lactose ingere o açúcar lactose (por exemplo, ao tomar leite), a lactose não pode ser digerida no intestino delgado e vai para o cólon sem digestão. No cólon, a lactose não digerida é fermentada por bactérias cólicas, as quais, ao fermentarem grandes quantidades de lactose, produzem muito mais gás hidrogênio do que o normal. Boa parte do gás hidrogênio produzido pela bactéria é absorvida pelo organismo e, então, exalada na respiração. Para diagnosticar intolerância à lactose, normalmente se pede que a pessoa consuma cerca de 50 g de lactose, e, nas próximas horas, analisa-se sua respiração para verificar a existência de hidrogênio. Geralmente, se uma pessoa for intolerante à lactose, a excreção de gás hidrogênio pela respiração aumenta de uma hora a uma hora e meia após o consumo de lactose. A manutenção da concentração de gás hidrogênio na respiração sugere digestão adequada da lactose. Sintomas de intolerância à lactose incluem inchaços, gases (flatulências) e dores abdominais.

Os aminoácidos são também degradados por bactérias. Por exemplo, a degradação bacteriana de aminoácidos de cadeia ramificada gera ácidos graxos de cadeia ramificada, como o isobutirato e o isovalerato. A desaminação de aminoácidos aromáticos (ver Capítulo 6) rende componentes fenólicos. Aminas como a histamina são resultantes de descarboxilação de aminoácidos, como a histidina, por bactérias. A amônia é gerada tanto por desaminação bacteriana de aminoácidos quanto pela ação da urease de bactérias na ureia (secretada do sangue no trato gastrintestinal). A amônia pode ser reabsorvida pelo cólon e recirculada para o fígado, onde pode ser reutilizada para sintetizar ureia ou aminoácidos. Cerca de 25%, ou aproximadamente 8 g, da ureia do corpo podem ser utilizados dessa forma. Esse processo precisa ser controlado em pessoas que têm doenças do fígado. Estima-se que grandes quantidades de amônia no sangue contribuam para o desenvolvimento de encefalopatia hepática e coma em indivíduos portadores de doenças do fígado (cirrose). Portanto, é geralmente necessário indicar àqueles que têm doenças avançadas no fígado uma dieta pobre em proteína. O ácido úrico e a creatinina também podem ser liberados no trato digestório, sendo metabolizados por bactérias cólicas.

Os **probióticos** (*probio*, em grego, significa "pela vida"), alimentos que contêm culturas vivas de determinadas cepas de bactérias, estão ganhando atenção no campo da saúde. Recomenda-se o consumo de probióticos para que as bactérias sobrevivam à passagem pelo trato digestório superior e se estabeleçam no trato gastrintestinal inferior (e colonizem-no), principalmente no cólon. Atualmente, os probióticos são, em geral, consumidos na forma de iogurtes com culturas vivas ou em leites fermentados. Nos Estados Unidos, o iogurte normalmente é fermentado com *Lactobacillus bulgaricus* e *Streptococcus thermophilus*, e o leite é em geral fermentado com o *L. acidophilus* e *L. casei*. Outras bactérias usadas para preparar produtos de uso diário incluem várias espécies de *leuconostoc* e *lactococcus*. As bactérias probióticas mais comuns são as do ácido lático, como a bifidobactéria e os lactobacilos.

Além dos probióticos, também estão sendo desenvolvidos e divulgados os **pré-bióticos**, ingredientes alimentícios que não são digeridos por enzimas digestórias humanas, mas que podem beneficiar o hospedeiro, pois atua como substrato para o crescimento e a atividade de uma ou mais espécies de bactéria no cólon, fortalecendo a saúde do hospedeiro. Por exemplo, consumir vários tipos de fibras como os oligossacarídeos, as betaglucanas e pectinas parece aumentar eficientemente algumas populações microbióticas, especialmente as de bifidobactérias e lactobacilos. A presença maior dessas bactérias benéficas à saúde, por sua vez, ajuda a inibir o crescimento de bactérias patogênicas. Os pré-bióticos e seu uso são apresentados com mais detalhes no Capítulo 4.

Os probióticos parecem ser benéficos na prevenção e no tratamento de várias condições, como diarreia, doença inflamatória intestinal (doença de Crohn e colite ulcerativa), câncer de cólon, necrose pancreática infectada e infecções pós-operatórias de transplante de fígado. Entretanto, à exceção de alguns tipos de diarreias, não há dados suficientes para endossar o uso diário de probióticos.[2-7]

Os mecanismos por meio dos quais os probióticos atuam não são claros, mas algumas das várias hipóteses incluem tanto um papel imunológico quanto não imunológico. Em geral, indicam-se os probióticos para:

- incrementar o sistema imunológico de defesa do hospedeiro, a fim de aumentar a produção de IgA secretória, fortalecer a barreira mucosa, melhorar as respostas do linfócito citocina e desenvolver a atividade fagocítica, entre outros aspectos;
- deslocar, excluir ou antagonizar a colonização de bactérias patogênicas, por meio da competição por locais de ligação na mucosa intestinal, por exemplo, ou do fortalecimento da barreira mucosa, para normalizar a permeabilidade intestinal e prevenir a translocação de bactérias patogênicas;
- acidificar o pH cólico, produzindo produtos de fermentação, como ácidos graxos de cadeia curta;
- transformar e promover a excreção de substâncias tóxicas, como ácidos biliares, nitrosaminas, aminas heterocíclicas e componentes mutagênicos;
- melhorar a produção da massa fecal, o que pode diminuir o tempo de trânsito (acelerar) e, portanto, o tempo de exposição do cólon a substâncias tóxicas.[2-7]

Coordenação e regulação do processo digestório

REGULAÇÃO NEURAL

O sistema nervoso simpático e o parassimpático, bem como o entérico, mediam as atividades gastrintestinais. As fibras do sistema nervoso simpático, provenientes da região torácica e lombar da medula espinal, enervam todas as áreas do trato gastrintestinal. Em geral, a norepinefrina, liberada das terminações nervosas, age sobre os músculos lisos do trato digestório para inibir suas atividades. Os neurônios eferentes simpáticos, por exemplo, diminuem as contrações musculares e contraem os esfíncteres para reduzir a motilidade gastrintestinal. Por sua vez, o sistema nervoso parassimpático normalmente estimula o trato digestório, promovendo a motilidade (movimento peristáltico), os reflexos gastrintestinais e as secreções. Por exemplo, os nervos faciais e glossofaríngeos estimulam a produção de saliva, e o nervo vago, que enerva o esôfago, estômago, pâncreas e cólon proximal, estimula a secreção de ácido gástrico, entre outros processos.

O sistema nervoso do trato gastrintestinal recebe o nome de sistema nervoso entérico (relativo ao intestino). Esse sistema inclui milhões de neurônios e seus processos na parede do trato gastrintestinal, que começa no esôfago e segue até o ânus. O sistema nervoso entérico, conectado ao sistema nervoso central em grande parte através do nervo vago e de outras vias da medula espinal, pode ser dividido em duas redes neurônicas ou plexos: plexo mientérico (ou de Auerbach) e submucoso (ou de Meissner). A localização e as funções desses dois plexos são as seguintes:

Plexo mientérico	Plexo mucosal
Fica na muscular externa, entre os músculos longitudinais e circulares da muscular própria.	Fica na submucosa (principalmente nos intestinos).
Controla a atividade peristáltica e a motilidade gastrintestinal.	Controla essencialmente as secreções gastrintestinais e o fluxo sanguíneo local.

Impulsos ora estimulantes, ora inibidores são enviados do sistema nervoso entérico para os músculos lisos circulares e longitudinais do trato gastrintestinal. O plexo mioentérico controla os movimentos peristálticos, e, quando esse plexo é estimulado, a atividade gastrintestinal geralmente aumenta. O plexo submucoso normalmente controla a liberação de secreções, recebendo informações de receptores sensoriais e de células epiteliais gastrintestinais da parede intestinal. Também sob controle do sistema nervoso entérico encontra-se a regulação da motilidade do trato gastrintestinal pelo complexo migratório mioelétrico, ou complexo de motilidade, descrito na seção "Regulação da motilidade do canal alimentar e esvaziamento gástrico" deste capítulo.

O sistema nervoso entérico também afeta os reflexos gastrintestinais, chamados de reflexos enterogástricos. Os **reflexos** são uma resposta involuntária a estímulos e, no trato gastrintestinal, afetam as secreções, o fluxo sanguíneo e o movimento peristáltico, assim como outros processos envolvidos na digestão. Dois exemplos de reflexos enterogástricos são o ileogástrico e o gastroileal. Com o reflexo ileogástrico, a motilidade gástrica é inibida quando o íleo fica distendido. Com o reflexo gastroileal, a motilidade ileal é estimulada quando a motilidade e as secreções gástricas aumentam. Outros exemplos dizem respeito aos intestinos delgado e grosso. Por exemplo, o reflexo colonoileal do cólon inibe o esvaziamento do conteúdo do íleo para o cólon. O reflexo intestino-intestinal diminui a motilidade intestinal quando um segmento do intestino está muito distendido.

Peptídeos reguladores

Os fatores que influenciam a digestão e a absorção são coordenados, em parte, por um grupo de moléculas do trato gastrintestinal que recebem o nome de peptídeos reguladores ou, mais especificamente, hormônios e neuropeptídeos gastrintestinais. Os peptídeos reguladores influenciam várias funções digestórias, incluindo a motilidade gastrintestinal, a absorção intestinal, o crescimento celular e a secreção de enzimas digestórias, eletrólitos, água e outros hormônios.

Alguns dos peptídeos reguladores – como gastrina, colecistocinina, secretina, peptídeo insulinotrópico dependente de glicose (GIP) e motilina – são considerados hormônios. Na verdade, grande parte dos hormônios pode ser agrupada em uma categoria conjunta (e chamada de família) com base nas suas sequências de aminoácidos. Alguns peptídeos reguladores são chamados parácrinos e neurócrinos. Quando são liberados por células endócrinas, os parácrinos se difundem através de espaços extracelulares para seus tecidos-alvo, em vez de serem secretados no sangue (como hormônios) para que possam ser transportados a tecidos-alvo. Entre alguns dos parácrinos que afetam o trato gastrintestinal estão a somatostatina, os peptídeos similares ao glucagon e o fator de crescimento similar à insulina.

As funções dos peptídeos reguladores são numerosas no que diz respeito ao trato gastrintestinal e ao processo digestório, e foram apresentadas sob diferentes ângulos nas seções que tratam da regulação das secreções gástrica e intestinal e da motilidade. A maioria dos hormônios e peptídeos, mas não todos, tem múltiplas funções; algumas são estritamente inibidoras ou estimulantes, enquanto outras medeiam ambos os tipos de resposta. Estima-se que mais de cem peptídeos reguladores afetem as funções gastrintestinais. A **Tabela 2.2** resume algumas das funções de alguns desses peptídeos.

A gastrina, secretada no sangue principalmente por células G enteroendócrinas no antro do estômago e no intestino delgado proximal, age principalmente no estômago. A liberação de gastrina ocorre em resposta a estímulos vagais, à ingestão de substâncias ou nutrientes específicos, à distensão gástrica, ao contato do ácido clo-

Tabela 2.2 Alguns hormônios/peptídeos reguladores do trato intestinal, seu local de produção e algumas funções

Hormônio/Peptídeo	Local de produção (quando é conhecido)	Algumas funções
Gastrina	Estômago e intestino delgado	Estimula a motilidade e a liberação de ácido gástrico
Colecistocinina	Intestino delgado	Estimula a contração da vesícula biliar
Secretina	Intestino delgado	Estimula a secreção de suco pancreático e de enzimas
Motilina	Intestino delgado	Estimula a motilidade gástrica e intestinal
Peptídeo insulinotrópico	Intestino delgado	Estimula a secreção de insulina e inibe as secreções gástricas e a motilidade
Peptídeo YY	Intestino delgado	Inibe a motilidade e as secreções gástrica e pancreática
Enterogastrona	Intestino delgado	Inibe as secreções e motilidade gástricas
Amilina	Pâncreas, estômago, intestino delgado	Inibe o esvaziamento gástrico
Somatostatina	Pâncreas e intestino delgado	Inibe as secreções gástricas e a motilidade, e as secreções pancreáticas e da vesícula biliar
Peptídeos similares ao glucagon	Intestino delgado e grosso	Inibe a motilidade do trato gastrintestinal
Substância P (SP)	Neurônios e intestino delgado	Inibe as secreções gástricas e estimula a motilidade intestinal

rídrico com a mucosa gástrica e aos efeitos de hormônios locais e circulantes. A gastrina estimula principalmente a liberação de ácido clorídrico, mas também estimula a motilidade gástrica e intestinal, e a liberação de pepsinogênios. A gastrina também estimula o crescimento celular do estômago (ou seja, tem ação trófica sobre ele) e dos intestinos delgado e grosso.

A colecistocinina (CCK), secretada no sangue por células I enteroendócrinas do intestino delgado proximal e por nervos entéricos, estimula especialmente a secreção do suco pancreático e de enzimas no duodeno. Ela também estimula a contração da vesícula biliar, o que facilita a liberação da bile no duodeno, e, até certo ponto, estimula a motilidade gástrica.

A secretina, excretada no sangue por células S enteroendócrinas encontradas no intestino delgado proximal, é secretada em resposta à liberação de quimo ácido no duodeno. A secretina age principalmente nas células acinares pancreáticas, para estimular a liberação de suco pancreático e de enzimas no intestino. Acredita-se que a secretina estimule a liberação de pepsinogênio, mas iniba a secreção de ácido pelo sistema gástrico. Ela também pode inibir a motilidade de grande parte do trato gastrintestinal, especialmente do estômago e do intestino delgado proximal.

A motilina, peptídeo secretado pelas células M enteroendócrinas do duodeno e do jejuno, estimula a motilidade gástrica e duodenal, as secreções gástrica e pancreática, bem como a contração da vesícula biliar.

O peptídeo insulinotrópico dependente de glicose (GIP), conhecido no passado pelo nome de peptídeo inibidor gástrico, é produzido pelas células K enteroendócrinas do duodeno e jejuno e estimula especialmente a secreção de insulina. O GIP também inibe as secreções gástricas e a motilidade.

O peptídeo YY, secretado por células enteroendócrinas do íleo, inibe a secreção de ácidos gástricos e de suco pancreático, bem como a motilidade gástrica e intestinal.

O enteroglucagon, secretado pelo íleo, inibe, em menor grau, as secreções gástrica e pancreática.

A amilina, secretada pelas células pancreáticas e células endócrinas gástrica e intestinal, atrasa o esvaziamento gástrico e inibe a secreção pós-prandial de glucagon.

As substâncias que agem de forma parácrina funcionam geralmente entrando nas secreções. Três exemplos de peptídeos que agem de forma parácrina:

- A somatostatina, sintetizada por células Δ(D) e células intestinais, parece mediar a inibição da liberação de gastrina, bem como a liberação de GIP, secretina, VIP e motilina, inibindo, com isso, o ácido gástrico, a motilidade gástrica, as secreções exócrinas do pâncreas e a contração da vesícula biliar.

- Os peptídeos similares ao glucagon são secretados por células L enteroendócrinas do íleo e do cólon e pelo sistema nervoso. Esses peptídeos diminuem a motilidade gastrintestinal e aumentam a proliferação no trato gastrintestinal, além de influenciarem a secreção de glucagons e de insulina.

- Os fatores de crescimento similares à insulina, que também são secretados por células endócrinas do trato gastrintestinal, aumentam a proliferação do trato gastrintestinal.

Eis quatro exemplos de peptídeos neurócrinos:

- O polipeptídeo intestinal vasoativo (VIP) está presente nos neurônios centrais e periféricos. Não se acredita que ele esteja presente nas células endócrinas intestinais. Estima-se que o VIP estimule as secreções intestinais, relaxe a maioria dos esfíncters gastrintestinais, iniba a secreção de ácido gástrico e estimule a liberação de secreções pancreáticas.

- O peptídeo liberador de gastrina (GRP), que também recebe o nome de bombesina, é liberado pelos nervos entéricos, estimula tanto a liberação de gastrina quanto a de outros peptídeos, como a colecistocinina, os peptídeos similares ao glucagon e a somatostatina.

- A neurotensina, produzida por neurônios e células N da mucosa do intestino delgado (principalmente do íleo), não tem função fisiológica na digestão quando sob concentrações de circulação normais; entretanto, a neurotensina tem várias funções no cérebro.

- A substância P (SP), outro neuropeptídeo encontrado em células nevrálgicas e endócrinas do trato gastrintestinal, aumenta a circulação sanguínea no trato gastrintestinal, inibe a secreção ácida, aumenta a motilidade do intestino delgado e se liga a células acinares pancreáticas associadas à secreção de enzimas.

Além dos efeitos nas secreções e na motilidade do trato gastrintestinal, muitos hormônios e peptídeos influenciam o consumo de alimentos. A grelina, por exemplo, que é um peptídeo secretado principalmente por células endócrinas do estômago e do intestino delgado, estimula o consumo de alimentos. As concentrações de grelina no plasma normalmente aumentam antes de a pessoa se alimentar (por exemplo, durante um jejum) e diminuem imediatamente depois que ela come, especialmente carboidratos. A grelina também estimula a expressão do neuropeptídeo Y, que por sua vez também estimula a alimentação, mas inibe a secreção de grelina e insulina gástricas. O neuropeptídeo Y geralmente é eficiente enquanto as concentrações de leptina estiverem relativamente baixas.

A leptina é secretada principalmente pelo tecido adiposo branco, e a quantidade secretada é proporcional às reservas de gordura. A leptina refreia o consumo de alimentos, o que impede que os neurônios liberem neuropeptídeos Y e a proteína relacionada ao agouti (AGRP), tendo como clara consequência a supressão desses peptídeos estimulantes do apetite. Sabe-se que a leptina funciona em conjunção com o hormônio α estimulante de melanócito (α-MSH). De maneira mais detalhada, a capacidade da leptina de inibir a ingestão de alimentos é baseada, ao menos em parte, na estimulação do α-MSH de receptores MC_4, especialmente no hipotálamo. O fator liberador de corticotropina (CRF) também está envolvido na supressão de alimentação por parte da leptina.

Também se provou que alguns dos outros hormônios que controlam as secreções do trato gastrintestinal afetam a ingestão de alimentos. Acredita-se que a colecistocinina e os peptídeos liberadores de gastrina servem como agentes de saciedade. Ou seja, os vários mediadores do processo digestório trabalham conjuntamente para estimular e inibir a ingestão de alimentos, e para quebrar e absorver os nutrientes.

Resumo

Estudar os numerosos mecanismos no trato gastrintestinal que permitem que os alimentos sejam ingeridos, digeridos e absorvidos, e que seus resíduos sejam então excretados, revela a complexidade dos processos de digestão e absorção. A digestão e a absorção normal de nutrientes não dependem apenas de um trato digestório saudável, mas também da integração entre o sistema digestório e os sistemas nervoso, endócrino e circulatório.

Os numerosos fatores que influenciam a digestão e a absorção – incluindo a dispersão e a mistura de alimentos ingeridos, a quantidade e composição das secreções gastrintestinais, a integridade do enterócito, a expansão da área absortiva do intestino e o tempo de trânsito dos conteúdos intestinais – precisam ser coordenados de modo que o organismo possa ser alimentado sem interromper a homeostase dos fluidos corporais. Boa parte da coordenação exigida é oferecida por peptídeos reguladores, alguns dos quais fornecidos tanto pelo sistema nervoso quanto por células endócrinas do trato gastrintestinal.

Embora a estrutura básica do trato digestório, que é composta de mucosa, de submucosa, de muscular externa e serosa, permaneça a mesma em sua totalidade, as modificações estruturais permitem que vários segmentos do trato gastrintestinal realizem funções mais específicas. As glândulas gástricas que ficam por baixo da mucosa gástrica secretam fluidos e componentes necessários para as funções digestórias do estômago. Outras funções notáveis são as válvulas de Kerckring, as vilosidades e as microvilosidades que aumentam consideravelmente a superfície exposta ao conteúdo do lúmen intestinal. Essa superfície expandida ajuda a maximizar a absorção não apenas de nutrientes ingeridos, mas também de secreções endógenas liberadas dentro do trato gastrintestinal.

O estudo do sistema digestório torna extremamente claro que a nutrição adequada de um indivíduo, ou seja, sua saúde, depende em grande parte do funcionamento normal do trato gastrintestinal. Particularmente importante para a nutrição e a saúde é o intestino delgado, uma vez que, funcionando normalmente, é onde ocorre a maior parte da digestão e da absorção. Os futuros capítulos deste livro tratam da digestão e da absorção de nutrientes específicos.

Referências

1. Guyton AC. Textbook of medical physiology. 8th ed. Philadelphia: Saunders; 1991.
2. Matarese L, Seidner D, Streiger E. The role of probiotics in gastrintestinal disease. Nutr Clin Pract. 2003;18:507-16.
3. Lin DC. Probiotics as functional foods. Nutr Clin Prac. 2003;18:497-506.
4. Jenkins B, Holsten S, Bengmark S, Martindale R. Probiotics: a practical review of their role in specific clinical scenarios. Nutr Clin Prac. 2005;20:262-70.
5. Adolfsson O, Meydani SN, Russell RM. Yogurt and gut function. Am J Clin Nutr. 2004; 80:245-56.
6. Teitelbaum J, Walker W. Nutritional impact of pre- and probiotics as protective gastrointestinal organisms. Ann Rev Nutr. 2002;22:107-38.
7. Bengmark S. Pre-, pro- and synbiotics. Curr Opin Clin Nutr Metab Care. 2001;4:571-9.

Site

www.nlm.nih.gov/research/visible/visible_human.html

PERSPECTIVA

Apanhado geral de algumas disfunções no sistema digestório com implicações nutricionais

Neste capítulo, a digestão foi definida como processo durante o qual os alimentos são quebrados mecânica e quimicamente no trato gastrintestinal (TGI). No final do processo, a digestão fornece nutrientes prontos para serem absorvidos no organismo através das células do TGI, em especial as células do intestino delgado (enterócitos). As secreções necessárias para a digestão de nutrientes são produzidas por vários órgãos do TGI. Essas secreções incluem principalmente as enzimas, mas também o ácido clorídrico, importante para a digestão gástrica, bicarbonato e bile, importantes para a digestão e absorção no intestino. Se um ou vários órgãos funcionarem mal por conta de alguma doença, um número menor de secreções pode ser sintetizado e liberado no TGI. Sem as secreções, ou mediante uma quantidade inferior à normal, a digestão de nutrientes pode ser debilitada, resultando na absorção insuficiente de nutrientes.

Numerosos quadros ou doenças alteram a função dos órgãos do TGI, afetando, portanto, a digestão. Por exemplo, algumas doenças do TGI podem causar uma diminuição da síntese e liberação de secreções necessárias para a digestão de nutrientes. Outros quadros ou doenças que afetam o TGI – como o mau funcionamento dos esfíncteres – podem alterar a motilidade ou o esvaziamento do conteúdo do trato gastrintestinal. Os problemas de esvaziamento podem causar refluxo de secreções, por exemplo, do estômago para o esôfago (lembre-se de que normalmente o conteúdo do TGI vai do esôfago para o estômago, e não o contrário). Em quadros em que a mucosa GI está inflamada ou danificada e em que o tempo de trânsito é maior ou o movimento do conteúdo GI (alimentos e nutrientes) é acelerado através do TGI, o resultado normalmente é má absorção de nutrientes, por conta de o organismo não ter tempo suficiente para digerir e absorvê-los.

É crucial compreender a fisiologia do TGI e dos órgãos anexos, e também das doenças que o afetam para saber como alterar a dieta de um indivíduo com base nas recomendações dietéticas padronizadas para populações saudáveis. Essa perspectiva enfoca, de forma geral, quatro distúrbios que afetam o TGI, e aponta suas implicações na nutrição humana.

Distúrbio 1: doença do refluxo gastroesofágico

A doença do refluxo gastroesofágico (DRGE) é um distúrbio marcado por refluxo ou fluxo de devolução do conteúdo gástrico (quimo ácido) do estômago para o esôfago. Depois que o alimento foi mastigado e engolido, ele entra no esôfago e então passa através do esfíncter gastroesofágico para dentro do estômago. Normalmente, o esfíncter gastroesofágico tem uma pressão relativamente alta que impede o refluxo de conteúdos estomacais para o esôfago. Entretanto, mudanças ou uma diminuição na pressão do esfíncter gastroesofágico, que às vezes recebe o nome de incompetência do esfíncter esofágico, podem ter como resultado uma DRGE. Aumentos na pressão abdominal, como aqueles que podem ocorrer quando uma pessoa come muito, inclina-se, levanta peso, deita, vomita ou tosse, também podem aumentar o refluxo e causar uma DRGE.

O refluxo recorrente de conteúdo gástrico, incluindo ácido clorídrico, do estômago para o esôfago, pode danificar e inflamar a mucosa esofágica, resultando em esofagite de refluxo (inflamação do esôfago causada pelo refluxo de conteúdo gástrico). A gravidade da esofagite depende, em parte, do volume e da acidez do conteúdo gástrico que sofreu refluxo e do tempo que o conteúdo gástrico permanece em contato com a mucosa esofágica. Quanto mais ácido for o conteúdo, e mais tempo o conteúdo estiver em contato com a mucosa, maior será o dano. Um movimento peristáltico lento e atrasos no esvaziamento gástrico também podem prolongar o tempo de contato e aumentar os danos. A resistência da mucosa esofágica também influencia a gravidade do problema. Episódios repetidos de DRGE que resultam em refluxo causam diferentes graus de edema (inchaço) no esôfago, danos no tecido esofágico (incluindo erosão e ulceração) e nos vasos sanguíneos (geralmente capilares), espasmos e formação de tecido fibrótico, o que pode causar um estreitamento (estenose) no esôfago.

Um indivíduo com um episódio de DRGE ou de esofagite de refluxo geralmente reclama de pirose, ou seja, uma sensação de queimação na região do peito. Em geral, os sintomas se apresentam até uma hora depois da refeição e pioram se ele se deitar logo depois de comer.

Para resolver as implicações nutricionais desse quadro, precisamos inicialmente rever alguns dos alimentos, nutrientes ou subtâncias alimentares que influenciam a pressão do esfíncter gastroesofágico, que pode promover maior produção de ácido e irritar um esôfago inflamado. Várias substâncias diminuem a pressão do esfíncter gastroesofágico, como alimentos ricos em gordura, chocolate, nicotina, álcool e carminativos.[1-5] Carminativos são extratos oleosos voláteis de plantas, geralmente de hortelã e menta. Outras substâncias aumentam as secreções gástricas, especialmente a produção de ácido. Álcool, cálcio, café comum e descafeinado e chá (especificamente as metilxantinas) estimulam as secreções gástricas, incluindo o ácido clorídrico.[6-10] É sabido que produtos cítricos e outros alimentos e bebidas ácidos, bem como alguns temperos, irritam diretamente um esôfago inflamado. Ingerir tais substâncias ou alimentos provavelmente agravará o estado da mucosa esofágica irritada.

Com base nesse conhecimento, algumas das recomendações para o paciente com DRGE ou esofagite de refluxo têm como claro objetivo evitar:

- substâncias que podem diminuir mais ainda a pressão do esfíncter esofágico inferior, que já é baixa por causa do atual quadro;
- substâncias que podem promover a secreção de ácido, que estaria presente em maior concentração do que o normal mediante refluxo;
- alimentos ou substâncias que podem irritar o esôfago inflamado.

Para adotar essas recomendações, pessoas com DRGE ou esofagite de refluxo precisam ser instruídas quanto aos alimentos e substâncias que devem evitar, tais como os alimentos ou refeições ricos em gordura, chocolate, café, chá, álcool, carminativos como hortelã e menta, produtos cítricos, alimentos ácidos e temperos como pimenta vermelha e pimenta-do-reino, noz-moscada, cravo-da-índia e chili em pó.

Além de evitar substâncias que reduzem a pressão do esfíncter gastroesofágico, promovem a secreção de ácidos e podem irritar o esôfago inflamado, as recomendações também podem incluir maior ingestão de alimentos ou nutrientes que aumentam a pressão do esfíncter gastroesofágico. As proteínas são nutrientes que aumentam a pressão do esfíncter gastroesofágico.[10] Consequentemente, encoraja-se o consumo de proteínas em quantidades maiores que o normal, entretanto não é recomendado o consumo excessivo de proteínas, especialmente as de alimentos ricos em cálcio como os enlatados. A razão de se evitar o consumo excessivo de enlatados se deve ao fato de se reconhecer que os aminoácidos e peptídeos (gerados pela digestão de proteínas) e o cálcio contido em enlatados estimulam a liberação de gastrina.[11] Embora a gastrina aumente a pressão do esfíncter gastroesofágico, ela também é um potente estimulador da secreção de ácido clorídrico.

Além de levar em conta as recomendações nutricionais anteriormente citadas, lembre-se de que o refluxo ocorre com maior probabilidade quando o volume gástrico é alto (por exemplo, quando se fazem grandes refeições), quando a pressão gástrica está elevada (por exemplo, em casos de obesidade) e quando o conteúdo gástrico se localiza perto do esfíncter (ou seja, quando a pessoa se dobra, deita ou reclina). Assim, as recomendações para quem sofre de DRGE ou de esofagite de refluxo devem incluir as seguintes medidas:

- fazer refeições menores (e evitar refeições grandes);
- beber entre as refeições e não durante, para ajudar a frear o crescimento muito acentuado do volume gástrico;
- perder peso, se o indivíduo estiver acima do peso ou for obeso;
- evitar roupas apertadas;

PERSPECTIVA

- evitar deitar, levantar peso ou se dobrar pelo menos por duas horas depois de se alimentar.

Distúrbio 2: doenças inflamatórias intestinais

As doenças inflamatórias intestinais (DIIs) incluem a colite ulcerativa e a doença de Crohn (também conhecida como enterite regional) e são caracterizadas por uma inflamação aguda, intermitente ou crônica de vários segmentos do trato GI, especialmente os intestinos. Embora as causas de DIIs não sejam claras, a má absorção de nutrientes é um problema significativo por diversos motivos. Em primeiro lugar, por conta da inflamação da mucosa, associada à doença, as atividades de dissacaridase e peptidase das bordas estriadas diminuem, dificultando, assim, a digestão de nutrientes. Em segundo lugar, o tempo de trânsito de nutrientes normalmente cai, ou seja, o conteúdo do TGI o atravessa mais rapidamente do que o normal, sobrando pouco tempo para a absorção. Em terceiro lugar, a má absorção se dá por causa de danos diretos às células absortivas da mucosa. Para agravar a absorção insuficiente de nutrientes, é frequente uma ingestão pobre de alimentos, o que é especialmente comum durante os quadros agudos.

As manifestações de DIIs incluem diarreia excessiva e esteatorreia (grandes quantidades de gordura nas fezes) que podem ocorrer até 20 vezes por dia. A diarreia está associada às perdas elevadas de fluidos e de eletrólitos (especialmente potássio) do organismo. O desbalanço de fluidos e eletrólitos e até mesmo a desidratação podem ocorrer. Em geral, constata-se a presença de sangue nas fezes, especialmente se áreas mais profundas da mucosa GI estiverem muito inflamadas ou ulceradas. A perda de sangue prejudica as taxas de proteínas e de minerais do organismo (principalmente do ferro). Se a DII tiver afetado o íleo (como é comum na doença de Crohn), a absorção da vitamina B12 pode ser prejudicada (essa vitamina é absorvida pelo íleo), a reabsorção de sais bileares do íleo pode diminuir e é possível que haja má absorção de gorduras. Embora a lipase pancreática esteja disponível para hidrolisar triglicerídios dietéticos, a falta de bile em quantidades suficientes ou uma função biliar reduzida, causada pela alteração bacteriana da bile, pode diminuir a formação de micelas, reduzindo, assim, a absorção de ácidos graxos e vitaminas lipossolúveis no enterócito. Os ácidos graxos não absorvidos se ligam ao cálcio e ao magnésio no lúmen do intestino, e o complexo insolúvel resultante é excretado nas fezes.

As recomendações dietéticas para indivíduos com DII visam repor nutrientes perdidos, corrigir o desequilíbrio de nutrientes e melhorar a condição nutricional. Essas recomendações incluem:

- aumentar a ingestão de ferro acima do recomendado para a população saudável, em razão da maior perda de ferro decorrente da diarreia com sangue e absorção deficiente;
- seguir uma dieta pobre em gordura, já que a absorção de gordura é deficiente;
- aumentar o suprimento de cálcio e magnésio, por ser a absorção desses nutrientes diminuída e, de modo geral, por causa da má absorção resultante de diarreia;
- seguir uma dieta rica em proteínas, pelo fato de tê-las perdido no sangue das fezes durante a diarreia com sangue e pela má absorção de aminoácidos;
- tomar suplementos de vitaminas lipossolúveis, preferencialmente dissolvidos em água, para melhorar a absorção;
- aumentar a ingestão de fluidos e eletrólitos para reidratar e restaurar o balanço de eletrólitos;
- aumentar o suprimento de nutrientes, de modo geral, para suprir as necessidades energéticas e de nutrientes.

Alimentos de fácil digestão, ricos em carboidratos, pobres em fibras, ricos em proteínas, pobres em gordura, com resíduos mínimos e sem lactose devem suprir as necessidades energéticas de um indivíduo, caso o consumo oral esteja preservado. Os triglicerídios de cadeia média (TCM), absorvidos diretamente pela veia porta sem necessidade de bile, podem ser adicionados em pequenas quantidades a vários alimentos no decorrer do dia para aumentar o suprimento de energia. Entretanto, às vezes o indivíduo pode precisar ser alimentado por sonda ou de forma intravenosa (por nutrição parenteral).

Distúrbio 3: doença celíaca

A doença celíaca, que também recebe o nome de enteropatia sensível ao glúten ou à gliadina, resulta de uma intolerância ao glúten. Glúten é o nome genérico dado às proteínas de armazenamento, também chamadas prolaminas, nos grãos. Entretanto, os grãos variam em relação às suas proteínas de armazenamento, e, nas pessoas com doença celíaca, três proteínas de armazenamento — secalina no centeio, hordeína na cevada e gliadina no trigo — parecem produzir ou ativar os distúrbios. Além disso, a proteína de armazenamento avenina, na aveia, também pode ser problemática, especialmente em pessoas mais jovens que apresentam essa desordem.

Consumir apenas esses grãos ou alimentos preparados com algum deles ativa tanto a resposta imune quanto a inflamatória em indivíduos com doença celíaca. Embora a gravidade do quadro possa variar, o intestino delgado de portadores de doença celíaca inflama; os linfócitos e outras células do sistema imune, como também as citocinas produzidas pelas células invadem e atacam a mucosa. As vilosidades normalmente ficam atrofiadas ou enfraquecidas, com mudanças correspondentes na altura entre as criptas e nas vilosidades. Por causa da destruição das vilosidades, a digestão e a aborção ficam muito comprometidas. Manifestações da doença celíaca incluem diarreia, dores abdominais, má absorção e perda de peso. Com o passar do tempo, caso não seja tratada, um bebê ou uma criança com doença celíaca podem apresentar sinais de má nutrição de proteínas e de energia, caracterizados por massa muscular corporal deficiente, hipotonia, distensão abdominal, edema periférico, reservas depreciadas de gordura subcutânea e crescimento debilitado. Crianças mais velhas também podem reclamar de constipação, náuseas, refluxo e vômitos. Esses distúrbios afetam não apenas os intestinos, mas também outras partes do corpo. Há também sintomas extraintestinais, como brotoejas na pele e dores musculares e nas juntas. Problemas de fertilidade, especialmente em mulheres com doença celíaca e problemas nos ossos, incluindo crescimento e desenvolvimento atrasado da ossatura e, eventualmente, osteoporose, também são previstos.

A causa da doença celíaca não é clara, mas acredita-se que ela tenha um componente genético. O quadro está associado à presença de antígenos em vários leucócitos humanos específicos. O diagnóstico da doença celíaca é baseado na presença de uma combinação de marcadores de anticorpos no soro e biópsia do intestino delgado.

O tratamento da doença celíaca exige a exclusão definitiva de qualquer forma de produto que contenha centeio, cevada ou trigo. Entretanto, como muitos alimentos contêm combinações de grãos, a lista de alimentos a serem excluídos é bastante extensa. Por exemplo, grãos como o triticale, uma combinação de centeio e trigo, e malte, isto é, um produto parcialmente hidrolisado do centeio, não podem ser consumidos. Como a aveia é normalmente colhida e moída com trigo, existe risco de contaminação, por isso ela deve ser excluída da dieta celíaca. A lista de todos os alimentos permitidos e proibidos para portadores de doença celíaca é muito grande, tendo em vista a variedade de produtos industrializados que utilizam esses grãos. Normalmente, é preciso pesquisar antes de consumir um alimento. Por exemplo, derivados do amido são, em geral, feitos com amido de milho, produto teoricamente permitido, mas o amido alimentar modificado pode ser feito de milho ou de trigo, por isso o indivíduo teria de entrar em contato com o fabricante. Da mesma forma, a dextrina, um ingrediente comum em alimentos, pode ser feita de milho, batata, araruta, arroz, tapioca ou trigo, e, portanto, é preciso entrar em contato com o fabricante para verificar a fonte exata da dextrina. No Brasil, de acordo com a Lei nº 8.543, de 23 de dezembro de 1992, alimentos e bebidas que contenham glúten (trigo, aveia, cevada, malte e centeio e/ou seus derivados) devem ter no rótulo, obrigatoriamente, a advertência "Contém glúten". Em países onde os fabricantes não precisem informar se um produto contém glúten, os portadores de doença celíaca e os profissionais de saúde precisam realizar uma pesquisa.

Distúrbio 4: pancreatite crônica

A pancreatite, ou inflamação do pâncreas, é um excelente exemplo de distúrbio nutricional que atinge um órgão anexo do trato GI. Lembre-se de que a porção exócrina do pâncreas produz várias enzimas necessárias para digerir todos os nutrientes. O termo crônico se refere a um quadro permanente ou demorado.

PERSPECTIVA

A pancreatite crônica pode resultar de uso prolongado e excessivo de álcool, cálculos biliares, doenças do fígado, infecções virais e ingestão de certos medicamentos, entre muitos outros fatores. Com o tempo, partes do tecido pancreático se tornam disfuncionais. As células acinares podem, por exemplo, não conseguir mais produzir enzimas e sucos digestórios em quantidade suficiente. Consequentemente, uma pessoa com pancreatite crônica experimenta fortes dores, em especial ao comer, bem como náuseas, vômitos e diarreias. A diarreia se deve, em parte, à má digestão e tem como resultado a má absorção de vários nutrientes.

A secreção deficiente da lipase pancreática dentro do duodeno, causada pela pancreatite crônica, resulta em má digestão de gorduras e, portanto, na má absorção lipídica e de vitaminas lipossolúveis. A gordura é mal absorvida porque não há disponibilidade de lipase pancreática em quantidade suficiente para hidrolisar os ácidos graxos dos triglicerídios. Essa hidrólise é necessária para que os ácidos graxos e monoacilgliceróis formem micelas, a forma pela qual os ácidos graxos são carregados para dentro do enterócito para serem absorvidos. Com isso, em um quadro de pancreatite, a insuficiência de enzimas disponíveis para a hidrólise de gordura torna necessária uma dieta com pouca gordura.

Além da secreção de lipase pancreática deficiente, a secreção de bicarbonato dentro do duodeno também fica comprometida pela pancreatite. O bicarbonato aumenta, em parte, o pH do intestino delgado. As enzimas intestinais funcionam melhor em um pH alcalino, suprido pela liberação de bicarbonato no intestino. Suplementos orais de enzimas pancreáticas podem ser necessários para substituir o suprimento reduzido dessas enzimas por um pâncreas inflamado e com mau funcionamento. Medicamentos como antiácidos, bloqueadores dos receptores H2 ou inibidores de bombas de prótons podem também ser necessários. Os remédios são receitados para diminuir a produção de ácido e aumentar, assim, o pH intestinal. Na verdade, eles substituem o bicarbonato, ajudando a manter um pH adequado ao funcionamento enzimático. Também pode ser necessário administrar insulina exógena se ela não for produzida em quantidade suficiente pelas células pancreáticas endócrinas danificadas.

Esses quatro quadros mostram como as doenças que afetam o trato GI — o mau funcionamento de um esfíncter (DRGE e esofagite de refluxo), a destruição da função enterócita (DIIs), a destruição da superfície absortiva dos enterócitos (doença celíaca) e o mau funcionamento crônico de um órgão anexo do trato GI que garante as secreções necessárias para a digestão de nutrientes (pancreatite) — atingem a capacidade do organismo de digerir e absorver nutrientes. Além disso, eles revelam como a ingestão de nutrientes precisa extrapolar os níveis recomendados — em alguns casos para patamares mais baixos; em outros, mais altos —, dependendo do quadro. Essas modificações dietéticas são normais em muitos quadros que afetam não só o trato gastrintestinal, como também outros grupos de órgãos.

Referências

1. Babka JC, Castell DO. On the genesis of heartburn: the effects of specific foods on the lower esophageal sphincter. Am J Dig Dis. 1973;18:391-97.
2. Wright LE, Castell DO. The adverse effect of chocolate on lower esophageal sphincter pressure. Digest Dis. 1975;20:703-7.
3. Sigmund CJ, McNally EF. The action of a carminative on the lower esophageal sphincter. Gastroenterology. 1969;56:13-8.
4. Dennish GW, Castell DO. Inhibitory effect of smoking on the lower esophageal sphincter. N Engl J Med. 1971;284:1136-7.
5. Hogan WJ, Andrade SRV, Winship DH. Ethanolinduced acute esophageal motor dysfunction. J Appl Physiol. 1972;32:755-60.
6. Lenz HJ, Rerrari-Taylor J, Isenberg JI. Wine and five percent alcohol are potent stimulants of gastric acid secretion in humans. Gastroenterology. 1983;85:1082-7.
7. Cohen S, Booth GH. Gastric acid secretion and lower esophageal sphincter pressure in response to coffee and caffeine. N Engl J Med. 1975;293:897-9.
8. Feldman EJ, Isenberg JI, Grossman MI. Gastric acid and gastrin response to decaffeinated coffee and a peptone meal. Jama. 1981;246:248-50.
9. Thomas FB, Steinbaugh JT, Fromkes JJ, Mekhjian HS, Caldwell JH. Inhibitory effect of coffee on lower esophageal sphincter pressure. Gastroenterology. 1980;79:1262-6.
10. Harris JB, Nigon K, Alonso D. Adenosine-3', 5'-monophosphate: intracellular mediator for methylxanthine stimulation of gastric secretion. Gastroenterology. 1969;57:377-84.
11. Levant JA, Walsh JH, Isenberg JI. Stimulation of gastric secretion and gastrin release by single oral doses of calcium carbonate in man. N Engl J Med. 1973;289:555-8.

3

Carboidratos

Qualidades estruturais
Carboidratos simples
Monossacarídeos
Dissacarídeos
Carboidratos complexos
Oligossacarídeos
Polissacarídeos
Digestão
Digestão de polissacarídeos
Digestão de dissacarídeos
Absorção, transporte e distribuição
Absorção de glicose e galactose
Absorção de frutose
Transporte de monossacarídeos e absorção celular
Transportadores de glicose
Insulina
Manutenção dos níveis de glicose no sangue
Resposta glicêmica aos carboidratos
Índice glicêmico
Carga glicêmica
Metabolismo integrado em tecidos
Glicogênese
Glicogenólise
Glicólise
Fosforilação em nível de substrato
O ciclo do ácido tricarboxílico
Formação do ATP
O desvio da hexose-monofosfato (via pentose-fosfato)
Gliconeogênese
Regulação do metabolismo
Modulação de enzimas alostéricas
Taxa do efeito regulatório do NADH:NAD+
Regulação hormonal
Mudanças direcionais em reações reversíveis
PERSPECTIVA
Hipoglicemia: fato ou bode expiatório?

A maior fonte de combustível energético da dieta humana usual é o carboidrato, que fornece metade ou mais do total de calorias ingeridas. Cerca de metade do carboidrato dietético está na forma de polissacarídeos, como o amido e a dextrina, encontrados em grande parte em grãos de cereais e vegetais. A outra metade é fornecida na forma de açúcares simples, nos quais, entre os mais importantes, estão a sacarose, a lactose e, em menor grau, maltose, glicose e frutose.

Qualidades estruturais

Os carboidratos são poli-hidroxialdeídos ou cetonas, ou substâncias que produzem esses compostos quando são hidrolisadas. São formados de átomos de carbono, oxigênio e hidrogênio. Esses átomos ocorrem em proporção próxima à de um "hidrato de carbono", CH_2O, o que justifica o termo *carboidrato*. Os carboidratos compreendem dois grandes grupos: os simples, que incluem os monossacarídeos e os dissacarídeos, e os complexos, que reúnem os oligossacarídeos, com três a dez unidades de sacarídeos, e os polissacarídeos, com mais de dez unidades (**Figura 3.1**).

Carboidratos simples

- Os **monossacarídeos** são estruturalmente a forma mais simples dos carboidratos, pois não podem ser reduzidos em tamanho, por hidrólise, a unidades menores de carboidratos. São denominados açúcares simples e, às vezes, chamados de unidades monossacarídeas. O monossacarídeo mais abundante na natureza – e certamente o nutricionalmente mais importante – é a glicose que possui 6 carbonos.

- Os **dissacarídeos** são formados por duas unidades de monossacarídeos, unidas por ligações covalentes. Dentro desse grupo, a sacarose, constituída de glicose e frutose, é a mais importante do ponto de vista nutricional e representa aproximadamente um terço do total de carboidratos de uma dieta usual.

Carboidratos complexos

- Os **oligossacarídeos** são formados por cadeias curtas de unidades de monossacarídeos igualmente mantidas coesas por ligações covalentes. A quantidade de unidades é designada pelos prefixos *tri-*, *tetra-*, *penta-* e assim por diante, seguidos pela palavra sacarídeo. Dentre os oligossacarídeos, os trissacarídeos ocorrem com maior frequência na natureza.

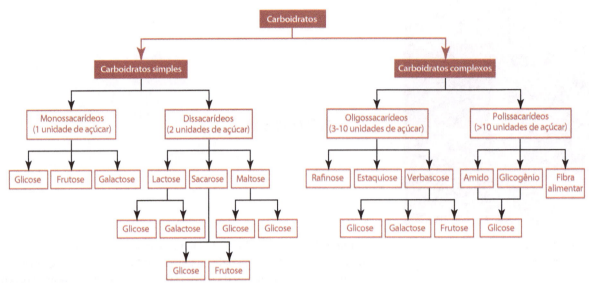

Figura 3.1 Classificação dos carboidratos.

- Os **polissacarídeos** são cadeias longas de unidades de monossacarídeos, que podem chegar a centenas e até milhares. Os polissacarídeos que mais interessam à nutrição são o glicogênio, encontrado em alguns tecidos animais, o amido e a celulose, ambos de origem vegetal. Todos esses polissacarídeos são formados apenas de unidades de glicose.

Carboidratos simples

Monossacarídeos

Na medida em que os monossacarídeos ocorrem na natureza ou surgem como produtos intermediários na digestão, eles contêm de três a sete átomos de carbono e, por isso, são denominados triose, tetrose, pentose, hexose e heptose. Não podem ser quebrados mais que isso em condições normais. Além dos grupos hidroxila, esses elementos possuem um grupo carbonila funcional, C=O, que pode ser um aldeído ou uma cetona, o que leva à classificação adicional como aldoses, que são açúcares que possuem um grupo aldeído, e cetoses, açúcares que possuem um grupo cetona. Essas duas classificações, ao lado do número de átomos de carbono, descrevem um monossacarídeo. Por exemplo, um açúcar de cinco carbonos que tem um grupo cetona é um cetopentose; um açúcar de seis carbonos que possui aldeído é um aldeohexose, e assim por diante.

Estereoisomeria

Neste capítulo, a estereoisomeria será abordada à medida que apresentar alguma relação com os carboidratos, uma vez que a maioria dos sistemas biológicos é estereoespecífica. (Para obter mais informações sobre o assunto, consulte um texto que trate de bioquímica de modo geral[1].) Muitas substâncias orgânicas, incluindo os carboidratos, são opticamente ativas: se uma luz plano-polarizada atravessar uma solução da substância, o plano luminoso é rotacionado para a direita (para substâncias dextrorrotatórias) ou para a esquerda (para substâncias levorrotatórias). A direção e a extensão da rotação são características de um elemento particular e dependem da concentração e da temperatura da substância, bem como da amplitude da onda de luz. A direção para a direita ou para a esquerda da luz é expressa em + (dextrorrotatória) ou − (levorrotatória), e o número de graus angulares indica a extensão da rotação.

A atividade óptica é atribuída à presença de um ou mais átomos assimétricos ou de **carbono quiral** na molécula. Os átomos de carbono quiral têm quatro átomos diferentes ou grupos ligados covalentemente a eles. As aldoses com pelo menos três átomos de carbono e as cetoses com pelo menos quatro átomos têm um átomo de carbono quiral. Como os diferentes grupos estão ligados, não é possível deslocar dois átomos ou grupos para outras posições, nem rotacionar a nova estrutura para que ela possa se sobrepor à original. A movimentação dos grupos cria, ao contrário, um par de moléculas que são um espelho uma da outra. Trata-se das moléculas enantiômeras, uma classe especial dentro de uma família de elementos maior, chamada de **estereoisômeros**, os quais são compostos de dois ou mais átomos de carbono quirais que têm os mesmos quatro grupos ligados a esses átomos de carbono, mas não são espelhos um do outro.

Se uma substância assimétrica rotaciona o plano de luz polarizada em um determinado número de graus à direita, seu enantiômero rotaciona a luz no mesmo número de graus para a esquerda. Os enantiômeros existem na orientação D ou L, e se um composto é estruturalmente D, seu enantiômero é L. As designações D e L não indicam a direção da rotação da luz plano-polarizada. Elas, na verdade, são apenas uma analogia estrutural ao com-

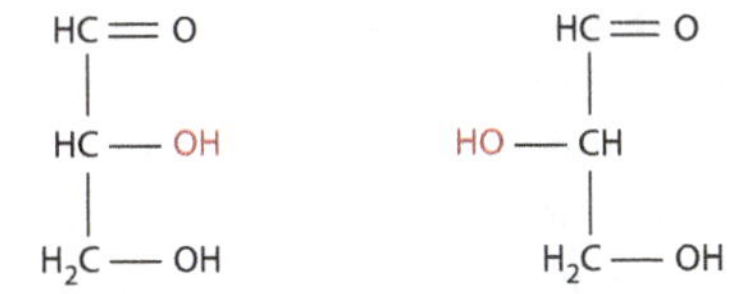

Figura 3.2 Fórmulas estruturais das configurações D e L do gliceraldeído.

posto gliceraldeído referencial. As formas D e L são, por convenção, desenhadas como mostra a **Figura 3.2**. As designações D e L eram originalmente dadas de forma arbitrária, mas foi provado, mais tarde, que a estrutura designada pela forma D rotacionava a luz para a direita (dextrorrotatória). Em relação aos carboidratos, a distinção entre as configurações D e L dos enantiômeros se restringe, doravante, à direção da ligação —OH no único carbono quiral da molécula. Note que, na configuração D, o —OH do carbono quiral aponta para a direita e, na configuração L, para a esquerda. Lembre-se de que essas formas não podem ser sobrepostas.

Os monossacarídeos com mais de três carbonos têm mais do que um centro quiral. Nesses casos, o carbono quiral de maior número indica se a molécula é de configuração D ou L. Os monossacarídeos da configuração D são muito mais importantes do ponto de vista nutricional que seus isômeros L, pois os isômeros D existem nessa forma nos carboidratos dietéticos e são metabolizados especificamente nessa forma. Essa especificidade se deve ao fato de as enzimas envolvidas na digestão e metabolização de carboidratos serem estereoespecíficas para açúcares D, o que significa que elas reagem apenas com os açúcares D e não são ativas para as formas L. As formas D e L da glicose e da frutose são apresentadas na **Figura 3.3**. Note que todos os grupos de —OH dos estereoisômeros estão virados para o lado oposto.

Na **Figura 3.3**, as estruturas da glicose e frutose são mostradas como modelos de cadeia aberta, na qual as funções carbonila (aldeído ou cetona) estão livres. Geralmente, os monossacarídeos não existem na forma de cadeia aberta, conforme será explicado mais adiante, mas são apresentados dessa forma aqui para esclarecer o conceito D-L e para ilustrar o chamado **carbono anomérico**, isto é, o átomo de carbono que integra a função carbonila. Observe que o carbono anomérico é o número 1 na aldose (glicose) e 2 na cetose (frutose).

Estruturas em anel

Numa solução, os monossacarídeos não existem na forma de cadeia aberta. Eles não sofrem reações que caracterizam verdadeiros aldeídos e cetonas. Em vez disso, as moléculas se ciclizam através de uma reação entre o grupo carbonila e um grupo hidroxila. Se o açúcar contiver um aldeído, ele será chamado de hemiacetal; se o açúcar contiver um grupo cetona, será denominado hemicetal. Essa formação de estruturas cíclicas constitui um carbono quiral adicional. Portanto, os grupos que integram um monossacarídeo são o aldeído ou a cetona do átomo de carbono anomérico e o grupo alcoólico ligado ao átomo de carbono quiral de maior número, como mostra a **Tabela 3.1** em que se utilizam os exemplos de D-glicose, D-galactose e D-frutose. A formação do hemiacetal ou hemicetal gera um novo centro quiral no carbono anomérico, designado por um asterisco nas estruturas da **Tabela 3.1**, o que determina a direção da ligação da hidroxila recém-formada. Nas estruturas ciclizadas mostradas (conhecidas como projeções de Fisher), as hidroxilas anoméricas estão posicionadas arbitrariamente à direita, o que resulta em uma configuração alfa (α). Se a hidroxila anomérica estivesse direcionada à esquerda, a estrutura seria uma configuração beta (β). A ciclização para o hemiacetal ou hemicetal pode produzir tanto o isômero α quanto o β. Em solução aquosa, existe uma mistura em equilíbrio dos isômeros α, β e abertos, com concentração da forma β de aproximadamente duas vezes a da α. Em es-

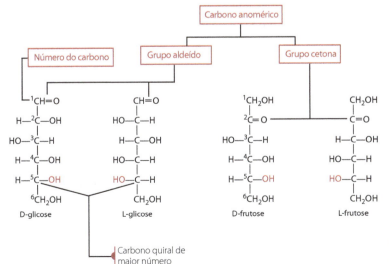

Figura 3.3 Modelos estruturais (de cadeia aberta) das formas D e L nos monossacarídeos glicose e frutose.

sência, o α-hemiacetal pode evoluir para a estrutura aberta e formar novamente um anel, tanto com a configuração α ou β.

A estereoisomeria entre os monossacarídeos e também entre outros nutrientes como aminoácidos e lipídios tem implicações metabólicas importantes, por conta da estereoespecifidade de algumas enzimas metabólicas. Um exemplo interessante de estereoespecifidade é a ação da enzima digestiva α-amilase, que hidrolisa moléculas de polímeros de glicose como amidos, nas quais as unidades de glicose são conectadas por meio de uma ligação α. A celulose também é um polímero da glicose, no qual os resíduos monoméricos da glicose são conectados por ligações β. Esse polímero é resistente à hidrólise da α-amilase presente no sistema digestório humano.

Modelos de Haworth

As estruturas dos monossacarídeos ciclizados são representadas de forma mais conveniente e precisa pelos modelos de Haworth. Nesses modelos, os carbonos e oxigênios que formam o anel de cinco ou seis elementos são mostrados deitados em um plano horizontal, com os grupos de hidroxila apontando para cima ou para baixo no plano. Esses grupos dirigidos à direita na estrutura de cadeia aberta apontam para baixo no modelo Haworth, e os direcionados à esquerda, para cima. A **Tabela 3.1** mostra a relação estrutural de projeção simples e as fórmulas de Haworth para as hexoses mais comumente encontradas: glicose, galactose e frutose. Lembre-se de que, em solução, os monossacarídeos cíclicos abrem e fecham para formar um equilíbrio entre as formas α e β. Independentemente de como a estrutura cíclica é escrita, a molécula existe em ambas as formas quando em solução, a não ser que o carbono anomérico tenha formado uma ligação química e não seja mais capaz de abrir e fechar. As diferentes formas de desenhar as estruturas também são mostradas aqui, uma vez que todas são usadas na literatura referente à nutrição. Em geral, os químicos retratam as estruturas para apresentar os verdadeiros ângulos de ligação. As estruturas podem ser mostradas em uma configuração de cadeira ou de barco. Outras informações podem ser obtidas em livros de bioquímica.[1]

Pentoses

Quando comparados às hexoses, os açúcares do tipo pentose fornecem muito pouca energia dietética, porque

Tabela 3.1 Algumas representações estruturais das hexoses: glicose, galactose e frutose

Hexose	Projeções de Fisher	Projeções de Fisher ciclizadas	Modelo de Haworth	Modelo de Haworth simplificado
α-D-glicose				
β-D-galactose				
β-D-frutose				

*O carbono anomérico.

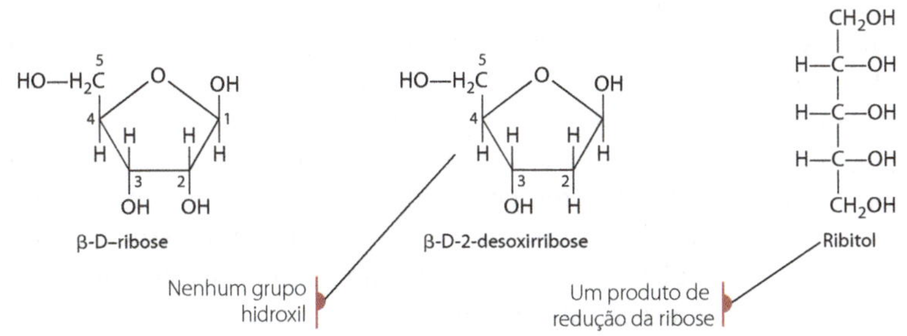

Figura 3.4 Fórmulas estruturais das pentoses ribose, desoxirribose e do álcool ribitol.

são relativamente raros em quantidade nas dietas. Entretanto, são imediatamente sintetizados da hexose na célula e incorporados em componentes metabolicamente importantes. A aldopentose ribose, por exemplo, é um componente dos nucleotídeos-chave, como fosfatos de adenosina trifosfato de adenosina (ATP), difosfato de adenosina (ADP), monofosfato de adenosina (AMP), monofosfato de adenosina cíclico (cAMP) e nicotinamida adenina dinucleotídeo (NAD$^+$, NADP$^+$). A ribose e sua forma desoxidada, a desoxirribose, são partes das estruturas dos ácidos ribonucleico (RNA) e desoxirribonucleico (DNA), respectivamente. O ribitol, um produto da redução da ribose, é um elemento da vitamina riboflavina e das coenzimas da flavina, do dinucleotídeo flavina adenina (FAD) e do mononucleotídeo de flavina (FMN). As fórmulas estruturais da ribose, da desoxirribose e do ribitol são descritas na **Figura 3.4**.

Açúcares redutores

Os monossacarídeos que são ciclizados em hemiacetais ou hemicetais são às vezes chamados de açúcares redutores, por serem capazes de reduzir outras substâncias, como o íon de cobre de Cu^{2+} a Cu$^+$. Essa propriedade é útil na identificação de qual final de cadeia de polissacarídeo tem a unidade de monossacarídeo que pode abrir e fechar. Esse papel dos açúcares redutores é abordado mais profundamente na seção que trata de polissacarídeos.

Dissacarídeos

Os **dissacarídeos** contêm duas unidades de monossacarídeo, conectadas uma a outra por meio de ligações acetais, que também são chamadas ligações glicosídicas pelo fato de ocorrerem no caso específico das estruturas de carboidrato. Essas ligações são formadas entre um grupo hidroxila de uma unidade de monossacarídeo e um grupo hidroxila da unidade seguinte do polímero, com a eliminação de uma molécula de água. Em geral, as ligações glicosídicas envolvem o grupo hidroxila do carbono anomérico de um dos membros do par de monossacarídeos e o grupo hidroxila no carbono 4 ou 6 do membro seguinte. Além disso, a ligação glicosídica pode ser de orientação α ou β, o que dependerá de o grupo hidroxila anomérico ter sido α ou β antes de a ligação glicosídica ser formada e da especificidade da reação enzimática que catalisa sua formação. As ligações glicosídicas específicas podem, portanto, receber a designação α 1-4, β 1-4, α 1-6 e assim por diante. Os dissacarídeos são os nutrientes que mais fornecem energia em uma dieta e os mais comuns são maltose, lactose e sacarose (**Figura 3.5**).

Maltose Formada essencialmente da hidrólise parcial do amido e encontrada em bebidas maltadas, como cerveja e licores de malte. É composta de duas unidades de glicose associadas por uma ligação glicosídica α 1-4. Na **Figura 3.5**, a estrutura da direita é mostrada na forma β, embora também exista na forma α.

Lactose Encontrada em sua forma natural apenas no leite e em produtos derivados, a lactose é composta de galactose associada por uma ligação glicosídica β 1-4 à glicose. A glicose pode existir nas formas α e β (**Figura 3.5**).

Sacarose (açúcar de cana e beterraba) É o dissacarídeo mais fartamente distribuído e o adoçante natural mais usado.

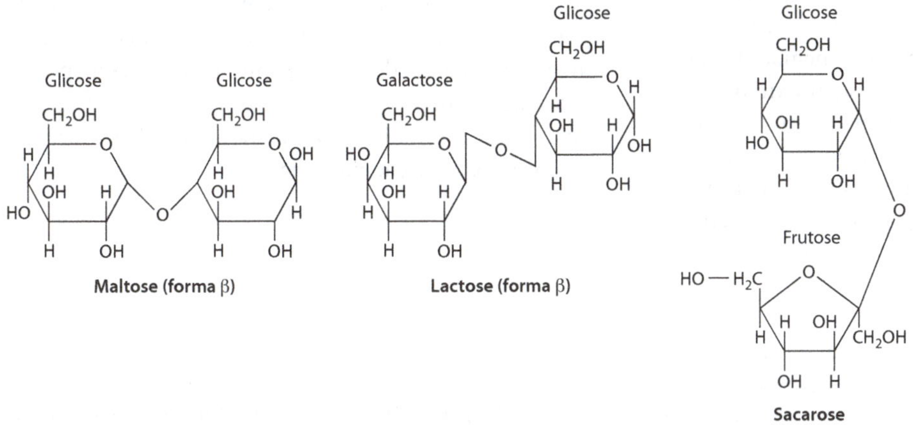

Figura 3.5 Dissacarídeos comuns.

Compõe-se de glicose e frutose e é estruturalmente única, pois sua ligação glicosídica envolve o hidroxil anomérico de ambos os resíduos. A ligação pode ser α quando se trata do resíduo de glicose e β em relação ao resíduo de frutose (**Figura 3.5**). Como não tem uma função hemiacetal ou hemicetal livre, a sacarose não é um açúcar redutor.

Carboidratos complexos

Oligossacarídeos

A **rafinose** (um trissacarídeo), a **estaquiose** (um tetrassacarídeo) e a **verbascose** (um pentassacarídeo) são feitas de glicose, galactose e frutose, e encontradas no feijão, na ervilha, em farelos e grãos integrais. As enzimas digestórias humanas não as hidrolisam, mas as bactérias do intestino podem digeri-las. Daí a explicação da flatulência que ocorre após o consumo desses alimentos.

Polissacarídeos

A ligação glicosídica dos resíduos de monossacarídeo pode se repetir várias vezes e formar polímeros de grande peso molecular, chamados polissacarídeos. Se a estrutura for formada de um único tipo de unidade monomérica, receberá o nome de homopolissacarídeo. Se dois ou mais tipos diferentes de monossacarídeos formarem essa estrutura, ela será denominada heteropolissacarídeo. Ambos os tipos existem na natureza, entretanto os homopolissacarídeos têm uma importância muito maior na nutrição, pois estão presentes em vários alimentos naturais. Os polímeros de glicose amido e glicogênio, por exemplo, são as formas mais importantes de armazenamento de carboidratos em tecidos de plantas e animais, respectivamente. Elas têm peso molecular que varia de alguns milhares até 500 mil.

A propriedade redutora de um sacarídeo é útil para descrever a estrutura de polissacarídeos, ao permitir que a terminação de um polissacarídeo linear seja diferenciada de outra. Em uma cadeia de polímeros de glicose, por exemplo, o resíduo de glicose, em uma extremidade da cadeia, tem um grupo hemiacético, já que seu átomo de carbono anomérico não está envolvido em ligação acética com outro resíduo de glicose. O resíduo localizado na outra ponta da cadeia não está em forma hemiacética, porque está associado por ligação acética ao próximo resíduo na cadeia. Uma molécula linear de polímeros de glicose tem, portanto, uma ponta redutora (a ponta hemiacética) e uma não redutora (na qual não existe o hemiacético). Essa observação é útil para designar em qual ponta de um polissacarídeo ocorrem certas reações enzimáticas.

Amido

O polissacarídeo digerível mais comum em plantas é o amido, que pode existir sob duas formas, amilose e amilopectina, ambas polímeros da D-glicose. A molécula de amilose é uma cadeia linear e sem ramificações, na qual os resíduos de glicose são ligados apenas por ligações glicosídicas α 1-4. Na água, as cadeias de amilose adotam uma configuração helicoidal, mostrada na **Figura 3.6a**. A amilopectina, por sua vez, é um polímero de cadeia ramificada, com pontos de ramificação que ocorrem através de ligações α 1-6, conforme demonstra a **Figura 3.6b**. Tanto a amilose quanto a amilopectina ocorrem em grãos cereais, batatas, legumes e outros vegetais. A amilose representa de 15% a 20% do conteúdo total do amido, e a amilopectina, de 80% a 85%.

Glicogênio

A forma mais importante de carboidrato armazenado em tecidos animais é o glicogênio, que está localizado essencialmente no fígado e no músculo esquelético. Como a amilopectina, é uma molécula de polímeros de glicose muito ramificada. Ela difere do amido apenas pelo fato de ser mais ramificada (**Figura 3.6c**). Os resíduos de glicose dentro do glicogênio servem como uma fonte de glicose prontamente disponível. Quando exigidos pelas necessidades energéticas do corpo, esses resíduos são sequencialmente removidos, de forma enzimática, das pontas não redutoras das cadeias de glicogênio e entram nas vias de liberação de energia do metabolismo. Esse processo, denominado **glicogenólise**, é apresentado mais adiante neste capítulo. O alto grau de ramificação do glicogênio e da amilopectina oferece uma grande vantagem metabólica, por apresentar um grande número de pontas não redutoras, nas quais os resíduos de glicose podem se juntar.

Celulose

A celulose é o componente principal das paredes celulares de plantas. Como os amidos, é um homopolissacarídeo de glicose. Ela difere dos amidos pelo fato de as ligações glicosídicas que conectam os resíduos serem β 1-4, o que torna a molécula resistente à enzima digestiva α amilase, que é estereoespecífica para favorecer ligações α 1-4. Como a celulose não é digerível pelas enzimas digestórias dos mamíferos, ela é definida como uma fibra alimentar, e não é considerada uma provedora de energia. Entretanto, como fibra, a celulose assume importância como agente de crescimento e fonte energética potencial para algumas bactérias intestinais capazes de digeri-la. Está em debate o quanto de energia disponibiliza para absorção por humanos. Aparentemente, uma quantidade muito limitada é disponibilizada na forma de ácidos graxos de cadeia curta.

Digestão

Os carboidratos dietéticos mais importantes do ponto de vista nutricional são os polissacarídeos e os dissacarídeos, uma vez que os monossacarídeos livres não estão normalmente presentes em quantidades significantes na

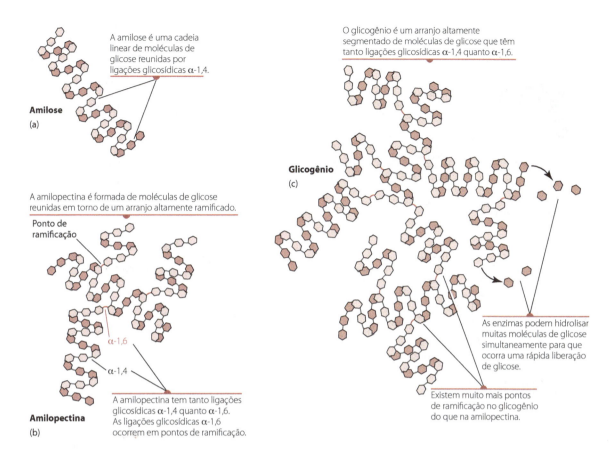

Figura 3.6 Estrutura dos amidos e do glicogênio.

dieta. Entretanto, há presença de glicose e frutose no mel, em certas frutas e nos carboidratos adicionados a alimentos processados, como o xarope de milho rico em frutose. A utilização dos carboidratos pelas células depende da sua absorção pelo trato gastrintestinal (GI) até a corrente sanguínea, um processo geralmente restrito aos monossacarídeos. Os polissacarídeos e dissacarídeos precisam, portanto, ser hidrolisados até as unidades de monossacarídeo que os formam. As enzimas hidrolíticas envolvidas são denominadas **glicosidases** ou **carboidrases**.

Digestão de polissacarídeos

A digestão de polissacarídeos inicia-se na boca. A enzima-chave é a α-amilase salivar, uma glicosidase que hidrolisa especificamente as ligações glicosídicas α 1-4. As ligações β 1-4 da celulose, as ligações β 1-4 da lactose e as ligações α 1-6, que formam pontos de ramificações no amido amilopectina, são resistentes à ação dessa enzima. Em razão do curto tempo que o alimento permanece na boca antes de ser engolido, essa fase da digestão produz poucos monossacarídeos. Entretanto, a ação da amilase salivar continua no estômago até o ácido gástrico penetrar no bolo alimentar e abaixar o pH o suficiente para desativar a enzima. Nesse ponto, os amidos foram parcialmente hidrolisados, e os produtos mais importantes são as dextrinas, polissacarídeos de cadeia curta e maltose (**Figura 3.7**). A digestão das dextrinas é continuada no intestino delgado pela α-amilase de origem pancreática, que é secretada no duodeno. A presença do bicarbonato pancreático no duodeno eleva o pH a um nível favorável à função enzimática. Se o amido dietético tiver a forma amilose, que não é ramificada, os produtos da hidrólise da α-amilase serão a maltose e o trissacarídeo maltotriose, que passa por uma hidrólise mais lenta até virar maltose e glicose. A ação hidrolítica da α-amilase na amilopectina, que é um amido ramificado, produz glicose e maltose de forma idêntica ao que ocorre com a amilose. Entretanto, as ligações α 1-6 que conectam os resíduos de glicose nos pontos ramificados da molécula não podem ser hidrolisadas pela α-amilase. Consequentemente, as unidades de dissacarídeo, denominadas isomaltose, que apresentam ligações glicosídicas α 1-6 são liberadas.

Em suma, a ação da α-amilase no amido dietético libera maltose, isomaltose e glicose como produtos hidrolíticos principais, como mostra a **Figura 3.7**. A quebra continuada dos dissacarídeos produzidos na forma de glicose é feita por glicosidases específicas, descritas na seção que trata de dissacarídeos.

Amidos resistentes

O amido cristalino é insolúvel em água e não é digerível. O amido cristalino é gelatinizado por aquecimento (como ocorre durante o cozimento) e, nessa forma, é di-

70 Nutrição avançada e metabolismo humano

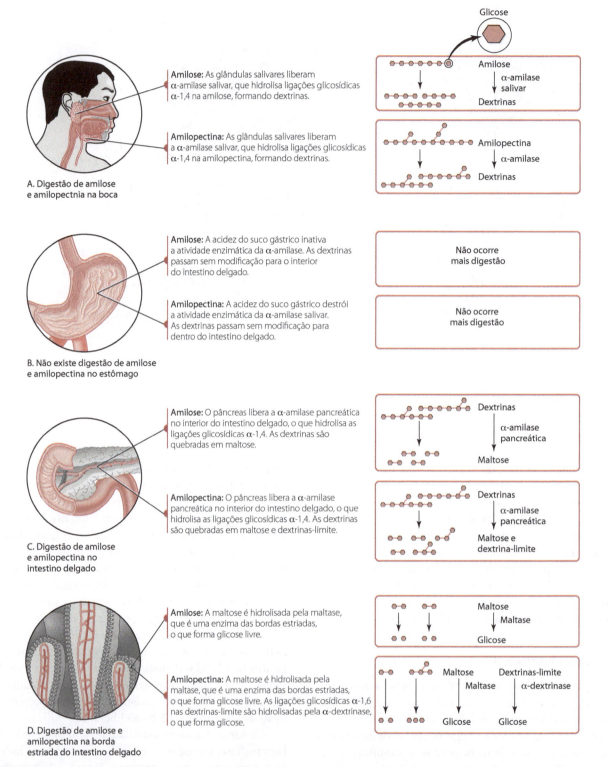

Figura 3.7 Digestão.

gerível. Ao esfriar, parte desse amido volta à forma de cristal, tornando-se novamente resistente à digestão. Os amidos também podem ser modificados quimicamente para ficarem mais resistentes à digestão, como pela modificação do amido que ocorre quando há aumento das ligações cruzadas entre as cadeias. Essa propriedade dos amidos resistentes tem sido a base de produtos comerciais, como os aditivos de alimentos processados.

Digestão de dissacarídeos

Não ocorre nenhuma digestão de dissacarídeos ou de oligossacarídeos pequenos na boca ou no estômago. No ser humano, a digestão se dá inteiramente no intestino delgado superior. A atividade das dissacaridases, diferentemente da α-amilase, ocorre nas microvilosidades das células da mucosa intestinal (na borda estriada), e não no lúmen intestinal (**figuras 2.10 e 2.11**). Dentre as enzimas localizadas nas células da mucosa estão a lactase, a sacarase, a maltase e a isomaltase. A lactase catalisa a quebra da lactose em iguais quantidades de mols de galactose e glicose. Conforme apontado anteriormente, a lactose tem uma ligação β 1-4 e a lactase é estereoespecífica para essa ligação. A atividade de lactase é grande em bebês. Na maioria dos mamíferos, incluindo os seres humanos, a atividade da lactase diminui alguns anos após o desmame. Essa atividade reduzida pode levar à má absorção de lactose e à intolerância a essa substância. A intolerância à lactose prevalece particularmente entre afro-americanos, judeus, árabes, gregos e em alguns povos asiáticos. No mercado, existem produtos que reduzem os efeitos desse tipo de intolerância. Esses itens incluem a lactase, que pode ser adicionada aos laticínios comuns, e os produtos isentos de lactose.

A sacarase hidrolisa a sacarose para obter um resíduo de glicose e um de frutose. A maltase hidrolisa a maltose para obter duas unidades de glicose. A isomaltase (também chamada de α-dextrinase) hidrolisa a ligação α 1-6 da isomaltose, que é o dissacarídeo que sobrou do ponto de ramificação da quebra incompleta da amilopectina; os produtos são duas moléculas de glicose (**Figura 3.7**).

Em suma, quase todos os amidos dietéticos e dissacarídeos são, no final desse processo, hidrolisados completamente por glicosidases específicas às suas unidades monossacarídeas constituintes. Os monossacarídeos, junto com pequenas quantidades de dissacarídeos remanescentes, podem ser então absorvidos pelas células da mucosa intestinal. As reações envolvidas na digestão dos amidos e dos dissacarídeos estão resumidas na **Figura 3.7**.

Absorção, transporte e distribuição

A parede do intestino delgado é formada por células de mucosa absortivas e células caliciformes secretoras de muco dispostas em projeção, chamadas de vilosidades, que se estendem para dentro do lúmen. Na superfície do lado do lúmen, as células absortivas têm projeções similares a fios de cabelo, conhecidas por microvilosidades (a borda estriada). Estima-se que um milímetro quadrado de superfície celular tenha até 2×10^5 de projeções de microvilosidades. A microestrutura da parede do intestino delgado é ilustrada nas **figuras 2.10 e 2.11**. A vantagem anatômica da estrutura de vilosidades-microvilosidades é que ela atribui uma área superficial enorme aos conteúdos intestinais, facilitando, portanto, a absorção. Estima-se que a capacidade absortiva do intestino humano seja de cerca de 5.400 g/dia de glicose e 4.800 g/dia de frutose – uma capacidade que nunca seria alcançada em uma dieta normal. A digestão e a absorção de carboidratos são tão eficientes que quase todos os monossacarídeos são normalmente absorvidos antes do final do jejuno.

ABSORÇÃO DE GLICOSE E GALACTOSE

A glicose e a galactose são absorvidas nas células da mucosa por transporte ativo, um processo que exige energia e o envolvimento de um receptor específico. Os carregadores de glicose-galactose foram designados como transportadores de sódio-glicose do tipo 1 (SGLT1). Trata-se de um complexo proteico dependente da bomba de Na^+/K^+–ATPase, que, ao gastar ATP, fornece energia para o transporte de açúcar através da célula da mucosa. A glicose ou galactose não pode se ligar ao transportador até ele ter sido carregado com Na^+. Uma molécula de glicose e dois íons de sódio são transportados dentro da célula da mucosa simultaneamente. A mutação no gene SGLT1 é associada à má absorção de glicose-galactose. Um exemplo de transporte ativo é mostrado na **Figura 2.18**. A energia é fornecida por ATP. A figura mostra uma proteína carregadora (SGLT1) sendo carregada do lado do lúmen das células da mucosa, liberando-o para dentro da célula.

A glicose parece sair da célula da mucosa na superfície basolateral de três formas: aproximadamente 15% voltam pela borda estriada para dentro do lúmen intestinal; cerca de 25% se difundem pela membrana basolateral na circulação; e a maior parte (~60%) é transportada da célula para a circulação por um transportador, o Glut2 (apresentado mais adiante em uma seção deste capítulo), na membrana serosa. Uma pequena porção da glicose disponível pode ser utilizada pelas células da mucosa para suas próprias necessidades de energia.

ABSORÇÃO DE FRUTOSE

A frutose é transportada para dentro da célula mucosa por um transportador facilitador específico, o Glut5. A entrada da frutose na célula é independente da concentração de glicose, o que ocorre mesmo na presença de grandes concentrações de glicose.[2] Esse transporte é independente do transporte ativo e dependente de Na^+– da glicose, mas a taxa de absorção é muito mais lenta do que a da glicose e galactose. Um grande percentual de indivíduos avaliados apresentou uma incapacidade de absorver completamente doses de frutose que iam de 20 a 50 g.[3] A frutose é transportada da célula da mucosa pelo Glut2, que é o mesmo transportador que dirige a glicose para fora da célula. O processo de transporte facilitado pode ocorrer somente se houver diminuição do gradiente de concentração. A frutose é absorvida de forma muito mais eficiente pelo fígado, onde é fosforilada e presa. Essa imediata reação da frutose com o fosfato, à medida que entra nas células do fígado, faz que não exista frutose circulando na corrente sanguínea, o que garante um gradiente de concentração *downhill* (uma concentração maior na mucosa intestinal e nenhuma frutose em circulação).

Embora a absorção de frutose ocorra mais lentamente do que a da glicose ou galactose, que são absorvidas ativamente, ela é absorvida mais rapidamente do que álcoois polióis como o sorbitol e o xilitol, que são absorvidos apenas por difusão passiva. Ainda não se sabe o quanto o transporte ativo e a difusão facilitada contribuem com a absorção da frutose, embora ambos os sistemas sejam saturáveis. Esse quadro leva em conta as observações de que a absorção de frutose é limitada em cerca de 60% dos adultos normais e que incômodos intestinais, que são sintomas da má absorção, ocorrem frequentemente após a ingestão de 50 g de frutose pura.[4] Esse nível de ingestão é encontrado normalmente em xaropes ricos em frutose, usados como adoçantes. É interessante que o consumo de glicose concomitante ao de frutose acelera a absorção da frutose e aumenta a quantidade de frutose que pode ser ingerida até aparecerem sintomas de má absorção.[4] Essa observação sugere que o par de monossacarídeos pode ser absorvido por um sistema chamado de transporte para dissacaridase, previsto para transportar os produtos hidrolíticos da sacarose.[3]

Transporte de monossacarídeos e absorção celular

Após o transporte pela parede intestinal, os monossacarídeos entram na circulação portal, onde são carregados diretamente até o fígado. O fígado é o principal local para o metabolismo de galactose e frutose, que são prontamente captadas por ele através de receptores específicos dos hepatócitos. Elas entram nessas células do fígado por transporte facilitado e são metabolizadas logo a seguir. Tanto a frutose quanto a galactose podem ser convertidas em derivados de glicose por vias que são descritas adiante neste capítulo. Assim que a frutose e a galactose são convertidas em derivados de glicose, elas têm o mesmo destino da glicose e são armazenadas como glicogênios no fígado ou catabolizadas para que possam fornecer energia, de acordo com a necessidade energética do fígado. Os níveis sanguíneos de galactose e frutose não são sujeitos a regulação hormonal rígida, que é uma parte importante da homeostase da glicose. Entretanto, se seu consumo dietético for significativamente maior que a porcentagem normal do total de carboidrato consumido, eles poderão ser regulados de forma indireta como a glicose, dada a sua conversão metabólica para esse açúcar.

A glicose é, nutricionalmente, o monossacarídeo mais importante, por ser o componente exclusivo dos amidos e também por estar presente nos três dissacarídeos mais importantes (**Figura 3.1**). Assim como a frutose e a galactose, a glicose é metabolizada no fígado, mas sua remoção por esse órgão não é tão completa como no caso da frutose e galactose. O restante da glicose passa para o estoque sanguíneo sistêmico e então é distribuído por outros tecidos, como os musculares, os rins e o tecido adiposo. A glicose entra nas células desses órgãos por transporte facilitado. Em músculos esqueléticos e no tecido adiposo, o processo depende da insulina, enquanto, no fígado, não depende dela. Dada a importância nutricional da glicose, o processo de transporte facilitado, pelo qual essa substância entra nas células de alguns órgãos e tecidos, merece uma abordagem mais detalhada.

Transportadores de glicose

A glicose é usada, sob condições normais, por uma ampla variedade de tipos de células, e sua concentração no sangue precisa ser controlada de perto. A glicose tem uma função central no metabolismo e na homeostase celular. A maioria das células do organismo depende do contínuo fornecimento de glicose para gerar energia na forma de ATP. Os sintomas associados ao diabetes melito são um exemplo que ilustra as consequências de um distúrbio na homeostase de glicose. A absorção celular de glicose exige que ela atravesse a membrana plasmática da célula. A molécula de glicose, extremamente polarizada, não pode atravessar a membrana plasmática porque a molécula altamente polarizada não pode passar pela matriz não polar da dupla camada lipídica. Para que a glicose seja usada pelas células, é essencial que haja um sistema de transporte eficiente que mova a molécula para dentro e para fora das células. Em algumas células absortivas, como as células epiteliais do intestino delgado e do túbulo renal, a glicose atravessa a membrana plasmática (ativamente) à revelia de um gradiente de concentração ao ser bombeada por um sistema de transporte Na^+K^+-ATPase (SGLT), descrito anteriormente e no Capítulo 1. Entretanto, a glicose é admitida passivamente em quase todas as células do corpo por um mecanismo de transporte a cargo de um transportador que não exige energia. A família de carregadores de proteínas envolvida nesse processo tem o nome de transportadores de glicose, cuja abreviação é Glut.

Isoformas Glut

Um total de doze proteínas de transporte individuais foi identificado, junto dos genes que as codificam. O Projeto Genoma ajudou nessa identificação porque, consideradas coletivamente, todas as proteínas transportadoras possuem uma mesma estrutura e sequências similares nos genes que as codificam. Aproximadamente 28% das sequências amino são comuns na família das proteínas de transporte. Cada Glut é uma proteína integral que penetra e atravessa a dupla camada lipídica da membrana plasmática. Na verdade, a maioria dos transportadores atravessa a membrana várias vezes. Eles são estruturados para que as regiões hidrofílicas da cadeia proteica se projetem para dentro do meio extracelular e citoplasmático, enquanto as regiões hidrofóbicas atravessam a membrana, justapostas com a matriz lipídica desta. O modelo de um

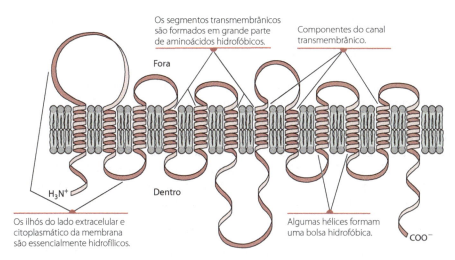

Figura 3.8 Modelo de orientação estrutural do transportador de glicose na membrana eritrócita.

transportador de glicose, que espelha esse arranjo espacial da molécula, é apresentado na **Figura 3.8**. Em sua forma mais simples, um transportador:

- tem um local de combinação específico para a molécula que está sendo transportada;
- passa por uma adaptação depois de se ligar à molécula, permitindo que ela seja translocada para o outro lado da membrana e liberada;
- tem a capacidade de reverter as adaptações sem que as moléculas sejam ligadas ao transportador, para que o processo possa ser repetido.

Doze isoformas de transportadores de glicose foram descritas e são listadas na **Tabela 3.2**, que inclui os locais mais importantes em que elas se manifestam. Todas as células manifestam ao menos uma isoforma Glut em suas membranas plasmáticas. As isoformas diferentes têm distribuições de membranas e propriedades bioquímicas distintas e contribuem para a disposição precisa da glicose, de acordo com várias condições fisiológicas.[5,6]

Tabela 3.2 Transportadores de glicose (Glut)

Transportador de proteína	Regulado por insulina	Prinicipais locais de manifestação
Glut1	Não	Eritrócitos, barreira hematoencefálica, placenta, tecidos fetais em geral
Glut2	Não	Fígado, células β do pâncreas, rins, intestino delgado
Glut3	Não	Cérebro (neurônios)
Glut4*	Sim	Músculo, coração, adipócitos marrons e brancos
Glut5	Não	Intestino, testículos, rins
Glut6	Não	Baço, leucócitos, cérebro
Glut7	Não	Desconhecido
Glut8	Não	Testículos, blastócisto, cérebro
Glut9	Não	Fígado, rins
Glut10	Não	Fígado, pâncreas
Glut11	Não	Coração, músculos
Glut12	Não	Coração, próstata

*Observe que o Glut4 é regulado pela insulina.
Fonte: Modificada de Joost e Thorens.[5]

Especifidade dos Gluts

O Glut1 é responsável pelo fornecimento básico de glicose às células e expresso em eritrócitos e células endoteliais do cérebro. O Glut2 é um transportador de baixa afinidade, com expressão predominante nas células β do pâncreas, fígado e rins. Como já mencionado anteriormente, esse transportador está envolvido no transporte de glicose das células da mucosa do intestino ao sangue portal. O Glut2 também é capaz de transportar a frutose para fora das células da mucosa intestinal. A taxa do transporte é altamente dependente da concentração de glicose no sangue.

O Glut3 é um transportador de glicose de alta afinidade que se manifesta predominantemente nos tecidos que dependem muito de glicose, como o cérebro. Em contrapartida, o Glut4 é bastante sensível à insulina e sua concentração na membrana plasmática aumenta sensivelmente em resposta ao hormônio. O aumento da população de transportadores na membrana é acompanhado por um aumento acelerado da absorção de glicose pelas células estimuladas por insulina. A presença de Glut4 no músculo esquelético e em tecido adiposo permite que esses tecidos respondam à insulina. O fígado, o cérebro e os eritrócitos não têm a isoforma Glut4, o que significa que eles não são sensíveis à insulina. Uma característica do diabetes tipo 2, descrita na "Perspectiva" do Capítulo 7, "Diabetes: metabolismo fora de controle", é a resistência à insulina. A base molecular para o diabetes tipo 2, a resistência à insulina e a síndrome metabólica são apresentadas no Capítulo 7. O Glut5 é específico para o transporte de frutose. As ações fisiológicas de alguns dos Gluts recém-descobertos foram estudadas com o auxílio de técnicas de biologia molecular. Como os genes para essas proteínas são conhecidos, usa-se uma técnica que bloqueia a expressão do gene em experimentos com animais, como o rato, para determinar que efeito a ausência do Glut pode ter. Também se comprovou que os Gluts são detectores de níveis de glicose em alguns tecidos, como as ilhotas do pâncreas.

Uma excelente revisão da família de isoformas Glut pode ser encontrada em Joost e Thorens.[5]

A síntese e o armazenamento do transportador Glut4, que responde à insulina, bem como das outras isoformas transportadoras, ocorrem de acordo com a descrição apresentada no Capítulo 1 para todas as proteínas. Após sua síntese do mRNA nos ribossomos do retículo endoplasmático rugoso, o transportador entra nos compartimentos do complexo de Golgi, onde é finalmente organizado em estruturas tubulovesiculares na rede trans-Golgi. No estado basal e não estimulado do adipócito, o Glut4 permanece nestas estruturas e também, até certo ponto, em pequenas vesículas citoplasmáticas.[7] Essa distribuição subcelular do Glut4 também é encontrada em células do músculo esquelético.[8] Os níveis de glicose sanguínea são mantidos num patamar baixo graças a um equilíbrio entre a absorção de glicose pelo intestino, a produção pelo fígado e a absorção e metabolização pelo tecido periférico. A insulina é um hormônio que desempenha um papel essencial no nível de glicose sanguínea durante períodos de alimentação e jejum.

Insulina

Esta seção trata do papel da insulina na absorção da glicose pelas células. A insulina é um hormônio anabólico muito poderoso e está envolvida na síntese e no armazenamento da glicose, dos lipídios e dos aminoácidos/proteínas. O papel da insulina no metabolismo dos aminoácidos e lipídios é abordado nos capítulos 6 e 7. De modo geral, a insulina aumenta a expressão ou a atividade de enzimas que catalisam a síntese de glicogênios, lipídios e proteínas. Ela também inibe a expressão ou atividade de enzimas que catalisam o catabolismo do glicogênio, dos lipídios e aminoácidos. A **Figura 3.9** ilustra os efeitos anabólicos e catabólicos da insulina na glicose e no glicogênio, nos ácidos graxos e triglicerídios, nos aminoácidos e nas proteínas.

Muito se tem descoberto, ao longo dos últimos anos, a respeito do mecanismo de ação da insulina no controle dos níveis de açúcar no sangue. Temos uma compreensão muito melhor da resistência à insulina, do diabetes tipo 2 e de suas complicações. A insulina tem um papel primordial na regulação dos níveis de açúcar no sangue.

Papel na absorção celular de glicose

Quando os níveis de açúcar no sangue estão altos, a insulina é liberada pelas células β do pâncreas. A insulina estimula a absorção de glicose pelo músculo e tecido adiposo e também inibe a síntese de glicose (gliconeogênese) pelo fígado. A insulina se liga a um receptor específico, situado na membrana celular do tecido muscular e adiposo, e estimula os transportadores Glut4, encapsulados em tubulovesículas, a serem translocados para a membrana plasmática. A insulina funciona por meio de um sistema mensageiro secundário e pertence a uma subfamília de receptores de tirosina quinase que inclui o chamado receptor relacionado ao receptor de insulina (IRR) e o fator de crescimento semelhante à insulina (IGF)[9] (ver **Figura 3.10**). A figura não mostra todos os detalhes, mas indica que as reações de insulina e de tirosina quinase afetam a expressão genética geral, o crescimento e a diferenciação celular, o metabolismo de gli-

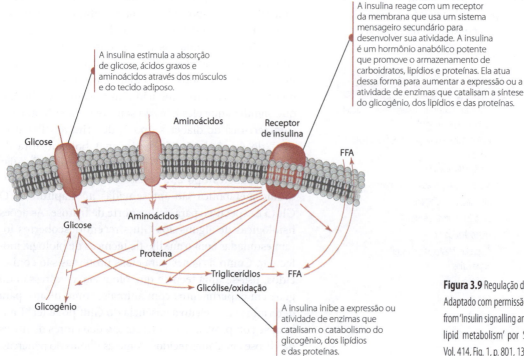

Figura 3.9 Regulação do metabolismo pela insulina. Adaptado com permissão da Macmillan Publishers Ltd from 'Insulin signalling and the regulation of glucose and lipid metabolism' por Saltiel and Kahn in NATURE, Vol. 414, Fig. 1, p. 801, 13 dez., 2001. Copyright © 2001.

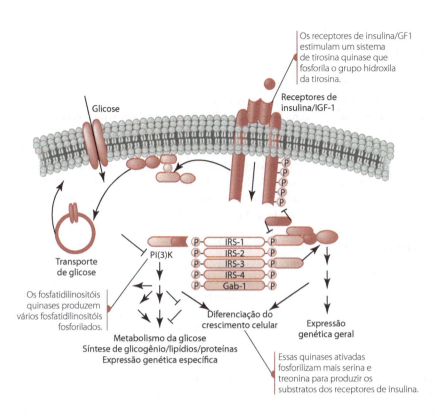

Figura 3.10 Mecanismo da ação da insulina. Adaptado com permissão da Macmillan Publishers Ltd from 'Insulin signalling and the regulation of glucose and lipid metabolism' por Saltiel and Kahn in *NATURE*, Vol. 414, Fig. 2, p. 801, 13 dez., 2001. Copyright © 2001.

cose, a síntese de glicogênio, lipídios e proteínas, a expressão de genes específicos e o transporte de glicose. O receptor quinase de insulina/IFG-1 age em pelo menos nove substratos diferentes. A quinase fosforila o grupo hidroxila da tirosina numa ampla variedade de proteínas, que inclui as proteínas G e algumas enzimas, como a fosfotirosina fosfatase e a tirosina quinase citoplasmática. As reações de fosforilação/desfosforilação regulam a atividade dessas enzimas e, em alguns casos, sua localização subcelular. Após a fosforilação do receptor de insulina, ocorre uma série de fosforilações serina-treonina, para produzir substratos do receptor de insulina, codificadas como IRS 1 a IRS 4 na **Figura 3.10**. Essas reações estão associadas a vários outros sistemas de proteína quinase. Uma dessas proteínas quinases envolve o fosfatidilinositol 3-quinase (PI 3-quinase), que converte o fosfotidilinositol para 3,4 bifosfato para fosfatidilinositol 3,4,5 trifosfato (Pi3,4,5)P3. Os detalhes das fosforilações individuais vão além do escopo do que será tratado neste capítulo e não aparecem na **Figura 3.10**. Essas reações não são necessárias para compreender como a insulina realiza suas funções. Os capítulos posteriores mostram como o mecanismo molecular da resistência à insulina envolve as reações de fosforilação. Embora se tenha aprendido muito, o mecanismo da ação molecular da insulina, como um todo, e o desenvolvimento da resistência à insulina ainda não são compreendidos totalmente.[10]

O tecido endotelial que constitui as paredes de vasos sanguíneos é livremente permeável aos metabólitos como a glicose. Alguns tecidos, notadamente o cérebro, possuem uma camada adicional de tecido epitelial entre o vaso sanguíneo e as células cerebrais. Diferentemente do endotélio, as camadas epiteliais não são imediatamente permeáveis, e a passagem de metabólitos por elas exige o transporte ativo ou a difusão facilitada. Por esse motivo, o epitélio é considerado uma barreira entre o sangue e os tecidos corpóreos. Entre as barreiras de tecidos estudadas – incluindo as do cérebro, do fluido cerebroespinhal, da retina, dos testículos e da placenta –, o Glut1 parece ser a isoforma primária para o transporte de glicose.[11]

Em suma, a glicose é transportada para células no corpo pelas isoformas das proteínas de transporte de glicose, e as células dos numerosos órgãos têm transportadores de glicose específicos associados a elas. O nível de Glut4, encontrado essencialmente no músculo esquelético e no tecido adiposo, depende de insulina. A insulina é um hormônio importante para sinalizar se o corpo dispõe de abundância ou não de energia. Havendo abundância, a insulina estimula a síntese de glicogênio no fígado e de ácidos graxos no tecido adiposo.

Manutenção dos níveis de glicose no sangue

A manutenção da concentração de glicose normal no sangue é uma função homeostática fundamental e uma das mais importantes funções do fígado. A regulação é o resultado dos processos metabólicos do órgão, que removem a glicose do sangue ora por síntese de glicogênio, ora por liberação de energia, e de processos que devolvem a glicose ao sangue, como a glicogenólise e a **gliconeogênese**. Essas vias, que são estudadas detalhadamente na seção "Metabolismo integrado em tecidos", são influenciadas por hormônios, especialmente os pancreáticos antagônicos insulina e glucagon e os glicocorticoides do córtex adrenal. O aumento da glicose sanguínea, que ocorre após a ingestão de carboidratos, por exemplo, ativa a liberação de insulina, enquanto diminui a secreção do glucagon. Essas mudanças nos dois níveis hormonais aumentam a absorção de glicose pelos tecidos musculares e adiposos, o que permite que a glicose sanguínea volte a níveis homeostáticos. Uma queda na concentração de glicose sanguínea, por sua vez, sinaliza a reversão das secreções hormonais pancreáticas, ou seja, redução na liberação de insulina e aumento na de glucagon. Além disso, um aumento na secreção de hormônios glicocorticoides, dentre os quais o principal é o cortisol, ocorre em resposta a – e para contrabalancear – um nível de glicose sanguínea em queda. Os glicocorticoides causam aumento da atividade de gliconeogênese hepática, processo descrito em detalhes mais adiante. Vários dos termos usados em metabolismo de carboidratos são aparentemente muito similares, mas bastante diferentes. A **Tabela 3.3** fornece uma lista desses termos e suas definições para abrir caminho para uma melhor compreensão do metabolismo da glicose.

Tabela 3.3 Vias metabólicas do metabolismo de carboidratos

Glicogênese	Síntese de glicogênio
Glicogenólise	Quebra do glicogênio
Glicólise	Oxidação da glicose
Gliconeogênese	Produção de glicose a partir de intermediários que não o carboidrato
Via da hexose-monofosfato	Produção de monossacarídeos carbono 5 e de NADPH
Ciclo de Krebs (TCA)	Oxidação do piruvato e do acetil-CoA

Resposta glicêmica aos carboidratos

A taxa de glicose absorvida do trato intestinal parece ser um parâmetro importante no controle da homeostase da glicose sanguínea, liberação de insulina, obesidade e possivelmente da perda de peso. Intensas pesquisas dos últimos anos parecem dar validade científica aos conceitos de índice glicêmico e de carga glicêmica.[12] As pesquisas atuais sugerem um papel à glicose sanguínea elevada no tocante ao desenvolvimento de doenças crônicas e obesidade. Os conceitos de índice glicêmico e de carga glicêmica são apresentados nesta seção. O papel que desempenham na resistência à insulina e no diabetes tipo 2 é analisado nos capítulos 7 e 8. Ver também o item "Perspectiva", sobre diabetes, no Capítulo 7.

Índice glicêmico

Uma forma alternativa de classificar os carboidratos dietéticos baseia-se na facilidade de serem absorvidos e em seus efeitos na elevação dos níveis de glicose sanguínea. As implicações do consumo de alimentos com alto índice glicêmico nas doenças crônicas e na obesidade foram reavaliadas recentemente.[13-15] Os estudos sugerem que o índice glicêmico e a carga glicêmica (definidos a seguir) oferecem uma forma de avaliar os riscos relativos de dietas, de forma a evitar doenças cardíacas coronárias e obesidade.

O efeito que alimentos com carboidratos têm na concentração de glicose sanguínea, chamado de resposta glicêmica dos alimentos, varia com o tempo utilizado para digeri-los e absorvê-los. Alguns alimentos provocam uma elevação e uma diminuição rápidas dos níveis de glicose sanguínea, enquanto outros causam uma elevação mais lenta e longa, com pico menor e queda gradual. O conceito do índice glicêmico de um alimento foi desenvolvido para oferecer um valor numérico que represente os efeitos do alimento nos níveis de glicose no sangue. Esse índice permite uma comparação quantitativa entre alimentos e é definido como o aumento no nível de glicose no sangue acima do nível-base por um período de duas horas após o consumo de uma quantidade definida de carboidrato (geralmente 50 g), comparada à mesma quantidade de carboidrato em um alimento de referência. Em geral, estudos preliminares usam a glicose como alimento de referência. Mais recentemente, utiliza-se o pão branco como referência, que recebe uma pontuação de 100. Na prática, o índice glicêmico é medido para determinar a elevação da glicose sanguínea duas horas depois da ingestão. A porção inferior da curva, depois de plotar o nível de glicose sanguínea num gráfico utilizado após a ingestão do alimento de referência, é dividida pela porção inferior da curva desse alimento que é multiplicado por 100 (**Figura 3.11**). Se a glicose for usada como alimento de referência, será arbitrariamente designada com um índice glicêmico de 100 pontos. Se a glicose for o alimento de referência, o pão branco terá um índice glicêmico de aproximadamente 71 pontos. Usar o pão branco como referência determina que seu índice glicêmico é de 100 pontos. A utilização de pão branco como o padrão permite que alguns alimentos tenham um índice glicêmico acima de 100. Uma crítica ao índice glicêmico é o fato de ele variar em alimentos aparentemente similares. Uma causa poderia ser a diferença do alimento usado como referência. Essa variação pode refletir diferenças metodológicas, como também diferenças na preparação de alimentos e dos ingredientes usados para prepará-los. A diferença também poderia refletir diferenças reais na variedade biológica do alimento. Um exemplo é o índice glicêmico da batata russet assada (mais produzida nos Estados Unidos), de 76,5, e um purê de batata instantâneo, de 87,7 (nesses casos, a glicose é o alimento de referência).[16] Até mesmo a temperatura do alimento pode fazer a diferença: uma dada variedade de batata cozida e quente tem um índice glicêmico de 89,4, e a mesma batata, quando fria, tem um índice glicêmico de 56,2 (**Tabela 3.4**).

drato numa porção de alimento. Quanto maior a CG, maior a elevação de glicose sanguínea esperada e maior o efeito insulinogênico do alimento. O consumo prolongado de uma dieta com uma CG relativamente alta é associado a um risco elevado de diabetes tipo 2 e de doença cardíaca coronária.[17] A literatura sugere que, quanto mais longa e maior for a elevação da glicose sanguínea, maior será o risco de desenvolver doenças crônicas e obesidade.[13,14]

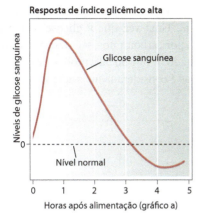

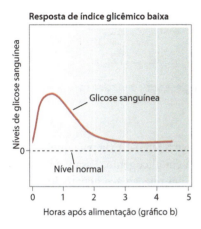

Cálculo do Índice Glicêmico

① A elevação do nível de glicose sanguínea acima da média, após o consumo de um alimento de alto índice glicêmico ou 50 g de glicose de um alimento de referência (glicose ou pão branco). O índice glicêmico dos alimentos de referência é estabelecido como igual a 100 (gráfico a).

② A elevação de níveis de glicose sanguínea acima da média, após a ingestão de 50 g de glicose de um alimento de baixo índice glicêmico (gráfico b).

③ O índice glicêmico é calculado dividindo a porção inferior da curva (área da curva), referente ao alimento-teste, pela porção inferior da curva de referência multiplicada por 100.

Figura 3.11 Mudança na glicose sanguínea após o consumo de carboidrato (índice glicêmico).

CARGA GLICÊMICA

A questão foi levantada para questionar a relevância prática do índice glicêmico, pois não consumimos apenas um alimento, mas, sim, refeições preparadas com certa quantidade de alimentos. Para responder ao problema, foi criado o conceito de carga glicêmica. A carga glicêmica (CG) considera tanto a quantidade quanto a qualidade do carboidrato em uma refeição. A carga glicêmica é igual ao índice glicêmico multiplicado pelos gramas de carboi-

Tabela 3.4 Índice glicêmico de alimentos comuns. Pão branco e glicose usados como alimentos de referência

Alimento de referência	Índice glicêmico Pão branco = 100	Glicose = 100
Pão branco[1]	100	71
Batata Russet assada[1]	107,7	76,5
Purê de batata instantâneo[1]	123,5	87,7
Batata vermelha cozida (quente)[1]	125,9	89,4
Batata vermelha cozida (fria)[1]	79,2	56,2
Muffin de farelo[2]	85	60
Coca-Cola[2]	90	63
Suco de maçã natural[2]	57	40
Suco de tomate[2]	54	38
Bagel[2]	103	72
Pão de centeio integral[2]	89	62
Pão de centeio com sementes[2] (Pão preto)	58	41
Pão de trigo integral[2]	74	52
Cereal All-Bran[2]	54	38
Cereal matinal de aveia (Cheerios[2])	106	74
Corn Flakes[2]	116	81
Cereal com uva-passa[2]	87	61
Milho-verde[2]	86	60
Cuscuz[2]	81	61
Arroz[2]	73	51
Arroz integral[2]	72	50
Sorvete[2]	89	62
Leite de soja[2]	63	44
Maçã crua[2]	57	40
Banana[2]	73	51
Laranja[2]	69	48
Abacaxi cru[2]	94	66
Feijão cozido[2]	57	40
Feijão seco[2]	52	36
Feijão-roxo[2]	33	23
Lentilhas[2]	40	28
Espaguete, trigo Durum (cozido)[2]	91	64
Espaguete integral (cozido)[2]	32	46
Sacarose[2]	83	58

[1] Cf. Fernandes, Velangi e Wolever.[16]

[2] Cf. Foster-Powell, Holt e Brand-Miller.[18] Reimpressão permitida.

Muitas tabelas publicadas fornecem o índice glicêmico de diferentes alimentos. A mais completa é uma tabela internacional,[18] e alguns exemplos foram reproduzidos na **Tabela 3.4**, com o índice glicêmico das batatas. Lembre-se de que os alimentos são diferentes em diversas regiões do mundo. Os índices glicêmicos listados nessa tabela devem ser usados para mostrar tendências e não para preparar dietas. O índice glicêmico e a carga glicêmica mostraram-se úteis na avaliação do risco de desenvolvimento de doenças crônicas e obesidade. Um dos fatores de risco dessas doenças crônicas parece estar relacionado à quantidade de elevação da glicose sanguínea e ao tempo que os níveis de glicose permanecem elevados.

Metabolismo integrado em tecidos

O destino metabólico dos monossacarídeos depende, em grande parte, das necessidades energéticas do corpo. A atividade de algumas vias metabólicas é regulada de acordo com essas necessidades, de forma que algumas podem ser estimuladas, e outras, suprimidas. Os mecanismos reguladores mais importantes são a ativação ou a supressão de enzimas hormonais (que envolvem a ação de hormônios como a insulina, o glucagon, a epinefrina e os hormônios corticosteroides) e alostéricas (ver Capítulo 1). As enzimas alostéricas promovem a regulação de algumas vias, uma vez que suas atividades podem ser alteradas por compostos chamados moduladores. Um modulador negativo de uma enzima alostérica reduz a atividade da enzima, o que diminui a velocidade de sua reação de catalisação, enquanto um modulador positivo acelera a atividade da enzima alostérica e aumenta a velocidade da reação. O efeito de um modulador, negativo ou positivo, ocorre na sua enzima alostérica como resultado de mudanças na concentração dele. Os mecanismos pelos quais o metabolismo é regulado são estudados detalhadamente na seção "Regulação do metabolismo".

As vias metabólicas do uso e armazenamento de carboidratos (**Tabela 3.3**) são a **glicogênese** (síntese de glicogênio), a **glicogenólise** (quebra do glicogênio) e a **glicólise** (oxidação de glicose), a **via hexose-monofosfato** (produção de monossacarídeos carbono 5 e de NADPH), o **ciclo de ácido tricarboxílico (ciclo TCA)** (oxidação de piruvato e acetil-CoA), às vezes chamado ciclo de Krebs ou ciclo do ácido cítrico, e a **gliconeogênese** (síntese de glicose a partir de precursores que não o carboidrato). Um panorama abrangente dessas vias é mostrado na **Figura 3.12**. Uma revisão detalhada dos metabólitos intermediários das vias, dos locais de regulação e principalmente das suas funções é apresentada num esquema genérico nas seções a seguir. As vias detalhadas que mostram os nomes dos produtos químicos e apresentam suas estruturas são retomadas nas figuras finais. Estas são seguidas de uma apresentação das reações de cada uma e de comentários adicionais que são particularmente importantes do ponto de vista nutricional. Uma vez que a glicose tem papel central na nutrição por carboidratos, seu destino metabólico é aqui apresentado. A função da frutose e da galactose nas vias metabólicas é considerada mais adiante neste capítulo.

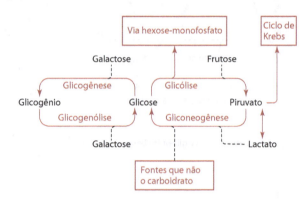

Figura 3.12 Reação da glicogênese. Síntese do glicogênio a partir da glicose.

Glicogênese

O termo glicogênese refere-se à via pela qual a glicose é, no fim, convertida em glicogênio. Essa via é particularmente importante em relação aos hepatócitos porque o fígado é o lugar mais importante para a síntese e o armazenamento de glicogênio, o qual é responsável por cerca de 7% do peso úmido do fígado. O glicogênio do fígado pode ser fracionado em glicose e entrar novamente no fluxo sanguíneo. Portanto, ele tem um papel importante na manutenção da homeostase de glicose sanguínea. Os outros locais importantes para o armazenamento de glicogênio são o músculo esquelético e, em bem menor grau, o tecido adiposo. No músculo esquelético humano, o glicogênio representa normalmente menos de 1% do peso úmido do tecido. A maioria do glicogênio do organismo (aproximadamente 75%) é armazenada no músculo, porque ele representa uma parcela muito maior do peso corporal do que o fígado. Contudo, o glicogênio do fígado é mais importante na manutenção da homeostase da glicose sanguínea. Os depósitos de glicogênio nos músculos podem ser usados como fonte de energia na fibra muscular quando o corpo é confrontado com uma demanda energética causada, por exemplo, por um esforço físico. A via glicogênica (a síntese de glicogênio) é, portanto, de vital importância para assegurar uma reserva de energia instantânea. A parte inicial da via glicogênica é ilustrada na **Figura 3.13**.

A glicose é fosforilada assim que entra na célula e produz um éster de fosfato no carbono 6 da glicose. Em células musculares, a enzima catalisadora dessa transferência de fosfato do ATP é a hexoquinase, uma enzima alostérica modulada negativamente pelo produto da reação, a glicose 6-fosfato. Isso significa que, quando a célula muscular tem

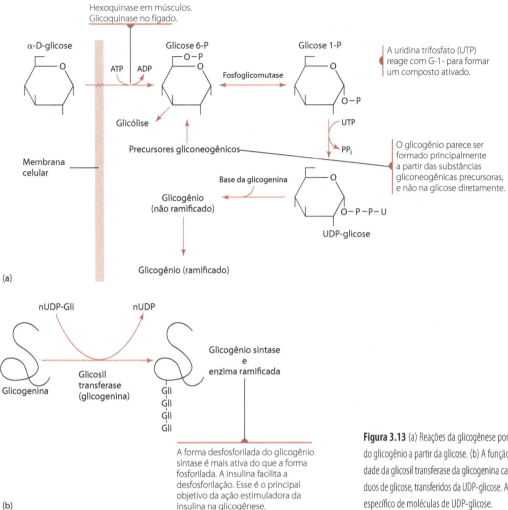

Figura 3.13 (a) Reações da glicogênese por meio das quais se dá a formação do glicogênio a partir da glicose. (b) A função principal da glicogenina. A atividade da glicosil transferase da glicogenina catalisa a ligação de dois a sete resíduos de glicose, transferidos da UDP-glicose. A letra *n* representa um número não específico de moléculas de UDP-glicose.

quantidades adequadas de glicose 6-fosfato, a glicose adicional é fosforilada mais lentamente. A fosforilação de glicose no fígado é catalisada essencialmente pela glicoquinase (que, às vezes, recebe o nome de hexoquinase D). Embora o produto da reação, a glicose 6-fosfato, seja o mesmo, existem diferenças interessantes que o distinguem da hexoquinase. Por exemplo, a hexoquinase é modulada negativamente pela glicose 6-fosfato, ao passo que a glicoquinase não é. Essa característica permite que a glicose excedente que entra na célula do fígado seja fosforilada rapidamente, estimulando a entrada de glicose quando os níveis de glicose sanguínea estão elevados. Além disso, a glicoquinase tem um K_m muito maior do que a hexoquinase, o que significa que ela pode converter a glicose na forma de fosfato mais rapidamente caso a concentração celular de glicose aumente de forma significativa (por exemplo, após uma refeição rica em carboidratos). Nos músculos, o K_m maior da hexoquinase indica que ela está catalisando em velocidade máxima, mesmo com concentrações medianas de glicose. A síntese de glicogênio (glicogênese) é iniciada na presença de glicose 6-fosfato. A fosforilação de glicose, à medida que ela entra nas células do fígado, mantém o nível de glicose livre mais baixo, o que melhora a entrada de glicose para dentro das células do fígado pelo gradiente de concentração entre o sangue e o interior das células do fígado. Portanto, o fígado tem capacidade de reduzir a concentração de glicose sanguínea quando ela está alta. Lembre-se de que o fígado não depende de insulina para transportar glicose para as células, mas a glicoquinase pode ser induzida pela insulina. Os níveis sanguíneos de insulina aumentam com níveis elevados de glicose sanguínea. No caso do diabetes melito tipo 1 (ver o item "Perspectiva" do Capítulo 7, que trata de diabetes), a atividade da glicoquinase está abaixo dos valores normais, porque os pacientes com diabetes tipo 1 têm níveis de insulina baixos, e a glicoquinase não é induzida. A baixa atividade de glicoquinase contribui para a incapacidade de as células do fígado captarem e metabolizarem rapidamente a glicose, o que ocorre mesmo quando o Glut2 do fígado não está regulado pela insulina. O conceito de K_m e sua significância, na medida em que ele se aplica a essa reação, foram apresentados no Capítulo 1. A reação de hexoquinase/glicoquinase consome energia porque a glicose é ativada (fosforilada) à custa de ATP.

O fosfato é transferido do carbono 6 da glicose para o carbono 1, numa reação catalisada pela enzima fosfoglicomutase. Os nucleosídeos trifosfatos que não o ATP funcionam às vezes como substâncias ativadoras no metabolismo intermediário. Na reação seguinte, a energia derivada da hidrólise da ligação α-β-fosfato anidrido da uridina trifosfato (de UTP a UMP) permite que a uridina monofosfato resultante se junte à glicose 1-fosfato para formar a uridina difosfato glicose (UDP-glicose). A glicose é incorporada ao glicogênio como UDP-glicose. A reação é catalisada pela glicogênio sintase e exige um pouco de glicogênio pré-formado como base, com o qual as unidades de glicose em formação podem se ligar. O glicogênio inicial é formado quando um resíduo de glicose faz ligação com um de tirosina de uma proteína chamada glicogenina. Nesse caso, a glicogenina age como base. Resíduos de glicose adicionais são ligados pela glicogênio sintase para formar cadeias de até oito unidades. O papel da glicogenina na glicogênese foi revisto por Smythe e Cohen.[19] Nos músculos, a proteína permanece no núcleo da molécula de glicogênio, mas, no fígado, há mais moléculas de glicogênio do que de glicogenina, de forma que o glicogênio precisa se soltar da proteína. A glicogênio sintase existe na forma ativa (desfosforilada) e em uma forma menos ativa (fosforilada). A insulina facilita a síntese de glicogênio estimulando a desfosforilação da glicogênio sintase. A reação deste é o principal objetivo do efeito estimulante da insulina sobre a glicogênese.

Quando seis ou sete moléculas de glicose são adicionadas à cadeia de glicogênio, a enzima ramificadora as transfere para um grupo C(6)—OH (**Figura 3.14**). A glicogênio sintase não pode formar as ligações α 1-6 dos pontos de ramificação. Essa ação é deixada para a enzima ramificadora, que transfere um segmento de oligossacarídeo de sete resíduos do fim da cadeia principal do glicogênio aos grupos de hidroxila de carbono número 6, ao longo de toda a cadeia (**Figura 3.14**). A ramificação na molécula de glicogênio é muito importante, pois aumenta a solubilidade e a firmeza da molécula. A ramificação também permite que muitas pontas não redutoras das cadeias estejam disponíveis, das quais os resíduos de glicose podem ser removidos rapidamente e usados para a obtenção de energia, no processo conhecido por glicogenólise e descrito na próxima seção. A via geral da glicogênese, como a maioria das vias sintéticas, consome energia, uma vez que um ATP e um UTP são consumidos a cada molécula de glicose introduzida.

Glicogenólise

A energia potencial do glicogênio está contida nos resíduos de glicose que formam sua estrutura. De acordo com as necessidades energéticas do organismo, os resíduos podem ser retirados sistematicamente, um por vez, das pontas das ramificações de glicogênio, e transportados por vias liberadoras de energia. A fragmentação do glicogênio em unidades de glicose individuais, na forma de glicose 1-fosfato, recebe o nome de glicogenólise. Ao contrário da glicogênese, a glicogenólise é regulada por hormônios, e os mais importantes são o glucagon (de origem pancreática) e o hormônio catecolamina epinefrina (produzido na medula adrenal). Esses dois hormônios estimulam a glicogenólise e são usados na reação inicial, da glicogênio fosforilase. Ambos os hormônios funcionam através do mensageiro secundário cAMP, que regula o estado de fosforilação das enzimas envolvidas no processo. O glucagon e a epinefrina funcionam de forma antagônica à insulina, na regulação do balanço entre glicose (livre) e glicose armazenada (glicogênio). As etapas que compõem a glicogenólise são mostradas na **Figura 3.15**.

Quando é preciso obter energia, unidades individuais de glicose são liberadas do glicogênio por meio de um processo de fosforólise, pelo qual as ligações glicosídicas

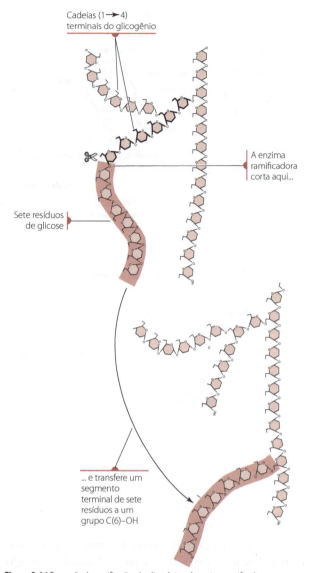

Figura 3.14 Formação de ramificações de glicogênio pela enzima ramificadora.

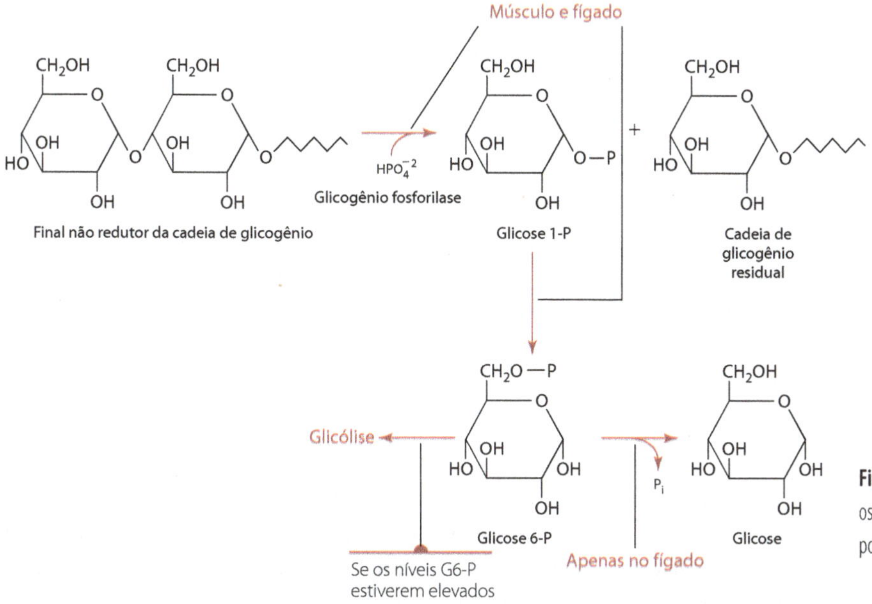

Figura 3.15 Reações de glicogenólise por meio das quais os resíduos de glicose são sequencialmente removidos das pontas não redutoras dos segmentos de glicogênio.

são fracionadas pela adição de fosfato. Os produtos desta reação são a glicose 1-fosfato e o restante da cadeia de glicogênio intacta, menos o resíduo de glicose. A reação é catalisada pela glicogênio fosforilase, um importante regulador metabólico por modulação enzimática tanto hormonal quanto alostérica. A glicogênio fosforilase pode existir tanto como fosforilase a (uma forma ativa fosforilada) quanto como fosforilase b (uma forma desfosforilada, inativa). As duas formas são interconvertidas em outras enzimas, que podem ligar grupos de fosfato à enzima fosforilase ou então remover grupos de fosfato dela. A enzima que catalisa a fosforilação da fosforilase b para sua forma ativa "a" recebe o nome de fosforilase b quinase. A enzima que remove grupos de fosfato da forma ativa "a" da fosforilase, produzindo a forma inativa "b", é chamada de fosforilase a fosfatase. A taxa de fracionamento do glicogênio em glicose 1-fosfato depende, portanto, da atividade relativa das fosforilases a e b.

A regulação da atividade de fosforilase no fracionamento do glicogênio do fígado e dos músculos é complexa. Ela pode envolver a regulação covalente, isto é, a regulação de fosforilação e desfosforilação já descrita, e a regulação alostérica por moduladores. Esses e outros mecanismos de regulação são estudados mais profundamente na seção "Regulação do metabolismo".

- A *regulação covalente* é amplamente influenciada pelos hormônios glucagon e epinefrina. O glucagon age no fígado e tecido adiposo, e a epinefrina, no fígado e tecido muscular. Esses hormônios exercem suas funções estimulando a fosforilase b quinase, o que promove, portanto, a formação do tipo mais ativo ("a") da enzima. Essa ativação hormonal da fosforilase b quinase é mediada pelo cAMP, cuja concentração celular é elevada pela ação dos mesmos hormônios, epinefrina e glucagon.

- A *regulação alostérica* da fosforilase geralmente envolve o modulador positivo AMP, que induz uma mudança como aquela que ocorre na forma inativa "b", resultando em uma forma "b" totalmente ativa. O ATP compete com o AMP pelo local alostérico da enzima. Níveis altos de ATP impedem a mudança para a forma ativa da enzima e tendem a mantê-la em sua forma inativa. Não há nenhuma regulação covalente (fosforilação) em modulações alostéricas.

A interconversão entre fosforilases a e b, junto com as formas ativa e inativa da fosforilase b por regulação covalente e alostérica, são mostradas, respectivamente, na **Figura 3.16**. Para os leitores interessados, estão à disposição, no final do capítulo, textos de bioquímica[1] que tratam de considerações mais abrangentes quanto à forma como a reação de fosforilase é regulada.

Embora a glicogênio fosforilase fracione ligações glicosídicas α 1-4, ela não pode hidrolisar ligações α 1-6. A enzima age repetidamente por porções lineares da molécula de glicogênio até achar resíduos de glicose com quatro pontas num ponto de ramificação α 1-6. Aqui, o processo de degradação é interrompido, retomando somente depois que uma enzima chamada de enzima de desramificação fraciona a ligação α 1-6 no ponto de ramificação.

Sob intensa atividade glicogenolítica, a formação de quantidades elevadas de glicose 1-fosfato precipita a reação de glicose fosfato isomerase na direção da produção do isômero 6-fosfato. A glicose 6-fosfato pode entrar na via oxidativa para a glicose, a glicólise, ou virar glicose livre (no fígado ou rins). A conversão de glicose 6-fosfato para glicose livre requer a ação de glicose 6-fosfatase. Esta enzima funciona em células do fígado e dos rins, mas não se expressa nas células musculares ou nos adipócitos. Assim, a formação de glicose livre é possível a partir do glicogênio do fígado, quando então é transportada pela

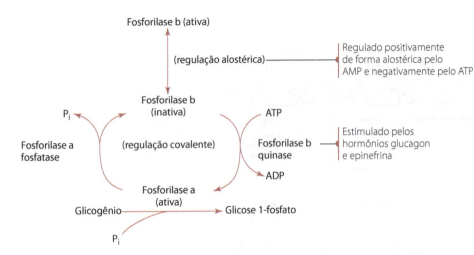

Figura 3.16 Uma visão geral da regulação da glicogênio fosforilase. Ela também é regulada alostericamente pelo AMP e ATP, o que causa mudanças no equilíbrio entre a forma "b" ativa e inativa. O AMP modula positivamente a enzima ao mudar o equilíbrio para sua forma "b" ativa. O ATP inibe o efeito do AMP, favorecendo, portanto, a formação da forma "b" inativa. Para obter mais detalhes, ver, a seguir, a descrição da reação 1 da glicogenólise.

corrente sanguínea para outros tecidos para ser oxidada, mas o glicogênio de músculos não pode contribuir com o nível de glicose sanguíneo. Portanto, o fígado (mas não os músculos) pode controlar a concentração de glicose no sangue. Embora o músculo e, até certo ponto, o tecido adiposo tenham depósitos de glicogênio, esses depósitos podem ser fracionados em glicose apenas para serem usados nas células onde estão armazenados.

Glicólise

A glicólise é a via pela qual a glicose é degradada em duas unidades de piruvato, numa triose. A partir do piruvato, o caminho metabólico que a glicose segue depende, em grande parte, da disponibilidade de oxigênio dentro da célula, e, portanto, diz-se que o caminho é aeróbio ou anaeróbio. Sob condições anaeróbias, ou seja, em uma situação em que falta oxigênio, o piruvato é convertido em lactato. Sob condições normais, a conversão em lactato ocorreria principalmente em momentos de exercícios extremos, em que a demanda por oxigênio, por parte dos músculos que estão trabalhando, excede o que está disponível. O lactato produzido sob condições anaeróbias também pode se propagar do músculo para a corrente sanguínea, sendo carregado até o fígado para ser convertido em glicose. Sob essas condições anaeróbias, a glicólise libera uma pequena quantidade de energia utilizável que pode ajudar a sustentar os músculos mesmo em caso de falta de oxigênio. Prover essa energia é a função principal da via anaeróbia da glicose em lactato. A glicólise anaeróbia é a única fonte de energia para os eritrócitos, uma vez que as células vermelhas do sangue não contêm mitocôndrias. O cérebro e o TGI produzem boa parte da energia de que precisam através da glicólise.

Sob condições aeróbias, o piruvato pode ser transportado para dentro da mitocôndria e participar do ciclo de Krebs, no qual ele é complexamente oxidado na forma de CO_2 e H_2O. A oxidação completa é acompanhada pela liberação de quantidades relativamente grandes de energia, boa parte da qual é armazenada como ATP por um mecanismo de fosforilação oxidativa. As enzimas glicolíticas funcionam dentro da matriz citoplasmática da célula, mas as enzimas que catalisam as reações do ciclo de Krebs estão localizadas dentro da mitocôndria. Portanto, o piruvato precisa penetrar na mitocôndria para ser completamente oxidado. A glicólise que é seguida pela atividade do ciclo de Krebs (catabolismo aeróbio da glicose) exige um grande suprimento de oxigênio, condição geralmente satisfeita por células normais e em repouso dos mamíferos. Em situação normal e aeróbia, a oxidação completa do piruvato geralmente ocorre com a formação de uma pequena quantidade de lactato. A principal importância da glicólise no metabolismo da energia, portanto, é viabilizar a sequência inicial de reações (ao piruvato), necessárias para a oxidação completa da glicose pelo ciclo TCA, que fornece quantidades relativamente grandes de ATP.

Em células que carecem de mitocôndrias, como o eritrócito, a via da glicólise é a única provedora de ATP pelo mecanismo da fosforilação de nível substrato do ADP, apresentado mais adiante neste capítulo. Quase todos os tipos de células realizam glicólise, mas boa parte da energia proveniente dos carboidratos tem origem no fígado, no tecido muscular e no tecido adiposo, que, juntos, formam a maior parte da massa total do organismo. A via da glicólise, tanto sob condições aeróbias quanto anaeróbias, é resumida na **Figura 3.17**. O modo como a glicose que vem da glicogenólise, da frutose dietética e da galactose dietética dá entrada na via metabólica também é apontado na figura. A seguir, alguns comentários a respeito de certas reações.

❶ A reação hexoquinase/glicoquinase consome 1 mol de ATP/mol de glicose. A hexoquinase nos músculos (mas não a glicoquinase) é regulada negativamente pelo produto da reação, a glicose 6-fosfato. A glicoquinase no fígado (mas não a hexoquinase) é induzida por insulina.

❷ A glicose fosfato isomerase (que também recebe o nome de hexose-fosfato isomerase) catalisa a interconversão dos isômeros-glicose 6-fosfato em frutose 6-fosfato.

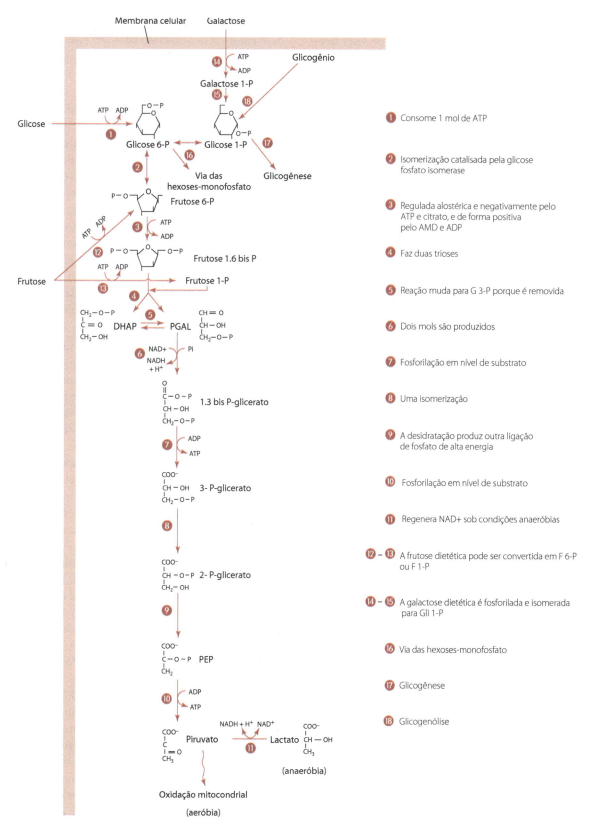

Figura 3.17 Glicólise, indicando a forma de entrada da glicose, da frutose, do glicogênio e da galactose na glicólise.

❸ A reação fosfofrutoquinase, local de regulação bastante importante, é modulada (por mecanismos alostéricos) negativamente pelo ATP e pelo citrato, e também, possivelmente, pelo AMP e ADP. Em outras palavras, quando a célula tem reservas energéticas suficientes (ATP), a via glicolítica é inibida e não produz energia adicional. Outro ATP é consumido na reação. Essa importante reação também é regulada do ponto de vista hormonal pelo glucagon (por indução), conforme descrito mais adiante neste capítulo.

❹ A reação de aldolase resulta no fracionamento de uma hexose (frutose) bifosfato em duas trioses fosfato: gliceraldeído 3-fosfato e di-hidroxiacetona fosfato (DHAP). O prefixo "bi" remete à presença de dois fosfatos em átomos de carbono diferentes. O prefixo "di" significa que os dois fosfatos estão ligados um ao outro e também a um único átomo de carbono.

❺ Os isômeros gliceraldeído 3-fosfato e di-hidroxiacetona fosfato são interconvertidos pela enzima triosefosfato isomerase. Em um sistema isolado, o equilíbrio favorece a formação de DHAP. Entretanto, no ambiente celular, ele é voltado totalmente para a produção de gliceraldeído 3-fosfato, pelo fato de esse metabólito fugir continuamente do equilíbrio em função da reação seguinte, que é catalisada pelo gliceraldeído 3-fosfato desidrogenase.

❻ Nessa reação, o gliceraldeído 3-fosfato é oxidado em ácido carboxílico, enquanto o fosfato inorgânico é incorporado como ligação anidrido de alta energia. A enzima é o gliceraldeído 3-fosfato desidrogenase, que usa NAD^+ como cossubstrato aceptor de hidrogênio. Sob condições aeróbias, o NADH formado é reoxidado em NAD^+ através do O_2 por meio da cadeia de transporte de elétrons na mitocôndria, como será explicado na próxima seção. A razão pela qual o O_2 não é necessário para sustentar a reação de conversão do gliceraldeído 3-fosfato em bis-fosfato-glicerato é que, sob condições anaeróbias, o NAD^+ consumido é restaurado por uma reação subsequente, convertendo o piruvato em lactato (ver reação a seguir).

❼ Essa reação, catalisada pelo fosfoglicerato quinase, exemplifica uma fosforilação em nível de substrato do ADP. A seguir, faz-se uma revisão detalhada da fosforilação do ADP em nível de substrato, por meio da qual o ATP é formado a partir do ADP pela transferência de um fosfato de uma molécula doadora de alta energia. Dois ATPs são sintetizados, uma vez que a glicose (uma hexose) forma duas trioses.

❽ A fosfogliceromutase catalisa a transferência do grupo fosfato do carbono de número 3 para o carbono de número 2 do ácido glicérico.

❾ A desidratação do 2-fosfoglicerato pela enzima enolase introduz uma ligação dupla, que fornece muita energia à ligação de fosfato.

❿ O fosfoenolpiruvato (PEP) doa seu grupo fosfato ao ADP, numa reação catalisada pela piruvato quinase. Esse é o segundo local na via glicolítica para a fosforilação do ADP em nível de substrato para fazer mais dois ATPs.

⓫ A reação lactato desidrogenase transfere dois hidrogênios do NADH e H^+ ao piruvato, reduzindo-o a lactato. O NAD^+ é formado na reação e pode substituir o NAD^+ consumido anteriormente sob condições anaeróbias. Essa reação é ativada mais frequentemente em situações de falta de oxigênio, como a que ocorre em atividade muscular prolongada. Sob condições normais e aeróbias, o piruvato penetra na mitocôndria para ser oxidado completamente. Uma terceira opção disponível para o piruvato, e importante, é sua conversão no aminoácido alanina por transaminação, isto é, uma reação na qual o piruvato adquire um grupo amina do aminoácido glutamato (Capítulo 6). As vias alternativas do piruvato, aliado ao fato de que ele também é o produto do catabolismo de vários aminoácidos, fazem que ele seja uma ligação importante entre o metabolismo de proteínas (aminoácidos) e o de carboidratos.

⓬ e ⓭ Essas duas reações fornecem os meios para a entrada da frutose dietética na via glicolítica. A frutose é um importante elemento na dieta comum dos norte-americanos, na medida em que quase metade do carboidrato consumido são a sacarose e o xarope de milho rico em frutose, cada vez mais popular como adoçante de alimentos.* A fosforilação da frutose na função frutose 6-fosfato não ocorre em outros tecidos, exceto no fígado. A frutose é fosforilada diretamente pela hexoquinase para formar a frutose 6-fosfato. Esta é uma reação relativamente pouco importante, já que o fígado absorve quase toda a frutose dietética em sua primeira passagem. A reação de hexoquinase é lenta e se dá somente na presença de altos níveis de frutose. A fosforilação da frutose em frutose 1-fosfato é a forma principal através da qual a frutose é convertida em metabólitos de glicólise. A fosforilação ocorre no carbono de número 1 e é catalisada pela frutoquinase, uma enzima encontrada apenas em células do fígado. A frutoquinase 1-fosfato é dividida, a seguir, pela aldolase (que recebe o nome de aldolase B para ser distinta da enzima que age na frutose 1,6-bifosfato), formando o DHAP e o gliceraldeído. O gliceraldeído pode então ser fosforilado pela gliceraldeído quinase (ou trioquinase), à custa de um segundo ATP para produzir o gliceraldeído 3-fosfato. Essa reação converte a frutose nos intermediários glicolíticos, que podem então seguir a via da formação de piruvato e oxidação mitocondrial. Como alternativa, os intermediários tricarbonos podem ser usados no fígado para produzir glicose livre por meio da reversão da primeira parte da via glicolítica mediante ação de enzimas gliconeogênicas. A formação de glicose a par-

---

* No Brasil, a sacarose (outro nome dado ao açúcar) também é um componente da dieta. Esse produto é comumente adicionado aos alimentos, às bebidas e aos mais variados produtos alimentícios industrializados (N. do RT).

tir da frutose será particularmente importante se a frutose fornecer a maior fonte de carboidratos na dieta. Como a fosforilação da frutose é essencialmente responsabilidade do fígado, o consumo de grandes quantidades de frutose pode acabar com o ATP hepatócito, reduzindo, portanto, a taxa de vários processos biossintéticos, como a síntese de proteínas.

⑭ Como a glicose e a frutose, a galactose é primeiramente fosforilada. A transferência do fosfato do ATP é catalisada pela galactoquinase, e o éster fosfato resultante está no carbono número 1 do açúcar. A maior fonte dietética de galactose é a lactose, da qual a galactose é liberada pela lactase durante a absorção.

⑮ A galactose 1-fosfato pode ser convertida em glicose 1-fosfato através dos intermediários uridina difosfato (UDP)-galactose e uridina difosfato (UDP)-glicose. A enzima galactose 1-fosfato uridil transferase transfere o resíduo de fosfato uridil da UDP-glicose à galactose 1-fosfato, produzindo glicose 1-fosfato e UDP-galactose. Em reação catalisada pela epimerase, a UDP-galactose pode ser convertida em UDP-glicose, forma a partir da qual pode ser convertida em glicose 1-fosfato (pela reação de uridil transferase já descrita) ou incorporada no glicogênio pela glicogênio sintase, como descrito anteriormente, na seção "Glicogênese". Ela também pode entrar na via glicolítica como glicose 6-fosfato, o que é possibilitado pela série de reações UDP-glicose glicose 1-fosfato glicose 6-fosfato. Como glicose 6-fosfato, ela também pode ser hidrolisada para liberar glicose em células do fígado (mas não em células musculares).

⑯ Esse é o ponto no qual a glicose 6-fosfato entra numa via chamada via das hexoses-monofosfato (a via pentose-fosfato), que é apresentada mais adiante neste capítulo.

⑰ Esse é o ponto de entrada da glicose 1-fosfato na glicogênese, síntese de glicogênio.

⑱ Pela glicogenólise, a glicose armazenada no glicogênio pode entrar na via oxidativa de glicose (glicólise).

Fosforilação em nível de substrato

A apresentação anterior sobre o metabolismo da glicose expôs várias reações catalisadas por enzimas que tiveram como resultado produtos fosforilados. Pensar nesses produtos em termos de ligações de fosfato de alta e de baixa energia é fácil, com o ATP e outros trifosfatos nucleosídeos sendo de alta energia, e os ésteres de fosfato representando baixa energia. Entretanto, a ampla gama de energia de ésteres, além do fato de alguns componentes fosforilados terem energia ainda maior que a do ATP, complica o conceito de alta energia/baixa energia. O fosfoenolpiruvato e o 1,3-difosfoglicerato, que ocorrem como intermediários na via metabólica da glicólise, bem como a fosfocreatina, importante fonte de energia para a contração muscular, são exemplos de compostos que têm energias de ligação de fosfato significativamente maiores do que a do ATP. As estruturas desses compostos, em especial as ligações de fosfato, são mostradas na **Figura 3.18**. Note que ligações de "alta energia" são caracterizadas por uma linha ondulada (~ ou til), que indicam que a energia livre da hidrólise é maior do que a de ésteres de fosfato mais estáveis. A **Tabela 3.5** (na página 90) lista a energia livre padrão da hidrólise de alguns compostos que contêm fosfato, tanto em Kcal quanto em kJ.

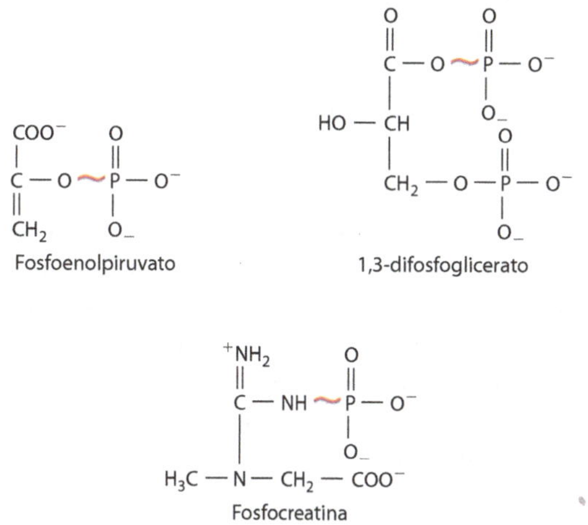

Figura 3.18 Exemplos de componentes de fosfato de alta energia. As ligações de fosfato representadas pelas linhas onduladas contém mais energia do que a ligação terminal de fosfato do ATP, o que permite que seja energeticamente possível transferir, de forma enzimática, esses grupos de fosfato para o ADP.

O ciclo do ácido tricarboxílico

O ciclo do ácido tricarboxílico (ciclo TCA), que também recebe o nome de ciclo de Krebs ou do ácido cítrico, está à frente do metabolismo de energia do organismo. Pode ser uma via catabólica ordinária e definitiva, uma vez que os produtos do carboidrato, das gorduras e dos aminoácidos que integram esse ciclo podem ser totalmente oxidados em CO_2 e H_2O, com a consequente liberação energética. Estima-se que mais de 90% da energia liberada de alimentos resulte da oxidação durante o ciclo de Krebs. Entretanto, nem todas as substâncias que entram no ciclo são totalmente oxidadas. Alguns intermediários do ciclo de Krebs são usados na formação de glicose pelo processo de gliconeogênese (apresentado adiante), e alguns podem ser convertidos em certos aminoácidos por transaminação (Capítulo 6).

O ciclo de Krebs se localiza na matriz da mitocôndria. A saída de alta energia desse ciclo é atribuída ao transporte de elétrons mitocondriais, sendo a fosforilação oxidativa a fonte de formação de ATP, conforme explicado mais adiante neste capítulo. As reações de oxidação que ocorrem no ciclo são, na verdade, desidrogenizações, nas quais uma enzima catalisa a remoção de dois hidrogênios (½H_2) em um cossubstrato aceptor como o NAD^+ ou FAD. Como ambas as enzimas do ciclo e os carregadores de enzimas e de elétrons são compartimentalizados dentro da mitocôndria, os cossubstratos reduzidos – NADH e $FADH_2$ – são reoxidados rapidamente por O_2 através da cadeia de transporte de elétrons, localizada na membrana interior da mitocôndria.

Além de produzir os cossubstratos reduzidos NADH e $FADH_2$, que fornecem a energia quando são oxidados durante o transporte de elétrons, o ciclo de Krebs produz a maioria do dióxido de carbono por meio de reações de descarboxilação. Em termos de metabolismo de glicose, é preciso lembrar que são produzidos dois piruvatos de uma molécula de glicose durante a glicólise citoplasmática. Esses piruvatos, por sua vez, são transportados na mitocôndria, onde a descarboxilação leva à formação de duas unidades de acetil-CoA e duas moléculas de CO_2. Os dois carbonos representados pelo acetil-CoA são incorporados no ácido cítrico, sendo sequencialmente perdidos como duas moléculas de CO_2 através de descarboxilações do ciclo de Krebs. Grande parte do CO_2 produzido é exalado através dos pulmões, embora parte seja usada em algumas reações sintéticas, conhecidas como carboxilações.

Via TCA

A **Figura 3.19** apresenta o ciclo TCA. O acetil-CoA, que se liga com o oxaloacetato para iniciar a via, é formado a partir de várias fontes, incluindo o fracionamento de ácidos graxos, da glicose (através do piruvato) e de alguns aminoácidos. Consideramos aqui a formação de piruvato, pois ele liga a glicólise citoplasmática ao ciclo de Krebs. A primeira reação mostrada na **Figura 3.19** é denominada reação de piruvato desidrogenase. A reação é, na verdade, complexa e exige um sistema multienzimático e vários cofatores, com as enzimas e cofatores contidos em uma unidade isolável chamada complexo piruvato desidrogenase. Os cofatores incluem a coenzima A (CoA), a tiamina pirofosfato (TPP), o Mg^{2+}, o NAD^+, o FAD e o ácido lipoico. São, portanto, necessárias quatro vitaminas para a atividade do complexo: ácido pantotênico (um componente da CoA), tiamina, niacina e riboflavina. O papel dessas vitaminas e de outras, como precursoras de coenzimas, é discutido no Capítulo 9. As enzimas do complexo incluem a piruvato decarboxilase, a di-hidrolipoil desidrogenase e o di-hidrolipoil transacetilase. O efeito geral do complexo é a descarboxilação e a desidrogenização do piruvato, servindo o NAD^+ como aceptor terminal de hidrogênio. Essa reação, portanto, fornece energia, pois a reoxidação do NADH através do transporte de elétrons produz aproximadamente três mols de ATP por fosforilação oxidativa. A reação é regulada de forma alostérica negativa pelo acetil-CoA e NADH, e positivamente pelo ADP e Ca^{2+}.

A condensação do acetil-CoA com oxaloacetato dá início às reações do ciclo de Krebs. A seguir, apresentam-se comentários sobre as reações (**Figura 3.19**). As reações individuais serão apresentadas mais adiante.

❶ A formação de citrato a partir do oxaloacetato e acetil-CoA é catalisada pela citrato sintase. A reação é regulada negativamente pelo ATP.

❷ A isomerização do citrato para isocitrato envolve um aconitato *cis* como intermediário. A isomerização, catalisada pela aconitase, envolve desidratação, seguida por uma hidratação revertida estericamente, o que resulta no reposicionamento do grupo —OH em um carbono adjacente.

❸ Catalisada pela enzima isocitrato desidrogenase, essa é a primeira de quatro reações de desidrogenização que integram o ciclo. A energia dessa reação é fornecida através da cadeia respiratória, pela reoxidação do NADH. Note que a primeira perda de CO_2 no ciclo ocorre nesse local. O CO_2 provém da descarboxilação espontânea de um componente intermediário, o oxalosuccinato (que não é mostrado). A reação é modulada positivamente pelo ADP e negativamente pelo ATP e NADH.

❹ A descarboxilação e desidrogenização do α-cetoglutarato é idêntica, do ponto de vista mecânico, à reação do complexo piruvato desidrogenase, em sua necessidade multienzimática e multicofatorial. Na reação, que recebe o nome de reação α-cetoglutarato desidrogenase, o NAD^+ funciona como aceptor de hidrogênio, e um segundo carbono se perde como CO_2. As reações piruvato desidrogenase, isocitrato desidrogenase e α-cetoglutarato desidrogenase são responsáveis pela perda de três carbonos do piruvato como CO_2.

❺ A energia é conservada na ligação tioéster do succinil CoA. A hidrólise dessa ligação pela succinil tioquinase libera energia suficiente para conduzir a fosforilação do guanosina difosfato (GDP) pelo fosfato inorgânico. O GTP resultante é um composto anidrido de fosfato de alta energia como o ATP. Como tal, o GTP pode servir como doador de fosfato em algumas reações de fosforilação, como em reações envolvidas na gliconeogênese ou glicogênese. O GTP pode transferir seus γ-fosfato para o ADP para formar ATP.

❻ A reação succinato desidrogenase usa o FAD em lugar do NAD^+ como aceptor de hidrogênio. O $FADH_2$ é reoxidado pelo transporte de elétrons em O_2, mas apenas dois ATPs são formados por fosforilação oxidativa, e não três.

❼ A fumarase incorpora os elementos da molécula de H_2O pela ligação dupla do fumarato para formar malato.

❽ A conversão de malato em oxaloacetato completa o ciclo. O NAD^+ age como um aceptor de hidrogênio nessa reação de desidrogenização, catalisada pela malato desidrogenase. Essa reação é a quarta formação de cossubstrato reduzido (3-NADH e 1-$FADH_2$), resultando, portanto, na liberação de mais energia no ciclo.

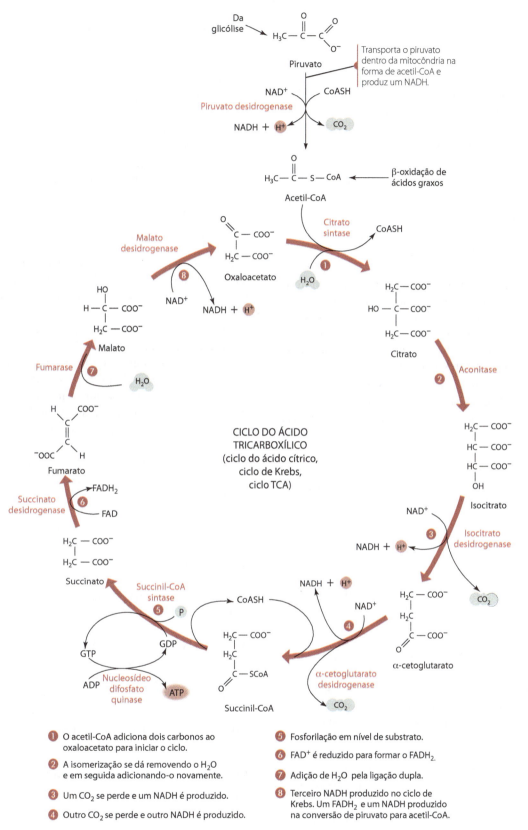

Figura 3.19 Ciclo do ácido tricarboxílico (TCA).

ATPs produzidos por oxidação completa da glicose

A oxidação completa da glicose para CO_2 e H_2O é mostrada na seguinte equação:

$$C_6H_{12}O_6 + 6\,O_2 \longrightarrow 6\,CO_2 + 6\,H_2O + \text{energia}$$

A oxidação completa é realizada pelas sequências de reações combinadas da via glicolítica e do ciclo de Krebs. Por conseguinte, assume-se que três ATPs são formados pela fosforilação oxidativa do NADH e que dois ATPs são formados do FADH$_2$. Como será mostrado adiante neste capítulo, o número real de ATPs formados do NADH está mais próximo de 2,5, sendo, para o FADH$_2$, perto de 1,5. Por conveniência e consistência, continuaremos usando os números (3/2) para os ATPs produzidos a partir do NADH/FADH$_2$. Portanto, sob condições aeróbias, a quantidade de energia liberada conservada como ATP é a seguinte:

❶ A sequência glicolítica, glicose ⟶ dois piruvatos, produz quatro ATPs por fosforilação em nível de substrato. Entretanto, dois ATPs são usados na via, gerando como resultado dois ATPs.

❷ Os dois NADHs formados na sequência glicolítica na reação de gliceraldeído 3-fosfato desidrogenase geram quatro ou seis ATPs, dependendo do sistema de transporte usado para movimentar os equivalentes redutores de NADH na mitocôndria para fins de reoxidação. O sistema de transporte é mostrado mais adiante neste capítulo. De modo geral, são formados seis ATPs, por causa de toda a atividade do sistema de transporte malato-aspartato, como será apresentado adiante (6 ATPs).

❸ A reação intramitocondrial piruvato desidrogenase gera dois mols de NADH, um para cada piruvato oxidado, e, portanto, seis ATPs adicionais por fosforilação oxidativa.

❹ A oxidação de um mol de acetil-CoA no ciclo de Krebs gera 12 ATPs. Esses ATPs se formam em lugares diferentes, indicados pelo número da reação na **Figura 3.19**:
Reação (3): 3 ATPs
Reação (4): 3 ATPs
Reação (5): 1 ATP (como GTP)
Reação (6): 2 ATPs
Reação (8): 3 ATPs

Esse processo gera 12 ATPs × 2 mols de acetil-CoA por mol de glicose, o que equivale a um total de 24 ATPs (24 ATPs).

O número total de ATPs produzidos para a oxidação completa de um mol de glicose é, portanto, 38, equivalente a 262,8 kcal (1.100 kJ). Esse número representa apenas cerca de 40% da energia total que é liberada pelo transporte de elétrons mitocondrial, uma vez que a oxidação biológica é eficiente em apenas 40%. Os 60% restantes, ou aproximadamente 394 kcal (1.650 kJ), são liberados na forma de calor para manter a temperatura corporal.

Para resumir a liberação energética da glicólise em termos de ATP produzido, as reações de fosforilação em nível de substrato têm como resultado dois ATPs. Esses dois ATPs são tudo o que se produz por glicólise anaeróbia. Se o ponto inicial da glicólise for o glicogênio, e não a glicose, a reação da hexoquinase será contornada, sendo, portanto, a geração de energia aumentada em um ATP para a glicólise do glicogênio glicose, sob condições tanto aeróbias quanto anaeróbias.

Entretanto, sob condições anaeróbias, são formados ATPs adicionais por fosforilação oxidativa. O NADH citoplasmático produzido pela glicólise não é usado na reação (anaeróbia) lactato desidrogenase, sendo reoxidado pelos sistemas de transporte para NAD$^+$ pelo transporte de elétrons e pelo oxigênio. A quantidade de ATPs adicionais que são formados depende do sistema de transporte usado para movimentar os hidrogênios de NADH dentro da mitocôndria. Se o sistema malato-aspartato estiver sendo utilizado, serão produzidos seis ATPs, elevando o total para oito. Em tecidos que usam o transporte glicerol 3-fosfato, formam-se somente quatro ATPs por fosforilação oxidativa, para um total glicolítico de seis.

Oxidação do acetil-CoA e intermediários do ciclo do ácido tricarboxílico

É necessário um suprimento estável de unidades quatro-carbono para o ciclo de Krebs oxidar todo o acetil-CoA produzido para CO$_2$ e H$_2$O. Na ausência dos intermediários quatro-carbono, o resultado é a cetoacidose. Abordaremos esse processo rapidamente aqui e de forma mais extensa no Capítulo 5. O acetil-CoA é produzido pela oxidação de ácidos graxos e pelo catabolismo de aminoácidos, bem como do piruvato derivado da glicólise (ver capítulos 5 e 6). Esse aumento no acetil-CoA gera um desbalanceamento entre as quantidades de acetil-CoA e de oxaloacetato, que se condensam um a um estequiometricamente na reação citrato sintase. Para manter o ciclo de Krebs funcionando, o oxaloacetato e/ou outro intermediário do ciclo de Krebs que possam formá-lo deve ser incluído no ciclo. Esse metabolismo existe. O oxaloacetato, o fumarato, o succinil CoA e o α-cetoglutarato podem todos ser formados a partir de alguns aminoácidos, mas o único mecanismo mais importante para garantir um suprimento amplo de oxaloacetato é a reação que forma o oxaloacetato diretamente do piruvato. Essa reação, mostrada na **Figura 3.20**, é catalisada pela piruvato carboxilase. A incorporação *uphill* do CO$_2$ é realizada à custa do ATP, e a reação exige a participação da biotina (ver Capítulo 9). A conversão de piruvato em oxaloacetato é chamada de processo anaplerótico (que abastece), por causa do seu papel no restabelecimento de oxaloacetato no ciclo. É interessante que a piruvato carboxilase seja regulada positivamente pelo acetil-CoA, para acelerar a formação de oxaloacetato em resposta ao aumento dos níveis de acetil-CoA em ascensão.

NADH em glicólise anaeróbia e aeróbia: os sistemas de transporte

Sob condições anaeróbias, o NADH produzido na via da glicólise (a reação gliceraldeído 3-fosfato desidrogenase) não pode passar por reoxidação pelo transporte mitocondrial de elétrons, pois o oxigênio molecular é o agente oxidante mais importante desse sistema. Em vez disso, o NADH é utilizado na reação lactato desidrogenase, que reduz o piruvato para lactato, sendo, então, reoxidado em

NAD⁺ sem o envolvimento do oxigênio. Dessa forma, o NAD⁺ é restaurado para sustentar a reação gliceraldeído 3-fosfato desidrogenase, o que permite que a produção de lactato continue sem oxigênio.

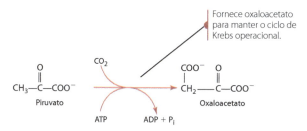

Figura 3.20 A reação pela qual o oxaloacetato é formado diretamente do piruvato.

Quando a glicólise está operando de forma aeróbia e o suprimento de oxigênio é suficiente para permitir a oxidação total da glicose processada, não há formação de ácido lático. Em vez disso, o piruvato penetra na mitocôndria, como faz uma molécula transportadora de átomos de hidrogênio que foram transferidos do NADH para ela. O NADH não pode penetrar na mitocôndria diretamente. Em contrapartida, os equivalentes redutores em forma de transportadores de átomos de hidrogênio (½H₂) removidos do NADH no citoplasma são transportados pela membrana mitocondrial. Uma vez na matriz mitocondrial, os carregadores são desidrogenados enzimaticamente e o NAD⁺ é reduzido em NADH. O NADH pode então ser oxidado pelo transporte de elétrons, gerando consequentemente cerca de três ATPs por mol de NADH por fosforilação oxidativa. Dessa forma, seis ATPs são formados aerobiamente por mol de glicose. O resultado do sistema de transporte é, portanto, equivalente a uma transferência do NADH do citoplasma para dentro da mitocôndria, embora a transferência não ocorra de forma direta.

As substâncias transportadoras que levam os hidrogênios removidos do NADH citoplasmático para dentro da mitocôndria são o glicerol 3-fosfato e o malato. A **Figura 3.21** ilustra como os sistemas de transporte glicerol 3-fosfato funcionam na reoxidação do NADH citoplasmático. Os sistemas de transporte são específicos de alguns tecidos. As funções transportadoras mais ativas do malato-aspartato estão no fígado, rins e coração, enquanto as do glicerol 3-fosfato estão no cérebro e no músculo esquelético.

Sistema de transporte glicerol 3-Fosfato O glicerol-fosfato produzido pela glicólise é oxidado por dois gliceróis-fosfatos desidrogenases diferentes, um no citoplasma e outro na face externa da membrana mitocondrial interna. O transportador glicerol 3-fosfato, em oposição ao transportador malato-aspartato, leva apenas dois ATPs por mol de NADH produzido no citosol, pois a reoxidação intramitocondrial do glicerol 3-fosfato é catalisada por glicerol-fosfato desidrogenase, que usa o FAD, em vez do NAD⁺, como aceptor de hidrogênio. Portanto, se o transporte glicerol 3-fosfato estiver sendo usado, apenas quatro ATPs serão formados aerobiamente por mol de glicose por fosforilação oxidativa (**Figura 3.21**).

Sistema de transporte malato-aspartato O composto de transporte mais ativo, o malato, tem livre permeabilidade à membrana mitocondrial interna. O malato é oxidado pela enzima malato desidrogenase para ácido oxaloacético na matriz da mitocôndria, produzindo NADH como um cofator, que gera cerca de três ATPs por mol. O ácido oxaloacético passa por transaminação pela aspartato aminotransferase para formar o aspartato, que é livremente permeável à membrana interna e pode voltar para o citosol. O efeito é que o NADH se movimenta para dentro da mitocôndria, ainda que a membrana mitocondrial interna seja impermeável a ele (**Figura 3.22**).

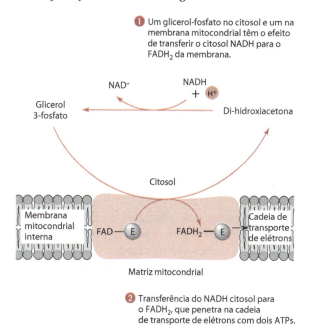

Figura 3.21 Transporte glicerol 3-fosfato.

Formação do ATP

Na abordagem anterior, provou-se que algumas moléculas podem ser ativadas pela transferência de grupos de fosfato do ATP. A fosforilação em si é uma reação endotérmica, mas ela é possibilitada pela hidrólise altamente exotérmica do fosfato terminal do ATP. Para que esses processos se mantenham no organismo, o ADP produzido pela reação precisa ser reconvertido em ATP, para manter a concentração homeostática de ATP celular. Como essa conversão é realizada, considerando a grande quantidade de energia ($\Delta G^0 = +7.300$ cal/mol) ($+35,7$ kJ/mol) exigida pela reação?

É óbvio que as fontes externas que possuem energia considerável precisam ser ligadas à fosforilação do ADP. Na verdade, dois mecanismos funcionam dessa forma: a

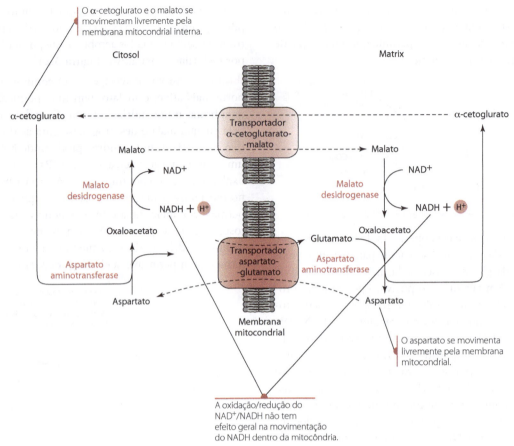

Figura 3.22 Transportador malato-aspartato.

fosforilação em nível de substrato e a oxidativa. A fosforilação em nível de substrato já foi apresentada, mas alguns aspectos ainda serão enfatizados. Do ponto de vista da quantidade de ATP produzida, a fosforilação oxidativa é certamente o mecanismo mais importante entre os dois.

Como apresentado na **Tabela 3.5**, as moléculas fosforiladas têm uma vasta fonte de energia livre da hidrólise de seus grupos de fosfato. Muitas delas liberam menos energia do que o ATP, mas algumas liberam mais. O ΔG^0 da hidrólise dos compostos listados na **Tabela 3.5**, chamado de potencial de transferência de grupo fosfato, é uma medição da capacidade dos compostos de doar grupos de fosfato a outras substâncias. Quanto mais negativo for o potencial de transferência, maior será o poder de doação de fosfato. Portanto, um composto que libera mais energia na hidrólise de seu fosfato pode transferir esse fosfato a uma molécula aceptora com potencial de transferência relativamente mais positivo. Entretanto, para que essa transferência realmente ocorra, deve haver uma enzima específica para catalisar a transferência. Um grupo fosfato pode ser transferido enzimaticamente do ATP para a glicose, numa transferência predefinida na **Tabela 3.5**. Também é possível deduzir, com base nessa tabela, que compostos que possuem um potencial de transferência de grupo fosfato mais negativo

do que o ATP podem transferir fosfato para o ADP, formando o ATP. Esse tipo de reação realmente ocorre no metabolismo. A fosforilação do ADP pela fosfocreatina, por exemplo, constitui um modo de formação de ATP em músculos, e a reação exemplifica uma fosforilação em nível de substrato (**Figura 3.23**).

Tabela 3.5 Energia livre da hidrólise de alguns compostos fosforilados

Composto	ΔG^0 (cal)	ΔG^0 (kJ)
Fosfoenolpiruvato	−14.800	−62,2
1,3-difosfoglicerato	−11.800	−49,6
Fosfocreatina	−10.300	−43,3
ATP	−7.300	−35,7
Glicose 1-fosfato	−5.000	−21,0
Monofosfato de adenosina (AMP)	−3.400	−9,2
Glicose 6-fosfato	−3.300	−13,9

Oxidação biológica e a cadeia de transporte de elétrons

A principal forma pela qual o ATP é formado do ADP é através do mecanismo de fosforilação oxidativa. Esse processo é apresentado detalhadamente aqui, porque o ATP é o maior fornecedor de energia proveniente de carboidratos. A fosforilação oxidativa é também a principal fonte de fornecimento de energia de lipídios e aminoáci-

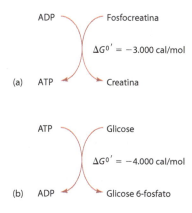

Figura 3.23 (a) Exemplo de uma ligação de fosfato de alta energia sendo transferida do composto de alta energia fosfocreatina para formar o ATP. (b) A transferência da ligação de fosfato de alta energia para um composto que é ativado permite que este entre na via glicolítica.

dos. A energia necessária para formar o ATP é retirada de um depósito de energia gerado pelo fluxo de elétrons de moléculas de substrato em processo de oxidação e pela translocação de prótons (H^+). Os elétrons são, então, submetidos a uma série de compostos intermediários e, no fim, pelo oxigênio molecular, reduzido a H_2O no processo. Os compostos que participam da redução-oxidação sequencial formam a cadeia respiratória, assim chamada pelo fato de a transferência de elétrons ser ligada à absorção de O_2, disponibilizada aos tecidos pela respiração. Adotamos aqui a expressão mais utilizada: cadeia de transporte de elétrons. Essa cadeia funciona dentro da mitocôndria celular. Essas organelas normalmente são apelidadas de estação de energia das células, por causa da grande quantidade de energia que é liberada pelo transporte de elétrons. Essa energia adquire a forma de calor para manter a temperatura corpórea e também é usada para formar o ATP do ADP e do P_i. Assim sendo, a expressão fosforilação oxidativa é utilizada para descrever dois processos que ocorrem simultaneamente:

- a oxidação de um metabólito pelo O_2 através do transporte de elétrons;
- a fosforilação do ADP.

Os processos de oxidação celular de nutrientes, transporte de elétrons e fosforilação oxidativa realizam uma função unificada e devem ser pensados conjuntamente. Eles são explicados mais detalhadamente a seguir.

A oxidação dos nutrientes energéticos de alimentos (carboidratos, proteínas, lipídios e álcool) libera sua energia química inerente, o que permite que esta esteja disponível para o organismo, seja na forma de calor, seja na forma de ATP. Esta seção analisa a natureza dos processos oxidativos que podem ocorrer e que estão diretamente envolvidos na produção de energia.

A oxidação celular de um composto pode ocorrer por várias reações diferentes: adição de oxigênio, remoção de elétrons e remoção de hidrogênios (átomos de H ou ½H_2, não íons de hidrogênio). Todas essas reações são catalisadas por enzimas que recebem o termo coletivo de oxirredutases. Dentre elas, as **desidrogenases**, que removem hidrogênios e elétrons de metabólitos de nutrientes, são particularmente importantes na transformação energética. Os hidrogênios e elétrons removidos dos metabólitos por reações de desidrogenase passam pelos componentes da cadeia de transporte de elétrons e causam a liberação de grandes quantidades de energia. Em reações em que o oxigênio é incorporado a um composto ou em que hidrogênios são removidos de outra maneira que não a desidrogenase, a cadeia de transporte de elétrons não é utilizada, o que significa não liberação de energia. Essas reações são catalisadas por um subgrupo das enzimas oxirredutases geralmente denominadas oxidases; elas não são estudadas detalhadamente nesta seção.

Os íons e elétrons de hidrogênio (que, juntos, são equivalentes a ½H_2) que foram removidos de uma molécula substrato por uma enzima desidrogenase são transferidos para um cossubstrato, como a nicotinamida adenina dinucleotídeo (NAD^+), derivado de vitaminas, ou a flavina mononucleotídeo (FMN). As estruturas desses cossubstratos, em suas formas tanto oxidadas quanto

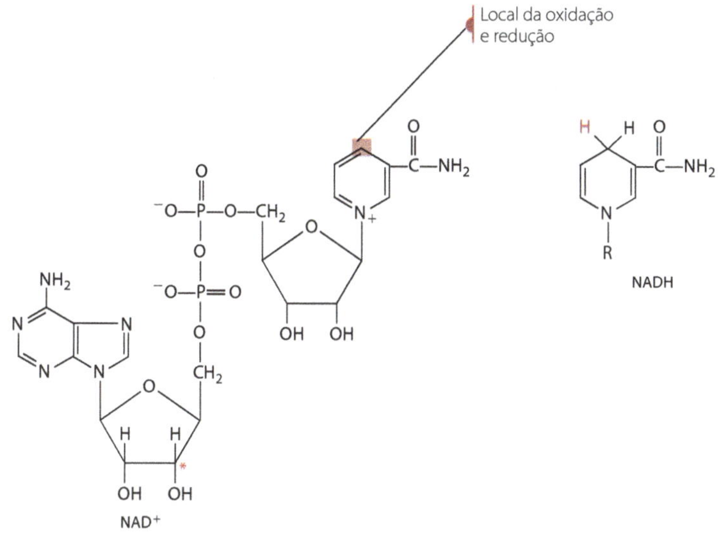

Figura 3.24 Nicotinamida adenina dinucleotídeo (NAD^+) e sua forma reduzida (NADH).

reduzidas, são mostradas nas **figuras 3.24** e **3.25**. Um exemplo de liberação de energia com oxidação é a oxidação do ácido graxo palmitato, que já foi apresentada e se encontra na **Figura 1.14**. Essas reações ocorrem na mitocôndria. O arranjo sequencial de reações na cadeia de transporte de elétrons é mostrado na **Figura 3.26**. Contornam os quatro complexos linhas pontilhadas. Ora o NADH ora o FADH^2 é o aceptor inicial de hidrogênio para a cadeia de transporte de elétrons. Os hidrogênios e elétrons são, então, transferidos enzimaticamente através dos componentes da cadeia de transporte de elétrons e eventualmente pelo oxigênio molecular, que se reduz em H_2O.

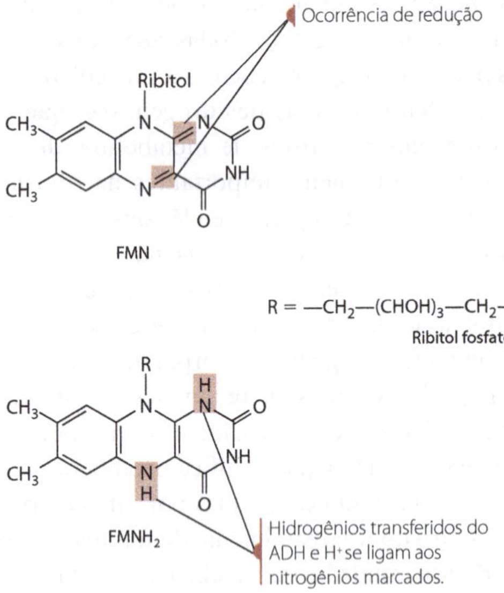

Figura 3.25 Flavina mononucleotídeo (FMN) e sua forma reduzida (FMNH$_2$).

Local anatômico da fosforilação oxidativa

A estrutura da mitocôndria é descrita nas **figuras 1.6** e **1.7**. Retome o Capítulo 1 para ter acesso à descrição da membrana externa, permeável à maioria das moléculas que são menores que 10 quilodáltons, e da interna, que tem uma permeabilidade muito limitada. Lembre-se de que as enzimas do ciclo de Krebs, menos uma, e da oxidação de ácidos graxos, apresentadas no Capítulo 5, estão localizadas na matriz da mitocôndria. A única enzima do ciclo de Krebs que é parte integral da membrana interna é a succinato desidrogenase, cuja importância é abordada mais adiante. A translocação de H^+ (prótons) de dentro da matriz para a porção da membrana interna (o espaço entre a crista e a membrana externa) fornece boa parte da energia que conduz a fosforilação do ADP para formar o ATP. Note os tubos respiratórios na membrana interna (**Figura 1.6**), que também têm um papel importante no mecanismo da fosforilação oxidativa. A cadeia de transporte de elétrons começa com o NADH e o FADH$_2$, para onde é transportada do citoplasma, como mencionado anteriormente, ou produzida dentro da mitocôndria.

Componentes da cadeia de fosforilação oxidativa

A fosforilação de substratos do ADP para formar o ATP na via glicolítica e no ciclo de Krebs já foi apresentada neste capítulo. Essas vias também produzem o NADH e o FADH$_2$, e seu transporte até a mitocôndria já foi analisado. A maior parte do ATP produzido a partir de macronutrientes em alimentos é produzida pela fosforilação associada à cadeia de transporte de elétrons. A **Figura 3.24** mostra a oxidação e a redução que ocorrem no transporte de elétrons para a mitocôndria. Entretanto, essa visão é muito simplista. Na verdade, as reações ocorrem em complexos de proteínas e enzimas associadas. A cadeia de transporte de elétrons é formada por quatro complexos distintos, que podem ser isolados e purificados. O complexo I NADH coenzima Q redutase aceita

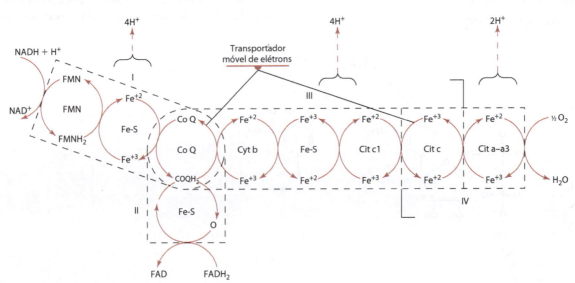

Figura 3.26 Arranjo sequencial dos componentes da cadeia de transporte de elétrons mostrando sua divisão em quatro complexos: I, II, III e IV. A coenzima Q (ubiquinona) é dividida pelos complexos I, II e III. O Cit c é dividido pelos complexos III e IV.

elétrons do NADH e é a ligação com a glicólise, o ciclo de Krebs e a oxidação de ácidos graxos. O complexo II succinato CoQ desidrogenase inclui a succinato desidrogenase ligada à membrana, que é parte do ciclo de Krebs. Tanto o complexo I quanto o II produzem $CoQH_2$. A coenzima Q reduzida é o substrato do complexo III, coenzima Q-citocromo c redutase. O complexo IV é um citocromo oxidase, que é responsável pela redução de oxigênio molecular para formar H_2O. A **Figura 3.27** descreve os complexos de forma esquematizada. Os complexos trabalham de forma independente e estão conectados por aceptores de elétrons móveis, a coenzima Q e o citocromo c. Cada complexo é apresentado brevemente aqui. Para ter uma explicação mais detalhada, consulte um livro de bioquímica geral.[1]

Complexo I NADH-coenzima Q oxirredutase O Complexo I transfere um par de elétrons do NADH para a coenzima Q. A **Figura 3.28** apresenta as estruturas das formas oxidadas e reduzidas da coenzima Q. A enzima também recebe o nome de NADH desidrogenase. O complexo é formado a partir de várias cadeias de polipeptídeos, uma molécula de FMN e vários grupos Fe-S, mais algumas moléculas de ferro. As moléculas de ferro se ligam com o aminoácido cisteína, que contém ferro. O ferro transfere um elétron por vez, alternando-se entre Fe^{+2}/Fe^{+3}. O resultado dessa reação de vários passos é a transferência de elétrons e de hidrogênio do NADH para formar a coenzima Q reduzida, bem como a de íons de hidrogênio do lado da matriz da membrana mitocondrial interna para o lado citosólico da membrana interna. A importância da aglomeração de íons de hidrogênio na porção da membrana interna é apresentada nas próximas seções. A oxidação do NADH através da cadeia de transporte de elétrons resulta na síntese de aproximadamente três moléculas de ATP.

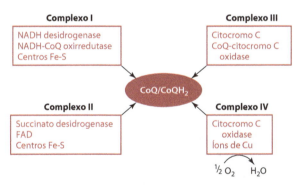

Figura 3.27 Esquema dos módulos de transporte de elétrons que se conectam pela coenzima Q.

Complexo II Contém a succinato desidrogenase, a única enzima do ciclo de Krebs que é parte integral da membrana mitocondrial interna. Além da succinato desidrogenase, o Complexo II contém uma proteína FAD e grupos de Fe-S (similares àqueles mencionados anteriormente). Quando o succinato é convertido em fumarato no ciclo de Krebs, o FAD é reduzido em $FADH_2$, que é oxidado com a transferência de um elétron pelos centros Fe-S para reduzir a coenzima Q numa coenzima QH_2. A oxidação de $FADH_2$ através da cadeia de transporte de elétrons resulta na formação de aproximadamente duas moléculas de ATP.

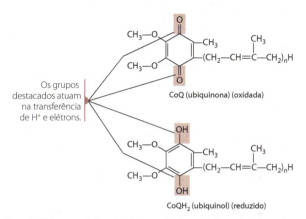

Figura 3.28 Formas oxidada e reduzida da coenzima Q, ou ubiquinona. O n indica o número de unidades de isoprenóis na cadeia lateral (geralmente 10).

Complexo III coenzima Q-citocromo C oxirredutase A coenzima Q reduzida passa seus elétrons para o citocromo c no terceiro complexo da cadeia de transporte de elétrons, em uma via conhecida por ciclo Q. O complexo contém três citocromos diferentes e a proteína Fe-S. Os citocromos contêm moléculas do heme, com uma molécula de ferro no centro. O ferro no centro dos citocromos é oxidado e reduzido, à medida que elétrons passam por ele. Conforme os elétrons passam pelo ciclo Q, os prótons são transportados pela membrana mitocondrial interna. O complexo III colhe dois prótons do lado da matriz da membrana interna e libera na porção interna da membrana quatro prótons para cada par de elétrons que atravessam o complexo. Assim como a coenzima Q, o citocromo é um transportador móvel. Essa característica faz que o citocromo c seja capaz de migrar ao longo da membrana. O citocromo c se associa livremente com a membrana mitocondrial interna do lado da matriz da membrana. Então ele transfere seus elétrons adiante, para o citocromo c oxidase no Complexo IV, que é apresentado a seguir.

Complexo IV É também denominado citocromo c oxidase. Esse complexo aceita elétrons do citocromo c e reduz o oxigênio para formar água. Trata-se da última reação na oxidação dos nutrientes fornecedores de energia (carboidratos, gorduras, proteínas e álcool), para produzir energia química utilizável, na forma de ATP. A estrutura do citocromo c oxidase é conhecida, o qual é formado de várias subunidades. Algumas das subunidades são codificadas do DNA nuclear, e outras do DNA mitocondrial. Essas proteínas finais contêm ferro e cobre. Esses íons de metais oscilam entre o estado oxidado (Fe^{+3}, Cu^{+2}) e o reduzido (Fe^{+2}, Cu^{+1}). O citocromo c oxidase também contém dois citocromos – a e a₃ – que contêm metades do heme diferentes.

O transporte de elétrons pode continuar sem fosforilação, mas a fosforilação do ADP para formar ATP depende do transporte de elétrons. Esse processo é analisado na próxima seção. Um esquema da membrana mitocondrial interna que mostra os quatro complexos da cadeia de transporte de elétrons é apresentado na **Figura 3.29**. A **Tabela 3.6** apresenta a mudança de energia livre em vários pontos da cadeia de transporte de elétrons.

Tabela 3.6 Mudança de energia livre em vários lugares da cadeia de transporte de elétrons e locais de fosforilação

Reação	ΔG⁰' (cal/mol)	ADP fosforilação
NAD⁺ ⟶ FMN	−922	
FMN ⟶ CoQ	−15.682	ADP + P ⟶ ATP
CoQ ⟶ cit b	−1.380	
cit b ⟶ cit c1	−7.380	ADP + P ⟶ ATP
cit c1 ⟶ cyt c	−922	
cit c ⟶ cit a	−1.845	
cit a ⟶ ½O₂	−24.450	ADP + P ⟶ ATP

Fosforilação do ADP para formar ATP

A íntima associação entre a liberação de energia e a oxidação pode ser exemplificada pela oxidação do ácido graxo palmitato, apresentada na **Figura 1.14**. Essas reações ocorrem na mitocôndria. Já se examinou a diferença nos valores $E_{0'}$ entre o NAD⁺-NADH para demonstrar que existe energia suficiente para suportar a fosforilação do ADP. A grande mudança de energia livre ocorre por meio da cadeia de transporte de elétrons:

$$\Delta E_{0'} = E_{0'}(O_2) - E_{0'}(NAD^+)$$
$$= 0,82 - (-0,32) = 1,14 \text{ volts}$$

Então:

$$\Delta G = 2(23.062)(1,14) = -52.581 \text{ cal/mol}$$

Sob condições normais, 21.900 cal/mol (3 × 7.300) dessa energia total são conservadas para uso futuro como ATP, enquanto as 30.681 calorias restantes, que representam aproximadamente 60% do total, são liberadas na forma de calor necessário para ajudar a manter uma temperatura corpórea normal. Abordou-se anteriormente a translocação de íons de hidrogênio da matriz para a membrana mitocondrial interna. Essa translocação de íons de hidrogênio exige energia, mas cria, em troca, um depósito de energia potencial que pode ser usada para sintetizar o ATP. O mecanismo da síntese de ATP geralmente aceito foi proposto por Peter Mitchell em 1961. De acordo com Mitchell, a energia armazenada na diferença de concentração de H⁺ entre a matriz da mitocôndria e a porção mitocondrial interna era o impulso para a formação conjunta de ATP. Essa proposta foi batizada de hipótese quimiosmótica. Uma recente análise mostra pesquisas atuais acerca da translocação de prótons.[20] Os principais pontos dessa hipótese serão examinados para fundamentar a compreensão da associação entre a fosforilação e a cadeia de transporte de elétrons.

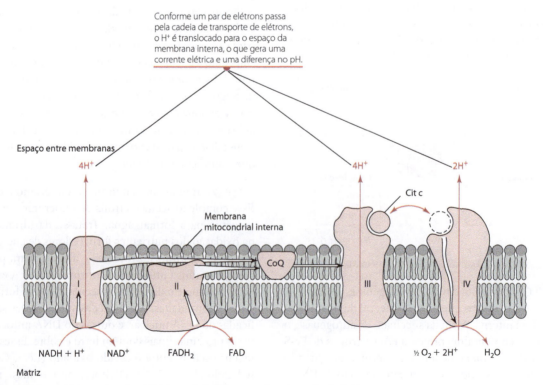

Figura 3.29 A orientação espacial dos complexos da cadeia de transporte de elétrons na membrana interna da mitocôndria.

Translocação do H+

Essas relações energéticas são importantes para a compreensão do balanço energético, que será abordado no Capítulo 8. Essa área de pesquisa tem sido intensa. Muitos elementos da hipótese são apoiados em fatos. Para determinar se a energia do gradiente é suficiente, precisamos verificar o número de íons de hidrogênio translocados em cada complexo. Medições diretas têm sido difíceis e há controvérsia sobre elas. O consenso é que a cada dois elétrons que atravessam o Complexo I (NADH desidrogenase), 4 H+ são translocados, para cada par de elétrons que atravessa o Complexo III, 4 H+ são translocados, e, para o Complexo IV, outros 2 H+ são translocados por cada par de elétrons que atravessa o complexo. Nenhum íon de hidrogênio é translocado no Complexo II. Isso significa que, para cada NADH oxidado em água, dez íons de hidrogênio são translocados da matriz para a superfície intermembrana. A corrente elétrica pela membrana interna muda por causa dos íons positivos de hidrogênio da superfície intermembrana, cuja diferença é estimada em aproximadamente 0,18 volt. Está também acordado que a diferença de pH entre a matriz mitocondrial e a membrana interna é de uma unidade. Com base nessas suposições, a energia livre disponível é de −94,49 kcal/mol (−23,3 kJ/mol). Essa é a energia livre potencial que está disponível para movimentar prótons de volta à matriz da mitocôndria e, ao mesmo tempo, integrar a fosforilação do ADP para ATP. Paul Boyer e John Walker dividiram, em 1997, o Prêmio Nobel de Química por seus trabalhos na área da ATP sintase. Uma retomada da pesquisa de Paul Boyer sobre a ATP sintase reúne várias décadas de trabalho.[21]

ATP Sintase

A disparidade tanto na concentração de íons hidrogênio quanto na carga elétrica em ambos os lados da membrana interna da mitocôndria já foi discutida. A ATP sintase é composta de sete cadeias de polipeptídeos e também contém três subunidades hidrofóbicas, que formam um canal através da membrana que movimenta prótons e dirige a síntese de ATP. Os canais são construídos de agregados de proteínas e existem na forma de dois setores diferentes, designados como F_1 e F_0. O F_1 é o setor catalítico, localizado do lado da matriz da membrana. O F_0 é o setor da membrana que está essencialmente envolvido na translocação de prótons (**Figura 3.30**). Juntos, esses componentes formam o que se chama de agregado F_0F_1 ATPase (ou ATP sintase), igualmente denominado complexo V. O refluxo de prótons fornece a energia necessária à síntese de ATP do ADP e do P_i. O fluxo de prótons segue do setor F_0 para a dianteira do F_1, que conta com pontos de ligação para o ADP e para o P_i. Estima-se que um átomo de oxigênio do fosfato inorgânico reaja com dois dos prótons energéticos, eliminando o H_2O da molécula. O mecanismo da fosforilação preciso é complicado e envolve o movimento espacial do complexo proteico.

Lembre-se de que a energia disponível da oxidação do NADH (+H+) é suficiente para produzir cerca de três ATPs pela fosforilação de três ADPs. As pesquisas atuais, baseadas no número de prótons translocados, sugerem que, em teoria, o número é, na verdade, próximo de 2,5 ATPs produzidos para cada NADH. Esse número leva em conta os substratos da ATPase – ADP e P_i – que precisam ser ativamente transportados do citoplasma para dentro da mitocôndria, bem como o produto, o ATP, que precisa ser transportado ativamente para fora. O número estimado de ATPs formados a partir da oxidação do NADH é, portanto, mais próximo de 2,5 do que de 3, e a partir do $FADH_2$ o número é 1,5 e não 2. Ainda há controvérsias quanto ao número correto de ATPs formados. Na maioria dos casos, ainda se convenciona usar o valor estequiometricamente inteiro. Ao longo deste capítulo, aderimos à convenção de atribuir os valores 3 e 2 ao número de mols de ATP produzidos pela oxidação de quantidades molares de NADH e de $FADH_2$, respectivamente. O rendimento geral do ATP pela oxidação de glicose depende do transportador usado para movimentar o NADH para dentro da mitocôndria. Se for usado o transportador glicerol 2-fosfato, o $FADH_2$ é produzido na matriz da mitocôndria e haverá formação de dois ATPs. Se for usado o transportador malato-aspartato, um NADH será produzido na matriz da mitocôndria e três ATPs serão produzidos.

A discussão anterior, acerca da conversão da energia química de carboidratos para formar ATP, é parte do metabolismo de carboidratos. As próximas seções tratam de outros aspectos do metabolismo de carboidratos. Para o leitor interessado, existem outros textos abrangentes que tratam do transporte de elétrons, da fosforilação oxidativa e da translocação de prótons.[22-24]

O DESVIO DA HEXOSE-MONOFOSFATO (VIA PENTOSE-FOSFATO)

A hexose-monofosfato é uma das vias disponíveis à glicose mostrada na **Figura 3.31**. A função de uma via metabólica é gerar intermediários importantes que não são produzidos em outras vias. A via hexose-monofosfato tem dois produtos muito importantes:

- As pentoses-fosfatos são necessárias para a síntese dos ácidos nucleicos encontrados no DNA, RNA e em outros nucleotídeos (**Figura 3.4**).
- O cossubstrato reduzido NADPH é usado em funções metabólicas importantes – incluindo a biossíntese de ácidos graxos (Capítulo 5) –, na manutenção de substratos redutores em células vermelhas do sangue – necessárias para assegurar a integridade funcional das células – e no metabolismo de drogas no fígado.

A via hexose-monofosfato tem início com a oxidação de glicose 6-fosfato em duas reações de desidrogenase

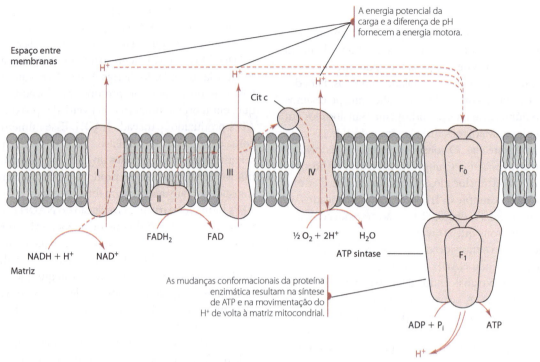

Figura 3.30 Ilustração da fosforilação oxidativa associada à ATP sintase. A energia do transporte de elétrons bombeia prótons para dentro do espaço entre membranas da matriz, contra um gradiente de concentração. A difusão passiva de prótons de volta à matriz através do agregado de F_0F_1 ATP-sintase fornece a energia para sintetizar o ATP do ADP e do fosfato inorgânico. Para mais detalhes, ver texto.

consecutivas, catalisadas pela glicose 6-fosfato desidrogenase (G-6-PD) e pela 6-fosfogliconato desidrogenase (6-PGD). Ambas as reações exigem o $NADP^+$ como cossubstrato, contando com a formação de NADPH como um produto de redução. A primeira reação (G-6-PD) é irreversível e altamente regulada. Ela é fortemente inibida pelo cossubstrato NADPH. A formação de pentose-fosfato é obtida pela descarboxilação de 6-fosfogliconato para formar a pentose-fosfato, ribulose 5-fosfato, que, por sua vez, é isomerada para seu isômero aldose, a ribose 5-fosfato. As pentoses-fosfato podem ser "recicladas" subsequentemente, voltando a ser hexoses-fosfato, graças às reações transcetolase e transaldolase, ilustradas na **Figura 3.31**. Essa reciclagem dos fosfatos de pentose em fosfatos de hexose, portanto, não produz pentoses, mas garante uma farta produção de NADPH à medida que o ciclo se repete.

As células de alguns tecidos têm uma demanda alta de NADPH, particularmente aqueles que são ativos na síntese de ácidos graxos, como a glândula mamária, o tecido adiposo, o córtex adrenal e o fígado. Esses tecidos obviamente utilizam toda a via, reciclando as pentoses-fosfato novamente na forma de glicose 6-fosfato, para repetir o ciclo e assegurar um amplo fornecimento de NADPH. As reações da via que incluem as reações de desidrogenase e, portanto, a formação de NADPH do $NADP^+$ recebem o nome de reações oxidativas da via. Esse segmento da via é ilustrado à esquerda na **Figura 3.31**. A reformação de glicose 6-fosfato a partir das pentoses-fosfato, através de reações catalisadas por transcetolase, transaldolase e hexose-fosfato isomerase, é chamada de reação não oxidativa da via e aparece à direita da **Figura 3.31**. As enzimas transcetolase e transaldolase catalisam reações complexas, nas quais fosfatos de açúcar de três, quatro, cinco, seis e sete carbonos são interconvertidos. Essas reações são explicadas na maioria dos textos de bioquímica.[1]

A reversabilidade das reações transcetolase e transaldolase permite que as hexoses-fosfato sejam convertidas diretamente em pentoses-fosfato, o que evita as reações oxidativas. Portanto, as células que passam por uma taxa de replicação maior e que, consequentemente, têm uma necessidade maior de pentoses-fosfato para a síntese de ácidos nucleicos podem produzir esses produtos dessa forma.

A via é ativa no fígado, no tecido adiposo, no córtex adrenal, na glândula tireoide, nos testículos e em glândulas mamárias que estão produzindo leite. Sua atividade é baixa no músculo esquelético, pela baixa demanda de NADPH (síntese de ácidos graxos) nesse tecido e por causa de sua dependência de glicose e ácidos graxos para o metabolismo de energia. A glicose 6-fosfato pode ser usada tanto para a glicólise quanto para a via pentose-fosfato. A escolha é feita de acordo com o fato de a célula precisar de energia (taxa ATP/ADP) ou de biossíntese (taxa $NADP^+$/NADPH).

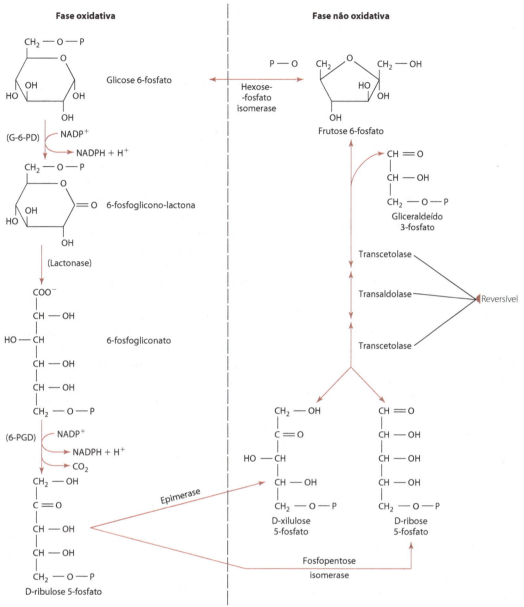

Figura 3.31 Via hexose-monofosfato que mostra a fase oxidativa (lado esquerdo do diagrama) e a fase não oxidativa (lado direito do diagrama). Abreviações: G-6 PD = glicose 6-fosfato desidrogenase e 6-PGD = 6-fosfogliconato desidrogenase.

GLICONEOGÊNESE

A D-glicose é um nutriente essencial para que a maioria das células funcione corretamente. Particularmente, o cérebro e outros tecidos do sistema nervoso central (SNC) e as células vermelhas sanguíneas dependem da glicose como nutriente. Quando o consumo dietético de carboidratos é reduzido e a concentração de glicose sanguínea cai, os hormônios ativam a síntese acelerada de glicose por fontes outras que o carboidrato. O lactato, o piruvato, o glicerol (produto catabólico de triglicerídios) e alguns aminoácidos representam importantes fontes que não os carboidratos. O processo de produção de glicose a partir desses componentes é denominado gliconeogênese. O fígado é o principal local para essa atividade, embora, sob algumas circunstâncias, como fome prolongada, os rins tenham mais importância para a gliconeogênese.

A gliconeogênese é, em essência, uma reversão da via glicolítica. A maioria das enzimas citoplasmáticas que estão envolvidas na conversão de glicose em piruvato catalisa suas reações de forma reversível e, portanto, fornece meios para que o piruvato também seja convertido em glicose. Três reações da sequência glicolítica não são reversíveis: as reações catalisadas pelas enzimas glicoquinase e hexoquinase, a fosfofrutoquinase e a piruvato quinase (pontos 1, 3 e 10 na **Figura 3.17**). Todas essas reações envolvem o ATP e são unidirecionais em função da significativa mudança de energia livre negativa das reações. Assim, o processo de gliconeogênese exige que essas reações sejam evitadas ou contornadas por outros sistemas enzimáticos. A presença ou ausência dessas enzimas determina se um órgão ou tecido é capaz de conduzir a gliconeogênese. Como demonstra a **Figura 3.32**, as reações da glicoquinase e da fosfofrutoquinase podem ser contornadas por fosfatases específicas (glicose 6-fosfatase e frutose 1,6-bifosfatase, respectivamente) que removem os grupos de fosfato por hidrólise.

Contornar a reação piruvato quinase envolve a formação de oxaloacetato como intermediário. O piruvato mitocondrial pode ser convertido em oxaloacetato pela piruvato carboxilase, uma reação que foi apresentada anteriormente como processo anaplerótico. O oxaloacetato, por sua vez, pode ser descarboxilado e fosforilado em fosfoenolpiruvato (PEP) pela PEP carboxiquinase, completando, assim, o processo de evitar a reação piruvato quinase. Entretanto, a reação PEP carboxiquinase é citoplasmática, e por isso o oxaloacetato precisa sair da mitocôndria para submeter-se à ação da enzima. A membrana mitocondrial, entretanto, é impermeável ao oxaloacetato, que, portanto, precisa ser inicialmente convertido em malato (pela malato desidrogenase) ou em aspartato (pela transaminação com o glutamato; ver Capítulo 6), ambos são capazes de atravessar a membrana mitocondrial. Esse mecanismo é similar ao transportador malato-aspartato anteriormente apresentado. No citoplasma, o malato ou o aspartato pode ser convertido em oxaloacetato pela malato desidrogenase ou aspartato aminotransferase (glutamato oxaloacetato transaminase), respectivamente.

As reações para contornar a piruvato quinase também permitem que os esqueletos de carbono de vários aminoácidos penetrem na via gliconeogênica, levando a uma síntese geral da glicose. Esses aminoácidos são, por associação, chamados de glicogênicos. Os aminoácidos glicogênicos podem ser catabolizados em piruvato ou vários intermediários do ciclo de Krebs, ou ser convertidos anaerobiamente em glicose, ao saírem da mitocôndria na forma de malato ou aspartato, como já descrito. A **Figura 3.33** apresenta as reações que mostram a entrada de outras substâncias que não o carboidrato no sistema gliconeogênico, bem como a reação de contornar a piruvato quinase.

Utilização do lactato

A gliconeogênese eficiente é responsável pela capacidade do fígado de controlar os níveis altos de lactato sanguíneo, que pode vir com algum esforço físico exaustivo. O músculo e o tecido adiposo, por exemplo, não têm a capacidade de formar glicose livre de precursores que não o carboidrato, porque não têm glicose 6-fosfato. Portanto, os lactatos musculares e adiposos não podem servir como precursores da glicose livre nesses tecidos ou contribuir para a manutenção de níveis de glicose no sangue. Além disso, as células musculares convertem lactato em glicogênio muito lentamente, sobretudo na presença de glicose (como ocorre quando a glicose vai do sangue para as células musculares ou adiposas). Como lidar, então, com o alto nível de lactato muscular que pode ser encontrado em situações onde há falta de oxigênio? A recuperação é realizada pela capacidade gliconeogênica do fígado. O lactato sai das células musculares e é transportado pela circulação geral do fígado, onde pode ser convertido em glicose. A glicose pode, então, ser devolvida às células musculares para restabelecer suas concentrações homeostáticas. Esse transporte circulatório de lactato vindo dos músculos para o fígado e a devolução de glicose ao músculo são chamados de ciclo de Cori.

Glicogênese eficiente

Ao longo da última década, surgiram evidências durante pesquisas *in vitro* de que a glicose tem uso limitado pelo fígado como único substrato em concentrações fisiológicas, sendo, na verdade, um precursor pobre para glicogênio do fígado. Entretanto, o uso de glicose será significativamente incrementado se substâncias gliconeogênicas adicionais, como frutose, glicerol ou lactato, estiverem disponíveis. A expressão *paradoxo da glicose* se refere à incorporação limitada de glicose no glicogênio quando não existem outras substâncias gliconeogênicas num organismo vivo. Acredita-se atualmente que a glicose ingerida durante uma refeição adote um caminho bastante indireto até o glicogênio. Inicialmente, ela é capturada pelas células vermelhas do sangue na corrente sanguínea e convertida em lactato por glicólise. Em seguida,

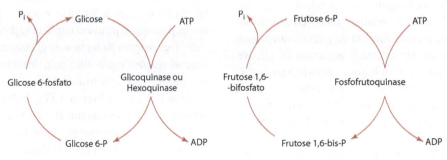

Figura 3.32 Reações das glicoquinase e fosfofrutoquinase.

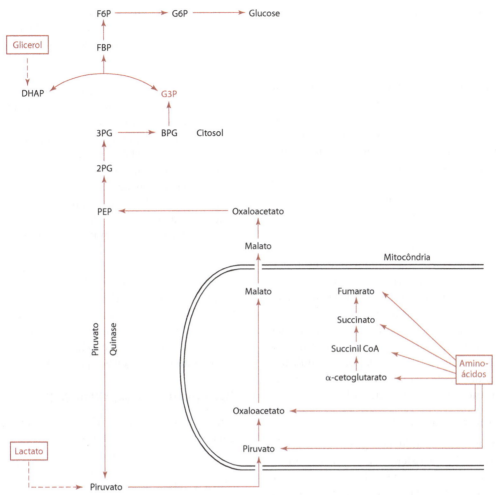

Figura 3.33 Reações da glicogênese que mostram a reação piruvato quinase unidirecional sendo contornada e outras substâncias de não carboidrato, como o glicerol, o lactato e os aminoácidos, entrando na via. Abreviações: G6P = glicose 6-fosfato; F6P = frutose 6-fosfato; FBP = frutose 1,6-bifosfato; DHAP = di-hidroxiacetona fosfato; G3P = gliceraldeído 3-fosfato; BPG = 1,3-bifosfoglicerato; 3PG = 3-fosfoglicerato; 2PG = 2-fosfoglicerato; PEP = fosfoenolpiruvato.

o lactato é capturado pelo fígado e convertido em glicose 6-fosfato por gliconeogênese (e, por fim, em glicogênio).

Regulação do metabolismo

O propósito da regulação é, ao mesmo tempo, manter a homeostase e alterar as reações do metabolismo de forma a cumprir as demandas nutricionais e bioquímicas do organismo. Um excelente exemplo é a regulação recíproca das vias da glicólise, do ciclo de Krebs (catabólicas) e das vias gliconeogênicas (anabólicas). Como a conversão glicolítica da glicose em piruvato libera energia, o processo inverso, a gliconeogênese, precisa consumir energia. Evitar a piruvato quinase é, em si, uma operação energeticamente cara, considerando que é preciso gastar 1 mol de ATP e 1 mol de GTP para converter o piruvato intramitocondrial em PEP extramitocondrial. Esse processo indica que, dentre os fatores que regulam a glicólise, a taxa de atividade da gliconeogênese é o quanto o organismo precisa de energia. Nossa abordagem está centrada nas necessidades energéticas do corpo e em como a regulação pode acelerar ou retardar a atividade das vias metabólicas que contribuem para liberação ou consumo de energia.

De modo geral, a regulação é levada a termo por quatro mecanismos:

- modulação negativa ou positiva de enzimas alostéricas por compostos efetores;
- ativação hormonal por modificação covalente ou indução de enzimas específicas;
- mudanças direcionais em reações reversíveis, por meio de mudanças no reagente ou em concentrações dos produtos;
- translocação de enzimas dentro da célula (assunto abordado no Capítulo 1).

Modulação de enzimas alostéricas

As enzimas alostéricas podem ser estimuladas ou suprimidas por determinados compostos, geralmente formados dentro das vias nas quais as enzimas funcionam. Considera-se que uma enzima alostérica ou reguladora é positiva ou negativamente modulada por uma substância (modulador), de acordo com o fato de a reação ser um estímulo ou uma supressão, respectivamente. Em geral, moduladores alteram a conformação estrutural de suas enzimas alostéricas e causam uma mudança no equilíbrio entre as conformações fechadas e abertas da enzima (esses termos se referem à estrutura tridimensional da enzima). Considera-se que a enzima seja funcionalmente mais ativa em sua forma aberta do que na fechada. Um modulador positivo então causa uma mudança para a configuração aberta, enquanto um modulador negativo muda o equilíbrio para a forma fechada.

Conforme abordado no Capítulo 1, as enzimas alostéricas catalisam reações unidirecionais ou não reversíveis. Os moduladores das enzimas de reações não direcionadas precisam ora estimular ora suprimir a reação em apenas uma direção. Estimular ou suprimir uma enzima que catalisa tanto na direção normal quanto inversa de uma reação não seria muito útil.

AMP, ADP e ATP como moduladores alostéricos

A energia celular tem uma influência profunda nos ciclos produtores de energia. Um sistema regulatório importante no metabolismo de energia é a taxa de concentração celular de ADP (ou AMP) para ATP. O produto normal do fracionamento do ATP é o ADP, mas, na medida em que o ADP aumenta em concentração, parte dele se torna enzimaticamente convertido em AMP. Portanto, o acúmulo de ADP e/ou AMP pode significar um fracionamento excessivo de ATP e seu esgotamento.

AMP, ADP e ATP agem como moduladores de algumas enzimas alostéricas, mas o efeito do AMD ou ADP é oposto ao do ATP. Por exemplo, se o ATP fica acumulado, como pode ocorrer durante um período de relaxamento muscular, ele modula negativamente algumas enzimas reguladoras em vias liberadoras de energia (produtoras de ATP). Esse efeito reduz a produção de mais ATP. Um aumento na concentração de AMP (ou ADP) significa que o ATP se esgotou e que é necessário produzir mais dessa fonte energética. Nesse caso, o AMP ou ADP pode modular positivamente enzimas alostéricas que funcionam em vias liberadoras de energia, à medida que sua concentração aumenta. Eis dois exemplos da modulação pelo AMP:

- a capacidade de o AMP realizar uma mudança da forma inativa de fosforilase b para a forma ativa (**Figura 3.16**) na glicogenólise;
- estímulo do AMP por um mecanismo similar, da enzima fosfofrutoquinase, que catalisa uma reação na via glicolítica.

Pode-se concluir que níveis de AMP elevados se fazem acompanhar de uma atividade aumentada de alguma dessas reações estimuladoras do catabolismo da glicose. A consequente mudança na direção metabólica, consoante à sinalizada pelo acúmulo de AMP, causa a liberação de energia à medida que a glicose é metabolizada e ajuda a restaurar o armazenamento de ATP esgotado.

Além de ser modulada positivamente pelo AMP, a fosfofrutoquinase é modulada positivamente pelo ADP e negativamente pelo ATP. À medida que o armazenamento de ATP aumenta, e a liberação de energia não se faz necessária, o ATP pode sinalizar a desaceleração da via glicolítica naquela reação. A fosfofrutoquinase é uma enzima alostérica extremamente importante que faz o controle de taxas e é modulada por uma grande variedade de substâncias. Sua função reguladora já foi descrita no Capítulo 1.

Outras enzimas reguladoras do metabolismo de carboidrato também são moduladas por ATP, ADP ou AMP. O complexo piruvato desidrogenase, a citrato sintase e a isocitrato desidrogenase são todos modulados negativamente pelo ATP. O complexo piruvato desidrogenase é modulado positivamente pelo AMP, e a citrato sintase e a isocitrato desidrogenase, pelo ADP.

Taxa do efeito regulatório do NADH:NAD$^+$

A taxa de NADH para NAD$^+$ também tem um efeito regulatório importante. Algumas enzimas alostéricas são responsivas a um nível elevado de NADH ou NAD$^+$. Essas coenzimas regulam suas próprias formações através de modulação negativa. Como o NADH é um produto do catabolismo oxidativo do carboidrato, seu acúmulo sinalizaria uma diminuição na atividade da via catabólica. De forma controversa, proporções maiores de NAD$^+$ significam que um sistema está em um estado de prontidão à oxidação e enviariam um sinal modulante para acelerar o catabolismo. Visto por outro ângulo, o nível de NADH durante o jejum é acentuadamente mais baixo do que aquele após uma refeição, uma vez que sua taxa de reoxidação por transporte de elétrons superaria sua formação por oxidação de substratos. O jejum, portanto, logicamente estimula a oxidação de carboidratos pela glicólise e pelo ciclo de Krebs. As reações de desidrogenase, que envolvem a interconversão das formas reduzidas e oxidadas do cossubstrato, são reversíveis. Se as condições metabólicas respondem por um acúmulo do NADH ou NAD$^+$, o equilíbrio muda para que haja mais consumo da forma predominante. O complexo piruvato desidrogenase é modulado positivamente pelo NAD$^+$, enquanto a piruvato quinase, a citrato sintase e o α-cetoglutarato desidrogenase são modulados negativamente pelo NADH.

Regulação hormonal

Os hormônios podem regular enzimas específicas por regulação covalente ou indução enzimática. A regulação covalente é a ligação de um grupo por ligação covalente. Um exemplo desse tipo de regulação é a fosforilação e desfosforilação das enzimas, que as convertem em formas ativas ou inativas. Em alguns casos, a fosforilação ativa e a desfosforilação desativa a enzima. Em outros casos, pode ocorrer o contrário. Exemplos podem ser encontrados na regulação covalente dos glicogênios sintase e fosforilase, enzimas que já foram estudadas nas seções que tratam de glicogênese e glicólise, respectivamente. A fosforilação desativa a glicogênio sintase, enquanto a desfosforilação a ativa. Em contrapartida, a fosforilação ativa a glicogênio fosorilase, e a desfosforilação a desativa.

Outro exemplo importante de regulação covalente por hormônio é o controle pelo glucagon das taxas relativas de glicólise e gliconeogênese no fígado. O controle é dirigido nos locais opostos das reações fosfofrutoquinase (PFK) e frutose bifosfatase (FBPase), processo mediado por um composto chamado frutose 2,6-bifosfato. Diferentemente da frutose 1,6-bifosfato, a frutose 2,6-bifosfato não é um intermediário normal da glicólise, servindo apenas como regulador de atividade da via. *O frutose 2,6-bifosfato estimula a atividade de PFK e suprime a atividade de FBPase, estimulando, com isso, a glicólise e reduzindo a gliconeogênese.* A concentração celular de frutose 2,6-bifosfato é definida pelas taxas médias de sua formação e seu fracionamento. O composto é formado pela fosforilação da frutose 6-fosfato pela fosfofrutoquinase 2 (PFK-2) e fracionado pela frutose bifosfatase 2 (FBPase-2). O número 2 diferencia essas enzimas da PFK e FBPase, que catalisam a formação e o fracionamento, respectivamente, da frutose 1,6-bifosfato. As atividades da PFK-2 e FBPase-2 são expressas por uma única enzima (bifuncional), e a atividade relativa de cada uma delas é controlada pelo glucagon, que estimula a fosforilação da enzima bifuncional, o que resulta num aumento severo da atividade da FBPase-2 e na supressão da atividade da PFK-2. *O glucagon, portanto, estimula a gliconeogênese hepática e suprime a glicólise, reduzindo a concentração de frutose 2,6-bifosfato, modulador positivo da enzima glicolítica PFK.* O resultado final é que, em resposta à queda dos níveis de glicose sanguínea, a liberação de glucagon estimula a gliconeogênese hepática, o que ajuda a restaurar os níveis de glicose sanguínea.

A regulação covalente é geralmente mediada através do cAMP, que age como um segundo mensageiro na ação do hormônio na célula. Lembre-se de que a insulina afeta positivamente, e de maneira muito significativa, a reação glicogênio sintase, e que a epinefrina e o glucagon regulam positivamente o glicogênio fosforilase nos músculos e no fígado, respectivamente. Cada um desses efeitos hormonais é mediado por regulação covalente.

O controle da atividade enzimática por indução hormonal representa outro mecanismo da regulação. As enzimas que funcionam nas vias glicolítica e gliconeogênica podem ser divididas em três grupos:

Grupo 1: *Enzimas glicolíticas*
    Glicoquinase
    Fosfofrutoquinase
    Piruvato quinase

Grupo 2: *Enzimas bifuncionais*
    Fosfoglicoisomerase
    Aldolase
    Triose-fosfato isomerase
    Gliceraldeído 3-fosfato desidrogenase
    Fosfoglicerato quinase
    Fosfogliceromutase
    Enolase
    Lactato desidrogenase

Grupo 3: *Enzimas gliconeogênicas*
    Glicose 6-fosfatase
    Frutose bifosfatase
    PEP carboxiquinase
    Piruvato carboxilase

Como apontado no Capítulo 1, a síntese de enzimas (proteínas) é ora construtiva (em taxa constante), ora adaptiva (em resposta a um estímulo, ou seja, indutiva). Os grupos 1 e 3 são enzimas induzíveis, o que significa que suas concentrações podem aumentar e diminuir em resposta a sinais moleculares, como a mudança sustentada na concentração de determinado metabólito. Essa mudança pode ocorrer por meio de uma mudança prolongada na ingestão dietética de alguns nutrientes. A indução estimula a transcrição de novo RNA mensageiro, programado para produzir o hormônio. É sabido que os hormônios glicocorticoides estimulam a gliconeogênese por indução das enzimas gliconeogênicas-chave, e a insulina pode estimular a glicólise induzindo a síntese elevada de algumas enzimas glicolíticas-chave. As enzimas do grupo 2 não são induzíveis, mas produzidas numa taxa fixa sob controle de sistemas genéticos constitutivos ou basais. Enzimas não induzíveis são necessárias em todos os momentos, num nível de atividade relativamente constante, e seus genes são expressos em um nível mais ou menos constante em basicamente todas as células. Os genes de enzimas que não são induzíveis às vezes recebem o nome de genes de manutenção.

A inter-relação entre vias do metabolismo de carboidratos é exemplificada pela regulação da concentração de glicose sanguínea. A interconversão das vias, um dos assuntos do Capítulo 7, será melhor entendida depois de estudarmos o metabolismo de lipídios e aminoácidos (capítulos 5 e 6). Graças, em grande parte, aos efeitos opostos da insulina e do glucagon, o nível de glicose no soro é normalmente mantido dentro da faixa aproximada de 60 a 90 mg/dL (3,3–5,0 μmol/L) durante o jejum. Quando os níveis de glicose sanguínea são excessivos ou

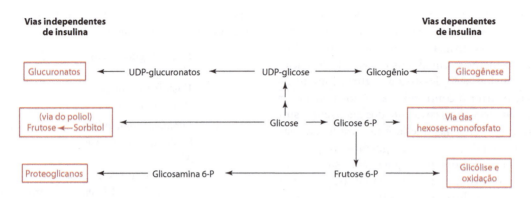

Figura 3.34 Vias independentes e dependentes da insulina para o metabolismo de glicose.

mantidos em altas taxas em função de insuficiência de insulina, outras vias do metabolismo de carboidratos dependentes de insulina se tornam cada vez mais importantes para baixar os níveis de glicose sanguínea. Essas vias dependentes de insulina são indicadas na **Figura 3.34**. Acredita-se que a hiperatividade dessas vias em determinados tecidos seja responsável parcialmente pelas manifestações clínicas do diabetes melito do tipo 1 (ver o item "Perspectiva" dos capítulos 7 e 8).

Mudanças direcionais em reações reversíveis

A maioria das enzimas catalisa reações de forma reversível, e a direção que uma reação reversível priorizada em determinado momento depende muito da concentração relativa de cada reagente e produto. A concentração cada vez maior de um dos reagentes orienta ou força a reação a esboçar outra. Por exemplo, considere os intermediários hipotéticos A e B da via, que são interconvertidos reversivelmente.

Reação 1 ← A ← B ←
Reação 2 → A → B →

A reação 1 pode representar a reação em um estado metabólico estável, no qual a formação de A a partir de B é preferencial em relação à de B proveniente de A. Essa reação mostra uma nítida formação de A a partir de B, como indicam as flechas de direção. A reação 2 mostra que o *status* estável penderá para a formação de B a partir de A se algum evento ou demanda metabólica aumentar a concentração de A acima dos níveis homeostáticos.

Esse conceito é exemplificado pela reação fosfoglicomutase, que interconverte as glicoses 6-fosfato e 1-fosfato, e funciona nas vias da glicogênese e da glicogenólise (**figuras 3.13** e **3.15**). Em períodos de atividade glicogenolítica elevada (rápido fracionamento de glicogênio), a concentração de glicose 1-fosfato aumenta notavelmente, induzindo a reação a formar glicose 6-fosfato. Com o corpo em repouso, a glicogênese e a gliconeogênese são aceleradas, o que aumenta a concentração de glicose 6-fosfato. Esse aumento, por sua vez, leva a reação fosfoglicomutase a formar glicose 1-fosfato e, por fim, glicogênio.

Resumo

Este capítulo tratou de um assunto cuja importância é vital para a nutrição: a conversão da energia contida em moléculas de nutrientes em energia utilizável pelo corpo. Abordou-se uma fonte importante dessa energia: os carboidratos. As fontes de carboidrato dietético mais importantes são os amidos e os dissacarídeos. Durante a digestão, eles são hidrolisados por glicosidases específicas para os seus componentes monossacarídeos, que são absorvidos na circulação a partir do intestino. Os monossacarídeos são, em seguida, transportados para as células de vários tecidos, passando pela membrana externa da célula por transporte facilitado pelos transportadores. A glicose é transportada para dentro das células de vários tecidos distintos pela família de transportadores Glut.

Nas células, os monossacarídeos são primeiramente fosforilados à custa de ATP e então seguem qualquer uma das numerosas vias integradas do metabolismo. A glicose é fosforilada na maioria das células por hexoquinase, mas, no fígado, é fosforilada pela glicoquinase. A frutose é fosforilada principalmente pela frutoquinase no fígado. A galactose é fosforilada pela galactoquinase, também uma enzima do fígado.

A glicose celular pode ser convertida em glicogênio, essencialmente no fígado e no músculo esquelético, ou ser enviada pelas vias liberadoras de energia da glicólise, e do ciclo do ácido tricarboxílico (ciclo TCA) nestes e em outros tecidos para a produção de ATP. As reações glicolíticas convertem a glicose (ou resíduos da glicose a partir do glicogênio) em piruvato. Do piruvato, um caminho aeróbio (oxidação completa pelo ciclo de Krebs) ou anaeróbio (para lactato) pode ser seguido. Quase toda a energia formada pela oxidação de carboidratos em CO_2 e H_2O é liberada no ciclo de Krebs, na medida em que as coenzimas reduzidas são oxidadas pelo transporte de elétrons mitocondrial. Quando a oxidação está completa, cerca de 40% dessa energia são retidos nas ligações de fosfato de alta energia do ATP. Os suprimentos restantes de energia aquecem o corpo.

As substâncias outras, que não o carboidrato, provenientes de outros nutrientes importantes, o glicerol dos triglicerídios (gorduras) e de alguns aminoácidos, podem ser convertidas em glicose ou glicogênio pelas vias da gliconeogênese. O esqueleto do carbono básico dos ácidos graxos não pode ser convertido através de uma síntese geral de glicose, mas alguns desses carbonos encontram seu caminho na molécula de carboidrato. Na gliconeogênese, as reações são basicamente as mesmas reversíveis da glicólise, dirigidas à síntese de glicose, de acordo com a demanda energética reduzida do corpo. Três reações quinases ocorridas na glicólise não são, entretanto, reversíveis e exigem o envolvimento de enzimas e diferentes vias para driblar essas reações no processo da gliconeogênese. O glicogênio muscular fornece uma fonte de glicose para energia apenas para as fibras musculares nas quais está armazenado, pois o músculo não possui a enzima glicose 6-fosfatase, que forma glicose livre a partir da glicose 6-fosfato. Entretanto, a glicose 6-fosfatase é ativa no fígado, o que significa que este pode liberar na circulação glicose livre dos seus depósitos de glicogênio, com o objetivo de manter a glicose sanguínea e para o uso de outros tecidos. O ciclo de Cori descreve a absorção do fígado e a conversão gliconeogênica de lactato produzido pelos músculos em glicose.

Uma via metabólica é regulada de acordo com a necessidade energética do organismo ou para manter as concentrações celulares homeostáticas de certos metabólitos. A regulação é exercida principalmente através de hormônios, de concentrações de substrato (que podem afetar a velocidade das reações enzimáticas) e de enzimas alostéricas (que podem ser moduladas negativa ou positivamente por alguns produtos da via).

Nos capítulos 5 e 6, veremos que os ácidos graxos e o esqueleto de carbono de vários aminoácidos também são, no fim, oxidados pelo ciclo de Krebs. Entretanto, os aminoácidos que se tornam intermediários do ciclo de Krebs podem não ser completamente oxidados na forma de CO_2 e H_2O, mas podem sair do ciclo para serem convertidos em glicose ou glicogênio (pela gliconeogênese), caso o consumo dietético de carboidratos seja baixo. A porção glicerol dos triglicerídios entra na via glicolítica no nível do di-hidroxiacetona fosfato e, nesse ponto, pode ser oxidada para que se obtenha energia ou para sintetizar glicose ou glicogênio. Os ácidos graxos dos triglicerídios entram no ciclo de Krebs como acetil-CoA, oxidado na forma de CO_2 e H_2O, mas não podem contribuir com carbono para a síntese geral da glicose. Essa questão é discutida com mais detalhes no Capítulo 5.

Esses exemplos da entrada de substâncias outras que não o carboidrato nas vias abordadas neste capítulo são citados aqui para lembrar o leitor de que essas vias não atendem apenas ao metabolismo de carboidratos. Na verdade, elas devem ser pensadas como base para a interconversão e oxidação de gorduras e proteínas, bem como de carboidratos. Manter essa perspectiva ampla será essencial quando entrarmos nos capítulos 5 e 6, nos quais será discutido o metabolismo de lipídios e proteínas, respectivamente.

Boa parte da necessidade energética do corpo está na forma de ATP armazenado. O ATP pode ser gerado por dois mecanismos diferentes:

1. A transferência de um grupo fosfato de um doador de fosfato de alta energia para o ADP, isto é, um processo cujo nome é fosforilação em nível de substrato.
2. Fosforilação oxidativa, por meio da qual a energia derivada da translocação de H^+, que ocorre durante o transporte de elétrons na mitocôndria, é usada para fosforilar o ADP para formar o ATP.

A fosforilação oxidativa é o mais importante caminho para a produção de ATP. O fluxo de elétrons na cadeia de transporte de elétrons vai dos cossubstratos reduzidos para o oxigênio molecular. O oxigênio molecular se transforma no agente oxidante final, adquirindo a forma de H_2O ao longo do processo. O fluxo *downhill* da translocação de elétrons e prótons gera energia suficiente para afetar a fosforilação oxidativa em vários pontos no decorrer da cadeia. A energia desse processo que não é conservada na forma de energia química (ATP) é emitida como calor. Cerca de 60% da energia estão na forma de calor.

O metabolismo de carboidratos, incluindo a oxidação sistemática de liberação de energia da glicose em CO_2 e H_2O, exemplifica as reações da fosforilação em nível de substrato e da fosforilação oxidativa. Uma transferência similar de energia ocorre com as vias de lipídio e aminoácido sempre que há uma reação de desidratação.

A via da hexose-monofosfato gera intermediários importantes que não são produzidos em outras vias corporais, como as pentoses-fosfato para a síntese de RNA e de DNA, e a produção de NADPH, usado na síntese de ácidos graxos e no metabolismo de drogas.

Este capítulo dá início a um assunto importante para a nutrição: a regulação do metabolismo. Os principais mecanismos apresentados se dão por modulação da atividade enzimática (negativa ou positiva), ativação hormonal por modificação covalente, mudanças direcionais nas reações reversíveis e translocação de enzimas. Esse assunto será revisto várias vezes nos capítulos 7 e 8. Entender a integração do metabolismo e o controle do balanço energético é muito importante. Boa parte das consequências dos exercícios físicos, das doenças, da perda e do ganho de peso pode ser explicada com base nesses princípios.

Referências

1. Garrett RH, Grisham CM. Biochemistry, updated. 3rd ed. Belmont CA: Thomson Brooks, Cole Publishers; 2007.
2. Kellett GL, Brot-Laroche E. Apical Glut2: a major pathway of intestinal sugar absorption. Diabetes. 2005;54:3056-62.
3. Riby J, Fujisawa T, Kretchmer N. Fructose absorption. Am J Clin Nutr. 1993; 58(Suppl 5):748S-53S.
4. Truswell AS, Seach JM, Thorburn AW. Incomplete absorption of pure fructose in healthy subjects and the facilitating effect of glicose. Am J Clin Nutr. 1988;48:1424-30.
5. Joost HG, Thorens B. The extended Glut-family of sugar/polyol transport facilitators: nomenclature, sequence characteristics, and potential function of its novel members (Review). Mol Memb Biol. 2001;18:247-58.
6. Scheepers A, Joost HG, Schurmann A. The glicose transporter familes SGLT and Glut: molecular basis of normal and aberrant function. JPEN. 2004;28:364-71.
7. Bloc J, Gibbs EM, Lienhard GE, Slot JW, Geuze HJ. Insulin-induced translocation of glucose transporters from post-Golgi compartments to the plasma membrane of 3T3-L1 adipocytes. J Cell Biol. 1988;106:69-76.
8. Freidman JE, Dudek RW, Whitehead DS, et al. Immunolocalization of glucose transporter Glut4 within human skeletal muscle. Diabetes. 1991;40:150-4.
9. Saltiel AR, Kahn CR. Insulin signaling and the regulation of glucose and lipid metabolism. Nature. 2001;414:799-806.
10. Zorzano A, Palacin M, Guma A. Mechanisms regulating Glut 4 glicose transporter expression and glucose transport in skeletal muscle. Acta Physiol Scand. 2005;183:43-58.
11. Takata K, Hirano H, Kasahara M. Transport of glucose across the blood-tissue barriers. Int Rev Cyt. 1997;172:1-53.
12. Ludwig DS. Glycemic load comes of age. J Nutr. 2003;133:2695-6.
13. Ludwig, DS. The glycemic index: physiological mechanism relating to obesity, diabetes and cardiovascular disease. Jama. 2002;287:2414-24.
14. Augustin LS, Francesch IS, Jenkins DJ, Kendall CW, Lavecchia C. Glycemic index in chronic disease: a review. Euro J Clin Nutr. 2002;56:1049-71.
15. Jenkins DJ. Glycemic index: Overview implications in health and disease. Am J Clin Nutr. 2002;76(Suppl):2665-735.
16. Fernandes G, Velangi A, Wolever TM. Glycemic index of potatoes commonly consumed in North America. J Am Diet Assoc. 2005;105:557-62.
17. Liu S, Willett WC, Stampfer MJ, Hu FB, Franz M, Sampson L, et al. A prospective study of dietary glycemic load, carbohydrate intake and risk of coronary heart disease in US women. Am J Clin Nutr. 2000;71:1455-61.
18. Foster-Powell K, Holt SH, Brand-Miller JC. International table of glycemic index and glycemic load. Am J Clin Nutr. 2002;76:5-56.
19. Smythe C, Cohen P. The discovery of glycogenin and the priming mechanism for glycogen biosynthesis. Eur J Biochem. 1991;200:625-31.
20. Hosler J, Ferguson-Miller S, Mills D. Energy transduction: proton transfer through the respiratory complexes. Annu Rev Biochem. 2006;75:165-87.
21. Boyer P. The ATP synthase-A splendid molecular machine. Annu Rev Biochem. 1997;66:717-49.
22. Trumpower B, Gennis R. Energy transduction by cytochrome complexes in mitochondrial and bacterial respiration: the enzymology of coupling electron transfer reactions to transmembrane proton translocation. An Rev Biochem. 1994;63:675-702.
23. Tyler D. ATP synthesis in mitochondria. In: The mitochondrion in health and disease. New York: VCH Publishers; 1992. p. 353-402.
24. Hatefi Y. The mitochondrial electron transport and oxidative phosphorylation system. An Rev Biochem. 1985;54:1015-69.

Leituras sugeridas

McGarry JD, Kuwajima M, Newgard CB, Foster DW. From dietary glucose to liver glycogen: The full circle round. An Rev Nutr. 1987;7:51-73.
   Nesse trabalho, enfatiza-se o paradoxo da glicose, do ponto de vista de seu surgimento, como também as tentativas de resolvê-lo.
Pilkis SJ, El-Maghrabi MR, Claus TH. Hormonal regulation of hepatic gliconeogenesis and glycolysis. An Rev Biochem. 1988;57:755-83.
   Esse é um resumo breve e de apresentação clara que trata dos efeitos de alguns hormônios nas enzimas reguladoras nessas vias principais para o metabolismo de carboidratos.

Sites

www.ncbi.nih.gov/books
   NCBI Bookshelf é uma coleção de livros biomédicos cada vez maior, que pode ser acessada diretamente digitando um tema na caixa de textos.
www.nlm.nih.gov/books
   National Library of Medicine.
www.medscape.com/home
   Fornece informação especializada e pedagógica para cientistas e profissionais da área de saúde.
www.cdc.gov
   Centers for Disease Control and Prevention.
www.ama-assn.org
   American Medical Association.
www.wadsworth.com/nutrition
   Wadsworth Publishing Company.
www.hopkinsmedicine.org
   John Hopkins School of Medicine.

PERSPECTIVA

Hipoglicemia: fato ou bode expiatório?

Manter uma concentração de glicose sanguínea normal (normoglicemia) é essencial para uma boa saúde. As consequências de níveis anormalmente altos (hiperglicemia), como os que ocorrem nos quadros de diabetes, são bem conhecidas. As concentrações que estão significamente abaixo da faixa (hipoglicemia) também induzem uma síndrome bem definida. Esta Perspectiva trata das consequências da hipoglicemia.

A glicose é nosso nutriente, carboidrato, mais importante. Sua concentração no sangue é estabelecida por um equilíbrio entre os processos que infundem a glicose no sangue e aqueles que a removem do sangue, para que seja usada pelas células. As principais fontes de glicose sanguínea são:

- exógenas (açúcares e amidos dietéticos);
- glicogenólise hepática;
- gliconeogênese hepática.

Os tecidos que mais necessitam de glicose são o cérebro, os eritrócitos e os músculos.

Os níveis de **glicose pré-prandial** (antes das refeições) no soro geralmente vão de 70 a 105 mg/dL em pacientes que não têm nenhuma desordem no metabolismo de glicose (1 dL = 100 mL). Se a amostra for o sangue total, a faixa será bem menor, aproximadamente 60 a 90 mg/dL. Caso os níveis caiam para abaixo dessa faixa, os glicorreceptores no hipotálamo estimularão a secreção de hormônios contrarreguladores para tentar devolver a glicose a níveis homeostáticos. Entre esses hormônios, estão:

- o glucagon, que aumenta a glicogenólise hepática, e a gliconeogênese;
- a epinefrina, que inibe o uso de glicose pelos músculos e aumenta a glicogenólise muscular;
- o cortisol e o hormônio do crescimento, embora estes tenham uma liberação demorada e não contribuam significativamente para uma rápida retomada.

O mais importante hormônio de ação antagônica àqueles listados é a insulina, que tem o efeito oposto, de elevar a absorção celular de glicose pelos tecidos muscular e adiposo, reduzindo, portanto, sua concentração no soro.

Se, em vez de obterem uma resposta hormonal contrarreguladora, as concentrações de glicose permanecerem abaixo do normal, o resultado pode ser um estado de hipoglicemia clínica. Esse estado, por sua vez, pode ser associado a uma certa quantidade de sintomas. Os sintomas podem ser atribuídos ao baixo nível de glicose ou à resposta hormonal ao baixo nível de glicose, e são, de modo geral, divididos entre adrenérgicos ou neuroglicopênicos.

Os sintomas adrenérgicos aparecem em consequência de uma atividade acelerada do sistema nervoso autônomo, concomitante à liberação aumentada de epinefrina. Os sintomas adrenérgicos incluem fraqueza, suor/calor, taquicardia (batimento cardíaco rápido), palpitação e tremor.

Em geral, os sintomas neuroglicopênicos são associados a um estado de hipoglicemia mais severo. Eles incluem dores de cabeça, hipotermia, distúrbios visuais, lerdeza mental e ataques. Durante uma hipoglicemia induzida pela insulina, os sintomas adrenérgicos podem se manifestar em concentrações de glicose no soro de cerca de 60 mg/dL, e os sintomas neuroglicopênicos, de 45 a 50 mg/dL.

Muitos dos sintomas aqui listados não são específicos, sendo bastante vagos, e podem surgir em resposta a várias desordens não relacionadas. Por esse motivo, a hipoglicemia está entre os problemas mais diagnosticados. Antes de ser de fato diagnosticado como uma hipoglicemia clínica, um quadro deve satisfazer alguns critérios:

- baixo nível de glicose no soro;
- presença de sintomas adrenérgicos ou neuroglicopênicos;
- alívio dos sintomas após a ingestão de carboidrato e retorno aos níveis normais de glicose.

Alguns pacientes podem ter normalmente concentrações de glicose no soro baixas tanto quanto 50 mg/dL e ainda estar assintomáticos (sem sintomas), enquanto outros podem estar normoglicêmicos, mas ter sintomas compatíveis com uma hipoglicemia. Em nenhum dos casos, pode-se confirmar de fato a hipoglicemia. Existem dois tipos de hipoglicemia:

- A hipoglicemia de jejum é geralmente causada por drogas, como a insulina exógena, usada para tratar o diabetes tipo 1, ou as sulfonilureias, que estimulam a secreção de insulina. Esse tipo de hipoglicemia também pode ser causada por insulinomas (tumores nas células β) ou consumo excessivo de álcool.

- A hipoglicemia alimentar (reativa) tem duas causas possíveis em pacientes que não passaram por procedimentos cirúrgicos gastrointestinais: tolerância diminuída à glicose (IGT) e, a causa mais comum, síndrome idiopática pós-prandial.

Alguns pacientes que têm IGT ou estágios iniciais de diabetes apresentam hipoglicemia **pós-prandial** (após as refeições), pois a resposta da insulina a alimentos é inicialmente atrasada e seguida por uma liberação excessiva de insulina que leva os níveis de glicose a concentrações hipoglicêmicas. Esse quadro pode ser diagnosticado por meio do teste oral de tolerância à glicose (OGTT), no qual os níveis de glicose no soro são observados após uma carga oral de glicose por um período extenso de tempo (geralmente até 5 horas).

Deu-se muita atenção à reconhecidamente idiopática (de origem desconhecida) forma de hipoglicemia pós-prandial. Tem sido difícil documentar que sintomas adrenérgicos ocorrem simultaneamente à descoberta analítica da hipoglicemia. Como mencionado anteriormente, os sintomas adrenérgicos frequentemente não têm relação com baixos níveis de glicose. Sendo assim, alimentar-se pode não aliviar os sintomas ou elevar a glicose sanguínea. A causa real dessa forma de hipoglicemia é mais complexa e pode envolver outros fatores.

A terapia dietética é fundamental para o tratamento de todas as formas de hipoglicemia reativa (alimentar). Os pacientes devem evitar carboidratos simples ou refinados e modificar os hábitos alimentares, como fazer refeições frequentes e curtas que misturem carboidratos, proteínas e gorduras.

Leitura sugerida

Andreoli T, Bennett J, Carpenter C, Plum F. Hypoglycemia. In: Cecil essentials of medicine. 5th ed. Philadelphia: W. B. Saunders; 2001. Chap. 69.

Site

www.betterhealth.com Better Health

4

Fibras

Definições de fibras alimentares e funcionais
Fibras e plantas
Química e características das fibras alimentares e funcionais
 Celulose
 Hemicelulose
 Pectinas
 Lignina
 Gomas
 β-glucanas
 Frutanos: inulina, oligofrutose e fruto-oligossacarídeos
 Amido resistente
 Quitina e quitosana
 Polidextrose e polióis
 Psyllium
 Dextrinas resistentes
Algumas propriedades e efeitos fisiológicos e metabólicos das fibras
 Solubilidade na água
 Retenção da água/capacidade de hidratação e viscosidade
 Adsorção ou capacidade de ligação
 Degradabilidade/fermentação
Papel das fibras na prevenção e no tratamento de doenças
Ingestão recomendada de fibras
PERSPECTIVA
Suplementos fitoquímicos e de ervas na saúde e doença

A fibra alimentar foi novamente reconhecida, em meados de 1970, como um importante componente alimentar. Entretanto, o conceito de fibra, originalmente chamada de fibra bruta ou material indigerível, e sua extração de alimentos dos animais e da forragem foram introduzidos na Alemanha, nos anos 1850. O método de extração da fibra bruta foi usado também na nutrição humana, nos anos 1990, a despeito de não existir uma metodologia adequada e da inconsistente relação entre a fibra bruta e a alimentar. Hoje, as fibras solúveis e insolúveis podem ser extraídas ou, em alguns casos, fabricadas em laboratórios e adicionadas como ingrediente para criar alimentos que contenham o que chamamos de *fibra funcional*.

Os resultados de uma extensa pesquisa dedicada ao uso da fibra alimentar, realizada nos últimos 25 anos, permitiram descobrir que a fibra é importante para o trato gastrintestinal e para a prevenção e o tratamento de diversas doenças. Os numerosos efeitos da fibra observados pelos pesquisadores estão relacionados ao fato de que a fibra alimentar contém diferentes componentes, cada qual com suas próprias características. A análise desses diversos componentes e de suas numerosas características confirma que a fibra alimentar não pode ser conceituada como um composto único. Este capítulo define a fibra alimentar e funcional, a relação entre plantas e fibras, a química, as funções internas da planta e as propriedades da fibra. Apresentam-se também recomendações para uso das fibras.

Definições de fibras alimentares e funcionais

Com a publicação em 2002 das *Dietary reference intakes* (DRIs)[*] *para energia, carboidrato, fibra, gordura, proteína e aminoácidos*, foram estabelecidas e uniformizadas as definições de fibra alimentar e funcional. **Fibra alimentar** refere-se a carboidratos e lignina não digeríveis (por enzimas digestórias humanas), intactos e inerentes às plantas.[1] Por sua vez, **fibra funcional** está relacionada a carboidratos não digeríveis que foram isolados, extraídos ou fabricados e que demonstram atribuir benefícios fisiológicos aos humanos.[1] A **Tabela 4.1** apresenta uma lista de fibras alimentares e funcionais. Cada fibra da tabela é analisada neste capítulo na seção "Química e características das fibras alimentares e funcionais".

---
* Publicação da National Academy of Sciences – Food and Nutrition Board (N. do RT).

Tabela 4.1 Fibras alimentares e funcionais

Fibras alimentares	Fibras funcionais
Celulose	Celulose
Hemicelulose	Pectina
Pectina	Lignina*
Lignina	Gomas
Gomas	β-glucanas
β-glucanas	Frutanos*
Frutanos	Quitina e quitosana*
Amidos resistentes	Polidextrose e polióis*
	Psyllium
	Dextrinas resistentes*
	Amidos resistentes

*São necessários dados científicos que demonstrem efeitos fisiológicos positivos em seres humanos.

Fibras e plantas

A parede da célula da planta é composta de duas paredes, principal e secundária, e contém >95% de fibras alimentares. A parede principal é um envelope fino que envolve o conteúdo da célula em crescimento. A secundária se desenvolve como uma célula madura. A parede secundária de uma planta madura contém várias fibras de celulose colocadas de forma regular dentro de uma matriz de polissacarídeos não celulósicos. A parede principal contém também celulose, mas em pequenas quantidades, e de maneira menos organizada. O conteúdo da hemicelulose das plantas varia, mas pode constituir de 20% a 30% das paredes da célula. O amido, energia estocada da célula, pode ser encontrado dentro dessas paredes. Os depósitos de lignina formam células especiais, cuja função é dar suporte estrutural à planta. Enquanto a planta amadurece, a lignina se espalha pelos espaços intracelulares e penetra nas pectinas. A função das pectinas se assemelha à de um cimento que estivesse entre as células, e elas se localizam no entorno e no meio das paredes celulares. A lignina continua se dispersando através dos espaços intercelulares, mas também permeia a parede principal e depois se espalha pela parede secundária em desenvolvimento. Enquanto o desenvolvimento da planta segue, a suberina é depositada na parede da célula abaixo da epiderme e da derme. A suberina é feita de várias substâncias, como compostos fenólicos e uma cadeia longa de álcoois e ésteres poliméricos de ácidos graxos. A cutina, também feita de ésteres poliméricos de ácidos graxos, é uma substância impermeável secretada na superfície da planta. A suberina e a cutina são enzimas que resistem ao ácido. Além dessas substâncias, encontram-se várias ceras (que consistem em complexo hidrofóbico e compostos de hidrocarbono) que revestem as superfícies externas de plantas.

O consumo de vegetais fornece fibra na dieta. As espécies vegetais, ou parte delas (a folha, a raiz e o pedúnculo) e a sua maturidade influenciam a composição (celulose, hemicelulose, pectina, lignina etc.) da fibra que é consumida. A **Figura 4.1** mostra a anatomia do trigo. O consumo de cereal, como o farelo de trigo (que consiste em camadas exteriores dos grãos de cereais, como demonstra a **Figura 4.1**), fornece principalmente hemicelulose junto com lignina. O consumo de frutas e vegetais fornece quantidades quase iguais (~30%) de celulose e pectina. Entretanto, os cereais têm pouca celulose. Este capítulo revê cada tipo de fibra alimentar, incluindo suas características e funções, bem como os nutrientes ricos em certas fibras. Identificar as características químicas, as várias funções internas e as propriedades das células das substâncias das paredes das plantas (ou das substâncias em contato com as paredes) nos ajuda a conceituar a maneira como os componentes da fibra podem afetar as funções fisiológicas e metabólicas dos seres humanos.

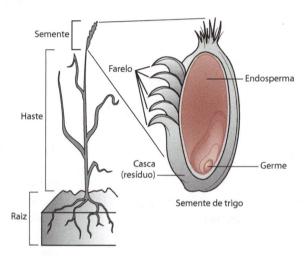

Figura 4.1 Anatomia parcial do trigo.

Química e características das fibras alimentares e funcionais

Celulose

A celulose é considerada uma fibra alimentar e também é funcional, quando adicionada aos alimentos. Análises químicas mostram que a celulose (**Figura 4.2a**) é um **polímero** comprido e linear (uma substância de alto peso molecular feita de uma cadeia de unidades repetitivas) de β 1-4 unidades de glicose ligadas (alternadamente dispostas, um D-glucopiranosil homopolímero em β 1-4 ligações glicosídicas). A celulose é o componente principal das células das paredes da planta. As ligações de hidrogênio entre os resíduos de açúcar em cadeias de celulose paralelas e adjacentes fornecem uma estrutura microfibrosa tridimensional à celulose. Por ser uma molécula larga, linear e com carga neutra, a celulose é insolúvel na água, ainda que possa ser modificada quimicamente (por exemplo, carboximetilcelulose, metilcelulose e hidroxipropilmetilcelulose) para ser mais solúvel em água como aditivo alimentar. O tamanho da celulose degradada por colônias de bactérias varia, mas ela geralmente fermenta pouquíssimo. Constituem alguns exemplos de alimentos com alto teor de celulose, se comparados com outras fibras, o farelo, as leguminosas, as nozes, as raízes dos vegetais, os vegetais da família do repolho (crucíferas), as cascas que cobrem as sementes e as maçãs. A celulose purificada, em pó (normalmente isolada da madeira) e a celulose modificada são sempre adicionadas aos alimentos, por exemplo, como agente texturizador ou espessante ou para evitar empedramento ou sinerese (perda de líquido). Exemplos de alimentos aos quais a celulose ou uma forma modificada da celulose é adicionada são pães, misturas para bolo, molhos, pastas para sanduíches, misturas cremosas, produtos à base de carne congelada (como *nuggets* de frango) e misturas para sucos de fruta.

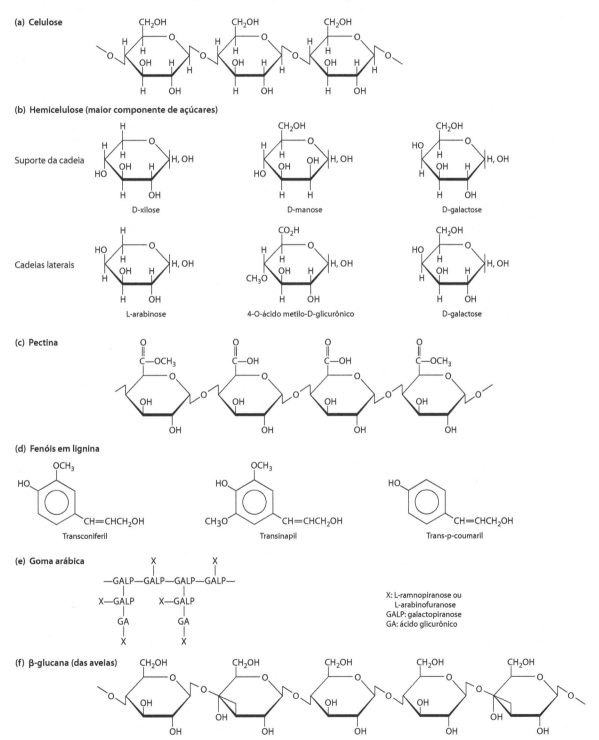

Figura 4.2 Estruturas químicas das fibras alimentares e de algumas fibras funcionais.

Hemicelulose

A hemicelulose – fibra alimentar e componente das paredes da célula da planta – é composta de um grupo heterogêneo de substâncias polissacarídeas, que variam em diferentes plantas e em sua localização. As hemiceluloses contêm um número de açúcares nas cadeias principal e secundária. Os açúcares que compõem a base para a classificação de hemicelulose incluem a xilose, a manose e a galactose na cadeia principal da hemicelulose, e a arabinose, o ácido glicurônico e a galactose na secundária. O número de açúcares na cadeia secundária varia de tal forma que algumas hemiceluloses são relativamente lineares, enquanto outras, bem ramificadas. Alguns dos açúcares encontrados nas hemiceluloses são mostrados na **Figura 4.2b**. Um exemplo de estrutura da hemicelulose é a β 1-4 D-xilopiranose ligada com ramais de ácidos urônicos de 4-O-metil D-glucopiranose, ligados por conexões α 1-2 ou com ramais de unidades de L-arabinofuranosil, ligadas por conexões α 1-3. Os açúcares na cadeia secundária conferem importantes características à hemicelulose. Por exemplo, as hemiceluloses que contêm ácidos em suas cadeias têm uma carga leve e são solúveis na água. Outras hemiceluloses não são solúveis em água. Sua fermentação pela microbiota intestinal (bactérias adaptadas para viver nesse ambiente específico) é igualmente influenciada pelos açúcares e por suas posições. Por exemplo, os componentes da hexose e do ácido urônico da hemicelulose são mais acessíveis a enzimas das bactérias do que os outros açúcares. Os alimentos com alto teor de hemicelulose são o farelo, os grãos integrais, as nozes, as leguminosas e alguns vegetais e frutas.

Pectinas

As pectinas são elementos que constituem uma família maior de substâncias pécticas, incluindo as pectinas e os ácidos pécticos e pectínicos. A pectina é simultaneamente uma fibra alimentar e funcional. Os ácidos pectínicos representam ácidos poligalacturônicos que são parcialmente esterificados com metanol ou não têm nenhuma ou uma quantidade desprezível de ésteres de metila. As pectinas representam principalmente um grupo complexo de polissacarídeos chamado galacturonoglucanas, cujo conteúdo em éster de metila também varia. O ácido galacturônico é um componente primário da pectina que dá suporte à sua estrutura. O suporte da estrutura da pectina é geralmente uma cadeia sem ramificações de unidades de ácido galacturônico α 1-4 ligadas a D (ácidos poligalactopiranosilurônico), como aparece na **Figura 4.2c**. Boa parte dos grupos carboxílicos do ácido urônico existe como ésteres de metila. Outros carboidratos podem ser ligados à cadeia de ácido galacturônico. Esses açúcares adicionais, às vezes encontrados ligados numa cadeia secundária, incluem ramnose, arabinose, xilose, fucose e galactose; a galactose pode estar presente na forma de metila. As pectinas formam parte da parede primária da célula das plantas e parte da lamela intermediária. São solúveis na água e em formadores de gel e têm elevado potencial de ligação iônica. Como são estáveis sob valores de pH baixos, as pectinas têm boa atuação nos alimentos ácidos. No organismo, as pectinas são quase totalmente metabolizadas por colônias de bactérias e não são um bom agente de massa fecal volumosa. São consideradas fontes ricas de pectinas as maçãs, os morangos e as frutas cítricas. Leguminosas, nozes e alguns vegetais também fornecem pectinas. Comercialmente, as pectinas são, em geral, extraídas de cascas cítricas (por exemplo, maracujá) ou das maçãs e adicionadas a muitos produtos. A pectina é adicionada a gelatinas e geleias para estimular a geleificação. É também adicionada a balas e sucos de frutas, entre outros produtos, e utilizada também para gelar e congelar. A pectina é adicionada a algumas fórmulas de nutrição enteral, administradas por sondas em pacientes internados, de modo que forneça uma fonte de fibra nas dietas.

Lignina

A lignina é um polímero tridimensional (altamente ramificado) composto de unidades de fenol com um forte elo intramolecular. Os principais fenóis que compõem a lignina incluem o transconiferil, o transinapil e o trans-p-coumaril, mostrados na **Figura 4.2d**. A lignina forma os componentes estruturais das plantas e tem por função se prender a outros polissacarídeos sem celulose, como os heteroxenos encontrados nas paredes da célula das plantas. É insolúvel na água e tem capacidade de liga hidrofóbica e, em geral, sofre tímida fermentação por colônias de bactéria da microbiota. No entanto, alguns estudos reportam que o metabolismo da flora intestinal forma uma enterolactone lignana, um fitoestrogênio fraco.[2] A lignina é, ao mesmo tempo, uma fibra alimentar e funcional. É encontrada especialmente nos pedúnculos, nas sementes de frutas e vegetais e na camada do farelo dos cereais. Exemplos específicos de alimentos com alto teor de lignina são o trigo, as raízes maduras de vegetais, como a cenoura, e frutas com sementes comestíveis, como os morangos.

Gomas

As gomas, também denominadas *hidrocoloides*, representam um grupo de substâncias. Elas são secretadas no local de ferimentos em plantas, exsudadas por células secretoras especializadas, e podem ser extraídas de plantas (por exemplo, retiradas de tecidos de plantas). As gomas que se originam de **secreção** de árvores são: arábica, *karaya* e *ghatti*. A goma *tragacanth* é uma secreção arbustiva. As gomas são compostas de uma variedade de açúcares e derivados. A galactose e o ácido glicurônico são prevalentes, assim como os ácidos urônicos, a arabinose, a ramnose, a manose, entre outros. No intestino grosso, as gomas são altamente fermentadas por colônias de bactérias. Dentre as secreções de árvores, a goma arábica é a mais comumente usada como aditivo alimentar para promover geleificação, espessamento e estabilização. A goma arábica, mostrada na **Figura 4.2e**, contém uma estrutura principal de galactose rejuntada por ligações β 1-3 e β 1-6 ao lado de cadeias secundárias de galactose, arabinose, ramnose, ácido glicurônico ou ácido metiloglicurônico unido por ligações β 1-6. As extremidades não reduzidas terminam com uma unidade de ramnopirosil. A popularidade da goma arábica é atribuída às suas propriedades físicas, que incluem alta solubilidade em água, estabilidade de pH e características de geleificação. É encontrada em doces como caramelos, balas de goma e em diversos outros produtos.

As gomas guar e alfarroba (também chamada goma de caroba) solúveis em água são feitas do endosperma básico das sementes de guar e alfarroba, respectivamente. Essas gomas são compostas, na maioria das vezes, de galactomananos, o principal componente do endosperma. Os galactomananos contêm uma cadeia principal de manose em ligações 1-4 e numa relação de 2:1 ou 4:1 com a galactose presente nas cadeias secundárias. Os galactomananos de guar têm mais ramificações que os de alfarrobeiras.

As gomas de guar e alfarroba são acrescentadas como agentes espessantes e de ligação de água (entre outras funções) a produtos de padaria, molhos, laticínios, sorvetes, misturas e molhos para saladas. Também são encontradas naturalmente em alimentos como aveia, cevada e legumes. Algumas gomas (xantana e *gellan*) podem ser sintetizadas por microrganismos. As gomas são consideradas fibras alimentares e funcionais.

β-GLUCANAS

As β-glucanas são homopolímeros de unidades de glucopiranose (**Figura 4.2f**). Essa fibra alimentar solúvel em água é encontrada em quantidades relativamente grandes em cereais integrais, especialmente aveia e cevada. A β-glucana da aveia é composta de uma cadeia de unidades β-D-glucopiranosil unidas principalmente em ligações β 1-4 e também em algumas β 1-3. As β-glucanas, extraídas de cereais, são utilizadas comercialmente como fibras funcionais por causa de sua eficácia para reduzir o colesterol sérico e as concentrações de glicose pós-prandial no sangue. São também altamente fermentáveis no cólon.

FRUTANOS: INULINA, OLIGOFRUTOSE E FRUTO-OLIGOSSACARÍDEOS

Os frutanos, às vezes chamados *polifrutose*, que incluem a inulina, a oligofrutose e os fruto-oligossacarídeos, são em essência quimicamente compostos de unidades de frutose em cadeias de diferentes comprimentos. A inulina consiste em uma cadeia de frutose que contém de 2 a aproximadamente 60 unidades, com ligações β 1-2, e uma molécula de glicose ligada à posição C-2 da unidade de fructofuranose terminal para criar uma unidade não redutível na extremidade da molécula. Embora as enzimas digestórias humanas sejam incapazes de hidrolisar a ligação β 2-1, algumas bactérias, como a bifidobactéria, possuem β-fructosidase, que pode hidrolisar a ligação β 2-1. A oligofrutose é formada a partir de hidrólise parcial da inulina e geralmente contém entre 2 e 8 unidades de frutose e pode ou não conter uma molécula de glicose final. Os fruto-oligossacarídeos são semelhantes à oligofrutose, exceto pelo fato de a polimerização destes variar de 2 a 4 unidades. Demonstrou-se que a ingestão de fruto-oligossacarídeos e outros frutanos pode promover o crescimento de bifidobactérias (agir como um pré-biótico), tal como está detalhado na seção sobre fibras fermentáveis e pré-bióticos.

Os frutanos são encontrados naturalmente nas plantas e considerados fibras alimentares, mas ainda não constam das informações da composição de alimentos. As fontes mais comuns de inulina e outros frutanos são chicória, aspargo, cebola, alho, alcachofra, tomates e bananas. A alcachofra fresca, por exemplo, contém aproximadamente 5,8 g de fruto-oligossacarídeos por 100 g e a cebola seca picada em flocos tem 4 g para cada 100 g.[3] O trigo, a cevada e o centeio também contêm alguns frutanos. Os frutanos, quando adicionados aos alimentos, são sempre sintetizados em sacarose quando se adiciona frutose. As fibras também podem ser extraídas e purificadas das plantas para uso comercial. A inulina é usada, por exemplo, para repor a gordura em recheios, molhos e sobremesas geladas. A oligofrutose é adicionada, por exemplo, em cereais, iogurtes, laticínios e sobremesas geladas. Por causa das informações que sugerem efeitos fisiológicos positivos, os frutanos adicionados aos alimentos podem ser considerados fibras funcionais. Os norte-americanos consomem, por dia, 4 g de fruto-oligossacarídeos nos alimentos.

AMIDO RESISTENTE

O amido resistente não pode ser enzimaticamente digerido e, portanto, não é absorvido pelos humanos. Existem quatro tipos principais de amidos resistentes. O amido encontrado nas paredes da célula da planta, inacessível para a atividade da amilase, é um tipo de amido resistente, denominado RS_1. As fontes de alimentos com RS_1 incluem parcialmente os grãos moídos e as sementes. O amido resistente pode também ser formado durante o processamento dos alimentos. Pequenos grãos não gelatinosos de amido são principalmente resistentes à digestão enzimática e designados por RS_2. Esse tipo de amido pode ser encontrado em batatas e bananas não maduras (verdes). Cozinhar e resfriar alimentos com amido no vapor ou extrair alimentos com amido, por exemplo, produz um amido retrógrado chamado RS_3. Modificações químicas do amido, como a formação de amidos ésteres ou com ligações em cruz, também resultam em amido resistente (chamado RS_4). Tanto o amido RS_1 quanto o RS_2 são considerados fibras alimentares, enquanto os RS_3 e RS_4 são fibras funcionais.[1] Os RS_3 e RS_4 podem ser parcialmente fermentados por colônias de bactérias. Os norte-americanos consomem diariamente cerca de 10 g de amido resistente.

Quitina e quitosana

A quitina é um polímero aminopolissacarídeo que contém unidades de glicose associadas β 1-4. É similar à celulose em sua estrutura, mas um grupo amino N-acetil substitui o grupo hidroxil no C-2 do resíduo de D-glucopiranose. Por isso, a quitina é descrita como uma cadeia estreita de homopolímeros de glucosamina N-acetil. Ela pode substituir a celulose nas paredes da célula de algumas plantas mais baixas. Trata-se de um componente do esqueleto externo de insetos que também é encontrado nas conchas dos caranguejos, camarões e lagostas. A quitina é insolúvel na água.

A quitosana é uma forma desacetilada da quitina e um polissacarídeo feito de glucosamina e N-acetil glucosamina. Os polímeros de quitosana variam no grau de acetilação. Como a quitina, a quitosana tem um peso molecular alto, é viscosa e insolúvel na água. No entanto, as quitosanas com peso molecular menor, produzidas por hidrólise, são menos viscosas e solúveis na água. Como molécula carregada positivamente no suco gástrico, a quitosana tem a capacidade de interagir com lipídios alimentares e, inicialmente, com o colesterol sem ésteres e fosfolipídios, que têm carga negativa. Uma vez formado, o complexo de lipídio da quitosana se move do estômago ácido para o intestino delgado mais alcalino, onde forma um gel insolúvel, que é eliminado pelas fezes. Consequentemente, a capacidade dos suplementos de quitosana, de aproximadamente 1,4 g/dia, de reduzir as concentrações de colesterol e triglicerídios foi estudada e comprovada em alguns casos, mas não em todos.[4-8] Estudos com animais também sugerem que a quitosana pode melhorar o sistema imunológico (especificamente a atividade das células *killer*, ou seja, "assassinas", por causa da sua atuação no sistema imune) e minimizar determinados efeitos adversos de alguns agentes de quimioterapia usados no tratamento de câncer.[9] Levando em conta os benefícios fisiológicos comprovados em humanos, a quitosana e a quitina podem ser consideradas fibras funcionais.[1]

Polidextrose e polióis

A polidextrose é um polissacarídeo composto de unidades de glicose e sorbitol que foram polimerizadas em altas temperaturas e sob vácuo parcial. A polidextrose, disponível comercialmente, é adicionada aos alimentos como agente de crescimento ou em substituição ao açúcar. O polissacarídeo não é nem digerido nem absorvido pelo trato gastrintestinal humano, no entanto pode ser parcialmente fermentado por colônias de bactérias e contribui para uma massa fecal volumosa. Os polióis, como o poliglicitol e o malitol, são encontrados em xaropes. Graças a informações em número suficiente sobre seus benefícios fisiológicos, alguns polióis e a polidextrose podem ser classificados como fibras funcionais.[1]

Psyllium

O *psyllium* é obtido da casca das sementes de *psyllium* (também chamado plantago ou sementes-pulgas). Os produtos que contêm *psyllium* têm elevada propriedade de ligação com a água e, por essa razão, fornecem viscosidade às soluções. O *psyllium*, classificado como mucilagem, tem uma estrutura similar à das gomas e é considerado uma fibra funcional. É adicionado, por exemplo, a remédios como o Metamucil, por causa de suas propriedades laxantes.[1] Alimentos que contêm *psyllium* e que sofrem regulamentação pela Vigilância Sanitária são obrigados a trazer no rótulo que eles devem ser ingeridos com pelo menos um copo cheio de líquido e que pode haver engasgamento caso o produto não seja ingerido com líquido suficiente.[10] Além disso, no rótulo deveria mencionar que o alimento não pode ser consumido se a pessoa tem dificuldade para engolir.[10]

Dextrinas resistentes

As dextrinas resistentes, também chamadas de maltodextrinas resistentes, são geradas a partir do tratamento de amido de milho com calor e ácido e em seguida com enzimas (amilase). As dextrinas resistentes se compõem de polímeros de glicose que contêm ligações glicosídicas α 1-4 e α 1-6 e ligações α 1-2 e α 1-3. Por causa das informações sobre os seus efeitos fisiológicos benéficos, as dextrinas resistentes podem ser consideradas fibras funcionais.[1]

Algumas propriedades e efeitos fisiológicos e metabólicos das fibras

Os efeitos fisiológicos e metabólicos das fibras variam segundo o tipo de fibra ingerida. Características significativas da fibra alimentar que afetam as funções fisiológicas e metabólicas incluem solubilidade na água (como demonstra a **Figura 4.3**), hidratação ou capacidade de retenção de água e viscosidade, atração absortiva ou capacidade de ligar moléculas orgânicas e inorgânicas, bem como degradabilidade ou fermentabilidade por bactéria intestinal. As próximas seções retomam cada uma dessas características e seus efeitos nos distintos processos fisiológicos e metabólicos. A **Figura 4.4** ilustra a relação entre elas. No entanto, à medida que você estuda essas características e seus efeitos no organismo, lembre-se de que consumimos alimentos que contêm fibras alimentares misturadas, e não alimentos apenas com celulose, hemicelulose, pectinas, gomas e assim por diante. Dessa forma, os efeitos sobre os vários processos do organismo não são tão simples como estão apresentados neste capítulo e variam consideravelmente com base nos alimentos ingeridos, ou seja, na dieta.

SOLUBILIDADE NA ÁGUA

Muitas vezes, a fibra é classificada como solúvel e insolúvel em água (**Figura 4.3**). As fibras que se dissolvem em água quente são solúveis, e aquelas que não se dissolvem em água quente são insolúveis. Em geral, as fibras solúveis em água incluem algumas hemiceluloses, as pectinas, as gomas e as β-glucanas. A celulose, a lignina, algumas hemiceluloses, a quitosana e a quitina são exemplos de

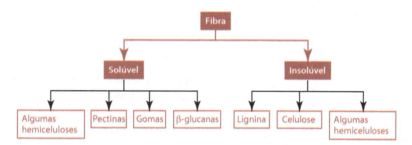

Figura 4.3 Fibras solúveis e insolúveis.

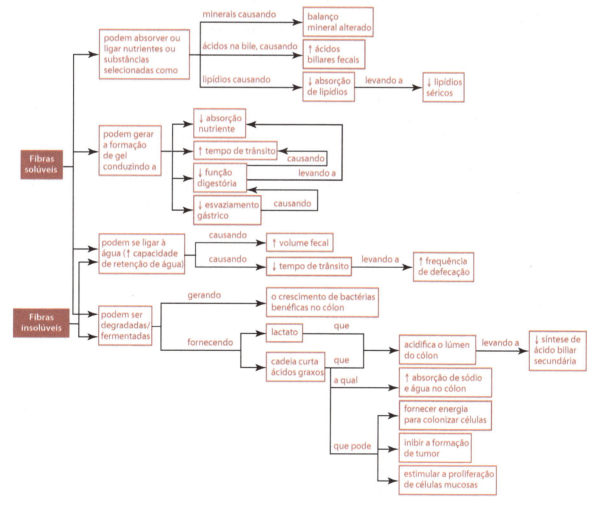

Figura 4.4 Resposta gastrintestinal às fibras solúveis e insolúveis.

fibras alimentares consideradas insolúveis. Geralmente, os vegetais e o trigo, juntamente com outros grãos, contêm mais fibras insolúveis que solúveis.

A solubilidade na água pode ser usada como divisor de águas das características das fibras. Por exemplo, as fibras solúveis geralmente retardam o esvaziamento gástrico, aumentam o tempo de trânsito (por meio de movimentos mais lentos) no intestino e diminuem a absorção dos nutrientes (por exemplo, glicose). Por sua vez, as fibras insolúveis diminuem (aceleração) o trânsito intestinal e aumentam a massa fecal. Essas propriedades (apresentadas na seção seguinte) das fibras solúveis e insolúveis, por sua vez, induzem outros efeitos fisiológicos e metabólicos.

Retenção de água/capacidade de hidratação e viscosidade

A capacidade de retenção da água ou hidratação dos alimentos diz respeito à habilidade de a fibra do alimento reter água; pense na fibra como uma esponja seca movendo-se no trato digestório hidratando-se ou encharcando-se de água e sucos digestórios à medida que avança. Muitas das fibras solúveis em água, como as pectinas, as gomas e algumas hemiceluloses, têm uma grande capacidade de retenção de água em comparação com as fibras como a celulose e a lignina, que têm uma capacidade pequena de retenção de água. Além disso, algumas fibras solúveis em água, como as pectinas, o *psyllium* e as gomas, formam soluções viscosas (espessas) dentro do trato gastrintestinal.

A capacidade de retenção de água, no entanto, não depende só da solubilidade da fibra na água. O pH do trato gastrintestinal, o tamanho das partículas de fibras e o grau em que os alimentos foram processados também influenciam a capacidade de retenção de água e, consequentemente, seus efeitos fisiológicos. O farelo rasteiro rústico, por exemplo, tem uma capacidade de hidratação maior que o farelo que é triturado finamente. Consequentemente, o farelo bruto em partículas grandes retém água, aumenta o volume fecal e acelera a passagem, o fluxo do movimento fecal através do cólon. Manter a integridade das células em grãos e legumes em vez de submetê-los aos processos tradicionais de moagem também parece afetar a capacidade de retenção de água das fibras. Ingerir fibras que podem reter água e criar soluções viscosas dentro do trato gastrintestinal causa alguns efeitos:

- esvaziamento demorado (lentidão) do alimento dentro do estômago;
- redução da mistura do conteúdo gastrintestinal com enzimas digestórias;
- redução da função de enzimas;
- diminuição da taxa de difusão de nutrientes (e, como consequência, retardamento da absorção de nutrientes), o que atenua a resposta de glicose no sangue;
- tempo de trânsito do intestino delgado alterado.

As seções seguintes descrevem cada um desses efeitos.

Demora (lentidão) do esvaziamento gástrico

Quando as fibras formam um gel viscoso ou hidratam o estômago por dentro, a liberação do quimo do estômago (esvaziamento gástrico) para o duodeno é retardada (desacelerada). Dessa maneira, os nutrientes permanecem no estômago mais tempo com essas fibras do que se houvesse ausência de ingestão de fibra. Esse efeito dá uma sensação pós-prandial (após as refeições) de saciedade (plenitude) e também diminui o processo de digestão porque os carboidratos e os lipídios que ficam no estômago não são digeridos e precisam seguir para o intestino delgado para uma posterior digestão.

Redução da mistura do conteúdo gastrintestinal com enzimas digestórias

A presença de gel viscoso ou fibra hidratada no trato gastrintestinal cria uma barreira física que pode prejudicar a capacidade dos nutrientes do alimento de interagir com as enzimas digestórias. Essa interação é crítica para que a digestão ocorra.

Redução da função das enzimas

Foi comprovado que as fibras que formam gel viscoso interferem na hidrólise enzimática dos nutrientes dentro do trato gastrintestinal. Por exemplo, as gomas podem inibir as peptidases intestinais necessárias para digerir peptídios em aminoácidos.[11,12] Comprovou-se também que a atividade da lipase pancreática é refreada por causa da ingestão de fibras formadoras de gel viscoso. A atividade da lipase diminuída, por sua vez, inibe a digestão de lipídios.[11] Não está claro ainda se a fibra reduz diretamente a atividade dessas enzimas digestórias ou se age reduzindo a taxa de penetração das enzimas nos alimentos.

Diminuição da taxa de difusão do nutriente – atenuação da resposta de glicose no sangue

Lembre-se de que, para que os nutrientes sejam absorvidos, eles têm de se mover do lúmen do intestino delgado através de uma lâmina de água rica em glicoproteína, o muco, disposto em cima dos enterócitos, para chegar dentro do enterócito. Associada à fibra, a diminuição da taxa de difusão dos nutrientes ao longo dessa camada de água pode ser causada por um espessamento dessa lâmina de água e por glicoproteínas. Em outras palavras, essa camada fica mais viscosa e resistente ao movimento dos nutrientes, e, sem esse movimento, os nutrientes não podem ser absorvidos dentro do enterócito.

Outro mecanismo também pode ser responsável pela diminuição da difusão de nutrientes. As gomas parecem diminuir a absorção de glicose, decrescendo o movimento de convexão da glicose dentro do lúmen intestinal. Correntes de convexão induzidas por movimentos peristálticos levam os nutrientes do lúmen para a superfície epitelial para que sejam absorvidos. A diminuição do movimento de convexão soluto também pode ajudar a explicar por que a absorção de aminoácidos e ácidos graxos decresce com a fibra viscosa.[11] Foi comprovado que o consumo de fibras viscosas, como as gomas, a pectina, as β-glucanas, o *psyllium* e, por vezes, algumas quitosanas, os fruto-oligossacárideos e a polidextrose, diminui o trânsito e retarda a absorção de glicose, reduz as concentrações glicêmicas e afeta a resposta hormonal (especialmente o peptídeo 1 similar ao glucagon e à insulina) à absorção de nutrientes.[4,5,8,13-24] Além disso, a adição de celulose cristalina à dieta dos animais também resultou em aumento de viscosidade (espessura) do conteúdo digestório e do quimo, e redução de absorção secundária de glicose para difusão diminuída nos conteúdos do lúmen.[25] Esses efeitos são benéficos às pessoas com diabetes melito e reduzem as concentrações pós-prandiais de glicose no sangue e as necessidades de insulina e seus efeitos.

A taxa decrescente de difusão de nutriente, por sua vez, resulta em nutrientes que "perdem" seu ponto normal de absorção máxima. Por exemplo, se um nutriente é normalmente absorvido no intestino delgado proximal, mas, por causa da formação de gel, acaba capturado, a absorção não pode ocorrer nesse local. Seria preciso que o nutriente fosse liberado do gel, mas a liberação ocorrerá mais provavelmente em um local afastado de onde o nutriente seria absorvido normalmente. O grau com que os nutrientes são absorvidos no trato digestório varia de acordo com cada nutriente.

Tempo alterado do trânsito no intestino delgado

Em geral, as fibras solúveis atrasam (retardam) o trânsito no intestino delgado, enquanto as fibras insolúveis diminuem (aceleram) o tempo de trânsito no intestino delgado. Assim como acontece com as taxas de difusão reduzidas, as mudanças no tempo de trânsito podem resultar em redução da absorção de nutrientes, já que eles estão em contato com enterócitos por um tempo mais curto.

Adsorção ou capacidade de ligação

Alguns componentes das fibras, especialmente a lignina, as gomas, as pectinas, algumas hemiceluloses e formas modificadas de quitosana, têm a capacidade de ligar (adsorver) substâncias como enzimas e nutrientes no trato gastrintestinal. Os produtos da reação Maillard também têm essa capacidade. Os produtos dessa reação consistem em ligações de enzima resistente entre o grupo amina (—NH$_2$) de aminoácidos, especialmente o aminoácido lisina, e os grupos carboxila (—COO$^-$) de açúcares reduzidos. Os produtos da reação Maillard são formados em processos que envolvem calor, particularmente no cozimento e na fritura de alimentos, e, em geral, não podem ser digeridos pelas enzimas digestórias humanas. A capacidade de alguns produtos da reação Maillard e fibras de adsorver substâncias depende em parte do pH gastrintestinal, bem como do tamanho das partículas, do processamento dos alimentos e da fermentação.[26] A ingestão de fibras com propriedade de adsorção no trato gastrintestinal causa os seguintes efeitos fisiológicos:

- absorção reduzida de lipídios;
- aumento da excreção de ácido biliar fecal;
- redução das concentrações séricas de colesterol (propriedades hipocolesterolêmicas);
- absorção alterada de minerais e carotenoides.

Os mecanismos pelos quais esses efeitos ocorrem variam consideravelmente e são analisados a seguir.

Diminuição da absorção dos lipídios

As fibras solúveis (como a pectina, as gomas, e as β-glucanas), a fibra insolúvel de lignina e as formas modificadas da quitosana podem afetar a absorção de lipídios, adsorvendo ou interagindo com ácidos graxos, colesterol e ácidos biliares dentro do trato digestório. Os ácidos graxos e o colesterol que estão vinculados ou agregados à fibra não podem formar micelas e ser absorvidos dessa forma vinculada; somente os ácidos graxos livres, os monotriglicerídios e o colesterol podem ser incorporados em micelas. Lembre-se de que as micelas são necessárias para que os produtos finais da digestão de gordura sejam transportados através das camadas de muco (água e glicoproteínas) até o enterócito. Dessa maneira, os lipídios com fibras ligadas não são normalmente absorvidos pelo intestino delgado e passam pelo intestino grosso, onde são excretados na forma de fezes ou degradados pelas bactérias intestinais.

Aumento da excreção fecal de ácido biliar

A adsorção dos ácidos biliares pelas fibras impede sua utilização para a formação de micelas. E, assim como os ácidos graxos com fibras ligadas, os ácidos biliares ligados à fibra não podem ser reabsorvidos e recircular (recirculação enteroepática). Os ácidos biliares ligados à fibra entram normalmente no intestino grosso, onde são degradados pela microbiota do cólon e excretados nas fezes.

Redução da concentração de colesterol sérico (propriedades hipocolesterolêmicas)

A capacidade de algumas fibras diminuírem as concentrações de colesterol sérico é baseada numa série de fatos. Primeiro, quando a excreção de ácidos biliares e colesterol aumenta nas fezes, há menos bile na recirculação enteroepática. A diminuição dos ácidos biliares de volta ao fígado e da absorção de colesterol leva à redução do teor de colesterol nas células do fígado. A diminuição do colesterol hepático promove a retirada do colesterol LDL do sangue. A redução do ácido biliar devolvido ao fígado também necessita do uso do colesterol para a síntese de mais ácido biliar. A consequência é uma taxa de colesterol sérico menor. Um segundo mecanismo decorrente do efeito hipocolesterolêmico (diminuição do colesterol no sangue) da fibra é a mudança das porções de ácido biliar para longe do ácido cólico e na direção do ácido quenodeoxicólico. O ácido quenodeoxicólico aparece para inibir a redutase 3-hidroxi 3-metilglutaril (HMG) CoA, uma enzima reguladora necessária para a biossíntese do colesterol.[12] A redução da atividade da redutase HMG CoA resulta em diminuição da síntese hepática do colesterol e em concentrações (teoricamente) mais baixas de colesterol no sangue. Um terceiro mecanismo sugere que a produção de propionato ou outros ácidos graxos de cadeia curta a partir da degradação da fibra por bactéria (apresentado na próxima seção) diminui as concentrações de colesterol sérico, possivelmente através de efeitos inibidores da síntese de ácido graxo, da síntese do colesterol ou ambas.[27-30] No entanto, o propionato do qual se alimentam os humanos tem efeitos variados nas concentrações de colesterol sérico.

Estudos demonstraram que a ingestão de *psyllium*, de algumas gomas (especialmente a goma guar), das β-glucanas e dos produtos à base de aveia, dextrinas resistentes e pectinas pode diminuir as concentrações de colesterol sérico em graus variados.[19,24,31-45] Efeitos variáveis sobre as concentrações de lipídios no sangue também foram observados em decorrência da ingestão de inulina, fruto-oligossacarídeos e suplementos de quitosana.[4-8,14,17,19,23] Quantidades de fibras solúveis necessárias para diminuir as concentrações do lipídio sérico variam de <10 g por dia de pectinas e gomas a 150 g de leguminosas (feijão, ervilha, lentilha etc.). Para consumir a quantidade de fibras solúveis dos alimentos necessária para reduzir os lipídios séricos, teríamos de ingerir diariamente, por exemplo, cerca de 6 a 10 porções de frutas e vegetais ricos em fibras solúveis ou de 2 a 3 porções diárias de leguminosas ou cereais de aveia ou cevada. A ingestão de alimentos como milho, trigo e farelo de arroz, que são ricos em fibras insolúveis, é menos eficaz na redução de lipídios séricos,[22,44,45] e as dietas com grãos inteiros geralmente protegem do risco de doença cardíaca.[46,47]

Além da capacidade que várias fibras têm de baixar o colesterol, outros componentes da planta, especialmente os fitoestanóis e os esteróis, também diminuem o colesterol sérico ao ligar a bile e o colesterol alimentar e endógeno no trato gastrintestinal e aumentar a excreção fecal. Comprovou-se que o consumo diário de vegetais (que contêm esteróis e estanóis) em quantidades que variam de 1,6 a 3 g/dia diminui as concentrações de colesterol total, de LDL e de colesterol plasmático nas pessoas com uma quantidade normal ou altas concetrações de lipídios no sangue.[48]

Absorção alterada de minerais e carotenoides

Algumas fibras – especialmente aquelas com ácido urônico, como a hemicelulose, as pectinas e as gomas –, bem como a frutose e galactose oligossacarídeas, podem formar pontes catiônicas com minerais no interior do trato gastrintestinal. Acredita-se que a lignina, que tem tanto um grupo carboxila quanto um hidroxila, desempenhe um papel na adsorção mineral. O efeito global (positivo ou negativo) que a fibra tem sobre o equilíbrio mineral depende, em certa medida, de seu grau de fermentação ou do acesso às enzimas bacterianas no cólon. A proliferação microbiana das fibras levemente fermentáveis pode resultar em aumento da vinculação de minerais dentro das células microbianas e na diminuição de absorção, por causa da incorporação de minerais por essas colônias bacterianas. Em contrapartida, as fibras mais rapidamente fermentáveis (como a pectina e os oligossacarídeos) parecem ter um efeito favorável no balanço mineral. Acredita-se que o ambiente ácido gerado pela fermentação bacteriana de certas fibras aumenta a solubilidade dos minerais, age com o cálcio para aumentar a atividade dos transportadores do sistema de troca, ou ambos. O cálcio, o zinco e o ferro ligados a esses componentes da fibra parecem ser liberados à medida que a fermentação acontece, podendo ser absorvidos pelo cólon.[12]

Mostrou-se que a absorção de carotenoide e de alguns fitoquímicos é negativamente afetada pela ingestão de fibras, especialmente a pectina e a goma guar. Foi demonstrada uma diminuição (de 33% a 74%) da absorção de β-caroteno, licopeno, luteína e cantaxantina quando a pectina e a goma guar são adicionadas à dieta.

DEGRADABILIDADE/FERMENTAÇÃO

A fibra atinge o cólon sem ser digerida pelas enzimas digestórias humanas. Algumas fibras, no entanto, podem ser degradadas (fermentadas) em vários graus pela microbiota do cólon. Esta seção apresenta inicialmente as fibras fermentadas e seus efeitos no organismo. A apresentação dos efeitos das fibras que não são fermentáveis ou são menos fermentáveis vem a seguir.

Fibras fermentáveis

Muitas fibras são fermentadas no trato digestório. As mais fermentáveis são os frutanos, a pectina, as gomas, o *psyllium*, a polidextrose e o amido resistente. Somadas a essas fibras, algumas celuloses e hemiceluloses são igualmente fermentáveis, mas esse processo é mais lento que o das outras fibras. As fibras fermentáveis fornecem muitos benefícios para o organismo. Por exemplo, algumas estimulam a produção de bactérias. Esse tipo de fibra também pode gerar uma cadeia de ácidos graxos de cadeia curta para uso do organismo. Ambas as funções são estudadas mais adiante.

Fibras fermentáveis como pré-bióticos Está comprovado que, além de serem degradadas pela microbiota intestinal, algumas fibras (não todas) funcionam como um pré-biótico. Os pré-bióticos servem de substrato para gerar o crescimento de algumas colônias de bactérias que favorecem a saúde. As fibras que comprovadamente funcionam como pré-bióticos são inulinas, oligofrutoses, fruto-oligossacarídeos, pectinas, β-glucanas, gomas e RS_3. Além disso, outros açúcares parcialmente digeríveis, como os oligossacarídeos da soja e da galactose e a lactulose (um ceto análogo da lactose), servem comprovadamente para o crescimento de bactérias que promovem a saúde. Os oligossacarídeos da galactose e da soja incluem açúcares como a rafinose, a estaquiose e a verbascose. A rafinose é um trissacarídeo da frutose e glicose ao qual a galactose é associada numa ligação α 1-6 glicosídica. A estaquiose é similar à rafinose, mas tem uma molécula de galactose adicional, de modo que se transforma em um tetrassacarídeo de frutose, glicose e galactose ao qual outra galactose é associada. A verbascose é um oligossacarídeo que contém frutose, glicose e três moléculas de galactose. Esses açúcares (ver **Figura 4.5**) podem ser encontrados no grupo das leguminosas, como ervilhas e feijões, incluindo soja, grão-de-bico, ervilha-verde, lentilha, feijão-da-china, feijão-de-lima, feijão comum, branco, entre outros. Está provado que as fibras que funcionam como pré-bióticos servem para estimular o crescimento das colônias de lactobacilos e bifidobactérias do cólon, bactérias que promovem a saúde. A quantidade de pré-bióticos necessários para aumentar a população das bifidobactérias varia de acordo com as diferentes fibras. Geralmente, ingerir diariamente de 10 a 15 g de inulina, oligofrutose, fruto-oligossacarídeos, galactose, oligossacarídeos, lactulose ou RS_3 por pelo menos 14 a 21 dias é suficiente.[28,49,50] No entanto, em função das diferenças de metodologia, forma e dose de substrato (pré-biótico), duração, conteúdos e tipos de pesquisas realizadas, a comparação em termos de eficácia entre diferentes pré-bióticos ainda não foi realizada.[51] Constatou-se que o aumento da presença de bactéria benéfica reduz a de bactérias patogênicas ou potencialmente patogênicas (como a *Clostridium perfringens* e a salmonela) e pode ser útil para prevenir e tratar várias doenças ou quadros como a diarreia.[52] Para obter informações adicionais sobre bactérias intestinais, consulte o Capítulo 2.

Produção de ácidos graxos de cadeia curta Os principais metabólitos das fibras fermentáveis são o lactato e os ácidos graxos de cadeia curta, formalmente denominados ácidos graxos voláteis em razão de sua volatilidade em soluções aquosas ácidas. Esses ácidos graxos incluem essencialmente os ácidos acético, butírico e propiônico. Outros produtos de fermentação da fibra são o hidrogênio, o dióxido de carbono e o gás metano, que são excretados como flatos e expelidos pelos pulmões. Diferentes fibras são fermentadas em diferentes ácidos graxos de cadeias curtas em quantidades distintas e por diferentes bactérias. Por exemplo, ingerir pectina resultou em concentrações maiores de propionato no cólon de ratos, e a ingestão de farelo de trigo por ratos resultou em concentrações mais altas de butirato.[53] Além disso, os bacteroides que agem na pectina geram acetato, propionato e sucinato, enquanto as eubactérias produzem acetato, butirato e lactato da degradação de pectina. E mais, as bifidobactérias produzem acetato e lactato da fermentação de pectina. Alguns dos efeitos genéricos desses ácidos graxos de cadeias curtas incluem:

- aumento de absorção de água e sódio no cólon;
- proliferação de células mucosais;
- suprimento de energia;
- acidificação do ambiente do lúmen.

As próximas seções abordam cada um desses efeitos.

Aumento de absorção de água e sódio no cólon Os ácidos graxos de cadeias curtas produzidos por fermentação são rapidamente absorvidos, o que, por sua vez, estimula a absorção de água e sódio no cólon.

Proliferação das células mucosas Os substratos gerados pela degradação da fibra alimentar no cólon estimulam a proliferação de células mucosas no trato gastrintestinal.

Suprimento de energia Os ácidos graxos de cadeia curta fornecem ao organismo substratos para a produção de energia. O ácido butírico fornece uma fonte de energia para as células epiteliais do cólon. Os ácidos graxos que não foram usados pelas células do cólon, principalmente o propiônico e o acético, são carregados pela veia porta até o fígado, onde o propionato e parte do acetato são usados e metabolizados. A maior parte do acetato, no entanto, passa pelos tecidos periféricos, onde é metabolizado pelo músculo esquelético e cardíaco. Lembre-se de que, como mencionado na seção sobre baixo colesterol sérico, o ácido propiônico gerado pela fermentação de fibras pode inibir a biossíntese do colesterol hepático em ratos.

A fermentação de carboidratos por bactérias anaeróbias do cólon torna disponível para o organismo parte da energia contida nos alimentos não digeridos que alcançaram o ceco. A quantidade exata de energia liberada depende especialmente da quantidade e do tipo de fibra alimentar ingerida. Nos países desenvolvidos, praticamente 10% a 15% do carboidrato ingerido podem ser fermentados no cólon; nos países em desenvolvimento, esse percentual pode ser consideravelmente maior.[54]

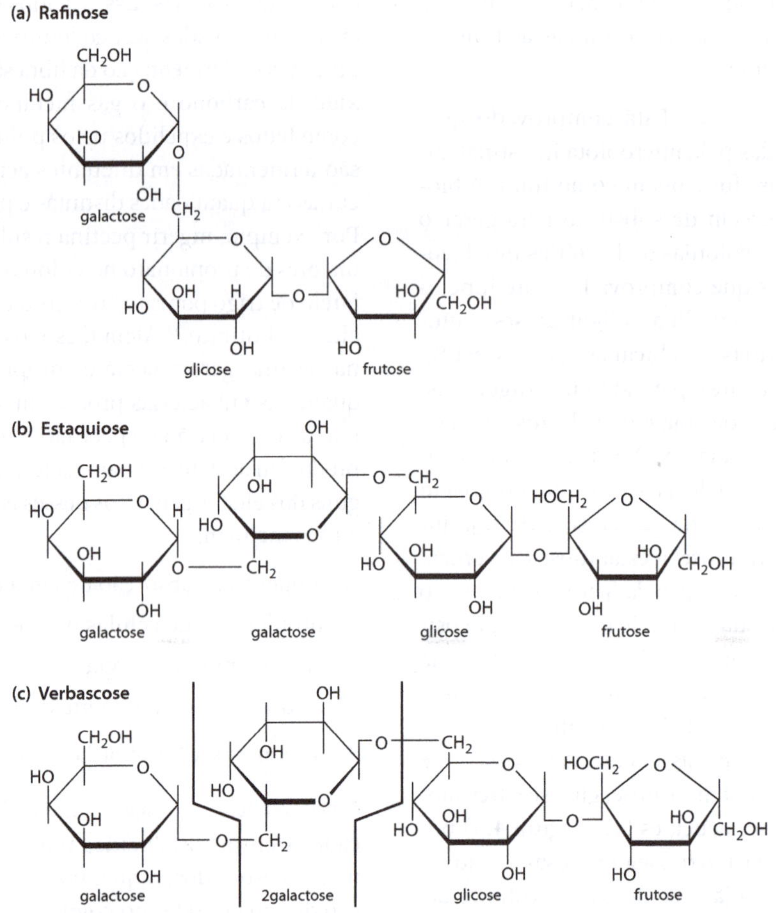

Figura 4.5 Estruturas químicas de alguns oligossacarídeos de glicose que podem promover o crescimento de bactérias saudáveis no trato gastrintestinal.

Acidificação do ambiente luminal A geração de ácidos graxos de cadeia curta no cólon a partir da fermentação bacteriana da fibra resulta na diminuição do pH do lúmen do cólon. Com um pH mais ácido, os ácidos livres da bile se tornam menos solúveis. Além disso, a atividade da deidroxilase 7 α diminui (pH ótimo ~6-6,5), e, dessa maneira, também diminui a taxa de conversão dos ácidos primários da bile em secundários. Com o pH mais baixo, o cálcio se torna mais disponível (solúvel) para ligar a bile aos ácidos graxos.[55] Essas duas últimas modificações podem proteger o cólon do câncer.

Fibras não fermentáveis

Os componentes das fibras que não são fermentáveis, principalmente a celulose e a lignina, ou que são mais lentamente fermentáveis, como algumas hemiceluloses, são particularmente importantes na promoção da proliferação de microrganismos no cólon. A proliferação microbiana pode ser importante para a desintoxicação e como um meio de aumentar o volume fecal (massa).

Desintoxicação O papel da desintoxicação é baseado na teoria de que a síntese de um número maior de células microbianas (por exemplo, a proliferação de microrganismos) poderia resultar numa maior eliminação microbiana e no sequestro de substâncias ou toxinas eventualmente excretadas. Do mesmo modo, algumas bactérias do cólon parecem inibir a proliferação de células tumorais e retardar a formação de tumores. Além disso, bactérias como *Lactobacillus acidophilus* podem reduzir a atividade das enzimas que catalisam a conversão de procarcinomas em carcinomas.[56]

Aumento do volume fecal (massa) Além de ser desintoxicante, a proliferação dos microrganismos pode promover um aumento no volume ou massa fecal. A massa fecal é composta de fibras não fermentáveis, sais, água e massa bacteriana. Em geral, a massa fecal aumenta com a proliferação de bactérias. Esse aumento acontece não só por causa da massa de bactérias, mas também porque as bactérias são constituídas de 80% de água. Dessa maneira, com o aumento da presença de bactérias fecais, a massa aumenta e o mesmo acontece com a capacidade de as fezes reterem água.

Em geral, a massa fecal aumenta quando a fermentação da fibra diminui. As fibras rapidamente fermentáveis, como as pectinas, as gomas e β-glucanas, parecem ter pouco ou nenhum efeito na massa fecal. O farelo de trigo é uma das fibras laxativas mais eficazes porque pode absorver três vezes seu peso em água, produzindo assim uma massa de excremento grande. As respostas gastrintestinais ao farelo de trigo incluem:

- aumento do volume fecal;
- maior frequência de defecação;
- tempo de trânsito intestinal menor;
- redução da pressão no interior do lúmen.

O farelo de arroz foi considerado ainda mais eficiente que o farelo de trigo para provocar aumento fecal e menor tempo de trânsito intestinal; tanto o farelo de arroz quanto o de trigo são úteis no tratamento da constipação.[57] Outras fibras que comprovadamente aumentaram o volume fecal e diminuíram o tempo de trânsito das fezes para melhorar a defecação são a celulose, o *psyllium*, a inulina e os oligossacarídeos.[58-62]

Papel das fibras na prevenção e no tratamento de doenças

A importância para a saúde da ingestão adequada de fibras é demonstrada por alguns dos efeitos fisiológicos exercidos pelas várias fibras alimentares. Particularmente notáveis são os efeitos hipoglicêmicos e hipolipidêmicos das fibras solúveis. Diminuir a taxa de absorção de carboidratos pode ajudar a pessoa com diabetes melito a regular as concentrações de glicose no sangue. As concentrações excessivas de colesterol sérico em cerca de 200 mg/dL são consideradas um fator de risco para as doenças cardíacas. Dessa maneira, a ingestão de fibras solúveis que podem reduzir o colesterol sérico para concentrações aceitáveis é benéfica para pessoas com doenças do coração. A importância da ingestão adequada de fibras insolúveis e não fermentáveis também foi reconhecida para tratar diversos desarranjos gastrintestinais, como diverticulite, cálculos biliares, síndrome do intestino irritável e constipação. As evidências da eficiência da fibra no controle de outras doenças parecem controversas, no entanto as pessoas que ingerem muitas fibras têm uma incidência menor de desarranjos gastrintestinais, doenças do coração e câncer dos pulmões e do cólon.[63-80] A ingestão generosa de fibras também parece beneficiar algumas pessoas nos seus esforços em controlar o peso. A massa fornecida pela fibra pode dar mais saciedade. Alimentos com alto teor de fibras podem diminuir a fome associada à restrição calórica (energia) e ao mesmo tempo retardar o esvaziamento gástrico, reduzindo de alguma forma a utilização dos nutrientes.[79-81] A eficácia de uma dieta com alto teor de fibras para tratamento da obesidade ainda não é clara.

Apesar de as diversas fibras apresentarem características diferentes, ficou comprovado, em alguns casos, que a ingestão de alguns alimentos em particular, e não só fibras, influi no risco de doenças. A ingestão de cereais integrais, por exemplo, e não apenas as fibras de cereais, está comprovadamente relacionada, de forma negativa, ao risco de morte por doença cardíaca.[46,47] Da mesma forma, a resposta pós-prandial da insulina, que, por sua vez, influencia as concentrações de glicose plasmática, é comprovadamente influenciada pela forma dos alimentos e por sua estrutura botânica, e não somente pela quantidade de fibras ou pelos tipos de grãos.[82]

Os mecanismos pelos quais as fibras alimentares previnem a doença são múltiplos e variados.[1,55,67-74,78,83,84] Alguns dos numerosos mecanismos de ação propostos para o papel preventivo da fibra contra o câncer do cólon são apresentados a seguir.

- Concentrações elevadas de ácido biliar estão associadas a um grande risco de câncer do cólon. Assim, as fibras que absorvem o ácido biliar para promover a excreção fecal têm um efeito positivo porque diminuem a livre concentração e a disponibilidade de ácido biliar para conversão em ácido biliar secundário, que, acredita-se, sejam responsáveis pelo carcinoma do cólon.

- As fibras que aumentam o volume fecal diminuem as concentrações no lúmen de procarcinógenos e carcinógenos e, assim, reduzem o risco de interação com as células da mucosa do cólon.

- O fornecimento de substrato fermentável às bactérias do cólon altera as espécies de bactérias e seu número, o que pode inibir a proliferação ou o desenvolvimento de tumores nas células ou a conversão de procarcinógenos em carcinógenos.

- Um tempo reduzido de trânsito fecal diminui o prazo durante o qual as toxinas podem ser sintetizadas e durante o qual elas estão em contato com o cólon.

- A fermentação da fibra em ácidos graxos de cadeia curta diminui o pH do lúmen e reduz, dessa maneira, a síntese dos ácidos biliares secundários, que comprovadamente geram tumores.

- A degradação da fibra por fermentação pode liberar as fibras ligadas de cálcio. O aumento do cálcio no cólon pode ajudar a neutralizar a vantagem mitogênica que as células cancerosas têm sobre as células normais em um ambiente pobre em cálcio.

- O ácido butírico parece diminuir a proliferação e diferenciação de células cancerosas do cólon.

- As fibras insolúveis, como a lignina, resistentes à degradação associada aos carcinógenos, minimizam assim as chances de interação com as células da mucosa do cólon.

Nem todos os estudos mostram os efeitos anticancerígenos da fibra. Em alguns estudos, as fibras solúveis intensificam o desenvolvimento do câncer colorretal. Alguns mecanismos propostos para essa ação incluem: (1) as fibras solúveis reduzem a capacidade das fibras insolúveis de absorver os carcinógenos hidrofóbicos, e, dessa forma, novos carcinógenos podem entrar no cólon, mantidos numa solução com fibras insolúveis; (2) na degradação das fibras solúveis, os carcinógenos são liberados e se depositam na superfície da mucosa do cólon; (3) as fibras solúveis podem atravessar o epitélio intestinal e transportar com elas carcinógenos mantidos em solução; (4) fibras solúveis podem reduzir a absorção de sais biliares e aumentar as chances de converter os ácidos biliares secundários.[55,67] Há uma pequena tentativa entre os numerosos estudos no sentido de esclarecer o efeito da fibra no desenvolvimento do câncer de cólon. A maioria das evidências para o papel positivo das fibras na prevenção do câncer de cólon surgiu de observações epidemiológicas. Infelizmente, nesses estudos epidemiológicos, adotou-se variação de diversos fatores dietéticos, além da ingestão de fibras. Os fatores dietéticos que mais frequentemente foram identificados por estarem envolvidos nas variações da incidência de câncer colorretal entre os diferentes grupos populacionais dizem respeito a um número total de calorias muito alto, gordura elevada, excesso de proteína, pouca fibra, pouca ingestão de vitamina D e cálcio e pouca ingestão de antioxidantes.[67] As metanálises, no entanto, de ambos os estudos, epidemiológico e de caso-controle, que estudaram a fibra alimentar e o câncer do cólon descobriram que dietas ricas em fibras estavam associadas a um efeito protetor contra o câncer do cólon, na maioria dos estudos.[78,84] Além disso, acredita-se que o risco de câncer colorretal nos Estados Unidos pode ser reduzido em 31% com um aumento de 13 g diários de ingestão de fibras alimentares.[78]

Ingestão recomendada de fibras

As recomendações para o aumento de ingestão de fibras na dieta dos Estados Unidos têm partido de diversas organizações governamentais e privadas, cada qual com sua preocupação de melhorar a saúde dos cidadãos norte-americanos.[84-89] Em 2002, a National Academy of Sciences – Food and Nutrition Board estabeleceu uma quantidade de referência alimentar, com um valor de ingestão adequada (AI – *adequate intake*) para fibras. Foram estabelecidas quantidades adequadas de ingestão de fibras totais, representando a soma das fibras alimentares e funcionais, com base em quantidades de fibra comprovadamente capazes de oferecer proteção contra as doenças do coração.[1] As recomendações da quantidade de fibras a ser ingerida por adultos e crianças estão na **Tabela 4.2**.

Estabeleceu-se ainda um nível máximo de tolerância de ingestão de fibra alimentar ou funcional.[1]

As mudanças dietéticas recomendadas cujo propósito é alcançar um aumento da ingestão de fibras são compatíveis com a *MyPyramid*, do Departamento de Agricultura dos Estados Unidos,[90] que incentiva as pessoas a consumir:

- leguminosas ricas em fibras;
- pelo menos 4 ½ xícaras de frutas e vegetais por dia;
- pelo menos 3 porções diárias de cereais integrais.

Tabela 4.2 Ingestão recomendada de fibras

Grupo populacional	Idade (anos)	Fibras totais (g)
Homens	De 19 a 50	38
	≥ 51	31
Mulheres	De 19 a 50	25
	≥ 51	21
Crianças	De 1 a 3	19
	De 4 a 8	25
Meninas	De 9 a 18	26
Meninos	De 9 a 13	31
	De 14 a 18	38

Observe que as recomendações de aumento de ingestão de fibras são colocadas em termos de mudança na dieta, em vez da adição de suplementos de fibras à dieta, que muito provavelmente é desprovida de outros nutrientes. Na medida em que a pessoa incorpora alimentos ricos em fibras, o percentual de carboidratos complexos aumenta em relação à quantidade de gordura e proteína na dieta, tornando quase inevitável um aumento em fibra. Permanece importante, contudo, comer uma variedade de cereais, leguminosas, frutas e vegetais, de modo que a variedade de fibras alimentares seja maximizada.

A **Tabela 4.3** mostra a quantidade de fibras alimentares existentes numa lista de alimentos selecionados. Um método rápido para calcular o consumo médio de fibras alimentares permite a avaliação clínica de um histórico alimentar, 24 horas antes, ou o registro dos alimentos sem o uso de tabelas ou programas de computador de análise dietética. Pelo fato de os alimentos ricos em fibras serem constituídos basicamente de frutas, legumes, cereais, leguminosas, nozes e sementes, o número de porções de cada um desses grupos pode ser multiplicado pelo teor médio de fibra total contido em cada grupo alimentar.[91] Por exemplo, o número de porções (tamanho determinado pelos dados do Departamento de Agricultura dos Estados Unidos ou no rótulo dos alimentos)** de hortaliças (não incluídos os sucos) e leguminosas é multiplicado cada qual por 1,5 g. O 1,5 g representa a quantidade média de fibra alimentar por porção de frutas e por porção de vegetais. O número de porções de cereais refinados é multiplicado por 1,0 g, e o número de porções de grãos integrais, por 2,5 g. Os totais de cada uma dessas categorias são somados e adicionados aos valores es-

---

** No Brasil, as porções de alimentos (em gramas) e medidas caseiras de consumo correspondentes são apresentadas no Guia Alimentar para a População Brasileira. Ministério da Saúde. Brasília, 2005 (N. do RT).

pecíficos da fibra alimentar de cada alimento no caso de leguminosas, nozes, sementes e fontes de fibra concentrada; os valores de fibras alimentares específicos são obtidos a partir de bases de dados científicas.[91] Os valores calculados com base nesse método rápido tiveram uma variação de 10% em relação aos resultados obtidos, levando em conta o teor de fibra contido em cada alimento individualmente.[91]

Tabela 4.3 Quantidade de fibras alimentares em alimentos selecionados

Grupo de Alimentos	Tamanho da porção	Fibra (g)	Grupo de alimentos	Tamanho da porção	Fibra (g)
Frutas (cruas)			**Vegetais (cozidos)**		
Maçã com casca	1 unidade	3,3	Aspargos	4 unidades	1,2
Banana	1 unidade	3,1	Brócolis	1 xíc.	5,1
Framboesa	1 xíc.	3,5	Cenouras	1 xíc.	4,8
Uva	1 xíc.	1,4	Aipo	1 xíc.	2,4
Manga	1 xíc.	3,0	Couves	1 xíc.	5,3
Laranja	1 unidade	3,4	Milho	1 xíc.	2,1
Pêssego	1 unidade	1,5	Cogumelos	1 xíc.	3,7
Pera	1 unidade	5,1	Batata cozida		
Abacaxi	1 xíc.	2,2	com casca	1 unidade	4,4
Ameixa	1 unidade	0,9	sem casca	1 unidade	2,4
Morango	1 xíc.	3,3	**Grãos e Cereais**		
Melancia	1 xíc.	0,6	Arroz (cozido)		
Leguminosas/Feijões (cozidos)			branco	1 xíc.	0,6
Preto	1 xíc.	15,0	integral	1 xíc.	3,5
Roxo	1 xíc.	16,4	Pão		
Lima	1 xíc.	11,6	branco	1 fatia	0,6
Branco	1 xíc.	19,1	integral	1 fatia	1,9
Rajado	1 xíc.	15,4	Cereais matinais		
Castanhas			Mix de cereais (All Bran®)	½ xíc.	8,8
Amêndoas	28 g	3,3	Mix de cereais com uvas-passas (All Bran com uvas-passas®)	1 xíc.	5,0
Cajus	28 g	0,9	Flocos de milho (Corn Flakes®)	⅓ xíc.	0,8
Pecãs	28 g	2,7	Farelo de aveia instantâneo (Quaker Oat Bran®)	1 xíc.	5,7
Amendoins	28 g	2,3	Biscoito cream cracker (Tostines Cream Crackers®)	4 unidades	0,4
Nozes	28 g	1,9	Biscoitos integrais (Club Social Integral®)	4 unidades	1,7

xíc.: xícara de chá (240ml).
Fontes: www.ars.usda.gov, http://huhs.harvard.edu.

Resumo

Foram criadas definições para as fibras alimentares e funcionais. Fibras alimentares são carboidratos não digeríveis e lignina intactos e inerentes às plantas. Exemplos de fibras alimentares são celulose, hemicelulose, lignina, pectina, gomas, β-glucanas, frutanos e amidos resistentes. Fibras funcionais são carboidratos não digeríveis que foram isolados, extraídos ou industrializados, e provou-se que eles têm efeitos fisiológicos benéficos nos seres humanos. As fibras funcionais, ao contrário das alimentares, não precisam estar intactas ou ser intrínsecas somente às plantas. As fibras funcionais que mostraram ter efeitos benéficos são: celulose, pectinas, gomas, β-glucanas, *psyllium* e amidos resistentes. Outras fibras, como lignina, frutanos, quitina, quitosana, polidextrose, polióis e dextrinas resistentes, requerem estudos adicionais.

Os efeitos fisiológicos da fibra no trato gastrintestinal são tão variados quanto o número de componentes da fibra e são comumente determinados pelos tipos e pelas quantidades presentes.

Ficou comprovado que algumas das numerosas características das fibras alimentares e funcionais são benéficas quanto à capacidade de retenção de água/hidratação e viscosidade, capacidade de adsorção ou ligação e fermentabilidade/degradação. Para que haja fibra numa dieta, os alimentos que são fonte de fibras devem ser variados e complementares. A garantia de uma adequada ingestão de fibras inclui o consumo de uma variedade de alimentos ricos em fibras, como cereais e pães integrais, leguminosas, frutas e vegetais.

Referências

1. Food and Nutrition Board. Dietary reference intakes for energy, carbohydrate, fiber, fat, protein and amino acids. Washington, DC: National Academy of Sciences; 2002.
2. Begum AN, Nicolle C, Mila I, Lapierre C, Nagano K, Fukushima K, et al. Dietary lignins are precursors of mammalian lignans in rats. J Nutr. 2004;134:120-7.
3. Hogarth AJ, Hunter DE, Jacobs WA, Garleb KA, Wolf BW. Ion chromatographic determination of three fructooligosaccharide oligomers in prepared and preserved foods. J Agric Food Chem. 2000;48:5326-30.
4. Guerciolini R, Radu-Radulescu L, Boldrin M, Dallas J, Moore R. Comparative evaluation of fecal fat excretion induced by orlistat and chitosan. Ob Res. 2001;9:364-7.
5. Wuolijoki E, Hirvela T, Ylitalo P. Decrease in serum LDL cholesterol with microcrystalline chitosan. Methods Find Exp Clin Pharmacol. 1999;21:357-61.
6. Hayashi K, Ito M. Antidiabetic action of low molecular weight chitosan in genetically obese diabetic KK-Ay mice. Biol Pharm Bull. 2002;25:188-92.
7. Tai TS, Sheu WH, Lee WJ, Yao HT, Chiang MT. Effects of chitosan on plasma lipoprotein concentrations in type 2 diabetic subjects with hypercholesterolemia. Diabetes Care. 2000;23:1703-4.
8. Singla AK, Chawla M. Chitosan: some pharmaceutical and biological aspects – an update. J Pharm Pharmacol. 2001;53:1047-67.
9. Maeda Y, Kimura Y. Antitumor effects of various low-molecular weight chitosans are due to increased natural killer activity of intestinal intraepithelial lymphocytes in sarcoma 180 – bearing mice. J Nutr. 2004;134:945-50.
10. Disponível em: www.cfsan.fda.gov.
11. Ink SL, Hurt HD. Nutritional implications of gums. Food Tech. 1987;41:77-82.
12. Jenkins D, Jenkins A, Wolever T, Rao A, Thompson L. Fiber and starchy foods: gut function and implications in disease. Am J Gastroenterol. 1986;81:920-30.
13. Jie Z, Bang-yao L, Ming-jie X, Hai-wei L, Zu-kang Z, Ting-song W, et al. Studies on the effects of polydextrose intake on physiologic functions in Chinese people. Am J Clin Nutr. 2000;72:1503-9.
14. Brighenti F, Casiraghi M, Canzi E, Ferrari A. Effect of consumption of a ready-to-eat breakfast cereal containing inulin on the intestinal milieu and blood lipids in healthy male volunteers. Eur J Clin Nutr. 1999;53:726-33.
15. Groop P-H, Aro A, Stenman S, Groop L. Long-term effects of guar gum in subjects with non-insulin dependent diabetes mellitus. Am J Clin Nutr. 1993;58:513-8.
16. Hallfrisch J, Scholfield D, Behall K. Diets containing soluble oat extracts improve glucose and insulin responses of moderately hypercholesterolemic men and women. Am J Clin Nutr. 1995;61:379-84.
17. Jackson K, Taylor G, Clohessy A, Williams C. The effect of the daily intake of inulin on fasting lipid, insulin and glucose concentrations in middle-aged men and women. Br J Nutr. 1999;82:23-30.
18. Landin K, Holm G, Tengborn L, Smith U. Guar gum improves insulin sensitivity, blood lipids, blood pressure, and fibrinolysis in healthy men. Am J Clin Nutr. 1992; 56:1061-5.
19. Anderson J, Algood L, Turner J, Oeltgen P, Daggy B. Effects of psyllium on glucose and serum lipid responses in men with type 2 diabetes and hypercholesterolemia. Am J Clin Nutr. 1999;70:466-73.
20. Wolever T, Jenkins D. Effect of dietary fiber and foods on carbohydrate metabolism. In: Spiller G, editor. CRC Handbook of Dietary Fiber in Human Nutrition. Boca Raton, FL: CRC Press; 1993. p. 111-62.
21. Luo J, Rizkalla S, Alamowitch C, Boussairi A, Blayo A, Barry J-L, et al. Chronic consumption of shortchain fructooligosaccharides by healthy subjects decreased basal hepatic glucose production but had no effect on insulin-stimulated glucose metabolism. Am J Clin Nutr. 1996;63:939-45.
22. Niemi M, Keinanen-Kiukaanniemi S, Salmela P. Long-term effects of guar gum and microcrystalline cellulose on glycaemic control and serum lipids in type 2 diabetes. Eur J Clin Pharmacol. 1988;34:427-9.
23. VanDokkum W, Wezendonk B, Srikumar TS, Heuvel EG van den. Effect of nondigestible oligosaccharides on large-bowel functions, blood lipid concentrations and glucose absorption in young healthy male subjects. Eur J Clin Nutr. 1999;53:1-7.
24. Yamashita K, Kawai K, Itakura M. Effect of fructo-oligosaccharides on blood glucose and serum lipids in diabetic subjects. Nutr Res. 1984;4:961-6.
25. Takahashi T, Karita S, Ogawa N, Goto M. Crystalline cellulose reduces plasma glucose concentrations and stimulates water absorption by increasing the digesta viscosity in rats. J Nutr. 2005;135:2405-10.
26. Eastwood M, Passmore R. A new look at dietary fiber. Nutr Today. 1984;19:6-11.
27. Todesco T, Rao AV, Bosello O, Jenkins DJ. Propionate lowers blood glucose and alters lipid metabolism in healthy subjects. Am J Clin Nutr. 1991;54:860-5.
28. Grizard D, Barthomeuf C. Non-digestible oligosaccharides used as prebiotic agents: mode of production and beneficial effects on animal and human health. Reprod Nutr Dev. 1999;39:563-88.
29. Lin Y, Vonk RJ, Stooff MJ, Kuipers F, Smit MJ. Differences in propionate – induced inhibition of cholesterol and triacylglycerol synthesis between human and rat hepatocytes in primary culture. Brit J Nutr. 1995;74:197-207.
30. Nishina P, Freeland R. Effects of propionate on lipid biosynthesis in isolated rat hepatocytes. J Nutr. 1990;20:668-73.
31. Ripsin C, Keenan J, Jacobs D, Elmer P, Welch R, VanHorn L, et al. Oat products and lipid lowering: A meta-analysis. Jama. 1992;267:3317-25.
32. Brown L, Rosner B, Willett W, Sacks F. Cholesterol-lowering effects of dietary fiber: A meta-analysis. Am J Clin Nutr. 1999;69:30-42.
33. Davidson M, Dugan L, Burns J, Bova J, Story K, Drennan K. The hypocholesterolemic effects of b-glucan in oatmeal and oat bran: a dose controlled study. Jama 1991;265:1833-9.
34. Davidson M, Maki K, Kong J, Dugan L, Torri S, Hall H, et al. Long-term effects of consuming foods containing psyllium seed husk on serum lipids in subjects with hypercholesterolemia. Am J Clin Nutr. 1998;67:367-76.
35. Anderson J, Tietyen-Clark J. Dietary fiber: hyperlipidemia, hypertension, and coronary heart disease. Am J Gastroenterol. 1986;81:907-19.
36. Penagini R, Velio P, Vigorelli R, Bozzani A, Castagnone D, Ranzi T, et al. The effect of dietary guar on serum cholesterol, intestinal transit, and fecal output in man. Am J Gastroenterol. 1986;81:123-5.
37. Anderson J, Davidson M, Blonde L, Brown W, Howard J, Ginsberg H, et al. Long-term cholesterol-lowering effects of psyllium as an adjunct to diet therapy in the treatment of hypercholesterolemia. Am J Clin Nutr. 2000;71:1433-8.
38. Aro A, Uusitupa M, Voutilainen E, Korhonen T. Effects of guar gum in male subjects with hypercholesterolemia. Am J Clin Nutr. 1984;39:911-6.
39. Blake D, Hamblett C, Frost P, Judd P, Ellis P. Wheat bread supplemented with depolymerized guar gum reduces the plasma cholesterol concentration in hypercholesterolemic human subjects. Am J Clin Nutr. 1997;65:107-13.

40. Braaten J, Wood P, Scott F, Wolynetz M, Lowe M, Bradley-White P, et al. Oat b-glucan reduces blood cholesterol concentration in hypercholesterolemic subjects. Eur J Clin Nutr. 1994;48:465-74.
41. Cerda J, Robbins F, Burgin C, Baumgartner T, Rice R. The effects of grapefruit pectin on patients at risk for coronary heart disease without altering diet or lifestyle. Clin Cardiol. 1988;11:589-94.
42. MacMahon M, Carless J. Ispaghula husk in the treatment of hypercholesterolemia: a double-blind controlled study. J Cardiovasc Risk. 1998;5:167-72.
43. Beer M, Arrigoni E, Amado R. Effects of oat gum on blood cholesterol levels in healthy young men. Eur J Clin Nutr. 1995;49:517-22.
44. Anderson J, Jones A, Riddell-Mason S. Ten different dietary fibers have significantly different effects on serum and liver lipids of cholesterol – fed rats. J Nutr. 1994;1(24):78-83.
45. Hillman L, Peters S, Fisher C, Pomare E. The effects of the fiber components pectin, cellulose and lignin on serum cholesterol levels. Am J Clin Nutr. 1985;42:207-13.
46. Jacobs DR, Meyer KA, Kushi LH, Folsom AR. Whole-grain intake may reduce the risk of ischemic heart disease death in postmenopausal women: The Iowa Women's Health Study. Am J Clin Nutr. 1998;68:248-57.
47. Anderson JW. Whole grains protect against atherosclerotic cardiovascular disease. Proc Nutr Soc. 2003;62:135-42.
48. Moruisi K, Oosthuizen W, Opperman A. Phytosterols/stanols lower cholesterol concentrations in familial hypercholesterolemic subjects: a systematic review with meta-analysis. J Am Coll Nutr. 2006;25:41-8.
49. Gibson GR, Beatty EB, Wang X, Cummings JH. Selective stimulation of bifidobacteria in the human colon by fructo-oligofrutoses (Gfn + FM) and inulin. Gastroenterology. 1995;108:975-82.
50. Bouhnik Y, Raskine L, Simoneau G, Vicaut E, Neut C, Flourie B, et al. The capacity of nondigestible carbohydrates to stimulate fecal bifidobacteria in health humans: a double-blind, randomized placebo-controlled, parallel group, dose-response relation study. Am J Clin Nutr. 2004;80:1658-64.
51. Rycroft CE, Jones MR, Gibson GR, Rastall RA. A comparative in vitro evaluation of the fermentation properties of prebiotic oligosaccharides. J Applied Microbiol. 2001; 91:878-87.
52. Bengmark S, Martindale R. Prebiotics and synbiotics in clinical medicine. Nutr Clin Pract. 2005;20:244-61.
53. Lupton J, Kurtz P. Relationship of colonic luminal short chain fatty acids and pH to *in vivo* cell proliferation in rats. J Nutr. 1993;123:1522-30.
54. McNeil N. The contribution of the large intestine to energy supplies in man. Am J Clin Nutr. 1984;39:338-42.
55. Harris P, Ferguson L. Dietary fibre: its composition and role in protection against colorectal cancer. Mut Res. 1993;290:97-110.
56. Gorbach SL. Lactic acid bacteria and human health. Ann Med. 1990;22:37-41.
57. Tomlin T, Read N. Comparison of effects on colonic function caused by feeding rice bran and wheat bran. Eur J Clin Nutr. 1988;42:857-61.
58. Ashraf W, Park F, Lof J, Quigley E. Effects of psyllium therapy on stool characteristics, colon transit time and anorectal function in chronic idiopathic constipation. Aliment Pharmacol Ther. 1995;9:639-47.
59. Gibson G, Willems A, Reading S, Collins MD. Fermentation of nondigestible oligosaccharides by human colonic bacteria. Proc Nutr Soc. 1996;55:899-912.
60. Kleessen B, Sykura B, Zunft H, Blaut M. Effects of inulin and lactose on fecal microflora, microbial activity, and bowel habits in elderly constipated persons. Am J Clin Nutr. 1997;65:1397-402.
61. McRorie J, Daggy B, Morel J, Diersing P, Miner P, Robinson M. Psyllium is superior to docusate sodium for treatment of chronic constipation. Aliment Pharmacol Ther. 1998;12:491-7.
62. Cummings JH. The effect of dietary fiber on fecal weight and composition. In: Spiller GA, editor. CRC Handbook of Dietary Fiber in Human Nutrition. 2nd ed. Boca Raton, FL: CRC Press; 1993. p. 263-349.
63. Pietinen P, Malila N, Virtanen M, Hartman TJ, Tangrea JA, Albanes D, et al. Diet and risk of colorectal cancer in a cohort of Finnish men. Cancer Causes Control. 1999; 10:387-96.
64. Rimm E, Ascherio A, Giovannucci E, Spiegelman D, Stampfer M, Willett W. Vegetable, fruit, and cereal fiber intake and risk of coronary heart disease among men. Jama. 1996;275:447-51.
65. Wolk A, Manson J, Stampfer M, Colditz G, Hu F, Speizer F, et al. Long-term intake of dietary fi ber and decreased risk of coronary heart disease among women. Jama. 1999;281:1998-2004.
66. Todd S, Woodward M, Tunstall-Pedoe H, Bolton-Smith C. Dietary antioxidant vitamins and fi ber in the etiology of cardiovascular disease and all-causes mortality: results from the Scottish Heart Health Study. Am J Epidemiol. 1999;150:1073-80.
67. Olesen M, Gudmand-Hoyer E. Efficacy, safety, and tolerability of fructooligosaccharides in the treatment of irritable bowel syndrome. Am J Clin Nutr. 2000;72:1570-5.
68. Jenkins D, Jenkins A, Rao A, et al. Cancer risk: possible role of high carbohydrate, high fi ber diets. Am J Gastroenterol. 1986;81:931-5.
69. Ausman L. Fiber and colon cancer: does the current evidence justify a preventive policy? Nutr Rev. 1993;51:57-63.
70. Klurfeld D. Dietary fiber-mediated mechanisms in carcinogenesis. Cancer Res. 1992;52(Suppl):2055s-9s.
71. Hill M. Bile acids and colorectal cancer. Eur J Canc Prevent. 1991;1:69-72.
72. Munster Ivan, Nagengast F. The influence of dietary fiber on bile acid metabolism. Eur J Cancer Prevent. 1991;1:35-44.
73. Potter J. Colon cancer – do the nutritional epidemiology, the gut physiology and the molecular biology tell the same story? J Nutr. 1993;123:418-23.
74. Harris P, Roberton A, Watson M, Triggs C, Ferguson L. The effects of soluble fiber polysaccharides on the adsorption of a hydrophobic carcinogen to an insoluble dietary fiber. Nutr Cancer. 1993;19:43-54.
75. Aldoori W, Giovannucci E, Rockett H, Sampson L, Rimm E, Willett W. A prospective study of dietary fi ber types and symptomatic diverticular disease in men. J Nutr. 1998;128:714-9.
76. Brodribb A. Treatment of symptomatic diverticular disease with a high-fibre diet. Lancet. 1977;1:664-6.
77. Cummings J. Nutritional management of diseases of the gut. In: Garrow JS, James WPT, Ralph A, editors. Human nutrition and dietetics, 10th ed. Edinburgh: Churchill Livingston; 2000. p.547-73.
78. Howe G, Benito E, Castelleto R, Cornee J, Esteve J, Gallagher R, et al. Dietary intake of fi ber and decreased risk of cancers of the colon and rectum: Evidence from the combined analysis of 13 case-controlled studies. J Nat Cancer Inst. 1992;84:1887-96.
79. Anderson J, Bryant C. Dietary fiber: diabetes and obesity. Am J Gastroenterol. 1986;81:898-906.
80. Kritchevsky D. Dietary fiber. Ann Rev Nutr. 1988;8:301-28.
81. Rigaud D, Paycha F, Meulemans A, Merrouche M, Mognon M. Effect of psyllium on gastric emptying, hunger feeling and food intake in normal volunteers: a double blind study. Eur J Clin Nutr. 1998;52:239-45.
82. Juntunen K, Niskanen L, Liukkonen K, Poutanen K, Holst J, Mykkunen H. Postprandial glucose, insulin, and incretin responses to grain products in healthy subjects. Am J Clin Nutr. 2002;75:254-62.
83. Lupton JR. Butyrate and colonic cytokinetics: differences between *in vitro* and *in vivo* studies. Eur J Cancer Prev. 1995;4:373-8.
84. Trock B, Lanza E, Greenwald P. Dietary fiber, vegetables, and colon cancer: critical review and meta-analyses of the epidemiologic evidence. J Nat Cancer Inst. 1990; 82:650-61.
85. Ad Hoc Expert Panel on Dietary Fiber, Federation of American Societies for Experimental Biology. Physiologic and health consequences of dietary fiber. Rockville, MD: Faseb, 1987.
86. Butrum RR, Clifford CK, Lanza E. NCI dietary guidelines: rationale. Am J Clin Nutr. 1988;48:888-95.
87. Franz J, Bantle J, Beebe C, Brunzell J, Chiasson J, Garg A, et al. Evidence based nutrition principles and recommendations for treat-

ment and prevention of diabetes and related complications. Diabetes Care. 2003;26(Supp1):S51-61.
88. American Dietetic Association. Position of the American Dietetic Association: health implications of dietary fiber. J Am Diet Assoc. 1997;97:1157-9.
89. Beebe CA, Pastors JG, Powers MA, Wylie-Rosett J. Nutrition management for individuals with non-insulin dependent diabetes mellitus in the 1990s: a review by the Diabetes Care and Education Dietetic Practice Group. J Am Diet Assoc. 1991;91:196-202, 205-7.
90. U. S. Department of Agriculture. Disponível em: www.mypyramid.gov.
91. Marlett JA, Cheung TF. Database and quick methods of assessing typical dietary fiber intakes using 228 commonly consumed foods. J Am Diet Assoc. 1997;97:1139-48, 1151.

PERSPECTIVA

Suplementos fitoquímicos e de ervas na saúde e doença

Durante a última década, houve uma significativa expansão do mercado de suplementos fitoterápicos, com mais de 500 ervas comercializadas nos Estados Unidos e vendas de mais de US$ 3 bilhões/ano.[1] O entusiasmo do público deriva de uma série de supostos benefícios atribuídos ao uso de ervas (plantas ou partes específicas de uma planta, como folha, haste, raízes, casca, semente, flor etc.). As sete ervas mais vendidas nos Estados Unidos são ginkgo biloba, erva-de-são-joão, ginseng, alho, equinácea, babosa e kava-kava.[2] Os benefícios derivados do uso dessa seleção de ervas abarcam desde efeitos no cérebro (há aqueles que acreditam que elas melhoram a memória) até o tratamento da depressão e do mais simples resfriado. Esta Perspectiva faz uma revisão de alguns dos princípios ativos – isto é, os fitoquímicos – das plantas (bem como de outros alimentos vegetais) e oferece uma visão geral de alguns dos mais comuns suplementos à base de ervas utilizados para manter a saúde e tratar a doença.

Fitoquímicos

Os fitoquímicos constituem um grande conjunto de compostos não nutrientes que são biologicamente ativos no organismo. Como diz o nome, os fitoquímicos são encontrados em plantas, incluindo frutas, vegetais, legumes, grãos, ervas, chá e especiarias. Dentre as dezenas de milhares de fitoquímicos, as substâncias fitoquímicas polifenólicas compõem o maior grupo. O consumo alimentar de polifenóis é estimado em cerca de 1 g por dia.

Os polifenóis, que incluem mais de 8 mil compostos, podem ser divididos em várias classes, o que dependerá do sistema de classificação. Umas das maiores classes são os flavonoides, que incluem várias subclasses: flavonóis, flavanóis, flavonas, flavanonas, antocianidinas e isoflavonas – listadas na Tabela 1 com os exemplos de alimentos ricos em flavonoides. Os principais flavonóis são a quercetina e o kaempferol. Esses flavonóis são largamente encontrados em alimentos, mas as melhores fontes de quercetina e de kaempferol são: cebola, couve, alho-poró, brócolis, maçã, uva, vinho tinto, chá e ginkgo biloba. Os flavanóis são essencialmente classificados com base na sua estrutura química. As formas monoméricas são chamadas catequinas, e as formas condensadas, proantocianinas ou taninos. Os taninos atribuem propriedades adstringentes aos alimentos e às bebidas. Nos Estados Unidos, estima-se que o consumo de flavanóis seja de 20 a 60 mg por dia.[3,4] Outra categoria de flavonóis são as flavonas como a luteolina e a apigenina; apenas alguns alimentos, a salsa e alguns cereais foram identificados como fontes ricas dessas flavonas. As flavanonas, outro subgrupo de flavonoides, também reúnem uns poucos compostos: os glicosídeos de naringenina nas toranjas, o eriodictiol no limão e a hesperetina na laranja. Estima-se que um copo de suco de fruta como o de laranja forneça cerca de 40 a 140 mg de flavanona glicosídeo. Outro grupo de flavonoides são as antocianidinas, a forma aglicone (não conjugada) das antocianinas, que são pigmentos encontrados principalmente na derme das plantas. As antocianinas fornecem cor (em geral, vermelho, azul ou roxo) a muitas frutas e vegetais. Uma porção de 100 g de uva pode fornecer cerca de 500 mg de antocianinas.[3] A última categoria de flavonoides listada na Tabela 1 são as isoflavonas, encontradas principalmente nas leguminosas, especialmente na soja, e em seus derivados. As isoflavonas, juntamente com as lignanas (encontradas em sementes, grãos integrais, nozes e em algumas frutas e vegetais) e os coumestanos (presentes em brócolis e couve), são fitoestrógenios. As duas principais plantas isoflavonas são a genisteína e a daidzeína.

Embora o grupo de flavonoides inclua grande parte dos milhares de fitoquímicos, muitos outros também podem ser encontrados nos alimentos. Alguns fitoquímicos adicionais estão listados na Tabela 2 com algumas de suas fontes alimentares. Alguns desses fitoquímicos adicionais incluem ácidos fenólicos, carotenoides (ver também Capítulo 10), terpenos, organossulfídeos, fitoesteróis, glucosinolatos, isotiocianatos, entre outros. O interesse na categoria do ácido fenólico cresceu com o aumento do consumo de café nos Estados Unidos. O café é uma fonte rica em ácidos fenólicos que são principalmente classificados com outros derivados do ácido hidroxibenzoico ou hidroxicinâmico. Os ácidos cafeicos, ferúlicos, p-cumárico e sinápico compõem a essência da dieta com ácidos hidroxicinâmicos. Acredita-se que os ácidos cafeicos e ferúlicos são consumidos mais frequentemente que os outros – entre 500 e 1.000 mg por dia –, especialmente entre as pessoas que tomam café.[3] Os ácidos hidroxicinâmicos também são encontrados em alguns alimentos como vegetais, grãos (camadas exteriores) e frutas (especialmente uvas, tomates, kiwis, ameixas, cerejas e maçãs). Exem-

Tabela 1 Flavonoides fitoquímicos e suas fontes[3,8]

Subclasses de flavonoides	Fitoquímicos	Fontes
Flavonóis	Quercetina, kaempferol, miricetina	Cebolas, chá, azeitonas, couve, folhas de alface, cranberry, tomate, maçã, folhas de nabo, endívia, ginkgo biloba
Flavanóis	Catequinas, epicatequina	Chá verde, chá preto, pera, vinho, maçã
Flavonas	Apigenina, luteolina	Salsinha, alguns cereais
Flavanonas	Tangeritina, naringenina, esperitina, esperedina	Frutas cítricas
Antocianidina	Cianidina	Uvas, cerejas, ameixas, vinho tinto, açaí, acerola
Isoflavonas	Genisteína, daidzeína, equol	Leguminosas, especialmente soja, nozes, leite, queijo, farinha, tofu, missô, molho de soja

PERSPECTIVA

plos de ácidos hidroxibenzoicos incluem o elágico e o gálico, encontrados em concentrações especialmente altas no vinho tinto, no chá, nas nozes e nas uvas.

Embora as tabelas 1 e 2 apresentem exemplos de alimentos com alguns fitoquímicos, note que a maioria das plantas comestíveis contém vários fitoquímicos. Os tomates, por exemplo, podem conter o equivalente a 10 mil fitoquímicos diferentes. Além disso, a composição dos fitoquímicos e sua propriedade digestória e absortiva podem variar de acordo com alguns fatores: espécie da planta, condições climáticas ou ambientais nas quais a planta cresceu, fase de maturação, métodos de armazenamento usados, processamentos, entre outros.

A maioria dos fitoquímicos é encontrada em alimentos, numa grande variedade de formas, as quais influenciam a digestão e a absorção do fitoquímico. Uma forma comum de polifenóis nos alimentos é como glicosídeo conjugado. Alguns glicosídeos devem ser digeridos em agliconas (em formas não conjugadas) antes de serem absorvidos. Acredita-se que outros fitoquímicos sejam absorvidos pelo intestino delgado sem que haja muita digestão. Além disso, vários fitoquímicos glicosídeos não são nem digeridos, nem absorvidos no intestino delgado. Os mecanismos da absorção da maioria dos fitoquímicos parecem envolver um transportador, no entanto os processos de absorção completa ainda não foram elucidados. Provou-se que alguns fitoquímicos que não são absorvidos pelo intestino se submetem à degradação microbiana pela microbiota do cólon. A bactéria hidrolisa os glicosídeos e gera agliconas, que podem condicionar posteriormente o metabolismo a formar diversos ácidos aromáticos. Alguns desses ácidos, por sua vez, podem ser absorvidos pelo cólon.

Uma vez absorvidos, a maioria dos metabólitos de polifenóis é conjugada no intestino delgado ou no fígado. Essa conjugação envolve mais frequentemente a metilação, a sulfatação ou a glucoronidação. Esses metabólitos conjugados são depois transportados no sangue ligados às proteínas plasmáticas como a albumina. A quantidade de metabólitos presentes no plasma varia consideravelmente de acordo com o tipo de polifenóis fitoquímicos consumidos, a fonte alimentar e a quantidade digerida, mas bem pouco se sabe a respeito do metabolismo de todos os polifenóis no organismo, e, consequentemente, quais os metabólitos estão presentes no plasma depois do consumo de polifenóis específicos.

No organismo, as diferenças no metabolismo desses milhares de fitoquímicos dificultam a interpretação das pesquisas e as definições de recomendações. A maioria dos estudos é feita *in vitro*, em culturas de células, ou em tecidos isolados usando glicossídeos específicos ou formas agliconas de vários fitoquímicos. As formas de polifenóis fitoquímicos usados nos estudos, no entanto, não têm sido as mesmas formas de polifenóis fitoquímicos que são encontradas no organismo. Além disso, as quantidades de concentrações de fitoquímicos utilizadas nos estudos têm sido frequentemente superiores às de fitoquímicos encontrados naturalmente no organismo.

Apesar dos problemas com bom número de estudos, acredita-se piamente que os fitoquímicos desempenhem várias funções no organismo. Os flavonoides, por exemplo, são encontrados nas membranas celulares entre a camada lipídica e aquosa, onde desempenham função antioxidante no organismo. Os flavonoides podem especificamente varrer os radicais livres, como hidroxila, peroxil, alquil peroxil e superóxido, e terminar a cadeia de reações (ver Perspectiva do Capítulo 10 para a discussão dos radicais livres e terminação). Duas características determinam se o flavonoide é um bom antioxidante: 1. sua capacidade de doar um átomo de hidrogênio do seu grupo de hidroxil fenólico aos radicais livres (similar à vitamina E) e 2. a capacidade do seu anel fenólico estabilizar o elétron desemparelhado. A atividade antioxidante também é desempenhada por outros polifenóis, além dos flavonoides e por lignanas (encontradas num leque de alimentos de origem vegetal), carotenoides (encontrados nas frutas e legumes de intenso colorido) e o resveratrol (encontrado em uvas e amêndoas).

Além das funções antioxidantes, algumas lignanas e isoflavonas apresentam efeitos antiestrogênicos. Os fitoestrógenos como as isoflavonas são estruturalmente similares ao estrogênio no sentido em que o anel fenólico pode se ligar a receptores de estrogênio nas células do organismo. Produtos à base de soja, ricos em isoflavona, foram colocados no mercado para o uso das mulheres em pré-menopausa, a fim de aliviar alguns efeitos da diminuição do estrogênio natural do corpo. Além disso, a genesteína, junto com as lignanas e alguns outros flavonoides, mostrou ser útil para inibir a formação e proliferação de tumores. Assim, chás, especialmente os chás preto e verde, são especialmente ricos em flavonoides e estão desfrutando de maior popularidade. Os glicosinolatos e os isotiocianatos, juntamente com os terpenos e alguns ácidos fenólicos como o ácido hidroxicinâmico, também parecem ter o efeito de proteger contra o câncer (formação de tumor), e os fitoesteróis e as isoflavonas têm as propriedades de baixar o colesterol que pode evitar as doenças cardíacas. De fato, produtos à base de soja, ricos em isoflavona, e margarinas com adição de fitoesteróis são vendidos para as pessoas que seguem dietas contra a hipercolesterolemia. Embora sejam necessárias pesquisas adicionais, os estudos apontam fortemente para as possíveis propriedades dos fitoquímicos na prevenção de doença cardiovascular, câncer e osteoporose.

As ervas também são ricas fontes de fitoquímicos. Foram utilizadas por décadas, e às vezes por séculos, na Ásia e em outras partes do mundo para prevenir e tratar uma infinidade de problemas de saúde. Os supostos benefícios de seis ervas utilizadas habitualmente — equinácea, alho, ginkgo biloba, ginseng, cardo-leiteiro e erva-de-são-joão — são apresentados nas próximas seções.

Equinácea

A equinácea é derivada de uma espécie vegetal norte-americana e caracteriza-se por um cone espinhoso inflorescente, de aparência semelhante às margaridas. Três tipos de equinácea, *Echinacea angustifolia*, *E. pallida* e *E. purpurea*, estão disponíveis comercialmente. Várias partes da planta, como as raízes, as flores (a coroa) ou as folhas, isoladamente ou associadas, são usadas na preparação de suplementos alimentares à base

Tabela 2 Fitoquímicos e suas fontes[3,8]

Classe fitoquímica	Fitoquímicos	Fontes
Carotenoides	β-caroteno, α-caroteno, luteína, licopeno	Tomate, abóbora, abobrinha, cenoura, melancia, mamão, goiaba, manga, pitanga, buriti e caqui
Terpenos	Limoneno, carvona	Frutas cítricas, cerejas, ginkgo biloba
Organossulfídeos	Sulfureto dialil, metil alil, sulfureto, S-alilcisiteína	Alho, cebolas, alho-poró, vegetais crucíferos: brócolis, couve-de-bruxelas, mostarda, agrião
Ácidos fenólicos	Ácidos hidroxicinâmicos: cafeico, ferúlico, clorogênico, neoclorogênico, curcumina	Mirtila, cereja, pera, maçã, laranja, toranja, batata-branca, café em grão, erva-de-são-joão, equinácea
	Ácidos hidroxibenzoico: elágico, gálico	Framboesa, morango, suco de uva
Lignanas	Secoisolariciresinol, mataresinol	Grãos integrais, sementes de linhaça/óleos, castanhas, farelo de centeio
Saponinas	Panaxadiol, panaxatriol	Brotos de alfafa, batata, tomate, ginseng
Fitoesteróis	β-sitosteróis, campesteróis, estigmasterol	Óleos vegetais (soja, canola, milho, girassol)
Glucosinolatos	Glucobrassicin, gluconapin, sinigrin, glucoiberin	Vegetais crucíferos: brócolis, repolho, couve-de-bruxelas, mostarda, agrião
Isotiocianatos	Alilisotiocianatos, indóis, sulforafano	Vegetais crucíferos (ver acima)

de equinácea. Extratos líquidos à base de álcool das raízes (*E. angustifolia*) ou o suco da parte aérea (*E. purpurea*) são normalmente vendidos em forma de erva. ***

Vários ingredientes ativos são encontrados na equinácea. Acredita-se que alguns desses princípios ativos contenham polissacarídeos de alto peso molecular (como as heteroxilanas, os arabinogalactanos e os ramnogalactanos), as glicoproteínas, os flavonoides, as alcamidas (como a isobutilamida), os alcenos, os alcinos (como os poliacetilenos) e os ácidos fenólicos (caféico e ferúlico derivados de ácidos como o ácido cicoricóico, os equinacosídeos e a cinarina). Há evidências de que um ou mais desses ingredientes ativos estimulam componentes do sistema imunológico. Exemplos de efeitos positivos no sistema imunológico incluem o aumento da produção de citocinas por macrófagos, a ativação de células T, o aumento da atividade fagocitária, entre outros. Por causa dessas ações, a erva é principalmente recomendada para tratamento de resfriados, infecções do aparelho respiratório superior e sintomas semelhantes à gripe. Sua aplicação tópica é também recomendada para ajudar na cicatrização de feridas superficiais, bem como para psoríase e eczema. Metanálises e revisões de estudo sobre a eficácia da equinácea no tratamento de resfriados e infecções respiratórias do trato superior continuam sugerindo resultados promissores, mas inconclusivos.

Geralmente, doses diárias da erva são compostas de 500 a 1.000 mg da planta colhida ou de suas raízes, em comprimidos ou cápsulas, ou preparos como o chá, ou de 0,5 a 4 mL de extratos líquidos e tinturas (dependendo da concentração). As dosagens são geralmente divididas e ingeridas duas ou três vezes ao dia. Consequentemente, sugere-se o prazo máximo de utilização da equinácea por um período que varia de 6 a 8 semanas. Entretanto, há evidências de que é suficiente um período de 10 a 14 dias, uma vez que a eficácia da erva diminui depois disso. Não foram relatados efeitos colaterais importantes do uso de equinácea, embora possam ocorrer reações alérgicas. A utilização da equinácea por pessoas com distúrbios sistêmicos ou do sistema imunológico é contraindicada.

Alho

O alho (*Allium sativum*) faz parte da família dos *Liliaceae*, pertencente especificamente ao gênero *Allium*. O alho é semelhante à cebola (que também integra a família *Liliaceae*), da cebolinha e do alho-poró; todos eles contêm o enxofre derivado do aminoácido cisteína, principalmente o sulfóxido S-alil--L-cisteína, também conhecido como alliin. O *alliin* (um composto inodoro) pode ser convertido em alicina (óxido de dialildissulfídeo-S) na presença de alinase, que aparece quando as células do alho são destruídas ao serem cortadas ou mastigadas, por exemplo. A alicina se degrada em dialil dissulfídeo, o principal componente do odor de alho, e em ajoene.

Também foram identificados componentes livres da alicina, tais como o extrato de alho envelhecido, igualmente relacionado à boa saúde.

Vários estudos dirigidos comprovaram as propriedades antilipidêmicas, antitrombóticas, anti-hipertensivas, anticarcinogênicas, antiglicêmicas, antioxidantes e promotoras de maior imunologia desses componentes ativos do alho e dos extratos de alho (classificados como organossulfídeos). Resultados de ensaios clínicos controlados sugerem (atualmente) pequenos benefícios do alho, principalmente como modesto redutor de lipídios no sangue (colesterol total e LDL e triglicerídios) e agente antitrombótico.

O alho está disponível naturalmente (em bulbos) ou em formas mais concentradas, como comprimido ou cápsula.

As doses padrão de alho utilizadas nos estudos variaram de 600 a 900 mg de alho em pó por dia ou pílulas padronizadas de 0,6% a 1,3% de alicina, equivalentes a cerca de 1,8-2,7 g ou metade de um dente de alho fresco. A padronização, no entanto, não deve ser baseada na alicina. Na verdade, as fórmulas comerciais de alho muitas vezes não conseguem conter compostos ativos do alho. Os dentes de alho, por exemplo, contêm aproximadamente 0,8% de alliin, no entanto há bem pouco alliin retido quando se prepara o alho em pó. Perdas de alicina em vários graus também podem ocorrer. Os efeitos colaterais mais comumente associados ao consumo de alho são hálito desagradável, pirose, flatulência e outros problemas gastrintestinais. As pessoas que tomam aspirina ou que estão em terapia com anticoagulantes devem, em geral, evitar comer grandes quantidades de alho.

Ginkgo biloba

A ginkgo biloba, da família *Ginkgoaceae*, é uma árvore alta, decídua, de vida longa (equivalente a mil anos), com casca de cor cinza. A árvore é nativa da China e foi levada para a América do Norte no século XVIII. As folhas em forma de leque da árvore de ginkgo biloba são cultivadas, preparadas e concentradas num extrato que contém seus princípios ativos. Os flavonoides ativos farmacologicamente e encontrados nas folhas incluem, por exemplo, taninos e seus glicossídeos. Alguns glicossídeos e glucossídeos flavonoides são a quercetina, o quempferol 3-ramnossídeo e o 3-rutinossídeo. Os terpenos, que também são ativos, consistem em ginkgolídeos A, B, C, J e M e bilobalídeos. Comprovou-se que os ingredientes ativos na ginkgo biloba induzem a vasodilatação periférica, reduzem a agregação de células vermelhas do sangue e a ativação das plaquetas, alteram os receptores neurotransmissores e seus níveis, e têm, ação antioxidante.

A ginkgo biloba é recomendada para melhorar o fluxo sanguíneo arterial e venoso – principalmente a circulação vascular cerebral e periférica – e a função neurossensora. Assim, a erva é frequentemente recomendada em quadros em que há má circulação, como claudicação intermitente (dor, cãibras e fadiga nos músculos da perna, que geralmente é um sintoma de doença arterial obstrutiva periférica), lapsos de memória, demência, vertigens (tonturas) e tinido (zumbidos nas orelhas). São numerosas as conclusões de estudos e extensas as revisões acerca da eficácia da ginkgo biloba. Por exemplo, alguns estudos clínicos dirigidos sugerem que os extratos da ginkgo são mais eficazes do que o placebo no tratamento de certos distúrbios cognitivos, certas perturbações cerebrais, claudicação intermitente e vertigem, no entanto ainda são necessários mais ensaios clínicos. Geralmente, o uso da ginkgo biloba em casos de insuficiência cerebral e perda de memória nos idosos e para tratar a claudicação intermitente produziu resultados promissores, mas os dados não são considerados totalmente convincentes. Não se comprovou que a erva promove a recuperação neurológica após a isquemia.

Dosagens padrão diárias de extrato de ginkgo biloba utilizadas na maioria dos estudos clínicos chegaram a cerca de 120 mg (embora doses mais elevadas tenham sido utilizadas). As dosagens de ginkgo biloba são geralmente divididas e administradas três vezes ao dia. Os extratos de ginkgo biloba são geralmente padronizados para conter de 22% a 27% de flavonoides e de 5% a 7% de terpeno lactonas, das quais de 2,8% a 3,4% são ginkgolides, e 2,6% a 3,6%, bilobalides. Os benefícios podem não ser observados nas seis primeiras semanas. Os efeitos colaterais que podem ser associados ao uso de ginkgo biloba incluem dor de cabeça, tonturas, palpitações e distúrbios gastrintestinais leves (náuseas e dor abdominal). O contato com toda a planta pode estar associado a uma reação alérgica de pele. Há relatos de interações entre ginkgo biloba, aspirina e varfarina (anticoagulante).

Ginseng

Os ginsengs são derivados de várias espécies de plantas do gênero *Panax*. Os tipos asiático (*P. ginseng*) e norte-americano (*P. quinquefolium*) também derivam desse gênero. No entanto, essas espécies não devem ser confundidas com ginsengs siberiano ou russo, ou com o brasileiro ou indiano, que são derivados de uma planta diferente. Os ginsengs são plantas perenes, de sombra, nativas da Coreia e China. O ginseng tem sido utilizado como erva medicinal na Ásia há séculos. Todas as partes da planta contêm componentes farmacologicamente ativos, no entanto a raiz é a parte mais usada da erva. Os componentes ativos do ginseng (raiz) são um grupo de glicosídeos saponinos triterpenoides coletivamente denominados ginsenosídeos. As duas saponinas do ginseng são o panaxadiol e o panaxatriol (panaxans).

Atribui-se ao ginseng a função de reduzir a fadiga e melhorar a resistência e o bem-estar, o que indica que ele pode

---

*** No Brasil podem ser encontradas com o nome "flor-de-cone" (N do RT).

servir como um suplemento de energia ou adaptogênico. Em outras palavras, há indícios de que o ginseng possa aumentar a habilidade do organismo de resistir ou enfrentar o estresse e ganhar vitalidade. Além disso, tem sido cogitado que o ginseng seria um anticarcinogênico e que poderia funcionar como antioxidante. Apesar de alguns estudos terem demonstrado que o ginseng modula certas atividades do sistema nervoso central para potencializar o desempenho, melhorar o humor, diminuir a fadiga, reduzir o tempo de reação, entre outros efeitos, os resultados de numerosos outros estudos e trabalhos que avaliaram os efeitos do ginseng sobre o organismo não comprovam essas afirmações. Em outras palavras, a eficácia do ginseng não foi claramente estabelecida para qualquer indicação.

As doses recomendadas de ginseng (na forma de comprimidos) variam de cerca de 100 a 300 mg/dia a serem administrados em doses divididas. As tinturas e os extratos fluidos também estão disponíveis. Os extratos de ginseng são geralmente padronizados para conter de 4% a 7% de ginsenossídeos. A raiz do ginseng também é comercializada e usada em doses de 0,6 a 2 g. Para essas aplicações, o ginseng é recomendado para uso diário por um período curto. São comuns os problemas envolvendo a qualidade do produto; apesar das descrições nos rótulos, muitos produtos costumam conter pouco ou nenhum ginseng. Efeitos colaterais frequentemente observados a partir do uso do ginseng incluem dores de cabeça, náuseas, diarreia, insônia e nervosismo. Interações negativas têm sido relatadas entre o ginseng, a varfarina (anticoagulante), o inibidor de monoamina oxidase e o álcool. Além disso, o germânio, ingrediente de algumas fórmulas de ginseng, foi relatado como indutor de resistência a diuréticos.

Cardo-leiteiro

O cardo-leiteiro (*Silybum marianum*), também chamado de cardo-de-santa-maria ou cardo-de-nossa-senhora, é uma erva alta com seiva leitosa e folhas escuras, brilhantes, espinhosas com veias brancas. A erva é nativa da Europa (área do Mediterrâneo), mas também cresceu na Califórnia e na parte oriental dos Estados Unidos. Os compostos específicos encontrados nos frutos em concentrações de cerca de 1% a 4% incluem uma variedade de flavonolignanas – silibina, isossilibina, deidrossilibina, silidianina, silicristina, entre outros – coletivamente denominados de silimarinas. Os três componentes principais são silibina, silidianina e silicristina, e a mais potente é a silibina. Outros ingredientes ativos incluem apigenina, histamina, triamina, betaína e outros. A maioria dos produtos comerciais à base de cardo-leiteiro contém mais de uma dúzia dessas flavonolignanas, entre outros compostos.

Os frutos ou as sementes do cardo-leiteiro têm sido utilizados há séculos para tratar um grande número de problemas, principalmente aqueles associados com o fígado, como cirrose e hepatite. O cardo-leiteiro apresenta propriedades antioxidantes e especula-se que tenha propriedades citoprotetoras. Acredita-se também que possa auxiliar o fígado a resistir a agressões tóxicas, promover a regeneração de suas células e evitar que estas se danifiquem. Também lhe são atribuídas a melhoria da função imunológica e anti-inflamatória e atividades antiproliferativas. Como antioxidante, a silibina, combinada com a fosfatidilcolina como fitosoma, recebe atribuições como a de preservar a utilização de glutaciona nas células do fígado, e sua propriedade como hepatoprotetor foi demonstrada por meio de estudos europeus, quando administrada em doses de até cerca de 360 mg. Um estudo egípcio com dois anos de duração, que utilizou somente a silimarina, não constatou nenhuma evidência objetiva de melhora da função hepática em um grupo de pessoas com hepatite C que a ingeriram, no entanto os pacientes relataram que se sentiram melhor. A eficácia e a eficiência do cardo-leiteiro não foram estabelecidas nos Estados Unidos, entretanto há estudos para provar se essa erva previne e trata doenças do fígado e vários tipos de câncer.

O cardo-leiteiro é vendido em cápsulas com aproximadamente 140 mg de silimarina. Extratos padronizados de cardo-leiteiro fornecem de 35 a 70 mg de silimarina e são recomendados três vezes ao dia para conseguir efeitos benéficos. O cardo-leiteiro não é muito solúvel. Existem relatos de que cerca 50% dessa erva é absorvida normalmente, desde que seja solúvel em água na forma de fitosoma. A erva parece ser bem tolerada e os efeitos colaterais relatados apenas incluem distúrbios gastrintestinais leves e reações alérgicas.

Erva-de-são-joão

A erva-de-são-joão (*Hypericum perforatum*) é uma erva perene que produz flores amarelo-douradas. As flores são colhidas, secas e extraídas com o uso de álcool e água. Seus ingredientes principais incluem naftodiantronos (como a hipericina e a pseudo-hipericina), floroglucinóis (como a hiperforina e a adiperforina), vários flavonoides e flavonóis (como hiperossídeo, quercitrina, isoquercitrina, rutina, kaempferol, biapigenina, entre outros), ácidos proantocianidinos, xantonas e fenólicos (incluindo ácido cafeico, ácido clorogênico e ferúlico). A hipericina e a hiperforina parecem ser os principais ingredientes ativos. Extratos de erva-de-são-joão são geralmente padronizados para fornecer 0,3% de hipericina.

A erva-de-são-joão tem demonstrado capacidade de inibir o metabolismo de neurotransmissores (especialmente norepinefrina, dopamina e serotonina), modular as concentrações e sensibilidade dos receptores neurotransmissores, e alterar a recaptação de neurotransmissores no sistema nervoso central. O consumo de extratos de erva-de-são-joão via oral é recomendado para tratar a depressão e a ansiedade. Composições oleosas de erva-de-são-joão também são usadas topicamente para aliviar a inflamação e promover a cura, por exemplo, de queimaduras de primeiro grau, hemorroidas ou ferimentos leves. Numerosos estudos têm mostrado que a erva-de-são-joão é mais eficaz que o placebo e tem tanta eficácia quanto diversas terapias com antidepressivos no tratamento dos transtornos de depressão leve a moderada. Além disso, ela é frequentemente mais segura no que diz respeito aos efeitos colaterais associados, em geral, ao uso de alguns compostos de drogas antidepressivas.

As dosagens diárias de até cerca de 1.000 mg administradas em doses esparsas são geralmente recomendadas em tratamentos terapêuticos de 2-3 semanas antes que surjam resultados. A erva é vendida em comprimidos e cápsulas e em forma de chá e tintura. Os efeitos adversos associados ao uso da erva-de-são-joão podem incluir dor de cabeça, fadiga, distúrbios gastrintestinais (náuseas, dor abdominal), tonturas, confusão, agitação e fotossensibilidade. A fotossensibilidade ocorre com doses elevadas ou uso prolongado e se manifesta na forma de dermatites e inflamação das mucosas expostas à luz solar. Interações foram relatadas entre a erva-de-são-joão e anticoagulantes orais, agentes contraceptivos (anticoncepcionais), teofilina (usada para a asma), ciclosporina (usada para diminuir o risco de rejeição de transplante), digoxina (medicamento para a contratividade cardíaca) e indinavir (droga antiviral).

Regulamentação de suplementos de ervas

O Dietary Supplement Health and Education Act de 1994 permite que as ervas e os produtos fitomedicinais sejam vendidos como suplementos alimentares, desde que não haja na etiqueta do produto afirmações quanto à saúde ou de ordem terapêutica.[9] Essa lei define que os suplementos dietéticos incluem vitaminas, minerais, ervas ou produtos botânicos, aminoácidos, metabólitos, extratos e outras substâncias isoladas ou combinadas e adicionadas à dieta.[9] Como os suplementos à base de plantas não precisam cumprir outras leis, o consumidor e o varejista não têm garantia de que a erva no suplemento corresponda à descrição do rótulo. Assim, a reputação de idoneidade do produtor torna-se extremamente importante. As ervas podem ser contaminadas ou adulteradas no processo de fabricação. Partes incorretas da erva, tais como o tronco em lugar da raiz, ou um estágio incorreto de maturação podem ser utilizados na produção do suplemento.[10,11] Em outras palavras, a garantia da qualidade das ervas e dos produtos fitomedicinais ainda é um sério problema nos Estados Unidos.****[10-12] A própria lei ou as reformulações do Dietary Supplement Health and Education Act de 1994 estão disponíveis para informações mais específicas ou adicionais.[10,13,14]

**** No Brasil, a Resolução – RDC nº 48, de 16 de março de 2004 (Ministério da Saúde), dispõe sobre o registro de medicamentos (www.anvisa.gov.br/medicamentos/registro/legis.htm) e o Conselho Federal de Nutricionistas conta com a Resolução CFN nº 402/2007, que regulamenta a prescrição de fitoterápicos pelo nutricionista. Essa resolução está disponível no site http://www.cfn.org.br/novosite/pdf/res/2007/res402.pdf (N. do RT).

Referências

1. Glaser V. Billion-dollar market blossoms as botanicals take root. Nat Biotechnol. 1999; 17:17-8.
2. Ernst E. The risk-benefit profile of commonly used herbal therapies: Ginkgo, St. John's wort, ginseng, echinacea, saw palmetto, and kava. Ann Intern Med. 2002; 136:42-53.
3. Manach C, Scalbert A, Morand C, Remesy C, Limenez L. Polyphenols: food sources and bioavailabity. Am J Clin Nutr. 2004;79:727-47.
4. Gu L, Kelm MA, Hammerstone JF, Beecher G, Holden J, Haytowitz D, et al. Concentrations of proanthocyanidins in common foods and estimations of normal consumption. J Nutr. 2004;134:613-7.
5. Rowland I. Optimal nutrition: fibre and phytochemicals. Proc Nutr Soc. 1999; 58:415-9.
6. King A, Young G. Characteristics and occurrence of phenolic phytochemicals. J Am Diet Assoc. 1999;99:213-8.
7. Disponível em: www.nal.usda.gov/fnic/foodcomp/Data/isoflav/isoflav.html.
8. Disponível em: www.nal.usda.gov/fnic/foodcomp/Data/car98/car98.html.
9. Dietary Supplement Health and Education Act, 103-417, 3.(a). 1994 bill/resolution.
10. Drew A, Myers S. Safety issues in herbal medicine: implications for the health professions. Med J Australia. 1997;166:538-41.
11. Gilroy C, Steiner J, Byer T, Shapiro H, Georgian W. Echinacea and truth in labeling. Arch Intern Med. 2003;163:699-704.
12. Tyler V. Herbal remedies. J Pharm T. 1995;11:214-20.
13. Dietary supplements: recent chronology and legislation. Nutr Rev. 1995;53:31-6.
14. Disponível em: www.cfsan.fda.gov/~dms/supplmnt.html.

Leituras recomendadas

American Herbal Products Association. Botanical Safety Handbook. Boca Raton, FL: CRC Press LLC; 1997.
Blumenthal M, editor. The Complete German Commission E Monographs: Therapeutic Guide to Herbal Medicines. Austin, TX: American Botanical Council Publisher; 1998.
Gruenwald J, Brendler T, Jaenicke C, editors. PDR for Herbal Medicines. 2nd ed. Montvale, NJ: Economic Co. Publisher; 2000.
Newall C, Anderson L, Phillipson J. Herbal medicines: a guide for health-care professionals. London, UK: The Pharmaceutical Press; 1996.
Upton R. The American Herbal Pharmacopoeia. Santa Cruz, CA: AHP; 2002.

Revistas gerais com informações sobre fitoquímicos e ervas

Am J Clin Nutr, January 2005 Supplement, Dietary Polyphenols and Health.
Assemi M. Herbs affecting the central nervous system: Gingko, kava, St. John's wort, and valerian. Clin Obstet Gynec. 2001;44:824-35.
Barrett B, Kiefer D, Rabago D. Assessing the risks and benefits of herbal medicine: an overview of scientific evidence. Altern Ther Hlth Med. 1999;5:40-9.
Bartels C, Miller S. Herbal and related remedies. Nutr Clin Pract. 1998;13:5-19.
Bisset N. Herbal drugs and phytopharmaceuticals. Boca Raton, FL: CRC Press; 1994.
Bradlow H, Telang N, Sepkovic D, Osborne M. Phytochemicals as modulators of cancer risk. Adv Exp Med Biol. 1999;472:207-21.
Briskin DP. Medicinal plants and phytomedicines. Plant Physiol. 2000;124:507-14.
Dennehy C. Botanicals in cardiovascular health. Clin Obstet Gynec. 2001;44:814-23.
De Smet PA. Herbal remedies. N Engl J Med. 2002;347:2046-56.
Dietary polyphenols and health. Am J Clin Nutr. Jan 2005. Supplement.
Hasler C, Blumberg J. Phytochemicals. J Nutr. 1999;129:756S-7S.
Rhodes M. Physiologically active compounds in plant foods: an overview. Proc Nutr Soc. 1996;55:371-84.
Rivlin RC. Nutrition and cancer prevention: new insights into the role of phytochemicals. Adv Exp Med Biol. 2001;492:255-62.
Ross J, Kasum C. Dietary flavonoids: bioavailability, metabolic effects, and safety. Ann Rev Nutr. 2002;22:19-34.
Setchell K. Phytoestrogens: the biochemistry, physiology, and implications for human health of soy isoflavones. Am J Clin Nutr. 1998;68(Suppl):1333S-46S.
Setchell K, Cassidy A. Dietary isoflavones: biological effects and relevance to human health. J Nutr. 1999;129:758S-67S.
Visioli F, Borsani L, Galli C. Diet and prevention of coronary heart disease: the potential role of phytochemicals. Cardio Res. 2000;47:419-25.
Yeum K, Russell R. Carotenoid bioavailability and bioconversion. Ann Rev Nut. 2002; 22:483-504.

Sites com informações sobre fitoquímicos e ervas

www.herbs.org
www.herbalgram.org
www.ars-grin.gov/duke
www.nccam.nih.gov
www.ibismedical.com
www.naturaldatabase.com
www.nal.usda.gov/fnic/foodcomp/Data/isoflav/isoflav.html
www.nal.usda.gov/fnic/foodcomp/Data/car98/car98.html
www.usp.org
www.cfsan.fda.gov/~dms/supplement.html

Equinácea

Giles JT, Palat CT, Chien SH, Chang ZG, Kennedy DT. Evaluation of echinacea for treatment of the common cold. Pharmacotherapy. 2000;20:690-97.
Gilroy C, Steiner J, Byer T, Shapiro H, Georgian W. Echinacea and truth in labeling. Arch Intern Med. 2003;163:699-704.
Goel V, Lovlin R, Chang C, Slama J, Barton R, Gahler R, et al. A proprietary extract from the echinacea plant (Echinacea purpurea) enhances systemic immune response during a common cold. Phytotherapy Res. 2005;19:689-94.
Hobbs C. Echinacea: a literature review. Herbal Gram. 1994;30:33-47.
Linde K, Barrett B, Wolkart K, Bauer R, Melchart D. Echinacea for preventing and treating the common cold. Cochrane Collaboration. 2006.
Sharma M, Arnason J, Burt A, Hudson J. Echinacea extracts modulate the pattern of chemokine and cytokine secretion in rhinovirus-infected and uninfected epithelial cells. Phytotherapy Res. 2006;20:147-52.
Weber W, Taylor J, Stoep A, Weiss N, Standish L, Calabrese C. Echinacea purpurea for prevention of upper respiratory tract infections in children. J Alternative Complementary Med. 2005;11:1021-6.

Alho

Ackermann RT, Mulrow CD, Ramirez G, Gardner CD, Morbidoni L, Lawrence VA. Garlic shows promise for improving some cardiovascular risk factors. Arch Intern Med. 2001;161:813-24.
Block E. The chemistry of garlic and onions. Sci Am. 1985;252:114-9.
Jepson RG, Kleijnen J, Leng GC. Garlic for peripheral arterial occlusive disease. Cochrane Database Syst Rev. 2000; 2:CD000095.
Journal of Nutrition. 2001;131(3S):951S-1119S.
Journal of Nutrition. 2006;136(3S):713S-872S.
Kerckhoffs DA, Brounds F, Hornstra G, Mensink RP. Effects of the human serum lipoprotein profile of betaglucan, soy protein and isoflavones, plant sterols and stanols, garlic and tocotrienols. J Nutr. 2002;132:2494-505.
Kik C, Kahane R, Gebhardt R. Garlic and health. Nutr Metab Cardiovasc Dis. 2001; 11:57-65.
Spigelski D, Jones PJ. Efficacy of garlic supplementation in lowering serum cholesterol levels. Nutr Rev. 2001;59:236-41.
Stevinson C, Pittler M, Ernst E. Garlic for treating hypercholesterolemia: a meta-analysis of randomized clinical trials. Ann Intern Med. 2000;133:420-9.

Ginkgo biloba

Chao J, Chu C. Effects of ginkgo biloba extract on cell proliferation and cytotoxicity in human hepatic carcinoma cells. World J Gastroenterol 2004; 10:37–41.
Haguenauer J, Cantenot F, Koshas H, Pierart H. Treatment of equilibrium disorders with ginkgo biloba. Presse Medicale 1986; 15:1569–72.
Kleijnen J, Knipschild P. Ginkgo biloba. Lancet 1992; 340:1136–39.
Kleijnen J, Knipschild P. Ginkgo biloba for cerebral insufficiency. Br J Clin Pharmacol 1992; 34:352–58.
LeBars P, Kastelan J. Efficacy and safety of ginkgo biloba extract.

Pub Hlth Nutr 2000; 3:495–99.

Mahady G. Ginkgo biloba for the prevention and treatment of cardiovascular disease. J Cardiovasc Nurs 2002; 16:21–32.

McKenna D, Jones K, Hughes K. Efficacy, safety, and use of ginkgo biloba in clinical and preclinical applications. Altern Ther Hlth Med 2001; 7:70–90.

Salvador R. Ginkgo. Can Pharm J 1995; 128:39–41, 52.

Taillandier J, Ammar A, Rabourdin J, Ribeyre J, Pichon J, Niddam S, Pierart H. Treatment of cerebral aging disorders with ginkgo biloba. Presse Medicale 1986; 15:1583–87.

Zeng X, Liu M, Yang Y, Li Y, Asplund K. Ginkgo biloba for acute ischaemic stroke. Cocharane Collaboration, John Wiley Pub. 2006.

Ginseng

Bahrke M, Morgan W. Evaluation of the ergogenic properties of ginseng. Sports Med 1994; 18:229–48.

Becker B, Greene J, Evanson J, Chidsey G, Stone W. Ginseng-induced diuretic resistance. JAMA 1996; 276:606–7.

Coon JT, Ernst E. Panax ginseng. Drug Safety 2002; 25:323–44.

Cui J, Garle M, Eneroth P, Bjorkhem I. What do commercial ginseng preparations contain? Lancet 1994; 344:134.

Janetzky K, Morreale A. Probable interaction between warfarin and ginseng. Am J Health Syst Pharm 1997; 54:692–93.

McRae S. Elevated serum digoxin levels in a patient taking digoxin and Siberian ginseng. Can Med Assoc 1996; 155:293–95.

Shibata S. Chemistry and cancer preventing activities of ginseng saponins and some related triterpenoid compounds. J Korean Med Sci 2001; 16(suppl):S28–37.

Siegel R. Ginseng abuse syndrome: Problems with the panacea. JAMA 1979; 241:1614–15.

Sorensen H, Sonne J. A double-masked study of the effects of ginseng on cognitive functions. Curr Ther Res 1996; 57:959–68.

Stavro P, Woo M, Heim T, Leiter L, Vuksan V. North American ginseng exerts a neutral effect on blood pressure in individuals with hypertension. Hypertension 2005; 46:406–11.

Voces J, Cabral de Oliveira AC, Prieto J, Vila I, Perez A, Duarte I, Alvarez A. Ginseng administration protects skeletal muscle from oxidative stress induced by acute exercise. Brazilian J Med Biol Res 2004; 37:1863–71.

Yuan C, Wei G, Dey L, Karrison T, Nahlik L, Matechkar S, Kasza K, Ang-Lee M, Moss J. American Ginseng reduces warfarin's effect in health patients. Ann Intern Med 2004; 141:23–7.

Yun TK. Experimental and epidemiological evidence of the cancer-preventive effects of Panax ginseng. Nutr Rev 1996; 54:S71–81.

Cardo-leiteiro

Davis-Searles P, Nakanishi Y, Kim N, Graf T, Oberlies N, Wani M, Wall M, Agarwal R, Kroll D. Milk thistle and prostate cancer. Cancer Res 2005; 65:4448–57.

Dhiman R, Chawla Y. Herbal medicines for liver diseases. Dig Dis and Sci 2005; 50:1807–12.

Hoofnagle J. Milk thistle and chronic liver disease. Digestive and Liver Dis 2005; 37:541.

Kidd P, Head K. A review of the bioavailability and clinical efficacy of milk thistle phytosome: A silybin-phosphatidylcholine complex (Siliphos). Alt Med Rev 2005; 10:193–203.

Rainone F. Milk thistle. Am Fam Physician 2005; 72:1285–8.

Strickland G, Tanamly M, Tadros F, Labeeb S, Makld H, Nessim D, Mikhail N, Magder L, Safdhal N, Medhat A, Abdel-Hamid M. Two year results of a randomized double-blinded trial evaluating silymarin for chronic hepatitis C. Digestive and Liver Dis 2005; 37:542–43.

Erva-de-são-joão

Anonymous. Final report on the safety assessment of hypericum perforatum extract and hypericum perforatum oil. Int J Toxicol 2001; 20(suppl 2):31–39.

Barnes J, Anderson LA, Phillipson JD. St. John's wort: A review of its chemistry, pharmacology, and clinical properties. J Pharm Pharmacol 2001; 53:583–600.

Bilia AR, Gallori S, Vincieri FF. St. John's wort and depression efficacy, safety, and tolerability—an update. Life Sci 2002; 70:3077–96.

Greeson JM, Sanford B, Monti DA. St. John's wort (Hypericum perforatum): A review of the current pharmacological, toxicological, and clinical literature. Psychopharmacology 2001; 153:402–14.

Linde K, Mulrow CD. St. John's wort for depression. Cochrane Database of Systematic Reviews 2000; 2:CD000448.

Madabushi R, Frank B, Drewelow B, Derendorf H, Butterweck V. Hyperforin in St. John's wort drug interactions. Eur J Clin Pharmacol 2006; 62:225–33.

McIntyre M. A review of the benefits, adverse effects, drug interactions, and safety of St. John's wort. J Alt Comp Med 2000; 6:115–24.

Murphy P, Kern S, Stanczyk F, Westhoff C. Interaction of St. John's wort with oral contraceptives. Contraception 2005; 71:402–8.

Randlov C, Mehlsen J, Thomsen C, Hedman C, von Fircks H, Winther K. The efficacy of St. John's wort in patients with minor depressive symptoms or dysthymia—A double-blind placebo-controlled study. Phytomedicine 2006; 13:215–21.

Upton R, Graff A, Williamson E, et al. American Herbal Pharmacopoeia and therapeutic compendium: St John's wort, Hypericum perforatum. HerbalGram 1997; 40:S1–32.

5 Lipídios

Estrutura e importância biológica
Ácidos graxos
Triglicerídios
Esteróis e esteroides
Fosfolipídios
Glicolipídios
Digestão
Digestão de triglicerídio
Digestão do colesterol e dos fosfolipídios
Absorção
Transporte e armazenamento
Lipoproteínas
Função do fígado e do tecido adiposo no metabolismo lipídico
Metabolismo das lipoproteínas
Lipídios, lipoproteínas e risco de doença cardiovascular
Colesterol
Ácidos graxos saturados e insaturados
Ácidos graxos *trans*
Lipoproteína A
Apolipoproteína E
Metabolismo integrado nos tecidos
Catabolismo de triglicerídios e ácidos graxos
Considerações sobre energia na oxidação de ácidos graxos
Formação de corpos cetônicos
Catabolismo do colesterol
Síntese de ácidos graxos
Síntese de triglicerídios
Síntese do colesterol
Regulação do metabolismo lipídico
Termogênese da gordura marrom
Inibição terapêutica da absorção de gordura: olestra e orlistat
Álcool etílico: metabolismo e impacto bioquímico
A via álcool desidrogenase (ADH)
O sistema microssomal de oxidação do etanol (MEOS)
Alcoolismo: alterações bioquímicas e metabólicas
Álcool em moderação: o lado bom
PERSPECTIVA
A função dos lipídios e das lipoproteínas na aterogênese

A propriedade que distingue os lipídios dos outros nutrientes importantes é a sua solubilidade em solventes orgânicos, como o éter, o clorofórmio e a acetona. Como os lipídios são definidos de acordo com essa propriedade, o que é geralmente o caso, suas funções se tornam bastante abrangentes. Englobam não apenas as fontes alimentares de energia e os componentes lipídicos da membrana celular e das organelas, mas também as vitaminas lipossolúveis, os hormônios corticosteroides e alguns mediadores do transporte de elétrons, como a coenzima Q. Em meio a tantos componentes classificados como lipídios, apenas um pequeno número deles tem importância como fonte de energia alimentar ou componente funcional ou estrutural dentro da célula. A classificação apresentada a seguir limita-se aos lipídios condizentes com esta seção, que trata de nutrientes que fornecem energia. As vitaminas lipossolúveis são apresentadas no Capítulo 10.

1. Lipídios simples
   a. Ácidos graxos
   b. Triglicerídios (triacilgliceróis), diglicerídios (diacilgliceróis) e monoglicerídios (monoacilgliceróis)
   c. Ceras (estéres de ácidos graxos com elevada taxa de álcoois)
      (1) Estéres esteróis (estéres de colesterol-ácidos graxos)
      (2) Estéres não esteróis (estéres de vitamina A e assim por diante)
2. Componentes dos lipídios
   a. Fosfolipídios
      (1) Ácidos fosfosfatídicos (por exemplo, lecitina e cefalinas)
      (2) Plasmalógenos
      (3) Esfingomielinas
   b. Glicolipídios (contêm carboidrato)
   c. Lipoproteínas (lipídios em associação com proteínas)
3. Lipídios derivados (derivados como os esteróis e álcoois de cadeia linear obtida da hidrólise desses lipídios nos grupos 1 e 2 que ainda possuem propriedades gerais de lipídios)
4. Álcool etílico (embora não seja um lipídio, ele fornece energia e seu metabolismo se assemelha ao metabolismo lipídico)

Na apresentação da estrutura e do funcionamento fisiológico dos lipídios que vem a seguir, os lipídios foram agrupados em ácidos graxos, triglicerídios, esteróis e esteroides, fosfolipídios, glicolipídios e álcool etílico. Essa divisão é mais funcional do que estrutural.

Estrutura e importância biológica

ÁCIDOS GRAXOS

Como classe, os ácidos graxos são os mais simples dos lipídios. Eles são compostos de uma cadeia não ramificada de hidrocarboneto que termina com um grupo de ácido carboxílico. Portanto, eles criam no interior das moléculas uma extremidade polar, hidrofílica (solúvel em água) e uma extremidade não polar e hidrofóbica, ou seja, insolúvel em água (**Figura 5.1**). Os ácidos graxos são componentes dos lipídios complexos e têm importância vital como nutrientes energéticos, fornecendo a maioria das calorias provenientes das gorduras alimentares.

O comprimento da cadeia de carbono dos ácidos graxos encontrados nos alimentos e nos tecidos orgânicos varia de 4 a 24 átomos de carbono. Os ácidos graxos podem ser saturados (SFA – *saturated fatty acid*), monoinsaturados (MUFA – *monounsaturated fatty acid*, possuindo uma ligação dupla de carbono-carbono) ou poli-insaturados (PUFA – *polyunsaturated fatty acid*, contendo duas ou mais ligações duplas de carbono-carbono). Os PUFAs de interesse nutricional podem ter até mesmo seis ligações duplas. Onde há uma dupla ligação de carbono-carbono pode haver uma isomeria *cis* ou *trans*. Essa isomeria geométrica afeta significativamente a configuração molecular. A forma *cis* resulta em dobrar para trás e torcer a molécula em um modelo semelhante a um U, enquanto a forma *trans* tem por consequência alargar a molécula em um modelo linear semelhante ao dos ácidos graxos saturados. As estruturas da **Figura 5.1** ilustram a saturação e a insaturação de ácidos graxos de carbono-18 e mostram como a isomerização *cis* ou *trans* afeta a configuração molecular.

Quanto mais ligações duplas de carbono-carbono dentro da cadeia, mais pronunciada é a dobra. O grau de torção tem um papel importante na estrutura e na função das membranas das células. A configuração em *cis* ocorre mais naturalmente na maioria dos ácidos graxos insaturados, embora a forma *trans* exista em algumas gorduras e óleos naturais. A maioria dos ácidos graxos *trans* deriva de gorduras e óleos parcialmente hidrogenados. A hidrogenação parcial, um processo habitualmente utilizado para fabricar margarinas e óleos de fritura, é realizada para solidificar óleos vegetais em temperatura ambiente. As ligações duplas de modelo *cis*, não reduzidas pelo hidrogênio no processo, sofrem um rearranjo na forma *trans*, que é mais estável. A disponibilidade de ácidos graxos *trans* na típica dieta americana foi estimada em cerca

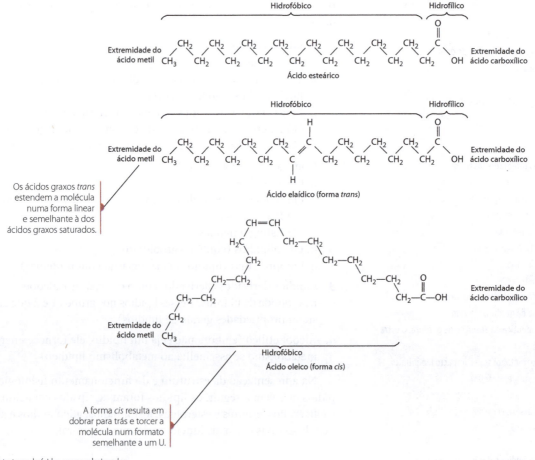

Figura 5.1 Estruturas de ácidos graxos selecionados.

de 8,1 g/pessoa/dia, e a maior fonte desses ácidos está nas margarinas e em outras misturas à base de lipídios.[1] A necessidade da menção *trans* nos rótulos dos produtos alimentícios indicando a presença desses ácidos graxos encorajou os fabricantes a usar processos que não resultem em ácidos graxos *trans* nos produtos, proporcionando um consumo menor. Aumentaram as preocupações a respeito de eventuais efeitos nutricionais adversos do consumo de ácidos graxos *trans*, em especial o seu papel na etiologia da doença cardiovascular. Esse aspecto é discutido na seção "Lipídios, lipoproteínas e risco de doença cardiovascular".

Nomenclatura do ácido graxo

Dois sistemas de nomenclatura foram desenvolvidos para oferecer uma forma abreviada de compreensão da estrutura química de um ácido graxo. Ambos os sistemas são utilizados regularmente e serão usados de forma alternada no texto para diferentes objetivos.

O sistema delta (Δ) foi estabelecido para mostrar o comprimento da cadeia de ácidos graxos e o número e a posição de todas as ligações duplas existentes. Por exemplo, $18:2\Delta^{9,12}$ descreve o ácido linoleico. O primeiro número, 18 nesse caso, representa o número de átomos de carbono; o número que segue os dois pontos se refere ao número total de ligações duplas existentes; e o sobrescrito seguinte ao símbolo delta designa os átomos de carbono onde a ligação dupla tem início. Nesse sistema, a numeração começa na extremidade carboxílica do ácido graxo.

Um segundo sistema amplamente usado situa a posição das ligações duplas nos átomos de carbono contados a partir do metil ou ômega (ω), ou seja, a ponta final da cadeia de carbono. Por exemplo, a nomenclatura para o ácido linoleico seria 18:2 ω-6. A substituição do símbolo ômega pela letra *n* foi popularizada. Usando essa designação, o ácido linoleico seria expresso por 18:2 n-6. Nesse sistema, o número total de átomos de carbono na cadeia é dado pelo primeiro número, o número de ligações duplas é dado pelo número que vem depois dos dois pontos, e a localização (número de átomos de carbono) da primeira ligação dupla é dada pelo número seguinte ao ω- ou n-. Esse sistema leva em consideração o fato de as duplas ligações no ácido graxo serem sempre separadas por três carbonos. Assim, quando se conhece a localização da primeira dupla ligação, é possível determinar as duplas ligações restantes.

Uma comparação entre os dois sistemas é mostrada na **Figura 5.2**. A designação do ácido linoleico em cada um dos dois sistemas é 18:2 $\Delta^{9,12}$ ou 18:2 ω-6 (n-6). O ácido graxo α-ácido linoleico, que contém três ligações duplas, é identificado como 18:3 $\Delta^{9,12,15}$ ou 18:3 ω3 (n-3).

A **Tabela 5.1** lista alguns ácidos graxos presentes naturalmente e suas fontes alimentares. Para os ácidos graxos insaturados, a tabela mostra os sistemas Δ e ω. A lista inclui apenas os ácidos graxos com comprimento de cadeia de 14 ou mais átomos de carbono devido à sua importância tanto do ponto de vista nutricional como funcional. Por exemplo, os ácidos palmítico (16:0), esteárico (18:0), oleico (18:1) e linoleico (18:2) perfazem juntos um total de >90% dos ácidos graxos na dieta padrão dos norte-americanos. No entanto, os ácidos graxos de cadeia curta existem *in natura*. Os ácidos butírico (4:0) e láurico (12:0) estão em grandes proporções na gordura do leite e no óleo de coco, respectivamente.

A maioria dos ácidos graxos tem um número par de átomos de carbono. O motivo para essa característica será apresentado adiante. Os ácidos graxos com número ímpar de carbono ocorrem naturalmente em certa medida em algumas fontes de alimentos. Por exemplo, alguns peixes, como a tainha e o atum, bem como a bactéria *Euglena gracilis*, contêm concentrações moderadamente altas de ácidos graxos com um número ímpar de carbono.

Ácidos graxos essenciais

Se a gordura for totalmente excluída da dieta humana, estabelecer-se-á um quadro caracterizado por atraso do crescimento, dermatite, lesão renal e morte precoce. Estudos mostraram que o consumo de alguns ácidos graxos insaturados, como o linoleico, o α-linolênico e o araquidônico, são eficientes para curar o quadro referente à falta

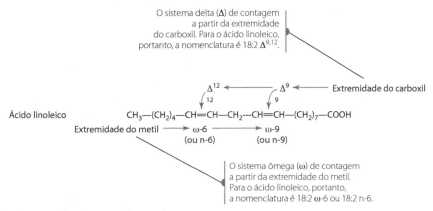

Figura 5.2 Estrutura do ácido linoleico mostrando os dois sistemas de nomenclatura.

Tabela 5.1 Alguns ácidos graxos de ocorrência natural

Notação Ácidos graxos saturados	Nome comum	Fórmula	Fonte
14:0	Ácido mirístico	$CH_3-(CH_2)_{12}-COOH$	Óleos de coco e óleo de palma, a maioria das gorduras animais e vegetais
16:0	Ácido palmítico	$CH_3-(CH_2)_{14}-COOH$	Gordura animal e vegetal
18:0	Ácido esteárico	$CH_3-(CH_2)_{16}-COOH$	Gordura animal, algumas gorduras vegetais
20:0	Ácido araquídico	$CH_3-(CH_2)_{18}-COOH$	Óleo de amendoim
24:0	Ácido lignocérico	$CH_3-(CH_2)_{22}-COOH$	A maioria das gorduras naturais, óleo de amendoim em pequenas quantidades
Ácidos graxos não saturados			
16:1 Δ^9 (n-7)	Ácido palmitoleico	$CH_3-(CH_2)_5-CH=CH-(CH_2)_7-COOH$	Óleos de animais marinhos e pequenas quantidades em gorduras animal e vegetal
18:1 Δ^9 (n-9)	Ácido oleico	$CH_3-(CH_2)_7-CH=CH-(CH_2)_7-COOH$	Gorduras vegetal e animal
18:2 $\Delta^{9,12}$ (n-6)	Ácido linoleico	$CH_3-(CH_2)_4\overset{6*}{-}CH=CH-CH_2-CH\overset{12\dagger}{=}CH\overset{9\dagger}{-}(CH_2)_7-COOH$	Óleos de milho, cártamo, soja, algodão, semente de girassol e amendoim
18:3 $\Delta^{9,12,15}$ (n-3)	Ácido α-linolênico	$CH_3-(CH_2-CH=CH)_3-(CH_2)_7-COOH$	Óleos de linhaça, soja e de outras sementes
20:4 $\Delta^{5,8,11,14}$ (n-6)	Ácido araquidônico	$CH_3-(CH_2)_3-(CH_2-CH=CH)_4-(CH_2)_3-COOH$	Pequenas quantidades em gorduras animais
20:5 $\Delta^{5,8,11,14,17}$ (n-3)	Ácido eicosapentaenoico	$CH_3-(CH_2-CH=CH)_5-(CH_2)_3-COOH$	Algas marinhas e óleos de peixe
22:6 $\Delta^{4,7,10,13,16,19}$ (n-3)	Ácido docosahexaenoico	$CH_3-(CH_2-CH=CH)_6-(CH_2)_2-COOH$	Gorduras animais como os componentes fosfolipídios, óleos de peixe

*Número da primeira ligação dupla de carbono a partir da extremidade de metil (sistema n). † Número de ligações duplas de carbono a partir da extremidade do ácido carboxílico (sistema Δ).

deles. Dessa forma, alguns ácidos graxos insaturados não podem ser sintetizados nas células animais, mas podem ser inseridos na dieta a partir de alimentos, cujas fontes serão apresentadas mais aditante. Os dois ácidos graxos essenciais são o linoleico (18:2 n-6) e o α-linolênico (18:3 n-3). A partir do ácido linoleico, os ácidos γ-linolênico (18:3 n-6) e araquidônico (20:4 n-6) podem se formar no organismo. Um ácido graxo intermediário na via é o ácido eicosatrienoico. A via é

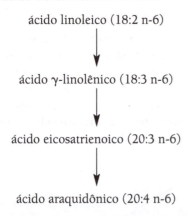

Os ácidos linoleicos e α-linolênicos são essenciais porque os seres humanos têm carência das enzimas denominadas Δ^{12} e Δ^{15} dessaturases, que incorporam ligações duplas nessas posições. Essas enzimas são encontradas somente nas plantas. Os humanos são incapazes de formar ligações duplas além do Δ^9 carbono na cadeia. Se um ácido graxo $\Delta^{9,12}$ é obtido através da dieta, ligações duplas adicionais, por sua vez, podem ser incorporadas em Δ^6 (dessaturação). As cadeias de ácidos graxos também podem ser alongadas pela adição enzimática de dois átomos de carbono na extremidade do ácido carboxílico da cadeia. Essas reações serão discutidas adiante, na seção "Síntese de ácidos graxos".

Ácidos graxos n-3

O interesse nutricional pelos ácidos graxos n-3 tem aumentado muito nos últimos anos por causa dos efeitos hipolipidêmico e antitrombótico relatados. Um ácido graxo n-3 de interesse particular é o ácido eicosapentaenoico (20:5 n-3), por ser precursor de ácidos eicosanoides fisiologicamente importantes, abordados neste capítulo. Os óleos de peixe são particularmente ricos nesses ácidos graxos especiais e, portanto, constituem o suplemento dietético utilizado nas pesquisas destinadas a estudar os efeitos dos ácidos graxos n-3. As fontes alimentares e a distribuição de alguns ácidos n-3 poli-insaturados nos tecidos estão na **Tabela 5.2**.

TRIGLICERÍDIOS

A maioria da gordura orgânica está na forma de triglicerídios (TAG – *triacylglycerols*), que representam uma forma extremamente concentrada de energia. Os triglicerídios são responsáveis por quase 95% da gordura dietética. Estruturalmente, são compostos de um álcool tri-hidróxi, glicerol, ao qual três ácidos graxos são ligados por ligações de ésteres, como aparece na **Figura 5.3**. Os ácidos graxos podem ser todos iguais (um triglicerídio simples) ou diferentes (um triglicerídio misto). Os ácidos graxos são ligados ao glicerol como um éster, que libera

Tabela 5.2 Fontes dietéticas e distribuição de tecidos dos mais importantes ácidos n-3 poli-insaturados

AG n-3 poli-insaturados	Distribuição nos tecidos dos mamíferos	Fontes dietéticas
ácido-α linolênico 18:3 n-3	Componente raro em tecidos	Alguns óleos vegetais (soja, canola, linhaça e colza) e folhas de vegetais
Ácido eicosapentaenoico 20:5 n-3	Componente raro em tecidos	Peixe e marisco
Ácido docosahexaenoico 22:6 n-3	Maior componente da membrana fosfolipídica em fotorreceptores retinais, massa cinzenta cerebral, testículos e esperma	Peixe e marisco

uma molécula de água durante sua formação. Os ácidos graxos podem ser todos saturados, monoinsaturados, poli-insaturados ou com qualquer outra combinação. Os carbonos 1 e 3 do glicerol não são os mesmos quando vistos de forma tridimensional. Além disso, quando diferentes ácidos graxos estão ligados ao primeiro e ao terceiro carbono de glicerol, o segundo carbono se torna assimétrico (ver Capítulo 3). As enzimas orgânicas são geralmente muito específicas. Essa especificidade é importante para a digestão e síntese dos triglicerídios, como será explicado mais adiante, neste capítulo.

Os glicerídios compostos de gliceróis esterificados em um simples ácido graxo (um monoglicerídio, também conhecido como monoacilglicerol, MAG) ou em dois ácidos graxos (um diacilglicerol, DAG) estão presentes no organismo em pequenas quantidades. Os ácidos graxos podem estar em qualquer um dos três carbonos de glicerol. No entanto, os monoacilgliceróis e os diacilgliceróis são importantes intermediários em algumas reações metabólicas e podem ser componentes de outras classes de lipídios. Podem também ser encontrados em alimentos processados, aos quais podem ser adicionados agentes emulsificantes. O diacilglicerol está no mercado como um substituto do óleo vegetal; os fabricantes garantem que seu uso no lugar dos triglicerídios resulta em menos gordura armazenada no organismo.

O grupo específico de glicerol hidroxil, ao qual determinado ácido graxo está ligado, está indicado por um sistema numérico para os três carbonos de glicerol, de uma maneira muito próxima da qual o acetaldeído é numerado. Esse sistema é um pouco complicado pelo fato de o carbono central do glicerol ser assimétrico quando distintos ácidos são esterificados nos dois átomos finais de carbono e, portanto, podem existir tanto na forma D ou L. Um sistema de nomenclatura denominado numeração esteoespecífica (sn –*stereoespecific numbering*) foi adotado e nele o glicerol está sempre escrito como na **Figura 5.3**, com o grupo hidroxil C-2 orientado à esquerda (E) e os carbonos numerados de 1 a 3 começando pelo topo.

Os triglicerídios existem como gorduras (sólidas) ou óleos (líquidos) em temperatura ambiente, dependendo da natureza dos ácidos graxos do componente. Os triglicerídios que contêm uma proporção alta de ácidos graxos de cadeia relativamente curta ou de ácidos insaturados tendem a ser líquidos em temperatura ambiente. Os triglicerídios compostos de ácidos graxos saturados de cadeia mais longa têm um ponto de fusão alto e são encontrados na forma sólida em temperatura ambiente. Quando usados para a energia, os ácidos graxos são li-

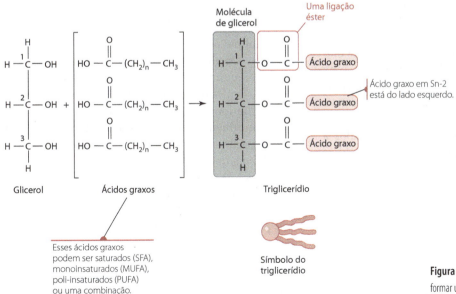

Figura 5.3 Ligação de ácidos graxos ao glicerol para formar um triglicerídeo.

berados numa forma livre (não esterificada) como ácidos graxos livres (FFA – *free fatty acids*) a partir dos triglicerídios dos tecidos adiposos através da atividade da lipase, e os FFA são em seguida transportados pela albumina para vários tecidos para oxidação.

Esteróis e esteroides

Essa classe de lipídios é caracterizada por uma estrutura central de quatro anéis chamada ciclopentanoperidrofenantreno. **Esteróis** são álcoois mono-hidroxil de estrutura esteroidal, sendo o colesterol o exemplo mais comum. O colesterol está presente somente nos tecidos dos animais. Ele pode ser encontrado na forma livre, ou o grupo hidroxil pode ser esterificado com um ácido graxo. Vários outros esteróis são encontrados em tecidos vegetais. A estrutura do colesterol é mostrada na **Figura 5.4**, junto ao sistema numérico dos carbonos no núcleo esteroide e na cadeia secundária.

A carne, a gema de ovo e os derivados de leite integral são expressivas fontes dietéticas de colesterol. No organismo, o esterol é um componente essencial das membranas celulares, particularmente das membranas do tecido nervoso. Apesar da má fama que o colesterol acumulou ao longo dos anos por causa de sua relação com as doenças cardiovasculares, ele atua como precursor de muitos outros esteroides importantes no organismo, como ácidos biliares; hormônios sexuais esteroides, como estrogênio, androgênio e progesterona; hormônios adrenocorticais; e a vitamina D dos tecidos de animais (colecalciferol). Esses esteroides diferem um do outro no arranjo das duplas ligações no sistema de anel, na presença dos grupos carboxil e hidroxil, e na natureza da cadeia secundária em C-17. Todas essas modificações estruturais são mediadas por enzimas que funcionam como desidrogenases, isomerases, hidroxilases ou desmolases. As desmolases removem ou encurtam o comprimento das cadeias secundárias no núcleo do esteroide. A derivação dos vários tipos de esteroides a partir do colesterol aparece na **Figura 5.5**. A importância biológica e as reações metabólicas de componentes como hormônios corticosteroides ativos fisiologicamente, hormônios sexuais e ácidos biliares serão apresentadas mais adiante neste capítulo.

Os esteróis, com os fosfolipídios (apresentados a seguir), representam apenas cerca de 5% dos lipídios dietéticos.

Fosfolipídios

Como o nome indica, os lipídios pertencentes aos **fosfolipídios** contêm fosfato. Eles também possuem um ou mais resíduos de ácidos graxos. Os fosfolipídios são classificados em um dos dois grupos chamados glicerofosfatídeos e esfingofosfatídeos, o que dependerá da estrutura do núcleo ser glicerol (glicerofosfatídeos) ou álcool esfingosina amino (esfingolipídios).

Glicerofosfatídeos

A estrutura de sustentação do glicerofosfatídeo é o ácido fosfatídico, formado pela esterificação de dois ácidos graxos em C-1 e C-2 de glicerol e a esterificação do C-3 hidroxil com ácido fosfórico. Na maioria dos casos, os glicerofosfatídeos têm um ácido graxo saturado na posição 1 e um ácido graxo insaturado na posição 2. A estrutura da **Figura 5.6** simboliza o fosfatidato, um termo que não define uma estrutura específica porque diferentes ácidos graxos podem estar envolvidos. A numeração convencional dos átomos de carbono glicerol é a mesma dos triglicerídios. De cima para baixo, a numeração é *sn*-1, *sn*-2 e *sn*-3, no caso de o glicerol estar apresentado na configuração L de forma que os ácidos graxos C-2 estão orientados para a esquerda, como aparece na **Figura 5.6**. Os ácidos fosfatídicos formam um número de derivados com componentes como colina, etanolamina, serina e inositol, cada um possuindo um grupo álcool através do qual uma segunda esterificação do fosfato tem lugar (**Figura 5.6**). Os componentes são chamados de derivados fosfatidil de álcool, como indicado na figura. Um fosfolipídio comum é a fosfatidilcolina, que provavelmente é mais conhecida pelo seu nome comum, lecitina. Os outros fosfolipídios são formados substituindo a colina no grupo de extremidade polar. Os fosfolipídios são mais polares que os triglicerídios e esteróis, e assim tendem a atrair moléculas de água. Por causa dessa propriedade hidrofílica, os fosfolipídios são habitualmente presentes na superfície das partículas dos lipídios da corrente sanguínea, como os quilomícrons, estabilizando dessa forma as partículas em meio aquoso. Além disso, como componente da célula e das membranas das organelas, os fosfolipídios servem de condutores para a passagem de componentes hidrossolúveis e lipossolúveis através da membrana.

Funções biológicas dos fosfolipídios

Os fosfolipídios têm muitas funções importantes no organismo. Os glicerofosfatídeos, por exemplo, são componentes muito significativos das membranas celulares. Além de conferirem suporte estrutural à membrana, servem como fonte de compostos fisiologicamente ativos. Veremos adiante como o araquidonato pode ser liberado, a partir da fosfatidilcolina e do fosfatidilinositol da membrana, quando é necessário para a síntese de **eicosanoides** (20-ácidos graxos de carbono).

Outro fosfolipídio, o fosfatidilinositol, também participa de funções celulares. Por exemplo, ele desempenha um papel específico ao reter proteínas da membrana quando elas são covalentemente ligadas aos lipídios. Essa função foi demonstrada pelo fato de que certas proteínas da membrana são liberadas quando as células são tratadas com o fosfatidilinositol – específico fosfolipase

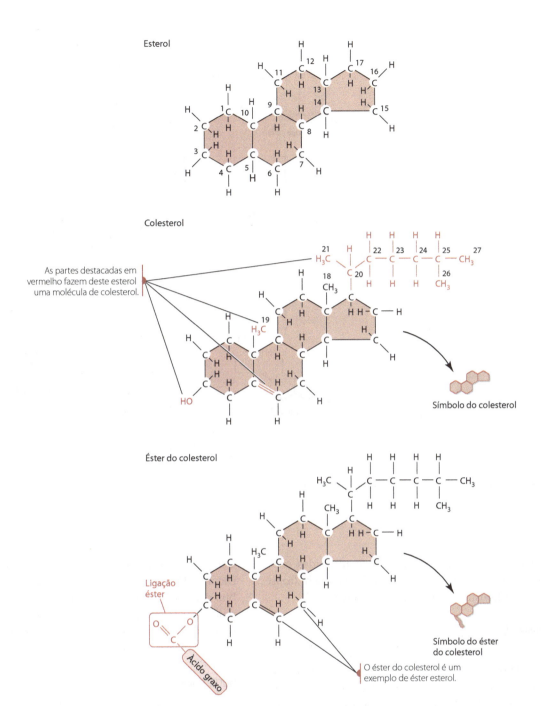

Figura 5.4 Estrutura de um esterol, um colesterol e um éster do colesterol.

C, que hidrolisa a ligação do éster conectando o glicerol ao fosfato. Os fosfatidilinositóis retêm uma grande variedade de antígenos superficiais e outras enzimas de superfície das células eucarióticas. Além disso, alguns derivados hidrolíticos do fosfatidilinositol são ativos na sinalização intracelular e agem como mensageiros de segunda linha na estimulação hormonal. Um exemplo dessa função é o mecanismo da ação da insulina (discutida no Capítulo 3). O fosfatidilinositol da membrana plasmática pode ser duplamente fosforilado por ATP, formando o fosfatidilinositol-4, o 5-bifosfato. A estimulação celular através de certos hormônios, como a insulina, ativa uma fosfolipase C específica, que produz o inositol-1,4,5-trisfosfato e o diacilglicerol a partir do fosfatidilinositol-4,5-bifosfato. Esses dois produtos funcionam como mensageiros secundários na sinalização da célula. O inositol-1,4,5-trifosfato causa a liberação do Ca^{2+} retido dentro dos compartimentos da membrana da célula, desencadeando a ativação de uma variedade de enzimas dependentes de Ca^{2+} e respostas hormonais.[2] O diacilglicerol liga e ativa uma enzima, a proteína quinase C, que transfere os grupos de fosfato para muitas proteínas

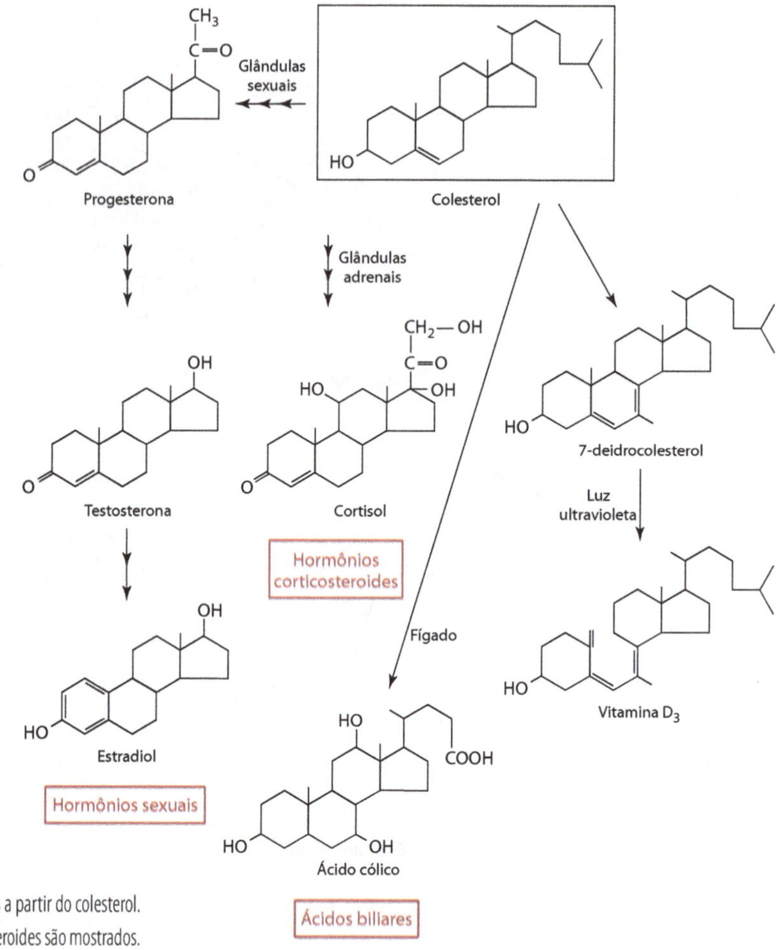

Figura 5.5 Formação de esteroides fisiologicamente importantes a partir do colesterol. Somente os componentes representativos de cada categoria de esteroides são mostrados.

citoplasmáticas, alterando assim suas atividades enzimáticas.[3,4] Essa hipótese de dupla sinalização da hidrólise do fosfatidilinositol é representada na **Figura 5.7**.

Esfingolipídios

A esfingosina, um aminoálcool com 18 carbonos, forma o esqueleto dos **esfingolipídios**. A esfingosina (**Figura 5.8**) une-se normalmente a uma longa cadeia de ácidos graxos através de uma ligação amida para formar ceramida. Os lipídios formados a partir da esfingosina são divididos em três classes: esfingomielinas, cerebrosídeos e gangliosídeos. De todos, apenas as esfingomielinas são esfingofosfatídeos (**Figura 5.9**). As outras duas subclasses de esfingolipídios não contém fosfato, mas possuem carboidrato. São chamados de glicolipídios e serão apresentados na próxima seção. As esfingomielinas são encontradas nas membranas plasmáticas das células animais e estão em proporções particularmente grandes no revestimento de mielina dos tecidos nervosos. As esfingomielinas contêm ceramida (um resíduo de ácido graxo ligado por uma ligação amida ao grupo amino da esfingosina), que, por sua vez, é esterificada por fosforilcolina (**Figura 5.9**). As esfingomielinas podem combinar tanto com fosforilcolina quanto com fosforiletanolamina. As esfingomielinas são importantes no sistema nervoso (por exemplo, no revestimento de mielina) de animais mais desenvolvidos.

Glicolipídios

Os glicolipídios podem ser subclassificados como cerebrosídeos e gangliosídeos. Eles são assim chamados porque têm um componente de carboidrato no interior da sua estrutura. A exemplo dos fosfolipídios, sua função fisiológica é principalmente estrutural, contribuindo pouco como fonte de energia. Os cerebrosídeos e os gangliosídeos são encontrados no revestimento dos nervos da medula e no tecido cerebral, particularmente na massa branca. Como no caso da esfingomielina, a esfingosina constitui o esqueleto da estrutura glicolipídia. É ligada a um ácido graxo por uma ligação amida, formando ceramida, como explicado anteriormente. Os glicolipídios não contêm fosfato.

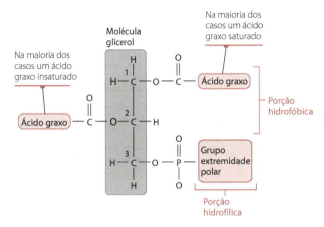

Símbolo do fosfolipídio

Figura 5.6 Estrutura característica dos fosfolipídios.

O cerebrosídeo é caracterizado pela vinculação da ceramida com uma unidade de monossacarídeo como a glicose ou a galactose, produzindo ora o glicocerebrosídeo, ora o galactocerebrosídeo (**Figura 5.10**).

Os gangliosídeos se assemelham aos cerebrosídeos, exceto pelo fato de que a simples unidade monossacarídea do cerebrosídeo é substituída por um oligossacarídeo contendo vários derivados de monossacarídeos, tais como o ácido N-acetilneuramínico e o ácido N-acetilgalactosamina. Os gangliosídeos são conhecidos por estarem envolvidos em funções de reconhecimento que ocorrem na superfície da célula. Por exemplo, eles fornecem os determinantes de carboidrato dos grupos sanguíneos humanos A, B e O.

Digestão

Como as gorduras são hidrofóbicas, sua digestão apresenta um problema especial: as enzimas digestivas, como todas as proteínas, são hidrofílicas e normalmente funcionam em um ambiente aquoso. Os lipídios dietéticos antes de digeridos são emulsificados por um processo muito eficiente, mediado principalmente pelos sais biliares. Essa emulsificação aumenta muito a superfície do lipídio dietético a ser digerido. Por conseguinte, o acesso das enzimas digestivas à gordura é consideravelmente aumentado pela ação dos sais biliares.

Os triglicerídios, os fosfolipídios (principalmente a fosfatidilcolina) e os esteróis (principalmente o colesterol) fornecem o componente lipídico da dieta ocidental característica. Destes, os triglicerídios, habitualmente cha-

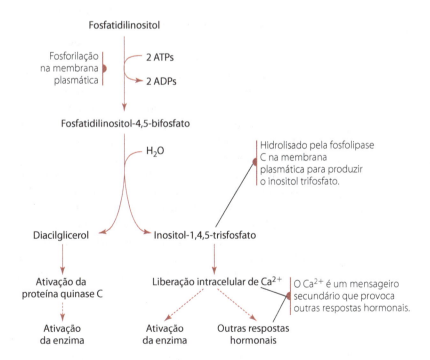

Figura 5.7 Fosfatidilinositol-4,5-bifosfato formado na membrana plasmática pela fosforilação do fosfatidilinositol.

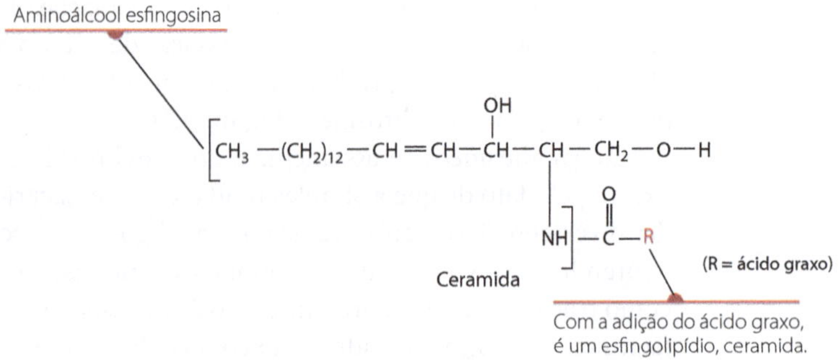

Figura 5.8 Estrutura de uma ceramida esfingolipídia.

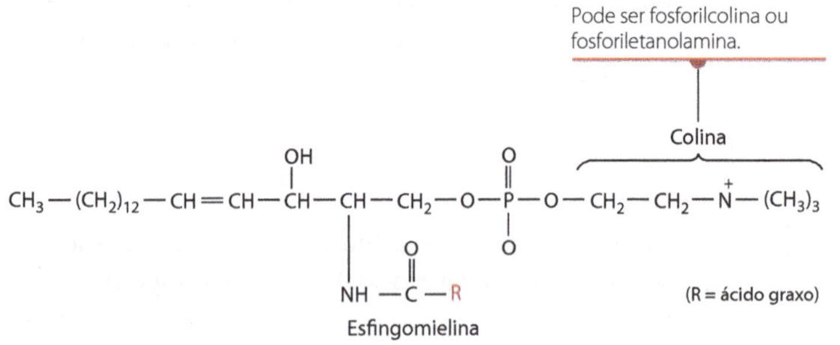

Figura 5.9 Estrutura da esfingomielina.

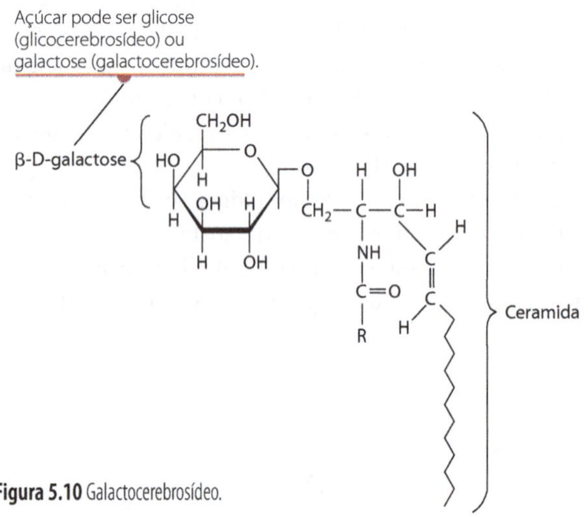

Figura 5.10 Galactocerebrosídeo.

mados de gorduras, são de longe os maiores contribuintes, representando, em média, o consumo de 150 g/dia. As enzimas digestivas envolvidas na quebra de lipídios dietéticos no trato gastrintestinal são esterases que quebram as ligações ésteres nos triglicerídios (lipase), fosfolipídios (fosfolipases) e ésteres de colesterol (colesterol esterase).

Digestão de triglicerídio

A maior parte da digestão de triglicerídios alimentares é concluída no lúmen do intestino delgado, embora o processo realmente comece no estômago com a lipase lingual, liberada pela glândula serosa que se encontra debaixo da língua, e lipase gástrica, produzida pelas principais células do estômago. A secreção basal dessas lipases aparentemente ocorre de forma contínua, mas pode ser estimulada por fatores neurais (agonistas simpáticos), dietéticos (dieta rica em gordura) e mecânicos (sucção e deglutição). Essas lipases são responsáveis por grande parte da limitada digestão (10%-30%) do triglicerídio que ocorre no estômago. A atividade de lipase é possível graças à estabilidade particularmente grande das enzimas no suco gástrico com pH baixo. A lipase gástrica penetra rapidamente nos glóbulos de gordura do leite sem estabilização do substrato com sais biliares, uma característica que a torna particularmente importante para a digestão de gordura no lactente, cuja função pancreática pode não estar plenamente desenvolvida. Ambas as lipases, lingual e gástrica, agem preferencialmente sobre os triglicerídios que contêm ácidos graxos de cadeia média e curta. Elas preferencialmente hidrolisam os ácidos graxos na posição sn-3, liberando um ácido graxo e 1,2-diacilgliceróis como produtos. A especificidade é novamente vantajosa para o lactente, porque, no leite, os ácidos graxos de cadeia curta e média dos triglicerídios são geralmente esterificados na posição sn-3. Os ácidos graxos de cadeia curta e média são metabolizados mais diretamente do que os ácidos graxos de cadeia longa. Essa especificidade estrutural é também um atributo das fórmulas comercialmente disponíveis para bebês prematuros. Esses produtos fornecem grande quantidade de energia para os bebês prematuros em pequena quantidade.[5]

Para que a gordura dietética no estômago seja hidrolisada pelas lipases lingual e gástrica, algum grau de emulsificação deve ocorrer para expor uma área suficiente de substrato. As contrações do músculo do estômago e a aspersão de gordura através de um esfíncter pilórico par-

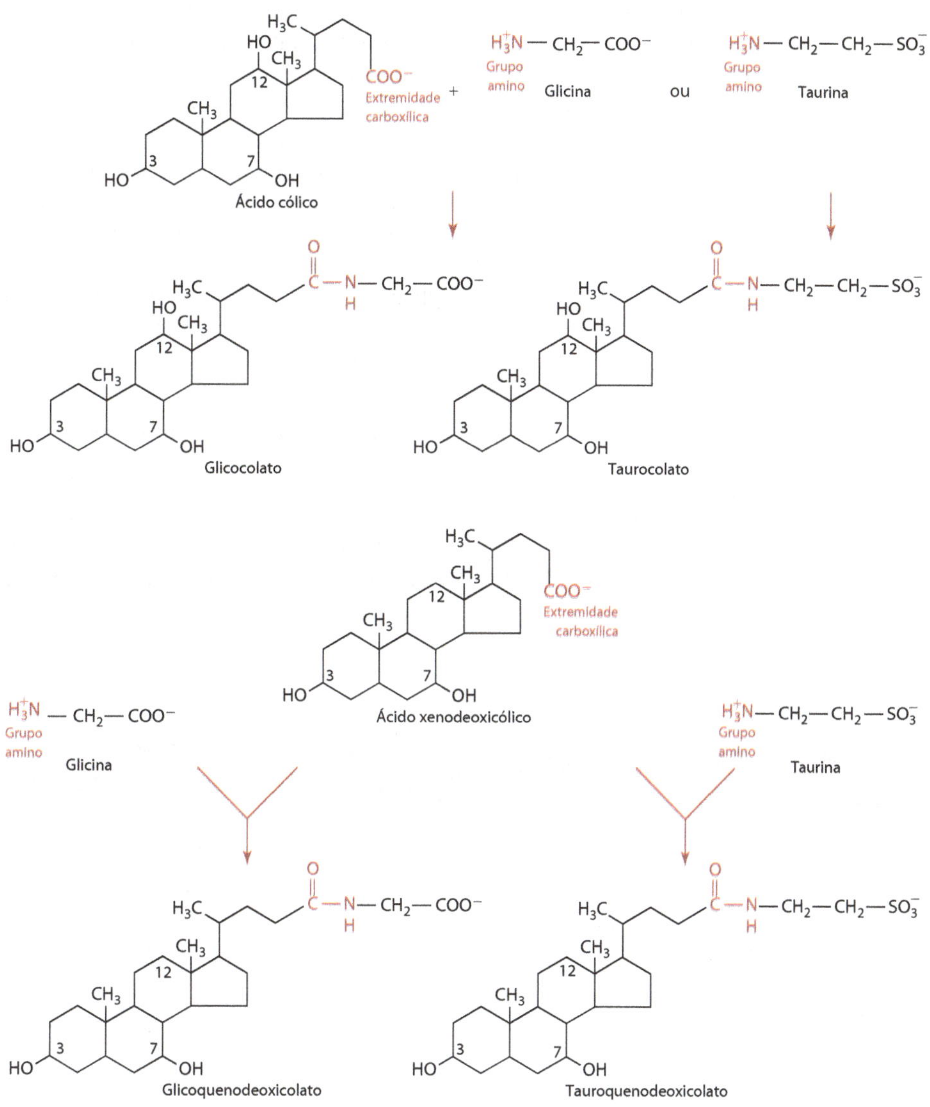

Figura 5.11 A formação de glicocolato, taurocolato, glicoquenodeoxicolato e tauroquenodeoxicolato, ácidos biliares conjugados.

cialmente aberto produzem forças suficientes para a emulsificação. Além disso, emulsificantes potenciais do ambiente ácido do estômago incluem os polissacarídeos complexos, fosfolipídios e peptídeos provenientes de proteínas alimentares. A presença de lipídios mal digeridos no estômago atrasa a velocidade com a qual o seu conteúdo é esvaziado, provavelmente por meio do hormônio enterogastrona (GIP e secretina; Capítulo 2), o que inibe a motilidade gástrica. Assim, as gorduras alimentares têm um "elevado grau de saciedade".

A maior parte da digestão dos triglicerídios ocorre no intestino delgado. A hidrólise e a absorção efetiva, especialmente dos ácidos graxos de cadeia longa, requerem pouca acidez, lipases apropriadas, agentes emulsificantes mais eficazes (sais biliares) e células de absorção especializadas. Essas condições são fornecidas pelo lúmen na parte superior do intestino delgado. A emulsão lipídica parcialmente hidrolisada deixa o estômago e entra no duodeno como gotículas de lipídio purificado. A efetiva emulsificação ocorre porque a ruptura mecânica continua e é complementada pela bile, liberada da vesícula biliar em consequência da estimulação do hormônio colecistoquinina (CCK – *cholecystokinin*).

No Capítulo 2 são discutidas a função da bile na digestão e a síntese da bile a partir do colesterol. A **Figura 5.5** mostra a oxidação do colesterol para formar o ácido cólico. A formação dos sais biliares conjugados a partir do ácido cólico é mostrada na **Figura 5.11**. O bicarbonato é liberado simultaneamente com a liberação da lipase pancreática, elevando o pH a um nível adequado para a atividade da lipase pancreática. Combinados com os produtos de degradação do triglicerídio, os sais biliares são excelentes agentes emulsificantes. Sua eficácia emulsificante é devida às suas propriedades **anfipáticas**, isto é, eles possuem "pontas" igualmente hidrofílicas e hidrofóbicas. Essas moléculas tendem a se organizar na superfície de pequenas partículas de gordura, com suas pontas hidrofóbicas voltadas para dentro e suas áreas hidrofílicas viradas para fora, na direção da porção aquosa. Essa ação química, com o auxílio da agitação peristáltica, converte a gordura em pequenas partículas com uma superfície muito maior. As partículas podem então sofrer a ação da lipase pancreática.

A função da colipase

A ativação da lipase pancreática é complexa e requer a participação da proteína colipase, de íons de cálcio e de sais biliares. A colipase é formada pela ativação hidrolítica da tripsina procolipase, também de origem pancreática. Ela contém cerca de cem resíduos de aminoácidos e possui distintamente áreas hidrofóbicas que agem como locais de ligação de lipídios. Constatou-se que a colipase está fortemente associada à lipase pancreática e assim pode atuar como âncora ou sítio de ligação da enzima às micelas dos sais bilares estabilizados (ver próxima seção).

A ação da lipase pancreática nos triglicerídios ingeridos resulta numa mistura complexa de diglicerídios, monoglicerídios e ácidos graxos livres. Sua especificidade se dá principalmente na direção dos ácidos graxos associados em sn-1 e porteriormente nas ligações sn-3. Assim, a via principal da digestão progride dos triglicerídios para os 2,3-diglicerídios até os 2-monoglicerídios. Somente uma pequena porcentagem de triglicerídios é hidrolisada totalmente em glicerol livre. A completa hidrólise dos triglicerídios que realmente ocorre segue provavelmente a isomerização do 2-monoglicerídio ao 1-monoglicerídio, que é então hidrolisada.

DIGESTÃO DO COLESTEROL E DOS FOSFOLIPÍDIOS

Os ésteres de colesterol e os fosfolipídios são hidrolisados por um processo específico aqui descrito. O colesterol esterificado é submetido à hidrólise para formar o colesterol livre e um ácido graxo em uma reação catalisada pela enzima colesterol esterase.

Tabela 5.3 Resumo da digestão de triglicerídios

Local	Principais eventos	Enzimas ou secreções	Detalhes
Boca	Triglicerídios → (Volume menor de digestão) → Triglicerídios, diglicerídios, e ácidos graxos	Lipase lingual produzida nas glândulas salivares	Triglicerídio + H₂O → Diglicerídio + Ácido graxo. A lipase lingual quebra alguns ácidos graxos nesta posição.
Estômago	(Digestão adicional) → Triglicerídios, diglicerídios, e ácidos graxos	Lipase gástrica produzida no estômago	Triglicerídio + H₂O → Diglicerídio + Ácido graxo. A lipase gástrica quebra alguns ácidos graxos nesta posição.
Intestino delgado	Fase I: Emulsificação → Triglicerídios emulsificados, diglicerídios e micelas de ácido graxo; Fase II: Digestão enzimática → Monoglicerídios e ácidos graxos	Bile; sem presença de lipase. Lipase pancreática produzida no pâncreas	Triglicerídio + H₂O → Monoglicerídio + 2 Ácidos graxos. A lipase pancreática quebra alguns ácidos graxos nesta posição.

O ácido graxo C-2 da lecitina é removido hidroliticamente por uma esterase específica, a fosfolipase A2, produzindo lisolecitina e um ácido graxo livre. Os produtos da digestão parcial dos lipídios, principalmente os 2-monoacilgliceróis, a lisolecitina, o colesterol e os ácidos graxos, combinam com os sais biliares para formar agregados polimoleculares com carga negativa chamados micelas. Esses agregados têm um diâmetro bem menor (~5 nm) que as partículas do precursor não hidrolisado, permitindo-lhes acessar os espaços entre as vilosidades (50-100 nm) da membrana intestinal. O resumo da digestão dos lipídios aparece na **Tabela 5.3** e na **Figura 5.12**.

Absorção

Estabilizadas por sais biliares polares, as micelas são suficientemente solúveis em água para penetrar nas células absortivas do intestino delgado. As células absortivas são chamadas de células da mucosa intestinal ou enterócitos. As micelas interagem na borda estriada dessas células, sobre a qual os conteúdos lipídicos das micelas (que incluem o FFA, os 2-monoacilglicerídios, os ésteres de colesterol e a lisolecitina) difundem para fora das micelas e dentro de enterócitos, reduzindo o gradiente de concentração. Embora esse processo ocorra no duodeno e no jejuno distal, os sais biliares não são absorvidos nessa fase, mas no segmento ileal do intestino delgado. De lá os sais biliares retornam ao fígado por meio da veia porta para fazerem novamente parte da bile. Esse circuito é chamado de circulação entero-hepática dos sais biliares (ver Capítulo 2).

Depois da absorção dos ácidos graxos livres, dos 2-monoglicerídios, do colesterol e da lisofosfatidilcolina dentro dos enterócitos, inicia-se uma nova formação intracelular de triglicerídios, fosfatidilcolina e dos ésteres de colesterol. Os ácidos graxos que têm mais de 10 ou 12 átomos de carbono são inicialmente ativados ao serem acoplados à coenzima A pela enzima sintetase acetil-CoA. Eles são então esterificados novamente em triglicerídios, fosfatidilcolina e ésteres de colesterol, como explicado anteriormente. Os ácidos graxos de cadeia curta (aqueles que contêm menos de 10 a 12 átomos de carbono), em contrapartida, passam da célula diretamente para a veia porta, onde se ligam à albumina e são transportados diretamente para o fígado. Os diferentes destinos dos ácidos graxos de cadeia longa e curta resultam da especifi-

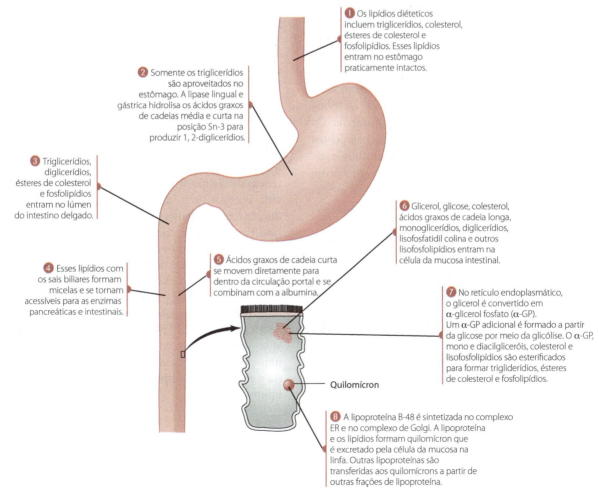

Figura 5.12 Resumo da digestão e da absorção dos lipídios dietéticos.

cidade da enzima acil-CoA sintetase da unicamente em relação aos ácidos graxos de cadeia longa. As principais etapas da absorção intestinal de produtos lipídicos digeridos são descritas na **Figura 5.12**.

Note que os triglicerídios também podem ser sintetizados a partir dos α-glicerofosfato nos enterócitos. Esse metabólito pode ser formado ora a partir da fosforilação do glicerol livre, ora da redução do di-hidroxiacetona fosfato, um intermediário na via da glicólise (**Figura 3.17**). A síntese do triglicerídio por esta via é igualmente mostrada na **Figura 5.12**.

Transporte e armazenamento

Lipoproteínas

Os lipídios ressintetizados nos enterócitos, juntamente com as vitaminas lipossolúveis, são coletados no retículo endoplasmático da célula como grandes partículas de gordura. Ainda no retículo endoplasmático, as partículas recebem a camada de lipoproteína B-48 na sua superfície. Essa lipoproteína é uma cópia simplificada da lipoproteína produzida pelo fígado. Ela estabiliza as partículas no ambiente aquoso da circulação, na qual podem eventualmente entrar. As partículas são recolhidas como bolhas de lipídios, que depois se fundem no complexo de Golgi. Ali, o carboidrato é ligado à membrana da proteína, e as partículas completas, chamadas quilomícrons, são transportadas à membrana da célula e sofrem exocitose na circulação linfática. Enquanto os quilomícrons estão na circulação, lipoproteínas adicionais lhes são transferidas a partir de outras partículas de lipoproteína. Os quilomícrons pertencem a uma família de compostos chamados **lipoproteínas**, uma vez que são constituídas de lipídios e proteínas. As lipoproteínas desempenham um papel importante no transporte dos lipídios, e os padrões de lipoproteína no soro estão descritos como fatores de risco às doenças cardiovasculares crônicas.

A porção de proteína de qualquer lipoproteína é chamada **apolipoproteína**. As apolipoproteínas têm uma função muito importante na relação estrutural e funcional entre lipoproteínas. Cada partícula de lipoproteína contém uma ou mais apoproteínas. Em geral, cada partícula de lipoproteína tem uma única molécula simples de cada apolipoproteína. Isso permite que os níveis sanguíneos dessas apoproteínas sejam usados para avaliar o risco potencial de doença cardiovascular. O risco de doença cardiovascular será abordado no Capítulo 7.

Os quilomícrons transportam lipídios alimentares exógenos. As outras lipoproteínas, exceto os quilomícrons, transportam os lipídios endógenos, que são lipídios circulantes que não aparecem diretamente da absorção intestinal, mas são processados por meio de outros tecidos, como o fígado. Existem muitos tipos de lipoproteínas que se diferenciam na sua composição lipídica, apolipoproteínica, propriedades físicas e função metabólica. Inicialmente, as lipoproteínas eram separadas do soro por eletroforese e assim foram chamadas com base no seu movimento no gradiente elétrico. Mais tarde, elas foram separadas por centrifugação e nomeadas a partir de sua densidade. Esses nomes ainda persistem, mesmo considerando que outros métodos sejam normalmente usados para separá-las. As lipoproteínas com altas concentrações de lipídios têm uma densidade mais baixa. Lipoproteínas de baixíssima densidade (VLDLs ou pré-β-lipoproteína) são produzidas no fígado; a principal função dessas lipoproteínas é transportar o triglicerídio produzido no fígado para outros tecidos não hepáticos. As VLDLs também contêm colesterol e ésteres de colesterol. Como o triglicerídio é removido dessas lipoproteínas, elas permanecem por um breve período como lipoproteínas intermediárias (IDL). Assim que o triglicerídio é posteriormente removido, as IDLs se tornam lipoproteínas de baixa densidade (LDL). Quando as LDLs são separadas por eletroforese, passam a se chamar β-lipoproteínas.

O papel que todas as lipoproteínas desempenham é transportar lipídios de um tecido para outro, para preencher as necessidades de lipídio de diferentes células. O arranjo de lipídios e proteínas que compõem uma lipoproteína típica é representado na **Figura 5.13**. Nota-se que há mais lipídios hidrofóbicos (como os triglicerídios e os ésteres de colesterol) no núcleo da partícula, enquanto proteínas e fosfolipídios relativamente mais polares se encontram na superfície. Essa estrutura realça sua estabilidade num ambiente aquoso. Como já mencionado anteriormente, as lipoproteínas diferem de acordo com a relação lipídio/proteína dentro da partícula, assim como pela proporção dos tipos de lipídios: triglicerídios, colesterol e ésteres de colesterol e fosfolipídios. Essas diferenças de composição influenciam a densidade da partícula e constituem a característica física usada para diferenciar e classificar o grande número de lipoproteínas. Partindo da menos densa (muito lipídica) para a mais densa, os grupos de lipoproteínas são assim classificados: lipoproteínas de muito baixa densidade (VLDLs), lipoproteínas de baixa densidade (LDLs) e as lipoproteínas de alta densidade (HDLs). Partículas de densidade intermediária (IDL) também existem e têm densidade entre a da VLDL e a da LDL. Embora as partículas IDL tenham vida curta na circulação sanguínea, elas têm uma pequena importância nutricional e fisiológica. A **Figura 5.14** mostra a composição de lipídios e proteínas em cada uma das lipoproteínas.

Apolipoproteínas

As apolipoproteínas, os componentes proteicos das lipoproteínas, visam estabilizar as lipoproteínas enquanto elas circulam no ambiente aquoso sanguíneo, mas têm também outras funções importantes. Elas conferem es-

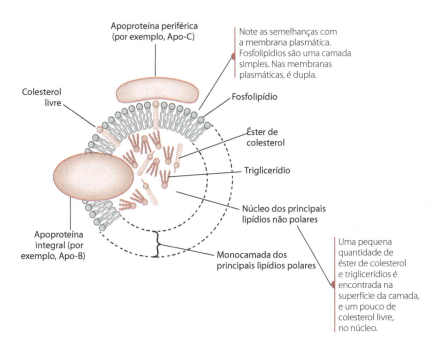

Figura 5.13 Estrutura geral de uma lipoproteína plasmática.

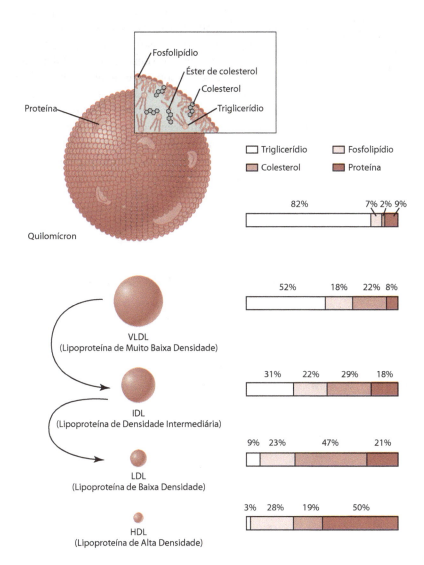

Figura 5.14 Frações de lipídio e proteína na lipoproteína.

pecificidade aos complexos de lipoproteína, permitindo que eles sejam reconhecidos por receptores específicos na superfície das células. As apolipoproteínas também estimulam certas reações enzimáticas, que, por sua vez, regulam as funções metabólicas das lipoproteínas.

Uma série de letras (de A a E), com subclasses para cada uma, é usada para identificar as numerosas alipoproteínas. Por conveniência, elas são usualmente abreviadas como "apo" e seguidas de uma letra de identificação: Apo-A-1, Apo-B-100, Apo-C-2 e assim por diante. Uma lista parcial de alipoproteínas, seu peso molecular, a lipoproteína com a qual está associada e sua função fisiológica, está na **Tabela 5.4**. Uma breve descrição da função da lipoproteína é dada aqui. Uma descrição mais detalhada do seu metabolismo é apresentada adiante.

Quilomícrons

Como já explicado, os lipídios reestruturados a partir de fontes exógenas deixam os enterócitos (as células da mucosa intestinal) em grande parte sob a forma de quilomícrons, embora um pouco de HDL seja igualmente produzido pelos enterócitos. Os **quilomícrons** são a principal forma de lipoproteínas formadas a partir de lipídios (alimentares) exógenos. A função dos quilomícrons é transportar lipídios alimentares para outros tecidos além do fígado, como os músculos e o tecido adiposo (80%). A maior parte do lipídio transportado ao fígado está na forma de remanescentes de quilomícrons (20%). Os triglicerídios são os mais abundantes lipídios na alimentação e também nos quilomícrons. Ao serem removidos dos quilomícrons, os lipídios sofrem uma conversão intravascular para quilomícrons remanescentes (estruturalmente semelhantes à VLDL). Os quilomícrons surgem inicialmente nos vasos linfáticos da região abdominal e, em seguida, entram na corrente sanguínea em ritmo lento, o que impede grandes mudanças no teor de lipídios do sangue periférico. A entrada de quilomícrons no sangue a partir do sistema linfático pode se estender por mais de 14 horas após uma refeição rica em gordura. O nível máximo dos lipídios no plasma usualmente ocorre de 30 minutos a 3 horas após uma refeição e retorna ao normal em 5 a 6 horas. Contudo, essa fase pode variar, dependendo do tempo de esvaziamento do estômago, que, por sua vez, depende do volume e da composição da refeição.

Os quilomícrons são transportados pelo sangue através de todos os tecidos do corpo e são submetidos à hidrólise em alguns locais dos tecidos. Essa hidrólise ocorre através da ação da enzima lipase lipoproteica, associada à superfície da célula endotelial dos pequenos vasos sanguíneos e capilaridades nos tecidos não hepáticos, como o adiposo e o muscular. Sua ação extracelular nas partículas em circulação libera ácidos graxos livres e diglicerídios, que são rapidamente absorvidos pelas células do tecido. Os vasos sanguíneos do fígado não contêm essa lipase lipoproteica. Os quilomícrons grandes, carregados de triglicerídio, conferem um aspecto turvo (leitoso) ao plasma pós-prandial. Como a lipase lipoproteica é a enzima que solubiliza essas partículas por sua ação lipolítica, é, às vezes, chamada de "fator de compensação". A porção do quilomícron resultante dessa ação lipolítica é chamada de **quilomícron remanescente** ou **remanescente de quilomícron** – uma pequena partícula relativamente menos rica em triglicerídio, porém mais rica em colesterol e ésteres de colesterol. Esses remanescentes são removidos da corrente sanguínea pela endocitose de células hepáticas, depois da interação

Tabela 5.4 Apolipoproteínas de lipoproteínas do plasma humano

Apolipoproteína	Lipoproteína	Massa molecular (u)	Observações adicionais
Apo-A-1	HDL, quilomícrons	28.000	Ativador de lecitina: colesterol aciltransferase (LCAT). Ligante do receptor HDL.
Apo-A-2	HDL, quilomícrons	17.000	Estrutura composta por dois monômeros idênticos ligados por uma ponte de dissulfídeo. Inibidor de LCAT?
Apo-A-4	Secretado com quilomícrons, mas transferido à HDL	46.000	Associada à formação de lipoproteínas ricas em triglicerídio. Função desconhecida.
Apo-B-100	LDL, VLDL, IDL	550.000	Sintetizada no fígado. Ligante do receptor de LDL.
Apo-B-48	Quilomícrons, quilomícrons remanescentes	260.000	Sintetizada no intestino.
Apo-C-1	VLDL, HDL, quilomícrons	7.600	Possível ativador de LCAT.
Apo-C-2	VLDL, HDL, quilomícrons	8.916	Ativadora de lipoproteína lipase extra-hepática.
Apo-C-3	VLDL, HDL, quilomícrons	8.750	Muitas formas polimórficas dependendo do conteúdo de ácidos siálicos.
Apo-D	Subfração de HDL	20.000	Função desconhecida.
Apo-E	VLDL, HDL, quilomícrons, quilomícrons remanescentes	34.000	Presente em excesso no β-VLDL dos pacientes com hiperlipoproteinemia tipo III. A única apoproteína encontrada no HDL-c de animais com hipercolesterolemia induzida pela dieta. Ligante para receptor de quilomícron remanescente no fígado e receptor de LDL.

das partículas remanescentes com receptores específicos de apolipoproteína E ou B/E nas células.[6]

Lipoproteína de muito baixa densidade (VLDL) e lipoproteína de baixa densidade (LDL)

Lipoproteínas de muito baixa densidade são produzidas no fígado a partir do triglicerídio endógeno quase da mesma maneira que os quilomícrons são produzidos nos enterócitos. O lipídio é sintetizado no retículo endoplasmático, transferido para o complexo de Golgi e excretado pela célula junto com as apolipoproteínas B-100, Apo-C e Apo-E. A VLDL resultante de fonte hepática é separada do triglicerídio pela lipase lipoproteica em pontos extracelulares, resultando na formação de uma partícula de IDL transitória e, por fim, LDL rica em colesterol. A apolipoproteína Apo-C-2, ativadora da lipase lipoproteica, é um componente tanto do quilomícron quanto da VLDL, como demonstra a **Tabela 5.4**. Essas partículas estão sujeitas à ação da lipase lipoproteica e são um exemplo da função reguladora de uma apolipoproteína. Dentro da célula do músculo, os ácidos graxos livres da VLDL e os que são derivados da hidrólise dos diglicerídios absorvidos são inicialmente oxidados para gerar energia, e apenas uma pequena quantidade é ressintetizada para armazenamento como triglicerídios.

No tecido adiposo, entretanto, os ácidos graxos absorvidos são amplamente utilizados para sintetizar triglicerídios. Dessa maneira, os quilomícrons e a VLDL são retirados do plasma, respectivamente, em questão de minutos e algumas horas, desde que entram na corrente sanguínea. A **Figura 5.15** resume o metabolismo lipídico em um hepatócito após uma refeição gordurosa.

FUNÇÃO DO FÍGADO E DO TECIDO ADIPOSO NO METABOLISMO LIPÍDICO

Esta seção explica como o fígado e os tecidos adiposos estão envolvidos no metabolismo lipídico após uma refeição.

Nosso padrão alimentar normal é consumir uma refeição, e após algumas horas, se alimentar novamente. Nosso organismo aprendeu a lidar com o tempo em que há nutrientes circulantes, seguido de um período em que o nível de nutrientes no sangue precisa ser restaurado com o que está armazenado nos tecidos. Esta seção faz uma breve apresentação desse processo. Uma descrição mais profunda dos efeitos de jejum no metabolismo é apresentada no Capítulo 7, que trata das inter-relações no metabolismo de nutrientes que fornecem energia.

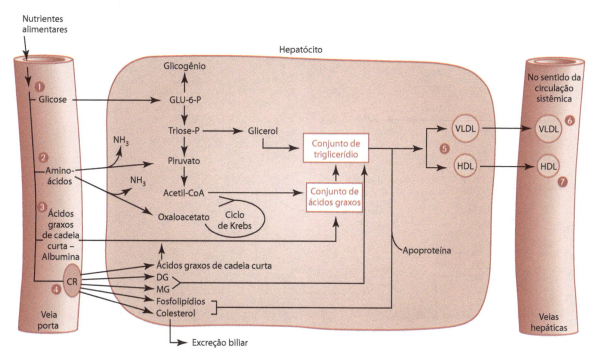

① Nutrientes entram no fígado através da veia porta. A glicose pode ser convertida em glicogênio ou entrar em glicólise.

② Aminoácidos entram no conjunto de aminoácidos e alguns são metabolizados para produzir piruvato e oxalacetato.

③ Ácidos graxos de cadeia curta ligados à albumina entram no conjunto dos ácidos graxos e são incorporados dentro dos triglicerídios (TRI).

④ Quilomícrons remanescentes se unem a sítios de ligações com lipase lipoproteica e transportam ácidos graxos de cadeia curta, diglicerídios (DG), monoglicerídios (MG), fosfolipídios (FL) e colesterol (C).

⑤ Os TG, o C e os FL são associados às apolipoproteínas e entram na circulação como VLDL ou HDL.

⑥ A VLDL transporta os lipídios da refeição ao tecido não hepático.

⑦ A HDL é envolvida no transporte reverso do colesterol.

Figura 5.15 O metabolismo no fígado após uma refeição gordurosa.

Fígado

O fígado tem uma função muito importante em relação ao uso de lipídios e lipoproteínas pelo organismo. A síntese hepática dos sais biliares, indispensável para a digestão e absorção de lipídios alimentares, é uma das suas funções. Além disso, o fígado detém a função-chave em relação ao transporte de lipídios, porque é o local da síntese de lipoproteínas formadas a partir de lipídios endógenos e apoproteínas. O fígado é capaz de sintetizar novos lipídios a partir de precursores não lipídicos, como a glicose e os aminoácidos. Ele também pode reter e catabolizar lipídios exógenos que lhe são transferidos na forma de quilomícrons remanescentes e reincorporar seus lipídios como HDL e VLDL. É importante lembrar que as vias do metabolismo do lipídio, do carboidrato e da proteína são integradas e não podem ser autônomas. A **Figura 5.16** resume o metabolismo do lipídio exógeno após uma refeição gordurosa.

No estado pós-prandial, as concentrações de glicose, aminoácido e ácidos graxos de cadeia curta aumentam no sangue portal, que vai diretamente ao fígado. No hepatócito, a glicose é fosforilada para uso, e o glicogênio subsequentemente é sintetizado até que o armazenamento de glicogênio hepático atinja o limite máximo. Se a hiperglicemia portal persistir (mais glicose chega do sistema digestório), a glicose é convertida em ácidos graxos. Como mencionado no Capítulo 3, a glicose é metabolizada por meio da glicólise em triose-fosfatos, piruvato e depois acetil-CoA. O acetil-CoA é usado para sintetizar ácidos graxos, e o glicerol é formado a partir dos triose-fosfatos (como o glicerol 3-fosfato). Os aminoácidos podem também atuar como precursores para a síntese do lipídio, porque eles podem ser metabolicamente convertidos em acetil-CoA e piruvato. A síntese dos ácidos graxos, triglicerídios e glicerofosfatídeos é descrita em detalhes neste capítulo.

Além do lipídio recém-sintetizado derivado de precursores não lipídicos, há também o lipídio exógeno enviado ao fígado, resultante dos quilomícrons remanescentes e dos ácidos graxos de cadeia curta que são excretados do intestino diretamente para a veia porta. A apolipoproteína E na superfície dos quilomícrons remanescentes se liga aos receptores específicos de Apo-E nas células vasculares endoteliais do fígado. A porção lipídica do quilomícron remanescente é hidrolisada e absorvida dentro do hepatócito na forma de ácidos graxos, monoglicerídios, diglicerídios, glicerol e colesterol. Uma nova síntese desses componentes ocorre prontamente de maneira análoga aos eventos da célula mucosa intestinal. Um destino alternativo do lipídio entrando no hepatócito permite que os ácidos graxos sejam usados para gerar energia.

Os ácidos graxos de cadeia curta exógenos enviados diretamente ao tecido hepático podem ser usados para gerar energia ou, mediante aumento do comprimento da

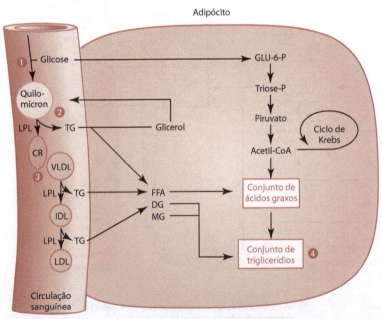

① A glicose é metabolizada para formar acetil-CoA, que pode ser convertido em ácidos graxos.

② A lipase lipoproteica age sobre os triglicerídios, nos quilomícrons e nos ácidos graxos livres (FFA), e o glicerol entra no adipócito. O glicerol não pode ser usado e é excretado de volta na corrente sanguínea.

③ A lipase lipoproteica age sobre a VLDL de forma que triglicerídios, FFA, diglicerídios (DG), monoglicerídeos (MG) e colesterol entram na célula.

④ As vias favorecem o armazenamento de energia na forma de triglicerídios. A insulina estimula a lipogênese produzindo a entrada de glicose na célula e inibindo a lipase, cuja função é hidrolisar os triglicerídios armazenados para obter FFA e glicerol.

Figura 5.16 Metabolismo lipídico na célula adiposa após uma refeição.

cadeia, para sintetizar novamente outras frações de lipídios. O colesterol do quilomícron remanescente e os ésteres de colesterol podem ser usados de várias maneiras:

- convertido em sais biliares e secretado na bile;
- secretado na bile como esterol neutro (como o colesterol ou o éster de colesterol);
- incorporado à VLDL ou HDL e liberado no plasma.

O triglicerídio recém-sintetizado é combinado com fosfolipídios, colesterol e proteínas para formar VLDL e HDL, que são liberadas na circulação. Como os triglicerídios podem ser formados da glicose, a produção de triglicerídio hepático é acelerada quando a dieta é rica em carboidrato. Os triglicerídios adicionais resultam em superprodução de VLDL e podem ser responsáveis por uma breve hipertrigliceridemia em pessoas normais que fizeram dietas ricas em açúcares simples. A **Figura 5.15** resume o metabolismo lipídico exógeno após uma refeição gordurosa.

A HDL mostrada na **Figura 5.16** está envolvida no transporte reverso do colesterol e, quando sintetizada no fígado, é menor que a VLDL e contém menos triglicerídio. Além do triglicerídio, a HDL também tem, nos fosfolipídios e no colesterol, seus principais componentes com lipídios. O papel da HDL será discutido mais adiante neste capítulo.

Tecido adiposo

O tecido adiposo divide com o fígado uma função extremamente importante no metabolismo das lipoproteínas. Ao contrário do fígado, o tecido adiposo não interfere na captação de quilomícrons remanescentes ou na síntese das lipoproteínas endógenas. O tecido adiposo interfere absorvendo triglicerídios e colesterol dos quilomícrons através da ação da lipase lipoproteica. Os adipócitos são o maior local de armazenamento de triglicerídio, que está em contínuo estado de circulação nos adipócitos, isto é, uma constante lipólise (hidrólise), estimulada pela reesterificação para formar triglicerídio. Esses dois processos não são simplesmente direções contrárias das mesmas reações, mas diferentes vias envolvendo diferentes enzimas e substratos. Cada um dos processos é regulado separadamente por fatores nutricionais, metabólicos e hormonais, e o efeito final determina o nível de ácidos graxos em circulação e a extensão da adiposidade. Um simples glóbulo grande de gordura constitui mais de 85% do volume da célula adiposa.

O resumo do metabolismo lipídico em um adipócito é apresentado na **Figura 5.16**. Num estado de alimentação, a via metabólica dos adipócitos favorece a síntese de triglicerídio. Assim como no fígado, o triglicerídio pode ser sintetizado a partir da glicose, um processo fortemente influenciado pela insulina, a qual acelera a entrada de glicose nas células adiposas (o fígado não responde a essa ação da insulina). A insulina também aumenta a disponibilidade e o consumo de ácidos graxos nos adipócitos, estimulando a lipase lipoproteica. A quebra glicolítica da glicose celular oferece uma fonte de glicerofosfato para a reesterificação com ácidos graxos, visando à formação de triglicerídios. Os monoglicerídios e os diglicerídios absorvidos também fornecem o glicerol para nova síntese. O glicerol livre não é usado no adipócito, que não contém a enzima glicerol 3-fosfatase. Os níveis de glicerol no plasma têm sido usados como indicação da circulação de triglicerídios no tecido adiposo. A insulina exerce sua ação lipogênica no tecido adiposo inibindo a lipase intracelular, que hidrolisa os triglicerídios estocados, favorecendo, dessa forma, o acúmulo dos triglicerídios. A lipase intracelular é sensível à insulina, o que a distingue da lipoproteína intravascular lipase, que funciona extracelularmente.

Metabolismo do triglicerídio durante o jejum

Até aqui, esta seção tratou da função do fígado e do tecido adiposo no estado de alimentação. No quadro de jejum, o esquema metabólico muda nesses tecidos. Por exemplo, à medida que os níveis de glicose no sangue diminuem, a concentração de insulina cai, acelerando a atividade lipolítica no tecido adiposo. A atividade lipolítica produz ácidos graxos livres e glicerol. Os ácidos graxos derivados do tecido adiposo circulam no plasma em associação com a albumina e são recolhidos pelo fígado ou pelas células musculares e oxidados para prover energia pela via da formação de acetil-CoA. No fígado, parte do acetil-CoA é desviada para produzir corpos cetônicos, que podem servir como importantes fontes de energia para o tecido muscular e cérebro durante o jejum e a fome. O fígado continua sintetizando VLDL e HDL e as libera na circulação, embora esses processos sejam reduzidos durante o jejum. A glicose derivada do glicogênio hepático e dos ácidos graxos livres (transportados ao fígado a partir do tecido adiposo) se torna a principal precursora da síntese da VLDL. Como foi descrito anteriormente, essa lipoproteína em seguida sofre transformação até IDL, transitoriamente, e LDL por ação da lipase lipoproteica. Grande parte da HDL do plasma é composta por fosfolipídios e colesterol, junto com apoproteínas (principalmente das séries Apo-A).

METABOLISMO DAS LIPOPROTEÍNAS

Em geral, os quilomícrons e os quilomícrons remanescentes não estão presentes no soro sanguíneo durante o estado de jejum. Na seção sobre os quilomícrons, você aprendeu que os quilomícrons formados são liberados pela célula endotelial intestinal e contêm predominantemente triglicerídios. Eles também contêm apolipoproteína B-48, que tem um peso molecular de 48 quilodaltons. A Apo-B-48 é um subconjunto da sequência do aminoácido da Apo-B-100 produzida pelo fígado. A próxima seção estuda os locais de ligação para o transporte de lipídio nas células.

Lipoproteína de baixa densidade (LDL)

A concentração sérica de VLDL durante o jejum é bastante baixa, se comparada com a sua concentração no soro pós-prandial, em razão da rápida conversão da VLDL em IDL e LDL. Portanto, a maior quantidade de lipoproteínas no soro durante o jejum é de LDL (derivada de VLDL), HDL (sintetizada principalmente no fígado) e de uma quantidade muito pequena de VLDL. Como mencionado anteriormente e resumido na **Tabela 5.4**, as apolipoproteínas podem regular as reações metabólicas dentro das partículas de lipoproteína e determinar, em grande parte, como as partículas interagem umas com as outras e com os receptores de células específicas.

A porção de LDL é a maior transportadora de colesterol, ligando cerca de 60% de todo o colesterol do soro (**Figura 5.14**). Sua função é transportar o colesterol aos tecidos, onde será usado para a produção de uma membrana ou para conversão em outros metabólitos, como os hormônios esteroides. A LDL interage com os receptores de LDL B-100 nas células, fato que culmina com a remoção da lipoproteína da circulação. Os receptores LDL B-100 estão localizados nas células hepáticas e nas células dos tecidos periféricos do fígado, mas o fígado não remove efetivamente a LDL da circulação. A distribuição da LDL entre tecidos pode depender da taxa de transporte transcapilar, bem como da atividade dos receptores de LDL na superfície das células. Uma vez ligado ao receptor, o receptor e a partícula LDL, preenchida com a sua carga de lipídio, são juntos internalizados pela célula. As partes que compõem a partícula são depois degradadas por enzimas lisossomais na célula. A próxima seção estuda o receptor de LDL mais detalhadamente. A descoberta desse receptor nos anos 1970 e começo da década de 1980 foi muito importante no âmbito da bioquímica.

O receptor de LDL: estrutura e aberrações genéticas

A descoberta do receptor de LDL é creditada aos pesquisadores Michael S. Brown e Joseph L. Goldstein, que, em 1985, receberam o Prêmio Nobel de Fisiologia e Medicina. A descoberta coroou a procura de uma base molecular para a manifestação clínica da hipercolesterolemia, e a pesquisa revelou as seguintes características da LDL e sua relação com o metabolismo do colesterol.

A LDL se liga aos fibroblastos normais (e outras células, em especial os hepatócitos e as células da glândula suprarrenal e do corpo lúteo ovariano) com grande afinidade e especificidade. Nas células mutantes, no entanto, a ligação é muito ineficiente. Embora ligações deficientes de LDL sejam características de todas as células mutantes, ocorrem muitas variações na capacidade de ligação entre os diferentes pacientes com hipercolesterolemia homozigótica.

A LDL ligada à membrana é internalizada por endocitose, viabilizada por receptores que se aglomeram nos receptores LDL-Apo-B-100 E. O receptor, tendo liberado sua LDL, volta à superfície da célula, girando em torno da célula por dentro e por fora a cada 10 minutos durante as 20 horas de sua vida útil.[7] A LDL dissociada entra no lisossomo, onde sua proteína e seus componentes de éster de colesterol são hidrolisados por enzimas lisossomais em aminoácidos, FFAs e colesterol livre. O colesterol livre resultante exerce as seguintes funções reguladoras:

- Modula a atividade de duas enzimas microssomais, 3-hidróxi-3-metilglutaril CoA redutase (HMG-CoA redutase) e acetil-CoA: colesterol acil transferase (ACAT).

- Ao reduzir a concentração do receptor mRNA, ele suprime a síntese de receptores LDL, evitando assim uma maior entrada de LDL na célula.

A atividade da HMG-CoA redutase, a enzima limitante da síntese do colesterol, é suprimida através da diminuição da transcrição do gene da redutase e do aumento concomitante da degradação da enzima. Em contrapartida, a ACAT é ativada, promovendo a formação de ésteres de colesterol que podem ser armazenados como partículas no citoplasma da célula.

As células mutantes incapazes de vincular ou internalizar eficientemente a LDL, e assim privadas do colesterol necessário para a síntese da membrana, devem obter o colesterol de que precisam e sintetizá-lo. Nessas células, a HMG-CoA redutase é ativada, enquanto a ACAT é decrescida.

Os receptores LDL interagem com a Apo-B-100, a proteína realizada na superfície da LDL. A interação entre os receptores e a Apo-B-100 é a chave da internalização da LDL da célula. O número de receptores sintetizados pelas células varia de acordo com as exigências de colesterol.

O receptor LDL foi definido como uma glicoproteína transmembrana que, no decorrer do processo de síntese, sofre diversas reações metabólicas de carboidratos. A porção de carboidrato é importante para o bom funcionamento do receptor, e sua localização na molécula foi mapeada. Cinco domínios do receptor LDL foram identificados:

- Domínio 1, o mais distante da membrana e aquele que contém o terminal NH2 do receptor de proteína, é rico em resíduos de cisteína. Esses resíduos permitem a formação de várias ligações de dissulfeto que dão estabilidade à molécula. Muitos dos resíduos de outros aminoácidos no domínio rico em cisteína têm cadeias secundárias com carga negativa. Esse primeiro domínio, então, poderia ser o local de ligação

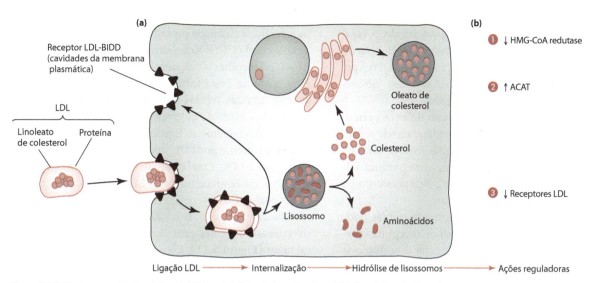

Figura 5.17 (a) Etapas sequenciais de endocitose da LDL levando à síntese de ésteres de colesterol. (b) Efeito do éster de colesterol na HMG-CoA redutase, ACAT e concentração de receptores LDL na célula.

da Apo-B-100, que tem resíduos de lisina e arginina com carga positiva. Esses resíduos de Apo-B-100 com carga positiva são reconhecidamente cruciais para a ligação do receptor.

- Domínio 2, composto de 350 aminoácidos, é a locação possível para a glicolização N-associada a que ocorre durante o processo de maturação do receptor de proteína.
- Domínio 3, localizado imediatamente fora da membrana do plasma, é o local da glicolização O-associada. Essa glicolização ocorre igualmente durante o processo de maturação do receptor.
- Domínio 4, composto de 22 aminoácidos hidrofóbicos que, em razão de sua afinidade com os lipídios, são capazes de transpor a membrana do plasma.
- Domínio 5, o último domínio, é a ponta terminal COOH da proteína e se projeta para dentro do citoplasma. Essa cauda permite que os receptores se movam lateralmente, mediando assim o agrupamento de receptores nas cavidades da membrana plasmática (conhecidas como *coated pits*).

Paralelamente à definição da estrutura do receptor normal LDL, o conhecimento dos defeitos estruturais existentes em mutações cresceu. Apesar de um gene no cromossomo 19 codificar a proteína do receptor da LDL, as mutações do gene não são sempre as mesmas. A maneira como o funcionamento normal do receptor é afetado depende do domínio específico do receptor onde se deu a mutação. A expressão *hipercolesterolemia familiar* tem sido usada para uma grande quantidade de quadros que resultam em níveis muito altos de colesterol sérico causados por defeitos metabólicos genéticos. Esses defeitos podem ser homozigóticos ou heterozigóticos. Os defeitos normalmente dizem respeito a receptores com disfunção e ausência de LDL. Das 110 hipercolesterolemias familiares homozigotas estudadas, 10 diferentes formas anormais de receptores LDL foram identificadas. Essas anormalidades podem ser divididas em quatro classes:

- Classe 1: Nenhum receptor é sintetizado.
- Classe 2: Os precursores dos receptores são sintetizados, mas em seguida não são processados adequadamente e falham ao se dirigir para dentro do complexo de Golgi.
- Classe 3: Os precursores dos receptores LDL são sintetizados e processados, mas o processo é falho, impedindo os receptores da ligação LDL normal.
- Classe 4: As mutações permitem a produção de receptores que atingem a superfície da célula e fazem a ligação LDL, mas são incapazes de se agrupar nas cavidades da membrana plasmática.

A maturação das proteínas dos precursores de receptores LDL, assim como de outras proteínas sintetizadas no retículo endoplasmático da célula, se dá no complexo de Golgi, onde os receptores LDL são direcionados para seu destino final (ver Capítulo 1). Um processo incompleto ou impróprio pode impedir o receptor de alcançar seu destino na membrana plasmática.

Relativamente poucas pessoas (1 em 1 milhão) são homozigotas para a hipercolesterolemia familiar, mas muitas pessoas (1 em 500) têm um gene mutante para a doença. Conhecer os mecanismos da doença pode ser muito útil para tratar esses indivíduos. Existe uma pequena dúvida quanto à relação causal entre a hipercolesterolemia e o desenvolvimento de aterosclerose.

Reduzir o colesterol do soro por meio de terapia medicamentosa pode fazer que o gene, que é normal nos heterozigotos, aumente a transcrição de receptores LDL, e o colesterol no soro pode ser então normalizado. A terapêutica medicamentosa inclui duas resinas de ligação do ácido biliar, o que aumenta a remoção do colesterol pelas fezes, e os inibidores de HMG-CoA redutase, que reduzem a síntese do colesterol no fígado.

Muitas pessoas que não apresentam defeitos genéticos também possuem um número inadequado de receptores LDL. Nessa população, a alimentação pode ser o fator ambiental que leva a uma diminuição da produção de receptores de LDL. Uma dieta rica em gorduras saturadas e colesterol parece ser uma das causas.

A concentração de vários receptores de células pode ser regulada. Por exemplo, o número de receptores presentes em determinadas células pode estar diminuído se a concentração de um agonista em circulação no sangue permanecer alta por um período prolongado de tempo. Essa abordagem é chamada de baixa regulação.

Para resumir a função da fração LDL no metabolismo lipídico normal, considera-se este como um depósito de colesterol e de outros lipídios nas células periféricas que possuem o receptor LDL. As células-alvo da LDL incluem as células do endotélio vascular. Disso resulta que a alta concentração e atividade de LDL têm implicações na etiologia da doença cardiovascular.

Lipoproteína de alta densidade (HDL)

A fração HDL das lipoproteínas do soro tem função oposta à supracitada. A função da HDL tem sido chamada de transporte reverso do colesterol. Uma importante função da HDL é remover o colesterol que não foi esterificado das células e de outras lipoproteínas, onde ele pode ter se acumulado, e devolvê-lo ao fígado para ser secretado na bile. Duas propriedades estratégicas da HDL são necessárias para que o processo ocorra.

A primeira propriedade estratégica é a capacidade de a HDL se ligar aos receptores tanto nas células hepáticas quanto nas extra-hepáticas. Os receptores podem ser específicos para HDL, mas também incluem o receptor LDL, ao qual a HDL pode se ligar através do componente Apo-E. Em outras palavras, o receptor da LDL reconhece tanto a Apo-E quanto a Apo-B-100. Consequentemente, é chamado de receptor Apo-B, E. A implicação é que a HDL pode competir com a LDL no ponto de receptor.

A segunda propriedade estratégica é mediada pelo componente Apo-A-1, que estimula a atividade da enzima lecitina: colesterol aciltransferase (ACAT). Essa enzima forma ésteres de colesterol a partir do colesterol livre, catalisando a transferência dos ácidos graxos da posição C-2 de fosfatidilcolina para colesterol livre. O substrato de colesterol livre (recipiente) é derivado da membrana plasmática das células ou da superfície de outras lipoproteínas. Os ésteres de colesterol resultantes dessa reação podem então substituir prontamente lipoproteínas plasmáticas, mediados por uma proteína de transferência chamada proteína de transferência de éster de colesterol (CETP – *cholesteryl ester transfer protein*). O ACAT, ao recolher o colesterol livre e produzir sua forma éster, viabiliza desta forma a transferência efetiva de colesterol fora das células não hepáticas e outras lipoproteínas. Os ésteres de colesterol podem ser depois transportados diretamente ao fígado em associação com a HDL ou indiretamente por LDL, após a transferência CETP da HDL para a LDL. Lembre-se de que nem a lipoproteína pode se ligar aos receptores da LDL (Apo-B, E).

Depois que os ésteres de colesterol foram depositados nas células do fígado, eles são hidrolisados pela colesterol esterase, e o colesterol livre é secretado na bile como sal biliar (**Figura 5.11**). Esse processo é o principal meio pelo qual o colesterol é excretado do organismo. O principal efeito dessas propriedades da HDL é que o colesterol é devolvido das células periféricas e outras lipoproteínas, na forma de éster do colesterol, ao fígado. Esse processo é chamado de transporte reverso do colesterol. Seus benefícios ao sistema cardiovascular estão relacionados ao fato de que, quando se reduz a quantidade de colesterol no endotélio vascular, também há redução do risco de formação de placas de gordura e de aterosclerose. O transporte dos ésteres do colesterol ao fígado explica presumidamente a correlação entre os níveis altos de HDL e o risco reduzido de doença cardiovascular, um tópico revisto na próxima seção.

Lipídios, lipoproteínas e risco de doença cardiovascular

A aterosclerose é uma doença degenerativa do endotélio vascular. Os principais fatores envolvidos no processo aterogênico são as células do sistema imunológico e o material lipídico, notadamente o colesterol e os ésteres de colesterol. Uma das primeiras respostas ao dano causado às células do endotélio arterial é um aumento da aderência de monócitos e linfócitos T à área lesionada. As **citoquinas**, proteínas produzidas pelos monócitos e linfócitos, medeiam o processo aterogênico, atraindo quimicamente células fagocitárias até a área afetada. Uma exposição adicional a um alto nível de LDL circulante e o depósito concomitante à modificação oxidativa dos ésteres de colesterol serão a causa de um futuro processo inflamatório. Esse processo se caracteriza pela captura da LDL por parte das células fagocitárias, que se tornam então saturadas de lipídio e passam a se chamar macrófagos espumosos. A captura pelas células fagocitárias é acelerada caso o componente Apo-B da LDL tenha sido modificado por oxidação. O material lipídico, na forma de macrófagos espumosos, pode então se infiltrar no endotélio. À medida que se produz a acumulação dos lipídios, a luz do vaso sanguíneo é progressivamente ocluída.

O lipídio depositado, sabidamente derivado dos lipídios do sangue, é chamado de placa de gordura. A fisiopatologia da aterosclerose tem sido revista[8] e é o tema do item "Perspectiva" deste capítulo.

A partir da descoberta de que a placa é formada principalmente por lipídios, um enorme esforço de pesquisa tem sido feito com o objetivo de investigar a possível ligação entre a presença de lipídios na dieta e o desenvolvimento da aterosclerose. A existência presumida de tal ligação passou a ser conhecida como a hipótese lipídica, que sustenta que a ingestão de uma dieta rica em lipídios pode alterar seus níveis no sangue, o que, por sua vez, dá início ou aumenta a aterogênese. A próxima seção resume o suposto papel de certos lipídios e ácidos graxos comumente presentes na dieta, bem como das apolipoproteínas geneticamente envolvidas na aterogênese.

COLESTEROL

No centro da controvérsia sobre a hipótese lipídica, está o colesterol. Os efeitos das intervenções nas dietas destinadas a melhorar os perfis lipídicos do soro são frequentemente medidos por sua extensão no aumento ou na diminuição do nível sérico do colesterol. A razão para isso é que o colesterol é um dos principais componentes da placa de gordura aterogênica, e muitos estudos ligaram o risco da doença cardiovascular aos níveis cronicamente elevados de colesterol sérico. A questão-chave, no entanto, não se refere apenas à variação na taxa do colesterol total, mas também aos mecanismos envolvidos na sua distribuição entre as principais proteínas transportadoras, LDL e HDL. Por ser comum e convenientemente quantificado em laboratórios clínicos, as análises permitem estabelecer a proporção LDL: HDL, medindo a taxa de colesterol presente em cada uma das duas frações. O colesterol assim testado e encontrado associado à fração de LDL é designado LDL-C pelos analistas de laboratório, ao passo que o colesterol transportado pela fração de HDL é denominado HDL-C.

Uma vez que taxas relativamente baixas de LDL sérica e relativamente altas de HDL sérica são "sinônimo de saúde", emergiu o conceito de "bom " e "ruim" colesterol. O "bom" colesterol é aquele associado à HDL, e o "ruim" é o colesterol transportado pela LDL. É importante, no entanto, ter em mente que o colesterol em si não é "bom" ou "ruim". Estabelece-se, melhor dizendo, um padrão para as relativas concentrações de LDL e HDL, taxas essas que podem ser tanto boas como ruins. As proporções LDL:HDL são determinadas de fato por outras medições e não somente pelo colesterol. Por exemplo, métodos imunológicos para quantificar a Apo-B (a maior apoproteína da LDL) e a Apo-A-1 (a principal apoproteína da HDL) são hoje utilizados em larga escala. A proporção de apo-B para apo-A serve, portanto, como indicador para o risco de doença cardiovascular, ou seja, o risco diminuirá à medida que a taxa relativa for menor. Aproximadamente uma molécula de lipoproteína (Apo-B ou Apo-A-1) é associada a cada partícula de lipoproteína.

A proteína Apo-B do soro é gerada a partir da Apo-B-48, produzida nas células do intestino, e a Apo-B-100 é produzida no fígado. A maior parte de Apo-B presente no soro é a Apo-B-100. Essa lipoproteína é encontrada na VLDL, IDL e LDL. O total de mols de Apo-B presente no soro indica o número de partículas potencialmente aterogênicas.

A Apo-A-1 é a maior proteína nas partículas HDL que fazem parte do sistema reverso do colesterol. As partículas HDL são antiaterogênicas e também possuem propriedades anti-inflamatórias e antioxidantes. Um recente trabalho de revisão forneceu informação mais detalhada sobre o uso da proporção Apo-B:Apo-A-1 no acesso ao risco cardiovascular.[9]

Associado aos baixos níveis de LDL e altos níveis de HDL, está o nível total de colesterol, que frequentemente é o foco do risco cardiovascular. Entre as razões que fazem o colesterol ser mencionado como "vilão" quando se fala em doença cardiovascular está o fato de ele – e especialmente seus ésteres – ser o principal componente da placa de gordura. Contrariamente ao que é largamente difundido, variações na quantidade de colesterol na dieta têm uma influência mínima na taxa de colesterol do sangue na maioria das pessoas. Isso ocorre porque existem mecanismos de compensação, tais como a ação de "limpeza" do excesso de colesterol pela HDL e o baixo efeito regulatório do colesterol consumido pela dieta na sua síntese (assunto abordado na seção "Síntese do colesterol" deste capítulo). É sabido, no entanto, que certos indivíduos respondem bem e outros mal à ingestão de colesterol por meio da dieta (hiper e hipor-respondentes). Esse fenômeno, que pode ter bases genéticas, torna-se mais complexo pela observação de que uma considerável variabilidade intrapessoal existe independentemente da dieta, fato que facilmente confunde os resultados de estudos.

Muitos mecanismos devem ser levados em conta quando se tenta quantificar as diferentes respostas individuais ao consumo de colesterol proveniente dos alimentos, incluindo diferenças quanto a:

- absorção ou biossíntese;
- formação da LDL e de seu receptor mediante *clearance*;
- taxas de remoção e excreção de LDL.

Essas considerações foram exaustivamente pesquisadas.[10]

ÁCIDOS GRAXOS SATURADOS E INSATURADOS

Pesquisas com o propósito de determinar a influência dos diferentes tipos de ácidos graxos sobre o risco de doença cardiovascular concentraram-se no efeito de cada um desses tipos de ácidos nos níveis séricos do colesterol. A literatura acerca do efeito das gorduras presentes nas diferentes dietas alimentares compostas, sobretudo por ácidos graxos saturados (SFAS), monoinsaturados (MUFAs), poli-insaturados (PUFAs) ou ácidos graxos *trans*, é tão extensa quanto a que trata do consumo de colesterol propriamente dito. As primeiras pesquisas concluíram que os ácidos saturados (SFAS) são hipercolesterolêmicos e que os poli-insaturados (PUFAs) são hipocolesterolêmicos. Mais adiante se descobriu que os monoinsaturados (MUFAs) seriam neutros, não causando aumento ou diminuição dos níveis de colesterol séricos.

As pesquisas atuais se concentram não tanto nos efeitos do colesterol total, mas em estudos sobre como as proporções LDL:HDL são condicionadas pelos lipídios testados. Por exemplo, estudos mostraram que dietas ricas em monoinsaturados são tão efetivas quanto as ricas em poli-insaturados na diminuição da LDL colesterol e dos triglicerídios sem causar mudanças significativas na HDL.[11,12] A maneira como a posição da ligação dupla nos poli-insaturados (tipos n-3 *versus* n-6) e seu isomerismo *cis* e *trans* se relacionam com os efeitos da taxa de lipoproteínas também tem sido foco de interesse. O efeito das gorduras *trans* é discutido na próxima seção deste capítulo.

A compreensão do papel da ingestão de lipídios através da dieta no risco da doença cardiovascular vem se transformando ao longo do tempo.[13,16] O consumo dos seguintes lipídios apresenta uma correlação direta com o risco de doença cardiovascular (DCV), primeiro no que se refere a um efeito hipercolesterolêmico ou então a variações desfavoráveis na proporção LDL:HDL:

- gorduras totais;
- ácidos graxos saturados;
- colesterol;
- gorduras *trans*.

O consumo dos seguintes lipídios apresenta uma correlação inversa com o risco de DCV, primariamente quanto a um efeito hipocolesterolêmico ou quanto a variações favoráveis da proporção LDL:HDL:

- Ácidos graxos monoinsaturados (no caso de ajustes quanto ao colesterol e aos ácidos graxos saturados consumidos).
- Ácidos graxos poli-insaturados (no caso de ajustes para o colesterol e para os ácidos graxos saturados). Tanto o tipo n-3 quanto o tipo n-6 são efetivos. O ácido linoleico (18:2 n-6) contido no tecido adiposo foi tido como inversamente associado com o risco de DCV. Quanto maior a quantidade de 18:2 n-6, menor o risco de DCV.
- Ácidos graxos n-3. Os poli-insaturados n-3 exercem propriedades antiaterogênicas através de vários mecanismos, incluindo:
  - Interferência na agregação plaquetária, em parte pela inibição da produção de tromboxano (TXA_2). Acredita-se que a inibição ocorra graças ao deslocamento do precursor do TXA_2, o ácido araquidônico, por parte dos ácidos graxos no estoques plaquetários de fosfolipídios. Os ácidos eicosapentaenoico (EPA;20:5 n-3), docosaexaenoico (DHA; 20:6 n-3) e α-linolênico (18:3 n-3) exerceram efeitos anti-agregatórios similares.[14]
  - Redução no aparecimento de citoquinas pró-inflamatórias provenientes de células envolvidas na formação da placa (ver o item "Perspectiva" deste capítulo).
  - Redução abrupta (25%-30%) na concentração sérica de triglicerídios. O α-linoleato mostrou-se menos efetivo que o EPA e que o DHA, e os ácidos graxos n-3 originários de plantas foram menos efetivos que os ácidos graxos n-3 marinhos na sua capacidade de reduzir os triglicerídios.[15,16]

O risco potencial de DCV é na verdade mais complicado de se determinar que o implicado por um rol de correlações diretas ou inversas. Envolve a combinação de fatores genéticos, dieta, atividade física e outros, relativos ao estilo de vida. Por exemplo, a resposta colesterolêmica aos ácidos graxos, mesmo dentro de uma mesma categoria, é heterogênica. Essa heterogeneidade é particularmente observada entre os ácidos graxos saturados de cadeia longa. Fortes evidências indicam que os ácidos láurico (12:0), mirístico (14:0) e palmítico (16:0) são todos hipercolesterolêmicos, causando aumento específico da LDL-C, sendo o ácido mirístico o mais potente entre eles quanto a esse efeito. Por sua vez, o ácido esteárico (18:0), de efeito neutro, é conhecido por reduzir os níveis de colesterol total e de LDL-C, se comparado a outros ácidos graxos de cadeia longa. Assim, o ácido esteárico não deve ser classificado junto aos outros ácidos graxos saturados de cadeia mais curta quantos aos efeitos sobre a LDL-C. Os ácidos oleico (18:1) e linoleico (18:2 n-6) são mais hipocolesterolêmicos que os ácidos graxos 12:0 e 16:0. O linoleato (18:2 n-6) é o mais potente entre os dois, no que se refere à redução dos níveis tanto do colesterol total quanto da LDL colesterol.[17]

Mesmo após anos de investigação, o mecanismo pelo qual os ácidos graxos exercem seus efeitos aterogênicos ou protetores não foi estabelecido de modo conclusivo. Não obstante, sabe-se que operam de uma ou mais das seguintes maneiras:

- pela supressão da excreção de ácidos da bile, reduzindo assim a absorção de lipídios;
- pelo aumento da síntese de colesterol e LDL, tanto reduzindo o grau de controle exercido sobre a enzima regulatória HMG-CoA redutase quanto afetando a síntese de Apo-B;
- pelo retardamento da atividade da LCAT ou da captura de LDL mediada pelo receptor;
- pela atuação como reguladores da expressão genética.

ÁCIDOS GRAXOS *TRANS*

Átomos de carbono com ligação dupla podem se apresentar tanto na orientação *cis* quanto na *trans*, conforme descrito na **Figura 5.1**. A maioria dos óleos e das gorduras naturais contém apenas ligações duplas na forma *cis*. O pequeno número de ocorrências naturais de gorduras *trans* é encontrado nas gorduras dos ruminantes, como na gordura do leite, que contém de 4% a 8% de ácidos graxos *trans*. Quantidades maiores são encontradas em algumas margarinas e produtos à base desse ingrediente, molhos e frituras, como resultado da hidrogenação parcial dos poli-insaturados (PUFA). O processo de hidrogenação confere ao produto um grau maior de consistência (permanecendo sólido em temperatura ambiente) e plasticidade (espalhando-se com maior facilidade), o que é mais desejável tanto para o consumidor como para o fabricante. Óleos para fritura também são hidrogenados para aumentar sua estabilidade. No processo de hidrogenação, à medida que átomos de hidrogênio são adicionados cataliticamente por entre as ligações duplas, um deslocamento de elétrons é produzido e faz que as ligações duplas remanescentes e não hidrogenadas do formato *cis* se revertam para uma configuração *trans*, energeticamente mais estável. Regulamentações alimentares atuais e o apelo da opinião pública reduziram muito a quantidade de ácidos graxos *trans* presente na dieta.

Os ácidos graxos *trans* mais abundantes na dieta são o ácido elaídico e seus isômeros (**Figura 5.1**) que apresentam estrutura 18:1, apesar de os ácidos graxos 18:2 também estarem presentes. Sabe-se que dietas ricas nesses ácidos seriam tão hipercolesterolêmicas quanto às de ácidos graxos saturados.[18] O fato é que os perfis lipídicos do soro após a ingestão de uma dieta rica em ácidos graxos *trans* podem se apresentar ainda mais desfavoráveis do que aqueles resultantes de ácidos graxos saturados, já que não apenas os níveis de colesterol total e LDL colesterol encontram-se elevados, mas o nível de HDL colesterol está diminuindo. O estudo citado foi criticado pelo uso de ácidos elaídicos *trans* obtidos por um processo atípico de hidrogenação de margarinas e molhos, e também por trabalhar com quantidades de ácidos graxos *trans* acima do padrão característico na dieta estudada. Contudo, resultados de estudos subsequentes confirmam que o consumo de gorduras *trans* eleva o nível de LDL-C no soro e diminui a HDL-C, aumentando também a proporção colesterol total: HDL-C.[19] Outra investigação confirmatória conduzida com grandes grupos de mulheres saudáveis, durante um período de oito anos, comparou a ingestão de gorduras *trans* com a incidência de infartos não fatais do miocárdio ou a de morte decorrente de doença cardíaca coronariana.[20] Apesar de o estudo indicar uma correlação direta entre a ingestão de gorduras *trans* e a doença cardíaca coronariana, não escapou das críticas, já que os dados obtidos provinham de questionários a consumidores, e não de estudo controlado, no qual a ingestão pudesse ser monitorada pelos pesquisadores.[21] Além do mais, os ácidos graxos *trans* dos alimentos consumidos pelos sujeitos da pesquisa variavam consideravelmente, e não foi possível demonstrar uma clara correlação entre as doses e as respostas obtidas.[22] Uma pesquisa mais recente chamada Nurses Health Study avaliou por seis anos a taxa de ácidos graxos *trans* nos eritrócitos de indivíduos e investigou a ocorrência de infartos não fatais do miocárdio e mortes em decorrência de doença cardíaca coronariana (DCC). Ácidos graxos *trans* presentes nos eritrócitos também foram mensurados nos indivíduos-controle. Esse estudo utilizou biomarcadores para ácidos graxos *trans* em vez de questionários para estimar o nível desses ácidos. O estudo mostrou um número três vezes maior para o risco de DCC no quartil superior em comparação com o quartil inferior em termos de ácido graxos *trans* presentes nos eritrócitos.[23]

Algumas pesquisas isentaram as gorduras *trans* de suas propriedades hipercolesterolêmicas. Em um estudo aleatório inédito, envolvendo sujeitos hipercolesterolêmicos, a substituição de manteiga por margarina em uma dieta com baixo teor de gordura efetivamente diminuiu a taxa de LDL-C e da apolipoproteína B em 10%, ao passo que as taxas de HDL-C e da apolipoproteína A permaneceram inalteradas.[24]

Guias de saúde pública recomendam manter a ingestão de ácidos graxos *trans* o menor nível possível.* Restringir por completo sua ingestão é impossível porque as gorduras *trans* ocorrem naturalmente. Padrões recomendados para os ácidos graxos *trans* tornam o consumidor mais atento, e cada vez mais alimentos são qualificados como livres desse tipo de ácido. As descobertas negativas acerca das gorduras *trans* representam uma contradição ao antigo dogma da nutrição, segundo o qual as gorduras insaturadas são invariavelmente preferidas às saturadas.

---

* O Guia Alimentar para a População Brasileira recomenda que o total de gordura *trans* consumida deve ser menor que 1% do valor energético total diário (Brasil, 2005) (N. do RT).

LIPOPROTEÍNA A

Nos anos 1960, foi descoberta uma variante genética da LDL no soro humano cuja partícula difere da LDL normal pelo fato de estar ligada a um único marcador proteico de alto peso molecular (513.000 D). O marcador proteico é normalmente referido como uma apolipoproteína A ou Apo(a), e a partícula de lipoproteína completa é chamada de lipoproteína a ou Lp(a).

Quando da descoberta da Lp(a), era evidente que nem todos a possuíam no soro. Além disso, em muitos dos que a possuíam, sua concentração era muito baixa comparativamente à de outras lipoproteínas. Consequentemente, era tida como de pouca importância. Contudo, o interesse pela Lp(a) foi renovado durante as duas décadas seguintes quando numerosos estudos sugeriram uma correlação direta entre sua concentração e a aterosclerose.

Estruturalmente, a Lp(a) é a junção entre a LDL e a proteína Apo(a). O componente LDL do complexo tem como seu único componente proteico a proteína Apo-B-100. A porção LDL da partícula une-se à Apo(a) através de uma ligação dissulfídica que conecta as duas proteínas Apo(a) e Apo-B-100. Uma forte homologia estrutural (similar às sequências de aminoácidos) foi descoberta recentemente entre a Apo(a) e o plasminogênio. O plasminogênio é o precursor inativo na enzima plasmina que dissolve coágulos sanguíneos pela sua ação hidrolítica sobre a fibrina. Essa descoberta estimulou extensas pesquisas quanto ao significado genético, metabólico, funcional e clínico da Lp(a).

A função fisiológica da Lp(a) não está totalmente definida ainda que seja tentador especular que seu papel possa estar em conformidade aos dois sistemas funcionais de que deriva: de transporte lipídico e de coagulação sanguínea. Foi proposto que a Lp(a) possa ligar-se a coágulos de fibrina através da Apo(a) plasminogênica correspondente e, a partir daí, levar colesterol até regiões recentemente danificadas e feridas em processo de cicatrização.

Revisões sobre a Lp(a) citam numerosos estudos epidemiológicos[25] que mostram uma correlação direta entre a concentração de Lp(a) e o infarto prematuro do miocárdio, que ocorre quando os vasos sanguíneos do coração são bloqueados pela formação de coágulos. Essa descoberta levou à conclusão de que a Lp(a) possa representar um risco genético independente para a aterosclerose. Infelizmente, os níveis sanguíneos da lipoproteína não são afetados por intervenção na dieta e respondem apenas de modo insuficiente aos medicamentos para diminuição lipídica. Entre as várias questões a elucidar, resta saber se a Lp(a) fica associada à aterogênese por um longo período em função de suas propriedades lipoproteicas ou se, em outra hipótese, passa a exercer seu papel no surgimento repentino de um coágulo em decorrência da ligação de seu componente plasmogênico Apo(a) até a fibrina. Talvez ambos os mecanismos estejam corretos.

APOLIPOPROTEÍNA E

Lembremos que o termo *apolipoproteína* refere-se à parte proteica de uma lipoproteína. Estudos mostraram que uma apolipoproteína, a apolipoproteína E (Apo-E), pode desenvolver um papel na etiologia da aterogênese. Como mostra a **Tabela 5.4**, a Apo-E é um componente estrutural de VLDL, HDL, quilomícrons e quilomícrons remanescentes. A função fisiológica preponderante da Apo-E é ser o componente reconhecido pela proteína receptora da LDL correspondente (também referida e postulada como receptora Apo-E) e pelo receptor da LDL. Pela interação com esses receptores, a Apo-E medeia a captura das lipoproteínas para o interior do fígado.

Um polimorfismo comum no gene da Apo-E codifica três isoformas: Apo-E2, E3 e E4. O papel dessas isoformas na DCC foi extensivamente estudado. São geneticamente codificados por três alelos, a saber: E2, E3 e E4, respectivamente. Um indivíduo herda um alelo de cada um de seus pais e passará a expressar um dos seguintes fenótipos possíveis: E2,2; E3,2; E3,3; E3,4; E4,2; E4,4. Os efeitos do polimorfismo da Apo-E sobre lipídios do plasma e a predisposição para a doença cardiovascular foram bem estudados.[26,27] A metanálise de 48 estudos demonstrou que os fenótipos E4 conferem um risco aumentado de desenvolvimento de doença cardiovascular. Esse aumento não é totalmente compreendido, porém é aparentemente causado por níveis elevados de LDL-C no soro e baixos níveis de HDL-C. O fenótipo por si só está associado a um aumento por etapas da LDL-C (colesterol contido na fração de LDL). Existe um aumento progressivo na ordem dos fenótipos E3,2 < E3,3 < E4,3. Essa relação independe da proporção entre a quantidade de gorduras poli-insaturadas e saturadas consumidas.[28]

Com base na ligação entre o alelo E4 e a predisposição para a doença cardiovascular, o alelo é considerado um indicador de aterogênese latente. Um estudo longitudinal conduzido com homens idosos durante um período de cinco anos revelou que o alelo E4 era duas vezes mais comum entre os homens que morreram por doença cardíaca coronariana durante o período estudado, comparativamente com sua ocorrência no grupo dos que não morreram.[29]

Metabolismo integrado nos tecidos

CATABOLISMO DE TRIGLICERÍDIOS E ÁCIDOS GRAXOS

A hidrólise completa dos triglicerídios produz glicerol e três ácidos graxos. No interior do organismo, essa hidrólise ocorre amplamente através da ação da lipase lipoproteica do endotélio vascular em tecidos não hepáticos e através de uma lipase intracelular que age no fígado e em particular no tecido adiposo. A porção de glicerol pode ser usada como energia pelo fígado e por outros tecidos onde age a enzima gliceroquinase, através da qual o glicerol é convertido em glicerol fosfato. Este entra na via glicolítica como di-hidroxiacetona fosfato e a partir daí pode tanto ocorrer a oxidação da energia quanto a glicogênese.

Os ácidos graxos são uma grande fonte de energia. Em uma mesma quantidade (em peso), eles ultrapassam os carboidratos nesse quesito. Isso ocorre porque os ácidos graxos existem em um estado "concentrado" com relação aos carboidratos, e, portanto, há uma extensão maior de oxidação em direção a CO_2 e H_2O. Vários tecidos são capazes de oxidar os ácidos graxos através de um mecanismo chamado β-oxidação, descrito a seguir. Quando adentra a célula do tecido em processo de metabolismo, o ácido graxo é primeiramente ativado pela coenzima A numa reação que demanda energia e é catalisada pelo acetil-CoA sintetase (**Figura 5.18**). A reação consome duas ligações de fosfato altamente energéticas para produzir AMP. Isso equivale ao uso de dois ATPs. Os pirofosfatos resultantes são rapidamente hidrolisados, o que garante uma reação irreversível.

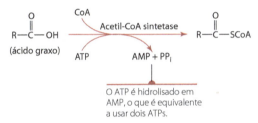

Figura 5.18 Ativação do ácido graxo pela coenzima A.

Transferência mitocondrial do acetil CoA

A oxidação dos ácidos graxos ocorre no interior da mitocôndria. Ácidos graxos de cadeia curta podem passar diretamente para o interior da matriz mitocondrial. Ácidos graxos de cadeia longa e seus derivativos CoA são incapazes de atravessar a membrana interna da mitocôndria (apesar de poderem atravessar a membrana permeável exterior), e, portanto, torna-se necessário um sistema de transporte através da membrana. A molécula transportadora desse sistema é a carnitina (ver Capítulo 9) que, em humanos, pode ser sintetizada a partir de lisina e metionina, sendo encontrada em alta concentração nos músculos. O ácido graxo ativado (acetil-CoA) une-se por covalência à carnitina do lado citoplasmático da membrana mitocondrial através da enzima transferase carnitina aciltransferase I (CAT I). Uma segunda transferase aciltransferase II (CAT II), localizada do lado interno da membrana interna, lança o acetil-CoA graxo e a carnitina para dentro da matriz (**Figura 5.19**).

β-oxidação de ácidos graxos

A oxidação dos ácidos graxos ativados na mitocôndria ocorre através de uma via de degradação cíclica na qual unidades de bicarbono na forma de acetil-CoA são quebradas uma a uma, partindo da porção final do carboxil. As reações de β-oxidação estão resumidas na **Figura 5.20**. O palmitol CoA ativado é conduzido pela enzima CoA desidrogenase a produzir uma ligação dupla entre os carbonos α e β. Existem quatro desidrogenases desse tipo, cada uma específica para determinado grupo de tamanhos de cadeia. O acetil-CoA insaturado adiciona uma molécula de água para formar a β-hidroxilacil CoA com a ajuda da enzima enoil CoA hidratase, chamada por vezes de crotonase. O grupo β-hidroxil é então oxidado, resultando numa cetona, pela enzima requisitora de NAD^+ β-hidroxiacil CoA desidrogenase, produzindo uma NADH que pode integrar a corrente transportadora de elétrons com o aporte de 3 ATPs. O β-cetoacil CoA é quebrado pelo acil transferase (também chamada tiolase), resultando na inserção de uma outra CoA e nova quebra do β-carbono. Os produtos dessa reação são acetil-CoA (que passa a integrar o ciclo TCA para futura oxidação) e um ácido graxo ativado por CoA que possui dois carbonos a menos que o ácido graxo original. Toda a sequência de reações é repetida, e dois carbonos são removidos a cada ciclo.

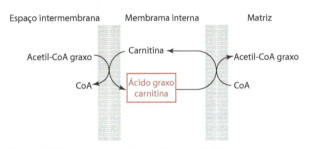

Figura 5.19 Sistema de transporte intermembrana do acetil-CoA graxo.

Considerações sobre energia na oxidação de ácidos graxos

A ativação de um ácido graxo requer duas ligações de alta energia por mol de ácido graxo oxidado. Cada quebra de ligação carbono-carbono saturado produz cinco ATPs, duas pela oxidação de $FADH_2$ e três pela oxidação de NDHA por fosforilação oxidativa. O acetil-CoA produzido é oxidado em CO_2 e água no ciclo TCA, e, para cada acetil-CoA oxidado, 12 ATPs (ou equivalentes) são produzidos (ver Capítulo 3). Usando o exemplo do palmitato (16 carbonos), pode-se resumir a produção de ATP como segue:

7 quebras de carbono-carbono	$7 \times 5 = 35$
8 acetil-CoA oxidados	$8 \times 12 = 96$
Total de ATPs produzidos	131
2 ATPs para ativação	-2
ATPs "limpos"	129

Aproximadamente metade dos ácidos graxos da dieta e do organismo é insaturada e provém uma considerável porção da energia derivada de lipídios. São catabolizados por β-oxidação na mitocôndria de uma maneira similar aos ácidos graxos saturados, com a diferença de não ha-

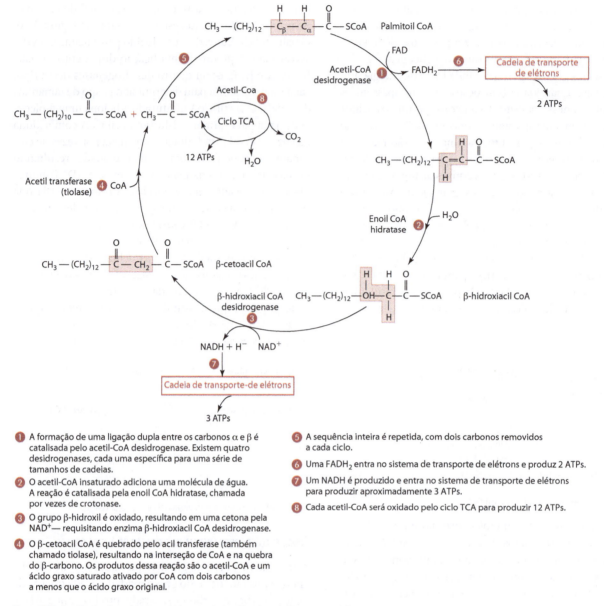

1. A formação de uma ligação dupla entre os carbonos α e β é catalisada pelo acetil-CoA desidrogenase. Existem quatro desidrogenases, cada uma específica para uma série de tamanhos de cadeias.
2. O acetil-CoA insaturado adiciona uma molécula de água. A reação é catalisada pela enoil CoA hidratase, chamada por vezes de crotonase.
3. O grupo β-hidroxil é oxidado, resultando em uma cetona pela NAD^+ — requisitando enzima β-hidroxiacil CoA desidrogenase.
4. O β-cetoacil CoA é quebrado pelo acil transferase (também chamado tiolase), resultando na interseção de CoA e na quebra do β-carbono. Os produtos dessa reação são o acetil-CoA e um ácido graxo saturado ativado por CoA com dois carbonos a menos que o ácido graxo original.
5. A sequência inteira é repetida, com dois carbonos removidos a cada ciclo.
6. Uma $FADH_2$ entra no sistema de transporte de elétrons e produz 2 ATPs.
7. Um NADH é produzido e entra no sistema de transporte de elétrons para produzir aproximadamente 3 ATPs.
8. Cada acetil-CoA será oxidado pelo ciclo TCA para produzir 12 ATPs.

Figura 5.20 β-oxidação mitocondrial de um ácido graxo ativado utilizando o palmitato como exemplo.

ver necessidade de uma reação de desidrogenase de acetil-CoA graxo para cada ligação existente. Isso porque a ligação dupla introduzida no ácido graxo saturado pela reação ocorre naturalmente nos ácidos graxos insaturados. Entretanto, a especificidade da reação da enoil CoA hidratase pede que a ligação dupla se situe entre o segundo e o terceiro carbono para que a hidratação possa ocorrer, e a ligação dupla "natural" pode não ocupar a posição Δ^2. Por exemplo, após três ciclos de β-oxidação, a posição da ligação dupla no que antes era um ácido graxo monoinsaturado Δ^9 corresponderá à posição Δ^3. A **Figura 5.21** mostra três ciclos evolutivos de β-oxidação de 18:1 Δ^9. Ao final do terceiro ciclo, o ácido graxo é um ácido graxo Δ^3. Então, a presença de uma enoil CoA isomerase específica transforma a ligação dupla de um *cis* Δ^3 em uma *trans* Δ^2, o que permite a hidrase e as reações subsequentes. A oxidação de um ácido graxo insaturado acarreta uma produção de energia relativamente menor que a oxidação de um ácido graxo saturado com o mesmo tamanho de cadeia.

Apesar de a maioria dos ácidos graxos metabolizados ser composta por um número par de átomos de carbono, pequenas quantidades de ácidos graxos com um número ímpar de átomos de carbono também são usadas para gerar energia. A β-oxidação ocorre como descrito, com a liberação de acetil-CoA até que reste um CoA propionil residual. A subsequente oxidação do CoA propionil requer reações que usam as vitaminas biotina e B_{12} em um papel enzimático (**Figura 5.22**). Uma vez que o succinil CoA formado no decorrer dessas reações pode ser convertido em glicose, os ácidos graxos com número ímpar de átomos de carbono são os únicos ácidos graxos glicogênicos entre eles.

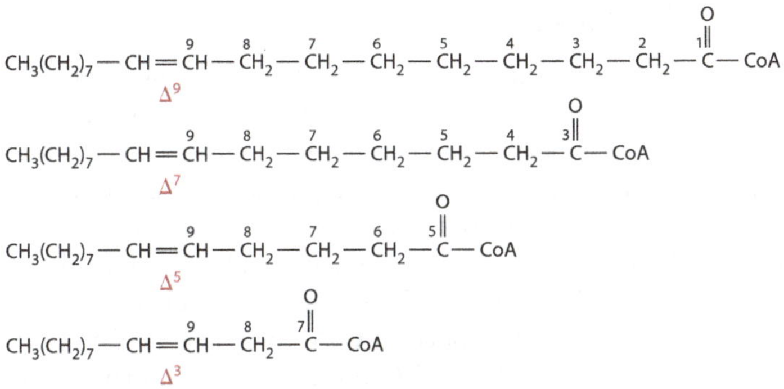

$CH_3(CH_2)_7-CH=\overset{9}{CH}-\overset{8}{CH_2}-\overset{7}{CH_2}-\overset{6}{CH_2}-\overset{5}{CH_2}-\overset{4}{CH_2}-\overset{3}{CH_2}-\overset{2}{CH_2}-\overset{1}{\overset{O}{\underset{\|}{C}}}-CoA$
Δ^9

$CH_3(CH_2)_7-CH=\overset{9}{CH}-\overset{8}{CH_2}-\overset{7}{CH_2}-\overset{6}{CH_2}-\overset{5}{CH_2}-\overset{4}{CH_2}-\overset{3}{\overset{O}{\underset{\|}{C}}}-CoA$
Δ^7

$CH_3(CH_2)_7-CH=\overset{9}{CH}-\overset{8}{CH_2}-\overset{7}{CH_2}-\overset{6}{CH_2}-\overset{5}{\overset{O}{\underset{\|}{C}}}-CoA$
Δ^5

$CH_3(CH_2)_7-CH=\overset{9}{CH}-\overset{8}{CH_2}-\overset{7}{\overset{O}{\underset{\|}{C}}}-CoA$
Δ^3

Figura 5.21 β-oxidação sequencial do ácido oleico que mostra a posição da ligação dupla, em que se utilizou o sistema de nomenclatura D. Os números acima dos átomos de carbono representam o número original de carbono do ácido oleico.

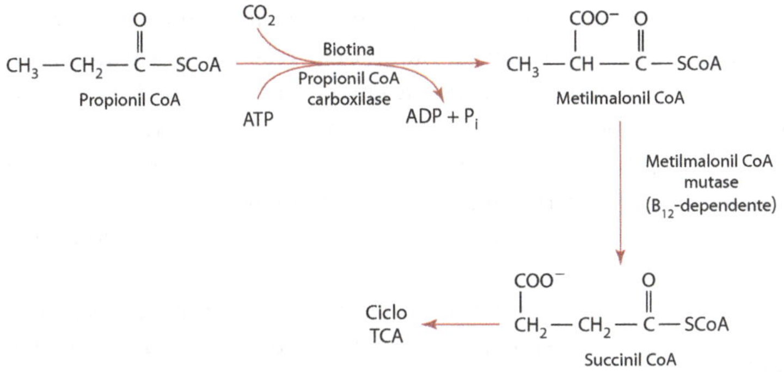

$CH_3-CH_2-\overset{O}{\underset{\|}{C}}-SCoA$ →(Biotina, Propionil CoA carboxilase; ATP → ADP + P_i)→ $CH_3-\underset{COO^-}{\underset{|}{CH}}-\overset{O}{\underset{\|}{C}}-SCoA$

Propionil CoA   Metilmalonil CoA

↓ Metilmalonil CoA mutase (B_{12}-dependente)

Ciclo TCA ← $\underset{COO^-}{\underset{|}{CH_2}}-CH_2-\overset{O}{\underset{\|}{C}}-SCoA$

Succinil CoA

Figura 5.22 Oxidação de propionil CoA.

FORMAÇÃO DE CORPOS CETÔNICOS

Além da oxidação direta através do ciclo TCA, o acetil-CoA pode seguir outros caminhos catabólicos no interior do fígado, sendo um deles a via pela qual são formados os chamados **corpos cetônicos** (acetoacetato, β-hidroxibutirato e acetona). O acetoacetato e o β-hidroxibutirato não são oxidados no fígado, mas transportados pelo sangue até os tecidos periféricos onde podem converter-se novamente em acetil-CoA e oxidados através do ciclo TCA. A **Figura 5.23** mostra as etapas da formação de corpos cetônicos. A reversibilidade da reação de desidrogenase do β-hidroxibutirato, ao lado das enzimas presentes nos tecidos extra-hepáticos que convertem acetoacetato em acetil-CoA (mostrado por setas pontilhadas na **Figura 5.23**), revela como os corpos cetônicos podem servir como combustível nesses tecidos.

A formação dos corpos cetônicos é, na verdade, uma via adicional para o uso do acetil-CoA, provendo ao fígado uma maneira de distribuir combustível às células periféricas. Normalmente, a concentração de corpos cetônicos no sangue é muito baixa, mas pode atingir altos níveis em situações de oxidação acelerada dos ácidos graxos combinada a uma baixa ingestão ou a um uso incomum de carboidratos.

Tal situação poderia ocorrer no diabetes melito, na fome ou simplesmente numa dieta muito restrita em carboidratos. Lembremos que, no Capítulo 3, mostrou-se que, para que o ciclo TCA possa funcionar, o suprimento de unidades de quatro carbonos deve ser adequado. Esses intermediários são formados principalmente por piruvato (produzido durante a glicólise). Sem a oxidação da glicose, o suprimento de carboidrato é inadequado, e, assim, o grupo de oxaloacetato, com o qual o acetil-CoA normalmente se combina para a oxidação no ciclo TCA, é reduzido. Conforme o uso de carboidrato diminui, a oxidação de ácidos graxos é acelerada a fim de prover energia através dos substratos (acetil-CoA) do ciclo TCA. Esse deslocamento ao catabolismo de gorduras, combinado a uma redução na disponibilidade de oxaloacetato, resulta numa acumulação de acetil-CoA. Como previsto, segue-se um brusco aumento na formação de corpos cetônicos, resultando numa condição conhecida como cetose. A cetose pode representar um perigo porque pode causar um desequilíbrio no balanço ácido-base do corpo (dois dos corpos cetônicos são de fato ácidos orgânicos). Entretanto, a habilidade do fígado em enviar corpos cetônicos a tecidos periféricos, como o cérebro e os músculos, é um importante mecanismo para a oferta de energia em períodos de fome.

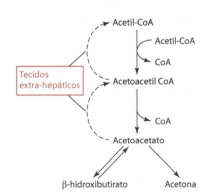

Figura 5.23 Etapas na formação de corpos cetônicos.

Catabolismo do colesterol

Diferentemente dos triglicerídios e ácidos graxos, o colesterol não é um nutriente produtor de energia. Sua estrutura central em forma de quatro anéis permanece intacta no curso do catabolismo e é eliminada pelo sistema biliar, como descrito anteriormente neste capítulo. O colesterol, primariamente sob a forma de éster, é encaminhado ao fígado principalmente sob a forma de quilomícrons remanescentes, bem como sob forma de LDL-C e HDL-C. O colesterol destinado à excreção é hidrolisado por esterase até sua forma livre, secretado diretamente nos canalículos da bile ou é primeiro convertido em ácidos da bile antes de compor a bile. Estima-se que o esterol neutro, cuja maior parte é colesterol, represente aproximadamente 55% do total de esterol excretado, e os ácidos da bile e seus sais representem 45%.

As modificações metabólicas-chave na transformação do colesterol em ácidos da bile são:

- redução no comprimento do lado hidrocarbono da cadeia a C-17;
- adição de um grupo ácido carboxílico à cadeia reduzida;
- adição de grupos hidroxílicos ao sistema em anel da molécula.

O efeito dessas reações é aumentar a solubilidade do esterol em água para facilitar sua excreção na bile. O ácido cólico, cuja estrutura é mostrada na **Figura 5.11**, possui grupos hidroxílicos com C-7 e C-12, além do hidroxil C-3 do colesterol nativo. Outros importantes ácidos da bile diferem do ácido cólico apenas quanto ao número de hidroxis unidos ao sistema em anel. Por exemplo, o ácido quenodeoxicólico possui hidroxis a C-3 e C-7, o ácido deoxicólico a C-3 e C-12, e o ácido litocólico apenas a C-3. Outros ácidos da bile são formados pela conjugação desses componentes com glicina ou taurina, que se unem através do grupo carboxílico do esterol. Essas reações são mostradas na **Figura 5.11**.

Lembremos que a circulação êntero-hepática pode devolver sais da bile absorvidos ao fígado. Sais biliares retornando ao fígado a partir do intestino inibem a formação da enzima que catalisa a conversão de colesterol em ácidos da bile considerando uma taxa-limite. Caso esses sais sejam impedidos de retornar ao fígado, a ação dessa enzima aumenta, estimulando a conversão de colesterol em ácidos da bile e levando à sua excreção. A remoção de sais da bile é uma estratégia terapêutica no tratamento da hipercolesterolemia, utilizando resinas catiônicas não absorvíveis que se ligam a esses sais no lúmen intestinal e impedem seu retorno ao fígado.

Síntese de ácidos graxos

Além dos ácidos linoleico e α-linoleico, que são essenciais e devem ser adquiridos por dieta, o corpo é capaz de sintetizar ácidos graxos a partir de simples precursores. O processo básico envolve a junção sequencial de uma molécula iniciadora de acetil-CoA com unidades de malonil CoA, que deriva do ácido malônico. Em última análise, no entanto, todos os carbonos de um ácido graxo são constituídos por acetil-CoA, pois o malonil CoA é formado a partir de acetil-CoA e CO_2. Essa reação ocorre no citoplasma. É catalisada por acetil-CoA carboxilase, uma enzima complexa contendo biotina como grupo proteico. O papel da biotina em **reações de carboxilação** (como nesse caso), que envolvem a inserção de um grupo carboxil dentro de um componente, é abordado no Capítulo 9. O ATP fornece a força motriz para unir o novo grupo carboxil ao acetil-CoA (**Figura 5.24**).

Praticamente toda a formação metabólica do acetil-CoA ocorre na mitocôndria. Aí, ele é formado por oxidação de piruvato, oxidação de ácidos graxos e degradação de esqueletos de carbono de alguns aminoácidos (ver Capítulo 6). A síntese de ácidos graxos ocorre no citoplasma, mas, nesse formato, é incapaz de passar pela membrana mitocondrial. O principal mecanismo para a transferência de acetil-CoA ao citoplasma é sua passagem através da membrana mitocondrial sob forma de citrato. No citoplasma, a citratoliase converte o citrato em oxaloacetato e acetil-CoA. Essa reação, mostrada a seguir, é essencialmente o reverso da reação de citrato sintetase do ciclo TCA, com a diferença de que ocorre um gasto maior de ATP.

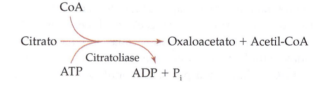

As enzimas envolvidas na síntese dos ácidos graxos encontram-se arranjadas num complexo chamado sistema de ácidos graxos sintase e localizam-se no citoplasma. Os componentes-chave desse complexo são a proteína carreadora de acil (ACP) e a enzima condensante (CE), que possuem, ambas, grupos de –SH livre aos quais se conectam os blocos de constituição acetil-CoA e malonil CoA. A ACP é estruturalmente similar à CoA. Ambas possuem um componente 4′-fosfopanteteína (ácido pantotênico) constituído pelo par alanina-tioetanolamina) e fosfato. A tioetalonamina fornece o grupo –SH livre ao complexo. O –SH livre da enzima condensante é fornecido pelo aminoácido cisteína.

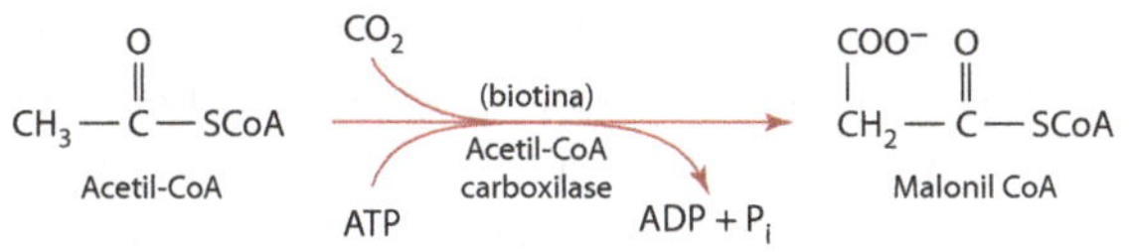

Figura 5.24 Formação de malonil CoA a partir de acetil-CoA e CO_2 (reação de carboxilação).

Antes que os estágios atuais do prolongamento da cadeia de ácidos graxos possam ser iniciados, os dois grupos sulfídicos devem ser corretamente "carregados" com grupos malonil e acetil. O acetil-CoA é transferido à ACP, com perda de CoA, para formar acetil ACP. O grupo acetil é então novamente transferido ao –SH da enzima condensante, disponibilizando ACP-SH, à qual a malonil CoA se une, novamente com a perda de CoA. Essa "carga" do complexo pode ser representada tal como aparece na **Figura 5.25**. A extensão da cadeia de ácidos graxos atinge então os estágios posteriores, que também são esquematizados na **Figura 5.26** ao lado das enzimas e dos cofatores catalisadores das reações. As enzimas catalisadoras dessas reações também são parte do complexo de síntese dos ácidos graxos, juntamente com a ACP e CE.

O primeiro estágio é o emparelhamento do carbono do carbonil do grupo acetil com o C-2 do malonil ACP, com eliminação do grupo malonil carboxil sob forma de CO_2. A β-cetona é então reduzida, com o NADPH servindo como fonte de hidrogênio. Esse álcool é desidratado, produzindo uma ligação dupla. Essa é reduzida em butiril-ACP, novamente com o NADPH atuando como agente redutor. O grupo butiril é transferido à CE, deixando vaga a posição da ACP sulfidril, que pode então receber uma segunda molécula de malonil CoA. Uma segunda reação de condensação ocorre, unindo o grupo malonil da CE ao C-2 da ACP malonil. A cadeia de seis carbonos é, por sua vez, reduzida e transferida à CE numa repetição dos estágios. Uma terceira molécula de malonil CoA liga-se à ACP-SH, e assim por diante. A cadeia completa de ácido graxo é hidrolisada a partir da ACP sem transferir-se à CE. O produto padrão do sistema de ácidos graxos sintase é o palmitato, 16:0. Pode, por sua vez, prolongar-se em um ácido esteárico, 18:0, pelo sistema de prolongamento dos ácidos graxos, ou até mesmo em ácidos graxos saturados mais longos. O prolongamento ocorre pela adição de unidades de 2 carbonos ao elemento carboxil do final carboxílico da cadeia. Mais adiante, por reações de dessaturização, o palmitato e o estearato podem se converter em seus ácidos graxos Δ^9 monoinsaturados correspondentes, ácido palmitoleico (16:1) e ácido oleico (18:1), respectivamente. As reações de dessaturação dos ácidos graxos são catalisadas por enzimas conhecidas como oxidases de funções mistas, assim chamadas porque dois substratos diferentes são oxidados: ácidos graxos (pela remoção de átomos de hidrogênio para formar a nova ligação dupla) e NADPH. O oxigênio é o elemento final de ligação ao hidrogênio e elétron para formar H_2O. Saliente-se que a maior parte de acetil-CoA é produzida na mitocôndria pela oxidação do piruvato. Para que ocorra a síntese de ácido graxo, o acetil-CoA deve ser lançado de volta ao citoplasma. O acetil-CoA combina-se ao ácido oxaloacético para formar citrato. A membrana mitrocrondrial é permeável ao citrato. No citoplasma, o citrato é reconvertido em acetil-CoA e ácido oxaloacético. O NADPH provém do hexose-monofosfato estudado no Capítulo 3.

Ácidos graxos essenciais

Lembremos que as células humanas não podem produzir ligações duplas adicionais abaixo da posição Δ^9 por falta das enzimas chamadas Δ^{12} e Δ^{15} dessaturases. É por isso que os ácidos linoleico (18:2 $\Delta^{9,12}$) e α-linolênico (18:3, $\Delta^{9,12,15}$) são ácidos graxos essenciais. Podem ser adquiridos através das plantas porque as células delas possuem as enzimas dessaturase. Uma vez adquirido o ácido linoleico, ácidos graxos mais longos e com um nível de insaturação maior podem ser formados a partir daí, através de uma combinação de reações de prolongamento e de dessaturação. A **Figura 5.27** ilustra o prolongamento e a dessaturação do palmitato e do linoleato. Essas reações de prolongamento produzem ácidos graxos metabolizados em componentes biologicamente ativos de papel fisiológico significativo descrito na próxima seção.

Eicosanoides: ácidos graxos derivativos de significação fisiológica

Os ácidos linoleico e α-linolênico são essenciais porque agem como precursores de alguns ácidos graxos mais longos e com nível de insaturação maior, que, por sua vez, são necessários na formação de membranas celulares e como precursores de componentes chamados eicosanoides. Eicosanoides são ácidos graxos compostos por 20 átomos de carbono. Incluem as poderosas famílias de substâncias chamadas **prostaglandinas**, **tromboxanos** e **leucotrienos**, todas formadas a partir de ácidos graxos precursores pela incorporação de átomos de oxigênio nas

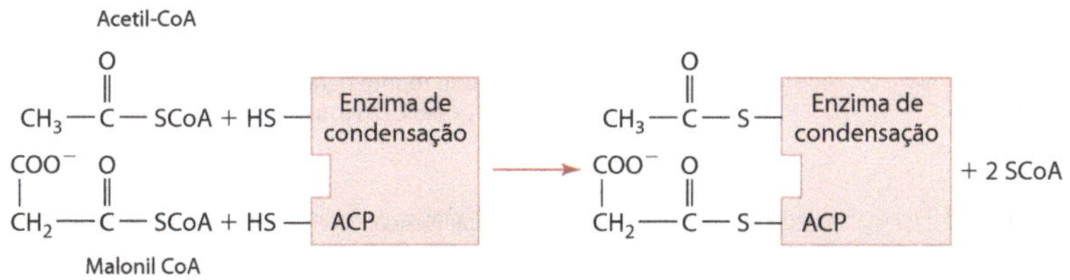

Figura 5.25 Transferência de grupos sulfidril ao sistema de síntese de ácidos graxos.

cadeias dos ácidos graxos. Reações dessa natureza são frequentemente denominadas **reações de oxigenação**, e suas enzimas catalisadoras, oxigenases.

O ácido graxo mais importante que serve como precursor na síntese dos eicosanoides é o araquidonato. Sua oxigenação segue uma das seguintes vias:

- a via "cíclica", que resulta na formação das prostaglandinas e de tromboxanos;
- a via "linear", que produz leucotrienos.

A enzima que participa da via cíclica é a prostaglandina endoperóxido sintase, chamada às vezes de ciclo-oxigenase. Ela catalisa a oxigenação do araquidonato juntamente com a ciclização de um segmento interno da cadeia do araquidonato, a marca estrutural das prostaglandinas e dos tromboxanos. A enzima que converte o araquidonato em leucotrienos na via linear é a lipoxigenase, e a via é frequentemente chamada de via lipoxigenase. A **Figura 5.28** apresenta as reações das vias cíclica e linear do ácido araquidônico.

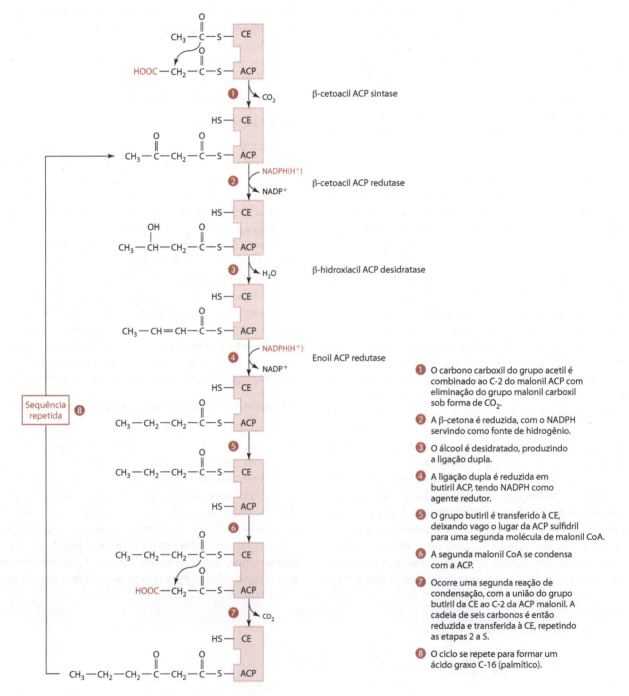

Figura 5.26 Etapas na síntese de ácidos graxos. A CE (enzima de condensação) e a ACP (proteína carreadora de acil) são membros de um complexo de enzimas conhecido como sistema de síntese de ácidos graxos.

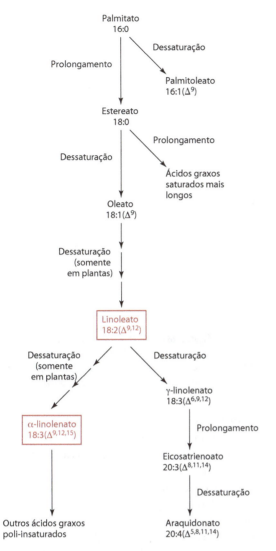

Figura 5.27 Alternativas para a síntese de outros ácidos graxos tendo o palmitato como precursor. Reações de prolongamento e de saturação permitem que o palmitato se converta em ácidos graxos mais longos e com maior grau de insaturação. Os mamíferos não podem converter o oleato em linoleato ou α-linoleato. Entretanto, esses ácidos graxos são essenciais e devem ser adquiridos por dieta.

As prostaglandinas (PG) são ácidos graxos de carbonos 20 que possuem um anel de carbono 5 em comum, mas que apresentam pequenas diferenças estruturais entre si. Como é mostrado na **Figura 5.28**, são designadas por PGD, PGE, PGF, PGI, PGG e PGH. O número subscrito indica o número de ligações duplas, sendo as séries com "2" as mais importantes. Esses componentes, ao lado dos tromboxanos, exibem uma extensa gama de ações fisiológicas, incluindo a diminuição da pressão arterial, diurese, agregação plaquetária do sangue, efeitos nos sistemas imunológico e nervoso, bem como em secreções gástricas e estimulação da contração dos músculos lisos, entre outras. São descritos como sendo similares aos hormônios no que se refere às suas funções. Contudo, os hormônios se originam em glândulas específicas e suas ações são as mesmas em todas as suas células-alvo, enquanto as prostaglandinas são amplamente distribuídas nos tecidos animais, mas afetam somente as células onde são sintetizadas. Elas aparecem para alterar as ações dos hormônios, geralmente através de sua modulação dos níveis de cAMP e do fluxo intracelular dos íons de cálcio.

Certas combinações de prostaglandinas e tromboxanos podem exibir efeitos antagônicos. Por exemplo, a prostaglandina (PGI$_2$) é um potente estimulador da adenilato ciclase e, portanto, age como fator "antiagregante" das plaquetas, uma vez que a agregação plaquetária é inibida pelo cAMP. Opondo-se a essa ação, está o tromboxano A$_2$, que inibe a andenilato ciclase e, consequentemente, serve como força "pró-agregante". Outro exemplo de ações opostas das prostaglandinas é a vasodilatação dos vasos sanguíneos pela PGE$_2$ e sua vasoconstrição pela PGF$_2$.

Certas prostaglandinas produzem aumento da temperatura (febre) e podem causar inflamação e, portanto, dor. A atividade anti-inflamatória e antipirética da aspirina, acetaminofeno e indometacina é atribuída a seu efeito inibitório sobre a prostaglandina endoperóxida sintase (ciclo-oxigenase), o que resulta na redução da síntese de prostaglandina e tromboxano. A ciclo-oxigenase (cuja abreviação é COX) está presente em duas isoformas. A COX-1 orienta a produção fisiológica normal de prostaglandinas. A segunda isoforma, COX-2, é induzida por células inflamatórias e é responsável pela produção de prostaglandinas em inflamações. Uma das classes de drogas anti-inflamatórias consiste em inibidores de COX-2. A via de formação do leucotrieno (LTC$_4$), através da 5-lipoxigenase, a partir do araquinodato, é mostrada na **Figura 5.27**. Apesar de não aparecer na via, o LTC$_4$ é metabolizado mais adiante em outros leucotrienos na seguinte ordem:

$$LTC_4 \longrightarrow LTD_4 \longrightarrow LTE_4 \longrightarrow LTF_4$$

As estruturas são mostradas porque exemplificam um leucotrieno e um peptídeo-leucotrieno, respectivamente. O LTC$_4$ é formado a partir do LTA4 por incorporação do tripeptídeo glutationa (γ-glutamilcisteinil-glicina). O LTD$_4$, LTE$_4$ e LTF$_4$ são peptídeo-leucotrienos produzidos a partir da LTC$_4$ por meio de hidrólise. Como as prostaglandinas, essas substâncias compartilham características estruturais, mas são classificadas nas séries A, B, C, D e E, de acordo com suas diferenças estruturais. Como no caso das prostaglandinas, o número subscrito representa o número de ligações duplas no componente.

Os leucotrienos exercem ações biológicas poderosas. Resumidamente, agem na contração dos músculos lisos respiratórios, vasculares e intestinais. Os efeitos no sistema respiratório incluem constrição dos brônquios e aumento da secreção de muco. Essas ações, conhecidas por expressar-se através da produção de receptores específicos, implicaram os leucotrienos como mediadores na asma, em hipersensibilidades repentinas, em reações inflamatórias e no infarto do miocárdio. De fato, um dos mais importantes mediadores químicos do choque anafi-

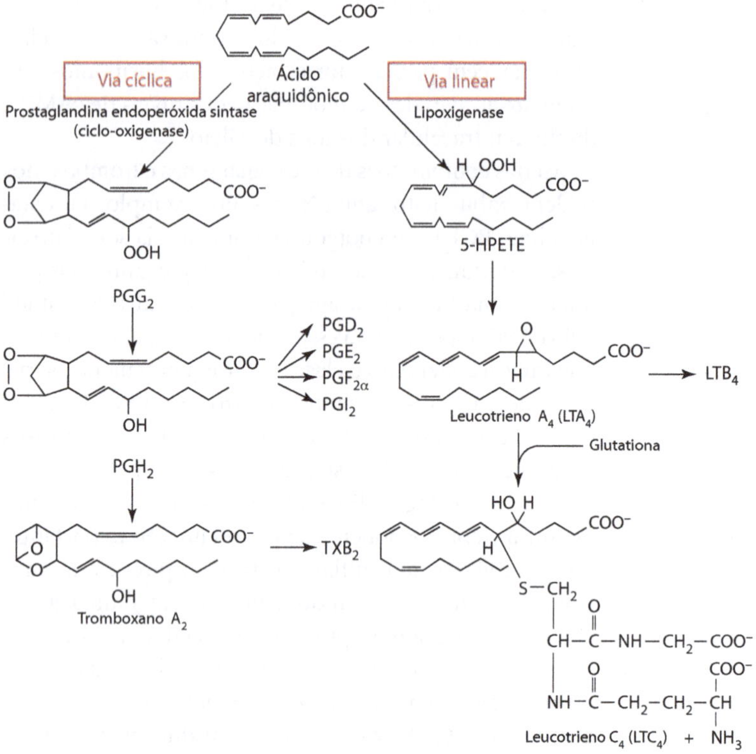

Figura 5.28 A formação de prostaglandinas, tromboxanos e leucotrienos a partir do ácido araquidônico nas vias ciclo-oxigenase e lopoxigenase. Abreviações: PG, prostaglandinas; PX, tromboxano; 5-HPETE, hidroxiperoxi-6,8,11,14-ácido ecosatetraenoico.

lático – a assim chamada substância de reação lenta ao choque anafilático ou SRS-A – foi descoberto como sendo uma mistura dos peptídeo-leucotrienos LTC_4, LTD_4 e LTE_4. O choque anafilático é uma resposta com risco de morte a substâncias químicas, principalmente histaminas que são liberadas como resultado de uma grave reação alérgica.

A formação do eicosanoide exige que uma quantidade apropriada de araquidonato livre (não esterificado) esteja disponível. A concentração celular do ácido graxo livre não é adequada, e, portanto, glicerofosfatídeos devem ser liberados da membrana por uma enzima hidrolítica específica, denominada fosfolipase A_2. A aparência estrutural dos glicerofosfatídeos foi revista na seção sobre fosfolipídios. Os mais importantes glicerofosfatídeos que atuam como fonte de araquidonato nas células são a fosfatidilcolina e o fosfatidilinositol. Quando presente nessas estruturas, o araquidonato ocupa normalmente a posição *sn*-2. Lembremos que a posição *sn*-2 dos fosfolipídios é normalmente ocupada por um ácido graxo poli-insaturado.

A liberação do araquidonato dos glicerofosfatídeos da membrana, para síntese de eicosanoide, é influenciada por estímulo, que pode ser de dois tipos principais: fisiológico (específico) e patológico (não específico). A estimulação fisiológica, uma ocorrência natural, é trazida à tona por componentes estimulatórios tais como epinefrina, angiotensina II e complexos antígeno-anticorpo. O estímulo patológico que resulta numa liberação mais generalizada de todos os ácidos graxos da posição *sn*-2 inclui dano mecânico, isquemia e tóxicos ativo-membranais. A **Tabela 5.5** apresenta os precursores, locais ou pontos de síntese, e efeitos fisiológicos de alguns importantes grupos de eicosanoides.

Além das prostaglandinas formadas a partir do ácido arquidônico, um ácido graxo n-6, outras séries são fabricadas a partir do ácido eicosapentaenoico, um ácido graxo n-3. Alguns dos principais componentes dessas séries são mostrados na **Tabela 5.5**. A ação fisiológica dessas duas séries de substâncias similares aos hormônios é muito extensa para ser abordada aqui. Geralmente, as duas séries apresentam ações opostas.

Ácidos graxos essenciais ao desenvolvimento

Os ácidos graxos essenciais ω-6 e ω-3 são encontrados tanto em adultos como em crianças. Ambos são metabolizados pela mesma série de dessaturases e elongases a ácidos graxos poli-insaturados de cadeias mais longas, como descrito anteriormente. Sintomas da deficiência nas séries ω-6 foram identificados em adultos e incluem comprometimento do desenvolvimento e lesões cutâneas escamosas. Os sintomas da deficiência nas séries ω-3 incluem anormalidades neurológicas e visuais. Observou-se que crianças apresentam anormalidades neurológicas similares quando mantidas em um regime deficiente em 18:3ω3. O leite humano contém mais ácidos graxos essenciais (mas com nível variado) do que a maioria das fórmulas desenvolvidas para as crianças. Também contém os derivados prolongados. Há evidência de que os ácidos graxos ω-3 essenciais são necessários ao tecido neural e às membranas do fotorreceptor da retina. Crianças nascidas a termo e prematuras podem converter os ácidos graxos ω-

Tabela 5.5 Características fisiológicas dos eicosanoides

Família eicosanoide	Local de síntese	Modo de ação (do n-6)
Prostaglandinas	Endotélio de células variadas	Contração ou relaxamento de músculos lisos vasculares
Prostaciclinas	Células vasculares endoteliais	Inibição da agregação plaquetária
Tromboxanos	Plaquetas	Translocação de Ca+, promove agregação plaquetária, constrição vascular e bronquial
Leucotrienos	Leucócitos	Constrição e permeabilidade vascular, resposta inflamatória local

Fonte: Adaptada de Hadley, ME. Endocrinology. 5th. ed. Upper Saddle River, NJ: Prentice Hall; 2000. p. 74-76.

-3 essenciais em ácidos graxos poli-insaturados de cadeia longa, mas não está claro se podem convertê-los em um número adequado às suas necessidades. A deficiência em ácidos graxos essenciais ω-3 parece mais comum entre crianças prematuras do que em crianças normais. Atualmente, fórmulas desenvolvidas para crianças contendo 22:6ω3 e 20:4ω3 estão disponíveis.[30]

Impacto da dieta na síntese de ácidos graxos

A taxa de síntese de ácidos graxos pode ser influenciada pela dieta. Dietas ricas em carboidratos simples e pobres em gordura induzem um grupo de enzimas lipogênicas no fígado. Essa indução é exercida através do processo de transcrição, levando a níveis elevados de mRNA para enzimas. A resposta transcricional é desencadeada pelo aumento do metabolismo da glicose e acredita-se que a substância desencadeadora, apesar de não ter sido positivamente identificada, seja a glicose-6-fosfato.[31] Outros estudos confirmaram que uma dieta muito pobre em gordura e rica em açúcar causa um aumento na síntese de ácidos graxos, e outra, rica em palmitato e pobre em linoleato, um aumento em VLDL-triglicerídios. Além disso, o efeito pode ser reduzido caso o amido substitua o açúcar, possivelmente por causa da absorção mais lenta da glicose de amido e da resposta mais lenta da insulina pós-prandial.[32]

Síntese de triglicerídios

As biossínteses de triglicerídios e glicerofosfatídeos compartilham os mesmos precursores, que são considerados em conjunto nesta seção. Os precursores são ácidos graxos ativados por CoA e glicerol-3-fosfato, sendo este último produzido tanto por redução do fosfato de di-hidroxiacetona como por fosforilação do glicerol. Essas reações e as subsequentes são mostradas na **Figura 5.29**. A figura detalha duas vias para a síntese de lecitina a partir do diglicerídio. A via De Novo para síntese da lecitina é a mais importante. Contudo, a via Salvage adquire maior peso quando existe uma deficiência do aminoácido essencial metionina.

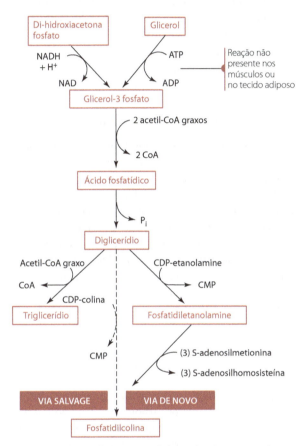

Figura 5.29 Resumo esquemático da síntese de triglicerídios e lecitina mostrando a existência de precursores em comum. Na formação da lecitina, três mols de metionina ativada (S-adenosilmetionina) introduzem três grupos metil via De Novo, e a colina é introduzida como colina CDP (citidinadifosfato) na assim chamada via Salvage.

Síntese do colesterol

Quase todos os tecidos do organismo são capazes de sintetizar colesterol a partir de acetil CoA. O fígado contribui com aproximadamente 20% do colesterol endógeno. Entre os tecidos extra-hepáticos, que são responsáveis pelos 80% do coleterol sintetizado, o intestino é provavelmente o mais ativo. A taxa de produção de colesterol, que inclui tanto o colesterol absorvido quanto o endogenamente sintetizado, é de aproximadamente 1 g/dia. Comparativamente, a ingestão recomendada é de

300 mg/dia. O consumo médio de colesterol é estimado em 600 mg/dia, e aproximadamente a metade é absorvida. Consequentemente a síntese endógena corresponde a mais de dois terços do total diário.

Tem-se conhecimento de pelo menos 26 passos envolvidos na formação de colesterol a partir de acetil-CoA. Os passos individuais não são apresentados aqui, mas a síntese do colesterol pode ser descrita em três estágios:

1. Uma sequência citoplásmica pela qual o 3-hidroxi-3-metil-glutaril CoA (HMG-CoA) é formado a partir de três mols de acetil-CoA.
2. A conversão de HMG-CoA em esqualene, incluindo a importante etapa definida pela taxa-limite da síntese de colesterol, onde a HMG-CoA é reduzida em ácido mevalônico pela HMG-CoA redutase.
3. A formação de colesterol a partir de esqualene.

À medida que a taxa corporal total de colesterol aumenta, a de síntese tende a decrescer. Sabe-se que isso é causado por uma regulação de *feedback* negativo da reação de redutase de HMG-CoA. Essa supressão da síntese de colesterol, causada pela ingestão de colesterol dietético parece ser exclusiva do fígado, pois não é muito evidente em outros tecidos. O efeito do controle por *feedback* depende muito da quantidade de colesterol absorvida. A supressão não é suficiente para prevenir um aumento no grupo total de colesterol quando a ingestão por dieta é alta. Um breve esquema de colesterogênese e de sua regulação é mostrado na **Figura 5.30**.

Regulação do metabolismo lipídico

A regulação da oxidação de ácidos graxos está intimamente ligada ao *status* dos carboidratos. Os ácidos graxos formados no citoplasma das células do fígado podem tanto converter-se em triglicerídios e fosfolipídios como ser transportados via carnitina até as mitocôndrias para oxidação. A enzima carnitina acil transferase I, que catalisa a transferência dos grupos graxos acil em carnitina (**Figura 5.19**), é especificamente inibida pelo malonil CoA. Sabe-se que o malonil CoA é o primeiro intermediário na síntese de ácidos graxos. Portanto, é claro que um aumento na concentração de malonil CoA promoveria a síntese de ácidos graxos e inibiria a oxidação deles. A concentração de malonil CoA aumenta toda vez que o indivíduo está bem suprido de carboidratos. A glicose excedente, que não pode ser oxidada através da via glicolítica ou armazenada como glicogênio, é convertida em triglicerídios para armazenamento através do malonil CoA disponível. Assim, células ricas em glicose não oxidam ativamente ácidos graxos para obtenção de energia. Em vez disso, a reversão para lipogênese é estimulada, em parte, pela inibição da entrada de ácidos graxos na mitocôndria.

Os níveis de glicose no sangue podem também afetar a lipólise e a oxidação de ácidos graxos por outros mecanismos.

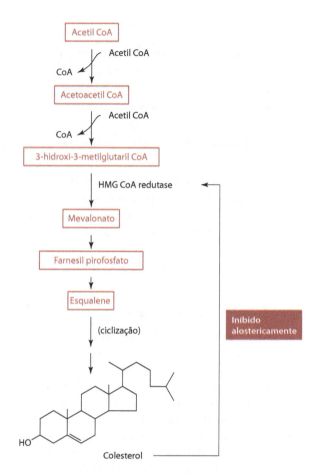

Figura 5.30 Esquema geral da via de biossíntese do colesterol no interior do hepatócito indicando o efeito regulatório negativo do colesterol na reação HMG-CoA redutase.

canismos. A hiperglicemia leva ao aparecimento de insulina que promove o transporte de glicose às células adiposas e, com isso, a lipogênese. A insulina também exerce um efeito antilipolítico pronunciado. A hipoglicemia, por sua vez, resulta num suprimento intracelular reduzido de glicose, suprimindo com isso a lipogênese. Além disso, o baixo nível de insulina que acompanha o estado hipoglicêmico favorece a lipólise, com fluxo de ácidos graxos livres para a corrente sanguínea. Baixos níveis de glicose também estimulam a taxa de oxidação de ácidos graxos, como descrito na seção que trata dos corpos cetônicos. Nesse caso, uma oxidação acelerada de ácidos graxos ocorre depois da redução de atividade do ciclo TCA, o que, por sua vez, resulta da inadequada disponibilidade de oxaloacetato.

A enzima-chave para a mobilização de gordura é a triglicerídio lipase, sensível à atividade hormonal encontrada nas células do tecido adiposo. A lipólise é estimulada por hormônios como a epinefrina, norepinefrina, hormônio adrenocorticotrópico (ACTH), hormônio estimulador da tireoide (TSH), glucagon, hormônio do crescimento e tiroxina. A insulina, como mencionado anteriormente, antagoniza os efeitos desses hormônios, inibindo a atividade da lipase.

Uma enzima de grande importância envolvida na regulação da biossíntese de ácidos graxos é o acetil-CoA carboxilase, que forma o malonil CoA a partir de acetil-CoA (**Figura 5.24**). A enzima que funciona no citoplasma é positivamente estimulada pelo citrato. Na ausência desse modulador, a enzima é raramente ativa. O citrato é parte do mecanismo que move o acetil-CoA da mitocôndria (um grande local de produção) para o citoplasma, onde os ácidos graxos são sintetizados. O citrato é produzido de modo contínuo na mitocôndria como intermediário do ciclo TCA, mas sua concentração no citoplasma é normalmente baixa. Quando a concentração do citrato mitocondrial aumenta, pode haver extravasamento para o citoplasma, uma vez que a membrana da mitocôndria lhe é permeável. No citoplasma, o citrato age como um sinal alostérico positivo para acetil-CoA carboxilase, aumentando assim a taxa de formação do malonil CoA, o que resulta em lipogênese. O resultado do acúmulo de citrato é que o excesso de acetil-CoA é desviado para a síntese de ácidos graxos, longe da atividade do ciclo TCA.

O acetil-CoA carboxilase pode ser modulado negativamente pelo palmitoil CoA, que é produto final da síntese de ácidos graxos. Essa situação se daria no caso de a concentração de ácidos graxos livres aumentar como resultado da insuficiência de glicerofosfatos, com que os ácidos graxos devem combinar-se para formar triglicerídios. Níveis deficientes de glicerofosfatos poderiam também decorrer de uma disponibilidade inadequada de carboidratos. Nessa situação, a regulação favoreceria logicamente a oxidação dos ácidos graxos em vez da síntese.

Há um grande interesse pelos níveis de colesterol por causa de sua correlação com o risco de doença cardiovascular. A regulação da homeostase do colesterol é associada ao seu efeito sobre a concentração do receptor LDL e sobre a atividade das enzimas regulatórias como o acetil CoA: colesterol acil transferase (ACAT) e a hidroximetilglutaril CoA (HMG-CoA) redutase. A supressão da HMG-CoA redutase foi discutida e mostrada na **Figura 5.30**. A combinação entre o aumento da atividade da ACAT (conversão de colesterol livre em ésteres colesteril) e a diminuição da quantidade de receptores LDL reduz a acumulação de colesterol no endotélio vascular e nas células dos músculos lisos. A **Figura 5.17** ilustra esses mecanismos de controle.

Termogênese da gordura marrom

O tecido adiposo marrom recebe esse nome devido ao seu alto grau de vascularização e abundância de mitocôndrias presentes nos adipócitos. As mitocôndrias são pigmentadas em função dos citocromos e de outros pigmentos oxidativos associados ao transporte de elétrons. Não apenas as células de gordura marrom contêm um maior número de mitocôndrias que as gorduras brancas, como também as mitocôndrias são estruturalmente diferentes, de modo que este tecido promove **termogênese** (produção de calor) à custa de produção de ATP.

As mitocôndrias da gordura marrom possuem poros H^+ especiais em suas membranas internas, formados por uma proteína integral chamada termogenina ou pela proteína não combinante (UCP). A UCP é um translocador de prótons que permite que os H^+ externos bombeados para fora pelo transporte de elétrons retornem ao interior da mitocôndria em vez de passarem pelo local de fosforilação da F_0F_1 ATP síntese. É o gradiente H^+ que acarreta mudanças de conformação que resultam na fosforilação da ADP para produzir ATP. A **Figura 5.31** ilustra como o mecanismo proposto para a termogênese de gordura marrom remete à teoria quimiosmótica de fosforilação oxidativa. Prótons do interior da matriz mitocondrial são bombeados para fora da membrana interna pela energia produzida pelo transporte de elétrons. Em seguida, o fluxo de prótons *downhill* pelos canais agregados F_0F_1 provê a energia para fosforilação da ADP. Os poros da membrana da mitocôndria da gordura marrom permitem a circulação de prótons no espaço interno da membrana e resultam na geração de calor em detrimento da produção de ATP. Essa circulação parece ser regulada pela UCP 32.000 dalton.

Dois tipos de estímulo externo produzem a termogênese: ingestão de comida e prolongada exposição à baixa temperatura. Ambos os eventos estimulam o tecido via inervação simpática via hormônio epinefrina. O sinal simpático tem um efeito estimulatório e hipertrófico sobre o tecido adiposo marrom. Esse efeito aumenta a expressão da UCP na membrana interna da mitocôndria e acelera a síntese da lipase lipoproteica dos transportadores de glicose a aumentar a disponibilidade de ácidos graxos e glicose.[33] Uma via adicional para maior atividade de UCP, independentemente do sistema nervoso simpático, envolve a estimulação do ácido retinoico. Uma sequência-base de 27 pares no gene da UCP foi identificada como receptor do ácido retinoico. Além de produzir seu receptor em adipócitos da gordura marrom, o ácido retinoico estimula a atividade de transcrição do gene e, portanto, a síntese de UCP.[34]

A **Figura 5.31** inclui as vias de estimulação da expressão das UCPs. A maior concentração de UCP permite um maior fluxo de prótons ao interior da matriz, o que, por sua vez, encoraja uma atividade maior de transporte de elétrons em resposta a uma pressão diminuída no espaço intermembranal. Maior quantidade de lipase lipoproteica e de transportadores de glicose provê combustível (ácidos graxos e glicose respectivamente) para atender a uma demanda metabólica aumentada. O resultado final dessa estimulação é que a fosforilação da ADP pelo transporte de elétrons nas mitocôndrias de células de gordura

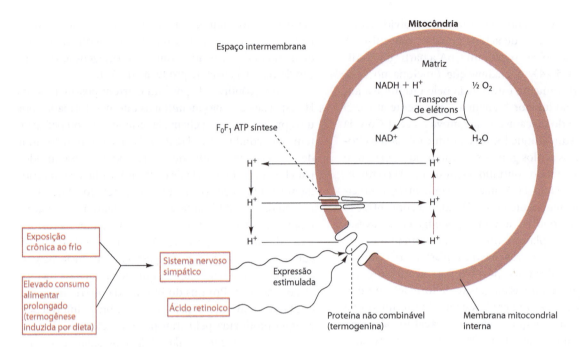

Figura 5.31 O efeito estimulatório de alguns mediadores na termogênese do adipócito marrom. O ácido retinoico foi apresentado como atuando independentemente do sistema nervoso simpático. A atividade aumentada da proteína não combinada, que transloca prótons do espaço intermembrana da mitocôndria à matriz, desloca a energia produzida pelo fluxo de prótons à termogênese e a afasta da síntese de ATP.

marrom torna-se não combinada, o que leva à menor formação de ATP e a uma produção consideravelmente maior de calor. À medida que a produção de ATP diminui, as forças da quebra catabólica e a biossíntese anabólica de nutrientes armazenados revertem em catabolismo num esforço de reposição de ATP.

Teoricamente, portanto, uma perda de peso deveria acompanhar uma maior atividade de gordura marrom, e, dessa forma, uma possível ligação entre obesidade e uma função deficiente das células de gordura marrom foi pesquisada. Por exemplo, evidências indicam que a termogênese é defeituosa em casos de obesidade. Contudo, a evidência de que o defeito reside no tecido adiposo marrom é remota. Estudos que utilizaram medições termográficas da pele mostraram termogênese deficiente nos depósitos de gordura marrom em sujeitos obesos que receberam o hormônio catecolamina, porém tais medições são imprecisas em função do isolamento provido pelo espesso tecido adiposo subcutâneo de pessoas obesas. Pesquisadores apontam que inexiste teste simples que permita avaliar a função apropriada da gordura marrom em sujeitos obesos. Apesar dessas prerrogativas, a demonstração da estimulação da termogênese da gordura marrom por parte da catecolamina necessita de maior investigação. Surge a possibilidade de que o tecido adiposo marrom possa apresentar-se em relação à obesidade humana tanto como causa como foco de terapia nutricional.

Inibição terapêutica da absorção de gordura: olestra e orlistat

Por causa da associação entre gordura proveniente da dieta, obesidade e doença cardiovascular, reduzir a ingestão de gordura é um recurso nutricional evidente. Esse objetivo tem sido difícil de ser atingido porque a gordura aumenta a palatabilidade, o que tem um peso determinante na seleção de alimentos. O ingrediente sintético Olestra foi desenvolvido como substituto de gordura para acrescentar palatabilidade a um alimento sem os efeitos da gordura de alto valor calórico. O Orlistat tem um modo de ação diferente, interferindo na digestão e absorção de gorduras da dieta natural. O Olestra é uma mistura de hexa, hepta e octaésteres da sacarose com ácidos graxos de cadeia longa. Confere um sabor essencialmente igual ao da gordura, mas não pode ser hidrolisado pelas lipases do pâncreas e, portanto, não tem valor calórico. Tecnicamente, pode substituir a gordura numa grande variedade de alimentos e ser usado para reduzir calorias derivadas de gordura em alimentos cozidos, assados e fritos. Como alimentos não digeríveis podem causar irritação intestinal, o Olestra foi visto desfavoravelmente como provável contribuinte para esse desconforto. De fato, alguns relatos iniciais associaram o Olestra com a irritabilidade do cólon acompanhada de gases e diarreia. Apesar de essa questão permanecer em aberto, estudos mais bem elaborados isentaram o Olestra desse efeito. Em uma dessas investigações, a substituição de até 30 g de Olestra em uma refeição de 45 g de gordura não teve efeito no tempo de trânsito gástrico, do intestino delgado e do cólon.[35] Essa constatação foi confirmada por vários outros estudos. Além disso, a segurança geral do Olestra é sustentada por algumas descobertas positivas, não apenas pelo fato de não ser prejudicial ao trato gastrintestinal, mas também com relação ao seu metabolismo, absorção, mutagenicidade, carcinogenicidade e nutrição.[36]

Ainda resta saber, contudo, se a redução na ingestão de energia através de gordura pode levar a um aumento de apetite como mecanismo compensatório de energia que aumentaria a ingestão de carboidratos. Respostas biocomportamentais compensatórias podem acompanhar rígidas reduções da energia derivada de gorduras, aliadas à dificuldade em manter dietas baixas em gorduras.[37] O número de produtos que contêm Olestra parece estar diminuindo nas prateleiras dos supermercados, o que sugere uma falta de aceitação por parte do consumidor.

Orlistat

O Orlistat é um derivado semissintético da lipstatina, um elemento natural, potente inibidor da lipase gástrica e pancreática. Apesar de os produtos da hidrólise dos triglicerídios – monoglicerídios e ácidos graxos livres – serem absorvidos através do epitélio intestinal, os triglicerídios não são. O princípio para o uso do Orlistat é o seguinte: quando se restringe a hidrólise dos triglicerídios, é possível reduzir drasticamente a absorção de triglicerídios.

O Orlistat age produzindo de modo covalente o resíduo de serina no ponto ativo da lipase gástrica e pancreática, e apresenta pouca ou nenhuma atividade inibitória de α-amilase, tripsina, quimiotripsina ou fosfolipases. As curvas de resposta relativas à dosagem que um patamar de inibição da absorção de gorduras da dieta ocorre em níveis elevados da droga (> 400 mg/dia) correspondem aproximadamente a 35% de inibição. Em doses terapêuticas (300-400 mg/dia) tomadas em uma dieta razoavelmente hipocalórica bem balanceada, o Orlistat inibe a absorção de gorduras em cerca de 30%, contribuindo com um déficit calórico de aproximadamente 200 calorias. Não parece causar distúrbios gastrintestinais significativos ou afetar a evacuação, a acidez gástrica, a motilidade da vesícula biliar, a composição da bile, a formação de cálculos biliares ou o balanço eletrolítico sistêmico.[38,39]

Álcool etílico: metabolismo e impacto bioquímico

O álcool etílico não é carboidrato nem lipídio. Empiricamente, no entanto, a estrutura do etanol (CH$_3$—CH$_2$—OH) parece mais a de um carboidrato. Seu metabolismo se assemelha mais ao catabolismo dos ácidos graxos, e optou-se por revisá-lo neste capítulo por várias razões. Primeiro, porque é um componente comum da dieta, sendo consumido sob a forma de bebidas alcoólicas como cervejas, vinhos e destilados. Segundo, porque os processos que oxidam o álcool etílico oxidam também (ou desintoxicam) outras substâncias exógenas no corpo. Apesar de o etanol não ser um nutriente "natural", tem valor calórico (suas calorias são "vazias", isto é, desprovidas de nutrientes benéficos). Cada grama de etanol produz 7 kcal, e o etanol pode somar até 10% do total de ingestão de energia no caso de consumidores moderados e até 50% no caso de alcoólatras.

O etanol é prontamente absorvido por todo o trato gastrintestinal. É transportado inalterado na corrente sanguínea e então oxidativamente degradado nos tecidos, sobretudo no fígado, primeiramente em acetaldeído e em seguida em acetato. Nos tecidos, o acetato é subsequentemente convertido em acetil-CoA e oxidado através do ciclo TCA. Ao menos três sistemas de enzimas são capazes de realizar a oxidação do etanol:

- álcool desidrogenase (ADH);
- o sistema de oxidação microsomal do etanol (MEOS, também conhecido como sistema citocroma P-450);
- catalase, na presença do peróxido de hidrogênio.

Entre esses, o sistema catalase H$_2$O$_2$ é o menos ativo, respondendo provavelmente por <2% da oxidação do etanol *in vivo*. Por isso, não abordaremos o sistema catalase. Quase todo etanol ingerido é oxidado pelo sistema álcool desidrogenase hepática (e gástrica) e pelo sistema hepático microssomal citocromo P-450.

A VIA ÁLCOOL DESIDROGENASE (ADH)

A ADH é uma enzima solúvel que funciona no citoplasma de células do fígado. Trata-se de uma desidrogenase dependente de NAD$^+$ e é conhecida por sua capacidade de oxidar o etanol em acetaldeido. O NADH formado pela reação pode ser oxidado pelo transporte de elétrons mitocondriais através do sistema de transporte de NADH (ver capítulo 3), dando surgimento à formação de ATP por fosforilação oxidativa. O K$_m$ do álcool desidrogenase para o etanol é de aproximadamente 1 mM ou cerca de 5 mg/dL (K$_m$ é revisado no Capítulo 1, na seção que trata das enzimas). Isso significa que, na concentração celular do etanol, apenas metade da velocidade máxima da ADH funciona. Em concentrações três ou quatro vezes maiores que o K$_M$, a enzima é saturada com o substrato do etanol e catalisa na sua taxa máxima. Concentrações celulares de etanol mais que quatro vezes maiores que o nível K$_m$ não podem ser oxidadas pela ADH.

Por ser o etanol um ingrediente exógeno à dieta, não existe concentração normal de etanol nas células ou na corrente sanguínea. O assim chamado nível tóxico de etanol sanguíneo, contudo, é considerado como estando na faixa de 50 a 100 mg/dL e é definido por suas ações farmacológicas. A alta solubilidade do etanol em lipídios permite-lhe adentrar as células com facilidade. Caso o seu nível de concentração celular atingisse até mesmo um terço ou um quarto do nível da sua concentração no sangue, a ADH estaria saturada pelo substrato e funcionaria em sua velocidade máxima. O excesso, ou *spillover*, de etanol deve então ser metabolizado por sistemas alternativos, sendo mais importante o sistema de oxidação microssomal do etanol (MEOS) descrito a seguir. Outro fator que leva à passagem ao sistema microssomal de metabolização é a depleção de NAD^+, trazido à tona pelo alto nível de atividade da ADH. O sistema microssomal não requer NAD^+ para suas reações de oxidação.

A atividade da álcool desidrogenase é também encontrada nas células da mucosa gástrica e uma significativa diferença de gênero parece presente no nível de sua atividade nessas células. Mulheres na fase pré-menopausa apresentam níveis maiores de álcool no sangue do que seus correspondentes masculinos com consumo igual e consequentemente apresentam menor tolerância ao álcool e um risco maior de efeitos tóxicos no fígado. Acredita-se que essa observação seja explicada pelo menor nível de álcool desidrogenase na mucosa gástrica feminina.[40,41]

O SISTEMA MICROSSOMAL DE OXIDAÇÃO DO ETANOL (MEOS)

Apesar do nome, o sistema microssomal de oxidação do etanol (MEOS) é capaz de oxidar uma ampla variedade de componentes além do etanol, incluindo ácidos graxos, hidrocarbonos aromáticos, esteroides e drogas barbitúricas. A oxidação ocorre através de um sistema de transporte de elétrons similar ao sistema mitocondrial de transporte de elétrons, descrito detalhadamente no Capítulo 3. Por ser microssomal e estar associado com o retículo endoplasmático liso, é por vezes referido como sistema microssomal de transporte de elétrons. Outra característica desse sistema é sua demanda por um citocromo especial, chamado citocromo P-450, que age como carregador intermediário de elétrons. O citocromo P-450 não é um componente único, pois existe como uma família de citocromos estruturalmente correlatos, tendo como característica em comum a propriedade de absorver luz com comprimento de onda de 450 mm.

A oxidação do etanol pelo MEOS é ligada à oxidação simultânea da NADPH pelo oxigênio molecular. Como, portanto, dois substratos são oxidados concomitantemente, as enzimas envolvidas nas oxidações são comumente chamadas oxidases de função mista. Um átomo de oxigênio da molécula de oxigênio é usado para oxidar NADPH em $NADP^+$ e o segundo oxida o substrato do etanol em acetaldeído. Ambos os átomos de oxigênio são reduzidos em H_2O, e, portanto, duas moléculas de H_2O são formadas nas reações. O transporte microssomal de elétrons de elétrons do MEOS é mostrado na **Figura 5.32**. Atuando como carregadores de elétrons do NADPH até o oxigênio, encontram-se o FAD, FMN e um sistema citocromo P-450.

Uma característica importante do MEOS é que algumas de suas enzimas, incluindo as unidades do citocromo 450, são induzíveis pelo etanol. Isso significa que o etanol, particularmente em altas concentrações, pode induzir a síntese dessas substâncias. O resultado é que os hepatócitos podem metabolizar o etanol muito mais eficientemente e, assim, estabelecer um estado de tolerância metabólica. Comparado com o indivíduo normal (sem beber ou bebendo pouco), um indivíduo em estado de tolerância ao etanol pode ingerir maior quantidade da susbtância antes de apresentar os efeitos da intoxicação. Quando há indução das enzimas, contudo, isso pode também acelerar o metabolismo de outras substâncias metabolizadas pelo sistema microssomal. Em outras palavras, a tolerância ao etanol induzida por grande consumo pode tornar uma pessoa tolerante a outras substâncias além do etanol.

ALCOOLISMO: ALTERAÇÕES BIOQUÍMICAS E METABÓLICAS

O consumo excessivo de etanol pode levar ao alcoolismo, definido pelo Conselho Nacional de Alcoolismo norte-americano como o consumo capaz de produzir mudanças patológicas. O alcoolismo é um sério problema socioeconômico e de saúde, exemplificado pelo fato de que, nos Estados Unidos, as doenças do fígado relacionadas ao álcool foram classificadas como a sexta principal causa de morte.[42] As consequências bem conhecidas do alcooolismo – esteatose hepática, doença he-

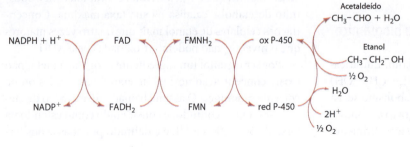

Figura 5.32 Sistema microssomal de oxidação do etanol (MEOS). O etanol e a NADPH são oxidados pelo oxigênio molecular pelo esquema de transferência de elétrons. Como dois substratos são oxidados, as enzimas envolvidas na oxidação são referidas como oxidases de função mista.

pática (cirrose), acidose láctica e tolerância metabólica – podem ser explicadas pela maneira como o etanol é metabolizado. Basicamente, as consequências da ingestão excessiva de álcool são explicáveis pelos efeitos metabólicos de (1) toxicidade por acetaldeídos, (2) proporção NADH:NAD$^+$ elevada, (3) competição metabólica e (4) tolerância metabólica induzida.

Uma revisão esclarecedora sobre a associação entre alcoolismo e alterações nutricionais e bioquímicas está disponível em Mendenhall e Weesner.[43]

Toxicidade a acetaldeídos

Ambas as alternativas de oxidação do etanol, ADH e MEOS, produzem acetaldeído, que pode exercer efeitos adversos diretos nos sistemas metabólicos. Por exemplo, o acetaldeído pode ligar-se de modo covalente a proteínas e formar adutores de proteína. Caso o adutor envolva a proteína, a atividade dessa enzima será prejudicada. Demonstrou-se também que o acetaldeído impede a formação de microtúbulos nas células do fígado e causa o desenvolvimento de fibrose perivenular, e há evidências de que esses eventos iniciais possam levar à cirrose. Esses e outros efeitos adversos possíveis do acetaldeído são abordados por Lieber.[44]

A cirrose alcoólica foi anteriormente associada à má nutrição porque se pensava que o consumidor de bebidas satisfazia suas necessidades calóricas através das calorias "vazias" do álcool em detrimento de uma dieta balanceada. Entretanto, tendo em vista o efeito de altos níveis de acetaldeídos na estrutura em função dos hepatócitos, o consumo excessivo crônico atualmente é reconhecido como causa da cirrose, mesmo na ausência de uma deficiência nutricional e quando o álcool é ingerido com uma dieta enriquecida.

Relação NADH:NAD$^+$ elevada

A oxidação do etanol aumenta a concentração de NADH em detrimento do NAD$^+$ e, portanto, eleva a relação NADH:NAD$^+$. Esse processo ocorre pelo fato de tanto a ADH quanto a acetaldeído desidrogenase usarem o NAD$^+$ como cossubstrato. O NADH é um importante regulador de certas reações de desidrogenase. Um aumento de sua concentração representa uma superprodução da redução de equivalentes, o que, por sua vez, atua como sinal para uma mudança metabólica em direção à redução – em outras palavras, hidrogenação. Tal mudança favorece o desenvolvimento de um fígado gorduroso (através da atividade anabólica produzindo ácidos graxos) e da acidemia láctica (níveis elevados de lactato) que frequentemente acompanham o alcoolismo, aumentando a redução do piruvato do ácido láctico. Por exemplo, a acidose láctica pode, em parte, ser atribuída ao efeito direto do NADH de orientar a reação lactato desidrogenase em direção à formação de lactato. A reação, descrita a seguir, é orientada à direita pela alta concentração de NADH:

$$\text{Piruvato} + \text{NADH} + \text{H}^+ \xrightarrow{\text{LDH}} \text{Lactato} + \text{NAD}^+$$

Os lipídios acumulam-se na maioria dos tecidos em que o etanol é metabolizado, resultando em fígado gorduroso, miocárdio gorduroso e túbulos renais com gordura. O mecanismo parece envolver tanto a síntese de lipídios aumentada como uma reação de lipídios diminuída e pode, em parte, ser explicado por uma relação NADH:NAD$^+$ aumentada. À medida que o NADH se acumula, retardam as reações de desidrogenase do ciclo TCA, tais como as desidrogenases do citrato e do α-cetoglutarato, diminuindo, assim, a atividade global do ciclo. Isso resulta em acumulação do citrato, que regula positivamente o acetil-CoA carboxilase, que converte o acetil-CoA em malonil CoA pela ligação a um grupo carboxil. É a enzima-chave regulatória da síntese ácidos graxos a partir de acetil-CoA. A relação NADH:NAD$^+$ elevada, portanto, afasta o metabolismo do ciclo TCA de oxidação em direção à síntese de ácidos graxos.

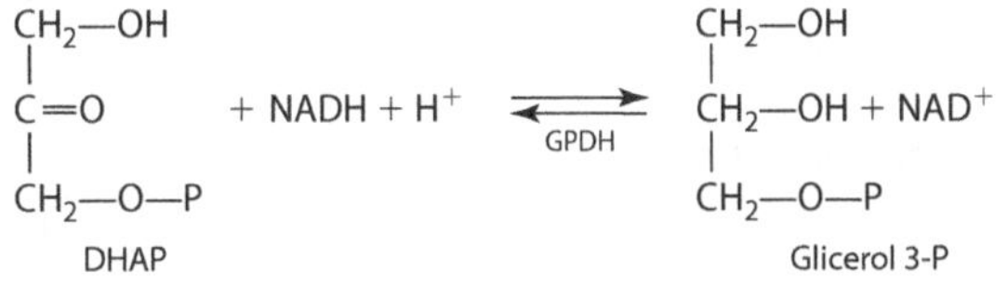

Figura 5.33 Reação de di-hidroxiacetona (DHAP) ao glicerol 3-P para produzir NAD$^+$ a partir de NADH.

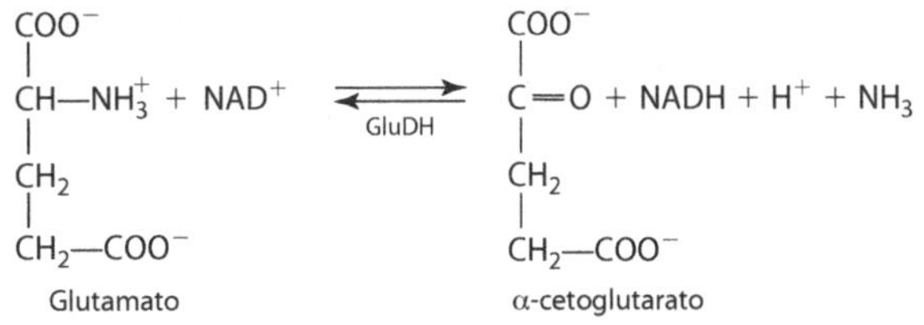

Figura 5.34 Reação reversível formando glutamato e NAD$^+$ por um lado, e α-cetoglutarato-NADH e amônia, por outro, catalisada pela glutamatodesidrogenase.

Contribuindo também para o efeito lipogênico do alcoolismo encontra-se o efeito do NADH sobre a reação de desidrogenase do glicerofosfato (GPDH). A reação, mostrada na **Figura 5.33**, favorece a redução do fosfato di-hidroxiacetona (DHAP) em glicerol-3-fosfato no caso de alta concentração de NADH. O glicerol-3-fosfato provê o componente glicerol na síntese de triglicerídios. Portanto, uma relação NADH:NAD$^+$ elevada estimula a síntese tanto de ácidos graxos como dos componentes gliceróis dos triglicerídios, contribuindo para a acumulação de gordura celular desenvolvida pelo alcoolismo.

A reação de desidrogenase do glutamato (**Figura 5.34**) também é afetada por um aumento da concentração de NADH, resultando em gliconeogênese. A reação GluDH é extremamente importante para a gliconeogênese por seu papel na conversão de aminoácidos em seus esquemas de carbono por transaminação e no aparecimento de seus grupos amino sob forma de NH_3. A reorientação da reação em direção ao glutamato por causa de um NADH elevado exaure a disponibilidade de α-cetoglutarato, que é o principal aceptor de grupos amino na transaminação de aminoácidos.

Competição de substratos

Uma antiga questão nutricional associada ao metabolismo excessivo de álcool é a deficiência em vitamina A. Dois aspectos da interferência do etanol em um metabolismo normal podem influenciar essa questão: o primeiro é o efeito do etanol sobre a retinol desidrogenase, a enzima citoplasmática que converte retinol em retinal. O retinal é necessário na síntese de fotopigmentos usados na visão. Estima-se que a retinol desidrogenase seja idêntica a ADH. E, portanto, o etanol inibe competitivamente a convesão hepática do retinol em retinal. Além desse efeito competitivo em relação aos substratos, o etanol pode interferir no metabolismo do retinol através da tolerância metabólica induzida.

Tolerância metabólica induzida

Como foi explicado anteriormente, o etanol pode induzir as enzimas do MEOS, causando uma taxa aumentada de metabolismo dos substratos oxidados por esse sistema. O retinol, assim como o etanol, causa transbordamento do MEOS quando a ADH está saturada e os estoques de NAD^+ estão baixos em função de uma ingestão maciça de etanol. Pode ocorrer, portanto, uma indução por etanol das enzimas metabolizadoras do retinol. O componente específico do MEOS sabidamente induzido por um maciço consumo de etanol foi designado como citocroma P-450IIE1. Apesar de a indução acelerar a oxidação hepática do retinol, o produto da oxidação não é retinal, mas outros produtos polares inerentes à oxidação. A depleção hepática do retinol pode, portanto, ser atribuída a seu metabolismo acelerado que segue a indução por etanol de uma enzima metabolizadora. Com efeito, o indivíduo alcoólatra torna-se tolerante à vitamina A, necessitando de uma ingestão maior de vitamina pela dieta para manter normais as concentrações hepáticas.

ÁLCOOL EM MODERAÇÃO: O LADO BOM

Focamos anteriormente os efeitos do ácool em altas doses de ingestão e no impacto negativo do alcoolismo sobre o metabolismo e sobre a nutrição. Vários estudos, no entanto, sugerem que o álcool consumido com moderação pode ter efeitos benéficos, particularmente por sua habilidade em melhorar os perfis lipídicos do plasma e em reduzir o risco de doença cardiovascular.

O etanol é conhecido por elevar o nível das lipoproteínas de alta densidade (HDL) no soro e por diminuir a quantidade de lipoproteina A do soro.[45,46] Ambos os efeitos favorecem a diminuição do risco de doença cardiovascular, porque a HDL protege contra o depósito da placa de gordura arterial (aterogênese), enquanto altos níveis de lipoproteínas A parecem promovê-la. O efeito dessa e de outras lipoproteínas na aterogênese foram discutidas anteriormente neste capítulo. Outros mecanismos para a aparente ação protetora do álcool contra a aterogênese foram sugeridos. Um componente bem conhecido do processo aterogênico é a proliferação das células dos músculos lisos que sustentam o endotélio das paredes arteriais. Estudos mostraram que o álcool pode suprimir a proliferação das células dos músculos lisos e, com isso, retardar o processo aterogênico.[47]

RESUMO

O caráter hidrofóbico dos lipídios os torna únicos entre os principais nutrientes. A gordura ingerida deve ser bem dispersada no lúmen intestinal para que adquira uma superfície suficientemente ampla onde possa ocorrer a digestão enzimática. Na corrente sanguínea, os lipídios reagrupados devem-se associar às proteínas para que haja solubilidade nesse ambiente enquanto ocorre o transporte. Os locais mais importantes para a formação de lipoproteínas são o intestino, que as produz a partir de lipídios derivados exogenamente, e o fígado, que forma lipoproteínas a partir de lipídios endógenos. Ocupando um lugar central nos processos de transporte de gordura e armazenamento, encontra-se o tecido adiposo que acumula gordura como triglicerídio quando a ingestão de nutrientes produtores de energia é maior do que as necessidades calóricas do corpo. Quando a demanda de energia exige, os ácidos graxos são mobilizados a partir do armazenamento e transportados a outros tecidos para oxidação. A mobilização segue a resposta dos adipócitos a sinais hormonais específicos, que estimulam a atividade da lipase intracelular.

Ácidos graxos são uma rica fonte de energia. Sua oxidação mitocondrial fornece grandes quantidades de acetil-CoA para o catabolismo do ciclo TCA, e, em situações de baixa ingestão de carboidratos ou uso, como ocorre no caso de fome ou diabetes, a taxa de oxidação de ácidos graxos aumenta significativamente com a concomitante acúmulo de acetil-CoA. Isso causa um aumento no nível de corpos cetônicos – ácidos orgânicos que podem ser prejudiciais através do distúrbio no balanço ácido-base que provocam, mas que também são benéficos como fonte de combustível a tecidos como músculos e cérebro em períodos de fome.

Apesar de os lipídios serem vistos como as primeiras fontes de energia, alguns deles podem ser identificados com funções semelhantes às hormonais, como alteração da pressão sanguínea e agregação plaquetária ou aumento da competência imunológica. Essas poderosas substâncias bioativas são as prostaglandinas, os tromboxanos e os leucotrienos, todos derivados de ácidos graxos, araquidonatos e alguns outros PUFAS de cadeia longa.

O lipídio ingerido através da dieta foi implicado na aterogênese, processo que leva ao desenvolvimento da doença cardiovascular degenerativa chamada aterosclerose. Os maiores fatores considerados na prevenção e no controle dessa doença têm sido a concentração sérica do colesterol e o efeito relativamente hipocolesterolêmico ou hipercolesterolêmico de certas dietas. Ácidos graxos saturados com cadeias de comprimento médio e os insaturados *trans* são tidos como hipercolesterolêmicos, enquanto os mono e poli-insaturados *cis* tendem a diminuir o colesterol sérico.

Gorduras podem ser sintetizadas pelos sistemas de enzimas quando a produção de energia por carboidratos é adequada. A síntese começa com precursores tais como o acetil-CoA e pode ser disparada por sinais hormonais ou por níveis elevados do citrato, que age como substância regulatória. A concentração sanguínea de glicose também age como regulador sensível da lipogênese, que é estimulada quando existe um estado hiperglicêmico.

O produto final da catabolização do etanol é o acetil--CoA, que fornece energia através do ciclo TCA de oxidação. As complicações nutricionais do uso abusivo de álcool foram abordadas.

O metabolismo de proteínas será analisado no Capítulo 6, no qual veremos que os aminoácidos, assim como os carboidratos e lipídios, podem fornecer energia através de sua oxidação ou ser metabolicamente convertidos em outras substâncias bioquimicamente importantes. Mais uma vez, é importante lembrar que as vias metabólicas de nutrientes energéticos são ligadas por metabólitos comuns. A gliconeogênese, abordada no Capítulo 3, ilustra essa integração por meio da formação de carboidratos a partir do ambiente de lipídios e de certos aminoácidos. O Capítulo 6 demonstrará como as proteínas podem ser convertidas em gordura através de intermediários comuns. Por exemplo, se o acetil-CoA é o substrato para uma enzima, esta irá convertê-lo independentemente de ele ser originário do metabolismo de carboidratos, lipídios ou proteínas.

Referências

1. Hunter JE, Applewhite TH. Reassessment of transfatty acid availability in the U. S. diet. Am J Clin Nutr. 1991;54:363-9.
2. Berridge M. Inositol triphosphate and calcium signalling. Nature. 1993;361:315-25.
3. Berridge MJ. Inositol triphosphate and diacylglycerol: two intersecting second messengers. Ann Rev Biochem. 1987;56:159-93.
4. Zorzano A, Palacin M, Guma A. Mechanisms regulating glut4 transport expression and glucose transport in skeletal muscle. Acta Physiol Scand. 2005;183:43-58.
5. Mu H, Porsgaard T. The metabolism of structured triacylglycerols. Progress in Lipid Research. 2005;44:430-48.
6. Borensztajn J, Getz GS, Kotlar TJ. Uptake of chylomicron remnants by the liver: further evidence for the modulating role of phospholipids. J Lipid Res. 1988;29:1087-96.
7. Brown MS, Goldstein JL. A receptor-mediated pathway for cholesterol homeostasis. Science. 1986;232:34-47.
8. Ross R. The pathogenesis of atherosclerosis: a prospective for the 90s. Nature. 1993; 362:801-9.
9. Walldius G, Junger I. The apoB/apoA-1 ratio: a strong, new risk factor for cardiovascular disease and a target for lipid-lowering therapy. A review of the evidence. J Int Med. 2006;259:493-519.
10. Beynen AC, Katan MB, Van Zutphen LF. Hypo- and hyperresponders: individual differences in the response of serum cholesterol concentration to changes in diet. Adv Lipid Res. 1987;22:115-71.
11. Mensink RP, Katan MB. Effect of a diet enriched with monounsaturated or polyunsaturated fatty acids on levels of low-density and high-density lipoprotein cholesterol in healthy women and men. N Engl J Med. 1989;321:436-41.
12. Berry EM, Eisenberg S, Haratz D, et al. Effects of diets rich in monounsaturated fatty acids on plasma lipoproteins – The Jerusalem Nutrition Study: High MUFAs vs. high PUFAs. Am J Clin Nutr. 1991;53:899-907.
13. Caggiula A, Mustad V. Effects of dietary fat and fatty acids on coronary artery disease risk and total and lipoprotein cholesterol concentrations: epidemiologic studies. Am J Clin Nutr. 1997;65 (Suppl):1597S-610S.
14. Freese R, Mutanen M. α-linolenic acid and marine long chain n-3 fatty acids diff er only slightly in their effects on hemostatic factors in healthy subjects. Am J Clin Nutr. 1997;66:591-98.
15. Harris W. n-3 fatty acids and serum lipoproteins: human studies. Am J Clin Nutr. 1997;65(Suppl):1645S-54S.
16. Connor WE. Importance of n-3 fatty acids in health and disease. Am J Clin Nutr. 2000;71:171S-75S.
17. Kris-Etherton P, Yu Shaomei. Individual fatty acid effects on plasma lipids and lipoproteins: human studies. Am J Clin Nutr. 1997; 65 (Suppl):1628S-44S.
18. Mensink RP, Katan MB. Effect of dietary *trans* fatty acids on high density and low density lipoprotein cholesterol levels in healthy subjects. N Engl J Med. 1990;323:439-45.
19. Ascherio A, Willett W. Health effects of *trans* fatty acids. Am J Clin Nutr. 1997; 66(Suppl):1006S-10S.
20. Willett W, Stampfer M, Manson J, Colditz G, et al. Intake of *trans* fatty acids and risk of coronary heart disease among women. Lancet. 1993;341:581-5.
21. Shapiro S. Do *trans* fatty acids increase the risk of coronary artery disease? A critique of the epidemiologic evidence. Am J Clin Nutr. 1997;66(Suppl):1011-7.
22. Kris-Etherton P, Dietschy J. Design criteria for studies examining individual fatty acid eff ects on cardiovascular disease risk factors: human and animal studies. Am J Clin Nutr. 1997;65(Suppl): 1590S-96S.

23. Sun Q, Ma J, Campos H, Hankinson S, Manson J, Stampfer M, et al. A prospective study of *trans* fatty acids in erythrocytes and risk of coronary heart disease. Circulation. 2007;115:1858-65.
24. Chisholm A, Mann J, Sutherland W, Duncan A, et al. Effect on lipoprotein profile of replacing butter with margarine in a low fat diet: randomized crossover study with hypercholesterolaemic subjects. BMJ. 1996;312:931-4.
25. Harris E. Lipoprotein (a): a predictor of atherosclerotic disease. Nutr Rev. 1997; 55:61-4.
26. Lehtinen S, Lehtimki T, Sisto T, Salenius J, et al. Apolipoprotein E polymorphism, serum lipids, myocardial infarction and severity of angiographically verifi ed coronary artery disease in men and women. Atherosclerosis. 1995;114:83-91.
27. Song Y, Stampfer M, Lu S. Meta-analysis: apolipoprotein E genotypes and risk for coronary heart disease. Ann Intern Med. 2004;141:137-41.
28. Cobb M, Teitlebaum H, Risch N, Jekel J, Ostfeld A. Influence of dietary fat, apolipoprotein E phenotype, and sex on plasma lipoprotein levels. Circulation. 1992; 86:849-57.
29. Stengard J, Zerba K, Pekkanen J, Ehnholm C, et al. Apolipoprotein E polymorphism predicts death from coronary heart disease in a longitudinal study of elderly Finnish men. Circulation. 1995;91:265-9.
30. Heird W, La Pillonne A. The role of essential fatty acids in development. Annu Rev Nutr. 2005;25:549-71.
31. Towle H, Kaytor E, Shih H. Regulation of the expression of lipogenic enzyme genes by carbohydrate. Annu Rev Nutr. 1997;17:405-33.
32. Hudgins L, Seidman C, Diakun J, Hirsch J. Human fatty acid synthesis is reduced aft er the substitution of dietary starch for sugar. Am J Clin Nutr. 1998; 67:631-9.
33. Himms-Hagan J. Brown adipose thermogenesis: Interdisciplinary studies. Faseb J. 1990;4:2890-8.
34. Alvarez R, DeAndres J, Yubero P, et al. A novel regulatory pathway of brown fat thermogenesis: retinoic acid is a transcriptional activator of the mitochondrial uncoupling protein. J Biol Chem. 1995;270:5666-73.
35. Aggarwal AM, Camilleri M, Phillips SF, Schlagheck TG, et al. Olestra, a nondigestible, nonadsorbable fat. Effects on gastrointestinal and colonic transit. Dig Dis Sci. 1993;38:1009-14.
36. Bergholz CM. Safety evaluation of olestra, a nonabsorbed, fatlike fat replacement. Crit Rev Food Sci Nutr. 1992;32:141-6.
37. Cotton J, Weststrate J, Blundell J. Replacement of dietary fat with sucrose polyester: effects on energy intake and appetite control in non-obese males. Am J Clin Nutr. 1996; 63:891-6.
38. Guerciolini R. Mode of action of Orlistat. Int J Obes Relat Metab Disord. 1997; 21(Suppl 3):S12-S23.
39. Sjostrom L, Rissaned A, Anderson T. Randomized placebo-controlled trial of orlistat for weight loss and prevention of weight regain in obese patients. Lancet. 1998; 352:167-72.
40. Frezza M, Padova C di, Pozzato G, Terpin M, Baraona E, Lieber C. High blood alcohol levels in women. The role of decreased alcohol dehydrogenase activity and first pass metabolism. N Engl J Med. 1990;322:95-9.
41. Thomasson R. Gender differences in alcohol metabolism: physiological responses to ethanol. Recent Dev Alcohol. 1995;12:163-79.
42. US Bureau of the Census: Statistical Abstract of the United States, 1975. Washington, DC: US Government Printing Office; 1975.
43. Mendenhall C, Weesner R. Alcoholism. In: Kaplan LA, Pesce AJ, editors. Clinical chemistry: theory, analysis, correlation. 3rd ed. St. Louis: Mosby; 1996. p. 682-95.
44. Lieber CS. Biochemical and molecular basis of alcohol-induced injury to liver and other tissues. N Engl J Med. 1988;319:1639-50.
45. Valimaki M, Laitinen K, Ylikahri R, et al. The effect of moderate alcohol intake on serum apolipoprotein A-I-containing lipoproteins and lipoprotein-(a). Metabolism. 1991;40:1168-72.
46. Jackson R, Scragg R, Beaglehole R. Alcohol consumption and risk of coronary heart disease. BMJ. 1991;303:211-6.
47. Locher R, Suter P, Vetter W. Ethanol suppresses smooth muscle cell proliferation in the post-prandial state: a new antiatherosclerotic mechanism of ethanol? Am J Clin Nutr. 1998;67:338-41.

Leituras recomendadas

Brown MS, Goldstein JL. A receptor-mediated pathway for cholesterol homeostasis. Science. 1986;232:34-47.

Trata-se de uma excelente revisão sobre a delineação do receptor LDL, seus mecanismos de homeostase do colesterol e as implicações terapêuticas envolvidas.

Budowski P. Ω-3 fatty acids in health and disease. In: Bourne GH, ed. World Review of Nutrition and Dietetics. 1988;57:214-74.

Os aspectos estruturais, as fontes e ações antitrombóticas dos ácidos graxos Ω-3 são exaustivamente revisados juntamente com os eicosanoides e sua multiplicidade de ações fisiológicas.

Sites

www.nal.usda.gov

Site de The National Agriculture Library com *link* para o U.S. Government Food and Nutrition Information Center.

www.amhrt.org

American Heart Association.

www.eatright.org

American Dietetic Association.

PERSPECTIVA

A função dos lipídios e das lipoproteínas na aterogênese

A aterogênese é um processo degenerativo sistêmico que envolve as artérias. Se não for descoberto, o processo torna-se sintomático, como dano vascular e impedimento do fluxo sanguíneo. A enfermidade resultante é a arteriosclerose. Apesar de a doença ser geralmente associada à idade avançada, as lesões começam a se desenvolver muitos anos antes de os sintomas se tornarem evidentes. A camada mais interna da parede arterial, em contato direto com o fluxo sanguíneo, é denominada íntima, a qual consiste de uma camada de células endoteliais que age como uma barreira diante das células provenientes do sangue e de outras substâncias. Abaixo da íntima, encontra-se a média, que consiste em camadas de células de músculos lisos, que formam o componente muscular da parede arterial. Acredita-se que o processo aterogênico comece no endotélio, com o subsequente ou concomitante envolvimento das células dos músculos lisos mediais.

O mecanismo da aterogênese é complexo e não completamente compreendido. Entretanto, dois componentes principais parecem implicados:

- células do sistema imunológico, primariamente monócitos e macrófagos, que são células fagocitantes, e os linfócitos T;
- lipídios e lipoproteínas, sendo a LDL a mais importante, oxidados ou de outro modo modificados.

Esses componentes funcionam juntos no processo da doença.

Durante um bom tempo, acreditou-se que um alto nível de colesterol circulante fosse um fator de risco importante para a doença cardiovascular. Entretanto, recentemente evidências experimentais consistentes implicaram a LDL mais especificamente como o principal contribuinte para o processo. A LDL é a maior transportadora de colesterol no soro. A concentração da LDL circulante é controlada por dois fatores:

- Taxa de formação a partir da VLDL (ver este capítulo): normalmente, cerca de um terço da VLDL é convertida em LDL, e dois terços são removidos pelo fígado através de receptores apoE.

- Taxa de clearance fracionada: a LDL é removida por receptores de LDL, principalmente (75%) no fígado, mas esse processo também ocorre em outros tecidos. Uma pequena quantidade é removida por endocitose celular, o assim chamado processo varredor.

O início do processo da aterogênese pode dar-se em resposta a alguma forma de dano às células endoteliais. Esse dano poderia ser decorrente de estresse mecânico, tal como a hipertensão ou um alto nível de LDL oxidada, sabidamente tóxica às células endoteliais. Segue-se uma maior aderência de monócitos e linfócitos T à área afetada, juntamente com uma infiltração de plaquetas. Acredita-se que essas células sejam ativadas como resultado de uma penetração concorrente do endotélio pela LDL. A seguir, relacionamos os eventos mais frequentes, que também estão listados na Tabela 1.

- Fatores de crescimento produzidos pelas plaquetas estimulam a proliferação das células dos músculos lisos na média arterial. As células dos músculos lisos acumulam lipídios que lhe são apresentados na forma de LDL, transformando-as em células esponjosas carregadas de lipídio.

- Monócitos (ou macrófagos) também recolhem as partículas de LDL, tornando-se células esponjosas. Esse recolhimento de LDL na parede arterial é a via *scavenger* de remoção da LDL. Esse processo ocorre independentemente dos receptores de LDL.

- Macrófagos estimulados pelo recolhimento de LDL produzem fatores de crescimento adicionais e fatores quimiotóxicos (citoquinas) que atraem mais macrófagos ao local, o que cria mais células esponjosas.

A maior parte do lipídio das células esponjosas é composta de colesterol e ésteres de colesterol. À medida que proliferam as células esponjosas, seu conteúdo lipídico acumula-se sob forma de estrias gordurosas. Estas estrias alargam e ocluem em algum grau o lúmen arterial, que pode ser estreitado até um grau onde o fluxo sanguíneo seja comprometido.

A LDL modificada por oxidação contribui mais para a aterogênese do que a LDL nativa. O recolhimento de LDL oxidada pelos macrófagos é muito mais rápido do que o de LDL nativa. De fato, macrófagos cultivados *in vitro* não recolhem a LDL nativa. Além disso, a LDL oxidada tem efeito proliferativo consideravelmente maior nas células dos músculos lisos e é mais tóxica às células endoteliais.[1] Foi proposto que a LDL oxidada possa ter um papel central na aterogênese de pelo menos três maneiras adicionais:[2]

- Atua como quimioatrativo para a entrada dos monócitos provenientes do sangue no espaço subendotelial.

- Causa a transformação de monócitos em macrófagos.

- É uma armadilha para os macrófagos nos espaços endoteliais pela inibição de sua mobilidade.

O poder oxidante nas células envolvidas não foi identificado, mas íons de metais, como Cu^{2+} e Fe^{3+}, radicais superóxidos e componentes contendo heme foram sugeridos. A oxidação resulta em peroxidação de ligações duplas da partícula de LDL no meio lipídico. O colesterol e os ésteres de colesterol podem ser convertidos em 7-cetoderivativos, e ácidos graxos insaturados são oxidativamente fragmentados em aldeídos de cadeia mais curta. A toxicidade do 7-cetocolesterol é considerada indutora de apoptose nas células dos músculos lisos, um processo associado com a produção de espécies oxidantes que podem contribuir com uma futura peroxidação de lipídios.[3] Foi sugerido que os aldeídos de cadeia mais curta resultantes da peroxidação dos ácidos graxos insaturados possam ligar-se de modo covalente ao componente apoproteína B-100 da partícula através da lisina das cadeias laterais. Na sua forma quimicamente modificada, mas não na sua forma inalterada, a proteína é reconhecida por receptores das células de limpeza como macrófagos. Assim, o recolhimento de LDL e a consequente produção de células esponjosas são acelerados.[2]

Um resumo sobre aspectos relacionados à arteriosclerose publicado em 2002 fornece uma visão esclarecedora e bem ilustrada do entendimento atual do desenvolvimento da doença.[4] A evidência da participação da LDL oxidada no processo aterogênico é certamente convincente. Apesar de o benefício da suplementação em antioxidantes, como a vitamina E, para refrear o processo e, portanto, reduzir o risco de doença cardiovascular ainda não ter sido esclarecido de forma definitiva, parece razoável adotá-la. O papel da intervenção na dieta para reduzir a LDL oxidada e seus efeitos aterogênicos foi revisado.[5]

Referências

1. Augé N, Pieraggi MT, Thiers JC, Nègre-Salvayre A, et al. Proliferative and cytotoxic effects of mildly oxidized low-density lipoproteins on vascular smooth-muscle cells. Biochem J. 1995;309:1015-20.

Tabela 1 – Eventos propostos no processo de aterogênese

Evento
1 A lipoproteína de baixa densidade (LDL) nativa penetra na íntima arterial.
2 Na íntima, o ácido graxo poli-insaturado esterificado em colesterol é oxidado em LDL.
3 A LDL oxidada atrai macrófagos.
4 Os macrófagos tornam-se células esponjosas repletas de lipídios.
5 A LDL oxidada é citotóxica em relação às células endoteliais, o que cria um dano que atrai as plaquetas.
6 As plaquetas produzem o fator de crescimento, que estimula a proliferação de células dos músculos lisos da íntima.
7 As células dos músculos lisos recolhem a LDL oxidada por endocitose e tornam-se esponjosas.
8 Os macrófagos, ativados pela fagocitose da LDL oxidada, produzem suas quimiotoxinas, que atraem macrófagos adicionais, perpetuando o processo.
9 Eventualmente, a proliferação das células esponjosas e das células de músculos lisos formam uma placa que se alarga o bastante para estreitar o lúmen arterial, o que restringe o fluxo sanguíneo.

2. Steinberg D, Parthasarathy S, Carew T, Khoo J, Witztum J. Beyond cholesterol: modifications of low density lipoprotein thar increase its atherogenicity. N England J Med. 1989;320:915-24.

3. Nishio E, Arimura S, Watanabe Y. Oxidized LDL induces apoptosis in cultured smooth muscle cells: a possible role for 7-ketocholesterol. Biochem Biophys Res Commun. 1996;223:413-8.

4. Libby P. Atherosclerosis. the new view. Sci Amer. 2002;286:47-55.

5. Reaven P, Witztum J. Oxidized low density lipoproteins in atherogenesis: role of dietary intervention. Annu Rev Nutr. 1996;16:51-71.

Sites

www.cspinet.org
 Center for Science in the Public Interest

www.amhrt.org
 American Heart Association

6

Proteínas

Categorias funcionais
Catalisadores
Mensageiros
Elementos estruturais
Imunoprotetores
Transportadores
Tampões
Balanceadores de fluidos
Outras funções
Estrutura e organização das proteínas
Estrutura primária
Estrutura secundária
Estrutura terciária
Estrutura quaternária
Classificação dos aminoácidos
Estrutura
Carga elétrica líquida
Polaridade
Essencialidade
Fontes de proteína
Digestão e absorção
Digestão de proteínas
Absorção de aminoácidos e peptídeos pela membrana da borda estriada intestinal
Transporte de aminoácidos pela membrana intestinal basolateral
Uso de aminoácidos pelas células intestinais
Absorção de aminoácidos em tecidos extraintestinais
Metabolismo de aminoácidos
Síntese de proteínas do plasma, compostos não proteicos contendo nitrogênio e bases de purina e pirimidina
Visão geral da síntese de proteínas
Visão geral do catabolismo de aminoácidos
Catabolismo hepático e uso dos aminoácidos aromáticos
Catabolismo hepático e uso dos aminoácidos que contêm enxofre (S)
Catabolismo hepático e uso dos aminoácidos de cadeia ramificada
Catabolismo hepático e uso de outros aminoácidos
Aminoácidos não recolhidos pelo fígado: aminoácidos do plasma e *pool*(s) de aminoácidos
Fluxo interórgãos de aminoácidos e metabolismo por órgão específico
Glutamina, fígado, rins e intestino
Alanina, fígado e músculos
Músculos esqueléticos
Rins
Cérebro e tecidos acessórios
Turnover de proteínas: síntese e catabolismo das proteínas nos tecidos
Sistemas de degradação celular das proteínas
Mudanças na massa corporal por causa da idade
Qualidade proteica e ingestão de proteínas
Avaliação da qualidade de proteínas
Informação sobre proteínas em rótulos de alimentos
Ingestão recomendada de proteínas e aminoácidos
Deficiência de proteínas/má nutrição
PERSPECTIVA
Turnover de proteínas: fome comparada com estresse

É apropriado dizer que a palavra grega escolhida como nome para esse nutriente é *proteos*, que significa "principal" ou "aquele que chegou primeiro". Proteínas são encontradas por todo corpo, e 40% delas localizam-se nos músculos esqueléticos, mais de 25% em órgãos e o restante principalmente na pele e no sangue. Proteínas são nutrientes em função de seus constituintes aminoácidos, que o corpo requer para a síntese de sua própria variedade de proteínas e moléculas contendo nitrogênio, que tornam a vida possível. Cada proteína do corpo é única em suas características e tem uma sequência padronizada de aminoácidos em sua estrutura.

Esta revisão enfoca os papéis funcionais de várias proteínas do corpo e investiga como elas são digeridas e como os aminoácidos são absorvidos e subsequentemente metabolizados. As necessidades proteicas associadas à síntese e ao catabolismo nos tecidos são abordadas neste capítulo, bem como as mudanças nas proteínas do corpo com a idade. Por fim, o capítulo revê as recomendações para ingestão de proteínas, sua qualidade e os efeitos de sua deficiência.

Categorias funcionais

A arquitetura molecular e a atividade das células vivas dependem em larga escala das proteínas, que correspondem a mais da metade do conteúdo sólido das células e apresentam uma grande variedade de tamanhos, formatos e propriedades físicas. O papel fisiológico das proteínas também varia bastante, e, por causa dessa variedade, classificá-las segundo suas funções pode ajudar no estudo do metabolismo humano. Esse tipo de classificação demonstra que o corpo depende do funcionamento adequado das proteínas e fornece uma base para compreender o significado da estrutura delas.

CATALISADORES

Enzimas são moléculas de proteínas (geralmente designadas pelo sufixo –*ase*) que agem como catalisadores: elas modificam a taxa de reações que ocorrem no corpo. As enzimas são encontradas tanto intra como extracelularmente, como no caso do sangue. Elas são frequentemente classificadas de acordo com o tipo de reações que catalisam. Por exemplo:

- hidrolases quebram compostos;
- isomerases transferem átomos dentro de uma mesma molécula;
- ligases (sintases) unem compostos;

- oxirredutases transferem elétrons;
- transferases movem grupos funcionais.

Necessárias à vida, as enzimas são construídas de tal modo que possam combinar-se seletivamente a outras moléculas (chamadas substratos) nas células. O sítio ativo da enzima (uma pequena região geralmente na fenda da enzima) é onde ela se une ao substrato e um produto é gerado. Algumas enzimas, contudo, requerem um cofator ou coenzima para promover a reação. Minerais como o zinco, o ferro e o cobre funcionam como cofatores para algumas enzimas. *Metaloproteínas* é o nome tipicamente usado para proteínas nas quais os minerais são integrados. Algumas metaloproteínas, mas não todas, têm atividade enzimática. Vitaminas do complexo B servem como coenzimas para muitas enzimas. *Flavoproteínas* é o termo geralmente usado para proteínas enzimas ligadas a flavina mononucleotídeo (FMN) ou flavina adenina dinucleotídeo (FAD), formato coenzimático da vitamina do complexo B riboflavina. Muitos processos fisiológicos humanos requerem enzimas para promover transformações bioquímicas que poderiam ocorrer de outro modo. Alguns exemplos de processos fisiológicos que dependem de funcionamento enzimático são: digestão, produção de energia, coagulação sanguínea, excitação e contração do tecido neuromuscular.

Mensageiros

Algumas proteínas são hormônios. Os **hormônios** agem como mensageiros químicos e são sintetizados e secretados pelo tecido endócrino (glândulas) e transportados no sangue a tecidos-alvo ou órgãos, onde se ligam a receptores de proteínas. Geralmente regulam processos metabólicos, como a síntese de enzimas ou a atividade enzimática.

Apesar de alguns hormônios serem derivados do colesterol e classificados como hormônios esteroides, outros derivam de um ou mais aminoácidos. O aminoácido tirosina, por exemplo, é usado com o mineral iodo para síntetese do hormônio tireoidiano. A tirosina é também usada para sintetizar as catecolaminas, como a dopamina, norepinefrina e epinefrina. O hormônio melatonina é derivado, no cérebro, do aminoácido triptofano. Outros hormônios são fabricados a partir de uma ou mais cadeias de polipeptídeos. A insulina, por exemplo, é composta de duas cadeias de polipeptídeos ligadas por uma ponte dissulfídica. O glucagon, o hormônio paratireoidiano e a calcitonina são compostos, cada um, de uma única cadeia de polipeptídeos. Muitos outros hormônios peptídeos, como o adrenocorticotrópico (ACTH), o somatotrópico (hormônio do crescimento) e a vasopressina (também conhecida como hormônio antidiurético, ADH), têm papéis importantes no metabolismo e na nutrição humana. Esses hormônios são abordados ao longo do capítulo e do livro.

Elementos estruturais

Várias proteínas têm papéis estruturais no corpo. Algumas delas incluem:

- proteínas contráteis;
- proteínas fibrosas;
- proteínas globulares.

As duas principais proteínas contráteis, a actina e a miosina, são encontradas nos músculos cardíaco, esquelético e liso. Os músculos esqueléticos são encontrados por todo corpo e estão sob controle voluntário. A contração é induzida pelo cálcio e envolve não apenas a actina e a miosina, mas também a troponina e a tropomiosina. Os músculos lisos são encontrados em vários tecidos, como os vasos sanguíneos, os pulmões, o útero e o trato gastrintestinal. Os músculos lisos estão sob controle involuntário e se contraem em resposta a uma fosforilação induzida por cálcio da proteína estrutural miosina.

Proteínas fibrosas, que tendem a se apresentar de modo linear quanto ao formato, incluem o colágeno, a elastina e a queratina, e são encontradas em ossos, dentes, pele, tendões, cartilagens, vasos sanguíneos, cabelo e unhas. O colágeno é um grupo de proteínas muito estudado. É feito de cadeias de três polipeptídeos (tropocolágeno) que são cruzadas para oferecer força. Essas cadeias, em vez de formarem estruturas secundárias específicas (α-hélices ou folhas β, também conhecida como estrutura β ou folha pregueada, que serão discutidas na seção sobre estruturas de proteínas), formam um arranjo helicoidal. A composição de aminoácidos das cadeias é rica nos aminoácidos glicina e prolina. Além disso, o colágeno contém dois aminoácidos hidroxilados – hidroxilisina e hidroxiprolina – que não são encontrados em outras proteínas. Os polipeptídeos colágenos também são unidos a cadeias de carboidratos e, portanto, considerados glicoproteínas.

Outras proteínas estruturais como a elastina são associadas aos proteoglicanos. Tanto as glicoproteínas como os proteoglicanos são proteínas conjugadas e serão abordadas mais adiante, na seção "Outras funções".

Proteínas globulares são assim chamadas por causa de seu formato esférico. Apesar de variar em certo grau, dependendo da proteína específica, as proteínas globulares geralmente contêm múltiplas α-hélices e folhas β (ver seção "Estrutura e organização das proteínas"). Alguns exemplos de proteínas globulares incluem a mioglobina, a calmodulina e várias outras enzimas.

Imunoprotetores

A imunoproteção é atribuída ao corpo em parte por um grupo de proteínas chamadas **imunoproteínas**, também denominadas imunoglobulinas (Ig) ou anticorpos (Ac).

Essas imunoproteínas que se dividem em cinco categorias (IgG, IgA, IgM, IgE e IgD) são proteínas de formato Y feitas de quatro cadeias de polipeptídeos (duas pequenas cadeias chamadas cadeias leves [L] e duas cadeias grandes denominadas cadeias pesadas [H]). As imunoglobulinas são produzidas nas células do plasma a partir dos β-linfócitos, um tipo de célula branca do sangue. Funcionam ligando-se a antígenos e desativando-os. Antígenos consistem tipicamente em organismos estranhos, tais como bactérias ou vírus que adentraram o corpo. Ligando-se aos antígenos, as imunoglobulinas formam complexos imunoproteínas-antígenos que podem ser reconhecidos e destruídos através de reações tanto com proteínas complementos como com citocinas. As proteínas complemento (aproximadamente 20) são produzidas principalmente no fígado e circulam no sangue e no fluido extracelular. As citocinas são produzidas nas células brancas do sangue como células T (CD4) e macrófagos. Além disso, as células brancas, como os macrófagos e neutrófilos, também destroem antígenos por meio do processo de fagocitose.

Transportadores

As proteínas transportadoras são um grupo diverso de proteínas que se combinam a outras substâncias (especialmente vitaminas e minerais, mas também outros nutrientes) para oferecer um meio de transportar essas substâncias no sangue, dentro, fora ou entre as células. As proteínas transportadoras das membranas das células, por exemplo, carregam e, com isso, regulam o fluxo de nutrientes para dentro e para fora delas. Existem vários tipos de transportadores nas membranas das células. Alguns transportadores (chamados uniportadores) carregam apenas uma substância através das membranas das células. Outros transportadores (chamados simportadores) carregam mais de uma substância. Por exemplo, muitos aminoácidos transportadores na membrana da borda estriada das células intestinais funcionam como uniportadores ou simportadores. Os antiportadores, outro tipo de proteína transportadora da membrana celular, funcionam substituindo uma substância por outra. Por exemplo, a bomba Na^+, K^+-ATPase transporta três íons sódio para fora da célula em troca de dois íons potássio que entram na célula. As proteínas das membranas celulares carregam outras substâncias, além dos aminoácidos. Por exemplo, a proteína hCtr transporta cobre para dentro das células intestinais. As proteínas transportadoras também são encontradas no sangue. A proteína hemoglobina encontrada nas células vermelhas do sangue transporta oxigênio e dióxido de carbono. A seguir, apresentamos outras proteínas transportadoras encontradas no sangue que são de particular importância:

- Albumina: transporta uma variedade de nutrientes tais como cálcio, zinco e vitamina B_6.
- Transtirretina (também chamada prealbumina): forma um complexo com outra proteína, proteína ligante de retinol, para transportar retinol (vitamina A).
- Transferrina: proteína transportadora de ferro.
- Ceruloplasmina: proteína transportadora de cobre.
- Lipoproteínas: transportam lipídios no sangue.

A porção central de colesterol e triglicerídios das lipoproteínas é envolta por uma "capa" de fosfolipídios e proteínas. As proteínas das lipoproteínas são, na verdade, um grupo de cerca de dez apoproteínas que permitem que o lipídio seja transportado no sangue e auxiliam, de modo direto, as lipoproteínas a atingir as células, onde são usadas pelos tecidos do corpo.

Tampões

As proteínas, em razão de seus aminoácidos constituintes, podem servir como tampões no corpo e assim ajudar na regulação do balanço ácido-base. Um **tampão** é um composto que melhora uma modificação no pH que, de outro modo, ocorreria em resposta à adição de bases ou ácidos a uma solução. O pH do sangue e de outros tecidos do corpo deve ser mantido em um patamar apropriado. O pH do sangue varia de 7,35 a 7,45, enquanto os níveis do pH celular são frequentemente mais ácidos. Por exemplo, o pH das células vermelhas do sangue é de cerca de 7,2, e o das células musculares, de 6,9. A concentração de H^+ entre as células é tamponada tanto pelo sistema fosfato como pelos aminoácidos das proteínas. A proteína hemoglobina funciona como tampão nas células vermelhas do sangue. No plasma e fluido extracelular, os sistemas das proteínas e do bicarbonato funcionam como tampões. Os aminoácidos atuam como ácidos ou bases em soluções aquosas como as do corpo, produzindo ou aceitando íons de hidrogênio, contribuindo, portanto, para a capacidade tampão das proteínas no corpo. A habilidade tampão das proteínas pode ser representada pela reação H^+ + proteína $\leftrightarrow$ Hproteína.

Balanceadores de fluidos

Além do balanço ácido-base, as proteínas (além de outros fatores) influenciam o balanço dos fluidos. A presença de proteínas no sangue e nas células ajuda a manter o balanço dos fluidos ou, dito de outro modo, ajuda a atrair água e contribui para a pressão osmótica. Perdas ou concentrações reduzidas de proteínas, como albumina, no plasma sanguíneo resultam na diminuição da pressão osmótica do plasma. Quando as concentrações de proteínas no sangue são menores que o normal, os fluidos "vazam" para fora do sangue e adentram os espaços intersticiais, causando inchaço (edema). Restaurando a quantidade adequada de proteínas no sangue (por exemplo, por infusão intravenosa de albumina), promove-se a difusão de água do espaço intersticial de volta ao sangue.

Outras funções

As proteínas têm outras funções adicionais. Por exemplo, nas membranas celulares, funcionam na adesão celular, e outras servem para transmitir sinais para dentro e para fora da célula. Também servem como receptores em membranas celulares. Podem ter funções de armazenamento. Por exemplo, alguns minerais como cobre, ferro e zinco são armazenados nos tecidos do corpo ligados a proteínas; estas são frequentemente chamadas metaloproteínas.

Muitas proteínas do corpo são conhecidas como proteínas conjugadas, que se juntam a componentes não proteicos. Essas proteínas conjugadas têm diversos papéis no corpo. As glicoproteínas, um tipo de proteína conjugada, representam um grupo enorme de proteínas com múltiplas funções. Por exemplo, o muco, que é encontrado nas secreções do corpo, é rico em glicoproteínas. O muco lubrifica e protege as células epiteliais do corpo. As glicoproteínas exercem papéis estruturais nos tecidos conectivos, como colágeno e elastina, e na matriz óssea. Alguns hormônios do corpo, como a tirotropina, são glicoproteínas. Assim, muitas proteínas do sangue (como a transtirretina), necessárias para manter o balanço dos fluidos e o balanço ácido-base, são glicoproteínas. As **glicoproteínas** são compostas de uma proteína ligada de modo covalente a um componente carboidrato. O carboidrato em glicoproteínas geralmente inclui cadeias curtas de glicose, galactose, manose, fucose, N-acetil glucosamina, N-acetilgalactosamina e ácido acetil neuramínico (siálico) no final da cadeia de oligossacarídeos. A porção carboidrato pode chegar a representar 85% do peso da glicoproteína. O componente carboidrato é tipicamente produzido através de uma ligação N-glicosídica com um grupo amina da cadeia lateral da asparagina ou através de uma ligação O-glicosídica com o grupo hidróxi no lado da cadeia onde se encontra a serina ou treonina. Outro grupo de proteínas com múltiplos papéis no corpo são os proteoglicanos, que são macromoléculas com proteínas covalentemente conjugadas por ligações O-glicosídicas ou N-glicosilamina ao glicosaminoglicanos (anteriormente chamados mucopolissacarídeos). Os glicosaminoglicanos consistem em cadeias longas de dissacarídeos repetidos e representam 95% do peso do proteoglicano. Os proteoglicanos formam, em parte, a matriz extracelular (substância básica) que envolve vários tecidos ou células de mamíferos, tais como pele, ossos e cartilagens. Exemplos de proteoglicanos incluem: ácido hialurônico, sulfato de condroitina, sulfato de queratina, sulfato de dermatina e sulfato de heparina.

Estrutura e organização das proteínas

A função de uma proteína é determinada por sua estrutura e organização básicas. As estruturas primárias, secundárias e terciárias das proteínas ilustram três níveis estratégicos de organização. Algumas proteínas têm um quarto nível adicional de organização: a estrutura quaternária.

Estrutura primária

A estrutura primária de uma proteína é a sequência de fortes ligações covalentes entre os aminoácidos que ocorrem à medida que a cadeia polipeptídica é sintetizada nos ribossomos. A estrutura primária de uma proteína é mostrada na **Figura 6.1**. Os numerosos aminoácidos que formam o polipeptídeo são selados em sequência e representam a estrutura primária. A cadeia lateral de um aminoácido difere da de outro aminoácido, o que torna cada aminoácido diferente. As espinhas dorsais dos polipeptídeos não diferem entre as cadeias polipeptídicas.

As cadeias laterais de aminoácidos da cadeia (ou cadeias) polipeptídicas que formam a molécula total de proteína são responsáveis pelas diferenças entre as proteínas. Mais ainda, a cadeia lateral afeta a maneira como uma proteína se enrola e se dobra sobre si mesma, ajudando a determinar a forma final (estrutura) da molécula de proteína.

Estrutura secundária

A estrutura secundária de uma proteína é alcançada através de ligações mais frágeis (como as de hidrogênio) do que as que caracterizam a estrutura primária. Ligações de hidrogênio (H) são atrações elétricas fracas, que podem ocorrer entre átomos de hidrogênio e átomos de carga negativa, como os de oxigênio e nitrogênio. Ligações fracas repetidas entre aminoácidos vizinhos respondem por esse segundo nível de organização das proteínas.

Um tipo de estrutura secundária das proteínas é a α-hélice, um formato cilíndrico caracterizado por um enrolamento da cadeia de polipeptídeo sobre si mesma, com interações ocorrendo a cada quatro ligações peptídicas (**Figura 6.2a**). A cadeia lateral de aminoácidos na estrutura α-hélice se estende para fora. Graus variados da α-hélice aparecem em proteínas amplamente diferentes, dependendo de sua função. Nos locais onde ocorre, a α-hélice confere certa rigidez a essa porção da molécula.

Um outro tipo de estrutura secundária das proteínas é a β-conformação ou folhas β. Nessa estrutura, a cadeia de polipeptídeos é plenamente estendida, com as cadeias laterais estando posicionadas acima ou abaixo. O polipeptídeo esticado pode dobrar-se sobre si mesmo com seus segmentos estando dobrados juntos, como é mostrado na **Figura 6.2b**. Tanto essa estrutura como a α-hélice são relativamente estáveis e fornecem força e rigidez às proteínas.

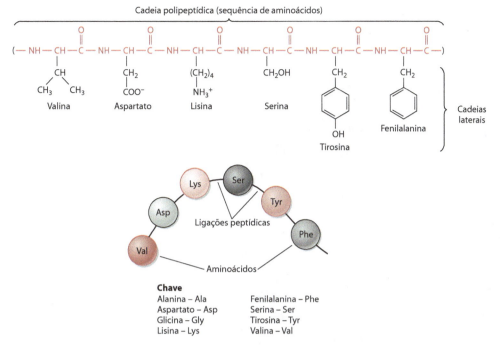

Figura 6.1 Estrutura primária de uma proteína.

Essas duas estruturas secundárias, α-hélice e folhas β, são particularmente abundantes em proteínas com funções estruturais como o colágeno, a elastina e a queratina. O colágeno, por exemplo, é uma hélice tripla composta por três α-cadeias de polipeptídeos longos. Cada uma das cadeias polipeptídicas longas é virada e convalentemente cruzada por dentro e entre as unidades de hélice tripla. A estrutura é forte e parecida com uma haste.

O rolamento aleatório é o terceiro tipo de estrutura secundária (**Figura 6.2c**). Existe uma pequena estabilidade nessa estrutura por causa da presença de certos aminoácidos cujas cadeias laterais interferem umas com as outras.

ESTRUTURA TERCIÁRIA

O terceiro nível de organização das proteínas é a estrutura terciária: trata-se da maneira como a proteína se dobra num espaço tridimensional. A estrutura resulta de interações entre resíduos de aminoácidos ou cadeias laterais localizadas bem próximo ou a consideráveis distâncias lineares umas das outras ao longo da cadeia peptídica. Essas interações podem produzir uma estrutura linear, globular ou esférica, o que dependerá do tipo de interação. A seguir, apresentam-se interações que contribuem para esse terceiro nível de organização:

- agrupamento de aminoácidos hidrofóbicos em direção ao centro da proteína;

- atração eletrostática (também chamada atração iônica) de resíduos de aminoácidos de carga oposta, tais como lisina (+1) e glutamato (−1);

- forte ligação covalente (envolvendo compartilhamento de elétrons) entre resíduos de cisteína, onde os grupos —SH são oxidados para formar pontes dissulfídicas (—S—S—).

Outras atrações mais fracas como a ligação de hidrogênio entre resíduos de aminoácidos também costumam ocorrer ao longo da cadeia. Juntas, essas interações entre os resíduos de aminoácidos determinam o formato geral da proteína e, portanto, sua função particular na célula. A **Figura 6.3** apresenta um modelo de estrutura terciária de uma proteína e algumas interações que criam essa estrutura.

ESTRUTURA QUATERNÁRIA

O nível final de organização das proteínas, a estrutura quaternária, envolve interações entre duas ou mais cadeias polipeptídicas. Proteínas com uma estrutura quaternária são comumente compostas por duas ou quatro cadeias de polipeptídeos, e o conjunto formado é denominado **oligômero**. As cadeias de polipeptídeos que formam o oligômero, frequentemente chamadas de subunidades, são unidas por ligações de hidrogênio e pontes eletrostáticas ou atrações. Proteínas oligoméricas são particularmente importantes na regulação porque as subunidades podem assumir diferentes orientações espaciais com relação umas às outras e, assim, modificar as propriedades do oligômero. A hemoglobina (**Figura 6.4**), um oligômero com quatro subunidades, ilustra essa questão. Cada subunidade da hemoglobina pode unir um átomo de oxigênio. Em vez de atuar de forma indepen-

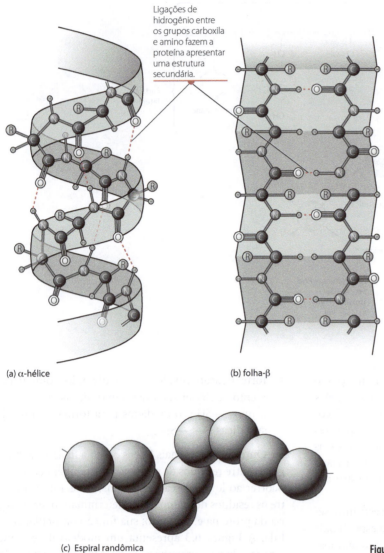

(a) α-hélice   (b) folha-β

(c) Espiral randômica

Figura 6.2 Estrutura secundária das proteínas.

dente, as subunidades cooperam em modificações de conformação, como para aumentar a afinidade da hemoglobina por oxigênio nos pulmões ou sua habilidade em entregar oxigênio nos tecidos periféricos.

Outros oligômeros muito importantes, como as enzimas regulatórias, também sofrem mudanças de conformação ao interagir com moléculas de substratos. Desse modo, aumentam a formação de complexos enzima-substrato quando a concentração do substrato em questão começa a se elevar nas células. Também inibem a formação de complexos quando a concentração do substrato cai a níveis baixos.

Classificação dos aminoácidos

Os aminoácidos podem ser classificados de várias maneiras, de acordo com a estrutura, carga líquida, polari- dade e essencialidade. Esta seção aborda cada uma dessas quatro classificações.

Estrutura

Estruturalmente, todos os aminoácidos têm um carbono central (C), pelo menos um grupo amina (—NH_2), pelo menos um grupo carboxila (ácido) (—COOH) e uma cadeia lateral (grupo R) que torna cada aminoácido único. O aminoácido genérico pode ser representado da seguinte forma:

$$H_2N—CH—COOH$$
$$|$$
$$R$$

Dependendo do pH do ambiente, os grupos amina e carboxila podem aceitar ou doar um H^+, como demonstra a **Figura 6.5**. As características diferenciais das cadeias

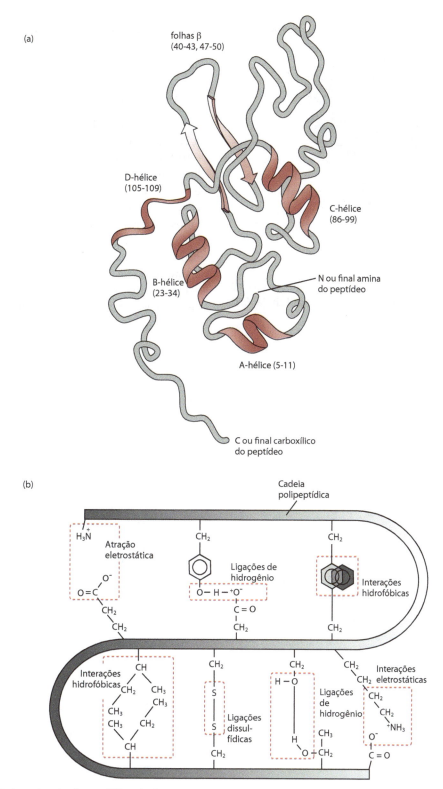

Figura 6.3 (a) Estrutura terciária da proteína α-lactalbumina. (b) Exemplos de interações encontradas em estruturas terciárias.

laterais dos aminoácidos fazem um polipeptídeo delegar sua estrutura a uma proteína e, consequentemente, sua função no corpo. Essas mesmas características diferenciais determinam se certos aminoácidos podem ser sintetizados no corpo ou devem ser ingeridos. Assim, essas características programam os vários aminoácidos para suas vias metabólicas específicas no corpo. As diferenças entre as cadeias laterais dos aminoácidos comumente

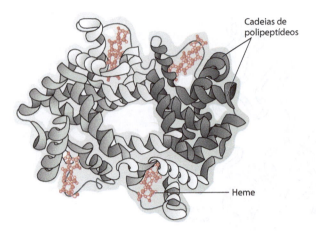

Figura 6.4 Estrutura quaternária da proteína homoglobina.

Essa divisão dos aminoácidos baseada em similaridades estruturais é usada para classificar os aminoácidos. Dividi-los com base na presença ou ausência de carga líquida é outra maneira de classificá-los.

Carga elétrica líquida

Os aminoácidos relacionados nas **tabelas 6.1, 6.2a e 6.2b** e estudados aqui são mostrados com base em suas estruturas, tal como existem em solução aquosa com pH fisiológico, cerca de 6 a 8, do corpo humano. Aminoácidos em soluções aquosas são ionizados. O termo **zwitterion**, ou íon dipolar, aplica-se aos aminoácidos desprovidos de grupos carboxi ou amina em suas cadeias laterais para gerar carga adicional a molécula. Zwitterions não possuem carga elétrica líquida porque suas cadeias laterais não têm carga, e as cargas positiva e negativa provenientes dos grupos amino e carboxi, respectivamente, em sua base estrutural, anulam uma a outra. Aminoáci-

encontrados nas proteínas do corpo são mostradas na classificação estrutural de aminoácidos da **Tabela 6.1**.

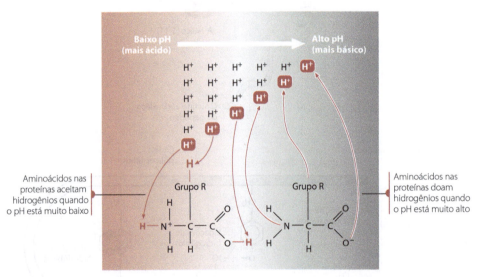

Figura 6.5 O papel dos aminoácidos no balanço do pH.

Tabela 6.1 Classificação estrutural dos aminoácidos

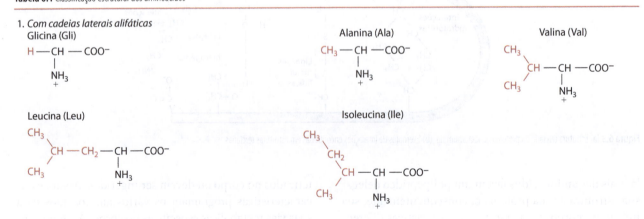

Tabela 6.1 (Continuação)

2. *Com cadeias laterais contendo grupos hidroxílicos (OH)* *
   Serina (Ser)   Treonina (Thr)

3. *Com cadeias laterais contendo átomos de enxofre*
   Cisteína (Cys)   Metionina (Met)

4. *Com cadeias laterais contendo grupos acídicos ou suas amidas*
   Ácido aspártico (Asp)   Ácido glutâmico (Gln)

   Asparagina (Asn)   Glutamina (Glu)

5. *Com cadeias laterais contendo grupos básicos*
   Arginina (Arg)   Lisina (Lys)   Histidina (His)

6. *Com cadeias laterais contendo anel aromático*
   Fenilalanina (Phe)   Tirosina (Tyr)   Triptofano (Trp)

7. *Iminoácidos*
   Prolina (Pro)

8. *Aminoácidos formados pós-translacionalmente*
   Cistina (Cys-S-S-Cys)   Hidroxilisina (Hyl)

   Hidroxiprolina (Hyp)   3-metil-histidina (3-meHis)

*Apesar de conter um grupo hidroxil, a tirosina é classificada como um aminoácido que contém um anel aromático (ver grupo 6).

Tabela 6.2a

Aminoácidos neutros			
Alanina	Glicina	Fenilalanina	Triptofano
Asparagina	Isoleucina	Prolina	Tirosina
Cisteína	Leucina	Serina	Valina
Glutamina	Metionina	Treonina	

dos sem carga líquida não apresentam migração substancial se colocados em um campo elétrico.

$$H_3N^+—CH—COO^-$$
$$|$$
$$R$$

Aminoácidos com cadeias laterais neutras não possuem carga elétrica líquida, como é mostrado na **Tabela 6.2a**.

Dois grupos de aminoácidos (**Tabela 6.2b**) exibem carga líquida. Em função da presença de grupos carboxi nas cadeias laterais, os aminoácidos dicarboxílicos, ácido aspártico e ácido glutâmico exibem uma carga líquida negativa no pH 7; essas formas de aminoácidos são chamadas de aspartato e glutamato. Aminoácidos ou proteínas com grande quantidade de aminoácidos dicarboxílicos ânodos apresentam carga negativa e migrarão na direção do ânodo se forem colocados num campo elétrico. Ao contrário, em função da presença de grupos amina adicionais em suas cadeias laterais, os aminoácidos básicos (lisina, arginina e histidina), também denominados dibásicos, exibem carga de rede positiva em pH 7.

POLARIDADE

A tendência de um aminoácido interagir com água em pH fisiológico – isto é, sua polaridade – representa uma outra maneira de classificar os aminoácidos. A polaridade depende da cadeia lateral ou do grupo R do aminoácido. Aminoácidos são classificados como polares ou apolares, apesar de poderem apresentar níveis de polaridade variados. Tanto os aminoácidos dicarboxílicos (ácido aspártico e ácido glutâmico) quanto os básicos (lisina, arginina e histidina) são polares, isto é, interagem com água. Os aminoácidos neutros interagem com água em diferentes graus e podem ser divididos em categorias polares (neutros ou com carga), apolares e relativamente apolares, como demonstra a **Tabela 6.2c**.

Os aminoácidos polares neutros contêm grupos funcionais em suas cadeias laterais, tais como o grupo hidroxil para a serina e a treonina, o átomo de enxofre para

Tabela 6.2b

Aminoácidos de carga negativa	Aminoácidos de carga positiva
Ácido aspártico	Arginina
Ácido glutâmico	Histidina
	Lisina

Tabela 6.2c

Aminoácidos polares neutros	Aminoácidos polares carregados	Aminoácidos neutros apolares	Aminoácidos relativamente apolares
Asparagina	Arginina	Alanina	Fenilalanina
Cisteína	Lisina	Glicina	Triptofano
Glutamina	Histidina	Isoleucina	Tirosina
Serina	Glutamato	Leucina	
Treonina	Aspartato	Metionina	
		Prolina	
		Valina	

a cisteína e o grupo amina para as asparagina e a glutamina, que podem interagir com água através de ligações de hidrogênio (o ambiente aquoso das células); assim os colocamos na categoria dos polares. Aminoácidos polares carregados também interagem com ambientes aquosos e podem formar pontes salinas ou interagir com eletrólitos e minerais, como potássio, cloreto e fosfato. Assim, aminoácidos polares são encontrados em superfícies de proteínas ou, se forem orientados para o lado interno, muitas vezes funcionam em um ponto de junção da proteína (como no caso de uma enzima). Por sua vez, os aminoácidos apolares listados na terceira coluna da **Tabela 6.2c** contêm cadeias laterais que não interagem com água e são caracterizados como apolares ou hidrofóbicos (com repulsa à água). Os aminoácidos aromáticos são considerados relativamente apolares. A tirosina, por exemplo, por causa da presença de um grupo hidroxila no anel fenil, pode formar ligações de hidrogênio com a água apenas limitadas – daí a expressão "relativamente apolar". Por não interagir com a água, os aminoácidos apolares (e frequentemente os relativamente apolares) são tipicamente encontrados compactados (atraídos por forças van der Waals, por exemplo) e orientados em direção à região central ou para o interior das proteínas.

ESSENCIALIDADE

Enquanto os aminoácidos podem ser classificados por sua estrutura ou por suas propriedades, Rose[1] listou, em 1957, os aminoácidos das proteínas como nutricionalmente essenciais (indispensáveis) ou nutricionalmente não essenciais (dispensáveis). Naquela época, apenas oito aminoácidos – leucina, isoleucina, valina, lisina, triptofano, treonina, metionina e fenilalanina – eram considerados essenciais para humanos adultos. Mais tarde, a histidina foi incluída no grupo dos aminoácidos

Tabela 6.2d

Aminoácidos essenciais		
Fenilalanina	Metionina	Isoleucina
Valina	Triptofano	Leucina
Treonina	Histidina	Lisina

essenciais. Sabe-se que, ao se dar um α-acetoácido ou hidroxiácido de leucina, isoleucina, valina, triptofano, metionina ou fenilalanina (como pode ser feito com pacientes renais), o formato α-ceto ou hidroxiácido desses aminoácidos pode ser transaminado para formar o aminoácido correspondente. Três aminoácidos – lisina, treonina e histidina – não podem levar a transaminação a cabo em nenhuma extensão considerável. Assim, lisina, treonina e histidina são totalmente indispensáveis. A **Tabela 6.2d** mostra os aminoácidos essenciais.

Identificar os aminoácidos estritamente como não essenciais ou essenciais é uma classificação inflexível, que não permite graduações, mesmo em circunstâncias fisiológicas decididamente diferentes ou mutáveis. Novas categorias adicionais, as categorias essenciais e não essenciais, incluem aminoácidos condicionalmente essenciais. Um aminoácido não essencial pode se tornar essencial caso um órgão não funcione adequadamente, como no caso de crianças nascidas prematuramente ou de mau funcionamento de um órgão decorrente de enfermidade. Por exemplo, recém-nascidos prematuros muitas vezes apresentam função de um órgão imaturo e são incapazes de sintetizar muitos aminoácidos não essenciais, como cisteína e prolina. A função de um fígado imaturo ou a má função do fígado em decorrência de cirrose, por exemplo, prejudica o metabolismo de fenilalanina e metionina, que ocorre principalmente ali. Consequentemente, os aminoácidos tirosina e cisteína, normalmente sintetizados a partir do catabolismo de fenilalanina e metionina, respectivamente, tornam-se essenciais até que a função normal do órgão se estabeleça. Erros inatos do metabolismo de aminoácidos, resultantes de desordens genéticas, nos quais enzimas-chave do metabolismo de aminoácidos carecem de atividade enzimática suficiente, constituem outra situação em que aminoácidos não essenciais se tornam essenciais. Pessoas com fenilcetonúria clássica (PKU) exibem pouca ou nenhuma atividade da fenilalanina hidroxilase. Essa enzima converte fenilalanina em tirosina. Sem a atividade da hidroxilase, a tirosina não é sintetizada no organismo e deve ser totalmente adquirida por dieta; assim, é indispensável para pessoas nessa condição (com PKU). Em outros erros inatos do metabolismo, aminoácidos como a cisteína se tornam essenciais. Portanto, aminoácidos normalmente não essenciais podem se tornar essenciais sob determinadas condições. Os aminoácidos condicionalmente essenciais estão relacionados na **Tabela 6.2e** ao lado de seus precursores usuais.

Tabela 6.2e Aminoácidos condicionalmente essenciais e seus precursores

Aminoácido	Precursor(es)
Tirosina	Fenilalanina
Cisteína	Metionina, serina
Prolina	Glutamato
Arginina	Glutamina ou glutamato, aspartato
Glutamina	Glutamato, amônia

Fontes de proteína

Proteínas exógenas servem, após ingestão, como fontes de aminoácidos essenciais e são fontes primárias de nitrogênio adicional necessário para sintetizar aminoácidos não essenciais e compostos contendo nitrogênio. Fontes de proteínas por dieta ou exógenas incluem:

- produtos animais como carne, aves, peixe e laticínios (com exceção de manteiga, nata e *cream cheese*);
- produtos vegetais, legumes, grãos e derivados.

A qualidade das proteínas é discutida no final deste capítulo.

Proteínas endógenas apresentadas ao trato digestório representam outra fonte de aminoácidos e nitrogênio, e se misturam às fontes exógenas de nitrogênio. Proteínas endógenas incluem:

- células mucosais descamadas que geram cerca de 50 g de proteína por dia;
- enzimas digestivas e glicoproteínas que geram cerca de 17 g de proteína por dia.[2]

As enzimas digestivas e glicoproteínas derivam de secreções digestórias das glândulas salivares, do estômago, intestino, trato biliar e pâncreas. A maioria dessas proteínas endógenas, que perfazem um total de 70 g ou mais por dia, é digerida e fornece aminoácidos disponíveis para absorção. A digestão de proteínas e a absorção de aminoácidos são cruciais para uma boa nutrição de proteínas.

Digestão e absorção

Esta seção enfoca primeiro a digestão de proteínas no trato digestório e, a seguir, revê a absorção: os mecanismos pelos quais os produtos finais da digestão de proteínas são transportados através da membrana da borda estriada (também chamada apical) da célula intestinal. Os aminoácidos devem atravessar a membrana basolateral (também chamada serosa) e deixar a célula intestinal para que possam ter acesso ao sangue e ser carregados até os tecidos. Por isso, o sistema de transporte que transporta os aminoácidos através da membrana basolateral e das membranas de outros tecidos extraintestinais é apresentado nesta seção. Por fim, pelo fato de que nem todos os aminoácidos que entram nas células intestinais chegam ao sangue, a seção aborda o emprego de aminoácidos pelas próprias células intestinais.

Digestão de proteínas

A digestão de macronutrientes foi, em termos gerais, abordada no Capítulo 2. Este capítulo trata somente da digestão de proteínas nos órgãos do sistema digestório (**Figura 6.6** e **Tabela 6.3**) e enfoca algumas das mais importantes enzimas responsáveis pela digestão de proteínas.

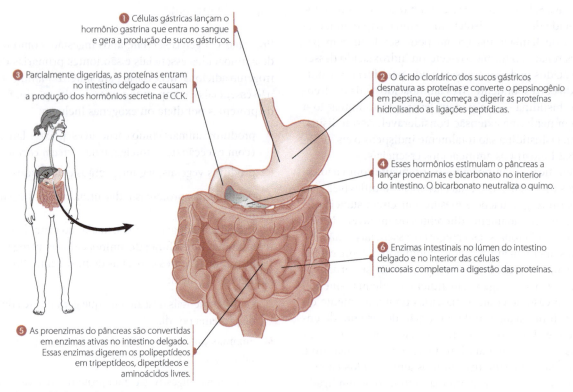

Figura 6.6 Visão geral da digestão de proteínas.

Boca e esôfago

Não ocorre digestão significativa de proteínas na boca ou no esôfago.

Estômago

A digestão de proteínas exógenas começa no estômago, com ação do ácido clorídrico (HCl) no suco gástrico (com pH aproximado de 1-2). A produção de ácido clorídrico pelas células gástricas parietais (também chamadas oxínticas) é estimulada por uma variedade de compostos, incluindo o hormônio gastrina, o neuropeptídeo produtor de gastrina peptídeo (GRP), o neurotransmissor acetilcolina e a amina histamina. O ácido clorídrico desnatura (quebra) as estruturas quaternária, terciária e secundária da proteína e inicia a ativação do pepsinogênio em pepsina, que é secretada pelas principais células gástricas. Desnaturantes como o ácido clorídrico quebram as ligações de hidrogênio e as eletrostáticas para desdobrar ou desenrolar a proteína, entretanto as ligações peptídicas não são afetadas pelo ácido clorídrico. Uma vez formada, a pepsina é catalítica em relação ao pepsinogênio, assim como outras proteínas.

$$\text{Pepsinogênio} \xrightarrow{\text{HCl}} \text{Pepsina}$$

Tabela 6.3 Algumas enzimas responsáveis pela digestão de proteínas

Zimogênio	Enzima ou ativador	Enzima	Local da atividade	Substrato (ligações peptídicas adjacentes a)
Pepsinogênio	HCl ou pepsina →	Pepsina	Estômago	A maioria dos aminoácidos, incluindo aromáticos, dicarboxílicos, leu, met
Tripsinogênio	Enteropeptidase → ou tripsina	Tripsina	Intestino	Aminoácidos básicos
Quimotripsinogênio	Tripsina → Tripsina	Quimotripsina	Intestino	Aminoácidos aromáticos, met, asn, his
Procarboxipeptidases	→	Carboxipeptidases	Intestino	
		A		Aminoácidos neutros terminados em C
		B		Aminoácidos básicos terminados em C
		Aminopeptidases	Intestino	Aminoácidos terminados em N

A pepsina funciona como uma endopeptidase em um pH <~3,5 para hidrolisar ligações peptídicas adjacentes ao final carboxil de uma variedade relativamente grande de aminoácidos (isto é, a pepsina tem uma especificidade baixa), incluindo leucina; metionina; aminoácidos aromáticos como fenilalanina, tirosina e triptofano; e os aminoácidos dicarboxílicos glutamato e aspartato. Os produtos finais da digestão gástrica das proteínas com pepsina incluem principalmente grandes polipeptídeos, além de alguns oligopeptídeos e aminoácidos livres. Esses produtos finais são esvaziados num quimo ácido através do esfíncter pilórico para dentro do duodeno (a parte proximal ou superior do intestino delgado) para posterior digestão.

Intestino delgado

Os produtos finais do quimo ácido enviados para dentro do duodeno estimulam em seguida a produção de hormônios e peptídeos regulatórios, tais como a secretina e o colecistocinina (CCK), por parte das células endócrinas mucosas. A secretina e a CCK são levadas pelo sangue ao pâncreas, onde as células acinares são estimuladas a secretar o suco pancreático alcalino, que contém bicarbonato, eletrólitos, água e proenzimas digestórias, também chamadas zimogênios. Além do suco pancreático, as glândulas de Brunner do intestino delgado produzem secreções ricas em muco.

As proenzimas digestórias ou zimogênios secretadas pelo pâncreas e responsáveis pela digestão de proteínas e polipeptídeos são:

- tripsinogênio;
- quimotripsinogênio;
- procarboxipeptidases A e B;
- proelastase;
- colagenase.

Dentro do intestino delgado, esses zimogênios inativos devem ser quimicamente alterados para serem convertidos em suas respectivas enzimas ativas capazes de hidrolisar o substraito. As seguintes reações ocorrem no intestino delgado para ativar os zimôgenios:

$$\text{Tripsinogênio} \xrightarrow{\text{Enteropeptidase}} \text{Tripsina}$$

A enteropeptidase (uma endopeptidase anteriormente conhecida como enteroquinase) é secretada a partir da borda estriada intestinal em resposta à CCK e secretina. Uma vez formada, a tripsina pode agir sobre outro tripsinogênio e uma quimotripsina para produzir enzimas proteolíticas ativas.

$$\text{Tripsinogênio} \xrightarrow{\text{Tripsina}} \text{Tipsina}$$

$$\text{Quimiotripsionogênio} \xrightarrow{\text{Tripsina}} \text{Quimotripsina}$$

A tripsina e a quimotripsina são ambas endopeptidases. A tripsina é específica para ligações peptídicas adjacentes a aminoácidos básicos (lisina e arginina). O excesso de tripsina livre gerada pelo tripsinogênio também atua por *feedback* negativo, inibindo a síntese de tripsinogênio por parte das células pancreáticas, regulando portanto a secreção pancreática de zimogênio.[2] A quimotripsina é específica para ligações peptídicas adjacentes a aminoácidos aromáticos (fenilalanina, tirosina e triptofano) e para ligações peptídicas adjacentes à metionina, asparagina e histidina.

Tanto a elastase, uma endopeptidase derivada da proelastase, como a colagenase hidrolisam polipeptídeos em fragmentos menores, como os oligopeptídeos e tripeptídeos. As procarboxipeptidases são convertidas em carbopeptidases pela tripsina e servem como exopeptidases.

$$\text{Procarboxipeptidases} \xrightarrow{\text{Tripsina}} \text{Carbopeptidases}$$

Essas exopeptidases atacam ligações peptídicas no final carboxil C de polipeptídeos para produzir aminoácidos livres. As carboxipeptidases são enzimas dependentes de zinco e requerem especificamente zinco em seus locais ativos. A carboxipeptidase A hidrolisa peptídeos com aminoácidos aromáticos neutros ou alifáticos neutros, ambos com final C. A carboxipeptidase B quebra aminoácidos básicos a partir do final C, gerando aminoácidos livres como produto final.

Várias peptidases são produzidas pelas membranas de borda estriada do intestino delgado, incluindo o íleo, impedindo que a digestão de peptídeos e a absorção de aminoácidos ocorram no intestino delgado distal. Algumas dessas peptidases incluem:

- Aminopeptidases: variam em especificidade e quebram aminoácidos a partir do final (N) do amino de oligopeptídeos.
- Dipeptidilaminopeptidases: algumas das quais são dependentes de magnésio e hidrolisam o final (N) de aminoácidos dos dipeptídeos.
- Tripeptidases: são específicas para aminoácidos selecionados e hidrolisam tripeptídeos para produzir um dipeptídeo e um aminoácido livre

Alguns tripeptídeos, como a trileucina, sofrem hidrólise na membrana da borda estriada, enquanto outros tripeptídeos, como a triglicina ou a prolina contendo peptídeos, são absorvidos intactos e hidrolisados no interior da célula intestinal. Aminoácidos (um produto final da digestão de proteínas) também foram mostrados como inibidores da atividade das peptidases das membranas da borda estriada (um processo chamado de inibição de produto final).

A digestão de proteínas leva a dois produtos finais principais: os peptídeos, sobretudo os dipeptídeos e tripeptídeos, e os aminoácidos. Para serem usados pelo organismo, esses produtos finais precisam agora ser absorvidos através das membranas da borda estriada das células mucosas epiteliais do intestino (também chamadas enterócitos).

Absorção de aminoácidos e peptídeos pela membrana da borda estriada intestinal

A absorção representa a passagem de uma substância (como um aminoácido ou um peptídeo) do lúmen do sistema digestório, mais frequentemente o intestino, através da membrana da borda estriada da célula intestinal para o interior da célula. Esta seção aborda os mecanismos pelos quais os aminoácidos e peptídeos são absorvidos para o interior das células intestinais.

Transporte de aminoácidos

A absorção de aminoácidos ocorre por todo o intestino delgado, contudo a maioria dos aminoácidos é absorvida no intestino delgado proximal (superior). A absorção de aminoácidos nas células intestinais requer transportadores, entretanto uma absorção paracelular também pode ocorrer. Sistemas de transporte de aminoácidos têm sido tradicionalmente designados por meio de um sistema de nomenclatura que distingue a dependência de sódio de sua independência através de letras maiúsculas no primeiro caso e letras minúsculas no segundo.[3] Entretanto, nem todos os sistemas (como o L, que é independente de sódio) seguem essa regra. Ademais, com a maioria dos sistemas agora clonados, os transportadores de aminoácidos têm sido reclassificados e caracterizados mais detalhadamente. A **Tabela 6.4** relaciona alguns sistemas de transporte responsáveis por carregar aminoácidos através de membrana da estriada ao interior da célula intestinal e alguns exemplos de aminoácidos carregados por cada um desses sistemas de transporte. Os transportadores variam quanto a seu mecanismo de ação. Alguns, como y^+, t, asc, $b^{0,+}$ e x_c^-, são passivos e funcionam como intercambiadores ou uniportadores. Outros carregadores são ativos e dirigidos por um ou mais gradientes de íons transmembranais. Por exemplo, com o transportador X_{AG}^- (antiportador), glutamato, H^+ e 3 Na^+ adentram a célula em troca de 1 K^+, e, com o sistema N, glutamina e Na^+ entram na célula em troca de H^+. Acredita-se que a maioria dos aminoácidos seja transportada através da membrana da borda estriada das células intestinais por transportadores dependentes de sódio, como demonstra a **Figura 6.7**.[4] Esse transporte envolve primeiramente a junção de sódio ao carregador. Essa junção do sódio aparentemente aumenta a afinidade do carregador pelo aminoácido, que então se une ao carregador. Entretanto, para o transporte de alguns aminoácidos, esses dois primeiros passos podem ser revertidos; isto é, a união do aminoácido pode preceder a junção ao sódio. Uma vez formado o complexo sódio-aminoácido cotransportador, uma mudança de conformação no complexo resulta no envio do sódio e aminoácido ao interior do citoplasma do enterócito. Por fim, o sódio é bombeado para fora da célula pela Na^+/K^+-ATPase.

Tabela 6.4 Alguns sistemas de transporte de aminoácidos através da membrana de borda estriada das células intestinais

Sistema de transporte de aminoácidos	Necessidade de sódio	Exemplos de substratos transportados
L	Não	Leucina e outros aminoácidos neutros
B	Sim	Fenilalanina, tirosina, triptofano, isoleucina, leucina e valina
Iminoácido	Sim	Prolina e glicina
y^+	Não	Aminoácidos básicos
X_{AG}^-	Sim	Aspartato e glutamato
$B^{0,+}$	Sim	A maioria dos aminoácidos neutros e básicos
$b^{0,+}$	Não	A maioria dos aminoácidos neutros e básicos
y^{+L}	Não/Sim	Aminoácidos básicos e neutros
ASC	Sim	Alanina, serina e cisteína
t	Não	Triptofano, fenilalanina e tirosina
asc	Não	Similar ao ASC
N	Sim	Glutamina, asparagina e histidina
ag	Não	Aspartato e glutamato

A competição entre aminoácidos pelo transporte por um carregador em comum foi documentada. Além disso, a regulação de carregadores foi demonstrada e ajuda a assegurar uma capacidade adequada.[5,6]

A afinidade (K_m) de um carregador por um aminoácido é influenciada tanto pela massa da cadeia lateral do aminoácido como pela carga elétrica líquida do aminoácido. Conforme a massa da cadeia lateral aumenta, a afinidade também aumenta.[7] Assim, os aminoácidos de cadeia ramificada são tipicamente absorvidos mais rapidamente que os aminoácidos menores. Aminoácidos neutros também tendem a ser absorvidos em taxas mais altas que os dibásicos (básicos) ou dicarboxílicos (ácidos). Aminoácidos essenciais (indispensáveis) são absorvidos mais rapidamente que os não essenciais (dispensáveis), sendo a metionina, a leucina, a isoleucina e a valina os mais rapidamente absorvidos. Os de absorção mais lenta são os dois aminoácidos carboxílicos (acídicos), glutamato e aspartato, ambos não essenciais.[7]

O consumo de L-aminoácidos livres (em pó) é tido por muitos atletas como melhor que o de alimentos contendo proteínas para a síntese de proteínas musculares. Entre-

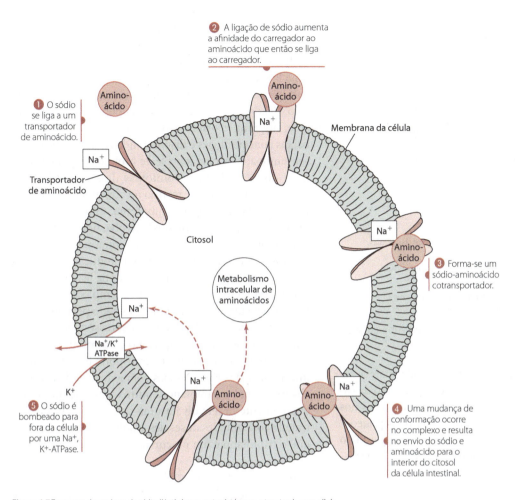

Figura 6.7 Transporte dependente de sódio (Na$^+$) de um aminoácido para o interior de uma célula.

tanto, os aminoácidos que usam o mesmo sistema de transporte competem um com o outro por absorção. Assim, ingerir um aminoácido de um grupo particular de aminoácidos usando o mesmo sistema de transporte pode criar, dependendo da quantidade ingerida, uma competição entre aminoácidos por absorção. O resultado pode ser que o aminoácido presente em maior concentração seja absorvido, mas também prejudique a absorção dos outros, de menor concentração e carregados pelo mesmo sistema. Portanto, suplementos de aminoácidos podem resultar numa absorção de aminoácidos prejudicada ou desbalanceada. Além disso, a absorção de peptídeos (obtida pela digestão de alimentos contendo proteínas naturais) é mais rápida que a de uma mistura equivalente de aminoácidos livres. Do mesmo modo, a assimilação do nitrogênio após a ingestão de alimentos que contêm proteínas é superior àquela que segue a ingestão de aminoácidos livres. Em outras palavras, aminoácidos livres não apresentam vantagens em relação à absorção; mais ainda, os suplementos são usualmente caros, impalatáveis e podem causar distensão intestinal.

Transporte de peptídeos

O transporte de peptídeos (principalmente dipeptídeos e tripeptídeos) através da membrana da borda estriada do enterócito ocorre por um sistema de transporte diferente daquele usado para aminoácidos. Um sistema de transporte denominado PEPT1 parece transportar todos os di e tripeptídeos através da borda estriada das células intestinais.[6,8,9] O transporte de peptídeos através da borda estriada usando o PEPT1 é associado a um movimento conjunto de prótons (H$^+$) e, portanto, com a despolarização da membrana da borda estriada. Uma área de baixo pH adjacente à superfície da membrana de borda estriada do enterócito provê a força motriz para o gradiente H$^+$. Assim, como mostrado na **Figura 6.8**, à medida que o dipeptídeo ou tripeptídeo é transportado para o interior do enterócito, um íon H$^+$ também adentra o enterócito. O transporte do H$^+$ para dentro do enterócito resulta em uma acidificação intracelular. Os íons H$^+$ são bombeados de volta para a luz em troca de íons Na$^+$. Uma Na$^+$/K$^+$-ATPase permite a expulsão do Na$^+$ através da membrana basolateral para manter o gradiente.[8,9]

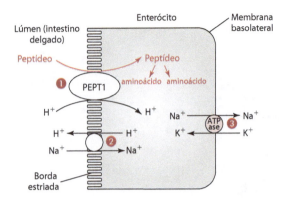

Figura 6.8 Transporte de peptídeos. Peptídeos são transportados através da borda estriada das células epiteliais mucosas intestinais.

A afinidade do transportador pelo peptídeo parece ser influenciada por estereoisomerismo, comprimento da cadeia lateral do aminoácido N-terminal, substituições nos N- e C- terminais e número de aminoácidos do peptídeo.[10] Por exemplo, à medida que o comprimento do peptídeo aumenta acima de três aminoácidos, a afinidade por transporte diminui. Além disso, peptídeos e aminoácidos competem uns com os outros por transportadores.

Acredita-se que o transporte de peptídeos ocorra mais rapidamente que o de aminoácidos e que represente o principal sistema para absorção de aminoácidos. Mais de 60% dos aminoácidos são absorvidos na forma de pequenos peptídeos, com o restante sendo absorvido como aminoácidos livres.[11,12] Os peptídeos, uma vez dentro dos enterócitos, são geralmente hidrolisados por peptidases citoplasmáticas para gerar aminoácidos livres intracelulares. Contudo, pequenos peptídeos foram encontrados intactos na circulação.

Transporte de aminoácidos pela membrana intestinal basolateral

O transporte dos aminoácidos através da membrana basolateral do enterócito em direção ao fluido intersticial parece ser o mesmo que o transporte de aminoácidos através da membrana das células não epiteliais. Acredita-se que a difusão e o transporte independente de sódio sejam os principais modos de transporte de aminoácidos através da membrana basolateral do enterócito. Vias dependentes de sódio são quantitativamente importantes quando as concentrações de aminoácidos no lúmen intestinal são baixas. O transporte ativo de aminoácidos ao interior dos enterócitos é necessário para prover ao enterócito suas próprias necessidades em aminoácidos. Alguns dos sistemas do transporte basolateral são relacionados na **Tabela 6.5**.

A significância dos transportadores dos aminoácidos torna-se evidente quando pessoas nascem sem a habilidade de produzir um transportador eficiente devido a uma falha genética. A intolerância lisinúrica proteíca resulta de falhas nos transportadores catiônicos no intestino, fígado e rins. A falha acarreta pobre absorção de lisina, arginina e ornitina pelo organismo, e, portanto, baixas concentrações e disponibilidades plasmáticas desses aminoácidos para síntese de proteínas e para a atividade do ciclo da ureia. Sintomas dessa desordem incluem: hiperamonemia, retardo no crescimento, fraqueza muscular, hepatomegalia, hipotonia, entre outros problemas. O suporte nutricional envolve uma dieta restritiva de proteínas para tratar a hiperamonemia e suplementos de citrulina para favorecer a produção de arginina e ornitina no organismo. Suplementos de lisina e arginina não foram efetivos. Um segundo exemplo do papel estratégico de um transportador é ilustrado pela doença de Hartnup, uma desordem genética autossômica recessiva que afeta a absorção do triptofano e outros aminoácidos neutros (similar ao sistema de transporte B) pelas células intestinais e dos rins. Pessoas com a doença de Hartnup absorvem mal o triptofano e outros aminoácidos, e frequentemente desenvolvem uma deficiência em niacina tratada com grandes doses dessa substância (lembremos que o triptofano é um precursor da niacina).

Tabela 6.5 Alguns sistemas de transporte de aminoácidos

Sistema de transporte de aminoácidos	Necessidade de sódio	Exemplos de substratos transportados
L	Não	Leucina e outros aminoácidos neutros
y^+	Não	Aminoácidos básicos
$b^{0,+}$	Não	Aminoácidos neutros e básicos
t	Não	Fenilalanina, tirosina e triptofano
X^-_{AG}	Sim	Aspartato e glutamato
A	Sim	Alanina e outros aminoácidos de cadeia curta, polares e neutros
ASC	Sim	Alanina, cisteína, serina e outros aminoácidos de três e quatro carbonos
asc	Não	Mesmos substratos que o ASC
GLY	Sim	Glicina

Uso de aminoácidos pelas células intestinais

Apesar de as seções anteriores terem abordado a absorção de aminoácidos através da borda estriada e da membrana basolateral, é importante lembrar que nem todos os aminoácidos são transportados para fora das células intestinais em direção à circulação. Muitos aminoácidos absorvidos após a digestão de proteínas são usados pelas células intestinais como energia e para a síntese de proteínas e de outros compostos que contêm nitrogênio, como:

- proteínas estruturais para novas células intestinais;
- nucleotídeos;
- apoproteínas necessárias para a formação de lipoproteínas;
- novas enzimas digestivas;
- hormônios;
- compostos contendo nitrogênio.

Além disso, os aminoácidos podem ser parcialmente metabolizados em outros aminoácidos ou em compostos que podem ser levados ao sangue portal. Estima-se que o intestino faça uso de 30% a 40%, e que os tecidos esplâncnicos, de outros 50% de alguns dos aminoácidos essenciais absorvidos por dieta.[13] Acredita-se ainda que os intestinos usem até cerca de 90% do glutamato absorvido da dieta.[13] Os próximos parágrafos discutem o metabolismo de glutamina, glutamato, aspartato, arginina, metionina e cisteína nas células intestinais.

Metabolismo intestinal da glutamina

A glutamina é usada de várias maneiras pela célula intestinal (**Figura 6.9**). É extensamente degradada pelas células intestinais como fonte primária de energia. Também foram demonstrados seus efeitos tróficos (de crescimento), como a estimulação da proliferação celular, nas células da mucosa gastrintestinal.[13,14] A glutamina auxilia na prevenção da atrofia da mucosa intestinal e na translocação bacteriana. Além disso, mostrou-se que a glutamina aumenta a síntese de proteínas de choque térmico. A glutamina também é necessária em grandes quantidades ao lado da treonina para a síntese de mucinas encontradas nas secreções mucosas do sistema digestório. Esses papéis da glutamina no sistema digestório mobilizaram várias empresas no sentido de enriquecer produtos para nutrição enteral e parenteral (intravenosa) com glutamina. Quando a glutamina é administrada através de alimentação por sonda, cerca de 50% são extraídos pela camada esplâncnica (visceral). Estima-se que o trato gastrintestinal humano use até 10 g de glutamina por dia e que o sistema imunológico use mais de 10 g por dia. Além da glutamina provinda pela dieta, boa parte da glutamina corporal que é produzida pelos músculos esqueléticos (e numa menor proporção pelos pulmões, cérebro, coração e tecido adiposo) é produzida e recolhida principalmente pelas células intestinais.

A glutamina não usada para produção de energia no intestino também pode ser parcialmente catabolizada para gerar amônia e glutamato. A amônia entra no sangue portal para ser tomada pelo fígado ou pode ser usada pela célula intestinal na síntese do carbamoil fosfato. O glutamato pode sofrer transaminação (na qual seu grupo amina é removido) para formar α-cetoglutarato, o intermediário do ácido tricarboxílico (TCA), também referido como ciclo de Krebs. O grupo amina é transferido ao componente piruvato (que está presente na célula intestinal a partir do metabolismo da glicose) para formar o aminoácido alanina, como mostrado a seguir.

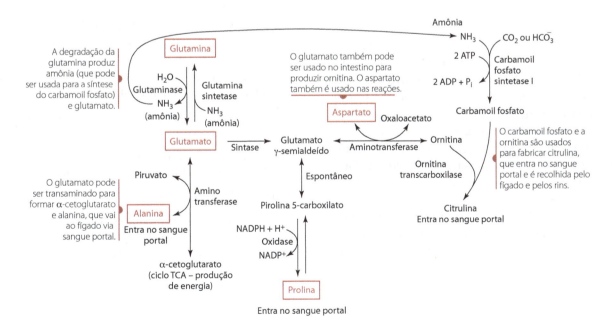

Figura 6.9 Visão parcial do metabolismo de aminoácidos nas células intestinais.

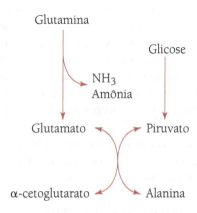

Uma vez formada, a alanina deixa a célula intestinal, entra na circulação portal e subsequentemente é tomada com a amônia pelos hepatócitos periportais (células do fígado). Os hepatócitos periportais direcionam a amônia na síntese de ureia.

Metabolismo intestinal do glutamato

O glutamato é obtido diretamente através de dieta ou gerado a partir da deaminação da glutamina no interior da célula intestinal. O glutamato é frequentemente transaminado com o piruvato para formar α-cetoglutarato e alanina (**Figura 6.9**). O glutamato (na célula intestinal) não usado na síntese de alanina pode ser usado na célula intestinal para síntese de prolina, como mostrado a seguir:

Glutamato ⟶ Glutamato γ-semialdeído

⟶ Pirrolina 5-carboxilato ⟶ Prolina (NADPH + H⁺ → NADP⁺)

A prolina é então levada à circulação portal e encaminhada ao fígado. O glutamato não usado na síntese de prolina pode ser utilizado junto com o aspartato para sintetizar a ornitidina, que, por sua vez, pode ser lançada na circulação portal ou usada para produzir citrulina (**Figura 6.9**).

O glutamato também é usado com glicina e cisteína para produzir o tripeptídeo glutationa no enterócito (e em outras células do organismo). A glutationa (**Figura 6.10**) funciona como antioxidante e reduz várias espécies reativas de oxigênio (como $O_2^{\bullet}$ e $OH^{\bullet}$), lipídio (LOOH) e peróxidos de hidrogênio (H_2O_2) nas células intestinais. Caso essas espécies reativas não sejam destruídas, podem danificar o DNA celular, as proteínas e os ácidos graxos poli-insaturados nas membranas das células intestinais e causar peroxidação da membrana e necrose celular (morte). A glutationa é abordada mais detalhadamente adiante neste capítulo.

Figura 6.10 A estrutura da glutationa reduzida.

Metabolismo intestinal do aspartato

Além do metabolismo da glutamina e do glutamato, o metabolismo do aspartato na dieta geralmente ocorre dentro das células intestinais. O aspartato sofre mais frequentemente transaminação com o α-cetoglutarato ou piruvato para gerar o oxaloacetato e glutamato ou alanina. Bem pouco aspartato é encontrado no sangue portal.

Metabolismo intestinal da arginina

A arginina também é recolhida pelas células intestinais. Até 40% da arginina provinda da dieta é oxidada nas células intestinais, produzindo citrulina e ureia.[15] A citrulina também é gerada nas células intestinais a partir do carbamoil fosfato e da ornitina. Duas enzimas (carbamoil fosfato sintetase I e ornitina transcarbamoilase) e possivelmente as cinco enzimas do ciclo da ureia estão presentes nas células intestinais e são responsáveis pela síntese do carbamoil fosfato e da ornitina.[16] A carbamoil fosfato sintetase I catalisa a síntese do carbamoil fosfato a partir de amônia (NH_3), dióxido de carbono (CO_2) ou bicarbonato (HCO_3^-) e ATP nas células epiteliais mucosas, como aparece na **Figura 6.9** e aqui:

$NH_3 + HCO_3^- + 2ATP \longrightarrow$ Carbamoil fosfato + 2 ADP + P_i

A ornitina transcarbamoilase sintetiza a citrulina a partir da ornitina e do carbamoil fosfato como segue:

Carbamoil fosfato + Ornitina ⟶ Citrulina

A citrulina, uma vez produzida, é lançada no sangue e, em seguida, essencialmente recolhida pelos rins que a utilizam na síntese de arginina. De fato, o rim é o principal órgão responsável pela provisão de arginina aos tecidos do organismo. Nem toda citrulina, no entanto, dirige-se ao rim; o fígado também se apodera de uma parte da citrulina produzida pelas células intestinais.

Metabolismo intestinal da metionina e cisteína

A metionina e cisteína também parecem ser metabolizadas pelas células intestinais. Estudos sugerem que até 52% da ingestão de metionina seja metabolizada no lúmem intestinal.[17] A cisteína, gerada pela metionina ou obtida diretamemte por dieta, é usada para formar glutationa. A cisteína pode ser metabolizada principalmente (70%-90%) a partir do sulfinato de cisteína em taurina, e numa extensão menor (10%-30%) a partir do sulfinato de cisteína em piruvato e sulfito.[17] As vias de degradação de metionina e cisteína são mostradas mais adiante na **Figura 6.30** e descritas mais detalhadamente na seção "Catabolismo hepático e uso de aminoácidos que contêm enxofre (S)".

ABSORÇÃO DE AMINOÁCIDOS EM TECIDOS EXTRAINTESTINAIS

Os aminoácidos que não usados pelas células intestinais são transportados através da membrana basolateral do enterócito ao fluido intersticial, onde adentram os capilares das vilosidades e eventualmente o fluxo venoso portal para transporte até o fígado. A maioria dos peptídeos absorvidos intactos nas células intestinais sofre hidrólise por proteases presentes no citoplasma dos enterócitos. Assim, os aminoácidos livres são encontrados principalmente no fluxo de circulação portal. Ocasionalmente, no entanto, pequenos peptídeos podem ser encontrados na circulação esplâncnica, e acredita-se que eles entram na circulação por rotas paracelulares ou intracelulares – isto é, passam pelas estreitas junções das células mucosais ou por endocitose transcelular.[18] Em um estado de enfermidade, especialmente afetando os intestinos (como as doenças inflamatórias intestinais ou a doença celíaca), o trato gastrintestinal pode se tornar mais permeável à medida que aumenta a probabilidade de os peptídeos aparecerem intactos no sangue.

A habilidade de administrar peptídeos que possam ser usados pelos tecidos corporais diretamente através do sangue (nutrição parenteral) é de importância nutricional em várias condições clínicas, nas quais aminoácidos (como tirosina, cisteína e glutamina) são necessários, mas não podem ser fornecidos facilmente porque são insolúveis ou instáveis na forma livre. A habilidade de prover esses aminoácidos insolúveis ou instáveis na forma de peptídeos que possam ser usados pelos tecidos permite que os nutrientes sejam providos em situações em que as misturas tradicionais de aminoácidos livres não sejam efetivas.

Acredita-se que os peptídeos sejam hidrolisados por peptidases ou proteases no plasma, na membrana celular (especialmente do fígado, dos rins e músculos) ou intracelularmente, no citosol ou em vários organelas, transportados como peptídeos intactos.[10,18,19] O transporte de peptídeos nas células dos túbulos renais, por exemplo, foi demonstrado e é influenciado pela estrutura molecular e pela **lipofilicidade** (hidrofobicidade) dos aminoácidos no nível de ambas as porções terminais amina (N-) e carboxila (C-) do peptídeo.[20,21] Peptídeos, tanto com aminoácidos básicos ou ácidos ao nível da porção N-terminal ou C-terminal, possuem menor afinidade por transporte do que peptídeos com cadeias laterais de carga neutra nessas posições.

O transporte de aminoácidos a células do fígado (hepatócitos) ocorre por meio de sistemas carreadores similares aos da membrana intestinal basolateral. O sistema N dependente de sódio é especialmente proeminente nas células periportais do fígado e funciona como um antiportador para captar sódio e glutamina em troca de H^+. O processo ocorre de modo reverso nas células hepáticas perivenosas: a glutamina é lançada em troca de H^+. Hormônios e citocinas, como a interleucina-I e o fator de necrose tumoral α, influenciam o transporte de aminoácidos. Reações bioquímicas induzidas pelo glucagon, que ocorrem nos hepatócitos,[5] proveem substratos de aminoácidos para gliconeogênese. O sistema GLY é dependente de sódio e específico para glicina. Dois íons de sódio são transportados para cada glicina. Acredita-se que tecidos extra-hepáticos como os rins também transportem aminoácidos por sistemas similares aos descritos para a membrana intestinal basolateral. Contudo, estima-se que um sistema adicional, o ciclo γ-glutamil, também seja importante para o transporte de aminoácidos através das membranas das células renais tubulares, eritrócitos e talvez dos neurônios.

No ciclo γ-glutamil, a glutationa atua como um carregador de aminoácidos neutros selecionados no interior das células. A glutationa, sintetizada e encontrada na maior parte das células do corpo, é um tiol e tripeptídeo composto por glicina, cisteína e glutamato. Acredita-se que a disponibilidade intracelular de cisteína tenha uma influência importante na síntese da glutationa nas células. Como mostra a **Figura 6.10**, uma ligação incomum para peptídeos ocorre na glutationa, entre o grupo γ-carboxil do glutamato e o grupo α-amino da cisteína. No ciclo γ-glutamil (**Figura 6.11**), a glutationa em sua forma reduzida se liga a γ-glutamil transpeptidase localizada nas membranas celulares, formando um complexo enzimático γ-glutamil. A porção glutamato da molécula da glutationa permanece com o complexo enzimático, enquanto a cisteinilglicina é lançada no citoplasma da célula e eventualmente quebrada em seus aminoácidos constituintes por uma peptidase citosólica. O complexo enzimático γ-glutamil funciona ligando-se a um aminoácido neutro na superfície celular e carregando-o através de uma ligação γ-carboxil peptídica ao interior da célula. Dentro da célula, a γ-glutamil ciclotransferase pode quebrar a ligação peptídica entre o aminoácido neutro e o γ-carbono do glutamato. A glutationa é ressintetizada dentro da célula a partir de cisteína, glutamato e glicina em uma série de reações dependentes de energia. O aminoácido neutro recém-produzido dentro da célula pode ajudar a sintetizar novas proteínas ou moléculas contendo nitrogênio, ou pode ser catabolizado.

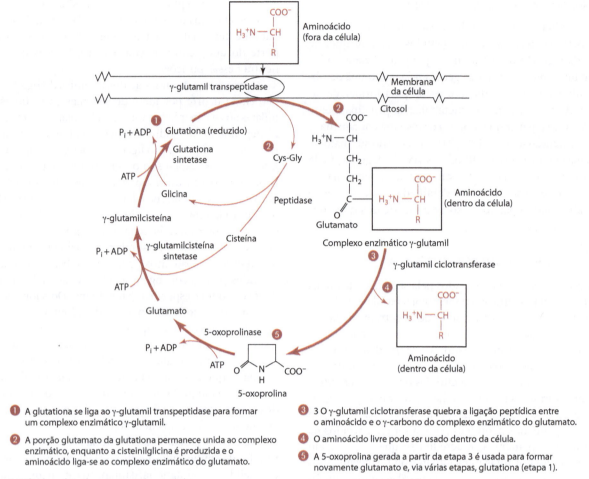

① A glutationa se liga ao γ-glutamil transpeptidase para formar um complexo enzimático γ-glutamil.

② A porção glutamato da glutationa permanece unida ao complexo enzimático, enquanto a cisteinilglicina é produzida e o aminoácido liga-se ao complexo enzimático do glutamato.

③ O γ-glutamil ciclotransferase quebra a ligação peptídica entre o aminoácido e o γ-carbono do complexo enzimático do glutamato.

④ O aminoácido livre pode ser usado dentro da célula.

⑤ A 5-oxoprolina gerada a partir da etapa 3 é usada para formar novamente glutamato e, via várias etapas, glutationa (etapa 1).

Figura 6.11 O ciclo γ-glutamil para transporte de aminoácidos.

Metabolismo de aminoácidos

O fígado é o principal local de captação da maioria dos aminoácidos (cerca de 50% a 65%) após a ingestão de uma refeição. Acredita-se que o fígado monitore os aminoácidos absorvidos e ajuste a taxa de seu metabolismo (incluindo catabolismo ou quebra de aminoácidos e o anabolismo, ou uso de aminoácidos para síntese) de acordo com as necessidades do organismo. Geralmente, do total de aminoácidos que entram no fígado após uma refeição, cerca de 20% são usados para a síntese de proteínas e compostos que contêm nitrogênio; desses 20% de aminoácidos usados para síntese, a maior parte é sintetizada e permanece no fígado, e o resto é lançado no plasma. Cada uma dessas áreas – síntese de proteínas, compostos não proteicos contendo nitrogênio e bases de purina e pirimidina; visão geral da síntese de proteínas; visão geral do catabolismo de aminoácidos e catabolismo e uso hepático de aminoácidos – é abordada nesta seção.

SÍNTESE DE PROTEÍNAS DO PLASMA, COMPOSTOS NÃO PROTEICOS CONTENDO NITROGÊNIO E BASES DE PURINA E PIRIMIDINA

As células do fígado, assim como outras células do corpo, usam aminoácidos provenientes do fluxo sanguíneo portal e da circulação geral para sintetizar proteínas. Muitas proteínas, como as enzimas, produzidas no fígado permanecem nele; outras, contudo, são lançadas no plasma. A concentração total das proteínas no plasma humano geralmente se situa na faixa dos 7,5 g/dL. As proteínas do plasma são compostas principalmente de glicoproteínas, mas também incluem proteínas simples e lipoproteínas. Essas proteínas do plasma englobam várias funções. Algumas das centenas de proteínas do plasma são abordadas na próxima seção.

Proteínas do plasma

A albumina, a mais abundante das proteínas do plasma, é sintetizada pelo fígado e lançada no sangue. Uma pessoa saudável produz cerca de 9 a 12 g de albumina por dia.[22] Modificações na pressão osmótica e a osmolalidade dos espaços extracelulares afetam a taxa de síntese de albumina no corpo. A albumina no plasma mantém a pressão oncótica e transporta nutrientes como a vitamina B_6; minerais como zinco, cálcio e pequenas quantidades de cobre; nutrientes como ácidos graxos; e o aminoácido triptofano. Algumas drogas e hormônios também são transportadas pela albumina. A albumina é usada com outras poucas proteínas do sangue para avaliar o *status* de proteínas de um indivíduo, especificamente o *status* de proteínas viscerais (órgãos internos). Por causa de sua longa meia-vida (~14-18 dias), a albumina não é considerada um indicador tão bom ou tão sensível do *status* de proteínas viscerais comparativamente a outras proteínas do plasma. A meia-vida é o tempo que leva para que 50% da quantidade de uma proteína como a albumina (ou um composto não proteico) seja degradada. A albumina é degradada principalmente nas células do endotélio vascular.

Outras duas proteínas sintetizadas pelo fígado e lançadas no plasma são a transtiretina (também chamada pré-albumina) e o sistema de produção de retinol (que forma um complexo e é envolvido com o transporte de retinol, ou vitamina A, e o hormônio da tireoide). A transtiretina e a proteína ligante de retinol, assim como a albumina, são usadas como indicadores bioquímicos do *status* de proteínas viscerais. Por causa de sua meia-vida relativamente mais curta (~2 dias e 12 horas, respectivamente) que a da albumina, a transtiretina e a proteína ligante de retinol são indicadores mais sensíveis das flutuações do *status* de proteínas viscerais do que a albumina. As concentrações de albumina, pré-albumina e da proteína ligada ao retinol diminuem no sangue em espaços de tempo variados (dependendo de suas meias-vidas) de pessoa para pessoa, como no caso de dieta inadequada decorrente de enfermidade. Geralmente, concentrações plasmáticas de albumina <3,5 g/dL, pré-albumina (transtiretina) <18 mg/dL e proteína ligada ao retinol <2mg/dL sugerem um *status* de proteínas viscerais inadequado num indivíduo. Tais pessoas necessitam de uma dieta rica em energia (kcal) e proteínas para promover a melhora no *status* (considerando um fígado saudável).

Algumas das outras proteínas produzidas pelo fígado e lançadas no sangue são as necessárias à coagulação do sangue, à imunoproteção e ao transporte de nutrientes. Diversas imunoproteínas e proteínas de transporte são globulinas que existem em várias categorias:

- α 1-globulinas: glicoproteínas e lipoproteínas de alta densidade (para o transporte de lipídios).
- α 2-globulinas: glicoproteínas, haptoglobina (para transporte de hemoglobina livre), ceruloplasmina (para transporte de cobre e atividade oxidase), protrombina (para coagulação do sangue) e lipoproteínas de densidade muito baixa (para transporte de lipídios).
- β-globulinas: transferrin (para transporte de ferro e outros minerais) e lipoproteínas de baixa densidade (para transporte de lipídios).
- γ-globulinas: imunoglobulinas ou anticorpos (para imunoproteção).

Proteínas de outro grupo sintetizadas no fígado e lançadas em grandes quantidades no sangue como parte da síndrome sistêmica de resposta inflamatória a infecção (sepse), dano ou inflamação são chamadas proteínas de fase aguda ou proteínas positivas reagentes à fase aguda. Alguns exemplos de proteínas de fase aguda são: proteína C-reativa, fibronectina, orosomucoide (também chamada α-1-glicoproteína ácida), α-1-antitripsina, aptoglobina, α-2-macroglobulina, ceruloplasmina, metalotioneina e amiloide sérica A. Coletivamente, essas proteínas englobam uma variedade de funções que protegem o corpo, como a estimulação do sistema imunológico, a promoção da cura de ferimentos, quelação e remoção de ferro livre da circulação para prevenir seu uso pelo crescimento bacteriano. A proteína C-reativa é usada clinicamente para a avaliação de inflamação de um paciente. A concentração dessa proteína cresce significativamente com algumas horas de estresse e inflamação. Concentrações diminuídas dessa proteína sugerem a possibilidade de um estado catabólico menor. O item "Perspectiva" apresenta uma abordagem mais detalhada de algumas funções dessas proteínas de fase aguda.

O corpo também produz outro grupo de proteínas chamadas proteínas de estresse ou de choque térmico (de modo abreviado *hsp*). Essas proteínas são sintetizadas em resposta ao estresse, incluindo estresse por calor e estresse oxidativo. Exercícios e outras atividades físicas em ambientes quentes, entre outras condições, promovem a síntese dessas proteínas. Enquanto as proteínas são classificadas por seu peso molecular (por exemplo, hsp 60, hsp 70, hsp 80, hsp 90 etc.), suas funções permanecem obscuras. Acredita-se que algumas proteínas de choque térmico facilitem o dobramento de proteínas (isto é, a formação das estruturas secundárias e terciárias delas) à medida que são sintetizadas nas células. Outra hipótese para o papel das proteínas de choque térmico relaciona-as com o reparo de proteínas desnaturadas ou danificadas.

Compostos não proteicos que contêm nitrogênio

Compostos ou moléculas não proteicas que contêm nitrogênio, dos quais existem várias, também são sintetizados no fígado (e frequentemente em outros locais) a partir de aminoácidos e englobam numerosas funções no corpo. Alguns desses compostos (relacionados na **Tabela 6.6**) e suas funções são descritos nesta seção.

Não está incluído nessa lista um número de aminas biogênicas, neurotransmissores/hormônios e neuropeptídeos sintetizados a partir de aminoácidos em muitas glândulas, tecidos e órgãos por todo o corpo. Uma discussão a respeito desses compostos encontra-se neste capítulo em "Cérebro e tecidos acessórios". Alguns dos compostos também são mencionados em seções que discutem o metabolismo dos aminoácidos.

Tabela 6.6 Fontes de nitrogênio para alguns compostos não proteicos que contêm nitrogênio

Compostos não proteicos que contêm nitrogênio	Aminoácidos constituintes
Glutationa	Cisteína, glicina e glutamato
Carnitina	Lisina e metionina
Creatina	Arginina, glicina e metionina
Carnosina	Histidina e β-alanina
Colina	Serina

Glutationa A glutationa é um tripeptídeo sintetizado a partir de três aminoácidos: glicina, cisteína e glutamato. A síntese ocorre em duas etapas ambas dependentes de ATP, nas quais primeiro o grupo γ-carboxil do glutamato é ligado ao grupo amina da cisteína por uma γ-glutamil cisteína sintetase para formar uma ligação peptídica. A disponibilidade de cisteína parece ser o principal fator influenciando a síntese de glutationa. Em seguida, a glutationa sintetase cria uma ligação peptídica entre o grupo amina da glicina e o grupo carboxil da cisteína. A glutationa (**Figura 6.10**) é referida como sendo um tiol por conter um grupo sulfidril (-SH) na sua forma reduzida (GSH). A glutationa também pode ser encontrada em células na sua forma oxidada designada por GSSG e ligada (até cerca de 15%) a proteínas. Normalmente, a proporção de GSH para GSSG nas células é >10 para 1; a proporção de GSH para GSSG representa um indicador do estado redox das células.

A glutationa é sintetizada e encontrada no citosol da maioria das células do corpo, mas pequenas quantidades também são encontradas nas organelas das células e no plasma. A glutationa possui várias funções no corpo.[23] É um importante antioxidante com a habilidade de retirar radicais livres ($O_2^{\bullet}$ e $OH^{\bullet}$) e, portanto, proteger componentes celulares críticos. Com a enzima glutationa peroxidase, a glutationa também protege as células, reagindo com os peróxidos de hidrogênio (H_2O_2) e com hidroperóxidos de lipídio (LOOHs) antes que possam causar dano às células. A glutationa também transporta aminoácidos como parte do ciclo γ-glutamil (**Figura 6.11**) e participa da síntese de leucotrienos (LT) C4, que medeia a resposta do corpo à inflamação. A glutationa é igualmente envolvida na conversão da prostaglandina H2 nas prostaglandinas D2 e E2 por endoperóxido isomerase. A glutationa pode conjugar-se com o óxido nítrico para formar um aduto S-nitrosoglutationa.

A síntese de glutationa é sensível à ingestão de proteínas em condições patológicas. As concentrações hepáticas do GSH e as concentrações mucosais e sistêmicas de GSH diminuem com uma ingestão baixa de proteínas, bem como em períodos de inflamação e de enfermidade. Essa diminuição tem impacto negativo sobre o corpo, exigindo estratégias para aumentar ou ao menos para manter as concentrações de GSH.[24] A glutationa é tratada mais detalhadamente na seção que aborda aspectos relacionados ao selênio e à glutationa peroxidase, no Capítulo 12.

Carnitina A carnitina, outro composto contendo nitrogênio (**Figura 6.12**), é produzida no fígado com lisina metilada, usando grupos metil da S-adenosil metionina (SAM), a partir do aminoácido metionina. Após a metilação da lisina, a trimetilisina sofre hidroxilação na posição 3 para formar 3-OH trimetilisina. A hidroxitrimetilisina é em seguida metabolizada para gerar γ-butirobetaína e subsequentemente carnitina. O ferro, a vitamina B_6 (como piridoxal fosfato – PLP), a vitamina C e a niacina participam da síntese de carnitina. Além de sintetizada no fígado e nos rins, a carnitina é encontrada em alimentos, especialmente em carnes como a bovina e a suína. Nesses alimentos, a carnitina pode estar livre ou ligada (como acilcarnitina) a ésteres de ácidos graxos de cadeia longa ou curta. A carnitina dos alimentos é absorvida no intestino delgado proximal pelo transporte ativo dependente de sódio e por difusão passiva. Aproximadamente 54% a 87% da carnitina ingerida é absorvida. Acredita-se que a absorção intestinal da carnitina esteja saturada com a ingestão de cerca de 2 g.[25] Os músculos representam o principal *pool* de carnitina, apesar de nenhuma carnitina ser produzida ali. As concentrações musculares de carnitina são geralmente 50 vezes maiores que as concentrações plasmáticas usuais. A homeostase da carnitina é mantida principalmente pelos rins, com >90% da carnitina filtrada e da acilcarnitina sendo reabsorvidas.

A carnitina, encontrada na maior parte dos tecidos, é necessária para o transporte de ácidos graxos, especialmente os de cadeia longa, através da membrana interna da mitocôndria para oxidação. A membrana mitocondrial interna é impermeável aos acil-CoAs de cadeia longa (10). Esse papel da carnitina é discutido com mais detalhes no Capítulo 5. A carnitina é necessária ao metabolismo das cetonas para energia. Também forma acilcarnitinas a partir de acil-CoAs de cadeia curta. Essas acilcarnitinas podem servir como tampões para o *pool* de coenzima (Co) A livre.

A deficiência de carnitina, apesar de rara, resulta em um metabolismo de energia anormal. As advertências de *marketing* dos suplementos de carnitina para ajudar na queima de gorduras ou para fornecer energia fazem falsos alardes. Ainda mais, apesar de o uso de suplementos de carnitina ter comprovadamente aumentado a presença de carnitina no plasma e nos músculos, estudos não demonstraram uniformemente uma melhora da *performance* física.[26-29] Outros estudos, contudo, demonstraram efeitos benéficos do uso de suplementos de carnitina em pessoas com uma variedade de problemas cardíacos.[25]

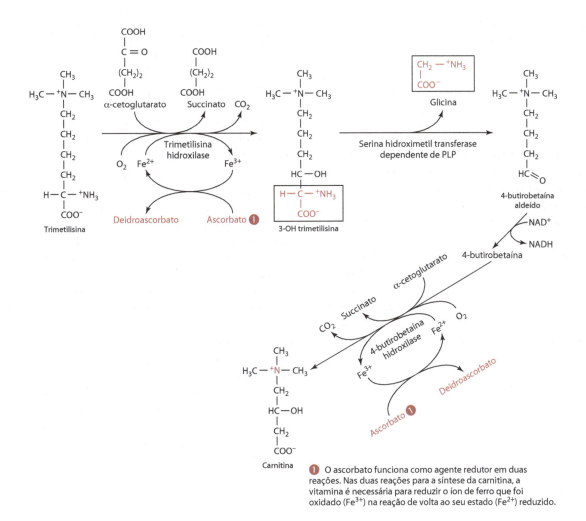

Figura 6.12 Síntese de carnitina.

Creatina A creatina (**Figura 6.13**), um componente-chave do composto energético ceatino fosfato, também chamado fosfocreatina, pode ser obtida de alimentos (principalmente carne e peixe) ou sintetizada no corpo. A primeira etapa na síntese de creatina ocorre nos rins, onde a arginina e a glicina reagem para formar guanidoacetato. Nessa reação, o grupo guanidínico da arginina é transferido à glicina. O resto da molécula de arginina é liberada como ornitina. A próxima etapa na síntese de carnitina é a metilação do guanidoacetato. Essa etapa ocorre no fígado usando SAM (S-adenosil metionina) como doador de metil (ver **figuras 6.30 e 6.33**).

Uma vez sintetizada, a creatina é lançada no sangue para transporte aos tecidos. Cerca de 95% da creatina está nos músculos, e os 5% restantes, em órgãos como rins e cérebro. Nos tecidos, a creatina é encontrada tanto na sua forma livre, creatina, como na sua forma fosforilada. A fosforilação da creatina para formar fosfocreatina é mostrada a seguir:

$$\text{Creatina} \xrightarrow[\text{ATP} \quad \text{ADP}]{\text{Creatinaquinase—Mg}^{2+}} \text{Fosfocreatina}$$

A fosfocreatina funciona como um depósito de fosfato de alta energia. De fato, mais da metade da creatina nos músculos em repouso encontra-se na forma de fosfocreatina.

A fosfocreatina repõe o ATP em músculos que têm contração rápida. Lembremos que a contração muscular requer energia, que é obtida com a hidrólise de ATP. Contudo, o ATP nos músculos pode ser suficiente por apenas uma fração de segundo. A fosfocreatina que é armazenada nos músculos e tem um potencial de transferência de um grupo fosfato maior que o do ATP pode transferir um grupo fosforil ao ADP, formando, portanto, ATP ou auxiliando na sua regeneração, e provendo energia para a atividade muscular. A creatinaquinase, também chamada creatina fosfoquinase, catalisa a transferência de fosfato aos músculos ativos, como mostrado aqui:

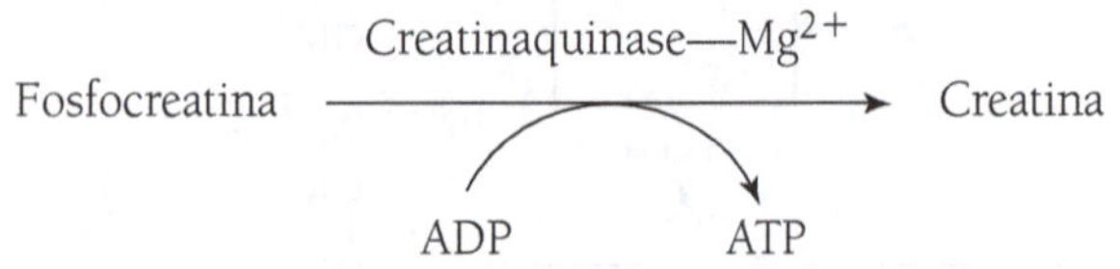

$$\text{Fosfocreatina} \xrightarrow{\text{Creatinaquinase—Mg}^{2+}} \text{Creatina}$$
$$\text{ADP} \rightarrow \text{ATP}$$

A enzima, abreviada por CK ou CPK, é produzida a partir de diferentes subunidades nos diferentes tecidos. Por exemplo, no coração, a creatinaquinase é formada por duas subunidades designadas por M e B. (O cérebro e os músculos também possuem subunidades BB e MM, respectivamente). Danos ao coração, como um ataque cardíaco, fazem a enzima saltar para fora dele e se tornar presente no sangue em concentrações elevadas. Um aumento de CK-MB no sangue, além de outros indicadores, é usado para diagnosticar um ataque do coração. Danos aos músculos esqueléticos que podem ocorrer no caso de traumas resultam em aumentos de CK-MB no sangue.

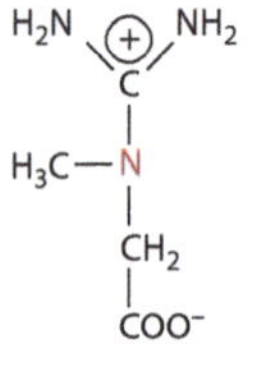

Figura 6.13 Creatina.

Acredita-se que a disponibilidade e o uso da fosfocreatina pelos músculos retardam a falência dos estoques musculares de glicogênio, que, após futuro catabolismo, também podem ser utilizados pelos músculos para obtenção de energia. A fosfocreatina e a creatina, contudo, não permanecem nos músculos por muito tempo. Ambos os compostos entram espontaneamente num ciclo de reação não reversível e não enzimática para formar creatinina excretada pelos rins na urina. A excreção de creatinina pela urina é frequentemente usada como indicador de massa muscular somática, assunto abordado na seção "Compostos contendo nitrogênio como indicadores de massa muscular e catabolismo músculo/proteínas".

Foi comprovado que os suplementos de creatina aumentam (~20%-50%) a concentração total de creatina e a *performance* de exercícios extremos de curta duração (como *sprints* e atividades de força com intervalos de recuperação).[30-36] As dosagens padronizadas foram de 5 g de monoidrato de creatina tomados quatro vezes ao dia, num total de 20 g/dia; os suplementos geralmente foram consumidos durante 5 ou 6 dias. A ingestão de uma solução de carboidrato com suplementos de creatina resultou em um maior acúmulo de creatina nos músculos do que a sua ingestão isolada.[34,35] Alguns efeitos positivos de curto prazo da creatina incluíram declínio da produção de picos de torque muscular durante séries repetidas de contração isocinéticas de alta intensidade, maior produção de picos de torque isocinético sustentada durante séries repetidas de contração máxima voluntária e aumento na *performance* de exercício de corpo inteiro durante duas séries iniciais de ciclismo isocinético máxima de 30 segundos de duração.[32,37] Outros estudos, por exemplo entre atletas de enduro e nadadores altamente treinados, contudo, reportaram ausência de efeitos na *performance*.[32,37,38] Além disso, os efeitos colaterais associados ao uso de creatina em longo prazo são desconhecidos.

Carnosina A carnosina (β-alanil histina; **Figura 6.14**) é fabricada no corpo, a partir da β-alanina, por uma reação dependente de energia catalisada pela carnosina sintetase. No corpo, a carnosina é encontrada principalmente nos músculos esqueléticos, no músculo cardíaco, no cérebro, nos rins e no estômago. Compostos relacionados incluem uma forma metilada da carnosina conhecida como anserina (β-alanil metil-histidina) e homocarnosina (γ-aminobutiril histidina), entre outros. A carnosina também é encontrada em alimentos, principalmente carnes, e pode ser absorvida intacta pelo intestino através dos transportadores de peptídeos. Apesar de nem todas as funções da carnosina terem sido identificadas, alguns estudos mostram sua atividade antioxidante, remoção de radicais hidroxila e superóxidos, supressão de oxigênio singlete, supressão da peroxidação de lipídios e reação com carbonilas de proteínas.[39,40] Nos músculos, a carnosina pode regular o cálcio intracelular e a contratilidade.[41]

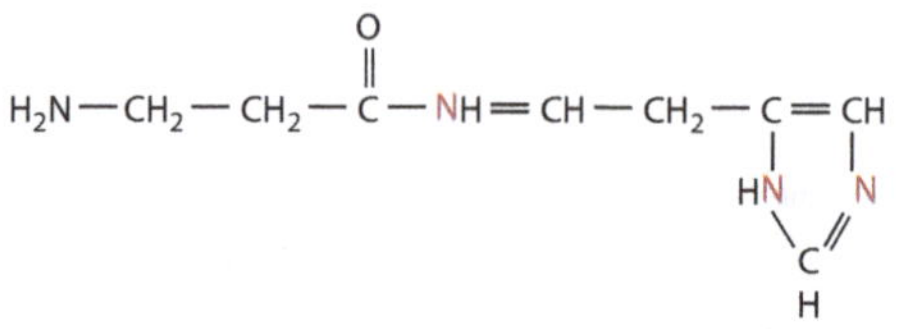

Figura 6.14 Carnosina.

Colina A colina (**Figura 6.15**) é fabricada no corpo a partir da metilação da serina usando a S-adenosil metionina (SAM). A colina também é encontrada em alimentos, em pequenas quantidades livre e mais comumente como parte do fosfolipídeo lecitina (fosfatil-colina). Alimentos ricos em leticina incluem ovos, fígado e outras carnes provindas de órgãos, carnes musculares, germe de trigo e leguminosas, como soja e amendoim. A lecitina também é adicionada a vários alimentos como emulsificante.

No corpo, a colina funciona como doador de metil e como parte do neurotransmissor acetilcolinado do fosfolipídio fosfatil-colina (comumente chamado de lecitina) e da esfingomielina. Para se converter em acetilcolina, a colina livre atravessa a barreira hematoencefálica e entra nas células cerebrais a partir do plasma por um sistema específico de transporte de colina. No terminal pré-sináptico do neurônio, a acetilcolina é formada pela ação da colina acetiltransferase, como segue:

Colina + acetil-CoA ⟶ Acetilcolina + CoA

As concentrações de colina nos neurônios colinérgicos estão normalmente abaixo da K_m da colina acetiltransferase. Portanto, a enzima normalmente não está saturada. Acredita-se que o acetil-CoA surja no metabolismo da glicose pela glicólise neural e pela ação do complexo piruvato desidrogenase. A colina também pode ser reciclada, isto é, fosfolipases podem liberar colina a partir da lecitina e da esfingomielina se necessário, e a acetilcolinesterase pode hidrolisar a acetilcolina após a transmissão sináptica.

A colina é oxidada no fígado e nos rins. No fígado, a oxidação da colina gera betaína, que funciona como doador de metil para regenerar a metionina a partir da homocisteína. O metabolismo subsequente da betaína (também chamada trimetilglicina) gera dimetilglicina (também denominada sarcosina), que pode ser catabolizada em glicina, metileno tetraidrofolato, dióxido de carbono e íon de amônio.

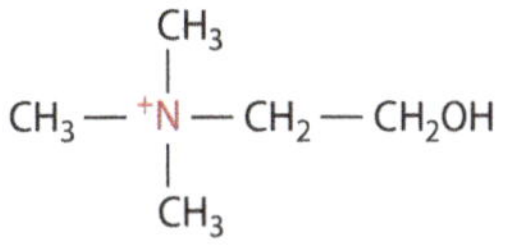

$$CH_3 - {}^+N(CH_3)(CH_3) - CH_2 - CH_2OH$$

Figura 6.15 Colina.

Dietas experimentais desprovidas de colina podem resultar em diminuição de colina no plasma e das concentrações de fosfatidilcolina, bem como em alterações de algumas enzimas do fígado. Animais que não recebem colina por dieta desenvolvem fígado gorduroso acompanhado por alguma necrose hepática. O Food and Nutrition Board sugeriu que uma ingestão adequada consiste em 425 e 550 mg de colina para mulheres e homens adultos, respectivamente.[42] Essa ingestão é facilmente conseguida por meio do consumo de produtos animais e alimentos que contenham gordura. O montante de 3,5 g de colina por dia também foi fixado como nível máximo de ingestão tolerável (UL),[42] que representa o nível mais alto de ingestão diária que não causa riscos e efeitos adversos à saúde para a maioria das pessoas.[42]

Bases de purina e pirimidina

Outro grupo de compostos derivados em parte dos aminoácidos é o das bases de purina e pirimidina, que são as principais constituintes dos ácidos nucleicos – ácido desoxirribonucleico (DNA) e ácido ribonucleico (RNA). Lembremos que esses ácidos são formados por um açúcar de cinco carbonos, um ácido fosfórico e bases nitrogenadas. Essas bases nitrogenadas podem se dividir em duas categorias: pirimidinas e purinas. As pirimidinas são anéis de seis lados, contendo átomos de nitrogênio nas posições 1 e 3. As bases de pirimidina incluem a uracila, a citosina e a timina. Deoxicitidina e timidina (também chamada deoxitimidina) são encontradas no DNA. A citidina e a uridina estão presentes no RNA. As purinas são feitas por dois anéis fundidos com átomos de nitrogênio nas posições 1, 3, 7 e 9. As bases de purina incluem a adenina e a guanina, e são encontradas no DNA como deoxiadenosina e deoxiguanosina e no RNA como adenosina e guanosina. A seguir, apresentamos uma breve revisão da síntese e degradação de purina e pirimidina.

A síntese das bases nitrogenadas usadas na formação dos ácidos nucleicos e nucleotídeos ocorre, na maior parte do ciclo de novo, no fígado. As etapas individuais da síntese da pirimidina são mostradas na **Figura 6.16**. Primeiro, a síntese das pirimidinas uracil, citosina e timina (ou na forma de nucleotídeos UTP, UCP e TTP, respectivamente) é iniciada pela formação do carbamoil fosfato a partir de glutamina, CO_2 e ATP. A enzima carbamoil fosfato sintetase II catalisa essa reação no citoplasma e é distinta da carbamoil fosfato sintetase I, necessária na etapa inicial da síntese de ureia e encontrada na mitocôndria. Depois, o carbamoil fosfato reage com o aminoácido aspartato para formar N-carbamoilaspartato. A aspartato transcarbamoilase catalisa a reação, que é a etapa envolvida na síntese de pirimidina. Após várias reações adicionais, detalhadas na **Figura 6.16**, a uridina monofosfato (UMP) é sintetizada. Falhas na atividade da OMP decarboxilase usada para formar UMP (reação 6, **Figura 6.16**) ou da orotato fosforibosil transferase (reação 5, **Figura 6.16**) causam a desordem genética conhecida como acidúria orótica. Essa condição é caracterizada por anemia megaloblástica, leucopenia, crescimento retardado e excreção de grandes quantidades de ácido orótico na urina.

As interconversões entre pirimidinas são mostradas na **Figura 6.17** e discutidas a seguir. Uma vez formado, o uridina monofosfato (UMP) pode reagir com outros nucleosídeos di e trifosfatos. O UMP pode ser convertido em uridina difosfato (UDP) usando ATP. O UDP pode se converter em uridina trifosfato (UTP) também utilizando ATP, e o UTP pode se converter em citosina trifosfato (CTP) usando ATP e um grupo amina da glutamina. O UDP pode ainda ser reduzido em um deoxi(d)UDP pela ribonucleotídeo redutase; essa reação requer riboflavina como $FADH_2$ e a proteína tioredoxina. O deoxiUDP pode então ser convertido em dUMP. A formação de deoxitimidina (ou tão somente timidina) monofosfato (dTMP ou TMP) a partir de dUMP é catalisada pela timidilato sintetase; a reação requer 5,10 metileno tetraidrofolato e forma di-hidrofolato (DHF). A di-hidrofolato redutase é necessária para converter o DHF em tetraidrofolato, e assim permite a síntese de dTMP. O deoxiTMP pode ser fosforilado para formar deoxitimidina difosfato (dTDP) e depois novamente fosforilado para produzir deoxitimidina trifosfato (dTTP ou abreviadamente TTP). Assim, através dessas reações, CTP, (d)TTP e UTP são gerados e podem ser usados para a síntese de DNA e RNA. A estrutura em anel da pirimidina e suas fontes de átomos de carbono e nitrogênio, juntamente com as estruturas das bases de pirimidinas, são mostradas na **Figura 6.18**. O CTP também

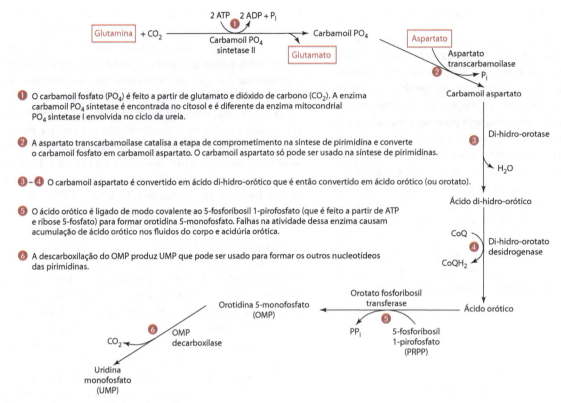

Figura 6.16 As reações iniciais da síntese de pirimidinas.

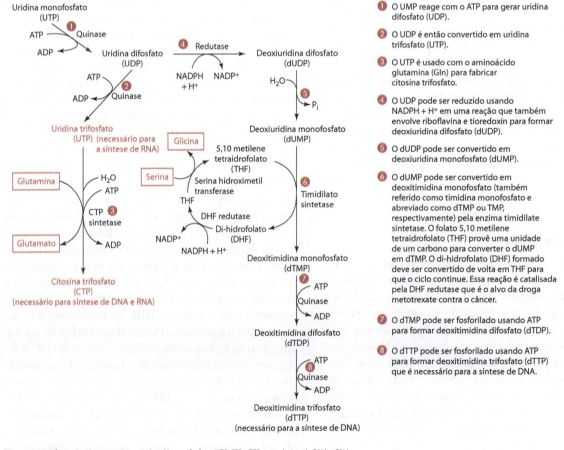

Figura 6.17 A formação das pirimidinas nucleosídeos trifosfatos UTP, CTP e TTP para síntese de DNA e RNA.

é usado na síntese de fosfolipídios, e o UTP, para formar intermediários ativos no metabolismo de vários açúcares. Drogas usadas no tratamento do câncer frequentemente têm por alvo enzimas-chave necessárias para a síntese das purinas e pirimidinas, que são, por sua vez, necessárias para o crescimento e a multiplicação das células humanas e das células cancerígenas. A droga metotrexato, por exemplo, inibe a atividade da di-hidrofolato redutase e assim diminui a formação de dTMP (e, portanto, de TTP). Células de rápida divisão como as cancerígenas são mais suscetíveis aos efeitos dessas drogas.

As bases de purina adenina e guanina (**Figura 6.18**) são sintetizadas de novo como nucleosídeos monofosfatos pela adição sequencial de carbonos e nitrogênios à ribose-5-fosfato originada do desvio da hexose monofosfato. Como mostrado na **Figura 6.19**, na reação inicial, a ribose 5-fosfato reage com o ATP para formar 5-fosforibosil 1-pirofosfato (PRPP). A glutamina fornece então um nitrogênio para formar 5-fosforibosialanina. Essa etapa representa o passo envolvido na síntese de purina nucleosídea. Em seguida, numa série de reações, átomos de nitrogênio e carbono da glicina são adicionados, ocorrendo formilação pelo tetraidrofolato, outro átomo de nitrogênio é fornecido pelo grupo amina da glutamina e ocorre o fechamento do anel. Outro conjunto de reações tem lugar envolvendo a adição de carbonos do dióxido de carbono e do 10-formil THF (do folato) e um nitrogênio do aspartato. O resultado final de todas essas reações é a formação de um anel de purina (**Figura 6.18**). O anel deriva, portanto, de componentes de vários aminoácidos, como glutamina, glicina e aspartato, bem como componentes do folato e CO_2.

A formação de purinas para a síntese de DNA e RNA é mostrada na **Figura 6.20**. Inosine monofosfato (IMP) é usado para sintetizar adenosina monofosfato (AMP) e guanosina monofosfato (GMP). O AMP e GMP são fosforilados em ADP e GDP, respectivamente, pelo ATP. Os doxirribotídeos são formados no nível do difosfato pela conversão de ribose em deoxirribose, produzindo assim dADP e dGDP. A ADO pode ser fosforilada em ATP por fosforilação oxidativa; os nucleotídeos remanescentes são fosforilados em seu formato trifosfato pelo ATP.

Os nucleotídeos de purina também podem ser sintetizados pela via de recuperação, que requer muito menos energia que a síntese de novo. Na via de recuperação a base de purina adenina reage com o 5-fosforibosil 1-pirofosfato (PRPP) para formar ATP + PP_i numa reação catalisada pela adenina fosforibosil transferase. A purina guanina também pode reagir com a PRPP para formar GMP + PP_i. Essas duas últimas reações são catalisadas pela hipoxantina-guanina fosforibosil transferase. Falhas nessa enzima causam a desordem chamada síndrome de Lesch-Nylan, uma condição genética ligada ao cromossomo X caracterizada mais notadamente pela automutilação, como a decepação de dedos por mordida, e morte prematura. Outros sintomas incluem retardo mental e o acúmulo de hipoxantina, fosforibosil pirofosfato e ácido úrico nos fluidos corporais.

A degradação das pirimidinas envolve a hidrólise sequencial dos nucleosídeos-trifosfatos em mononucleosídeos, nucleosídeos e finalmente bases livres. Esse pro-

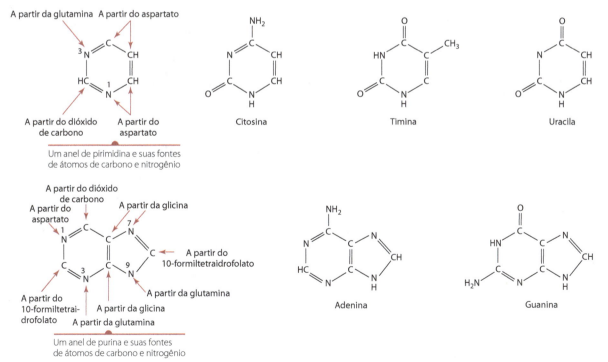

Figura 6.18 As estruturas em anel das pirimidinas e purinas, e as bases de pirimidina e purina. A citosina, adenina e guanina são encontradas tanto no DNA quanto no RNA. A timina é encontrada no DNA, e a uracila, somente no RNA.

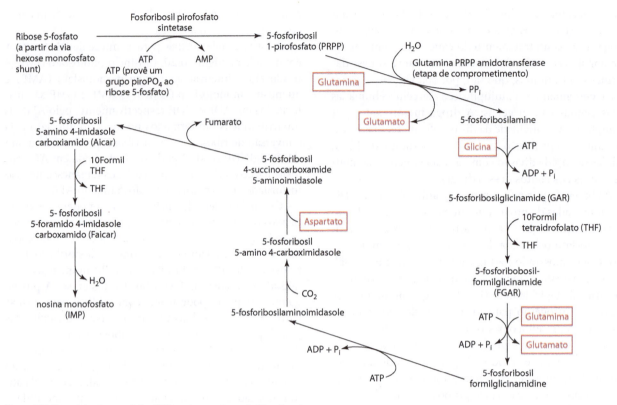

Figura 6.19 Síntese de inosine monofosfato (IMP), usada para outros nucleotídeos de purina.

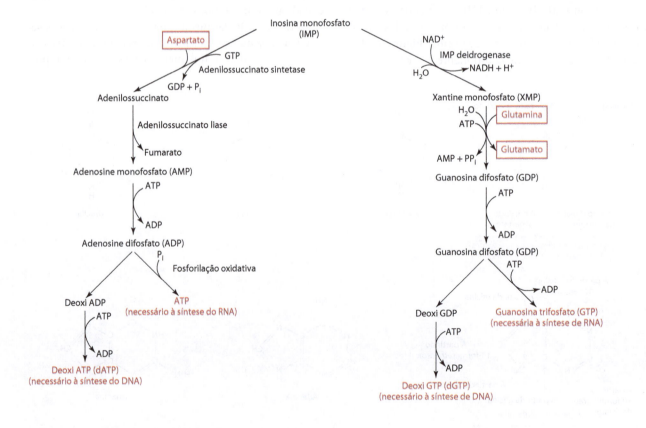

Figura 6.20 Formação de purinas necessárias à síntese de DNA e RNA.

cesso pode ser realizado pela maioria das células pelas enzimas lisossomais. Durante o catabolismo das pirimidinas, o anel é aberto com a produção de CO_2 e amônia vindos da porção carbamoil da molécula. A amônia pode ser convertida em ureia e excretada. O malonil CoA e o metilmalonil CoA produzidos por seu remanescente do anel seguem suas vias metabólicas normais e não necessitam de rotas especiais para excreção.

Purinas (GMP e AMP) são progressivamente oxidadas para degradação, principalmente no fígado, produzindo xantina, que é convertida em ácido úrico para excreção (**Figura 6.21**). As xantinas desidrogenase e oxidase, ambas flavoenzimas dependentes de molibdeno e ferro, convertem hipoxantina (derivada da AMP) em xantina e também convertem xantina (produzida tanto a partir do AMP quanto da GMP) em ácido úrico. A xantina oxidase usa o oxigênio molecular e gera peróxido de hidrogênio, enquanto a xantina desidrogenase usa a NAD^+ e forma $NADH + H^+$. O ácido úrico produzido é normalmente excretado pela urina, ainda que até 200 mg também possam ser excretados para o interior do trato digestório. No caso da desordem gota e de falência renal, o ácido úrico fica acumulado no corpo, causando dor nas juntas, entre outros problemas. A droga alopurinol, uma das várias usadas no tratamento da gota, se liga à enzima xantina oxidase para prevenir sua interação com a xantina e hipoxantina, e com isso diminuir a produção de ácido úrico. A forma oxidase (mais do que a desidrogenase) da enzima predomina em vários tecidos do corpo em condições de privação de oxigênio (como no caso de ataque cardíaco). O problema é que, com essa fuga de oxigênio (enquanto se restaura a necessidade de oxigênio), o peróxido de hidrogênio e a produção de radicais livres aumentam e podem danificar ainda mais tecidos já danificados. Pesquisas envolvendo a introdução de enzimas e nutrientes antioxidantes para minimizar danos aos tecidos através de reoxigenação estão em curso.

Visão geral da síntese de proteínas

A **Figura 6.22** apresenta uma visão geral do uso de aminoácidos para o anabolismo. Um resumo do uso de aminoácidos selecionados para a síntese de compostos não proteicos, contendo nitrogênio e de aminas biogênicas, hormônios e neuromoduladores, é fornecido na **Figura 6.23**. O uso de aminoácidos no anabolismo ocorre ao longo do dia, mas especialmente após uma refeição (alimentos contendo carboidrato, gordura e proteína). Os aminoácidos provenientes da dieta e aqueles gerados pela degradação de proteínas no corpo são metabolizados para várias funções em vários tecidos e usados na síntese de várias proteínas do corpo. A insulina secretada em resposta à ingestão de carboidrato (e proteína) promove a tomada e o uso de aminoácidos para a síntese de proteínas nas células. Por exemplo, a insulina afeta (geralmente estimulando) o movimento transcelular dos transportadores de aminoácidos até a membrana e a atividade de diversos transportadores de aminoácidos, incluindo, por exemplo, o sistema A, ASC e N no fígado, músculo e em outros tecidos. A insulina também antagoniza a ativação de algumas enzimas responsáveis pela oxidação dos aminoácidos. A fosforilação e, portanto, a ativação da fenilalanina hidroxilase (a fenilalanina hidroxilase degrada a fenilalanina), por exemplo, são inibidas pela insulina. Contudo, no caso de as concentrações sanguíneas de glucagon serem superiores às de insulina, como pode ocorrer em situações de aceleração e com o diabetes não tratado, alguns aminoácidos são usados preferencialmente para a síntese de glicose (gliconeogênese). Assim, normalmente, numa pessoa saudável, após uma refeição, a síntese de proteínas aumenta no corpo e sua degradação diminui.

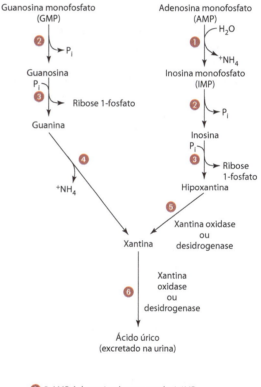

① O AMP é desaminado para produzir IMP.

② O IMP e o GMP são defosforilados para gerar inosina e guanosina, respectivamente.

③ A ribose é removida da inosina e guanosina para formar hipoxantina e guanina, respectivamente.

④ A guanina é desaminada para formar xantina.

⑤ A hipoxantina é convertida em xantina.

⑥ A xantina é convertida em ácido úrico excretado na urina.

Figura 6.21 Degradação das purinas AMP e GMP geram ácido úrico.

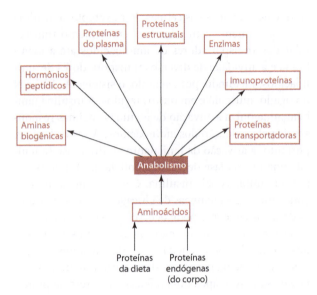

Figura 6.22 Uso de aminoácidos para anabolismo. Os aminoácidos são usados de várias maneiras no corpo.

Estudos, entretanto, sugerem que a taxa de digestão de proteínas também pode influenciar a síntese de proteínas. Por exemplo, a ingestão de proteína de soro do leite causou um aumento mais rápido dos aminoácidos do plasma e concentrações maiores, mas também uma diminuição mais rápida que a ingestão de quantidades iguais da proteína caseína. Assim, o soro do leite é considerado uma proteína "rápida". Proteínas rápidas podem ser digeridas, absorvidas e oxidadas muito rapidamente para promover efetivamente a síntese de proteínas. A ingestão de caseína (uma proteína lenta) resultou em concentrações mais prolongadas e mais baixas de aminoácidos no sangue do que a ingestão de proteína de soro do leite. Assim, enquanto a ingestão de ambas as proteínas estimulou a síntese de proteínas no corpo, a ingestão de caseína (mas não a de soro do leite) inibiu a degradação de proteínas em cerca de 30%.[43,44] A inibição da degradação de proteínas foi atribuída à prolongada hiperaminoacidemia associada à ingestão de caseína. Os efeitos dessas proteínas digeríveis "rápidas" e "lentas" na síntese de proteína parecem variar. Alguns estudos sugerem que pessoas mais jovens podem fazer um melhor uso das proteínas lentas, ao passo que os indivíduos mais velhos utilizam melhor as proteínas rápidas. Contudo, estudos adicionais são necessários.[43,44]

O aminoácido leucina também parece ter um papel importante no metabolismo de proteínas. A leucina estimula a secreção de insulina pelo pâncreas e promove a síntese de proteína em diversos tecidos, como fígado, músculos e pele, acelerando as fases de iniciação e prolongamento da translação do mRNA. Acredita-se que os efeitos da leucina sejam mediados por vias de sinalização intracelular.[45-48] Mais especificamente, acredita-se que a leucina promova a síntese de proteínas através de sinais de efeito cascata que, por sua vez, estimulam o alvo mamífero de rapamicina (mTOR), causando modificações na fosforilação e, em última instância, a iniciação da translação do mRNA.[45-48] O alvo mamífero de rapamicina, ao que tudo indica, integra informação principalmente de sensibilidade intracelular dos aminoácidos com os sinais em cascata mediados pela insulina para iniciar a translação. Outros aminoácidos são tidos como promotores de modificações no volume celular e da síntese de proteínas através de outras vias intracelulares de sinalização (tais como PHAS-1 e p70S 6-quinase).[46,49,50] A insulina, ao mesmo tempo que promove a síntese de proteínas, inibe a sua degradação. Foi demonstrado, por exemplo, que a insulina inibe as etapas iniciais da degradação de proteínas, o que dependerá de ubiquitina (ver seção "Sistemas de degradação celular das proteínas").

Apesar de a síntese de proteínas geralmente predominar sobre a sua degradação após a alimentação, o oposto também é verdade quando não houve alimentação. Durante períodos prolongados em que não houve alimentação, como à noite ou durante uma corrida, a síntese de proteínas ainda assim ocorre, mas a uma taxa bem mais baixa, e a degradação de proteínas aumenta. O tecido que mais experimenta a degradação de proteínas durante esses períodos de pós-absorção é o músculo esquelético. O processo degradativo é estimulado pelo cortisol e pela proporção maior de glucagon para insulina no sangue. Aminoácidos gerados pela degradação de proteínas podem mais tarde ser catabolizados para vários usos pelo corpo, como será discutido na próxima seção.

VISÃO GERAL DO CATABOLISMO DE AMINOÁCIDOS

As células do fígado têm uma grande capacidade de recolhimento e catabolismo de aminoácidos. Em vários graus, o catabolismo de aminoácidos ocorre nos diferentes tecidos, durante períodos de privação e pós-prandial. De fato, após uma refeição, o fígado recolhe de 50% a 65% dos aminoácidos do sangue portal. O fígado é o mais importante local para o catabolismo de aminoácidos indispensáveis. A taxa do catabolismo hepático dos aminoácidos, no entanto, difere. Aminoácidos de cadeias ramificadas, por exemplo, são catabolizados muito mais devagar no fígado do que nos músculos. Além disso, nem todos os aminoácidos são catabolizados nas mesmas regiões do fígado. Hepatócitos periportais, por exemplo, catabolizam a maior parte dos aminoácidos, com exceção do glutamato e aspartato, que são catabolizados pelos hepatócitos perivenosos. O fígado deriva até 50% de sua energia (ATP) da oxidação de aminoácidos; a energia gerada, por sua vez, pode ser usada para gliconeogênese ou para síntese da ureia, entre outras necessidades, o que dependerá do estado de nutrição do corpo. Esta seção enfoca, inicialmente, as reações que ocorrem, conforme se dá a quebra de aminoácidos nas células do fígado, in-

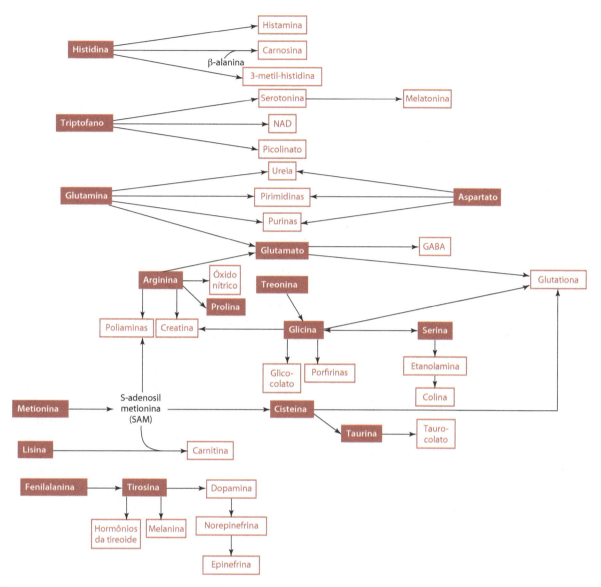

Figura 6.23 Um resumo dos usos de aminoácidos selecionados para compostos não proteicos que contêm nitrogênio e aminas, hormônios e neuromoderadores biogênicos selecionados.

cluindo, primeiro, a transaminação e/ou a deaminação de aminoácidos, e depois o ciclo da ureia. Em seguida, discute os usos dos esqueletos de carbono dos aminoácidos.

Transaminação e/ou desaminação de aminoácidos

Em geral, o primeiro passo no metabolismo de aminoácidos não usados na síntese de proteínas ou de compostos que contêm nitrogênio é a remoção do grupo amina do aminoácido. Aminoácidos podem sofrer desaminação e/ou transaminação para remover grupos amino. As reações de desaminação envolvem somente a remoção de um grupo amina, sem transferência direta a outro composto. Alguns dos aminoácidos mais comumente desaminados são o glutamato, a histidina, serina, glicina e treonina, contudo muitos desses mesmos aminoácidos podem ser transaminados. As enzimas que levam a cabo as reações de desaminação são geralmente liases, desidratases ou desidrogenases. A **Figura 6.24** mostra a desaminação do aminoácido treonina pela treonina desidratase para formar α-cetobutirato (outro α-acetoácido) e amônia/amônio. A amônia é prontamente usada pelos hepatócitos periportais para a síntese de ureia. A síntese de ureia no fígado é tratada na subseção "Disponibilidade de amônia – o ciclo da ureia".

As reações de transaminação envolvem a transferência de um grupo amina de um aminoácido a um esqueleto carbônico de um aminoácido ou α-acetoácido (um aminoácido sem grupo amina). O esqueleto carbônico/α--acetoácido que recebe o grupo amina se torna um aminoácido, e o aminoácido que perde seu grupo amina se transforma num α-cetoácido. Essas reações são importantes para a síntese de muitos aminoácidos dispensáveis ao corpo. As reações de transaminação são catalisadas por enzimas chamadas aminotransferases. Geralmente, essas enzimas requerem vitamina B_6 em sua forma coenzimática, piridoxal fosfato (PLP). Alguns exemplos de aminotransferases incluem a tirosina aminotransferase, aminotransferases de cadeia ramificada, alanina aminotransferase (ALT, anteriormente chamada glutamato piruvato transaminase e abreviadamente GPT) e aspartato aminotransferase (AST, anteriormente chamada glutamato oxaloacetato transaminase e abreviadamente GOT). Essas duas últimas aminotransferases (ALT e AST) estão entre as mais ativas aminotransferases e envolvem três aminoácidos-chave: alanina, glutamato e aspartato.

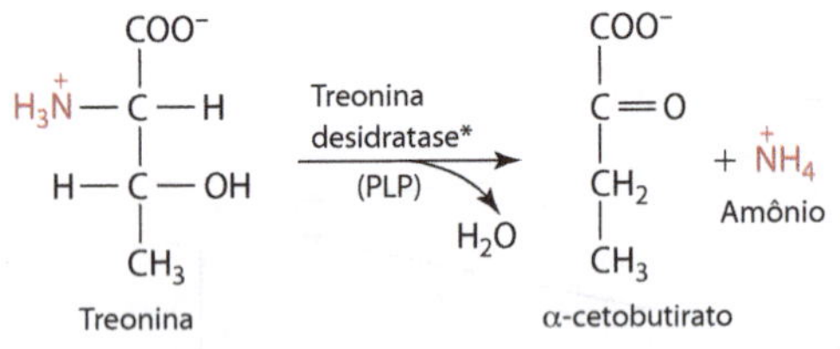

*A enzima é chamada desidratase em vez de desaminase porque a reação procede à perda de elementos da água. Na desaminação, o grupo amina do aminoácido é removido. A vitamina B_6 e o PLP são requeridas pela enzima.

Figura 6.24 A desaminação do aminoácido treonina. Na desaminação, o grupo amina do aminoácido é removido.

As aminotransferases são encontradas em concentrações variadas nos diferentes tecidos. Por exemplo, a AST tem concentrações maiores no coração do que no fígado, nos músculos e em outros tecidos. Por sua vez, a ALT tem concentrações maiores no fígado do que no coração, mas também é encontrada em quantidades moderadas nos rins e em pequenas quantidades em outros tecidos. As concentrações séricas normais dessas enzimas são baixas, entretanto traumas ou doenças que afetam um órgão aumentam as concentrações séricas das enzimas e servem como um indicador tanto de que um órgão foi danificado como da severidade desse dano. Assim, num fígado danificado, vemos concentrações mais altas que o normal de AST e ALT, bem como de outras enzimas normalmente encontradas no fígado, tais como a fosfatase alcalina e a lactato desidrogenase. No caso de dano no coração, as enzimas normalmente encontradas no coração extravasam para o sangue por causa do dano às células. Um dano ao coração é usualmente indicado por altas concentrações sanguíneas de AST e de uma forma MB específica da creatina quinase (também chamada creatina fosfoquinase).

Reações catalisadas por ALT e AST são mostradas na **Figura 6.25**. A ALT transfere grupos aminos da alanina a um α-cetoácido (por exemplo, α-cetoglutarato), formando piruvato e outro aminoácido (por exemplo, glutamato), respectivamente. A AST transfere grupos aminos do aspartato também a um α-cetoácido (por exemplo, α-cetoglutarato), produzindo oxaloacetato e outro aminoácido (por exemplo, glutamato), respectivamente.

Essas reações são reversíveis. Pelo fato de o glutamato e α-cetoglutarato prontamente transferirem e/ou aceitarem grupos amino, esses compostos têm papel central no metabolismo dos aminoácidos.

Em suma, o primeiro passo no uso de aminoácidos, para funções outras que a síntese de proteínas ou de compostos contendo nitrogênio, requer transaminação ou desaminação. As reações de transaminação podem gerar aminoácidos dispensáveis a partir de aminoácidos indispensáveis ou criar um aminoácido dispensável a partir de outro aminoácido dispensável. As únicas exceções são a lisina, histidina e treonina, que não participam dessas reações. A amônia gerada por reações de desaminação oxidativa deve ser retirada do sistema de modo seguro, o que é conseguido pelas ações do ciclo da ureia.

Disponibilidade de amônia – o ciclo da ureia

O ciclo da ureia, descoberto por Hans Krebs, funciona no fígado e é importante para a remoção da amônia do corpo. Muita amônia no corpo (como ocorre em caso de falência do fígado) é tóxica e pode levar a um mau fun-

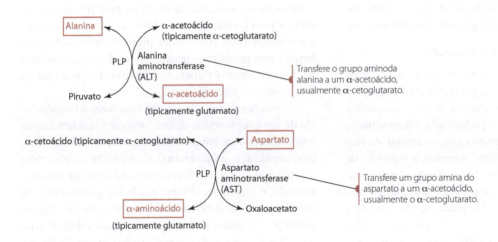

Figura 6.25 Reações de transaminação.

cionamento do cérebro e ao coma. A seguir, apresentamos algumas fontes de amônia no corpo:

- amônia formada no corpo por reações químicas como a desaminação;
- ingerida e absorvida por alimentos que consumimos;
- gerada no trato gastrintestinal pela lise bacteriana da ureia e aminoácidos, e depois absorvida através dos enterócitos pelo corpo.

O fígado tem dois diferentes sistemas para lidar com a amônia. Primeiro e mais importante, os hepatócitos periportais são ativos na ureiagênese. Quando no sangue portal, a amônia oriunda da dieta ou da síntese bacteriana intestinal entra primeiro em contato com os hepatócitos, especificamente aqueles periportais que são capazes de sintetizar a ureia. Essas mesmas células periportais são responsáveis por quase todo o catabolismo de aminoácidos. Portanto, a ureia gerada durante as reações degradativas dos aminoácidos pode ser imediatamente recolhida para a síntese de ureia. Entretanto, caso as células periportais falhem no uso de toda a amônia, um segundo grupo de hepatócitos, os perivenosos, são capazes de utilizar a amônia para a síntese de glutamina. As células, portanto, fornecem um sistema de *backup* para a amônia que escapou da produção de ureia.

A **Figura 6.26** revê os compostos-chave do ciclo da ureia e mostra sua relação com os aminoácidos e o ciclo TCA. As reações do ciclo da ureia são detalhadas na seguinte relação:

- A amônia (NH_3) combina-se com CO_2 ou HCO_3^- para formar carbamoil fosfato numa reação catalisada pela mitocondrial carbamoil sintetase I (CPSI) usando 2 mols de ATP e Mg^{2+}. O N-acetilglutamato (NAG), produzido no fígado e intestino, é requerido como ativador alostérico, o que permite a produção de ATP.
- O carbamoil fosfato reage com a ornitina na mitocôndria, usando a enzima ornitina transcarbamoilase (OTC) para formar citrulina, a qual, por sua vez, inibe a atividade da OTC.
- O aspartato reage com a citrulina, pois ele é transportado ao citoplasma (citosol). Essa etapa, catalisada por argininosuccinato sintetase, refere-se à taxa-limite do ciclo. ATP (duas ligações de alta energia) e Mg^{2+} são requeridos para a reação, e forma-se o argininosuccinato. Argininosuccinato, arginina e $AMP + PP_i$ inibem a enzima.
- No citoplasma, o argininosuccinato é quebrado pela argininosuccinase para formar fumarato e arginina. Ambos inibem a atividade da argininosuccinase. A argininosuccinase é encontrada numa variedade de tecidos através do corpo, especialmente no fígado e nos rins. Altas concentrações de arginina aumentam a síntese de N-acetilglutamato (NAG), que é necessário para a síntese de carbamoil fosfato na mitocôndria.
- Forma-se a ureia, e a aornitina é formada novamente a partir da quebra da arginina pela arginase I, uma enzima hepática que requer manganês. A atividade da arginase é inibida pela ornitina e lisina, e sua taxa pode se tornar limitadora sob condições que restrinjam a disponibilidade de manganês ou que alterem sua afinidade por manganês.[17,51]

Por fim, o ciclo da ureia utiliza quatro ligações de alta energia. Oxidações do ciclo TCA ao lado da fosforilação através da cadeia de transporte de elétrons podem prover o ATP requerido pela síntese de ureia. A molécula de ureia deriva um nitrogênio da amônia, um segundo nitrogênio do aspartato e seu carbono do CO_2/HCO_3^-. Uma vez formada, a ureia em geral viaja através do sangue até os rins para excreção na urina, contudo até 25% da ureia pode ser secretada do sangue no lúmen intestinal, onde pode ser degradada por bactérias para produzir amônia.

As atividades das enzimas do ciclo da ureia oscilam com as concentrações da dieta e dos hormônios. Por exemplo, com uma dieta baixa em proteínas ou acidose, a síntese de ureia (a quantidade de mRNA para cada uma das enzimas) diminui e a excreção urinária do nitrogênio da ureia decresce significativamente. Assim, a disponibilidade de substratos resulta em modificações de curto prazo na taxa de ureiagênese. Num indivíduo saudável e com uma ingestão normal de proteínas, as concentrações sanguíneas de nitrogênio da ureia (BUN) são de 8 a 20 mg/dL, e o nitrogênio urinário da ureia representa 80% do nitrogênio urinário total. Em geral, glicocorticoides e glucagon, que promovem a degradação de aminoácidos, aumentam o mRNA para as enzimas do ciclo da ureia e promovem a degradação de aminoácidos.[51]

Diversas desordens relacionadas a uma deficiência das enzimas do ciclo da ureia foram caracterizadas. Falhas em qualquer uma das enzimas do ciclo da ureia são possíveis. Falhas nas enzimas do ciclo da ureia geralmente resultam em altos níveis sanguíneos de amônia (hiperamonemia) e exigem uma dieta restritiva de nitrogênio, que pode ser combinada com suplementos de carnitina ou aminoácidos isolados, entre outros compostos.

Em indivíduos com doença avançada do fígado, a síntese de ureia é diminuída, e as concentrações sanguíneas de amônia, aumentadas. Acredita-se que esse aumento contribua para a encefalopatia hepática. O tratamento médico para a encefalopatia requer uma diminuição nas concentrações sanguíneas de amônia. Drogas como a lactulose são administradas para acidificar o conteúdo do trato gastrintestinal e promover a difusão da amônia para fora do sangue e para dentro do trato gastrintestinal. Uma dieta muito pobre em proteínas é prescrita. Além disso, antibióticos são prescritos para promover a destruição das bactérias do trato intestinal que geram a amônia.

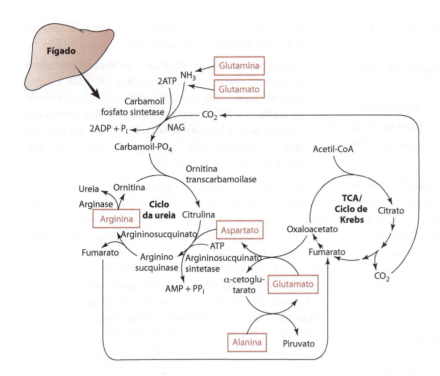

Figura 6.26 As inter-relações entre aminoácidos e a ureia, e os ciclos TCA/Krebs no fígado. As reações individuais no ciclo da ureia são abordadas no capítulo.

Visão geral do metabolismo dos esqueletos carbônicos/α-cetoácidos

Uma vez removido o grupo amina de um aminoácido, a molécula remanescente passa a se chamar esqueleto carbônico ou α-cetoácido.

Aminoácido ⟶ —NH$_2$ + esqueleto carbônico/α-cetoácido

Esqueletos carbônicos de aminoácidos podem ser metabolizados com potencial para usos múltiplos nas células. O esqueleto carbônico de um aminoácido pode ser usado, por exemplo, para produzir:

- energia;
- glicose;
- corpos cetônicos;
- colesterol;
- ácidos graxos.

O uso potencial de um esqueleto carbônico depende em parte do aminoácido original do qual foi derivado. Mesmo que todos os aminoácidos possam ser oxidados para gerar energia, nem todos podem ser usados na síntese de glicose. Além disso, a destruição do esqueleto carbônico do aminoácido depende do estado fisiológico nutricional do corpo.

Geração de energia A oxidação completa de aminoácidos gera energia, CO_2/HCO_3^- e amônia/amônio. Aminoácidos são usados para energia no corpo quando a dieta é inadequada para gerar energia (medida em quilocalorias – kcal).

Produção de glicose e corpos cetônicos A produção de glicose a partir de uma fonte de não carboidrato, como um aminoácido, é conhecida por gliconeogênese. A gliconeogênese ocorre principalmente no fígado e também nos rins. Os esqueletos de carbono de diversos aminoácidos podem ser usados para sintetizar glicose. O oxaloacetato (o esqueleto de carbono do aspartato) e o piruvato (o esqueleto de carbono da alananina) podem ser usados para produzir glicose nas células do corpo através do processo de gliconeogênese, também estudado no Capítulo 3. Além disso, o esqueleto de carbono da asparagina pode se converter em oxaloacetato, e os esqueletos de carbono da glicina, serina, cisteína, triptofano e treonina podem ser convertidos em piruvato para a produção de glicose no fígado.

A **Figura 6.27** mostra a destruição dos esqueletos carbônicos dos aminoácidos em relação a intermediários-chave do metabolismo. Alguns aminoácidos, como a fenilalanina e tirosina, podem ser degradados em fumarato (um intermediário do ciclo TCA), que pode ser usado para formar glicose, mas também acetoacetato, que pode ser usado para formar corpos cetônicos. Assim, esses dois aminoácidos são ambos glicogênicos e cetogênicos. A valina e a metionina são considerados glicogênicos, pois produzem succinil CoA, e também cetogênicos, porque produzem acetil-CoA como resultado de seu catabolismo. A treonina é parcialmente glicogênico, pois produz succinil CoA ou piruvato, o que dependerá de sua via de degradação, e parcialmente cetogênico quando degradada por outra via em acetil-CoA. Assim, a isoleucina, treonina, fenilalanina e tirosina são considerados parcialmente cetogênicos. O triptofano é também considerado parcialmente cetogênico e parcialmente glicogênico. O triptofano produz acetil-CoA, bem como piruvato por catabolismo.

Portanto, para ser considerado um aminoácido glicogênico, o catabolismo desse aminoácido deve produzir determinados intermediários do ciclo TCA. A conversão de aminoácidos em glicose é acelerada por proporções glucagon: insulina elevada e por glicocorticoides como o cortisol. Tais hormônios são elevados quando as pessoas não recebem energia ou carboidratos suficientes na dieta, em períodos de enfermidade, como infecções ou traumas, ou em certos estados doentios como diabetes melito não tratado e doença do fígado, para citar alguns.

Para que um aminoácido seja considerado cetogênico, seu catabolismo deve gerar os não intermediários do ciclo TCA acetil-CoA ou acetoacetatos que são usados na formação dos corpos cetônicos. Aminoácidos são catabolizados para gerar corpos cetônicos geralmente em períodos em que o indivíduo não ingere quantidade adequada de carboidrato. A leucina e a lisina são os únicos aminoácidos totalmente cetogênicos, e seu catabolismo gera acetil-CoA.

Produção de colesterol A leucina é também o único aminoácido cujo catabolismo gera β-hidróxi β-metilglutaril (HMG) CoA, um intermediário na síntese de colesterol. A leucina pode formar HMG-CoA via β-hidróxi β-metilbutirato (HMB) ou β-metilglutaconil CoA (mostrado mais adiante na **Figura 6.37**). Outros aminoácidos, entretanto, produzem acetil-CoA que pode ser metabolizado no fígado em colesterol. Nos músculos, a leucina é tida como uma importante fonte de colesterol.[52] Ainda mais, com uma suficiente disponibilidade de HMB, acredita-se que a síntese máxima de colesterol nos músculos e a diminuição de dano muscular e da falência proteica (especialmente em indivíduos com dano induzido por exercício) possam ser atingidas para permitir melhor crescimento e funcionamento celular.[52-57]

Produção de ácidos graxos Em períodos de excesso de energia e ingestão de proteínas associada à ingestão adequada de carboidratos, os esqueletos de carbono de aminoácido podem ser usados para sintetizar ácidos graxos. A leucina, por exemplo, é usada para sintetizar ácidos graxos no tecido adiposo, e seu catabolismo é mostrado mais adiante na **Figura 6.37**.

CATABOLISMO HEPÁTICO E USO DOS AMINOÁCIDOS AROMÁTICOS

Os detalhes do metabolismo de determinados aminoácidos, a formação do ciclo TCA e os não intermediários deste são apresentados nesta e nas próximas seções. O catabolismo dos aminoácidos é categorizado de acordo com a classificação estrutural dos aminoácidos. Primeiro, abordam-se os aminoácidos aromáticos. Em seguida, estudam-se os aminoácidos que contêm enxofre, aqueles de cadeia ramificada e outros aminoácidos.

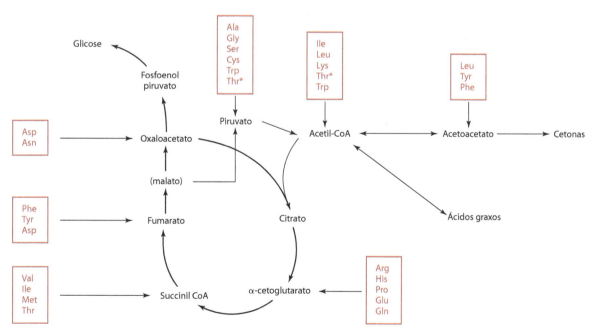

*Contribuição fisiológica incerta.

Figura 6.27 A fase dos esqueletos carbônicos dos aminoácidos. Cetogênicos: Lys e Leu; parcialmente cetogênicos e glicogênicos: Phe, Ile, Thr, Trp, Tyr; glicogênicos: Ala, Gyl, Cys, Ser, Asp, Asn, Glu, Gln, Arg, Met, Val, His, Pro.

O catabolismo dos aminoácidos aromáticos, ao lado dos aminoácidos que contêm enxofre (S), ocorre principalmente no fígado. De fato, na doença do fígado em estado terminal (ou avançado), a inabilidade do órgão em recolher e catabolizar esses aminoácidos é evidenciada pelas concentrações plasmáticas elevadas de aminoácidos aromáticos – fenilalanina, tirosina e triptofano – e dos aminoácidos que contêm S metionina e cisteína.

Fenilalanina e tirosina

Como é mostrado na **Figura 6.28**, a fenilalanina e a tirosina são parcialmente glicogênicos por serem degradados em fumarato. Além disso, são catabolizados em acetoacetato e, portanto, são parcialmente cetogênicos.

- A primeira etapa na degradação da fenilalanina é específica do fígado e dos rins. A fenilalanina é convertida em tirosina pela enzima fenilalanina hidroxilase, também chamada monoxigenase. Essa enzima é dependente de ferro, e vitamina C e tetraidrobiopterina são requeridas para a reação. A atividade da enzima é regulada pela fosforilação/desfosforilação com o glucagon, promovendo a fosforilação e a atividade enzimática. A insulina tem o efeito oposto.

O catabolismo da tirosina não é específico do fígado, entretanto muitas das reações para sua degradação ocorrem principalmente no fígado. Outras reações, como a geração de L-dopa e as catecolaminas a partir da tirosina, ocorrem mais comumente em neurônios e na medula adrenal (**Figura 6.28**).

- A degradação da tirosina (**Figura 6.28**) começa com a transaminação por uma tirosina aminotransferase dependente de vitamina B_6 para produzir p-hidroxifenilpiruvato. Concentrações mais altas de tirosina e cortisol elevado promovem aumento da atividade da tirosina aminotransferase. O composto p-hidroxifenilpiruvato, uma vez formado, é então descarboxilado por uma oxidase para gerar homogentisato. O homogentisato dioxidase converte o homogentisato em maleilacetoacetato, que é, em seguida, isomerizado em fumarilacetoacetato. Uma hidrolase converte o fumarilacetato em fumarato (um intermediário do ciclo TCA) e acetoacetato, que pode ser metabolizado em acetil-CoA mais adiante.

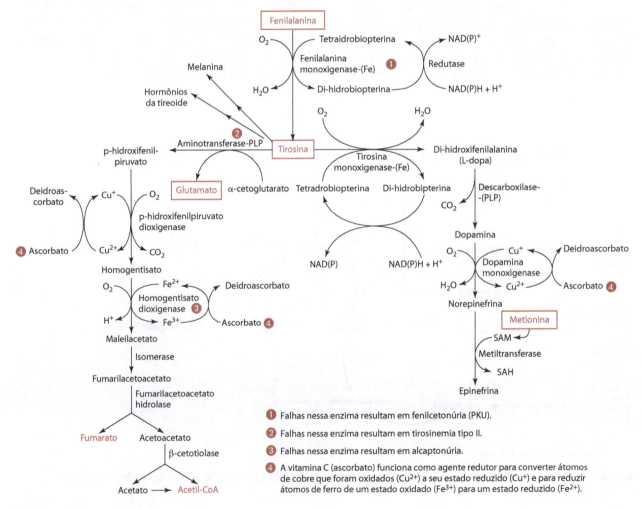

Figura 6.28 Metabolismo de fenilalanina e tirosina.

Pelo fato de esta seção enfocar o catabolismo hepático dos aminoácidos, é importante lembrar que a tirosina tem vários usos. A tirosina é usada para a síntese de proteínas. Pode ser catabolizada para energia, glicose ou para a produção de cetona. A tirosina também pode ser usada para sintetizar outros compostos.

- Em outras células do corpo, a tirosina é usada para a síntese de L-dopa e catecolaminas (**Figura 6.28**). A reação inicial utiliza tirosina hidroxilase (também chamada monoxigenase), uma enzima dependente de ferro. A enzima hidroxila a tirosina para gerar 3,4-di-hidroxifenilalanina (L-dopa). Reações subsequentes utilizando L-dopa produzem catecolaminas (dopamina, norepinefrina e epinefrina).

- Em melanócitos das células da pele, dos olhos e do cabelo, a tirosina é convertida em melanina. Essas reações ocorrem nos melanosomas, organelas ligadas às membranas e encontradas nos melanócitos. A melanina é um pigmento que dá cor à pele, aos olhos e ao cabelo.

- Na glândula tireoide, a tirosina é recolhida e usada com o iodo para sintetizar hormônios da tireoide.

Desordens no metabolismo da fenilalanina e tirosina Diversos erros inatos do metabolismo foram identificados no metabolismo da fenilalanina e tirosina. A desordem genética recessiva fenilcetonúria (PKU) ocorre quando a atividade da fenilalanina hidroxilase, que converte fenilalanina em tirosina (**Figura 6.28**), é defeituosa. Essa falha resulta em um acúmulo de fenilalanina e de seus metabólitos (fenilactato, fenilpiruvato e fenilacetato) no sangue e em outros fluidos do corpo. Além disso, pelo fato de a fenilalanina não poder ser convertida em tirosina, as concentrações de tirosina diminuem. Se não tratada, a PKU causa problemas neurológicos, ataques e hiperatividade, entre outros problemas. A desordem é tratada com uma dieta restritiva em fenilalanina, o que significa que a ingestão de alimentos contendo proteínas é extremamente limitada, e a tirosina é adicionada à dieta porque não pode ser feita no corpo. Além disso, os selos de produtos contendo aspartame devem apresentar uma advertência aos que possuem PKU indicando que o produto contém fenilalanina e, portanto, deve ser restringido.

A atividade anormal da tirosina aminotransferase, que converte tirosina em p-hidroxifenilpiruvato, resulta em outro erro inato do metabolismo chamado tirosinemia tipo II (**Figura 6.28**). Essa forma de tirosinemia é caracterizada por altas concentrações de tirosina no plasma, lesões na pele e nos olhos e desenvolvimento mental anormal. Pessoas com essa desordem devem consumir uma dieta restrita tanto em fenilalanina como em tirosina. Outra desordem genética envolvendo a degradação da tirosina é a alcaptonúria, que resulta de uma atividade deficiente do homogentisato dioxigenase (**Figura 6.28**). Essa enzima normalmente converte o homogentisato em maleilacetoacetato. A alcaptonúria é caracterizada por altas concentrações de homogentisato nos fluidos corporais. O homogentisato oxida e passa a ter coloração escura, fazendo a urina parecer negra. Pessoas com essa desordem frequentemente experimentam problemas nas articulações conforme o homogentisato se acumula. O tratamento por dieta não é prescrito usualmente.

Triptofano

Outro aminoácido aromático metabolizado principalmente pelo fígado é o triptofano. Seu metabolismo é mostrado na **Figura 6.29**. O triptofano é principalmente glicogênico porque é catabolizado para formar piruvato. É também parcialmente cetogênico, formando acetil-CoA.

- A primeira etapa no catabolismo do triptofano produz N-formilquinurenina. A enzima triptofano dioxigenase, que cataboliza essa primeira reação, é dependente de ferro-heme. É também induzida por glicocorticoides e glucagon. O tetraidrobiopterina é um cossubstrato requerido para a reação.

- O catabolismo seguinte da N-formilquinurenina produz formato e quinurenina. A quinurenina pode ser metabolizada em 3-hidroxiquinurenina por uma monoxigenase. A 3-hidroxiquenurenina pode ser convertida em 3-hidroxiantranilato e alanina pela quinureninase, uma enzima dependente de vitamina B_6 (PLP). A alanina formada pela degradação do triptofano pode ser transaminada para formar piruvato, a natureza glicogênica do triptofano.

  O catabolismo seguinte do 3-hidroxiantranilato resulta na formação de 2-amino-3-carboximucônico 6-semialdeído. Esse composto é em seguida metabolizado para produzir diversos compostos adicionais, incluindo o ácido picolínico (um possível produtor ligante para minerais), a niacina como nicotinamide e também sua forma enzimática nicotinamide adenina dinucleotide (NAD) fosfato (NADP) e 2-aminomucônico 6-semialdeído, que é depois metabolizada por diversas reações em acetil CoA.

- Além de seu uso para a síntese de proteínas e para energia, glicose e produção de corpos cetônicos, o triptofano é usado na síntese de serotonina (5-hidroxitriptamine) e melatonina (N-acetil 5-metoxisserotonina), descritas mais adiante neste capítulo.

Desordens no metabolismo do triptofano Como parte da via degradativa do triptofano na qual o 2-aminomucônico 6-semialdeído é convertido através de múltiplas reações em acetil-CoA, atividades defeituosas da α-cetoadípica desidrogenase e da glutaril CoA desidrogenase foram demonstradas. Uma desordem genética, a acidúria α-cetoadípica, resulta da atividade defeituosa da α-cetoadípica

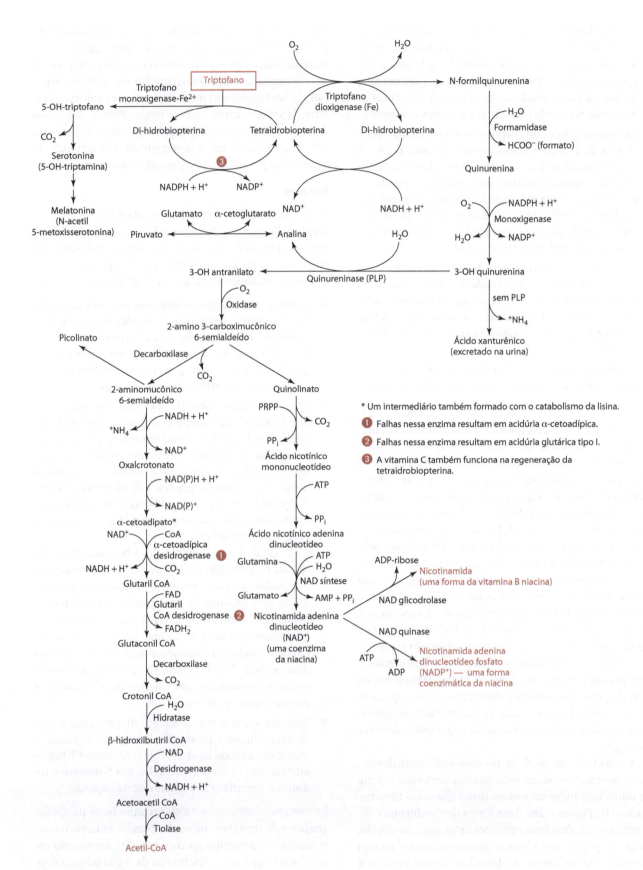

Figura 6.29 Metabolismo do triptofano.

desidrogenase, que converte α-cetoadipato em glutaril CoA. Nessa desordem, lisina, triptofano, α-aminoadipato, α-cetoadipato e α-hidroxiadipato se acumulam no sangue e em outros fluidos corporais. Crianças com essa desordem tornam-se hipotônicas, acidóticas e experimentam convulsões e vários retardos motores e de desenvolvimento. O suporte nutricional requer uma dieta restritiva em lisina e triptofano, porque esse conjunto de reações é comum na degradação tanto do triptofano como da lisina. Uma segunda desordem também ocorre nessa via. A acidúria glutárica tipo I, uma condição recessiva autossomal, resulta da atividade defeituosa da enzima dependente de riboflavina glutaril CoA desidrogenase, que converte glutaril CoA em glutaconil CoA. Como no caso da acidúria α-cetoadípica, a enzima glutaril CoA desidrogenase é crítica para o catabolismo do triptofano (**Figura 6.29**) e da lisina (**Figura 6.31**). Na acidúria glutárica tipo I, a glutaril CoA se acumula nos fluidos do corpo. Com o tempo, crianças afetadas desenvolvem acidose, ataxia, convulsões e macrocefalia, entre outros problemas. O tratamento requer uma dieta restrita tanto em lisina como em triptofano (porque ambos produzem glutaril CoA). Em alguns casos, suplementos de riboflavina podem ser benéficos, já que a enzima é dependente de riboflavina.

Catabolismo hepático e uso dos aminoácidos que contêm enxofre (s)

O catabolismo da metionina, um aminoácido essencial que contém S, ocorre em larga escala no fígado e gera os aminoácidos não essenciais que contêm S cisteína e taurina e o doador de metil S-adenosil metionina (SAM). O metabolismo de metionina é mostrado na **Figura 6.30** e brevemente descrito aqui.

Metionina

- A primeira etapa no catabolismo da metionina (requerido para o uso do grupo metil da metionina) é a sua conversão em S-adenosil metionina (SAM) pela metionina adenosil transferase (presente em altas concentrações no fígado) numa reação requisitora de ATP. O SAM tem várias funções no corpo: promove o metabolismo da metionina e estimula a cistationina síntese, que converte homocisteína em cistationina. O SAM também inibe a atividade da metilene THF redutase, que forma o N5-metil THF necessário para regenerar a metionina a partir da homocisteína. Assim, o SAM (quando presente em altas concentrações) facilita a degradação da metionina e não sua ressíntese. O SAM também possui outras funções: serve como o principal doador de metil no corpo e, assim, é requisitado para a síntese de carnitina, creatina, epinefrina, purinas, sarcosina e nicotinamina. Além disso, os grupos metil SAM são usados para metilar o DNA e, com isso, afetar a expressão gênica. O SAM também pode ser descarboxilado para formar S-adenosil metiltiopropilamina, um intermediário na síntese das poliaminas – putricina, espermidina e espermina. As poliaminas são importantes na divisão celular e no crescimento. A remoção ou doação do grupo metil do SAM produz o composto S-adenosil homocisteína (SAH).

- O SAH pode ser convertido em homocisteína pela enzima S-adenosil homocisteína hidrolase. A homocisteína pode ser convertida de volta em metionina em uma reação dependente de betaína ou numa reação dependente de vitamina B_{12} (como metilcobalamina) e de folato (como 5-metiltetraidrofolato). A betaína, gerada no fígado a partir de colina, provê um grupo metil que é transferido à homocisteína por uma enzima hepática betaína homocisteína metiltransferase. Com a perda do grupo metil, a betaína torna-se dimetilglicina. A dimetilglicina pode ser depois demetilada para gerar glicina. Na reação dependente de vitamina B_{12} e de folato (**Figura 6.30**), a metilcobalamina provê diretamente o grupo metil para remetilar a homocisteína e formar metionina. A metilcobalamina recebe o grupo metil do 5-metil tetraidrofolato (uma forma coenzimática do folato). Níveis elevados de homocisteína no sangue foram associados a uma interferência na estrutura do colágeno nos ossos e podem aumentar o risco de fraturas. Altas concentrações de homocisteína no plasma também foram descobertas como sendo fator de risco para doença cardiovascular e podem se desenvolver se o *status* de vitamina B_{12} ou B_6 for deficiente. Uma discussão sobre a importância de uma nutrição adequada de folato, vitaminas B_{12} e B_6 e sobre doenças do coração é encontrada no Capítulo 9, nas seções sobre o ácido fólico e a vitamina B_{12}.

- Para ser em seguida metabolizada no corpo, a homocisteína deve reagir com o aminoácido serina, formando cistationina através da ação da cistationina sintase.

  A presença da vitamina B_6 em sua forma coenzimática (PLP) é necessária para que essa reação ocorra, daí a necessidade de um *status* adequado de vitamina B_6 para prevenir altas concentrações de homocisteína no sangue.

- O catabolismo seguinte da cistationina requer coenzimas adicionais. A cistationina é quebrada pela cistationina liase, outra enzima dependente de vitamina B_6, para formar o aminoácido dispensável cisteína. Também é gerado pela reação o α-cetobutirato que depois é descarboxilado em propionil CoA. A conversão de homocisteína em cisteína pela cistationina liase é por vezes chamada via de transulfuração. Essas reações ocorrem no fígado, nos rins, no intestino e pâncreas.

- O propionil CoA (feito a partir do α-cetobutirato) é a seguir convertido em D-metilmalonil CoA pela en-

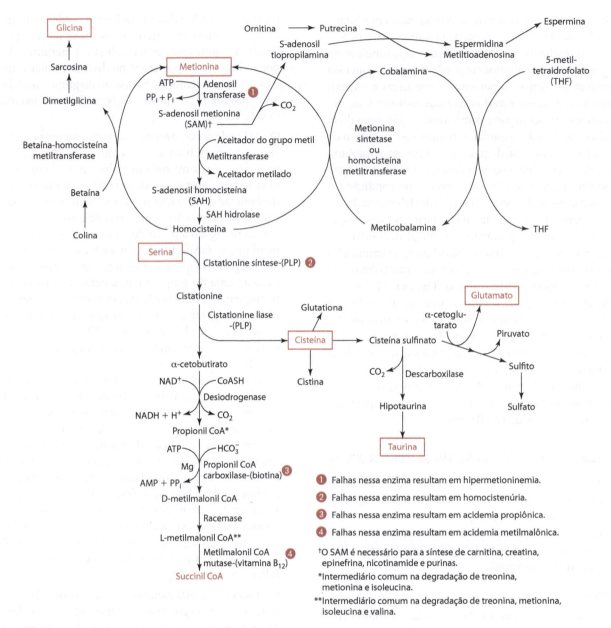

Figura 6.30 Metabolismo da metionina e cisteína.

zima dependente de biotina propionil CoA carboxilase. O D-metilmalonil CoA é então convertido em L-metilmalonil CoA por uma racemase. Depois, o L--metilmalonil CoA é convertido por metilmalonil CoA mutase, uma enzima dependente de vitamina B_{12}, em intermediário do ciclo TCA, succinil CoA.

Desordens no metabolismo da metionina Falhas na metionina adenosiltransferase, a enzima que converte metionina em S-adenosil metionina (SAM), resultam na desordem genética hipermetionemia. Essa condição é caracterizada por altas concentrações de metionina no sangue, e, portanto, o tratamento necessita de uma dieta restritiva de metionina, mas contendo maiores quantidades de cisteína.

Falhas na cistationina sintase resultam na desordem genética homocistinúria. A cistationina sintase converte homocisteína em cistationina. Pessoas com essa condição apresentam altas concentrações sanguíneas de homocisteína e metionina e baixas de cisteína. As concentrações elevadas de homocisteína promovem com o tempo a formação de coágulos sanguíneos (trombos) e subsequente dano a órgãos. Outras manifestações incluem problemas esqueléticos, osteoporose, modificações oculares, retardo mental, entre outros. O tratamento requer uma dieta baixa em metionina (e, portanto, baixas ingestões de alimentos normais contendo proteína), cisteína adicionada e, em alguns casos, suplementos de betaína e folato.

A desordem genética acidemia propiônica resulta de falhas na atividade da propionil CoA carboxilase, uma enzima dependente de biotina. Outra desordem causada por falhas genéticas na mesma via, acidemia metilmalônica, resulta da atividade anormal da metilmalonil CoA mutase. A acidemia propiônica é caracterizada pelo acúmulo de ácido propiônico nos fluidos do corpo (bem como de outros compostos como o metilcitrato, 5-hidróxi propionato e ácido tíglico). Crianças têm vômito excessivo, cetoacidose, hipertonia, dificuldades de crescimento e respiratórias, entre outros problemas. Como o propionil CoA e o metilmalonil CoA são gerados não apenas a partir da metionina, como mostra a **Figura 6.30**, mas também das degradações da treonina (ver **Figura 6.32**), da isoleucina e da valina (ver **Figura 6.38**), as dietas para pessoas nessas condições requerem restrição de todos os quatro aminoácidos. Além disso, ácidos graxos de cadeias com número ímpar de carbonos e ácidos graxos poli-insaturados (em quantidade excessiva) também podem gerar propionil CoA e, portanto, devem ser restritos. Em alguns casos, comprovou-se que suplementos de biotina melhoram a atividade da propionil CoA carboxilase, mas os pacientes ainda assim requerem dietas restritivas. De modo similar, suplementos de vitamina B_{12} podem às vezes melhorar a atividade da metilmalonil CoA mutase em algumas pessoas com acidemia metilmalônica (lembremos que a metilmalonil CoA mutase é dependente de vitamina B_{12}).

Cisteína

- A cisteína é um aminoácido não essencial. Concentrações hepáticas de cisteína livre parecem ser controladas de perto. A cisteína é usada como os outros aminoácidos para a síntese de proteínas. Também é usada para sintetizar glutationa, enquanto a glutamato cisteína ligase liga a cisteína ao glutamato na primeira etapa da síntese de glutationa. A cisteína é também convertida pela cisteína deoxigenase em sulfinato de cisteína, usado na produção do aminoácido taurina (**Figura 6.30**).
- A taurina, um aminoácido β-amino sulfônico, é fabricada no fígado mas concentrada nos músculos e no sistema nervoso central. Também é encontrada em pequenas quantidades no coração, fígado, nos rins e em outros tecidos. Apesar de não envolvida na síntese de proteínas, a taurina é importante na retina, onde, acredita-se, exibe propriedades antioxidantes e ajuda a manter a estrutura e o funcionamento das células fotorreceptoras. Considera-se que a taurina mantenha a estabilidade membranal graças a produtos de limpeza peroxidativa (por exemplo, oxiclorídeo). A taurina também funciona no intestino e no fígado como sal da bile, taurocolato, e no sistema nervoso central como neurotransmissor inibitório.
- A degradação da cisteína (**Figura 6.30**) produz piruvato e sulfito. O sulfito é convertido pela sulfito oxidase (uma enzima dependente de molibdênio) em sulfato, que pode ser excretado na urina ou usado para sintetizar sulfolipídios e sulfoproteínas.

CATABOLISMO HEPÁTICO E USO DOS AMINOÁCIDOS DE CADEIA RAMIFICADA

O fígado tem um papel menor no catabolismo inicial dos três aminoácidos de cadeia ramificada: isoleucina, leucina e valina. A atividade de transaminase necessária para remover os grupos de aminoácidos é mínima no fígado, apesar de as transferases hepáticas aumentarem em resposta à produção de glicocorticoide (cortisol), que ocorre em situações como estresse, trauma, queimaduras e sepse. Assim, em circunstâncias normais, os aminoácidos de cadeia ramificada geralmente permanecem em circulação e são recolhidos e transaminados principalmente pelos músculos esqueléticos, mas também pelo coração, rins, diafragma e tecido adiposo, se necessário. Os α-cetoácidos dos aminoácidos de cadeia ramificada, gerados pela transaminação dos aminoácidos de cadeia ramificada, podem ser usados nos tecidos ou lançados na circulação. O fígado, entre outros órgãos, pode posteriormente catabolizar esses α-cetoácidos. Informação adicional sobre o metabolismo dos aminoácidos de cadeia ramificada é encontrada em "Músculos esqueléticos", na seção deste capítulo intitulada "Fluxo interórgãos de aminoácidos e metabolismo por órgão específico".

CATABOLISMO HEPÁTICO E USO DE OUTROS AMINOÁCIDOS

Diversas outras reações do catabolismo de aminoácidos são confinadas principalmente ao fígado. Algumas das vias são apresentadas nesta seção.

Lisina

O catabolismo da lisina, um aminoácido totalmente cetogênico, gera acetil-CoA, como é mostrado na **Figura 6.31**. No processo de degradação, a lisina e o triptofano têm um intermediário em comum, o α-cetodipato, e, portanto, compartilham algumas reações. Notemos que a lisina (após ter sido metilada usando o SAM) é utilizada na síntese de carnitina, necessária para a oxidação dos ácidos graxos.

Desordens no metabolismo da lisina Falhas na degradação da lisina pelo glutaril CoA desidrogenase e pelo α-cetoadipato desidrogenase resultam em acidúria glutárica tipo I e acidúria α-cetoadípica, respectivamente, como explicado em "Desordens no metabolismo do triptofano".

Treonina

A treonina pode ser metabolizada por três vias diferentes. Uma das vias de degradação mais comumente usada é através da citosólica treonina desidrogenase para gerar α-cetobutirato, que é em seguida catabolizado em propionil CoA, depois em D-metilmalonil CoA, L-metilmalonil CoA e finalmente succinil CoA, como demonstra a **Figura 6.32**. Essas últimas etapas do catabolismo são compartilhadas com a metionina, isoleucina e valina. Além desse processo, a treonina pode ser degradada pela

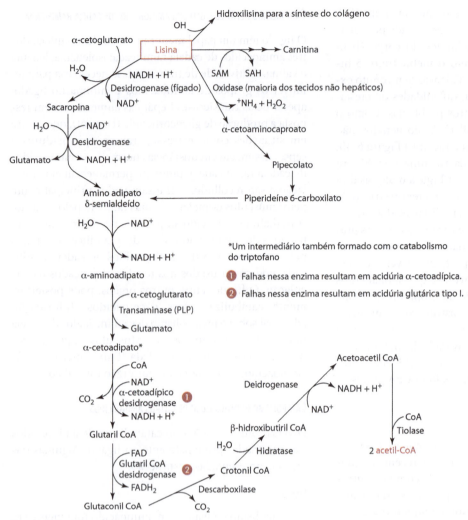

Figura 6.31 Metabolismo da lisina.

treonina desidrogenase mitocondrial para formar aminoacetona, que é convertida em metilglioxal e depois em piruvato. Acredita-se que essa via seja usada no caso de concentrações relativamente altas de treonina. Numa terceira via, o complexo mitocondrial de quebra da treonina (composto por uma desidrogenase e uma ligase) converte treonina em glicina e acetilaldeído, e este é depois metabolizado em acetato e depois em acetil-CoA numa reação dependente de ATP e CoA (**Figura 6.32**). A treonina é usada para sintetizar proteínas corporais e não proteínas contendo nitrogênio, e é encontrada em concentrações bem mais altas com relação a outros aminoácidos de glicoproteínas mucosas.

Desordens no metabolismo da treonina Falhas em duas etapas do metabolismo da treonina a partir do propionil CoA em succinil CoA podem levar à acidemia propiônica e acidemia metilmalônica. Ver seção "Desordens no metabolismo da metionina".

Glicina e serina

A glicina e a serina são produzidas uma a partir da outra, numa reação reversível que requer folato. A glicina é convertida em serina principalmente nos rins (**Figura 6.32**). A glicina, contudo, é também necessária para a síntese de outros importantes compostos no corpo, como creatina, heme/porfirinas (porções não proteicas contendo nitrogênio e ferro da hemoglobina), sarcosina e sal biliar glicocolato. A serina é usada para a síntese de etanolamina e colina para fosfolipídios. Ver seção sobre o rim, em "Fluxo interórgãos de aminoácidos e metabolismo por órgão específico".

Desordens no metabolismo da glicina O catabolismo anormal de glicina, causado por uma falha autossomal recessiva no sistema de quebra da glicina, resulta em hiperglicemia não cetótica. Esse complexo de enzimas converte normalmente a glicina em amônia e dióxido de carbono, e requer folato como tetraidrofolato (**Figura 6.32**). Foram

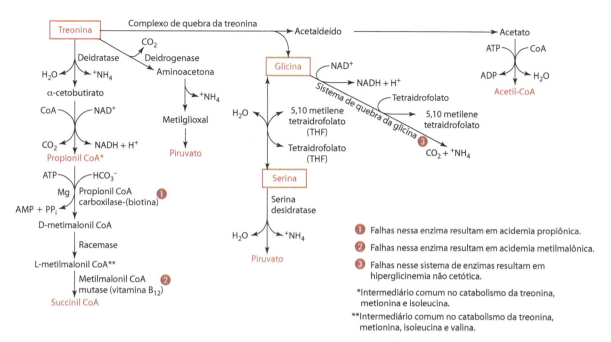

Figura 6.32 Metabolismo da treonina, glicina e serina.

reportadas falhas em quatro diferentes genes que codificam o complexo. Crianças com essa condição exibem convulsões, deterioração neurológica, flacidez, letargia, entre outros problemas. O sangue e outro fluidos corporais contêm concentrações aumentadas de glicina. Uma dieta pobre em proteínas é necessária para pessoas com hiperglicemia não cetótica.

Arginina

A arginina é metabolizada principalmente no fígado e nos rins, mas também no intestino. No rim, a arginina é usada com a glicina na primeira reação da síntese da creatina. Ela também é produzida para ser usada pelas células do corpo (ver seção "Fluxo interórgãos de aminoácidos e metabolismo por órgão específico"). No fígado, o catabolismo da arginina é usado para gerar ureia, como parte do ciclo da ureia, e ornitina. A ornitina pode ser descarboxilada para formar a poliamina putrecina ou ser transaminada pela ornitina aminotranferase para formar glutamato γ-semialdeído, que pode ser convertido em glutamato ou em pirolina 5-carboxilate. A pirolina 5-carboxilate pode ser então metabolizada para formar prolina (**Figura 6.33**), que também pode ser convertida em glutamato. Além disso, a arginina é usada para a produção de óxido nítrico em células endoteliais, neurônios cerebelares, neutrófilos e tecidos esplâncnicos. O óxido nítrico é envolvido na regulação de uma variedade de processos fisiológicos, como regulação da pressão sanguínea (relaxamento dos músculos lisos vasculares) e motilidade intestinal, inibição da agregação plaquetária e função dos macrófagos. O óxido nítrico também pode se combinar ao glutationa para formar óxido nítrico glutationilado, um composto que, por sua vez, é conhecido por estimular a glutationilação de proteínas. Acredita-se que essa modificação pós-translacional afete a função e a estabilidade de várias proteínas celulares.

Histidina

A degradação da histidina também é mostrada na **Figura 6.33**. A histidina pode ser catabolizada para formar glutamato ou se combinar com a β-alanina para gerar carnosina (um composto não proteico que contém nitrogênio). Através de uma reação de descarboxilação dependente de vitamina B_6, a amina histamina também pode ser formada a partir da histidina (**Figura 6.33**). A histidina é encontrada em neurônios, células da mucosa gástrica e mastócitos. A produção de histamina causa dilatação dos capilares (vermelhidão da pele), constrição dos músculos lisos dos brônquios e aumento das secreções gástricas. A **Figura 6.34** prevê um panorama dos destinos dos aminoácidos não utilizados para a síntese das proteínas corporais.

AMINOÁCIDOS NÃO RECOLHIDOS PELO FÍGADO: AMINOÁCIDOS DO PLASMA E POOL(S) DE AMINOÁCIDOS

A ingestão de refeições contendo proteínas é seguida por um aumento nas concentrações de aminoácidos do plasma, especialmente concentrações de aminoácidos de cadeia ramificada, que são lançados a partir do fígado sem serem metabolizados. Após uma refeição, as concentrações de aminoácidos em geral aumentam no plasma por várias horas, retornando depois às concentrações basais. Em situações basais ou entre as refeições, as concentra-

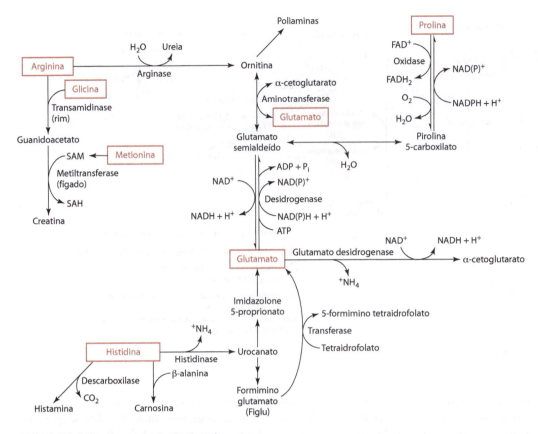

Figura 6.33 Metabolismo de arginina, prolina, histidina e glutamato.

ções de aminoácidos no plasma são relativamente estáveis e específicas por espécies, contudo as concentrações absolutas de aminoácidos específicos do plasma variam substancialmente de pessoa para pessoa.

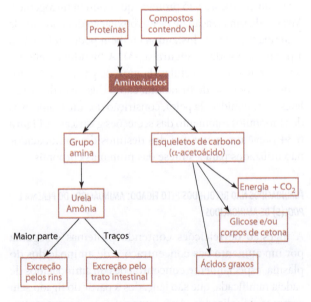

Figura 6.34 Rotas possíveis para os aminoácidos durante o catabolismo.

Aminoácidos circulando no plasma e encontrados no interior das células aumentam a partir da digestão e absorção de proteínas da dieta, bem como da quebra de tecidos corporais existentes. Esses aminoácidos endógenos juntam-se aos aminoácidos exógenos para formar um *pool*, que totaliza cerca de 150 g. O *pool* inclui aminoácidos do plasma, bem como aminoácidos de outros tecidos do corpo. Acredita-se que a reutilização de aminoácidos endógenos represente a principal fonte de aminoácidos necessários à síntese de proteínas. Apesar das diferenças entre a ingestão de proteínas e a taxa de degradação de proteínas provindas dos tecidos, um padrão de aminoácidos no *pool* de aminoácidos livres parece permanecer relativamente constante, apesar de o padrão ser um pouco diferente do encontrado nas proteínas corporais.

A quantidade total de aminoácidos essenciais encontrados no *pool* é menor que a de aminoácidos não essenciais. Os aminoácidos essenciais encontrados em maior concentração são a lisina e a treonina, ambas totalmente indispensáveis. Entre os aminoácidos não essenciais, aqueles que têm maior concentração são a alanina, o glutamato, o aspartato e a glutamina. O aminoácido encontrado em maior quantidade no *pool* (até 80 g) é a glutamina. Os aminoácidos não essenciais podem funcionar para conservar os essenciais, com exceção da lisina e treonina, através da reaminação dos α-cetoácidos dos aminoácidos essenciais, como discutido anteriormente neste capítulo.

Aminoácidos do *pool*, independentemente da fonte, são metabolizados em resposta a vários estímulos como o estado hormonal e fisiológico. Os aminoácidos em quanti-

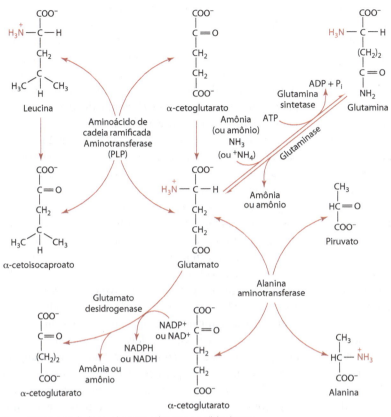

Figura 6.35 Geração de alanina, glutamato e glutamina nas células do corpo.

dade maior que o necessário para sintetizar proteínas e compostos não proteicos contendo nitrogênio também devem ser oxidados. Lembremos que, se a ingestão de energia é insuficiente, os aminoácidos podem ser degradados para gerar energia (ATP). Glicose e corpos cetônicos são produzidos a partir de aminoácidos quando a ingestão de carboidrato é insuficiente. A síntese de colesterol a partir de alguns aminoácidos também pode ocorrer, e ácidos graxos podem ser formados a partir de aminoácidos em alguns tecidos quando a ingestão de energia estiver acima das necessidades do corpo. A proporção de glucagon para insulina, assim como outros hormônios, é um importante determinante dos destinos dos aminoácidos.

Fluxo interórgãos de aminoácidos e metabolismo por órgão específico

Os tecidos extraem aminoácidos do plasma para produção de energia ou para a síntese de aminoácidos não essenciais, proteínas, compostos não proteicos contendo nitrogênio, aminas biogênicas e neurotransmissores, hormônios e peptídeos, glicose, ácidos graxos ou cetonas, o que dependerá do *status* hormonal da pessoa e do ambiente hormonal. A próxima seção revê brevemente o "fluxo" de aminoácidos entre determinados órgãos e o metabolismo de aminoácidos por órgão específico.

Glutamina, fígado, rins e intestino

A glutamina tem várias funções importantes no corpo, como a de transporte de amônia. A amônia que chega ao fígado, oriunda de reações dos aminoácidos, pode ser prontamente transportada para o ciclo de ureia; porém, isso não é verdade no caso de outros tecidos. Em tecidos extra-hepáticos, a amônia (NH_3) e outros íons de amônio (NH_4^+) gerados nas células a partir de reações de aminoácidos geralmente se combinam ao aminoácido glutamato para formar glutamina (**Figura 6.35**). Essa reação é catalisada pela glutamina sintetase e requer ATP e magnésio (Mg^{2+}) ou manganês (Mn^{2+}). A síntese de glutamina ocorre em todos os tecidos, inclusive no cérebro e tecido adiposo, mas grandes quantidades são especialmente produzidas pelos músculos e pulmões. A habilidade da glutamina em carregar de modo seguro a amônia gerada para fora das células é crítica, uma vez que a amônia livre em demasia é tóxica para as células.

A glutamina deixa os tecidos livremente e segue em direção ao fígado, aos rins e ao intestino, mas também a órgãos como o pâncreas. Enquanto as células do trato gastrintestinal e as do sistema imunológico (linfócitos e macrófagos) dependem do catabolismo da glutamina para a produção de energia, no fígado e nos rins a glutamina é catabolizada pela glutaminase, que remove o nitrogênio do amido para produzir glutamato e amônia (**Fi-**

gura 6.35). O destino da amônia varia. No estado de absorção (durante períodos de alcalose), a atividade da glutaminase aumenta no fígado, produzindo amônia para o ciclo da ureia. No ciclo da ureia, a amônia reage com HCO_3^-/CO_2 para formar carbamoil fosfato, que é fabricado aproximadamente na proporção da concentração de amônia. Caso os hepatócitos periportais falhem em recolher a amônia para a ureiagênese, a amônia é rapidamente recolhida pelos hepatócitos perivenais para a síntese de glutamina. No estado acidótico, o uso de glutamina para o ciclo da ureia diminui e o fígado lança glutamina no sangue para transporte e recolhimento pelos rins. A glutamina é catabolizada pela glutaminase dos túbulos renais para produzir amônia e glutamato. O glutamato pode ser depois catabolizado pela glutamato desidrogenase para produzir α-cetoglutarato mais outra amônia (Figura 6.35). Nos rins, as concentrações de amônia estão em equilíbrio com a amonia e o H^+ celular. A amônia, que é solúvel em lipídios, pode se difundir na urina e reagir com o H^+ para formar amônio para excreção (ver Figura 6.40). A atividade da glutaminase renal e a excreção de amônio aumentam com a acidose e diminuem com a alcalose. Assim, a glutamina, em virtude de sua síntese generalizada nas células e sua habilidade de se difundir para fora das células para transporte até os tecidos, é um importante carregador de nitrogênio entre as células.

O uso de glutamina aumenta significativamente em situações hipercatabólicas como sepse e traumas. Nessas condições, a produção muscular de glutamina aumenta, mas não pode satisfazer a demanda celular. Assim, os estoques de glutamina se tornam esvaziados, e as funções celulares, comprometidas.[16] Lembremos que a glutamina também promove a síntese de proteínas de choque térmico ou de estresse, além da proliferação das células brancas do sangue. Ela serve como substrato para produção de energia para células do intestino e do sistema imunológico, e, com a alanina, seu recolhimento pelas células promove aumento no volume celular com possíveis papéis regulatórios associados ao metabolismo intermediário.

Alanina, fígado e músculos

Além da glutamina, outro aminoácido, a alanina, também é importante na transferência intertecidos (entre tecidos) de grupos amino gerados pelo catabolismo de aminoácidos. Por exemplo, grupos aminos gerados pela transaminase dos aminoácidos de cadeia ramificada em tecidos como os músculos esqueléticos podem se combinar com o α-cetoglutarato para formar glutamato. Nas figuras 6.35 e 6.36, a leucina é transaminada com o α-cetoglutarato pela transaminase de aminoácidos de cadeia ramificada para formar o α-acetoácido α-cetoisocaproato e o aminoácido glutamato. O glutamato pode aceitar outro grupo amina para formar glutamina ou transferir seu grupo amina ao piruvato, gerado pelo metabolismo da glicose, para formar alanina (Figura 6.35). Tecidos extra-hepáticos, como os músculos, muitas vezes lançam glutamina e alanina no sangue. A alanina produzida nos músculos geralmente vai em direção ao fígado (Figura 6.36). No fígado, a alanina pode sofrer transaminação. A transaminação da alanina com o α-cetoglutarato produz glutamato, e este pode ser desaminado para produzir amônia para o ciclo da ureia ou ser transaminado com o oxaloacetato para formar aspartato (Figura 6.25). O aspartato é usado na síntese de pirimidinas e purinas e é um dos aminoácidos diretamente envolvidos na geração de ureia no ciclo da ureia.

Já a alanina no fígado pode ser convertida em glicose. Essas reações (Figura 6.36), conhecidas como ciclo glicose-alanina ou alanina-glicose, ocorrem especialmente em situações caracterizadas por baixos estoques de carboidratos (baixo glicogênio no fígado) para manter a glicose do sangue ou por uso excessivo ou necessidade de glicose. Geralmente, o ciclo é mais ativo quando as concentrações sanguíneas de glucagon, e possivelmente da epinefrina e do cortisol, são elevadas. A glicose que é gerada pela alanina é subsequentemente lançada no sangue, onde fica disponível para ser recolhida e usada pelos músculos. As células dos músculos usam a glicose através da glicólise e geram piruvato. O piruvato formado é novamente disponibilizado para transaminação com o glutamato. Esse ciclo alanina-glicose serve para transportar nitrogênio ao fígado para conversão em ureia, enquanto permite também a regeneração dos substratos necessários.

Músculos esqueléticos

Cerca de 40% das proteínas do corpo são encontradas nos músculos, e a massa de músculos esqueléticos representa 43% da massa corporal. O recolhimento dos aminoácidos pelos músculos esqueléticos ocorre prontamente após a ingestão de uma refeição contendo proteínas. Durante esse tempo, os músculos esqueléticos em geral experimentam uma síntese de proteínas puras (por exemplo, a síntese de proteínas é maior que sua degradação). Em relação à degradação dos aminoácidos, seis deles (aspartato, asparagina, glutamato, leucina, isoleucina e valina) parecem ser catabolizados em maiores quantidades nos músculos esqueléticos do que em outros tecidos. O catabolismo de aspartato, asparagina e glutamato foi apresentado anteriormente neste capítulo. A seguir, apresentamos uma breve revisão do catabolismo dos aminoácidos de cadeia ramificada (isoleucina, leucina e valina).

Isoleucina, leucina e valina

Os músculos, assim como o coração, os rins, o diafragma, o tecido adiposo e outros órgãos (exceto, em sua maior parte, o fígado) possuem todos aminotransferases de cadeia ramificada, localizadas tanto no citoplasma quanto na

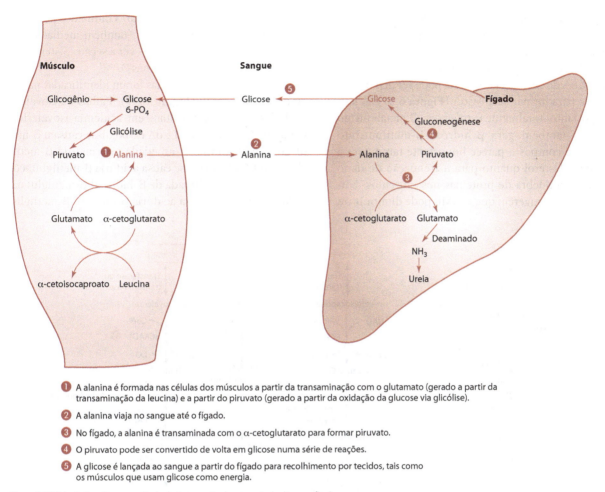

① A alanina é formada nas células dos músculos a partir da transaminação com o glutamato (gerado a partir da transaminação da leucina) e a partir do piruvato (gerado a partir da oxidação da glucose via glicólise).

② A alanina viaja no sangue até o fígado.

③ No fígado, a alanina é transaminada com o α-cetoglutarato para formar piruvato.

④ O piruvato pode ser convertido de volta em glicose numa série de reações.

⑤ A glicose é lançada ao sangue a partir do fígado para recolhimento por tecidos, tais como os músculos que usam glicose como energia.

Figura 6.36 Ciclo alanina-glicose: geração de alanina nos músculos e geração de glicose no fígado.

mitocôndria. Essas aminotransferases (transaminases) são necessárias para a transaminação dos três aminoácidos de cadeia ramificada; as reações catabolizadas pelas aminotransferases são reversíveis. Após transaminação, os α-cetoácidos dos aminoácidos de cadeia ramificada podem permanecer nos músculos para futura oxidação ou ser transportados (ligados à albumina) no sangue até outros tecidos (incluindo o fígado) para reaminação ou futuro catabolismo.

A próxima etapa após a transaminação do catabolismo de isoleucina, leucina e valina é a descarboxilação (uma reação irreversível) dos α-cetoácidos pelo complexo α-cetoácido de cadeia ramificada desidrogenase (BCKAD). O BCKAD é um grande complexo multienzimático que contém três subunidades: E1α, E1β e E2. Esse complexo enzimático é encontrado nas mitocôndrias de vários tecidos, como fígado, músculos, coração, rins, intestino e cérebro. É altamente regulado pelos mecanismos de fosforilação (desativação) e defosforilação (ativação), envolvendo as proteínas quinase e fosfatase que agem na subunidade E1α, e pela inibição do produto final. Essa enzima opera de modo similar ao complexo piruvato desidrogenase (ver Capítulo 3), onde é requerida tiamina na sua forma coenzimática TDP/TTP, niacina como NADH e Mg^{2+} e ácido pantotênico como CoA (SH), e é afetada em alguns tecidos por modificações na ingestão de proteínas por dieta.[58] Uma falha genética diminuindo a atividade do complexo α-acetoácido de cadeia ramificada desidrogenase resulta na doença da urina em xarope de ácer (ou bordo) (MSUD), cujo portador necessita de uma dieta restrita na ingestão de leucina, isoleucina e valina.

Como mostra a **Figura 6.37**, a oxidação completa de valina produz succinil CoA. Assim, a valina é considerada glicogênica. Os produtos finais do catabolismo da isoleucina são succinil CoA e acetil-CoA, que são glicogênicos e cetogênicos, respectivamente. A oxidação da valina também gera propionil CoA, que é um intermediário comum nas vias de degradação da metionina e da treonina. A oxidação da valina gera metilmalonil CoA, um intermediário comum nas vias de degradação da metionina, treonina e isoleucina. O metilmalonil CoA é convertido no intermediário do ciclo TCA succinil CoA. Como foi discutido em "Desordens no metabolismo de metionina", pessoas com acidemia propiônica e acidemia metilmalônica devem restringir as ingestões de valina, isoleucina, treonina e metionina na dieta.

A oxidação completa da leucina resulta na formação de acetil-CoA do acetoacetato, e este pode ser depois metabolizado para formar acetil-CoA (**Figura 6.37**). A leucina é, portanto, totalmente cetogênica. O metabolismo da leucina também gera β-hidróxi β-metilbutirato (HMB). Esse composto parece importante tanto para a síntese de colesterol quanto para a atenuação de dano muscular e da quebra de proteínas nos músculos. Numerosos estudos sugerem que o HMB pode diminuir ou em parte prevenir danos musculares induzidos por exercícios ou a proteólise muscular (também mediada pela via proteosomal da ubiquitina – ver a seção "Sistemas de degradação celular das proteínas").[52-57]

Diversas falhas em enzimas foram identificadas na degradação da leucina (**Figura 6.37**). Falhas na isovaleril CoA desidrogenase resultam em acidemia isovalérica. Falhas na β-metilcrotonil CoA carboxilase causam β-metil crotonilglicinúria. A atividade anormal da β-metilglutaconil CoA hidratase causa acidúria β-metilglutacônica, e a atividade alterada de β-hidroxil β-metilglutaril (HMG) CoA liase causa acidúria β-hidroxil β-metilglu-

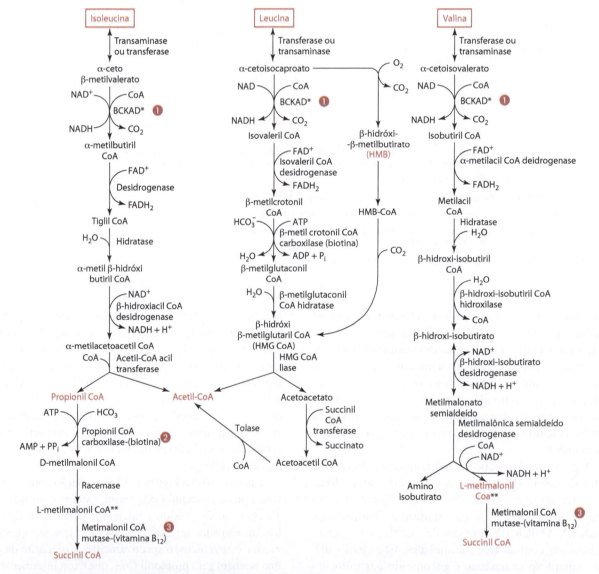

*α-cetoácido de cadeia ramificada desidrogenase (BCKAD) requisitando tiamina como TDP/TPP, niacina como NADH e Mg^{2+} e CoA do pantotenato.
**Intermediário comum no catabolismo de metionina, treonina, isoleucina e valina.

❶ Falhas nesse complexo enzimático causa a doença da urina em xarope ácer.
❷ Falhas nessa enzima resultam em acidemia propiônica.
❸ Falhas nessa enzima resultam em acidemia metilmalônica.

Figura 6.37 Metabolismo dos aminoácidos de cadeia ramificada.

tárica. Cada uma dessas desordens resulta na produção e acúmulo de vários ácidos e outros compostos nos fluidos corporais e numa variedade de outros problemas, como convulsões, coma, acidose, desidratação, retardo mental e assim por diante. Uma dieta restrita em leucina é em geral prescrita para essas condições. Em alguns casos, para evitar que compostos tóxicos se acumulem, suplementos de carnitina e glicina podem ser necessários. A restrição de gordura também é necessária para aqueles com deficiência em HMG-CoA liase.

A leucina é um dos poucos aminoácidos que são completamente oxidados nos músculos para energia. A leucina é oxidada de uma maneira similar à dos ácidos graxos, e sua oxidação resulta na produção de 1 mol de acetil-CoA e 1 mol de acetoacetato. A oxidação completa de leucina gera mais moléculas de ATP numa base molar do que a oxidação completa de glicose. Além disso, a oxidação de leucina nos músculos aumenta durante certos estados fisiológicos como a fome. Durante a fome, a leucina sobe em altos níveis no sangue e nos músculos, enquanto a capacidade dos músculos em degradar leucina aumenta de modo concorrente. Suprindo os músculos com o equivalente a 3 mols de acetil-CoA por molécula de leucina oxidada, a acetil-CoA produz energia para os músculos, enquanto inibe simultaneamente a oxidação do piruvato. O piruvato é então usado na síntese de lactato, que é produzido pelos músculos. Assim, a oxidação da leucina poupa precusores gliconeogênicos essenciais. O piruvato, juntamente com o lactato, pode ser devolvido ao fígado; o anterior é tanto transportado como piruvato por si ou (mais frequentemente) convertido em alanina para transporte.

Um grande interesse no metabolismo de proteínas nos músculos esqueléticos foi gerado pela descoberta de que, durante a fome, as quantidades dos vários aminoácidos produzidos nos músculos não poderia refletir a proteólise por si só. Particularmente, muito mais alanina e glutamina apareciam no sangue do que poderia ser atribuído ao conteúdo de proteína nos músculos. Sabe-se agora que a alanina é feita nos músculos por uma reação de transaminação com piruvato e α-cetoglutarato. O piruvato é gerado pelo metabolismo da glicose nas células musculares, e o glutamato gera α-cetoglutarato depois da transaminação de qualquer um dos aminoácidos de cadeia ramificada. A alanina deixa então o músculo para ser transportada pelo sangue até o fígado. Durante períodos de fome, ingestão pobre em carboidrato (por exemplo, alta proporção glucagon: insulina) ou estresse (por exemplo, altas concentrações de epinefrina e cortisol), o fígado converte a alanina de volta em piruvato, que, através de uma série de reações, é convertido de volta em glicose como parte da gliconeogênese. Devemos lembrar que essa reciclagem de alanina e glicose entre os músculos e o fígado é conhecida como ciclo alanina-glicose, como mencionado na seção precedente e mostrado na **Figura 6.36**.

A glutamina é gerada nos músculos por várias vias, como mostra a **Figura 6.38**. Inicialmente, a transaminação dos aminoácidos de cadeia ramificada ocorre principalmente com o α-cetoglutarato para formar o α-cetoácido de cadeia ramificada e glutamato, respectivamente. O glutamato combina-se com a amônia para formar glutamina numa reação dependente de ATP catalisada pela glutamina sintetase. A atividade da glutamina sintetase é relativamente alta nos músculos esqueléticos, bem como nos pulmões, no cérebro e tecido adiposo. A amônia pode ser gerada pela desaminação de aminoácidos ou de AMP. O AMP forma-se nos músculos com a degradação de ATP tal como ocorre rapidamente no caso de exercícios. A glutamina formada nos músculos é lançada no sangue e transportada para uso em outros tecidos como intestinos, rins e fígado.

Aminoácidos produzidos em menores quatidades pelos músculos (antebraço e/ou perna) num estado de pós-absorção incluem fenilalanina, metionina, lisina, arginina, histidina, tirosina, prolina, triptofano, treonina e glicina.[59,60] Mais estudos que investiguem os efeitos das refeições que contêm os três nutrientes energéticos sobre o *uptake* e *output* por parte dos músculos são necessários.

A creatina, um composto contendo nitrogênio feito nos rins e no fígado a partir dos aminoácidos arginina e glicina com grupos metil doados pelo aminoácido metionina, funciona nos músculos esqueléticos como fonte de energia. Lembremos, como foi mencionado antes neste capítulo, que a cretina é fosforilada nos músculos pelo ATP para formar fosfocreatina (também chamada creatina fosfato), que pode repor o ATP dos músculos em contração ativa (como no caso de exercício). A fosfocreatina trabalha nos músculos reagindo com o ADP ali gerado pela hidrólise de ATP. Quando a fosfocreatina reage com o ADP, formam-se creatina e ADP. A creatina quinase catalisa essa importante reação que permite a geração de ATP para a contração muscular. A creatina e a creatina fosfato, contudo, não permanecem indefinidamente nos músculos. Em vez disso, lenta mas espontaneamente, reciclam-se (**Figura 6.39**) por causa da desidratação não reversível e não enzimática. Essa ciclização de creatina deixa os músculos, passa através dos glomérulos renais e é excretada na urina. Pequenas quantidades de creatinina podem ser secretadas pelo intestino e, como a ureia, metabolizadas pela microbiota intestinal. O *clearance* de creatinina é frequentemente usado como meio para avaliar a função renal.

Compostos contendo nitrogênio como indicadores de massa muscular e catabolismo músculo/proteínas

A excreção urinária da creatinina e da 3-metil-histidina é usada como indicador da quantidade de massa muscular existente e da taxa de degradação muscular, respectivamente. A excreção urinária da creatinina é considerada

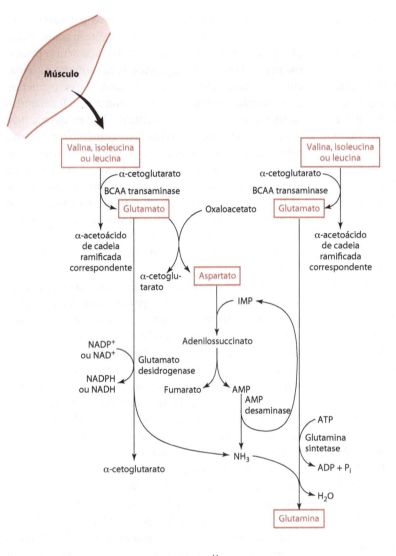

Figura 6.38 Algumas vias de geração da glutamina nos músculos.

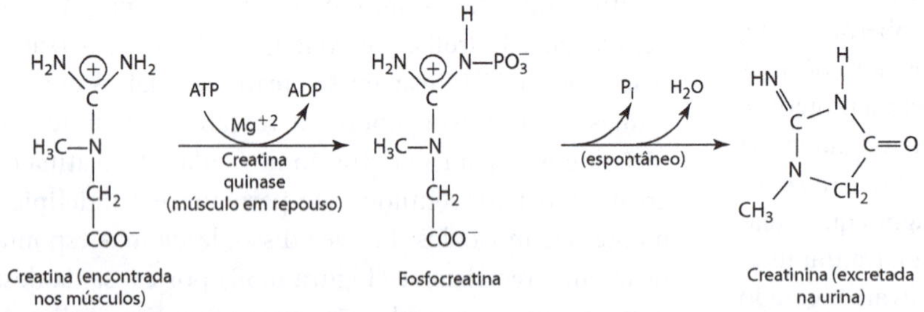

Figura 6.39 Conversão da creatina em fosfocreatina nos músculos e sua ciclização espontânea em creatinina.

um reflexo da massa muscular, porque é produto da degradação da creatina que representa aproximadamente de 0,3% a 0,5% da massa muscular por peso. A creatinina excretada na urina reflete cerca de 1,7% do *pool* de creatina por dia. Entretanto, a excreção de creatinina na urina não é considerada um indicador acurado completo da massa muscular, em função da variação do conteúdo de creatina nos músculos.

A excreção de 3-metil-histidina fornece um indicador do catabolismo muscular (degradação). Na proteólise, a 3-metil-histidina (mostrada na **Tabela 6.1**) é produzida e é um aminoácido não reutilizável porque a metilação da histidina ocorre pós-translacionalmente. Pelo fato de a 3--metil-histidina ser encontrada principalmente na actina, esse composto tem sido usado para estimar a degradação de proteínas. Contudo, a actina não é encontrada apenas nos músculos, mas parece ser amplamente distribuída pelo corpo, incluindo tecidos como o intestino e as plaquetas, que têm altas taxas de *turnover*. Assim, a excreção urinária de 3-metil-histidina representa não apenas um índice da degradação muscular, mas também um índice de degradação proteica para vários tecidos do corpo.

Rins

Estudos realizados em seres humanos e animais sugerem que os rins preferencialmente recolhem vários aminoácidos, como glicina, alanina, glutamina, glutamato, fenilalanina e aspartato. O recolhimento de glutamina pelos rins, por exemplo, foi estimado em 7 a 10 g por dia.[61] O metabolismo de aminoácidos nos rins (**Figura 6.40**) inclui esses eventos:

- síntese de serina a partir de glicina;
- catabolismo de glicina em amônia;
- geração de histidina a partir da degradação de carnosina;
- síntese de arginina a partir de citrulina;
- síntese de tirosina a partir de fenilalanina;
- formação de guaninoacetato a partir de arginina e glicina para a síntese de creatina.

O rim é considerado o maior local de produção de arginina, histidina, serina e talvez tirosina.

Além do fígado, o rim é um órgão que possui a enzima necessária para a gliconeogênese. Esse metabolismo renal de aminoácidos torna-se particularmente significante durante a fome. A gliconeogênese pode aumentar a quantidade de glicose disponível no corpo para energia, e a amônia (formada pela desaminação dos aminoácidos, especialmente glutamina) pode ajudar a normalizar o pH do sangue, que em geral diminui com a fome. A acidose ocorre com a fome, em função do aumento resultante na concentração de cetona no sangue. Também ocorre uma perda de sódio e potássio à medida que esses minerais são excretados na urina com as cetonas. O recolhimento renal da glutamina para produção de amônia durante períodos de acidose (ou baixas concentrações de bicarbonato) é aumentado, enquanto o recolhimento pelo intestino, pelo fígado e por outros órgãos é diminuído. A amônia gerada a

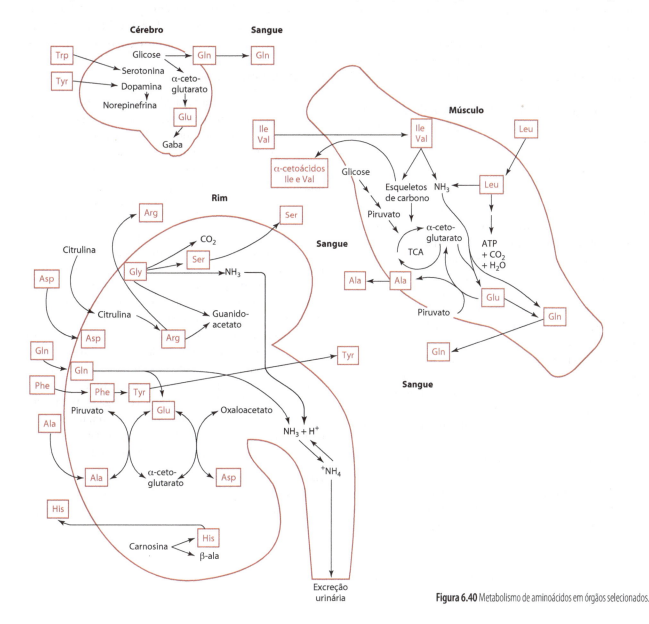

Figura 6.40 Metabolismo de aminoácidos em órgãos selecionados.

partir dos aminoácidos, especialmente da desaminação da glutamina, entra no filtrato e combina-se com íons H⁺ para formar íons de amônio. Os íons de amônio não podem ser excretados na urina. A perda de H⁺ pelo corpo serve para aumentar o pH de um estado acidótico na direção de um valor normal, entre 7,35 e 7,45.

Acredita-se que a arginina seja sintetizada em quantidade suficiente por adultos e, por isso, é considerada um aminoácido dispensável. A maior parte da arginina não usada para gerar ureia é produzida no corpo pelos rins (em vez do fígado que produz arginina, mas imediatamente a degrada para formar ureia), a partir da citrulina retirada do sangue. A arginina é usada no corpo para a síntese de proteína, agmatina (envolvida na sinalização celular, proliferação e regulação do óxido nítrico), poliaminas (putrecina, espermina e espermidina) e creatina. Estima-se que os rins extraiam cerca de 1,5 g de citrulina (praticamente toda ela produzida pelas células intestinais) por dia e produzam cerca de 2 a 4 g de arginina diariamente.[61]

O metabolismo de fenilalanina em tirosina nos rins também foi estabelecido. Estima-se que os rins recolham cerca de 0,5 a 1 g de fenilalanina por dia e produzam cerca de 1 g de tirosina.[61]

A serina também pode ser feita a partir de glicina nos rins (túbulo proximal). Acredita-se que os rins recolham cerca de 1,5 g de glicina por dia. A glicina, entretanto, também é gerada a partir do catabolismo da glutationa nos túbulos renais proximais.

O papel dos rins no metabolismo do nitrogênio não pode ser superenfatizado. O órgão é responsável por esvaziar o corpo de descartes de nitrogênio que se acumularam no plasma. Além disso, as enzimas particularmente ativas nos rins e envolvidas na remoção dos compostos de nitrogênio do corpo incluem as aminotransferases, o glutamato hidrogenase e a glutaminase, todos eles catalisadores da remoção da amônia do glutamato e da glutamina. Os glomérulos renais atuam como filtros do plasma sanguíneo, e todos os constituintes do plasma, com exceção das proteínas, entram para o filtrado. Nutrientes essenciais como sódio (Na⁺), aminoácidos e glicose são ativamente reabsorvidos à medida que o filtrato passa através dos túbulos. Muitas outras substâncias não são ativamente reabsorvidas, e, caso adentrem as células tubulares, devem fazê-lo seja através de um gradiente elétrico, seja osmoticamente com água. A quantidade dessas substâncias que entram nas células tubulares depende, então, da quantidade de água que entra e quão permeáveis são as células às substâncias específicas. As membranas celulares são relativamente permeáveis à ureia e ao ácido úrico, enquanto são particularmente impermeáveis à creatinina, e nenhuma deles é, em geral, reabsorvida.

Várias formas de descarte de nitrogênio são perdidas na urina, como mostra a **Tabela 6.7**. Em condições normais, cerca de 80% do nitrogênio é perdido na urina sob forma de ureia. Em condições acidóticas, como ocorre com a fome, as perdas de nitrogênio da ureia na urina diminuem, assim como a porcentagem de nitrogênio perdido como ureia. A excreção de amônia na urina aumenta tanto em termos absolutos quanto em termos percentuais, em condições acidóticas. Além da ureia e amônia, gastos de nitrogênio encontrados na urina incluem creatinina e ácido úrico, e menores quantidades ou traços de creatina (<100 mg/dia), proteína (<100 mg/dia), aminoácidos (<700 mg) e ácido hipúrico (<100 mg/dia). O ácido hipúrico resulta da conjugação do aminoácido glicina com o ácido benzoico, gerado principalmente no fígado a partir de compostos aromáticos. Por não ser solúvel na água, o ácido benzoico deve se conjugar para excreção. Traços de outros compostos contendo nitrogênio, tais como o fosfolipogênio, e metabólitos do triptofano também podem estar presentes na urina. Além de urinárias, as perdas de nitrogênio podem também se dar através da queda de fios de cabelo e de células da pele. Essas são consideradas perdas de nitrogênio insignificantes.

CÉREBRO E TECIDOS ACESSÓRIOS

O cérebro tem uma alta capacidade de transporte ativo de aminoácidos. De fato, o cérebro possui sistemas de transporte para aminoácidos neutros, dibásicos e dicarboxílicos. Os transportadores de alguns aminoácidos encontram-se quase que plenamente saturados em concentrações plasmáticas normais; isso é especialmente verdade no caso de transportadores de grandes aminoácidos neutros como os aminoácidos de cadeia ramificada e os aminoácidos aromáticos, que podem competir entre si por carregadores em comum. Os efeitos dessa competição tornam-se especialmente claros em condições nas quais as concentrações de qualquer um dos aminoácidos de cadeia ramificada ou aromáticos estão elevadas. Por exemplo, na PKU, elevações na fenilalanina do sangue resultam em elevado recolhimento desse aminoácido pelo cérebro. Na MSUD, elevações de leucina, isoleucina e valina resultam no recolhimento aumentado dos aminoácidos de cadeia ramificada (em detrimento dos aminoácidos aromáticos) pelo cérebro. Além disso, na doença do fígado, por exemplo, as concentrações de aminoácidos aromáticos excedem as de aminoácidos de cadeia ramificada e causam um recolhimento aumentado de aminoácidos aromáticos pelo

Tabela 6.7 Perdas de produtos contendo nitrogênio excretado na urina

Composto	Quantidade aproximada g/dia	Excretado/dia mmol/N
Ureia	5-20	162-650
Creatinina	0,6-1,8	16-50
Ácido úrico	0,2-1,0	4-20
Amônia	0,4-1,5	22-83

cérebro. As elevações desses aminoácidos no cérebro alteram as funções cerebrais, causando uma variedade de problemas neurológicos, como desenvolvimento anormal do cérebro e comportamento e funcionamento mental alterado, entre outras manifestações.

Aminas e neurotransmissores biogênicos/hormônios

O recolhimento de dois aminoácidos aromáticos, triptofano e tirosina, pelo cérebro é particularmente importante porque eles atuam como precursores para uma variedade de hormônios e/ou neurotransmissores ou moderadores da função neural.

- O triptofano é usado na síntese do hormônio melatonina (N-acetil 5-metoxisserotonina) e do neurotransmissor serotonina (5-hidroxitriptamina; **Figura 6.41**). A melatonina é feita principalmente na glândula pineal, no centro do cérebro. A síntese e o lançamento da melatonina correspondem à escuridão. Acredita-se que o hormônio esteja envolvido na regulação de ritmos circadianos e do sono, e o uso de suplementos foi efetivo no auxílio a pessoas com *jet lag*.[62-64] A serotonina funciona como um neurotransmissor excitatório e um potente vasoconstritor e estimulador da contração de músculos lisos.

- A tirosina é usada para sintetizar (principalmente na medula adrenal) dopamina, norepinefrina e epinefrina (**Figura 6.28**), denominadas catecolaminas por derivarem do catecol (**Figura 6.42**) ou de aminas. As ações tanto da epinefrina quanto da norepinefrina têm efeitos importantes no metabolismo de nutrientes. Essas ações incluem estimulação da glicogenólise e lipólise (mobilização de ácidos graxos), taxa metabólica aumentada, entre outros efeitos.

Neurotransmissores são estocados no axônio terminal do nervo como vesículas ou grânulos até que cheguem estímulos para efetivar sua ativação. Após sua ação nas membranas, os neurotransmissores são desativados. O mecanismo mais rápido para a desativação é o recolhimento de neurotransmissor pelas células adjacentes, onde a monoamina oxidase mitocondrial (MAO) remove o grupo amina. Cada uma das catecolaminas (dopamina, norepinefrina e epinefrina) e a serotonina podem ser desativadas pela MAO. Um mecanismo mais lento de desativação requer que as catecolaminas sejam levadas pelo sangue até o fígado, onde são metiladas pela catecol-O-metiltransferase (COMT). Interações entre inibidores da MAO e alimentos ricos em aminas como a tiramina são discutidos no item "Perspectiva" do Capítulo 12.

Outros aminoácidos além do triptofano e da tirosina também funcionam como neurotransmissores no cérebro:

- A glicina atua como um neurotransmissor inibitório.
- A taurina também é tida como neurotransmissor inibitório.
- O aspartato derivado principalmente do glutamato através da atividade comum da aspartato amino-

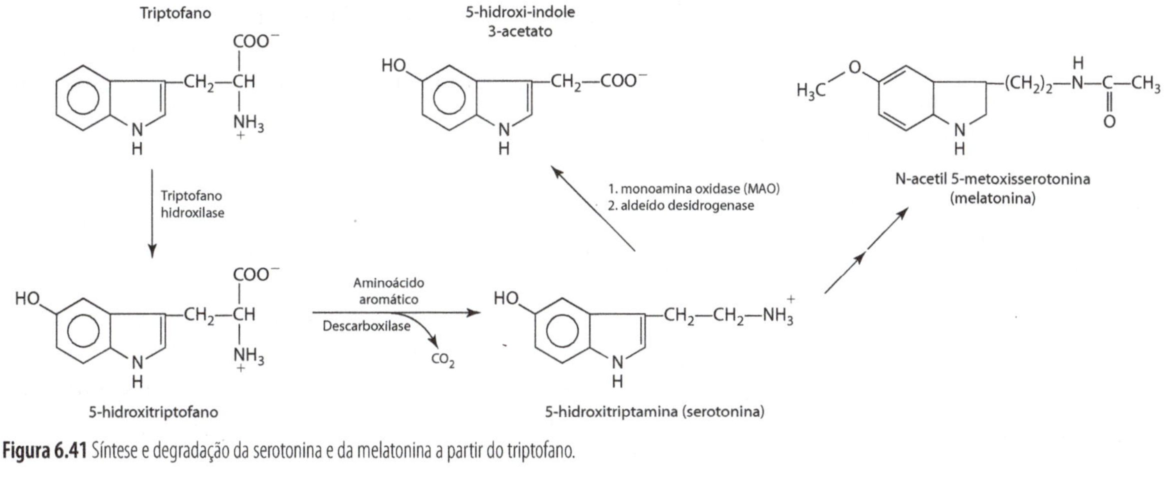

Figura 6.41 Síntese e degradação da serotonina e da melatonina a partir do triptofano.

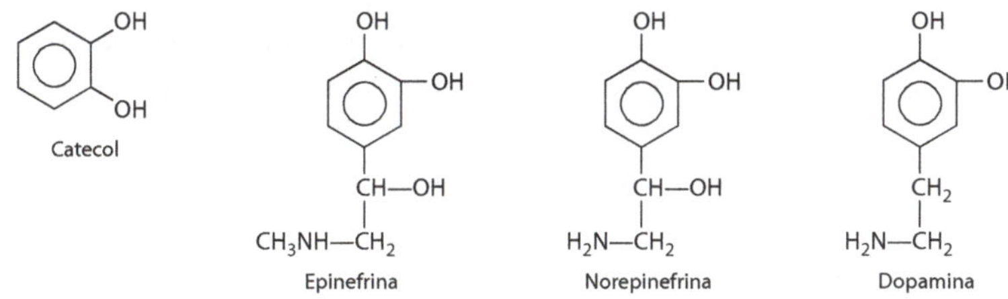

Figura 6.42 Catecolaminas.

transferase no tecido neural é tido como agente neurotransmissor excitatório do sistema nervoso central.

- O glutamato age como neurotransmissor excitatório ou pode ser convertido em ácido γ-aminobutírico (GABA), um neurotransmissor inibitório.

Acredita-se que o GABA seja o neurotransmissor para as células que exercem efeitos inibitórios sobre outras células no sistema nervoso central. A conversão de glutamato em GABA envolve a remoção do grupo α-carboxil do glutamato pela enzima glutamato descarboxilase numa reção dependente de vitamina B_6 – (PLP) (**Figura 6.43**). O recolhimento do glutamato pelo cérebro é em geral modesto. Assim, a síntese do glutamato a partir da glicose representa a principal fonte de glutamato para o cérebro.

O glutamato tem significância para o cérebro não somente como neuromoderador ou precursor do GABA, mas também como um meio para limpar o cérebro da amônia. Um pouco de glutamato é transportado ao cérebro pelo sangue. O ponto de partida para o metabolismo do glutamato é a síntese de α-cetoglutarato a partir da glicose proveniente do sangue através da barreira hematoencefálica. O α-cetoglutarato pode ser convertido em glutamato através de aminação redutora. Quando há excesso de amônia no cérebro, o glutamato é formado através da ação da glutamina sintetase, que é fortemente ativa nos tecidos neurais (**Figura 6.35**). Acredita-se que um ciclo glutamato-glutamina funcione da seguinte maneira: neurônios recolhem a glutamina e a convertem em glutamato usando a glutaminase. O glutamato é lançado na sinapse (fluido extracelular) e então recolhido pelos astrócitos, os quais convertem o glutamato de volta em glutamina, que é então produzida. Ela pode ser reutilizada pelos neurônios, mas também é livremente disponível e pode passar facilmente ao sangue ou ao fluido cerebroespinhal, permitindo com isso a remoção de 2 mols de amônia tóxica do cérebro. Qualquer condição que cause uma elevação anormal da amônia no sangue pode interferir no uso normal dos aminoácidos pelo cérebro. O objetivo do tratamento da encefalopatia hepática (disfunção cerebral associada ao fígado que caracteristicamente resulta em concentrações elevadas de amônia no sangue) é normalizar os efeitos do metabolismo alterado de aminoácidos no sistema nervoso central.

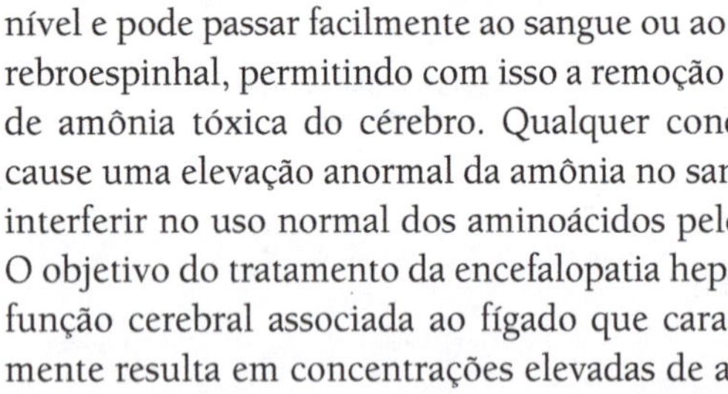

Figura 6.43 Síntese do GABA.

A leucina, assim como os outros aminoácidos de cadeia ramificada, fornece ao cérebro nitrogênio (grupos amino). Acredita-se que os astrócitos iniciem o recolhimento de leucina e, utilizando aminotransferases, removam seus grupos amino para a síntese de glutamato e glutamina. O cetoácido da leucina (α-cetoisocarpoato), sintetizado pela remoção do grupo amino, é recolhido pelos neurônios e reaminado em leucina utilizando glutamato. Acredita-se que a leucina e outros aminoácidos de cadeia ramificada proveem de 30% a 50% dos grupos amino usados pelo cérebro para a síntese de glutamato.[65]

O uso de suplementos de aminoácidos foi encorajado pela crença de que, com a ingestão, os aminoácidos sejam usados no corpo para sintetizar compostos necessários para evocar a resposta desejada. Por exemplo, suplementos de triptofano foram promovidos a indutores do sono. Entretanto, o uso de suplementos de triptofano como favorecedor do sono não se comprovou.

Neuropeptídeos

O sistema nervoso central é abundante em peptídeos, chamados neuropeptídeos. Muitos dos mesmos peptídeos mencionados no Capítulo 2, sobre a digestão, e que foram associados ao trato gastrintestinal também são associados ao sistema nervoso central. Esses neuropeptídeos têm tamanhos variados e muitas funções. Alguns peptídeos atuam como fatores de produção de hormônios, como o ACTH, envolvido na produção de cortisol. Outros têm efeitos endócrinos, como a somatotropina ou o hormônio do crescimento. Alguns atuam como moderadores em funções de transmissão, humor ou comportamento, tais como as encefalinas. As encefalinas e as endorfinas, apesar de similares a opiatos naturais, possuem uma grande variedade de funções, afetando a sensação de dor, pressão sanguínea, regulação da temperatura corporal, controle de movimentos corporais, secreção de hormônios, controle da alimentação e moderação da habilidade de aprendizado.

As células neurossecretoras do hipotálamo são as primeiras no que se refere à secreção de peptídeos. Aquelas que têm ação hormonal deixam os axônios das células nervosas em direção às glândulas pituitárias, de onde são secretadas. Essa ligação entre o sistema nervoso e a glândula pituitária é de grande significância no controle geral do metabolismo, porque a glândula pituitária é a mais importante na coordenação das várias glândulas espalhadas por todo o corpo.

Acredita-se que os neuropeptídeos sejam sintetizados a partir de seus aminoácidos constituintes via código do DNA, RNA mensageiro (mRNA), ribossomas e sistema de transferência de RNA (tRNA). Uma vez que o núcleo e o ribossoma são encontrados nas células do corpo e nos dendritos, os peptídeos devem seguir em direção à ponta dos axônios para serem armazenados em vesículas para lançamento futuro. Os neuropeptídeos são armazenados como polipeptídeos precursores inativos, que devem ser quebrados para gerar um neuropeptídeo ativo, como mostrado a seguir:

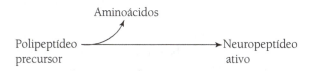

Após sua síntese, o neuropeptídeo ativo é lançado por exocitose para exercer sua função na membrana. Depois disso, o neuropeptídeo é hidrolisado em seus aminoácidos constituintes.

Turnover de proteínas: síntese e catabolismo das proteínas nos tecidos

A ingestão de alimentos e o *status* nutricional do organismo afetam o *turnover* de proteínas que é mediado por modificações nas concentrações de diferentes hormônios. A secreção de insulina, glucagon, hormônio do crescimento e glicocorticoides aumenta em resposta às concentrações elevadas de determinados aminoácidos. Em geral, a síntese de proteínas aumentada, a degradação de proteínas diminuída e o balanço positivo de nitrogênio são promovidos pela insulina, enquanto os hormônios contrarregulatórios glucagon, epinefrina e glicocorticoides têm efeito oposto, viabilizando a degradação geral de proteínas e o balanço de nitrogênio negativo. O hormônio do crescimento, apesar de contrarregulatório, é anabólico, como a insulina. As prostaglandinas e os hormônios da tireoide também são afetados pela ingestão de nutrientes por dieta e podem promover mudanças no *turnover* de proteínas. O óxido nítrico é comprovadamente inibidor da síntese hepática de proteínas.[66] Os efeitos de um hormônio no *turnover* de proteínas, contudo, pode diferir, o que dependerá do tecido. Por exemplo, uma proporção glucagon:insulina favorecendo o glucagon diminui a habilidade da insulina de inibir a degradação de proteínas e diminui a taxa global da síntese de proteínas, mas ainda assim estimula a síntese hepática de proteínas (enzimas) para gliconeogênese e ureagênese.

Cada proteína celular exibe uma taxa específica e característica de síntese. A transcrição e translação de DNA e RNA estão sob múltiplas influências, como a hormonal e de nutrientes. A síntese de proteínas também é afetada pela quantidade e estabilidade do mRNA, pelo número de ribossomas (quantidade de RNA ribossomal ou rRNA), pela atividade dos ribossomas (rapidez de translação ou formação de peptídeos), pela presença de aminoácidos tanto essenciais como não essenciais nas concentrações apropriadas para carregar o tRNA e pelo ambiente hormonal. No caso de os aminoácidos não estarem presentes ou estarem presentes em quantidades insuficientes, a oxidação aumenta. Em outras palavras, o suprimento de aminoácidos deve estar em conformidade com a demanda. A taxa de oxidação de aminoácidos é sensível a um excesso ou a um déficit de aminoácidos, bem como a fatores hormonais, e assim regula o(s) *pool(s)* de aminoácidos. Os *pools* de aminoácidos permanecem corretamente constantes tanto em relação ao seu tamanho quanto ao seu padrão no corpo. Assim, servem como elemento de conexão entre dois ciclos de metabolismo do nitrogênio:

turnover proteico   e   balanço de nitrogênio
(síntese *versus*   (ingestão de
degradação   nitrogênio *versus*
de proteínas)   perda de nitrogênio)

Esses dois ciclos operam de modo independente, mas, se alguns deles sai do balanço, o outro é afetado em algum grau. Por exemplo, durante o crescimento, a síntese de proteínas excede a degradação, e a ingestão de nitrogênio excede a excreção, resultando num balanço de nitrogênio positivo. Um aumento no *turnover* de proteínas, no entanto, é muito maior que o refletido por uma modificação no balanço de nitrogênio. O(s) *pool(s)* de aminoácidos, regulado(s) de alguma maneira, atua(m) como baluarte entre o *turnover* de proteínas e o balanço de nitrogênio.

Estima-se que a síntese e degradação (*turnover*) de proteínas respondam por 10% a 25% do gasto de energia em repouso.[67] A degradação de proteínas, por exemplo, requer energia para proteólise, metabolismo de aminoácidos não reincorporados às proteínas, transporte de aminoácidos através de membranas e metabolismo de RNA.[67]

A síntese e a degradação de proteínas estão sob controles independentes. Taxas de síntese podem ser relativamente altas como ocorre com o aumento de proteínas durante o crescimento. Já a degradação pode estar relativamente alta como durante uma febre. As taxas do *turnover* de proteínas variam entre os tecidos, como é evidenciado pelo *turnover* mais rápido das proteínas viscerais comparativamente às dos músculos esqueléticos. Por sua massa, os músculos respondem por cerca de 25% a 35% do *turnover* total de proteínas do corpo.

SISTEMAS DE DEGRADAÇÃO CELULAR DAS PROTEÍNAS

A degradação de proteínas, tanto feita intracelularmente como trazida para o interior das células por endocitose, ocorre principalmente pela ação de proteases, lisossomais ou não lisossomais (proteossomais) presentes no citosol. As contribuições das vias na proteólise varia de acordo com o tipo de célula e o *status* fisiológico.[68] A constante degradação de proteínas intracelulares é de primeira importância para a vida das células porque garante o fluxo de proteínas (aminoácidos) através do citosol, que pode ser usado para o crescimento e/ou a manutenção das células.

Degradação lisossomal

A proteólise autofágica ("autoalimentação") por lisossomas envolve três etapas principais: sequestro, fusão e acidificação e digestão. Durante o sequestro, uma membrana de camada dupla é criada, aproximando a parte de conteúdos extracelulares e o citosol da célula e seu conteúdo. Forma-se um microvácuo ou primeiro autofagossomo. Depois o autofagossomo se funde com um lisossoma e é acidificado por uma ação de bombeamento de prótons, criando o que é chamado de último autofagossomo. Lisossomas são orgânulos de células que contêm uma variedade de enzimas digestórias e ajudam a degradar (*turnover*) várias partes das células. Lisossomas são encontrados em todos os tipos de células de mamíferos, com exceção dos eritrócitos, mas em graus variados. Por exemplo, apesar de os músculos esqueléticos não conterem muitos lisossomas, estes são particularmente abundantes nas células do fígado. Diversas proteases são encontradas nos lisossomas, incluindo endopeptidases e exopeptidases, conhecidas como catepsinas. Numerosas catepsinas foram isoladas; exemplos incluem as protease catepsina B, H, e L que são chamadas cisteína proteases e protease catepsina D, que é um aspartato protease. As catepsinas proteases variam em especificidade.[69] Juntas, as proteases e outras enzimas lisossomais digerem proteínas e componentes celulares. Não é necessária nenhuma energia. Os aminoácidos produzidos pela proteólise celular podem ser reutilizados pela célula.

Acredita-se que a proteólise autofágica por proteases lisossomais seja responsável pela degradação de proteínas associadas a membranas, proteínas extracelulares (especialmente as aloglicoproteínas que perderam um ácido siálico na metade de uma ponta) trazidas ao interior da célula por endocitose e proteínas intracelulares que tiveram vida prolongada em função de condições de privação de nutrientes e de algumas condições patológicas.[68,69] No fígado, a autofagia é aumentada pelo glucagon e suprimida pela insulina e por aminoácidos.[70] A alta proporção glucagon:insulina é consistente com condições nas quais as células estão nutricionalmente (aminoácido) privadas. A extensão até a qual as proteínas lisossomais influenciam a proteólise muscular é desconhecida, mas é tida como bem pequena.[71] Nas células do fígado, o recolhimento e acúmulo celular dos três aminoácidos leucina, fenilalanina e tirosina, e aumentos no volume celular associados ao recolhimento celular dependente de sódio de alanina, glutamina e prolina são conhecidos por inibir a autofagia. Os mecanismos exatos pelos quais o recolhimento de aminoácidos inibe a proteólise não são conhecidos.

Degradação proteossomal

Além da degradação celular de proteínas mediada por lisossomas, sistemas ou complexos (chamados de proteossomas) de proteases não lisossomais também degradam proteínas. O sistema proteossomal de ubiquitina e não lisossomal media a degradação de várias proteínas celulares. O proteossoma é uma grande e oligomérica estrutura com uma cavidade onde ocorre a degradação de proteínas. No sistema de ubiquitina, as proteínas a serem degradadas são ligadas à **ubiquitina** (um polipeptídeo de 76 aminoácidos) numa reação dependente de ATP, como mostra a **Figura 6.44**. Antes de poder se ligar a uma proteína, a ubiquitina deve ser ativada. A ubiquitina é ativada pela enzima E1. A E1 é uma subunidade do sistema da enzima ubiquitina que hidrolisa o ATP para formar um éster tiol com o fim carboxílico da ubiquitina. Essa ubiquitina ativada é transferida para outra proteína enzimática, E2. Depois, o fim carboxílico da ubiquitina é ligado pela E3 ao substrato da proteína a ser por fim degradado. Uma ou mais (em geral cinco) proteínas ubiquitina podem se ligar a um substrato de proteína. O ATP é requerido para quebrar a estrutura terciária e secundária das proteínas. Uma vez que as ubiquitinas foram li-

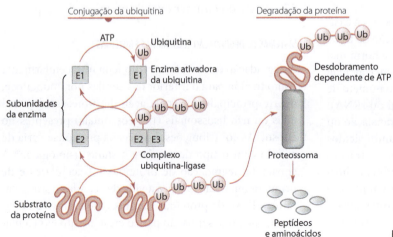

Figura 6.44 Degradação proteossomal de uma proteína.

gadas à proteína a ser degradada e desde que a estrutura da proteína permita, as proteases presentes como um complexo proteossomo/multienzimas degradam as proteínas ubiquitinadas em uma série de reações. Complexos de proteínas cap regulam as reações do complexo proteossomal. Após a proteólise, a ubiquitina é liberada para reúso.

Acredita-se que a degradação proteossomal seja responsável pela degradação de proteínas anormais, danificadas, desnaturadas ou deslocadas e de proteínas regulatórias que, em geral, possuem meias-vidas curtas (frequentemente menos de 30 minutos).[68-72] A atividade de degradação proteossomal dependente de ubiquitina parece aumentar durante condições patológicas, como sepse, câncer, trauma, entre outras, bem como durante a fome.[71,73] Acredita-se que as citocinas estejam envolvidas (em parte) com sua ativação. Por sua vez, um metabólito da leucina, β-hidróxi β-metilbutirato (HMB), é tido como atenuante da degradação de proteínas pela via proteossomal, possivelmente fosforilando (desativando) quinases envolvidas na expressão do proteossomo.[54]

Um sinal para a degradação proteossomal mediada por ubiquitina nas proteínas envolve o reconhecimento de um N-terminal (regra do fim em N) pela proteína E3α ubiquitina ligase.[74] A E3 possui dois locais distintos que interagem com resíduos específicos com N-terminal. Proteínas com resíduos de valina, metionina, glicina, alanina, serina, treonina e cisteína na posição de seu N-terminal são relativamente estáveis.[75] Já as proteínas com aminoácidos básicos ou altamente hidrofóbicos, como lisina, arginina, histidina, leucina, isoleucina, asparagina, glutamina, triptofano, fenilalanina e tirosina no N-terminal, são em geral suscetíveis à degradação pelo sistema proteossomal de ubiquitina.[74,75] Proteínas com N-terminais acetilados não são degradados pelo sistema ubiquitina.[74,75]

Outras características das proteínas de vida curta incluem tamanho grande, carga líquida ácida, hidrofobicidade e rápida desativação por pH baixo ou alta temperatura.[69] Proteínas rapidamente degradadas podem também ter uma sequência de aminoácidos em comum. A hipótese PEST sugere que proteínas com meias-vidas particularmente curtas possuam regiões ricas em prolina (P), ácido glutâmico (E), serina (S) e treonina (T).[76] Contudo, nem o mecanismo pelo qual o sinal PEST transforma uma proteína em alvo para degradação nem o sistema que reconhece esse sinal foram identificados.[71,74,76]

Degradação proteolítica ativada por calpain ou cálcio

Além das vias ubiquitina/proteossomal e lisossomal, outra via de degradação foi identificada nos músculos: a via protease ativada por calpaina ou cálcio/proteolítica. Essa via não requer lisossomas ou energia, mas, sim, cálcio para seu funcionamento. Duas proteases, μ-calpaina e m-calpaina, compreendem a via proteolítica por calpaina e diferem quanto à sua necessidade por cálcio. O papel global das calpainas no *turnover* de proteínas é desconhecido, entretanto as proteases podem ser responsáveis pela etapa inicial da degradação, a produção de miofilamentos das miofibras. Os miofilamentos produzidos são tidos como então ligados à ubiquitina para degradação posterior.

Mudanças na massa corporal por causa da idade

Figuras de referência, desenvolvidas primeiramente nos anos 1970, dão informação sobre a composição do corpo, incluindo a massa muscular, baseada em médias de dimensões físicas a partir de medições com milhares de pessoas que participaram de várias pesquisas antropométricas e nutricionais.[77] Como se vê na **Tabela 6.8**, o homem de referência pesa 13 quilos a mais que uma mulher (não grávida) e é 10 centímetros mais alto. Note-se que, no homem de referência, os músculos contabilizam 44,8% do peso corporal, enquanto, na mulher, esse número é de 36,0%. O homem tem 15% de gordura corporal comparado com a da mulher, de 27%. Dos 15% da gordura corporal no homem de referência, apenas 3% são de gordura essencial, comparados com os 12% de gordura essencial dos 27% de gordura total do corpo da mulher de referência. Gordura essencial é a gordura associada a medula óssea, sistema nervoso central, vísceras (órgãos internos) e membranas celulares. Em mulheres, a gordura essencial também inclui a gordura de glândulas mamárias e região pélvica. A densidade corporal média do homem e da mulher de referência são de 1.070 e 1.040 g/mL, respectivamente.

A composição do corpo é influenciada por uma variedade de fatores, como idade, gênero, raça, hereditariedade e estatura.[78] A influência do gênero na composição do corpo parece existir desde o nascimento, mas torna-se significativamente evidente na puberdade e continua ao longo da vida. O efeito da maturação na composição do corpo do nascimento até os 10 anos de idade foi estimado com base em bebês e crianças de referência (**Tabela 6.9**).[79,80] A **Tabela 6.10** descreve os componentes de peso ganhos durante esses anos.

Ao longo da infância, a massa corporal magra aumenta. A quantidade total de água do corpo decresce durante o primeiro ano de vida, principalmente por causa do rápido aumento da gordura; depois aumenta mais suavemente de 1 a 6 ou 7 anos, e depois gradualmente diminui novamente pelos 3 ou 4 anos seguintes.[79] Por volta dos 10 anos, entretanto, o total de água no corpo excede os 60% do peso total. Acompanhando as mudanças na quantidade total de água no corpo, ocorre uma mudança na proporção de fluido extracelular (ECF) para o fluido intracelular (ICF). Durante a infância e a juventude, a proporção ECF:ICF cai progressivamente (em função do crescimento e da maturação da massa corporal magra) até que o ICF ocupe a posição majoritária.[78] A hipertrofia celular e o desenvolvimento dos ossos invadem o espaço ocupado pelo ECF, enquanto o acréscimo de proteínas resulta numa incorporação do ICF maior. O percentual de água na massa corporal magra da criança de referência excede essa mesma média considerada no adulto. Além disso, o valor de minerais como porcentagem de peso corporal é menor do que a média adulta de 5,2%.[81] Essas diferenças nos componentes da massa corporal magra entre crianças e adultos resultam numa densidade de massa corporal magra nas crianças <1,10 g/mL, a densidade média em adultos.

Apesar de algumas diferenças por gênero na composição corporal de crianças da pré-puberdade (**tabelas 6.9 e 6.10**) serem evidentes, não são de grande magnitude. As diferenças significativas entre gênero ocorrem durante a adolescência e, uma vez estabelecidas, persistem por toda a vida adulta. A massa corporal magra é o componente do corpo mais significativamente afetado pelo gênero. Em ambos os sexos, os níveis séricos de testosterona aumentam durante a adolescência. Contudo, o aumento é muito maior nos meninos, cujos valores de testosterona chegam a ser 10 vezes maiores que o das meninas. Como resultado da alta produção de testosterona, os meninos aumentam sua massa corporal magra de ~33 a 35 kg entre os 10 e 20 anos de idade. O aumento entre as meninas é de cerca da metade disso, quando muito, de ~16 a 18 kg. As mulheres atingem sua massa corporal magra máxima ao redor dos 18 anos de idade, enquanto os homens continuam a aumentar sua massa corporal magra até cerca dos 20 anos.[78,82] Ao redor dos 15 anos de idade, a proporção de massa corporal magra entre meninos e meninas é de 1,23:1, e aos 20 anos a proporção atinge 1,45:1, bem acima da proporção de peso corporal (1,25:1) e de estatura (1,08:1). A pronunciada diferença de massa corporal magra entre gêneros é a principal razão para a diferença nos requerimentos nutricionais entre eles.[78]

Tabela 6.8 Composição corporal do homem e da mulher de referência

Homem de referência	Mulher de referência
Idade: 20-24 anos	Idade: 20-24 anos
Altura: 1,74 m	Altura: 1,64 m
Peso: 69,8 kg	Peso: 56,7 kg
Gordura total: 10,5 kg	Gordura total: 15,3 kg
(15% do peso corporal)	(27% do peso corporal)
Gordura armazenada: 8,4 kg	Gordura armazenada: 8,5 kg
(12% do peso corporal)	(15% do peso corporal)
Gorduras essenciais: 2,1 kg	Gorduras essenciais: 6,8 kg
(3% do peso corporal)	(12% do peso corporal)
Músculos: 31,3 kg	Músculos: 20,4 kg
(44,8% do peso corporal)	(36% do peso corporal)
Ossos: 10,4 kg	Ossos: 6,8 kg
(14,9% do peso corporal)	(12% do peso corporal)
Restante: 17,6 kg	Restante: 14,1 kg
(25,3% do peso corporal)	(25% do peso corporal)
Densidade corporal média: 1,070 g/mL	Densidade corporal média: 1,040 g/mL

Fonte: McArdle, Katch e Katch.[103]

O aumento abrupto na massa corporal magra que ocorre entre os meninos durante o estirão da adolescência é acompanhado por um decréscimo no percentual médio de gordura corporal. O percentual médio de gordura em meninos de 6 a 8 anos de idade é de 13% a 15%, entretanto, no caso de meninos com idade entre 14 e 16 anos, há uma redução de 10% a 12%.[83] Apesar de a adolescente feminina também aumentar sua massa corporal magra durante o estirão, o percentual maior de ganho de

Tabela 6.9 Composição corporal da criança de referência

Idade	Peso (kg) Meninos	Peso (kg) Meninas	Gordura (%) Meninos	Gordura (%) Meninas	Proteína (%) Meninos	Proteína (%) Meninas	Água (%) Meninos	Água (%) Meninas	Cinza (%) Meninos	Cinza (%) Meninas	Carboidrato (%) Meninos	Carboidrato (%) Meninas
Nascimento	3,545	3,325	13,7	14,9	12,9	12,8	69,6	68,6	3,2	3,2	0,5	0,5
4 meses	7,060	6,300	24,7	25,2	11,9	11,9	60,1	59,6	2,8	2,8	0,4	0,4
6 meses	8,030	7,250	25,4	26,4	12,0	12,0	59,4	58,4	2,8	2,7	0,4	0,4
12 meses	10,15	9,18	22,5	23,7	12,9	12,9	61,2	60,1	2,9	2,8	0,5	0,5
18 meses	11,47	10,78	20,8	21,8	13,5	13,5	62,2	61,3	3,1	3,0	0,5	0,5
24 meses	12,59	11,91	19,5	20,4	14,0	13,9	62,9	62,2	3,2	3,0	0,5	0,5
3 anos	14,675	14,10	17,5	18,5	14,7	14,4	63,9	63,5	3,4	3,1	0,5	0,5
4 anos	16,69	15,96	15,9	17,3	15,3	14,8	64,8	64,3	3,5	3,1	0,5	0,5
5 anos	18,67	17,66	14,6	16,7	15,8	15,0	65,4	64,6	3,7	3,1	0,5	0,5
6 anos	20,69	19,52	13,5	16,4	16,2	15,2	66,0	64,7	3,8	3,2	0,5	0,5
7 anos	22,85	21,84	12,8	16,8	16,5	15,2	66,2	64,4	3,9	3,1	0,5	0,5
8 anos	25,30	24,84	13,0	17,4	16,6	15,2	65,8	63,8	4,0	3,1	0,5	0,5
9 anos	28,13	28,46	13,2	18,3	16,8	15,1	65,4	63,0	4,1	3,1	0,5	0,5
10 anos	31,44	32,55	13,7	19,4	16,8	15,0	64,8	62,0	4,1	3,1	0,5	0,5

Fonte: Adaptada de Foman et al.[79] Reimpressão permitida.

Tabela 6.10 Aumento do peso e seus componentes na criança de referência

Idade	Aumento do peso (g/d) Meninos	Aumento do peso (g/d) Meninas	Gordura (%) Meninos	Gordura (%) Meninas	Proteína (%) Meninos	Proteína (%) Meninas	Minerais (%) Meninos	Minerais (%) Meninas
0–1 mês	29,3	26,0	20,4	21,4	12,5	12,5	0,9	0,8
3–4 meses	20,8	18,6	39,6	39,3	10,9	11,3	0,5	0,4
5–6 meses	15,2	15,0	27,3	32,4	13,2	12,6	0,4	0,4
9–12 meses	10,7	10,0	9,0	11,9	17,0	16,7	0,4	0,3
12–18 meses	7,2	8,7	7,2	10,7	18,4	17,0	0,3	0,3
18–24 meses	6,1	6,2	6,6	7,8	18,7	17,5	0,3	0,2
2–3 anos	5,7	6,0	5,8	7,9	19,1	17,6	0,2	0,2
3–4 anos	5,5	5,1	4,0	8,1	19,7	17,5	0,3	0,2
4–5 anos	5,4	4,7	3,2	11,3	19,9	17,0	0,3	0,2
5–6 anos	5,5	5,1	3,7	13,9	19,8	16,6	0,3	0,2
6–7 anos	5,9	6,4	6,3	19,6	19,5	15,6	0,3	0,2
7–8 anos	6,7	8,2	14,8	21,9	17,9	15,2	0,3	0,2
8–9 anos	7,8	9,9	15,2	24,5	17,9	14,8	0,4	0,3
9–10 anos	9,1	11,2	18,0	27,2	17,5	14,3	0,4	0,3

Fonte: Adaptada de Foman et al.[79] Reimpressão permitida.

peso é causado pelo acréscimo específico de gordura essencial desse sexo. Meninas de 6 a 8 anos anos possuem ~16% a 18% de gordura corporal, e, por volta dos 14 aos 16 anos, o percentual de gordura fica entre 21% e 23%.[83]

Após os 25 anos, o ganho de peso é geralmente causado pelo acréscimo de gordura corporal. As **tabelas 6.11 e 6.12** ilustram as diferenças na composição corporal entre adultos de várias idades. Mudanças com a idade ocorrem mais marcadamente entre mulheres do que entre homens, contudo, tanto em homens como em mulheres, a massa corporal magra decresce (sobretudo por causa de um decréscimo na síntese de proteínas e na massa celular do corpo) com a idade.[84] A perda de músculo esquelético pode ser explicada, em parte, por uma menor atividade física e alterações no metabolismo de proteínas, que pode ser afetado por concentrações diminuídas de hormônios anabólicos.[84] A massa corporal magra reduzida causa uma diminuição na quantidade total de água no corpo. A diminuição da água total do corpo é muito maior entre mulheres do que entre homens. Um

Tabela 6.11 Valores médios de composição corporal para homens e mulheres saudáveis*

Idade (anos)	n	Peso (kg)	Proteínas (kg)	TBW (L)	BA (kg)	BCM (kg)	ECW (L)	ECS (kg)	TBF1 (kg)	TBF2 (kg)
Homens										
20–29	12	80,1	13,1	44,9	3,53	35,7	19,8	6,77	18,6	16,8
30–39	12	73,7	11,2	42,3	3,44	32,5	19,0	6,61	16,8	15,6
40–49	12	84,6	12,4	47,2	3,59	35,1	19,8	6,88	21,4	23,0
50–59	12	82,0	12,1	45,0	3,43	33,3	19,3	6,58	21,5	20,7
60–69	10	78,5	11,8	42,1	3,33	30,7	19,9	6,39	21,3	21,5
70–79	10	80,5	11,1	40,4	3,17	27,6	20,3	6,08	25,8	26,5
Mulheres										
20–29	17	64,6	9,0	33,3	2,78	23,1	16,1	5,33	19,4	20,0
30–39	10	69,3	9,3	33,6	2,69	22,9	16,5	5,17	23,7	24,7
40–49	11	65,2	8,7	31,4	2,60	21,3	15,9	4,99	22,5	22,9
50–59	9	73,6	8,4	31,7	2,40	20,5	15,9	4,61	29,1	22,6
60–69	13	61,7	7,8	28,6	2,26	18,0	15,4	4,34	23,0	23,9
70–79	9	58,3	7,3	27,6	2,03	17,6	14,5	3,89	21,4	22,3

*Proteínas = 6,25 × nitrogênio total do corpo; BCM (massa celular do corpo) = 0,235 × potássio total do corpo (g); ICW (água intracelular) = TBW (total de água do corpo) − ECW (água extracelular); BA (cinza dos ossos) = cálcio total do corpo (TBCa)/0,34; ECS (sólidos extracelulares) = TBCa (cálcio total do corpo)/0,177; TBF (gorduras totais do corpo); TBF1 = peso corporal − (proteínas + TBW + BA); TBF2 = peso corporal × (BCM + ECW + ECS).
Fonte: Adaptada de Cohn et al.,[104] Reimpressão permitida.

Tabela 6.12 Composição corporal em homens e mulheres jovens e idosos

Parâmetros	Homens Jovens (n = 10) (18-23 anos)	Homens Idosos (n = 20) (61-89 anos)	Mulheres Jovens (n = 10) (18-23 anos)	Mulheres Idosas (n = 20) (60-89 anos)
Peso corporal (kg)	72,60 ± 10,34	61,60 ± 10,40	54,90 ± 2,71	56,10 ± 9,21
Quantidade de água no corpo (mL/kg)	586,1 ± 64,3	579,9 ± 54,4	531,0 ± 89,9	442,3 ± 57,3
Volume intracelular (mL/kg)	378,2 ± 42,3	375,7 ± 41,8	328,9 ± 64,7	248,3 ± 26,3
Massa corporal magra (g/kg)	800,7 ± 87,9	790,3 ± 78,1	725,4 ± 112,9	603,6 ± 77,8
Gordura total do corpo (g/kg)	199,3 ± 87,9	212,7 ± 66,2	274,6 ± 112,9	396,4 ± 77,8
Volume extracelular de água (mL/kg)	207,9 ± 30,8	204,2 ± 37,0	192,1 ± 31,0	192,6 ± 19,4
Volume de água intersticial (mL/kg)	167,7 ± 20,8	157,2 ± 19,7	172,5 ± 41,5	148,9 ± 21,2
Volume do plasma (mL/kg)	43,2 ± 7,6	47,0 ± 6,2	29,6 ± 5,2	45,1 ± 10,1

Fonte: Adaptada de Fulop et al.[85] Com permissão de S. Karger AG, Basel.

exame mais detalhado das quantidades de água no corpo mostra que o volume de fluido extracelular permanece inalterado. Entretanto, ocorre uma redistribuição: o fluido intersticial diminui, enquanto o volume do plasma aumenta.[85,86] Perda de massa óssea e atrofia de órgãos também ocorrem com a idade.

Qualidade proteica e ingestão de proteínas

A ingestão de proteína por dieta é necessária ao ser humano porque contribui para o suprimento de aminoácidos indispensáveis ao corpo e de nitrogênio para a síntese de aminoácidos dispensáveis. A qualidade de uma proteína depende até certo grau da sua digestibilidade, mas principalmente de sua composição em aminoácidos indispensáveis, tanto no que se refere às quantidades específicas quanto às proporções desses aminoácidos. Alimentos que contêm proteínas podem ser divididos em duas categorias:

- proteínas de alta qualidade ou completas;
- proteínas de baixa qualidade ou incompletas.

Uma **proteína completa** contém todos os aminoácidos indispensáveis nas quantidades aproximadas necessárias ao ser humano. Fontes de proteínas completas são, em sua maior parte, de origem animal, como leite, iogurte, queijo, ovos, carne, peixe e frango. As exceções são gelatina – que tem origem animal, mas não possui o aminoácido indispensável triptofano – e proteína de soja – que tem origem em uma planta, mas é uma proteína completa. Proteínas incompletas ou de baixa qualidade derivam de alimentos originários de plantas, como legumes, vegetais, cereais e produtos de grãos. A maioria dos alimentos originários de plantas tende a possuir muito pouco de um ou mais aminoácidos indispensáveis em particular. A expressão **aminoácido limitante** é usada para descrever o aminoácido indispensável presente em menor quantidade em um alimento. Na **Tabela 6.13**, foram listados exemplos de alimentos que contêm proteínas incompleta e seu(s) aminoácido(s) limitante(s).

A menos que seja cuidadosamente planejada, uma dieta contendo apenas proteínas de baixa qualidade resulta em disponibilidade inadequada de aminoácidos determinados e inibe a habilidade do corpo em sintetizar suas próprias proteínas. O corpo não pode produzir uma proteína com um aminoácido a menos.

Tabela 6.13

Fontes alimentares de proteínas incompletas	Aminoácido(s) limitante(s)
Trigo, arroz, milho, outros grãos e produtos de grãos	Lisina, treonina (às vezes) e triptofano (às vezes)
Leguminosas	Metionina

Para assegurar que o corpo receba todos os aminoácidos indispensáveis, certas proteínas podem ser ingeridas juntas ou combinadas de modo que o seu padrão de aminoácidos seja complementar. Essa prática ou estratégia é denominada suplementação mútua. Por exemplo, leguminosas, com seu alto conteúdo de lisina mas baixo de aminoácidos contendo enxofre, complementam os grãos, que são mais que adequados em metinina e cisteína mas limitados em lisina. Os ovolacto vegetarianos não deveriam ter problemas de adequação com relação às proteínas porque, quando leite e ovos são combinados – mesmo em pequenas quantidades – com alimentos originários em plantas, os aminoácidos indispensáveis são supridos em quantidades adequadas. Uma exceção é a combinação leite e leguminosas. Apesar de o leite conter mais metionina e cisteína por grama de proteína do que as leguminosas, ainda assim falha em alcançar o padrão ideal de aminoácidos contendo enxofre.

A digestibilidade das proteínas também é importante para o uso de aminoácidos. A digestibilidade de uma proteína é uma medida das quantidades de aminoácidos absorvidos após a ingestão de determinada proteína. Descobriu-se que as proteínas animais são de 90% a 99% digeríveis, enquanto as proteínas das plantas são cerca de 70% a 90% digeríveis. Carne e leite, por exemplo, têm digestibilidade de 95%, e ovos são 97% digeríveis. Ervilhas cortadas e cozidas são cerca de 70% digeríveis, e o tofu é cerca de 90% digeríveis. Tanto a digestibilidade de uma proteína quanto seu conteúdo em aminoácidos afetam a qualidade dessa proteína.

Avaliação da qualidade de proteínas

Diversos métodos estão disponíveis para determinar a qualidade da proteína nos alimentos e para avaliar a adequação em proteínas de uma dieta. Alguns desses métodos são apresentados nesta seção.

Balanço de nitrogênio/*status* de nitrogênio

Estudos sobre o balanço de nitrogênio envolvem a avaliação da ingestão de nitrogênio pela dieta e a medição e soma das perdas de nitrogênio pelo corpo. Os estudos sobre o balanço de nitrogênio podem ser conduzidos quando sujeitos consomem uma dieta com uma quantidade predeterminada adequada de proteína (nitrogênio) ou próxima disso, menor que a quantidade predeterminada adequada (incluindo nitrogênio não proteico) ou maior que a quantidade predeterminada adequada. A técnica ou as versões modificadas da técnica são frequentemente realizadas com pacientes hospitalizados para determinar se a ingestão de proteínas é adequada.

Para determinar o balanço ou *status* de nitrogênio, a entrada e a saída de nitrogênio devem ser avaliadas. A avaliação da entrada de nitrogênio é baseada na entrada de proteínas. Proteínas contêm aproximadamente 16% de nitrogênio. Assim, para calcular a massa de proteínas, deve-se fazer o seguinte cálculo: $0,16 \times$ proteína ingerida (medida em gramas) = nitrogênio (medido em gramas). Expresso de outro modo, proteína ingerida $(g)/6,25$ = nitrogênio ingerido (g). Por exemplo, uma entrada de 70 g de proteína fornece 11,2 g de nitrogênio. Para reverter os cálculos e converter gramas de nitrogênio em gramas de proteínas, faz-se o seguinte cálculo: proteína (g) = nitrogênio $(g) \times 100/16$ ou proteínas (g) = nitrogênio $(g) \times 6,25$.

As perdas de nitrogênio são mensuráveis na urina (U), nas fezes (F) e na pele (S). Por exemplo, na urina, o nitrogênio é encontrado principalmente na ureia mas também na creatinina, nos aminoácidos, na amônia e no ácido úrico. Nas fezes, o nitrogênio pode ser encontrado como aminoácidos e amônia. O cálculo do balanço/*status* de nitrogênio é mostrado na fórmula apresentada a seguir, mas, de modo simplificado, as perdas de nitrogênio são somadas e depois subtraídas da entrada de nitrogênio (In). Assim, o balanço/*status* de nitrogênio é: $In - [(U - U_e) + (F - F_e) - S]$.

Nessa equação, o *e* subscrito (em U_e e F_e) corresponde a exógeno (também chamado obrigatório) e refere-se a perdas de nitrogênio que ocorrem quando o sujeito se encontra numa dieta livre de nitrogênio.

Em *settings* clínicos, perdas de nitrogênio são frequentemente estimadas. Perdas fecais e insensíveis (incluindo pele, unhas, cabelo) de nitrogênio são tidas como responsáveis por cerca de 1 g cada, perfazendo um total de 2 g. Perdas urinárias de nitrogênio são mensuráveis tanto como nitrogênio urinário total (UN), que fornece o valor mais acurado, como nitrogênio da ureia urinário (UUN). No caso do nitrogênio da ureia urinário, acrescentam-se normalmente 2 g de nitrogênio a mais ao total de perdas de nitrogênio da ureia para calcular as perdas de nitrogênio na urina através de outros compostos de nitrogênio, como creatinina, ácido úrico, amônia e assim por diante. Portanto, o balanço/*status* de nitrogênio = [tomada de proteína $(g)/6,25$] − [UN + 2 g], onde os 2 g contam pelas perdas de nitrogênio fecal e insensíveis, ou balanço/*status* de nitrogênio = [tomada de proteínas $(g)/6,25$] − [UUN + 2 g + 2 g], onde os primeiros 2 g contam pelas perdas na urina de nitrogênio proveniente de compostos outros que a ureia e os outros 2 g contam pelas perdas de nitrogênio fecal e insensíveis.

Estudos sobre o balanço de nitrogênio foram criticados por superestimarem as taxas reais de retenção de nitrogênio no corpo pela coleta ou medição incompleta das perdas. Além disso, o balanço de nitrogênio não significa necessariamente balanço de aminoácidos. Isto é, uma pessoa pode se situar dentro do balanço de nitrogênio mas fora do balanço de aminoácidos. O método frequentemente utilizado em *settings* clínicos para estimar perdas pode ser ligeiramente inexato caso o indivíduo apresente perdas de nitrogênio fecal (como no caso da diarreia) ou insensíveis (como no caso de perdas excessivas pela pele decorrentes de queimaduras ou febre) maiores que o normal.

Escore químico ou de aminoácidos

O escore químico (também chamado escore de aminoácidos) envolve a determinação da composição em aminoácidos de uma proteína testada. Esse procedimento é feito num laboratório químico utilizando um analisador de aminoácidos ou técnicas de cromatografia líquida de alta eficiência. Apenas o conteúdo de aminoácidos indispensáveis da proteína testada é determinado. O valor é então comparado com o da proteína de referência, como o padrão de aminoácidos da proteína do ovo (considerado como tendo escore de 100). O escore de aminoácidos/químico da proteína de um alimento pode ser calculado como segue:

$$\text{Escore da proteína testada} = \frac{\text{Aminoácido indispensável da proteína do alimento (mg/g de proteína)}}{\text{Conteúdo do mesmo aminoácido na proteína de referência (mg/g de proteína)}}$$

$$\text{PDCAAS}(\%) = \frac{\text{Quantidade (mg) de aminoácido limitante em 1 g da proteína testada}}{\text{Quantidade (mg) do mesmo aminoácido em 1 g da proteína de referência}} \times \text{Digestibilidade real (\%)}$$

Tabela 6.14 Escores de aminoácidos/padrões de referência ovo inteiro[87]

Aminoácido	Bebês (mg/g proteína)	Crianças e adultos (mg/g proteína)	Ovo inteiro (mg/g proteína)
Histidina	23	18	22
Isoleucina	57	25	54
Leucina	101	55	86
Lisina	69	51	70
Metionina + cisteína	38	25	57
Fenilalanina + tirosina	87	47	93
Treonina	47	27	47
Triptofano	18	7	17
Valina	56	32	66

Numa base percentual em relação à proteína de referência (ovo), o aminoácido com menor escore torna-se o primeiro aminoácido limitante, aquele com o próximo escore menor é o segundo aminoácido limitante e assim por diante. Por exemplo, se, após testar todos os aminoácidos, a lisina fosse encontrada presente na menor quantidade com relação à proteína de referência (por exemplo, 85%), o escore químico da proteína testada seria de 85. O aminoácido presente na menor quantidade é o aminoácido limitante e determina o escore de aminoácido ou escore químico da proteína. A **Tabela 6.14** fornece o padrão de aminoácidos no ovo inteiro. A comparação da qualidade de proteínas de diferentes alimentos em relação ao padrão de proteína do ovo inteiro pode ser valiosa, mas provavelmente não está perto de ser tão importante para adequar a nutrição de proteína quanto à comparação com os padrões de referência para os diversos grupos populacionais.

Escore de aminoácidos corrigido pela digestibilidade de proteínas

O escore de aminoácidos corrigido pela digestibilidade de proteínas (PDCAAS) é uma outra medida da qualidade de proteínas. Esse método envolve a divisão da quantidade (mg) de um aminoácido limitante de uma proteína testada pela quantidade (mg) do mesmo aminoácido em 1 g de uma proteína de referência (usualmente ovo ou leite) e, então, a multiplicação deste valor pela digestibilidade da proteína testada, como mostra a seguinte fórmula:

Exemplos de alimentos com um PDCAAS de 100 incluem proteína do leite (caseína), clara do ovo, hambúrguer, atum e outros produtos animais. A proteína da soja tem PDCAAS de 94, e os valores para várias leguminosas estão na faixa de <50 até cerca de 70.

Outra aproximação envolve uma comparação da composição de uma proteína testada com um *padrão* de referência. O padrão de referência selecionado usado para todas as pessoas (exceto bebês) é o da necessidade em aminoácidos de crianças pré-escolares com idade entre 1 e 3 anos. As necessidades de crianças pré-escolares, que incluem crescimento e desenvolvimento, são maiores para cada aminoácido do que as dos adultos (que não se encontram em fase de crescimento e desenvolvimento) e, portanto, deveriam igualar ou exceder as necessidades das pessoas mais velhas. Essa aproximação global permite a avaliação da habilidade da proteína de ir ao encontro das necessidades em aminoácidos e nitrogênio das pessoas.[63]

O escore padrão, expresso em (mg aminoácido)/(g proteína), é calculado dividindo-se as necessidades individuais em aminoácidos indispensáveis (em miligramas) para crianças pelas necessidades em proteína (em gramas). O escore padrão de alimentos desejado para crianças com idade de 1 ano ou mais e para grupos de idade maior é apresentado na **Tabela 6.14**, juntamente com o escore padrão de aminoácidos recomendado para fórmulas e alimentos destinados a bebês, baseado na composição em aminoácidos do leite humano.[63] Essa tabela também mostra o padrão do ovo inteiro.

Proporção de eficiência das proteínas

A proporção de eficiência das proteínas (PER) representa o peso ganho pelo corpo em uma proteína testada dividido pelos gramas de proteína consumidos. Para calcular a PER das proteínas, jovens animais em crescimento são em geral colocados em uma dieta com cerca de 10% (por peso) da dieta formada pela proteína testada. O ganho de peso é medido por um período de tempo específico e comparado com a quantidade de proteína consumida. A PER da proteína é então calculada usando-se a seguinte fórmula:

$$PER = \frac{\text{Peso ganho pelo corpo (g)}}{\text{Gramas da proteína consumida}}$$

A título de ilustração, a PER da caseína (uma proteína encontrada no leite) é de 2,5, portanto ratos ganham 2,5 g de peso para cada grama de caseína consumido. Contudo, um alimento com uma PER de 5 não possui o dobro da qualidade da caseína, com PER de 2,5. Além do mais, apesar de a PER permitir a determinação de quais proteínas promovem ganho de peso (por grama de proteína ingerida) em animais em crescimento, nenhuma distinção é feita com relação à composição (gordura ou músculo/órgão) do ganho de peso.

Além do escore químico/de aminoácidos, do escore de aminoácidos corrigido da digestibilidade de proteínas e da proporção de eficiência de proteínas, dois métodos adicionais – valor biológico e utilização de proteínas puras – são usados para determinar a qualidade das proteínas. A seguir, apresentamos esses dois métodos.

Valor biológico

O valor biológico (VB) das proteínas é outro método usado para avaliar a qualidade das proteínas. O VB é uma medida da quantidade de nitrogênio retida no corpo para manutenção e crescimento, e não para absorção. O VB é mais frequentemente determinado em animais experimentais, mas também pode ser determinado em humanos. Sujeitos são alimentados com uma dieta livre de nitrogênio por um período de 7 a 10 dias e então alimentados com uma dieta contendo a proteína testada numa quantidade igual ao seu total requerido em proteínas por um período de tempo similar. O nitrogênio excretado nas fezes e na urina durante o período em que os sujeitos consumiram a dieta livre de nitrogênio é analisado e comparado às quantidades excretadas quando os sujeitos consumiram a proteína testada. Em outras palavras, a diferença nas excreções fecais e urinárias de nitrogênio entre as duas dietas é calculada. O VB da proteína testada é determinado por meio da seguinte equação:

$$\text{VB da proteína Testada} = \frac{I - (F - F_0) - (U - U_0)}{I - (F - F_0)} \times 100 = \frac{\text{Nitrogênio retido}}{\text{Nitrogênio absorvido}} \times 100$$

onde I é a ingestão de nitrogênio; F, o nitrogênio fecal enquanto os sujeitos consomem a proteína testada; F_0, o nitrogênio fecal endógeno quando os sujeitos são mantidos em uma dieta livre de nitrogênio; U, o nitrogênio urinário enquanto os sujeitos estão consumindo a proteína testada; e U_0, o nitrogênio endógeno quando os sujeitos são mantidos em uma dieta livre de nitrogênio.

Alimentos com VB alto são aqueles que proveem aminoácidos nas quantidades consistentes com as necessidades do corpo. O corpo retém boa parte do nitrogênio absorvido. Ovos, por exemplo, têm um VB de 100, o que significa que 100% do nitrogênio absorvido a partir da proteína do ovo é retido. Apesar de o VB prover informação útil, a equação falha ao contabilizar as perdas de nitrogênio através de rotas insensíveis tais como o cabelo e as unhas. A crítica procede qualquer que seja o método envolvendo os estudos do balanço de nitrogênio. Uma última consideração é a de que as proteínas exibem um VB mais alto quando fornecidas em níveis abaixo da quantidade necessária para o equilíbrio de nitrogênio, e a retenção diminui à medida que a tomada se aproxima ou excede o adequado.

Utilização líquida de proteínas

Outra medida da qualidade das proteínas envolvendo estudos do balanço de nitrogênio é a utilização líquida de proteínas (NPU). A NPU mede a retenção de nitrogênio proveniente de alimentos absorvidos e é calculada com base na seguinte equação:

$$\text{NPU da proteína Testada} = \frac{I - (F - F_0) - (U - U_0)}{I - (F - F_0)} \times 100 = \frac{\text{Nitrogênio retido}}{\text{Nitrogênio absorvido}} \times 100$$

onde I é a ingestão de nitrogênio; F, o nitrogênio fecal enquanto os pacientes estão consumindo a proteína testada; F_0, o nitrogênio fecal endógeno quando os pacientes são mantidos em uma dieta livre de nitrogênio; U, o nitrogênio urinário quando os pacientes estão consumindo a proteína testada; e U_0, o nitrogênio urinário endógeno quando os pacientes são mantidos em uma dieta livre de nitrogênio.

Apesar de a NPU poder ser mensurada em seres humanos por meio de estudos do balanço de nitrogênio nos quais são usados dois grupos de pacientes experimentais bem selecionados, uma medição mais acurada é feita em animais experimentais pela análise direta de suas carcaças. Em qualquer um dos casos, um grupo experimental é alimentado com a proteína testada, enquanto o outro grupo recebe uma dieta isocalórica livre de proteína. Quando animais experimentais são usados nos testes, suas carcaças podem ser analisadas diretamente em relação ao nitrogênio (nitrogênio total da carcaça ou TCN) ou indiretamente ao final do período de alimentação. A medição indireta do nitrogênio é feita pela análise da água. Para a quantidade de água removida das carcaças, um conteúdo aproximado de nitrogênio pode ser calculado. A NPU envolvendo estudos sobre animais é medida pela seguinte equação:

$$NPU = \frac{\text{TCN da proteína testada} - \text{TCN da dieta livre de proteína}}{\text{Nitrogênio consumido}}$$

Em geral, proteínas de qualidade mais alta causam maior retenção de nitrogênio na carcaça do que proteínas de qualidade menor e, portanto, possuem uma NPU mais alta.

Porcentagem de calorias da proteína líquida da dieta

A porcentagem de calorias da proteína líquida da dieta (NDpCal%) pode ser útil na avaliação de dietas humanas em que as proporções proteína:caloria variem muito. A fórmula é a seguinte:

NDpCal% = kcal da proteína/kcal da tomada × 100 × NPU_{op}

onde NPU_{op} é a NPU quando a proteína é fornecida acima do mínimo requerido para o equilíbrio de nitrogênio.

Informação sobre proteínas em rótulos de alimentos

Informes nutricionais são requeridos para indicar a quantidade de proteína dos alimentos em gramas. O valor diário de proteína também deve ser especificado se o alimento se destina ao consumo de crianças abaixo de 4 anos de idade ou em caso de queixa de saúde. Para calcular o Valor Diário Percentual, a qualidade da proteína do alimento deve ser avaliada utilizando o método de escore de aminoácidos corrigido pela digestibilidade de proteínas caso o alimento se destine a pessoas com mais de 1 ano de idade ou utilizando a proporção da eficiência de proteínas caso se trate de uma fórmula para crianças ou um alimento para bebês.

O Food and Drug Administration determina o uso da proteína do leite caseína como um padrão para comparação da qualidade das proteínas baseada na proporção de eficiência das proteínas (PER). Especificamente, para fórmulas destinadas a crianças ou alimentos para bebês, se uma proteína testada apresenta uma qualidade de proteína igual ou superior à da caseína – isto é, um PER ⩾ 2,5 –, então 65 g dessa proteína são necessários para perfazer os 100% do valor diário. A fim de estabelecer a qualidade da proteína nos alimentos (exceto alimentos para crianças) em termos do Valor Diário Percentual em rótulos de alimentos, é usado o escore de aminoácidos corrigido pela digestibilidade de proteínas (PDCAAS). Especificamente, 50 g de proteína são considerados suficientes se a proteína do alimento tiver um PDCAAS igual ou maior que a da proteína do leite (caseína). Entretanto, 65 g de proteína são necessários caso a proteína tenha qualidade inferior à proteína do leite.

Ingestão recomendada de proteínas e aminoácidos

As necessidades de proteínas e aminoácidos dos seres humanos são influenciadas por idade, tamanho corporal e estado fisiológico, bem como pelo nível da ingestão de energia. Múltiplos estudos sobre o balanço de nitrogênio e o método fatorial foram usados para determinar as necessidades de proteínas e aminoácidos dos adultos. Análises parciais recentes dos estudos sobre balanço do nitrogênio foram levadas em consideração nas últimas recomendações para as necessidades de proteínas de adultos. A necessidade média estimada de proteínas para adultos (homens e mulheres a partir dos 19 anos) foi de 0,66 g de proteína por kg de peso corporal por dia.[87] O valor representa o aporte mínimo de proteína necessária ingerida de modo contínuo por dieta para atingir o equilíbrio de nitrogênio ou balanço zerado de nitrogênio em um adulto saudável.[87] A dieta recomendada permitida (RDA) de proteína para adultos é de 0,8 g por kg de peso corporal por dia.[87] Esse valor de RDA é idêntico ao de 1989, em relação à proteína para adultos.

As RDAs de proteína para crianças, adolescentes e adultos, incluindo mulheres durante a gravidez e lactação, são relacionadas nas páginas finais deste livro. No lugar da RDA, as recomendações de proteínas para recém-nascidos do nascimento até 6 meses de idade são dadas como ingestão adequada (AI). A AI foi estipulada com base em dados sobre recém-nascidos alimentados com o leite humano como principal fonte de nutrientes nos primeiros 6 meses.[87]

Além das recomendações para ingestão de proteínas, as RDAs para aminoácidos indispensáveis também foram estabelecidas. Essas recomendações, baseadas numa variedade de métodos, como o balanço de aminoácidos e estudos sobre oxidação e indicadores de oxidação de aminoácidos, são mostradas na **Figura 6.45**. Recomenda-se ao leitor a leitura de *Dietary reference intakes for energy, carbohidrates, fiber, fat, protein and amino acids*[87] para uma informação mais aprofundada sobre os métodos utilizados na determinação das recomendações de aminoácidos e proteínas.

Nenhum nível de tolerância máxima de ingestão de proteínas ou de qualquer aminoácido foi estabelecido. Um nível máximo de ingestão recomendada de proteínas foi estabelecido em 30%[87] com base numa porcentagem total de energia (kcal) em uma dieta suprida por proteína. Efeitos de longo prazo de uma dieta suprindo >30% de quilocalorias provenientes de proteínas não foram investigados. Apesar de dados científicos esparsos baseados em estudos ou pesquisas sobre indivíduos que consomem grandes quantidades de proteína na dieta, são raros os grupos da população que rotineiramente ingerem dietas

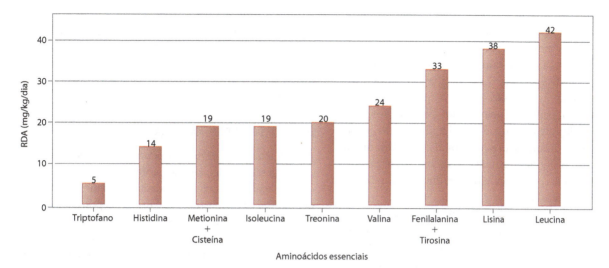

Figura 6.45 Dietas permitidas e recomendadas de aminoácidos indispensáveis para adultos. Fonte: Food and Nutrition Board.[105]

ricas em proteínas. Halterofilistas e fisiculturistas, por exemplo, frequentemente ingerem até 3 g de proteína/kg de peso corporal, acima das recomendações de cerca de 1,2 a 1,8 (ou até 2) g de proteína/kg de peso corporal para atletas. Portanto, ingestões de 300 g de proteína por dia não são incomuns entre alguns atletas.[88]

Se as dietas ricas em proteínas são prejudiciais à saúde ou não, isso ainda gera muita polêmica.[89-102] Os prejuízos mais comumente citados incluem risco de desidratação aumentado e possibilidade de dano renal ou ósseo. A desidratação, causada pela necessidade de excretar grandes quantidades de ureia e outros compostos de nitrogênio vindos do catabolismo de proteínas, pode ser prevenida pelo consumo apropriado de fluidos. O dano renal em pessoas sem histórico anterior de problemas renais não foi efetivamente reportado. Efeitos sobre os ossos variam: alguns estudos sugerem efeitos catabólicos e outros apontam efeitos anabólicos. Os efeitos catabólicos de uma dieta rica em proteínas sobre os ossos são mais comumente atribuídos à geração de grandes quantidades de ácidos a partir de proteínas da dieta, apesar de outros mecanismos terem sido propostos, tais como uma atividade aumentada de osteoporose associada a uma síntese diminuída de óxido nítrico (a dieta rica em proteína regula para cima o ciclo da ureia com menos arginina disponível para a síntese de óxido nítrico, que inibe a atividade dos osteoclastos).[102]

Os efeitos do acúmulo de resíduos ácidos são brevemente revisados aqui. Resíduos ácidos e alcalinos são produzidos no corpo em várias quantidades, dependendo dos alimentos consumidos. Por exemplo, consumir leite, iogurte, frutas e vegetais produz mais resíduos alcalinos que ácidos. Ao contrário, a ingestão de carne, peixe, ovos e queijo e, em menor grau, a maior parte dos produtos de grãos geram mais resíduos ácidos. A maioria dos ácidos gerados por esses alimentos ricos em proteína é considerada proveniente da oxidação dos aminoácidos que contêm enxofre. Bebidas leves (consumidas em grandes quantidades), contudo, também proveem quantidades consideráveis de ácidos (especialmente ácido fosfórico), que são absorvidos pelo corpo. Excessos de ácidos no corpo são excretados na urina, entretanto o pH da urina pode apenas abaixar um pouco – não menos do que 5. Acredita-se que uma acidose metabólica de baixo grau (no sangue) seja gerada pela ingestão de grandes quantidades de alimentos ricos em proteína (e bebidas leves) e de quantidades inadequadas de frutas e vegetais que suprem bicarbonato e outras substâncias que podem ajudar a tamponar os ácidos. Caso os rins não possam excretar o acúmulo excessivo de ácido, e na ausência de ingestões adequadas de frutas e vegetais que possam suprir tampões, acredita-se que o tamponamento ocorra em detrimento dos ossos que produzem cálcio, magnésio, carbonato, entre outros compostos, para servir como tampões. (Ver item "Perspectiva" do Capítulo 11.)

Demonstrou-se ainda que dietas ricas em proteínas promovem efeitos anabólicos sobre os ossos e até reduzem o risco de fraturas em pessoas mais velhas. Alguns estudos sugeriram também que mulheres idosas possam necessitar de mais proteína (>0,84g de proteína/kg de peso corporal) do que o recomendado normalmente para otimizar a massa óssea.[89,90] Vários mecanismos para os efeitos anabólicos das proteínas sobre os ossos foram propostos. Aminoácidos, por exemplo, são necessários para a síntese de proteínas nos ossos. Mais ainda, aminoácidos e dietas ricas em proteína estimulam o hormônio do crescimento I, similar à insulina, que promove o crescimento dos ossos. Também foi descoberto que, na maioria dos indivíduos, a ingestão de proteína é associada a ingestões aumentadas de fósforo e cálcio, que diminuem as perdas de cálcio. Além disso, qualquer diminuição nas concentrações séricas de cálcio causada por perdas de cálcio induzidas por aumento das proteínas estimularia a secreção do hormônio paratireoideo, elevaria a síntese ativa de vitamina D e, assim, aumentaria a absorção de cálcio. Acredita-se, portanto, que os efeitos sobre os ossos dependam (pelo menos parcialmente) da quantidade de cálcio na dieta e da habilidade do corpo em fazer essas modificações hormonais.[95] É claro que a relação entre proteínas e saúde dos ossos requer estudo adicional, assim como os efeitos de uma dieta rica em proteína sobre a saúde.

Para orientar as decisões quanto à escolha de boas fontes de proteínas, o Departamento de Agricultura dos Estados Unidos (United States Department of Agriculture – USDA) publicou o *Food Guide and MyPyramid*, que inclui seis grandes grupos de alimentos. O *MyPyramid* destina-se a consumidores e pode ser acessado em www.mypyramid.gov. Com base nos dados desse *site*, um indivíduo pode determinar a quantidade apropriada de alimentos recomendados para cada grupo de alimentos. As quantidades variam de acordo com o gênero da pessoa, sua idade e o nível de sua atividade física. Geralmente, contudo, as porções recomendadas dos grupos de carne, frango, peixe, ovos, feijões, nozes e sementes são de 57 a 200 g por dia, e as porções recomendadas para o grupo de laticínios são de 2 a 3 xícaras por dia, de acordo com o grupo. Alimentos ingeridos que pertencem a esses grupos de alimentos ricos em proteínas deveriam também ser pobres em gordura. Grãos também produzem alguma proteína. Opções desse grupo deveriam ser ricas em fibras e pobres em gorduras; porções recomendadas do grupo dos grãos ficam entre 3 a 10 xícaras ou o equivalente por dia, dependendo do gênero, idade e nível de atividade física.

Além da RDA de proteínas, o Instituto de Medicina de Washington, nos Estados Unidos, publicou uma faixa aceitável de distribuição de macronutrientes para proteínas de 10% a 35% da ingestão de energia. O uso dessa faixa é apropriado enquanto a ingestão de energia for adequada. Se, por exemplo, uma pessoa ingerir 800 kcal por dia, então uma porcentagem em torno de 10% a 35% da energia equivale a valores que variam de 80 a 280 kcal, o que, considerando 4 kcal por grama de proteína, equivale a valores em torno de 20 a 70 g. Uma ingestão de 20 g de proteína não é suficiente para um adulto manter o balanço de nitrogênio, entretanto, dependendo da idade, do gênero e do peso corporal do indivíduo, 70 g podem ser mais do que adequados.**

DEFICIÊNCIA DE PROTEÍNAS/MÁ NUTRIÇÃO

A deficiência de proteínas ocorre naqueles indivíduos com ingestão inadequada de proteína ou sem energia adequada (kcal). O quadro de kwashiorkor é uma das formas de má nutrição em proteínas em que as pessoas em geral recebem usualmente energia suficiente como carboidratos mas insuficientes ingestões de proteínas. O kwashiorkor caracteriza-se por um *status* pobre (inadequado) de proteínas viscerais que se manifesta por concentrações abaixo do normal de proteínas totais, albumina, proteína ligada ao retinol e pré-albumina (transtiretina) no sangue. Sem uma quantidade suficiente dessas proteínas viscerais, a água difunde-se para fora do sangue (o espaço intravascular) em direção aos espaços intersticiais (intercelulares), o que causa edema (inchaço). O edema usualmente aparece primeiro nas pernas, mas também pode estar presente na face ou, de modo mais generalizado, no corpo. O peso corporal, a massa muscular e o tecido adiposo podem se apresentar de modo normal entre aqueles com kwashiorkor. O quadro é fartamente encontrado em países em desenvolvimento mas também em pessoas hospitalizadas por queimaduras, sepse, trauma ou no pós-cirúrgico. Nessas situações, as necessidades em proteínas são excepcionalmente altas, e, caso o paciente falhe no consumo adequado de proteínas, a má nutrição aparece.

O marasmo é a segunda forma de má nutrição em proteínas. Pessoas com marasmo são extremamente magras (magras ou abaixo do peso) com perda de massa muscular (esvaziada) e de tecido adiposo. Os ossos aparecem proeminentes e a pele frequentemente cai ou pendura-se do corpo. Indicadores do *status* de proteínas viscerais são tipicamente abaixo da faixa normal ou justo abaixo da faixa normal, mas não no grau visto em kwashiorkor. O marasmo tipicamente resulta de um período crônico (prolongado) de ingestões insufientes de energias e proteínas.

RESUMO

As proteínas dos alimentos tornam-se disponíveis para uso pelo organismo depois que são quebrados nos aminoácidos que as compõem. Nove desses aminoácidos são considerados essenciais. Portanto, a qualidade das proteínas da dieta depende de seu conteúdo em aminoácidos. No corpo, as proteínas possuem vários papéis

---

** O Guia Alimentar para a População Brasileira contém as primeiras diretrizes alimentares oficiais para a população do Brasil. Orienta o consumo diário de 1 porção de leguminosas (55 kcal), 3 porções de leite e derivados (120 kcal cada) e 1 porção de carne, peixes ou ovos (190 kcal). O documento pode ser acessado em www.saude.gov.br/nutricao.

vitais, incluindo funções estruturais e como enzimas, hormônios, transportadores, protetores imunológicos, entre outros papéis.

Um conceito importante no metabolismo de proteínas é o de *pools* de aminoácidos, que contêm aminoácidos originários da dieta e os provenientes da quebra de tecidos corporais. Os aminoácidos compreendidos nos *pools* são usados de várias maneiras: 1. para a síntese de novas proteínas para o crescimento e/ou reposição de proteínas existentes no corpo, 2. para a produção de importantes moléculas não proteicas contendo nitrogênio, 3. para a oxidação como fonte de energia e 4. para a síntese de glicose, cetonas ou ácidos graxos.

O fígado é o principal local de metabolismo de aminoácidos, mas nenhum quadro claro do uso de nitrogênio pelo corpo como um todo pode emergir sem levar em conta o metabolismo de aminoácidos na diversidade de tecidos e órgãos. O metabolismo dos aminoácidos de cadeia ramificada nos músculos esqueléticos e a produção do íon de amônio nos rins são de particular importância. Além disso, a pesquisa atual evidencia a importância do metabolismo de aminoácidos no tecido neural.

Entre os aminoácidos não essenciais, a glutamina, o glutamato e a alanina assumem particular importância por sua versatilidade no metabolismo global desses aminoácidos. O glutamato e seus α-cetoácidos tornam possíveis muitas reações cruciais em várias vias metabólicas de aminoácidos. Uma avaliação das funções exercidas pela glutamina e pelo glutamato faz pensar que o termo "dispensável" aplicado a esses aminoácidos pode estar desvirtuando-os.

O metabolismo das proteínas é responsável por ação hormonal, a qual pode variar de acordo com seu efeito nos tecidos. O metabolismo de proteínas regulado por ação hormonal é particularmente significativo em períodos de estresse (ver item "Perspectiva").

Referências

1. Rose W. The amino acid requirements of adult man. Nutr Abstr Rev. 1957;27:631-43.
2. Mahe S, Roos N, Benamouzig R, Sick H, Baglieri A, Huneau J, Tome D. True exogenous and endogenous nitrogen fractions in the human jejunum after ingestion of small amounts of 15N-labeled casein. J Nutr. 1994;124:548-55.
3. Christensen H. Naming plan for membrane transport systems for amino acids. Neurochem Res. 1984;9:1757-8.
4. Souba W, Pacitti A. How amino acids get into cells: mechanisms, models, menus, and mediators. JPEN. 1992;16:569-78.
5. Kilberg M, Stevens B, Novak D. Recent advances in mammalian amino acid transport. Ann Rev Nutr. 1993;13:137-65.
6. Howard A, Goodlad R, Walters J, Ford D, Hirst B. Increased expression of specific intestinal amino acid and peptide transporter mRNA in rats fed by TPN is reversed by GLP-2. J Nutr. 2004;134:2957-64.
7. Adibi S, Gray S, Menden E. The kinetics of amino acid absorption and alteration of plasma composition of free amino acids after intestinal perfusion of amino acid mixtures. Am J Clin Nutr. 1967;20:24-33.
8. Thwaites D, Hirst B, Simmons N. Substrate specificity of the di/tripeptide transporter in human intestinal epithelia (Caco-2): identification of substrates that undergo H^+-coupled absorption. Br J Pharmacol. 1994;113:1050-6.
9. Daniel H. Molecular and integrative physiology of intestinal peptide transport. Ann Rev Physiol. 2004;66:361-84.
10. Vazquez J, Daniel H, Adibi S. Dipeptides in parenteral nutrition: from basic science to clinical applications. Nutr Clin Prac. 1993;8:95-105.
11. Grimble G, Rees R, Keohane P, Cartwright T, Desreumaux M, Silk D. Effect of peptide chain length on absorption of egg protein hydrolysates in the normal human jejunum. Gastroenterology. 1987;92:136-42.
12. Zagola G, Siddiqui R. Biologically active dietary peptides. Med Chem. 2004; 4:815-21.
13. Matthews DE, Marano MA, Campbell RG. Splanchnic bed utilization of glutamine and glutamic acid in humans. Am J Physiol. 1993;264:E848-54.
14. Scheppach W, Loges C, Bartram P, Christl SU, Richter F, Dusel G, et al. Effect of free glutamine and alanylglutamine dipeptide on mucosal proliferation of the human ileum and colon. Gastroenterology. 1994;107:429-34.
15. Morris S. Arginine: beyond protein. Am J Clin Nutr. 2006;83(Suppl):508S-12S.
16. Morris S. Regulation of enzymes of the urea cycle and arginine metabolism. Ann Rev Nutr. 2002;22:87-105.
17. Shoveller A, Stoll B, Ball R, Burrin D. Nutritional and functional importance of intestinal sulfur amino acid metabolism. J Nutr. 2005;135:1609-12.
18. Gardner M. Gastrointestinal absorption of intact proteins. Ann Rev Nutr. 1988; 8:329-50.
19. Backwell F. Peptide utilization by tissues: current status and applications of stable isotope procedures. Proc Nutr Soc. 1994;53:457-64.
20. Daniel H, Morse E, Adibi S. Determinants of substrate affinity for the oligopeptide/H^+ symporter in the renal brush border membrane. J Biol Chem. 1992; 267:9565-73.
21. Minami H, Daniel H, Morse E, Adibi S. Oligopeptides: mechanism of renal clearance depends on molecular structure. Am J Physiol. 1992;263:F109-15.
22. Mendez C, McClain C, Marsano L. Albumin therapy in clinical practice. Nutr Clin Prac. 2005;20:314-20.
23. Wu G, Fang Y, Yang S, Lupton J, Turner N. Glutathione metabolism and its implications for health. J Nutr. 2004;134:489-92.
24. Jahoor F, Wykes L, Reeds P, Henry J, Del Rosario M, Frazer M. Protein deficient pigs cannot maintain reduced glutathione homeostasis when subjected to the stress of inflammation. J Nutr. 1995;125:1462-72.
25. Anonymous. L-Carnitine. Alt Med Rev. 2005;10:42-50.
26. Colombani P, Wenk C, Kunz I, Krahenbuhl S, Kuhnt M, Arnold M, et al. Effects of L-carnitine supplementation on physical performance and energy metabolism of endurance-trained athletes: a double blind crossover field study. Eur J Physiol. 1996; 73:434-9.
27. Cerretelli P, Marconi C. L-carnitine supplementation in humans: the effects on physical performance. Int J Sports Med. 1990;11:1-14.
28. Vukovich M, Costill D, Fink WJ. Carnitine supplementation: effect on muscle carnitine and glycogen content during exercise. Med Sci Sports Exerc. 1994;26:1122-9.
29. Brass E. Supplemental carnitine and exercise. Am J Clin Nutr. 2000; 72(Suppl):618S-23S.
30. Harris R, Soderlund K, Hultman E. Elevation of creatine in resting and exercised muscle of normal subjects by creatine supplementation. Clin Sci. 1992;83:367-74.

31. Birch R, Noble D, Greenhaff P. The influence of dietary creatine supplementation on performance during repeated bouts of maximal isokinetic cycling in man. Eur J Appl Physiol. 1994;69:268-70.
32. Balsom P, Harridge S. Creatine supplementation per se does not enhance endurance exercise performance. Acta Physiol Scan. 1993;149:521-3.
33. Hultman E, Soderlund K, Timmons J, Cederblad G, Greenhaff P. Muscle creatine loading in men. J Appl Physiol. 1996;81:232-7.
34. Volek J, Rawson E. Scientific basis and practical aspects of creatine supplementation for athletes. Nutr. 2004;20:609-14.
35. Green A, Hultman E, Macdonald I, Sewell D, Greenhaff P. Carbohydrate ingestion augments skeletal muscle creatine accumulation during creatine supplementation in humans. Am J Physiol. 1996;271:E821-6.
36. Greenhaff P, Casey A, Short A, Harris R, Soderlund K, Hultman E. Influence of oral creatine supplementation on muscle torque during repeated bouts of maximal voluntary exercise in man. Clin Sci Lond. 1993;84:565-71.
37. Cooke W, Grandjean P, Barnes W. Effect of oral creatine supplementation on power output and fatigue during bicycle ergometry. J Appl Physiol. 1995;78:670-3.
38. Mujika I, Chatard JC, Lacoste L, Barale F, Geyssant A. Creatine supplementation does not improve sprint performance in competitive swimmers. Med Sci Sports Exerc. 1996;28:1435-41.
39. Gariballa S, Sinclair A. Carnosine: physiological properties and therapeutic potential. Age and Aging. 2000;29:207-10.
40. Bauer K. Carnosine and homocarnosine, the forgotten, enigmatic peptides of the brain. Neurochem Res. 2005;30:1339-45.
41. Zaloga G, Roberts P, Nelson T. Carnosine: a novel peptide regulator of intracellular calcium and contractility in cardiac muscle. New Horizons. 1996;4:26-35.
42. Food and Nutrition Board. Dietary reference intakes for thiamin, riboflavin, niacin, vitamin B6, folate, vitamin B12, pantothenic acid, biotin, and choline. Washington, DC: National Academy Press; 1998. p. 390-422.
43. Dangin M, Boirie Y, Guillet C, Beaufrere B. Influence of the protein digestion rate on protein turnover in young and elderly subjects. J Nutr. 2002;132:3228S-33S.
44. Dangin M, Boireie Y, Garcia-Rodenas C, Gachon P, Fauquant J, Callier P, et al. The digestion rate of protein is an independent regulating factor of postprandial protein retention. Am J Physiol Endocrinol Metab. 2001;280:E340-8.
45. Bolster D, Vary T, Kimball S, Jefferson L. Leucine regulates translation initiation in rat skeletal muscle via enhanced eIF4G phosphorylation. J Nutr. 2004;134:1704-10.
46. Lynch C. Role of leucine in the regulation of mTOR by amino acids: revelations from structure-activity studies. J Nutr. 2001;131:861S-65S.
47. Zhang X, Chinkes D, Wolfe R. Leucine supplementation has an anabolic effect on proteins in rabbit skin wound and muscle. J Nutr. 2004;134:3313-8.
48. Anthony J, Anthony T, Kimball S, Jefferson L. Signaling pathways involved in translational control of protein synthesis in skeletal muscle. J Nutr. 2001;131:856S-60S.
49. Nair K, Short K. Hormonal and signaling role of branched chain amino acids. J Nutr. 2005;135:1547S-52S.
50. Garlick P. The role of leucine in the regulation of protein metabolism. J Nutr. 2005; 135:1553S-56S.
51. Morris S. Regulation of enzymes of urea and arginine synthesis. Ann Rev Nutr. 1992;12:81-101.
52. Nissen S, Abumrad N. Nutritional role of the leucine metabolite Bhydroxy-B-methylburyrate (HMG). J Nutr Biochem. 1997;8:300-11.
53. Knitter AE, Panton L, Rathmacher JA, Petersen A, Sharp R. Effect of β-hydroxy-β-methylbutyrate on muscle damage after a prolonged run. J Appl Physiol. 2000; 89:1340-4.
54. Smith H, Wyke S, Tisdale M. Mechanism of the attenuation of proteolysis-inducing factor stimulated protein degradation in muscle by B-hydroxy-B-methylbutyrate. Cancer Res. 2004;64:8731-5.
55. Nissen S, Sharp R, Ray M, Rathmacher J, Rice D, Fuller J, et al. Effect of leucine metabolite β-hydroxy-β-methylbutyrate on muscle metabolism during resistance-exercise training. J Appl Physiol. 1996; 81:2095-104.
56. Flakoll P, Sharp R, Baier S, Levenhagen D, Carr C, Nissen S. Effect of B-hydroxy-B-methylbutyrate, arginine, and lysine supplementation on strength, functionality, body composition, and protein metabolism in elderly women. Nutr. 2004;20:445-51.
57. Someren K van, Edwards A, Howatson G. Supplementation with B-hydroxy-B-methylbutyrate (HMB) and α-ketoisocaproic acid (KIC) reduces signs and symptoms of exercised-induced muscle damage in man. Int J Sport Nutr Exerc Metab. 2005;15:413-24.
58. Chinsky J, Bohlen L, Costeas P. Noncoordinated responses of branched-chain α-ketoacid dehydrogenase subunit genes to dietary protein. Faseb J. 1994;8:11-20.
59. Abumrad N, Rabin D, Wise K, Lacy W. The disposal of an intravenously administered amino acid load across the human forearm. Metabolism. 1982;31:463-70.
60. Wahren J, Felig P, Hagenfeldt L. Effect of protein ingestion on splanchnic and leg metabolism in normal man and in patients with diabetes mellitus. J Clin Invest. 1976; 57:987-99.
61. Van de Poll M, Soeters P, Deutz N, Fearon K, Dejong C. Renal metabolism of amino acids: its role in interorgan amino acid exchange. Am J Clin Nutr. 2004;79:185-97.
62. Pevet P. Melatonin: from seasonal to circadian signal. J Neuroendocrin. 2003; 15:422-6.
63. Cajochen C, Krauchi K, Wirz-Justice A. Role of melatonin in the regulation of human circadian rhythms and sleep. J Neuroendocrin. 2003;15:432-37.
64. Parry B. Jet lag: minimizing its effects with critically timed bright light and melatonin administration. J Mol Microbiol Biotech. 2002;4:463-6.
65. Yudkoff M, Daikhin Y, Nissim I, Horyn O, Luhovyy B, Lazarow A, et al. Brain amino acid requirements and toxicity: the example of leucine. J Nutr. 2005;135:1531S-38S.
66. Curran R, Ferrari F, Kispert P, Stadler J, Stuehr D, Simmons R, et al. Nitric oxide and nitric oxide-generating compounds inhibit hepatocyte protein synthesis. Faseb J. 1991;5:2085-92.
67. Welle S, Nair K. Relationship of resting metabolic rate to body composition and protein turnover. Am J Physiol. 1990;258:E990-8.
68. Dice J. Peptide sequences that target cytosolic proteins for lysosomal proteolysis. Trends Biol Sci. 1990;15:305-9.
69. Beynon R, Bond J. Catabolism of intracellular protein: Molecular aspects. Am J Physiol. 1986;251:C141-52.
70. Mortimore G, Poso A. Intracellular protein catabolism and its control during nutrient deprivation and supply. Ann Rev Nutr. 1987;7:539-64.
71. Attaix D, Taillandier D, Temparis S, Larbaid D, Aurousseau E, Combaret L, et al. Regulation of ATP ubiquitin-dependent proteolysis in muscle wasting. Reprod Nutr Dev. 1994;34:583-97.
72. Rechsteiner M. Natural substrates of the ubiquitin proteolytic pathway. Cell. 1991; 66:615-8.
73. Tiao G, Fagan J, Samuels N, James J, Hudson K, Lieberman M, et al. Sepsis stimulates nonlysosomal, energy dependent proteolysis and increases ubiquitin mRNA levels in rat skeletal muscle. J Clin Invest. 1994;94:2255-64.
74. Hershko A, Ciechanover A. The ubiquitin system for protein degradation. Ann Rev Biochem. 1992;61:761-807.
75. Bachmair A, Finley D, Varshavsky A. In vivo half-life of a protein is a function of its amino-terminal residue. Science. 1986;234:179-86.
76. Rogers S, Wells R, Rechsteiner M. Amino acid sequences common to rapidly degraded proteins: The PEST hypothesis. Science. 1986;234:364-8.

77. Behnke AR, Wilmore JH. Evaluation and regulation of body build and composition. Englewood Cliffs, NJ: Prentice Hall; 1974.
78. Forbes GB. Human body composition – growth, aging, nutrition and activity. New York: Springer-Verlag; 1987.
79. Foman SJ, Haschke F, Ziegler EE, Nelson SE. Body composition of reference children from birth to age 10 years. Am J Clin Nutr. 1982;35:1169-75.
80. Fomon S, Nelson S. Body composition of the male and female reference infant. Ann Rev Nutr. 2002;22:1-18.
81. Friis-Hansen B. Body composition in growth. Pediatrics. 1971;47:264-74.
82. Baker ER. Body weight and the initiation of puberty. Clin Obstet Gynecol. 1985; 28:573-9.
83. Nieman DC. Fitness and sports medicine: an introduction. Palo Alto: Bull; 1990.
84. Nair K. Aging muscle. Am J Clin Nutr. 2005;81:953-63.
85. Fulop T, Worum I, Csongor J, Foris G, Leovey A. Body composition in elderly people. Gerontology. 1985;31:6-14.
86. Heymsfield SB, Matthews D. Body composition: research and clinical advances. JPEN. 1994;18:91-103.
87. Food and Nutrition Board. Dietary reference intakes for energy, carbohydrate, fiber, fat, protein and amino acids. Washington, DC: National Academy Press; 2002. Available from: www.nap.edu/books/0309085373/html/.
88. Gleeson M. Interrelationship between physical activity and branched chain amino acids. J Nutr. 2005;135:1591S-95S.
89. Devine A, Dick I, Islam A, Dhaliwal S, Prince R. Protein consumption is an important predictor of lower limb bone mass in elderly women. Am J Clin Nutr. 2005; 81:1423-8.
90. Alexy U, Remer T, Manz F, Neu C, Schoenau E. Long-term protein intake and dietary potential renal acid load are associated with bone modeling and remodeling at the proximal radius in healthy children. Am J Clin Nutr. 2005;82:1107-14.
91. Sellmeyer D, Stone K, Sebastian A, Cummings S. A high ratio of dietary animal to vegetable protein increases the rate of bone loss and the risk of fracture in postmenopausal women. Am J Clin Nutr. 2001;73:118-22.
92. Kerstetter J, Looker A, Insogna K. Low dietary protein and low bone density. Calcif Tissue Intnl. 2000;66:313.
93. Henderson N, Proce R, Cole J, Gutteridge D, Bhagat C. Bone density in young women is associated with body weight and muscle strength but not dietary intakes. J Bone Miner Res. 1995;10:384-93.
94. Metz J, Anderson J, Gallagher P. Intakes of calcium, phosphorus, and protein, and physical activity level are related to radical bone mass in young adult women. Am J Clin Nutr. 1993;58:537-42.
95. Heaney RP. Excess dietary protein may not adversely affect bone. J Nutr. 1998; 128:1054-7.
96. Barzel US, Massey LK. Excess dietary protein can adversely affect bone. J Nutr. 1998;128:1051-3.
97. Eisenstein J, Roberts SB, Dallal G, Saltzman E. High protein weightloss diets: are they safe and do they work? A review of the experimental and epidemiologic data. Nutr Rev. 2002;60:189-200.
98. Luyckx V, Mardigan T. High protein diets may be hazardous for the kidneys. Nephrol Dial Transplant. 2004;19:2678-9.
99. Durnin J, Garlick P, Jackson A, Schurch B, Shetty PS, Waterlow JC. Report of the IDECG working group on lower limits of energy and protein and upper limits of protein intakes. Eur J Clin Nutr. 1999;53(Suppl 1):S174-6.
100. Astrup A. The satiety power of protein – A key to obesity prevention? Am J Clin Nutr. 2005;82:1-2.
101. Weigle D, Breen P, Matthys C, Callahan H, Meeuws K, Burden V, et al. A high protein diet induces sustained reductions in appetite, ad libitum caloric intake, and body weight despite compensatory changes in diurnal plasma leptin and ghrelin concentrations. Am J Clin Nutr. 2005;82:41-8.
102. Lowe D. Comment on recent symposium overview: does excess dietary protein adversely aff ect bone. J Nutr. 1998;128:2529.
103. McArdle WD, Katch FI, Katch VL. Exercise phisiology. Philadelphia: Lea & Febiger; 1981.
104. Cohn SH, Vaswani AN, Yasumura S, et al. Improved models for determination of body fat by in vivo neutron activation. Am J Clin Nutr. 1984;40:255.
105. Food and Nutrition Board. Dietary reference intakes for energy, carbohydrate, fiber, fat, fatty acids, cholesterol, protein and amino acids. Washington, DC: National Academy Press; 2005.

Leitura recomendada

Proceedings of the 5th Amino Acids Assessment Workshop. J Nutr. 2006;136(6 Suppl):1633S-1757S.

PERSPECTIVA

Turnover de proteínas: fome comparada com estresse

Prive de alimento um resfriado ou alimente uma febre? Ou deveríamos alimentar um resfriado e privar de alimento uma febre? No adulto saudável, a síntese de proteínas aproximadamente contrabalança a sua degradação. Juntas, síntese e degradação de proteína formam o *turnover* de proteínas. Nos seres humanos, o *turnover* de proteínas relaciona-se à massa do indivíduo ($W^{0,75}$), onde W é o peso corporal em quilogramas. Estima-se que o *turnover* diário de proteínas nos seres humanos seja de aproximadamente 4,6 g/kg de peso corporal. Assim, para um homem de 70 kg, o *turnover* é de aproximadamente 320 g por dia.[1] Entretanto, esses cálculos apenas se aproximam da realidade, em um adulto saudável. Em estados de enfermidade, como infecções ou sepse (presença de microrganismos patogênicos ou de suas toxinas no sangue e/ou nos tecidos do corpo), ou durante a fome, a síntese e a degradação de proteínas não estão balanceadas. Um desequilíbrio entre a síntese e a degradação de proteínas também ocorre em situações de ferimento, como cirurgia, trauma e queimaduras; entretanto, esse desequilíbrio excede o encontrado em condições de jejum (ou fome). Condições de enfermidade ou ferimento compreendem o que é referido como "estresse" no título desta "Perspectiva". Comparamos aqui o que acontece ao *status* de proteína de uma pessoa durante a fome com os efeitos da enfermidade ou ferimento (por exemplo, estresse).

Em caso de fome ou quando alimentos não são consumidos por períodos prolongados, a síntese de proteínas diminui. Essa diminuição ocorre em decorrência de uma redução no mRNA necessário para a tradução de proteínas e de uma diminuição na taxa de formação das ligações peptídicas (ou "atividade" do mRNA). Até mesmo proteínas de *turnover* muito rápido, como as proteínas do plasma, são sintetizadas a uma taxa de 30% a 40% abaixo do normal. Nos músculos, as taxas de síntese de proteínas caem ainda mais. Entretanto, as taxas de degradação de proteínas diminuem concorrentemente de modo que, nos casos de fome crônica, as perdas diárias de nitrogênio se tornam relativamente pequenas, cerca de 4 a 5 g de nitrogênio urinário por dia. Contudo, diferenças quanto à extensão do metabolismo de nutrientes entre pessoas magras e obesas foram reportadas.[2,3]

O principal mecanismo de ajuste à fome é uma mudança no balanço hormonal. Em particular, a produção de insulina decresce de modo abrupto. Além disso, os músculos e adipócitos tornam-se como que resistentes à ação da insulina, de modo que, apesar de estar em circulação, ela não é efetiva ao promover a tomada de nutrientes celulares para a síntese de proteínas e para a lipogênese. A atividade diminuída de insulina, associada à síntese aumentada de hormônios contrarregulatórios como o glucagon, promove a mobilização de ácidos graxos do tecido adiposo, produção de cetonas e disponibilização de amiácidos para a gliconeogênese. Os glicocorticoides, especialmente o cortisol, são importantes na gliconeogênese porque promovem o catabolismo das proteínas dos músculos para prover substratos para a gliconeogênese. Contudo, um ajuste maior à fome caracteriza-se por uma diminuição na secreção de glicocorticoides. Uma modificação adicional que facilita o ajuste à fome é a síntese diminuída de tri-iodotironina (T3, um hormônio tireoideo), que resulta numa taxa menor de metabolismo.

Nos estágios iniciais dos primeiros dias de jejum ou fome, o glicogênio do fígado é esvaziado. Os músculos sofrem proteólise. A excreção urinária de 3-metilhistidina aumenta, refletindo o catabolismo de proteínas miofibrilares. Músculos submetidos à proteólise também lançam no sangue uma mistura de aminoácidos com concentrações relativamente altas de alanina e glutamina. A alanina é um substrato preferencial para a gliconeogênese e serve para estimular a secreção do hormônio gliconeogênico glucagon. A alanina produzida pelos músculos é recolhida pelo fígado, onde o nitrogênio é removido e convertido em ureia para excreção pelos rins e onde o piruvato pode ser usado para produzir glicose através da via gliconeogênica. A glicose também é produzida no fígado a partir do lactato e do piruvato reciclados (o ciclo Cori) e a partir do glicerol produzido pela lipólise do tecido adiposo.[2] A glicose formada no fígado pode ser lançada ao sangue para recolhimento celular e metabolismo. A glutamina liberada pelos músculos circula no sangue para captação e metabolismo principalmente pelo trato gastrintestinal e ao longo do tempo especialmente pelos rins.

Com a continuação do estado de jejum ou fome, os tecidos continuam a usar ácidos graxos e glicose para energia, mas começam também a utilizar cetonas formadas no fígado pela oxidação de ácidos graxos. Com uma diminuição no catabolismo de proteínas (e, portanto, na síntese de ureia), a gliconeogênese ocorre de modo concorrente à adaptação do cérebro e de outros tecidos às cetonas como fonte de energia. A acidose aumenta, entretanto, conforme a produção de cetona se acelera. Consequentemente, mais glutamina é direcionada aos rins (e para longe de outros órgãos) para a manutenção do balanço ácido-base. Nos rins, os grupos amino da glutamina são utilizados para produzir amônia. A amônia pode se combinar com íons de hidrogênio e ser excretada na urina para ajudar na correção da acidose. O esqueleto carbônico da glutamina é usado nos rins para produzir glicose através da gliconeogênese. Após cerca de 5 a 6 semanas de jejum, a produção esplâncnica de glicose totaliza algo em torno de 80 g por dia, sendo 10 a 11 g por dia sintetizados a partir de cetonas, 35 a 40 g diários de glicose feitos a partir de lactato e piruvato reciclados, 20 g por dia a partir de glicerol e de 15 a 20 g de glicose provinda de aminoácidos (principalmente alanina) produzidos pelos músculos.[2]

A **Figura 1a** ilustra como a adaptação à fome permite a conservação das proteínas do corpo. Ácidos graxos são mostrados gerando cetonas que são então usadas para energia pelos músculos. O uso de cetonas significa que menos glicose é necessária e permite que a massa magra do corpo seja poupada para produção de glicose. Em outras palavras, uma vez que menos carboidrato (glicose) é requerido pelo corpo, menos proteínas devem ser quebradas para suprir aminoácidos para gliconeogênese. Aminoácidos resultantes da proteólise do tecido muscular podem ser usados para a síntese de proteínas viscerais cruciais, como as proteínas do plasma que possuem *turnover* mais rápido do que os músculos. Estima-se que, em condições normais, as proteínas viscerais possuam uma taxa de *turnover* três vezes maior que a das proteínas dos músculos.[4]

A **Figura 1b** esquematiza o uso do substratos na sepse. Pacientes com sepse são hipermetabólicos, isto é, sua taxa de metabolismo basal é acima do normal por causa da infecção. Pessoas com queimaduras e traumas (incluindo cirurgia) também apresentam taxa de metabolismo elevadas. A duração e severidade do hipermetabolismo variam com a severidade do estresse. Por exemplo, com cirurgias ou ferimentos menores, o aumento do metabolismo (e o estado catabólico que também ocorre) pode durar menos de uma semana, enquanto, no caso de queimaduras severas e trauma múltiplo, a duração pode ser de vários meses. Com sepse (um exemplo de estresse) e com a fome ocorre catabolismo dos tecidos do corpo. O tecido adiposo sofre lipólise. Entretanto, no estresse, os ácidos graxos gerados a partir de lipólise não produzem cetonas. Assim, com o estresse o corpo não pode se defender e diminui o catabolismo dos músculos. A cetogênese é inibida pela insulina durante sepse, queimaduras, ferimento, trauma e cirurgia. Sem o uso de cetonas, as proteínas do corpo devem continuar a ser degradadas para suprir aminoácidos para a síntese de glicose (gliconeogênese). A degradação de proteínas dos músculos fornece a maior parte dos aminoácidos necessários aos órgãos. Em situações de estresse, os músculos experimentam uma tomada de aminoácidos menor e uma síntese de proteínas com aumentos maiores da quebra de proteínas. A degradação dos músculos esqueléticos de contração rápida é mais pronunciada que a dos músculos esqueléticos de contração lenta.[5] A excreção urinária de 3-metil-histidina aumenta, refletindo o catabolismo aumentado de proteína miofibrilar, o que resulta na caquexia dos músculos, caracterizada por perda muscular e fraqueza.[6] Assim, a degradação de proteína na sepse, bem como em ferimento, trauma e queimaduras, excede a que ocorre com a fome. Cada grama de nitrogênio perdido pode ser translaçado da quebra de aproximadamente 30 g de tecido magro hidratado.[7] (Esse quadro de 30 g é baseado no seguinte: 1 g de nitrogênio = 6,25 g de proteína e o músculo tem 80% de água. Portanto,

PERSPECTIVA

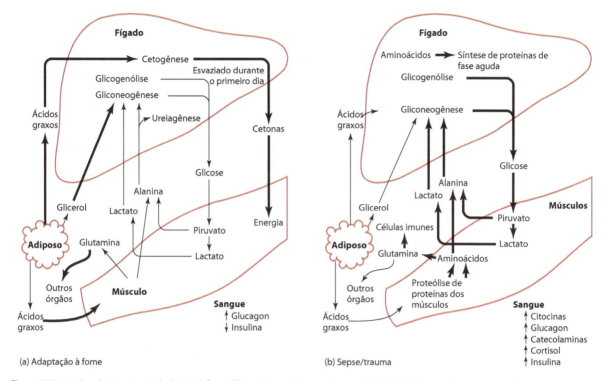

Figura 1 Utilização dos substratos durante (a) adaptação à fome e (b) sepse/trauma. Nota: respostas aumentadas são indicadas por setas grossas em negrito.

30 g de músculo = 24 g de água + 6,25 g de proteína. Os 24 g de água correspondem a 80% dos 30 g.)

As diferenças quanto aos substratos usados entre a fome e o estresse resultam em parte das diferenças nas concentrações de hormônios. A **Figura 2** mostra a resposta metabólica ao estresse. Como se vê nesse diagrama, durante o estresse (incluindo sepse, trauma, cirurgia e queimaduras), a produção de glicocorticoides (principalmente cortisol), catecolaminas (por exemplo, epinefrina), insulina e glucagon aumenta. Entretanto, apesar da presença de insulina, os tecidos do corpo se tornam resistentes à sua ação, e a hiperglicemia (altas concentrações de glicose no sangue) persiste. Além disso, após eventos de trauma ou estresse severos, as concentrações de cortisol podem permanecer altas no sangue por períodos prolongados. Altas concentrações de cortisol no sangue promovem proteólise e hiperglicemia. Ao lado da produção de hormônios, as citocinas contribuem para as diferenças no uso de substratos durante o estresse. Citocinas são peptídeos de baixo peso molecular que evocam um número de reações variadas no corpo e são usadas principalmente pelas células imunes para comunicação entre elas. Citocinas como a interleuquina-1 (IL-1) e o fator de necrose tumoral (TNF)-α produzidas pelos macrófagos medeiam em parte a proteólise e a resposta hormonal. Inflamações envolvem citocinas similares, tais como a IL-1 e a TNF-α, mas também a interleuquina (IL)-6, interleuquina (IL)-8 e interferon (IFN)-γ.

Modificações hormonais adicionais, associadas ao estresse, ilustradas na **Figura 2**, incluem a produção de aldosterona e hormônio antidiurético. A aldosterona promove a reabsorção renal do sódio e dos fluidos, aumentando, portanto, o volume sanguíneo. O hormônio antidiurético (ADH) inibe a diurese (urina), efetivando também um aumento do volume sanguíneo. A aldosterona e o ADH ajudam ambos a restaurar a circulação caso esta tenha sido deprimida por choque ou por perda de fluido do sangue em decorrência de hemorragia associada a ferimento ou cirurgia. Esses hormônios ajudam, portanto, a diminuir as perdas totais de fluidos, que podem ser importantes com perda de pele por causa da queimaduras ou com perdas aumentadas de derme decorrentes de febre.

Apesar de cirurgias, sepse, queimaduras e trauma serem associados com a degradação contínua de proteínas para suprir a síntese de glicose com aminoácidos, o *turnover* de proteínas também ocorre em razão da resposta imune e da resposta à fase aguda. A resposta à fase aguda é caracterizada por febre, modificações hormonais e contagem de células sanguíneas modificada, bem como por modificações no *turnover* de proteínas. Durante a resposta da fase aguda, certas proteínas do corpo como as musculares são preferencialmente degradadas pelos sistemas ubiquitina/proteossomal e calpaina/cálcio. Entretanto, no fígado, a síntese de proteínas é predominante. Acredita-se que, em parte, os glicocorticoides e as citocinas estimulem o aumento na síntese de algumas proteínas no fígado. Proteínas sintetizadas no fígado durante essas situações de estresse incluem principalmente um grupo de proteínas denominadas proteínas reagentes à fase aguda (APR) ou proteínas de resposta à fase aguda (APRPs). Algumas dessas proteínas também parecem ser sintetizadas e/ou degradadas por macrófagos, linfócitos e fibroblastos; assim, essas células ajudam a modular a resposta do corpo.[8] Por sua vez, a síntese de algumas proteínas, como as do plasma albumina e transferrina, diminui em situações de estresse. Alguns exemplos de proteínas APR e suas funções incluem:

- Haptoglobina: proteína que liga a hemoglobina livre (hemoglobina fora das células vermelhas do sangue) que foi produzida por hemólise das células vermelhas do sangue.

- Ceruloplasmina: proteína que contém cobre com atividade de oxidase e habilidade para limpar radicais.

- α 2 macroglobulina: protease inibidora que funciona efetuando mudanças em danos e reestruturação de tecidos.

- α 1 antitripsina: protease inibidora que minimiza maior dano a tecidos associados à fagocitose de microrganismos.

- Fibrinogênio: proteína requerida para a coagulação do sangue.

- Proteína C-reativa: estimula a fagocitose pelas células brancas do sangue e ativa proteínas complementares, necessárias na destruição de microrganismos induzida por anticorpos.

- Orosomucoide (α 1 ácida glicoproteína): proteína necessária na cura de feridas.

- Soro amiloide A: proteína envolvida na explosão ou *burst* oxidativo.

PERSPECTIVA

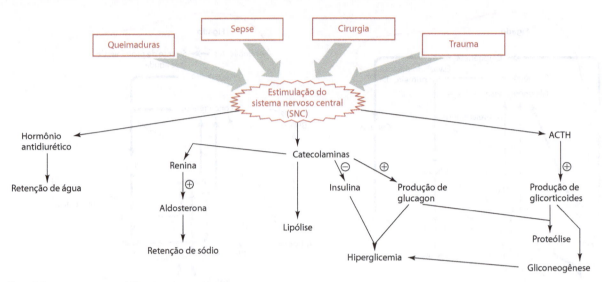

Figura 2 Resposta ao estresse metabólico.

Além da síntese dessas proteínas, uma quantidade maior de metalotioneína (uma proteína que contém zinco) é produzida no fígado durante a sepse e a inflamação. Consequentemente, as concentrações hepáticas de zinco aumentam enquanto as do plasma diminuem. De modo similar, durante a sepse, as concentrações sanguíneas de ferro e de proteínas que contêm ferro diminuem, enquanto os estoques hepáticos de ferro como ferritina aumentam.

No entanto, considerando o *turnover* de proteínas do corpo como um todo, a taxa aumentada de síntese hepática de proteínas em situações de sepse e em outras situações de estresse é insignificante se comparada com a taxa de degradação de proteínas.

O catabolismo de proteínas do corpo como um todo predomina sobre a síntese. Mais ainda, a ingestão inadequada de proteínas por dieta pode diminuir a magnitude e o padrão da resposta à fase aguda, bem como a habilidade de o corpo sintetizar compostos de defesa antioxidante como o glutationa.[9-11] Até mesmo um atraso ou a falta de nutrição enteral (isto é, através ou no interior do trato gastrintestinal), que podem acompanhar doenças graves, podem resultar na atrofia da mucosa intestinal. Quando os enterócitos são atrofiados, bactérias ou toxinas podem translocar-se mais facilmente do lúmen do trato intestinal através dos enterócitos para o sangue. Tal translocação bacteriana aumenta o risco de sepse, especialmente a gram-negativa. Foi demonstrado que a glutamina é um combustível vital para os enterócitos. Mais ainda, as necessidades em glutamina das células do sistema imunológico também são maiores durante a sepse e outras condições de estresse. Ainda assim, durante a enfermidade, a taxa de produção e lançamento de glutamina pelos locais responsáveis no corpo não supre as necessidades de glutamina das células intestinais. Portanto, a falta ou a suficiência de glutamina pode contribuir para a produção inadequada de glutationa observada no estresse.[12,13] A glutationa, lembremos, é um importante antioxidante. Uma dieta enriquecida em glutationa em pacientes hospitalizados com tais enfermidades catabólicas mostrou-se capaz de ajudar na manutenção da integridade do intestino, diminuir a permeabilidade intestinal, ajudar na preservação dos músculos esqueléticos, diminuir taxas de complicações infecciosas e reduzir a duração da internação.[14] Assim, a glutamina torna-se um aminoácido condicionalmente indispensável em períodos de sepse ou ferimento.

Foi sugerido[7] que o organismo prioriza a cura de feridas e a defesa contra corpos estranhos, apostando na convalescência antes que a depleção dos tecidos se torne uma ameaça à sobrevivência. Para melhorar a descoberta, alimente um resfriado e alimente uma febre!

Referências

1. Waterlow JC. Protein turnover with special reference to man. Q J Exp Physiol. 1984; 69:409-38.
2. Cahill GF. Fuel metabolism in starvation. Ann Rev Nutr. 2006;26:1-22.
3. Elia M, Stubbs R, Henry C. Differences in fat, carbohydrate, and protein metabolism between lean and obese subjects undergoing total starvation. Obes Res. 1999;7:597-604.
4. Anon. Measuring human muscle protein synthesis. Nutr Rev. 1989;47:77-9.
5. Wray C, Mammen J, Hasselgren P. Catabolic response to stress and potential benefits of nutrition support. Nutr. 2002;18:971-7.
6. Hasselgren P, Fischer J. Muscle cachexia: current concepts of intracellular mechanisms and molecular regulation. Ann Surg. 2001;233:9-17.
7. Kinney JM, Elwyn DH. Protein metabolism and injury. Ann Rev Nutr. 1983;3:433-66.
8. Powanda M, Beisel W. Metabolic effects of infection on protein and energy status. J Nutr. 2003;133:322S-27S.
9. Doherty JF, Golden MNH, Raynes JG, Griffin GE. Acute phase protein response is impaired in severely malnourished children. Clin Sci. 1993;84:169-75.
10. Jennings G, Bourgeois C, Elia M. The magnitude of the acute phase protein response is attenuated by protein deficiency in rats. J Nutr. 1992;122:1325-31.
11. Grimble RF, Jackson AA, Persaud C, Wriede MJ, Delers F, Engler R. Cysteine and glycine supplementation modulate the metabolic response to tumor necrosis factor in rats fed a low protein diet. J Nutr. 1992;122:2066-73.
12. Welbourne TC, King AB, Horton K. Enteral glutamine supports hepatic glutathione efflux during inflammation. J Nutr Biochem. 1993;4:236-42.
13. Roth E, Oehler R, Manhart N, Exner R, Wessner B, Strasser E, et al. Regulative potential of glutamine – relation to glutathione metabolism. Nutr. 2002;18:217-21.
14. Novak F, Heyland D, Avenell A, Drover J, Su X. Glutamine supplementation in serious illness: a systemic review of the evidence. Crit Care Med. 2002;30:2022-9.

Leituras sugeridas

Argiles J, Busquets S, Lopez-Soriano F. Metabolic interrelationships between liver and skeletal muscle in pathological states. Life Sci. 2001;69:1345-61.

Branched-chain amino acids: metabolism, physiological function, and application. J Nutr. 2006;136(1S):207S-336S.

Hasselgren P, Fischer J. Counter-regulatory hormones and mechanisms in amino acid metabolism with special reference to the catabolic response in skeletal muscle. Curr Opin Clin Nutr Metab Care. 1999;2:9-14.

Romijn J. Substrate metabolism in the metabolic response to injury. Proc Nutr Soc. 2000;59:447-9.

7

Integração e regulação do metabolismo e impacto causado por exercícios e esportes

A inter-relação do metabolismo de carboidratos, lipídios e proteínas
O papel essencial do fígado no metabolismo
Metabolismo específico de alguns tecidos durante o ciclo alimentação-jejum
Metabolismo de carboidratos e de lipídios
Metabolismo de aminoácidos
Integração do sistema e homeostase
Função endócrina no estado de saciedade alimentar
Função endócrina no estado pós-absortivo ou de jejum
Síndrome metabólica
Resistência à insulina
Perda de peso e resistência à insulina
Nutrição nos esportes
Avaliação bioquímica do esforço físico
Fontes energéticas durante os exercícios
Suplementação de carboidratos (supercompensação)
Dietas e exercícios
Ergogênicos nutricionais
PERSPECTIVA
Diabetes: metabolismo fora de controle

Os capítulos 3, 5 e 6 trataram do metabolismo de carboidratos, lipídios e proteínas a partir das células individuais, com ênfase nas vias metabólicas comuns a quase todas as células eucariontes. Esses capítulos também mostraram como as vias são reguladas com o uso de algumas enzimas reguladoras por disponibilidade de substratos e outros mecanismos bioquímicos.

Para que sua importância possa ser totalmente entendida, as vias metabólicas – e as funções metabólicas específicas de diferentes órgãos e tecidos – precisam ser vistas no contexto do organismo como um todo. Portanto, neste capítulo examinaremos (1) como os órgãos e tecidos principais interagem através da integração de suas vias metabólicas, (2) a regulação hormonal desses processos metabólicos na manutenção da homeostase, (3) exemplos da capacidade que o corpo tem de manter a homeostase sob ocasiões especiais de jejum e de exercício intenso e (4) uma avaliação do que ocorre à medida que se perde o controle, levando à "síndrome metabólica". As vias em si não são reproduzidas novamente neste capítulo. Quando necessário, o leitor será direcionado a seções pertinentes em capítulos anteriores, nos quais as vias são descritas. No final deste capítulo, incluiu-se uma seção que trata da área de nutrição nos esportes, que atualmente tem atraído grande interesse. Esse tópico é apresentado só agora, uma vez que as dinâmicas do uso de substrato no fornecimento de energia para exercícios físicos representam um exemplo prático da forma como as várias vias metabólicas se inter-relacionam. O músculo esquelético representa 43% da massa corporal no quesito peso. Durante exercícios que exigem muito esforço, o músculo esquelético usa uma quantidade desproporcional das reservas energéticas do corpo.

A inter-relação entre carboidratos, lipídios e proteínas já foi tratada em capítulos anteriores. Cada um desses macronutrientes está envolvido tanto em reações anabólicas quanto catabólicas. Geralmente, reações anabólicas exigem energia, e reações catabólicas produzem energia. Muita da inter-relação entre os macronutrientes é centrada em torno do fluxo de energia e da disponibilidade de substratos. Essa inter-relação é tratada mais detalhadamente neste capítulo.

A inter-relação do metabolismo de carboidratos, lipídios e proteínas

Caso seja ingerido em quantidade suficiente, qualquer um dos três nutrientes produtores de energia – carboidrato, gordura e proteína (aminoácidos) – pode fornecer ao corpo, em curto prazo, a energia necessária. Mediante algumas limitações, também ocorre a interconversão anabólica entre os nutrientes. Por exemplo, como foi explicado no Capítulo 6, alguns aminoácidos podem ser sintetizados a partir de carboidratos e gorduras no corpo, e, de forma inversa, a maioria dos aminoácidos pode funcionar como precursor para a síntese de carboidratos e gorduras. A **Figura 7.1** apresenta uma visão geral da interconversão metabólica essencial entre os nutrientes. Um fator que não fica evidente na figura, mas é muito importante de se lembrar, é o de que o ciclo de Krebs é uma **via anfibólica**, o que significa que ela não funciona apenas no catabolismo oxidativo de carboidratos, ácidos graxos e aminoácidos, mas fornece também precursores para muitas vias biossintéticas, especialmente a gliconeogênese (**Figura 3.17**). Com o piruvato, vários intermediários do ciclo de Krebs – incluindo α-cetoglutarato, succinato, fumarato e oxaloacetato – podem ser formados dos esqueletos de carbono de alguns aminoácidos e funcionar como precursores gliconeogênicos.

O fato de animais poderem ganhar peso com uma dieta predominantemente à base de carboidratos é prova da aparente facilidade com a qual os carboidratos podem ser convertidos em gorduras. Entretanto, acredita-se agora que a lipogênese humana da glicose seja muito menos eficiente do que foi anteriormente proposto[1] e que o ganho de peso por carboidratos seja causado por economia de lipólise, e não pela lipogênese direta de carboidratos.[2] A glicose é a precursora tanto do glicerol quanto dos ácidos graxos componentes dos triglicerídios. A porção glicerol pode ser formada do di-hidroxiacetona fosfato (DHAP), que é um intermediário carbono 3 em glicólise (**Figura 3.17**). A redução do DHAP por glicerol 3-fosfato desidrogenase e NADH produz glicerol 3-fosfato, aos quais os ácidos graxos CoA-ativados se ligam durante a síntese de triglicerídio (**Figura 5.32**). Uma reação muito importante, que liga o metabolismo

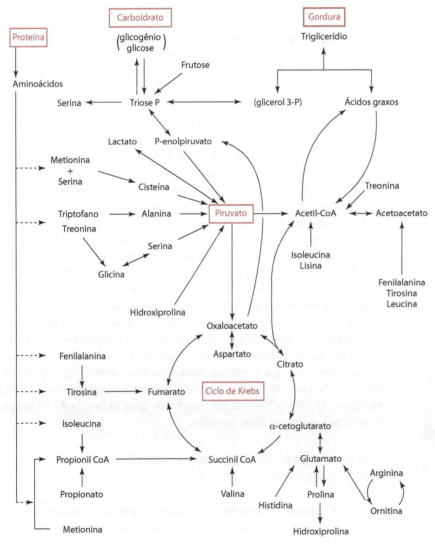

Figura 7.1 Interconversão dos macronutrientes.

da glicose à síntese de ácidos graxos, é a do complexo piruvato desidrogenase. Essa reação converte o piruvato para acetil-CoA por desidrogenização e descarboxilação. O acetil-CoA é o material inicial para a síntese de ácidos graxos de cadeia longa, como também alguns outros lipídios (**figuras 5.24 e 7.2**).

Embora os carboidratos possam ser convertidos tanto em glicerol quanto em componentes de gordura dos ácidos graxos, apenas a porção glicerol da gordura pode ser convertida em carboidratos. A conversão de ácidos graxos em carboidratos não é possível porque a reação piruvato desidrogenase não é reversível. Esse fato impede a conversão direta de acetil-CoA, que é o único produto catabólico de ácidos graxos de carbonos pares, em piruvato para a gliconeogênese. Fora isso, a gliconeogênese do acetil-CoA não pode ocorrer como intermediária do ciclo de Krebs, porque, a cada dois carbonos na forma de acetil-CoA que entram no ciclo, dois carbonos são perdidos por descarboxilação em reações iniciais do ciclo de Krebs (**Figura 3.19**). Portanto, não há conversão geral do acetil-CoA em piruvato ou intermediários gliconeogênicos do ciclo. Consequentemente, o acetil-CoA que é produzido de qualquer fonte precisa ser usado para energia, lipogênese, colesterogênese ou cetogênese.

Embora ácidos graxos que tenham um número par de carbonos sejam degradados apenas para acetil-CoA e, portanto, não sejam glicogênicos (gliconeogênicos) pelos motivos já mencionados, ácidos graxos que possuem um número ímpar de átomos de carbono são parcialmente glicogênicos. Ácidos graxos que tenham um número ímpar de carbonos podem ser parcialmente convertidos em glicose, porque o propionil CoA (CH_3—CH_2—COSCoA), que é formado por β-oxidação, é carboxilado e remanejado em succinil CoA, um intermediário do ciclo de Krebs glicogênico (**Figura 5.25**). Ácidos graxos que tenham um número ímpar de átomos de carbono não são comuns em dietas.

A porção glicerol de todos os triglicerídios é glicogênica e entra na via glicolítica no nível do DHAP (**Figura 3.17**). Depois de sua liberação do triglicerídio pela hidrólise da lipase, o glicerol pode ser fosforilado para glicerol 3-fosfato por gliceroquinase, e então oxidado na forma de DHAP pelo glicerol 3-fosfato desidrogenase (**Figura 7.3**). Durante o jejum, quando o catabolismo de gordura é acelerado, essa conversão obtém maior importância na manutenção de um nível normal de glicose sanguínea.

O metabolismo de aminoácidos gera uma variedade de intermediários anfibólicos, e alguns deles produzem glicose, enquanto outros produzem os corpos cetônicos por sua conversão em acetil-CoA ou acetoacetil CoA (**Figura 7.3**). O catabolismo dos aminoácidos individuais é tratado no Capítulo 6. Lembre-se de que aminoácidos que possam ser usados para a produção de glicose recebem o nome de glicogênicos e os que produzem cetonas são chamados de cetogênicos. Os aminoácidos glicogênicos não essenciais são normalmente interconvertidos como carboidratos, mas, assim como os aminoácidos cetogênicos, eles podem ser convertidos (indiretamente) em ácidos graxos ao serem primeiramente convertidos em acetil-CoA, um precursor para a síntese de ácidos graxos. Os ácidos graxos não podem ser convertidos em aminoácidos glicogênicos pelo mesmo motivo que os ácidos graxos não podem formar glicose – ou seja, a irreversibilidade da reação piruvato desidrogenase. Embora seja perfeitamente possível, a conversão dos aminoácidos glicogênicos em gordura é relativamente rara. Apenas quando a proteína está fornecendo um alto percentual de calorias, pode-se esperar que os aminoácidos glicogênicos sejam usados na síntese de gordura. Todos os aminoácidos que produzem o acetil-CoA diretamente – isoleucina, treonina, fenilalanina, tirosina,[*] lisina e leucina – são essenciais.

A interconversão dos nutrientes produtores de energia parece ser destinada a fornecer ao organismo uma fonte de energia que possa ser facilmente armazenada (gordura), abastecendo-o, portanto, em momentos nos quais os alimentos não estejam prontamente disponíveis. A energia liberada pelos processos catabólicos dos nutrientes mais importantes precisa ser dividida pelas vias sintéticas que exigem energia, apresentadas anteriormente. Quando alcançam as células, os nutrientes produtores de energia podem ser catabolizados para produzir energia fosforilativa (ATP), energia redutiva (NADH, NADPH, $FADH_2$) ou ambas. De forma alternativa, os nutrientes produtores de energia podem ser sintetizados em compostos orgânicos mais complexos, ou macromoléculas que se tornam componentes celulares. Entretanto, para que a síntese de um componente celular ocorra, deve ser fornecida energia química. Portanto, quando a célula dá prioridade à síntese de um componente em particular, outro material produtor de energia precisa ser catabolizado. A reserva normal de energia numa célula é finita, e todos os processos anabólicos e endergônicos competem por essa energia. Por exemplo, quando o fígado está produzindo mais glicose através da reversão da glicólise (ou seja, gliconeogênese), ele não pode estar sintetizando lipídios e proteínas ao mesmo tempo. Algumas das proteínas celulares ou lipídios já existentes são hidrolisados e os aminoácidos ou ácidos graxos resultantes são oxidados para gerar o NADH e ATP necessários para a gliconeogênese. De forma similar, quando ocorre a lipo-

---

[*] A tirosina é formada pela hidroxilação da fenilalanina; seu esqueleto carbônico, portanto, não pode ser sintetizado no corpo e precisa ser obtido por meio da dieta.

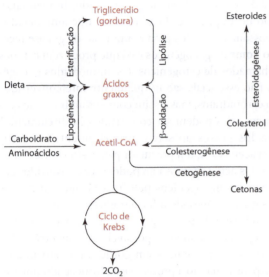

Figura 7.2 Quadro geral do metabolismo de lipídios em que se enfatiza o papel central do acetil-CoA.

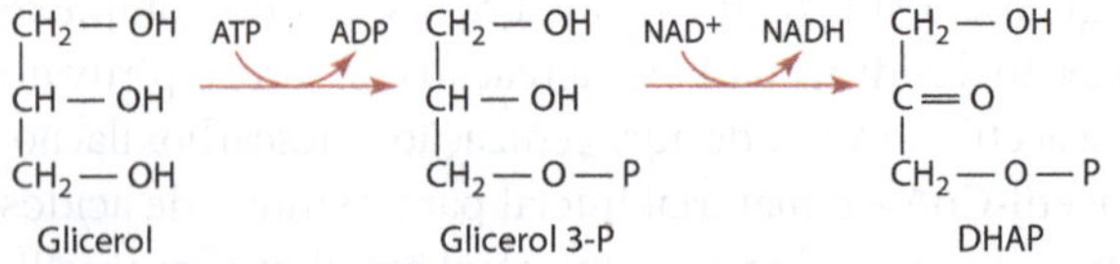

Figura 7.3 Fosforilação e oxidação do glicerol para di-hidroacetona fosfato (DHAP).

O papel essencial do fígado no metabolismo

Cada tecido e cada órgão do corpo humano tem uma função específica que é refletida em sua anatomia e em sua atividade metabólica. Por exemplo, o músculo esquelético usa energia metabólica para realizar trabalho mecânico, o cérebro usa a energia para bombear íons contra gradientes de concentração para transferir impulsos elétricos, e o tecido adiposo serve como um depósito de gordura armazenada, que, ao ser liberada, fornece combustível para o resto do corpo. O fígado é importante em todos esses processos. Ele tem o determinante papel de processador e distribuidor no metabolismo, fornecendo, através da corrente sanguínea, uma combinação adequada de nutrientes para todos os órgãos e tecidos. O fígado, portanto, merece atenção especial em uma abordagem que trata do metabolismo específico de tecidos.

As **figuras 7.4, 7.5 e 7.6** ilustram o destino da glicose 6-fosfato, de aminoácidos e de ácidos graxos, respectivamente, no fígado. Nessas figuras, as vias anabólicas são mostradas apontando para cima, as catabólicas apontando para baixo e a distribuição para outros tecidos em sentido horizontal. As vias indicadas são descritas em detalhes nos capítulos 3, 5 e 6, que tratam do metabolismo de carboidratos, lipídios e proteínas, respectivamente.

A glicose que entra nos hepatócitos é fosforilada pela glicoquinase em glicose 6-fosfato. Outros monossacarídeos dietéticos (frutose, galactose e manose) são também fosforilados e reordenados em glicose 6-fosfato. A **Figura 7.4** mostra as possíveis vias metabólicas que estão disponíveis à glicose 6-fosfato. A glicogênese do fígado provavelmente ocorre primeiro vindo da glicose recém-sintetizada que deriva de precursores gliconeogênicos que foram dirigidos aos hepatócitos pela ação de tecidos periféricos, e não através da glicose pré-formada diretamente[3] (**Figura 3.13**). Essa informação é tratada novamente na próxima seção.

A **Figura 7.5** faz uma revisão do papel particularmente ativo do fígado no metabolismo de aminoácidos. É no fígado que ocorre a síntese de várias proteínas diferentes, tanto estruturais quanto as do plasma, vindas de aminoácidos. Os aminoácidos também podem ser convertidos no fígado em produtos não proteicos, como

gênese hepática, a glicose precisa ser usada para produzir o NADPH e o ATP necessários para a conversão de acetil-CoA em ácidos graxos.

A última via catabólica normal para carboidratos, gorduras e proteínas é o ciclo de Krebs e a fosforilação oxidativa como parte da cadeia de transporte de elétrons (**figuras 3.19 e 3.26**). Além de liberar energia, esses processos mitocondriais são cruciais para muitas outras sequências metabólicas:

- O CO_2 produzido pela oxidação de acetil-CoA é uma fonte de dióxido de carbono celular para as reações de carboxilação que iniciam a síntese de ácidos graxos e a gliconeogênese. Esse CO_2 também fornece o carbono da ureia e de certas porções dos anéis purina e pirimidina (**figuras 6.16, 6.20 e 6.26**).

- O ciclo de Krebs fornece intermediários comuns que fornecem as ligações intermediárias do metabolismo de lipídios, carboidratos e proteínas, conforme ilustrado na **Figura 7.1**. Intermediários particularmente notáveis são o α-cetoglutarato e o oxaloacetato. Outra inter-relação, não mostrada na **Figura 7.1**, é aquela entre o heme e um intermediário do ciclo de Krebs, o succinil CoA. O passo inicial na biossíntese de heme é a formação de ácido α-aminolevulínico de succinato e glicina "ativos" (**Figura 12.6**).

- Os intermediários do ciclo de Krebs – o citrato e o malato – se unem à lipogênese. O citrato pode sair da mitocôndria para o citoplasma, onde a citrato liase o quebra em oxaloacetato e acetil-CoA, que é o iniciador da síntese de ácido graxo. O malato, na presença de enzima málica ligada ao $NADP^+$, pode fornecer uma porção do $NADPH^+$ necessário para estágios redutivos de síntese de ácidos graxos.

Integração e regulação do metabolismo e impacto causado por exercícios e esportes 253

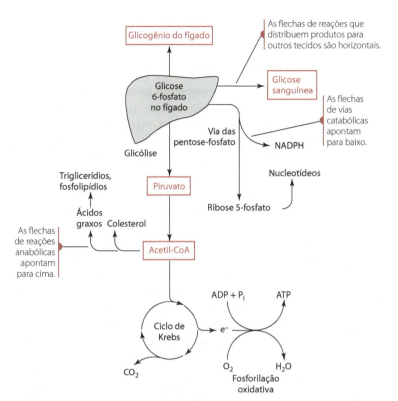

Figura 7.4 Via metabólica para a glicose 6-fosfato no fígado.

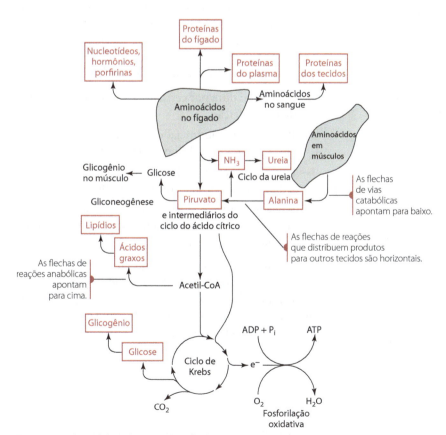

Figura 7.5 Vias do metabolismo de aminoácidos no fígado.

nucleotídeos, hormônios e porfirinas. O catabolismo de aminoácidos pode ocorrer no fígado, onde a maioria é transaminada e degradada para acetil-CoA e outros intermediários do ciclo de Krebs. Essas substâncias, por sua vez, podem ser oxidadas para obter energia ou ser convertidas em glicose ou gordura. A glicose formada pela gliconeogênese pode ser transportada aos músculos para ser usada por aquele tecido. Ácidos graxos recém-sintetizados podem ser mobilizados do tecido adiposo para que sejam armazenados ou usados pelos músculos como combustível. Os hepatócitos são o local exclusivo para a formação de ureia, que é a forma mais importante de excreção do nitrogênio dos aminoácidos.

O destino dos aminoácidos que entram no fígado é esboçado na **Figura** 7.6. Os ácidos graxos podem ser reunidos nos triglicerídios do fígado ou liberados na circulação como lipoproteínas plasmáticas. Em seres humanos, a maioria da síntese de ácidos graxos ocorre no fígado, e não nos adipócitos. Os adipócitos armazenam os triglicerídios que chegam do fígado essencialmente na forma de VLDLs do plasma e da ação da lipase lipoproteica em quilomícrons. Na maioria dos casos, os ácidos graxos são o combustível que mais fornece energia ao fígado, por oxidação. O acetil-CoA que não pode ser usado para a obtenção de energia serve para a formação de corpos cetônicos, que são combustíveis muito importantes para alguns tecidos periféricos como o cérebro e o músculo do coração, particularmente durante períodos de jejum prolongado.

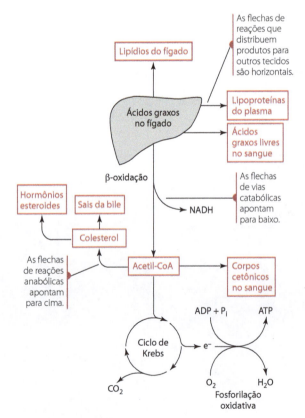

Figura 7.6 Vias do metabolismo de ácido graxo no fígado.

Metabolismo específico de alguns tecidos durante o ciclo alimentação-jejum

METABOLISMO DE CARBOIDRATOS E DE LIPÍDIOS

A melhor forma de compreender a inter-relação das vias metabólicas e o envolvimento de diferentes órgãos e tecidos no metabolismo é estudando o ciclo alimentação-jejum. Um ser humano normalmente faz refeições específicas, tendo um período de não ingestão de alimentos logo a seguir. O consumo de alimentos geralmente é cem vezes maior do que as necessidades calóricas básicas do curto período de tempo durante o qual a refeição é consumida, o que permite que seres humanos sobrevivam de uma refeição para outra sem ter pequenas refeições continuamente. Pelo fato de a glicose ser um dos principais combustíveis dos tecidos, é muito importante que a homeostase da glicose seja mantida, tanto no caso de o alimento ter sido consumido há pouco tempo quanto na existência de um período de jejum. Se o tempo transcorrido desde a última refeição for curto (menos de 18 horas), os mecanismos usados para manter a homeostase da glicose serão diferentes daqueles usados caso o período de jejum seja prolongado. Durante jejuns prolongados, outros combustíveis ganham importância. O quanto os outros órgãos são envolvidos no metabolismo de carboidratos e de gorduras varia dentro dos ciclos de alimentação-jejum que constituem os hábitos alimentares do ser humano. Quando o consumo de energia ultrapassa seus gastos, as calorias excedentes são armazenadas como glicogênio e gordura, que podem ser usados conforme as necessidades. Um ciclo alimentação-jejum pode ser dividido em quatro estados ou fases:

- Saciedade: dura por cerca de 3 horas após a ingestão de uma refeição.
- Pós-absortivo ou inicial de jejum: ocorre em média entre 3 horas e 12-18 horas depois da refeição.
- Jejum: dura cerca de 18 horas até aproximadamente 2 dias sem a ingestão adicional de alimentos.
- Fome ou jejum de longo prazo: um estado totalmente adaptado à escassez de alimentos e que dura até mesmo várias semanas.

É claro que, numa rotina de alimentação normal, existem apenas os estados de saciedade e pós-absortivo (inicial de jejum). O tempo das fases citadas é apenas aproximado e muito influenciado por fatores como o nível de atividades, o valor calórico e a composição dos nutrientes da refeição, bem como a taxa metabólica do indivíduo em questão.

O estado de saciedade

A **Figura** 7.7 ilustra a disposição da glicose, da gordura e dos aminoácidos em vários tecidos durante o estado de saciedade. As células vermelhas do sangue não têm mitocôndrias, podendo utilizar glicose apenas anaerobiamente. O sistema nervoso central (SNC) não tem mecanismos metabólicos pelos quais a glicose possa ser convertida em depósito de energia e também não pode produzir glicogênio ou armazenar triglicerídios. A glicose disponível para esses tecidos é oxidada imediatamente para produzir energia. Entretanto, no fígado, uma parte da glicose pode ser convertida diretamente em glicogênio. Mas, ao contrário da compreensão convencional, pesquisas indicam que a maioria do glicogênio do fígado é sintetizado indiretamente, vindo de precursores gliconeogênicos (piruvato, alanina e lactato) e retornando ao fígado, e não diretamente da glicose que entra no fígado pela veia porta.[3] Uma fonte provável de lactato para o fígado são as células vermelhas do sangue, conforme demonstra a **Figura 7.7**. A razão pela qual a glicose não é bem usada como um precursor direto do glicogênio foi atribuída à baixa atividade de fosforilação do fígado em concentrações fisiológicas de glicose.[4]

O fígado é o primeiro tecido a usar a glicose dietética. No fígado, a glicose pode ser convertida em glicogênio. Quando a glicose disponível ou seus precursores gliconeogênicos excederem a capacidade do fígado de armazenar glicogênio, a glicose excedente poderá ser metabolizada de várias formas, como aparece na **Figura 7.4** e em maiores detalhes na **Figura 7.7**. A conversão de glicose em glicogênio e ácidos graxos é importante porque representa o armazenamento de carbono de glicose.

A conversão de glicose em ácidos graxos parece ocorrer apenas se a entrada de energia for superior ao gasto. A conversão potencial de glicose excedente em ácidos graxos é particularmente crucial porque esses ácidos graxos, com aqueles removidos dos quilomícrons e do VLDL pela lipase lipoproteica, podem ser armazenados no tecido adiposo, oferecendo, portanto, uma fonte de combustível para pronto consumo para a maioria dos tecidos corporais durante os estados pós-absortivo e de jejum.

Um pouco da glicose exógena – a porção que vem do intestino – desvia o fígado e circula na direção de outros tecidos. O cérebro e outros tecidos do sistema nervoso central são quase unicamente dependentes de glicose como fonte energética durante os estados de saciedade e pós-absortivo. Entre outros grandes usuários de glicose, temos:

- As células vermelhas do sangue que, por não terem mitocôndrias, convertem glicose pela via glicolítica em lactato para obter a pequena quantidade de energia que a célula exige, também usando glicose como uma fonte de NADPH através da via das hexose-monofosfato.

- O tecido adiposo que pode usar a glicose até certo ponto como precursor tanto para os componentes glicerol quanto para o ácido graxo dos triglicerídios (embora a maioria dos triglicerídios seja sintetizada pelo fígado e transportada para o tecido adiposo).

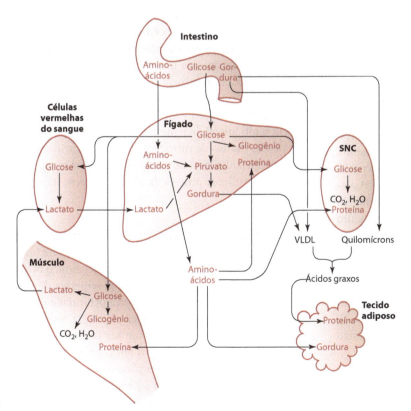

Figura 7.7 Disposição da glicose dietética, dos aminoácidos e da gordura no estado de saciedade.

- Músculos que usam a glicose para sintetizar glicogênio e produzir energia.

À exceção das células vermelhas do sangue, todos os tecidos incluídos na **Figura 7.7** catabolizam ativamente a glicose para obter energia por glicólise e pelo ciclo de Krebs.

Quanto à remessa de gordura aos tecidos, é necessário diferenciar a gordura exógena da endógena. A gordura dietética, fora os ácidos graxos de cadeia curta, entra na corrente sanguínea como quilomícrons, e a lipase lipoproteica do endotélio vascular age prontamente neles, liberando ácidos graxos livres e glicerol (Capítulo 5). Os remanescentes de quilomícrons que sobram dessa hidrólise são capturados pelo fígado, e seus lipídios são transferidos para a fração de lipoproteína de densidade muito baixa. Os ácidos graxos endógenos do soro são capturados pelos adipócitos, reesterificados com glicerol para formar triglicerídios e armazenados como tal em forma de grandes gotas de gordura dentro das células.

O estado pós-absortivo ou inicial de jejum

Com o início do estado pós-absortivo, os tecidos não podem mais obter sua energia diretamente da glicose e de outros macronutrientes ingeridos, passando a depender de outras fontes de combustível (**Figura 7.8**). Durante o curto período de tempo que marca essa fase (algumas horas após a alimentação), a glicogenólise hepática é o mais importante fornecedor de glicose ao sangue, o que serve para remetê-la a outros tecidos para uso como combustível. Quando a glicogenólise está ocorrendo, a síntese do glicogênio e dos triglicerídios no fígado diminui e se inicia a nova síntese da glicose (gliconeogênese) para manter os níveis de glicose sanguínea.

O lactato, formado nas células vermelhas do sangue e liberado por elas e pelo tecido muscular, se torna uma fonte importante de carbono para a gliconeogênese hepática. Também se faz importante o ciclo glicose-alanina, no qual o carbono que está na forma de alanina retorna ao fígado, proveniente de células musculares. A alanina é, então, convertida em piruvato como o primeiro passo na conversão gliconeogênica de alanina no fígado. A alanina não pode ser convertida em glicose no músculo. No estado pós-absortivo, a glicose fornecida ao músculo pelo fígado vem primariamente da reciclagem de lactato e de alanina, e, em menor grau, de glicogenólise hepática. A glicogenólise muscular fornece glicose como combustível apenas para as células musculares, nas quais o glicogênio é armazenado pelo fato de o músculo não ter a enzima glicose 6-fosfatase. Uma vez fosforilada no músculo, a glicose é unida a ele, não podendo sair a não ser como unidade carbono 3 de lactato ou alanina.

O cérebro e outros tecidos do SNC são consumidores vorazes de glicose, oxidando-a para obter energia sem liberar precursores gliconeogênicos em troca. A taxa de uso de glicose é maior do que sua taxa de produção pela gliconeogênese, e os depósitos de glicogênio do fígado começam a diminuir rapidamente. No decorrer de um jejum que dura toda a noite, quase todas as reservas de glicogênio no fígado e a maioria do glicogênio muscular terminam. A **Figura 7.8** mostra as alterações das vias metabólicas que ocorrem nos tecidos durante o estado pós-absortivo.

O estado de jejum

O estado pós-absortivo evolui para o estado inicial de jejum depois de 18 a 48 horas sem ingestão de alimentos. No fígado, é particularmente notável a nova síntese de glicose (gliconeogênese) que ocorre quando o glicogênio começa a terminar (**Figura 7.9**). Os aminoácidos obtidos através da quebra de proteínas musculares fornecem o principal substrato para a gliconeogênese, embora o glicerol da lipólise e o lactato do metabolismo anaeróbio da glicose também sejam usados até certo ponto.

A mudança para gliconeogênese que ocorre durante o jejum prolongado é sinalizada pela secreção do hormônio glucagon e dos hormônios glicocorticosteroides em resposta aos baixos níveis de glicose sanguínea. Proteínas também são hidrolisadas em células musculares a uma taxa acelerada para fornecer os aminoácidos glicogênicos. De todos os aminoácidos, apenas a leucina e lisina não podem contribuir de forma alguma com a gliconeogênese porque, como mencionado anteriormente, esses aminoácidos são totalmente cetogênicos. Entretanto, os aminoácidos cetogênicos liberados pela hidrólise de proteína muscular também têm sua função. Por serem convertidos em cetonas – ou seja, acetil-CoA, acetoacetil CoA ou acetoacetato –, eles permitem que o cérebro, o coração e os músculos esqueléticos se adaptem para usar esses substratos se o estado nutritivo continuar se deteriorando até configurar um estado de jejum prolongado ou de fome.

O estado inicial de jejum é acompanhado pelas grandes perdas diárias de nitrogênio através da urina, juntamente com a alta taxa de quebra de proteína muscular e a síntese de glicose através da gliconeogênese hepática.

O estado de fome

Se o estado de jejum persistir e progredir para um estado de fome (que também recebe o nome de jejum de longo prazo), uma mudança do combustível metabólico ocorre novamente, dessa vez configurando a tentativa de poupar as proteínas do corpo. Essa nova prioridade é justificada pela importância fisiológica vital das proteínas do corpo. As proteínas que precisam ser conservadas para que a vida continue incluem os anticorpos, necessários para combater infecções; as enzimas, que catalisam reações que sustentam a vida; e a hemoglobina, necessária para o transporte de oxigênio para os tecidos. A mu-

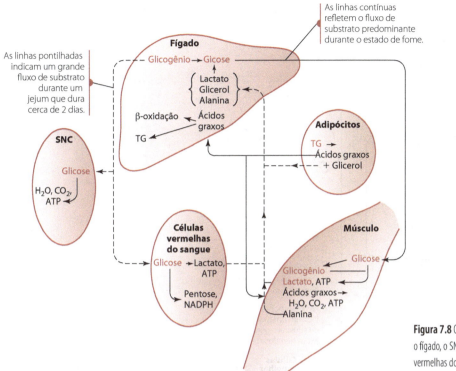

Figura 7.8 O fluxo pós-absortivo primário de substratos entre o fígado, o SNC, o tecido adiposo, os músculos e as células vermelhas do sangue.
Fonte: Modificada de Zakim e Boyer.[28]

dança que poupa proteínas é, nesse momento, da gliconeogênese para a lipólise, à medida que os depósitos de gordura se tornam os maiores fornecedores de energia. As reservas de gordura, que se acumulam quando as calorias são mais consumidas do que gastas, são importantes na maioria dos casos. O nível de ácidos graxos no sangue aumenta notavelmente, e os ácidos graxos se tornam o principal combustível para os tecidos do coração, do fígado e do músculo esquelético que os oxidam por energia. O cérebro não pode usar ácidos graxos para obter energia porque eles não podem atravessar a barreira sangue-cérebro. Entretanto, a mudança para a quebra de gordura também libera uma grande quantidade de glicerol, que substitui aminoácidos como um importante precursor gliconeogênico, o que assegura um fornecimento contínuo de glicose como combustível para o cérebro. O cérebro e o músculo esquelético também se adaptam para usar corpos cetônicos como energia.

Eventualmente, o uso dos intermediários do ciclo de Krebs para a gliconeogênese termina com o depósito de oxaloacetato. Níveis baixos de oxaloacetato, em harmonia com a rápida produção de acetil-CoA do catabolismo de ácidos graxos, faz que o acetil-CoA se acumule, o que favorece a formação de acetoacetil CoA e de corpos cetônicos. Então, a concentração de corpos cetônicos no sangue sobe (cetose) conforme esses combustíveis são exportados do fígado, que não pode usá-los. Eles são remetidos ao músculo esquelético, ao coração e ao cérebro através da corrente sanguínea, e são oxidados em vez da glicose. Enquanto os corpos cetônicos forem mantidos em grandes concentrações pela oxidação hepática de ácidos graxos, a necessidade de glicose e gliconeogênese será reduzida, poupando proteínas valiosas. A **Figura 7.9** mostra as mudanças no metabolismo de energia que ocorrem em vários tecidos durante os estados de jejum e de fome.

O tempo de sobrevivência durante a fome depende muito da quantidade de gordura armazenada. Os triglicerídios armazenados no tecido adiposo de uma pessoa obesa e a adiposidade normal podem fornecer suficiente combustível para sustentar o metabolismo basal por cerca de 3 meses. Um adulto muito obeso provavelmente tem gordura armazenada suficientemente para resistir a um jejum de mais de um ano, mas podem ocorrer danos fisiológicos e até mesmo morte por causa da cetose extrema que o acompanha. Quando as reservas de gordura acabam, o organismo começa a usar proteínas essenciais, o que leva à perda de função do fígado e do corpo, e, no final, à morte.[5]

Metabolismo de aminoácidos

As relações entre os órgãos para o metabolismo de aminoácidos, ilustradas na **Figura 7.10**, são em grande parte coordenadas pelo fígado. As vias mostradas passam por ajustes reguladores após a ocorrência de uma refeição composta por proteínas.

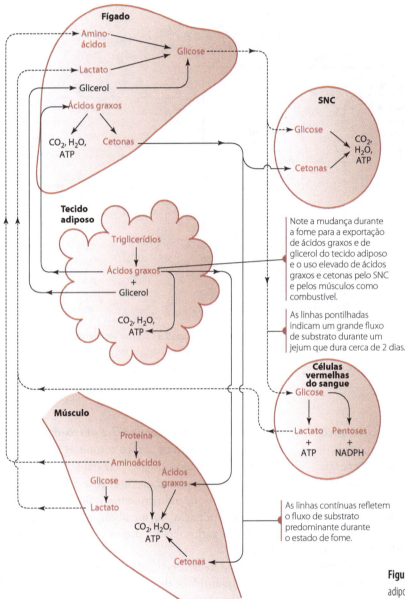

Figura 7.9 Fluxo de substratos entre o fígado, o SNC, o tecido adiposo e as células musculares e vermelhas do sangue durante os estados de jejum e de fome.

No estado de saciedade, os aminoácidos absorvidos passam para dentro do fígado, onde o destino da maioria deles será determinado de acordo com as necessidades corpóreas. As quantidades que são muito necessárias são degradadas. Apenas os aminoácidos de cadeia ramificada (BCAAs) não são regulados pelo fígado de acordo com as necessidades corpóreas. Diferentemente do que ocorre de forma habitual, os BCAAs passam à periferia, primariamente para os músculos e para o tecido adiposo, onde podem ser metabolizados. É particularmente interessante o destino dos BCAAs que chegam aos músculos. Em geral, esses aminoácidos estão em grande excesso em relação à quantidade necessária para a síntese de proteínas musculares. Acredita-se que tal excesso seja usado para sintetizar os aminoácidos dispensáveis que são necessários para aumentar a síntese de proteínas que ocorre após uma refeição rica em proteínas.

O fígado é o local de síntese da ureia, que é o mecanismo primário para a eliminação do excesso de nitrogênio que vem de aminoácidos usados para a obtenção de energia ou para a gliconeogênese (o Capítulo 6 descreve como a ureia é formada). O fígado é ativo na remoção de nitrogênio dos aminoácidos, usando os α-cetoácidos (que são aminoácidos dos quais se removeu o grupo amina) como substrato-chefe. Durante o jejum, a gliconeogênese torna-se uma via metabólica muito importante na regulação de níveis de glicose no plasma e fica disponível ainda mais nitrogênio para ser excretado. A gliconeogênese do fígado é acompanhada pela formação e excreção de amônia.

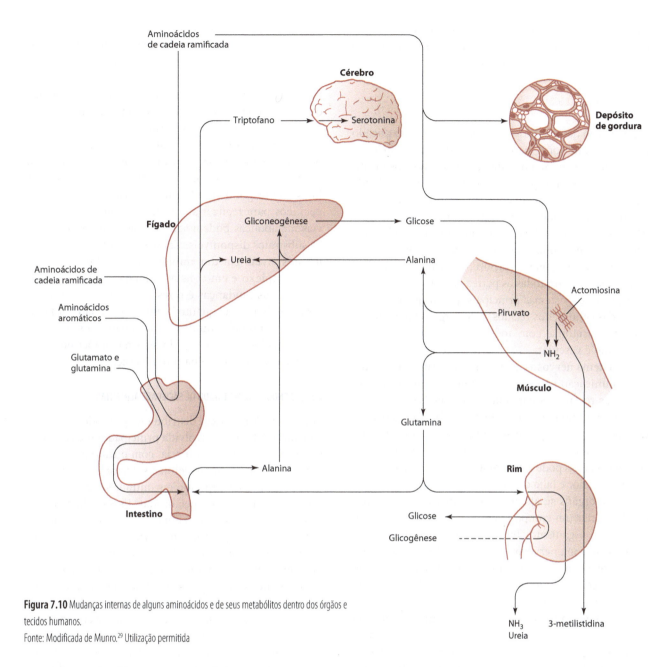

Figura 7.10 Mudanças internas de alguns aminoácidos e de seus metabólitos dentro dos órgãos e tecidos humanos.
Fonte: Modificada de Munro.[29] Utilização permitida

A importância do fígado para a função muscular, durante o estado de jejum ou exercícios muito vigorosos, é exemplificada no ciclo alanina-glicose (**Figura 6.35**). Durante períodos de jejum ou de exercícios intensos, os músculos quebram proteínas em aminoácidos. O nitrogênio dos aminoácidos é transaminado para α-cetoglutarado (formado no ciclo de Krebs) para fazer ácido glutâmico. Esse ciclo atende a várias funções. Ele remove o nitrogênio dos músculos durante um período de grande proteólise e o transporta ao fígado na forma de alanina. A estrutura de carbono do piruvato também é transportada para o fígado, onde pode ser transformada em glicose através da gliconeogênese. A glicose sintetizada pode ser transportada de volta aos músculos e utilizada para obtenção de energia por esse tecido. O ciclo glicose-alanina também age como um carregador de amino-nitrogênio das células das mucosas intestinais até o fígado, durante períodos de absorção de aminoácidos.

A glutamina tem igualmente um papel central no transporte e na excreção do nitrogênio de aminoácidos. Muitos tecidos, incluindo os cerebrais, combinam a amônia, que é liberada primariamente pela reação glutamato desidrogenase, com o glutamato para formar glutamina. Essa reação é catalisada pela glutamina sintetase. Na forma de glutamina, a amônia pode então ser carregada até o fígado ou os rins para ser excretada como ureia ou íons de amônia, respectivamente. Nesses tecidos, a enzima glutaminase age na glutamina, liberando a amônia para ser excretada e refazendo o glutamato. A **Figura 7.10** apresenta uma visão geral da cooperação entre órgãos nesses e em outros aspectos do metabolismo de aminoácidos. Para uma apresentação mais detalhada do metabolismo de aminoácidos em geral, ver Capítulo 6.

Integração do sistema e homeostase

A integração dos processos metabólicos, como explicado nas seções anteriores, permite a "constância do meio interno" de seres humanos e de outros organismos multicelulares, descrita pelo fisiologista francês Claude Bernard há aproximadamente um século. Essa integração de metabolismo no nível das células, dos órgãos e dos tecidos, essencial para a sobrevivência de todo o organismo, é direcionada pelos sistemas corpóreos. A integração de sistemas corpóreos torna possível a comunicação entre todas as partes do corpo.

São três os sistemas principais que dirigem as atividades das células, dos tecidos, e dos órgãos para assegurar sua harmonia com todo o organismo: nervoso, endócrino e vascular.

O **sistema nervoso** é considerado o principal sistema de comunicação não só pelo fato de ser dotado de mecanismos receptores para obter informações quanto ao estado do corpo em relação ao seu ambiente, mas também por causa dos processos transmissores que enviam comandos apropriados para vários tecidos e órgãos. O sistema nervoso pode informar ao corpo condições como fome, sede, dor e falta de oxigênio. Essa informação permite que órgãos se ajustem a mudanças externas, podendo iniciar um comportamento apropriado realizado por todo o organismo. Tepperman e Tepperman[6] comparam o sistema nervoso a um elaborado sistema de telegrafia que tem uma conexão "a cabo" da fonte do início da mensagem até o local onde a recepção da mensagem tem seu efeito necessário.

O **sistema endócrino**[6] é comparado a um sistema sem fio que transmite mensagens através de substâncias altamente especializadas, chamadas hormônios. O sistema endócrino depende do sistema vascular para transmitir mensagens a tecidos-alvo.

O **sistema vascular** é comparável a um sistema de encanamento com canos flexíveis. Ele é o principal mecanismo de transporte do corpo e não entrega apenas substâncias químicas especializadas, mas também oxigênio, nutrientes orgânicos e minerais do ambiente externo às células de todo o corpo. Ele também transporta os resíduos do metabolismo das células, carregando-os até os pulmões e rins para que sejam eliminados.

A concentração de solúveis no sangue precisa ser regulada segundo parâmetros precisos. Entre as células-sentinela mais destacadas que monitoram e regulam a concentração de solúveis, estão aquelas que sintetizam e secretam hormônios. Embora a síntese e secreção de hormônios ocorram principalmente no sistema endócrino, existe muita sobreposição entre o sistema endócrino e o SNC. Com a descoberta de alguns neuropeptídeos e o reconhecimento da ação hormonal de muitos deles, tornou-se claro que o SNC e o sistema endócrino são funcionalmente interdependentes.[6,7] Tecidos e células que respondem a hormônios recebem o nome de tecidos-alvo e células-alvo dos hormônios. Essas células que respondem a hormônios foram pré-programadas pelo processo de diferenciação para responder à presença de hormônios agindo de forma previsível. Não apenas as células que respondem a hormônios usam receptores específicos para realizar sua função, como também suas vias metabólicas podem ser afetadas pela concentração de substratos disponíveis. Células que respondem a hormônios vivem em um ambiente de combustíveis e de íons complexo e em constante mudança. Sua resposta final a essas mudanças é o resultado geral tanto da informação hormonal quanto da informação não hormonal a eles trazidos pelos fluidos extracelulares nos quais eles são banhados.[8] A resposta do sistema endócrino a essa informação é estudada na próxima seção.

FUNÇÃO ENDÓCRINA NO ESTADO DE SACIEDADE ALIMENTAR

Órgãos endócrinos são distribuídos por todo o corpo, e a maioria deles está envolvida principalmente com a ingestão de nutrientes – ou seja, com o trato gastrintestinal (TGI). Em meio às células secretoras absortivas e exócrinas do TGI superior, encontram-se as células endócrinas altamente especializadas. Essas células fornecem uma face sensorial ao lúmen, secretando hormônios armazenados em grânulos na corrente sanguínea. Cada uma dessas células é estimulada para secretar hormônios por uma combinação diferente de mensagens químicas. Entre as mensagens químicas, destacam-se, por exemplo, a glicose, os aminoácidos, os ácidos graxos e o pH alcalino ou ácido. Hormônios que são secretados por essas células GI estimuladas (GIP, CCK, gastrina, secretina) (**Tabela 2.2**) entram, então, na corrente sanguínea e sensibilizam células apropriadas do pâncreas endócrino para responder aos nutrientes. A ação primária dos hormônios GI, secretados em resposta a uma dieta mista, é amplificar a resposta das células β das ilhotas do pâncreas à glicose.[8]

A insulina, que é secretada pelas células β, é o hormônio cuja responsabilidade principal é direcionar o metabolismo de energia durante o estado de saciedade (**Figura 7.7**). Seus efeitos podem ser categorizados, baseando-se no tempo da ação, como (1) muito rápidos, que ocorrem em questão de segundos; (2) rápidos, que ocorrem em minutos; (3) lentos, que ocorrem de alguns minutos a até várias horas; (4) muito lentos, que ocorrem apenas após várias horas ou até mesmo dias.

Um exemplo de ação muito rápida da insulina são as mudanças de membrana estimuladas pelo hormônio.

Essas mudanças ocorrem em células específicas, onde a entrada de glicose depende do transporte da membrana (ver seção "Transportadores de glicose" no Capítulo 3). A rápida ação da insulina envolve a ativação ou inibição de muitas enzimas, com ações anabólicas acentuadas. Por exemplo, a insulina estimula a glicogênese, a lipogênese e a síntese proteica, e inibe as ações catabólicas. Na **Tabela 7.1**, estão relacionados muitos efeitos metabólicos da insulina e das correspondentes enzimas-alvo envolvidas. A insulina favorece a glicogênese através da ativação de uma fosfatase que desfosforila a fosforilase e o glicogênio sintase. Essa desfosforilação ativa o glicogênio sintase, enquanto inibe a fosforilase que inicia a glicogenólise. O rápido efeito da insulina na síntese de proteínas não é tão claro quanto sua influência na lipogênese e glicogênese. De qualquer forma, a síntese proteica é promovida, e há indícios de que se relacione com o estímulo do processo de tradução.[8]

Uma ação mais lenta da insulina envolve uma regulação maior da atividade enzimática. Essa regulação é realizada através da indução seletiva ou da repressão de síntese enzimática. As enzimas induzidas são as enzimas-chave limitadoras de taxas para as sequências de reação anabólica, enquanto as enzimas reprimidas são cruciais para o controle das reações catabólicas opostas. Um exemplo da indução seletiva é o efeito da insulina na atividade de glicoquinase. A insulina aumenta a síntese da glicoquinase ao promover a transcrição do gene da glicoquinase. Outra ação da insulina, essa mais lenta, é o estímulo do influxo celular de aminoácidos. O efeito mais lento da insulina é a promoção que ela gera do crescimento através da mitogênese e da replicação celular. A passagem de uma célula por suas várias fases antes de ser capaz de se replicar é um processo relativamente lento, que necessita de 18 a 24 horas para se completar.

Função endócrina no estado pós-absortivo ou de jejum

Os ajustes metabólicos que ocorrem em resposta à falta de alimentos operam em duas escalas temporais: de forma aguda, medida em minutos (como ajustes que operam em um estado pós-absortivo), e de forma crônica, medida em horas e dias (ajustes que ocorrem durante o jejum ou o estado de fome). Contrastando com o estado de saciedade, no qual a insulina é o hormônio mais responsável pelo direcionamento do metabolismo energético, o corpo desprovido de alimentos exige vários hormônios para regular seu estoque de combustível.

A **Figura 7.8** mostra o estado pós-absortivo, no qual a glicogenólise hepática está fornecendo um pouco de glicose para o corpo, enquanto o elevado uso de ácidos graxos para obter energia reduz as necessidades de glicose das células. Fora isso, a gliconeogênese está sendo iniciada, tendo o lactato, o glicerol e a alanina como substratos.

Tabela 7.1 Efeitos metabólicos da insulina e sua ação em enzimas específicas

Efeito metabólico	Enzima-alvo
↑ Consumo de glicose (músculo)	↑ Transportador de glicose
↑ Consumo de glicose (fígado)	↑ Glicoquinase
↑ Síntese de glicogênio (fígado, músculo)	↑ Glicogênio sintase
↑ Quebra do glicogênio (fígado, músculo)	↓ Glicogênio fosforilase
↑ Glicólise, produção de acetil-CoA (fígado, músculo)	↑ Fosfofrutoquinase-1
	↑ Complexo piruvato desidrogenase
↑ Síntese de ácidos graxos (fígado)	↑ acetil-CoA carboxilase
↑ Síntese de triglicerídeo (tecido adiposo)	↑ Lipase lipoproteica

A glicogenólise hepática é iniciada através da ação do glucagon, que é secretado pelas células α do pâncreas, e da epinefrina (adrenalina) e da norepinefrina, que são sintetizadas principalmente na medula adrenal e nas terminações nervosas simpáticas, respectivamente. No estímulo da glicogenólise, a epinefrina é consideravelmente mais potente do que a norepinefrina, que funciona principalmente como um neurotransmissor. A epinefrina e a norepinefrina recebem o nome de hormônios catecolamínicos pelo fato de derivarem do álcool aromático catecol. Embora elas influenciem bastante a glicogenólise hepática, os catecolamínicos têm seu efeito principalmente nos músculos. A ação do glucagon e das catecolaminas é mediada através do cAMP e da fosforilação da proteína quinase. (Esse mecanismo é descrito na seção que trata de glicogenólise no Capítulo 3; ver também **Figura 3.16**.) Através da ação do glucagon no fígado, a fosforilase e o glicogênio sintetase são fosforilados, em oposição direta à ação da insulina. Consequentemente, a fosforilase é ativada, e a glicogênio sintetase, inibida. Como resultado, o glicogênio é quebrado, gerando a glicose 6-fosfato, que pode então ser hidrolisada pela fosfatase específica do fígado (glicose 6-fosfatase) para produzir glicose livre. A glicose livre pode, por fim, entrar na corrente sanguínea para manter os níveis de glicose do sangue.

Por sua vez, a glicogenólise muscular, estimulada pelas catecolaminas, fornece glicose apenas para uso do músculo próprio, no qual o glicogênio foi armazenado. A glicose fosforilada não pode atravessar a membrana celular. O tecido muscular não tem glicose 6-fosfatase e não pode liberar glicose livre na circulação. Entretanto, as catecolaminas elevam os níveis de glicose sanguínea indiretamente através do estímulo da secreção do glucagon e da inibição do consumo de glicose sanguínea pelos músculos.

A glicogenólise pode ocorrer em poucos minutos, satisfazendo a necessidade aguda de elevar o nível de glicose sanguínea. Entretanto, pelo fato de muito pouco glicogênio ser armazenado no fígado (~60-100 g), a glicose sanguínea não pode ser mantida por um período prolongado. O conteúdo do glicogênio muscular total é de ~350 g. De 12 a 18 horas após uma refeição, os níveis de glicogênio no fígado ficam muito baixos. Conforme foi mencionado anteriormente, a gliconeogênese do fígado é um fornecedor importante de glicose durante o jejum. São precursores primários o lactato, o glicerol, a alanina, entre outros aminoácidos. A gliconeogênese é estimulada pelos mesmos hormônios que iniciam a glicogenólise (glucagon e epinefrina), mas os aminoácidos necessários como substratos são disponibilizados através da ação dos glicocorticoides secretados pelo córtice adrenal. Os hormônios glicocorticoides estimulam a gliconeogênese. A alanina, que é gerada no músculo tendo por base outros aminoácidos e o piruvato por transaminação, não serve apenas como substrato gliconeogênio principal, mas age também como estimulante da gliconeogênese através de seu efeito na secreção do glucagon. Na verdade, a alanina é o estimulador principal da secreção de glucagon por células α que foram sensibilizadas à ação da alanina pelos glicocorticoides.

Os baixos níveis de insulina em circulação não apenas reduzem o uso de glicose, mas também promovem a lipólise e um aumento dos ácidos graxos livres. A elevação do glucagon durante o período de jejum contribui para esse efeito. O glucagon aumenta o nível de cAMP em células adiposas, e o cAMP então ativa uma lipase que hidrolisa triglicerídios armazenados. Os músculos, cujo consumo de glicose foi inibido pelas catecolaminas, começam a usar ácidos graxos como fonte de energia principal. Esse uso elevado de ácidos graxos pelos músculos representa uma importante adaptação ao jejum. O hormônio do crescimento e os glicocorticoides estimulam essa adaptação inibindo de alguma forma, como as catecolaminas, o uso de glicose pelos músculos.

À medida que o período de fome se prolonga, é usada cada vez menos glicose, reduzindo, portanto, a quantidade de proteína que precisa ser catabolizada para fornecer um substrato para a gliconeogênese. Conforme o uso de glicose cai, a cetogênese hepática aumenta e o cérebro se adapta ao uso de cetonas (principalmente o β-hidroxibutirato) como fonte de energia parcial. Após três dias de fome, cerca de um terço das necessidades energéticas do cérebro é satisfeito por cetonas. Diante de uma fome prolongada, as cetonas se tornam a principal fonte de combustível para o cérebro. Em escassez contínua de carboidrato, as cetonas são oxidadas pelos músculos preferencialmente não apenas à glicose, mas também a ácidos graxos. Durante o período de fome, o uso de cetonas pelos músculos como fonte energética preferencial conserva proteínas, prolongando, portanto, a vida. Embora a **Figura 7.9** mostre o metabolismo de combustíveis durante o período de fome, ela não mostra alguns dos ajustes dos substratos energéticos que ocorrem quando a fome é prolongada. Esses ajustes são apresentados na **Tabela 7.2**. Como mencionado anteriormente, a duração da fome que é compatível com a manutenção da vida depende, em ampla escala, dos depósitos de gordura.

Tabela 7.2 Metabolismo de combustíveis durante a fome

Combustível gasto e consumo	Quantidade formada ou consumida em 24 Horas (g)	
	Dia 3	Dia 40
Uso de Combustíveis pelo Cérebro		
Glicose	100	40
Cetonas	50	100
Mobilização de Combustíveis		
Lipólise do tecido adiposo	180	180
Degradação da proteína muscular	75	20
Saída de Combustível do Fígado		
Glicose	150	80
Cetonas	150	150

Fonte: Adaptada de Stryer.[30]

Síndrome metabólica

Outro exemplo da inter-relação entre consumo de nutrientes e metabolismo recebeu o nome *síndrome metabólica*, que é uma expressão que se relaciona à junção de um grupo de fatores de risco de doença cardiovascular (DCV), doença renal crônica e diabetes tipo 2. A definição de síndrome metabólica evoluiu nos últimos anos. As várias definições passaram a incluir resistência à insulina ou intolerância à glicose, hipertensão, dislipidemia e obesidade central. Além disso, a hiperleptinemia (níveis elevados de leptina no sangue, ver Capítulo 8) e a hiperuricemia (níveis elevados de ácido úrico no sangue) foram muito comumente incluídas como parte da síndrome. Note que essa condição recebe o nome de *síndrome* metabólica. Chamá-la de síndrome supõe que ela não é uma doença em si, mas sim um conjunto de sintomas que ocorrem simultaneamente. Nem todos esses sintomas precisam se apresentar para que o paciente seja classificado como portador de síndrome metabólica. Foi publicada uma posição da American Heart Association e do National Heart, Lung, and Blood Institute dos National Institutes of Health,[9] que descreve o diagnóstico e o gerenciamento da síndrome metabólica. O diagnóstico clínico é baseado na existência de três entre cinco sintomas mostrados na **Tabela 7.3**. A American Diabetes Association e a European Association for the Study of Diabetes elaboraram uma declaração similar, mas com conclusão diferente.[10] Segundo essas associações, embora não exista dúvida de que alguns fatores de risco de doenças cardiovasculares tendem a se agrupar, a síndrome metabólica é definida de forma imprecisa e há incerteza quanto à sua patogênese. Salientaram também uma importante dúvida quanto à importância de usar o diagnóstico da síndrome metabólica, e não os fatores de risco individuais, para avaliar o risco do desenvolvimento de DCV. Estimam que pesquisas adicionais devem ser concluídas antes de basear o tratamento de pacientes no diagnóstico de síndrome metabólica. Existem ainda outros textos disponíveis para o leitor interessado.[11-13]

Os médicos cardiologistas adotaram a expressão síndrome metabólica para servir como critério para o diagnóstico. Atualmente, não existem dados concretos sobre o fato de o diagnóstico ser clinicamente importante para prever ou tratar a DCV. Dentre outras expressões usadas para descrever essa síndrome, temos a síndrome X e a síndrome de resistência à insulina. Primeiramente, utilizou-se *síndrome X* para identificar o agrupamento desses sintomas, mas foi substituída em larga escala. A *síndrome de resistência à insulina* considera que o defeito que está por trás e amarra todos esses sintomas é a resistência a insulina. A pesquisa nessa área é muito ativa, e o leitor deve monitorar resultados recentes. Como a resistência à insulina é considerada por alguns como fator fundamental dessas síndromes, seus mecanismos de ação são brevemente considerados na próxima seção como base para pesquisas futuras.

Tabela 7.3 Critérios para o diagnóstico clínico de síndrome metabólica[9]

Medida (cada 3 de 5 constituem diagnóstico de síndrome metabólica)	Notas de corte categóricas
Circunferência elevada da cintura	≥102 cm (≥40 polegadas) em homens
	≥80 cm (≥35 polegadas) em mulheres
Triglicerídios elevados	≥150 mg/dL (1,7 mmol/L) ou em tratamento medicamentoso para triglicerídios elevados
HDL-C reduzido	<40 mg/dL (1,03 mmol/L) em homens
	<50 mg/dL (1,3 mmol/L) em mulheres
Pressão sanguínea elevada	≥130 mm Hg de pressão sanguínea sistólica ou ≥85 mm Hg de pressão sanguínea diastólica ou um tratamento medicamentoso anti-hipertensão em um paciente que tenha um histórico de hipertensão
Glicose de jejum elevada	≥100 mg/dL ou em um tratamento medicamentoso para glicose elevada

RESISTÊNCIA À INSULINA

Existem muitas controvérsias nesse campo, mas, com base em provas atuais, parece ocorrer o processo seguinte. A resistência à insulina resulta em hiperinsulinemia (níveis elevados de insulina no sangue). O pâncreas parece liberar mais insulina, tentando manter níveis de glicose sanguínea normais. A resistência à insulina, combinada com os níveis elevados de insulina, resulta em níveis de glicose sanguínea elevada durante o jejum, intolerância à glicose ou ambos. A resistência à insulina é percebida principalmente nos tecidos musculares e adiposos (ver capítulos 3 e 5 para obter detalhes). Músculos resistentes à insulina perdem sua capacidade de estimular o consumo de glicose. Em tecidos adiposos, a insulina não mais inibe a liberação de ácidos graxos livres. Essas observações podem explicar os níveis elevados de glicose sanguínea e de ácidos graxos livres.

O fígado e o rim retêm sua sensibilidade à insulina. Os níveis de insulina elevados estimulam a síntese de triglicerídios pelo fígado. Como consequência da síntese de triglicerídios elevada e da síntese e secreção de VLDL, os níveis de triglicerídios durante o jejum e de VLDL são elevados. Os níveis de triglicerídios no fígado também aumentam, gerando doença hepática gordurosa não alcoólica. O rim responde aos níveis de insulina elevados com um aumento da retenção de sódio renal e com uma diminuição na liberação de ácido úrico. Essa resposta resulta em uma preponderância elevada de hipertensão essencial e uma maior concentração de ácido úrico no plasma.

PERDA DE PESO E RESISTÊNCIA À INSULINA

Nem todas as pessoas obesas ou acima do peso têm resistência à insulina. Portanto, a perda de peso não reduzirá de forma igual o risco de um DCV em todas as pessoas obesas. Não existe um teste simples que determine quem tem resistência à insulina e quem não tem. Os níveis de insulina em jejum, os níveis de glicose no plasma durante o jejum e as taxas de HDL-C foram usados como indicadores de resistência à insulina, com maior ou menor sucesso. Existem provas consideráveis que demonstram que, se uma pessoa perde peso, melhora a sensibilidade à insulina. A hiperinsulinemia não evita a perda de peso. No Capítulo 8, abordam-se o balanço energético e diferentes proporções de macronutrientes em dietas de perda de peso. Entretanto, variações no conteúdo de macronutrientes de dietas isocalóricas têm pouco efeito na melhoria da sensibilidade à insulina. Uma dieta comum para perda de peso é reduzir o conteúdo de lipídios da dieta e substituí-lo por carboidrato. O problema de uma dieta baixa em gorduras e alta em carboidratos para uma pessoa que tem resistência à insulina consiste no fato de que o carboidrato adicional exige a secreção de mais insulina do pâncreas para manter a homeostase de glicose. Se a pessoa for resistente à insulina e o pâncreas tiver capacidade para tal, os níveis de insulina serão aumentados ainda mais.

A prevalência elevada de pessoas acima do peso ou obesas traz para os estudos da síndrome metabólica, da resistência à insulina e de obesidade considerações importantes para quem estuda nutrição. O estudo da efetividade de padrões de dietas, de estilo de vida e de exercícios em constante transição na queda da mortalidade e morbidade em pessoas que têm síndrome metabólica conforme envelhecem será uma área ativa de pesquisa e prática no futuro.

Nutrição nos esportes

O homem se entregou ao desafio da *performance* atlética e da competição desde o tempo dos gregos antigos. A ciência da nutrição surgiu muito depois, estimulada pelo crescente conhecimento sobre o metabolismo e a bioquímica na qual ele se baseia. Como a energia para *performance* física precisa ser obtida do consumo de nutrientes, foi apenas uma questão de tempo antes que essas áreas de interesse fossem relacionadas. A grande ênfase na melhoria da saúde e da *performance* física na sociedade atual levou ao surgimento da nutrição nos esportes como importante ciência. A nutrição, como meio de influenciar positivamente a *performance* física, tornou-se assunto de grande interesse entre aqueles que estão envolvidos com a *performance* humana, tanto os cientistas quanto os atletas e treinadores.

O corpo humano converte a energia potencial dos nutrientes em energia química utilizável, e parte dela impulsiona a contração muscular, que é um processo fundamental para a proeza atlética. As alterações nas exigências de energia por parte do corpo – por exemplo, mudanças no nível de esforço entre repouso, exercícios leves e exercícios intensos – são acompanhadas por mudanças na taxa de catabolismo de diferentes formas de nutrientes armazenados. Consequentemente, uma compreensão da nutrição esportiva exige um entendimento da integração das vias metabólicas que fornecem a energia exigida. Portanto, as necessidades energéticas para esportes lembram o ciclo alimentação-jejum descrito anteriormente neste capítulo. A seguir, abordaremos questões referentes à nutrição esportiva.

AVALIAÇÃO BIOQUÍMICA DO ESFORÇO FÍSICO

Para compreender plenamente a nutrição nos esportes, precisamos examinar tipos diferentes de músculo esquelético. Uma apresentação mais detalhada do assunto pode ser encontrada em textos sobre a fisiologia do exercício, como Turner.[8] Em geral, os músculos são classificados em três tipos distintos, cada um enfatizando uma via metabólica diferente: I, IIa e IIb. O músculo do tipo I, que às vezes é chamado de músculo vermelho, é oxidativo e tem cor vermelha. Ele tem um grande número de mitocôndrias e é, portanto, capaz de oxidar a glicose em CO_2 e H_2O e fazer a β-oxidação de ácidos graxos. Esse músculo é normalmente utilizado em atividades de resistência aeróbica. Os músculos dos tipos IIa e IIb receberam o nome de músculo branco. O IIb tem menos mitocôndrias, apresenta uma via glicolítica muito ativa e é branco. Esse tipo de músculo é usado principalmente em atividades anaeróbicas de curta duração e competições de força. O músculo do tipo IIa pode ser considerado um híbrido dos músculos dos tipos I e IIb, com algumas características de cada um. Um treino de resistência pode levar o músculo do tipo IIa a agir de forma similar ao do tipo I, enquanto treinos de força ou de corrida podem fazer que ele seja mais parecido com o tipo IIb. Pode-se dizer muito mais sobre os tipos musculares e sua resposta ao estímulo e treinamento do sistema nervoso, mas esta breve descrição fornece informação suficiente para iniciar uma compreensão quanto à semelhança da nutrição nos esportes com o ciclo alimentação-jejum. A porção (número relativo) de cada tipo de fibras musculares que uma pessoa tem é definida pela genética. O treino pode aumentar o tamanho (volume) de um tipo de fibra muscular, mas não altera o número real de fibras desse tipo. Como alguns tipos de esporte dependem de um tipo muscular específico, algumas pessoas têm uma preponderância genética maior para um tipo específico de atividade esportiva, baseando-se em sua composição muscular. É interessante notar que mulheres têm mais músculos do tipo I do que homens. O resultado dessa diferença é que, sob condições normais de exercícios aeróbicos de longa duração, mulheres queimam proporcionalmente mais lipídios que os homens.[14]

Para compreender como os tipos de músculos se relacionam com os exercícios físicos em nível celular, precisamos examinar duas medições comuns usadas pelo fisiologista de exercícios:[15] **quociente respiratório (QR)** e **consumo máximo de oxigênio (VO_2 máx.)**. O quociente respiratório recebe o nome de razão de troca respiratória (R ou RER) por fisiologistas de exercícios. Trata-se da taxa de produção de CO_2 para o consumo de O_2. Os QRs típicos para carboidratos, gorduras e proteínas são de 1,0, 0,70 e 0,82, respectivamente (os valores são explicados a seguir). Foram desenvolvidos novos procedimentos (por exemplo, o método de infusão de isótopos) para medir a contribuição relativa dos substratos para o fornecimento de energia durante os exercícios. Essas medições são descritas brevemente aqui e mais detalhadamente no Capítulo 8. Adiante neste capítulo, são apresentados detalhes adicionais de como a duração e a intensidade do condicionamento físico influenciam os tipos de células musculares e a ativação das vias metabólicas.

O quociente respiratório (QR) serviu por quase um século como base para determinar a participação relativa dos carboidratos e gorduras nos exercícios.[16,17]

$$QR = CO_2/O_2$$

Para o metabolismo de carboidratos, o QR é 1:

$$C_6H_{12}O_6 \text{ (glicose)} + 6\,O_2 \longrightarrow 6\,CO_2 + 6\,H_2O$$
$$6\,CO_2/6\,O_2 = 1$$

Para o catabolismo de gorduras, o QR é aproximadamente 0,7:

$C_{16}H_{32}O_2$ (ácido palmítico) + 23 O_2 ⟶ 16 CO_2 + 16 H_2O

16 CO_2/23 O_2 = 0,70

O QR de proteínas é cerca de 0,82:

$C_{72}H_{112}N_2O_{22}S$ + 77 O_2 ⟶ 63 CO_2 + 38 H_2O + SO_3 + 9 $CO(NH_2)_2$

63 CO_2/77 O_2 = 0,82

Pode-se estimar a quantidade de proteínas oxidadas a partir da quantidade de nitrogênio urinário produzido, e o restante da energia metabólica é formada por uma combinação de carboidratos e gorduras. Caso a principal fonte de energia mude de gorduras para carboidratos, o QR aumentará de forma correspondente, no entanto, uma mudança de carboidrato para gordura abaixa o QR. Existem tabelas que permitem que se estipule a porcentagem relativa tanto de carboidratos quanto de lipídios que estão sendo usados como combustível metabólico, baseando-se no QR em um determinado período de tempo (para exercícios curtos, assume-se normalmente que não foram usados aminoácidos para obter energia). Durante os últimos 20 anos, entretanto, tal conhecimento foi ultrapassado por técnicas invasivas como medições arteriovenosas e biópsias para quantificar os depósitos dos nutrientes energéticos nos tecidos. Essas medições são usadas clinicamente para avaliar elevadas taxas de metabolismo.

O conceito de consumo máximo de oxigênio (VO_2 máx.) é fundamental. Conforme aumenta a intensidade do exercício, também aumenta o volume de oxigênio utilizado pelo corpo. O VO_2 máx. é definido como o ponto no qual um aumento maior na intensidade do exercício não mais gera um aumento no volume de consumo de oxigênio. A intensidade de uma carga de trabalho em particular é normalmente expressa quanto à porcentagem do VO_2 máx. que ela induz. Como veremos adiante, a via metabólica que fornece energia para o trabalho é determinada pela disponibilidade de energia metabólica (carboidratos ou lipídios) e de oxigênio, como também pela duração da atividade e do estado de condicionamento do indivíduo que realiza a tarefa. À medida que uma pessoa passa de um estado de não capacitação para um de capacitação, o VO_2 máx. aumenta. A infusão de isótopos pode ser usada para quantificar a contribuição dos principais substratos energéticos, glicose do plasma e ácidos graxos, e triglicerídios e glicogênio musculares para o gasto de energia durante exercícios. Ela envolve uma infusão intravenosa de isótopo estável, como glicose, palmitato e glicerol marcada por ^2H (deutério) durante períodos de repouso e exercícios. Quando se monitora o consumo da glicose e do palmitato que foram marcados e infundidos, e ciente da oxidação de substratos em todo o corpo, pode-se estimar a contribuição do triglicerídio e do glicogênio para o fornecimento de energia.[15]

Fontes energéticas durante os exercícios

A hidrólise do grupo fosfato terminal do ATP fornece a energia que permite realizar o esforço biológico. Em se tratando de *performance* física, a forma de trabalho de maior interesse é a contração mecânica de músculos esqueléticos. O exercício físico depende do reservatório de ATP, que é um estado em constante mudança no movimento metabólico. Enquanto o ATP é consumido pelo exercício físico, seus depósitos são complementados pela via metabólica apresentada a seguir, sendo reposto durante períodos de repouso. A chave para otimizar a *performance* está nas estratégias nutricionais que maximizam os níveis celulares de nutrientes que são armazenados como combustíveis para a produção de ATP. São três os sistemas energéticos que fornecem ATP durante três diferentes formas de exercício:[17]

- sistema ATP-CP (creatina fosfato);
- sistema do ácido láctico (glicólise anaeróbia);
- sistema aeróbio (glicólise aeróbia, ciclo de Krebs e β-oxidação de ácidos graxos).

Sistema ATP-CP (fosfagênio) O sistema ATP-CP é um sistema cooperativo de células musculares que usam a ligação de fosfato de alta energia da creatina fosfato (CP), junto com o ATP (ver Capítulo 3). Quando o corpo está em repouso, as necessidades de energia são mantidas pelo catabolismo aeróbio (ver item "O sistema aeróbio" mais adiante neste capítulo), já que a baixa demanda de oxigênio pode ser facilmente cumprida pela troca de oxigênio dos pulmões e pelo oxigênio carregado aos músculos pelo sistema cardiovascular. (O sistema ATP-CP também opera continuamente nesse momento, mesmo que em ritmo reduzido.) Se a atividade física é iniciada, a energia exigida pelos músculos em contração é fornecida pelo ATP existente. Entretanto, os depósitos de ATP nos músculos são limitados, fornecendo energia suficiente por apenas alguns segundos de exercício máximo. Conforme os níveis de ATP diminuem, eles são repostos rapidamente pela transferência de fosfato de alta energia da creatina fosfato (CP) para formar ATP no sistema ATP-CP. A concentração de CP nas células musculares é quatro a cinco vezes maior do que a de ATP, e, portanto, toda a energia fornecida por esse sistema é gasta após cerca de 10 a 25 segundos de exercícios intensos. Quando o ATP-CP é gasto, o sistema do ácido láctico (glicólise anaeróbia) inicia a produção de mais ATP. Exercícios de alta intensidade, mas de curta duração, como levantamento de peso, corrida de 100 m, algumas posições de futebol americano e vários exercícios de campo de baixa duração, beneficiam-se ao máximo do sistema ATP-CP. Atividades de menor intensidade podem permitir que uma pessoa utilize esse sistema por até 3 minutos.

O sistema do ácido láctico Esse sistema envolve a via glicolítica que produz o ATP no músculo esquelético através da quebra anaeróbica de glicose em 2 mols de lactato. A fonte de glicose é principalmente o glicogênio muscular e, em menor nível, a glicose circulante, e o sistema ácido láctico pode gerar ATP rapidamente para exercícios de alta intensidade. Como mencionado no Capítulo 3, o sistema lactato não é eficiente do ponto de vista do ATP produzido. Entretanto, pelo fato de esse processo ser muito rápido, a pequena quantidade de ATP é produzida rapidamente apenas pela fosforilação do ADP em nível de substrato. O lactato que é produzido por esse sistema cruza rapidamente a membrana das células musculares e entra na corrente sanguínea, da qual pode ser retirado rapidamente por outros tecidos (principalmente o fígado) para produção aeróbia de ATP ou gliconeogênese. Se a produção de lactato ultrapassar sua remoção pelo fígado, o ácido láctico sanguíneo se acumulará. Esse acúmulo reduz o pH do sangue e é uma das causas da fadiga. Sob tais circunstâncias, não se pode continuar o exercício por muito tempo. O sistema ácido láctico é ativado para fornecer uma fonte de energia rápida. Quando um suprimento inadequado de oxigênio impede que o sistema aeróbio forneça ATP o suficiente para satisfazer o que o exercício exige, o sistema ácido láctico continuará funcionando. Embora o sistema ácido láctico fique operante assim que o exercício intenso se inicia, ele se torna o principal fornecedor de energia somente depois que os depósitos de CP nos músculos tenham se esgotado. Como um apoio para o sistema ATP-CP, o sistema ácido láctico se torna muito importante para exercícios anaeróbios de força de alta intensidade que duram de 20 segundos até alguns minutos, como corridas de até 800 m e exercícios de natação de 100 ou 200 m.

O sistema aeróbio Esse sistema envolve o ciclo de Krebs, pelo qual carboidratos, gorduras e alguns aminoácidos são completamente oxidados para CO_2 e H_2O. O sistema, que exige oxigênio, é muito eficiente do ponto de vista das quantidades de ATP produzido. Como o oxigênio é necessário para o funcionamento do sistema, o VO_2 máx. do indivíduo se transforma em fator importante para sua capacidade performática. Contribuindo com o VO_2 máx., temos a capacidade do sistema cardiovascular de entregar sangue (que carrega oxigênio) para o músculo que está sendo exercitado, a ventilação pulmonar, a oxigenação das hemoglobinas, a liberação de oxigênio das hemoglobinas nos músculos e o uso do oxigênio pelas mitocôndrias do músculo esquelético. É complexo combinar esses contribuintes à necessidade celular de oxigênio do músculo que está sendo exercitado, pelo fato de a baixa eficiência de qualquer um deles ser limitante para o processo como um todo. Em termos de metabolismo celular, a via aeróbia é de lenta ativação, começando a se impor após cerca de 5 minutos de atividade contínua. O sistema aeróbio é um fornecedor importante de energia para exercícios que duram mais do que 3 ou 4 minutos, dependendo da intensidade do exercício. Também contribuem para o fornecimento geral de energia tanto os triglicerídios quanto os ácidos graxos intracelulares. Muitos tipos de exercícios e esportes se encaixam nesses critérios, tendo como exemplos a corrida a distância, o nado a distância e o esqui *cross-country*, que são apenas alguns dos chamados exercícios de resistência.

O consenso atual é que os três sistemas de energia não se alternam serialmente, e que nenhum sistema em particular é usado para realizar o exercício. Na verdade, todos os sistemas funcionam em todos os momentos, e, conforme um predomina, os outros participam em graus diferentes. A interação dos três sistemas nos dois primeiros minutos de exercício é complexa, mas parece envolver as seguintes contribuições energéticas: o sistema ATP-CP fornece a energia inicialmente, e, conforme o ATP começa a terminar após cerca de 10 segundos, o sistema ácido láctico entra e se torna o maior fornecedor de energia. Após cerca de 3 minutos, a glicólise aeróbia começa a ser o maior produtor de energia. Após cerca de 20 minutos de exercícios moderados os ácidos graxos contribuem com a produção de energia. A **Figura 7.11** mostra as contribuições energéticas dos sistemas aeróbios e anaeróbios em atividades de longa duração.

Fontes de combustíveis durante os exercícios Carboidratos, gorduras e proteínas são as fontes dietéticas que fornecem o combustível para a transformação energética que ocorre no músculo. Durante o repouso e as atividades normais do dia a dia, as gorduras são a fonte principal de energia, fornecendo de 80% a 90% da energia. Os carboidratos fornecem de 5% a 18%, e as proteínas fornecem de 2% a 5% da energia durante o estado de repouso.[18]

Durante os exercícios, a oxidação de aminoácidos contribui apenas minimamente para a quantidade total de ATP que é usada pelos músculos que estão trabalhando. A quebra significante de aminoácidos ocorre apenas quando se aproxima o fim de um longo exercício de resistência, quando os depósitos de carboidrato (glicogênio) estiverem quase terminados. Os aminoácidos podem ser transaminados para formar alanina de piruvato. A alanina é transportada ao fígado, sendo um substrato primário para a gliconeogênese. Esse processo recebe o nome de ciclo glicose-alanina ou ciclo de Cori, descrito no Capítulo 3. O esqueleto de carbono de alguns aminoácidos pode ser oxidado diretamente nos músculos. Durante o exercício, as quatro maiores fontes endógenas de energia são:

- glicogênio muscular;
- glicose plasmática;

- ácidos graxos plasmáticos;
- triglicerídios intramusculares.

O quanto cada um desses substratos contribui com a energia para a prática de exercícios depende de vários fatores:

- a intensidade e duração do exercício;
- o nível de treinamento do exercício;
- os níveis iniciais de glicogênio muscular;
- suplementação de carboidratos durante o exercício.

Esta seção descreve a relação existente entre esses fatores e o "substrato escolhido" para o suprimento de energia. A **Figura 7.12** faz uma representação gráfica da contribuição desses substratos em 25%, 65% e 85% do VO$_2$ máx.

Duração e intensidade do exercício Durante o jejum, boa parte da energia necessária para exercícios de baixa intensidade (25%-30% VO$_2$ máx.) vem da oxidação dos triglicerídios musculares e dos ácidos graxos do plasma, com uma pequena contribuição da glicose plasmática. O padrão não muda significativamente em um período de até 2 horas nesse tipo de exercício, que é equivalente a caminhar. Durante esse período, os ácidos graxos consumidos do plasma são substituídos pelos ácidos graxos mobilizados dos grandes depósitos de triglicerídios dos adipócitos de todo o corpo. Entretanto, conforme a intensidade do exercício aumenta a 65% ou mais, chegando a 85% do VO$_2$ máx., menos ácidos graxos dos adipócitos são liberados no plasma, o que resulta numa concentração menor de ácidos graxos no plasma. Esse decréscimo ocorre mesmo com a contínua lipólise dos adipócitos. A menor substituição de ácidos graxos do plasma dos depósitos de gordura em exercícios de alta intensidade foi atribuída ao insuficiente fluxo sanguíneo e à transferência de ácidos graxos do tecido adiposo para a circulação sistêmica por intermédio da albumina.[19] Portanto, é possível deduzir que os ácidos graxos ficam unidos ao tecido adiposo, acumulando-se durante exercícios de alta intensidade, uma teoria apoiada em pesquisas.[15]

Em exercícios de intensidade moderada (~65% do VO$_2$ máx.) que equivalem a correr de 1 a 3 horas, a oxidação total de gordura aumenta, embora haja reduzida taxa de retorno dos ácidos graxos para a circulação. Esse aumento é atribuído a um aumento da oxidação de triglicerídios musculares. Na verdade, como mostra a **Figura 7.12**, os ácidos graxos plasmáticos e os triglicerídios dos músculos contribuem igualmente para o gasto energético nesse padrão de exercício em atletas de endurance. Em exercícios a 60% a 75% do VO$_2$ máx., entretanto, a gordura não pode ser oxidada a uma velocidade suficientemente grande para fornecer a energia necessária, e, portanto, quase metade da energia exigida precisa ser fornecida pela oxidação de carboidratos. Deve-se notar que ácidos graxos têm apenas duas moléculas de oxigênio, o mesmo número de moléculas de oxigênio e carbono dos carboidratos. Essa característica mostra que os ácidos graxos exigem mais oxigênio para que sejam transportados pelo sistema cardiovascular. Revela também que a transferência de ácidos graxos nas mitocôndrias é lenta, uma característica que pode limitar a taxa. Quando os níveis de oxigênio nos tecidos começam a ser baixos ou o exercício de alta intensidade exige uma grande quantidade de energia, o carboidrato passa a ser o substrato de maior preferência. Os ácidos graxos são os substratos de preferência para atividades com intensidades que vão até cerca de 50% do VO$_2$ máx.

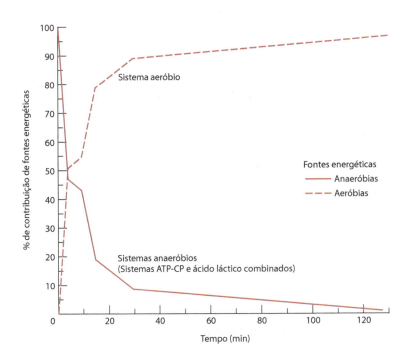

Figura 7.11 Fontes energéticas primárias para atividades de longa duração.
Fonte: Adaptado de Fox, Bowers e Foss.[31]
Reproduzida com permissão de The McGraw-Hill Companies.

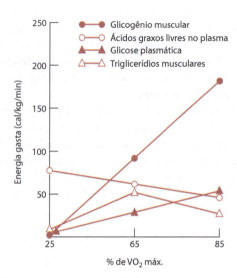

Figura 7.12 Contribuição dos quatro substratos mais importantes para o gasto energético após 30 minutos de exercício a 25%, 65% e 85% do VO₂ máx.

Conforme a intensidade dos exercícios aumenta para 85% do VO₂ máx., a contribuição relativa da oxidação de carboidratos para o metabolismo total aumenta notavelmente (**Figura 7.12**). Em VO₂ máx., o carboidrato na forma de glicose sanguínea (que vem da gliconeogênese dos depósitos de glicogênio hepático) e o glicogênio muscular se tornam, em essência, os únicos fornecedores de energia. A exemplo do glicogênio muscular, a concentração de glicose sanguínea cai progressivamente durante exercícios prolongados e intensos. Essa queda ocorre pelo fato de a absorção de glicose pelo músculo que está se exercitando (independentemente de insulina) poder aumentar até 20 vezes ou mais acima dos níveis de repouso, enquanto a saída da glicose hepática cai conforme a duração do exercício. Entretanto, a hipoglicemia nem sempre é observada durante a exaustão, particularmente em exercícios intensos com > 70% do VO₂ máx. A hipoglicemia que ocorre a depleção do glicogênio hepático pode ser aparentemente adiada pela inibição da captação de glicose e pela gliconeogênese acelerada no fígado, usando o glicerol produzido na lipólise, e pelo lactato e piruvato (que estava sendo carregado para o fígado como alanina) produzidos pela atividade glicolítica dos músculos em exercício.

Acompanhando as altas taxas de catabolismo de carboidratos, ocorre um aumento da produção de ácido láctico, que se acumula nos músculos e no sangue. Esse aumento é particularmente evidente em situações de falta de oxigênio, em que essa insuficiência de oxigênio para completar a oxidação de piruvato para CO_2 e H_2O favorece sua redução em lactato.

Os carboidratos são substratos energéticos essenciais em exercícios moderados a intensos, em razão da necessidade de os intermediários do ciclo de Krebs, oriundos dos carboidratos, oxidarem os ácidos graxos, pela taxa lenta de oxidação de gordura, e a capacidade limitada de os músculos oxidarem gordura em altas quantidades. A fadiga muscular ocorre quando o suprimento de glicose é inadequado, o que acontece com a depleção dos estoques de glicogênio muscular ou hipoglicemia. Para retardar a fadiga muscular, o indivíduo precisa reduzir a intensidade da carga de trabalho para um nível que seja igual à sua capacidade de oxidar predominantemente gordura, o que ocorre possivelmente com um VO₂ máx. baixo, de 30%. O motivo que explica essa limitação não está totalmente elucidado, nem, portanto, a dependência, por parte dos músculos, de utilizar carboidratos como fonte energética. Entretanto, o pensamento tradicional é que a limitação pode ser baseada em dois fatores: 1. a oxidação de ácidos graxos é limitada pela enzima carnitina aciltransferase (CAT), que catalisa o transporte de ácidos graxos pela membrana mitocondrial; e 2. sabe-se que a CAT é inibida pelo malonil CoA. Quando a disponibilidade de carboidratos nos músculos é alta, a oxidação de ácidos graxos pode ser reduzida pela inibição da CAT pelo malonil CoA derivado da glicose.[20]

Nível do treino Treinos de resistência aumentam a habilidade de um atleta realizar exercícios aeróbios. Vários fatores contribuem para esse aumento. Os músculos treinados nos exercícios de resistência demonstram um aumento no número e tamanho de mitocôndrias. A capacidade cardiovascular e dos pulmões também aumenta, e os músculos do tipo I se hipertrofiam. Essa hipertrofia é um aumento no tamanho do músculo do tipo I, não do número de fibras musculares. Mostrou-se que a atividade de enzimas oxidativas em pessoas que fazem treinamento de resistência é 100% maior do que em pessoas não treinadas e em 65% do VO₂ máx. O treinamento de resistência também resulta em um uso elevado de gordura como fonte de energia durante exercícios submáximos. Nos músculos esqueléticos, a oxidação de ácidos graxos inibe a absorção de glicose e a glicólise. Por esse motivo, o atleta treinado se beneficia da oxidação de ácidos graxos durante competições, que permite estocar carboidratos, pelo fato de o glicogênio muscular e a glicose plasmática serem depletados mais lentamente. Esse efeito conta muito para o aumento da resistência criada pelo treinamento em exercícios que duram um período prolongado.

Há relatos de que atletas treinados têm concentrações reduzidas de ácidos graxos no plasma e diminuição da lipólise do tecido adiposo, em relação às pessoas não treinadas em exercícios de intensidade similar. Essa descoberta sugere que a fonte primária dos ácidos graxos utilizados pelo atleta treinado são os depósitos de triglicerídio intramuscular, e não os triglicerídios de adipócitos. Após os exercícios, os triglicerídios intramusculares são substituídos pelos ácidos graxos plasmáticos. A lipólise dos adipócitos aumenta os níveis de ácidos graxos livres no plasma. Esse processo pode ajudar na redução do tamanho do tecido adiposo.

O treino de resistência parece resultar em uma capacidade elevada de estocar glicogênio nos músculos. Portanto, o atleta treinado não se beneficia apenas do uso reduzido de glicogênio muscular (como foi explicado anteriormente), mas também da capacidade de ter maiores depósitos de glicogênio no início da competição.

Estoque inicial de glicogênio muscular A capacidade de manter exercícios prolongados em intensidade moderada depende muito do estoque inicial de glicogênio dos músculos esqueléticos, e a depleção de glicogênio muscular é um dos fatores que mais contribuem com a fadiga. Níveis elevados de glicogênio muscular permitem que os exercícios continuem por mais tempo em uma carga de trabalho submáxima. Mesmo sem a supercompensação de carboidratos (ver próxima seção), existe uma forte correlação positiva entre o estoque inicial de glicogênio e o tempo até a exaustão e/ou o nível de *performance* durante exercícios que duram mais de 1 hora. A correlação não se aplica a esforços de baixa intensidade (25%-35% do VO_2 máx.) ou a altos níveis de esforço por curtos períodos, pelo fato de o término do glicogênio não ser um fator limitante sob essas condições. Foi sugerido que a importância dos estoques iniciais de glicogênio muscular está relacionada à incapacidade da glicose e dos ácidos graxos de atravessar a membrana celular rapidamente para fornecer o substrato adequado para a respiração mitocondrial.[21]

Vamos revisar as mudanças na fonte energética durante eventos de resistência de longa duração. Se uma pessoa bem treinada fosse correr uma maratona (uma corrida de 42,16 km), sua fonte de combustível biológico e de vias metabólicas usadas para fornecer energia mudaria. Essas mudanças não ocorrem abruptamente, mas a contribuição energética de uma via metabólica decresce enquanto a próxima começa a aumentar. Durante os 10 primeiros segundos, a maioria da energia é fornecida pelo ATP muscular pré-formado. Conforme o ATP começa a ser usado, o sistema CrP-ATP passa a funcionar e a creatina fosfato começa a ressintetizar o ATP. Após 20 a 30 segundos, inicia-se o sistema ácido láctico. Esse sistema usa inicialmente a glicose muscular, seguida por uma quebra rápida do glicogênio muscular. A glicólise anaeróbia continua por cerca de 5 minutos, e então o metabolismo passa a ser o aeróbio. A glicose vem do glicogênio muscular e da glicose sanguínea absorvida pelas fibras musculares através de um processo independente de insulina. Durante esse tempo, tem início a β-oxidação dos ácidos graxos. Cerca de 20 minutos de exercício são necessários para que ocorra a taxa máxima de oxidação de ácidos graxos. Dependendo do nível de esforço (o VO_2 máx.), essa energia pode durar por muito tempo. Se a pessoa for bem treinada, a energia poderá durar de duas a três horas ou mais. No meio de uma maratona, a pessoa estará queimando aerobiamente cerca de 40/60 de carboidratos e lipídios. A utilização preferencial de carboidratos ou lipídios depende da intensidade do exercício, da disponibilidade de oxigênio para o músculo e da disponibilidade de cada um dos combustíveis biológicos. Nesse momento, são utilizados principalmente os lipídios do triglicerídio muscular. Uma vez que a glicose esteja limitada, a oxidação de ácidos graxos não pode continuar. Alguns (mas em quantidade limitada) ácidos graxos estão no sangue, provenientes daqueles que foram liberados pelo tecido adiposo. Em parte, a glicose vem principalmente da gliconeogênese hepática. Durante a última fase da maratona (os últimos 10 a 15 minutos), as proteínas do músculo esquelético começam a ser utilizadas. Os aminoácidos transferem seus grupos amina para o α-cetoglutarato e então para alanina. A alanina é transportada ao fígado, onde será convertida em glicose pela gliconeogênese. Durante esse momento, os aminoácidos de cadeia ramificada (das proteínas do músculo esquelético) serão usados diretamente pelo músculo para obter energia. Finalmente, durante o último minuto (ou próximo dele), o corredor fará um esforço final, usando o restante de sua glicose anaerobiamente. Até ocorrer esse último esforço, o atleta precisará manter uma intensidade que permita um fornecimento adequado de oxigênio, deverá manter a temperatura corporal por meio de ingestão suficiente de água e uma quantidade ideal de glicose para fornecimento energético.

SUPLEMENTAÇÃO DE CARBOIDRATOS (SUPERCOMPENSAÇÃO)

Após a identificação do glicogênio muscular como fator que limita a capacidade de se exercitar em intensidades que exigem de 70% a 85% do VO_2 máx., segue-se naturalmente a manipulação dietética para maximizar os depósitos de glicogênio. O mais popular sujeito de pesquisas dessa natureza tem sido o maratonista ou o praticante de esqui *cross-country*, pela atividade física prolongada nesses eventos, e pelo fato de a *performance* do atleta ser facilmente mensurável pelo tempo exigido para completar o percurso. A maior preocupação dietética que surgiu em treinos de resistência para maratonistas foi como aumentar o glicogênio muscular para níveis acima dos normais (supercompensados). Na linguagem esportiva, a maximização de glicogênio através de manipulação dietética recebe o nome de "supercompensação de carboidratos". O conhecido regime para sobrecarga de carboidratos foi resultado de investigações realizadas por cientistas escandinavos no final da década de 1960.[22] Essa dieta envolvia duas seções de exercício intenso até a exaustão para depletar os estoques de glicogênio muscular, separados por dois dias de dietas com baixos teores de carboidrato (<10%) para "privar" o músculo de carboidratos. Esse intervalo foi seguido por três dias de uma dieta rica em carboidratos (>90%) e repouso. O evento seria realizado no sétimo dia da dieta. Após esse regime ser completado, os níveis de glicogênio muscular chegaram perto de 220 mmol/kg de peso líquido (expresso como resíduos de glicose), mais do que o dobro da quantidade durante o repouso do atleta. Entretanto, pela ocorrência de vários efeitos colaterais indesejados no regime clássico, como irritabilidade, tontura e uma menor capacidade de se exercitar, evoluiu-se para uma dieta menos severa, que produz níveis de glicogênio muscular comparativamente altos.

Durante a dieta modificada, os maratonistas realizam seções de exercícios "reduzidos" por cinco dias, seguidos de um dia de descanso. Durante esse tempo, é feita uma dieta de três dias à base de 50% de carboidratos, seguidos por três dias de dieta à base de 70% de carboidratos, o que geralmente se dá pelo consumo de grandes quantidades de massas, arroz ou pão. Foi comprovado que o regime modificado, que pode aumentar os depósitos de glicogênio muscular de 20% a 40% acima do normal, é tão eficiente quanto o clássico, com menos efeitos colaterais.

A **Figura 7.13** ilustra a quantidade de glicogênio muscular depositado em consequência de cada dieta. Previsivelmente, a supercompensação de glicogênio muscular realizada por ambas as formas melhora a *performance* em corredores treinados durante corridas de 30 km ou mais. Essa dieta não melhorou a *performance* em corridas mais curtas (<21 km) por não ser a carência de glicogênio um fator limitante em tais circunstâncias. Outros fatores nutricionais que envolvem o consumo de carboidratos podem melhorar a *performance*, como será analisado na próxima seção.

Dietas e exercícios

Fazer uma avaliação completa dos fatores que influenciam as escolhas alimentares de indivíduos envolvidos em exercícios intensos vai além do escopo deste livro. Leitores interessados devem ver o item "Leituras recomendadas" referentes a esse assunto, no final do capítulo. Entretanto, são consideradas nesta seção algumas questões mais amplas. Pessoas que fazem exercícios intensos têm necessidades nutricionais muito diversas. Algumas pessoas estão entre os melhores atletas do mundo e trabalham para conseguir qualquer melhoria possível em sua *performance*, incluindo o controle de seu consumo alimentar. Muitos outros são atletas amadores, que seguem uma dieta similar devido ao esporte ou para manter a saúde.

As necessidades nutricionais e, portanto, a seleção de alimentos diferem segundo a atividade, que pode ser de resistência ou de força. Existe um número considerável de orientações quanto à nutrição, dieta e seleção de alimentos. Algumas são confiáveis, mas muitas não, e nem sempre é fácil separar uma da outra.

Macronutrientes Uma das primeiras considerações a se fazer ao planejar uma dieta para alguém que pratica exercícios intensos é a composição de macronutrientes. A dieta precisa fornecer energia adequada (calorias) para balancear o gasto energético e a composição corporal desejada (ver Capítulo 8). Atletas de provas de resistência costumam adotar uma dieta rica em carboidratos. Se você estiver realizando uma atividade de resistência de longa duração, é desejável consumir uma dieta que tenha alto teor de carboidratos (>65% das calorias) para manter os níveis de glicogênio muscular elevados. Essa questão é abordada mais amplamente a seguir. Um atleta de resistência não deve restringir o consumo de carboidratos. Os carboidratos precisam estar disponíveis para fornecer os intermediários carbono 4 necessários para o ciclo de Krebs, para que possa ocorrer a β-oxidação de ácidos graxos.

Atletas de força focam a dieta nas proteínas, que são necessárias para construir e reparar os músculos e o peso magro. Os pesquisadores não concordam totalmente quanto à quantidade de proteínas necessárias para um atleta de força. O consumo recomendado de proteínas (RDA) varia de 0,8 g/kg para pessoas sedentárias a 1,2 a 1,8 g/kg para atletas de força, como os *body builders* e levantadores de peso (ver Capítulo 6). Muitos desses atletas consomem muito mais do que a quantidade comprovadamente adequada para o aumento da *performance*.

As recomendações de consumo de gordura para atletas são geralmente mais baixas do que aquelas para a população mais sedentária, que é de menos de 30% das calorias. Para atletas que participam de competições em esportes de resistência, o consumo de 10% ou menos de calorias é comum (mas não recomendado). O alto consumo de carboidratos é tão fortemente enfatizado que atletas diminuem seu consumo de gordura para menos da quantidade necessária para obter as quantidades desejadas de ácidos graxos essenciais. Em geral, dietas com baixos valores de gordura não são muito saborosas e são de difícil manutenção, então a maioria dos atletas não as seguem pelo tempo necessário para desenvolver deficiências em ácidos graxos essenciais.

Frequência das refeições É muito difícil definir e quantificar os padrões de consumo de alimentos da população. Nos Estados Unidos, muitas pessoas realizam três grandes refeições por dia, sendo a maior delas feita no período noturno. Para atletas, recomenda-se, em geral, que eles dividam o consumo de alimentos em pequenas refeições (aproximadamente seis). Esse padrão evita picos nos níveis de insulina sanguínea e permite que os músculos sempre tenham um estoque de substratos para sua recuperação e reposição de glicogênio após os exercícios. Entretanto, é difícil verificar a eficácia dessa recomendação.

Refeição anterior ao evento É crucial acertar o momento da última refeição anterior ao do exercício intenso, uma vez que o jejum diminui as reservas de glicogênio hepático.

Além disso, refeições ricas em carboidratos muito próximas do evento podem causar **hiperinsulinemia**. Estimular a liberação de insulina antes de um evento resulta em uma rápida redução da glicose sanguínea, o que diminui muito a capacidade de esforço. O exercício permite um rápido consumo de glicose pelo músculo, além do já estimulado pela insulina. A elevada insulina no plasma também inibe a liberação de glicose hepática e a elevação normal dos ácidos graxos livres do plasma. Sob tais condições, ocorre a degradação do glicogênio muscular excedente, o que resulta em fadiga precoce. A última refeição antes de um exercício intenso deve ser consumida várias horas (3-4 horas) antes do evento, para que o estômago esteja vazio, para evitar estimular os níveis de insulina e permitir a rápida absorção de água. Para eventos de resistência de longa duração, a refeição teria geralmente de ser rica em carboidratos complexos e com baixos valores de gordura, condições que promovem o rápido esvaziamento gástrico. Cabe ao atleta decidir a natureza do alimento consumido para cumprir seus objetivos nutricionais.

Tomar uma bebida isotônica que contenha carboidratos 15 a 20 minutos antes do evento fornece glicose sem estimular a liberação de insulina. Para eventos prolongados (que duram mais de 90 minutos), consumir bebidas que contenham um pouco de carboidrato ajuda a manter o balanço de fluidos e os níveis de glicose sanguínea (ver Capítulo 14). Deve-se manter o equilíbrio para permitir que o líquido seja esvaziado rapidamente do estômago e para que o carboidrato seja rapidamente absorvido. Uma avaliação completa desses fatores está além da proposta deste livro. Em suma, a bebida deve estar fria (não gelada), ser isotônica e conter glicose ou polímeros de glicose. Não se deve incluir grandes quantidades de frutose, em razão de sua baixa taxa de absorção.

Índice glicêmico A forma dos carboidratos ingeridos também é uma consideração importante para otimizar a *performance* durante eventos de resistência. O principal fator nessa questão é o índice glicêmico (IG) do alimento (para obter uma explicação completa quanto ao índice glicêmico, ver Capítulo 3). Considera-se que o amido da batata tenha um IG relativamente alto, embora ele não seja tão alto quanto o dos açúcares simples. Geralmente, é preferível consumir carboidrato com um IG de baixo a moderado antes da *performance* a consumir um carboidrato de IG alto, uma vez que o efeito hiperinsulinêmico de alimentos com IG alto, como já explicado, reduz rapidamente a glicose sanguínea, suprime a liberação de ácidos graxos dos seus depósitos e inibe a glicogenólise hepática.

Entretanto, após um evento prolongado, deve-se consumir alimentos com alto IG. Imediatamente após um exercício que depleta os depósitos de glicogênio, o glicogênio hepático e dos músculos está muito baixo, e ele se recupera mais rapidamente se for consumido um alimento ou uma bebida com IG alto. Existe um período após uma atividade que depleta o glicogênio, no qual o glicogênio muscular pode ser ressintetizado rapidamente.[23] Os alimentos consumidos podem ser simples como uma fatia de laranja ou de maçã, ou uma dessas bebidas esportivas que têm glicose, sacarose ou polímeros de glicose. A recuperação depende da reposição de água corporal, da ressíntese dos níveis de glicogênio, da reparação das proteínas musculares e, para eventos de muito longa duração, da restauração do equilíbrio de eletrólitos. Esse último assunto será tratado em mais detalhes no Capítulo 14.

Ergogênicos nutricionais

A palavra *ergogênico* vem do grego *ergon*, que significa "trabalho", e é definida como um aumento do trabalho ou do potencial de realizá-lo. Uma ajuda ergogênica nem

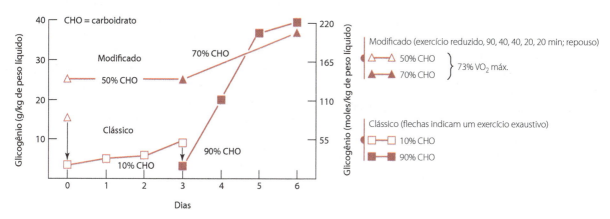

Figura 7.13 Representação esquemática da dieta "clássica" e modificada para a supercompensação de glicogênio muscular.
Fonte: Sherman.[32] Reimpressão autorizada.

sempre é nutricional, pode ser mecânica. Por exemplo, podem ser considerados ergogênicos mecânicos um tênis de corrida ou uma roupa que melhore a aerodinâmica. Nossa análise se limita aos suplementos ergogênicos nutricionais ou suplementos nutricionais. Em geral, essas substâncias fazem parte de uma dieta normal ou podem ser metabólitos celulares que são ingeridos na tentativa de melhorar a capacidade para os esportes, exercícios e *performance* física. Muitas práticas nutricionais têm propriedades ergogênicas que não são necessariamente classificadas como suplementos ergogênicos, como a sobrecarga de carboidratos e gorduras. O propósito da sobrecarga de gorduras é "poupar" carboidratos. Como foi mencionado anteriormente, as gorduras são a principal fonte de combustível para exercícios realizados a 50% do VO_2 máx. Isso não é normalmente usado.

É preciso também distinguir os suplementos ergogênicos nutricionais das drogas ergogênicas, como esteroides ou estimulantes anabólicos. Os riscos de usar esteroides anabólicos são tão grandes que levaram a decretos e leis que proíbem seu uso. A compulsão para obter uma *performance* superior entre atletas levou a um crescimento enorme nas pesquisas e no uso de ergogênicos nutricionais. Como já era esperado, a literatura que aborda esse assunto se expandiu ao mesmo tempo. Foram recomendados, por meio da imprensa leiga, muitos suplementos que não foram totalmente testados em relação a sua segurança ou eficácia. A informação aqui disponível é restrita à base teórica para seu uso e a uma visão geral do que se conhece sobre a efetividade da suplementação ergogênica.

Parece existir uma dicotomia entre o uso livre e público de alguns suplementos e a falta de apoio científico. Um problema para os pesquisadores é a percepção comum que as pessoas influenciadas por estudos têm de simplesmente "se sentirem melhor" em resultado da suplementação, embora a pesquisa não necessariamente tenha documentado mudanças fisiológicas reais. Em outras palavras, os efeitos psicológicos estão adicionando uma nova dimensão aos testes com suplementos. Esses efeitos precisam ser avaliados de acordo com os verdadeiros efeitos fisiológicos, pois, à medida que melhoram os quadros de humor e mental, também há uma melhora da *performance* física – que é a razão principal para o uso de suplementos. Para todos os ergogênicos nutricionais, é substancial o efeito placebo. A *performance* atlética é influenciada por fatores psicológicos. A crença de que determinado suplemento é capaz de melhorar a realização dos exercícios pode induzir uma pessoa a realizá-los de forma mais eficiente. Existe um "argumento" teórico para o uso de suplementos, mas ele não se traduz necessariamente em aumento de *performance*.

A seção seguinte lista alguns suplementos ergogênicos que têm sido amplamente consumidos. Os suplementos descritos foram selecionados com base em sua reconhecida eficácia. Na maioria dos casos, as pesquisas nem apontam para um apoio total nem para uma recusa total do uso do suplemento, no que diz respeito à sua eficácia. Essa seção se refere a um número de "prós e contras" demonstrados em estudos para ajudar o leitor a avaliar a eficácia de uma substância ergogênica. Embora não sejam incluídas referências específicas, elas estão disponíveis para o leitor interessado, bem como outras fontes de informação pertinentes.[24-26]

Aminoácidos

Arginina Há relatos de que a arginina em grandes quantidades orais promova a liberação de somatotrofina (denominada fator de crescimento similar à insulina), que estimula a síntese de proteínas. Também se relatou que a arginina aumenta a secreção do hormônio de crescimento.

Ornitina Também se mostrou que doses orais de ornitina estimulam a liberação de somatotrofina. Entretanto, nos níveis exigidos para a liberação de somatotrofina, é comum o efeito colateral de diarreia osmótica. Tanto a arginina quanto a ornitina são tidas como benéficas em treinos de resistência e para aumentar a liberação do hormônio de crescimento.

Sais aspartatos Os sais aspartatos de potássio magnésio foram comercializados como um agente antifadiga. Entretanto, seu uso foi questionado e o benefício é aparentemente um efeito placebo. Os sais aspartatos podem ter alguns benefícios em eventos de resistência, caso sejam tomados em altas doses. Há relatos de que o tempo para alcançar a exaustão aumenta.

Aminoácidos de cadeia ramificada Existe a hipótese de que os aminoácidos de cadeia ramificada (isoleucina, leucina e valina) beneficiam atividades de resistência ao influenciar o nível de triptofano. Os BCAAs competem com o triptofano para entrar no cérebro. Uma teoria que tenta explicar a fadiga é a de que o triptofano do cérebro é convertido em serotonina, que promove a fadiga. Os BCAAs são também muito usados por músculos para obter energia perto do fim de eventos de resistência de longa duração. Foi sugerido que consumir BCAAs antes de um evento fornece energia ao final da atividade, reduzindo, portanto, a quantidade de quebra muscular.

Antioxidantes

Exercícios de resistência aumentam a quantidade de oxigênio que entra no músculo. A exposição elevada a grandes volumes de oxigênio, por sua vez, aumenta a geração de radicais livres, que são envolvidos com a fadiga e com o dano da membrana das células musculares. Essa informação consolida o raciocínio sobre o uso de antioxidantes para evitar danos musculares e para atrasar a fadiga. Já foram usados muitos antioxidantes, como vitaminas C e E e selênio. A coenzima Q_{10} também tem atividade antioxidante, embora seu uso como ajuda ergogênica seja baseado em outras propriedades.

Ervas

Recentemente, dirigiu-se grande interesse às preparações herbais. É difícil avaliar e comparar estudos dessas preparações, uma vez que a forma como as ervas são coletadas, processadas e cultivadas influencia os componentes ativos. Uma classe de ervas, a *ephedra*, foi anteriormente usada por conter efedrina. Em razão do risco de efeitos colaterais prejudiciais ou de morte, o uso dessa erva foi proibido em quase todos os esportes. Em 2004, a FDA proibiu a venda de suplementos com essa substância. Essa interdição foi suspensa mais tarde, depois que a FDA foi vencida judicialmente.

Ginsengs Trata-se das ervas mais usadas e estudadas. Entre alguns benefícios atribuídos à *Panax* (chinesa/coreana) *ginseng*, estão:

- mais tempo de corrida até a exaustão (três de sete estudos);
- maior força muscular (um de dois estudos);
- melhor recuperação de exercícios (três de quatro estudos);
- metabolismo de oxigênio melhorado durante os exercícios (sete de nove estudos);
- reduzida produção de lactato induzido pelo exercício (cinco de nove estudos);
- melhor tempo de reação auditiva e visual (seis de sete estudos);
- mais vitalidade e sentimento de bem-estar (seis de nove estudos).

Esses benefícios foram relatados mais consistentemente após a suplementação por mais de oito semanas.[27]

Cafeína

Os efeitos ergogênicos da cafeína são percebidos em eventos de resistência. O principal é percebido em pessoas que não consomem cafeína regularmente. A cafeína é um estimulante do SNC que aumenta o fluxo sanguíneo para os rins (agindo como um diurético), estimulando a liberação de ácidos graxos. Os comitês que regulamentam os esportes mudaram de opinião acerca do uso de cafeína várias vezes. Ela foi banida por um tempo, anterior a 1972, e, então, removida da lista de banidos. Em seguida, estabeleceu-se um limite para o uso. A cafeína foi removida da lista de estimulantes proibidos antes dos Jogos Olímpicos de 2004. Atualmente, o uso de cafeína está sendo reconsiderado.

Metabólitos intermediários

Bicarbonato É um agente primário de alívio para o corpo. Atletas que competem em eventos anaeróbios curtos (que duram apenas alguns minutos) produzem ácido láctico. A redução do pH sanguíneo é um fator que leva à fadiga. Teoricamente, o uso de bicarbonato de sódio atrasaria a queda do pH e a fadiga. Estudos apoiaram esse benefício, e ele é bastante mencionado em textos sobre ajudas ergogênicas. Em conversas com muitos atletas de corridas e técnicos, entretanto, eles afirmaram não utilizar o bicarbonato de sódio e desconhecer alguém que usasse esse agente.

Carnitina A L-carnitina é usada pelo corpo para transferir acetil-CoA do citoplasma de uma célula para dentro da mitocôndria. Essa é a base teórica para o uso de carnitina como ajuda ergogênica nutricional. Em pessoas que recebem alimentação parenteral por muito tempo, a utilização de ácidos graxos pode ser melhorada pela suplementação com carnitina. Pessoas que têm doença cardiovascular crônica também mostraram se beneficiar do uso da carnitina. Em relação aos atletas, há estudos que demonstram os benefícios, e outros tantos que não o fazem.

Coenzima Q_{10} A base teórica para a coenzima Q_{10} como ajuda ergogênica vem de seu papel pivotal no transporte de elétrons e na produção de ATP para as mitocôndrias. Estudos clínicos mostraram sua segurança e viabilidade em doenças cardiovasculares. Suplementos com coenzima Q_{10} que duram mais do que quatro semanas têm por objetivo conferir benefícios ao atleta de resistência de exercícios de longa duração. Entretanto, esse benefício não foi demonstrado de forma conclusiva.

Creatina A creatina muscular é parte do sistema de energia ATP-CP que fornece a energia inicial durante os primeiros segundos ou minutos de exercícios. A base teórica para o uso de creatina como ajuda ergogênica nutricional é a de que saturar os músculos com creatina aumenta a quantidade de fosfato de creatina no músculo. A creatina é eficiente para exercícios curtos e intensos. Entretanto, seu consumo está associado a algum risco. Pessoas que tomam creatina parecem adicionar de 1 a 2 kg de peso em água. Pessoas que tomam creatina em ambientes quentes e úmidos ficaram desidratadas e mais suscetíveis a estresse cardíaco. Relataram-se mortes.

Outros Muitos outros componentes nutricionais foram recomendados na literatura leiga por terem propriedades ergogênicas, incluindo minerais como cálcio, magnésio, zinco, ferro, fosfato, cromo, boro, vanádio e a maioria das vitaminas. Trabalhos sobre suplementos minerais[16] sugerem que a melhoria de *performance* não está claramente estabelecida e que o maior benefício do suplemento mineral está na correção de deficiências, caso elas existam.

Permanecem os problemas gerais de delimitação das pesquisas, à medida que a popularidade dos suplementos nutricionais ergogênicos segue adiante. Muitos efeitos ergogênicos podem ser atribuídos a mudanças mentais e psicológicas, e cabe aos futuros pesquisadores desconsiderar esses efeitos para estabelecer efeitos estritamente fisiológicos. O fato de o número de estudos favoráveis às melhorias na *performance* ser quase igual àquele que se posiciona "contra", reflete a dificuldade inerente à pesquisa nesse importante campo.

Resumo

A sobrevivência animal depende de um constante ambiente interno ser mantido por mecanismos de controle específicos. Os controles, que são operantes em todos os níveis (celular, de órgãos e sistemático), integram o metabolismo de energia e permitem que o corpo se adapte a uma ampla variedade de condições ambientais. A regulação do metabolismo através da cooperação entre os sistemas nervoso, endócrino e vascular é essencial para os mecanismos de adaptação. Na operação normal desses sistemas, as vias metabólicas podem ser estimuladas, mantidas ou inibidas, o que dependerá das condições impostas ao corpo. Um exemplo de adaptação metabólica é a mudança que ocorre no uso de substratos e nas vias metabólicas em resposta a mudanças no estado nutricional do organismo (e se este está saciado, em jejum e em estado de fome).

A síndrome metabólica é um exemplo da inter-relação entre o consumo de nutrientes e o metabolismo. Essa síndrome é um agrupamento de fatores de risco, como doença cardiovascular, doença hepática crônica e diabetes tipo 2.

O estresse físico de exercícios e esportes fornece um desafio interessante para a capacidade regulatória do corpo de fornecer a energia adicional que é exigida pelos músculos em exercício. Dentre os substratos que fornecem essa energia, há os ácidos graxos livres no plasma, a glicose plasmática, o glicogênio muscular e os triglicerídios musculares, e o uso desses substratos varia de acordo com a intensidade e a duração do exercício. Foram testadas muitas substâncias para verificar suas propriedades ergogênicas, em uma tentativa de melhorar a *performance* e o uso de triglicerídios musculares. O uso dessas substâncias variou de acordo com a intensidade e duração do exercício. Na maioria dos casos, os resultados dos testes permanecem controversos, e uma pesquisa adicional se torna necessária para estabelecer qual das ajudas ergogênicas conhecidas produz uma verdadeira melhoria fisiológica.

Referências

1. Role of fat and fatty acids in modulation of energy exchange. Nutr Rev. 1988; 46:382-4.
2. Hellerstein M, Schwarz J-M, Neese R. Regulation of hepatic de novo lipogenesis in humans. Ann Rev Nutr. 1996;16:523-57.
3. McGarry JD, Kuwajima M, Newgard CB, et al. From dietary glicose to liver glycogen: the full circle round. Ann Rev Nutr. 1987;7:51-73.
4. Foster DW. From glycogen to ketones and back. Banting lecture, 1984. Diabetes. 1984;33:1188-99.
5. Lehninger AL, Nelson DL, Cox MM. Principles of biochemistry. 2nd ed. New York: Worth; 1993. p. 757-58.
6. Tepperman J, Tepperman HM. Metabolic and endocrine physiology. 5th ed. Chicago: Year Book; 1987.
7. Hadely ME. Endocrinology. 5th ed. Upper Saddle River, NJ: Prentice Hall; 2000. p. 16-50.
8. Turner AJ, editor. Neuropeptides and their peptidases. New York: VCH; 1987.
9. Grundy SM, Cleeman JI, Daniels SR, Donato KA, Eckel RH, Franklin BA, et al. Diagnosis and management of the metabolic syndrome: an American Heart Association/National Heart, Lung, and Blood Institute scientifi c statement. Circulation. 2005; 112:2735-52.
10. Kahn R, Buse J, Ferrannini E, Stern M. The metabolic syndrome: time for a critical appraisal. Joint statement from the American Diabetes Association and the European Association for the Study of Diabetes. Diabetologia. 2005;48(9):1684-99.
11. McMillen IC, Robinson JS. Developmental origins of the metabolic syndrome: prediction, plasticity, and programming. Physiol Rev. 2005;86:571-633.
12. Reaven GM. The insulin resistance syndrome: definition and dietary approaches to treatment. Annu Rev Nutr. 2005;25:391-406.
13. McKeown NM, Meigs JB, Liu SL, Saltzman E, Wilson PWF, Jacques PF. Carbohydrate nutrition, insulin resistance, and the prevalence of the metabolic syndrome in the Framingham off spring cohort. Diabetes Care. 2004;27:538-46.
14. Tarnoplosky M, editor. Gender differences in metabolism. Boca Raton, FL: CRC Press; 1999.
15. Romijn J, Coyle E, Sidossis L, et al. Regulation of endogenous fat and carbohydrate metabolism in relation to exercise intensity. Am J Physiol. 1993;265:E380-91.
16. Hermansen L, Hultman E, Saltin B. Muscle glycogen during prolonged severe exercise. Acta Physiol Scand. 1967;71:129-39.
17. Powers SK, Howley ET. Exercise physiology: theory and application to fitness and performance. 6th ed. New York: McGraw Hill; 2007. p. 52-72.
18. Wolinsky I. Nutrition in exercise and sport. 3rd ed. Boca Raton, FL: CRC Press; 1998.
19. Hodgetts A, Coppack SW, Frayn KN, Hockaday TDR. Factors controlling fat mobilization from human subcutaneous adipose tissue during exercise. J Appl Physiol. 1991;71:445-51.
20. Elayan I, Winder W. Effect of glicose infusion on muscle malonyl CoA during exercise. J Appl Physiol. 1991;70:1495-9.
21. Saltin B, Gollnick P. Fuel for muscular exercise: role of carbohydrate. In: Horton E, Terjung R, editors. Exercise, nutrition, and energy metabolism. New York: MacMillan; 1988.

22. Bergstrom J, Hultman E. A study of the glycogen metabolism during exercise in man. Scand J Clin Lab Invest. 1967;19:218-28.
23. Ivy JL. Dietary strategies to promote glycogen synthesis after exercise. Can J Appl Physiol. 2001;26 Suppl:S236-45.
24. Wolinsky I. Nutrition in exercise and sport. 3rd ed. Boca Raton, FL: CRC Press; 1998.
25. Bucci L. Nutrients as ergogenic Aids for sports and exercise. Boca Raton, FL: CRC Press; 1993.
26. Green GA, Catlin DH, Starcevic B. Analysis of over-the-counter dietary supplements. Clin J Sport Med. 2001;11:254-9.
27. Mahady G, Gyllenhall C, Fong H. Ginsengs: a review of safety and efficacy. Nutr Clin Care. 2000;3:90-101.
28. Zakim D, Boyer T. editors. Hepatology: a textbook of liver disease. 4th ed. Philadelphia: WB Saunders; 2003.
29. Munro HN. Metabolic integration of organs in health and diseases. J Parent Enter Nutr. 1982;6:271-9.
30. Stryer L. Biochemistry. 3rd ed. New York: Freeman; 1988.
31. Fox EL, Bowers RW, Foss ML. The physiological basis for exercise and sports. 3rd ed. Dubuque, IA: Brown and Benchmark; 1989.
32. Sherman WM. Carbohydrate, muscle glycogen, and muscle glycogen supercompensation. In: Williams MH. Ergogenic Aids in sport. Champaign, IL: Human Kinetics Publishers; 1983

Leituras recomendadas

Benardot D. Nutrition for serious athletes. Champaign: Human Kinetics; 2000.

Um livro prático que analisa atividades esportivas específicas e fornece estratégias nutricionais para melhorar a *performance*.

Coyle EF. Substrate utilization during exercise in active people. Am J Clin Nutr. 1995; 61(Suppl):968S-79S.

Um texto muito útil quanto à hierarquia de substratos, conforme eles são usados para liberar energia nos exercícios.

Harris RA, Crabb DW. Metabolic interrelationships. In: Devlin TM, editor. Textbook of biochemistry with clinical correlations. 3rd ed. New York: Wiley; 1992. p. 576-606.

Essa integração das vias metabólicas humanas foi preparada essencialmente para o estudante de medicina. A informação é colocada de forma que seja relevante para quem pratica boa saúde.

McArdle WD, Katch FL, Katch VL. Sports & exercise nutrition. 2nd ed. Philadelphia: Lippincott Williams & Wilkins; 2005.

Um livro que trata da ciência com base na nutrição para exercícios.

Tepperman J, Tepperman HM. Metabolic and endocrine physiology. 5th ed. Chicago: Year Book; 1987.

Trata-se de uma explicação bem ilustrada e fácil de ler sobre o papel regulador do sistema endócrino no metabolismo humano.

Williams MH. Nutrition for health, fitness & sport. 8th ed. New York: McGraw Hill; 2007.

Um livro fácil de ler e bem documentado que trata dos aspectos nutricionais de exercícios.

Wolinsky I. Nutrition in exercise and sport. 3rd ed. Boca Raton, FL: CRC Press; 1998.

Trata-se de um livro sobre o que é conhecido e desconhecido na nutrição para esportes.

Sites

www.nal.usda.gov: National Agricultural Library na Usda. Clique em Food and Nutrition.
www.umass.edu/cnshp/index.html: Center for Nutrition in Sport and Human Performance at the University of Massachusetts.
www.cdc.gov/nccdphp/dnpa: Center for Disease Control and Prevention Division of Nutrition and Physical Activity.
www.ajcn.org: *American Journal of Clinical Nutrition*.
www.gssiweb.com: Gatorade Sports Science Institute.
www.beverageinstiture.org: The Beverage Institute for Health and Wellness.

PERSPECTIVA

Diabetes: metabolismo fora de controle

O diabetes melito, doença que se caracteriza pela incapacidade do corpo de metabolizar glicose, manifesta-se como: tipo 1, que antes era chamado de diabetes melito dependente de insulina (DMID), e tipo 2, anteriormente conhecido por diabetes melito não dependente de insulina (DMIND). As consequências do diabetes em longo prazo demonstram que o metabolismo de lipídios também está envolvido. Os dois tipos de diabetes surgem de mecanismos muito diferentes e, por isso, serão abordados separadamente. A **Figura 1** apresenta as teorias atuais que tratam da etiologia e das características dessas duas classificações de diabetes.

Diabetes Tipo 2

O diabetes tipo 2 responde por 80% a 90% de todos os casos relatados da doença. Não foi totalmente descoberta a causa para o diabetes tipo 2, mas parece estar associada à resistência a insulina nos tecidos adiposos e musculares. Essa condição não é causada por uma falha das células-alvo em se ligar à insulina, mas a uma anormalidade pós-ligação, que advém, em algum momento, da sequência de eventos que ocorre após a ligação da insulina a seu receptor, levando à resposta normal da célula a esse sinal. Provas experimentais sugerem que uma importante causa do sinal de insulina interrompido pode ser o comprometimento da síntese ou a mobilização dos transportadores de glicose da célula (ver seção "Transportadores de glicose," no Capítulo 3).

Em células do músculo esquelético, a resistência à insulina associada ao diabetes tipo 2 é causada por uma redução na atividade dos transportadores de glicose, especificamente a falha das vesículas na translocação em resposta à insulina (Figura 3.10). Pode-se imaginar o erro como um bloqueio ou curto-circuito no sinal de insulina que normalmente inicia o processo de translocação. O resultado é uma concentração reduzida de transportadores na superfície celular e uma consequente redução na taxa de consumo de glicose. Embora tenha sido encontrado um defeito similar nos adipócitos em pacientes diabéticos tipo 2, ele não é uma das causas principais para a resistência à insulina nessas células. Na verdade, a consequência do diabetes tipo 2 em adipócitos é o suspeito término de mRNA que codifica o transportador GLUT4, resultando em depósitos intracelulares esgotados dessa proteína.[1] Esse defeito é pré-tradutor, o que significa que ele interfere com a síntese de proteínas no nível que ocorre antes do processo de tradução, que é o processo que exige o mRNA como modelo. Portanto, mesmo se o processo de translocação de vesículas não tiver sido comprometido, uma quantidade inadequada de receptores superficiais ainda será expressa com o estímulo da insulina.

PERSPECTIVA

A resistência à insulina também foi descrita tanto em casos de obesidade quanto de diabetes tipo 2. A resistência à insulina na obesidade apresenta um mecanismo similar ao efeito do diabetes tipo 2 em adipócitos. Em pessoas obesas, a redução no mRNA GLUT4 resulta em uma redução na repetição da síntese do transportador. Além disso, a quantidade na qual a expressão do mRNA é suprimida parece se relacionar diretamente à crescente adiposidade.

Em suma, o diabetes tipo 2 é caracterizado pela resistência à insulina em tecidos-alvo periféricos pela população diminuída de transportadores de glicose funcionais. Em células musculares, esse defeito parece surgir de uma falha dos transportadores ligados a vesículas, no estímulo de insulina, em translocar para a membrana plasmática. Em adipócitos, a translocação também é comprometida, mas o maior mecanismo para a resistência à insulina nessas células, tanto no diabetes tipo 2 quanto na obesidade, é o término pré-translacional de mRNA GLUT4. Nos estágios finais de diabetes tipo 2, o pâncreas perde sua capacidade de produzir insulina. É mais provável o uso de terapia por insulina nesse estágio.

Diabetes tipo 1

A hiperglicemia do diabetes tipo 1 pode ser atribuída a uma falha primária das células-β do pâncreas em produzir e secretar insulina. O diabetes tipo 1 é visto como uma doença autoimune, na qual as ilhotas pancreáticas, que são formadas em grande parte de células-β, tornam-se alvo de uma resposta imune. Esse ataque causa, no fim, disfunção celular das células-β, que se tornam incapazes de produzir insulina. Permanecem desconhecidos os fatores que ativam o ataque do sistema imunológico.

A **Figura 2** enfatiza o papel crucial da insulina na regulação do metabolismo e os eventos metabólicos que são colocados em movimento por causa da falta de insulina. Uma ausência de insulina não apenas inibe o uso de glicose pelos músculos e pelo tecido adiposo, mas também coloca em andamento uma sequência de eventos que, sem intervenção efetiva, resulta em coma e morte da pessoa afetada. A insulina age no metabolismo de várias formas, e a maioria delas tem o efeito de reduzir a glicose sanguínea. Essas ações incluem a diminuição da saída da glicose hepática, enquanto há aumento da oxidação de glicose, deposição de glicogênios, lipogênese, síntese de proteínas e replicação celular. Na falta de insulina, todos os hormônios que favorecem o catabolismo e a elevação de glicose sanguínea operam sem oposição. A **Figura 7.9** mostra a direção do metabolismo em resposta a esses hormônios catabólicos, que descreve a adaptação do corpo ao jejum. Entretanto, no diabetes, as respostas são muito mais violentas do que aquelas que ocorrem na adaptação do corpo ao jejum ou à fome. Na fome, o propósito é manter um nível de glicose sanguínea suficiente para cumprir as exigências cruciais do SNC e das células vermelhas do sangue. A ação irrestrita dos hormônios catabólicos por causa da falta de insulina e o uso de glicose significativamente diminuído por essa falta resultam em alterações no metabolismo. Não é afetado apenas o metabolismo de carboidratos, gorduras e proteínas, mas também ocorre a falta de equilíbrio de eletrólitos.

A hiperglicemia, que é a marca do diabetes, é causada pelo consumo diminuído de glicose pelas células de tecidos musculares e adiposos e pela saída elevada da glicose hepática, resultando em diurese osmótica que se torna fatal caso não seja interrompida (**Figura 2**). A água e os eletrólitos perdidos na diurese levam à desidratação delimitada pela elevada perda insensível de água durante a hiperpneia (respiração anormalmente rápida) da acidose metabólica. A acidose metabólica é resultado da cetogênese excessiva que ocorre no fígado.

A falha circulatória periférica, que é uma consequência da hemoconcentração severa, provoca a hipoxia de tecidos, com uma mudança consequente dos tecidos para o metabolismo anaeróbio. O metabolismo anaeróbio eleva a concentração de ácido láctico no sangue, piorando, portanto, a acidose metabólica.

A cetonúria que vem junto com a glicosúria associada à acidose causa uma perda excessiva de sódio do corpo, e a perda desse cátion extracelular piora ainda mais o balanço hídrico no corpo. Uma perda total de potássio, que é o principal cátion intracelular, acompanha o catabolismo elevado de proteínas e a desidratação celular, e ambos caracterizam o diabetes fora de controle.

O fluxo normal dos substratos após o consumo de alimentos, como é mostrado na **Figura 7.7**, depende muito da secreção de insulina. A insulina exerce um efeito potente e

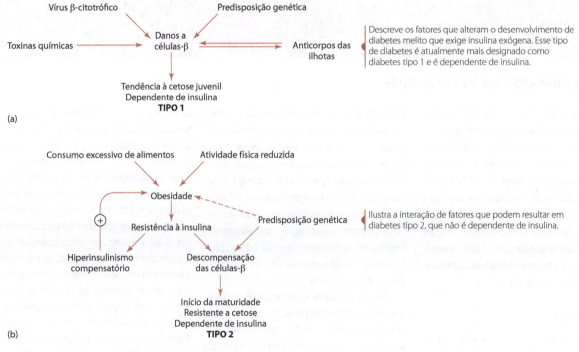

Figura 1 Resumo das teorias atuais da etiologia do diabetes melito.

PERSPECTIVA

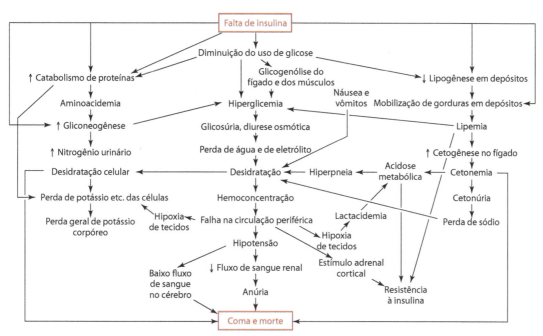

Figura 2 Sumário composto da fisiopatologia da acidose diabética. São particularmente impressionantes as alterações no metabolismo de carboidratos, lipídios e proteínas causadas pela falta de insulina e as interconexões entre essas vias metabólicas alteradas.
Fonte: Tepperman e Tepperman.[2]

positivo no anabolismo, enfatizado na figura, enquanto inibe as vias catabólicas. **A Figura 2**, em contrapartida, mostra o metabolismo fora de controle quando o efeito inibidor da insulina não está presente, e a conservação de energia é impossível. O diabetes é um exemplo negativo vívido da integração do metabolismo e da importância da regulação metabólica (homeostase) para que a vida possa continuar.

Referências

1. Garvey WT, Maianu L, Huecksteadt TP, et al. Pretranslational suppression of a glucose transporter protein causes insulin resistance in adipocytes from patients with non-insulindependent diabetes mellitus. J Clin Invest. 1991;87:1072-81.

2. Tepperman D, Tepperman H. Metabolic and endocrine physiology. 5th ed. Chicago:Year Book; 1987.

Sites

www.diabetes.org: American Diabetes Association.
www.jdfcure.org: Juvenile Diabetes Foundation.

8

Composição corporal, gasto de energia e equilíbrio energético

Peso corporal: quanto devemos pesar?
Índice de massa corporal
Fórmulas
A composição do corpo humano
Métodos para medir a composição corporal
Antropometria
Densitometria/hidrodensitometria
Pletismografia de deslocamento de ar
Absorciometria
Tomografia axial computadorizada (TAC)
Imagem de ressonância magnética (IRM)
Condutividade elétrica corporal total (TOBEC)
Análise de impedância bioelétrica (BIA)
Ultrassonografia ou ultrassom
Interactância de infravermelho
Água corporal total (ACT)
Potássio corporal total (TBK)
Análise por ativação com nêutrons
Visão geral dos métodos
Equilíbrio energético
Prevalência da obesidade
Componentes do gasto energético
Taxa metabólica basal e gasto de energia em repouso
Efeito térmico de alimentos
Gasto energético de atividades físicas
Termorregulação
Determinando o gasto de energia
Calorimetria direta
Calorimetria indireta
Água duplamente marcada
Fórmulas derivadas
Regulação de peso corporal e composição
Influências genéticas
Influências hormonais
Balanço energético positivo
Balanço energético negativo
PERSPECTIVA
Transtornos alimentares

O peso e a composição corporal são uma importante área no estudo da nutrição. O rápido crescimento da prevalência da obesidade nos Estados Unidos está no noticiário. O governo, os médicos, a saúde pública e os profissionais de nutrição estão examinando a etiologia e desenvolvendo estratégias para estancar ou reverter essa elevada tendência à obesidade. Este capítulo analisa quanto devemos pesar, nossa composição corporal e como determinar a proporção entre gordura e massa magra. O capítulo também trata do balanço entre consumo e gasto de energia, bem como do impacto do desequilíbrio de energia sobre o peso e a composição corporal. Compreender que influências têm a genética e os hormônios que regulam nosso apetite, peso e composição corporal ajudará a desenvolver e implementar intervenções.

Peso corporal: quanto devemos pesar?

O reconhecimento do peso corporal como indicador da saúde é possivelmente universal e tão antigo quanto a humanidade. Em 1846, o cirurgião inglês John Hutchinson publicou uma tabela de peso em relação à altura baseada numa amostragem de ingleses com 30 anos de idade e insistiu que os futuros censos incluíssem essa informação, pois ela era valiosa para a promoção da saúde e detecção de doenças.[1] Hoje em dia, cientistas e profissionais da saúde reconhecem que o risco de muitas doenças – como cardíacas, derrames, diabetes melito, hipertensão, osteoartrite, infertilidade e alguns tipos de câncer (endometrial, de cólon e de rim) – aumenta com a gordura corporal excessiva. Como a gordura corporal é muito difícil de medir, o peso corporal é um bom substituto para a população não atlética. Além disso, um peso corporal baixo pode indicar má nutrição ou um transtorno alimentar que pode criar risco de outras doenças, como a osteoporose. Para determinada altura, o que representa muito ou pouco peso? Infelizmente, as recomendações de especialistas da saúde variam. Este capítulo abrange algumas abordagens atualmente em uso para avaliar o peso.

ÍNDICE DE MASSA CORPORAL

O índice de massa corporal (IMC), que foi primeiramente descrito na década de 1860 e conhecido como Índice de Quetelet, é, no momento, uma das abordagens mais aceitas para verificar o peso apropriado para uma determinada altura. Considera-se que o índice de massa corporal é capaz de indicar a adiposidade corporal, mas não pode medir a gordura corporal. O índice de massa corporal é calculado com base na altura e no peso de uma pessoa, conforme mostra a fórmula:

$$\text{Índice de massa corporal} = \frac{\text{Peso}}{\text{Altura}^2}$$

com o peso medido em quilogramas (kg) e a altura em metros (m) elevados à segunda potência.

Considera-se que o índice de massa corporal seja um bom índice de medição da gordura total no corpo tanto em homens quanto em mulheres. Em geral, o IMC substitui cálculos de percentual relativo do peso corporal e de percentual ideal do peso corporal (ver a seção "Fórmulas") para definir se as pessoas estão acima ou abaixo do peso. A Organização Mundial da Saúde (OMS)[2-4] propõe a seguinte classificação de estado nutricional para adultos:

- IMC <18,5 kg/m², abaixo do peso (com <16 sugerindo um possível transtorno alimentar).
- IMC de 18,5 a 24,9 kg/m², saudável/baixo risco à saúde.
- IMC 25-29,9 kg/m², acima do peso e associado a maiores riscos de doenças.
- IMC 30-34,9 kg/m², obeso (grau I) e associado com risco de doenças ainda maior.
- IMC 35-39,9 kg/m², obeso (grau II) e associado com o risco maior de doenças.
- IMC ≥40 kg/m², obesidade mórbida (grau III).

Embora o índice de massa corporal seja uma ferramenta valiosa para o cálculo do peso ideal, da mesma forma que outros métodos, ele não determina a composição corporal. Portanto, pessoas atletas podem ter grandes quantidades de massa magra e um alto índice de massa corporal (e podem, portanto, ser consideradas acima do peso ou obesas pela classificação), mas com baixa porcentagem de gordura corporal.

Fórmulas

Além do índice de massa corporal, existem outras fórmulas para calcular o peso corporal ideal (PCI), sendo a de Devine[5,6] uma das mais comuns. A fórmula original utiliza polegadas e libras. Convertendo a fórmula para o sistema métrico em centímetros, temos:

- PCI para homens: 50 kg + 2,3 kg para cada 2,54 cm acima dos 152,4 cm;
- PCI para mulheres: 45,5 kg + 2,3 kg para cada 2,54 cm acima dos 152,4 cm.

Exemplo 1: Cálculo do PCI para homem com 1,70 (170 cm), de acordo com a fórmula proposta por Devine:

1. Subtrair 152,4 da altura (em centímetros): 170 cm − 152,4 cm = 17,6 cm
2. Dividir o resultado obtido no passo anterior por 2,54: 17,6 cm ÷ 2,54 cm = 6,9
3. Multiplicar o resultado obtido no passo anterior por 2,3 kg: 6,9 × 2,3 kg = 15,87 kg
4. Somar o resultado obtido no passo anterior por 50 kg (da fórmula): 50 kg + 15,87 kg = 65,87

Logo, o PCI para um homem de 1,70 m é 65,87 Kg.

Exemplo 2: Cálculo do PCI para mulher com 1,60 (160 cm), de acordo com a fórmula proposta por Devine:

1. Subtrair 152,4 da altura (em centímetros): 160 cm − 152,4 cm = 7,6 cm
2. Dividir o resultado obtido no passo anterior por 2,54: 7,6 cm ÷ 2,54 cm = 2,99 (~3)
3. Multiplicar o resultado obtido no passo anterior por 2,3 kg: 3 × 2,3 kg = 6,9 kg
4. Somar o resultado obtido no passo anterior por 45,5 kg (da fórmula): 45,5 kg + 6,9 kg = 52,4 kg

Logo, o PCI para uma mulher de 1,60 m é 52,4 Kg.

Embora já tenha sido substituído em larga escala pelo uso do índice de massa corporal, o cálculo do PCI é outra abordagem usada para classificar pessoas acima do peso, obesas ou abaixo do peso. Por exemplo, pessoas cujo peso corporal seja 10% ou mais abaixo do ideal para uma certa altura (por exemplo, ≤90% do PCI) são consideradas abaixo do peso, enquanto aquelas cuja massa corporal seja de 10% ou mais acima do ideal para uma certa altura (ou seja, ≥110% do PCI) são consideradas acima do peso. Pessoas que têm um peso para a altura de 20% ou mais desses valores ideais (ou seja, ≥120% do PCI) são consideradas obesas. Para conhecer a percentagem do peso corporal ideal em relação ao peso corporal atual é necessário dividir o peso atual pelo peso ideal (de acordo com a fórmula de Devine) e multiplicar por 100, como segue:

%PCI = peso corpóreo atual/peso corpóreo ideal × 100

Para exemplificar, um homem de 1,70 m pesa atualmente 82 kg. No entanto, segundo Devine, o PCI é de 65,87 kg (exemplo 1). Logo:

$$\%PCI = 82 \text{ kg}/65,87 \times 100 = 124\%$$

Em 124% do PCI, esse homem seria considerado obeso.

Tomemos ainda, como exemplo, uma mulher de 1,60 m pesando 45 kg. O PCI foi calculado em 52,4 kg (exemplo 2). Logo:

$$\%PCI = 45 \text{ kg}/52,4 \times 100 = 86\%$$

Em 86% do PCI, essa mulher seria considerada abaixo do peso.

As equações de regressão para estimar o PCI também foram desenvolvidas com base nas tabelas altura-peso de 1959 da Metropolitan Life Insurance Company[1] e nas tabelas de peso corporal ideal usadas por Grant[8] para avaliação nutricional. A equação de regressão, baseada nas tabelas de 1959 da Metropolitan Life Insurance Company[9] (com roupas e sapatos), é:

a) PCI (kg) = [−139,17 + (3,86 × altura em centímetros × 0,39) + (9,52 × estrutura) + (5,01 × sexo)] × 0,45

Com base nas tabelas de Grant, corrigidas em altura e para peso sem roupas, a equação é a seguinte:

b) PCI (kg) = [−133,99 + (3,86 × altura em centímetros × 0,39) + (9,52 × estrutura) + (3,08 × sexo)] × 0,45

Nessas duas equações, a altura foi adaptada para centímetros e o peso em kg: os valores usados para a estrutura são 1 para pequena, 2 para média e 3 para grande. Os valores para sexo são +1 para masculino e −1 para feminino.

Embora seja relativamente fácil medir tanto a altura quanto o peso, podendo servir como uma projeção para verificar se a pessoa está abaixo ou acima do peso, ou obesa, nenhum método (peso para altura obtido em tabelas de crescimento, fórmulas ou índice de massa corporal) é um indicador essencialmente válido do grau de gordura corporal. A imprecisão do peso como medida válida para gordura tornou-se clara na Segunda Guerra Mundial, quando A. R. Behnke, um físico da Marinha, foi capaz de demonstrar por pesagem hidroestática que vários jogadores de futebol americano desqualificados para o serviço militar por excesso de peso tinham, na verdade, menos gordura corporal do que soldados de peso normal.[10] Esses atletas tinham peso excessivo por causa da hipertrofia muscular, e não pelo excesso de tecido adiposo.[10] O trabalho de Behnke reacendeu o interesse pelo estudo da composição do corpo humano, assunto que ficou latente por cerca de 50 anos.

A composição do corpo humano

A composição química do corpo humano foi descrita pela primeira vez em 1859, em um livro que tratava da composição química de alimentos.[11] A química analítica era, na época, uma ciência em rápido crescimento, e imagens que descreviam a composição química de vários tecidos do corpo eram comparadas com as de distintos alimentos. Dados referentes à composição química de avaliações completas de fetos, crianças e adultos, coletados durante as décadas seguintes, representam uma medição direta (e não indireta) da composição corporal.[12-17]

O conceito de referencial para homens e mulheres foi desenvolvido na década de 1970.[16] Essas imagens de referência fornecem informações quanto à composição corporal, com base nas dimensões físicas médias, e estabelecem um modelo para comparação. O referencial para homens e mulheres e as mudanças na composição do corpo e desenvolvimento com a idade estão no Capítulo 6 e nas tabelas 6.8-6.12. Neste capítulo, estudamos a massa gorda e a massa livre de gordura e os métodos usados para medi-las. Lembre-se (Tabela 6.8) de que o referencial para homens tem 3% de gordura essencial, 12% de gordura armazenada (compondo um total de 15% de gordura corporal), 44,8% de músculos, 14,9% de ossos e 25,3% de outros componentes. O referencial para mulheres tem 12% de gordura essencial, 15% de gordura armazenada (compondo um total de 27% de gordura corporal), 36% de músculos, 12% de ossos e 25% de outros componentes. A gordura essencial inclui a gordura que está associada à medula óssea, ao sistema nervoso central, aos órgãos internos e às membranas celulares. A gordura essencial em mulheres também inclui a gordura das glândulas mamárias e da região pélvica. A avaliação da composição corporal precisa considerar essas diferenças entre os gêneros. Uma forma de comparar e avaliar a composição corporal é considerar apenas dois conjuntos: massa gorda e massa magra. A massa magra inclui músculos, ossos e o restante do peso corporal. A massa gorda é composta, em sua maioria, de triglicerídios e outros componentes lipídicos, com quantidades relativamente pequenas de água e de eletrólitos. A massa corporal magra é bem diferente. Ela é constituída de músculos, ossos e fluidos intra e extracelulares. As diferenças na composição dos dois conjuntos são a base para boa parte dos métodos existentes para determinar a composição corporal. Essas distinções incluem diferenças de densidade (peso para determinado volume), a capacidade de conduzir uma corrente elétrica, o conteúdo de eletrólitos e a densidade de raios X.

Métodos para medir a composição corporal

A divisão do corpo em componentes é muito usada para pesquisas *in vivo* de composição corporal. O corpo pode ser mapeado anatomicamente a partir de seus elementos – essencialmente carbono, oxigênio, hidrogênio e nitrogênio, que formam cerca de 95% da massa corporal, ao lado de cerca de outros 50 elementos que compõem os demais 5%. De forma alternativa, pode-se atribuir ao corpo uma abordagem nutricional ou molecular, já que ele é formado de água, proteínas, gorduras, carboidratos e minerais. Os modelos multicompartimentais usados para avaliar a composição corporal dependem de cálculos desses diferentes componentes de nutrientes.

A densitometria, padrão pelo qual outras medições indiretas do corpo podem ser feitas, separa-o em dois componentes: massa gorda e massa livre de gordura.[11,15,17] De acordo com o modelo de dois componentes de verificação da composição corporal, a massa gorda inclui a gordura essencial e a não essencial (triglicerídios), enquanto a massa livre de gordura inclui proteínas, água, carboidratos (glicogênio) e minerais.[11,15] A expressão *massa magra* é usada como sinônimo de *massa livre de gordura*, mas também inclui gorduras corporais essenciais.[11,17] Existem vários métodos para avaliar a composição corporal, e alguns deles se baseiam no modelo de dois componentes. Os métodos normalmente disponíveis são indiretos, fornecendo uma forma de calcular os componentes corporais (a medição direta pode ser realizada apenas em cadáveres). Embora esses procedimentos distintos estejam à disposição, a precisão varia não apenas de acordo com o equipamento ou método usado, mas também segundo o técnico que os realiza. Esta seção traz um apanhado dos vários métodos indiretos existentes para verificar a composição corporal.

Antropometria

A antropometria faz uma estimativa da composição corporal por meio de medições em vários pontos de circunferência e das dobras cutâneas (gordura). A espessura da pele varia de 0,5 a 2 mm,[18] portanto a gordura abaixo da pele representa normalmente o essencial do que se mede na dobra cutânea. Considera-se que exista uma relação direta entre a gordura total do corpo e a gordura depositada logo abaixo da pele (ou seja, a gordura subcutânea). As medições das dobras cutâneas podem ser usadas de uma destas duas formas:

- Os resultados de várias medições podem ser somados, e o total, usado para indicar o grau relativo de gordura em indivíduos.
- Os resultados podem ser associados em várias equações de regressão matemática, desenvolvidas para estabelecer a densidade corporal ou calcular a porcentagem de gordura corporal.[17,19]

Cinco pontos normalmente usados para medir a espessura da dobra cutânea aparecem na **Figura 8.1** (com rótulos de A a E):

A. Parte de trás do antebraço (tríceps): mede-se uma dobra vertical no meio do antebraço, no ponto médio entre a ponta do ombro e a ponta do cotovelo.

B. Subescapular: mede-se uma dobra de gordura oblíqua logo abaixo da ponta (ângulo interior) da escápula.

C. Suprailíaca: uma dobra um pouco oblíqua medida logo acima do ilíaco, com a dobra levantada para seguir a linha natural diagonal nesse ponto.

D. Abdominal: mede-se uma dobra vertical, localizada uma polegada à direita do umbigo.

E. Coxa: uma dobra vertical é medida no ponto médio da coxa, entre a patela e o quadril (dobra inguinal).[20,21]

Locais adicionais geralmente incluem o peitoral (peito), o medial e a panturrilha. O lado direito do corpo é usado na maioria das medições caso as comparações estejam sendo feitas de acordo com os padrões de pesquisa dos Estados Unidos, uma vez que essas pesquisas geralmente medem o lado direito. A mão dominante do indivíduo afeta a medição da dobra cutânea realizada no braço, de modo que as medidas no braço direito (de pessoas destras) são maiores que as no esquerdo em 0,2 ou 0,3 unidades de desvio padrão.[22]

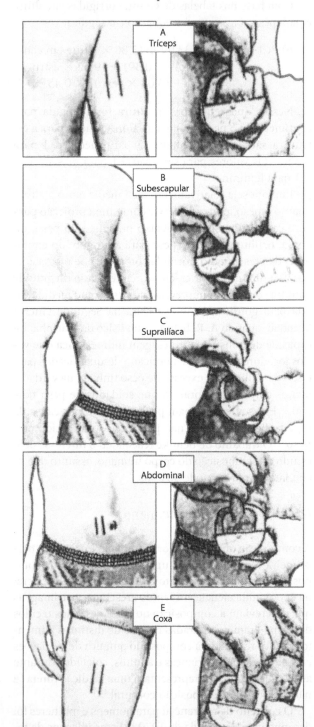

Figura 8.1 Localização anatômica de cinco locais de dobra de gordura: (A) tríceps, (B) subescapular, (C) suprailíaca, (D) abdominal, (E) coxa.

Esses vieses associados ao lado da medição são, entretanto, menores que os erros causados pela medição.[22] Todas as medições deveriam ser repetidas pelo menos duas ou três vezes, e a média deve ser usada como valor da dobra cutânea. Os procedimentos de medição e o uso de fórmulas (ver o próximo parágrafo) contribuem para neutralizar erros no procedimento. A precisão das medições da espessura da dobra cutânea depende da habilidade do avaliador; em geral, quando bem treinado e experiente, pode obter uma precisão de até 5%.[23] O uso da antropometria para avaliar o conteúdo da gordura visceral oferece precisão limitada.[24] De qualquer forma, o método é relativamente barato se comparado a outras técnicas.

Várias equações específicas para determinadas populações foram desenvolvidas, com o objetivo de medir a gordura corporal total dos locais de dobra cutânea. Estas equações que foram desenvolvidas por Katch e McArdle[20] para medir a gordura corporal total a partir das dobras cutâneas do tríceps e subescapular de homens e mulheres jovens (de 17 a 26 anos) são:

Mulheres jovens: gordura corporal percentual =
0,55(A) + 0,31(B) + 6,13
Homens jovens: gordura corporal percentual =
0,43(A) + 0,58(B) + 1,47

em que A é a dobra de gordura nos tríceps, medida em milímetros; e B, a dobra de gordura subescapular, medida em milímetros.

Considera-se melhor medir vários pontos (ao menos três) para verificar a gordura subcutânea do que fazer medições de apenas um ou dois locais.[20]

Medições de circunferências também podem ser usadas para verificar a gordura corporal. Os pontos mais comuns para essa medição são o abdômen, as nádegas, a coxa direita e a parte superior do braço direito. A exemplo das medições de dobras cutâneas, foram desenvolvidas equações para estimar a gordura corporal para idades e sexos.

As medições de circunferência da cintura (circunferência abdominal) e do quadril (circunferência glútea) também fornecem um índice da distribuição de gordura regional e está provado que elas se inter-relacionam com a gordura visceral.[24] A razão circunferência entre a cintura e o quadril é calculada de acordo com medições da cintura e do quadril do paciente. As medições de cintura devem ser feitas abaixo da caixa torácica e acima do umbigo, em um plano horizontal no local estreito, ou no local com menor circunferência. A circunferência de quadril deve ser medida no local mais largo em torno dos quadris ou das nádegas. O tecido macio não deve ser comprimido ou apertado durante essas medições, e as medidas devem ser feitas com o paciente em pé. A reprodutibilidade das medições de circunferência é boa em 2%.[24] Acredita-se que as razões >0,8 em mulheres e >0,95 em homens indiquem um maior risco à saúde. As circunferências >102 cm (homens) e >89 cm (mulheres), sem comparação com a circunferência dos quadris, também podem ser usadas para identificar uma gordura abdominal elevada e, portanto, o risco elevado de desenvolvimento de quadros associados à obesidade.

DENSITOMETRIA/HIDRODENSITOMETRIA

O princípio da pesagem hidrostática, na qual a densitometria ou hidrodensitometria é baseada, pode ser creditado ao matemático grego Arquimedes. Ele descobriu que o volume de um objeto submerso em água é igual ao volume de água deslocada pelo objeto. A gravidade específica, ou densidade de um objeto, pode ser calculada através do peso do objeto (kg) no ar diminuído da sua perda de peso na água. Por exemplo, para uma pessoa que pesa 47 kg no ar e 2 kg debaixo da água, 45 kg representam a perda de peso corporal e o peso da água deslocada. Um ajuste em relação ao volume de ar residual nos pulmões (RLV) e gás no trato gastrintestinal (GTGI) precisa ser realizado.

O cálculo da densidade corporal é representado pela seguinte fórmula:

$$\text{Densidade corporal} = \frac{\text{peso do corpo no ar}}{\dfrac{\left(\begin{array}{c}\text{peso do corpo no ar}\end{array} - \begin{array}{c}\text{peso do corpo na água}\end{array}\right)}{\text{Densidade da água}} - \text{RLV} - \text{GTGI}}$$

Estima-se que o volume pulmonar residual seja aproximadamente 24% da capacidade vital dos pulmões. O volume de gás no trato gastrintestinal é estimado em 50 a 300 mL. Esse volume é normalmente negligenciado ou então se pode usar um valor de 100 mL nos cálculos. A densidade ou o peso da água é conhecido para várias temperaturas e é preciso determiná-lo para fazer o cálculo.

Calcular a densidade do corpo humano permite estimar a gordura corporal. É possível estimar a porcentagem da gordura corporal em qualquer densidade corporal conhecida usando a equação de Siri:[25]

$$\text{Percentual de gordura corporal} = \frac{495}{\text{Densidade corporal}} - 450 \times 100$$

ou a equação de Brozek:[26]

$$\text{Percentual de gordura corporal} = \frac{457}{\text{Densidade corporal}} - 414 \times 100$$

Os cálculos de densidade corporal vêm em parte do conhecimento de que a densidade de massa de gordura é de 0,9 g/cm³ e que a densidade da massa livre de gordura é de 1,1 g/cm³ (assumindo que a massa livre de gordura seja composta de cerca de 20,5% de proteínas, 72,4% de água e 7,1% de mineral ósseo). Assim que o percentual de gordura corporal tiver sido calculado, o peso da gordura e da massa magra pode ser estimado, como segue:

Peso corporal × percentual de gordura corporal =
Peso da gordura corporal

Peso corporal − peso da gordura corporal =
Peso da massa magra

Foram propostos vários cálculos para determinar o peso corporal ideal ou desejável, com base na informação da composição corporal, como a fórmula seguinte:[27]

Peso corporal desejado = Peso magro 1 − percentual de gordura desejado

Os cálculos seriam como segue, para uma mulher que pesa 91 Kg, com 40% de seu peso na forma de gordura já medida:

91 Kg × 0,40 = 36,4 kg (peso de gordura)
91 Kg − 36,4 kg = 54,6 Kg (peso da massa magra)

Como a quantidade de gordura desejável em mulheres vai de 20% a 30%, o número 25% (0,25) é usado na equação a seguir para a mulher padrão:

$$\text{Peso corporal desejável} = \frac{54,6}{1-0,25} = \frac{54,6}{0,75} = 72,8 \text{ Kg}$$

A pesagem debaixo da água é considerada um método não invasivo e relativamente preciso para estimar a gordura corporal. Estima-se o erro médio de 2,7% para adultos e cerca de 4,5% para crianças e adolescentes[27] quando da avaliação da gordura corporal por meio da densitometria. As limitações da pesagem embaixo da água incluem seu custo relativamente alto em equipamento, a incapacidade de medir o volume de gás no trato gastrintestinal e a falta de praticidade para muitos pacientes, que precisam ser submersos e permanecer sem movimento por um longo tempo. Portanto, a técnica não é indicada para crianças pequenas, adultos mais velhos ou pacientes que têm saúde debilitada. Dentre outras limitações para seu uso, supõe-se que a densidade da massa magra seja relativamente constante, quando, na verdade, a densidade dos ossos normalmente muda com a idade.[28]

Pletismografia de deslocamento de ar

Outra forma de determinar o volume do corpo é pela pletismografia de deslocamento de ar. É um aparato comercialmente disponível (o Bod Pod Life Measurements Inc.), no qual o paciente senta-se numa câmara selada que tem um volume conhecido. Uma segunda câmara é separada por uma membrana. O instrumento mede a mudança na pressão causada pelo volume ocupado pela pessoa, que veste uma roupa para mergulho apertada e uma toca de banho. A medição demora apenas alguns minutos. As medições obtidas pela pesagem embaixo da água se correlacionam bem para várias populações com aquelas obtidas com outras técnicas. Alguns estudos relataram alguma variação ou subestimação de gordura em grupos específicos, quando esse método é comparado com a absorciometria de raios X de energia dupla (DEXA).[29] O aparelho tem a vantagem de poder medir a composição corporal em grupos etários que não estão aptos para o peso embaixo d'água, como idosos ou muito jovens. Um instrumento que recebe o nome de PEA POD é próprio para crianças pequenas. Assim que a densidade do corpo é obtida, o cálculo da composição corporal é o mesmo que se obtém com a hidrodensitometria.

Absorciometria

A absorciometria é uma técnica de imagem que envolve o escaneamento do corpo inteiro ou de uma porção dele por um feixe de prótons. A absorciometria por emissão fotônica única envolve o escaneamento do corpo com prótons de ^{125}I (iodo) em um nível de energia específico. Entretanto, essa técnica não permite a medição precisa em áreas de tecidos macios. Esse problema foi eliminado com o desenvolvimento da absorciometria de dois fótons, na qual a fonte de radionuclídeo é geralmente de ^{153}Gd (gadolínio) e os prótons são emitidos em dois níveis energéticos diferentes. O mineral ósseo e as massas gorda e magra podem ser estimados usando a absorciometria de raios duplos.

A absorciometria de raios X de energia dupla (que recebe a abreviação DEXA ou DXA), criada no final da década de 1980, envolve o escaneamento de pacientes com raios X em dois níveis energéticos diferentes. O paciente deita numa mesa enquanto uma fonte de prótons embaixo dela e um detector acima dela passam sobre o corpo do paciente. Um computador calcula a atenuação do feixe de raios X, conforme eles passam sobre o corpo. A porcentagem de gordura corporal e de tecido macio e a densidade de mineral ósseo (total ou em locais específicos) podem ser calculadas com base na restrição no fluxo dos raios X pelas massas gorda e magra.[23,30-32]

Dentre as limitações para o uso da absorciometria, registram-se o gasto do equipamento e a exposição, mesmo que mínima, dos pacientes à radiação. Além disso, é necessária uma equipe treinada para operar o instrumento e analisar os escaneamentos. As medições DXA são muito reproduzíveis e se correlacionam com outros métodos de verificação de composição corporal. Entretanto, a técnica não é precisa para pessoas que têm implantes metálicos, incluindo, por exemplo, pinos. Além disso, pessoas extremamente obesas podem ter dificuldades para subir na mesa, assumindo que a mesa possa suportar o peso.

Tomografia axial computadorizada (TAC)

A tomografia axial computadorizada ou computada (TAC), outra técnica de imagem que envolve um tubo de raios X e detectores alinhados em polos opostos de uma armação circular, cria imagens virtuais, permitindo que seja determinada a composição corporal regional (como massa de órgãos viscerais, massa de músculos regionais, gordura subcutânea e interna, e densidade de ossos). Os pacientes deitam de barriga para cima em uma plataforma móvel, que passa pela estrutura circular do instrumento. Imagens transversais dos tecidos são construídas pelo computador do escâner, conforme o feixe de raios X roda em torno da pessoa analisada. As diferenças na atenuação de raios X são relacionadas às diferenças na densidade física de tecidos.[23] A área superficial relativa ou volume ocupado pelos tecidos (ou seja, ossos, tecido adiposo e tecido livre de gordura) podem ser calculados por meio das imagens produzidas pelo instrumento. Os resultados são muito reproduzíveis.[24] A exposição excessiva de pacientes à radiação de íons e o custo do equipamento são as grandes desvantagens no uso de tomografia computadorizada para verificar a composição corporal.

IMAGEM DE RESSONÂNCIA MAGNÉTICA (IRM)

A imagem de ressonância magnética (IRM) é baseada no princípio de que núcleos atômicos se comportam como ímãs quando um campo magnético externo é aplicado sobre o corpo. Quando um campo magnético externo é aplicado, os núcleos tentam se alinhar com o campo. Os núcleos também absorvem as ondas de radiofrequência que são direcionadas para o corpo e, por sua vez, mudam sua orientação no campo magnético.[23] Cancelar a onda de rádio resulta na emissão de um sinal de rádio pelos núcleos ativados, e esse sinal emitido é usado para desenvolver uma imagem computadorizada. A imagem de ressonância magnética é usada para medir o tamanho e a estrutura dos órgãos, a gordura corporal e sua distribuição (subcutânea, visceral, intra-abdominal), o tamanho dos músculos, bem como a quantidade de água no corpo. Trata-se de técnica não invasiva e segura, entretanto o custo é bastante alto. A reprodutibilidade da área de gordura visceral medida por imagem de ressonância magnética é de cerca de 10% a 15%.[24] Entretanto, para verificar a distribuição do tecido adiposo, a imagem de ressonância magnética fornece a menor variabilidade se comparada com espessura das dobras de pele, contagem de ^{40}K (ver a seção "Potássio corporal total"), impedância bioelétrica, verificação de água total no corpo com ^{18}O (ver a seção "Água corporal total") e peso hidrostático.[33]

CONDUTIVIDADE ELÉTRICA CORPORAL TOTAL (TOBEC)

A técnica de condutividade elétrica corporal total (TOBEC) é baseada na mudança da condutividade elétrica quando um paciente é colocado em um campo eletromagnético. Os pacientes deitam de barriga para cima numa cama, que é enrolada dentro do instrumento de TOBEC. Então, o instrumento induz uma corrente elétrica no paciente. São medidas as mudanças na condutividade, que são proporcionais ao conteúdo de eletrólitos do corpo. Uma vez que os eletrólitos no corpo são associados essencialmente à massa magra, a TOBEC permite que ela seja estimada e, portanto, que se determine a gordura pela diferença. O estado de hidratação, os desequilíbrios de eletrólitos e as variações na massa óssea podem, entretanto, comprometer a precisão. Além disso, embora o procedimento seja rápido e seguro, o equipamento é muito caro.

ANÁLISE DE IMPEDÂNCIA BIOELÉTRICA (BIA)

A análise de impedância bioelétrica (BIA), também denominada impedância bioelétrica (BEI), é similar à TOBEC por depender de mudanças na condutividade elétrica. Entretanto, na BIA, a medição da condutividade elétrica é feita nas extremidades, e não no corpo como um todo. Os pacientes deitam de barriga para cima em uma cama, com as extremidades distantes do corpo. São colocados eletrodos nos membros, em locais específicos. Um instrumento gera uma corrente ou várias frequências de correntes elétricas que passam pelo corpo através dos eletrodos. A oposição ao fluxo de corrente elétrica, denominada impedância, é detectada e medida pelo instrumento. A impedância é o inverso da condução. É usado o valor de resistência mais baixo de uma pessoa para calcular a condução e avaliar a massa magra ou massa livre de gordura do corpo. Por exemplo, os músculos, os órgãos e o sangue, que têm muita água e eletrólitos, são bons condutores.[34] Os tecidos que possuem pouca água e poucos eletrólitos (como o tecido adiposo) são maus condutores, tendo uma alta resistência à passagem de uma corrente elétrica.[34] Em frequências maiores, é possível estimar a água tanto intra quanto extracelular, uma vez que a corrente pode penetrar as membranas celulares. Em frequências menores, o fluxo da corrente é bloqueado, e a resistência medida indica a água extracelular.

A impedância bioelétrica é um método seguro, não invasivo e rápido para analisar a composição do corpo. O equipamento é portátil e de fácil operação, embora também seja relativamente caro. Como a TOBEC, as leituras da impedância bioelétrica são afetadas pelos desequilíbrios de hidratação e de eletrólitos. Portanto, a técnica é mais útil para pacientes saudáveis. Várias equações de projeção para a análise de impedância bioelétrica em distintas populações foram desenvolvidas.

ULTRASSONOGRAFIA OU ULTRASSOM

O ultrassom fornece imagens da configuração de tecidos ou leituras profundas de mudanças na densidade dos tecidos.[23] A energia elétrica é convertida em um aparelho de energia ultrassônica de alta frequência. A energia ultrassônica é transmitida pela pele e para dentro do corpo, na forma de pulsos ou ondas curtas. As ondas passam pelo tecido adiposo até chegarem à massa magra do corpo. Na conexão entre o tecido adiposo e magro, parte da energia ultrassônica é refletida de volta ao receptor no equipamento e transformada em energia elétrica. O eco é visualizado em um osciloscópio. Um gel de transmissão, que é usado entre o equipamento e a pele, fornece o contato acústico. O equipamento é portátil e a técnica pode coletar informações sobre a densidade da gordura subcutânea, como também a espessura da massa muscular. A confiabilidade da técnica foi melhorada para 91% e a precisão é similar à de medições de dobra cutânea.[35]

INTERACTÂNCIA DE INFRAVERMELHO

A interactância de infravermelho é baseada no princípio de que, quando um material é exposto à luz infravermelha, a luz é absorvida, refletida ou transmitida de acordo com as propriedades de disseminação e de absorção do material. Para verificar a composição corporal, coloca-se sobre a pele um equipamento que age como transmissor e detector de infravermelho. A luz infravermelha com duas extensões de onda é transmitida pelo equipamento. O sinal penetra no tecido interno em uma profundidade de 4 cm.[23] A luz infravermelha também é refletida, dispersa-se na pele e nos tecidos subcutâneos logo abaixo dela, e é detectada pelo equipamento. Pode-se fazer uma estimativa da composição corporal por meio da análise das características específicas da luz refletida. O método é seguro, não invasivo e rápido, entretanto há relatos de que ele superestima a gordura corporal em pessoas magras (<8% de gordura corporal) e subestima a gordura corporal em pessoas obesas (>30% de gordura corporal).[36] A precisão da técnica requer maiores investigações.

Alguns métodos de verificação da gordura corporal usam uma perspectiva atômica para quantificar um ou mais componentes do corpo e, por meio de vários cálculos, determinar os outros componentes. As medições da composição corporal por análise da água total do corpo, do potássio total do corpo e da ativação de nêutrons fazem parte dessa abordagem.

ÁGUA CORPORAL TOTAL (ACT)

A quantificação da água corporal total envolve o uso de isótopos – normalmente deutério (D_2O), trício radioativo (^3H_2O) ou oxigênio-18 (^{18}O) – e se baseia nos princípios da diluição. A água pode ser marcada por qualquer um dos três isótopos. A água que contém uma quantidade específica (concentração) do isótopo é, então, ingerida ou injetada intravenosamente. Após a ingestão ou a injeção, o isótopo se distribui pela água do corpo. A água do corpo ocupa aproximadamente 73,2% da massa magra. Depois de um determinado prazo (geralmente de 2 a 6 horas) observado para que se restabeleça o equilíbrio, são colhidas amostras dos fluidos corporais (normalmente sangue e urina). As perdas do isótopo na urina precisam ser determinadas. Se o ^{18}O for usado, serão colhidas amostras da saliva para análise. As concentrações do isótopo na saliva ou nos fluidos corporais são determinadas por contadores de cintilação ou por outros instrumentos.

A concentração (C_1) e o volume (V_1) iniciais do isótopo em questão são iguais à concentração final do isótopo no plasma (C_2) e ao volume de água corporal total (V_2), expressos por $C_1V_1 = C_2V_2$. Portanto, apenas a água corporal (V_2) é igual a C_1V_1 dividido por C_2. Assim que a água corporal total tiver sido determinada, a porcentagem de massa magra poderá ser calculada. A massa livre de gordura é igual à água total do corpo dividida por 0,732. A gordura corporal pode ser obtida pela subtração da massa magra do peso corporal. Foi comprovado que um modelo de três componentes (formado de água corporal total, volume do corpo e peso do corpo) mede mudanças na gordura corporal bastante diminutas, de até 1,54 kg.[30] Entretanto, muitos estudos mostraram que o grau de hidratação do tecido magro em pessoas aparentemente saudáveis varia consideravelmente. Portanto, as implicações que tratam da gordura corporal total que vem de estimativas da massa magra, baseadas no total de água corporal, podem estar equivocadas.[26,37] Além disso, provou-se que o tecido adiposo contém até 15% de água no seu peso.[31] Portanto, o fluido extracelular, assim como a água corporal total, deve ser medido e subtraído da água corporal total para indicar a água intracelular e, portanto, a massa das células corporais.

Como a água corporal total envolve exposição à radiação caso se faça uso do ^3H, o método não se aplica em alguns pacientes (como crianças e grávidas). O ^{18}O é, por si só, bastante caro e exige um equipamento de espectrometria de massa também caro para ser analisado. A água deuterada (D_2O) é relativamente de baixo custo para compra, mas alto para medição.[34]

POTÁSSIO CORPORAL TOTAL (TBK)

Também se usa o potássio corporal total para estimar a massa livre de gordura. O potássio está presente em células, mas não é associado à gordura armazenada. Cerca de 0,012% do potássio se dá na forma de ^{40}K, que é um isótopo de ocorrência natural que emite um raio gama característico. A contagem externa de raios gama emitidos pelo ^{40}K fornece a quantidade de potássio corporal total, entretanto pode ser difícil obter contagens de ^{40}K precisas por causa da radiação externa ou de plano de fundo. Depois de medir a radiação do potássio (^{40}K) do corpo, é preciso calcular o potássio total com base nos dados. A massa livre de gordura pode ser quantificada usando o potássio corporal total, com base em qualquer um dos vários fatores de conversão, que variam em homens de 2,43 a 3,41 g de potássio por quilograma de massa livre de gordura e em mulheres de 2,28 a 3,16 g de potássio por quilograma de massa livre de gordura.[31] A gordura total do corpo pode ser calculada subtraindo-se a massa livre de gordura do peso corporal. Há relatos de superestimação de gordura corporal em pacientes obesos com o uso da técnica de potássio corporal total.[36] A técnica não deve ser usada em pessoas com doenças que reduzem o potássio do organismo.

ANÁLISE POR ATIVAÇÃO COM NÊUTRONS

A análise por ativação com nêutrons permite o estímulo *in vivo* da composição corporal, incluindo a concentração total de nitrogênio (TBN, cálcio (TBCa), cloro (TBCl), sódio (TBNa), fósforo (TBP), entre outros elementos. Um feixe de nêutrons é apontado para a pessoa que está sendo avaliada. Os átomos do corpo (nitrogênio, cálcio, cloro, sódio e fósforo) interagem com o feixe de nêutrons para gerar elementos radioativos instáveis, que emitem energia de raios gama conforme voltam às suas formas estáveis. Os níveis energéticos específicos correspondem a elementos específicos, e o nível de radiação da atividade indica a abundância do elemento.[23]

A verificação de vários componentes do corpo pode ser realizada com uma análise de ativação de nêutrons. Por exemplo, medir o nitrogênio torna possível a verificação da massa magra, e subtrair a massa magra corporal da água corporal total permite o cálculo da gordura corporal total.[38,39] Cohn et al.[39] apresentam em tabela informações sobre a composição corporal obtidas por meio da ativação de nêutrons em homens e mulheres de 20 a 79 anos. A análise de ativação de nêutrons não é invasiva e fornece dados confiáveis e reproduzíveis. Entretanto, o equipamento é caro e exige manuseio por um técnico hábil, e os pacientes são expostos a quantidades consideráveis de radiação.

VISÃO GERAL DOS MÉTODOS

A **Tabela 8.1** fornece um apanhado geral dos métodos descritos neste capítulo, bem como alguns outros métodos. Numa breve revisão sobre os métodos disponíveis para verificar a massa magra do corpo (MM) ou massa livre de

Tabela 8.1 Métodos para estimar a composição corporal[31,35,38,39,44]

Método	Descrição do método e comentários
Antropometria	A espessura das dobras cutâneas de vários lugares, o peso corporal e a circunferência dos membros podem ser usados para calcular a gordura, a massa livre de gordura e o tamanho dos músculos. Podem-se realizar medições em campo, mas, para que sejam precisas, é necessário que haja técnicos hábeis. As dobras cutâneas podem fornecer algumas informações sobre a gordura subcutânea local e a gordura total. As medições podem não ser aplicáveis para todos os grupos populacionais.
Densitometria	Medições por densitometria são feitas por meio da determinação do volume corporal por pesagem debaixo da água, do deslocamento de hélio ou da combinação do deslocamento de água pelo corpo e deslocamento de ar pela cabeça. As medições podem ser usadas para determinar a densidade corporal, que, por sua vez, permite o cálculo do percentual de gordura corporal e de massa livre de gordura. As medições são precisas, mas devem ser realizadas em laboratório; o paciente precisa cooperar para que seja possível pesá-lo debaixo da água. O método não é aplicável para crianças pequenas ou idosos.
Densitometria e Pletismografia por deslocamento de ar	A medição da densidade corporal total é feita por meio da determinação do volume corporal pela pesagem debaixo da água, por pletismografia de deslocamento de ar ou hélio (PDA) ou por uma combinação dos dois. As medições podem ser usadas para determinar a densidade corporal, que, por sua vez, permite o cálculo da porcentagem de gordura corporal e de massa livre de gordura. As medições de pesagem debaixo da água são precisas e consideradas padrão para determinar a composição corporal. Ela precisa ser realizada em laboratório, com cooperação do paciente. A pesagem debaixo da água não é aplicável para crianças pequenas e idosos. Os valores de densidade corporal obtidos pelo ADP se correlacionam bem com a pesagem debaixo da água para a maioria das populações. Com a disponibilidade comercial de equipamentos, ela pode ser usada em bebês, crianças pequenas e idosos.
Água Corporal Total (ACT)	Medição pela diluição com deutério (D_2O), trítio (^3H_2O) ou oxigênio-18 (^{18}O). A ACT é usada como índice para a composição do corpo humano, com base nas descobertas de que a água não está presente em triglicéridios armazenados, mas ocupa uma média aproximada de 73,2% da massa livre de gordura. Uma quantidade específica do isótopo é ingerida ou injetada, e então, após um período de equilíbrio, colhe-se uma amostragem da concentração do elemento marcado em um certo fluido biológico. A ACT é calculada da seguinte forma: $C_1V_1 = C_2V_2$, onde V_2 representa o volume de ACT, C_1 é a quantidade de elemento marcado usado, e C_2, a concentração final do elemento marcado no fluido biológico escolhido. O ECF pode ser estimado por uma variedade de métodos. Subtrair o BCF da ACT permite calcular a massa livre de gordura. Trata-se de um procedimento difícil e de precisão limitada, e o custo pode ser alto, particularmente quando o ^{18}O é usado como elemento marcador.
Potássio corporal total	O ^{40}K, um isótopo de ocorrência natural, é encontrado em quantidade conhecida (0,012%) em água intracelular, mas não está presente em triglicéridios armazenados. Esses fatos permitem que a massa livre de gordura seja estimada pela contagem externa de raios gama emitidos pelo ^{40}K. A instrumentação para contagem do ^{40}K é bastante cara e precisa ser calibrada corretamente para ser exata. O método é limitado a laboratórios.
Excreção de creatinina urinária	A creatinina é o produto que resulta da hidrólise não enzimática de creatina livre, que é liberada durante a desfosforilação da creatina fosfato. A preponderância de creatina fosfato está localizada no músculo esquelético, portanto a excreção de creatinina urinária pode ser relacionada à massa muscular. Dentre os pontos negativos desse método, temos grande variabilidade individual de excreção de creatinina por causa do processamento renal dela e o efeito da dieta. O depósito de creatina não parece estar sob controle metabólico estrito, sendo, até certo ponto, independente da composição corporal. Outra dificuldade técnica é o controle da coleta precisa de urina limitada a 24 horas.
Excreção de 3-metilistidina	A 3-metilistidina foi apontada como uma projeção útil da composição do corpo humano, pelo fato de esse aminoácido estar localizado principalmente em músculos e não poder ser reutilizado após a liberação das proteínas miofibrilares (a metilação de resíduos histidina específicos ocorre pós-translacionalmente em proteínas). Existe preocupação quanto ao uso da 3-metilistidina como marcador de proteína muscular, por causa da influência potencial da alteração das proteínas não esqueléticas dos músculos (pele e proteínas do trato gastrintestinal [GI]) na sua forma excretada. Dentre outros problemas com esse método, há a necessidade de consumir uma dieta vegetariana relativamente controlada e fazer coletas de urina completas e precisas.

Tabela 8.1 (*Continuação*)

Método	Descrição do Método e Comentários
Condutividade elétrica (a) Elétrica corporal total	O método é baseado na mudança de condutividade elétrica quando o paciente é colocado em um campo eletromagnético. A mudança é proporcional à quantidade de eletrólitos do corpo, e, pelo fato de a massa livre de gordura ter virtualmente toda a água e todos os eletrólitos condutores do corpo, a condutividade é muito maior na massa livre de gordura do que na massa gorda. A partir das medições, a massa magra pode ser calculada e a gordura estimada pela diferença. Um importante aspecto desse método é o gasto com o instrumental exigido; essa medição é um procedimento laboratorial limitado essencialmente para grandes instalações clínicas.
(b) Análise de impedância bioelétrica	Esse método é uma adaptação da TOBEC. A medição da condutividade elétrica é feita nas extremidades, e não no corpo inteiro. Fazem-se determinações de resistência e de reatividade, e usa-se o valor de resistência mais baixo do indivíduo para calcular a condutividade e estimar o LBM. O equipamento é portátil e muito mais barato do que o necessário para a TOBEC, e sua precisão é comparável.
Absorciometria (a) Emissão fotônica única	O método é usado para medir ossos locais ou de áreas. O osso é escaneado por um feixe de fótons de baixa energia, e a transmissão, monitorada por um detector de cintilação. As mudanças na transmissão, conforme o feixe é movido pelos ossos, são uma função do conteúdo mineral ósseo (densidade óssea) daquela região. Esse método apresenta algumas desvantagens: o osso precisa estar cercado por tecido macio de espessura constante e as medições não podem ser usadas para avaliar a massa esquelética total.
(b) Dois Fótons	Esse método permite a estimativa da massa magra e do mineral ósseo total do corpo inteiro. O corpo é escaneado transversalmente em partes muito pequenas em todo o seu comprimento por radiação do gadolínio-153 (153Gd). Esse isótopo emite dois raios gama de energias diferentes, e as medições de atenuação entre as duas energias de fótons discretos permitem que se quantifiquem o mineral ósseo e o tecido macio. O equipamento exigido para a absorciometria de dois fótons é bastante cara, deve-se fazer uma calibragem complexa, e os dados coletados exigem tratamentos matemáticos complicados.
(c) Raios X de energia dupla	Similar ao método de dois fótons, o de raios X de energia dupla consiste em escanear pacientes em dois níveis de energia diferentes. Entretanto, usam-se raios X em lugar de fonte radionuclídea. A exposição dos pacientes à radiação é muito baixa, e o procedimento, relativamente rápido. Esse método parece ser a melhor escolha para medir a densidade de mineral óssea.
Tomografia dupla computadorizada	Esse método determina a composição corporal de uma região. Uma imagem é gerada pelo processamento computadorizado de dados de raios X. Gordura, tecido magro e ossos podem ser identificados pela sua distribuição densidade-frequência característica. Podem-se obter informações sobre a distribuição regional de gordura. Esse método tem sido usado para determinar a taxa de gordura intra-abdominal na gordura subcutânea de seres humanos. O tamanho do fígado, do baço e do rim pode ser determinado pela tomografia computadorizada. Tanto o custo do equipamento quanto as dificuldades técnicas são elevados. O método é um procedimento laboratorial atualmente limitado, em boa parte, aos grandes centros médicos.
Ultrassom	Essa abordagem utiliza um instrumento no qual a energia elétrica é convertida por um equipamento para energia ultrassônica de alta frequência. As transmissões subsequentes dessas ondas sonoras por vários tecidos podem ser usadas para calcular a espessura dos tecidos. O método é frequentemente usado para determinar a espessura da camada de gordura subcutânea. Estão disponíveis tanto grandes instrumentos de laboratório quanto equipamentos portáteis. Embora os dados sugiram uma validade razoável do método, seu uso geral foi limitado pelo fato de a frequência de sinal apropriada do equipamento não ter sido bem definida e porque a pressão constante do equipamento necessária no local do escaneamento é de difícil realização. As mudanças na pressão pela aplicação do aparelho podem prejudicar a determinação ultrassônica da espessura do tecido adiposo.
Interactância de infravermelho	A medição da gordura corporal é feita em vários pontos das extremidades através do uso de ondas curtas de luz infravermelha. A quantidade de gordura pode ser calculada pelos espectros de absorção e usada com uma equação de previsão para estimar o total de gordura corporal.
Imagem de ressonância magnética	A abordagem é baseada no fato de que os núcleos atômicos podem se comportar como ímãs. Quando um campo magnético externo é aplicado em parte do corpo, cada núcleo tenta se alinhar com o campo magnético externo. Se esses núcleos forem simultaneamente ativados por uma onda de radiofrequência, assim que a onda de rádio for desligada, os núcleos ativados emitirão o sinal absorvido, portanto o sinal emitido é usado para desenvolver uma imagem com um computador. O método tem capacidade para gerar imagens em resposta a variáveis intrínsecas dos tecidos e para representar características como nível de hidratação e quantidade de gordura. Esse método parece ser promissor, mas tanto o custo do equipamento quanto as dificuldades técnicas são grandes.
Análise de ativação de nêutrons	Essa é a única técnica atualmente disponível para medir a composição multielementar do corpo humano. Baixas doses de radiação produzem átomos isotópicos nos tecidos; os nuclídeos induzidos permitem medições dos vários elementos, incluindo nitrogênio, cálcio, fósforo, magnésio, sódio e cloro. Embora a precisão da medição seja alta, as dificuldades técnicas e o custo do equipamento também são. O método de medição da composição corporal é limitado para muitos poucos laboratórios.

gordura, temos a análise de ativação de nêutrons, o potássio total corporal, a água intracelular (água corporal total menos a água extracelular), a condutividade elétrica corporal total e a análise de impedância bioelétrica.

A gordura corporal pode ser verificada por antropometria, densitometria, pletismografia de deslocamento de ar, absorciometria de dois prótons ou de raios X, ultrassom e interactância de infravermelho. O tecido adiposo é normalmente medido por meio de tomografia computadorizada, imagem de ressonância magnética e ultrassom. Pode-se verificar a densidade dos minerais ósseos por meio de absorciometria de fótons únicos ou de dois fótons, ou por absorciometria de raios X de energia dupla.[21,25,28,34]

Equilíbrio energético

O corpo está em equilíbrio energético quando a entrada de energia é igual à saída de energia. A entrada de energia é mais fácil de definir que a saída: trata-se da soma da energia dos alimentos e das bebidas consumidos. A energia vem da oxidação ou quebra de carboidratos, proteínas, gorduras e álcool em nosso corpo. Já a saída de energia é mais complexa. A saída de energia inclui a energia envolvida na absorção, no metabolismo e no armazenamento dos nutrientes dos alimentos que ingerimos, bem como a energia que gastamos à medida que respiramos, que o nosso coração bate, que o nosso corpo se resfria ou aquece e que realizamos exercícios físicos. A regulação da entrada de energia, o seu gasto e armazenamento são muito complexos, e nem todos os seus aspectos são totalmente compreendidos.

A descompensação consciente da energia resulta em ganho ou perda de peso corporal. Se muito pouca energia (calorias) for consumida para compensar a energia gasta, a quantidade de tecidos em nosso corpo diminuirá. Na redução de peso, o objetivo é perder tecido adiposo, mas pode haver perda de outros tecidos, como os musculares. Se a energia consumida for maior que o gasto, os depósitos adiposos aumentarão; e se o balanço positivo for suficientemente longo, poderemos ficar acima do peso ou obesos. Lembre-se de que a obesidade é definida como um excesso de gordura corporal e que usamos o peso corporal como indicador por sua conveniência, mas, para quem não é atleta, o peso e a gordura corporal estão correlacionados.

Nos últimos vinte anos, a prevalência de pessoas acima do peso ou obesas aumentou rapidamente. Esse aumento é considerado uma epidemia de obesidade pelos órgãos oficiais de saúde pública.

A obesidade está associada a um risco elevado de morbidade e mortalidade. Entre as condições associadas ao fato de uma pessoa estar acima do peso ou obesa, estão a hipertensão, os derrames, as doenças arteriais coronárias, a dislipidemia, o diabetes tipo 2, a apneia de sono, a osteoartrite e outras. O equilíbrio energético é um campo de enorme importância no contexto da nutrição e metabolismo.

PREVALÊNCIA DA OBESIDADE

Uma característica inata da maturação e do envelhecimento é uma mudança na composição e no peso corporal. Essa mudança ocorre com o decorrer do ciclo da vida, iniciando-se com o embrião e estendendo-se com a idade avançada. O rápido crescimento não gera apenas um aumento da massa corporal, mas também uma mudança nas proporções dos componentes que formam essa massa. O início da idade adulta é um período de homeostase relativa, mas, em algumas pessoas, a composição corporal pode mudar. Após o período mais ou menos homeostático do início da fase adulta, há o período de envelhecimento progressivo, quando ocorrem algumas mudanças indesejáveis na composição corporal e, em muitos casos, no peso.

A obesidade esteve presente em toda a história, mas apenas recentemente ela alcançou proporções epidêmicas.[40] Os dados na prevalência de obesidade nos Estados Unidos foram, em sua maioria, obtidos com as National Health Examination Surveys (NHANES*). As NHANES constituem uma série de pesquisas (agora contínuas) que realizam amostragens na população dos Estados Unidos para permitir que se calcule a prevalência de vários parâmetros nutricionais e de saúde. A prevalência da obesidade permaneceu estável entre 1960 e 1980.[41] Durante as pesquisas NHANES I e II, que foram realizadas de 1971 a 1974 e de 1976 a 1980, respectivamente, a obesidade (IMC ≥30) estava pouco acima de 12% em homens e 16% em mulheres de 20 a 74 anos. Na pesquisa NHANES III, que foi realizada entre 1988 e 1994, a taxa de obesidade passou para 20,6% em homens e 25,9% em mulheres. Com o início das pesquisas contínuas, todas as idades foram amostradas. A **Figura 8.2** mostra a prevalência do sobrepeso, da obesidade e da obesidade extrema em adultos acima de 20 anos. As definições de sobrepeso e obesidade foram fornecidas anteriormente neste capítulo. O percentual geral de pessoas com sobrepeso e obesidade ficou

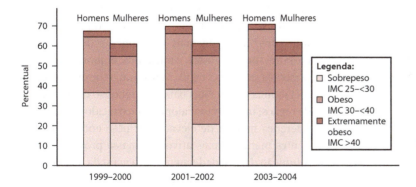

Figura 8.2 Prevalência do sobrepeso e da obesidade nos Estados Unidos, de 1999 a 2004.

---

* Dados de prevalência de sobrepeso e obesidade no Brasil obtidos na Pesquisa de Orçamento Familiar (POF 2008-2009; IBGE) estão disponíveis no *site* www.ibge.gov.br (N. do RT).

relativamente estável durante as três pesquisas: cerca de 70% dos homens e 61% das mulheres. Entretanto, nessas pesquisas, mais homens estavam com sobrepeso e mais mulheres estavam obesas. Mais mulheres (6,5%-6,9%) do que homens (2,8%-3,6%) também receberam classificação como extremamente obesos.[42]

Foram observados aumentos similares em pessoas que têm menos de 20 anos.[41-43] A prevalência do risco de sobrepeso ou obesidade (definições que foram fornecidas anteriormente neste capítulo) entre crianças aumentou mais de 33% na pesquisa de 2003-2004. Uma análise profunda da emergência da obesidade infantil está além do escopo deste livro. Entretanto, existem boas evidências de que uma criança obesa provavelmente se tornará um adulto obeso. Na próxima geração de adultos, a morbidade e a mortalidade relativas à prevalência do sobrepeso e da obesidade provavelmente se tornarão ainda piores do que nos dias de hoje.

O gasto de energia total, que influencia o peso e a composição corporal, é resultado do gasto de energia durante o repouso, o efeito térmico dos alimentos e o gasto energético de atividades físicas. Profissionais de nutrição precisam conhecer o peso corporal recomendado e a composição corporal, além de verificar o gasto energético para determinar as necessidades nutricionais e identificar ou prevenir doenças.

Componentes do gasto energético

A manutenção, elevação ou diminuição do peso corporal depende essencialmente se a quantidade de energia exigida pelo corpo (ou seja, o gasto energético total) foi ou não satisfeita ou excedida pela entrada de energia. O gasto energético total é composto essencialmente pelos seguintes fatores:

- gasto de energia em repouso (GER) ou taxa metabólica basal (TMB);
- efeito térmico dos alimentos;
- gasto de energia em atividades físicas ou exercícios.

Um quarto componente, a termorregulação, também é às vezes incluído. A **Figura 8.3** mostra a divisão média do gasto energético entre os componentes, que são descritos nas próximas seções.

Taxa metabólica basal e gasto de energia em repouso

A taxa metabólica basal (TMB) representa a taxa na qual o corpo gasta energia para realizar os processos vitais básicos, como respiração, batimento cardíaco, função renal e circulação sanguínea. Ela também inclui a energia necessária para que a pessoa possa se manter em um estado acordado, pelo fato de as medições serem normalmente feitas pouco depois de a pessoa acordar. A palavra *basal*, usada na TMB, geralmente é confundida com o termo *repouso*, entretanto *basal* tem uma definição mais precisa do que *repouso*. A medição do oxigênio consumido e do dióxido de carbono produzido que é usado no cálculo de gasto energético é feita sob condições mais padronizadas e firmemente controladas. A taxa metabólica basal de uma pessoa é determinada quando ela está em estado pós-absortivo (ou seja, não tiver consumido alimentos por pelo menos 12 horas), deitada (supino) e completamente relaxada (sem movimento) – de preferência muito pouco tempo depois de acordar de manhã, após uma noite de sono. Além disso, a temperatura ambiente na qual as medições ocorrem deve ser a mais confortável possível (termoneutro) para a pessoa. Qualquer fator capaz de influenciar o trabalho interno da pessoa é minimizado na medida do possível. Para a maioria das pessoas, o gasto de energia é mais lento durante o sono. A TMB é geralmente convertida em unidades de kcal/24 horas e recebe o nome de *gasto energético basal* (GEB).

Em contraste com a TMB, a taxa metabólica de repouso (TMR) é medida quando a pessoa está repousando em um ambiente confortável. Não é necessário um jejum de 12 horas. O jejum para a TMR é geralmente de 2 a 4 horas. A TMR é geralmente um pouco maior (cerca de 10%) do que a TMB pelas suas condições de medição menos limitadas.[44,45] Acredita-se que a TMR valha por cerca de 65% a 80% do gasto de energia diário total.[44] A TMB conta com cerca de 50% a 70% do gasto de energia diário total.[46] A expressão *gasto de energia em repouso* (GER) é usada quando a TMR for extrapolada para unidades de kcal/24 horas.[47]

O metabolismo basal é um resultado das trocas energéticas que ocorrem em todas as células do corpo. A taxa de consumo de oxigênio, entretanto, está mais relacionada às células ativas na metabolização, ou seja, a massa magra ou livre de gordura do corpo.[48,49] Na velhice, por exemplo, a gordura aumenta, em detrimento da massa livre de gordura, e a TMB diminui. Com a maturação, a proporção de estruturas de suporte (ou seja, ossos e músculos) aumenta mais rapidamente do que o peso corporal total. Os ossos e músculos, embora sejam componentes da massa celular corporal, têm uma atividade metabólica muito mais baixa em repouso do que tecidos de órgãos, mas muito maior do que o tecido adiposo. Essa diferença na taxa de elevação de peso entre os componentes menos e mais ativos da massa provoca uma diminuição da atividade metabólica geral da massa celular e uma redução na TMB por unidade de peso corporal.[48] Essas mudanças que ocorrem durante o período de maturação explicam o GER inferior de crianças, em comparação com o de bebês muito jovens.

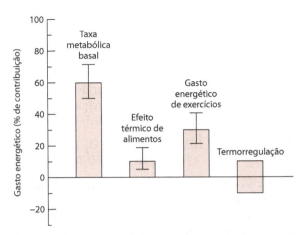

Figura 8.3 Componentes do gasto energético e seu percentual aproximado de contribuição.

Avaliar a atividade metabólica entre os componentes diferentes da massa celular em um homem adulto mostra o quanto ela pode variar. Sob condições normais, cerca de 5% a 6% do peso corporal total pode ser atribuído ao peso do cérebro, do fígado, do coração e do rim, enquanto cerca de 30% a 40% do peso corporal pode ser atribuído à massa muscular.[48] Ao mesmo tempo, a atividade metabólica desses tecidos de órgãos se responsabiliza por cerca de 60% do consumo de oxigênio basal, enquanto a massa muscular é responsável por apenas 25%.[48] Tecidos como ossos, glândulas, intestino e pele formam 33% do peso corporal e contribuem com 15% a 20% da atividade metabólica. Em contrapartida, a gordura geralmente responde por no mínimo 20% do peso corporal, contribuindo com a atividade metabólica em apenas 5%. Portanto, as mudanças na TMB poderão ocorrer se as proporções dos tecidos corporais mudarem.[48]

Efeito térmico de alimentos

Um outro componente do gasto energético é o efeito térmico dos alimentos (ou seja, a resposta metabólica a alimentos), também denominado termogênese induzida pela dieta, ação dinâmica específica ou efeito específico de alimentos. O efeito térmico de alimentos representa a elevação no gasto energético associado ao processamento de alimentos pelo corpo, incluindo o trabalho associado à digestão, absorção, transporte, metabolismo e armazenamento de energia dos alimentos ingeridos. Estima-se que o aumento percentual no gasto energético sobre a TMB causado pelo efeito térmico de alimentos seja de 5% a 30%.

Nos alimentos, a proteína tem o maior efeito térmico, aumentando o gasto energético de 20% a 30%. Os carboidratos têm efeito intermediário, elevando o gasto energético de 5% a 10%, e a gordura aumenta o gasto energético de 0% a 5%.[47] O valor normalmente usado para o efeito térmico de alimentos é de 10% do valor calórico de uma dieta mista consumida em 24 horas.[46,45] A elevação no metabolismo após o consumo de alimentos parece chegar a seu máximo cerca de 1 hora após a alimentação e é geralmente, mas não sempre, ausente 4 horas depois, no pós-prandial (depois de o indivíduo se alimentar).[45] Consequentemente, o efeito térmico dos alimentos não é normalmente incluído em cálculos de necessidades energéticas totais.

Gasto energético de atividades físicas

O gasto energético de atividades físicas (ou seja, o movimento voluntário, incluindo a agitação) é o componente mais variável e também o único facilmente alterado. Embora a atividade física conte, em média, com cerca de 20% a 40% do gasto de energia total, ela pode ser consideravelmente menor numa pessoa realmente sedentária ou muito maior em uma pessoa que seja muito fisicamente ativa.[46,50] Entre os fatores que alteram o gasto energético durante os exercícios, encontram-se, além da atividade em si, a intensidade, a duração e a frequência na qual a atividade é realizada; a massa corporal da pessoa; sua eficiência na realização da atividade; e qualquer movimento cansativo que possa acompanhar a atividade. Além disso, o consumo de oxigênio e, portanto, o gasto energético podem ficar elevados por um curto período depois que o exercício foi concluído.

Termorregulação

Outro componente do gasto energético com alguma importância é a termorregulação, que também recebe o nome de termogênese adaptativa, facultativa ou regulatória. A termorregulação diz respeito à alteração no metabolismo decorrente da manutenção da temperatura do corpo. As mudanças no metabolismo se relacionam, em maior proporção, às mudanças na temperatura ambiental, especialmente abaixo da zona de conforto (zona de termoneutralidade), mas também podem ocorrer mudanças no metabolismo quando a pessoa se alimenta demais, sofre um trauma, queima-se, tem condicionamento físico, entre outros.[47] Por exemplo, quando as temperaturas caem para abaixo da zona de conforto e a pessoa não se ajusta a essa mudança alterando a espessura das roupas que está usando, o gasto de energia aumenta para manter ou restaurar a temperatura corporal para a normal. A contribuição geral da termorregulação à necessidade energética é pequena, uma vez que a maioria das pessoas altera suas roupas conforme necessário para manter uma temperatura corporal confortável.

Determinando o gasto de energia

Em adultos saudáveis, o gasto total de energia normalmente inclui o gasto de energia basal, a energia gasta com o efeito térmico dos alimentos e os efeitos térmicos de atividades físicas. O gasto energético pode ser obtido por meio da calorimetria direta ou indireta ou pelo método da água duplamente marcada, como também por vários cálculos que usam fórmulas derivadas. Cada um desses métodos de determinação é apresentado a seguir.

CALORIMETRIA DIRETA

A medição do gasto total de energia pode ser determinada pela **calorimetria direta**, que mede a dissipação do calor do corpo.[51] A dissipação de calor é medida usando um princípio isotérmico, um sistema de camadas gradientes ou uma roupa resfriada por água.[51,52] Uma versão muito simplificada da calorimetria para seres humanos, baseada no princípio isotérmico, é apresentada na **Figura 8.4**. A perda total de calor consiste na perda sensível de calor e no calor do vapor da água. Nesse calorímetro isotérmico (**Figura 8.4**), a perda sensível de calor é determinada pela diferença na temperatura da água e na quantidade de água que flui para dentro e para fora de tubos localizados nas paredes da câmara na qual o paciente foi colocado. O calor removido pela vaporização da água é calculado da umidade do ar que sai do calorímetro. A umidade total do ar é absorvida em um banho de ácido sulfúrico. Embora o conceito de calorimetria direta seja relativamente simples, as medições diretas da perda de calor corporal são caras, incômodas e geralmente desagradáveis para os pacientes.[50] Portanto, a taxa metabólica basal é normalmente medida indiretamente.

CALORIMETRIA INDIRETA

A **calorimetria indireta** mede o consumo de oxigênio e a expiração de dióxido de carbono. Também se deve medir a excreção de nitrogênio urinário, já que, para cada grama de nitrogênio excretado, cerca de 6 L de oxigênio são consumidos, e produzem-se 4,8 L de dióxido de carbono.[51,53] O consumo de oxigênio e a produção de dióxido de carbono são medidos usando ora equipamento portátil, que pode ser instalado no paciente, permitindo a coleta e análise de ar expirado e a quantificação do ar inspirado, ora com equipamento estacionário. A troca de oxigênio e de dióxido de carbono é proporcional ao metabolismo.

A quantidade de energia gasta pode ser medida entre a taxa de dióxido de carbono expirado e o oxigênio inalado. Essa taxa é conhecida como quociente respiratório (QR). Os fisiologistas de exercícios usam a expressão taxa de troca respiratória (R). A avaliação dos quocientes respiratórios fornece informações significativas sobre o gasto de energia e o substrato biológico (carboidrato ou gordura) que estão sendo oxidados. Entretanto, quanto à oxidação de substratos, não são obtidas informações sobre o metabolismo em órgãos e tecidos individuais.[51] As próximas seções dão uma breve explicação de como o quociente respiratório é usado para verificar a oxidação de substratos e como ele é usado para determinar o gasto energético.

O quociente respiratório e a oxidação de substratos

Um QR igual a 1,0 sugere que o carboidrato está sendo oxidado, uma vez que a quantidade de oxigênio exigida para a combustão de glicose é igual à quantidade de dióxido de carbono produzido, como mostramos a seguir:

$$C_6H_{12}O_6 + 6\,O_2 \longrightarrow 6\,CO_2 + 6\,H_2O$$
$$QR = 6\,CO_2/6\,O_2 = 1,0$$

O QR para gorduras é < 1,0, pois a gordura é uma fonte de combustível muito menos oxidável (menos moléculas de oxigênio). Por exemplo, um triglicerídeo como a tristearina, como mostra a reação a seguir, requer 163 mols de oxigênio e produz 114 mols de dióxido de carbono:

$$2\,C_{57}H_{110}O_6 + 163\,O_2 \longrightarrow 114\,CO_2 + 110\,H_2O$$
$$QR = 114\,CO_2/163\,O_2 = 0,70$$

É mais complicado calcular o QR para a oxidação de proteínas, uma vez que a oxidação metabólica de aminoácidos exige a remoção de nitrogênio e de um pouco de oxigênio e carbono como ureia, que é um composto excretado na urina. O nitrogênio de ureia representa uma perda geral de energia para o corpo, e apenas a cadeia de carbono restante do aminoácido pode ser oxidada no corpo. A reação a seguir ilustra a oxidação de uma pequena molécula de proteína em dióxido de carbono, água, trióxido de enxofre e ureia:

$$C_{72}H_{112}N_{18}O_{22}S + 77\,O_2 \longrightarrow 63\,CO_2 + 38\,H_2O + SO_3 + 9\,CO(NH_2)_2$$
$$QR = 63\,CO_2/77\,O_2 = 0,818$$

Os números médios 1,0, 0,7 e 0,8 são aceitos como os QRs representativos para carboidratos, gorduras e proteínas, respectivamente. O QR para uma dieta mista normal formada por três nutrientes produtores de energia é normalmente cerca de 0,85. Um QR de 0,82 representa o metabolismo de uma mistura de 40% de carboidratos e 60% de gorduras.[26] Os QRs, que são, na verdade, computados a partir de trocas gasosas e que se aproximam de 1,0 ou mais perto de 0,7, indicam que mais carboidrato ou gordura, respectivamente, estavam sendo usados por combustível. Na prática clínica, um QR <0,8 sugere que um paciente pode estar se alimentando mal, e um QR <0,7 sugere fome ou ingestão de uma dieta baixa em carboidratos ou rica em álcoois; enquanto um QR de 1,0 sugere que está ocorrendo lipogênese.[51]

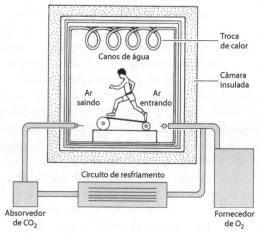

Figura 8.4 Versão simplificada do calorímetro humano usado para medir a perda de calor direta do corpo (ou seja, gasto de energia).

O quociente respiratório e o gasto de energia

Assim que o QR tiver sido computado através da troca gasosa, o cálculo da energia gasta é relativamente simples. A **Tabela 8.2** fornece o valor calórico para 1 L de oxigênio e dióxido de carbono, dados vários QRs. Quando o volume do oxigênio ou do dióxido de carbono da troca tiver sido determinado, pode-se calcular o valor calórico total representado pela troca. Também é possível determinar a quantidade de carboidratos e de gorduras oxidados na produção dessas calorias.

Por exemplo, se sob condições normais para a determinação da TMB uma pessoa consumir 15,7 L de oxigênio por hora e expirar 12,0 L de dióxido de carbono, o QR será 12,0/15,7 ou 0,7643. Na **Tabela 8.2**, o equivalente calórico para um QR de 0,76 é de 4,751 kcal para 1 L de oxigênio ou 6,253 kcal para 1 L de dióxido de carbono. Com base no equivalente calórico para oxigênio, as calorias produzidas por hora são 12,0 × 6,253 ou 75,04 kcal. Se usarmos 75 kcal/h como o gasto calórico sob condições basais, a energia basal para esse dia será aproximadamente de 1.800 kcal (75 kcal/h × 24 h). Nesse QR de 0,76, a gordura fornece quase 81% da energia gasta (**Tabela 8.2**).

Como a contribuição de proteínas para o metabolismo energético é muito pequena sob condições normais, a oxidação da proteína é ignorada na determinação do chamado QR não proteico. Se for necessário um QR realmente preciso, pode-se fazer uma correção mínima por meio da medição da quantidade de nitrogênio urinário excretado em um período específico. Como você já viu, para cada grama de nitrogênio excretado, cerca de 6 L de oxigênio são consumidos, e produzem-se 4,8 L de dióxido de carbono. A quantidade de oxigênio e de dióxido de carbono trocados na liberação da energia das proteínas pode, então, ser subtraída da quantidade total de troca gasosa medida.

A medição da energia gasta em várias atividades também tem sido feita essencialmente por meio da calorimetria indireta. O método para medir a troca gasosa, entretanto, é diferente do convencional para determinar a TMB. A pessoa que realiza a atividade para a qual está sendo determinado o gasto de energia inala ar ambiente, que tem uma composição constante de 20,93% de oxigênio, 0,03% de dióxido de carbono e 78,04% de nitrogênio. O ar exalado pela pessoa é coletado em um espirômetro (dispositivo usado para medir gases respiratórios) e analisado para determinar quanto oxigênio a menos e quanto dióxido de carbono a mais ele contém, em comparação com o ar ambiente. A diferença na composição do ar inalado e exalado traduz a liberação energética do corpo.[26] Um espirômetro portátil e leve (**Figura 8.5**) pode ser usado durante a *performance* de quase qualquer tipo de atividade, possibilitando, portanto, a liberdade de movimento fora do laboratório. No laboratório, a bolsa de Douglas é usada comumente para coletar o ar expirado.[26]

Existem tabelas que listam as quilocalorias gastas por quilograma de peso corporal por minuto ou hora de uma ampla gama de atividades. A **Tabela 8.3** agrupa várias atividades de acordo com seu nível médio de gasto energético. Informações quanto às necessidades energéticas associadas às atividades físicas, em conjunto com a informação quanto às necessidades de energia basal ou de repouso obtidas pela calorimetria indireta, permitem apurar a necessidade energética total de uma pessoa. Essas tabelas precisam ser usadas cuidadosamente para determinar a quantidade de tempo medida (por minuto ou por hora) e se o número inclui o gasto de energia basal. A **Tabela 8.4** fornece informações quanto à energia gasta em várias atividades, incluindo a energia usada para o metabolismo basal de pessoas de diferentes pesos corporais.

Tabela 8.2 Equivalente térmico do O_2 e CO_2 para um QR não proteico

QR não proteico	Valor calórico 1 L O_2	Valor calórico 1 L CO_2	Fonte de calorias Carboidrato (%)	Gordura (%)
0,707	4,686	6,629	0	100
0,71	4,690	6,606	1,10	98,9
0,72	4,702	6,531	4,76	95,2
0,73	4,714	6,458	8,40	91,6
0,74	4,727	6,388	12,0	88,0
0,75	4,739	6,319	15,6	84,4
0,76	4,751	6,253	19,2	80,8
0,77	4,764	6,187	22,8	77,2
0,78	4,776	6,123	26,3	73,7
0,79	4,788	6,062	29,9	70,1
0,80	4,801	6,001	33,4	66,6
0,81	4,813	5,942	36,9	63,1
0,82	4,825	5,884	40,3	59,7
0,83	4,838	5,829	43,8	56,2
0,84	4,850	5,774	47,2	52,8
0,85	4,862	5,721	50,7	49,3
0,86	4,875	5,669	54,1	45,9
0,87	4,887	5,617	57,5	42,5
0,88	4,899	5,568	60,8	39,2
0,89	4,911	5,519	64,2	35,8
0,90	4,924	5,471	67,5	32,5
0,91	4,936	5,424	70,8	29,2
0,92	4,948	5,378	74,1	25,9
0,93	4,961	5,333	77,4	22,6
0,94	4,973	5,290	80,7	19,3
0,95	4,985	5,247	84,0	16,0
0,96	4,998	5,205	87,2	12,8
0,97	5,010	5,165	90,4	9,58
0,98	5,022	5,124	93,6	6,37
0,99	5,035	5,085	96,8	3,18
1,00	5,047	5,047	100	0

Fonte: Adaptada de McArdle, Katch e Katch.[27]

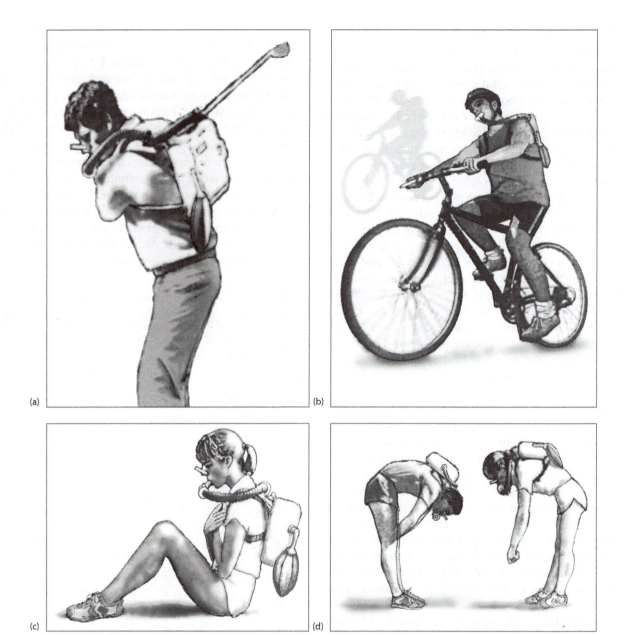

Figura 8.5 Medição do consumo de oxigênio obtida por meio de um espirômetro portátil durante a prática de (a) golfe, (b) ciclismo, (c) abdominais e (d) ginástica.

Tabela 8.3 O custo energético acima do basal associado a diferentes atividades

Nível energético	Tipo de atividade	Energia (kcal/kg/minuto*) Mulher	Homem
a	Dormindo ou deitado parado, relaxado[†]	0,000	0,000
b	Sentado ou de pé parado (como quando se está costurando, escrevendo, comendo)	0,001–0,007	0,003–0,012
c	Atividade muito leve (dirigir um carro, andar lentamente em um chão plano)	0,009–0,016	0,014–0,022
d	Exercícios leves (varrer, comer, andar normalmente, carregar livros)	0,018–0,035	0,023–0,040
e	Exercícios moderados (andar rápido, dançar, andar de bicicleta, limpar vigorosamente, mover móveis)	0,036–0,053	0,042–0,060
f	Exercícios pesados (dançar rápido, andar rapidamente em subida, jogar tênis, nadar, fazer ginástica)	0,055	0,062

*Medido em quilocalorias por quilograma por minuto acima da energia basal. Onde são dados intervalos, escolha o valor médio, a menos que você tenha certeza de que sua atividade foi extermamente relaxada ou intensa. Por exemplo, para "sentar", um homem deve normalmente escolher 0,007; se ele estiver sentando de forma muito relaxada, 0,003; se muito tenso, 0,012.
[†] Para propor esta tabela, foi considerada a atividade física basal.
Fonte: Modificada de Whitney e Cataldo.[74]

ÁGUA DUPLAMENTE MARCADA

O método da água duplamente marcada também permite a verificação do gasto total de energia. Nessa técnica, são atribuídos isótopos estáveis de água, tais como $H_2^{18}O$ e ^2H_2O (ou $^2H_2^{18}O_2$), e o desaparecimento do $H_2^{18}O$ e ^2H_2O é medido no sangue e na urina por cerca de 3 semanas. $O^{18}O_2$ pode ser excretado tanto como CO_2 como H_2O. O desaparecimento do $H_2^{18}O$ é representativo do fluxo da água (ou seja, a alteração da água) e da taxa de produção do dióxido de carbono. Para verificar o consumo de oxigênio, é calculado um quociente alimentar (QA) dos registros de dietas mantidos durante o período de testes. Em pacientes que estão mantendo o peso corporal, o quociente alimentar é igual ao quociente respiratório. O consumo de oxigênio e, portanto, o gasto de energia podem ser calculados a partir do QA e da produção de dióxido de carbono.

O uso da água duplamente marcada para verificar o gasto total de energia produz resultados precisos que se correlacionam bem com os da calorimetria indireta. A principal fonte de eventuais erros está no uso de registros alimentares, que não são necessariamente precisos, e no cálculo do consumo de oxigênio com base no quociente alimentar.[47]

FÓRMULAS DERIVADAS

Em oposição à técnica de água duplamente marcada, que foi adaptada para uso em seres humanos desde a década de 1980, a prática de estimar a taxa metabólica basal ou o gasto de energia em repouso em vez de medi-lo tem sido usada por clínicos desde 1925. Muitos métodos diferentes para estimar as necessidades energéticas foram usados no decorrer dos anos. As estimativas foram baseadas na área superficial do corpo, em seu peso e em cálculos de regressão que incorporam sexo, idade, peso e altura. Mostrou-se que tais estimativas se correlacionam com as medições da calorimetria indireta ou de água duplamente marcada.

Uma estimativa da taxa metabólica basal para todos os mamíferos, incluindo seres humanos, é baseada no peso corporal elevado à potência de 0,75.[48,54] A equação TMB (kcal/dia) = $70 \times P^{0,75}$ usa o peso (P) medido em quilogramas e elevado à potência 0,75 multiplicado por 70 para estimar a TMB. A **Tabela 8.4** fornece pesos corporais de amostra elevados à potência 0,75 para auxiliar o leitor na realização dos cálculos.

Como o tamanho corporal está numa faixa muito restrita, os cálculos da equação anterior dão uma estimativa que está razoavelmente próxima ao valor TMB obtido pela fórmula de 1 kcal/kg/h para homens e 0,9 kcal/kg/h para mulheres.

O uso das duas fórmulas para estimar a TMB de um homem de 70 kg oferece resultados comparáveis:
1. TMB = $70 \times 70^{0,75} = 70 \times 24,2 = 1.694$ kcal/dia
2. TMB = 1 kcal $\times$ 70 kg $\times$ 24 horas = 1.680 kcal/dia

As equações derivadas de regressão mais usadas[55] para estimar a TMB em um ambiente clínico são aquelas elaboradas por Harris e Benedict em 1919, baseadas na calorimetria indireta[56] e apenas um pouco modificadas. Usando as equações Harris-Benedict, a TMB (quilocalorias por dia) é estimada em equações separadas para homens e mulheres, com base no peso em quilogramas (P), na altura em centímetros (A) e na idade em anos (I):

Homens: TMB = $66,5 + (13,7 \times P) + (5,0 \times A) - (6,8 \times I)$

Mulheres: TMB = $655,1 + (9,56 \times P) + (1,85 \times A) - (4,7 \times I)$

Outras equações, elaboradas por Mifflin e St. Jeor,[57] estimam o GER (quilocalorias por dia) para homens e mulheres:

Homens: GER = $(10 \times P) + (6,25 \times A) - (5 \times I) + 5$

Mulheres: GER = $(10 \times P) + (6,25 \times A) - (5 \times I) - 161$

Uma mulher que tem 35 anos de idade, pesa 56,82 kg e tem 1,65 m de altura teria uma TMB de 1.339 kcal (usando a equação Harris-Benedict) e um GER de 1.264 kcal (usando a equação Mifflin-St. Jeor).

As várias equações usadas para calcular o gasto energético são reavaliadas regularmente na literatura científica. As reavaliações mostraram que os valores previstos para a TMB são geralmente maiores do que o gasto real, não podendo ser aplicados a todas as pessoas, como no caso das obesas.[55,58] Portanto, os nutricionistas precisam estar alertas à literatura para se informar sobre novas conclusões e reconhecer as limitações e implicações do uso de várias equações.

Usar as equações Harris-Benedict ou Mifflin-St. Jeor, entre outras fórmulas mencionadas, fornece informações quanto às necessidades energéticas basal ou de repouso de uma pessoa. Para determinar as necessidades energéticas totais de um indivíduo em particular, a energia que é exigida para atividades físicas precisa ser adicionada à energia exigida basalmente. Dependendo do tipo, da duração, da intensidade e da frequência de atividades físicas, as necessidades energéticas podem variar de cerca de 20% a 70% ou mais do metabolismo basal. Os fatores da atividade podem ser multiplicados pelos cálculos da energia basal para atender às necessidades energéticas da atividade física.

Com base nessas fórmulas, por exemplo, uma pessoa com necessidades energéticas basais de 1.580 kcal que faça pouca atividade (ou seja, é sedentária) pode gastar

Tabela 8.4 Peso corporal em quilogramas elevados à potência 0,75

Peso (kg)	Peso^{0,75} (kg)	Peso (kg)	Peso^{0,75} (kg)
1	1,0	51	19,1
2	1,68	52	19,4
3	2,28	53	19,6
4	2,83	54	19,9
5	3,34	55	20,2
6	3,83	56	20,5
7	4,30	57	20,8
8	4,75	58	21,0
9	5,19	59	21,3
10	5,62	60	21,6
11	6,04	61	21,8
12	6,44	62	22,1
13	6,84	63	22,4
14	7,24	64	22,6
15	7,62	65	22,9
16	8,00	66	23,2
17	8,38	67	23,4
18	8,75	68	23,7
19	9,10	69	23,9
20	9,46	70	24,2
21	9,8	71	24,4
22	10,2	72	24,7
23	10,5	73	25,0
24	10,8	74	25,2
25	11,2	75	25,5
26	11,5	76	25,8
27	11,8	77	26,0
28	12,2	78	26,2
29	12,5	79	26,5
30	12,8	80	26,7
31	13,1	81	27,0
32	13,5	82	27,2
33	13,8	83	27,5
34	14,1	84	27,7
35	14,4	85	28,0
36	14,7	86	28,2
37	15,0	87	28,5
38	15,3	88	28,7
39	15,6	89	29,0
40	15,9	90	29,2
41	16,2	91	29,4
42	16,5	92	29,7
43	16,8	93	29,9
44	17,1	94	30,2
45	17,4	95	30,4
46	17,7	96	30,7
47	18,0	97	30,9
48	18,2	98	31,1
49	18,5	99	31,4
50	18,8	100	31,6

Fonte: Adaptada de Pike e Brown.[75] Reproduzida com permissão da McGraw-Hill Companies.

apenas 20% das quilocalorias por dia, desde que esteja fisicamente ativa, o que exige, portanto, 1.580 kcal basais + (1.580 kcal x 0,20 de atividade) = 1.580 kcal basais + 316 kcal de atividades = 1.896 kcal. Esse cálculo também pode ser atingido em 1.580 kcal basais x 1,20 de fator de atividade = 1.896 kcal. A energia necessária para o efeito térmico de alimentos não está incluída em muitas equações usadas para calcular as necessidades energéticas totais, mas, quando é usada, é com um valor de 10% da energia basal. Portanto, ao usar esse exemplo e incluir o efeito térmico de alimentos, também conhecido como ação dinâmica específica (ADE) no cálculo, uma pessoa com necessidades energéticas basais de 1.580 kcal precisaria de mais 1.580 kcal basais x 0,10 ADE = 158 kcal para a ADE. As necessidades energéticas totais seriam de 1.580 kcal + 316 kcal + 158 kcal, totalizando 2.054 kcal.

Com base nos dados do gasto energético diário total medido pelo método de água duplamente marcada, o Food and Nutrition Board desenvolveu várias equações para calcular as necessidades energéticas estimadas – NEE (*estimated energy requirements* – EER). Para um adulto, "a necessidade energética estimada é definida como a entrada de energia dietética necessária para manter o equilíbrio energético em um adulto saudável com idade, sexo, peso, altura e nível de atividade física definidos e consoantes à boa saúde".[47]

A seguir, apresentamos fórmulas para calcular as necessidades energéticas estimadas para adultos:

Homens adultos: $NEE = 662 - (9,53 \times idade) + AF (15,91 \times peso + 539,6 \times altura)$

Mulheres adultas: $NEE = 354 - (6,91 \times idade) + AF (9,36 \times peso + 726 \times altura)$

onde a idade está em anos; o peso, em quilogramas (kg); e a altura, em metros (m).[54] Na equação, a AF se refere aos coeficientes da atividade física (ou PA, do inglês, *Physical Activity*), variando com o nível de atividade e com o sexo. Os valores de AF para os diferentes níveis de atividade física são apresentados a seguir.

Sexo	Valores de AF para diferentes níveis de atividade física[65]			
	Sedentário	Pouco ativo	Ativo	Muito ativo
Homens	1,00	1,11	1,25	1,48
Mulheres	1,00	1,12	1,27	1,45

O valor de AF apropriado deve ser inserido na equação NEE para calcular o gasto de energia total.

Essas fórmulas aplicam-se a adultos que tenham pesos corporais saudáveis (IMC de 18,5 a 25 kg/m²). A fórmula para mulheres aplica-se àquelas que não estejam grávidas ou amamentando.

Regulação de peso corporal e composição

Já mencionamos que a prevalência da obesidade está aumentando rapidamente, a um nível que alguns especialistas em saúde pública estão chamando de epidemia. Lembre-se de que o objetivo da manutenção do peso é equilibrar a ingestão e o gasto de energia. A manutenção do peso é um objetivo nobre, mas regular a entrada de alimentos e bebidas e o gasto de energia é muito complexo, e esse objetivo não é fácil de alcançar. A ingestão e o gasto de energia não se relacionam claramente dado um curto período de tempo, como um ou dois dias. Entretanto, sua correlação durante um período extenso de tempo, uma semana ou alguns meses ou anos, é sem dúvida excelente. Se consumir diariamente apenas 10 kcal a mais do que gastar, você ganhará cerca de meio quilo por ano (ou 5 quilos por década).

Nos últimos dez anos, a prevalência de obesidade na população norte-americana aumentou de forma alarmante. A literatura e a imprensa leiga sugeriram muitas causas para esse aumento: enormes refeições de *fast-food*, grande percentual de gordura nas dietas e pronta disponibilidade de xarope de milho rico em frutose e outros açúcares. Cada uma dessas "causas" pode contribuir para entender esse fenômeno, mas não existe nenhuma resposta simples. A prevalência elevada da obesidade veio à tona graças a uma combinação de vários fatores fisiológicos, psicológicos e ambientais. A interação e a contribuição de todos os fatores contribuíram para o problema do sobrepeso e da obesidade. Ainda não foi descoberta a causa exata do problema ou uma forma de resolvê-lo. Embora a obesidade seja claramente um resultado do desequilíbrio energético, alguns especialistas apontaram que a obesidade envolve mais do que um simples desequilíbrio energético.[59] Além das "causas" mencionadas, mostrou-se que outros fatores, como algumas drogas, vírus e toxinas, são importantes no desenvolvimento da obesidade em animais. A importância desses fatores não foi, entretanto, provada em seres humanos.

Esta seção trata de alguns dos princípios da regulação da entrada de energia, do armazenamento de energia excedente e da perda de peso corporal. Muitos desses fatores regulatórios foram descobertos recentemente, e não se sabe tudo a respeito deles. Como o problema e os efeitos econômicos sobre a saúde são enormes, essa é uma área de pesquisas muito ativa. Esta seção prepara o leitor para que leve em conta os resultados das novas pesquisas, à medida que elas forem acontecendo.

INFLUÊNCIAS GENÉTICAS

A forma e o tamanho do nosso corpo têm um forte componente genético. Mais de 127 supostos genes estão associados a fenótipos da obesidade humana. Cada cromossomo, exceto o Y, tem um ou mais *loci* (que é a área do cromossomo que codifica proteínas).[60] Um defeito em alguns desses genes (como aqueles que envolvem o receptor de melanocortina) podem resultar diretamente na obesidade de uma pessoa. O receptor de melanocortina está envolvido no controle do apetite.

As proteínas desacopladoras também podem ter uma função no desenvolvimento da obesidade. Lembre-se de que proteínas desacopladoras estão presentes em gorduras marrons e na fosforilação de desacoplagem (síntese de ATP) do transporte de elétrons. Provou-se que existem polimorfismos que produzem alelos que resultam em um ganho maior de peso em épocas de balanço energético positivo.[60]

Também foi comprovada a hereditariedade do peso e da composição corporal em estudos de mudança de peso corporal em resposta à superalimentação ou alimentação com restrição de energia em pares de gêmeos idênticos. Os indivíduos que dividiram os mesmos genes responderam de forma similar, enquanto alguns pares de gêmeos ganharam ou perderam peso mais facilmente do que outros.[61]

O conhecimento da influência da genética no peso corporal levou à hipótese, em termos gerais, de que cada um de nós tem um peso corporal predeterminado geneticamente. Se estivermos acima desse peso, comeremos menos (ou faremos mais exercícios), e se estivermos abaixo dele, comeremos mais. Obviamente, nosso ambiente pode "cancelar o ponto fixo" ou não estaríamos tendo uma explosão na prevalência de obesidade. O grande aumento na prevalência da obesidade não pode ser explicado apenas pela genética.[61] O ponto fixo foi um dos motivos usados para explicar a dificuldade de dietas bem-sucedidas e da manutenção da perda de peso por vários anos. Noventa e cinco por cento das pessoas que entram em dietas para perder peso ganham tudo de volta, ou até mais, em até 5 anos.[59]

INFLUÊNCIAS HORMONAIS

Para que a teoria do ponto fixo seja válida, deve existir um mecanismo para controlar a entrada de alimentos, tanto tendo como base refeições únicas quanto em longo prazo. Um hormônio recém-identificado, produzido pelo estômago e pelo duodeno, de nome **grelina**, é um importante sinal de fome. A secreção de grelina sobe entre as refeições, quando o estômago está vazio. A grelina reage com receptores no hipotálamo e estimula a liberação de neurotransmissores, como o neuropeptídeo Y e a proteína relacionada à agouti. Esses neurotransmissores aumentam a fome. Conforme uma refeição é consumida, a secreção de grelina diminui rapidamente e a fome é reduzida.[62,63]

A área do hipotálamo que regula a fome recebe o nome de **núcleo arcuado**. Dois grupos de neurônios são produzidos no núcleo arcuado. Um grupo produz neurotransmissores da família da melanocortina, essencialmente o hormônio melanócito-estimulante (MSH). Esses neurônios suprimem a fome. O MSH trabalha ligando-se a um receptor do cérebro. Os outros grupos de neurônio no núcleo arcuado produzem neuropeptídeos Y e proteínas relacionadas à agouti. As proteínas relacionadas à agouti agem indiretamente através da inibição das ações supressoras de apetite do MSH.

Um hormônio antagonista que regula a vontade de comer é a colecistocinina (CCK), produzida no intestino.

A secreção de CCK aumenta durante uma refeição e depois dela, produzindo a saciedade (suprimindo a fome). Um hormônio recém-descoberto, secretado pelo intestino, se chama PPY, que suprime o apetite por um tempo maior, cerca de 12 horas. A quantidade de PPY secretado é proporcional à quantidade de calorias de uma refeição.

Outro antagonista aos hormônios que causam a fome é a leptina, um hormônio que interage com o hipotálamo para reduzir a fome. O hormônio polipeptídeo **leptina** é secretado pelo tecido adiposo. Quanto mais completo for o adipócito, mais leptina ele produzirá. Receptores específicos de leptina no núcleo arcuado do hipotálamo ligam a leptina para suprimir a liberação dos neuropeptídeos Y e para estimular a liberação de MSH. O MSH trabalha para suprimir a fome. O efeito da leptina é, então, controlar o nível de gordura corporal armazenada. Conforme o nível de gordura corporal aumenta, também cresce o nível de leptina e cai a entrada de energia. Cogitou-se que o mecanismo da leptina era importante nos ciclos de abundância/escassez de nossos ancestrais. Esse mecanismo funciona bem em pessoas que têm o peso normal. Entretanto, em pessoas que estão acima do peso, os receptores do hipotálamo ficam defeituosos e os níveis de leptina elevados não suprimem a fome.[64] O leitor interessado no assunto deve ler o artigo escrito por Flier e Maratos-Flier, proposto em "Leitura recomendada".

A insulina é outro hormônio que também suprime a fome. A insulina estimula o depósito dos triglicerídios no tecido adiposo, o que estimula a liberação de leptina. Acredita-se também que a insulina entre no cérebro e aja diretamente nos receptores de leptina do hipotálamo para suprimir a liberação dos neuropeptídeos Y e MSH. O papel exato da insulina na regulação de apetite ainda não está bem definido.

Balanço energético positivo

Como já explicado neste capítulo, as mudanças de peso ocorrem por um desequilíbrio na energia. O Capítulo 7 tratou da integração do metabolismo de carboidratos, proteínas, gorduras e álcoois. Os nutrientes primários que contribuem com a energia são o álcool (quando está presente), os carboidratos e as gorduras, nessa ordem. Quando o álcool é consumido, é convertido pelo fígado em duas unidades de carbono (acetato). O acetato é transportado para tecidos periféricos, como músculos, para ser oxidado. O acetato não é convertido em ácidos graxos no fígado.[65]

Se o álcool não estiver envolvido, a maioria da energia do corpo virá de carboidratos e gorduras. Carboidratos (glicose) são essencialmente usados para a obtenção de energia. Quando as necessidades energéticas do corpo estão satisfeitas, a glicose é usada para sintetizar glicogênio até os depósitos estarem cheios. Apenas se existir glicose adicional, ela é convertida em ácidos graxos. Se a glicose estiver sendo usada para obter energia, menos ácidos graxos serão oxidados com o mesmo propósito. Lembre-se da regulação do ciclo de Krebs, descrita no Capítulo 3. Se os ácidos graxos não estiverem sendo oxidados, eles serão menos necessários, ocorrendo, portanto, menos lipólise. Apenas quando a quantidade de carboidratos superar as necessidades energéticas totais, a síntese de ácidos graxos ocorrerá de novo. Os ácidos graxos recém-sintetizados são feitos de triglicerídios e transportados do fígado pela VLDL. Os ácidos graxos são capturados pelo adipócito. Quando uma quantidade suficiente de carboidrato é consumida para satisfazer ou exceder as necessidades corporais, muitos poucos ácidos graxos são oxidados para obter energia.[65] Nenhum tecido é unicamente dependente de ácidos graxos para obter energia, embora o músculo cardíaco dê preferência à oxidação de ácidos graxos. Como os ácidos graxos dietéticos encontrados nos triglicerídios não são usados para obter energia, eles são capturados pelos adipócitos e armazenados como triglicerídios sem usar muita energia metabólica. Esse fato é demonstrado pelo perfil de ácidos graxos da gordura de armazenamento, que lembra o perfil de ácidos graxos da dieta, e não o de ácidos graxos sintetizados de novo. A conversão tanto de glicose quanto de aminoácidos em ácidos graxos não é eficiente e exige energia metabólica considerável. Tanto a glicose quanto os aminoácidos precisam ser convertidos inicialmente em acetil-CoA. Então as unidades de acetil-CoA são sintetizadas em ácidos graxos. Ambos os passos exigem energia.

Se o desequilíbrio energético continuar, os adipócitos do corpo ficarão alargados. Podem ser produzidos novos adipócitos para aceitar o triglicerídio adicional. A quantidade de células de gordura aumenta com maior velocidade no fim da infância e no início da puberdade, quando existe um balanço positivo. Esse processo recebe o nome de hiperplasia. Ao longo da vida, sempre que as células de gordura ficarem alargadas (hipertrofia), seus números poderão aumentar. Pessoas obesas têm mais e maiores células de gordura do que pessoas de peso normal. Se a gordura corporal for perdida, o número de células de gordura não diminui, elas só ficam menores.

Balanço energético negativo

A cada ano, um grande número de pessoas entra em "dietas" para perder peso. Na verdade, o objetivo é perder tecido adiposo e reter a massa magra. Dependendo da natureza da dieta e do nível de exercícios, tanto a gordura corporal quanto os tecidos musculares podem ser perdidos. Existe pouca informação quanto à proporção de gordura e de músculos perdidos nessas dietas. O objetivo de perder peso (gordura corporal) por um período extenso exige um balanço negativo de energia. A parte mais importante de uma intervenção dietética é fazer que as calorias consumidas sejam menores do que as gastas.

Essa taxa pode ser obtida pela redução da entrada de energia, da elevação do gasto de energia por meio de exercícios ou por uma combinação de ambos os processos. Existem controvérsias quanto à diferença nas proporções de macronutrientes de uma dieta refletirem na quantidade de peso perdido. Embora não haja concordância a respeito, em 1996 um estudo descobriu que pacientes de um hospital perderam quantidades similares de peso tanto em uma dieta pobre (15%) quanto rica (45%) de carboidratos.[66] Os pesquisadores forneceram 1.000 kcal de energia. As diminuições significativas na gordura corporal total e nas circunferências da cintura e dos quadris ocorreram em ambos os grupos. Essa descoberta sugere que o valor do déficit calórico e a quantidade de tempo que uma pessoa permanece em balanço negativo de energia têm o maior efeito na quantidade de peso perdido. A popularidade de dietas de redução de peso pobre em carboidratos, ricas em gordura e com proteínas em quantidades moderadamente altas estimulou novas pesquisas para determinar se as dietas pobres tanto em carboidratos quanto em gorduras são mais eficientes para a perda de peso. Vários estudos mostraram que dietas pobres em carboidratos e com muita gordura e moderadamente ricas em proteínas resultaram em uma perda maior de peso em um período de seis meses. A maioria mostrou que essa vantagem é perdida após um ano.[66-72] Um estudo[71] combinou pessoas quanto à quantidade de energia e de proteínas nas dietas, e não encontrou nenhuma diferença na quantidade de peso perdido. Os pesquisadores sugerem que a quantidade de proteínas da dieta seja o fator determinante. Em geral, os fatores de risco para doenças crônicas (pressão sanguínea, perfis lipídicos etc.) são melhorados com a perda do peso, independentemente da dieta adotada. Esse estudo está em curso, com uma pesquisa oferecendo resultados depois de um ano de aplicação.[70] Haverá necessidade de mais tempo e novas investigações antes que a questão seja resolvida. Um artigo apresentou uma revisão da literatura de estudos de perda de peso em adultos obesos e concluiu que a terapia dietética/estilo de vida fornece uma perda de peso <5 kg após 2-4 anos, a terapia farmacológica oferece uma perda de peso de 5-15 kg após 1-2 anos, e a terapia de cirurgia oferece 25-75 kg de perda de peso após 2-4 anos.[73]

Comprovou-se que as dietas pobres em carboidratos e ricas em gorduras estimulam a perda de peso, contudo tais resultados suscitam ceticismo no meio científico, uma vez que os mecanismos dessa perda de peso não são conhecidos, nem se sabe se existe alguma questão de segurança em longo prazo com essas dietas. Alguns estudos sugeriram que os efeitos de saciedade das terapias ricas em proteínas levam os pacientes a consumir menos energia. Schoeller e Buchholz[73] fizeram a seguinte pergunta: "A composição da dieta importa?". Serão necessárias novas pesquisas para que essa questão seja respondida.

Resumo

As estimativas da saúde pública acerca do peso ideal estão baseadas no índice de massa corporal. Entretanto, o IMC não avalia a composição corporal. Utilizando uma medição precisa de altura, peso e dobras cutâneas de algumas áreas do corpo, pode-se determinar o percentual de gordura corporal. Medições da dobra cutânea ou da circunferência, como também o uso de equipamentos mais elaborados como o DEXA e a análise de impedância bioelétrica, também podem fornecer algumas informações quanto à distribuição da gordura corporal, fator que pode ser tão ou mais importante para a saúde do que o percentual de gordura corporal.

Apesar das diferenças em numerosos componentes corporais verificadas em indivíduos e populações, o elemento que mostra a maior variação é claramente aquele sobre o qual temos maior controle – a gordura corporal total. Embora mudanças no balanço energético produzam mudanças no peso, a importância de tais mudanças varia de pessoa para pessoa. Um dos maiores problemas em prever as necessidades energéticas refere-se às estimativas do gasto energético. O gasto energético tem três componentes definidos: a taxa metabólica basal, o efeito térmico de alimentos e o efeito de exercícios ou de atividades físicas, os quais não são constantes.

A prevalência do sobrepeso e da obesidade aumentou rapidamente nos últimos 20 anos e agora se considera que ela está atingindo proporções epidêmicas entre crianças e adultos. A morbidade e a mortalidade por hipertensão, derrames, doenças coronárias, dislipidemia, diabetes tipo 2, apneia de sono, entre outros quadros relacionados com o peso, estão sujeitas a aumento dada a grande prevalência do sobrepeso e da obesidade na população dos Estados Unidos.

A forma e o tamanho corporal têm um forte componente genético. Mostrou-se que defeitos em alguns genes causam obesidade. Por exemplo, o defeito no gene que codifica a proteína desacopladora pode causar uma mudança no nosso metabolismo basal. As regiões hipotalâmicas que controlam o apetite também são controladas geneticamente. O apetite é regulado por hormônios opositores como a grelina e a CCK, e a leptina e a insulina, que suprimem a fome.

Anualmente, várias pessoas fazem dietas para perder peso. Uma área muito produtiva das pesquisas é determinar a eficácia e a segurança das dietas deficientes em energia que têm proporções diferentes de macronutrientes. Neste momento, o grau de déficit calórico parece ser mais importante para a perda de peso do que a composição da dieta. Relatou-se perda de peso tanto em dietas pobres em carboidratos e ricas em gorduras quanto ricas em carboidratos e pobres em gorduras.

Referências

1. Weigley ES. Average? Ideal? Desirable? A brief review of height-weight tables in the United States. J Am Diet Assoc. 1984; 84:417-23.
2. National Institutes of Health. Clinical guidelines on the identification, evaluation, and treatment of overweight and obesity in adults. Bethesda, MD: National Institutes of Health, National Health, Lung, and Blood Institute; 1998.
3. Abernathy R, Black D. Healthy body weights: an alternative perspective. Am J Clin Nutr. 1996;64(Suppl 3):448S-51S.
4. Sandowski S. What is the ideal body weight? Family Practice. 2000;17:348-51.
5. Devine BJ. Gentamicin therapy. Drug Intell Clin Pharm. 1974;8:650-5.
6. Robinson J, Lupklewica S, Palenik L, Lopez L, Ariet M. Determination of ideal body weight for drug dosage calculations. Am J Hosp Pharm. 1983;40:1016-9.
7. Frisancho AR. Anthropometric standards for the assessment of growth and nutritional status. Ann Arbor, MI: University of Michigan Press; 1990.
8. Grant A, DeHoog S. Anthropometry. In: Nutritional Assessment and Support. 3rd ed. Seattle: Grant; 1985.
9. Giannini VS, Giudici RA, Nerrukk DL. Determination of ideal body weight. Am J Hosp Pharm. 1984;41:883-7.
10. Behnke AR, Feen BG, Welham WC. The specific gravity of healthy men. Jama. 1942;118:495-8.
11. Friis-Hansen B. Body composition in growth. Pediatrics. 1971; 47:264-74.
12. Mitchell HH, Hamilton TS, Steggerda FR, Bean HW. The chemical composition of the adult human body and its bearing on the biochemistry of growth. J Biol Chem. 1945;158:625-37.
13. Widdowson EM, McCance RA, Spray CM. The chemical composition of the human body. Clin Sci. 1951;10:113-25.
14. Forbes RM, Cooper AR, Mitchell HH. The composition of the human body as determined by chemical analysis. J Biol Chem. 1953;203:359-66.
15. Clarys JP, Martin AD, Drinkwater DT. Gross tissue weights in the human body by cadaver dissection. Hum Biol. 1984;56:459-73.
16. Behnke AR, Wilmore JH. Evaluation and regulation of body build and composition. Englewood Cliffs, NJ: Prentice Hall; 1974.
17. Brozek J, Grande F, Anderson JT, Keys A. Densitometric analysis of body composition: revision of some quantitative assumptions. Ann NY Acad Sci. 1963; 110:113-40.
18. Clarys JP, Martin AD, Drinkwater DT, Marfell-Jones MJ. The skinfold: myth and reality. J Sports Sci. 1987;5:3-33.
19. Sinning WE, Dolny DG, Little KD, et al. Validity of "generalized" equations for body composition analysis in male athletes. Med Sci Sports Exerc. 1985;17:124-30.
20. Katch FI, McArdle WD. Introduction to nutrition, exercise, and health. 4th ed. Philadelphia: Lea and Febiger; 1993.
21. Harrison GG, Buskirk ER, Carter JEL, Johnston FE, et al. Skinfold thicknesses and measurement technique. In: Lohman TG, Roche AF, Martorell R. Anthropometric standardization reference manual. Champaign, IL: Human Kinetics; 1988. p. 55-80.
22. Martorell R, Mendoza F, Mueller WH, Pawson IG. Which side to measure: right or left. In: Lohman TG, Roche AF, Martorell R. Anthropometric standardization reference manual. Champaign, IL: Human Kinetics; 1988. p. 87-91.
23. Lukaski HC. Methods for the assessment of human body composition: traditional and new. Am J Clin Nutr. 1987;46:537-56.
24. Van der Kooy K, Seidell JC. Techniques for the measurement of visceral fat: a practical guide. Internl J Obesity. 1993;17:187-96.
25. Siri WE. Gross composition of the body. In: Lawrence JH, Tobias CA, editors. Advances in biological and medical physics. New York: Academic Press; 1956. p. 239-80.
26. Barr SI, McCargar LS, Crawford SM. Practical use of body composition analysis in sport. Sports Med. 1994;17:277-82.
27. McArdle WD, Katch FI, Katch VL. Exercise physiology. 2nd ed. Philadelphia: Lea and Febiger; 1986.
28. Pace N, Rathbun EN. Studies on body composition: III. The body water and chemically combined nitrogen content in relation to fat content. J Biol Chem. 1945; 158:685-91.
29. Vescovi JD, Zimmerman SL, Miller WC, Hildebrant L, Hammer RL, Fernhall B. Evaluation of Bod Pod for estimating percentage body fat in a heterogeneous group of adult humans. Eur J Appl Physiol. 2001;85:326-32.
30. Jebb AS, Murgatroyd PR, Goldberg GR, Prentice AM, Coward WA. In vivo measurement of changes in body composition: description of methods and their validation against 12-d continuous whole-body calorimetry. Am J Clin Nutr. 1993; 58:455-62.
31. Jensen MD. Research techniques for body composition assessment. J Am Diet Assoc. 1992;92:454-60.
32. Genant H, Engelke K, Fuerst T, Gluer C, Grampp S, Harris S, et al. Noninvasive assessment of bone mineral and structure: state of the art. J Bone Min Res. 1996; 11:707-30.
33. Fuller MF, Fowler PA, McNeill G, Foster MA. Imaging techniques for the assessment of body composition. J Nutr. 1994;124:1546S-50S.
34. Heymsfield SB, Matthews D. Body composition: research and clinical advances. JPEN. 1994;18:91-103.
35. Fanelli MT, Kuczmarski RJ. Ultrasound as an approach to assessing body composition. Am J Clin Nutr. 1984;39:703-9.
36. Garrow JS. New approaches to body composition. Am J Clin Nutr. 1992;35:1152-8.
37. Andres R. Mortality and obesity: the rationale for age-specific height-weight tables. In: Andres R, Bierman EL, Hazzard WR, editors. Principles of geriatric medicine. New York: McGraw-Hill; 1985. p. 311-8.
38. Cohn SH, Vartsky D, Yasumura S, Vaswani AN, Ellis KJ. Indexes of body cell bass: Nitrogen versus potassium. Am J Physiol. 1983;244:E305-10.
39. Cohn SH, Vaswani AN, Yasumura S, Ellis KJ. Improved models for determination of body fat by in vivo neutron activation. Am J Clin Nutr. 1984;40:255-9.
40. Ogden CL, Yanovski SZ, Carroll MD, Flegal KM. The epidemiology of obesity. Gastroenterology. 2007;132:2087-102.
41. Flegal KM, Carroll MD, Ogden CL, Johnson CL. Prevalence and trends in obesity among US adults, 1999-2000. Jama 2002;1723-7.
42. Ogden CL, Carroll MD, Curtin LR, McDowell, MA, Tabak CJ, Flegal KM. Prevalence of overweight and obesity in the United States, 1999-2004. Jama. 2006; 295:1549-55.
43. Dehghan M, Akhtar-Danesh N, Merchant AT. Childhood obesity, prevalence and prevention. Nutr J. 2005;4:24-30.
44. Danforth E. Diet and obesity. Am J Clin Nutr. 1985;41:1132-45.
45. Food and Nutrition Board, Commission on Life Sciences, National Research Council. Recommended dietary allowances. 10th ed. Washington, DC: National Academy Press; 1989. p. 24-38.
46. Ravussin E, Bogardus C. A brief overview of human energy metabolism and its relationship to essential obesity. Am J Clin Nutr. 1992;55:242S-45S.
47. Food and Nutrition Board. Dietary reference intakes for energy, carbohydrates, fiber, fat, protein, and amino acids. Washington, DC: National Academy Press; 2002.
48. Grande F. Body weight, composition and energy balance. In: Olson RE, Broquist HP, Chichester CO, Darby WJ, Kolbye Jr. AC, Stalvey RM, editors. Nutrition reviews' present knowledge in nutrition. 5th ed. New York: The Nutrition Foundation; 1984. p. 7-18.
49. Welle S, Nair K. Relationship of resting metabolic rate to body composition and protein turnover. Am J Physiol. 1990;258:E990-98.

50. Horton ES. Introduction: an overview of the assessment and regulation of energy balance in humans. Am J Clin Nutr. 1983;38:972-7.
51. Jequier E, Acheson K, Schutz Y. Assessment of energy expenditure and fuel utilization in man. Ann Rev Nutr. 1987;7:187-208.
52. Webb P. Human calorimeters. New York: Praeger; 1985.
53. Westerterp KR. Food quotient, respiratory quotient, and energy balance. Am J Clin Nutr. 1993;57:759S-65S.
54. Garrow JS. Energy balance in man – an overview. Am J Clin Nutr. 1987;45:1114-9.
55. Daly JM, Heymsfield SB, Head CA, Harvey LP, Nixon DW, Katzeff H, et al. Human energy requirements: overestimation by widely used prediction equation. Am J Clin Nutr. 1985;42:1170-4.
56. Harris J, Benedict F. A biometric study of basal metabolism in man. Publication 279. Washington, DC: Carnegie Institution; 1919.
57. Mifflin MD, St. Jeor ST, Hill LA, Scott BJ, Daugherty SA, Koh YO. A new predictive equation for resting energy expenditure in healthy individuals. Am J Clin Nutr. 1990;51:241-7.
58. Roth-Yousey L, Reeves R, Frankenfield D. Let the evidence speak: indirect calorimetry and weight management guides. San Antonio, TX: Food and Nutrition Conference and Expo; 2003.
59. Bray GA, Champagne CM. Beyond energy balanace: there is more to obesity than kilocalories. J Am Diet Assoc. 2005;105:S17-S23.
60. Loos RJF, Rankinen T. Gene-diet interactions on body weight changes. J Am Diet Assoc. 2005;105:S29-S34.
61. Rankinen T, Zuberi A, Chagnon YC, Weisnagel SJ, Argyropoulos G, Walts B, et al. The human obesity gene map: the 2005 update. Obesity. 2006;14:529-644.
62. Cummings DE, Foster-Schubert KE, Overduin J. Ghrelin and energy balance: focus on current controversies. Curr Drug Targets. 2005;6:153-69.
63. Truett GE, Parks EJ. Ghrelin: its role in energy balance. J Nutr. 2005;135:1313.
64. Sahu A. Minireview: a hypothalamic role in energy balance with special emphasis on leptin. Endrocinology. 2004;145:2613-20.
65. Hellerstein MK. De novo lipogenesis in humans: metabolic and regulatory aspects. Eur J of Clin Nutr. 1999;53S:553-65.
66. Golay A. Similar weight loss with low- or high-carbohydrate diets. Am J Clin Nutr. 1996;63:174-8.
67. Johnston CS, Tjonn SL, Swan PD. High-protein, low-fat diets are effective for weight loss and favorably alter biomarkers in health adults. J Nutr. 2004;134:586-91.
68. Klein S. Clinical trial experience with fat-restricted vs. carbohydraterestricted weight-loss diets. Obesity Res. 2004;12:141S-4S.
69. Dansinger ML, Gleason JA, Griffith JL, Selker HP, Schaefer EJ. Comparison of the Atkins, Ornish, Weight Watchers, and Zone diets for weight loss and heart disease risk reduction. Jama. 2005;293:43-53.
70. Gardner CD, Klazand A, Alhassan S, Kim S, Stafford RS, Balise RR, et al. Comparison of the Atkins, Zone, Ornish, and Learn diets for change in weight and related risk factors among overweight premenopausal women: the A to Z weight loss study: a randomized trial. Jama. 2007;297:969-77.
71. Segal-Isaacson CJ, Johnson S, Tomuta V, Cowell B, Stein DT. A randomized trial comparing low-fat and low-carbohydrate diets matched for energy and protein. Obesity Res. 2004;12:130S-40S.
72. Douketis JD, Macie C, Thabane I, Williamson DF. Systematic review of long-term weight loss studies in obese adults: clinical significance and applicability to clinical practice. Int J Obes. 2005;29:1153-67.
73. Schoeller DA, Buchholz AC. Energetics of obesity and weight control: does diet composition matter? J Am Diet Assoc. 2005;105:S24-S8.
74. Whitney E, Cataldo C. Understanding normal and clinical nutrition. St. Paul, MN: West; 1983.
75. Pike R, Brown M. Nutrition: an integrated approach. 3rd ed. New York: Macmillan, 1984.

Leitura recomendada

Flier FS, Maratos-Flier E. What fuels fat. Scientific American. 2007;297:72-83.

PERSPECTIVA

Transtornos alimentares

Apesar de sua crescente prevalência em nossa sociedade, a obesidade ainda é geralmente considerada inaceitável. Poucas coisas podem criar uma sensação tão grande na mídia como uma nova dieta de redução de peso que garante a remoção daquela gordura indesejada. Os autores dessas sensacionais dietas novas são entrevistados em talk shows de televisão, os jornais dão espaço à nova dieta (e a seus autores), e o livro que promove a nova e revolucionária dieta junta-se aos seus similares nas estantes de todas as livrarias. O fato de que esse novo livro tenha tantos similares nas estantes é prova de que nenhuma dessas dietas "novas e revolucionárias" tem sucesso em ajudar pessoas a reduzir o peso e se manter sem ele. De qualquer forma, seguir algum tipo de dieta de redução de peso parece ser um estilo de vida de vários norte-americanos, particularmente as mulheres.

O desejo que garotas e mulheres têm de serem magras tem fundamento: a imagem do corpo feminino ideal é ditada em grande parte por celebridades de filmes e televisão, modelos e integrantes de desfiles de beleza. A sociedade considera saudável o magro. Na verdade, desde 1922 o índice de massa corporal das ganhadoras do concurso Miss América diminuiu significativamente com o decorrer do tempo, e as atuais vencedoras podem ser consideradas desnutridas, com índices de massa corporal entre 16,9 e 18,5 kg/m².[1] Há casos de crianças com apenas 9 anos de idade que não se alimentam porque não querem ficar gordas.[2] O tamanho corporal de uma mulher afeta muito a autoestima. Há perigo relacionado à imagem corporal quando pessoas ficam insatisfeitas com seu peso. Se elas acreditam que seu peso e suas formas são essenciais para seu valor como pessoa, geralmente se instala uma tendência a algum transtorno alimentar.[3] Transtornos alimentares são prevalentes particularmente entre mulheres jovens. Na verdade, de 90% a 95% dos indivíduos atingidos por anorexia nervosa e bulimia são mulheres jovens e brancas de famílias de classe média e alta. Há poucos casos de homens com esse diagnóstico.[4]

PERSPECTIVA

A incidência de transtornos alimentares aumentou substancialmente.[5] A prevalência da anorexia nervosa entre mulheres adolescentes e mulheres jovens norte-americanas é estimada entre 2% e 3%, de acordo com critério da American Psychiatric Association.[6] Estima-se que a prevalência de bulimia seja maior, de 3% a 18%, em mulheres adolescentes e que estão na faculdade.[7,8] Se o critério da American Psychiatric Association não fosse usado, a prevalência de transtornos alimentares provavelmente seria muito maior.

Anorexia nervosa

É perigoso, e até fatal, ser muito magro. Dentre as numerosas desordens psiquiátricas, a anorexia nervosa possui a maior taxa de mortalidade.[9] Se não for tratada, até um quinto de pessoas que têm anorexia nervosa morre em 20 anos.[10,11] Uma vez que esse quadro afeta geralmente crianças antes da puberdade, a morte pode ocorrer apenas entre a segunda e a terceira década de vida do indivíduo.

A anorexia nervosa, descrita há mais de cem anos como uma perda de apetite causada por um estado mental mórbido, na verdade tem um nome impreciso, já que as suas vítimas não têm normalmente uma perda de apetite. Pessoas com anorexia nervosa têm uma imagem corporal distorcida e um medo irracional de ganhar peso. Essa imagem corporal distorcida é uma percepção de que elas são gordas, mesmo sendo extremamente magras. Além disso, anoréxicos são rigorosos ao extremo em relação ao seu corpo e costumam criticar algumas partes específicas do corpo (como coxas, barriga etc.). Além disso, essas pessoas se tornam obcecadas pela perda de peso e perseguem sem reservas a ideia de estarem magras, comendo geralmente menos do que 800 kcal por dia.

Os padrões de alimentação de pessoas que têm anorexia nervosa geralmente se inserem em uma destas categorias: tipo restritivo ou tipo que "se purifica" dos alimentos consumidos compulsivamente. Anoréxicos com o tipo restritivo comem muito pouco sem induzir regularmente o vômito e sem usar, de forma indevida, laxantes ou diuréticos. Pessoas que têm o tipo que se purifica dos alimentos consumidos compulsivamente alternam entre restringir o consumo de alimentos e episódios de alimentação compulsiva ou de eliminação através do uso indevido de laxantes ou diuréticos, ou vômito autoinduzido.[12,13] Entretanto, além desses comportamentos alimentares controlados, os anoréxicos geralmente se entregam, de forma excessiva, ao esforço de reduzir ainda mais o peso, de prevenir um possível ganho de peso e de tentar corrigir imperfeições percebidas no tamanho e na forma do seu corpo. O exercício é considerado excessivo se sua prorrogação é acompanhada de culpa intensa ou quando é realizado apenas para influenciar o peso ou a forma.[14]

Em geral, mulheres com anorexia nervosa exibem outros traços de personalidade, particularmente o perfeccionismo e a obsessão. São comuns obsessões relacionadas à ordem e simetria.[15] Além disso, elas, com frequência, têm uma autoimagem depreciativa e querem agradar os outros, uma vez que são muito dependentes da opinião alheia (professores, técnicos ou instrutores).

O critério para o diagnóstico da anorexia nervosa (**Tabela 1**) inclui a recusa em manter ao menos 85% do peso normal para a altura (ou um índice de massa corporal de no mínimo 17,5 kg/m²), a recusa em perceber que está com um peso corporal baixo, o medo de ganhar peso (não demonstrar o ganho de peso esperado com o crescimento) e a **amenorreia** (ausência de pelo menos três ciclos menstruais consecutivos).[16] São também característicos da anorexia nervosa padrões de preocupação com alimentos e de consumo anormal de alimentos.

As causas da anorexia nervosa são desconhecidas, mas a doença parece ser multifatorial. Estão associados ao menos dois conjuntos de problemas e de comportamentos. Dentre os problemas, há aqueles que se relacionam a alimentos e ao peso corporal, e os que envolvem relacionamentos da pessoa consigo mesma e com os outros.[18-20] Conflitos relacionados à maturidade e dificuldades em lidar com separação, sexualidade, autoestima e compulsividade são geralmente associados com o desenvolvimento de anorexia nervosa.[18] Foi sugerida uma base genética para a doença.

A perda de peso inicial do anoréxico nem sempre pode resultar de uma decisão deliberada de fazer uma dieta; ela pode ocorrer de forma não intencional, por exemplo, como resultado de uma gripe ou desordem gastrintestinal.[12] Entretanto, após a perda de peso inicial, independentemente da causa, a restrição adicional à dieta (e ao exercício excessivo) é deliberada. A perda de peso ou o controle do peso corporal torna-se o maior objetivo da vida, especialmente durante períodos estressantes, em que há muita pressão.[12] O anoréxico aprende o conteúdo calórico de alimentos e o gasto energético associado a várias atividades. Uma vez que os anoréxicos têm uma imagem do corpo tão perturbada e um medo tão intenso de engordarem, eles podem continuar a se subnutrir até o definhamento ou a morte, caso a intervenção seja muito atrasada.

Os efeitos da anorexia nervosa no corpo são similares aos da fome (ou seja, má nutrição proteico-calórica ou **marasmo**) e afetam todas as partes do corpo.[21,22] O crescimento e o desenvolvimento são menos velozes. Perdem-se tecido adiposo, massa magra e massa óssea. Pode-se perder massa de órgãos e a função deles pode ficar comprometida. A perda de massa do músculo coronário pode enfraquecer o coração e causar um batimento cardíaco irregular, entre outras complicações sérias. O trato gastrintestinal pode atrofiar de tal forma que provoque diminuição do movimento peristáltico, atraso no esvaziamento gástrico e elevação do tempo de trânsito intestinal. Também há diminuição da secreção de enzimas digestórias e de sucos digestórios. Em geral, ocorre constipação com distensão abdominal após a pessoa comer pequenas quantidades de alimentos. Os níveis de hormônios e nutrientes no sangue ficam alterados. A pele normalmente fica seca, ocorre perda de cabelo, enquanto pelos **lanugos** (crespos e macios) podem aparecer nos lados do rosto e dos braços, e a temperatura corporal cai. A **Tabela 2** lista algumas consequências potenciais da anorexia nervosa.

O tratamento da anorexia nervosa é multidisciplinar (envolve médico, nutricionista, enfermeira, psicólogo, psiquiatra, terapeuta familiar, entre outros) e pode ser realizado dentro ou fora do hospital, o que dependerá da gravidade do quadro. Em geral, o tratamento interno inclui uma avaliação do estado mental da pessoa, do quanto ela está comendo, do seu peso atual (o tratamento interno será permitido se o peso estiver <25-30% do ideal), da velocidade da perda de peso, da motivação e aderência ao tratamento, do apoio familiar, do comportamento de eliminação e de complicações comórbi-

Tabela 1 Critérios diagnósticos para 307.1 Anorexia nervosa

- **A.** Recusa em manter o peso corporal igual ou acima de um peso corporal minimamente normal para a idade e altura (ou seja, perda de peso com o objetivo de manter o peso corporal inferior a 85% do esperado ou incapacidade de realizar o ganho esperado de peso durante o período de crescimento, levando a um peso corporal inferior a 85% do que é esperado).
- **B.** Medo intenso de ganhar peso ou ficar gordo, mesmo estando abaixo do peso.
- **C.** Distúrbios no modo como o peso ou as formas do corpo de alguém são vistos, influência exagerada do peso ou das formas do corpo na autoavaliação ou negação da gravidade do baixo peso corporal registrado.
- **D.** Em mulheres que já tiveram a primeira menstruação, amenorreia, ou seja, a ausência de pelo menos três ciclos menstruais consecutivos. (Considera-se que uma mulher terá amenorreia se sua menstruação ocorrer somente após a administração de hormônios, como estrógeno.)

Tipos específicos:

Tipo restritivo: durante o episódio atual de anorexia nervosa, a pessoa não teve geralmente um comportamento de alimentação compulsiva ou de eliminação (ou seja, vômito autoinduzido ou o uso indevido de laxantes, diuréticos ou enemas).

Tipo de alimentação compulsiva/eliminação: durante o episódio atual de anorexia nervosa, a pessoa teve um comportamento regular de alimentação compulsiva ou eliminação (ou seja, vômito autoinduzido ou o uso indevido de laxantes, diuréticos ou enemas).

Fonte: Reimpressa com autorização da American Psychiatric Association.[49]

das, especialmente as relativas ao coração.[9,19] Independentemente de o paciente ser tratado interna ou externamente, são estabelecidos objetivos para sua saúde, geralmente com um contrato escrito assinado pelo paciente e por membros da equipe de saúde.

O resumo de resultados de tratamentos envolve milhares de pessoas que foram tratadas como anoréxicas nervosas: de ~40% a 50% delas se recuperam completamente, ~30% melhoram, de 20% a 25% continuam a ter problemas crônicos, e de 10% a 15% morrem em decorrência de complicações médicas, suicídio ou má nutrição.[7,23-25] A mortalidade é normalmente maior entre pessoas que tiveram uma perda grave de peso, que enfrentaram o problema durante muito tempo e que o desenvolveram numa idade mais avançada.[6,7,19]

Uma consequência de longo prazo da anorexia nervosa é a osteopenia e, em última instância, a osteoporose, que ocorre muito mais cedo em pessoas que têm (ou tiveram) anorexia nervosa do que em pessoas que não sofreram com a doença. A osteopenia e osteoporose são associadas com a amenorreia e com a perda de peso que ocorre com a anorexia nervosa. Os fatores associados à anorexia nervosa, como um consumo inadequado de energia e de nutrientes (especialmente vitamina D e cálcio), baixas concentrações de estrógeno no sangue, altas concentrações de cortisol no sangue e baixas concentrações de fator de crescimento similar à insulina tipo 1, contribuem para o agravamento do problema. Adolescentes com anorexia nervosa têm menos propensão a uma massa óssea alta. A formação de ossos é dificultada e a reabsorção óssea é elevada em adolescentes e em mulheres que têm anorexia nervosa, o que leva a uma densidade de mineral óssea pequena, osteoporose prematura e elevado risco de fraturas.[26,27] Comprovou-se que a densidade mineral óssea está significativamente correlacionada à idade do início e à duração da anorexia nervosa.[27] Embora o ganho de peso e o reinício da função menstrual normal possam melhorar a densidade mineral óssea, os ossos não parecem acompanhar essa normalidade e corrigir o déficit que ocorreu durante a amenorreia.[28,29] Existem estudos que investigam a efetividade da substituição hormonal e de outras drogas para o tratamento da osteoporose associada à anorexia nervosa em jovens mulheres.

Bulimia nervosa

A bulimia, outro transtorno alimentar, é uma condição caracterizada por alimentação compulsiva recorrente associada a vômito autoinduzido e uso de laxantes, diuréticos ou outros medicamentos para evitar o ganho de peso. A alimentação compulsiva é marcada por falta de controle sobre a alimentação durante o episódio. A compulsão se define na maneira de comer uma quantidade de alimentos maior do que a maioria das pessoas comeria durante um período e sob circunstâncias similares.[16] A bulimia denota um apetite voraz (ou "fome de leão") associada à incapacidade de controlar a alimentação.[12] Na **Tabela 3**, são apresentados os critérios[16] para o diagnóstico da bulimia.

A bulimia ocorre essencialmente em mulheres jovens, sobretudo naquelas que estão na idade de frequentar a faculdade, que têm peso normal ou estejam ligeiramente acima dele. A pessoa bulímica típica, em vez de preocupar-se com a perda de peso e fazer qualquer coisa para ficar muito magra (como acontece com a pessoa que tem anorexia nervosa), busca ser capaz de comer sem ganhar peso.[12] Outros fatores associados ao desenvolvimento da bulimia incluem um histórico de abuso sexual, de dependência ou abuso de substância psicoativa e um histórico familiar de depressão ou alcoolismo.[7,30]

Em geral, a bulimia começa com tentativas de realizar uma dieta, nas quais a sensação de fome fica incontrolável. Essas tentativas de realizar dietas, que geralmente são baseadas em abstenção de alimentos ou restrição excessiva a alimentos, levam à alimentação compulsiva. Assim que os compulsivos descobrem que podem desfazer as consequências da sobrealimentação ao vomitarem o alimento ingerido, eles começam a se alimentar compulsivamente não apenas quando estão com fome, mas também quando estão passando por qualquer emoção angustiante.[7,12] Grande parte da alimentação compulsiva é feita reservadamente, durante a tarde ou a noite, com um consumo de cerca de 3.500 kcal.[31,32] Os alimentos favoritos para a compulsão são geralmente sobremesas e petiscos muito ricos em carboidratos. Em geral, a vergonha impede o bulímico de revelar seu comportamento alimentar, mesmo a pessoas próximas.[4]

Em geral, o diagnóstico depende de sintomas autorrelatados ou do tratamento de problemas ou condições relacionadas. As condições que podem se desenvolver como resultado de bulimia estão na **Tabela 4**. O trato gastrintestinal é muito afetado pelo vômito recorrente e pelo uso de laxantes. O vômito recorrente também causa outros problemas, como lesões ou calos na pele nos lados dorsais das mãos (especialmente sobre as juntas), erosão dentária grave, glândulas do pescoço inchadas, olhos avermelhados, dores de cabeça e desequilíbrio hidroeletrolítico. O uso inadequado de laxantes pode exacerbar as perdas de fluidos e eletrólitos e, quando associado ao vômito, provocar arritmias cardíacas e infartos. Lesões ou calos nas mãos, glândulas do pescoço inchadas e idas frequentes ao banheiro após as refeições são geralmente reconhecidas por profissionais da saúde, familiares e amigos, e facilitam a detecção e o diagnóstico do problema.

O tratamento da bulimia, como o da anorexia nervosa, é multidisciplinar. Os objetivos geralmente visam eliminar os comportamentos de compulsão-eliminação, a normalização de hábitos alimentares, a manutenção do peso e o retorno da menstruação normal, se esta tiver sido afetada.[7] O paciente tem maior propensão de ser hospitalizado com problemas como descompensação de eletrólitos, dependência de drogas (como laxantes e diuréticos), depressão severa ou tendências suicidas.[7] O prognóstico das pessoas que sofrem de bulimia é similar àquele de quem tem anorexia nervosa. Aproximadamente 50% das pessoas se recuperam, mas quase metade delas continua tendo algum hábito alimentar anormal; outros 30% continuam a ter um transtorno alimentar não específico.[7]

Transtorno da alimentação compulsiva

O *Diagnostic Manual of Mental Disorders*, da American Psychiatric Association, incluiu um diagnóstico provisório de um transtorno alimentar, o transtorno da alimentação compulsiva, que não está associado com a eliminação, como na bulimia, e exige maiores estudos.[16] O transtorno da alimentação com-

Tabela 2 Algumas complicações médicas potenciais da anorexia nervosa

Gastrintestinal	Hematológica
Distensão gástrica	Anemia
Constipação	
	Esqueléticas
Cardiovascular	Fraturas de pressão
Atrofia do músculo cardíaco	Osteoporose prematura
Bradicardia	
Hipotensão	Músculos
Arritmias	Esgotamento da massa muscular
Prolapso da válvula mitral	
Edema periférico	Cérebro
	Atividade elétrica anormal
Endócrina/metabólica	Confusão
Amenorreia	
Baixa temperatura corporal	

Tabela 3 Critérios de diagnóstico para 307.51 Bulimia

A. Episódios recorrentes de alimentação compulsiva. Um episódio de alimentação compulsiva é caracterizado pelos seguintes fatores:

    (1) Comer, em um momento distinto (ou seja, em um período de 2 horas), uma quantidade de alimentos que é certamente maior do que a maioria das pessoas comeria durante um período idêntico e sob circunstâncias similares.

    (2) Uma sensação de falta de controle sobre a alimentação durante o episódio (ou seja, sentir que não pode parar de comer ou controlar o que e quanto está comendo).

B. Comportamento compensador recorrente inapropriado para evitar a perda de peso, como vômito autoinduzido, uso impróprio de laxantes, diuréticos, enemas ou outros medicamentos, jejum ou exercício excessivo.

C. Os comportamentos de alimentação compulsiva e comportamentos compensadores impróprios ocorrem, ambos, em média, ao menos duas vezes, por semana por 3 meses.

D. A autoavaliação é indevidamente influenciada pelas formas e pelo peso corporal.

E. O transtorno não ocorre exclusivamente durante episódios de anorexia nervosa.

Tipos específicos:

Tipo eliminador: durante o episódio de bulimia, a pessoa teve regularmente vômitos autoinduzidos ou fez uso indevido de laxantes, diuréticos ou enemas.

Tipo não eliminador: durante o episódio de bulimia, a pessoa usou outros comportamentos compensadores impróprios, como jejuar ou se exercitar excessivamente, mas não teve vômitos autoinduzidos regularmente nem fez uso indevido de laxantes, diuréticos ou enemas.

Fonte: Reimpressa com permissão da American Psychiatric Association.[49]

---

pulsiva é caracterizado por uma alimentação compulsiva no mínimo duas vezes por semana por um período de pelo menos 6 meses, sem comportamentos compensadores. O episódio de alimentação compulsiva envolve normalmente comer (em geral, com uma sensação de falta de controle) grandes quantidades de alimentos densos e de alta energia (como sobremesas ou petiscos) mais rapidamente do que o normal, continuando a vítima a se alimentar apesar de se sentir desconfortavelmente saciada. Os subtipos do transtorno são principalmente distintos entre o fato de comer compulsivamente antes de uma dieta ou se a dieta precede o ato de comer compulsivo.[33]

Para pessoas que têm um transtorno alimentar, os alimentos geralmente fornecem conforto e uma sensação de bem-estar emocional, sobretudo se a pessoa estiver se sentindo estressada, ansiosa, infeliz ou deprimida.[34,35] Portanto, a compulsão ocorre quando a pessoa não está fisicamente com fome, mas, sim, emocionalmente infeliz. A compulsão é normalmente ocorre de forma reservada, por conta da vergonha que a pessoa sente. Além disso, após a compulsão, a pessoa fica, em geral, com nojo de si mesma ou se sente deprimida ou culpada.

Transtornos alimentares

Entre a população norte-americana, além da anorexia nervosa, da bulimia e do transtorno da alimentação compulsiva, verificam-se outros transtornos alimentares (**Tabela 5**)[16] que são listados pela American Psychiatric Association como transtornos alimentares não específicos. As características dos indivíduos que têm transtornos alimentares são similares àqueles que desenvolvem anorexia nervosa e bulimia, como medo de engordar, alimentação restringida, alimentação compulsiva, comportamento de eliminação e imagem corporal distorcida. Entretanto, pessoas com transtornos alimentares não satisfazem o critério para anorexia nervosa ou bulimia (tabelas 1 e 3).[36] Os transtornos alimentares são comuns entre atletas do sexo feminino, compondo geralmente parte do que se conhece por tríade da mulher atleta.

Tríade da mulher atleta

A tríade da mulher atleta, que é definida como a combinação de transtornos alimentares, amenorreia e osteopenia, foi inicialmente descrita em 1992.[37] A condição parece ser mais comum em mulheres que participam de esportes nos quais o físico e a imagem corporal são importantes, e o peso corporal a mais é indesejável. As mulheres mais visadas são as corredoras de longas distâncias, as atletas de patinação artística no gelo, as ginastas, as dançarinas de balé e as nadadoras e mergulhadoras.[7,28,38] Entretanto, por causa das pressões sociais em relação ao corpo magro e das tendências perfeccionistas de muitas mulheres, todas as atletas correm risco de pertencer à tríade da mulher atleta.[39]

O transtorno alimentar entre atletas é algo comum, com uma prevalência estimada de 15% a 62%. Entretanto, ele pode variar consideravelmente. Para perder ou manter o peso corporal, algumas atletas podem restringir muito ou pouco a ingestão de alimentos, enquanto outras podem também usar pílulas para dietas, diuréticos e laxantes. Outras, ainda, podem comer compulsivamente com ou sem eliminação.

Embora a amenorreia ocorra em apenas 2% a 5% das mulheres da população geral, de 3% a 66% das atletas mulheres apresentam esse diagnóstico.[28] A amenorreia que ocorre em atletas pode ser primária ou secundária. Geralmente, a amenorreia primária é encontrada em mulheres que, na idade média de 14 anos, não menstruaram. A amenorreia secundária refere-se à ausência de três a seis ciclos menstruais em um ano, em mulheres que tiveram um ciclo menstrual regular, ou até um ano de ausência de sangramento menstrual em mulheres que tiveram períodos irregulares.[28,40] As causas da amenorreia em atletas, similar às das mulheres que têm transtornos alimentares, não são bem compreendidas. Acredita-se que as causas se relacionam a efeitos sinérgicos de quantidades excessivas de atividade e treino físico, estresse ou ansiedade constantes, pouca quantidade de gordura corporal, flutuações no peso e dieta pobre, especialmente relacionada a um déficit de energia (calorias) extremo.[40,41] O efeito desses vários fatores é causar mudanças na liberação de hormônios como os estimulantes de folículos e os luteinizantes, o que leva a alterações na liberação de estrógeno e progesterona (entre outros hormônios), que, por sua vez, podem causar a amenorreia. A amenorreia — mais especificamente, as concentrações diminutas de estrógeno no soro — causa, por sua vez, problemas médicos.

Uma das principais complicações do déficit de estrógeno é seu efeito no sistema esquelético. Mulheres atletas com amenorreia e transtornos alimentares têm um risco elevado de osteopenia e, em última instância, osteoporose. As jovens atletas exibem perda óssea prematura, formação óssea inadequada ou ambas, resultando em uma baixa massa óssea, fraturas de pressão, entre outros problemas ortopédicos.[41,42] Os altos níveis de hormônios como cortisol, comuns em atletas,

---

Tabela 4 Algumas complicações médicas potenciais da bulimia nervosa

Gastrintestinal	Cardiovascular
Erosão dos dentes	Arritmias
Cáries dentárias	
Garganta inflamada	Respiratória e esquelética
Glândulas parótidas inchadas	Pneumonia por aspiração
Rupturas ou lágrimas esofágicas	Fraturas nas costelas
Ruptura do estômago	
Doença de refluxo gastroesofágico	Endócrina/metabólica
Constipação	Menstruação irregular ou amenorreia
Cólon catártico	Descompensação de eletrólitos

PERSPECTIVA

Tabela 5 307.5 Transtornos alimentares não específicos

A categoria transtornos alimentares não específicos serve para transtornos de alimentação que não atendem aos critérios de nenhum transtorno alimentar específico. Dentre os exemplos, citam-se

1. Para mulheres, todos os critérios da anorexia nervosa são satisfeitos, além do fato de elas terem menstruação regular.
2. Todos os critérios para a anorexia nervosa são satisfeitos, além do fato de que, apesar de uma perda de peso significante, o peso atual está dentro do normal.
3. Todos os critérios da bulimia são atendidos, exceto o fato de que a alimentação compulsiva e os mecanismos compensadores impróprios ocorrem em uma frequência de menos de duas vezes por semana, por uma duração inferior a 3 meses.
4. A frequência de comportamentos compensatórios impróprios em um indivíduo que tenha peso corporal normal, após comer pequenas quantidades de alimentos (ou seja, vômito autoinduzido após o consumo de dois *cookies*).
5. Mastigar e cuspir repetidamente, sem engolir, grandes quantidades de alimentos.
6. Transtorno da alimentação compulsiva: episódios recorrentes de alimentação compulsiva na ausência do uso regular de comportamentos compensadores impróprios, característicos da bulimia.

Fonte: Reimpressa com permissão da American Psychiatric Association.[49]

e os treinos excessivos também podem contribuir para a perda óssea. Embora exercícios de levantamento de peso promovam a mineralização óssea para melhorar a densidade dos ossos, essa proteção é consideravelmente pequena sem o estrogeno.[38] Jovens atletas perdem ossos durante uma fase da vida quando deviam estar acumulando massa óssea, comprometendo, portanto, a chegada da massa óssea ao ápice. Estudos identificaram que mais de 50% das atletas com amenorreia têm baixa massa óssea ou densidades ósseas com no mínimo um desvio padrão abaixo da média.[7,43,44] Como acontece com algumas mulheres que têm transtornos alimentares, ainda que a continuidade da menstruação ajude a melhorar a massa óssea, acredita-se que a recuperação da perda de osso associada à amenorreia seja incompleta.[45,47]

A identificação precoce e o tratamento de transtornos alimentares são cruciais para evitar complicações sérias. Da mesma forma que a obesidade é associada a um risco elevado para várias doenças, os transtornos alimentares são associados a vários riscos, inclusive o de morte. É difícil combater os transtornos alimentares. As vítimas não apenas precisam ser tratadas, mas a imagem e os valores da sociedade também precisam ser revistos.[48]

Referências

1. Rubinstein S, Caballero B. Is Miss America an undernourished role model? Jama 2000;283:1569.
2. Pugliese MT, Lifshitz F, Grad G, Fort P, Marks-Katz M. Fear of obesity. N Engl J Med. 1983;309:513-8.
3. Devlin M, Zhu A. Body image in the balance. Jama 2001;286:2159.
4. Herzog DB, Copeland PM. Eating disorders. N Engl J Med. 1985;313:295-303.
5. Engles J, Johnston M, Hunter D. Increasing incidence of anorexia nervosa. Am J Psychiatry. 1995;152:1266-71.
6. Brown J, Mehler P, Harris R. Medical complications occurring in adolescents with anorexia nervosa. West J Med. 2000;172:189-93.
7. Walsh J, Wheat M, Freund K. Detection, evaluation, and treatment of eating disorders. J Gen Intern Med. 2000;15:577-90.
8. Rome E. Eating disorders. Obstet Gynec Clin N Am. 2003;30:353-77.
9. Anzai N, Lindsey-Dudley K, Bidwell R. Inpatient and partial hospital treatment for eating disorders. Child Adoles Psych Clin N Am. 2002;11:279-309.
10. Powers P, Santana C. Childhood and adolescent anorexia nervosa. Child Adol Psych Clin. 2002;11:219-35.
11. Eckert E, Halmi K, Marchi P, Grove W, Crosby R. Ten year follow-up of anorexia nervosa: clinical course and outcomes. Psychol Med. 1995;25:143-56.
12. Casper RC. The pathophysiology of anorexia nervosa and bulimia. Ann Rev Nutr. 1986;6:299-316.
13. Emerson E, Stein D. Anorexia nervosa: empirical basis for the restricting and bulimic subtypes. J Nutr Ed. 1993;25:329-36.
14. Mond J, Hay P, Rodgers B, Owen C. An update on the definition of excessive exercise in eating disorder research. Int J Eat Disord. 2006;39:147-53.
15. Bastiani AM, Rao R, Weltzin T, Kaye W. Perfectionism in anorexia nervosa. Int J Eat Disord. 1995;17:147-52.
16. Diagnostic and statistical manual of mental disorders. 4th ed. Washington, DC: American Psychiatric Association, 1994.
17. Mitchell JE, Cook-Myers T, Wonderlich S. Diagnostic criteria for anorexia nervosa: looking ahead to DSM-V. Int J Eat Disord. 2005;37:S95-97.
18. Reiff D, Reiff K. Position of the American Dietetic Association: nutrition intervention in the treatment of anorexia nervosa, bulimia, and binge eating. J Am Diet Assoc. 1994;94:902-7.
19. Mehler P. Diagnosis and care of patients with anorexia nervosa in primary care settings. Ann Intern Med. 2001;134:1048-59.
20. Keel PK, Klump KL, Miller KB, McGue M, Iacono W. Shared transmission of eating disorders and anxiety disorders. Int J Eat Disord. 2005;38:99-105.
21. Katzman DK. Medical complications in adolescents with anorexia nervosa: a review of the literature. Int J Eat Disord. 2005;37:S52-9.
22. Wolfe BE. Reproductive health in women with eating disorders. J Obstet and Gynecol Neonatal Nursing. 2005;34:255-63.
23. Treasure J, Schmidt U. Anorexia nervosa. Clin Evid. 2002;7:824-33.
24. Steinhausen H. The outcome of anorexia nervosa in the 20th century. Am J Psychiatry. 2002;159:1284-93.
25. Birmingham CL, Su J, Hlynsky JA, Goldner E, Gao M. The mortality rate from anorexia nervosa. Int J Eat Disord. 2005;38:143-6.
26. Lucas A, Melton J, Crowson C, O'Fallon W. Long term risk among women with anorexia nervosa: a population-based cohort study. Mayo Clinic Proc. 1999;74:972-7.
27. Katzman D. Osteoporosis in anorexia nervosa: a brittle future. Curr Drugs Targets CNS & Neurolog Dis. 2003;2:11-5.
28. Hobart J, Smucker D. The female athlete triad. Am Fam Physician. 2000;61:3357-64, 3367.
29. Dominguez J, Goodman L, Gupta S, Mayer L, Etu S, Walsh B, et al. Treatment of anorexia nervosa is associated with increases in bone mineral density, and recovery is a biphasic process involving both nutrition and return of menses. Am J Clin Nutr. 2007; 86:92-9.
30. Johnson J, Cohen P, Kasen S, Brook J. Childhood adversities associated with risk for eating disorders or weight problems during adolescence or early adulthood. Am J Psychiatry. 2002;159:394-400.
31. Muuss RE. Adolescent eating disorder: bulimia. Adolescence. 1986;21:257-67.
32. Mitchell JE, Pyle RL, Eckert ED. Frequency and duration of binge-eating episodes in patients with bulimia. Am J Psychiatry. 1981;138:835-6.
33. Manwaring JL, Hilbert A, Wilfley D, Pike K, Fairburn C, Dohm F, et al. Risk factors and paterns of onset in binge eating disorder. Int J Eat Disord. 2006;39:101-7.
34. Masheb RM, Grilo CM. Emotional overeating and its association with eating disorder psychopathology among overweight patients with binge eating disorder. Int J Eat Disord. 2006;39:141-6.
35. Stein R, Kenardy J, Wiseman C, Dounchis J, Arnow B, Wilfley D. What's driving the binge in binge eating disorder? A prospective examination of precursors and consequences. Int J Eat Disord. 2007;40:195-203.
36. Mellin LM, Irwin CE, Scully S. Prevalence of disordered eating in girls: a survey of middleclass children. J Am Diet Assoc. 1992;92:851-3.

37. Otis C, Drinkwater B, Johnson M, Loucks A, Wilmore J. ACSM Position Statement: the female athlete triad. Med Sci Sports Exerc. 1997;29:i-ix.
38. Golden N. A review of the female athlete triad (amenorrhea, osteoporosis and disordered eating). Int J Adolesc Med Health. 2002;14:9-17.
39. Smith A. The female athlete triad: causes, diagnosis, and treatment. Physic Sports Med. 1996;24:67-76.
40. Sabatini S. The female athlete triad. Am J Med Sci. 2001;322:193-5.
41. Kleposki R. The female athlete triad: a terrible trio implications for primary care. J Am Acad Nurs. 2002;14:26-31.
42. Sanborn C, Horea M, Siemers B, Dieringer K. Disordered eating and the female athlete triad. Clin Sports Med. 2000;19:199-213.
43. Snead D, Stubbs C, Weltman J, Evans W, Veldhuis J, Rogol A, et al. Dietary patterns, eating behaviors, and bone mineral density in women runners. Am J Clin Nutr. 1992;56:705-11.
44. Rencken M, Chesnut C, Drinkwater B. Bone density at multiple skeletal sites in amenorrheic athletes. Jama. 1996;276:238-40.
45. Drinkwater B, Nilson K, Ott S, Chesnut C. Bone mineral density after resumption of menses in amenorrheic athletes. Jama. 1986;256:380-2.
46. Drinkwater B, Bruemner B, Chesnut C. Menstrual history as a determinant of current bone density in young athletes. Jama. 1990;263:545-8.
47. Keen A, Drinkwater B. Irreversible bone loss in former amenorrheic athletes. Osteoporosis Int. 1997;4:311-5.
48. Bulimia among college students. Nutr Rev. 1987;45:10-1.
49. Diagnostic and statistical manual of mental disorders. Washington, DC: American Psychiatric Association; 2000.

Sites

www.anred.com
www.nationaleatingdisorders.org
www.nimh.nih.gov/publicat/eatingdisorders.cfm

9

Vitaminas hidrossolúveis

Vitamina C (ácido ascórbico)
Tiamina (vitamina B$_1$)
Riboflavina (vitamina B$_2$)
Niacina (vitamina B$_3$)
Ácido pantotênico
Biotina
Ácido fólico
Vitamina B$_{12}$ (cobalamina)
Vitamina B$_6$
Para cada vitamina, os seguintes subtópicos serão discutidos (quando for o caso):
Fontes
Digestão, absorção, transporte e armazenamento
Funções e mecanismos de ação
Interações com outros nutrientes
Metabolismo e excreção
Dose diária recomendada
Deficiência
Toxicidade
Avaliação do estado nutricional
PERSPECTIVA
Genética e nutrição: o possível efeito das necessidades de folato e o risco de doenças crônicas não transmissíveis (DCNT)

O início do século XX marca uma era muito importante na história da ciência da nutrição. Foi durante esse período que se iniciou a descoberta das vitaminas ou dos "fatores que auxiliam o crescimento". Os pesquisadores descobriram que, para a vida e o crescimento, todos os animais necessitavam de algo mais do que uma dieta quimicamente definida composta de carboidrato, proteína, gordura, minerais e água. O primeiro desses ingredientes alimentares essenciais descoberto foi uma substância antiberibéri isolada do polimento do arroz por Casimir Funk, bioquímico polonês. Ele deu à substância o nome de *vitamine* por se tratar de um amino e também ser necessário à vida. Pouco tempo depois, McCollum e Davis extraíram um fator da gordura da manteiga, o qual chamaram de lipossolúvel A para diferenciá-lo da substância antiberibéri hidrossolúvel. Esses dois fatores essenciais ficaram depois conhecidos como *vitamine* A e *vitamine* B.

A partir de então, cada vitamina nova descoberta recebia uma letra. O *e* ao final da palavra foi eliminado e adotou-se a forma *vitamin* (em inglês) porque apenas algumas poucas substâncias essenciais eram aminos. Como a estrutura química da vitamina ficou conhecida através de seu isolamento e síntese, ela recebeu um nome químico. Cada nome químico atribuído deveria se aplicar a apenas uma substância, com uma única atividade específica. Agora se sabe que a vitamina pode ter várias funções e que a atividade vitamínica pode ser encontrada em vários compostos intimamente relacionados, conhecidos como suplementos vitamínicos. Um ótimo exemplo para essa gama de atividade é a vitamina A, que possui várias funções aparentemente não relacionadas e compreende não apenas o retinol, como também o ácido retinoico e aldeídeo (retinol).

As vitaminas são compostos orgânicos com funções regulatórias exigidas na alimentação das espécies (humanas) caso elas não sejam capazes de sintetizá-las. Assim, as vitaminas são consideradas essenciais (na verdade, o prefixo *vita* quer dizer "vida" em latim). Além disso, como as vitaminas devem ser fornecidas pela dieta, a descoberta desses compostos sempre ocorreu em razão de sua ausência na dieta. Embora, no caso de uma deficiência, o clínico consiga reconhecer a síndrome causada pela falta de uma vitamina específica, num país abundante em alimentos e com variedade em seu suprimento, como o Brasil, o profissional da nutrição deveria considerar a importância da vitamina específica, e não apenas destacar as doenças que ela previne. Infelizmente, relacionar a função da vitamina diretamente à sua deficiência é difícil.

A maioria das vitaminas não está relacionada quimicamente e difere em suas funções fisiológicas. As amplas classificações de vitaminas hidrossolúveis e daquelas lipossolúveis são feitas por conta de certas propriedades comuns a cada grupo. As vitaminas lipossolúveis serão abordadas no Capítulo 10. O corpo lida com as vitaminas hidrossolúveis de modo diferente do que faz com as lipossolúveis. Com exceção da cobalamina (vitamina B_{12}), as hidrossolúveis não conseguem ser armazenadas pelo corpo por muito tempo. Qualquer armazenagem que ocorre resulta de sua ligação com as enzimas e proteínas de transporte. As vitaminas hidrossolúveis são excretadas na urina sempre que os níveis plasmáticos excederem os limiares renais.

Com exceção da vitamina C (ácido ascórbico), as vitaminas hidrossolúveis fazem parte do complexo B. A maioria dos componentes do complexo B pode ser desdobrada de acordo com a função geral: liberação de energia ou hematopoiéticas. Outras vitaminas não conseguem ser classificadas tão especificamente por causa de sua ampla gama de funções. A **Figura 9.1** mostra a classificação das vitaminas hidrossolúveis.

Neste capítulo, as discussões sobre os vários tipos de vitaminas serão agrupadas por similaridade. Considera-se cada vitamina (sempre que dados precisos estiverem disponíveis) em termos de estrutura, fontes, absorção (também digestão, se for o caso), transporte, armazenamento, funções e mecanismos de ação, metabolismo e excreção, doses adequadas para ingestão permitida ou recomendada, deficiência, toxicidade e avaliação nutricional. As inter-relações específicas com outros nutrientes também são mencionadas para as vitaminas selecionadas. A **Tabela 9.1** contém um resumo da forma de coenzima, bem como suas funções, deficiência, riscos de deficiência, fontes e ingestão dietética recomendada (RDA), ou ingestão adequada (AI) de cada uma das vitaminas hidrossolúveis. As páginas finais do livro oferecem as ingestões dietéticas de referência (DRIs), quando disponíveis, para todos os nutrientes e todas as faixas etárias.

As DRIs representam aproximações quantitativas de ingestão de nutrientes com o propósito de planejar e avaliar as dietas das pessoas saudáveis. As DRIs incluem RDAs e AIs, níveis máximos toleráveis de ingestão (ULs) e **necessidade média estimada** (EARs). As **RDAs** representam o nível de ingestão suficiente para atender às necessidades nutricionais de quase 97% das pessoas saudáveis. Elas são baseadas nas EARs, que são as quantidades de nutrientes que podem atender às exigências nutricionais de 50% das pessoas saudáveis de uma determinada faixa etária ou gênero. Assim sendo, as ingestões de nutrientes serão inadequadas se a ingestão for muito menor que a EAR. Além disso, se as ingestões forem superiores à EAR, porém menores que a RDA, ainda poderão não ser adequadas. As AIs são fornecidas para os nutrientes, em vez de RDAs, quando os dados específicos não forem suficientes para calcular a EAR para determinados nutrientes. As AIs têm como base os níveis de ingestão de nutrientes de pessoas saudáveis (com situação nutricional adequada) e acredita-se que excedam as necessidades para o nutriente. Assim, as ingestões de nutrientes provavelmente serão adequadas se forem iguais ou excederem a AI, mas poderão não ser adequadas se forem menores que ela. Se as ingestões de nutrientes ficarem acima da RDA, mas abaixo do UL, então, provavelmente, serão adequadas. Os ULs fornecem o maior nível de ingestão para um nutriente que provavelmente não irá causar nenhum risco à saúde em quase todas as pessoas dos grupos específicos de faixa etária ou gênero. Os ULs são vistos como quantidades máximas para aqueles alimentos de consumo fortificado ou suplementos em grandes quantidades. Para alguns nutrientes, o UL não é conhecido, mas a falta de um UL não significa que grandes doses do nutriente não sejam prejudiciais.

Leitura sugerida

McCollum EV. A history of nutrition. Boston: Houghton Mifflin, 1957.

Vitamina C (ácido ascórbico)

O ser humano é um dos poucos mamíferos que não consegue sintetizar a vitamina C, também conhecida como ácido ascórbico. Há outros animais que são incapazes de sintetizar essa vitamina: primatas, morcegos, cobaias (porquinhos-da-índia) e alguns pássaros. A incapacidade para sintetizar a vitamina C é resultado da falta da gulonolactona oxidase, a última enzima da vitamina C na via sintética. A via sintética e a estrutura da vitamina são demonstradas na **Figura 9.2**, que indica que a vitamina C é um composto de seis carbonos. O L-isômero da vitamina é um dos que estão biologicamente ativos nos seres humanos.

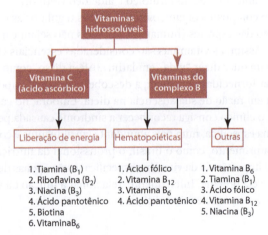

Figura 9.1 Vitaminas hidrossolúveis.

Tabela 9.1 Vitaminas hidrossolúveis: funções, deficiência, fontes alimentares, ingestão recomendada e indivíduos com risco de deficiência

Vitamina	Principais coenzimas	Função bioquímica ou fisiológica	Síndrome de deficiência ou sintomas	Boas fontes alimentares	RDA* ou AI**	Algumas condições e/ou indivíduos com risco de deficiência
Tiamina (vitamina B_1)	Difosfato de tiamina (DPT) ou pirofosfato de tiamina (PFT)	Descarboxilação oxidativa dos ácidos acéticos e açúcares ácidos	Beribéri, fraqueza muscular, anorexia, taquicardia, hipertrofia cardíaca, edema	Levedura, carne de porco, semente de girassol e legumes	1,1 mg* 1,2 mg	Alcoolismo, idosos e condições de má absorção
Riboflavina (vitamina B_2)	Flavina adenina dinucleotídeo (FAD) e flavina mononucleotídeo (FMN)	Reações da transferência de elétrons (hidrogênio)	Ariboflavinose, queilose, glossite, hiperemia e edema de faringe e membranas mucosas orais, estomatite angular, fotofobia	Bife de fígado, salsichas de fígado, bife de carne bovina, cogumelos, ricota, leite desnatado e ostras	1,1 mg* 1,3 mg	Alcoolismo, problemas cardíacos e condições hipermetabólicas
Niacina (vitamina B_3) (ácido nicotínico e nicotinamida)	Nicotinamida adenina dinucleotídeo (NAD) e nicotinamida adenina dinucleotídeo (NADP)	Reações da transferência de elétrons (hidrogênio)	Pelagra, diarreia, dermatite, confusão mental ou demência	Atum, bife de fígado, peito de frango, bife de carne bovina e cogumelos	14 mg* 16 mg	Alcoolismo, condições de má absorção e pelagra
Ácido pantotênico	Coenzima A (CoA)	Reações da transferência de acila	Deficiência raríssima: adormecimento e formigamento de mãos e pés, vômitos e fadiga	Muito encontrado em alimentos; excepcionalmente altas quantidades na gema do ovo, fígado, rim e levedura	5 mg**	Alcoolismo e condições de má absorção
Biotina	N_ε-carbóxi-biotinil-lisina	Reações da transferência/carboxilação de CO_2	Deficiência raríssima, anorexia, náusea, glossite, depressão e dermatite seca escamosa	Sintetizada pela microbiota do trato digestório; levedura, fígado	30 µg**	Ingestão excessiva de ovo cru, alcoolismo e condições de má absorção
Vitamina B_6 (piridoxina, piridoxal e piridoxamina)	Piridoxal fosfato (PLP)	Transaminação e reações da descarboxilação	Dermatite, glossite e convulsões	Bife de carne bovina, feijão-branco, batata, salmão, banana e grãos integrais	1,3 mg*	Idosos, alcoolismo e uso de determinados medicamentos
Ácido fólico	Derivados do ácido tetra-hidrofólico: 5.10-metileno THF, 10-formil THF, 5-formimino THF, 5.10 metilenil THF e 5- metil THF	Reações da transferência de carbono 1	Anemia megaloblástica, diarreia, fadiga, depressão e confusão	Levedura de cerveja, espinafre, aspargo, broto de nabo, ervilha-torta e bife de fígado	400 µg*	Alcoolismo, condições de má absorção e uso de determinados medicamentos
Vitamina B_{12} (cobalamina)	Metilcobalamina e adenosilcobalamina	Metilação de homocisteína para metionina e conversão de metilmalonil CoA em succinil CoA	Anemia megaloblástica, degeneração dos nervos periféricos, hipersensibilidade da pele e glossite	Carne, peixe, mariscos, aves e leite	2,4 µg*	Idosos, vegetarianos restritos, anemia perniciosa e alguns transtornos que podem afetar o estômago e o intestino delgado
Ácido ascórbico (vitamina C)	Nenhuma	Antioxidante, cofator da hidroxilação das enzimas envolvidas na síntese do colágeno, carnitina e norepinefrina	Escorbuto, fadiga, cicatrização lenta, gengivas que sangram e ruptura espontânea de capilares	Mamão papaia, suco de laranja, melão cantalupe, brócolis, couve-de-bruxelas, pimentão verde, suco de toranja, morango	75 mg* 90 mg	Idosos, alcoolismo e tabagismo

*Adultos com idade entre 19 e 50 anos, homens e mulheres, respectivamente.
**Ingestão adequada.

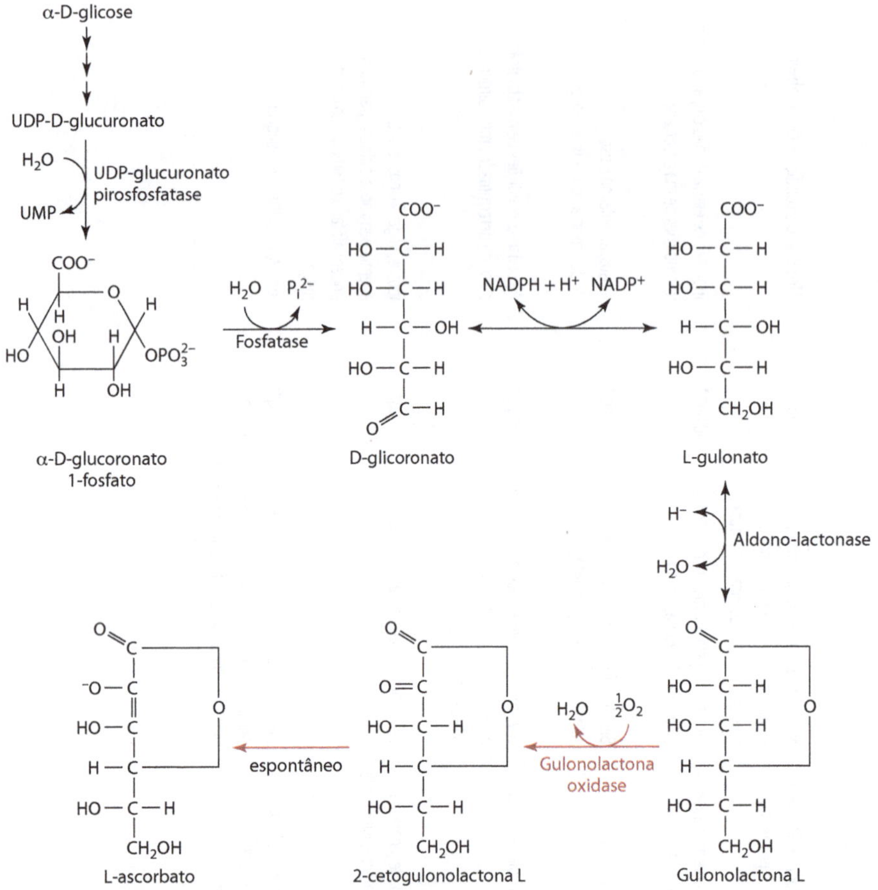

Figura 9.2 Síntese do ácido ascórbico. Seres humanos não têm a gulonolactona oxidase, que catalisa o final da reação enzimática.

Em 1928, isolou-se a vitamina C, e sua estrutura foi determinada em 1933, mas os problemas mencionados, como escorbuto e outros associados à falta de vitamina C, existem há séculos. Algumas das histórias mais notáveis são aquelas dos marinheiros ingleses que morriam de escorbuto em alto-mar. Foi só no final da década de 1790 e início de 1800 que a Marinha britânica introduziu, na alimentação de seus marinheiros, o suco de limão na tentativa de evitar surtos de escorbuto. O uso de frutas cítricas já havia sido demonstrado para curar o escorbuto em 1752. Szent-Györgyi (1928) e King (1932) são considerados codescobridores da vitamina C. Szent-Györgyi, que isolou a vitamina, e Haworth, que determinou sua estrutura, receberam o Prêmio Nobel em 1937 por suas pesquisas.

Fontes

As melhores fontes de vitamina C são encontradas em: aspargo, mamão papaia, laranja, suco de laranja, melão-cantalupo, caqui, acerola, caju, couve-flor, brócolis, couve-de-bruxelas, pimentão verde, couve, limão e morango. Desses alimentos, os produtos cítricos são os mais citados como fontes importantes da vitamina. De modo geral, os suplementos fornecem vitamina C como ácido ascórbico livre, ascorbato de cálcio e palmitato de ascorbil. A rosa-mosqueta (ou romã) é uma semente encapsulada, fruto de um tipo de roseira que também contém vitamina C e é utilizada comercialmente na forma de suplementos de vitamina C. A vitamina C da rosa-mosqueta não parece ser superior às outras fontes de vitamina C, como o suco de laranja.

Digestão, absorção, transporte e armazenamento

A vitamina C não requer digestão antes de ser absorvida pelas células intestinais. A absorção do ácido ascórbico (mas não do ascorbato desidratado) ocorre em toda a borda estriada do intestino delgado, inclusive no íleo, por pelo menos dois cotransportadores dependentes de sódio, designados SVCT1 e SVCT2.[1] Aparentemente, o SVCT1 tem maior capacidade para carregar ácido ascórbico que o SVCT2.[2] Também se acredita que os transportadores dependentes de sódio sejam responsáveis pelo transporte de vitamina C na maioria dos órgãos. A difusão simples, que pode ocorrer no estômago e intestino delgado, propicia a absorção da vitamina C com a ingestão de maiores quantidades da vitamina. Os canais de ânions em algumas células podem mediar a difusão da vitamina C mais depressa que os transportadores.

Antes da absorção, o ácido ascórbico pode ser oxidado (dois elétrons e dois prótons removidos) para formar o ácido ascórbico desidratado (**Figura 9.3**), que poderá ser absorvido pela difusão facilitada usando carregadores independentes de sódio.[2] Além disso, o ácido ascórbico desidratado (mas não o ascorbato) compete com a glicose para absorção pelos transportadores de glicose (Glut), especialmente o Glut 1 e o Glut 3.[2] Acredita-se que a absorção do ácido ascórbico desidratado ocorre de forma bem maior que a absorção do ascorbato.[2,3] Contudo, dentro das células do intestino (mas também em outras células), o ácido ascórbico desidratado é rapidamente reduzido de volta (reciclado) em ácido ascórbico (**Figura 9.3**) pela redutase da enzima do ácido ascórbico desidratado. A glutationa (GSH), exigida para a redução do ácido ascórbico desidratado, é oxidada (GSSG) no processo, conforme mostra a **Figura 9.3**. A glutationa reserva vitamina C e, em geral, melhora a capacidade de proteção antioxidante do sangue.[4,5] A NADPH e a glutaredoxina (um ditiol) também podem ser usadas para reduzir o ácido ascórbico desidratado.

Observe na **Figura 9.3** que, durante a oxidação do ascorbato, um radical livre chamado radical ácido ascórbico semidesidratado (também conhecido como radical livre de ascorbato, ascorbil, radical de ascorbato monodesidratado ou produto de oxidação de 1-elétron) é formado. O radical livre do ascorbato parece ter meia-vida curta e reage mal com o oxigênio (e, portanto, não gera normalmente a espécie de oxigênio reativa tal como os superóxidos). Ao contrário, o radical livre do ascorbato pode oxidar em ácido ascórbico desidratado ou reagir com outro radical de ascorbato semidesidratado para formar ascorbato e ácido ascórbico desidratado (2 radicais de ácido ascórbico desidratado → Ascorbato + ácido ascórbico desidratado). Outras reações que ajudam a regenerar o ascorbato a partir do ácido ascórbico desidratado e do ácido ascórbico semidesidratado podem ser vistas no item "Atividade antioxidante".

O grau de absorção da vitamina C diminui com o aumento da ingestão da vitamina. A absorção pode variar de 16% para ingestão elevada (~ 12 g) até 98% na baixa ingestão (< 20 mg).[6] De uma gama de consumo habitual (30 – 180 mg/dia) na alimentação, a média total de absorção é de aproximadamente 70% a 95%.[7,8] A absorção de ácido ascórbico pode diminuir na presença de alta glicose intracelular, que parece interferir com o transportador de ácido ascórbico.[2,9] Das células do intestino, o ácido ascórbico se propaga através dos canais de ânion em fluido extracelular e entra no plasma através dos capilares.[2] A vitamina C não absorvida pode ser metabolizada pela flora intestinal. A ingestão de grandes quantidades de ferro juntamente com vitamina C pode ocasionar a destruição oxidativa da vitamina no trato digestório, produzindo ácido dicetogulônico e outros produtos sem atividade de vitamina C.[7]

O ácido ascórbico absorvido é levado no plasma basicamente na forma livre, como um ânion de ácido ascórbico.[2,10] As concentrações normais de plasma de ácido ascórbico variam de 0,4 a 1,7 mg/dL; concentrações mais elevadas de plasma podem ser obtidas com administração intravenosa em vez de oral.[11] A absorção do ácido ascórbico nas células do corpo requer sódio e um transportador, e, para algumas células, como leucócitos (também conhecidas como células brancas), a absorção também depende da energia. Em geral, as concentrações teciduais de vitamina C excedem as concentrações plasmáticas, e sua magnitude depende de tecido específico. Normalmente, as células se tornam saturadas antes do plasma. O conteúdo de vitamina C das células brancas, por exemplo, pode ser até 80 vezes maior que as concentrações de plasma. Apenas pequenas quantidades de ácido ascórbico desidratado aparecem no sangue, por causa da rápida absorção celular pelos transportadores de Glut.[2,10]

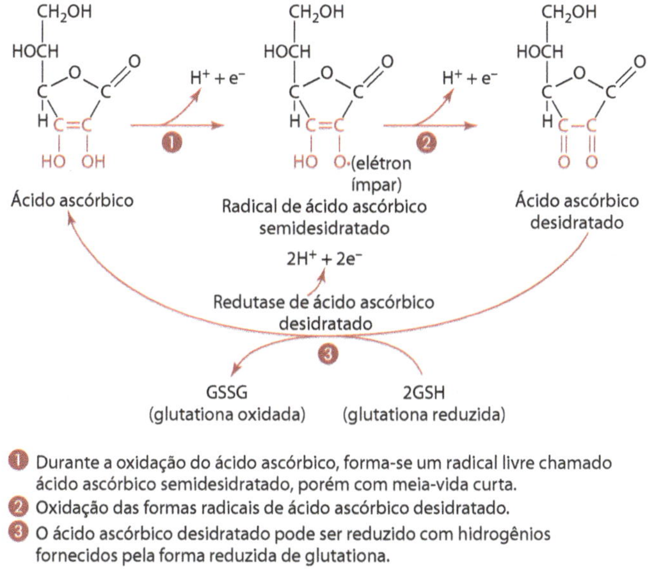

① Durante a oxidação do ácido ascórbico, forma-se um radical livre chamado ácido ascórbico semidesidratado, porém com meia-vida curta.
② Oxidação das formas radicais de ácido ascórbico desidratado.
③ O ácido ascórbico desidratado pode ser reduzido com hidrogênios fornecidos pela forma reduzida de glutationa.

Figura 9.3 Interconversão do ascorbato e do ácido ascórbico desidratado.

Concentrações de ácido ascórbico e ácido ascórbico desidratado são maiores em alguns tecidos que em outros. As concentrações mais elevadas de vitamina C se encontram nas glândulas adrenais e pituitárias (cada uma com ~30-50 mg/100 g de tecido molhado).[12] Níveis intermediários de vitamina C são encontrados no fígado, na vesícula, no coração, nos rins, nos pulmões, no pâncreas e nos leucócitos, enquanto quantidades menores ocorrem nos músculos e nas células vermelhas.[12] Em termos absolutos com base no peso total, o fígado contém mais vitamina C.[2] A reserva máxima de vitamina C é de aproximadamente 1.500 mg.[8] A ingestão de doses diárias de vitamina C entre 100 e 200 mg comprova a produção de concentrações plasmáticas de cerca de 1,0 mg/dL e maximiza a reserva corporal.[8]

Funções e mecanismos de ação

A despeito de sua estrutura "descomplicada", a vitamina C desempenha papéis funcionais complexos no organismo. O ácido ascórbico é necessário para a ocorrência de várias reações dos processos corporais, inclusive as sínteses de colágeno, de carnitina, de tirosina e do catabolismo, além da síntese dos neurotransmissores. Nessas reações, a vitamina C atua como agente redutor (antioxidante) para manter os átomos de ferro e cobre nas metaloenzimas em estado reduzido. Além dessa função como agente redutor nas reações enzimáticas, a vitamina C atua em outras funções como importante antioxidante no corpo. Cada um desses processos, bem como outras funções da vitamina C, será revisado ainda nesta seção.

Síntese do colágeno

O ácido ascórbico funciona em uma série de reações de hidroxilação. Três reações de hidroxilação que exigem vitamina C são necessárias para a síntese do colágeno. É importante lembrar que o colágeno é uma proteína encontrada em pele, ossos, tendões e cartilagem. Depois de feitas as cadeias de colágeno, as reações de hidroxilação dependentes de vitamina C ocorrem pós-translacionalmente. Essas reações são importantes para que a molécula do colágeno se agregue e faça a ligação transversal em sua configuração em hélice tripla. As enzimas prolil-4 hidroxilase e prolil-3 hidroxilase (também conhecidas como dioxigenases) catalisam as hidrolaxilações de resíduos específicos de prolina nas novas cadeias α de colágeno sintetizado. A prolina e a hidroxoprolina dão maior rigidez ao colágeno. A hidroxilação de lisina pela lisil hidroxilase (ou dioxigenase) resulta na formação de resíduos de hidroxilisil. Esses resíduos de hidroxilisil podem passar por outras modificações pós-translacionais, tais como a glicosilação e fosforilação. Os resíduos de lisina e hidroxilisil também são alterados pela lisil oxidase, uma enzima dependente do cobre que faz a ligação transversal entre as moléculas de colágeno para mais fortalecimento.

O papel da vitamina C nas reações de hidroxilação se relaciona ao cofator do ferro. A prolil hidroxilase e a lisil hidroxilase requerem como cofator ferro ligado. Durante as reações, as dioxigenases catalisam as reações nas quais um dos dois átomos de O se incorpora ao produto e o segundo dos dois átomos de O se incorpora em cossubstrato α-cetoglutarato para formar o novo grupo de carboxila succinato (**Figura 9.4**). Durante as reações de hidroxilação, o cofator do ferro nas enzimas é oxidado, ou seja, converte-se de um estado ferroso (2+) em um estado férrico (3+). O ácido ascórbico é necessário para atuar como agente redutor, reduzindo, assim, o ferro de volta a seu estado ferroso (2+) na prolil-hidroxilase e lisil-hidroxilases.

Embora essas reações possam parecer simples, o desenvolvimento normal e a manutenção da pele, dos tendões, da cartilagem, dos ossos e da dentina dependem do

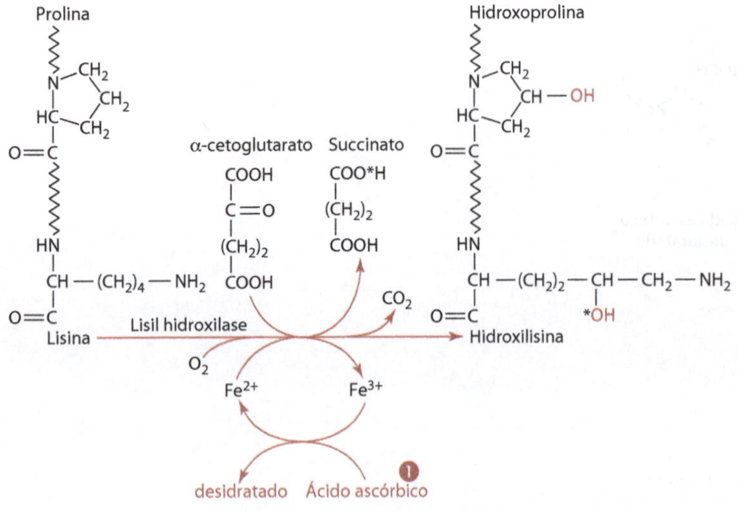

Figura 9.4 O ácido ascórbico atua na hidroxilação da prolina de ligação peptídica e lisina no pró-colágeno. Um átomo de oxigênio (*) aparece no grupo hidroxil do produto e o outro no succinato.

❶ O ácido ascórbico atua como agente redutor para converter o átomo de ferro oxidado (Fe^{3+}) de volta a seu estado reduzido (Fe^{2+}) nas enzimas de lisil-hidroxilase e prolil-hidroxilase.

suprimento adequado de vitamina C. Além disso, a membrana basal que forra os capilares, o "cimento intracelular" que mantém unidas as células endoteliais e o tecido cicatrizante responsável pela cicatrização de ferimentos, todos requerem a presença de vitamina C para sua formação e manutenção.

Síntese da carnitina

O ácido ascórbico está envolvido em duas reações exigidas para síntese da carnitina. Lembre-se de que a carnitina é um composto não proteico que contém nitrogênio formado a partir da lisina do aminoácido, que já foi metilado usando S-adenosilmetionina (SAM). A produção de carnitina em quantidade suficiente é crítica no metabolismo da gordura porque a carnitina é essencial para o transporte da longa cadeia de ácidos graxos do citoplasma da célula até a matriz mitocondrial, onde ocorre a β-oxidação. As reações na síntese da carnitina (**Figura 6.12**) que envolvem ácido ascórbico são hidroxilações similares às reações na hidroxilação de prolina e lisina.[13] A vitamina C atua como o agente redutor preferido, especificamente reduzindo o átomo de ferro de seu estado férrico (Fe^{3+}) de volta ao seu estado ferroso (Fe^{2+}).

Síntese e catabolismo da tirosina

A tirosina é sintetizada no corpo a partir do aminoácido essencial fenilalanina. A síntese da tirosina requer a hidroxilação da fenilalanina pela enzima dependente de ferro fenilalanina mono-oxigenase (também chamada de hidroxilase). A reação (mostrada na **Figura 6.28**) ocorre no fígado e no rim, e requer cossubstrato de tetra-hidrobiopterina. Acreditava-se que a vitamina C tivesse uma função na regeneração de tetra-hidrobiopterina a partir da di-hidrobiopterina.[14]

Outra hidroxilação também está envolvida no catabolismo da tirosina da qual o ácido ascórbico participa. O ascorbato é um agente redutor preferido para a hidroxilase da enzima dependente de cobre para(p)-hidroxifenilpiruvato (também chamada dioxigenase), a enzima necessária para a conversão do para(p)-hidroxifenilpiruvato em homogentisato.

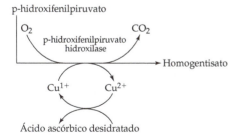

Finalmente, no catabolismo da tirosina, a vitamina C atua como agente redutor, enquanto o homogentisato composto é convertido em 4-maleilacetoacetato pela enzima dependente de ferro dioxigenase de homogentisato (na coluna direita e na **Figura 6.28**).

Os defeitos nessa enzima resultam na disfunção genética alcaptonuria caracterizada pelo acúmulo de homogentisato no corpo que pode provocar dor nas articulações. Algum homogentisato também é excretado na urina, e, quando esta fica exposta ao ar, o homogentisato (e, portanto, também a urina) fica preto.

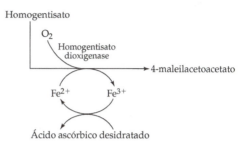

Síntese do neurotransmissor

O ácido ascórbico também faz parte da síntese dos neurotransmissores. Como na síntese da carnitina e do colágeno, a vitamina C mantém os cofatores minerais para algumas das enzimas envolvidas na síntese dos neurotransmissores, tais como a norepinefrina e a serotonina, em estado reduzido.

A norepinefrina (uma catecolamina) é gerada a partir da hidroxilação da cadeia lateral de dopamina na reação de dependência da vitamina C. A reação é catalisada pela mono-oxigenase da dopamina, que contém oito átomos de cobre e é encontrada no tecido nervoso e na medula adrenal (**Figura 6.28**). Acredita-se que os átomos de cobre na enzima agem como intermediários, aceitando elétrons do ácido ascórbico enquanto são reduzidos em íons cuprosos (Cu^{1+}) e subsequentemente transferindo esses elétrons para o oxigênio quando são reoxidados outra vez como íons cúpricos (Cu^{2+}).[15]

Serotonina Vitamina C, tetra-hidrobiopterina e oxigênio também estão envolvidos na hidroxilação de triptofano para a síntese do neurotransmissor serotonina (5-hidroxitriptamina) no cérebro (**Figura 6.29**). O triptofano hidroxilase, também chamado mono-oxigenase, catalisa o primeiro passo na síntese da serotonina, onde o triptofano é convertido em 5-hidroxitriptamina em uma reação dependente da tetra-hidrobiopterina. O ácido ascórbico pode ajudar a regenerar o cossubstrato de tetra-hidrobiopterina a partir da di-hidrobiopterina. Subsequentemente, o 5-hidroxitriptofano é descarboxilado na reação dependente da vitamina B_6 para gerar serotonina.

Outros neurotransmissores e hormônios O ácido ascórbico também serve como redutor, mantendo o átomo de cobre na peptidilglicina α-amidação mono-oxigenase em seu estado reduzido, conforme demonstrado na **Figura 9.5**. Embora a maioria dos substratos de peptídeos para essa

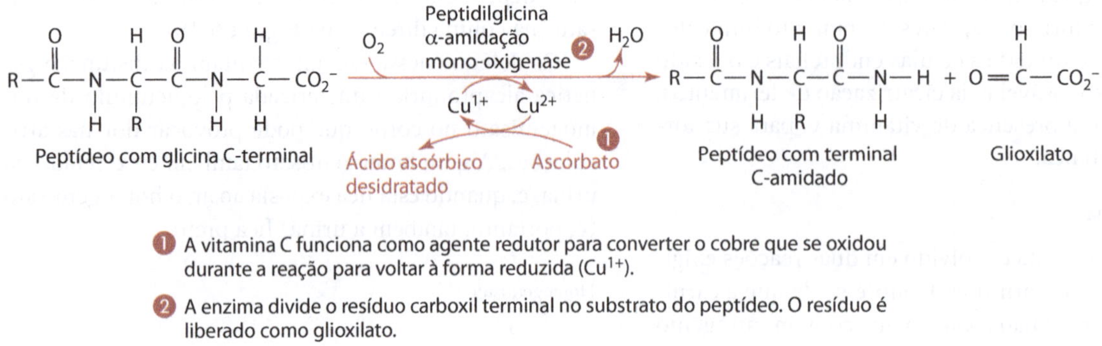

Figura 9.5

$$R-\overset{O}{\underset{H}{C}}-N-\overset{H}{\underset{H}{C}}-\overset{O}{C}-N-\overset{H}{\underset{H}{C}}-CO_2^- \xrightarrow[\text{Cu}^{1+} \quad \text{Cu}^{2+}]{\text{Peptidilglicina α-amidação mono-oxigenase}} R-\overset{O}{\underset{H}{C}}-N-\overset{H}{\underset{H}{C}}-\overset{O}{C}-N-H + O=\overset{H}{\underset{H}{C}}-CO_2^-$$

Peptídeo com glicina C-terminal → Ácido ascórbico desidratado ← Ascorbato → Peptídeo com terminal C-amidado + Glioxilato

Com O_2 entrando e H_2O saindo.

❶ A vitamina C funciona como agente redutor para converter o cobre que se oxidou durante a reação para voltar à forma reduzida (Cu^{1+}).

❷ A enzima divide o resíduo carboxil terminal no substrato do peptídeo. O resíduo é liberado como glioxilato.

Figura 9.5 A amidação dos peptídeos com glicina C-terminal requer vitamina C.

---

enzima tenha um resíduo terminal de glicina, a enzima também fica ativa com peptídeos terminando em outros aminoácidos. Muitos peptídeos amidados resultantes dessa reação ficam ativos como hormônios, fatores de liberação de hormônios ou neurotransmissores. Os exemplos incluem a bombesina ou o peptídeo liberador de gastrina (GRP), a calcitonina, a colecistocinina (CCK), a tirotropina, o fator liberador de corticotropina, a gastrina, o fator liberador do hormônio do crescimento, a oxitocina e a vasopressina.[14] A enzima se encontra nas células neuroendócrinas das glândulas pituitárias, adrenais e tireoides e no cérebro. Como redutora para a necessária enzima de amidação, a vitamina C assume funções importantes, embora indiretas, nos inúmeros processos regulatórios.

A vitamina C funciona como agente redutor para converter o cobre que se oxidou durante a reação para voltar à forma reduzida (Cu^{1+}).

A enzima divide o resíduo carboxil terminal no substrato do peptídeo. O resíduo é liberado como glioxilato.

Metabolismo microssomal

Um grupo de enzimas torna-se um sistema de metabolização microssomal que atua principalmente nos microssomos do fígado e de tecidos reticuloendoteliais para desativar substâncias tanto endógenas como exógenas. Os substratos endógenos compreendem vários hormônios e esteroides como o colesterol. Por exemplo, o colesterol 7 α-hidroxilase, encontrado nos microssomos do fígado, é necessário para o primeiro passo na síntese dos ácidos biliares do colesterol. A vitamina C desempenha uma função indefinida nessa hidrolaxação e participa na síntese da aldosterona e do cortisol.

Os substratos exógenos para o sistema de metabolismo microssomal são geralmente os **xenobióticos** (do grego *xenos* que significa estranho), que são químicas estranhas, tais como drogas, carcinogênicos, pesticidas, aditivos alimentares, agentes poluentes e outros compostos nocivos. Em geral, as reações necessárias para metabolizar essas substâncias compreendem hidroxilações seguidas de conjugações ou metilações para produzir metabólitos polares para excreção. As reações de hidroxilação são catalisadas pelas funções misturadas de oxidase ou mono-oxigenases ou pelo citocromo P_{450} e exigem agentes redutores, como vitamina C, NAD(P)H e oxigênio.

Atividade antioxidante

Além das funções do ácido ascórbico no colágeno, na carnitina, na síntese dos neurotransmissores e no metabolismo microssomal, a vitamina C tem uma função geral de ser agente redutor ou doador de elétron e, portanto, tem atividade antioxidante. O ácido ascórbico atua como agente redutor em soluções aquosas como o sangue e no interior das células. Enunciado de forma ligeiramente diferente, o ascorbato é um antioxidante na medida em que reverte a oxidação pela doação de elétrons e íons de hidrogênio. O potencial de redução do ácido ascórbico é tal que ele rapidamente doa elétrons e íons de hidrogênio para regenerar outros antioxidantes, como vitamina E, glutationa e ácido úrico, e reduzir inúmeras espécies de oxigênio reativo e nitrogênio.[5,16-18]

Como antioxidante, o ácido ascórbico pode reagir no sangue ou intracelularmente com uma série de espécies de oxigênio reativo e nitrogênio, e oferecer radicais livres e o elétron na forma de um íon de hidrogênio. Os radicais livres existem independentemente e contêm um ou mais elétrons ímpares no orbital externo que envolver o núcleo do átomo. É importante lembrar que, em química, os elétrons são, em geral, encontrados em pares e em orbitais. Os radicais livres e outras espécies reativas de oxigênio são formados durante o metabolismo celular normal, um processo que será abordado com mais detalhes na seção "Perspectiva" do Capítulo 10. A seguir, apresentam-se exemplos de espécies de oxigênio reativo que a vitamina C pode reduzir:

- radical hidroxila ($\cdot OH$): radical de oxigênio centrado muito reativo;
- radical hidroperoxila ($HO_2\cdot$): radical de oxigênio centrado;
- radical superóxido ($O_2\cdot$): radical de oxigênio centrado;

- radical alcoxil (RO$_2$•): radical de oxigênio centrado;
- radical peroxil (RO$_2$•): radical de oxigênio centrado.

O peróxido de hidrogênio, H$_2$O$_2$, um não radical porque não tem elétrons ímpares em sua órbita, é um exemplo de espécie de oxigênio reativo que, tal como o ácido hipoclorídrico (HOCl) e oxigênio singlete (^{1}O$_2$), é reduzido pela vitamina C. Duas espécies de oxigênio reativo – os radicais de peroxinitrito e de óxido nítrico – também podem ser reduzidas pela vitamina C.

Uma vez formados, os radicais livres e as espécies reativas atacam os ácidos nucleicos no DNA, os ácidos graxos poli-insaturados nos fosfolipídios e as proteínas nas células. Também foi demonstrado que o ácido ascórbico interage com os oxidantes na fase aquosa, antes que estes causem danos sobretudo às células lipídicas.[19-21] Além disso, o ácido ascórbico parece ser superior aos outros antioxidantes hidrossolúveis, como a bilirrubina, o ácido úrico e os tióis de proteína.

A capacidade de os antioxidantes do plasma protegerem os lipídios contra a peroxidação foi demonstrada como: ácido ascórbico = tióis > bilirrubina > ácido úrico > vitamina E.[20,22,23]

A seguir, apresentam-se alguns exemplos de reações que envolvem o ácido ascórbico como antioxidante[22]:

Ácido ascórbico + •OH ⟶ Ácido ascórbico semidesidratado + H$_2$O

Ácido ascórbico + O$_2$• ⟶ Ácido ascórbico desidratado + 2H$_2$O

Ácido ascórbico + H$_2$O ⟶ Ácido ascórbico desidratado + 2H$_2$O

A função da vitamina C e de outros antioxidantes como defesa contra danos oxidativos à célula será abordada na seção "Perspectiva" do Capítulo 10.

Como antioxidante, o ácido ascórbico fornece elétrons e é oxidado no processo. Regenerar ácido ascórbico do radical de ácido ascórbico semidesidratado e do ácido ascórbico desidratado é crucial. Para regenerar ácido ascórbico, dois radicais de ácido ascórbico semidesidratado podem reagir da seguinte maneira:

2 radicais de ácido ascórbico semidesidratado ⟶ ácido ascórbico + ácido ascórbico desidratado

Alternadamente, as redutases são encontradas na maioria dos tecidos para reduzir o radical de ácido ascórbico semidesidratado em ascorbato. A niacina e os tióis, como o ácido di-hidrolipoico, a glutationa e a tiorredoxina, dão assistência à regeneração da vitamina C.[15,22,24,25] A niacina, em suas formas de coenzimas NADH e NADPH, possibilita a regeneração da vitamina C da seguinte maneira:

2 radicais de ácido ascórbico semidesidratado + NAD(P)H = H$^+$ ⟶ ascorbato + NAD(P)$^+$

O ácido di-hidrolipoico fornece hidrogênios à forma semidesidratada da vitamina C para reciclar o ascorbato, conforme:

Ácido ascórbico desidratado + ácido di-hidrolipoico ⟶ ascorbato + ácido lipoico

A glutationa em seu estado reduzido (GSH) funciona desta maneira:

2 radicais de ácido ascórbico semidesidratado + 2GSH ⟶ 2 ascorbatos + GSSG

Ácido ascórbico desidratado + 2GSH ⟶ ascorbato + GSSG

A tiorredoxina (Trx-[SH]), um ditiol, também fornece reduções equivalentes de ácido ascórbico desidratado, como mostrado aqui:

Ácido ascórbico desidratado + Trx-(SH)$_2$ ⟶ ascorbato + Trx-S

Atividade pró-oxidante

Paradoxalmente, a vitamina C também pode atuar como pró-oxidante. A vitamina C pode reduzir metais de transição, como íons cúpricos (Cu^2) em íons cuprosos (Cu^1) e férricos (Fe^{3+}) em ferrosos (Fe^{2+}), enquanto ela se oxida em ácido ascórbico semidesidratado:

Ascorbato (AH) + Fe^{3+} ou Cu^{2+} ⟶ radical de ascorbato semidesidratado (AH$^-$) + Fe^2 ou Cu^1

Os produtos – Fe^{2+} ou Cu^{1+} – gerados dessas reações podem causar dano à célula por gerarem espécies de oxigênio reativo e radicais livres. A seguir, apresentam-se exemplos dessas reações:

Fe^{2+} ou Cu^{1+} + H$_2$O ⟶ Fe^{3+} ou Cu^{2+} + HO$_2$ + •OH

Fe^{2+} ou Cu^{1+} + O$_2$ ⟶ Fe^{3+} ou Cu^{2+} + O$_2^-$

Deve-se notar que a vitamina C reage com íons férricos *livres* ou íons cúpricos. No corpo, o ferro e o cobre se unem a várias proteínas (ou seja, não livres). Além disso, embora a vitamina C pareça agir como pró-oxidante para promover dano lipídico e celular, essa atividade somente pode ser demonstrada *in vitro* e em altas concentrações (não fisiológicas).[11,26]

Outras funções

Várias outras funções bioquímicas para a vitamina C foram propostas. Provas experimentais dessas funções variam consideravelmente. Os resultados experimentais são geralmente conflitantes e o mecanismo em que o ácido ascórbico pode estar envolvido ainda não é claro. As possíveis funções da vitamina C compreendem a expressão do gene do colágeno; síntese de matriz óssea, proteoglicanas, fibronectina e elastina; regulação das concentrações do nucleotídeo celular (cAMP e cGMP); e função imune, inclusive a síntese complementar.[15,27,28] O ácido ascórbico também parece ser necessário ao metabolismo do folato; especificamente, pensa-se que a vitamina C seja necessária para manter o folato em estado reduzido tanto como tetra-hidrofolato – a forma ativa da vitamina – como di-hidrofolato.

Muita atenção é dirigida também para a vitamina C e seus efeitos possíveis em doenças, desde o resfriado comum até câncer, doenças cardiovasculares, entre outras.

Resfriados Os possíveis efeitos farmacológicos da vitamina C sobre a incidência, gravidade e duração do resfriado comum foram quase que totalmente refutados por alguns pesquisadores.[29] Altas doses de ácido ascórbico parecem ser o único e tênue tratamento profilático – se há algum – contra os resfriados.[29] A ingestão de 1 g/dia de vitamina C produz o mesmo efeito contra os resfriados comuns que a ingestão de 50 mg/dia. Além disso, não se observaram diferenças significativas entre os grupos quanto ao número de resfriados e à sua gravidade ou duração.[29] Outros relatos, contudo, sugerem uma diminuição na duração dos episódios de resfriados e também na gravidade dos sintomas.[30,31] Acredita-se que a vitamina C possa moderar os resfriados pela melhora das funções de muitas células de imunidade (como alguns leucócitos) enquanto destroem a histamina, que provoca muitos dos sintomas dos resfriados.[32]

Câncer Estudos epidemiológicos oferecem evidências de que o aumento na ingestão de frutas e legumes está associado à diminuição do risco para alguns tipos de câncer.[33-36] A associação entre a ingestão de altas doses de vitamina C e seu efeito protetor contra o câncer é geralmente mais forte com tipos de câncer na cavidade oral, na faringe, no esôfago e estômago do que com outros tipos de câncer, como os de pulmão, intestino, pâncreas e colo do útero.[33,36,37] Além disso, a ingestão de altas doses de vitamina C foi erroneamente associada à diminuição do risco (20%) de câncer de mama em uma metanálise.[38] Outros estudos[34-36,39,40] tanto apoiam como negam algumas dessas associações. Em estudos clínicos, alguns pesquisadores demonstraram que o tempo de sobrevida de pacientes com câncer poderia ser prolongado por meio de doses maciças de vitamina C, enquanto outros não mostram esse sucesso.[33,41-43]

Os possíveis mecanismos da ação do ácido ascórbico contra o desenvolvimento do câncer incluem funções na imunocompetência e, como antioxidante, a capacidade de desintoxicar os genes do câncer ou bloquear os processos carcinogênicos.[33-35,43] O fato de que a vitamina C em quantidades de cerca de 1 g – quando ingerida com nitratos ou nitrinas – pode prevenir a formação de nitrosaminas carcinogênicas sustenta a teoria da desintoxicação e dá maior credibilidade àquelas vitaminas que protegem, de alguma forma, contra os cânceres de estômago e esôfago.[42,44,45] A vitamina C não é a única nesse sentido, uma vez que outros agentes redutores e alguns componentes alimentares também são eficazes na prevenção de carcinogênese nitrosa.[43]

Doença cardiovascular Muitos (mas não todos) estudos epidemiológicos e prospectivos relatam que a ingestão aumentada de frutas e vegetais, de vitamina C e a concentração de plasma com vitamina C estão ligadas à diminuição do risco de doenças cardiovasculares.[46-57] A condição de baixos níveis de vitamina C também está relacionada ao aumento das concentrações totais de colesterol no sangue, enquanto elevadas concentrações de plasma com vitamina C estão associadas com baixa pressão arterial e maior concentração no plasma de lipoproteína de alta densidade, as quais protegem contra as doenças cardiovasculares.[58] Contudo, estudos com suplementos de vitamina C e outros antioxidantes em geral não relatam efeitos benéficos, e as revisões nesses estudos sugerem que os efeitos são mínimos.[59-64]

Os mecanismos pelos quais a vitamina C pode oferecer proteção contra doenças cardiovasculares em seres humanos ainda não foram claramente identificados. Os estudos com animais indicam que a deficiência de vitamina C altera o metabolismo do colesterol e afeta a geração de sais biliares.[15] A vitamina C diminui a adesão de monócito às células endoteliais nas paredes dos vasos sanguíneos, e a adesão representa uma das primeiras etapas na aterogênese. Após a adesão, normalmente os monócitos podem migrar para a membrana interna dos vasos sanguíneos (camada interna dos vasos sanguíneos), onde se transformam em macrófagos e compensam o colesterol oxidado em lipoproteínas de baixa densidade (LDL). Uma condição com prejuízo de vitamina, bem como a ativação de leucócitos, resulta em aumento da oxidação da LDL.[65-67] Os macrófagos compensam a LDL oxidada. Com o acúmulo constante de LDL oxidada, os macrófagos se desenvolvem em células de espuma, e, com o tempo, estrias de gordura começam a se desenvolver. Essa sequência representa as etapas iniciais da aterosclerose. A vitamina C, sozinha e com a vitamina E, pode ajudar a prevenir as doenças cardiovasculares por sua capacidade de varrer as espécies reativas/radicais livres antes que eles a alcancem e iniciem a oxidação da LDL. A deficiência de vitamina C em porquinhos-da-índia está ligada ao dano do miocárdio pela peroxidação lipídica.[17,27,65,68] A adição de vitamina C à LDL que passa pela oxidação *in vitro*, mediada pelos radicais peroxil aquosos (ROO°) ocasiona o uso diminuído de vitamina E e diminuição na oxidação da LDL.[69] Concentrações de vitamina C de 0,8 mg/dL *in vitro* inibem a oxidação de LDL por indução de metal.[60] Concentrações urinárias de isoprostane (indicador de dano por radicais livres) diminuíram em fumantes que receberam suplementação de vitamina C.[70]

Cataratas Acreditava-se também que a ingestão elevada de vitamina C pudesse ser benéfica na diminuição de cataratas e degeneração macular decorrente da idade, as quais são as maiores causas de cegueira, especialmente em pessoas idosas. Em parte, as cataratas ocorrem por causa do dano oxidativo na proteína da lente ocular. As proteínas deterioradas se agregam e se precipitam, causando opacidade nas lentes. Acredita-se que o oxigênio e os oxirradicais contribuem para o desenvolvimento das cataratas. Muitos estudos sobre o desenvolvimento de cataratas estão associados à presença de pouco oxidante ou de baixa ingestão de vitaminas, especialmente E e C, e de betacaroteno.[71-79] Embora alguns estudos epidemiológicos sugiram o efeito protetor da vitamina C contra a catarata e degeneração macular por envelhecimento, o efeito não pode ser atribuído unicamente à vitamina C porque os sujeitos, em muitos desses estudos, estavam consumindo um preparado multivitamínico.[71-73,80]

INTERAÇÕES COM OUTROS NUTRIENTES

A vitamina C interage principalmente com dois minerais: ferro e cobre. A interação entre o ferro e a vitamina C está relacionada não apenas ao efeito da vitamina na absorção intestinal de ferro não heme, mas também à distribuição de ferro no corpo. Especificamente, o ácido ascórbico potencializa a absorção intestinal do ferro não heme, seja pela redução do ferro à forma ferrosa (Fe^{2+}) a partir da forma férrica (Fe^{3+}), seja pela formação de um complexo solúvel com ferro no pH alcalino do intestino delgado, melhorando, assim, a absorção do ferro. Entretanto, ferro demais na presença da vitamina C pode acelerar o catabolismo oxidativo desta e anular os melhores efeitos na absorção do ferro. A incorporação de ferro na ferritina, a forma armazenada de ferro, e a estabilização da ferritina pelo ácido ascórbico também foram demonstradas.[81] O efeito da vitamina na distribuição e mobilização do ferro armazenado é incerto. Os suplementos de ácido ascórbico podem provocar uma alteração na distribuição de ferro em pacientes que sofrem de sobrecarga de ferro, mas não necessariamente em outras pessoas.[82] A geração de radicais livres iniciada pela vitamina C a partir da mobilização do ferro armazenado foi sugerida, mas igualmente recusada.[20,73,83,84]

Quanto ao cobre, ingestões diárias de 1,5 g de vitamina C, por cerca de dois meses, resultaram na diminuição de cobre sérico e de ceruloplasmina, proteína que contém cobre com atividade oxidase; entretanto, apesar da diminuição, os níveis de cobre sérico permaneceram dentro dos limites normais.[85] Ingestões dietéticas de vitamina C além de 600 mg ao dia também demonstraram a diminuição da atividade de oxidase da ceruloplasmina. O ácido ascórbico pode provocar a dissociação a partir da ceruloplasmina ou influenciar a ligação do cobre com as enzimas.[42,86] Células humanas tratadas com vitamina C apresentam aumento do cobre proveniente da ceruloplasmina.[42] A diminuição da absorção intestinal do cobre pelo ácido ascórbico foi observada em várias espécies animais. Um mecanismo proposto da interação para esse efeito sugere que a vitamina C simulou a mobilização do ferro, e o ferro mobilizado, por sua vez, inibiu a absorção do cobre.[86] Além disso, a vitamina C pode inibir a ligação do cobre com a metalotienina, uma proteína encontrada nas células intestinais e em outras células do corpo. Foi proposto que o atraso na ligação pode inibir o transporte de cobre através da célula intestinal.[86]

METABOLISMO E EXCREÇÃO

Com o aumento da ingestão de vitamina C, as concentrações desta no plasma aumentam, mas atingem o limite mais elevado enquanto a manipulação renal da vitamina muda de reabsorção ativa saturável pelos transportadores SVCT1 nos túbulos renais até um limiar renal no qual se obtém a reabsorção máxima da vitamina. O limiar da reabsorção renal ocorre com as concentrações plasmáticas de vitamina C de aproximadamente 1,2 mg/dL. Com ingestão de cerca de 500 mg de vitamina C, esta é total e normalmente excretada.[61]

A vitamina C pode ser excretada intacta ou oxidada em ácido ascórbico desidratado. A oxidação ocorre basicamente no fígado, mas também pode ocorrer em algum nível no rim. A oxidação do ácido ascórbico desidratado começa com a hidrólise (abertura) da estrutura do anel para dar lugar ao ácido 2,3-dicetogulônico, que não possui atividade de vitamina C e que pode ser excretado na urina ou hidrolisado depois (**Figura 9.6**). O dicetogulonato se divide em caminhos separados tanto em ácido oxálico e no ácido treônico do açúcar de quatro carbonos, ou em uma variedade de açúcares de quatro carbonos (xilose, xilonato e lixonato). O ácido oxálico é excretado na urina, e a concentração parece não variar com a ingestão de até 200 mg de vitamina.[6] Os açúcares de quatro ou cinco carbonos podem ser convertidos em componentes celulares ou oxidados e excretados como CO e água. Outros metabólitos urinários de vitamina C incluem o 2-O-metil ascorbato, 2-sulfato ascorbato e o 2-cetoascorbitol.

DOSE DIÁRIA RECOMENDADA

As recomendações atuais para a ingestão de vitamina C têm como base quase maximizar as concentrações teciduais e minimizar a excreção urinária da vitamina.[87] A RDA para homens e mulheres adultos é de 90 mg e 75 mg, respectivamente, com necessidade média estimada em 75 mg e 60 mg, respectivamente.[87] As ingestões recomendadas de 90 mg/dia foram sugeridas por alguns especialistas.[26] Durante a gestação e lactação, as recomendações para vitamina C aumentam até 100 mg e

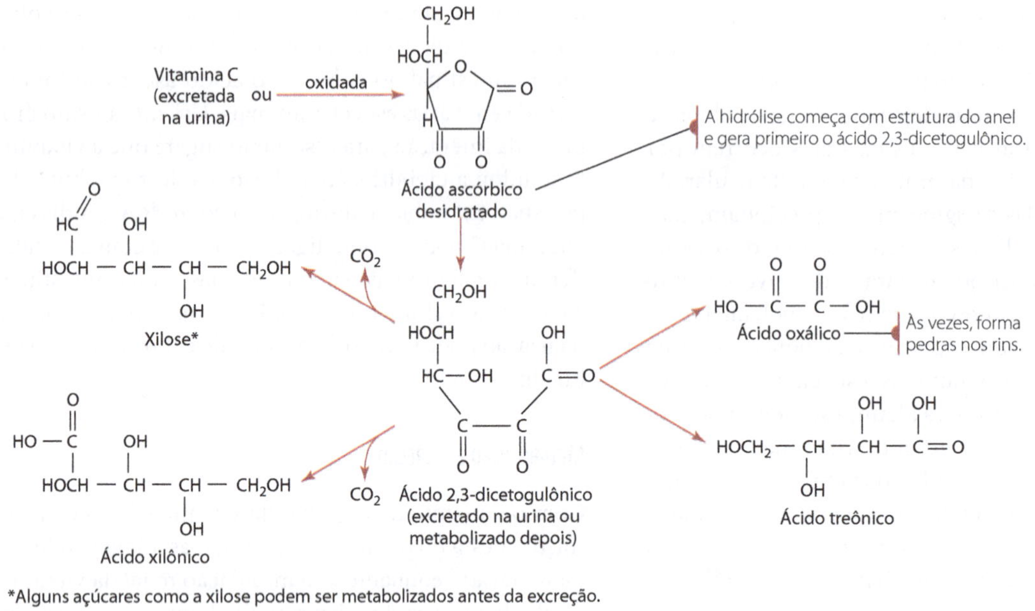

Figura 9.6 Vitamina C e a formação de seus metabólitos excretados na urina.

120 mg, respectivamente.[87] A RDA de 1989 pela primeira vez destacou que fumantes têm exigência maior de vitamina C, com base em estudos que demonstram que o cigarro acelera a diminuição da reserva de ácido ascórbico do corpo.[88] As atuais recomendações para fumantes sugerem um acréscimo de 35 mg de vitamina C por dia.[87]

Deficiência

A deficiência na ingestão diária de vitamina C provoca uma condição de deficiência chamada **escorbuto**. O escorbuto se manifesta geralmente quando o total da reserva de vitamina C do corpo cai para menos que 300 mg e as concentrações plasmáticas de vitamina C caem para <0,2 mg/dL.[8,14] O escorbuto se caracteriza por inúmeros sinais e sintomas, muitos dos quais podem resultar da síntese imperfeita de hidroxoprolina e hidroxilisina necessárias para a formação do colágeno. Os sinais e sintomas mais evidentes são sangramento gengival, pequenas descolorações vermelhas na pele causadas pelo rompimento de pequenos vasos sanguíneos (**petéquias**), hemorragias sublinguais, facilidade para ferimentos (equimoses e manchas roxas), difícil cicatrização de ferimentos e fraturas, dores nas juntas (artralgia), dentes soltos ou cariados e hiperqueratose de folículos capilares, especialmente nos braços, nas pernas e nádegas.[89] Quando não tratado, o escorbuto pode ser fatal. Os quatro Hs – sinais *hemorrágicos, hiperqueratose* do folículo capilar, *hipocondria* (manifestação psicológica) e anormalidades *hematológicas* (associados à absorção defeituosa de ferro) – são normalmente utilizados como recurso mnemônico para lembrar os sintomas do escorbuto.[14]

Embora o escorbuto seja raro nos Estados Unidos, observam-se baixos níveis plasmáticos de vitamina C em pessoas idosas, especialmente naquelas que vivem em instituições. Pessoas que se alimentam de forma inadequada por causa do alcoolismo ou de drogas estão sujeitas a essa deficiência, bem como aquelas com diabetes e alguns tipos de câncer que aumentam as taxas de eliminação da vitamina no organismo.

Toxicidade

A ingestão diária de até 2 g de vitamina C não causa efeitos adversos.[6,84,90] Como a absorção da vitamina C é saturável e dose-dependente, mais vitamina C é absorvida. Nesse caso, a toxicidade será teoricamente mais provável se várias doses grandes (1 g) de vitamina forem ingeridas durante o dia, do que se a mesma quantidade for ingerida em dose única. O efeito colateral mais comum com ingestão de grandes doses (2 g) da vitamina são problemas gastrintestinais caracterizados por dores abdominais e diarreia osmótica. A vitamina C não absorvida no trato intestinal que é metabolizada pelas bactérias dentro do cólon provoca a diarreia osmótica.[3,7,42,91] Com base nesse efeito colateral, a ingestão máxima tolerável (UL) é de 2 g de vitamina C.[87]

Há evidências de que dois efeitos colaterais causados pelo uso de grandes quantidades de vitamina C afetem (quando muito) apenas populações selecionadas. Esses efeitos colaterais compreendem maior risco de pedras nos rins e toxicidade de ferro para pessoas com doença renal e disfunções no metabolismo ferroso, respectivamente. O possível desenvolvimento de pedras nos rins (nefrolitíase), com ácido oxálico ou ácido úrico em seu conteúdo, é baseado no metabolismo da vitamina C. Por ser a vitamina C metabolizada no corpo em oxalato e porque o oxalato de cálcio é componente comum às pedras renais, a ingestão de grandes doses de vitamina C pode ser um fator etiológico na nefrolitíase. Entretanto, embora doses de vitamina C de até 10 g demonstrem aumento na excreção de oxalato (geralmente ≤50 mg), ela normalmente se mantém dentro de uma margem normal e segura.[91-94] Todavia, alguns pesquisadores sugerem que pessoas predispostas a cálculos renais de oxalato de cálcio evitem doses altas (≥ 500 mg) de vitamina C.[90-94] Além disso, por causa das interações nos rins entre a vitamina C e o ácido úrico, que também é constituinte das pedras renais, indivíduos com cálculos de ácido úrico devem evitar ingerir doses elevadas de ácido ascórbico.[95] Especificamente, a vitamina C inibe de forma competitiva a absorção de ácido úrico, aumentando, assim, a sua excreção. A acidificação da urina resultante, juntamente com a quantidade excessiva de ácido úrico sendo excretada, poderia causar uma precipitação dos cristais de urato e pedras renais de urato.[95] A real importância clínica da uricosúria (altos níveis de ácido úrico na urina) com relação à formação de pedras é desconhecida.[90]

Além de aumentarem a probabilidade de cálculos renais, altas doses crônicas de vitamina C também podem não ser recomendadas para pessoas com disfunções do metabolismo do ferro, inclusive indivíduos com **hemocromatose, talassemia** e **anemia sideroblástica**.[83,90] Entretanto, outros pesquisadores afirmam que os efeitos pró-oxidantes da vitamina C sobre a mobilização não ocorrem *in vivo*.[20,41,84]

A questão do condicionamento sistêmico para o consumo elevado de vitamina C é atualmente considerada duvidosa. Embora sintomas semelhantes ao escorbuto tenham sido relatados em algumas pessoas com suspensão abrupta da ingestão de grande quantidade de vitamina C, os relatos não são fundamentados. Maior comprovação se faz necessária para o escorbuto condicionado (também chamado de rebote) antes que se possam fazer recomendações.[84,87]

A excreção excessiva de ácido ascórbico pode interferir em alguns testes laboratoriais clínicos. A vitamina C na urina, por exemplo, pode atuar como agente redutor e, portanto, interferir nos testes para diagnósticos que utilizam química redox. Por exemplo, testes para glicose na urina podem ser invalidados, podem-se gerar testes falso-negativos de sangue oculto nas fezes, e é possível que o sangue oculto na urina não seja detectado.[42]

Avaliação do estado nutricional

As concentrações plasmáticas e séricas de vitamina C reagem às mudanças no consumo da vitamina na alimentação e, portanto, são usadas para avaliar ingestão recente de vitamina C. O conteúdo da vitamina nos glóbulos brancos reflete melhor os estoques do corpo, porém essa medição é tecnicamente mais difícil de ser realizada. As concentrações plasmáticas de vitamina C inferiores a 0,2 mg/dL são consideradas deficientes. As concentrações associadas à saturação do tecido ficam em cerca de 1,0 mg/dL e as normalmente encontradas em ingestões recomendadas ficam entre 0,6 a 0,8 mg/dL.[6] As concentrações de vitamina C nos leucócitos de 10 μg/10[8] WBC ou inferiores são consideradas deficientes.[96]

Referências citadas em vitamina C

1. Kuo S, MacLean M. Gender and sodium-ascorbate transporter isoforms determine ascorbate concentrations in mice. J Nutr. 2004;134:2216-21.
2. Wilson JX. Regulation of vitamin C transport. Ann Rev Nutr. 2005;25:105-25.
3. Goldenberg H, Schweinzer E. Transport of vitamin C in animal and human cells. J Bioenergetics Biomembranes. 1994;26:359-67.
4. Johnston C, Meyer C, Srilakshmi J. Vitamin C elevates red blood cell glutathione in healthy adults. Am J Clin Nutr. 1993;58:103-5.
5. Martensson J, Han J, Griffith O, Meister A. Glutathione ester delays the onset of scurvy in ascorbate-deficient guinea pigs. Proc Natl Acad Sci. 1993;90:317-21.
6. Levine M, Cantilena-Conry C, Wang Y, Welch R, Washko P, Dhariwal K, et al. Vitamin C pharmacokinetics in healthy volunteers: Evidence for a recommended requirement. Proc Natl Acad Sci USA. 1996;93:3704-9.
7. Sauberlich H. Bioavailability of vitamins. Prog Food Nutr Sci. 1985;9:1-33.
8. Kallner A, Hartmann D, Hornig D. Steady-state turnover and body pool of ascorbic acid in man. Am J Clin Nutr. 1979;32:530-9.
9. Malo C, Wilson J. Glucose modulates vitamin C transport in adult human small intestine brush border membrane vesicles. J Nutr. 2000;130:63-9.
10. Levine M, Dhariwal K, Wang Y, Park J, Welch R. Ascorbic acid in neutrophils. In: Frei B, editor. Natural antioxidants in health and disease. San Diego: Academic Press; 1994. p. 469-88.
11. Padayatty S, Sun H, Wang Y, Riordan H, Hewitt S, Katz A, et al. Vitamin C pharmacokinetics: implications for oral and intravenous use. Ann Intern Med. 2004;140:533-7.
12. Hornig D. Distribution of ascorbic acid, metabolites and analogues in man and animals. Ann NY Acad Sci. 1975;258:103-18.
13. Rebouche C. Ascorbic acid and carnitine biosynthesis. Am J Clin Nutr. 1991;54:1147S-52S.
14. Levine M. New concepts in the biology and biochemistry of ascorbic acid. N Engl J Med. 1986;314:892-902.
15. Basu T, Schorah C. Vitamin C in health and disease. Westport, CT: AVI; 1982.
16. Halpner A, Handelman G, Belmont C, Harris J, Blumberg J. Protection by vitamin C of oxidant induced loss of vitamin E in rat hepatocytes. J Nutr Biochem. 1998;9:355-9.
17. Niki E, Noguchi N, Tsuchihashi H, Gotoh N. Interaction among vitamin C, vitamin E and β-carotene. Am J Clin Nutr. 1995; 62:1322S-26S.
18. Jacob R. The integrated antioxidant system. Nutr Res. 1995; 15: 755-66.
19. Niki E. Action of ascorbic acid as a scavenger of active and stable oxygen radicals. Am J Clin Nutr. 1991;54:1119S-24S.
20. Frei B. Ascorbic acid protects lipids in human plasma and low density lipoprotein against oxidative damage. Am J Clin Nutr. 1991;54:1113S-18S.

21. Heller R, Munscher-Paulig F, Grabner R, Till U. L-ascorbic acid potentiates nitric oxide synthesis in endothelial cells. J Biol Chem. 1999;274:8254-60.
22. Stadtman E. Ascorbic acid and oxidative inactivation of proteins. Am J Clin Nutr. 1991; 54:1125S-28S.
23. Frei B, England L, Ames B. Ascorbate is an outstanding antioxidant in human blood plasma. Proc Natl Acad Sci USA. 1989;86:6377-81.
24. Park J, Levine M. Purification, cloning and expression of dehydroascorbic acid reducing activity from human neutrophils: identification as glutaredoxin. Biochem J. 1996;315:931-8.
25. May J, Cobb C, Mendiratta S, Hill K, Burk R. Reduction of the ascorbyl free radical to ascorbate by thioredoxin reductase. J Biol Chem. 1998;273:23039-45.
26. Levine M, Wang Y, Padayatty S, Morrow J. A new recommended dietary allowance of vitamin C for healthy young women. PNAS. 2001;98:9842-46.
27. Levine M, Morita K. Ascorbic acid in endocrine systems. Vitamins & Hormones. 1985;42:2-64.
28. Englard S, Seifter S. Th e biochemical functions of ascorbic acid. Ann Rev Nutr. 1986;6:365-406.
29. Briggs M. Vitamin C and infectious disease: a review of the literature and the results of a randomized, double-blind, prospective study over 8 years. In: Briggs MH, editor. Recent vitamin research. Boca Raton, FL: CRC Press; 1984. p. 39-81.
30. Hemila H. Vitamin C and the common cold. Br J Nutr. 1992;67:3-16.
31. Jariwalla R, Harakeh S. Antiviral and immunomodulatory activities of ascorbic acid. Subcell Biochem. 1996;25:213-31.
32. Johnston C, Martin L, Cai X. Antihistamine effect of supplemental ascorbic acid and neutrophil chemotaxis. J Am Coll Nutr. 1992;11:172-6.
33. Block G. Vitamin C status and cancer: epidemiologic evidence of reduced risk. Ann NY Acad Sci. 1992;669:280-90.
34. Block G, Patterson B, Subar A. Fruit, vegetables, and cancer prevention: a review of the epidemiological evidence. Nutr Cancer. 1992;18:1-29.
35. Block G. The data support a role for antioxidants in reducing cancer risk. Nutr Rev. 1992; 50:207-13.
36. Byers T, Guerrero N. Epidemiologic evidence for vitamin C and vitamin E in cancer prevention. Am J Clin Nutr. 1995;62(Suppl):1385S-92S.
37. Fairfield KM, Fletcher R. Vitamins for chronic disease prevention in adults. Jama 2002; 287:3116-26.
38. Gandini S, Merzenich H, Robertson C, Boyle P. Meta-analysis of studies on breast cancer risk and diet: the role of fruit and vegetable consumption and the intake of associated micronutrients. Eur J Cancer. 2000;36:636-46.
39. Gershoff S. Vitamin C (ascorbic acid): new roles, new requirements? Nutr Rev. 1993; 51:313-26.
40. Michels KB, Homberg L, Bergkvist L, Ljung H, Bruce A, Wolk A. Dietary antioxidant vitamins, retinol, and breast cancer incidence in a cohort study of Swedish women. Int J Cancer. 2001; 91:563-7.
41. Bendich A, Langseth L. The health effects of vitamin C supplementation: a review. J Am Coll Nutr. 1995;14:124-36.
42. Davies M, Austin J, Partridge D. Vitamin C. Its chemistry and biochemistry. Cambridge, England: Royal Society of Chemistry; 1991.
43. Carpenter M. Roles of vitamins E and C in cancer. In: Laidlaw SA, Swendseid ME. Contemporary issues in clinical nutrition. New York: Wiley-Liss; 1991. p. 61-90.
44. Tannenbaum S, Wishnok J, Leaf C. Inhibition of nitrosamine formation by ascorbic acid. Am J Clin Nutr. 1991;53:247S-50S.
45. Schorah C, Sobala G, Sanderson M, Collis N, Primrose J. Gastric juice ascorbic acid: effects of disease and implications for gastric carcinogenesis. Am J Clin Nutr. 1991;53:287S-93S.
46. Schwartz J, Weiss S. Relationship between dietary vitamin C intake and pulmonary function in the First National Health and Nutrition Examination Survey (Nhanes I). Am J Clin Nutr. 1994; 59:110-4.
47. Enstrom J, Kanim L, Klein M. Vitamin C intake and mortality among a sample of the United States population. Epidemiol. 1992;3:194-202.
48. Simon J, Hudes E, Browner W. Serum ascorbic acid and cardiovascular disease prevalence in US adults. Epidemiology. 1998;9:316-21.
49. Kushi L, Folsom A, Prineas R, Mink P, Wu Y, Bostick R. Dietary antioxidant vitamins and death from coronary heart disease in postmenopausal women. N Engl J Med. 1996;334:1156–62.
50. Losonczy K, Harris T, Havlik R. Vitamin E and vitamin C supplement use and risk of all-cause and coronary heart disease mortality in older persons: the established populations for epidemiologic studies of the elderly. Am J Clin Nutr. 1996;64:190-6.
51. Knekt P, Reunanen A, Jarvinen R, Seppanen R, Heliovaara M, Aromaa A. Antioxidant vitamin intake and coronary mortality in a longitudinal population study. Am J Epidemiol. 1994;139:1180-9.
52. Nyyssonen K, Parviainen M, Salonen R, Tuomilehto J, Salonen J. Vitamin C deficiency and risk of myocardial infarction: prospective population study of men from eastern Finland. Br Med J. 1997;314:634-8.
53. Singh R, Ghosh S, Niaz M, Singh R, Beegum R, Chibo H, et al. Dietary intake, plasma levels of antioxidant vitamins, and oxidative stress in relation to coronary artery disease in elderly subjects. Am J Cardiol. 1995;76:1233-8.
54. Gey K, Moser U, Jordan P, Stahelin H, Eichholzer M, Ludin E. Increased risk of cardiovascular disease at suboptimal plasma concentrations of essential antioxidants: an epidemiological update with special attention to carotene and vitamin C. Am J Clin Nutr. 1993; 57(Suppl):787S-97S.
55. Sahyoun N, Jacques P, Russell R. Carotenoids, vitamins C and E, and mortality in an elderly population. Am J Epidemiol. 1996; 144:501-11.
56. Gale C, Martyn C, Winter P, Cooper C. Vitamin C and risk of death from stroke and coronary heart disease in cohort of elderly people. Br Med J. 1995;310:1563-6.
57. Pandey D, Shekelle R, Selwyn B, Tangney C, Stamler J. Dietary vitamin C and β-carotene and risk of death in middle-aged men. The Western Electric study. Am J Epidemiol. 1995; 142:1269-78.
58. Simon J. Vitamin C and cardiovascular disease: a review. J Am Coll Nutr. 1992;11:107-25.
59. Ascherio A, Rimm E, Hernan M, Giovannucci E, Kawachi I, Stampfer M, et al. Relation of consumption of vitamin E, vitamin C, and carotenoids to risk for stroke among men in the United States. Ann Intern Med. 1999;130:963-70.
60. Salonen J, Nyyssonen K, Salonen R, Lakka H, Kaikkonen J, Saratoho E, et al. Antioxidant supplementation in atherosclerosis prevention (Asap) study: a randomized trial of the effect of vitamin E and C on 3-year progression of carotid atherosclerosis. J Intern Med. 2000;248:377-86.
61. Padayatty S, Katz A, Wang Y, Eck P, Kwon O, Lee J, et al. Vitamin C as an antioxidant: evaluation of its role in disease prevention. J Am Coll Nutr. 2003;22:18-35.
62. Ness AR, Powles JW, Khaw KT. Vitamin C and cardiovascular disease: a systematic review. J Cardiovasc Risk. 1996;3:513-21.
63. Lonn EM, Yusuf S. Is there a role for antioxidant vitamins in the prevention of cardiovascular diseases? An update on epidemiological and clinical trial data. Can J Cardiol. 1997;13:957-65.
64. Jha P, Flather M, Lonn E, Farkouh M, Yusuf S. The antioxidant vitamins and cardiovascular disease. Ann Intern Med. 1995;123:860-72.
65. Chakrabarty S, Nandi A, Mukhopadhyay C, Chatterjee I. Protective role of ascorbic acid against lipid peroxidation and myocardial injury. Molec Cell Biochem. 1992;111:41-7.
66. Jialal I, Grundy S. Effect of combined supplementation with -tocopherol, ascorbate, and carotene on low-density lipoprotein oxidation. Circulation. 1993;88:2780-6.

67. Scaccini C, Jialal I. LDL modification by activated polymorphonuclear leukocytes: a cellular model of mild oxidative stress. Free Radical Biol Med. 1994;16:49-55.
68. Thomas S, Neuzil J, Mohr D, Stocker R. Coantioxidants make -tocopherol an efficient antioxidant for low-density lipoprotein. Am J Clin Nutr. 1995;62(Suppl):1357S-64S.
69. Jialal I, Grundy S. Preservation of the endogenous antioxidants in low density lipoprotein by ascorbate but not probucol during oxidative modification. J Clin Invest. 1991;87:597-601.
70. Reilly M, Delanty N, Lawson J, Fitzgerald G. Modulation of oxidant stress in vivo in chronic cigarette smokers. Circulation. 1996;94:19-25.
71. Taylor A, Jacques P, Epstein E. Relations among aging, antioxidant status, and cataract. Am J Clin Nutr. 1995;62(Suppl):1439S-47S.
72. Jacques P, Taylor A, Hankinson S. Long term vitamin C supplement use and prevalence of early age-related lens opacities. Am J Clin Nutr. 1997;66:911-6.
73. Bendich A, Langseth L. The health effects of vitamin C supplementation: a review. J Am Coll Nutr. 1995;14:124-36.
74. Varma S. Scientific basis for medical therapy of cataracts by antioxidants. Am J Clin Nutr. 1991;53:335S-45S.
75. Robertson J, Donner A, Trevithick J. A possible role for vitamins C and E in cataract prevention. Am J Clin Nutr. 1991;53:346S-51S.
76. Vitale S, West S, Hallfrisch J, Alston C, Wang F, Moorman C, et al. Plasma antioxidants and risk of cortical and nuclear cataract. Epidemiol. 1993;4:195-203.
77. Knekt P, Heliovaara M, Rissanen A, Aromaa A, Aaran R. Serum antioxidant vitamins and risk of cataract. Br Med J. 1992;305:1392-4.
78. Leske M, Chylack L, Wu S. The Lens Opacities Case-Control Study. Risk factors for cataract. Arch Ophthalmol. 1991;109:244-51.
79. Jacques P, Chylack L. Epidemiologic evidence of a role for the antioxidant vitamins and carotenoids in cataract prevention. Am J Clin Nutr. 1991;53:352S-55S.
80. Age-related Eye Disease Study Research Group. A randomized placebo-controlled clinical trial of high dose supplementation with vitamins C and E, β carotene, and zinc for age-related macular degeneration and vision loss. Arch Ophthalmol. 2001;119:1417-36.
81. Hoffman K, Yanelli K, Bridges K. Ascorbic acid and iron metabolism: alterations in lysosomal function. Am J Clin Nutr. 1991;54:1188S-92S.
82. Cook J, Watson S, Simpson K, Lipschitz D, Skikne B. The effect of high ascorbic acid supplementation on body iron stores. Blood. 1984;64:721-6.
83. Herbert V, Shaw S, Jayatilleke E. Vitamin C – driven free radical generation from iron. J Nutr. 1996;126:1213S-20S.
84. Hathcock J. Vitamins and minerals: efficacy and safety. Am J Clin Nutr. 1997;66:427-37.
85. Finley E, Cerklewski F. Influence of ascorbic acid supplementation on copper status in young adult men. Am J Clin Nutr. 1983;37:553-6.
86. Harris E, Percival S. A role of ascorbic acid in copper transport. Am J Clin Nutr. 1991; 54:1193S-97S.
87. Food and Nutrition Board. Dietary Reference Intakes for Vitamin C, Vitamin E, Selenium, and Carotenoids. Washington, DC: National Academy Press; 2000.p. 95-185.
88. Lykkesfeldt J, Loft S, Nielsen J, Poulsen H. Ascorbic acid and dehydroascorbic acid as biomarkers of oxidative stress caused by smoking. Am J Clin Nutr. 1997;65:959-63.
89. Hodges R, Baker E, Hood J, Sauberlich H, March S. Experimental scurvy in man. Am J Clin Nutr. 1969;22:535-48.
90. Massey LK, Liebman M, Kynast-Gales SA. Ascorbate increases human ox Luria and kidney stone risk. J Nutr. 2005;135:1673-7.
91. Johnston C. Biomarkers for establishing a tolerable upper intake level for vitamin C. Nutr Rev. 1999;57:71-7.
92. Tao C, Salimi S. Effect of large intake of ascorbic acid on urinary and plasma oxalic acid levels. Internatl J Vit Nutr Res. 1984;54:245-9.
93. Hughes C, Dutton S, Truswell A. High intakes of ascorbic acid and urinary oxalate. J Hum Nutr. 1981;35:274-80.
94. Urivetzky M, Kessaris D, Smith A. Ascorbic acid overdosing: a risk factor for calcium oxalate nephrolithiasis. J Urol. 1992;147:1215-8.
95. Sutton J, Basu T, Dickerson J. Effect of large doses of ascorbic acid in man on some nitrogenous components of urine. Human Nutr Appl Nutr. 1983;37A:136-40.
96. Jacob R. Assessment of human vitamin C status. J Nutr. 1990; 120:1480-5.

Tiamina (vitamina B$_1$)

A tiamina (vitamina B$_1$), cuja fórmula estrutural é apresentada na **Figura 9.7**, consiste em um anel de pirimidina e meio tiazol (ou seja, uma das duas partes) ligados por uma ponte de metileno (CH$_2$).

A necessidade de tiamina foi inicialmente constatada no fim do século XIX por C. Eijkman, médico holandês, ao descobrir que aves alimentadas com uma dieta de arroz cozido (sem casca e polido) desenvolveram problemas neurológicos (atualmente conhecidos como beribéri). A substância inicialmente chamada de tiamina que corrigia os problemas foi isolada pela primeira vez do grão de arroz em 1912 por Casmir Funk. A estrutura da vitamina (descoberta por R. Williams, dos Estados Unidos) não foi determinada até meados da década de 1930.

Fontes

A tiamina é grandemente distribuída nos alimentos, inclusive na carne (especialmente a de porco), em legumes e grãos integrais, fortalecidos ou enriquecidos, cereais e pães. Levedura, gérmen de trigo e leite de soja também contêm quantidades significativas da vitamina. Nos suplementos, pode-se encontrar a tiamina principalmente como cloreto de tiamina ou mononitrato de tiamina (sal).

Digestão, absorção, transporte e armazenamento

Nas plantas, a tiamina existe de forma livre (não fosforilada). Entretanto, em produtos animais, 95% da tiamina ocorre de forma fosforilada, principalmente o difosfato de tiamina (TDP), também chamado pirofosfato de tiamina (TPP). A fosfatase intestinal hidrolisa os fosfatos do difosfato de tiamina antes da absorção.

Acredita-se que a absorção da tiamina a partir dos alimentos seja alta. Ocasionalmente, entretanto, fatores antitiamínicos podem estar presentes na alimentação. Por exemplo, as tiaminases presentes no peixe cru catalisam a divisão da tiamina, destruindo a vitamina. Essas tiaminases são termolábeis, e, dessa forma, o cozimento do peixe torna a enzima inativa. Outros fatores antitiamínicos incluem poli-hidroxifenóis tais como os ácidos tânicos e cafeicos. Os poli-hidroxifenóis, que são termolábeis, são encontrados no café, chá e em certas frutas e vegetais, como mirtilo, groselha, couve-de-bruxelas e repolho roxo. Esses poli-hidroxifenóis desativam a tiamina através de um processo oxirredutivo; o processo destrutivo pode ser facilitado pela presença de minerais divalentes como cálcio e magnésio. A destruição da tiamina pode ser evitada, contudo, pela presença de componentes redutores como a vitamina C e o ácido cítrico.

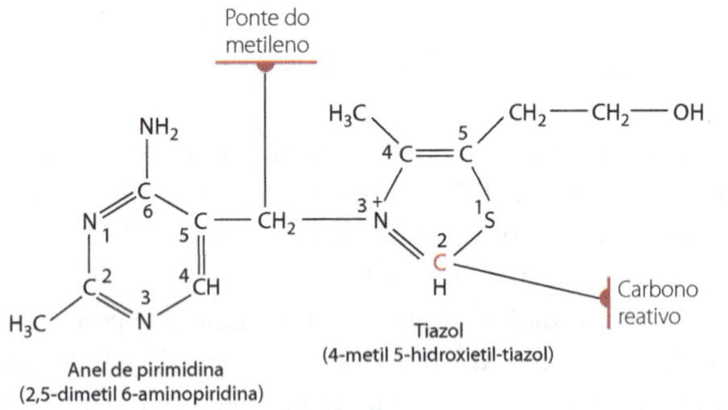

Figura 9.7 Estrutura da tiamina.

A absorção da tiamina ocorre basicamente em jejum, com quantidades menores absorvidas no duodeno e íleo. A tiamina livre, e não a tiamina fosforilada, é absorvida nas células da mucosa intestinal. Entretanto, dentro das células mucosais, a tiamina pode ser fosforilada (ou seja, convertida em um éster fosfato). A absorção da tiamina tanto pode ser ativa como passiva, o que dependerá da quantidade de vitamina apresentada no intestino para absorção. Quando as ingestões de tiamina são elevadas, a absorção é feita predominantemente pela difusão passiva.[1] Em baixas concentrações fisiológicas, a absorção da tiamina é ativa e dependente do sódio.[1] Outros estudos, porém, demonstram a mediação por um portador independente do sódio.[2-4] Dois transportadores de tiamina da família genética SLC19 foram caracterizados: os portadores de proteína são denominados ThTr1 e ThTr2. Ambos podem ser encontrados em vários tecidos, inclusive no intestino e nos rins, e parece que trocam tiamina por íons H como parte de um sistema de transporte antiporto.[5-7] Há evidências de que defeitos no gene SLC19A2, que codifica o ThTr1, podem causar deficiência de tiamina.[6]

O transporte de tiamina através da membrana basolateral ocorre pelo sistema de antiporto de tiamina H$^+$.[4] Entretanto, a ingestão de etanol interfere no transporte ativo da tiamina das células mucosais através da membrana basolateral.

A tiamina no sangue está normalmente tanto em sua forma livre, ligada à albumina, como monofosfato de tiamina (TMP). A tiamina que aparece na lateral serosa do enterócito não está, porém, inicialmente ligada aos fosfatos. A maioria (~90%) de toda a tiamina no sangue está presente dentro das células sanguíneas. Acredita-se que o transporte da tiamina para as células vermelhas ocorra pela difusão facilitada, ao passo que o transporte em outros tecidos demanda energia. Há evidências de que apenas a tiamina livre ou TMP seja capaz de cruzar as membranas celulares. Nos glóbulos vermelhos, a maior parte da tiamina existe como TDP, com menores quantidades de tiamina livre e TMP.

O corpo humano contém aproximadamente 30 mg de tiamina, com concentrações relativamente altas, mas ainda pequenas, encontradas (armazenadas) no fígado, músculos esqueléticos, coração, rins e cérebro. Na verdade, os músculos esqueléticos são estruturados para conter cerca de metade da tiamina do organismo.

Depois da absorção, a maior parte da tiamina livre é levada para o fígado e fosforilada, e essa tiamina é convertida na sua forma fosforilada de coenzima, o difosfato de tiamina (TDP). A conversão da tiamina em TDP requer trifosfato de adenosina (ATP) e tiamina pirofosfoquinase, uma enzima encontrada no fígado, no cérebro e em outros tecidos. Cerca de 80% do total da tiamina no corpo existe na forma de TDP.

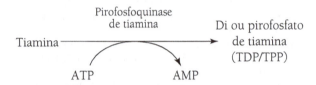

Outra forma de tiamina, o trifosfato de tiamina (TTP), representa cerca de 10% do total de tiamina no corpo. O TTP é sintetizado pela ação de um TDP-ATP fosforil transferase que fosforila o TDP.

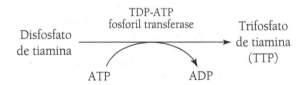

O fosfato que termina no TTP pode ser hidrolisado pelo trifosfato de tiamina para revelar o TDP.

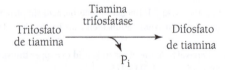

O TDP pode ser convertido em TMP pela tiamina difosfatase. O TMP pode ser convertido em tiamina livre pela tiamina monofosfatase.

O TTP, TDP e TMP podem ser encontrados em pequenas quantidades em vários tecidos, inclusive no cérebro, coração, fígado, músculos e rins. Há evidências de que o TMP derive do catabolismo do fosfato terminal no TDP e seja inativo. As enzimas responsáveis pela fosforilação e defosforilação da tiamina se encontram em vários órgãos e tecidos, inclusive no cérebro.

FUNÇÕES E MECANISMOS DE AÇÃO

A tiamina desempenha papel essencial de coenzima e não coenzima no corpo, como:

- transformação de energia (uma função da coenzima);
- síntese da pentose e nicotinamida-adenina-dinucleotídeo-fosfato (NADPH) (também uma função da coenzima);
- condução da membrana e nervo (em uma função de não coenzima).

Todas essas funções serão discutidas nesta seção.

Funções de coenzima

Como TDP, a tiamina atua na transformação da energia como coenzima do complexo de piruvato desidrogenase, o complexo α-cetoglutarato desidrogenase e uma cadeia ramificada do complexo de desidrogenase do ácido α-ceto.

Além disso, o TDP atua como coenzima para a transcetolase necessária para a síntese de NADPH e pentoses. As reações são demonstradas na **Figura 9.8** e serão discutidas em detalhe na próxima seção.

Transformação da energia A tiamina como TDP atua como coenzima necessária para a descarboxilação oxidativa do piruvato, um α-cetoglutarato e três cadeias ramificadas dos aminoácidos isoleucina, leucina e valina. Essas reações são instrumentais na geração da energia (ATP). A inibição das reações de descarboxilação especialmente de piruvato e de α-cetoglutarato impede a síntese de, por exemplo, ácidos graxos, colesterol e outros componentes importantes. A inibição resulta também na acumulação de piruvato, lactato e α-cetoglutarato no sangue.

As etapas para a ocorrência da descarboxilação oxidativa de piruvato para formar o acetilcoenzima, ou acetil-CoA, exibido na **Figura 9.9**, exigem um complexo

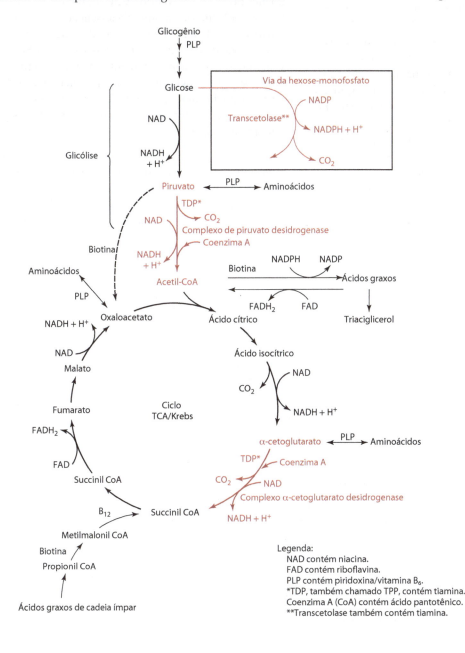

Figura 9.8 Vários cofatores das vitaminas e seus locais de atuação no metabolismo da energia. O papel da tiamina como TDP está indicado por um asterisco.

multienzimático conhecido como complexo de desidrogenase, que é ligado à membrana mitocondrial. Três enzimas compõem o complexo de desidrogenase do piruvato: um TDP dependente da descarboxilação do piruvato, um ácido lipoico dependente da di-hidrolipoil transacetilase e uma di-hidrolipoil desidrogenase dependente da FAD. Nesse processo de descarboxilação, as funções das quatro vitaminas – tiamina (TDP), riboflavina (FAD), niacina (NAD$^+$) e ácido pantotênico (CoA-SH) – serão brevemente descritas e exibidas na **Figura 9.9**. O ATP e Mg^{2+} também são necessários.

Na primeira reação (**Figura 9.10**), o átomo de carbono entre o nitrogênio e os átomos de enxofre no anel tiazol de TDP ioniza (desproteiniza-se) para formar (no carbono 2 do anel tiazol) um carbânion, que é estabilizado pela carga positiva de nitrogênio no anel tiazol.[8] O carbânion pode ser combinado com grupo 2-carbonila de piruvato (**Figura 9.10**), α-cetoglutarato e outros acetoácidos para formar uma ligação covalente e produzir um aduto ou composto adicional.[8] Depois de formar um aduto entre a TDP e o complexo de desidrogenase do piruvato, a descarboxilação de piruvato (primeira enzima do complexo de desidrogenase de piruvato) catalisa a remoção do grupo COO do piruvato formando hidroxietil TDP (**Figura 9.9**). O grupo hidroxietil então é transferido para oxidar a lipoamida (que é ligada à segunda enzima di-hidrolipoil transacetilase), formando o acetil lipoamida. Em seguida, o acetil lipoamida reage com a coenzima A para formar acetil-CoA e lipoamida reduzida. A lipoamida é oxidada pela terceira enzima, di-hidrolipoil desidrogenase, que requer FDA. A NAD$^+$ oxida a FADH. Assim, a reação geral é: piruvato + NAD$^+$ + CoA ⟶ acetil-CoA + NADH = H$^+$ + CO.

As descarboxilações do α-cetoglutarato pelo α-cetoglutarato desidrogenase e da cadeia ramificada de acetoácidos pelo complexo da cadeia ramificada do acetoácido desidrogenase são similares à do piruvato. O complexo α-cetoglutarato desidrogenase descarboxila o α-cetoglutarato e forma o succinil CoA. A descarboxilação da cadeia ramificada de α-acetoácidos, que surge a partir da transaminação da valina, isoleucina e leucina, é um processo oxidativo que também exige tiamina como TDP/TPP (ver **Figura 6.37**). A falha em oxidar os α-acetoácidos α-cetoisocaproico, α-ceto-β-metilvalérico e α-cetoisovalérico a partir da leucina, isoleucina e valina, respectivamente, resulta na cadeia ramificada de aminoácidos e seus α-cetoácidos para acumular no sangue e em outros fluidos corpóreos. Essas descobertas são características da doença do xarope de bordo (MSUD), um erro congênito do metabolismo que resulta da ausência genética ou de atividade insuficiente do complexo da cadeia ramificada de α-cetoácidos desidrogenase. Pessoas com MSUD devem limitar a ingestão de alimentos que contêm proteína para restringir a ingestão de leucina, isoleucina e valina. A produção de alimentos controlada nesses três aminoácidos fornece a maior parte da ingestão de nutrientes para quem tem MSUD.

Síntese de pentoses e NADPH A tiamina como TDP também atua como um grupo prostético vagamente vinculado de transcetolase, uma enzima citoplasmática da via da hexose monofosfato. A via da hexose monofosfato é aquela na qual os açúcares de cadeias de vários comprimentos

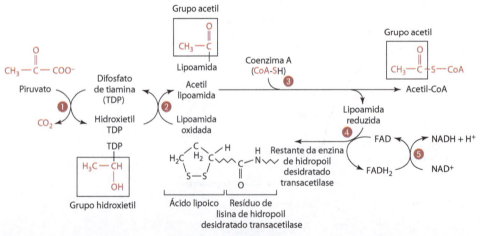

❶ O CO$_2$ removido do piruvato e do restante do composto (hidroxietil) se liga ao TDP para formar hidroxietil TDP.

❷ O grupo hidroxietil é transferido para oxidar a lipoamida que é composta de ácido lipoico anexado por um elo de amido (CO-NH) a um resíduo de lisina da enzima di-hidrolipoil transacetilase. Com a transferência do grupo hidroxietil, o acetil lipoamida é gerado.

❸ O acetil lipoamida reage com a coenzima A (CoA-SH) para formar acetil-CoA e lipoamida reduzida.

❹ Lipoamida reduzida é oxidada pela enzima dependente de flavoproteína (FAD) di-hidrolipoil desidrogenase.

❺ A flavoproteína reduzida (FADH$_2$) é oxidada pela NAD$^+$ que depois transfere os equivalentes redutores.

Figura 9.9 Carboxilação oxidativa do piruvato pelo complexo de piruvato desidrogenase.

são interconvertidos (**Figura 3.12**). A via é essencial para a geração de pentoses para a síntese do ácido nucleico e da NADPH, que é necessária, por exemplo, para a síntese dos ácidos graxos. O TDP forma um carbânion que transfere um aldeído ativado de um doador de substrato de cetose para um aceptor. O aceptor na via da hexose monofosfato é a xilulose. A transcetolase hidrolisa a ligação carbono a carbono em xilose 5-P, sedo-heptulose 7-P e frutose 6-P (ou seja, cetoses), e transfere os dois fragmentos de carbono (carbonos 1 e 2 das cetoses) para um receptor de aldose.[8] As reações catalisadas da transcetolase são dependentes de Mg^{2+} e podem ser escritas da seguinte forma:

Transcetolase
xilutose 5-P + ribose 5-P ⇌ sedo-heptulose 7-P + gliceraldeído 3-P

Transcetolase
xilutose 5-P + eritrose 4-P ⇌ gliceraldeído 3-P + frutose 6P

Funções na condução da membrana e do nervo

Além de suas funções de coenzima, acredita-se que a tiamina, como TTP, funcione de modo diferente da coenzima. Nas membranas do nervo, há evidências de que o TTP ativa o transporte de íon (especificamente de cloreto).[3-5] A tiamina também pode fazer parte na transmissão de impulsos nervosos pela regulação dos canais de sódio e receptores de acetilcolina.[9-11]

METABOLISMO E EXCREÇÃO

A tiamina em excesso em tecidos que necessitam de capacidade de armazenamento é excretada intacta, como também é catabolizada para a excreção urinária. A degradação da tiamina começa quando a molécula é dividida em suas metades de pirimidina e tiazol. Os dois anéis são posteriormente catabolizados, gerando 20 ou mais metabólitos, como o 4-metil-tiazol 5-acetoácido e 2-metil 4-amino 5-irimidina ácido carboxílico. O TDP e TMP também são excretados intactos.

DOSE DIÁRIA RECOMENDADA

Conforme a RDA de 1989 para tiamina, a base para as recomendações de 1998 reside nos resultados referentes aos inúmeros estudos metabólicos que examinaram a excreção urinária da tiamina, alterações na atividade eritrocitária da transcetolase, bem como nos dados de ingestão de tiamina. A RDA de 1998 de tiamina para homens adultos é de 1,2 mg/dia e de 1,1 mg/dia para mulheres adultas; as exigências para homens e mulheres adultos são de 1,0 mg/dia e 0,9 mg/dia, respectivamente.[12] As di-

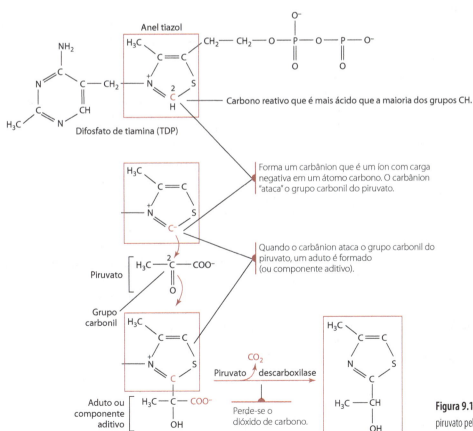

Figura 9.10 Os primeiros passos da descarboxilação do piruvato pelo difosfato de tiamina. Ver página 322 para uma descrição das reações.

ferenças nas necessidades de tiamina entre homens e mulheres têm como base as diferenças no tamanho do corpo e necessidades energéticas de cada um. As recomendações de tiamina na gravidez e lactação aumentaram para 1,4 mg/dia e 1,5 mg/dia, respectivamente.[12] As páginas finais do livro apresentam RDA adicionais de tiamina para outros grupos etários.

Deficiência: beribéri

A despeito dos papéis funcionais conhecidos da tiamina no nível celular, ainda é impossível explicar todas as manifestações patofisiológicas em animais ou seres humanos que estejam associadas à deficiência de tiamina ou **beribéri** (*beri* significa "fraqueza"). Um dos primeiros sintomas de deficiência de tiamina é a perda do apetite (anorexia) e de peso. Conforme a deficiência piora, há o envolvimento do sistema cardiovascular (como hipertrofia e batimentos cardíacos alterados), além de sintomas neurológicos (como apatia, confusão, perda de memória recente e irritabilidade).

Foram identificados três tipos de beribéri. O beribéri seco acomete principalmente adultos mais velhos e pode ser resultado de baixa ingestão crônica de tiamina, especialmente se associada à ingestão elevada de carboidratos. Esse tipo de beribéri é caracterizado por fraqueza muscular, debilidade (especialmente nas extremidades inferiores) e neuropatia periférica. A neuropatia consiste em problemas de condução motora e sensorial, e afeta principalmente as partes distais dos membros (ou seja, tornozelos, pés, pulsos e mãos). O beribéri úmido resulta no envolvimento maior do sistema cardiovascular que o beribéri seco. Cardiomegalia (hipertrofia cardíaca), batimento cardíaco rápido (taquicardia), falha no lado direito do coração com envolvimento respiratório secundário e edema periférico são sintomas comuns, além da neuropatia periférica. O beribéri agudo, que acomete principalmente crianças, foi documentado em países como o Japão e está associado a anorexia, vômitos, acidose láctica (a falta de tiamina, que é necessária para converter o piruvato em acetil-CoA, faz o piruvato ser convertido em ácido láctico, que, por sua vez, se acumula e causa acidose), batimentos cardíacos alterados e cardiomegalia. A alimentação materna destituída de tiamina pode causar uma deficiência aguda de tiamina em poucas semanas.

Nos Estados Unidos e países do Ocidente, a deficiência de tiamina está normalmente associada ao alcoolismo. A encefalopatia de Wernicke, ou síndrome Wernicke-Korsakoff, é uma complicação neuropsicológica também normalmente encontrada no alcoolismo e na AIDS, e nas pessoas que recebem alimentação parental (intravenosa) com altos níveis de dextrose e baixos níveis ou ausência de tiamina.[13] Pessoas com dependência alcoólica são propensas à deficiência de tiamina por:

- diminuição da ingestão de vitamina decorrente de menor consumo de alimentos;
- aumento da necessidade de vitamina causado por danos ao fígado (a função hepática diminuída prejudica a formação do TDP e, consequentemente, o uso da vitamina);
- diminuição da absorção de tiamina.[14]

A encefalopatia de Wernicke é caracterizada por **oftalmoplegia** (paralisia dos músculos oculares), **nistagmo** (movimentos oculares constantes e involuntários), **ataxia** (coordenação motora deficiente), perda da memória recente e confusão.[14] A deficiência de tiamina também ocorre com alguma prevalência em pessoas com insuficiência cardíaca congestiva.[15] Acredita-se que uma prevalência maior seja atribuída a baixas ingestões e aumento na perda de tiamina pela urina após uso de diurético. O tratamento consiste em doses orais (~100 mg ou mais) ou intravenosas de cerca de 50 mg ou mais de tiamina. Normalmente, alguns aspectos da confusão mental e da oftalmoplegia começam a melhorar com doses maciças de tiamina.[14]

As populações mais idosas também correm risco de ter deficiência de tiamina. Pessoas com doenças que dificultam a absorção da vitamina (por exemplo, alguns tipos de câncer gastrintestinal, doenças biliares ou doenças inflamatórias do intestino) também oferecem risco maior de desenvolver a deficiência. Excesso de infusão intravenosa de glicose e ingestão de dietas compostas basicamente de produtos feitos de grãos refinados ou não enriquecidos necessitam de maior ingestão de tiamina.

Toxicidade

Parece haver pouco risco de toxicidade de tiamina associada à ingestão oral de grandes quantidades de tiamina (500 mg/dia, durante um mês).[16,17] Excesso de tiamina (100 vezes a recomendação) administrada por via intravenosa ou intramuscular, entretanto, está associado a dor de cabeça, convulsões, arritmia cardíaca, choque anafilático, entre outras condições.[12] Ainda não foi estabelecido o UL.[12]

Os níveis farmacológicos da tiamina são usados no tratamento de alguns erros inatos do metabolismo. Por exemplo, uma forma variável da doença da urina de xarope de bordo demonstrou reagir aos suplementos orais de tiamina (até 500 mg/dia). Outras doenças metabólicas que podem responder a grandes doses de vitamina são a anemia megaloblástica reativa e a acidose láctica reativas à tiamina. Embora a função da tiamina na correção da anemia não esteja clara, na acidose láctica, grandes doses de tiamina aumentam a atividade do piruvato desidrogenase, diminuindo, portanto, a conversão do piruvato em ácido láctico na medida em que mais piruvato é descarboxilado em acetil-CoA para entrada no ciclo de TCA.

Avaliação do estado nutricional

A avaliação nutricional da tiamina pode ser feita pela mensuração da transcetolase de eritrócitos no sangue total hemolisado ou pela mensuração da tiamina no sangue ou na urina.[18,19] Reduz-se a excreção urinária de tiamina com a diminuição da condição da tiamina. A excreção também está ligada à ingestão.[20] A excreção urinária de tiamina <40 g ou <27 µ/g de creatinina sugere deficiência de tiamina. A transcetolase é dependente da enzima da tiamina do *shunt* da hexose-monofosfato. Em casos de deficiência de tiamina, a enzima aumenta a atividade com a adição de tiamina no meio de incubação. Um aumento na atividade de transcetolase > 25% indica deficiência de tiamina, um aumento na atividade de transcetolase de 15% a 25% sugere condição marginal, e um aumento de <15% aponta uma condição normal. Concentrações de transcetolase de <120 nmol/L também foram utilizadas para indicar deficiência, e concentrações de 120-150 nmol/L sugerem condição marginal de tiamina.

Referências citadas em Tiamina

1. Laforenza U, Patrini C, Alvisi C, Faelli A, Licandro A, Rindi G. Thiamine uptake in human biopsy specimens, including observations from a patient with acute thiamine deficiency. Am J Clin Nutr. 1997;66:320-6.
2. Said HM. Recent advances in carrier-mediated intestinal absorption of water soluble vitamins. Ann Rev Physiol. 2004;66:419-46.
3. Dudeja P, Tyagi S, Kavilaveettil R, Gill R, Said H. Mechanism of thiamine uptake by human jejunal brush border membrane vesicles. Am J Physiol Cell Physiol. 2001;281:C786-92.
4. Dudeja P, Tyagi S, Gill R, Said H. Evidence for carrier-mediated mechanism for thiamine transport to human jejunal basolateral membrane vesicles. Dig Dis Sci. 2003;48:109-15.
5. Ganapathy V, Smith S, Prasad P. SLC19: The folate/thiamine transporter family. Pflugers Arch – Eur J Physiol. 2004; 447:641-6.
6. Subramanian V, Marchant J, Parker I, Said H. Cell biology of the human thiamine transporter-1 (hTHTR1): intracellular trafficking and membrane targeting mechanisms. J Biol Chem. 2003;278:3976-84.
7. Oishi K, Barchi M, Au AC, Gelb B, Diaz G. Male infertility due to germ cell apoptosis in mice lacking the thiamin carrier, Th t1. Dev Biol. 2004;266:299-309.
8. Tanphaichtr V. Thiamin. In: Machlin LJ, editor. Handbook of vitamins. 3rd ed. New York: Dekker; 2001. p. 275-316.
9. Haas R. Thiamin and the brain. Ann Rev Nutr. 1988;8:483-515.
10. Bettendorff L. Thiamine in excitable tissues: reflections on a noncofactor role. Metab Brain Dis. 1994;9:183-209.
11. Bettendorff L, Kolb H, Schoffeniels E. Thiamine triphosphate activates an anion channel of large unit conductance in neuroblastoma cells. J Membr Biol. 1993;136:281-8.
12. Food and Nutrition Board. Dietary Reference Intakes for thiamin, riboflavin, niacin, vitamin B_6, folate, vitamin B_{12}, pantothenic acid, biotin, and choline. Washington, DC: National Academy Press; 1998. p. 58-86.
13. Butterworth RF. Thiamin deficiency and brain disorders. Nutr Res Rev. 2003;16:277-83.
14. Wood B, Currie J. Presentation of acute Wernicke's encephalopathy and treatment with thiamine. Metab Brain Dis. 1995;10:57-71.
15. Hanninen SA, Darling PB, Sole MJ, Barr A, Keith ME. The prevalence of thiamin deficiency in hospitalized patients with congestive heart failure. J Am Coll Cardiology. 2006;47:354-61.
16. Council on Scientific Affairs, American Medical Association. Vitamin preparations as dietary supplements and as therapeutic agents. Jama. 1987;257:1929-36.
17. Alhadeff L, Gualtieri C, Lipton M. Toxic effects of water-soluble vitamins. Nutr Rev. 1984; 42:33-40.
18. Finglass P. Thiamin. Int J Vitam Nutr Res. 1994;63:270-4.
19. Warnock L, Prudhonme C, Wagner C. The determination of thiamin pyrophosphate in blood and other tissues, and its correlation with erythrocyte transketolase activity. J Nutr. 1979;108:421-7.
20. Bayliss R, Brookes R, McCulloch J, Kuyl J, Metz J. Urinary thiamine excretion after oral physiological doses of the vitamin. Internl J Vitam Nutr Res. 1984;54:161-4.

Riboflavina (vitamina B_2)

A riboflavina é composta de flavina (anel do isoaloxazina) à qual se liga uma cadeia lateral de ribitol (álcool de açúcar).

As estruturas da riboflavina e de suas duas coenzimas derivadas – mononucleotídeo de flavina(FMN) e dinucleotídeo de flavina e adenina (FAD) – estão na **Figura 9.11**.

A riboflavina foi isolada e depois sintetizada. Huhn e colaboradores são creditados por determinar sua estrutura juntamente com Szent-Györgyi e Wagner-Jaunergy em 1933.

A palavra riboflavina é composta por dois elementos: *ribo*, que significa a presença de um tipo de cadeia lateral de ribose, e *flavus*, que, em latim, significa "amarelo".

Fontes

A riboflavina é encontrada em uma grande variedade de alimentos, especialmente os de origem animal. Acredita-se que o leite e derivados, como queijos, contribuem para uma dieta com riboflavina. Ovos, carne e legumes também fornecem riboflavina em quantidades significativas. Vegetais verdes como o espinafre fornecem um razoável e bom conteúdo de riboflavina. As frutas e os grãos cereais são contribuidores menores de riboflavina na alimentação.

Nos alimentos, a forma da riboflavina é variada. Riboflavina livre ou ligada à proteína pode ser encontrada no leite, nos ovos e em pães e cereais enriquecidos. Na maioria dos outros alimentos, a vitamina ocorre como uma ou outra forma dos derivados da coenzima, FMN ou FAD, embora a riboflavina ligada ao fósforo também seja encontrada em alguns alimentos.

Digestão, absorção, transporte e armazenamento

A riboflavina ligada não covalentemente às proteínas pode ser liberada pela ação do ácido clorídrico secretado dentro do estômago e pela hidrólise de proteína intestinal enzimática. Em alimentos, a riboflavina na forma de FAD, FMN e fosfato de riboflavina também pode ser liberada antes da absorção. No lúmen intestinal, a pirofosfatase FAD converte o FAD em FMN, e o FMN, por sua vez, é convertido em riboflavina livre pela fosfatase FMN.

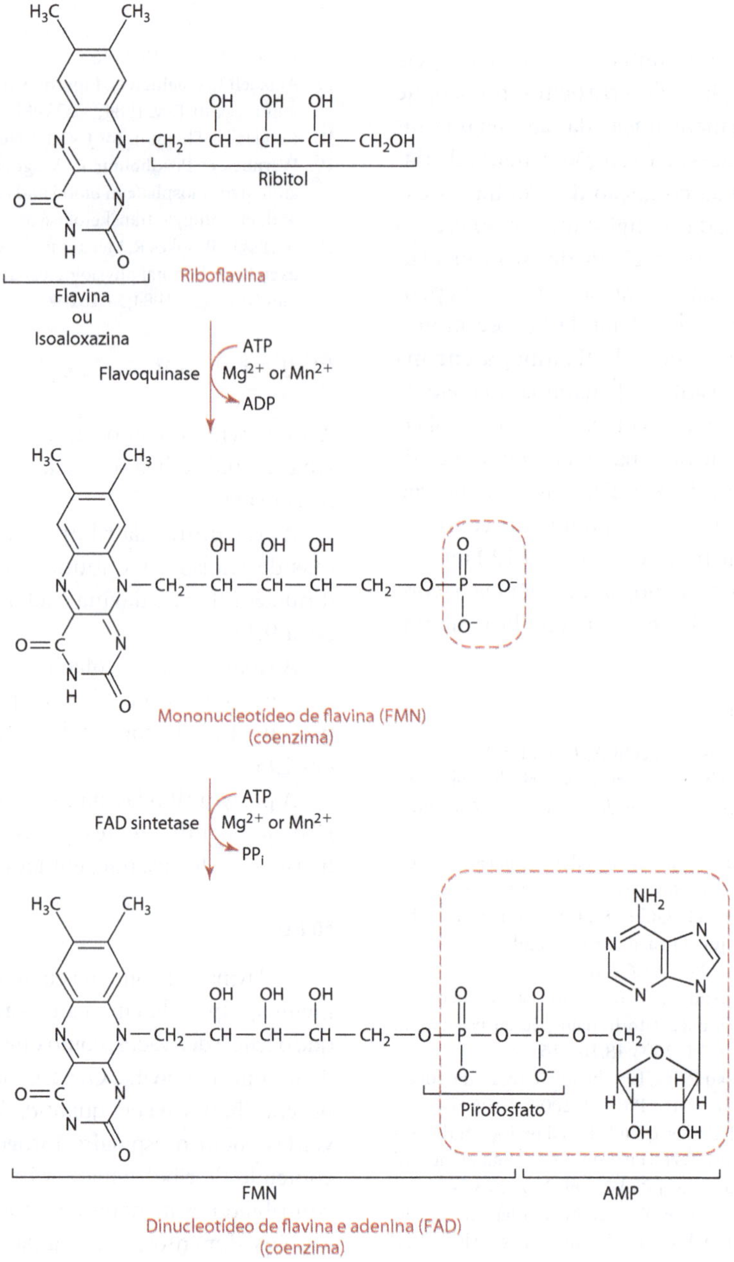

Figura 9.11 Estruturas da riboflavina e de suas formas de coenzima.

$$FAD \xrightarrow{\text{Pirofosfatase FAD}} FMN \xrightarrow{\text{FMN fosfatase}} Riboflavina$$

Há evidências de que outras fosfatases intestinais, como a difosfatase nucleotídica e fosfatase alcalina, hidrolisem a riboflavina a partir do fosfato de riboflavina.

Nem toda riboflavina ligada é hidrolisada e fica disponível para absorção. Uma pequena quantidade (~7%) de FAD está ligada covalentemente a dois aminoácidos: histidina ou cisteína. Por exemplo, após o consumo de alimentos contendo succinato desidrogenase ou monoamina oxidase, essas proteínas são degradadas; entretanto, a riboflavina permanece, geralmente ligada aos resíduos de histidina e cisteína e não pode "funcionar" no corpo.[1] Caso ocorra a absorção de riboflavina ligada à histidina e cisteína, o complexo será excretado de forma inalterada na urina.

Geralmente, acredita-se que as fontes animais de riboflavina sejam mais bem absorvidas que as de fonte vegetal. Metais divalentes, como cobre, zinco, ferro e manganês, também demonstraram ser quelantes (ligantes) da riboflavina em FMN e para inibir a absorção de riboflavina. A ingestão de álcool também prejudica a digestão e absorção da riboflavina.[2]

A riboflavina livre é absorvida por um mecanismo de transporte dependente de energia basicamente no intestino delgado proximal.[3] Também foi relatado que a absorção ocorre pelos transportadores dependentes de sódio.[4] Sempre que grandes quantidades de riboflavina são ingeridas, elas podem ser absorvidas por difusão. A taxa de absorção é proporcional à dose. Aproximadamente 95% da ingestão de riboflavina proveniente da alimentação é absorvida, até uma quantidade máxima de 25 mg.[1,5] As concentrações de pico da vitamina no plasma estão correlacionadas com ingestões de 15 a 20 mg.[6]

Ao ser absorvida nas células intestinais, a riboflavina é fosforilada para formar o FMN, uma reação catalisada pela flavoquinase e que demanda ATP, conforme demonstrado na **Figura 9.11**.

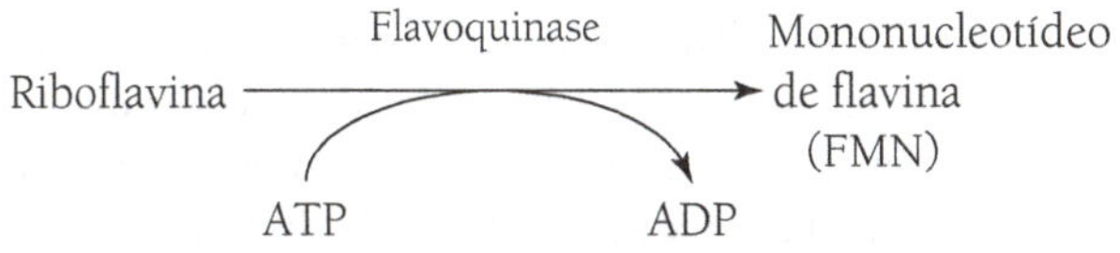

$$\text{Riboflavina} \xrightarrow[\text{ATP} \to \text{ADP}]{\text{Flavoquinase}} \text{Mononucleotídeo de flavina (FMN)}$$

Na superfície serosa, a maior parte do FMN é desfosforilada por uma fosfatase alcalina não específica em riboflavina, que entra no portal de sangue para transporte até o fígado. A vitamina é levada até o fígado, onde se converte novamente em FMN pela flavoquinase e em sua outra coenzima derivativa, o FAD, pelo FAD sintetase (ver esquema a seguir e **Figura 9.11**). O FAD é a flavoenzima predominante nos tecidos.

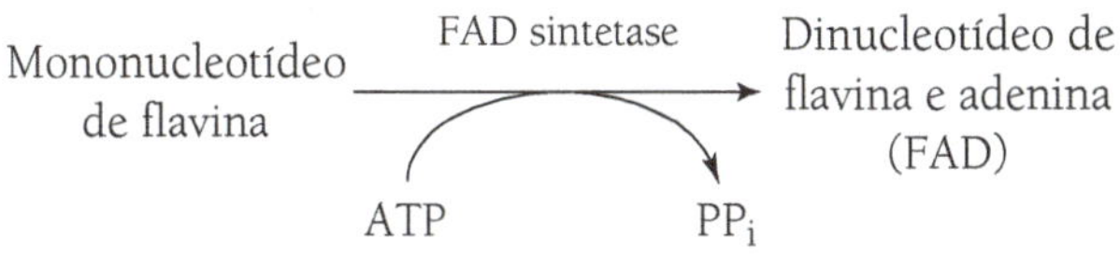

$$\text{Mononucleotídeo de flavina} \xrightarrow[\text{ATP} \to \text{PP}_i]{\text{FAD sintetase}} \text{Dinucleotídeo de flavina e adenina (FAD)}$$

No plasma sistêmico, a maioria das flavinas é ligada como riboflavina em vez de uma de suas formas de coenzima, embora as três possam estar presentes. A riboflavina, o FMN e o FAD são transportados no plasma por uma série de proteínas, como albumina, fibrinogênio e globulinas (principalmente as imunoglobulinas).[7] A albumina parece ser a proteína principal para o transporte. As imunoglobulinas demonstraram o uso da riboflavina para ativar a via de oxidação da água do anticorpo catalisado, no qual o oxigênio singlete, $^1O_2^\bullet$ (derivado, por exemplo, dos glóbulos brancos ativados), e a água reagem à forma de peróxido de hidrogênio.[8] O peróxido de hidrogênio contribui para a destruição de antígenos estranhos, embora também destrua células humanas.

Independentemente de como a vitamina chega aos tecidos, a riboflavina livre é a forma que atravessa a maior parte das membranas das células por um processo de transportador mediado (ou seja, requerendo uma proteína ligada à riboflavina). Alguns transportadores de riboflavina em alguns tecidos, como o fígado, parecem ser regulados por cálcio-calmodulina.[4] A difusão, contudo, pode também elevar as concentrações de riboflavina. Em vários tecidos, a riboflavina é encontrada em pequenas quantidades. As maiores concentrações estão no fígado, nos rins e no coração.

Embora a riboflavina livre seja transportada para dentro e fora das células, no interior das células, ela é basicamente convertida em suas formas de coenzimas pela flavoquinase e pelo FAD sintetase, os quais são largamente distribuídos nos tecidos, especialmente fígado, intestino delgado, rins e coração.[9] As sínteses de FMN e FAD parecem estar sob regulação hormonal. Os hormônios especialmente importantes nessa regulação são ACTH, aldosterona e os hormônios da tireoide, os quais aceleram a conversão da riboflavina em suas formas de coenzimas, aparentemente pelo aumento da atividade da flavoquinase.[10,11] A síntese das coenzimas também é regulada pela inibição do produto no caso da síntese do FAD.[12] Seguindo a síntese das coenzimas da riboflavina, as formas de coenzima da vitamina se unem às apoenzimas. O FMN e FAD funcionam como grupos prostéticos para enzimas envolvidas nas reações de redução de oxidação. Essas enzimas são chamadas de flavoproteínas.

FUNÇÕES E MECANISMOS DE AÇÃO

O FMN e FAD funcionam como coenzimas para uma grande variedade de sistemas oxidativos de enzimas e permanecem ligados a elas durante as reações de redução de oxidação. As flavinas podem agir como agentes oxidantes por causa de sua capacidade de aceitar um par de átomos de hidrogênio. O anel de isoaloxazina é reduzido por duas transferências sucessivas de um elétron com formação intermediada de um radical livre semiquinona, conforme mostra a **Figura 9.12**. A redução do anel de

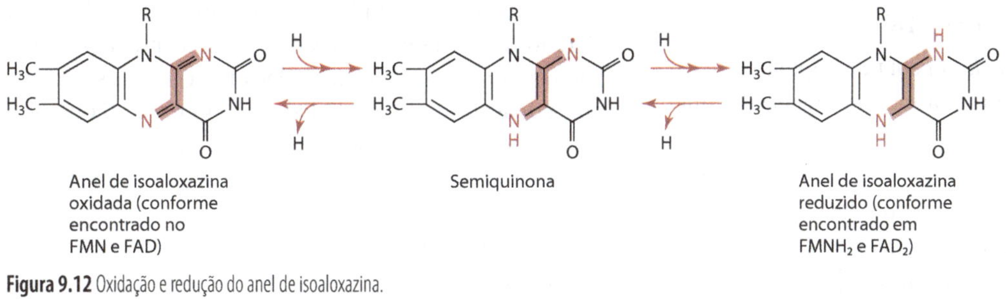

Figura 9.12 Oxidação e redução do anel de isoaloxazina.

isoaloxazina produz as formas reduzidas da flavoproteína, que pode ser encontrada em FMNH e FAD.

Flavoproteínas

As flavoproteínas exibem uma ampla gama de potencial redox e, portanto, desempenham inúmeras funções no metabolismo intermediário. Algumas dessas funções serão discutidas aqui.

- A função da flavoproteína na *cadeia transportadora de elétrons* pode ser vista nas **figuras 3.26 e 3.29**.
- Em *descarboxilação oxidativa do piruvato* (**Figura 9.9**) e α-cetoglutarato, o FAD serve como transportador intermediário de elétron, e o NAD é o produto final.
- O *succinato desidrogenase* é uma flavoproteína FAD que remove os elétrons do succinato para formar fumarato e que também forma FADH do FAD (**Figura 3.27**). Os elétrons são, então, passados para a cadeia transportadora de elétrons pela coenzima Q (**Figura 3.26**).
- Na oxidação dos ácidos graxos, o *acetil-CoA desidrogenase* requer o FAD (**Figura 5.20**).
- A *oxidase esfinganina*, na síntese esfinganina, requer FAD.
- Como uma coenzima para oxidase como a *xantina oxidase*, o FAD transfere elétrons diretamente para o oxigênio com a formação de peróxido de hidrogênio. A xantina oxidase, que contém tanto ferro como molibdênio, é necessária para o catabolismo das purinas no fígado. A enzima converte hipoxantina em xantina, e, depois, xantina em ácido úrico (ver seção sobre molibdênio, Capítulo 12).
- Da mesma forma, o *aldeído oxidase* que usa o FAD converte os aldeídos, como o piridoxal (vitamina B), em ácido piridóxico, um produto excretor, e o retinal (vitamina A) em ácido retinóico, ao mesmo tempo que transfere elétrons para o oxigênio, gerando peróxido de hidrogênio.
- Igualmente, no metabolismo da vitamina B (visto adiante na **Figura 9.36**), a *oxidase piridoxina-fosfato* – que converte o fosfato de piridoxamina (PMP) e o fosfato de piridoxina (PNP) em fosfato de piridoxal (PLP), a forma básica de coenzima da vitamina B – é dependente do FMN.
- A síntese de uma *forma ativa de folato,* 5-metil-THF, requer FADH (ver **Figura 9.28**).
- Uma etapa na *síntese da niacina do triptofano* que é catalisada pela quinurenina mono-oxigenase requer FAD (ver **Figura 9.15**).
- No *catabolismo da colina*, o FAD também é exigido por várias enzimas, como colina desidrogenase, dimetilglicina desidrogenase e sarcosina (também chamada de monometilglicina) desidrogenase.

- Alguns neurotransmissores (como a dopamina) e outras aminas (tiramina e histamina) requerem, para o metabolismo, monoamina oxidase dependente do FAD.
- Redução da forma oxidada de glutationa (GSSG) em sua forma reduzida (GSH) também depende da *glutationa redutase* dependente de FAD. Essa reação é a base de um ensaio utilizado para avaliar a condição de riboflavina (ver seção "Avaliação do estado nutricional").
- A oxidase erol e sulfidrila é dependente da FAD e ajuda a formar as ligações de dissulfídeo e, por conseguinte, a estrutura ou dobras das proteínas secretórias. A dobra oxidativa defeituosa e subsequentemente a secreção prejudicada das proteínas foram apresentadas com a deficiência de riboflavina.[13]
- A *tioredoxina redutase* é uma flavoenzima (FAD) que contém selenocisteína em seu local ativo e transfere equivalentes redutores de NADPH através de sua ligação FAD para reduzir os laços de dissulfídeo dentro da forma oxidada de tioredoxina. A enzima atua como parte de um conjunto complexo de reações com ribonucleotídeo redutase na síntese dos *desoxirribonucleotídeos de ribonucleotídeos*, conforme esquema apresentado a seguir:

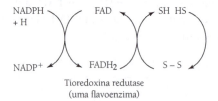

Tioredoxina redutase
(uma flavoenzima)

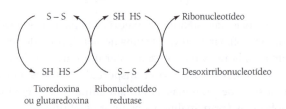

Tioredoxina   Ribonucleotídeo
ou glutaredoxina   redutase

O ribonucleotídeo redutase (que contém grupos tiol) catalisa a conversão de ribonucleotídeo em desoxirribonucleotídeos (como dADP, dGDP, dCDP e dUPD; ver, no Capítulo 6, seção sobre purinas e pirimidinas), que são necessários para a síntese de DNA. Na reação, os grupos sulfidril na ribonucleotídeo redutase se tornam oxidados formando uma ligação de dissulfídeo. A tioredoxina (ou glutaredoxina – uma pequena proteína como a tioredoxina) fornece elétrons (H), mas só depois que a doação se tornar oxidada por si mesma (contendo uma ligação de dissulfídeo). A flavoenzima tioredoxina redutase (ou glutaredoxina redutase), que também contém grupos sulfidril, reduz a tioredoxina (ou glutaredoxina) para eliminar a ligação de dissulfídeo e gerar os grupos sulfidril.

METABOLISMO E EXCREÇÃO

A riboflavina e seus metabólitos são excretados principalmente na urina, e somente pequenas quantidades se perdem nas fezes. Os metabólitos fecais de riboflavina também podem surgir do catabolismo da riboflavina pela flora intestinal.[1] Acredita-se que alguns desses metabólitos formados no trato intestinal por bactérias também possam ser absorvidos, mas depois são excretados na urina.[1]

A riboflavina que não está ligada a proteínas no plasma é filtrada pelo glomérulo e excretada. A maior parte da riboflavina (~60%-70%) é excretada intacta na urina em quantidades >120 μ/dia ou 80μ/g de creatinina com ingestão adequada de riboflavina. Os metabólitos surgem a partir da degradação do tecido de flavinas covalentes ligadas e da degradação da vitamina. Nas maiores concentrações, os metabólitos presentes na urina incluem riboflavina 7α- e riboflavina 8α-hidroximetil, riboflavina 8α-sulfonil, flavina 10-hidroximetil e éster peptídeo de riboflavina. A riboflavina ligada à cisteína e histidina também se encontra na urina se absorvida dessa maneira pelo trato gastrintestinal ou se gerada nas células do corpo a partir da degradação das flavoenzimas como succinato desidrogenase e monoamina oxidase.[1]

A excreção urinária da riboflavina pode ser notada algumas horas após a ingestão oral da vitamina. A riboflavina é um composto amarelo fluorescente. Desse modo, após a ingestão de riboflavina em uma quantidade como 1,7 mg (similar à encontrada no comprimido de vitamina), a urina muda de cor, tornando-se alaranjada.

DOSE DIÁRIA RECOMENDADA

As RDAs para riboflavina foram estabelecidas por meio de vários estudos sobre excreção urinária de riboflavina, da relação da ingestão dietética com sinais de deficiência e da atividade eritrocitária da glutationa redutase. As recomendações mais recentes (1998) para ingestão de riboflavina são semelhantes às de 1989, que, para adultos, sugeriam uma ingestão mínima de 1,2 mg para pessoas cuja ingestão calórica fosse <2.000 kcal.[14] As RDAs atuais de riboflavina para homens e mulheres adultos são de 1,3 mg/dia e 1,1 mg/dia, respectivamente. A necessidade média estimada para homens e mulheres adultos é de 1,1 mg e 0,9 mg, respectivamente.[1] Durante a gestação e a lactação, as recomendações para ingestão diária de riboflavina aumentam para 1,4 mg e 1,6 mg, respectivamente.[1] As capas internas do livro apresentam RDAs adicionais para riboflavina destinada a outros grupos etários.

DEFICIÊNCIA: ARIBOFLAVINOSE

Uma deficiência de riboflavina, conhecida como ariboflavinose, é rara e ocorre de forma isolada, mas frequentemente vem acompanhada de outros déficits nutricionais. Nenhuma doença por deficiência de riboflavina foi até agora caracterizada. Entretanto, os sintomas clínicos de deficiência, após quase quatro meses de ingestão inadequada, apresentam lesões na região externa dos lábios (queilose) e nos cantos da boca (estomatite angular), inflamação da língua (glossite), vermelhidão (hiperemia) e boca inchada (edemaciada)/ou cavidade oral. Pele inflamada, dermatite seborreica, anemia e disfunção nervosa periférica (neuropatia), também são outros sintomas. A deficiência grave de riboflavina pode diminuir a síntese da forma de coenzima de vitamina B_6 e a síntese da niacina (NAD) a partir do triptofano. Estudos em culturas de células demonstram que a deficiência de riboflavina pode ocasionar prejuízos na proteína e no DNA e aprisionar as células na fase G1 do ciclo celular.[13]

Por causa da ingestão dietética limitada, pessoas com doenças cardiovasculares congênitas, alguns tipos de câncer e excesso de ingestão de bebidas alcoólicas podem desenvolver essa deficiência, que é muito comum em países em desenvolvimento, como a Índia.[15] O metabolismo da riboflavina se altera com a doença da tireoide. A excreção da riboflavina é acentuada com diabetes, traumas e estresse. Mulheres em tratamento com contraceptivos orais têm mais propensão a desenvolver essa deficiência do que aquelas que tomam outros medicamentos. Além disso, foi demonstrado que baixa riboflavina em pessoas com mutação de homozigotos (677 T) na metilenotetra-hidrofolato redutase aumenta ainda mais as concentrações de homocisteína no plasma, que é um fator de risco para as doenças cardiovasculares.[16,17] Para obter mais informações sobre essa mutação enzimática, ver a seção "Perspectiva" deste capítulo.

TOXICIDADE

A toxicidade associada com doses altas de riboflavina não foi relatada e tampouco se estabeleceu o UL para essa vitamina.[1] Estudos demonstraram que grandes quantidades (400 mg) da vitamina podem ser eficientes no tratamento de cefaleias de enxaqueca sem apresentar efeitos colaterais.[18,19]

AVALIAÇÃO DO ESTADO NUTRICIONAL

O método mais sensível para determinar a condição de riboflavina é medir a atividade eritrocitária da glutationa redutase, uma enzima que requer FAD como coenzima. O método é baseado na seguinte reação:

$$NADPH + H^+ + GSSG \xrightarrow{\text{Glutationa redutase-FAD}} NADP^+ + 2\ GSH$$

A glutationa em sua forma oxidada é designada GSSG, e, em sua forma reduzida, GSH. Nos casos de deficiência de riboflavina ou estado marginal de riboflavina, a atividade da glutationa redutase é limitada, e menos NADPH é usado para reduzir a glutationa oxidada. A atividade de enzima *in vitro*, em termos de "coeficientes de atividade" (AC), é determinada com ou sem a adição do FAD ao meio. Os coeficientes de atividade representam uma proporção da atividade das enzimas com FAD em relação à atividade das enzimas sem FAD. Quando a adição do FAD estimula a atividade da enzima para gerar um coeficiente de atividade de 1,2 a 1,4, a condição de riboflavina é considerada baixa. Um AC >1,4 sugere deficiência de riboflavina. De modo oposto, se o FAD for adicionado e o AC indicar <1,2, então, a condição de riboflavina será considerada aceitável.

As concentrações celulares de riboflavina e sua excreção urinária também são utilizadas para avaliar o estado nutricional. As concentrações celulares de riboflavina <10 µg/dL e sua excreção urinária <19 µg/g de creatinina (sem a ingestão recente de riboflavina) ou <40 µg ao dia indicam deficiência.

Referências citadas em riboflavina

1. Food and Nutrition Board. Dietary Reference Intakes for thiamin, riboflavin, niacin, vitamin B_6, folate, vitamin B_{12}, pantothenic acid, biotin and choline. Washington, DC: National Academy Press; 1998. p. 87-122.
2. Pinto J, Huang Y, Rivlin R. Mechanisms underlying the differential effects of ethanol upon the bioavailability of riboflavin and flavina adenine dinucleotide. J Clin Invest. 1987;79:1343-8.
3. Said H, Ma T. Mechanism of riboflavin uptake by Caco-2 human intestinal epithelial cells. Am J Physiology. 1994;266:G15-21.
4. Said HM. Recent advances in carrier-mediated intestinal absorption of water soluble vitamins. Ann Rev Physiol. 2004;66:419-46.
5. Zempleni J, Galloway J, McCormick D. Pharmacokinetics of orally and intravenously administered riboflavin in healthy humans. Am J Clin Nutr. 1996;63:54-66.
6. Bender D. Nutritional biochemistry of the vitamins. New York: Cambridge University Press; 1992. p. 156-83.
7. White H, Merrill A. Riboflavin-binding proteins. Ann Rev Nutr. 1988;8:279-99.
8. Nieva J, Kerwin L, Wentworth A, Lerner R, Wentworth P. Immunoglobulins can utilize riboflavin (vitamin B2) to activate the antibody-catalyzed water oxidation pathway. Immunol Letters. 2006;103:33-8.
9. Merrill A, Lambeth J, Edmondson D, McCormick D. Formation and mode of action of flavoproteins. Ann Rev Nutr. 1981;1:281-317.
10. Lee S, McCormick D. Thyroid hormone regulation of fl avocoenzyme biosynthesis. Arch Biochem Biophys. 1985;237:197-201.
11. Rivlin R. Hormones, drugs, and riboflavin. Nutr Rev. 1979;37:241-5.
12. Yamada Y, Merrill A, McCormick D. Probable reaction mechanisms of flavokinase and FAD synthetase from rat liver. Arch Biochem Biophys. 1990;278:125-30.
13. Manthey K, Rodriguez-Melendez R, Hoi J, Zempleni J. Riboflavin deficiency causes protein and DNA damage in HepG2 cells, triggering arrest in G1 phase of the cell cycle. J Nutr Biochem. 2006;17:250-6.
14. National Research Council. Recommended Dietary Allowances. 10th ed. Washington, DC: National Academy Press; 1989. p. 132-7.
15. Lakshmi A. Riboflavin metabolism – relevance to human metabolism. Ind J Med Res. 1998; 108:182-90.
16. McNulty H, McKinley M, Wilson B, McPartlin J, Strain J, Weir D, Scott J. Impaired functioning of thermolabile methylenetetrahydrofolate reductase is dependent on riboflavin status: Implications for riboflavin requirements. Am J Clin Nutr. 2002;76:436-41.
17. Strain JJ, Ward DM, Pentieva K, McNulty H. B-vitamins, homocysteine metabolism and CVD. Proc Nutr Soc. 2004;63:597-603.
18. Schoenen J, Lenaerts M, Basting E. High-dose riboflavin as a prophylactic treatment of migraine: results of an open pilot study. Cephalalgia. 1994;14:328-9.
19. Schoenen J, Jacquy J, Lenaerts M. Effectiveness of high-dose riboflavin in migraine prophylaxis. A randomized controlled trial. Neurology. 1998;50:466-70.

Niacina (vitamina B_3)

O termo *niacina* (vitamina B_3) é considerado genérico para o ácido nicotínico e da nicotinamida (também chamada de niacinamida). A vitamina foi chamada no passado de fator antilíngua preta por causa de seus efeitos nos cachorros. A atividade vitamínica da niacina é propiciada tanto pelo ácido nicotínico como pela nicotinamida. Estruturalmente, o ácido nicotínico é piridina-3--ácido carboxílico, enquanto a nicotinamida é amido de ácido nicotínico (**Figura 9.13**).

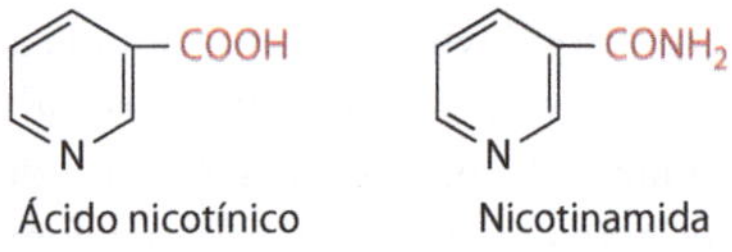

Figura 9.13 Ácido nicotínico e nicotinamida.

Tal como a tiamina, que foi descoberta através de sua deficiência, o beribéri, a niacina foi descoberta através da pelagra em seres humanos e de uma condição similar, chamada de língua preta em cachorros. A pelagra foi predominante no sul dos Estados Unidos, onde o milho (que contém uma forma relativamente indisponível de niacina) era o alimento principal no início dos anos 1900. Foi por volta de 1937 que Elvehjem isolou a vitamina, que demonstrou curar tanto a pelagra como a língua preta.

Fontes

As melhores fontes de niacina incluem peixes como atum e linguado, além de carne bovina, de frango, de peru, de porco, entre outras. Cereais enriquecidos e produtos de panificação, grãos integrais, cereais fortificados, sementes e leguminosas também contém consideráveis quantidades de niacina. A niacina também é encontrada no café, no chá e, em menores quantidades, nos vegetais de folhas verdes e no leite. Nos suplementos, a niacina é encontrada geralmente como nicotinamida (niacinamida).

Nos animais, a niacina ocorre principalmente como nucleotídeos de nicotinamida, ou seja, dinucleotídeos de nicotinamida-adenina (NAD) e fosfato de dinucleotídeos de nicotinamida-adenina (NADP). Entretanto, depois de abatidos os animais, acredita-se que o NAD e NADP são submetidos à hidrólise, e, dessa forma, a carne fornece niacina como nicotinamida livre. A **Figura 9.14** mostra as estruturas de NAD e NADP. Em suas formas oxidadas, NAD e NADP possuem uma carga positiva e, portanto, podem ser escritos alternadamente NAD$^+$ e NAPD$^+$.

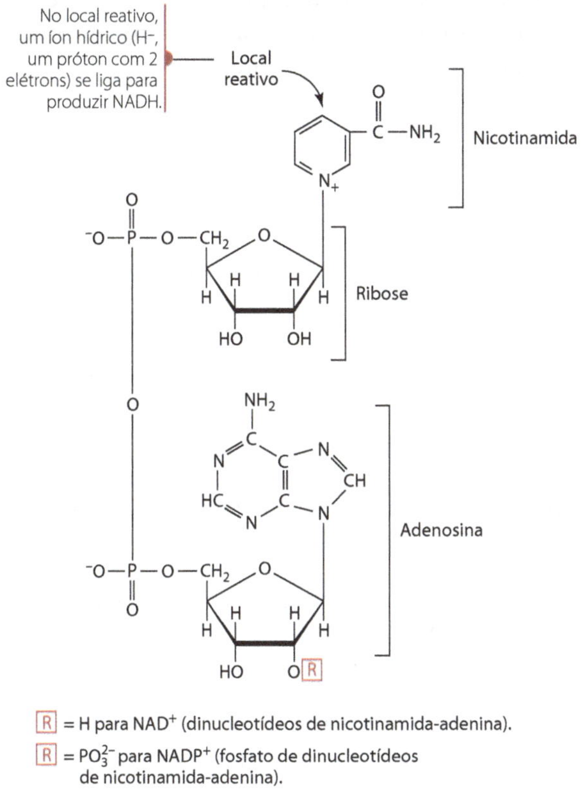

Em alguns alimentos, a niacina pode estar ligada covalentemente a um complexo de carboidratos e se chamar niacitina, ou ligar-se a pequenos peptídeos denominados niacinogenes. Essa forma ligada de niacina é encontrada principalmente no milho, mas também no trigo e em alguns outros produtos cereais. O tratamento químico com bases como o óxido de cálcio pode melhorar a disponibilidade de alguma niacina ligada. Alguma niacina também pode ser liberada da niacitina por exposição ao ácido gástrico. Entretanto, acredita-se que apenas cerca de 10% da niacina do milho fique disponível para absorção.

Além das fontes alimentares de niacina, o NAD pode ser sintetizado no fígado a partir do aminoácido triptofano. A via biossintética, que oferece uma contribuição importante para as necessidades de niacina do corpo, é descrita na **Figura 9.15**. Apenas 3% do triptofano que é metabolizado segue a via da síntese do NAD. Cerca de 1 mg de niacina é produzido pela ingestão de 60 mg de triptofano na alimentação. (Para entender melhor como essa síntese é responsável pelas recomendações de niacina, ver seção "Dose diária recomendada"). A riboflavina (FAD), a vitamina B$_6$ (PLP) e o ferro são necessários em algumas reações envolvidas na conversão de triptofano em NAD. Na realidade, a deficiência desses nutrientes e outros fatores dietéticos, como baixo triptofano e ingestão de energia, podem prejudicar a síntese de NAD.

DIGESTÃO, ABSORÇÃO, TRANSPORTE E ARMAZENAMENTO

O NAD e o NADP podem ser hidrolisados dentro do trato intestinal ou enterócitos por glico-hidrolase para liberar nicotinamida livre. A pirofosfatase também está envolvida na hidrólise do fosfato.

Figura 9.14 As estruturas do NAD e NADP.

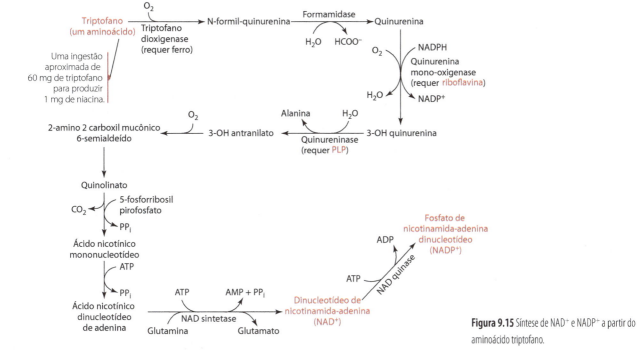

Figura 9.15 Síntese de NAD$^+$ e NADP$^+$ a partir do aminoácido triptofano.

NAD e NADP —Glico-hidrolase→ Nicotinamida

A nicotinamida e o ácido nicotínico podem ser absorvidos no estômago, mas são mais prontamente absorvidos no intestino delgado.[1]

No intestino delgado, a niacina, caso esteja presente em baixas concentrações, é absorvida pela difusão do transportador-mediado (facilitado) dependente de sódio. Em altas concentrações (como 3-4 g de doses farmacológicas), a niacina é absorvida quase completamente pela difusão passiva.

No plasma, a niacina é encontrada basicamente como nicotinamida, mas o ácido nicotínico também pode ser encontrado. Até cerca de um terço do ácido nicotínico no plasma está ligado às proteínas do plasma. A partir do sangue, a nicotinamida e o ácido nicotínico se movimentam pelas membranas das células por difusão simples, entretanto o transporte do ácido nicotínico para os túbulos do rim e das células vermelhas exige um transportador.

A nicotinamida atua como precursor primário do NAD, que é sintetizado em todos os tecidos. Entretanto, o ácido nicotínico no fígado também pode ser utilizado para sintetizar o NAD. No fígado, a síntese de NAD da nicotinamida parece ser influenciada por vários hormônios.

Como NAD ou NADP, a vitamina fica presa dentro da célula. As concentrações intracelulares de NAD tipicamente predominam sobre as de NADP. No fígado, o excesso de niacina e triptofano é convertido em NAD, que é armazenado em pequenas quantidades não ligadas a enzimas. O NAD pode ser degradado para dar lugar à nicotinamida, que fica, então, disponível para ser transportada para outros tecidos. As formas de coenzima da niacina são aquelas que funcionam no corpo. O NAD é ligado basicamente à sua forma oxidada (NAD), enquanto o NADP é encontrado em células, principalmente em sua forma reduzida (NADPH).

FUNÇÕES E MECANISMOS DE AÇÃO

Cerca de 200 enzimas, basicamente desidrogenases, requerem as coenzimas NAD e NADP, que atuam como um doador de hidrogênio ou receptor de elétron. A **Figura 9.16** demonstra a oxidação-redução que pode ocorrer na metade da nicotinamida das coenzimas. Além de suas funções como coenzima, a niacina atua como substrato em funções não redox, em que exerce o papel de doadora de difosfato adenosina ribose (ADP-ribose).

Coenzimas

Embora o NAD e o NADP sejam muito parecidos e passem por uma redução reversível da mesma maneira, suas funções na célula são bem diferentes. O papel mais importante do NADH, formado a partir do NAD, é transferir seus elétrons dos intermediários metabólicos através de uma cadeia transportadora de elétrons (**Figura 3.26**), produzindo, dessa maneira, trifosfato de adenosina (ATP). O NAPDH, em contrapartida, age como um agente redutor em muitas vias biossintéticas, como ácidos graxos, colesterol e síntese do hormônio esteroide, como também em outras vias. As coenzimas NAD e NADP estão estreitamente ligadas às suas apoenzimas e podem facilmente transportar átomos de hidrogênio de uma parte da célula para outra. As reações nas quais elas participam ocorrem tanto na mitocôndria como no citoplasma.

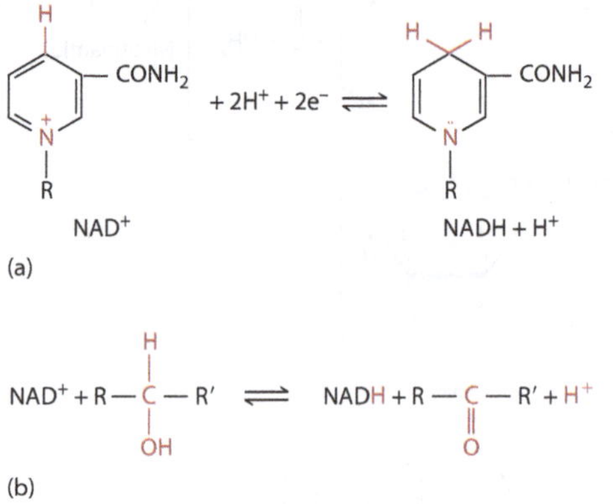

Figura 9.16 (a) Oxidação e redução na metade da nicotinamida. (b) O papel do NAD nas reações de desidrogenação. Um H do substrato vai para o NAD.

As reações oxidativas em que o NAD participa e é reduzido em NADP incluem:

- glicólise (**Figura 3.17**);
- descarboxilação oxidativa do piruvato (**Figura 9.9**);
- oxidação de acetil-CoA no ciclo TCA (**Figura 3.19**);
- β-oxidação de ácidos graxos (**Figura 5.20**);
- oxidação do etanol (**Figura 5.32**).

O NAD também é exigido pelo aldeído-desidrogenase para o catabolismo da vitamina B como piridoxal ao seu produto excretor, o ácido piridóxico.

O NADPH é gerado do NADP por redução. Essa reação ocorre como parte da via da hexose-monofosfato (**Figura 3.31**) e pelo transporte malato-aspartato da membrana mitocondrial (**Figura 3.22**). O NADPH produzido nessas reações é utilizado em várias biossínteses redutivas, como:

- síntese dos ácidos graxos (**Figura 5.26**);
- síntese do colesterol e do hormônio esteroide;
- oxidação do glutamato (**Figura 6.35**);
- síntese dos desoxirribonucleotídeos (precursores do DNA);
- regeneração de glutationa, vitamina C e tioredoxina.

Várias reações no metabolismo do folato também são dependentes do NADPH. Por exemplo, a conversão do folato em di-hidrofolato (DFH) e tetra-hidrofolato (THF), e a síntese do 5-metil-THF e 5,10-metileno THF, formas ativas de folato, requerem NADPH (ver **Figura 9.28**).

Outras funções

O NAD atua como doador de difosfato adenosina ribose (ADP-ribose) para a modificação pós-translacional de proteínas e também como doador de ADP-ribose para a formação da ADP-ribose cíclica. As mono-ADP-ribosil-transferases (por vezes abreviadas como ARTs) transferem uma (mono) ADP-ribose do NAD em várias proteínas receptoras encontradas nas superfícies das células ou fora delas. Por exemplo, o substrato para a ART 1 é a defensina, um peptídeo antimicrobiano composto por células do sistema imunológico e, portanto, importante na reação imunológica.[2] Outras mono-ADP-ribosil-transferases se encontram dentro das células ou presas às membranas das células e funcionam para modificar proteínas normalmente envolvidas na regulação das células do citoesqueleto celular e sinalização da célula.[2] As poli-ADP-ribose polimerases (Parp) transferem vários (poli >200) polímeros das ADP-ribose ramificadas a partir do NAD em várias proteínas-alvo. Os alvos para essas transferases incluem, por exemplo, várias proteínas cromossômicas, inclusive tanto as proteínas histonas e não histonas. Acredita-se que as proteínas atuem no núcleo no reparo do DNA e na replicação, bem como na diferenciação das células.[2,3] Supõe-se que a ADP-ribose cíclica, gerada por NAD^+ glico-hidrolases, atue em certas células como um mensageiro secundário envolvido no controle dos receptores de rianodina e na mobilização do cálcio dos estoques intracelulares.[4-6]

METABOLISMO E EXCREÇÃO

O NAD, gerado da nicotinamida ou produzido no fígado a partir do triptofano, e o NADP podem ser degradados por glico-hidrolase em nicotinamida e ADP-ribose. A nicotinamida liberada é metilada e depois oxidada no fígado em uma série de produtos que são excretados na urina. Normalmente, pouco ácido nicotínico ou nicotinamida é excretado porque ambos os compostos podem ser ativamente reabsorvidos pelo filtrado glomerular.

Os metabólitos primários da nicotinamida são N'-metil-nicotinamida (às vezes, abreviado como NMN e representando ~20% a 30% dos metabólitos de niacina) e N'-metil-2-piridona-5-carboxamida (denominado também 2-piridona e representando ~40% a 60%). Pequenas quantidades de N'-metil-4-piridona-carboxamida (chamado 4-piridona) também podem estar presentes. O ácido nicotínico é metabolizado principalmente em N' ácido metilnicotínico.

DOSE DIÁRIA RECOMENDADA

As recomendações para ingestão de niacina incluem cálculos de niacina derivada do aminoácido triptofano, e acredita-se que cerca de 60 mg de triptofano possam gerar 1 mg de niacina. A niacina total, portanto, é fornecida ao corpo como ácido nicotínico e nicotinamida, além de 1/60 mg de triptofano. A expressão *equivalente a niacina* (NE) é utilizada para explicar a provisão de triptofano.

Embora as recomendações sejam dadas em equivalentes de niacina, as tabelas de composição dos alimentos relatam apenas a niacina pré-formada. Pode-se fazer uma estimativa aproximada dos equivalentes de niacina de uma proteína assumindo que 10 mg de triptofano são fornecidas para cada 1 g de proteína (completa) de alta qualidade na dieta, ou seja, 1 g de proteína de alta qualidade completa = 10 mg de triptofano. Essa estimativa significa que a ingestão de 60 g de proteína completa, por exemplo, poderia fornecer 600 mg de triptofano: (10 mg de triptofano/1 g proteína $\times$ 60 g de proteína = 600 mg de triptofano). Então, como são necessários 60 mg de triptofano para gerar 1 mg de NE, 60 g de proteína gerariam cerca de 10 NEs (600 mg de triptofano $\times$ 1 mg de NE/60 mg de triptofano = 10 NEs). Nos Estados Unidos, a dieta média recomendada normalmente contém cerca de 900 mg de triptofano por dia.[7]

A informação usada na estimativa das necessidades de niacina e suas recomendações provêm de vários estudos, incluindo aqueles sobre depleção e repleção, além de outros realizados com basicamente metabólitos urinários de niacina servindo como indicadores dos requisitos básicos e das recomendações. As RDAs de niacina (como equivalentes de niacina) para homens adultos e mulheres são de 16 mg/dia e 14 mg/dia, respectivamente.[8] As necessidades estimadas são de 12 mg e 11 mg de niacina para homens e mulheres adultos, respectivamente. Na gravidez e na lactação, a RDA de niacina aumenta para 18 mg e 17 mg de equivalentes de niacina, respectivamente.[8] As capas internas do livro apresentam as RDAs adicionais de niacina para os outros grupos etários.

DEFICIÊNCIA: PELAGRA

A deficiência clássica de niacina causa uma condição conhecida como **pelagra**. Utiliza-se o recurso mnemônico dos quatro Ds – *dermatite, demência, diarreia e morte* (*death* em inglês) – para lembrar os sinais da pelagra.[9] A dermatite é similar à queimadura de sol no começo e aparece nas áreas expostas ao sol, como rosto e pescoço, e nas extremidades, como costas das mãos, pulsos, cotovelos, joelhos e pés. As manifestações neurológicas são dor de cabeça, apatia, perda da memória, neurite periférica, paralisia das extremidades e demência ou delírio. As manifestações gastrintestinais são: glossite, queilose, estomatite, náusea, vômitos e diarreia ou constipação. Se não tratada, pode ocorrer o óbito.

A deficiência de niacina ou o estado de insuficiência de niacina também pode ser resultado do uso de alguns medicamentos e de alguns distúrbios como condições de má absorção. O medicamento antituberculose, isoniazida, por exemplo, se liga à vitamina B_6 como PLP e, portanto, reduz a atividade quinureninase dependente de PLP exigida para a síntese da niacina. Distúrbios da má absorção (diarreia crônica, doenças inflamatórias intestinais e alguns tipos de câncer) podem prejudicar a absorção de niacina e triptofano e resultar em maior probabilidade de deficiência de niacina. A doença de Hartnup resulta da absorção deficiente de triptofano (e outros aminoácidos neutros), que, por sua vez, diminui as concentrações do triptofano precursor necessário para a síntese da niacina. Pessoas que ingerem poucos nutrientes, como aquelas que consomem muito álcool, correm o risco de ter deficiência de niacina.

TOXICIDADE

Grandes doses de ácido nicotínico (até 6 g/dia, em doses divididas) são usadas para tratar a hipercolesterolemia (colesterol elevado). Essas doses farmacológicas reduzem o colesterol sérico total, triglicerídios e lipoproteínas de baixa densidade (LDLs), e aumentam as lipoproteínas de alta densidade (HDLs). Embora os mecanismos de ação ainda não estejam completamente claros, parece que a niacina age em vias múltiplas para melhorar o lipídio sérico. A niacina, quando administrada em doses farmacológicas, inibe a lipólise no tecido adiposo e diminui a secreção hepática VLDL do fígado e a produção de LDL. A niacina também inibe a diacilglicerol-acil-transferase no fígado para diminuir a síntese de triglicerídios e por outros mecanismos (conforme revisto por Ganji)[10] aumenta as concentrações do colesterol HDL.[10-12] Parece que a niacina age (em parte) pela ligação nos receptores-G selecionados e acoplados à proteína, como o HM74A. Esse receptor no tecido adiposo, por exemplo, se liga à niacina com muita afinidade e faz a mediação do sinal da proteína-G inibidora que reduz a produção de AMP cíclico pela adenilciclase e também reduz a atividade de lipase sensível ao hormônio causada pela menor ativação da quinase A da proteína.[11,13,14] A niacina inclui também o receptor ativado de proliferador de peroxissomo (PPARγ), a expressão e ativação transcricional em macrófagos através da estimulação mediada de HM74a da síntese da prostaglandina.[13]

A despeito dos benefícios terapêuticos do ácido nicotínico, alguns efeitos colaterais indesejáveis estão associados à sua utilização como medicamento, especialmente em determinadas formas e em doses de 1 g ou mais por dia. A seguir, apresentam-se alguns desses efeitos colaterais:

- efeitos vasodilatadores, mediados em parte pela liberação de histamina, incluindo ruborização desconfortável e vermelhidão, juntamente com queimação, coceira (prurido), formigamento e dores de cabeça;
- problemas gastrintestinais como azia, náusea e possivelmente vômitos;
- lesão hepática (toxicidade hepática), indicada por altos níveis séricos de enzimas de origem hepática (por exemplo, transaminases e fosfatases alcalinas), icterícia secundária à obstrução do fluxo da bile do fígado ao intestino delgado, hepatite e insuficiência hepática;
- hiperuricemia e possivelmente gota, porque a niacina concorre com o ácido úrico na excreção, elevando assim os níveis séricos de ácido úrico;
- elevação das concentrações plasmáticas de glicose (ou seja, intolerância a glicose).[15-20]

Novas formas de liberação prolongada de ácido nicotínico estão disponíveis com menores efeitos colaterais. A nicotinamida em grandes doses não apresenta efeitos tóxicos, mas também não reduz os lipídios do sangue.

Por causa dos efeitos vasodilatadores associados ao consumo de ácido nicotínico de suplementos, foi estabelecido o nível máximo de ingestão tolerável de niacina por adultos (tanto ácido nicotínico como nicotinamida) de suplementos e de alimentos fortificados[8] de 35 mg/dia. O uso do ácido nicotínico como agente diminuidor do colesterol precisa ser pesado contra os seus potenciais efeitos tóxicos para as pessoas que tomam a vitamina para tratar de hiperlipidemia.

AVALIAÇÃO DO ESTADO NUTRICIONAL

Vários métodos foram utilizados para avaliar a condição de niacina. A maioria envolve a mensuração de um ou mais metabólitos urinários da vitamina. A excreção urinária de <0,8 mg/dia de N′-metil-nicotinamida é considerada sugestiva de deficiência de niacina. A excreção urinária de <0,5 mg de N′-metil-nicotinamida/1 g de creatinina também é indicação de uma condição deficiente de niacina.[21] Níveis de niacina marginais sugerem quantidades urinárias na faixa de 0,5 a 1,59 mg de N′-metil-nicotinamida/1 g de creatinina, e níveis acima de 1,6 sugerem uma condição adequada. Essa proporção, entretanto, foi criticada como difícil de interpretar por causa das inúmeras influências na excreção urinária de creatinina. Normalmente, ela é empregada durante um período de 4 a 5 horas após uma dose-teste de 50 mg de nicotinamida. Outra proporção utilizada para avaliar a condição de niacina é o da urinária N′-metil-2-piridona-5-carboxamida (2-piridona) para N′-metil-nicotinamida (NMN). Embora uma proporção de < 1 seja encontrada junto com a deficiência de niacina, acredita-se que essa proporção não seja sensível o bastante para detectar ingestões marginais de niacina e pode refletir uma melhor adequação dietética de proteína em comparação à condição da niacina.[22]

Além da mensuração dos metabólitos urinários, as concentrações eritrocitárias de NAD e a proporção da NAD para o NADP (<1,0) foram utilizadas para avaliar a condição de niacina.[23,24] As concentrações plasmáticas de 2-piridona reduziram o nível de detecção com baixas ingestões de niacina e, portanto, podem ser usadas como índice da condição de niacina.[23]

Referências citadas em niacina

1. Bechgaard H, Jespersen S. GI absorption of niacin in humans. J Pharm Sci. 1977;66:871-2.
2. Corda D, DiGirolamo M. Functional aspects of protein mono-AD-Pribosylation. Embo J. 2003; 22:1953-8.
3. Lautier D, Lagueux J, Thibodeau J, Menard L, Poirier G. Molecular and biochemical features of poly (ADP-ribose) metabolism. Mol Cell Biochem. 1993;122:171-93.
4. Kim H, Jacobson E, Jacobson M. NAD glycohydrolases: a possible function in calcium homeostasis. Mol Cell Biochem. 1994;138:237-43.
5. Adebanjo O, Anandatheerthavarada H, Koval A, et al. A new function for CD38/ADP-ribosyl cyclase in nuclear Ca21 homeostasis. Nat Cell Biol. 1999;1:409-14.
6. Lee H, Walseth T, Bratt G, Hayes R, Clapper D. Structural determination of a cyclic metabolite of NAD1 with intracellular Ca21 mobilizing activity. J Biol Chem. 1989;264:1608-15.
7. Food and Nutrition Board. Dietary Reference Intakes for energy, carbohydrates, fiber, fat, protein and amino acids. Washington, DC: National Academy Press; 2002.
8. Food and Nutrition Board. Dietary Reference Intakes for thiamin, riboflavin, niacin, vitamin B_6, folate, vitamin B_{12}, pantothenic acid, biotin, and choline. Washington, DC: National Academy Press; 1998. p. 123-49.
9. Combs G. The vitamins. San Diego, CA: Academic Press; 1992. p. 289-309.
10. Ganji S, Kamanna V, Kashyap M. Niacin and cholesterol: role in cardiovascular disease. J Nutr Biochem. 2003;14:298-305.
11. Soga T, Kamohara M, Takasaki J, Matsumoto S, Saito T, Ohishi T, et al. Molecular identification of nicotinic acid receptor. Biochem Biophys Res Comm. 2003;303:364-9.
12. Miller M. Niacin as a component of combination therapy for dyslipidemia. Mayo Clin Proc. 2003;78:735-42.
13. Knowles H, Poole R, Workman P, Harris A. Niacin induces PPARγ expression and transcriptional activation in macrophages via HM74 and HM74a-mediated induction of prostaglandin synthesis. Biochem Pharm. 2006;71:646-56.
14. Zhang Y, Schmidt R, Foxworthy P, Emkey R, Oler J, Large T, et al. Niacin mediates lipolysis in adipose tissue through its G-protein coupled receptor HM74A. Biochem Biophys Res Comm. 2005;334:729-32.
15. McKenney J, Proctor J, Harris S, Chinchili V. A comparison of the efficacy and toxic effects of sustained vs. immediate release niacin in hypercholesterolemic patients. Jama. 1994; 271:672-7.
16. Gibbons L, Gonzalez V, Gordon N, Gundy S. The prevalence of side effects with regular and sustained-release nicotinic acid. Am J Med. 1995;99:378-85.
17. Gray D, Morgan T, Chretien S, Kashyap M. Efficacy and safety of controlled-release niacin in dyslipoproteinemic veterans. Ann Intern Med. 1994;121:252-8.
18. Rader J, Calvert R, Hathcock J. Hepatic toxicity of unmodified and time-release preparations of niacin. Am J Med. 1992;92:77-81.
19. Schwartz M. Severe reversible hyperglycemia as a consequence of niacin therapy. Arch Intern Med. 1993;153:2050-2.
20. Robinson A, Sloan H, Arnold G. Use of niacin in the prevention and management of hyperlipidemia. Prog Cardiovasc Nurs. 2001;16:14-20.
21. Gibson RS. Principles of nutritional assessment. New York: Oxford University Press; 2005. p. 562-8.
22. Shibata K, Matsuo H. Effect of supplementing low protein diets with the limiting amino acids on the excretion of N' methylnicotinamide and its pyridines in the rat. J Nutr. 1989; 119:896-901.
23. Jacob R, Swendseid M, McKee R. Biochemical markers for assessment of niacin status in young men: urinary and blood levels of niacin metabolites. J Nutr. 1989;119:591-8.
24. Fu C, Swendseid M, Jacob R, McKee R. Biochemical markers for assessment of niacin status in young men: levels of erythrocyte niacin coenzymes and plasma tryptophan. J Nutr. 1989; 119:1949-55.

Ácido pantotênico

O ácido pantotênico é composto por β-alanina e ácido pantoico unidos por uma ligação de peptídeo/amido. A estrutura do pantotenato aparece no topo da **Figura 9.17** e como parte da coenzima A (A refere-se a acetilação) na **Figura 9.18**. A vitamina já foi chamada de vitamina B_5. O ácido pantotênico não foi essencialmente descoberto até 1954, embora a vitamina já houvesse sido isolada por volta de 1931 por R. J. Williams e sua estrutura determinada em 1939. Mais tarde, em 1957, F. Lipmann, que ganhou o Prêmio Nobel por seu trabalho, demonstrou que a coenzima A facilitava as reações biológicas de acetilação.

FONTES

Em grego, a palavra *pantos* significa "em toda a parte", e a vitamina do ácido pantotênico, como explica seu nome, encontra-se em toda a natureza. Por estar presente virtualmente em todas as plantas e alimentos animais, sua deficiência é muito improvável. Carnes (especialmente fígado), gema do ovo, legumes, cereais integrais, batatas, cogumelos, brócolis, abacate e outros alimentos são grandes fontes da vitamina. A geleia real de abelha também fornece grandes quantidades de pantotenato. Nos suplementos, o pantotenato é encontrado normalmente como pantotenato de cálcio ou pantenol, uma forma de álcool da vitamina. A maioria dos adultos nos Estados Unidos consome cerca de 4 a 7 mg de ácido pantotênico por dia.

DIGESTÃO, ABSORÇÃO, TRANSPORTE E ARMAZENAMENTO

O ácido pantotênico ocorre em alimentos em suas formas livres e ligadas. Cerca de 85% do ácido pantotênico nos alimentos ocorre ligado como componente da coenzima A, abreviada em CoA. Durante o processo digestório, a CoA é hidrolisada no lúmen em várias etapas ao ácido pantotênico pelas fosfatases e pirofosfatases.

Acredita-se que o ácido pantotênico seja principalmente absorvido em jejum pela difusão passiva quando presente em altas concentrações e por um transportador multivitamínico ativo sódio-dependente em baixas concentrações. O ácido pantotênico compartilha esse transportador multivitamínico intestinal com a biotina (outra vitamina B) e com o ácido lipoico.[1] Aproximadamente de 40% a 61%, em média 50%, do ácido pantotênico ingerido será absorvido.[2,3] O pantenol, a forma de álcool da

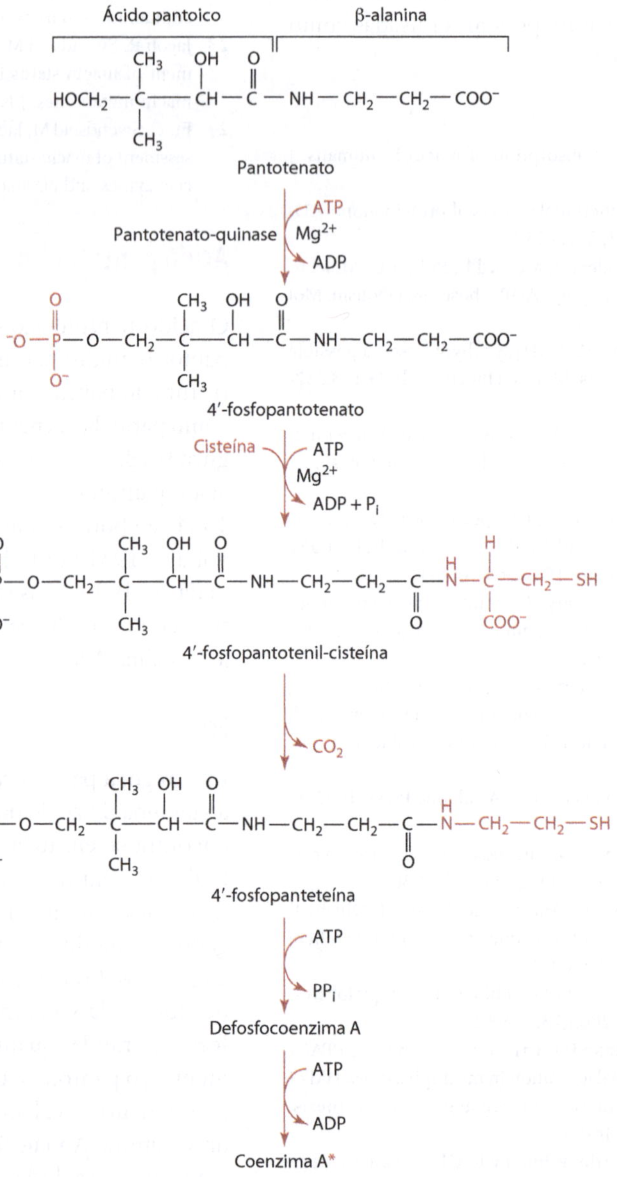

Figura 9.17 Síntese da coenzima A do pantotenato.

*Estrutura apresentada na Figura 9.18.

vitamina usada nos polivitamínicos, também é absorvido e convertido em pantotenato. Entretanto, foi demonstrada que a absorção do ácido pantotênico diminui em até 10% quando a ingestão de vitamina chega perto de 10 vezes a ingestão recomendada em forma de pílula.

A partir da célula intestinal, o ácido pantotênico entra no portal sanguíneo para transportar as células do corpo. O ácido pantotênico é encontrado livre no plasma/soro sanguíneo, contudo altas concentrações são encontradas intracelularmente (especificamente dentro das células vermelhas) do que extracelularmente (no plasma/soro).[4]

A assimilação do ácido pantotênico pelos tecidos varia. A assimilação do ácido pantotênico por tecidos como células do coração, músculos, cérebro e fígado ocorre pelo transporte ativo sódio-dependente, enquanto a assimilação por outros tecidos ocorre pela difusão facilitada.[4-7] Dentro das células, podem-se encontrar ácido pantotênico, 4-fosfopantotenato e panteteína. A maior parte do ácido pantotênico é utilizada para sintetizar e ressintetizar a CoA,[4] que é encontrada em altas concentrações razoáveis no fígado, nas suprarrenais, nos rins, no cérebro e coração.[5-7]

FUNÇÕES E MECANISMOS DE AÇÃO

O ácido pantotênico atua no corpo como componente da CoA e 4-fosfopanteteína. A síntese de 4-fosfopanteteína e CoA a partir do pantotenato está descrita na **Figura 9.17**. Sobretudo, a síntese requer ácido pantotênico, aminoácido cisteína e ATP.

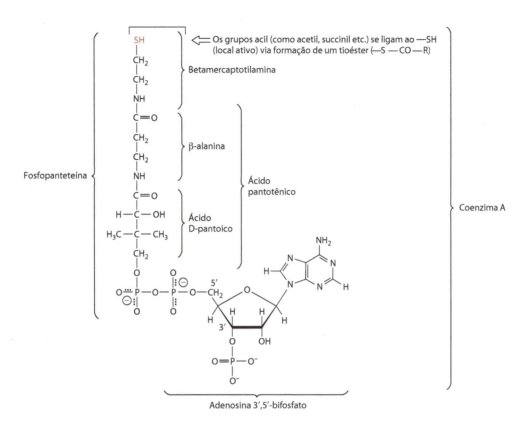

Figura 9.18 Estrutura da coenzima A e identificação dos componentes.

- A síntese da coenzima A começa com a taxa-limite de fosforilação do ácido pantotênico pela quinase do pantotenato e formação de 4-fosfopantotenato. O ATP e Mg^{2+} são exigidos para essa reação.
- Em seguida, em outra reação exigida de ATP e Mg^{2+}, a cisteína reage com o 4′-fosfopantotenato. Um laço peptídeo se forma entre o grupo carboxil do 4′-fosfopantotenato e o amino grupo da cisteína.
- Depois, um grupo carboxil da metade da cisteína é removido para gerar o 4′-fosfopantotenato.
- A seguir, ocorre uma adenilação por meio da qual o ATP reage com o 4′-fosfopanteteína, e monofosfato de adenosina (AMP) é adicionado a 4′-fosfopanteteína para formar a defosfocoenzima A com a liberação do pirofosfato.
- Finalmente, a fosforilação com ATP do grupo 3′-hidroxil da defosfocoenzima A produz CoA.

A síntese da CoA é inibida por acetil-CoA, malonil CoA e propionil CoA, bem como por outra cadeia mais longa de acil CoAs. O metabolismo da CoA foi revisado minuciosamente por Robishaw e Neely.[8] A **Figura 9.18** mostra a estrutura da CoA. Nessa figura, deve-se observar que a CoA contém vários componentes, inclusive fosfopanteteína e adenosina 3′,4′-bifosfato. A figura também identifica o local ativo onde a CoA se liga aos grupos acil.

O composto 4′-fosfopanteteína, como parte do transportador acil do complexo de proteína, e a CoA funcionam como transportadores ou carregadores dos grupos acetil/acil. De acordo com a necessidade, as formas de vitaminas tioésteres (—S—C(=O)—R) com ácidos carboxílicos podem transferir os grupos acetil/acil, normalmente de 2 a 13 carbonos, para várias reações celulares. A seguir, apresentam-se exemplos de ácidos carboxílicos por CoA:

- acético (dois carbonos);
- malônico (três carbonos);
- propiônico (três carbonos;)
- metilmalônico (quatro carbonos);
- succínico (quatro carbonos).

Esses ácidos carboxílicos surgem no corpo durante o metabolismo, e alguns podem ser obtidos de modo exógeno pela ingestão de alimentos. Por exemplo, o ácido propiônico é encontrado naturalmente em alguns peixes e também é derivado do catabolismo de vários aminoácidos, como metionina, treonina e isoleucina, e do catabolismo da cadeia ímpar de aminoácidos. Como outro exemplo, o succinato é encontrado como um intermediário no ciclo TCA.

O ácido pantotênico, como parte da CoA e da 4'-fosfopantoteína, participa extensivamente no metabolismo dos nutrientes, inclusive nas reações de degradação que resultam na produção de energia e reações sintéticas para a produção de muitos componentes vitais. Além de sua função no metabolismo de nutrientes, os nutrientes dos acetilatos CoA incluem açúcares, proteínas, entre outros. Algumas reações específicas e processos envolvendo CoA e 4'-fosfopantoteína são apresentados a seguir.

O metabolismo de carboidratos, lipídios e proteínas (nutrientes produtores de energia) depende de diversos graus na CoA. Por exemplo, uma reação crucial no metabolismo de nutrientes é a conversão do piruvato em acetil-CoA, que se condensa com o oxaloacetato para introduzir acetato na oxidação durante o ciclo TCA (**Figura 9.8**). O acetil-CoA, componente comum formado por três nutrientes produtores de energia, mantém a posição central na transformação da energia. O ácido pantotênico, então, se junta às vitaminas do complexo B, tiamina, riboflavina e niacina na descarboxilação oxidativa do piruvato (**Figura 9.9**). Essas mesmas vitaminas participam também da descarboxilação oxidativa do α-cetoglutarato ao succinil CoA, um ciclo TCA intermediário e componente utilizado com o aminoácido glicina para sintetizar a heme (**Figura 12.5**).

No metabolismo lipídico, a CoA é importante na síntese de colesterol, sais biliares, corpos cetônicos, ácidos graxos e hormônios esteroides. Por exemplo, no colesterol e na síntese do corpo cetônico, o acetil-CoA e acetoacetil CoA reagem para formar o intermediário-chave HMG-CoA (**Figura 5.30**). A condensação do acetil-CoA com CO ativado para formar malonil CoA representa o primeiro passo na síntese dos ácidos graxos (**Figura 5.24**). Além disso, a produção de fosfolipídio e esfingomielina a partir do ácido fosfatídico e esfingosina, respectivamente, também usa acil CoA.

O ácido pantotênico e a 4'-fosfopantoteína também funcionam como o grupo prostético para a proteína transportadora de acila (ACP), que atua como transportadora de acila na síntese dos ácidos graxos e é um componente necessário para o complexo ácido graxo sintase. O grupo sulfidrila na 4'-fosfopantoteína e o grupo sulfidrila na proteína são os locais ativos na proteína carregadora de acila. Esses dois grupos estão localizados um perto do outro para que a cadeia de acila sintetizada possa ser transferida entre eles.

O ácido pantotênico e a CoA fazem parte da acetilação (doação da longa cadeia de ácidos graxos ou acetato) de algumas proteínas e açúcares, bem como de algumas drogas. A acetilação de proteínas pela CoA ocorre pós-translacionalmente e afeta, por sua vez, as funções da proteína.[9,10] Por exemplo, a acetilação de algumas proteínas e peptídeos prolonga a meia-vida e, desse modo, atrasa a degradação da proteína. A acetilação dos aminoácidos N-terminais de algumas proteínas demonstrou afetar a resistência à proteólise mediada por ubiquitina.[9] A acetilação também afeta a atividade, o local e a função das proteínas nas células.[9,10] A acetilação de algumas enzimas, por exemplo, resulta tanto na ativação quanto na desativação. Outras proteínas que podem passar pela acetilação incluem os microtúbulos do citoesqueleto das células, histonas e outras proteínas que se ligam ao DNA. Os microtúbulos feitos de polimerização de dímeros de tubulina α e β parecem se estabilizar pela acetilação e se desestabilizam quando desacetilados. A colina é acetilada para formar o neurotransmissor acetilcolina. Os aminoaçúcares como glicosamina e galactosamina também são acetilados pela CoA para formar a N-acetil glicosamina e N-acetil galactosamina, respectivamente. Esses aminoaçúcares acetilados, por sua vez, podem funcionar estruturalmente na célula, por exemplo, para fornecer locais de reconhecimento nas superfícies celulares ou direcionar proteínas para funções de membrana, entre outras.

Uma função ainda não identificada do ácido pantotênico, com base em estudos animais, diz respeito à cura. A vitamina parece acelerar o processo normal de cura após uma cirurgia.[11] O mecanismo exato pelo qual o ácido pantotênico melhora a cura não está claro, entretanto propôs-se um aumento na multiplicação celular pós-operatória.[11]

Metabolismo e excreção

Não parece que o ácido pantotênico passe por metabolismo antes da excreção. O ácido pantotênico é excretado intacto principalmente na urina, com apenas pequenas quantidades excretadas nas fezes. Não foram identificados metabólitos da vitamina na urina ou nas fezes. A excreção urinária da vitamina normalmente vai de 2 a 7 mg/dia.

Dose diária recomendada

A ingestão adequada (AI) para o ácido pantotênico para adultos maiores de 19 anos foi definida em 5 mg.[3] A AI é utilizada em vez da RDA sempre que não existem informações disponíveis para estabelecer uma necessidade média estimada (EAR) e subsequente RDA.[3] Recomendam-se AIs para ácido pantotênico de 6 mg/dia e 7 mg/dia para mulheres durante a gravidez e lactação, respectivamente.[3] As capas internas deste livro apresentam as AIs de ácido pantotênico para outras faixas etárias.

Deficiência: síndrome dos pés queimando

A síndrome dos pés queimando é caracterizada por dormência nos dedões e sensação de queimação nos pés. A condição é exacerbada com o aquecimento do local e diminui com aplicação de gelo. Há evidências de que essa síndrome seja consequência de uma deficiência de ácido pantotênico. A síndrome pode ser corrigida com a administração de pantotenato de cálcio. Outros sintomas de deficiência são: vômitos, fadiga, fraqueza, inquietação e irritabilidade. Um inibidor metabólico do pantotenato, ômega metilpantotenato, foi usado em estudos para induzir o estado de pantotenato baixo em humanos.

Acredita-se que a deficiência de ácido pantotênico ocorra mais frequentemente associada às múltiplas deficiências nutricionais, como a desnutrição. Algumas condições que podem aumentar a necessidade dessa vitamina são alcoolismo, diabetes e doenças inflamatórias intestinais. Pessoas com diabetes apresentaram excreção elevada da vitamina. A absorção também pode ser prejudicada pelas doenças inflamatórias intestinais. A ingestão dessa vitamina é normalmente baixa em pessoas com consumo excessivo de álcool.

Toxicidade

Até o momento, não foi relatada toxicidade do pantotenato em seres humanos. Ingestões de aproximadamente 10 g de pantotenato na forma de pantotenato de cálcio todos os dias, por até seis semanas, não apresentaram nenhum problema.[3] Entretanto, ingestões de cerca de 15 a 20 g estão associadas com desconforto intestinal e diarreia, enquanto ingestões menores de 100 mg podem aumentar a excreção de niacina.[3,12]

Avaliação do estado nutricional

Há indícios de que concentrações sanguíneas de ácido pantotênico <100 mg/dL sejam decorrentes de baixas ingestões do nutriente. Entretanto, as concentrações sanguíneas não se associam bem com alterações na ingestão de pantotenato.[13,14] A excreção de pantetonato na urina é considerada um indicador de bom *status*, a menos que seja menor que 1 mg/dia, *status* considerado ruim.

Referências citadas em ácido pantotênico

1. Prasad P, Ganapathy V. Structure and function of mammalian sodium-dependent multivitamin transporter. Curr Opin Nutr Metab Care. 2000;3:263-6.
2. Tarr J, Tamura T, Stokstad E. Availability of vitamin B_6 and pantothenate in an average American diet in man. Am J Clin Nutr. 1981;34:1328-37.
3. Food and Nutrition Board. Dietary Reference Intakes for thiamin, riboflavin, niacin, vitamin B_6, folate, vitamin B_{12}, pantothenic acid, biotin, and choline. Washington, DC: National Academy Press; 1998. p. 357-73.
4. Annous K, Song W. Pantothenic acid uptake and metabolism by red blood cells of rats. J Nutr. 1995;125:2586-93.
5. Smith C, Milner R. The mechanism of pantothenate transport by rat liver parenchymal cells in primary culture. J Biol Chem. 1985;260:4823-31.
6. Beinlich C, Robishaw J, Neely J. Metabolism of pantothenic acid in hearts of diabetic rats. J Mol Cell Cardiol. 1989;21:641-50.
7. Lopaschukf G, Michalak M, Tsang H. Regulation of pantothenic acid transport in the heart: involvement of a Na^+ cotransport system. J Biol Chem. 1987;262:3615-9.
8. Robishaw J, Neely J. Coenzyme A metabolism. Am J Physiol. 1985;248:E1-E9.
9. Plesofsky-Vig N. Pantothenic acid and coenzyme A. In: Shils ME, Olson JA, Shike M, editors. Modern nutrition in health and disease. 8th ed. Philadelphia: Lea and Febiger; 1994. p.395-401.
10. Plesofsky-Vig N, Brambl R. Pantothenic acid and coenzyme A in cellular modification of proteins. Ann Rev Nutr. 1988;8:461-82.
11. Aprahamian M, Dentinger A, Stock-Damge C, Kouassi J, Grenier J. Effects of supplemental pantothenic acid on wound healing: experimental study in rabbits. Am J Clin Nutr. 1985; 41:578-89.
12. Clarke J, Kies C. Niacin nutritional status of adolescent humans fed high dosage pantothenic acid supplements. Nutr Rep Intern. 1985;31:1271-9.
13. Cohenour S, Calloway D. Blood, urine, and dietary pantothenic acid levels of pregnant teenagers. Am J Clin Nutr. 1972;25:512-7.
14. Sauberlich H. Pantothenic acid. In: Laboratory Tests for the Assessment of Nutritional Status. 2nd ed. Boca Raton, FL: CRC Press; 1999. p. 175-83.

Biotina

A biotina é composta de dois anéis – o anel ureído ligado a um anel tiofeno – com uma cadeia lateral adicional de ácido valérico (**Figura 9.19**). A estrutura da biotina foi identificada pela primeira vez por Kogl (da Europa) e por Du Vigeaud e colaboradores (dos Estados Unidos) no início dos anos 1940, mas a descoberta da vitamina ocorreu antes disso. A descoberta da biotina foi baseada na pesquisa de uma ocorrência chamada "lesão da clara do ovo". Sabia-se que a ingestão de ovo cru causava perda de cabelo, dermatite e vários problemas neuromusculares. Em 1931, Szent-Györgyi descobriu uma substância (agora conhecida como biotina) no fígado que podia curar e prevenir essa doença. Em um determinado momento, a biotina se chamava vitamina H (a letra H refere-se à palavra *haut* em alemão, que significa "pele"), bem como a vitamina B_7.

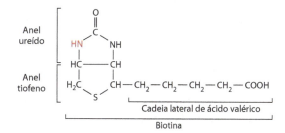

Figura 9.19 A estrutura da biotina.

Fontes

As fontes de biotina para humanos são alimentos que contêm essa vitamina, bem como a biotina sintetizada pelas bactérias intestinais que vivem no intestino grosso. A biotina é distribuída na maioria dos alimentos. Boas fontes dessa vitamina são: fígado, soja, gema de ovo, cereais, leguminosas, nozes e amêndoas etc. Dentro de muitos alimentos, a biotina é encontrada tanto ligada covalentemente à proteína ou como biocitina, que consiste em biotina ligada ao aminoácido lisina. A biocitina, às vezes, também é denominada biotinilisina (**Figura 9.20**).

Descobriu-se que uma substância na clara do ovo, a avidina, se liga à biotina e impede sua absorção e utilização pelo corpo. A avidina é uma glicoproteína e se liga irreversivelmente à biotina no que se acredita seja a mais estreita ligação não covalente encontrada na natureza. A ligação entre avidina e a biotina, por sua vez, impede a absorção da biotina. Entretanto, por ser a avidina instável sob calor, a ingestão de claras de ovo cozidas não compromete a absorção de biotina.

Digestão, absorção, transporte e armazenamento

A biotina ligada à proteína requer digestão pelas enzimas proteolíticas antes de sua absorção. A proteólise por protease acentua a biotina livre, a biocitina ou os peptídeos de biotinil. O peptídeo de biotinil pode também ser hidrolisado por outras proteases ou peptidases dentro do intestino delgado, e a biocitina pode ser ainda hidrolisada em biotinidase. A biotinidase é encontrada na borda estriada intestinal, bem como nos sucos pancreático e intestinal. A enzima hidrolisa a biocitina para liberar a biotina livre e a lisina. Alguma porção da biocitina não digerida pode ser absorvida intacta pelos carregadores peptídeos e, subsequentemente, hidrolisada por biotinidase presente no plasma ou na maioria dos outros tecidos corporais. Qualquer biocitina absorvida não catabolizada por biotinidase é excretada na urina.

A biotinidase fica ativa em uma ampla gama de pH e especificamente para a metade do biotinil.[1-4] Ela é encontrada na maioria das células do corpo e sua atividade se expressa em múltiplos locais da célula, inclusive o núcleo.[3,4] Em um pH mais ácido, a enzima de biotidinase separa a biocitina para produzir biotina e lisina ou penetra na biotina ligada covalentemente a partir de quaisquer peptídeos que tenham sido liberados como proteínas biotiniladas e degradadas dentro das várias células do corpo. A enzima também fende a biotina a partir das histonas. Foi demonstrado que, em um pH mais alcalino, a enzima se torna biotinilada enquanto gera também lisina livre, ou seja, a enzima biotinidase se liga à biotina que fez anteriormente parte da biocitina. A deficiência de biotinidase (descoberta pela primeira vez em 1983) é causada por um erro autossômico recessivo inato do metabolismo. Se não tratada – em bebês e crianças –, a deficiência de biotina, entre outros problemas, se desenvolve. Algumas características clínicas associadas a essa disfunção genética são: convulsões, ataxia, erupção cutânea, alopecia (queda de cabelo) e acidose.[1,2]

A biotina livre é absorvida principalmente no jejuno, em seguida pelo íleo, por causa das diferenças de concentrações nos transportadores.[5] Acredita-se que a biotina na dieta seja quase completamente absorvida, embora o álcool possa inibir a absorção.[6] A biotina sintetizada por bactérias do cólon é absorvida no cólon proximal e transverso. Entretanto, a biotina fabricada por bactérias não consegue atender completamente às necessidades de biotina dos humanos.[5]

O mecanismo de absorção de biotina varia conforme a ingestão. A absorção de biotina ocorre pela difusão passiva com o consumo de doses farmacológicas. Com ingestão de biotina fisiológica, a absorção através da borda estriada do intestino delgado e pelos colonócitos é mediada por carregador e dependente de sódio. O transportador principal da biotina se encontra no intestino delgado e no fígado (entre outros tecidos), transporta ácido pantotênico e ácido lipoico, e é conhecido como transportador multivitamínico dependente de sódio (SMVT).[5,7,8] Outro transportador de biotina que está amplamente expresso em tecidos provém da família de genes carregadores solutos 19 (SLC19A3), o qual transporta tanto tiamina como biotina.[9] O transporte de biotina através da membrana basolateral do eritrócito é carregador-mediado, mas não dependente de sódio.[5]

A biotina é encontrada no plasma principalmente (cerca de 80%) em estado livre e não ligado, com menores quantidades ligadas à proteína. No sangue, a albumina e as globulinas α e β ligam a biotina tal como a biotinidase, que tem dois locais de ligação para a biotina e provém da secreção hepática.[10] Acredita-se que a assimilação da biotina no fígado, e provavelmente em outros tecidos, esteja envolvida com o SMVT, além de outros transportadores. Dois transportadores de biotina encontrados em leucócitos são o transportador monocarboxilato (MCT) 1 e outro transportador da família de solutos carregado-

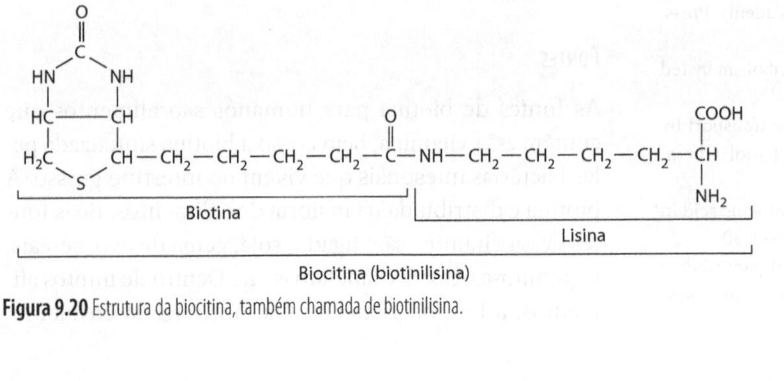

Figura 9.20 Estrutura da biocitina, também chamada de biotinilisina.

res 19 membro 3 (SLC19A3).[9,11] A biotina é armazenada em pequenas quantidades nos músculos, no fígado e no cérebro.[12]

Funções e mecanismos de ação

A biotina funciona em células ligadas covalentemente a enzimas e, portanto, é considerada uma coenzima. Além disso, a biotina funciona em papéis de não coenzima, com possíveis funções na proliferação de células e expressão de genes.

Funções de coenzima

Para as funções de coenzima dentro das células, a biotina é ligada (covalentemente) a quatro carboxilases. A ligação da biotina nessas enzimas ocorre em dois estágios e é catalisada pela enzima holocarboxilase sintetase, que é encontrada no citoplasma e na mitocôndria. No primeiro estágio da síntese das carboxilases, a biotina reage com o ATP numa reação dependente de Mg^{2+} para formar a biotinil adenosina monofosfato (também chamada de biotina ativada) e pirofosfato. No segundo estágio, a biotina ativada reage com qualquer das quatro apocarboxilases para formar uma holoenzima carboxilase (por vezes, chamada de holocarboxilases ou simplesmente carboxilases dependentes de biotina) com a liberação de AMP.

A mutação em holocarboxilase sintetase, como foi primeiramente descoberta em 1981, ou a mutação em qualquer das quatro carboxilases dependentes de biotina pode causar problemas no metabolismo.

As quatro carboxilases dependentes de biotina, que são sintetizadas pela holocarboxilase sintetase, são acetil-CoA carboxilase, piruvato carboxilase, propionil CoA carboxilase e β-metilcrotonil CoA carboxilase. A **Tabela 9.2** identifica essas enzimas e suas funções no metabolismo. Knowles[13] oferece informação detalhada sobre o mecanismo de ação das enzimas dependentes de biotina.

Cada holoenzima dependente de biotina carboxilase é uma enzima multi-subunidade, à qual a biotina é presa por uma ligação de amido. Especificamente, o carboxi-terminal da cadeia lateral de ácido valérico da biotina está ligado ao grupo amino de um resíduo de lisina especificado na apoenzima.[14] A cadeia que liga a biotina à apoenzima é longa e flexível, permitindo que a biotina se mova de um local ativo da carboxilase para outro. A **Figura 9.21** descreve a ligação da biotina à enzima e a ligação de amido entre a vitamina e o resíduo de lisina da enzima. Um local na coenzima gera a enzima carboxibiotina e o outro transfere o dióxido de carbono ativado em um carbono reativo no substrato. A **Figura 9.22** ilustra a formação do complexo enzima-biotina CO_2.

Carboxilase do piruvato Trata-se uma enzima especialmente interessante e importante por causa de sua função regulatória. Especificamente, a carboxilase do piruvato (uma enzima mitocondrial) catalisa a carboxilação do piruvato para formar o oxaloacetato (**Figura 9.23**). Pela sua ativação, a carboxilase do piruvato requer a presença do acetil-CoA, bem como de ATP e Mg^{2+}. O acetil-CoA serve como um ativador alostérico e sua presença indica a necessidade de quantidades maiores de oxaloacetato. Caso a célula tenha excesso de ATP, o oxaloacetato é então utilizado para a gliconeogênese. Entretanto, se a célula tem deficiência de ATP, o oxaloacetato entra no ciclo TCA, na condensação com acetil-CoA.

Tabela 9.2 Enzinas dependentes de biotina

Enzima	Função	Importância
Piruvato carboxilase	Converte o piruvato em oxaloacetato.	Reabastece o oxaloacetato para o ciclo TCA. Necessário para gliconeogênese.
Acetil-CoA carboxilase	Forma malonil CoA a partir do acetato.	Compromete unidades de acetato para síntese dos ácidos graxos.
Propionil Coa carboxilase	Converte propionil CoA em metil malonil CoA.	Oferece mecanismo para metabolismo de alguns aminoácidos e cadeias ímpares de ácidos graxos.
β-metilcrotonil CoA	Converte o β-metilcrotonil CoA em β-metilglutaconil CoA.	Permite o catabolismo da leucina e certos compostos isoprenoides.

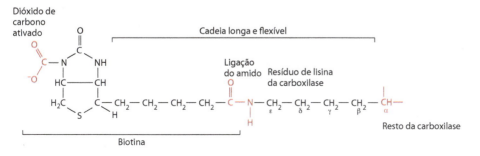

Figura 9.21 Biotina ligada ao resíduo de lisina da carboxilase e funcionando como carregador de CO_2 ativado.

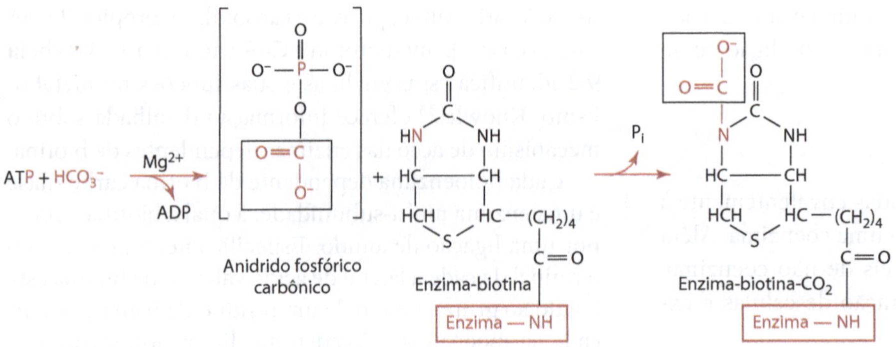

Figura 9.22 Formação do complexo enzima-biotina CO_2.

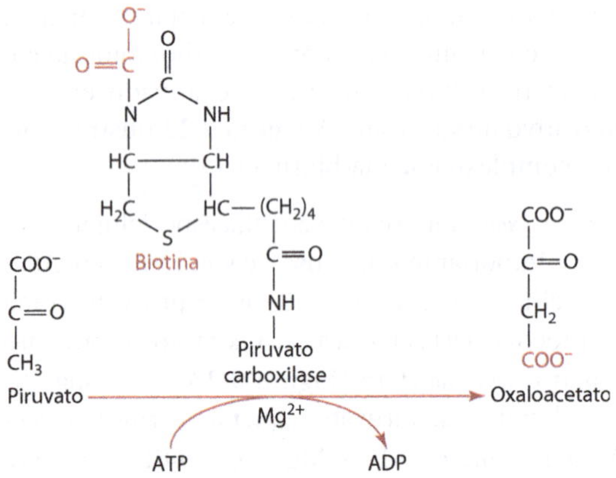

Figura 9.23 A função da biotina na síntese do oxaloacetato a partir do piruvato.

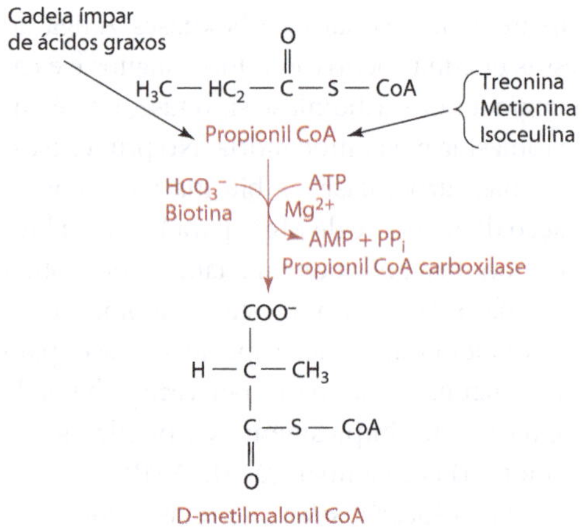

Figura 9.24 Oxidação do propionil CoA e função da biotina.

Carboxilase de acetil-CoA A importância da biotina no metabolismo da energia é exemplificada adiante por sua função na iniciação da síntese dos ácidos graxos, ou seja, a formação do malonil CoA a partir do acetil-CoA pela carboxilase da enzima acetil-CoA que delimita a taxa. Essa enzima (encontrada tanto na mitocôndria como no citoplasma) é alostericamente ativada por citrato e isocitrato e inibida pela longa cadeia de derivativos graxos de acil CoA. ATP e Mg^{2+} são exigidos para a reação (ver **Figura 5.24**).

Propionil CoA carboxilase Trata-se de uma enzima mitocondrial importante para o catabolismo dos aminoácidos isoleucina, treonina e metionina, que geram o propionil CoA. O propionil CoA também surge do catabolismo da cadeia ímpar de ácidos graxos encontrada, por exemplo, em alguns peixes. O propionil CoA carboxilase catalisa a carboxilação do propionil CoA em D-metilmalonil CoA (**Figura 9.24**). A reação requer ATP e Mg^{2+}. A atividade deficiente de propionil CoA carboxilase provoca a disfunção genética acidemia propiônica, caracterizada pelo acúmulo de propionil CoA, o qual é então transferido para uma via metabólica alternativa. Essa via resulta em produção aumentada e excreção urinária do ácido 3-hidroxipropiônico (3HPA) e metilcitrato (MCA).

β-metilcrotonil CoA carboxilase É importante no catabolismo do aminoácido leucina. Durante o catabolismo da leucina (**Figura 9.25**), forma-se o β-metilcrotonil CoA. Esse composto é carboxilado em uma reação ATP-, Mg^{2+} e dependente de biotina pelo β-metilcrotonil CoA carboxilase para formar o β-metilglutaconil CoA, que é depois catabolizado para gerar acetoacetato e acetil-CoA. A atividade deficiente do β-metilcrotonil CoA carboxilase causa acúmulo de β-metilcrotonil CoA, que é depois desviado para uma via metabólica alternada. Essa via metabólica alternada resulta na produção aumentada e excreção urinária de ácido 3-hidroxivalérico (3-HIA), 3-metilcrotonilglicina (3MCG) e isovaleriglicina (IVC).[14,15] A 3-HIA aumentada e concentrações diminuídas de biotina na urina indicam deficiência de biotina.[16]

Funções da não coenzima

Embora o papel da coenzima da biotina esteja bem caracterizado, outras funções possíveis da biotina são menos conhecidas e estão sendo investigadas. Algumas dessas funções serão revistas rapidamente nesta seção.

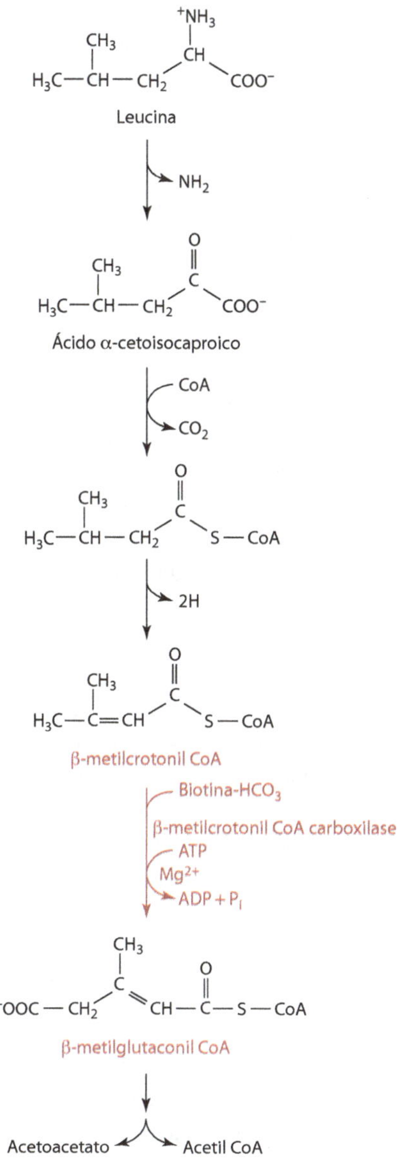

Figura 9.25 Função da biotina no catabolismo da leucina.

Proliferação celular, silenciamento de gene e reparo de DNA Hipoteticamente, a biotina exerce efeitos na proliferação celular, no silenciamento do gene e no reparo de DNA através de sua ligação às histonas no núcleo das células. As histonas, que existem em quatro classes – H2A, H2B, H3 e H4 –, são pequenas proteínas ligadas ou associadas ao DNA como parte da cromatina. As histonas influenciam inúmeros processos. A ligação da biotina às histonas é mediada pela holocarboxilase sintetase e biotinidase. A biotinidase se torna biotinilada (ou seja, forma a biotinil-biotinidase) a partir da metade da biotina da biocitina e depois transfere a metade da biotina para as histonas em um pH alcalino.[3,4,17,18] A importância da biotinilação ainda não é clara, embora tenham sido demonstrados efeitos no ciclo celular. Acredita-se que a biotinilação das histonas aumenta a resposta na proliferação celular. Por exemplo, as células sanguíneas mononucleadas nas fases G1, S, G2 e M do ciclo celular apresentaram significativo aumento de histonas biotiniladas *versus* células quiescentes.[19,20] Além disso, foi comprovado que a biotinilação das histonas afeta a divisão genética e as respostas celulares, promovendo algum tipo de dano ao DNA.[20-22]

Expressão gênica e silenciamento celular Sabe-se também que a biotina (e possivelmente os catabólitos da biotina) também afeta a expressão gênica. Na verdade, mais de 2.000 genes humanos dependem da biotina para expressão.[20] Muitos dos genes (mais de 25%) que são reagentes à biotina desempenham uma função na sinalização celular.[20] Os efeitos da biotina na expressão gênica foram demonstrados em estudos *in vitro* e em animais. Acredita-se que a biotina, especificamente, seja necessária para a transcrição de alguns mRNAs.[21-25] Por exemplo, a biotina estimula a expressão (transcrição) da fosfoenolpiruvato carboxiquinase.[18,23] A biotina também aumenta os níveis de mRNA da 6-fosfofructoquinase quando dada a ratos com deficiência de biotina, e os níveis mRNA de ho-

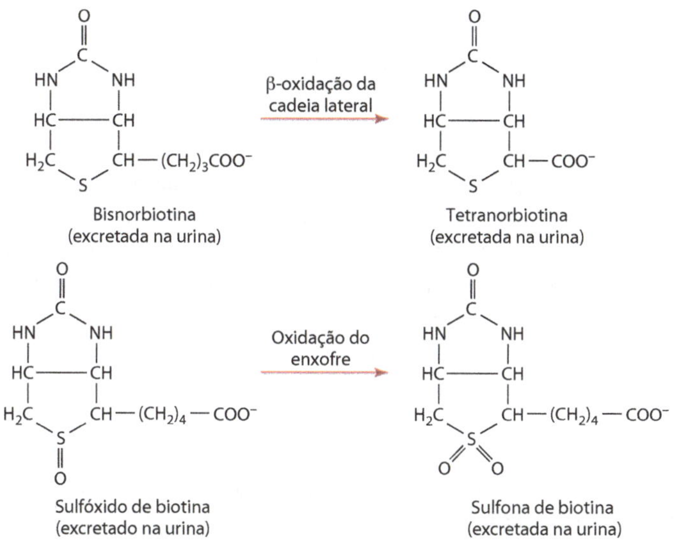

Figura 9.26 Metabólitos selecionados a partir da degradação da biotina.

locarboxilase sintetase são reduzidos com deficiência de biotina e depois aumentados em resposta à suplementação de biotina.[23] Na expressão gênica, os efeitos da biotina são mediados por vários sinais celulares e fatores de transcrição como biotinil-AMP e cGMP, fatores nucleares (FN)-kB, fatores de transcrição Sp1 e Sp3 e quinases receptoras de tirosina que estendem as membranas celulares.[18,20,23] A atividade desses sinais celulares depende da biotina.

Metabolismo e excreção

O catabolismo das holocarboxilases da biotina pelas proteases produz oligopeptídeos e, no fim das contas, biocitina. A biocitina é então degradada pela biotinidase para produzir lisina e biotina livre. Uma porção dessa biotina é excretada intacta na urina e outra pode ser reutilizada ou degradada.[20]

No catabolismo da biotina, ocorre pouca degradação do sistema anelar da vitamina em seres humanos. A maioria dos metabólitos surge da degradação da cadeia lateral de ácido valérico de biotina pela β-oxidação. Os metabólitos principais que seguem o catabolismo dessa cadeia lateral são a bisnorbiotina e a tetranorbiotina (**Figura 9.26**) e, em menor escala, outros metabólitos derivados, como a metilquetone bisnorbiotina e metilquetone tetranorbiotina.[6,26] A bisnorbiotina e a tetranorbiotina juntamente com outros metabólitos são excretadas na urina. Pequenas quantidades de outros metabólitos da biotina são formadas a partir da oxidação do enxofre nos anéis de biotina. Esses metabólitos, que também são excretados na urina, incluem biotina sulfóxido e biotina sulfona (**Figura 9.26**).[6,26,27] Há evidências de que o hábito de fumar acelera o catabolismo da biotina nas mulheres.[28]

A biotina que foi sintetizada pelas bactérias intestinais mas não absorvida será excretada nas fezes. Pouca biotina absorvida da alimentação é excretada nas fezes.[15]

Dose diária recomendada

A biotina sintetizada no intestino não é suficiente para manter a condição normal de biotina e, por isso, os humanos precisam obtê-la da dieta. Foi sugerida uma AI para adultos a partir dos 19 anos de 30 μg por dia.[16] Conforme discutido anteriormente neste capítulo, uma AI é utilizada em vez da RDA sempre que não há dados suficientes para estabelecer uma EAR e subsequente RDA.[16] Recomendam-se ingestões adequadas de biotina de 30 e 35 μg diárias para mulheres durante a gravidez e a lactação, respectivamente.[16] As capas internas deste livro oferecem AIs adicionais de biotina para outros grupos etários.

Deficiência

No ser humano, a deficiência de biotina é caracterizada por letargia, depressão, alucinações, dores musculares, parestesia nas extremidades, anorexia, náusea, alopecia (queda de cabelo) e eczema (dermatite escamosa). Além disso, diminui a biotina no plasma e em algumas atividades enzimáticas dependentes da biotina, bem como a ocorrência de alterações na excreção urinária da biotina e alguns de seus metabólitos.[6,15,29] Uma dieta desprovida de biotina pode provocar a diminuição do plasma da biotina e a redução da excreção de biotina entre duas a quatro semanas.[30,31]

Embora raramente, a deficiência de biotina ou baixa biotina no organismo, ocorre em várias populações. Pessoas que ingerem ovos crus em excesso têm propensão para desenvolver deficiência de biotina por causa da absorção defeituosa da biotina, que também pode ocorrer com disfunções gastrintestinais, tais como síndrome do cólon irritável e acloridria (falta do ácido clorídrico nos sucos gástricos), em pessoas em tratamento com medicamentos anticonvulsivantes ou em consumidores crônicos de álcool. Foi demonstrado que a condição da biotina diminui – em algumas mulheres – durante a gravidez.[15] Sabe-se que a deficiência de biotina é teratogênica em animais.[32] Pessoas com defeitos genéticos envolvendo atividades de biotinidase e holocarboxilase sintetase desenvolvem deficiência de biotina, a menos que sejam tratadas com doses farmacológicas de biotina. Os suplementos de biotina em quantidades diárias de 5 a 10 mg são utilizados para tratar a deficiência biotidinase, e doses diárias de 40 a 100 mg de biotina são eficientes em pessoas com deficiência de holocarboxilase sintetase.[33]

Toxicidade

Até o momento, não foi relatada a toxicidade da biotina, e, portanto, não se definiu o UL.[16] Por exemplo, doses exageradas (100 mg ou mais) de biotina foram dadas diariamente a pessoas com doenças hereditárias no metabolismo da biotina sem efeitos colaterais.[16] Também foi demonstrado que a biotina como agente condicionante para pele e cabelo é segura.[33]

Avaliação do estado nutricional

Frequentemente, avalia-se a biotina no sangue e na urina. Baixas concentrações plasmáticas, entretanto, não refletiram precisamente a ingestão ou a situação.[16]

A excreção urinária diminuída da biotina (<6 μg/dia ou <200 pg/mL), juntamente com aumento na excreção urinária do ácido 3-hidroxisovalérico gerado pelo metabolismo alterado do β-metilcrotonil-CoA, demonstrou ser um indicador sensível da deficiência de biotina.[15,16] De fato, acredita-se que alterações na excreção urinária de ácido 3-hidroxivalérico, que podem ser detectadas em aproximadamente duas semanas de ingestão de dieta pobre em biotina, são um indicador mais sensível do que a excreção urinária de biotina.[31,34]

Referências citadas em biotina

1. Wolf B, Heard G, McVoy J, Grier R. Biotinidase deficiency. Ann NY Acad Sci. 1985;447:252-62.
2. Baumgartner E, Suormala T. Inherited defects of biotin metabolism. BioFactors. 1999; 10:287-90.
3. Hymes J, Wolf B. Biotinidase and its roles in biotin metabolism. Clin Chim Acta. 1996;255:1-11.
4. Hymes J, Wolf B. Human biotinidase isn't just for recycling biotin. J Nutr. 1999;129:485S-89S.
5. Said H. Cellular uptake of biotin: mechanisms and regulation. J Nutr. 1999;129:490S-93S.
6. Zempleni J, Mock D. Advanced analysis of biotin metabolites in body fluids allows a more accurate measurement of biotin bioavailability and metabolism in humans. J Nutr. 1999; 129:494S-97S.
7. Prasad P, Ganapathy V. Structure and function of mammalian sodium-dependent multivitamin transporter. Curr Opin Nutr Metab Care. 2000;3:263-6.
8. Balamurugan K, Ortiz A, Said H. Biotin uptake by human intestinal and liver epithelial cells: role of the SMVT system. Am J Physiol Gastrointest Liver Physiol. 2003;285:G73-G77.
9. Vlasova T, Stratton S, Wells A, Mock N, Mock D. Biotin deficiency reduces expression of SLC19A3, a potential biotin transporter, in leukocytes from human blood. J Nutr. 2005; 135:42-7.
10. Mock D, Malik M. Distribution of biotin in human plasma: most of the biotin is not bound to protein. Am J Clin Nutr. 1992;56:427-32.
11. Daberkow R, White B, Cederberg R, Griffin J, Zempleni J. Monocarboxylate transporter 1 mediates biotin uptake in human peripheral blood mononuclear cells. J Nutr. 2003;133:2703-6.
12. Shriver B, Roman-Shriver C, Allred J. Depletion and repletion of biotinyl enzymes in liver of biotin deficient rats: evidence of a biotin storage system. J Nutr. 1993;123:1140-9.
13. Knowles J. The mechanism of biotin-dependent enzymes. Ann Ver Biochem. 1989;58:195-221.
14. Chapman-Smith A, Cronan J. Molecular biology of biotin attachment to proteins. J Nutr. 1999;129:477S-84S.
15. Mock D, Stadler D, Stratton S, Mock N. Biotin status assessed longitudinally in pregnant women. J Nutr. 1997;127:710-6.
16. Food and Nutrition Board. Dietary Reference Intakes for thiamin, riboflavin, niacin, vitamin B$_6$, folate, vitamin B$_{12}$, pantothenic acid, biotin, and choline. Washington, DC: National Academy Press; 1998. p.374-89.
17. Hymes J, Fleischhauer K, Wolf B. Biotinylation of histones by human serum biotinidase: assessment of biotinyl transferase activity in sera from normal individuals and children with biotinidase deficiency. Biochem Molec Med. 1995;56:76-83.
18. Pacheo-Alvarez D, Solorzano-Vargas R, Del Rio A. Biotin in metabolism and its relationship to human disease. Arch Med Res. 2002;33:439-47.
19. Stanley J, Griffin J, Zempleni J. Biotinylation of histone in human cells. Effects of cell proliferation. Eur J Biochem. 2001;268:5424-9.
20. Zempleni J. Uptake, localization, and noncarboxylase roles of biotin. Ann Rev Nutr. 2005; 25:175-96.
21. Peters DM, Griffin JB, Stanley JS, Beck MM, Zempleni J. Exposure of UV light causes increased biotinylation of histones in Jurkat cells. Am J Physiol Cell Physiol. 2002;283:C878-84.
22. Kothapalli N, Sarath G, Zempleni J. Biotinylation of K12 in histone H4 decreases in response to DNA double-strand breaks in human jarchoriocarcinoma cells. J Nutr. 2005;135:2337-42.
23. Chauhan J, Dakshinamurti K. Transcriptional regulation of the glucokinase gene by biotin in starved rats. J Biol Chem. 1991;266: 10035-38.
24. Solorzano-Vargas R, Pacheco-Alvarez D, Leon-Del-Rio A. Holocarboxylase synthetase is an obligate participant in biotin-mediated regulation of its own expression and of biotin-dependent carboxylases mRNA levels in human cells. Proc Nutr Acad Sci. 2002;99: 5325-30.
25. Rodriguez-Melendez R, Cano S, Mendez S, Velazquez A. Biotin regulates the genetic expression of holocarbxylase synthetase and mitochondrial carboxylases in rats. J Nutr. 2001; 131:1909-13.
26. Mock D, Lankford G, Cazin J. Biotin and biotin analogs in human urine: biotin accounts for only half of the total. J Nutr. 1993;123:1844-51.
27. Zempleni J, McCormick D, Mock D. Identification of biotin sulfone, bisnorbiotin methyl ketone, and tetranorbiotin-1-sulfoxide in human urine. Am J Clin Nutr. 1997;65:508-11.
28. Sealey W, Teague A, Stratton S, Mock D. Smoking accelerates biotin catabolism in women. Am J Clin Nutr. 2004;80:932-5.
29. Baez-Saldana A, Diaz G, Espinoza B, Ortega E. Biotin deficiency induces changes in subpopulations of spleen lymphocytes in mice. Am J Clin Nutr. 1998;67:431-77.
30. Lewis B, Rathman S, McMahon R. Dietary biotin intake modulates the pool of free and protein-bound biotin in rat liver. J Nutr. 2001;131:2310-5.
31. Mock N, Mock D. Biotin deficiency in rats: disturbances of leucine metabolism are detectable early. J Nutr. 1992;122:1493-9.
32. Watanabe T, Dakshinamurti K, Persaud T. Biotin influences palatal development of mouse embryos in organ culture. J Nutr. 1995;125:2114-21.
33. Fiume M. Final report on the safety assessment of biotin. Internl J Toxicology. 2001; 20(Suppl 4):1-12.
34. McMahon R. Biotin metabolism and molecular biology. Ann Ver Nutr. 2002;22:221-39.

Ácido fólico

Ácido fólico é o nome dado à forma oxidada da vitamina encontrada em alimentos fortificados e suplementos alimentares. *Folato* se refere à forma reduzida da vitamina encontrada naturalmente em alimentos e tecidos biológicos. Em latim, *folium* significa "folha", e a palavra *folato*, do italiano, significa "folhagem".

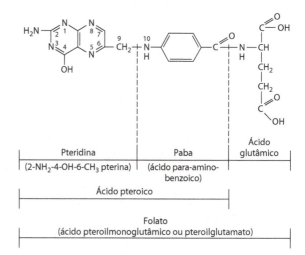

Figura 9.27 Fórmula estrutura do folato. O folato é composto de pteridina, que é conjugada por um grupo metileno (—CH$_2$—) ao PABA, formando o ácido pteroico. O grupo carboxil (—CO—) do PABA é o peptídeo ligado ao grupo aminoácido (—NH—) do ácido glutâmico para compor o folato.

O folato é composto de três partes distintas, que precisam estar presentes para a atividade da vitamina. A **Figura 9.27** mostra a estrutura do folato. Conforme a figura, o 2-amino-4-hidroxipteridina, também chamado de pteridina ou pterina, é conjugado por um grupo metileno (—CH—) ao ácido para-aminobenzoico (PABA) para formar o ácido pteroico. O grupo carboxil do PABA é ligado pelo peptídeo ao grupo amino do ácido glutâmico para formar o folato, que também é chamado de pteroilglutamato ou pteroilmonoglutamato.[1] No corpo, o folato ativo metabolicamente tem ligado a si inúmeros resíduos de ácido glutâmico. Embora os humanos possam sintetizar todas as partes componentes da vitamina, eles não possuem a enzima necessária para acoplar a molécula de proteína ao PABA para formar o ácido pteroico.[1]

A descoberta de folato e vitamina B_{12} resultou da pesquisa pela cura da anemia megaloblástica, um problema no final dos anos 1870 e início dos anos 1880. Como em muitas das outras vitaminas, a ingestão de fígado mostrou ser benéfica para tal condição. Mitchell e associados são creditados como descobridores da vitamina em 1941.

Fontes

Boas fontes alimentares de folato incluem cogumelos e vegetais verdes, como espinafre, couve-de-bruxelas, brócolis, aspargos, broto de rabanete, quiabo, entre outros. Podem ser encontrados ainda no amendoim, em leguminosas como feijões (roxinho, branco, fradinho), lentilhas, frutas (especialmente morango e laranja) e seus sucos, e no fígado. Alimentos crus normalmente têm um teor mais elevado de folato do que os alimentos cozidos, porque ele se perde muito no cozimento. O enriquecimento de farinhas, grãos e cereais com ácido fólico (140 μg de ácido fólico para cada 100 g de produto) foi iniciado em 1998. Desse modo, cereais enriquecidos, pães e grãos representam atualmente importantes fontes dessa vitamina. Alguns sucos também estão sendo enriquecidos com ácido fólico.

O folato nos alimentos existe basicamente em sua forma reduzida e, em geral, contém até nove resíduos de ácido glutâmico em vez de um glutamato, conforme será exibido mais adiante na **Figura 9.30**. Os principais pteroilpoliglutamatos nos alimentos são 5-metiltetra-hidrofolato (THF) e 10-formil-THF, embora mais de 150 formas diferentes de folato tenham sido relatadas.[2,3] Em suplementos e alimentos enriquecidos, o ácido fólico é fornecido como pteroilpoliglutamato, a forma mais oxidada e estável da vitamina. Como suplemento, o ácido fólico está quase completamente disponível (especialmente se consumido com o estômago vazio). Sempre que alimentos enriquecidos são consumidos junto com fontes naturais de folato, a vitamina chega a estar quase 85% biodisponível.

A biodisponibilidade do folato nos alimentos varia de cerca de 10% a 98%, por causa de uma variedade de fatores.[4] Alterações nas condições intestinais como pH, variações genéticas na atividade enzimática necessária para a digestão do folato, constituintes dietéticos como inibidores e a matriz do alimento, por exemplo, influenciam sua biodisponibilidade. As formas reduzidas dos pteroilpoliglutamatos de folato são instáveis e facilmente oxidadas. No leite, o folato é ligado a uma proteína ligante, que parece ressaltar sua biodisponibilidade. Considerando a diferença na biodisponibilidade de folato de alimentos *versus* o ácido fólico de suplementos e grãos enriquecidos, os equivalentes ao folato são usados em recomendações para ingestão (ver "Dose diária recomendada" nesta seção).[1,6,7]

Digestão, absorção, transporte e armazenamento

Antes que as formas poliglutamadas do folato dos alimentos possam ser absorvidas, elas precisam ser hidrolisadas na forma de monoglutamato. A hidrólise ou desconjugação é realizada por, pelo menos, duas folipoli-γ-glutamil carboxipeptidases (FGCP), também conhecidas como pteroilpoliglutamato hidrólises ou conjugases. As conjugases apresentam atividades separadas na mucosa jejunal humana: uma solúvel e outra membrana ligada à borda estriada do intestino.[2] Também existem conjugases no suco pancreático e na bile. A conjugase da borda estriada é uma exopeptidase dependente de zinco que gradualmente funde o poliglutamato no monoglutamato. A deficiência de zinco prejudica a atividade de conjugase e diminui a digestão e, desse modo, a absorção do folato.[6] A ingestão crônica de álcool e os inibidores da conjugase em alimentos, como leguminosas, lentilha, repolho e laranja, também diminuem a atividade da conjugase para prejudicar a digestão das formas poliglutamadas do folato e, assim, inibir a absorção deste. O ácido fólico em alimentos enriquecidos não precisa passar pela digestão porque ele já está presente na forma de monoglutamato.

Aparentemente, vários transportadores levam folato até as células intestinais. Às vezes, esses transportadores de folato também são chamados de proteínas ligadoras de folato (FBPs) ou receptoras de folato. Um sistema transportador no intestino delgado proximal que transporta folato (em sua forma reduzida) é saturável e dependente de pH, energia e sódio.[2,3,8] Outro transportador de proteína de folato denominado transportador ou carregador de folato reduzido (RFT, RFC ou FOLT), encontrado nos glóbulos brancos, mas que também parece estar em vários outros tecidos do corpo (inclusive no intestino), transporta 5-metil-THF para as células.[9] A difusão também se responsabiliza por alguma absorção de folato, especialmente quando doses farmacológicas da vitamina são consumidas. A absorção ocorre através do intestino delgado, mas é mais eficiente no jejuno.

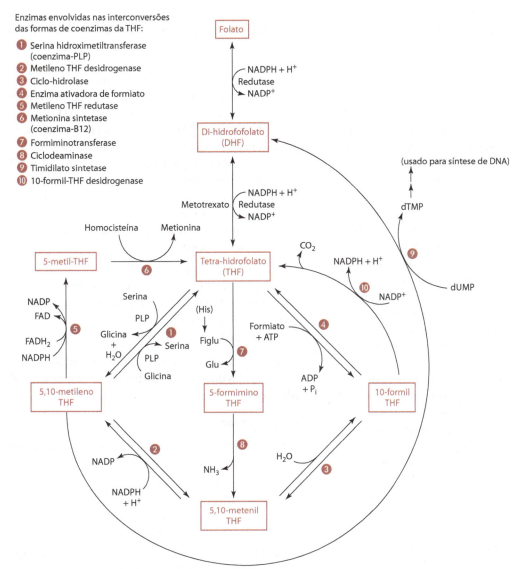

Figura 9.28 Interconversões das formas de coenzima do tetra-hidrofolato (THF).

Dentro da célula intestinal, o folato e, subsequentemente, o di-hidrofolato (DHF) são reduzidos para gerar THF (**Figura 9.28**). A redução de várias formas de folato em THF ocorre gradualmente através da ação da NADPH dependente de di-hidrofolato redutase, uma enzima citoplásmica (**Figura 9.28**). Quatro hidrogênios extras são adicionados nas posições 5, 6, 7 e 8. O THF é, então, metilado numa reação de duas etapas em 5-metil-THF ou formilatado (**Figura. 9.28**). Acredita-se que as proteínas ligadoras de folato transportam o folato dentro das células. O folato é encontrado na circulação portal como 5-metil-THF, embora o di-hidrofolato e as formas formiladas também estejam presentes. Todas as formas estão como mono e não poliglutamatos. O transporte do folato através da membrana basolateral para entrar no sangue depende de carregador.

A absorção do folato no fígado (e em outros tecidos) é transporte-mediada pelos receptores de folato, embora a difusão também seja responsável pela assimilação do folato em alguns tecidos.[8-10] Alguns receptores de folato incluem RTF (também encontrado no intestino), receptor de folato α, que transporta o 5-metil-THF-monoglutamato, e o receptor de folato β, que ainda não foi completamente caracterizado.[9] No interior das células do fígado, o di-hidrofolato é normalmente reduzido em THF e conjugado aos glutamatos tanto por armazenagem como por conversão em 5-metil-THF.[2] No interior do fígado, cerca de 33% de folato está presente como THF, 37% como 5-metil-THF, 23% como 10-formil-THF e 7% como 5-metil-THF.[11] Ligados aos vários folatos, especialmente ao 5-metil-THF e ao 10-formil-THF, estão os glutamatos que normalmente variam em extensão de 3 a 9. O folil-poliglutamato sintetase, encontrado em diversos tecidos do corpo, catalisa as adições ATP dependentes dos glutamatos. Em geral, os resíduos de glutamato são adicionados um por vez ao monoglutamato. A adição desses resíduos de glutamato não permite apenas prender o folato na célula. Além disso, a forma poliglutamato de folato é um substrato melhor para as enzimas folato-dependentes do que na forma de monoglutamato. Antes de serem liberados na circulação sistêmica, os resíduos de glutamato são removidos dos poliglutamatos de folato por hidrólise.

No sangue, o folato é encontrado como monoglutamato. Quase dois terços do folato no plasma sanguíneo sistêmico são ligados às proteínas, e o folato livre é responsável pelo outro terço.[12] No sangue, as proteínas ligadoras de folato unem o folato com alta afinidade: albumina e α-2-macroglobulina também ligam folato, porém com relativamente baixa afinidade. As formas de monoglutamato de folato no sangue incluem THF, 5-metil-THF, 10-formil-THF, entre outras.[2] Os glóbulos vermelhos contêm mais folato do que o plasma, todavia o folato dos glóbulos vermelhos é atingido durante a eritropoiese. Em outras palavras, o folato não é assimilado pelos glóbulos vermelhos maduros. Desse modo, as concentrações de folato nos glóbulos vermelhos representam um índice de prazo maior (de 2 a 3 meses) do que a condição do folato no plasma.

Os níveis totais de folato no sangue variam de aproximadamente 11 a 28 mg.[1] O fígado armazena aproximadamente metade do folato do corpo. As formas de armazenamento são as formas poliglutaminas do THF e 5-metil-THF. O armazenamento pode ocorre em associação com as proteínas intracelulares ligadoras de folato.[12]

O folato é encontrado tanto no citoplasma como na mitocôndria das células, onde funciona como coenzima (ou cossubstrato) para aceitar e doar unidades de um carbono. A disponibilidade de folato, que é crucial para os tecidos onde a rápida divisão celular está ocorrendo, parece ser cuidadosamente regulada quando o suprimento de folato pela nutrição é limitado. Os mecanismos de regulação não são claros, mas parece que a regulação ocorre através das alterações na velocidade da síntese dos poliglutamatos. Os tecidos menos ativos metabolicamente devolvem os monoglutamatos de folato ao fígado, que então os redistribui para as células ativamente proliferadoras. Não se sabe ainda como os folatos circulantes são direcionados aos tecidos específicos, mas as proteínas ligadoras de folato (receptores de folato) podem providenciar a assimilação do tecido específico.[11,12]

Funções e mecanismos de ação

No corpo, o THF como coenzima age tanto na mitocôndria como no citoplasma para aceitar os grupos de um carbono normalmente gerados do metabolismo do aminoácido. Esses derivativos de THF então atuam como doadores de unidades de um carbono em várias reações sintéticas, tais como as sínteses do aminoácido dispensável, da purina e da pirimidina. O grupo de um carbono aceito pelo THF é ligado ao seu nitrogênio na posição 5

ou 10, ou em ambas (**Figura 9.28**). As formas de coenzima são interconversíveis, exceto aquela 5-metil-THF que não pode ser reconvertida em 5,10-metileno THF (**Figura 9.28**). Polimorfismos genéticos em algumas enzimas dependentes de folato já foram identificados. Também já foram demonstradas várias mutações no metileno THF redutase (às vezes abreviado por MTHFR). A MTHFR converte 5.10-metileno THF em 5-metil-THF. A enzima requer riboflavina como FAD como um grupo prostético. As mutações na MTHFR prejudicam a formação de 5-metil-THF e, portanto, reduzem a remetilação de homocisteína, resultando na hiper-homocisteinemia, um fator de risco para as doenças cardiovasculares.

Os derivados de THF que participam de várias reações estão ilustrados a seguir:

5- e 10 formil-THF	O=CH
5-formimino-THF	—HC=NH—
5.10 metinil THF	=CH5-formimino-THF—
5.10 metileno THF	—CH$_2$—
5-metil-THF	—CH$_3$

Os derivados de formil representam as formas mais oxidadas do folato, e o 5-metil-THF é a forma mais reduzida.

Metabolismo do aminoácido

O folato participa do metabolismo de vários aminoácidos, como histidina, serina, glicina e metionina.

Histidina O metabolismo da histidina requer THF. A desaminação da histidina gera o ácido urocânico, que pode passar por mais um metabolismo para produzir formiminoglutamato (FIGLU). O grupo formimino é removido do FIGLU com o auxílio do formiminotransferase, que gera o glutamato. O THF recebe o grupo formimino para produzir 5-formimino THF, conforme demonstrado a seguir e na **Figura 9.29**.

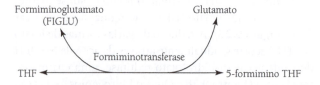

Essa reação pode ser usada como base para determinar a deficiência de folato. No procedimento médico, os pacientes recebem uma carga oral de histidina, e a excreção do FIGLU é medida na urina. Com deficiência de folato, o FIGLU se acumula no sangue e é excretado em concentrações mais altas na urina, porque, se o THF estiver disponível, o FIGLU poderá ser convertido em glutamato.

Serina e glicina O folato na forma de 5.10-metileno THF é necessário para a síntese da serina a partir da glicina (**Figura 9.28**). O 5.10-metileno THF fornece um grupo de hidroximetil para que a glicina produza serina. A serina representa uma importante fonte de unidades de um carbono para utilização nas reações do folato. A vitamina B_6, na forma de fosfato piridoxal (PLP), é requerida pela atividade serina hidroximetiltransferase. Essa enzima é encontrada em todos os tecidos, especialmente no fígado e nos rins, tanto no citoplasma como na mitocôndria.

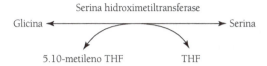

A conversão da glicina em serina é reversível de forma que a glicina possa ser sintetizada da serina em uma reação dependente de THF. Todavia, a direção da reação varia entre os tecidos; alguns, como os rins, geram mais serina, enquanto outros geram mais glicina.

Algumas outras reações envolvendo o metabolismo da glicina também exigem folato. A degradação da glicina, por exemplo, requer THF, conforme demonstrado a seguir e na **Figura 6.32**.

A síntese da glicina na degradação da colina também envolve o folato. A colina é catabolizada no fígado, numa reação dependente de NAD^+ para formar a betaína e $NADH + H^+$.[13] A betaína, também chamada glicina trimetil, funciona como doador de metil que fornece grupos metil a outros componentes, como a homocisteína, através de uma metiltransferase, gerando dimetilglicina. A dimetilglicina resultante da desmetilação da betaína passa por outro metabolismo para gerar sarcosina em uma reação catalisada pela dimetilglicina desidrogenase. Nessa reação e na reação subsequente catalisada pela sarcosina desidrogenase (na qual a sarcosina, também chamada metilglicina, é convertida em glicina), o THF funciona como o receptor de carbono, formando o 5.10-metileno THF. A riboflavina como FAD também é exigida. A oxidação da betaína ocorre basicamente na mitocôndria do fígado e nas células dos rins.[13]

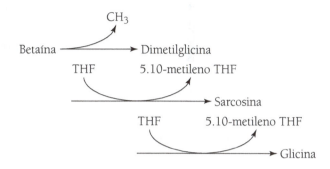

A betaína é encontrada tanto em alimentos de origem animal quanto vegetal. A ingestão estimada de betaína varia de cerca de 1 a 2,5 g por dia. Tudo leva a crer que a suplementação de ácido fólico pode aumentar as concentrações de betaína[14] e que a betaína pode reduzir as concentrações plasmáticas de homocisteína naqueles invidíduos com níveis sanguíneos elevados.[13]

Metionina A regeneração da metionina da homocisteína também envolve folato como 5-metil-THF. Antes de tratar dessa regeneração, consideremos essa rápida revisão da conversão de metionina em homocisteína. Conforme mostra a **Figura 9.30**, a metionina é convertida em S-adenosil-metionina (SAM) em uma reação que requer ATP catalisado pela metionina-adenosil transferase. A remoção do grupo metil da SAM resulta na formação de S-adenosil-homocisteína (SAH). A remoção do grupo adenosil da SAH produz a homocisteína.

O folato é necessário para a remetilação da homocisteína para formar metionina. Essa reação, que ocorre quando as concentrações de SAM são baixas, requer folato como 5-metil-THF como doador de metil e vitamina B_{12} na forma de metilcobalamina como um grupo prostético para a homocisteína metiltransferase (também

Figura 9.29 O papel do folato no catabolismo da histidina.

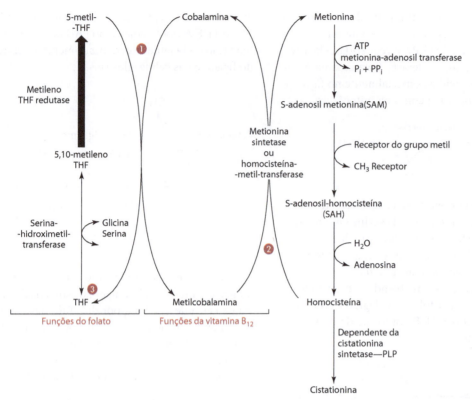

① A cobalamina, que é ligada à enzima metionina sintetase, apanha o grupo em metil 5-metil-THF, formando THF e metilcobalamina.

② A metilcobalamina, que ainda está ligada à enzima metionina sintetase, fornece o grupo metil para a homocisteína, que então forma a metionina e reforma a cobalamina.

③ O THF precisa ser reconvertido em 5-metil-THF para que a reação continue novamente. Esse processo requer duas reações catalisadas: a serina hidroximetil transferase gera 5.10-metileno THF, o metileno THF redutase converte o 5.10-metileno THF em 5-metil-THF, que pode doar outra vez seu grupo metil para a cobalamina.

Figura 9.30 Ressíntese da metionina a partir da cisteína mostrando as funções do folato e da vitamina B_{12}.

chamada metionina sintetase). Para a metionina sintetase transferir um grupo metil do 5-metil-THF para a homocisteína, a cobalamina precisa estar firmemente ligada à enzima. Enquanto está ligada à metionina sintetase, a cobalamina apanha o grupo metil do 5-metil-THF para gerar a metilcobalamina e THF. A metilcobalamina, então, serve como doadora do grupo metil para converter homocisteína em metionina. Essas reações estão descritas na **Figura 9.30** e estão divididas em etapas para facilitar a compreensão na seção "Funções e mecanismos de ação" da vitamina B_{12}.

A SAM é um componente importante que serve como doadora de metil em muitas reações do corpo. Por exemplo, a metilação do DNA e RNA, a manutenção da mielina, a função neural, a síntese da poliamina, da carnitidina e da catecolamina, entre outros processos, dependem das reações de metilação que usam a SAM. As concentrações de SAM em parte regulam o metabolismo da metionina, inclusive a remetilação da homocisteína em metionina. Concentrações maiores de SAM estimulam a via de transulfuração na qual a homocisteína é convertida, em uma reação irreversível, em cistationina sintetase dependente de vitamina B_6 (**Figura 9.30**) e, por fim, convertida em cisteína. Concentrações maiores de SAM inibem a metileno THF redutase, que converte o 5.10-metileno THF em 5-metil-THF. Essa inibição diminui a disponibilidade de 5-metil-THF para diminuir a remetilação de homocisteína.

Possíveis associações com doenças Na conversão de homocisteína em metionina, as funções do folato e da vitamina B_{12}, juntamente com a função da vitamina B_6 na conversão da homocisteína em cistationina (**Figura 9.30**), continuam recebendo considerável atenção porque baixas ingestões dessas três vitaminas, especialmente o folato, estão inversamente associadas com as concentrações plasmáticas de homocisteína, e altas concentrações plasmáticas de homocisteína (>15 μmol/L) estão associadas com algumas doenças, como doença arterial coronária prematura, vascular oclusiva prematura e cerebral ou vascular periférica.[15-19]

Os mecanismos pelos quais a hiper-homocisteinemia aumenta o risco de doença vascular ainda não foram elucidados, mas ela pode agir ao debilitar a função endotelial, promovendo o crescimento de células musculares lisas, causando lesões vasculares ou promovendo adesividade plaquetária e formação de coágulos, entre outras hipóteses.[20-22] A pesquisa indica que um aumento de 5 µM/L nas concentrações plasmáticas de homocisteína eleva o risco para doenças cardiovasculares, do mesmo modo que um aumento de 0,5 mmol/L (20 mg/dL) nas concentrações plasmáticas do colesterol.[16] Em pessoas saudáveis ou portadores de doenças cardiovasculares, a suplementação de ácido fólico e de vitaminas B_{12} e B_6 normaliza ou reduz as concentrações sanguíneas de homocisteína e, desse modo, diminui o risco de doenças cardiovasculares.[23,24] Em pessoas com hiper-homocisteinemia, a suplementação de ácido fólico também melhora a função endotelial, e moderadas a altas concentrações de folato no sangue também foram associadas a uma incidência reduzida de eventos coronários.[17,25] Entretanto, ainda não foi determinado se o folato tem efeitos diretos no desenvolvimento de doenças cardiovasculares.[26]

Outra condição ainda em estudo como possivelmente ligada à deficiência de folato é a demência, inclusive o mal de Alzheimer.[27] Parece que a memória e o pensamento abstrato são influenciados pelo folato. A disfunção cognitiva e a demência demonstraram correlação com concentrações plasmáticas de homocisteína, que, por sua vez, são influenciadas parcialmente pela condição de folato.[28,29]

Síntese da purina e pirimidina/metabolismo nucleotídeo

O envolvimento dos derivativos de THF na síntese da purina e da pirimidina (**figuras 6.16-6.20**) torna o folato essencial para a divisão celular. A síntese das células com vida curta, como os enterócitos, é particularmente dependente de níveis adequados de folato. Na síntese da pirimidina, a timidilato sintetase usa 5.10-metileno THF para converter dUMP em dTMP e di-hidrofolato (DHF) (**Figura 9.28**). O dTMP é exigido para a síntese do DNA. Para regenerar o 5.10-metileno THF, o DHF é convertido por di-hidroredutase em THF, numa reação que requer NADPH. O THF é convertido em 5.10-metileno THF como a serina é convertida em glicina pela serina hidroximetil transferase. Tanto o timidilato sintetase como o di-hidrofolato redutase são enzimas ativas em células em divisão celular. Os inibidores do di-hidrofolato redutase, como a droga terapêutica metotrexato, que se liga ao local ativo da enzima, são empregados no tratamento de câncer, artrite reumatoide e psoríase, entre outras condições, para prevenir a síntese do THF necessário para dividir as células ativamente.

O folato como 10-formil-THF é necessário para a formação do anel de purina (adenina e guanina). No anel de purina, o átomo carbono 8 envolve a formilação da 5-fosforribosilglicinamida, também conhecida como glicinamida ribonucleótido (GAR), para formar a 5-fosforribosilformilglicinamida ribonucleótido (FGAR). O 10-formil-THF doa o grupo formil nessa reação (**figuras 6.18 e 6.19**). O átomo de carbono 2 do anel de purina é adquirido pela formilação do 5-fosforribosil 5-amino 4-imidazol 4-carboxamida ribonucleotídeo (AICAR). O 10-formil-THF formilata o AICAR para gerar o 5-fosforribosil 5-formamido 4-imidazol carboxamida ribonucleótico (Faicar) (**figuras 6.18 e 6.19**).

Outros associações com doenças Há indícios de que a deficiência de folato esteja envolvida no desenvolvimento (iniciação) de alguns tipos de câncer, especialmente o de cólon. Acredita-se que a deficiência do folato nas células e nos tecidos aumenta o potencial para alterações neoplásicas em células normais durante os primeiros estágios do câncer.[30,31] Algumas evidências indicam que a metilação menor do DNA, especialmente em genes de supressão de tumor, ou aumento nas rupturas dos filamentos de DNA (associado à incorporação errada de uridilato para timidilato no DNA, causada por deficiência de folato), pode alterar a expressão gênica e, desse modo, promover o câncer.[32-34] Baixas ingestões de folato estão associadas a alguns tipos de câncer,[35-37] e, da mesma forma, altas ingestões de folato estão associadas a menor risco de alguns tipos de câncer,[35-37] conforme discussão mais detalhada na seção "Perspectiva" deste capítulo.

INTERAÇÕES COM OUTROS NUTRIENTES

Existe um relacionamento sinérgico entre o folato e a vitamina B_{12}, também chamada cobalamina. Esse relacionamento, pelo qual sem a vitamina B_{12} o grupo metil do 5-metil-THF não pode ser removido e, portanto, fica preso, às vezes é chamado de "armadilha metilfolato". A sequência de eventos apresentados a seguir conduz até a armadilha metilfolato. (Será útil acompanhar as reações mostradas nas **figuras 9.28 e 9.30**.) A serina doa carbonos avulsos através da conversão em glicina, e, no processo, o THF é convertido em 5.10-metileno THF, que é prontamente reduzido em 5-metil-THF por uma redutase (cuja atividade é inibida por seu produto final, o 5-metil-THF e pela SAM). O 5-metil-THF é exigido para a síntese da metionina da homocisteína. Os grupos metil são transferidos pela enzima metionina sintetase do 5-metil-THF para a vitamina B_{12}, a qual, em quantidade adequada, deve estar presente para a atividade da metionina sintetase. A adição do grupo metil à cobalamina gera a metilcobalamina, que serve como doadora de metil para converter a homocisteína em metionina. Sem a cobalamina para aceitar o grupo metil do 5-metil-THF, o 5-metil-THF se acumula e fica preso, e o THF não é regenerado. Com uma condição de vitamina B_{12} adequada, o THF resultante da síntese da metionina é necessário na forma de substrato para conversão em suas várias outras formas de coenzima. Por exemplo, 10-formil-THF é necessário para a síntese da purina, e 5.10-metileno THF, para a síntese do timidilato, que, por sua vez, precisa estar presente para a síntese do DNA. Assim, o sinergismo entre o folato e a vitamina B_{12} é muito importante para a sustentação de células de proliferação rápida. Veja o item "Toxicidade" nesta seção para uma discussão sobre a habilidade dos suplementos de folato em mascarar a deficiência de vitamina B_{12}.

Metabolismo e excreção

O folato é excretado do corpo tanto na urina como nas fezes. Nos rins, as proteínas ligadoras de folato, juntamente com a reabsorção tubular do folato, auxiliam o corpo a reter o folato necessário. O excesso de folato é excretado na urina com parte do folato intacto e parte do catabolizado no fígado antes da excreção. Acredita-se que a clivagem oxidativa do ácido fólico ocorra entre as formas C9 e N10 do poliglutamato da vitamina. Essa clivagem gera o poliglutamato para-aminobenzoil. Os resíduos de glutamato (exceto um) são então hidrolisados, e normalmente o componente é acetilado para formar o importante metabólito urinário: o glutamato N-acetil-para-aminobenzoil. Quantidades menores de glutamato para-aminobenzoil também são encontradas na urina.

Além das perdas urinárias, o folato (até cerca de 100 μg) é secretado pelo fígado na bile. A maioria desse folato, entretanto, é reabsorvida, seguindo a recirculação enteropática, e, assim, as perdas nas fezes são mínimas.[1,38] Entretanto, o folato de origem microbiana pode aparecer nas fezes em quantidades relativamente grandes.

Dose diária recomendada

A RDA de 1998 para folato considera sua biodisponibilidade, bem como vários índices da nutrição, em sua determinação. O equivalente dietético de folato (DFE) para adultos é de 400 μg por dia.[1] Estima-se que a necessidade diária de folato seja de 320 μg por dia.[1] Os centros de controle e prevenção de doenças sugerem 400 μg de ácido fólico sintético/dia para mulheres em idade fértil, que pretendem engravidar, por causa da evidência de que a suplementação de ácido fólico durante o período preconcepcional pode reduzir a incidência de defeitos do tubo neural no feto.[39,40] Alimentos com boas fontes de folato (ou seja, o alimento fornece cerca de ≥ 10% do valor diário ou pelo menos 40 μg/porção) são permitidos pela FDA americana: "Alimentos saudáveis com folato em quantidade adequada podem reduzir o risco de mulheres terem filhos com defeito do tubo neural (no cérebro ou na medula espinal)".[40] A RDA de folato de 600 μg e 500 μg de DFE por dia é indicada durante a gravidez e a lactação, respectivamente.[1] Um DFE é igual a 1 g de "de folato alimentar", que é igual a 0,6 μg de ácido fólico de um suplemento alimentar ou alimento fortificado consumido junto a uma refeição, que é igual a 0,5 μg de ácido fólico de um suplemento tomado sem alimentação (estômago vazio).[1] Dito de outra maneira, o DFE é a quantidade de ácido fólico em alimentos naturais, mais de 1,7 vez a quantidade de ácido fólico na dieta. Essa definição é baseada na hipótese de que a biodisponibilidade do ácido fólico suplementado nos alimentos é maior que o folato encontrado naturalmente nos alimentos por um fator de 1,7 ou 2 vezes mais a quantidade de ácido fólico sintético quando ingerido de estômago vazio.[4] As RDAs adicionais para folato para outros grupos etários estão descritas nas capas internas do livro.

Deficiência: anemia macrocítica megaloblástica

A deficiência marginal de folato resulta em anemia macrocítica megaloblástica. Essa deficiência é caracterizada inicialmente (no período de um mês, caso a dieta seja desprovida de folato) pelo baixo folato plasmático. As concentrações de folato nos glóbulos vermelhos diminuem após cerca de 3 a 4 meses de baixa ingestão de folato.[30] Após aproximadamente um período de 4 a 5 meses, as células da medula óssea e outras células de divisão rápida se tornam megaloblásticas.[30] O volume corpuscular médio (MVC) aumenta e a hipersegmentação (lóbulos aumentados) de glóbulos brancos (neutrófilos) ocorre, juntamente com a diminuição da contagem dos glóbulos vermelhos. Pessoas com deficiência de folato podem demonstrar fadiga, fraqueza, dores de cabeça, irritabilidade, dificuldade de concentração, falta de ar, palpitações, entre outros sintomas.

A anemia megaloblástica – a liberação na circulação dos glóbulos vermelhos em quantidade menor que a normal – relacionada à deficiência de folato é relativamente comum nos Estados Unidos. Esse tipo de anemia também ocorre pela deficiência de vitamina B_{12}. A anemia resulta da síntese anormal do DNA e insuficiência dos glóbulos para dividir adequadamente, juntamente com a formação contínua de RNA. A quantidade de RNAs fica maior que o normal, levando ao excesso de produção de outros constituintes plasmáticos, incluindo a hemoglobina. O resultado são células macrocíticas aumentadas que, em geral, contêm hemoglobina em excesso.

A **Figura 9.31** revê a formação e a maturação dos eritrócitos e pode ilustrar melhor os efeitos de uma deficiência de folato e vitamina B_{12}. Em suma, o proeritroblasto se desenvolve a partir das células-tronco na medula óssea sob o estímulo da hipoxia (baixo teor de oxigênio) na presença da eritropoietina (hormônio produzido pelos rins). O proeritroblasto ativa a síntese de DNA e RNA, e a divisão das células se inicia. As células resultantes da primeira divisão recebem o nome de eritroblastos basofílicos, porque elas ficam manchadas de azul por causa das tinturas de base em função das inúmeras organelas presentes dentro da célula. Durante esse estágio, começa a síntese da hemoglobina. A seguinte geração de células consiste em eritroblastos policromatófilos, nos quais se in-

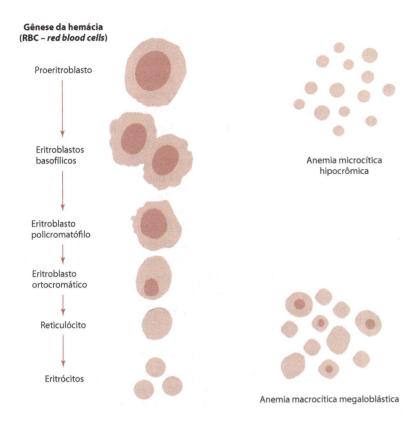

Figura 9.31 Gênese e maturação dos glóbulos vermelhos (à esquerda); glóbulos vermelhos característicos das anemias microcítica e macrocítica (à direita).

tensifica a síntese da hemoglobina. A concentração de hemoglobina influencia a síntese do DNA e da divisão celular. Normalmente, a divisão das células continua até o estágio ortocromático. Os eritroblastos ortocormáticos são caracterizados por síntese continuada de hemoglobina, descontinuação da síntese do DNA, desaceleração da síntese do RNA e migração do núcleo da parede da célula em preparação para extrusão. A célula se torna agora o reticulócito, no qual a síntese da hemoglobina continua até uma concentração de aproximadamente 34%. Uma vez atingida essa concentração, os ribossomos desaparecem e as células passam para os capilares sanguíneos, apertando-se através dos poros da membrana. Em cerca de 2 a 3 dias, período em que o resto das organelas celulares desaparece, os reticulócitos se tornam eritrócitos. O eritrócito, ou glóbulo vermelho maduro, é todo o citoplasma embalado com hemoglobina. A glicólise e o desvio de hexose monofosfato são as únicas vias metabólicas que ocorrem no eritrócito.

Uma deficiência de folato ou vitamina B$_{12}$ interfere na divisão normal das células. Com a deficiência de folato, aumentam as rupturas dos filamentos dentro do DNA e ocorrem desequilíbrios nas bases do DNA com a conversão menor de desoxiuridilato em timidilato, exigido para a síntese do DNA e, portanto, para a divisão celular normal. Em teoria, surgem problemas, parte porque o uracil pode ser mal incorporado ao timidilato no DNA. Embora as enzimas possam remover o uracil, a falta de trifosfato de timidina (TTP) inibe o reparo do DNA.[32-34] Sem o reparo apropriado, ocorrem rupturas duplas e fragmentação nos filamentos no DNA.[34,41,42] Com o tempo, a divisão celular diminui. O resultado são glóbulos vermelhos grandes, malformados e, às vezes, nucleados.

Algumas condições e populações associadas a uma maior necessidade de ingestão de folato incluem pessoas com consumo excessivo de álcool, com problemas de má absorção, como doenças inflamatórias do intestino, e indivíduos em tratamento com determinados medicamentos. Observou-se deficiência de folato em pessoas que tomam difenil-hidantoína ou fenitoína e anticonvulsivantes para tratamento de epilepsia. A fenitoína e o folato inibem a assimilação celular um do outro no trato gastrintestinal e possivelmente no cérebro.[1] Metotrexate, usado no tratamento da artrite reumatoide e em alguns tipos de câncer, entre outras condições, se liga ao di-hidrofolato redutase, impedindo assim a síntese do THF (**Figura 9.28**). Outras drogas, inclusive a colestiramina (usada no tratamento de altas concentrações de colesterol) e sulfasalazina (usada no tratamento de inflamações intestinais), também demonstraram interagir com o folato para provocar a deficiência de folato. Condições como doenças intestinais inflamatórias (por exemplo, colite ulcerativa e doença de Crohn) e ingestão excessiva de álcool também causam a má absorção do folato. Outras populações que parecem ter necessidade maior de folato são aquelas como polimorfismo genético nas enzimas envolvidas no metabolismo do folato, como a variação da MTHFR 677C $\longrightarrow$ T (ver "Perspectiva" deste capítulo).

Toxicidade

Segundo alguns estudos, a toxicidade por ingestão de ácido fólico, em doses moderadas, é inexistente.[1,43] Outros estudos, porém, indicam que ingestões de folato de até 15 mg/dia podem ser problemáticas. Esses problemas incluem insônia, mal-estar, irritabilidade e desconforto gastrintestinal.[44] A suplementação de ácido fólico também é problemática se ela mascarar a deficiência de vitamina B_{12}.[45,46] Os suplementos de ácido fólico podem aliviar a anemia macrocítica megaloblástica causada pela deficiência de vitamina B_{12}, porém o dano neurológico causado pela deficiência continua sem ser detectado. A UL de 1.000 μg (1 mg) para ácido sintético em suplementos ou de outros alimentos enriquecidos (mas não alimentos naturais) foi sugerido com base na capacidade de o ácido fólico mascarar as manifestações neurológicas da deficiência de vitamina B_{12}.[1] O uso de suplementos de ácido fólico não é recomendado para algumas pessoas, como aquelas com câncer em quimioterapia com metotrexato.

Avaliação do estado nutricional

Em geral, as condições do folato são identificadas pela mensuração das concentrações de folato no plasma, no soro ou nos glóbulos vermelhos. Níveis de folato no soro ou no plasma refletem ingestão recente, e, portanto, a deficiência precisa ser interpretada através de repetidas mensurações do folato no soro ou no plasma. As concentrações plasmáticas de folato <6,8 ng/mL normalmente indicam deficiência.[1,47] Concentrações de folato nos glóbulos vermelhos refletem mais o estado do tecido do folato do que o soro do folato e representam a situação da vitamina no momento em que os glóbulos vermelhos foram sintetizados.[1,47] Concentrações de folato nos glóbulos vermelhos <363 nmol/L indicam deficiência de folato, entretanto elas também baixam com a deficiência de vitamina B_{12}.[1,47]

A excreção de formiminoglutamato (FIGLU) também pode ser utilizada para medir o estado nutricional de folato, porque o folato na forma de THF precisa estar disponível ao grupo formimino para ser removido do FIGLU e do glutamato a ser formado (**Figura 9.29**). A excreção de FIGLU é mensurada com uma coleta de urina de 6 horas após a ingestão de 2 a 5 g de L-listidina por via oral. A excreção normal de FIGLU é de <35 μM/dia em adultos com ingestão de folato normal, enquanto, nas pessoas com deficiência, esse nível sobe para >200 μM/dia.[47] Uma deficiência de vitamina B_{12}, porém, também eleva a excreção de FIGLU.

O teste de supressão de deoxiuridina, outro método para avaliar a situação do folato, mensura a disponibilidade de folato para uma nova síntese de timidina. Nesse teste, a atividade do timidilato sintetase é mensurada pela cultura de linfócitos ou de células da medula óssea. A reação catalisada pelo timidilato sintetase é dependente de folato e, indiretamente, de vitamina B_{12} e, portanto, a mudança na atividade induzida pela adição de uma ou outra vitamina permite a identificação da deficiência. Em outras palavras, se uma pessoa tem deficiência de folato, acrescentá-lo – mas não vitamina B_{12} – pode normalizar a atividade da enzima. Da mesma forma, se uma pessoa tem deficiência de vitamina B_{12}, acrescentá-la – e não folato – pode normalizar a atividade do timidilato sintetase. No caso de deficiência das duas vitaminas, a atividade enzimática pode ser normalizada apenas com a adição de ambas as vitaminas.[47]

Um marcador funcional das deficiências de folato e vitamina B_{12} são as concentrações plasmáticas elevadas de homocisteína. É importante lembrar que as duas vitaminas são necessárias para a remetilação da homocisteína em metionina. Com deficiência de qualquer uma dessas vitaminas, as concentrações plasmáticas de homocisteína se tornam elevadas.

Referências citadas em ácido fólico

1. Food and Nutrition Board. Dietary Reference Intakes for thiamin, riboflavin, niacin, vitamin B6, folate, vitamin B_{12}, pantothenic acid, biotin, and choline. Washington, DC: National Academy Press; 1998. p. 196-305.
2. Sauberlich H. Bioavailability of vitamins. Prog Food Nutr Sci. 1985;9:1-33.
3. Sauberlich H. Vitamins – How much is for keeps? Nutr Today. 1987; 22:20-8.
4. McNulty H, Pentieva K. Folate bioavailability. Proc Nutr Soc. 2004; 63:529-36.
5. Hannon-Fletcher M, Armstrong N, Scott J, Pentieva K, Bradbury I, Ward M, et al. Determining bioavailability of food folates in a controlled intervention study. Am J Clin Nutr. 2004; 80:911-8.
6. Pfeffer C, Rogers L, Bailey L, Gregory J. Absorption of folate from fortified cereal grain products and of supplemental folate consumed with or without food determined using a dual label stable isotope protocol. Am J Clin Nutr. 1997;66:1388-97.
7. Gregory J. Bioavailability of folate. Eur J Clin Nutr. 1997;51:S54-9.
8. Geller J, Kronn D, Jayabose S, Sandoval C. Hereditary folate malabsorption. Medicine. 2002;81:51-68.
9. Ganapathy V, Smith S, Prasad P. SLC19: the folate/thiamine transporter family. Pflugers Arch – Eur J Physiol. 2004;447:641-6.
10. Wang H, Ross J, Ratnam M. Structure and regulation of a polymorphic gene encoding folate receptor type / . Nucleic Acids Res. 1998;26:2132-42.
11. Bender D. Nutritional biochemistry of the vitamins. New York: Cambridge University Press; 1992. p. 269-317.
12. Wagner C. Cellular folate binding proteins: function and significance. Ann Rev Nutr. 1982;2:229-48.
13. Craig SAS. Betaine in human nutrition. Am J Clin Nutr. 2004;80:539-49.
14. Melse-Boonstra A, Holm P, Ueland P, Olthof M, Clarke R, Verhoef P. Betaine concentration as a determinant of fasting total homocysteine concentrations and the effect of folic acid supplementation on betaine concentrations. Am J Clin Nutr. 2005;81:1378-82.
15. Shimakawa T, Nieto F, Malinow M, Chambless L, Schreiner P, Szklo M. Vitamin intake: a possible determinant of plasma homocysteine among middle-aged adults. Ann Epidemiol. 1997;7:285-93.
16. Boushey C, Beresford S, Omenn G, Motulsky A. A quantitative assessment of plasma homocysteine as a risk factor for vascular

disease: Probable benefits of increasing folic acid intakes. Jama. 1995; 274:1049-57.
17. Verhaar M, Stroes E, Rabelink T. Folates and cardiovascular disease. Atheroscler Thromb Vas Biol. 2002; 22:6-13.
18. Refsum H, Ueland P, Nygard I, Vollset S. Homocysteine and cardiovascular disease. Ann Rev Med. 1998;49:31-62.
19. Strain JJ, Ward DM, Pentieva K, McNulty H. B-vitamins, homocysteine metabolism and CVD. Proc Nutr Soc. 2004;63:597-603.
20. Cortese C, Motti C. MTHFR gene polymorphism, homocysteine and cardiovascular disease. Pub Hlth Nutr. 2001;4:493-7.
21. Tsai J, Perrella M, Yoshizumi M, Hsieh C, Haber E, Schlegel R, et al. Promotion of vascular smooth muscle cell growth by homocysteine: a link to atherosclerosis. Proc Natl Acad Sci USA. 1994;91:6369-73.
22. Mayer E, Jacobsen D, Robinson K. Homocysteine and coronary atherosclerosis. J Am Coll Cardiol. 1996;27:517-7.
23. Ubbink J. Vitamin B_{12}, vitamin B_6, and folate nutritional status in men with hyperhomocysteinemia. Am J Clin Nutr. 1993;57:47-53.
24. Ubbink J, Vermaak W, Merwe A, Becker P, Delport AR, Potgieter H. Vitamin requirements for the treatment of hyperhomocysteinemia in humans. J Nutr. 1994;124:1927-33.
25. Voutilainen S, Virtanen J, Rissanen T, Alfthan G, Laukkanen J, Nyyssonen K, et al. Serum folate and homocysteine and the incidence of acute coronary events. Am J Clin Nutr. 2004;80:317-23.
26. Fairfield KM, Fletcher R. Vitamins for chronic disease prevention in adults. Jama. 2002;287:3116-26.
27. Ravaglia G, Forti P, Maioli F, Martelli M, Servadei L, Brunetti N, et al. Homocysteine and folate as risk factors for dementia and Alzheimer disease. Am J Clin Nutr. 2005;82:636-43.
28. Selhub J. Folate, vitamin B_{12} and vitamin B_6 and one carbon metabolism. J Nutr Hlth Aging. 2002; 6:39-42.
29. Clarke R, Smith A, Jobst K, Refsum H, Sutton L, Ueland P. Folate, vitamin B_{12} and serum total homocysteine in confirmed Alzheimer's disease. Arch Neurol. 1998;55:1449-55.
30. Hine R. Folic acid: contemporary clinical perspective. Persp Appl Nutr. 1993;1:3-14.
31. Folate, alcohol, methionine, and colon cancer risk: is there a unifying theme? Nutr Rev. 1994;2:18-20.
32. Kim Y, Pogribny I, Basnakian A, Miller J, Selhub J, James S, et al. Folate deficiency in rats induces DNA strand breaks and hypomethylation with the p52 tumor suppressor gene. Am J Clin Nutr. 1997;65:46-52.
33. Duthie S, Narayanan S, Brand G, Pirie L, Grant G. Impact of folate deficiency on DNA stability. J Nutr. 2002;132:2444S-49S.
34. Mason J, Levesque T. Folate: effects on carcinogenesis and the potential for cancer chemoprevention. Oncology. 1996;10:1727-36.
35. Giovannuncci E, Stampfer M, Colditz G, Rimm E, Trichopoulos D, Rosner B, et al. Folate, methionine, and alcohol intake and risk of colorectal adenoma. J Natl Cancer Inst. 1993;85:875-84.
36. Giovannuncci E, Rimm E, Ascherio A, Stampfer M, Colditz G, Willet W. Alcohol, low methionine, low folate diets and risk of colon cancer in men. J Natl Cancer Inst. 1995; 87:265-73.
37. Ma J, Stampfer M, Giovannucci E, Artigas C, Hunter D, Fuchs C, et al. Methylenetetrahydrofolate reductase polymorphism, dietary interventions, and risk of colorectal cancer. Cancer Res. 1997; 57:1098-102.
38. Weir D, McGing P, Scott J. Commentary: folate metabolism, the enterohepatic circulation and alcohol. Biochem Pharmacol. 1985;34:1-7.
39. Centers for Disease Control and Prevention. Recommendations for the use of folic acid to reduce the number of cases of spina bifida and other neural tube defects. MMWSR. 1992;41:1-7.
40. www.cfsan.fda.gov.
41. Friso S, Choi S-W. Gene-nutrient interactions and DNA methylation. J Nutr. 2002;132:2382S-87S.
42. Beck W. Neuropsychiatric consequences of cobalamin deficiency. Adv Intern Med. 1991;36:33-56.
43. Butterworth C, Tamura T. Folic acid safety and toxicity: a brief review. Am J Clin Nutr. 1989;50:353-8.
44. Zimmerman M, Shane B. Supplemental folic acid. Am J Clin Nutr. 1993;58:127-8.
45. Hathcock J. Vitamins and minerals: efficacy and safety. Am J Clin Nutr. 1997;66:427-37.
46. Drazkowski J, Sirven J, Blum D. Symptoms of B_{12} deficiency can occur in women of child-bearing age supplemented with folate. Neurology. 2002;58:1572-3.
47. Gibson RS. Principles of nutritional assessment. New York: Oxford Press; 2005. p. 595-615.

Vitamina B_{12} (cobalamina)

A vitamina B_{12} ou cobalamina é considerada um genérico do grupo de componentes chamados corrinoides por causa de seus núcleos corrinas. A corrina é um anel macrocíclico feito de quatro anéis de pirrol reduzido ligados entre si. No centro da corrina, há um átomo de cobalto (Co) ao qual está preso, em ângulos quase retos, o nucleotídeo 5,6-dimetilbenzimidazol. Também anexados ao átomo de cobalto na vitamina B_{12} estão:

Grupo anexado	Composto resultante
—CN	Cianocobalamina
—OH	Hidroxocobalamina
—H2O	Aquocobalamina
—NO2	Nitritocobalamina
5'-deoxiadenosil	5'-deoxiadenosilcobalamina
—CH3	Metilcobalamina

A **Figura 9.32** mostra a estrutura da cianocobalamina. Apenas duas cobalaminas, a 5'-deoxiadenosilcobalamina (subsequentemente chamada adenosilcobalamina) e a metilcobalamina ficam ativas na forma de coenzimas. O corpo humano possui a capacidade bioquímica para converter a maioria das outras cobalaminas em formas ativas da coenzima da vitamina.

A vitamina B_{12} foi a última vitamina a ser descoberta. Ela foi isolada em 1948 por Smith (da Inglaterra), Rickes e outros (dos Estados Unidos). Sua estrutura foi descoberta por Hodgkin, porém, em 1926, Minot e Murphy demonstraram que a ingestão de grandes quantidades de fígado podia auxiliar na correção da anemia perniciosa associada à deficiência da vitamina. Foram necessárias quase duas décadas para identificar a vitamina no fígado.

Fontes

Na alimentação humana, as únicas fontes de vitamina B_{12} são os produtos animais, que derivaram suas cobalaminas de microrganismos. Correndo tudo naturalmente, a vitamina B_{12} é produzida pelos microrganismos. Qualquer vitamina B_{12} encontrada em alimentos vegetais provavel-

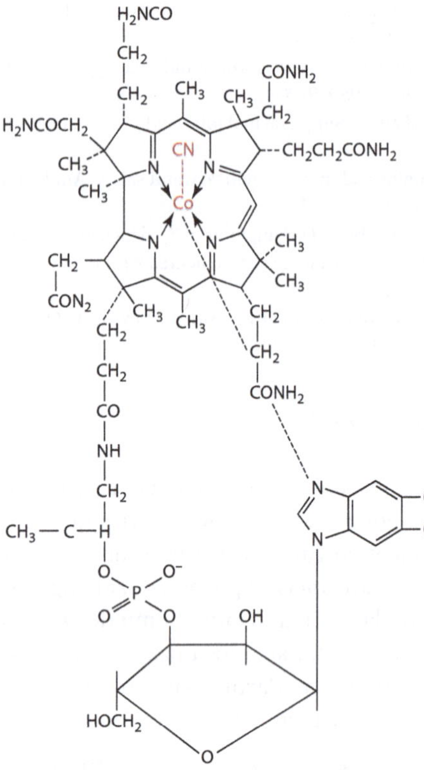

Figura 9.32 Fórmula estrutural da vitamina B_{12} (cianocobalamina).

mente poderá ser identificada tanto pela contaminação com microrganismos presentes no esterco ou, no caso das leguminosas, pela presença da bactéria fixadora de nitrogênio nos nódulos das raízes dessas plantas.[1] Mãos contaminadas que levam alimento à boca também fornecem vitamina B_{12}.

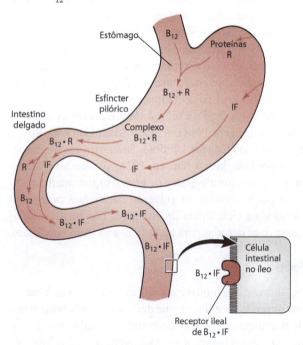

Figura 9.33 Absorção da vitamina B_{12}.

As melhores fontes de cobalaminas são as carnes e seus produtos, aves, peixes, frutos do mar (especialmente mariscos e ostras) e ovos (sobretudo a gema); nesses alimentos, as cobalaminas são predominantemente adenosil e hidroxocobalamina. Leite e derivados como queijo *cottage* e iogurte contêm menores quantidade da vitamina, especialmente metil e hidroxocobalamina.[2,3] A cianocobalamina pode ser encontrada em alguns poucos alimentos, bem como no tabaco. Alimentos derivados de plantas às vezes são fortificados com essa vitamina. A cianocobalamina e a hidroxocobalamina são as formas comerciais disponíveis na preparação de vitaminas, por exemplo. Dentro do corpo, a cianocobalamina é convertida em aquocobalamina ou hidroxocobalamina, entre outras formas.

Digestão, absorção, transporte e armazenamento

Acredita-se que a digestão e absorção da vitamina B_{12} sejam processadas de acordo com o esquema apresentado na **Figura 9.33**. As cobalaminas ingeridas precisam ser liberadas das proteínas/polipeptídicas nas quais estão ligadas nos alimentos. Essa liberação normalmente ocorre através de ações da enzima proteolítica gástrica pepsina e do ácido clorídrico no estômago.

Em seguida, a vitamina B_{12} se liga a uma proteína R. A proteína R ligante de cobalamina, encontrada na saliva e no suco gástrico, se junta à vitamina antes ou depois de sua liberação das proteínas dos alimentos. As proteínas R, conhecidas coletivamente como **cobalofilinas** ou **haptocorrinas** (HCs), têm muita afinidade com as cobalaminas. Em geral, a proteína R se liga à vitamina enquanto é esvaziada do estômago para o duodeno, a região proximal ou superior do intestino delgado. Há evidências de que as proteínas R (ou outros fatores secretados pelo suco pancreático) também protegem a vitamina B_{12} do uso bacteriano.[4] Dentro do duodeno, a proteína R é hidrolisada pelas proteases pancreáticas e a cobalamina livre é liberada. Após a liberação da proteína R, a vitamina B_{12} (em todas as formas) se liga ao fator intrínseco (FI), uma glicoproteína sintetizada pelas células parietais gástricas, mas escapa da ação catabólica das proteases.

No processo absortivo, várias condições podem interferir nos estágios descritos. Sabe-se que a insuficiência pancreática interfere na liberação da cobalamina da proteína R e, assim, reduz a absorção da vitamina. A síndrome Zollinger-Ellison é resultante do aumento da secreção gástrica ácida, e, com o aumento do ácido, o pH dos sucos digestórios no intestino delgado diminui. Essa acidificação pode prejudicar a liberação da vitamina do FI e, desse modo, inibir a absorção. Essas condições, entre outras, aumentam nas pessoas os riscos de deficiência e serão discutidas com mais detalhes na seção sobre deficiência.

O complexo cobalamina-FI viaja do duodeno ao íleo, onde estão presentes os receptores (chamados cubilinas) da vitamina B_{12} que permitem a absorção.[5] A vitamina é absorvida por todo o íleo, especialmente o terço distal.[1] Embora o processo de absorção de cobalamina ainda não esteja completamente compreendido, acredita-se que a absorção do complexo cubilina-IF-vitamina B_{12} pelo enterócito ocorra por endocitose mediada por receptor. Também se acredita que uma proteína, a megalina, se liga ao complexo e desempenha um papel em seu transporte até a célula. Dentro do enterócito, a B_{12} é liberada do complexo IF. Durante o transporte ou antes dele, através da membrana basolateral das células ileais, a vitamina B_{12} se liga à transcobalamina II para transporte no portal sanguíneo.

Embora a maior parte da vitamina B_{12} seja absorvida pelo processo anteriormente descrito, acredita-se que cerca de 1% a 3% da ingestão seja absorvida por difusão passiva, especialmente quando se ingerem doses farmacológicas da vitamina B_{12}. A absorção total de vitamina B_{12} da alimentação varia de 11% a 65%%, com eficácia de absorção diminuída na proporção do aumento da ingestão. Quando se calcularam as recomendações para ingestões de vitamina B_{12}, assumiu-se uma absorção de 50%.[6] A absorção de cianocobalamina livre em pessoas com trato gastrintestinal saudável não diminui com a idade.[7-10]

A circulação entero-hepática é importante no estado nutricional da vitamina B_{12}, responsável em parte pela meia-vida biológica longa da cobalamina. Pensa-se que cerca de 1,4 µg (1,85 nmol) de cobalamina por dia seja secretada na bile.[11] Com a circulação entero-hepática, muito dessa cobalamina na bile e em outras secreções intestinais pode se ligar ao IF no intestino delgado e ser reabsorvido no íleo. Assim, as síndromes de má absorção não apenas diminuem a absorção da cobalamina ingerida, como também interferem na circulação entero-hepática, aumentando, portanto, a quantidade de vitamina B_{12} necessária para atender às necessidades do corpo.

Após a absorção da vitamina B_{12}, ela aparece na circulação dentro de 3 a 4 horas. Os níveis de pico da vitamina no sangue normalmente não são atingidos por outras 4 a 8 horas. No sangue, a metilcobalamina contém cerca de 60% a 80% e a adenosilcobalamina talvez até 20% do plasma total de cobalamina. Outras formas de cobalamina no sangue incluem a cianocobalamina e hidroxocobalamina.

A vitamina B_{12} é encontrada no sangue ligada a uma das três transcobalaminas (TC), designadas TCI, TCII ou TCIII. Não se sabe ainda se a ligação à TC ocorre dentro do enterócito ou na superfície serosa. As transcobalaminas são consideradas proteínas R. A TCII é a proteína principal que carrega cobalamina recém-absorvida, em uma proporção de um por um, até os tecidos. A TCII é composta de uma variedade de corpos celulares. Cerca de 20% da cobalamina é transportada na TCII, a qual, na condição de holo, tem uma meia-vida de menos de duas horas. As funções exatas da TCI e TCIII não são conhecidas. A TCIII pode funcionar na liberação de cobalamina dos tecidos periféricos de volta ao fígado. Cerca de 80% da vitamina B_{12} está ligada à TCI (também denominada haptocorrina) que pode funcionar como uma forma de armazenamento circulante da vitamina e impedir o uso bacterial da vitamina. Acredita-se que as células assimilam o complexo holo TCI B_{12} por receptores não específicos depois de a proteína ser desialilada.

A assimilação da vitamina B_{12} nos tecidos é dependente de receptor. Parece que todos os tecidos possuem receptores para TCII. Acredita-se que o complexo TCII-cobalamina é levado para as células por endocitose e misturado aos lisossomos responsáveis pela degradação da TCII e liberação da vitamina dentro do citosol da célula. As mutações genéticas na TCII estão documentadas. Uma dessas mutações razoavelmente comum é a substituição da citosina (C) por guanina (G) no par de base 776 (escrito como TC766C $\rightarrow$ G). Essa substituição resulta na inserção de arginina em vez de prolina na TCII, o que diminui a capacidade da proteína (TCII) de se ligar ao transporte de B_{12} aos tecidos. Cerca de 20% da população é homozigota para a variante GG. Além disso, estudos mostram que mulheres como o genótipo GG exibem concentrações sorológicas de vitamina B_{12} significativamente mais baixas e concentrações sorológicas de homocisteína mais elevadas (fator de risco para doenças cardiovasculares) do que aquelas que não apresentam mutação.[12]

O metabolismo das várias formas da vitamina ocorre dentro das células. A hidroxocobalamina, por exemplo, pode ser submetida à metilação citosólica para gerar metilcobalamina ou passar por redução e subsequente reação com a ATP na mitocôndria para produzir adenosilcobalamina.[1]

A vitamina B_{12}, ao contrário das outras vitaminas hidrossolúveis, pode ser armazenada e retida no corpo por muito tempo, até mesmo durante anos. Cerca de 2 a 4 mg da vitamina são armazenados no corpo, principalmente (~50%) no fígado. Pequenas quantidades também podem ser encontradas em músculos, ossos, rins, coração, cérebro e baço e circular no sangue como transcobalaminas. A adenosilcobalamina representa cerca de 70% do total de vitamina B_{12} do corpo e é a principal forma de armazenamento da vitamina no fígado, nos glóbulos vermelhos, rins e cérebro. A metilcobalamina é a forma principal de vitamina no sangue. A hidroxocobalamina e a metilcobalamina também são armazenadas, porém em quantidades menores.

FUNÇÕES E MECANISMOS DE AÇÃO

Duas reações enzimáticas que exigem vitamina B_{12} foram reconhecidas no ser humano. Uma dessas reações requer metilcobalamina, enquanto a outra precisa de adenosilcobalamina. As cobalaminas adenosil e metil são formadas por uma complexa reação sequencial,[13] resultando na produção de uma ligação de carbono-cobalto entre o núcleo do cobalto da vitamina e o ligante metil e o 5'deoxiadenosil.

A reação que exige metilcobalamina como coenzima é a conversão de homocisteína em metionina (**Figura 9.30**). Essa reação ocorre no citoplasma da célula e está demonstrada a seguir em um processo de duas fases para facilitar a compreensão da natureza sequencial da reação. Primeiro, para formar a metilcobalamina necessária na síntese de metionina, a cobalamina ligada à sintase de metionina (também denominada homocisteína metiltransferase) capta o grupo metil do 5-metiltetra-hidrofolato (THF), formando a metilcobalamina ligada à metionina sintase e THF.

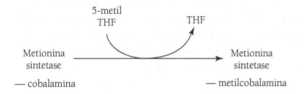

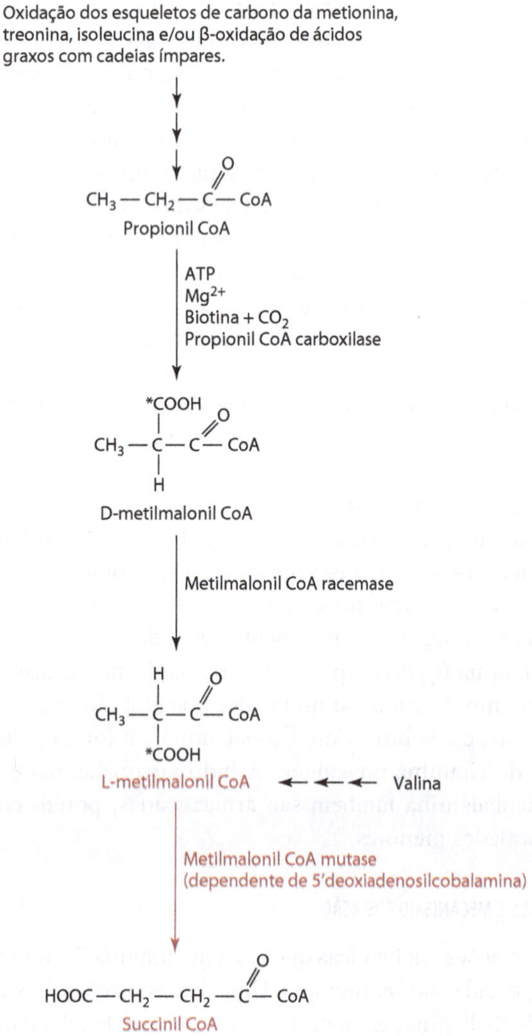

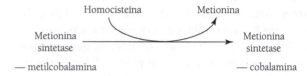

Em seguida, a metilcobalamina ligada à metionina sintetase libera o grupo metil para transferir à homocisteína, produzindo metionina e cobalamina.

Por ser a formação de 5-metil-THF irreversível, uma deficiência de vitamina B_{12} prende o folato do corpo na forma 5-metil, conhecida como hipótese da armadilha metilfolato. Essa hipótese explica em parte o sinergismo entre o folato e a vitamina B_{12} (ver "Interações com outros nutrientes" na seção "Ácido fólico").

A segunda reação dependente de vitamina B_{12} requer adenosilcobalamina. Essa reação é catalisada por uma mutase e ocorre na mitocôndria. Especificamente, a adenosilcobalamina é necessária para o metilmalonil CoA mutase, que converte L-metilmalonil CoA em succinil CoA (**Figura 9.34**). O L-metilmalonil CoA é feito de D-metilmalonil CoA, que, por sua vez, é gerado pelo propionil CoA. O propionil CoA provém da oxidação da metionina, isoleucina e treonina e da cadeia ímpar de ácidos graxos. A conversão do propionil CoA em D-metilmalonil CoA é uma reação dependente de ATP-, Mg^{2+} e biotina (discutida anteriormente na seção "Biotina") (**Figura 9.24**). O metilmalonil CoA mutase (um dímero) requer duas moléculas de adenosilcobalamina (uma por subunidade) para converter L-metilmalonil CoA em succinil CoA, o ciclo intermediário do TCA (**Figura 9.34**). Com uma deficiência de vitamina B_{12}, a atividade mutase fica prejudicada, e o metilmalonil CoA e o ácido metilmalônico CoA se acumulam nos fluidos corporais. Os defeitos genéticos no metilmalonil CoA mutase e a síntese da adenosilcobalamina também foram demonstrados e resultam da junção de metilmalonil CoA e ácido metilmalônico. A reação do soro do ácido metilmalônico à depleção e repleção de vitamina B_{12} é útil no diagnóstico de deficiência de B_{12} e na resposta ao tratamento.

Metabolismo e excreção

A vitamina B_{12} não é extensivamente (se for) degradada antes da excreção. A rotação da vitamina é de aproximadamente 0,1% por dia, sendo a maior parte dela excretada, ligada à proteína R, na bile. Há pouca excreção urinária, mas também podem ocorrer perdas dérmicas de vitamina B_{12}.

Dose diária recomendada

As recomendações para o consumo de B_{12} são baseadas em estimativas de consumo da vitamina e *turnover*, e também nas quantidades necessárias da vitamina para a ma-

Figura 9.34 Função da vitamina B_{12} na oxidação da L-metilmalonil CoA.

nutenção dos índices normais da vitamina no soro e das condições hematológicas. A RDA de vitamina B_{12} para adultos é de 2,4 µg por dia, com sugestão de aumento de 0,2 µg para mulheres durante a gravidez e a lactação, respectivamente.[6] A exigência de vitamina para adultos é de 2,0 µg/dia.[6] Recomenda-se que pessoas com idade acima de 51 anos consumam alimentos fortificados com a vitamina ou suplementos de B_{12}, porque de 10% a 30% de pessoas idosas apresentam alterações no trato gastrintestinal que limitam sua capacidade de absorção de formas de vitamina ligadas aos alimentos.[6] A capa interna do livro oferece recomendações adicionais para o consumo de vitamina B_{12} para os demais grupos etários.

Deficiência: anemia macrocítica megaloblástica

A deficiência de vitamina B_{12} tal como a do folato resulta na anemia macrocítica megaloblástica. As manifestações da deficiência de B_{12} ocorrem em etapas. Inicialmente, as concentrações sorológicas da vitamina diminuem, entretanto elas podem permanecer normais até que acabem os estoques da vitamina. Depois, as concentrações celulares da vitamina diminuem. Em seguida, a síntese do DNA diminui e há aumento das concentrações de homocisteína e ácido metilmalônico. Finalmente, as alterações morfológicas e funcionais ocorrem nas células sanguíneas e nas células precursoras do sangue, na medula óssea, resultando na anemia macrocítica megaloblástica (célula grande e imatura).[14] Os principais sintomas e sinais incluem palidez, fadiga, dormência (parestesia) nas extremidades, andar irregular, perda de concentração, perda de memória, desorientação, inchaço das fibras mielinadas e, possivelmente, demência. Os problemas neurológicos ocorrem em cerca de 75% a 90% das pessoas com deficiência da vitamina B_{12}.[6,15]

A anemia macrocítica megaloblástica associada à deficiência de B_{12} está descrita em detalhe nas seções "Ácido fólico" e "Vitamina B_{12} (cobalamina)", porque ambas resultam em anemia macrocítica megaloblástica. De fato, a anemia macrocítica megaloblástica relacionada à deficiência de vitamina pode ser corrigida com altas doses de folato. Entretanto, a neuropatia, caracterizada pela desmielinação dos nervos, causada pela falta de B_{12} não reage à terapia com folato. A neuropatia ocorre geralmente em pessoas com deficiência de B_{12} com atividade diminuída da atividade das enzimas dependentes dessa vitamina. A causa disso pode estar relacionada à disponibilidade de metionina.[16,17] A neuropatia pode ser amenizada através do aumento de metionina exógena ou da produção acelerada de metionina de homocisteína, reação que requer vitamina B_{12}. Uma quantidade inadequada de metionina causada pela deficiência de B_{12} diminui a disponibilidade da S-adenosilmetionina (SAM). É importante lembrar que a SAM é exigida para as reações de metilação, as quais são essenciais para a manutenção da mielina e, portanto, da função neurológica. A deficiência de SAM no sistema nervoso (isto é, fluido cerebroespinhal) foi implicada na patogenia da neuropatia de cobalamina.[18]

Além da anemia, as concentrações plasmáticas de vitamina B_{12} estão inversamente associadas às concentrações plasmáticas de homocisteína.[19-24] Elevadas concentrações plasmáticas de homocisteína são consideradas fator de risco para doenças cardiovasculares, e essas concentrações podem ser diminuídas com vitamina B_{12}, folato e suplementos de vitamina B_6.[19,23-25] A relação entre a vitamina B_{12}, o folato, a vitamina B_6, as concentrações plasmáticas de homocisteína e doenças cardiovasculares são discutidas em detalhe na seção "Ácido fólico" deste capítulo.

A absorção inadequada da vitamina, mais do que a ingestão dietética inadequada, provoca a maioria das deficiências de B_{12} observadas nos Estados Unidos. Entretanto, uma dieta estritamente vegetariana também pode produzir deficiência da vitamina muito rapidamente em bebês ou crianças com estoques mínimos da vitamina. Ao contrário das crianças, os adultos que ingerem dietas com alimentos de origem animal e que mudam para dietas vegetarianas rígidas sem consumir alimentos fortalecidos também poderão não desenvolver os sintomas clínicos da deficiência por décadas, porque acumularam estoques razoavelmente grandes da vitamina. A absorção inadequada de B_{12} pode resultar em vários problemas e é especialmente prevalente em pessoas mais velhas. A má absorção pode ser resultado de anemia perniciosa, uma condição autoimune na qual o corpo produz anticorpos que atacam as células gástricas parietais e, desse modo, diminuem a produção do fator intrínseco (FI). É importante lembrar que o FI é necessário para absorver a vitamina. Outras condições que podem prejudicar a absorção da vitamina incluem aquelas que causam a falta de FI, como a gastrite atrófica (perda e inflamação das células gástricas) ou gastrectomia (remoção de todo ou parte do estômago). Em algumas formas de gastrite atrófica, os anticorpos são feitos contra a bomba de próton nas células parietais.[26] A liberação de pouco ácido clorídrico (**acloridria**) também diminui a liberação da vitamina ligada aos alimentos, causando a má absorção desta. Pessoas com uma superfície absortiva menor no íleo, tal como ocorre com recessão ileal, diarreia tropical e ileíte (inflamação no íleo), também têm má absorção da vitamina e correm o risco de apresentar deficiência. Pessoas com a síndrome Zollinger-Ellison produzem grandes quantidades de ácido gástrico, que resulta em maior liberação de ácido no estômago que passa para o intestino delgado com o quimo. O aumento de ácido no intestino delgado baixa o pH do intestino e, acredita-se, prejudica a liberação da vitamina B_{12} da proteína R e a ligação da vitamina com o FI. Além disso, pessoas com infecções parasitárias como tênia podem desenvolver deficiência de B_{12} porque o parasita usa a vitamina e, consequentemente, impede sua disponibilidade para a pessoa infectada. O uso prolongado de alguns medicamentos como bloqueadores H_2 e inibidores da bomba de próton, utilizados para tratar pessoas com úlceras ou refluxo gastrintestinal, também está associado com a menor absorção da vitamina B_{12}. O supercrescimento bacteriano ocorre por causa do elevado pH do intestino (menos ácido é produzido por causa das medicações), e as bactérias usam a vitamina B_{12} e, desse modo, limitam sua disponibilidade. Finalmente, pessoas com uma condição ruim de B_{12} podem apresentar problemas de desmielinação, após a anestesia de óxido nitroso.[27-29] Constatou-se que o óxido nitroso (agente anestésico) pode inibir a atividade da metionina sintetase por reagir com a metilcobalamina e possivelmente alterar o estado de oxidação do cobalto (de 1+ para 3+).[1]

A incidência da deficiência de B_{12} em pessoas idosas pode chegar a 15%, e o conteúdo da vitamina dos preparados multivitamínicos normalmente não é suficiente para o tratamento.[9,30] A vitamina B_{12} via oral em quantidades de, pelo menos, 6 a 9 µg e possivelmente até 300 µg parece ser necessária na correção da deficiência em pessoas idosas.[30] O tratamento da anemia perniciosa ou deficiência secundária à má absorção geralmente requer injeção intramuscular mensal da vitamina em quantidades de 500 a 1.000 µg[6] ou ingestão oral de quantidades farmacológicas (2 mg) da vitamina.[31] A vitamina B_{12} em *spray* nasal também está disponível no mercado. O Nascobal®, por exemplo, fornece vitamina como cianocobalamina (500 µg/*spray*). Além disso, o *spray* nasal é benéfico para as pessoas com problemas de má absorção, como doença inflamatória intestinal, ou com anemia perniciosa.

Toxicidade

Embora nunca tenha sido claramente registrada a toxicidade por doses maciças de vitamina B_{12}, também não há registros de nenhum benefício por causa da ingestão excessiva da vitamina por pessoas com níveis vitamínicos adequados.[6] Não foi estabelecido nenhum nível de ingestão máxima tolerável para a vitamina B_{12}.[6]

Avaliação do estado nutricional

A situação da B_{12} pode ser avaliada por meio de diversos índices. As concentrações sorológicas da vitamina B_{12}, que incluem cobalamina ligada à TCI, TCII e TCII, são normalmente mensuradas e refletem ingestão e condição. As concentrações sorológicas de <200 pg/mL (com base no método de ensaio radiológico) são consideradas deficientes.[6] Como as concentrações sorológicas da vitamina B_{12} podem ser mantidas à custa dos tecidos, uma pessoa pode exibir concentrações sorológicas normais, mas ter baixas concentrações nos tecidos.[15] Assim, a avaliação que inclui índices de mensuração, além das concentrações sorológicas, é benéfica.

Mensurações no soro de metilmalonil CoA ou ácido metilmalônico e de homocisteína também são usadas para avaliar a condição de B_{12}. Elevadas concentrações de metilmalonil CoA (ou ácido metilmalônico) e de homocisteína, substratos normalmente metabolizados pelas enzimas dependentes de vitamina B_{12}, ocorrem com a diminuição da atividade enzimática resultante da insuficiência de B_{12}. Uma excreção maior de ácido metilmalônico pelo sangue ou pela urina associada ao estado deficiente de vitamina B_{12} e a diminuicão de concentrações sanguíneas de ácido metilmalônico na vigência de suplementação de B_{12} indicam aspectos úteis das condições vitamínicas.[31] Normalmente, nenhuma ou quantidades mínimas de ácido metilmalônico são excretadas na urina, entretanto, com deficiência de vitamina B_{12}, a excreção de ácido metilmalônico pode exceder a 300 mg por dia.[15] As contagens de reticulócitos também aumentam num prazo de 48 horas após a suplementação de B_{12} em pessoas com deficiência dessa vitamina.

Outros testes usados para avaliar o estado nutricional da vitamina B_{12} incluem o teste de supressão de deoxiuridina, discutido anteriormente em "Avaliação do estado nutricional" na seção "Ácido fólico", e o teste de Schilling, que é utilizado para determinar problemas na absorção de B_{12} relacionados à insuficiência de FI. O teste de Schilling compreende a administração oral de B_{12} radioativa e mensuração da excreção urinária da vitamina em diversos horários. A excreção urinária abaixo do normal da vitamina sugere uma absorção prejudicada.

Referências citadas em vitamina B_{12}

1. Seatharam B, Alpers D. Absorption and transport of cobalamin (vitamin B_{12}). Ann Rev Nutr. 1982;2:343-69.
2. National Research Council. Recommended dietary allowances. 10th ed. Washington, DC: National Academy Press; 1989. p. 158-65.
3. Sandberg D, Begley J, Hall C. The content, binding and forms of vitamin B_{12} in milk. Am J Clin Nutr. 1981;34:1717-24.
4. Toskes P, Hansell J, Cerda J, Deren J. Vitamin B_{12} malabsorption in chronic pancreatic insufficiency. N Engl J Med. 1971;284:627-32.
5. Moestrup S, Verroust P. Mammalian receptors of vitamin B_{12} binding proteins. In: Banerjee R, editor. Chemistry and biochemistry of B_{12}. New York: Wiley Interscience; 1999. p. 475-88.
6. Food and Nutrition Board. Dietary Reference Intakes for thiamin, riboflavin, niacin, vitamin B_6, folate, vitamin B_{12}, pantothenic acid, biotin, and choline. Washington, DC: National Academy Press; 1998. p. 306-56.
7. McEvoy A, Fenwick J, Boddy K, James O. Vitamin B_{12} absorption from the gut does not decline with age in normal elderly humans. Age Ageing. 1982;11:180-3.
8. Nilsson-Ehle H, Jagenburg R, Landahl S, Lindstedt G, Swolin B, Westin J. Cyanocobalamin absorption in the elderly: results for healthy subjects and for subjects with low serum cobalamin concentration. Clin Chem. 1986;32:1368-71.
9. Carmel R. Cobalamin, the stomach and aging. Am J Clin Nutr. 1997;66:750-9.
10. Asselt D van, Broek W van den, Lamers C, Corstens F, Hoefnagels W. Free and protein-bound cobalamin absorption in healthy middle-aged and older subjects. J Am Geriatr Soc. 1996;44:949-53.

11. El-Kholty S, Gueant J, Bressler L, Djalali M, Boissel P, Gerard P, et al. Portal and biliary phases of enterohepatic circulation of corrinoids in humans. Gastroenterology. 1991; 101:1399-408.
12. Castel-Dunwoody K von, Kauwell G, Shelnutt K, Vaughn J, Griffin E, Maneval D, et al. Transcobalamin 776CG polymorphism negative affects vitamin B_{12} metabolism. Am J Clin Nutr. 2005;81: 1436-41.
13. Ludwig M, Mathews R. Structure-based perspectives on B_{12} dependent enzymes. Ann Rev Biochem. 1997;66:269-313.
14. Herbert V. Staging of vitamin B_{12} (cobalamin) status in vegetarians. Am J Clin Nutr. 1994; 59(Suppl):1213S-22S.
15. Beck W. Neuropsychiatric consequences of cobalamin deficiency. Adv Intern Med. 1991; 36:33-56.
16. Metz J. Pathogenesis of cobalamin neuropathy: deficiency of nervous system S-adenosylmethionine. Nutr Rev. 1993;51:12-5.
17. Davis R. Clinical chemistry of vitamin B_{12}. Adv Clin Chem. 1984;24:163-216.
18. Council on Scientific Affairs, American Medical Association. Vitamin preparations as dietary supplements and as therapeutic agents. Jama. 1987;257:1929-36.
19. Pancharuniti N, Lewis C, Sauberlich H, Perkins L, Go R, Alvarez J, et al. Plasma homocyst(e)ine, folate, and vitamin B_{12} concentrations and risk for early-onset coronary artery disease. Am J Clin Nutr. 1994;59:940-8.
20. Mansoor M, Ueland P, Svardal A. Redox status and protein binding of plasma homocysteine and other aminothiols in patients with hyperhomocysteinemia due to cobalamin deficiency. Am J Clin Nutr. 1994;59:631-5.
21. Ubbink J. Vitamin B_{12}, vitamin B_6, and folate nutritional status in men with hyperhomocysteinemia. Am J Clin Nutr. 1993;57:47-53.
22. Shimakawa T, Nieto F, Malinow M, Chambess L, Schreiner P, Szklo M. Vitamin intake: Possible determinant of plasma homocyst(e)ine among middle-aged adults. Ann Epidemiol. 1997;7:285-93.
23. Boushey C, Beresford S, Omenn G, Motulsky A. A quantitative assessment of plasma homocysteine as a risk factor for vascular disease: probable benefits of increasing folic acid intakes. Jama. 1995;274:1049-57.
24. Ubbink J, Vermaak W, Merwe A, Becker P, Delport A, Potgieter H. Vitamin requirements for the treatment of hyperhomocysteinemia in humans. J Nutr. 1994;124:1927-33.
25. Refsum H, Ueland P, Nygard O, Vollset SE. Homocysteine and cardiovascular disease. Ann Rev Med. 1998;49:31-62.
26. Ban-Hock T, Driel I van, Gleeson P. Pernicious anemia. N Engl J Med. 1997;337:1441-8.
27. Metz J. Cobalamin deficiency and the pathogenesis of nervous system disease. Ann Rev Nutr. 1992;12:59-79.
28. Flippo T, Holder W. Neurologic degeneration associated with nitrous oxide anesthesia in patients with vitamin B_{12} deficiency. Archives Surg. 1993;128:1391-5.
29. Guttormsen A, Refsum H, Ueland P. The interaction between nitrous oxide and cobalamin biochemical effects and clinical consequences. Acta Anaesthesiol Scand. 1994;38:753-6.
30. Stabler S, Lindenbaum J, Allen R. Vitamin B_{12} deficiency in the elderly: current dilemmas. Am J Clin Nutr. 1997;66:741-9.
31. Kuzminski A, Del Glacco E, Allen R, Stabler S, Lindenbaum J. Effective treatment of cobalamin deficiency with oral cobalamin. Blood. 1998;92:1191-8.

Vitamina B_6

A vitamina B_6 existe sob várias fórmulas estruturais (ver **Figura 9.35**), as quais são intercambiáveis e comparativamente ativas (**Figura 9.36**). A piridoxina representa a forma em álcool; a piridoxal, a forma em aldeído; e a piridoxamina, a forma em amino. Cada uma possui um derivativo 5'-fosfato.

A vitamina foi identificada em 1934 e confirmou-se sua estrutura em 1938. Um pouco da pesquisa inicial tinha o objetivo de corrigir dermatite em ratos. Atribui-se a Kuhn e Szent-Györgyi o isolamento da vitamina (que era denominada B_6) para corrigir dermatite em 1938. As formas piridoxal e piridoxamina da vitamina foram identificadas na metade da década de 1940.

FONTES

Todas as formas de B_6 são encontradas nos alimentos. A piridoxina, o composto mais estável, e sua forma fosforilada estão quase que exclusivamente em alimentos vegetais. Em algumas plantas, a vitamina B_6 é encontrada em forma conjugada, piridoxina-glicosídeo. O fosfato de piridoxal e o fosfato de piridoxamina são encontrados principalmente nos produtos animais, e as fontes mais ricas estão na

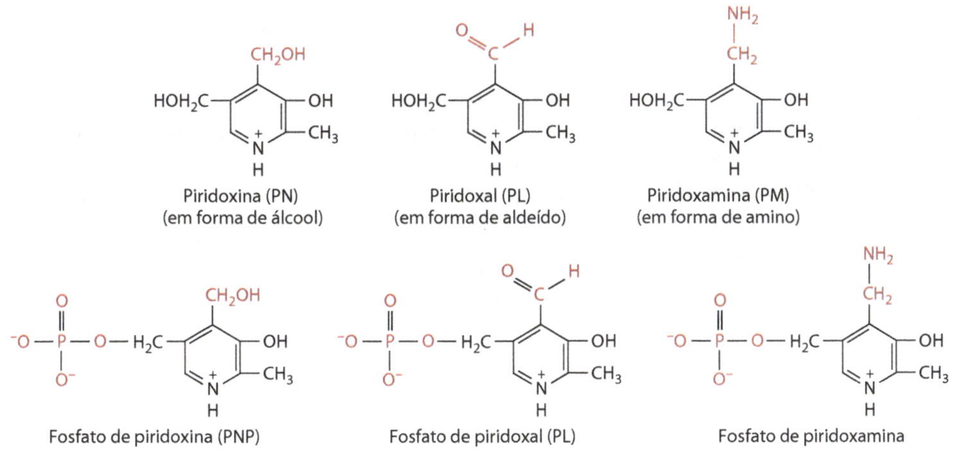

Figura 9.35 Estruturas da vitamina B_6.

carne bovina, no salmão e na carne magra de frango.[1,2] Há algumas fontes excelentes de B$_6$: carnes, grãos integrais, legumes, algumas frutas (como banana) e castanhas (nozes, amendoim etc.). Cereais fortificados também representam um importante fonte de vitamina B$_6$ na alimentação. A vitamina B$_6$ em suplementos é geralmente denominada cloridrato de piridoxina.

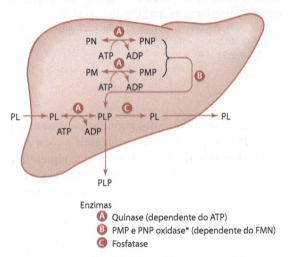

*A oxidase ocorre principalmente no fígado e nos enterócitos.

Figura 9.36 Metabolismo da vitamina B$_6$ no fígado.

A biodisponibilidade da vitamina B$_6$ a partir de diferentes fontes alimentares é influenciada pela matriz do alimento, pelo tamanho e tipo de processamento aos quais os alimentos são submetidos. Muito da vitamina originalmente presente nos alimentos se perde no processamento, como no aquecimento, na esterilização, na moagem e ao serem enlatados, mas as perdas são menores no manuseio e armazenamento.[1-3]

Digestão, absorção, transporte e armazenamento

Para que a vitamina B$_6$ possa ser absorvida, as estruturas precisam estar desfosforiladas. A fosfatase alcalina, uma enzima dependente do zinco, encontrada na borda estriada intestinal, ou outras fosfatases intestinais hidrolisam o fosfato para produzir piridoxina (PN), piridoxal (PL) ou piridoxamina (PM).

O PL, a PN e a PM são absorvidos principalmente no jejuno por difusão passiva. Com ingestões fisiológicas, a vitamina é rapidamente absorvida em sua forma livre; entretanto, quando as estruturas fosforiladas são ingeridas em altas concentrações, algumas podem ser absorvidas por si.[3] A absorção de alguns glicosídeos mucosais também pode ocorrer por difusão passiva. A glicosidase mucosal pode hidrolisar os glicosídeos em graus variados.[4] A absorção geral da vitamina B$_6$ fornecida pela média da dieta americana é de cerca de 75%, com variação de 61% a 92%.[5,6]

O pequeno metabolismo da vitamina ocorre dentro das células intestinais. A maior parte de PN, PL e PM é liberada sem mudanças no portal sanguíneo e assimilada pelo fígado, onde é convertida principalmente em PLP, que é a forma principal (de 60% a 90% do total) da vitamina encontrada na circulação sistêmica. A maior parte de PLP é ligada à albumina. Outras formas de vitamina presentes no sangue são PL, PN, PM e PMP. Do plasma, as estruturas não fosforiladas podem ser assimiladas pelos glóbulos vermelhos, convertidas em PLP e ligadas à hemoglobina.

O fígado é o principal órgão que assimila (por difusão passiva) e metaboliza a vitamina B$_6$ recém-absorvida. O fígado armazena cerca de 5% a 10% da vitamina.[7] Os músculos representam o local onde a maior parte da vitamina (75%-80%) fica armazenada, que pode ser encontrada no corpo em quantidades em torno de 165 mg.[8] A maior parte da vitamina B$_6$ ocorre no músculo como PLP ligada à glicogênio fosforilase.[5,8,9] A fosforilação da vitamina impede sua difusão para fora da célula, e a ligação da vitamina à proteína impede a hidrólise por fosfatases.

A maior parte do metabolismo da vitamina B$_6$ ocorre no fígado. As formas não fosforiladas da vitamina normalmente são fosforiladas por uma quinase que usa ATP dentro do citoplasma do hepatócito (célula do fígado), como mostra a **Figura 9.36**. A PNP e o PMP são geralmente convertidos pela ação de uma oxidase dependente de FMN em PLP. Assim, o metabolismo da vitamina B$_6$ depende de uma condição adequada de riboflavina.

Fosfato de piridoxamina ou piridoxina $\xrightarrow{\text{Dependente da oxidase do FMN}}$ Fosfato de piridoxal

A **Figura 9.36** descreve a interconversão da vitamina B$_6$. As concentrações intracelulares de PLP são dependentes, em parte, da disponibilidade das proteínas ligadoras. Com a saturação das proteínas ligadoras, o PLP não ligado é hidrolisado em PL, que é liberado no sangue para ser usado por outros tecidos. Do fígado, principalmente PLP e PL, com quantidades menores das outras estruturas, são liberados para transporte nos tecidos extra-hepáticos.

Apenas formas não fosforiladas da vitamina são assimiladas pelos tecidos, e, dessa forma, o PLP no sangue é hidrolisado pela fosfatase alcalina antes da "captação" celular. Dentro da célula, o PL é fosforilado pela piridoxina quinase em uma reação dependente de ATP. A piridoxina quinase pode ser encontrada em quase todos os tecidos, e a fosforilação prende a vitamina nas células. A maior parte dos tecidos, entretanto, não possui oxidase suficiente para converter PNP e PMP em PLP em forma de coenzima. A PNP/PMP oxidase é encontrado principalmente no fígado e no intestino, e, em menores quantidades, nos músculos, rins e glóbulos vermelhos.

Funções e mecanismos de ação

A forma de coenzima da vitamina B$_6$, PLP, está associada com um grande número (>100) de enzimas, a maioria das quais está envolvida no metabolismo dos aminoácidos. Algumas funções da coenzima afetam a ação dos hormônios esteroides e da expressão gênica.

Coenzimas

Na condição de uma coenzima em reações que envolvam aminoácidos, a PLP, através da formação de uma base de Schiff (o produto formado por um grupo amino e um aldeído), labiliza todas as ligações ao redor do α-carbono do aminoácido. A ligação específica que é rompida é determinada pelos grupos catalíticos da enzima em particular, à qual a PLP é preso. A **Figura 9.37** mostra os elos covalentes de um α-aminoácido que pode ser labilizado por se ligar a uma PLP específica que contém as enzimas.

Algumas das reações com aminoácidos que são catalisadas pela PLP incluem a transaminação (que também pode ser catalisada pela PMP), descarboxilação, transulfi-hidração e dessulfi-hidração, desidratação (eliminação)/desaminação, separação, racemização e síntese. Além de sua participação nas reações com aminoácidos, a vitamina B$_6$ funciona por um mecanismo diferente no passo inicial do metabolismo do glicogênio. A seguir, todas essas reações serão abordadas de forma resumida.

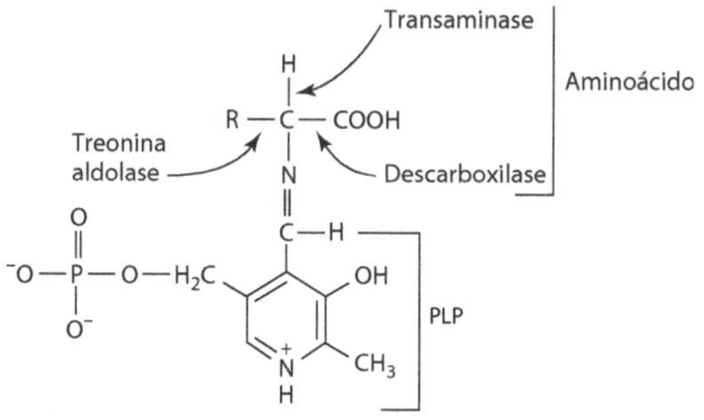

Figura 9.37 Os elos covalentes de um α-ácido que pode ser labilizado por sua ligação ao PLP que contém enzimas.

Transaminação As reações de transaminação são especialmente importantes, pois, nelas, a PMP e a PLP podem atuar como coenzimas. A aminotransferase mais comum para a qual a PLP (ou a PMP) é uma coenzima são glutamato-oxaloacetatotransaminase (GOT, também denominado transferase aminoaspártica, ou AST ou AsAT) e glutamato-piruvato-transminase (GPT, também denominado aminotransferase alanina ou ALT ou AlAT) (**Figura 6.25**). As **figuras 9.38a** e **9.38b** mostram as duas fases da transaminação e demonstram como o PLP forma uma base de Schiff. Na primeira fase, o α-cetoácido correspondente do aminoácido é produzido junto com a PMP. Na segunda fase, o ciclo de transaminação se completa como um novo substrato α-cetoácido e recebe o grupo amino da PLP. O aminoácido correspondente é gerado junto com a regeneração da PLP.

Descarboxilação As reações de descarboxilação compreendem a remoção do grupo carboxil (COO$^-$) de um aminoácido ou outro componente. Alguns exemplos de reações de descarboxilação incluem a formação de ácido-γ-aminobutírico (GABA) do glutamato (**Figura 6.43**), a produção de serotonina a partir do 5-hidroxitriptofano (**Figura 6.41**) e a síntese da histamina a partir do aminoácido histidina (**Figura 6.33**) A dopamina é formada após a descarboxilação de di-hidroxifenilalanina (também denominada L-dopa), que é gerada do aminoácido tirosina (**Figura 6.28**).

Transulfihidratação e dessulfihidratação A PLP é necessária para as reações de transfulfihidratação nas quais a cisteína é sintetizada da metionina (**Figura 6.30**). Tanto a cistationina sintase como a cistationina liase exigem PLP. A cisteína passa por dessulfihidratação seguida por transaminação para gerar piruvato.

Desidratação (também denominada eliminação) ou desaminação A PLP também é, às vezes, envolvida em reações de desidratação ou eliminação quando um grupo amino ($^-$NH$_2$) é removido de um componente como um aminoácido e liberado como amônia ou amônio. A treonina desidratase, por exemplo, é uma enzima dependente da PLP que remove a água e o grupo amino do aminoácido treonina (**Figura 6.24**).

Ruptura Um exemplo de reação de ruptura que requer PLP é a remoção do grupo hidroximetil da serina. Nessa reação, a PLP é a coenzima para a transferase que transfere o grupo hidroximetil da serina para o tetra-hidrofolato (THF) para que a glicina seja formada (**Figura 9.28**).

Racemização A PLP é necessária para racemases que catalisam a interconversão dos aminoácidos D e L. Embora essas reações sejam mais prevalentes no metabolismo bacteriano, elas podem ocorrer em humanos.

Outras reações A vitamina B$_6$ também é necessária na forma de coenzima no primeiro passo da síntese da heme (**Figura 12.5**). A PLP é necessária para o ácido δ-aminolevulínico sintetase, que catalisa a condensação, seguida da descarboxilação, da glicina com succinil CoA para formar o ácido δ-aminolevulínico (ALA) na mitocôndria da célula, onde será utilizado para sintetizar o porfobilinogênio (PBG), o componente originário pirrol na síntese da porfirina. Através de uma série de reações, o PBG se converte em protoporfirina IX, que, com a adição de Fe^{2+} por ferroquelatase, forma a heme.

A PLP funciona como um cofator para outra reação de condensação necessária para a síntese dos esfingolipídios. Especificamente, o aminoácido serina se condensa com palmitol CoA numa reação catalisada pela transferase dependente de PLP para formar a 3-desidroesfinganina. Este último componente serve como precursor dos esfingolipídios.

A síntese da niacina (NAD) do triptofano também requer uma importante reação dependente de PLP. Especi-

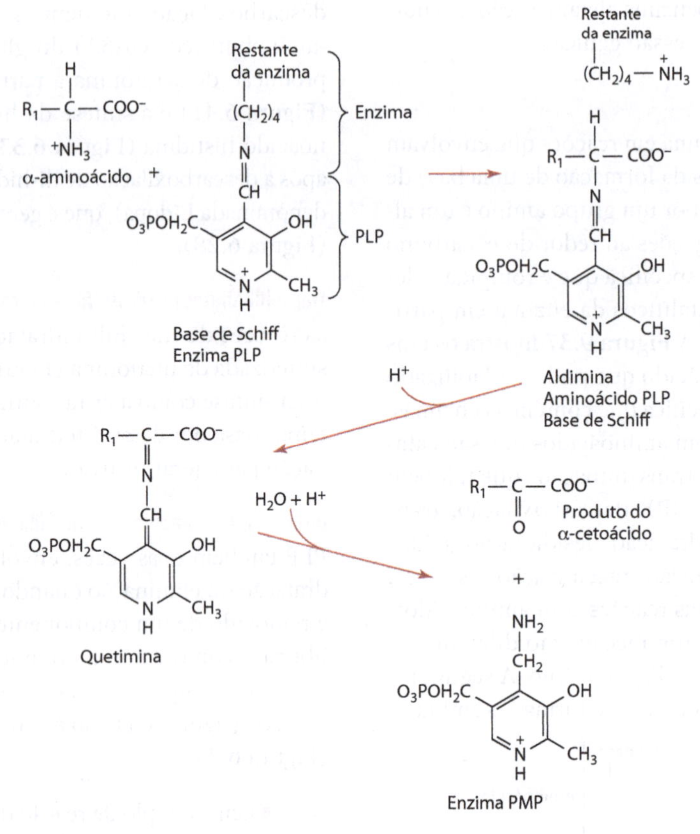

Figura 9.38 (a) Função da vitamina B_6 na fase de transaminação 1. (b) Função da vitamina B_6 na fase de transaminação 2.

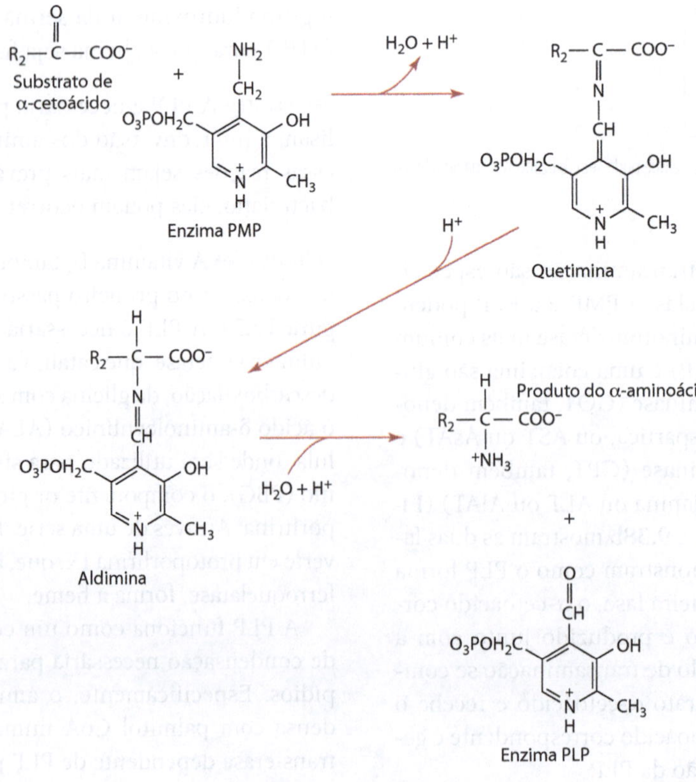

ficamente, a quinureninase exigida para a conversão da 3-hidroxiquinureninase requer vitamina B_6 (PLP) como uma coenzima (**Figura 9.15**).

Outros componentes sintetizados no corpo dependentes de B_6 são a carnitina, um composto da não proteína que contém nitrogênio exigido para a oxidação dos ácidos graxos (**Figura 6.12**), e taurina, um componente neuromodulatório gerado a partir do metabolismo da cisteína (**Figura 6.30**).

Degradação do glicogênio A função da PLP na degradação do glicogênio ainda não foi totalmente compreendida. O glicogênio é catabolizado pela glicogênio fosforilase para formar glicose 1-PO_4 (**Figura 3.15**). A vitamina B_6 é exigida para a atividade do glicogênio fosforilase. O mecanismo de ação da coenzima parece ser diferente daquele exercido com outras enzimas. Acredita-se que o fosfato da coenzima seja envolvido como um tampão de próton para estabilizar o componente e permitir a ligação covalente do fosfato para formar a glicose 1-PO_4.[10] Nos músculos, a maior parte de vitamina B_6 está presente como PLP, que, por sua vez, se liga à glicogênio fosforilase.

Função da não enzima: ação do hormônio esteroide

Embora as funções das coenzimas da B_6 tenham sido investigadas mais profundamente, a vitamina também parece moderar os efeitos de alguns hormônios esteroides. A vitamina B_6 na forma de PLP reagiu com os resíduos da lisina nas proteínas receptoras de hormônios esteroides para impedir a ligação do hormônio ou interferir nesse processo. Essas proteínas receptoras mediam a assimilação nuclear dos hormônios esteroides e a interação das nucleoproteínas com o DNA.[7] Assim, a vitamina B_6 parece ser capaz de diminuir as ações dos esteroides. Ao diminuir a ação de, por exemplo, hormônios glicocorticoides, ela pode influenciar no metabolismo da proteína, do carboidrato e do lipídio.

METABOLISMO E EXCREÇÃO

Pouca vitamina B_6 é excretada nas fezes.[5,11] O ácido 4-piridóxico (PIC) é o metabólito mais importante da vitamina e resulta da oxidação do PL tanto pelo aldeído desidrogenase dependente de NAD, encontrado em todos os tecidos, como no aldeído oxidases dependentes do FAD, encontrado no fígado e nos rins. O ácido 4-piridóxico é excretado na urina e indica ingestão recente e vitamina não armazenada.[5] A ingestão de altas doses (100 mg) da vitamina na forma de PN resulta em excreção urinária intacta da PN e do ácido 5-piridóxico e baixa excreção urinária de ácido 4-piridóxico. Parece, que quando a PN é administrada em altos níveis, os túbulos dos rins reduzem o conteúdo plasmático pela excreção urinária.[5,11]

DOSE DIÁRIA RECOMENDADA

A RDA de 1998 para vitamina B_6 para homens adultos com idade entre 19 e 50 anos é de 1,3 mg por dia (necessidade de 1,1 mg), e, para homens com idade superior a 51 anos, 1,7 mg por dia (necessidade e exigência de 1,4 mg).[5] Para mulheres adultas com idade entre 19 e 50 anos, a RDA para vitamina B_6 também é de 1,3 mg por dia (necessidade de 1,1 mg) e, para mulheres com idade superior a 51 anos, é de 1,5 mg por dia (necessidade de 1,3 mg).[5] As recomendações durante a gravidez e a lactação para ingestão da vitamina B_6 aumentam para 1,9 mg e 2,0 mg, respectivamente.[5] As recomendações são baseadas, em grande parte, na manutenção de concentrações plasmáticas adequadas (pelo menos 20 nmol/L) de vitamina.[5] Houve recomendação de doses maiores.[12,13] As capas internas deste livro apresentam as recomendações adicionais de B_6 para outros grupos etários.

DEFICIÊNCIA

A deficiência de vitamina B_6 é relativamente rara nos Estados Unidos. Nos anos 1950, a deficiência ocorria em crianças por causa do intenso aquecimento do leite dos bebês. O processo de aquecimento resultava em uma reação entre o PLP e o grupo ϵ-amino da lisina nas proteínas do leite para formar a lisina piridoxil, que possui pouca atividade vitamínica. Nos adultos, os sinais de deficiência de B_6 são: sonolência, fadiga, queilose, glossite e estomatite. Em bebês, ocorrem problemas neurológicos, como alterações no eletroencefalograma, ataques e convulsões. Uma anemia microcítica hipocrômica também pode ser consequência de deficiência de vitamina B_6 causada pela síntese defeituosa da heme. A deficiência também altera o metabolismo do cálcio e magnésio, prejudica a síntese da niacina do triptofano e inibe o metabolismo da homocisteína. Este último resulta em hiper-homocisteinemia, um fator de risco para doenças cardiovasculares.[14]

Fazem parte dos grupos de risco para deficiência de B_6: idosos que ingerem pequena quantidade da vitamina e podem também apresentar hidrólise acelerada de PLP e oxidação de PL em PIC, pessoas que ingerem muito álcool (o álcool prejudica a conversão de PN e PM em PLP, e a presença do acetaldeído formado pelo metabolismo do etanol pode acentuar a hidrólise de PLP em PL com a subsequente formação do produto excretório ácido piridóxico) e indivíduos que estão em tratamento com vários medicamentos, como isoniazida, penicilamina, corticosteroides e anticonvulsivantes.[1,2]

TOXICIDADE

Preconiza-se que doses farmacológicas de B_6 previnem várias condições ou doenças (ou tratam-se delas), como hiper-homocisteinemia, síndrome do túnel do carpo, síndrome pré-menstrual, depressão, fadiga muscular e parestesia (formigamento ou adormecimento dos pés e das mãos).[15] Embora tenham sido notados alguns resultados benéficos de altas doses da vitamina B_6 em pessoas selecionadas, o uso indiscriminado da vitamina pode implicar riscos. Piridoxina em excesso causa neuropatia sensorial e periférica[16], cujos sintomas são: andar irregular, parestesia e reflexos defeituosos dos tendões.[17] Altas doses de piridoxina também podem causar a degeneração dos gânglios das raízes dorsais na medula espinal, perda de mielinação e degeneração das fibras sensoriais nos nervos periféricos.[13,15] A maior dose de ingestão de vitamina B_6 tolerável é de 100 mg por dia para adultos, com o propósito de minimizar o desenvolvimento de neuropatia.[5]

AVALIAÇÃO DO ESTADO NUTRICIONAL

Acredita-se que as concentrações plasmáticas de PLP sejam o melhor indicador dos estoques de vitamina B_6 nos tecidos, com plasma de PLP <20 nmol/L indicativo de deficiência de B_6, concentrações de 20-30 nmol/L indicativo de estado marginal e estado normal indicado por concentrações plasmáticas >30 nmol/L.[5,11] Vários outros índices podem ser usados em combinação com as concentrações plasmáticas de PLP para avaliar o estado nutricional da vitamina B_6. Um teste normalmente utilizado mede a excreção de ácido xanturênico seguido de carga de triptofano (2 g ou 100 mg de triptofano/kg do peso corpóreo). Irregularmente, a excreção elevada de ácido xanturênico (>25 mg em 6 horas) é encontrada na deficiência de vitamina B_6 porque a 3-hidroxiquinurenina, um intermediário no metabolismo do triptofano, não consegue perder sua metade alanina e ser convertida em 3-hidroxiantranilato, como deveria ocorrer no fígado (**Figura 9.15**). Em vez disso, a 3-hidroxiquinurenina é convertida em ácido xanturênico, que é excretado na urina. Interpretar esse exame, às vezes, é difícil, por causa de outros fatores, além do metabolismo do triptofano. A excreção aceitável de ácido xanturênico depois da carga de triptofano é <25 mg/6 horas.

A vitamina B_6 urinária e o ácido 4-piridóxico também foram usados para avaliar o estado de B_6. A excreção de B_6 urinária medida em várias coletas, durante 24 horas, num período de 1 a 3 semanas, é recomendada para uma avaliação mais precisa da vitamina. Acredita-se que concentrações urinárias de ácido 4-piridóxico de ≤3,0 μM/dia indicam deficiência.[18] A excreção na urina do ácido 4-piridóxico é considerada um indicador de curto prazo do estado de vitamina B_6, porém os valores de corte são controversos.[5,11,18] Também é utilizada a excreção urinária da vitamina B_6 sozinha ou em comparação com a excreção de creatinina. A excreção urinária da vitamina B_6 de <0,5 μM/dia ou <20 μM/dia de creatinina sugere deficiência de B_6, enquanto a excreção de ≥ 0,5 μM/dia ou ≥ 20 μM/dia de creatinina indica um estado aceitável da vitamina.

A mensuração da atividade de transaminase de eritrócitos antes e depois da adição de B_6 também é útil para determinar o estado nutricional da vitamina. Entretanto, por conta das inúmeras limitações com os ensaios, esses testes são mais eficazes quando utilizados com outros testes. O índice de transaminase de eritrócitos examina a atividade da transaminase do eritrócito glutâmico oxalacético (EGOT, também denominado transferase aminoaspártica ou EAST) após a adição de vitamina B_6. Acredita-se que esse ensaio e o discutido a seguir representem o estado da vitamina B_6 em longo prazo. O estado deficiente de B_6 é sugerido pela atividade de ≥1,85, seguido da adição da vitamina.[18,19] Da mesma forma, a atividade da transaminase do eritrócito glutâmico pirúvico (EGPT, também denominada aminotransferase alanina ou EALT) de >1,25 sugere deficiência de vitamina B_6, enquanto uma atividade de <1,25 indica estado adequado da vitamina B_6.[18,19]

Referências citadas em vitamina B_6

1. Sauberlich H. Bioavailability of vitamins. Prog Food Nutr Sci. 1985;9:1-33.
2. Sauberlich H. Vitamins – How much is for keeps? Nutr Today. 1987;22:20-8.
3. Ink S, Henderson L. Vitamin B_6 metabolism. Ann Rev Nutr. 1984;4:455-70.
4. Nakano H, Gregory J. Pyridoxine and pyridoxine 5'-D-glucoside exert different effects on tissue B_6 vitamers but similar effects on glucosidase activity in rats. J Nutr. 1995;125:2751-62.
5. Food and Nutrition Board. Dietary Reference Intakes for thiamin, riboflavin, niacin, vitamin B_6, folate, vitamin B_{12}, pantothenic acid, biotin, and choline. Washington, DC: National Academy Press; 1998. p. 150-95.
6. Tarr J, Tamura T, Stokstad E. Availability of vitamin B_6 and pantothenate in an average diet in man. Am J Clin Nutr. 1981; 34:1328-37.
7. Allgood V, Cidlowski J. Novel role for vitamin B_6 in steroid hormone action: a link between nutrition and the endocrine system. J Nutr Biochem. 1991;2:523-34.
8. Coburn S, Lewis D, Fink W, Mahuren J, Schaltenbrand W, Costill D. Human vitamin B_6 pools estimated through muscle biopsies. Am J Clin Nutr. 1988;48:291-4.
9. Coburn S. Location and turnover of vitamin B_6 pools and vitamin B_6 requirements of humans. Ann NY Acad Sci. 1990;585:75-85.
10. Palm D, Klein H, Schinzel R, et al. The role of pyridoxal 5'phosphate in glycogen phosphorylase catalysis. Biochemistry. 1990;29:1099-107.
11. Lui A, Lumeng L, Aronoff G, Li T-K. Relationship between body store of vitamin B_6 and plasma pyridoxal-P clearance: metabolic balance studies in humans. J Lab Clin Med. 1985; 106:491-7.
12. Kwak H, Hansen C, Leklem J, Hardin K, Shultz T. Improved vitamin B-6 status is positively related to lymphocyte proliferation in young women consuming a controlled diet. J Nutr. 2002; 132:3308-13.
13. Hansen C, Schultz T, Kwak H, Memon H, Leklem J. Assessment of vitamin B-6 status in young women consuming a controlled diet containing four levels of vitamin B-6 provides an estimated average requirement and recommended dietary allowance. J Nutr. 2001;131:1777–86.
14. Turlund J, Betschart A, Liebman M, Kretsch M, Sauberlich H. Vitamin B_6 depletion followed by repletion with animal or plant

15. Alhadeff L, Gualtieri C, Lipton M. Toxic effects of water-soluble vitamins. Nutr Rev. 1984;42:33-40.
16. Council on Scientific Affairs, American Medical Association. Vitamin preparations as dietary supplements and as therapeutic agents. Jama. 1987;257:1929-36.
17. Berger A, Schaumburg H, Schroeder C, Apfel S, Reynolds R. Dose response, coasting and differential fiber vulnerability in human toxic neuropathy: a prospective study of pyridoxine neurotoxicity. Neurology. 1992;42:1367-70.
18. Leklem J. Vitamin B_6: a status report. J Nutr. 1990;120:1503-7.
19. Gibson RS. Principles of nutritional assessment. New York: Oxford Press; 2005. p. 575-94.

source diets and calcium and magnesium metabolism in young women. Am J Clin Nutr. 1992;56:905-10.

PERSPECTIVA

Genética e nutrição: o possível efeito das necessidades de folato e o risco de doenças crônicas não transmissíveis (DCNT)

"A medicina genômica tem a promessa de revolucionar o diagnóstico e o tratamento de muitas doenças."[1]

Introdução

Os resultados do Projeto Genoma Humano produziram inúmeros artigos – tanto do ponto de vista científico como da mídia popular – a respeito de suas implicações na sociedade.[2,3] Embora os resultados atuais sejam mais aplicáveis à medicina, é provável que a nutrigenômica cresça e forneça critérios claros sobre as necessidades nutricionais individuais.[2,4,5] A nutrigenômica estuda a interação e a influência dos nutrientes na expressão gênica e suas consequências na saúde. De acordo com DeBusk,[2] existem três efeitos dos nutrientes na expressão dos nossos genes: 1. os nutrientes podem preencher as lacunas em nosso DNA, 2. interagir com o DNA e causar a síntese das proteínas necessárias para o corpo e 3. interferir na expressão gênica, o que pode causar efeitos prejudiciais.

Em um futuro próximo, os profissionais da nutrição precisarão compreender e praticar a nutrigenômica para oferecer aconselhamento nutricional individualizado para atender às necessidades únicas das características genéticas de seus clientes ou pacientes.[5,6] Recentemente, a Comissão de Certificação da Educação Dietética acrescentou genética e nutrição à sua lista de matérias a serem estudadas pelos profissionais da nutrição.[7] Por meio da ampliação dos estudos sobre a nutrigenômica e pela compreensão de como essa ciência funciona, os profissionais da nutrição poderão prestar cuidados de elevada qualidade com base científica.

As descobertas a respeito do metabolismo do folato fornecem um exemplo de nutrigenômica utilizado frequentemente.[8] A identificação das variações genéticas no metabolismo do folato está ligada a defeitos do tubo neural, má-formação fetal, doença coronariana, câncer colorretal, demência e outros problemas de saúde. Os objetivos desta "Perspectiva" são: 1. descrever os tipos mais comuns de variantes genéticas na redutase do 5, 10-metilenotetra-hidrofolato, 2. rever a prevalência da variação genética em diferentes grupos étnicos e 3. rever a pesquisa que liga essas variantes às alterações no risco de doenças.

Redutase do N^5, N^{10} metilenotetra-hidrofolato e suas variantes genéticas

De acordo com as **figuras 9.28** e **9.3**, a redutase do N^5,N^{10} (também denominada 5,10 – sem a letra N) metilenotetra-hidrofolato (MTHFR) catalisa a conversão unidirecional do N^5 N^{10} metileno THF em N^5 metil THF. A atividade do MTHFR, em conjunto com quantidades adequadas de NAPDH e $FADGH_2$ é essencial para manter os níveis certos de N^5 metil THF na célula.

Se a atividade de MTHFR for baixa, o N^5 metil THF irá diminuir, resultando em uma conversão defeituosa de homocisteína em metionina. A falta de metionina resulta em falta de grupos metila necessários para as reações de metilação que incluem síntese do DNA, carnitina, creatina, epinefrina, purinas e nicotinamida. Ao mesmo tempo, acredita-se que um acúmulo de homocisteína possa aumentar o risco de doenças cardiovasculares e demências. Certamente, a formação defeituosa de N^5 metil THF exerce um efeito na capacidade do corpo de sintetizar produtos metilados e remover a homocisteína.

Diversas variações genéticas do MTHFR já foram relatadas. Essas variantes são provocadas por substituições nas sequências do DNA que codifica a enzima. Uma vez que essas variações são compartilhadas por mais de 1% da população, elas recebem o nome de polimorfismos genéticos.[8] Os polimorfismos genéticos do MTHFR causam uma diminuição em sua atividade e a subsequente formação do N^5 metil THF. Foram reportados dois polimorfismos MTHFR que incluem uma substituição de uma base de tiamina (anormal) por uma de citosina (normal) na posição 677 (denominada C677T) e uma base de citosina (anormal) por uma de adenina (normal) na posição 1298 (denominada A1298C). Essas substituições fazem que uma molécula de valina seja inserida no MTHFR, em vez da alanina (C677T), ou alanina, em vez de glutamato (A1298C).[9,10] O polimorfismo mais estudado é o C6771T, mas caracterizações do A1298C também ocorreram.

A variante C677T pode ser heterozigota ou homozigota. Um indivíduo com o genótipo heterozigoto, abreviado CT, recebeu um alelo normal e uma anormal, enquanto o genótipo homozigoto é abreviado TT ou CC.[2,9] O indivíduo homozigoto CC não tem um genótipo alterado e é considerado como tendo uma atividade MTHFR normal. O indivíduo com o genótipo TT pode apresentar um nível plasmático maior de homocisteína e diminuição nas reações de metilação já descritas. A pesquisa identifica que esses indivíduos apresentam hipometilação de DNA maior e menores níveis séricos e eritrocitários de RBC e folato menores, bem como um risco maior para defeitos no tubo neural.[11] Esse risco maior para doenças é menos associado ao heterozigoto CT e a maior parte da pesquisa ocorre no homozigoto TT.

Assim como o polimorfismo C677T, a variante A1298C existe na atividade homozigota normal (AA), na atividade heterozigota (AC) e na baixa atividade homozigota (CC).

Uma vez identificados esses polimorfismos no MTHFR, muitos pesquisadores questionam as necessidades de folato em indivíduos que não apresentam atividade normal de MTHFR e o efeito sobre seus riscos individualizados para doenças crônicas não transmissíveis. A identificação dos polimorfismos no MTHFR tem implicações relacionadas à individualização dos cuidados nutricionais.

PERSPECTIVA

Diferenças étnicas nas variações genéticas do MTHFR

Os relatórios das pesquisas indicam que esses polimorfismos são distribuídos diferentemente em grupos étnicos. Esfahani, Cogger e Caudill[10] relataram que, em uma amostragem de conveniência de 433 mulheres que moram na Califórnia, 18,1% das mulheres mexicanas possuíam o genótipo C677T TT, enquanto isso só ocorria em apenas 7,2% de caucasianas, 3,8% de asiáticas e 0% de afro-americanas. O genótipo A1298C foi encontrado em 7,9% de mulheres brancas para o genótipo CC, mas esteve presente em várias das menores porcentagens para todos os outros grupos étnicos. Caracterização adicional mostrou que 17,6% das mulheres mexicanas e 15,1% das mulheres brancas tinham o genótipo de baixa atividade homozigota em MTHFR C677T e A1298C. Essas descobertas são diferentes daquelas relatadas por Botto e Yang[12] que afirmam que menos de 10% de afro-americanos, mais de 40% de italianos e hispânicos da Califórnia e 22% de noruegueses apresentam o genótipo MTHFR C677T. Assim sendo, não está claro exatamente de que maneira esses polimorfismos estão distribuídos, mas alguns grupos étnicos estão propensos a riscos maiores que outros.

Embora a literatura frequentemente relate um risco diferenciado de doenças nesses indivíduos com genótipo homozigoto C677T, não está claro que eles têm mais necessidade de folato. Usando um gráfico de depleção/plenitude com mulheres mexicanas, Guinotte et al.[13] mediram folato sérico, folato eritrocitário RBC, homocisteína plasmática e excreção urinária de folato. As mulheres estudadas tinham genótipo CC (normal), CT (heterozigoto) ou TT (homozigoto), e todas apresentaram deficiência moderada de folato após a fase de 7 semanas de depleção e voltaram a apresentar níveis suficientes de folato com 7 semanas de plenitude com 400 μg DFE. Não se observaram diferenças nos níveis plasmáticos de homocisteína. Guinotte et al.[13] afirmaram que seus dados sustentavam que o RDA de 400 μg DFE atendeu às necessidades das mulheres pesquisadas.

Nem toda pesquisa compartilha desses resultados. Em um estudo realizado em 126 indivíduos saudáveis como diferentes genótipos MTHFR, os sujeitos C677T TT apresentaram folato plasmático similar, mas níveis plasmáticos mais elevados de homocisteína do que os sujeitos CC quando tratados com uma dieta rica em folato que continha uma média de 660 DFEs.[14] Essas diferenças nos níveis plasmáticos de homocisteína desapareceram quando um suplemento foi adicionado à dieta, aumentando a ingestão de folato até a média de 814 DFEs. Entretanto, mesmo com o consumo de 660 DFEs, o nível plasmático de homocisteína dos sujeitos TT não ultrapassou 12 μmol/L, nível que reflete suficiência de folato.[14]

Esses resultados podem ser comparados aos de Bree et al.[15] que estudaram dados coletados em 2.051 holandeses e descobriram que, com uma ingestão similar, os indivíduos com o genótipo TT para o MTHFR C677T apresentaram o nível plasmático mais baixo de folato e o nível plasmático mais elevado de homocisteína. Entretanto, esses indivíduos somente ingeriam aproximadamente 200 μg de folato por dia, e os holandeses não enriquecem seus cereais com ácido fólico.[16]

Parece que os polimorfismos do MTHFR têm impacto maior na condição de folato quando a ingestão de folato é baixa. Nos Estados Unidos e no Canadá, as políticas de enriquecimento de alimentos garantem que a ingestão de folato aumentou.

Variações do MTHFR e risco de doenças crônicas

Desde a identificação dos polimorfismos do MTHFR, uma grande parcela da pesquisa investigou e relatou os riscos para defeitos no tubo neural, doenças cardiovasculares, câncer colorretal e demências em pessoas com pouco folato.[11,17] Essa pesquisa tem outra dimensão quando se consideram também os polimorfismos do MTHFR. Aqui, limitaremos a discussão aos riscos de doenças crônicas em sujeitos com baixa atividade do genótipo MTHFR C677T comparados àqueles com atividade normal do genótipo (CC), uma vez que a maior parte da pesquisa é sobre essa variante.

Defeitos no Tubo Neural (DTNs) Bailey, Rampersaud e Kauwell[16] revisaram o impacto do enriquecimento de folato na melhoria do estado nutricional de folato de americanos e canadenses, juntamente com o declínio dos defeitos no tubo neural nos dois países. Embora estimado entre 15% e 30% nos Estados Unidos e ainda maior no Canadá, esse declínio provavelmente tem várias explicações além do efeito positivo do enriquecimento. Essas explicações incluem maior triagem pré-natal para defeitos no tubo neural, mais pesquisa sobre fatores nutricionais de risco para defeitos no tubo neural e aumento no uso de suplementação do ácido fólico como resultado de programas públicos educacionais.[18]

Botto e Yang[12] revisaram a relação entre o risco de DTNs e a mutação do C677T em vários estudos e relataram que não houve aumento significativo de risco para DTNs. Recentemente, um estudo realizado com 175 americanos caucasianos com DTNs, que tinham o genótipo TT para a mutação C677T, relatou que não houve uma relação significativa com o genótipo dos pais. Embora se acredite que o folato pré-natal possa reduzir os DTNs, a relação parece ser mais complicada do que quando foi relatada originalmente.[19]

Doenças cardiovasculares Embora o risco maior de doenças cardiovasculares em indivíduos com hiper-homocisteinemia esteja bem documentado, nos estudos de casos de controle, alguns grandes estudos prospectivos não encontraram a mesma relação. Argumenta-se que os níveis plasmáticos de homocisteína são o resultado de aterosclerose renal e menor excreção de homocisteína, e não a causa para doenças cardiovasculares. Esse argumento foi reforçado por estudos que constataram que indivíduos com o genótipo C677T TT apresentam níveis plasmáticos mais elevados de homocisteína, sem riscos maiores para doenças cardiovasculares.[20] Outras pesquisas apontam que a relação do genótipo TT não pode ser avaliada, uma vez que não há estudos suficientes para estabelecer uma causalidade.[20] Uma metanálise recém-publicada de 40 estudos indica que indivíduos com o genótipo C677T TT apresentaram 16% de chance de ter doença cardiovascular, em comparação com o genótipo CC.[21] Isso é particularmente verdadeiro quando os indivíduos apresentaram um mau estado nutricional relacionado à deficiência de folato. Baixa ingestão de folato na alimentação pode ser o fator explicativo na manifestação do efeito do polimorfismo do MTHFR no risco de doenças cardiovasculares.

Demências Se a homocisteína se acumular dentro das células, estas irão liberar esse oxidante metabólico na corrente sanguínea. A homocisteína cruza a barreira de sangue do cérebro e há indícios de que ela seja neurotóxica.[22] Uma vez que a pesquisa indica que altas concentrações plasmáticas de homocisteína é um fator de risco para demências e outros problemas cognitivos (depressão, psicose), ela logicamente considera que indivíduos com polimorfismos genéticos do MTHFR têm maiores riscos. Entretanto, essa relação não foi verificada.[17,22] Uma recente revisão de Cochrane concluiu que não há nenhum efeito da suplementação de ácido fólico, com ou sem vitamina B_{12}, no tratamento de problemas leves ou moderados de cognição, demência ou Alzheimer.[23]

Câncer colorretal Baixos níveis de folato estão positivamente relacionados ao risco de câncer colorretal. Isso pode ser explicado teoricamente porque pouco folato provoca hipometilação do DNA e aumento na incorporação de uracil (em vez de timina) no DNA. A presença de uracil aumenta a atividade dos mecanismos de reparos do DNA, mas o reparo pode não ser totalmente eficaz. Desse modo, o DNA tem mais propensão ao defeito, causando um risco maior de invasão por um vírus de câncer. A combinação de hipometilação do DNA e incorporação maior de uracil, causada por baixos níveis de folato, explica a relação entre câncer e folato.[11] Diferentemente de outros riscos de doenças já abordados, o polimorfismo do MTHFR pode proteger os indivíduos do câncer colorretal. Embora os estudos normalmente relatem que não há diferença no risco para o heterozigoto (CT) ou homozigoto (TT), uma tendência, em alguns estudos, indica que, enquanto a ingestão de folato for alta e a ingestão de álcool for baixa, o homozigoto TT poderá ter risco menor. Isso pode ser devido ao desvio do N^5N^{10} metilenotetra-hidrofolato com relação à formação de nucleotídeos (uma vez que a atividade de MTHFR é baixa). Consequentemente, DNA malformado não deveria ocorrer.[11] Essa possível relação protetora do polimorfismo do MTHFR é preliminar e mais pesquisas precisam ser feitas.

Resumo

Como na maioria das pesquisas científicas, diversas pesquisas e opiniões cercam o assunto sobre as implicações na saúde de indivíduos portadores do polimorfismo do MTHFR. Alguns grupos étnicos têm maior suscetibilidade a essa condição, o que causa o aumento da necessidade de folato na alimentação. Mas isso não fica claro, a partir do momento em que essas necessidades são supridas, caso o indivíduo apresente risco maior para defeitos no tubo neural, doenças cardiovasculares ou demências. A interação do genótipo, a alimentação e outros fatores genéticos, além do meio ambiente, podem explicar essas relações.

Esta breve discussão sobre os possíveis efeitos dos polimorfismos do MTHFR e o impacto na nutrigenômica atualmente limitou a aplicação ao público em geral por duas razões: existe hoje apenas um pequeno mapeamento individualizado e o impacto do polimorfismo no MTHFR em relação à saúde não está claro. Essas duas limitações tendem a diminuir com o avanço da tecnologia e a pesquisa contínua. Os futuros profissionais da nutrição podem considerar o MTHFR, juntamente com muitas outras características genéticas, em suas avaliações nutricionais e subsequentes recomendações. A compreensão de que pequenas alterações no genoma humano podem afetar as necessidades de nutrientes e riscos de doenças lança uma luz no futuro dos cuidados com a nutrição.

Referências

1. Collins F, McKusick, VA. Implications of the Human Genome Project for medical science. Jama. 2001;285:540-4.
2. DeBusk R. Genetics: the nutrition connection. Chicago, IL: American Dietetic Association; 2003.
3. www.genome.gov.
4. Muller M, Kersten S. Nutrigenomics: goals and strategies. Nature reviews. Genetics. 2003;4: 315-22..
5. Shattuck D. Nutritional genomics. J Am Diet Assoc. 2003;103:16-8.
6. Stover PJ, Garza C. Bringing individuality to public health recommendations. J Nutr. 2002; 132:2476S-80S
7. Bruening KS, Mitchell BE, Pfeiffer MM. Accreditation standards for dietetics education. J Am Diet Assoc. 2002;102:566-77.
8. Nussbaum RL, McInnes RR, Willard HF. Genetics in medicine. 6th ed. Philadelphia, PA: W. B. Saunders; 2001.
9. Moyers S, Bailey LB. Fetal malformation and folate metabolism: review of recent evidence. Nutr Rev. 2001;7:215-24.
10. Esfahani S, Cogger EA, Caudill MA. Heterogeneity in the prevalence of methylenetetrahydrofolate reductase gene polymorphisms in women of different ethnic groups. J Am Diet Assoc. 2003;103:200-7.
11. Rampersaud GC, Bailey LB, Kauwell GP. Relationship of folate to colorectal and cervical cancer: review and recommendations for practitioners. J Am Diet Assoc. 2002;102:1273-82.
12. Botto LD, Yang Q. Methylene-tetrahydrofolate reductase (MTHFR) and birth defects. Am J Epidemiol. 2000;151:862-77.
13. Guinotte CL, Burns MG, Asume JA, Hata H, Urrutia TF, Alamilla A, et al. Methylenetetrahydrofolate reductase 677C→T variant modulated folate status response to controlled folate intakes in young women. J Nutr. 2003;133:1272-80.
14. Ashfield-Watt PA, Pullin CH, Whiting JM, Clark ZE, Moat SJ, Newcombe RG, et al. Methylenetetrahydrofolate reductase 677C→T genotype modulates homocysteine responses to a folate-rich diet or a low dose folic acid supplement: a randomized controlled trial. Am J Clin Nutr. 2002;76:180-6.
15. Bree A de, Verschuren WM, Bjorke-Monsen A, Put N van der, Heil SG, Trijbels F, et al. Effect of methylenetetrahydrofolate reductase 677C →T mutation on the relations among folate intake and plasma folate and homocysteine concentrations in a general population sample. Am J Clin Nutr. 2003;77:687-93.
16. Bailey LB, Rampersaud GC, Kauwell GP. Folic acid supplements and fortification affect the risk for neural tube defects, vascular disease and cancer: evolving science. J Nutr. 2003; 133:1961S-68S.
17. Ames BN, Elson-Schwab I, Silver EA. High-dose vitamin therapy stimulates variant enzymes with decreased coenzyme binding affinity (increased Km): relevance to genetic disease and polymorphisms. Am J Clin Nutr. 2002;75:616-58.
18. Olney RS, Mulinare J. Trends in neural tube defect prevalence, folic acid fortification, and vitamin supplement use. Semin Perinatol. 2002;26:2777-85.
19. Rampersaud E, Melvin EC, Siegel D, Mehltretter L, Dickerson ME, George TM, et al. Updated investigations of the role of methylenetetrahydrofolate reductase in human neural tube defects [Abstract]. Clin Genet. 2003;63:210-4.
20. Scott JM. Homocysteine and cardiovascular risk. Am J Clin Nutr. 2000;72:333-34.
21. Klerk M, Verhoef P, Clarke R, Blom HJ, Kok FJ, Schouten EG. MTHFR 677 C → T polymorphism and risk of coronary heart disease: a meta analysis [Abstract]. Jama. 2002; 288:2023-31.
22. Shea TB, Lyons-Weiler J, Rogers E. Homocysteine, folate deprivation and Alzheimer neuropathology. J Alzheimer's Dis. 2002;4:261-7.
23. Malouf M, Grimley EJ, Areosa SA. Folic acid with or without vitamin B_{12} for cognition and dementia [Abstract]. Cochrane Database Syst Rev. 2003;(4):CD004514.

10

Vitaminas lipossolúveis

Vitamina A e carotenoides
Vitamina D
Vitamina E
Vitamina K
Para cada vitamina, os seguintes subtópicos serão discutidos (quando aplicáveis):
Fontes
Digestão e absorção
Transporte, metabolismo e armazenamento
Funções e mecanismos de ação
Interações com outros nutrientes
Metabolismo e excreção
Dose diária recomendada
Deficiência
Toxicidade
Avaliação do estado nutricional
PERSPECTIVA
Nutrientes antioxidantes, espécies reativas e doenças

Este capítulo aborda cada uma das quatro vitaminas lipossolúveis – A, D, E e K – e os carotenoides. O leitor será convidado a ler o Capítulo 9 para um conhecimento geral sobre as vitaminas e informações referentes às vitaminas hidrossolúveis. A absorção e o transporte das vitaminas lipossolúveis, ao contrário das vitaminas hidrossolúveis, estão intimamente associados à absorção e ao transporte dos lipídios. Como nos lipídios dietéticos, a melhor absorção da vitamina lipossolúvel requer a presença dos sais biliares. Do mesmo modo, as vitaminas lipossolúveis no corpo são armazenadas nos lipídios, embora a quantidade armazenada varie largamente entre as quatro vitaminas lipossolúveis. A **Tabela 10.1** oferece uma visão da descoberta, função, síndrome da deficiência, fontes alimentares e recomendação para cada uma das vitaminas lipossolúveis. Nas capas internas do livro, estão as RDAs e AIs para todos os nutrientes e para todas as faixas etárias.

Vitamina A e carotenoides

O termo *vitamina A* normalmente se refere ao grupo de componentes com atividade biológica do all-*trans* retinol. Os retinoides são estruturalmente similares e incluem retinol, retinal, ácido retinoico e ésteres de retinil, bem como análogos sintéticos. Estruturalmente, os retinoides contêm um anel β-ionona e uma cadeia lateral poli-insaturada, com um grupo de álcool (retinol, **Figura 10.1a**), um grupo aldeído (ácido retinoico, **Figura 10.1c**) ou um grupo de ésteres (éster de retinil como o estearato de retinil ou palmitato, **Figura 10.1d**). A cadeia lateral é composta de quatro unidades isoprenoides com uma série de ligações duplas conjugadas. As ligações duplas podem existir em uma configuração *trans* ou *cis*.

A vitamina A foi descoberta inicialmente como um fator de crescimento essencial em alimentos de origem animal e denominada lipossolúvel A. McCollum e Davis, seguidos de Osborne e Mendel, têm o crédito por sua descoberta, em 1915.

Os carotenoides pró-vitamínicos A representam um grupo de componentes que são os precursores da vitamina A. Embora existam mais de 600 carotenoides (pigmentos lipossolúveis vermelhos, laranja e amarelos produzidos pelas plantas), acredita-se que menos de 10% apresentem atividade de vitamina A. Em outras palavras, menos de 60 podem ser convertidos em retinol. Estruturalmente, os carotenoides possuem, em geral, mas nem sempre, uma cadeia expandida de carbono contendo ligações duplas conjugadas com um anel β-ionona não substituído em uma ou ambas as extremidades da cadeia. Três carotenoides pró-vitamina A dietéticos, en-

Tabela 10.1 Vitaminas lipossolúveis: descoberta, função, síndrome de deficiência e ingestão dietética recomendada (RDA) ou ingestão adequada (AI)

Vitamina	Descoberta	Função bioquímica ou fisiológica	Síndrome de deficiência ou sintomas	Boas fontes em ordem de importância	RDA ou AI
Vitamina A (retinol, retinal, ácido retinoico) Carotenoides pró-vitamínicos, especialmente o β-caroteno	McCollum (1915)	Síntese da rodopsina e outros pigmentos de recepção leve; metabólitos envolvidos no crescimento, diferenciação de células, desenvolvimento dos ossos e função imune.	Má adaptação ao escuro, cegueira noturna, xerose, queratomalacia, xeroderma, manchas de Bitot.	Bife de fígado, laticínios, batata-doce, cenoura, espinafre, abóbora, hortaliças verdes, brócolis e melão-cantalupo.	900 μg RAE[a] 700 μg RAE[b]
Vitamina D Pró-vitamínicos Ergosterol 7-de-hidrocolesterol Vitamina D$_2$ (ergocalciferol) Vitamina D$_3$ (colecalciferol)	McCollum (1922)	Regulador do metabolismo mineral ósseo, homeostase do cálcio no sangue, diferenciação de células, proliferação e crescimento.	Crianças: raquitismo. Adultos: osteomalacia.	Sintetizada na pele exposta à luz ultravioleta; leite enriquecido.	15-20 μg[c,d]
Vitamina E Tocoferóis Tocotrienóis	Evans e Bishop (1922)	Antioxidante.	Bebês: anemia. Crianças e adultos: neuropatia e miopatia.	Óleos vegetais de sementes.	15 mg α-tocoferol[c]
Vitamina K Filoquinonas Menaquinonas Menadiona	Dam (1935)	Ativa os fatores II, VII, IX e X de coagulação do sangue pela γ-carboxilação dos resíduos de ácido glutâmico; carboxila ossos e proteínas dos rins.	Crianças: doença hemorrágica do recém-nascido. Adultos: coagulação do sangue prejudicada.	Sintetizada pelas bactérias do intestino: hortaliças de folhas verdes, grão de soja, bife de fígado.	120 μg[a,e] 90 μg[b,e]

[a]Homens adultos.
[b]Mulheres adultas.
[c]Homens e mulheres.
[d]Varia conforme a idade para adultos (ver texto).
[e]Ingestão adequada.

contrados quase sempre em todas as formas *trans*, mas que podem ocorrer como isômeros *cis*, são: β-caroteno (**Figura 10.1e**), α-caroteno (**Figura 10.1f**) e β-criptoxantina (**Figura 10.1g**). Embora nem todos os carotenoides sejam precursores da vitamina A, tal como o licopeno (uma cadeia aberta análoga de β-caroteno; **Figura 10.1h**), acredita-se que muitos oxicarotenoides (também chamados de carotenoides oxigenados), como a cantaxantina (**Figura 10.1i**), luteína (**Figura 10.1j**) e zeaxantina, tenham importância fisiológica.

Fontes

Os retinoides (geralmente chamados de vitamina A pré-formada ou simplesmente vitamina A) e os carotenoides são encontrados naturalmente nos alimentos. A vitamina A é encontrada principalmente em alimentos selecionados de origem animal, sobretudo fígado e derivados do leite (inclusive leite integral, queijo e manteiga), bem como em peixes como atum, sardinha e arenque. Alguns produtos, como a margarina, também podem ser enriquecidos com vitamina A. Óleos de fígado de peixe (como o óleo de fígado de bacalhau) também possuem alto teor de vitamina A. A forma principal da vitamina A nos alimentos é como ésteres de retinil, tais como o retinil palmitato, exibido na **Figura 10.1k**. Os retinoides são lipossolúveis e podem passar pelo processo de oxidação se expostos em vários níveis de, por exemplo, oxigênio, luz, calor e alguns metais. Na preparação farmacêutica da vitamina, o acetato de all-*trans* retinil e o palmitato de all-*trans* retinil são comumente utilizados. O Aquasol A, uma forma hidro-misturável da vitamina, está disponível para pessoas com problemas de má absorção de gorduras.

Os carotenoides são sintetizados por uma grande variedade de plantas e, portanto, podem ser encontrados naturalmente em muitas frutas e hortaliças. Um dos carotenoides mais abundantes é o β-caroteno, que apresenta a maior atividade da pró-vitamina A. Outros carotenoides comuns da alimentação incluem o α-caroteno e a β-criptoxantina (que são carotenoides pró-vitamina A), juntamente com licopeno, luteína e zeaxantina. Em geral, frutas e hortaliças amarelas, laranja, vermelhas (cores vibrantes), como cenoura, melancia, mamão, tomate e seus produtos (*ketchup*, molho de pimenta, molho de macarrão), abóbora e morangas fornecem importantes quantidades de carotenoides. As hortaliças verdes também contêm alguns carotenoides, embora o pigmento não possa ser visto porque está mascarado pela clorofila. A cenoura normalmente representa uma das principais fontes tanto de α como de β-caroteno. Outros importantes alimentos que contribuem com β-caroteno são: brócolis, melão-cantalupo, abóbora e moranga, ervilhas e espinafre. As frutas fornecem a maior parte da β-criptoxantina, e a melancia, o tomate, os molhos de tomate são ótimas fontes de licopeno, um carotenoide que tem a cor vermelha. Boas fontes de zeaxantina são o pimentão vermelho, milho, batata e ovos. Brócolis, beterraba, kiwi e ovos também fornecem luteína. Encontra-se a cantaxantina, um carotenoide vermelho-alaranjado, em plantas, peixes e frutos do mar, como a truta-do-mar e os crustáceos. Carne e peixe não são as fontes mais importantes de carotenoides, mas, como os animais e peixes se alimentam de plantas, eles podem acumular alguma quantidade de carotenoides. Os carotenoides também podem ser adicionados aos alimentos. O β-caroteno e a cantaxantina, por exemplo, estão aprovadas para uso como aditivo de cor aos alimentos pela FDA.

Digestão e absorção

A vitamina A, por estar ligada a outros componentes alimentícios, requer digestão antes de ser absorvida pelo organismo. O retinol, por exemplo, está normalmente ligado aos ésteres dos ácidos graxos, e o mais comum deles é o retinol palmitato (**Figura 10.1k**). Além disso, os ésteres de retinil e os carotenos nos alimentos estão geralmente misturados à forma de proteína da qual precisam ser liberados. Embora o aquecimento dos alimentos vegetais enfraqueça alguns complexos, tais como os de proteína e

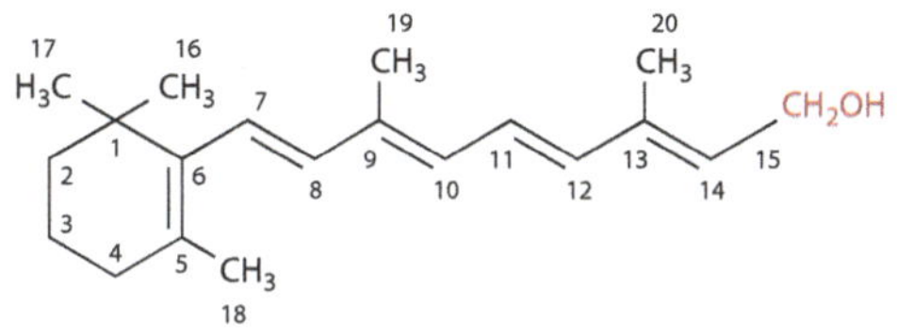

(a) All-*trans* retinol

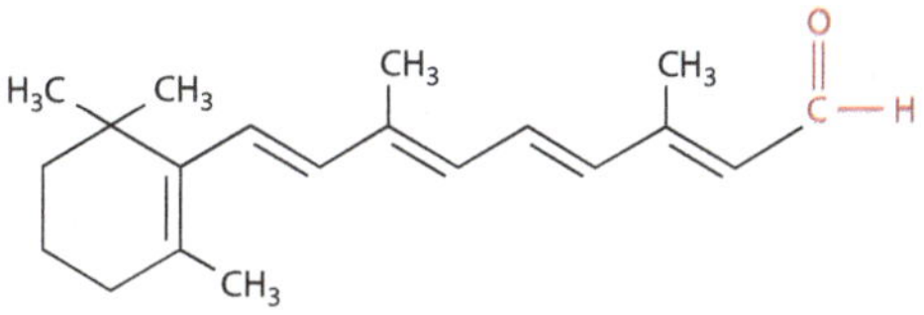

(b) Retinal

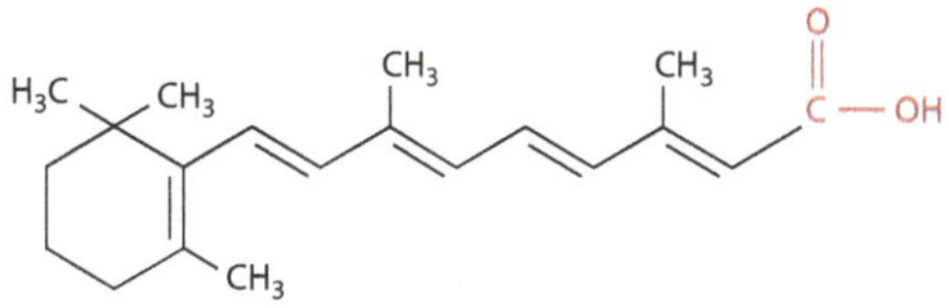

(c) Ácido retinoico

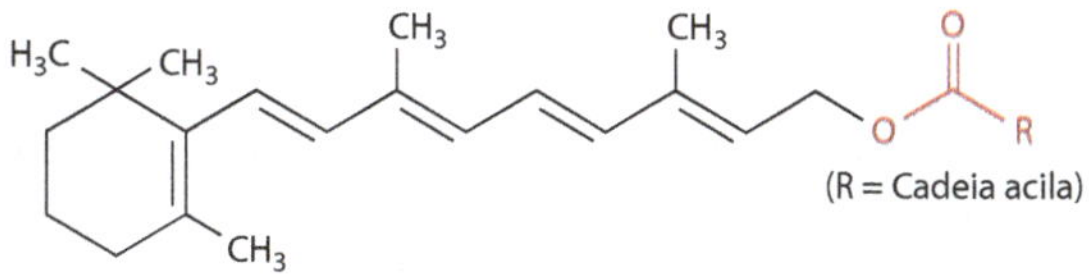

(d) Éster de retinil

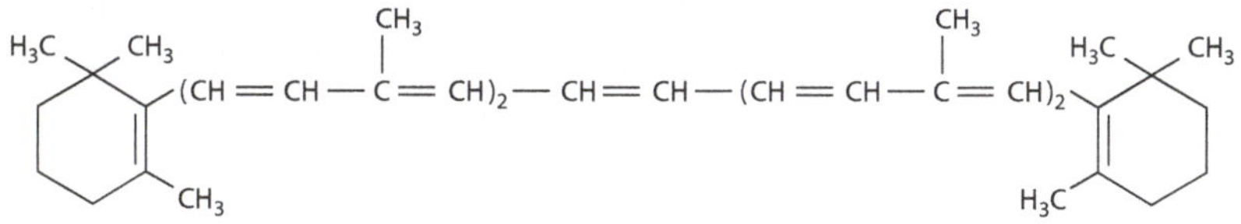

(e) β-caroteno

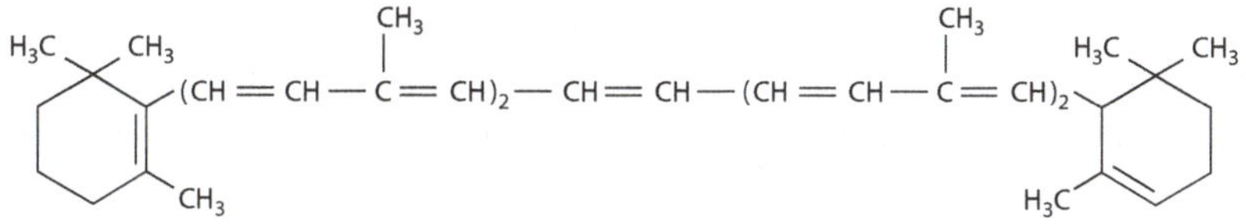

(f) α-caroteno

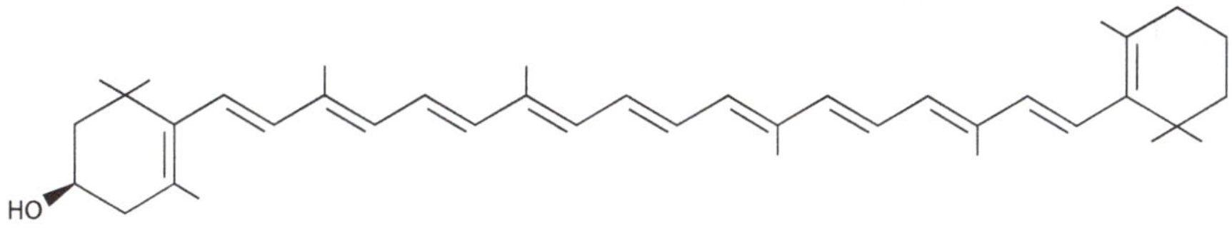

(g) β-criptoxantina

Figura 10.1 A vitamina A e as estruturas carotenoides (continua na próxima página).

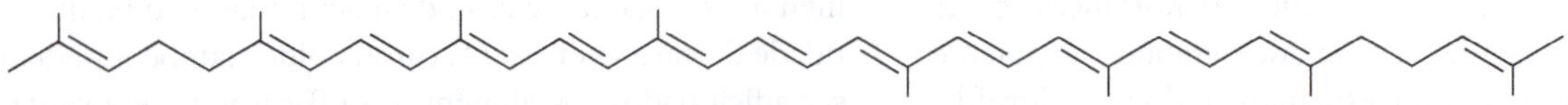

Figura 10.1 (*Continuação*) A vitamina A e as estruturas carotenoides.

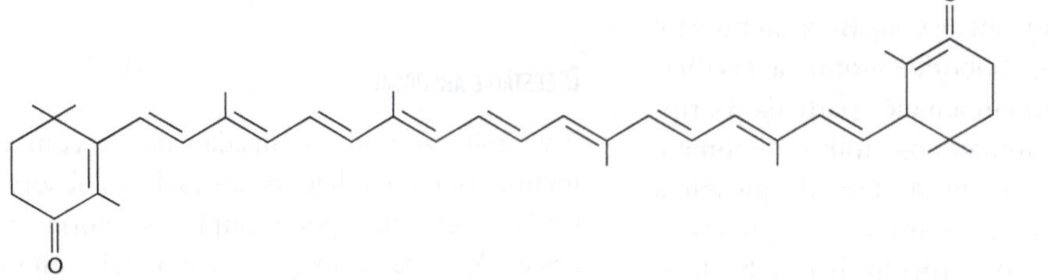

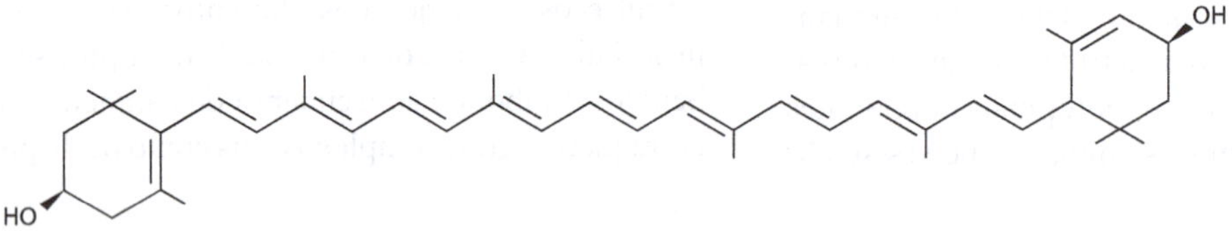

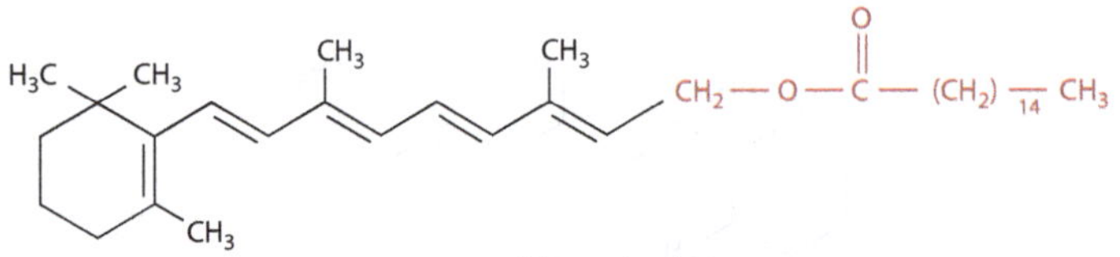

carotenoides, ainda se faz necessária a digestão enzimática. Os carotenoides e os ésteres de retinil a partir da proteína (conforme a **Figura 10.2**) são hidrolisados inicialmente pela ação da pepsina no estômago. Por conta de sua lipossolubilidade, os ésteres de retinil liberados (ou seja, não mais ligados à proteína) e os carotenoides normalmente se unem para formar os glóbulos de gordura no estômago. Esses glóbulos de gordura que contêm vitamina são esvaziados no duodeno. As enzimas proteolíticas no duodeno também podem hidrolisar quaisquer ésteres de retinil ligados à proteína ou carotenoides não liberados no estômago. A hidrólise dos ésteres de retinil e carotenoides por meio de várias hidrolases e a esterase ocorrem ao mesmo tempo que os triglicerídios, fosfolipídios e ésteres de colesteril estão sendo hidrolisados pelas enzimas pancreáticas. A lipase pancreática e a hidrolase do éster do colesterol pancreático são secretadas no lúmen do intestino delgado para facilitar a digestão dos lipídios e da vitamina A, e as enzimas como a hidrolase do éster de retinil também funcionam na borda estriada do intestino para digerir a vitamina. As hidrolases pancreáticas quebram a cadeia mais curta dos ésteres de retinil, enquanto as hidrolases na borda estriada do intestino atuam na cadeia mais longa dos ésteres de retinil. A bile também é importante para emulsificar os glóbulos de gordura que contêm a vitamina e outras gorduras (a emulsificação faz que

glóbulos grandes de gordura sejam partidos em pequenas gotículas).

As micelas se formam dentro do lúmen do intestino delgado a partir de sais biliares, fosfolipídios, monoglicerídeo, ésteres de retinil e carotenoides. Os carotenoides e retinóis liberados no intestino delgado permanecem solubilizados nas soluções micelares juntamente com outros componentes alimentícios lipossolúveis. As soluções micelares – contendo os carotenoides e a vitamina A pré-formada – são absorvidas através da membrana dos microvilos da borda estriada do duodeno e do jejuno para dentro do enterócito. Quando um retinol é ingerido em quantidades fisiológicas, acredita-se que a absorção ocorra por um transportador de proteína específico na borda estriada do enterócito.[1] Há indícios que a absorção da vitamina A pré-formada a partir da ingestão de doses farmacológicas da vitamina seja não saturável.[1] Os carotenoides também são absorvidos tanto pelos transportadores de carotenoides como por difusão passiva.[2]

A eficiência da absorção difere entre a vitamina A pré-formada e os carotenoides. Aproximadamente 70% a 90% da vitamina A pré-formada da alimentação será absorvida se o alimento tiver alguma (~10 g ou mais) gordura.[3] A absorção do carotenoide da alimentação varia consideravelmente, o que depende do processamento do alimento, e, em geral, é menos que a dos retinoides. A

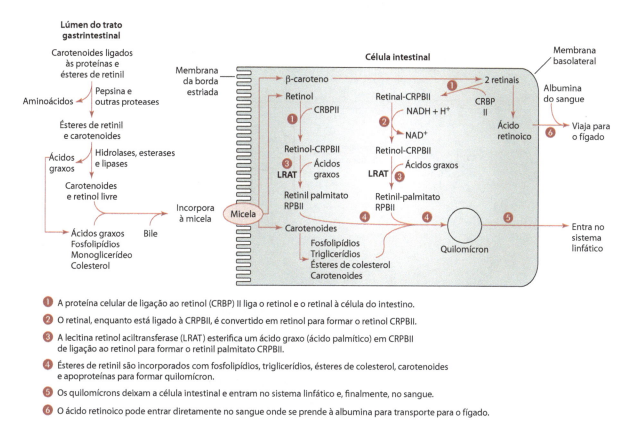

① A proteína celular de ligação ao retinol (CRBP) II liga o retinol e o retinal à célula do intestino.

② O retinal, enquanto está ligado à CRPBII, é convertido em retinol para formar o retinol CRPBII.

③ A lecitina retinol aciltransferase (LRAT) esterifica um ácido graxo (ácido palmítico) em CRPBII de ligação ao retinol para formar o retinil palmitato CRPBII.

④ Ésteres de retinil são incorporados com fosfolipídios, triglicerídios, ésteres de colesterol, carotenoides e apoproteínas para formar quilomícron.

⑤ Os quilomícrons deixam a célula intestinal e entram no sistema linfático e, finalmente, no sangue.

⑥ O ácido retinoico pode entrar diretamente no sangue onde se prende à albumina para transporte para o fígado.

Figura 10.2 Digestão e absorção dos carotenoides e da vitamina A, e reesterificação do retinol na célula intestinal.

absorção dos carotenoides varia cerca <5% para carotenoides em hortaliças cruas ou sucos de hortaliças não aquecidos ou processados para 60% se presente como óleo puro ou como parte de um suplemento aquoso de dispersão.[3-5] A ingestão de fibras (especialmente a pectina) e o consumo excessivo de vitamina E podem diminuir a absorção dos carotenoides. A pectina parece diminuir a absorção dos carotenoides. Além disso, vários carotenoides parecem interagir para influenciar (ressaltar ou inibir) a absorção individual de carotenoides. A **Figura 10.2** descreve a digestão e absorção da vitamina A pré-formada e do β-caroteno.

Dentro do enterócito/célula da mucosa intestinal (e de alguma forma no fígado, no tecido adiposo, nos pulmões e em outros órgãos), alguns carotenoides, inclusive o α-caroteno, o β-caroteno e a criptoxantina, passam por metabolismo. A extensão em que os carotenoides da pró-vitamina A são convertidos em retinoides é influenciada por vários fatores, como o estado nutricional da vitamina A do indivíduo e as quantidades e formas de consumo dos carotenoides. Dentro do enterócito, por exemplo, o β-caroteno é hidrolisado em uma clivagem não central ou pelo de β-caroteno 15,15' oxigenase (essa oxigenase também se encontra no fígado, nos pulmões, rins e na retina). Outras enzimas envolvidas no metabolismo dos carotenoides também foram identificadas em várias espécies, conforme revisão de Yeum e Russel.[6] A clivagem não central gera vários metabólitos (álcoois, aldeídos etc.),[7] enquanto a atividade de oxigenase converte uma molécula de β-caroteno em duas moléculas de retinal (também denominado retinaldeído) (**Figura 10.3**). Entretanto, como a atividade do β-caroteno 15,15' oxigenase é relativamente baixa, apenas cerca de 60% a 75% do β-caroteno é hidrolisado.[8] Acredita-se que a presença da vitamina E protege o β-caroteno e seus produtos da oxidação. Grandes doses de vitamina E, contudo, podem inibir a absorção do β-caroteno ou sua conversão em retinol no intestino.[3] Até cerca de 20% do β-caroteno pode deixar o intestino intacto (ou seja, sem oxidação) para transporte pelos quilomícrons até os tecidos. Doses de 12 g de β-caroteno ou 24 μg de α-caroteno ou de β-criptoxantina são necessárias para produzir atividade de vitamina A de 1 μg de retinol.

Além do metabolismo carotenoide da célula intestinal, o metabolismo retinoide também ocorre, conforme mostra a **Figura 10.4**. O retinal, por exemplo, pode ser convertido em retinol pela retinal redutase (também denominada retinal oxidase), uma enzima NADH/NADPH dependente. Um pouco do retinol gerado pode ser então convertido em retinil β-glucuronida. Além disso, uma parte do retinal pode ser irreversivelmente oxidada em ácido retinoico dentro da célula intestinal. Uma parte do ácido retinoico pode ser conjugada para formar o β-glucuronida retinoil (RAG). O RAG e o ácido retinoico,

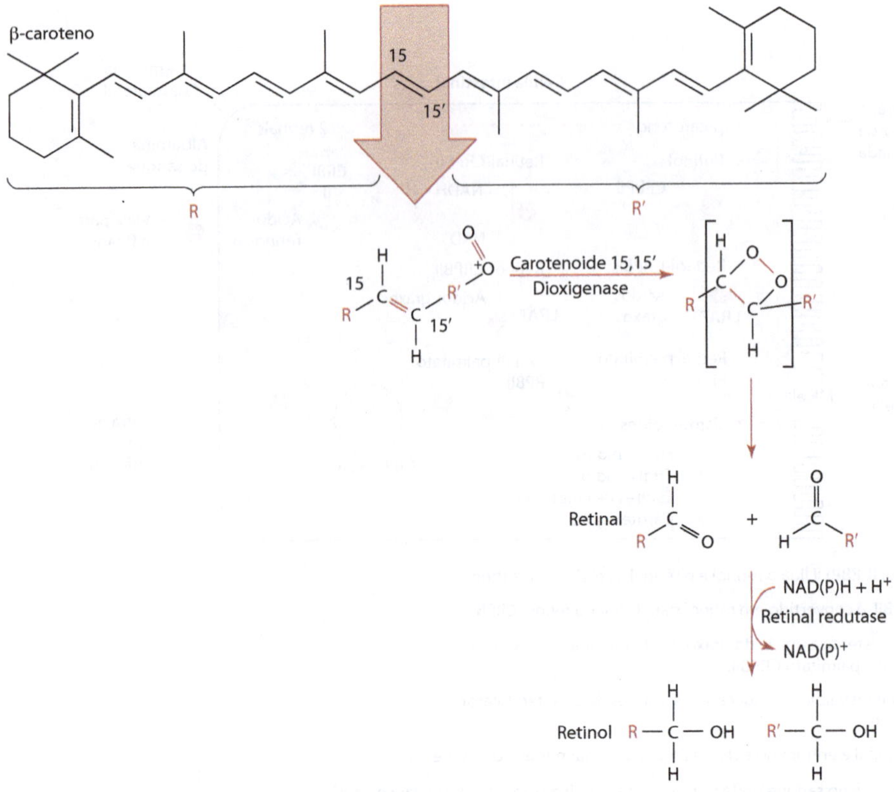

Figura 10.3 Clivagem do caroteno no retinal e sua redução no retinol.

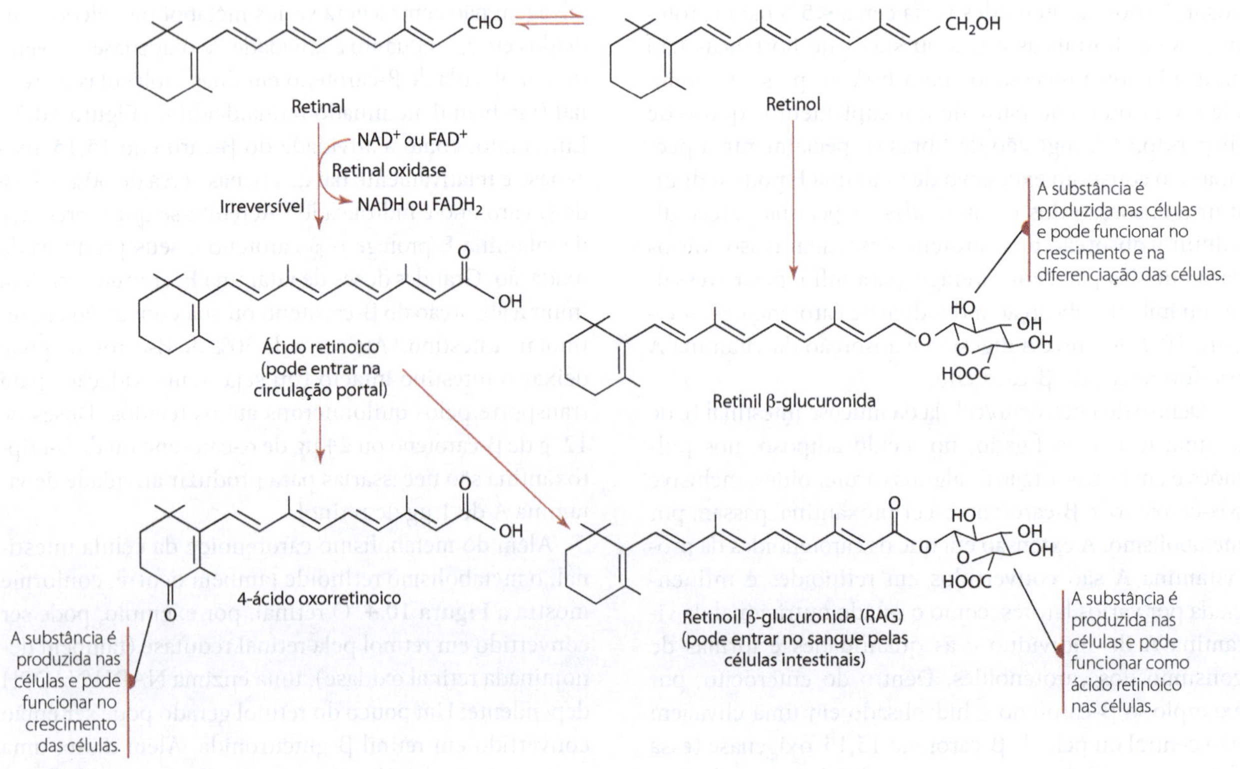

Figura 10.4 Metabolismo retinal.

ao contrário do retinol, podem entrar na circulação através da veia porta. O ácido retinoico é transportado para o plasma ligado firmemente à albumina (**Figura 10.2**). As concentrações plasmáticas do RAG são normalmente baixas, mas parece que o RAG funciona, em parte, como o ácido retinoico nos tecidos. O RAG promove o crescimento e a diferenciação das células, mas não se liga aos receptores nucleares do ácido retinoico.

Para deixar a célula intestinal e viajar para outros tecidos no corpo, o retinol precisa ser esterificado e incorporado em um quilomícron. O retinol formado a partir do retinal que foi gerado da oxidação dos carotenoides segue a mesma via metabólica de reesterificação na célula intestinal, como o retinol originário dos ésteres de retinil provenientes da alimentação. Uma das duas vias metabólicas pode ser seguida para a reesterificação do retinol no enterócito. A via principal envolve a proteína celular de ligação ao retinol (CRPB)II. Acredita-se que as CBRPs, parte de um grupo de proteínas de ligação de baixo peso molecular, ajudam a regular o uso nas células. A CRPBII liga o retinol e retinal e está presente no citoplasma das células epiteliais do intestino delgado.[1] A CRPBII direciona a redução de retinal e subsequente esterificação. O retinol ligado à CRPBII é esterificado pela lecitina: retinol aciltransferase (LRAT) para formar principalmente o retinil palmitato, mas também o retinil estearato e retinil oleato, entre outros. A LRAT transfere especificamente ácidos graxos sn-1 da membrana associada da fosfatidilcolina para o retinol que é ligado às CRPBs. Acredita-se que a LRAT seja a principal enzima responsável pela esterificação no intestino delgado, no fígado, pelo epitélio do pigmento da retina, bem como em outros tecidos.[9] A enzima parece ser regulada de forma ascendente pelo ácido retinoico all-*trans* e pelos retinoides sintéticos que se ligam à família RAR de receptores nucleares que induzem, em última instância, à expressão gênica da LRAT.[9] A segunda via menor para reesterificação envolve a ligação do retinol com uma proteína celular que é não específica, com subsequente reesterificação por acil CoA retinol aciltransferase (ARAT). A ARAT pode servir para esterificar o retinol sempre que grandes doses de vitamina são ingeridas.[10]

Transporte, metabolismo e armazenamento

Dentro da célula intestinal, os recém-formados ésteres de retinil, juntamente com uma pequena quantidade de retinol não esterificado e quaisquer carotenoides que tenham sido absorvidos inalterados, são incorporados em quilomícrons contendo ésteres de colesterol, fosfolipídios, triglicerídios e apoproteínas. Esses quilomícrons são então carregados primeiro para o sistema linfático e depois para a circulação geral (ou seja, para o sangue). Os quilomícrons levam ésteres de retinil, um pouco de retinol não esterificado e carotenoides para muitos tecidos extra-hepáticos, inclusive medula óssea, células sanguíneas, vesícula, tecido adiposo, músculos, pulmões e rins. Os ésteres de retinil e carotenoides não tomados pelo tecido periférico são transportados para o fígado como parte de um quilomícron remanescente. Cerca de 70% a 75% dos retinoides quilomícrons são liberados na circulação pelo fígado.[11]

Os carotenoides e a vitamina A que chegam ao fígado normalmente passam por outro metabolismo. Por exemplo, os carotenoides que chegam ao fígado podem seguir duas rotas: ruptura para formar retinol, incorporação em e liberação como parte de lipoproteínas de densidade muito baixa (VLDLs) ou outras lipoproteínas para transporte a outros tecidos e armazenamento no fígado (ou tecido adiposo).

A **Figura 10.5** mostra o manejo dos ésteres de retinil que chegam ao fígado. Entretanto, a maioria das células do corpo é capaz de metabolizar o retinol gerado a partir dos ésteres de retinil através de várias vias metabólicas. Os ésteres de retinil são hidrolisados por uma hidrolase de ésteres de retinil seguida de sua assimilação pelas **células parenquimais** (células funcionais de um órgão). Dentro da célula, o retinol se une com a proteína celular de ligação ao retinol (CRPB). As CRPBs foram encontradas em muitas células do corpo. A CRPBI está presente em todos os tecidos, mas é encontrada especialmente em altas concentrações no fígado e nos rins. A CRPBII é encontrada especialmente em elevadas quantidades no intestino, especialmente no jejuno. A CRPBIII está presente em concentrações relativamente altas no fígado, no sistema musculoesquelético, nos rins e no coração. A CRPBIV é encontrada principalmente no coração, nos rins e em seções do cólon. Acredita-se que a CRPB funcione tanto para auxiliar no controle das concentrações de retinol livre dentro do citoplasma celular e, desse modo, impedir sua oxidação como para direcionar a vitamina através de uma série de interações proteína-proteína, para enzimas específicas do metabolismo.[12] A CRPB também pode ajudar na transferência do retinal através das organelas para o metabolismo. O metabolismo enzimático do retinol, conforme mostra a **Figura 10.5**, inclui possível esterificação por enzimas como a LRAT, se o retinol estiver ligado à CRPB, ou ARAT, se o retinol não estiver ligado. Acredita-se que as concentrações de CRPB não ligadas inibem a LRAT e, portanto, impedem a esterificação para armazenamento. O retinol ligado à CRPB também pode ser oxidado pelo retinal, pelo retinol dependente de NAD(P)H desidrogenase ou fosforilado ao retinil fosfato pelo ATP para as funções da glicoproteína.[12]

O retinol que foi esterificado pode ser armazenado no fígado. Um pouco de armazenamento do retinol ocorre nas células parenquimais, mas cerca de 80% a 95% do retinol é armazenado no fígado nas pequenas células perissinusoidais também denominadas **células estreladas** (ou células Ito). Salienta-se que o ácido retinoico não se

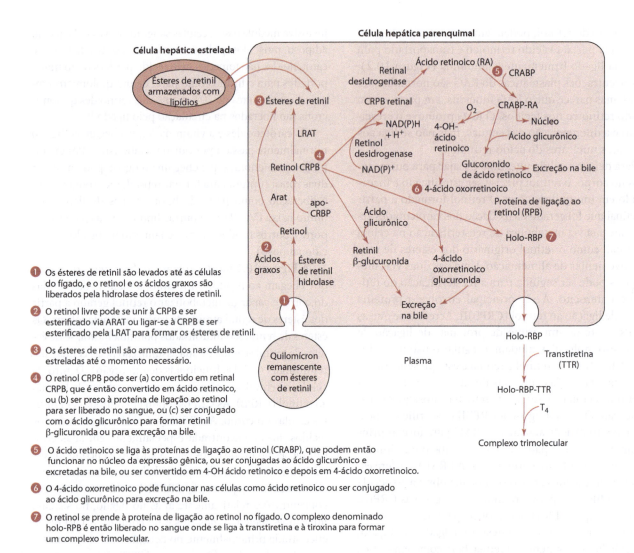

Figura 10.5 Metabolismo da vitamina A no fígado.

acumula em quantidades apreciáveis no fígado ou em outros tecidos. Nas células estreladas, a vitamina A (retinol) é armazenada como ésteres de retinil (principalmente como retinil palmitato, mas também como retinil estereato, oleato e linoleato) com gotículas de lipídio. As hidrolases poderão liberar o retinol de seus locais de armazenagem se forem necessários ao uso. Com estoques adequados de vitamina A no fígado (mínimo de 20 μg de vitamina A por grama de fígado),[3] as concentrações plasmáticas de vitamina A permanecem razoavelmente constantes a partir de uma ampla ingestão dietética. A hipervitaminose A ocorre somente depois que células estrelares hepáticas não conseguem mais aceitar retinol para armazenamento.

O transporte de retinol no sangue exige duas proteínas específicas, a proteína de ligação ao retinol (RPB) e a transtiretina (TTR), anteriormente conhecida como pré-albumina tiroxina ligada à albumina. Essas duas proteínas são sintetizadas pelas células hepáticas parenquimais. Inicialmente, para liberação hepática no sangue, cada molécula de retinol liberada por uma hidrolase do seu estoque em forma de éster é combinada com uma molécula de RPB para formar a holo-RPB (**Figura 10.5**). A síntese da RPB depende do estado nutricional de proteína, retinol e zinco do indivíduo. A holo-RPB (que contém vitamina A ligada em uma porção interior ou região hidrofóbica do complexo) então interage com uma molécula de TTR, uma proteína tetramérica (**Figura 10.5**). No plasma, o complexo holo-RPB-TTR circula ligado à tiroxina (T4) como parte de um complexo trimolecular (**Figura 10.5**), com meia-vida de cerca de 11 a 15 horas. As concentrações sanguíneas do complexo permanecem bem consistentes a menos que o indivíduo consuma de maneira crônica vitamina A em quantidade inadequada. As concentrações plasmáticas normais de retinol variam de cerca de 1,05 a 3 micromoléculas/L (de 30 a 86 μg/dL) e ficam bastante constantes mesmo quando as concentrações hepáticas totais variam para mais de 15 vezes.[9]

A captação do retinol do complexo pelos tecidos ainda não foi inteiramente compreendida, mas acredita-se que seja mediada pelos receptores celulares RPB e por um módulo independente de receptor, o que dependerá do tecido específico.[13-15] Os fatores que influenciam a captação não são conhecidos, mas podem compreender concentrações de CRPB ou saturação, extensão do metabolismo intracelular do retinol, entre outros. Para assimilação dependente de receptor, acredita-se que a TTR seja dissociada do complexo, enquanto a holo-RPB se liga ao receptor celular de RPB. O complexo é, então, endocitosado com a liberação citosólica da vitamina A e apo-RPB. Acredita-se que a apo-RPB seja secretada de volta no sangue para reutilização ou degradação pelos rins. Alguns dos vários tecidos que utilizam a vitamina A do complexo são: tecido adiposo, sistema musculoesquelético, pulmões, rins, olhos, glóbulos brancos e medula óssea. O retinol é reciclado extensivamente entre o plasma, os tecidos extra-hepáticos e o fígado antes de sua degradação.[9,10]

Os carotenoides também são encontrados no sangue e transportados como parte das lipoproteínas. Pensa-se que os carotenoides como o β-caroteno e o licopeno se concentram no núcleo hidrofóbico das lipoproteínas para transporte no soro sanguíneo, enquanto os carotenoides com grupos polares se encontram parcialmente na superfície da lipoproteína.[5,16] A distribuição de β-caroteno, α-caroteno e licopeno entre as lipoproteínas é similar: lipoproteínas de baixa densidade (LDLs) carregam de 58% a 73%, as lipoproteínas de alta densidade (HDLs) carregam de 17% a 26% e as lipoproteínas de densidade muito baixa (VLDLs) carregam de 10% a 16%.[16] Em contrapartida, a luteína e a zeaxantina (carotenoides polares) são carregadas predominantemente (53%) pelas HDLs, mas também pelas LDLs (31%) e VLDLs (16%) em jejum.[16] As concentrações de caroteno no soro sanguíneo refletem ingestão recente e não estoques do corpo. Os carotenoides mais comuns no soro sanguíneo são: β-caroteno, α-caroteno, licopeno, luteína, zeaxantina e criptoxantina.

A captação dos carotenoides pelos tecidos-alvo difere da do retinol. Os carotenoides são captados como parte da lipoproteína, com captação mediada por receptores de apoproteína específicos encontrados em diversos tecidos. Os carotenoides são armazenados principalmente no fígado e no tecido adiposo, mas alguns tecidos específicos concentram carotenoides específicos. Por exemplo, a retina do olho é relativamente rica em luteína e zeaxantina.

Em contraste com o retinol, que é mobilizado a partir do fígado para transporte até outros tecidos, acredita-se que o ácido retinoico seja produzido em pequenas quantidades por células individuais. Não está claro se o ácido retinoico é produzido centralmente pelo intestino ou no fígado para transporte até outros tecidos. O ácido retinoico é normalmente ligado à albumina para transporte no sangue, mas as concentrações plasmáticas de ácido retinoico são geralmente baixas. Dentro do citoplasma da célula, o ácido retinoico se liga às proteínas de ligação ao ácido retinoico (CRABPs). Acredita-se que estas funcionam de modo similar ao descrito para as CRPBs. Embora tanto as CRPBs como as CRABPs são geralmente encontradas nos mesmos tecidos, sua distribuição relativa nos tecidos difere. A CRABP, como a CRPB, ajuda a solubilizar o ácido retinoico, regular o metabolismo do ácido retinoico dentro da célula e direcionar o uso do ácido retinoico intracelularmente. O citocromo P_{450}RAI, também denominado CYP26, catalisa a oxidação e a glicuronidação de todos os all-*trans* ácido retinoico geradores de metabólitos polares. O CYP26 (uma subfamília das enzimas do citocromo P_{450}RAI) é encontrado no fígado, no cérebro e em outros tecidos, e sua expressão gênica parece estar positivamente regulada pela vitamina A.[9]

FUNÇÕES E MECANISMOS DE AÇÃO

Vitamina A

A vitamina A é reconhecida como essencial para a visão, bem como para diferenciação celular, crescimento, reprodução, desenvolvimento ósseo e ações do sistema imunológico. Esta seção revê cada uma dessas funções antes de passar para as funções dos carotenoides.

Visão Várias partes do olho funcionam em conjunto para assegurar a visão. Por exemplo, a luz entra no olho através da córnea, o tecido mais externo que cobre a frente do olho. Os músculos da íris se ajustam ao tamanho da pupila em resposta à luz (escuro-clara). A luz, então, passa através da lente e do humor vítreo (que dá forma ao olho) e chega à retina, o revestimento interior no fundo do olho. A retina contém células especializadas, chamadas bastonetes e cones, que agem como receptores da luz. Os cones se encontram perto do centro da retina e funcionam especialmente na luz do dia. Quando a luz diminui e começa a escurecer, os bastonetes funcionam como receptores de luz. A vitamina A é necessária para formar a **rodopsina** (uma vitamina A que contém a proteína do pigmento) encontrada nos bastonetes. A rodopsina é formada pela vitamina A como *cis*-retinal e proteína opsina (**Figura 10.6**).

Em termos básicos (**Figura 10.6**), em um ambiente escuro, sempre que um feixe de luz chega à retina, a opsina é dividida. Como a rodopsina está dividida, a opsina é liberada, o *cis*-retinal é convertido em *trans*-retinal e os sinais são enviados para a parte do cérebro responsável pela visão. Para poder enxergar no escuro, a molécula da rodopsina precisa ser refeita utilizando a vitamina A como *cis*-retinal. A *trans*-retinal liberada é transportada a partir das células fotorreceptoras dos bastonetes para o epitélio do pigmento da retina, onde é convertida de volta em *cis*-retinal. O *cis*-retinal é então transportado de volta aos bastonetes, onde é religado à opsina para formar rodopsina. Uma falha ou recuperação da visão diminuída no escuro

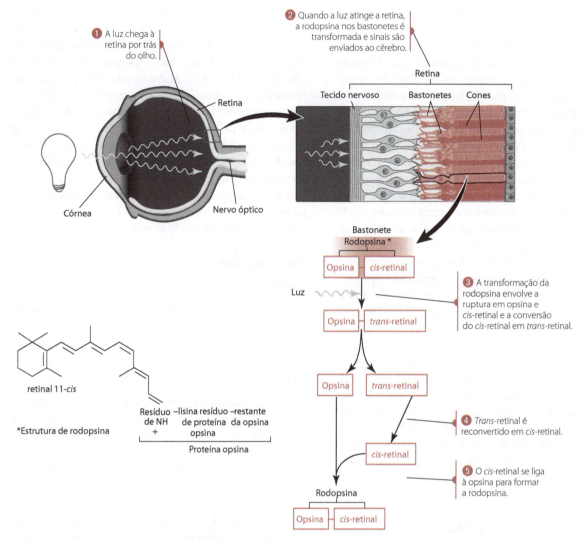

Figura 10.6 Resumo do papel da vitamina A como parte da rodopsina na visão.

seguida de um *flash* de luz chama-se cegueira noturna e pode ser causada pela ingestão inadequada da vitamina A.

A **Figura 10.7** mostra o ciclo visual (a formação e reformação da rodopsina após sua degradação) em maiores detalhes. Esta seção tem como foco a maneira como a vitamina A é metabolizada como parte do ciclo visual. O retinol é transportado para a retina pelo sangue como parte do complexo holo-RPB-TTR. Em seguida, o retinol se move para o epitélio do pigmento dos bastonetes fotorreceptores (**figuras 10.7 e 10.8**). Dentro do epitélio do pigmento, a maior parte do retinol é convertida pela LRAT em ésteres de retinil all-*trans* e outra parte em ésteres de 11-*cis*-retinil. Os ésteres de retinil all-*trans*, por sua vez, podem ser armazenados no epitélio do pigmento e metabolizados, por uma isomero-hidrolase de ésteres de retinil, se necessário, para gerar 11-*cis*-retinol mais um ácido graxo. Da mesma forma, os ésteres de 11-*cis*-retinil podem ser hidrolisados, conforme necessidade, em 11-*cis*-retinol e um ácido graxo pela hidrolase do éster de retinil.

Para que o ciclo visual funcione efetivamente, é necessária a conversão do 11-*cis*-retinol em 11-*cis*-retinal. O 11-*cis*-retinal precisa, então, ser transportado até os bastonetes fotorreceptores. A síntese do 11-*cis*-retinal ocorre dentro do epitélio do pigmento pela ação de 11-*cis*-retinol desidrogenase, que usa tanto NAD^+ como $NADP^+$. O transporte do 11-*cis*-retinol e 11-*cis*-retinal é acompanhado pelo epitélio do pigmento pela proteína de ligação ao retinal (CRALBP), e o transporte do 11-*cis*-retinol e do 11-*cis*-retinal entre o epitélio do pigmento e os bastonetes fotorreceptores (e, portanto, através do espaço/matriz interfotorreceptor) é acompanhado pela proteína de ligação ao retinol (IRPB) intersticial ou interfotorreceptora. Especificamente, a IRPB, uma glicolipoproteína, reside dentro do espaço retinal interfotorreceptor que fica entre o epitélio do pigmento e as células fotorreceptoras. As CRPB e CRABP também podem ser encontradas na retina.

Dentro das células fotorreceptoras, o 11-*cis*-retinal se liga como uma base de Schiff protonada a um resíduo de

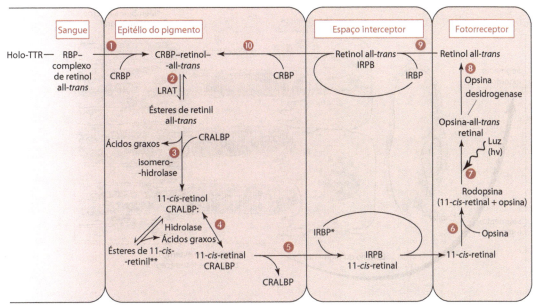

* IRPB: proteína de ligação ao retinol interfotorreceptora.
** Armazenada até o momento necessário.

1 O retinol all-*trans* sai do sangue (onde é encontrado como parte de um complexo com transtiretina (TTR) e proteína de ligação ao retinol (RPB)) e no epitélio do pigmento do bastonete. No epitélio do pigmento, ele se liga à CRPB (proteína de ligação celular).

2 O retinol all-*trans* é convertido em ésteres de retinil all-*trans* pela LRAT.

3 Os ésteres de retinil all-*trans* são convertidos em 11-*cis*-retinol, que é, então, ligado à proteína retinal de ligação celular (CRALBP).

4 O 11-*cis*-retinol é convertido em 11-*cis*-retinal enquanto se liga à CRALBP.

5 O 11-*cis*-retinal se solta da CRALBP e se liga à proteína retinal de ligação celular (IRPB) para transporte através do espaço interfotorreceptor e no fotorreceptor. A IRPB libera o retinal 11-*cis* após entregá-lo ao fotorreceptor.

6 O 11-*cis*-retinal se liga à opsina para formar a rodopsina.

7 A luz chega ao bastonete causando a ruptura da rodopsina.

8 O 11-*trans*-retinal primeiro é convertido em retinol all-*trans* antes de ser, por fim, reconvertido em retinal 11-*cis*.

9 O retinol all-*trans* se liga à IRPB para transporte através do espaço interfotorreceptor e no epitélio do pigmento.

10 O retinol all-*trans* é liberado da IRPB e se liga à CRPB no epitélio do pigmento para entrar no ciclo novamente em **2**.

Figura 10.7 Ciclo visual.

aminoácido de lisina na opsina da proteína (**Figura 10.6**) para produzir o composto rodopsina. A rodopsina fica embutida em discos localizados no segmento externo do bastonete, que é anexado dentro de um compartimento restrito da retina criado por junções apertadas entre as células (**Figura 10.8**). As células ao lado do sangue são uma camada espessa e formam o epitélio do pigmento. A "membrana externa limitadora" é formada no lado vítreo das células fotorreceptoras por junções específicas entre as células fotorreceptoras e as células de Müller (**Figura 10.8**).

Dentro das células fotorreceptoras, a rodopsina consegue detectar pequenas quantidades de luz, importantes para a visão noturna. Quando uma quantidade de luz (hv) chega à rodopsina, a mudança ocorre na porção de vitamina A da molécula para que o 11-*cis*-retinal seja fotoisomerizado para gerar all-*trans* retinal (**figuras 10.6 e 10.7**).

O termo *descoloração* geralmente é utilizado para descrever esse evento causado pela perda das cores. Uma cadeia de eventos acionada pela absorção da luz pelo 11-*cis*--retinal resulta em um sinal elétrico ou impulso do nervo óptico até o cérebro. Para transmitir através das células à membrana plasmática a mensagem que a luz chegou à rodopsina, acredita-se que haja uma cascata de reações, que envolve **transducina** (uma proteína G), fosfodiesterase e cGMP. Essa reação em cadeia faz que os canais de sódio na membrana plasmática se travem e o bastonete se hiperpolarize, resultando em sinais pelo nervo óptico conduzindo a áreas específicas do cérebro.

O 11-*trans*-retinal formado como resultado da luz precisa ser reconvertido em 11-*cis*-retinal e a rodopsina precisa ser regenerada. Acredita-se que os passos para essa conversão envolvam a hidrólise do 11-*trans*-retinal da redução da rodopsina do 11-*trans*-retinal em retinol all-*trans* por uma desidrogenase NADPH dependente de retinol e o transporte do retinol all-*trans* através da matriz interfotorreceptora e no epitélio do pigmento pela IRPB (**Figura 10.7**). Dentro do epitélio do pigmento, o retinol all-*trans* pode ser metabolizado em ésteres de retinil all-*trans*, que

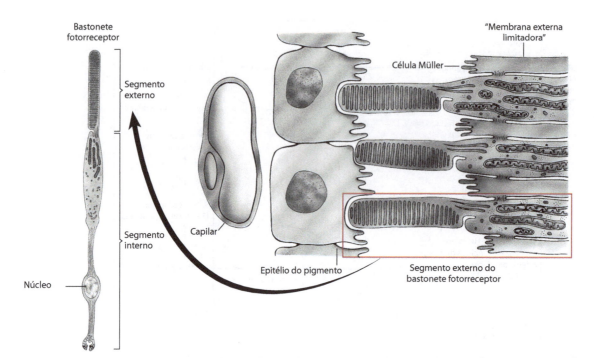

Figura 10.8 Bastonetes fotorreceptores, sua estrutura e adjacências.

podem ser diretamente isomerizados em 11-*cis*-retinol e, subsequentemente, oxidados em 11-*cis*-retinal. Os ésteres de retinil all-*trans* armazenados também podem ser mobilizados do epitélio do pigmento para isomerização e oxidação para produzir o 11-*cis*-retinal. Esse composto pode ser retransportado para as células fotorreceptoras para se ligar novamente à opsina e completar o ciclo visual.

Diferenciação celular A vitamina A, especialmente como ácido retinoico, é necessária em muitas células para a diferenciação celular, que é o processo pelo qual uma célula imatura se transforma em um tipo específico de célula madura. Normalmente, por exemplo, em células de divisão rápida, a vitamina induz a diferenciação celular e inibe o ciclo celular. As células epiteliais são um exemplo de células que dependem da vitamina A e são encontradas como parte da pele e em todos os tratos internos do corpo: respiratório, gastrintestinal e urogenital. O ácido retinoico ajuda a manter tanto a estrutura normal como as funções das células epiteliais. Por exemplo, o ácido retinoico controla a diferenciação dos **queratinócitos** (células imaturas da pele) em células epidérmicas maduras. Acredita-se que o ácido retinoico atue como um sinal para "ligar" os genes para as proteínas de queratina.[12] A vitamina A parece controlar a síntese das queratinas, com genes para moléculas menores (*versus* maiores) de queratina transcrita e traduzida na presença da vitamina A.[15] A vitamina A, *in vitro*, controla a diferenciação das células epiteliais escamosas queratinizantes em células secretoras de muco. Com deficiência de vitamina A, as células produtoras de queratina substituem as células secretoras de muco em muitos tecidos do corpo.

Além das células epiteliais, acredita-se que o ácido retinoico regule a proliferação e a diferenciação dos precursores mieloides. Com vitamina A em quantidade adequada, os progenitores mieloides se diferenciam em células mieloides dendríticas.[17] As células dendríticas apresentam antígenos a outras células do sistema imunológico como as células T, para aumentar a resposta imunológica do corpo.

Os retinoides também demonstraram induzir a paralisação do ciclo celular e a diferenciação no câncer e em outras linhas de células. Nas células hematopoiéticas, o ácido retinoico medeia os níveis do substrato receptor de insulina (IRS)1 pela estimulação da ligação do complexo ubiquitina-proteasomal em IRS1. Essa ligação induz à degradação da IRS1. A IRS1 regula a proliferação celular e a sobrevivência em células selecionadas.

Expressão gênica Há indícios de que o mecanismo pelo qual o ácido retinoico pode afetar a diferenciação celular entre outras funções do organismo, ao menos em parte, seja através dos seus efeitos na expressão gênica (**Figura 10.9**).

Uma série de eventos movimenta o ácido retinoico para o núcleo onde ele interage com o DNA. Primeiro, o ácido retinoico all-*trans* ou ácido retinoico 9-*cis* (forma gerada a partir do 9-*cis*-retinol) é transportado até o núcleo, provavelmente ligado à CRABP. Dentro do núcleo, o ácido retinoico all-*trans* e o ácido retinoico 9-*cis* se ligam aos receptores de ácido retinoico. Esses receptores nucleares de ácido retinoico são parte de uma família de receptores que também inclui receptores para vitamina D, especificamente calcitriol/1,25-$(OH)_2D_3$, e para os hormônios da tireoide e esteroides. Dentro do núcleo, o

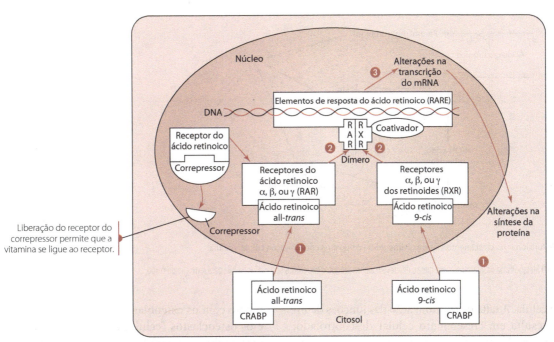

① O ácido retinoico all-*trans* ou 9-*cis* se movimenta para o núcleo da célula.

② O ácido retinoico se liga aos receptores de ácido retinoico (RAR), e o ácido retinoico 9-*cis* se liga aos receptores do retinoide X (RXR). Esses receptores ligados à vitamina se prendem em locais específicos do DNA denominados de elementos de resposta do ácido retinoico (RARE), encontrados na região promotora de genes específicos.

③ A ligação dos receptores ao RARE no DNA aprimora a transcrição dos genes selecionados.

Figura 10.9 Hipótese do modo de ação do ácido retinoico na expressão gênica.

ácido retinoico all-*trans* (e possivelmente o ácido retinoico 9-*cis*) se liga a um ou mais de três receptores (α, β e γ) de ácido retinoico (RAR), e o ácido retinoico 9-*cis* se liga a um ou mais de três receptores (α, β e γ) de retinoides X (RXR). O RAR pode requer liberação de um correpressor antes de se ligar ao ácido retinoico all-*trans*.

Uma vez formados, os complexos receptores de vitamina A normalmente interagem com outros receptores, fatores de transcrição ou proteínas coativadoras (que podem incluir receptores de vitamina D, receptores de hormônios da tireoide, receptores do peroxissomo proliferadores ativados ou receptores órfãos sem ligante conhecido) para formar vários **homodímeros** ou **heterodímeros**. Um homodímero é formado quando dois receptores iguais interagem, tais como RAR-RAR ou RXR-RXR. Um heterodímero é formado entre dois ou mais receptores diferentes, tais como RXR-RAR ou VDR (receptor de vitamina A)-RXR. Os complexos resultantes de homodímeros e heterodímeros se ligam a sequências específicas de nucleotídeos do DNA, denominados elementos de resposta do ácido retinoico (RARE), em regiões promotoras de genes específicos. As funções e os efeitos sobre a expressão gênica desses complexos que contêm vitamina A ainda não são inteiramente conhecidas, mas acredita-se que eles afetem uma grande variedade de processos celulares (inclusive a morte celular ou apoptose) nos processos do corpo por meio de efeitos nos genes que codificam as enzimas e de fatores de crescimento e transcrição, entre outros.

Crescimento Há muito que a vitamina A tem sido caracterizada em animais pelo crescimento desemparelhado que pode ser estimulado com a substituição tanto do retinol como do ácido retinoico. Especificamente, a vitamina A estimula o crescimento das células epiteliais. O retinil β-glicuronido, formado em uma variedade de tecidos a partir do retinol e de ácido glicurônico UDP (**Figura 10.10**), sustenta ativamente o crescimento e a diferenciação, embora seu componente (retinil β-glicuronido) também seja uma forma da vitamina usada para a excreção da vitamina na bile.[18]

O mecanismo exato pelo qual a vitamina A afeta o crescimento não está claro. O crescimento celular é estimulado, em parte, pelos fatores de crescimento que se ligam a receptores específicos nas superfícies das células. Parece que o ácido retinoico aumenta o número de receptores específicos para os fatores de crescimento. Os ácidos retinoico e 4-oxorretinoico (**Figura 10.4**) gerados a partir do ácido retinoico também demonstraram aumentar a síntese de uma proteína de junção do intervalo conhecida como conexina 43 pela estabilização da conexina 43mRNA.[19] As **junções comunicantes**, canais célula a célula formados pelas proteínas da conexina, são importantes para o intercâmbio de pequenos componentes de sinalização e, desse modo, para a comunicação

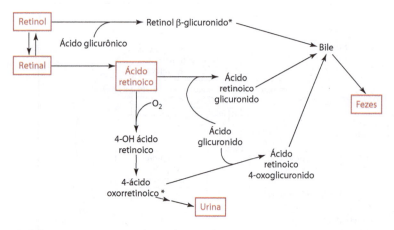

*Pode funcionar no crescimento, desenvolvimento do corpo e na comunicação célula a célula.

Figura 10.10 Metabolismo da vitamina A, em que se descrevem alguns produtos excretórios secretados na bile para remoção do corpo.

célula a célula. A falta de comunicação das junções de intervalo resulta em crescimento celular descontrolado, do mesmo modo que ocorre com as células cancerígenas. Dessa forma, a vitamina A, ao preservar essa comunicação, desempenha um papel importante no controle do crescimento celular.

O ácido retinoico também pode modificar as superfícies celulares possivelmente pelo aumento da síntese de glicoproteínas no nível genético ou melhorando a ligação das glicoproteínas na superfície celular para induzir a adesão das células.[18] O retinol também pode desempenhar um papel mais direto na síntese da glicoproteína. O retinil fosfato (gerado do retinol mais ATP) pode ser convertido em retinil fosfomanose (também denominado manosil retinil fosfato) na presença da GDPmanose. O retinil fosfomanose pode, por sua vez, transferir a manose aos aceitantes de glicoproteína. Ao receberem a manose, os aceitantes da glicoproteína se tornam glicoproteína manosiladas.[18] Tais alterações na porção glicano da glicoproteína podem afetar significativamente a diferenciação de células ou tecidos através de seus efeitos no reconhecimento, na adesão e agregação celular. A seguir, apresentamos as reações que envolvem a vitamina A e a glicosilação:

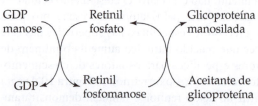

Outras funções A vitamina A, como retinol mas não ácido retinoico, é essencial nos processos reprodutivos tanto masculinos como femininos, embora os mecanismos de suas ações não sejam claros.[20] O desenvolvimento ósseo e sua manutenção requerem vitamina A. Essa vitamina é necessária para o metabolismo ósseo através do envolvimento com os **osteoblastos** (células da formação óssea) e os **osteoclastos** (células envolvidas na reabsorção óssea). Embora o mecanismo de ação não esteja claro, a deficiência de vitamina A pode causar excesso de depósito ósseo pelos osteoblastos e degradação óssea reduzida pelos osteoclastos. O excesso de vitamina A, em contrapartida, estimula os osteoclastos e inibe os osteoblastos, diminuindo a densidade mineral óssea e aumentando o risco de fraturas. Parece que a vitamina A está envolvida na hematopoiese e na distribuição de ferro entre os tecidos, também por outro mecanismo de ação desconhecido. Vários aspectos da função do sistema imunológico, humoral ou mediado por células, também são influenciados pela vitamina A. O ácido retinoico, por exemplo, estimula a atividade fagocítica e a produção de citocina e mantém as concentrações das células *natural killers*.[21] Estudos de depleção sugerem que a vitamina A parece ser necessária para a função do linfócito T e para resposta de anticorpos em infecções virais, parasitárias ou bacterianas.[21] Assim, pessoas com deficiência de vitamina A têm pouca capacidade para resistir a infecções e combatê-las. Outra função da vitamina A, provavelmente mediada pelos efeitos sobre a expressão gênica, diferenciação e crescimento celular, está na morfogênese/embriogênese. Especificamente, acredita-se que o ácido retinoico atue como um morfogene nos desenvolvimentos embriônicos, e receptores nucleares de ácido retinoico foram encontrados em diferentes células durante períodos diferentes do desenvolvimento no embrião.

Carotenoides

Há indícios de que os carotenoides estejam presentes no interior das membranas das células, bem como nas lipoproteínas. Estruturalmente, os carotenoides possuem um sistema estendido (geralmente nove ou mais) de ligações duplas conjugadas que os tornam solúveis nos lipídios e capazes de extinguir o **oxigênio molecular singlete** ($^1O_2$)

e os **radicais livres** (átomos ou moléculas com um ou mais elétrons desemparelhados). Em outras palavras, acredita-se que os carotenoides atuem como antioxidantes porque possuem a capacidade de reagir e reprimir as reações dos radicais livres nas membranas lipídicas ou nos compartimentos e, possivelmente, em solução. Além das funções de antioxidante, estudos com carotenoides sugerem funções na proliferação, no crescimento e na diferenciação celular e no aprimoramento das funções imunológicas mediadas pelas células. Algumas funções propostas para os carotenoides e sua relação com doenças serão abordadas a seguir.

Funções antioxidantes *Quenching* (desativar) é o processo pelo qual as moléculas eletronicamente excitadas, como o oxigênio molecular singlete, são desativadas. O oxigênio molecular singlete possui energia mais elevada e é mais reativo que o oxigênio molecular em estado fundamental, que normalmente existe no oxigênio molecular triplete ($^3O_2$) em lugar da forma singlete ($^1O_2$). O oxigênio singlete é gerado por peroxidação lipídica das membranas, transferência de energia a partir da luz (reações fotoquímicas) ou explosão respiratória que ocorre nos neutrófilos, por exemplo (reações enzimáticas). O oxigênio molecular singlete rapidamente reage com as moléculas orgânicas, tais como a proteína, os lipídios e o DNA, e, assim, pode danificar os componentes celulares, a menos que seja removido. Os carotenoides como o α-caroteno ou licopeno podem reagir (desativar) com o oxigênio molecular singlete e são os sistemas conjugados de ligação dupla dentro dos carotenoides que permitem o extermínio. Por exemplo, o β-caroteno ligado aos linfócitos extraídos do sangue humano diretamente desativa o oxigênio molecular singlete *in vitro*.[22] O licopeno parece ter a taxa constante mais alta (ou seja, a capacidade para reagir ou complexar) e é um desativador mais eficiente do oxigênio molecular singlete do que outros carotenoides.[23] O oxigênio molecular singlete ($^1O_2$) transfere sua energia de excitação e retorna ao estado fundamental ($^3O_2$), e o carotenoide que recebe a energia entra em estado de excitação. Os estados de ressonância no carotenoide excitado permitem algum tipo de estabilização. Os carotenoides, então, liberam a energia na forma de calor e, assim, não precisam ser regenerados.

$$^3O_2 + \beta\text{-caroteno} \longrightarrow {}^3O_2 + \beta\text{-caroteno excitado}$$
$$\longrightarrow \beta\text{-caroteno} + \text{calor}$$

Além de desativar o oxigênio molecular singlete, o β-caroteno e outros carotenoides têm a capacidade de reagir diretamente com os **radicais peroxil** (O_2^{2-}) envolvidos na peroxidação lipídica. Essa capacidade foi demonstrada na série de pressões parciais de oxigênio que existem sob condições fisiológicas. Estudos sugerem que o β-caroteno funciona sinergeticamente com a vitamina E na varredura dos radicais e inibindo a peroxidação lipídica, embora essa vitamina possua maior reatividade em relação aos radicais peroxil do que o β-caroteno.[24,25] Acredita-se que β-caroteno funcione no interior da membrana, enquanto o α-tocoferol funcione sobre ou na superfície da membrana.[24] A peroxidação lipídica foi reduzida significativamente em fumantes (com dano oxidativo crônico por causa do fumo) que receberam apenas 20 mg de β-caroteno por quatro semanas.[26] A suplementação de β-caroteno (50-100 mg diariamente durante três semanas) diminui o período de demora da peroxidação lipídica dependente de metal (cobre) das LDLs. Em outras palavras, a suplementação de β-caroteno ajuda a tornar a LDL mais resistente contra a oxidação lipídica induzida por metal. A peroxidação lipídica é indicadora de atividade de radicais livres e reflete dano nas membranas e possivelmente em outras organelas ou no DNA. Os suplementos que fornecem 120 mg de β-caroteno também reduziram significativamente a peroxidação lipídica em humanos.[27] A ausência de caroteno em seres humanos resulta em concentrações séricas mais baixas de caroteno e concentrações mais altas de **substâncias reagentes ao ácido tiobarbitúrico**, tais como hexanal, pentanal e pentano (componentes que indicam dano oxidativo).[28] Estudos de intervenção fornecendo β-caroteno (15 ou 120 mg) demonstrou diminuir as concentrações dos peróxidos circulantes.[28,29]

Embora a maioria dos estudos tenha se concentrado no β-caroteno, o licopeno (em análises químicas) demonstrou ser o antioxidante mais forte.[30] Nessas duas análises *in vitro*, o licopeno é seguido em ordem descendente por: α-tocoferol (vitamina E), α-caroteno, β-criptoxantina, zeaxantina, β-caroteno e luteína.[30] As combinações dos carotenoides, entretanto, especialmente o licopeno e a luteína, demonstraram atuar sinergicamente e, portanto, são mais eficientes que qualquer outro carotenoide por si.

Por causa da capacidade dos carotenoides de reagir com os radicais livres e exterminar o oxigênio molecular singlete, acredita-se que eles protejam contra várias doenças. Estudos epidemiológicos demonstraram que pessoas com ingestão elevada de frutas e hortaliças, ricos em carotenoides, ou aquelas com concentrações séricas elevadas de carotenoides apresentam baixa incidência de doenças cardiovasculares, câncer, cataratas e degeneração macular pelo envelhecimento.[31-39]

Os carotenoides e a saúde dos olhos A degeneração macular pelo envelhecimento é uma causa bastante comum de cegueira em pessoas mais velhas. A mácula, encontrada no centro da retina, mantém a visão central. A luteína e a zeaxantina, encontradas na mácula, inibem a oxidação das membranas celulares e, desse modo, protegem contra o dano ocular induzido por UV. Estudos demonstram que pessoas com o quintil mais elevando de ingestão de carotenoides, especialmente a luteína e zeaxantina, e aquelas com altas concentrações séricas de luteína e zeaxantina apresentam menores riscos de degeneração macular.[36,37] Além disso, um estudo demonstrou que a suplementação de luteína (10 mg) com outros antioxidantes parece melhorar a função visual e alguns casos de degeneração macular pelo envelhecimento. A FDA, entretanto, concluiu (em 2006) que não existem provas conclusivas que permitam uma reivindicação para ingestão de luteína ou zeaxantina como forma de reduzir os riscos de degeneração macular pelo envelhecimento ou cataratas.[40]

Os carotenoides e as doenças cardiovasculares Em mecanismos que podem provocar o desenvolvimento da aterosclerose, a oxidação do colesterol de LDLs aumenta a probabilidade de captação de monócito ou macrófago em comparação com o colesterol nativo (não oxidado). O colesterol oxidado também prejudica a liberação do óxido nítrico, que pode contribuir para vasoespasmos e adesão de plaquetas associadas às doenças cardíacas. O LDL-colesterol oxidado estimula a ligação de monócitos no endotélio dos vasos sanguíneos. Esses monócitos se embutem no endotélio, tal como as LDLs nativas, que tem o potencial para se oxidar dentro do espaço subendotelial. Os macrófagos nos vasos sanguíneos continuam a assimilar o LDL-colesterol oxidado através de um receptor varredor da superfície celular e, quando cheio de colesterol, se torna célula de espuma. As estrias de gordura (acúmulo das células de espuma) levam a placa aterosclerótica nos vasos sanguíneos. Acredita-se que os carotenoides, incluindo β-caroteno, licopeno, luteína e α-caroteno, previnem a oxidação do LDL-colesterol e outras membranas celulares lipídicas, e, assim, previnem ou diminuem o desenvolvimento da aterosclerose. Entretanto, o α-tocoferol (vitamina E) pode ser mais eficiente que o β-caroteno para inibir a oxidação do LDL.[41] A suplementação com 800 UI de vitamina E, 1.000 mg de vitamina C e 24 mg de β-caroteno em pessoas com doenças coronárias reduz efetivamente a suscetibilidade da LDL à oxidação.[42] Contudo, a eficácia apenas dos carotenoides na prevenção e no tratamento de doenças cardíacas ainda não foi estabelecida, e, no momento, não há a recomendação da suplementação de carotenoides para essa finalidade.[43]

Proliferação, crescimento e diferenciação celular Os carotenoides inibem a proliferação das células, estimulam a diferenciação celular e afetam o crescimento. O licopeno, por exemplo, inibe o crescimento e a proliferação de várias células cancerígenas e provoca a diferenciação celular.[44,45] A cantaxantina e o β-caroteno *in vitro* demonstraram inibir a transformação neoplástica induzida por carcinogênese, bem como inibir a oxidação lipídica nas membranas plasmáticas.[46] Assim como em suas funções antioxidantes, parece que os carotenoides variam em sua capacidade de inibir a transformação celular. Por exemplo, a cantaxantina parece ser mais eficaz que o β-caroteno, seguido pelo α-caroteno e depois do licopeno, ao inibir a transformação neoplástica quimicamente induzida.[47] Os mecanismos pelos quais os carotenoides desempenham essas funções ainda não estão claros, mas, nessas aptidões, eles parecem ser similares aos retinoides. Por exemplo, foi proposto o aprimoramento induzido por carotenoides de comunicação da junção da abertura, similar ao do ácido retinoico. Alguns carotenoides regulam a expressão gênica da conexina 43.[46] As proteínas de conexina permitem conexões (pontes) entre as células, e essas conexões, por sua vez, afetam a proliferação e o crescimento celular.[19] As comunicações das junções comunicantes são inibidas em algumas células cancerígenas. Desse modo, a capacidade dos carotenoides de proteger essa atividade pode ser relevante na prevenção contra o câncer.[48]

Os carotenoides e o câncer Ensaios clínicos de intervenção em que se utilizou β-caroteno não demonstraram efeitos protetores sobre a saúde. Na Finlândia, os estudos de intervenção com 20 mg de β-caroteno (BC) juntamente com α-tocoferol (AT) (chamados estudos ATBC), bem como intervenção com 30 mg de β-caroteno e 25.000 UI de vitamina A (estudo Caret), não demonstraram nenhum benefício sobre o placebo na prevenção do câncer em trabalhadores expostos ao amianto e em fumantes crônicos.[49,50] O β-caroteno tomado com a vitamina A parece ter aumentado o risco de mortalidade por câncer e doenças cardíacas em populações de alto risco.[50] Esses dois estudos de intervenção parecem sugerir que a suplementação de β-caroteno aumenta o risco de câncer. Entretanto, outros estudos sugerem que as populações analisadas em ATBC e Caret apresentavam alto risco de ter a doença, com longo histórico de tabagismo (fumando um maço ou mais por dia) ou exposição ao amianto, além do consumo de álcool. Esses fatores, por si só, já são suficientes para inferir que a suplementação com β-caroteno aumenta o risco de câncer.[51,52]

Os carotenoides e as alegações de saúde As alegações de saúde aprovadas pela FDA americana são direcionadas aos alimentos ricos em carotenoides (frutas, verduras e legumes), bem como cereais (grãos). Essas alegações exigem que os alimentos tenham baixos teores de gordura e uma boa fonte de fibras sem enriquecimento. Um exemplo de alegação-modelo é: "Dietas com baixos níveis de gorduras, ricos em fibras e cereais, frutas, verduras e legumes podem reduzir o risco de alguns tipos de câncer, doença associada a muitos fatores".[53] Outro exemplo são frutas, verduras e legumes ou cereais com baixos teores de gordura (saturada e total) e colesterol, que contenham, pelo menos, 0,6 g de fibras solúveis por quantidade de referência sem enriquecimento: "Dietas com baixos teores de gordura insaturada e colesterol e ricos em frutas, verduras, legumes e cereais que contenham alguns tipos de fibra alimentar, especialmente fibra solúvel, podem reduzir o risco de doenças cardíacas, doença associada a vários fatores".[53] Outro modelo – "Dietas com baixos teores de gordura e ricos em frutas, verduras e legumes (alimentos com pouca gordura que podem conter fibras alimentares, vitaminas A ou C) podem reduzir o risco de alguns tipos de câncer, doença associada a vários fatores" – também foi aprovado para frutas, verduras e legumes, fontes de vitamina A, vitamina C ou fibras alimentares.[53]

INTERAÇÕES COM OUTROS NUTRIENTES

A vitamina A, ou carotenoides, interage com as vitaminas E e K. O excesso de vitamina A na alimentação interfere na absorção da vitamina K. Ingestão elevada de β-caroteno, por sua vez, pode diminuir as concentrações plasmáticas da vitamina E.

Proteína e zinco influenciam o estado nutricional da vitamina A e seu transporte. Primeiro, a atividade da enzima carotenoide dioxigenase que rompe o β-caroteno é diminuída pela ingestão inadequada de proteínas. Segundo, o metabolismo geral da vitamina A está intimamente relacionado à condição de proteína e zinco porque o transporte e o uso da vitamina dependem de várias proteínas que se ligam à vitamina A e porque o zinco é necessário para a síntese da proteína. Defeitos na síntese das proteínas, inclusive na de ligação ao retinol e à transtiretina, diminuem a mobilização do retinol do fígado. Além disso, no tecido periférico, a álcool desidrogenase, que converte o retinol em retinal, depende diretamente do zinco.

O estado nutricional de ferro e de vitamina A também é inter-relacionada. Os efeitos podem ser mediados através de uma função desempenhada pela vitamina A na hematopoiese. A deficiência de vitamina A está associada à diminuição da incorporação do ferro nos glóbulos vermelhos e a menor mobilização do ferro armazenado (por isso, o acúmulo de ferro em alguns tecidos). Desse modo, a deficiência de vitamina A pode estar associada à anemia microcítica por deficiência de ferro. A suplementação de vitamina A, por sua vez, corrige a anemia, com melhora comprovada nos índices do estado nutricional de ferro.[54-57] A vitamina A (provavelmente como ácido retinoico) pode agir diretamente no metabolismo do ferro ou armazenamento, ou afetar a diferenciação dos glóbulos vermelhos.[58]

METABOLISMO E EXCREÇÃO

O retinol, bem como o ácido retinoico, é oxidado normalmente no anel β-ionona e depois conjugado para gerar metabólitos polares hidrossolúveis. O rim é o principal órgão responsável por catabolismo e excreção da vitamina. A excreção urinária dos metabólitos é responsável por cerca de 60% da excreção da vitamina A. Além disso, pequenas quantidades de vitamina A são expiradas pelos pulmões como CO_2 e cerca de 40% dos metabólitos da vitamina A são excretados nas fezes.[3] Os metabólitos fecais da vitamina A normalmente são aqueles produtos oxidados da vitamina que contêm cadeias intactas e foram conjugados ao ácido glicurônico (**Figura 10.10**) ou à taurina e excretados na bile. Alguns exemplos de metabólitos fecais de vitamina A são os ácidos retinoico glicurônico e 4-oxorretinoico glicurônico. Entretanto, alguns produtos polares como o ácido 4-oxorretinoico glicurônico podem ser absorvidos e devolvidos ao fígado através da circulação êntero-hepática. Esse mecanismo de reciclagem ajuda a conservar o suprimento do corpo de vitamina A quando necessária.

Os carotenoides recém-absorvidos e ainda não armazenados ou convertidos em retinal ou retinol podem ser metabolizados em vários componentes, o que dependerá do carotenoide individual. Os metabólitos de carotenoide são excretados na bile para eliminação nas fezes.[18]

DOSE DIÁRIA RECOMENDADA

Em 2001, o Food and Nutrition Board publicou novas recomendações para a vitamina A, entretanto não foi estabelecida nenhuma recomendação para os carotenoides porque eles não são considerados nutrientes essenciais.[3] As recomendações para ingestão de vitamina A são expressas como equivalentes da atividade do retinol (RAE). As unidades de medida mais antigas incluem unidades internacionais (UI) e equivalentes de retinol (RE). As equivalências RAE de retinol, β-caroteno e outros carotenoides pró-vitamina A são as seguintes:[3] 1 RAE = 1 µg de retinol = 12 µg de β-caroteno = 24 µg de α-caroteno ou β-criptoxantina.

As necessidades de vitamina A para homens e mulheres adultos são de 625 e 500 µg de RAE, respectivamente.[3] A RDA para vitamina A está baseada na necessidade mais duas vezes o coeficiente de variação (20%) com o valor arredondado para 100 µg.[3] A RDA para a vitamina A para homens e mulheres adultos é de 900 e 700 µg de RAE, respectivamente.[3] Durante a gravidez e lactação, as RDAs para vitamina A para mulheres adultas é mais alta, de 770 a 1.300 µg RAE, respectivamente.[3] Foi estabelecida UL para adultos de 3.000 µg de vitamina A pré-formada.[3]

Como essas unidades internacionais são encontradas nos rótulos dos alimentos, os fatores de conversão estão listados a seguir. Uma UI de vitamina A é igual a 0,3 µg de retinol, 3,6 µg de β-caroteno e 7,2 µg de outros carotenoides de pró-vitamina A.

DEFICIÊNCIA

A deficiência de vitamina A é menos comum nos Estados Unidos do que nos países em desenvolvimento, onde a ingestão inadequada é bastante comum em crianças com menos de 5 anos de idade. Nos países em desenvolvimento, uma taxa maior de mortalidade está associada tanto à deficiência de vitamina A clinicamente evidente em crianças como ao armazenamento deficiente em crianças que não apresentam sinais de deficiência.[59] O aumento da morbidade infecciosa também é associado à deficiência de vitamina A.[21]

Alguns sinais e sintomas selecionados da deficiência incluem: xeroftalmia, anorexia, crescimento retardado, suscetibilidade aumentada para infecções, obstrução e dilatação de folículos capilares e queratinização das células epiteliais (muco) da pele juntamente com falha na diferenciação normal. A **xeroftalmia** está caracterizada pelo ressecamento do olho (por causa da produção inadequada de muco) e por anormalidades da conjuntiva e córnea – incluindo xerose, manchas de Bitot, cicatrização e ulcerações da córnea e cegueira noturna. As alterações conjuntivais incluem o desaparecimento das células caliciformes da conjuntiva, a dilatação e queratinização das células epiteliais e o aparecimento das manchas de Bitot que se sobrepõem ao epitélio queratinizado da conjuntiva. As **manchas de Bitot** são acúmulos brancos das células escamadas e secreções. A queratomalacia poderá ocorrer se as alterações na córnea forem graves e irreversíveis (como perfuração da córnea e perda do humor aquoso). A cegueira noturna – que pode ser um dos primeiros sintomas de deficiência de vitamina A relacionados à visão – é resultante da produção deficiente de rodopsina nos bastonetes da retina.

As condições e populações associadas a uma necessidade maior de vitamina A incluem pessoas com distúrbios de má absorção, tais como **esteatorreia** (excesso de gordura nas fezes) ou doenças do pâncreas, do fígado ou da vesícula biliar. Indivíduos com nefrite crônica, deficiência aguda de proteínas, parasitas intestinais ou infecções agudas também podem se tornar deficientes em vitamina A. Em países em desenvolvimento, as infecções decorrentes do sarampo estão associadas a um alto índice de mortalidade. Acredita-se que o sarampo debilite o estado nutricional de vitamina A (que já pode ser baixa nas crianças dos países em desenvolvimento) por diminuição da ingestão de vitamina, absorção e uso e aumento da excreção urinária de vitamina A.[21] A Unicef e OMS recomendam suplementos de vitamina A para crianças com sarampo que vivem em países com taxas de mortalidade associadas à doença de 1% ou mais.[19]

TOXICIDADE: HIPERVITAMINOSE A

A ingestão de grandes quantidades de vitamina A em pouco tempo (até mesmo em dose única) pode levar à hipervitaminose A aguda, cujos sintomas são náusea, vômitos, visão dupla, dor de cabeça, tontura e descamação da pele em geral. A ingestão crônica (diariamente durante meses ou anos) de pequenas doses além das recomendadas pode conduzir à hipervitaminose A. Em adultos, a ingestão oral crônica de vitamina A (retinol) em quantidades tão pequenas como de 3 a 4 vezes maiores que a RDA pode resultar em hipervitaminose A, embora, geralmente, uma ingestão maior (cerca de 10 vezes ou mais a RDA) seja estabelecida para causar toxicidade. A toxicidade crônica de vitamina A se manifesta através de várias doenças, como anorexia, pele seca, escamação e coceira da pele, alopecia (queda de cabelo), engrossamento do cabelo, ataxia, dor de cabeça, dores musculares e nos ossos, aumento de fratura óssea, conjuntivite e dor ocular, além de danos ao fígado. A maioria das manifestações de toxicidade parece ceder gradualmente, uma vez que a ingestão excessiva da vitamina é descontinuada.[60] Ver Penniston e Tanumihardjo[61] para uma revisão dos efeitos tóxicos crônicos e agudos da vitamina A. O UL para vitamina A pré-formada é de 3.000 μg (10.000 UI) por dia,[3] embora alguns estudos sugiram que doses únicas e repetidas de 20.000 UI de vitamina A, como palmitato de vitamina A, ingeridas por mulheres não grávidas não sejam prejudiciais.[62] Em contrapartida, outros estudos relatam evidências de efeitos adversos na densidade óssea (aumento de fraturas e menor densidade óssea) com ingestões diárias maiores que 1.500 μg RE.[63]

O excesso de vitamina A também é **teratogênico** (causa defeitos de nascença). Por exemplo, uma ingestão oral total de mais que 4.500 μg RE por mulheres grávidas está associada a uma incidência maior de malformação em bebês nascidos dessas mulheres.[63,64] Além disso, a medicação oral Roacutan® (princípio ativo: isotretinoína) (tratamento de acne), que contém uma forma modificada de vitamina A (ácido retinoico 13-*cis*), também é teratogênica. Nos primeiros meses de gravidez, o uso desse componente ocasionou vários defeitos de nascença nos bebês. Consequentemente, os dermatologistas são contrários ao uso do Roacutan® por mulheres que estão ou podem ficar grávidas e, desse modo, prescrevem contraceptivos para pacientes em idade fértil e que tomam o medicamento.

Um mecanismo em que o excesso de vitamina A pode exercer efeitos tóxicos está relacionado ao seu transporte no sangue. Quando a ingestão de vitamina A está em excesso, os níveis séricos de retinol sobem especialmente acima de 200 μg/dL (o normal é de 30-86 μg/dL), e o retinol já não é mais transportado exclusivamente pela RPB, mas pode ser levado aos tecidos pelas lipoproteínas plasmáticas. Foi sugerido que, quando o retinol é apresentado às membranas celulares de forma diferente de um complexo de RPB, o retinol liberado produz efeitos tóxicos.[3,16] Os efeitos sobre o fígado, principal local de depósito de vitamina A, são diversos, como armazenamento de gorduras, **hiperplasia** (proliferação excessiva das células), hipertrofia, fibrogênese, fleboesclerose (esclerose das veias), hipertensão portal e congestão nas células perissinusoides, que conduzem a dano hepatocelular e até cirrose.[60,65] Acredita-se que outros efeitos tóxicos do excesso de ingestão de vitamina A sejam mediados pelas alterações na regulação dos receptores da vitamina A (retinoides) no núcleo e pelos efeitos da diferenciação e do crescimento celular, entre outros meios.

Os carotenoides, em contraste com a vitamina A, parecem apresentar poucos efeitos colaterais. Na verdade, o β-caroteno está presente em uma lista reconhecidamente segura (GRAS) da FDA para uso como suplemento dietético, nutriente, corante de alimentos, medicamentos e cosméticos.[66] A ingestão por adultos de quantidades iguais a 108 mg de β-caroteno por dia, durante vários meses, não apresentou nenhum efeito colateral sério.[67] A hipercarotenemia em indivíduos que ingerem cerca de 30 mg ou mais de β-caroteno por dia, entretanto, pode causar uma descoloração amarelada na pele, especialmente nas bolsas de gordura ou áreas mais gordas das palmas das mãos e das solas dos pés. Essa condição normalmente desaparece com a remoção dos carotenoides da dieta. Não foi estabelecido um UL para β-caroteno ou outros carotenoides,[5] mas o consumo excessivo de carotenoides pode ser prejudicial aos fumantes[50-52] e possivelmente àqueles que não fumam, mas, até o momento, os efeitos não são conhecidos. Os suplementos de carotenoides não são aconselhados ao público em geral, ao contrário, aconselha-se consumir, pelo menos, cinco porções de frutas, verduras e legumes por dia.[5]

Avaliação do estado nutricional

O estado nutricional de vitamina A pode ser avaliado de várias formas, com exames histológicos, medidas bioquímicas e testes funcionais. Esses testes incluem a avaliação para cegueira noturna ou limiar de adaptação ao escuro. Mensurações eletrofisiológicas feitas por eletrorretinogramas medem o nível de rodopsina e sua taxa de regeneração.

A citologia da impressão conjuntival (CIC), um método de avaliação histológico, compreende o exame dos olhos. A conjuntiva é examinada em busca de alterações, especificamente uma redução das células caliciformes e o desarranjo das células epiteliais que ocorrem com um estado deficiente de vitamina A.[68]

As concentrações plasmáticas de retinol são frequentemente mensuradas como um indicador bioquímico da condição de vitamina A. Os níveis plasmáticos de retinol refletem melhor essa condição se a pessoa esgotou seus estoques (principalmente no fígado) da vitamina A, como na deficiência, ou se os estoques estão cheios, como na toxicidade. O uso das concentrações plasmáticas de retinol, entretanto, depende da adequação da energia dietética, da proteína e do zinco por causa de suas funções na síntese da proteína de ligação ao retinol. Além disso, o uso do retinol plasmático não é confiável como indicador do estado nutricional de vitamina A em pessoas com infecções ou inflamações, que diminuem as concentrações plasmáticas da vitamina.[67] As concentrações plasmáticas de retinol menores que ~20 μg/dL (0,7 μM/L) são normalmente consideradas deficientes ou marginais e sugerem estoques inadequados de vitamina, embora outras sugiram que concentrações plasmáticas de retinol <10 μg/dL (0,35 μM/L) indicam deficiência e 10-20 μg/dL (0,7 μM/L) indicam condição marginal.[3,69,70] Acredita-se que concentrações plasmáticas de retinol de 30-86 μg/dL (1,05-3 μM/L) sejam excessivas.

A adequação dos estoques de vitamina A no fígado pode ser avaliada por outros testes bioquímicos: o teste da resposta à dose relativa (RDR) ou o teste da resposta à dose relativa modificada (MRDR). O teste RDR compreende a mensuração das alterações das concentrações plasmáticas de retinol antes e 5 horas depois da administração oral de ésteres de retinil (normalmente como acetato ou palmitato). O sangue é colhido inicialmente, depois a vitamina A é ingerida, e, 5 horas depois, colhe-se sangue novamente. As concentrações de retinol do sangue são determinadas e a diferença nas concentrações é calculada e dividida pelas 5 horas de concentração. O RDR se expressa então como porcentagem.

$$RDR (\%) = \frac{\text{Retinol plasmático de 5 horas} - \text{Retinol plasmático inicial}}{\text{Concentração plasmática de retinol de 5 horas}} \times 100$$

Uma porcentagem de RDR igual ou superior a 20% sugere estoques inadequados de vitamina A no fígado.[3,71,72] O teste MRDR compreende a mensuração da proporção de 3,4 de dideidroretinol para o retinol no sangue após administração de dose única de acetato de 2,3 dideidroretinol. Esse teste, diferentemente do RDR, exige a coleta de apenas uma amostra de sangue, cerca de 4 a 6 horas após a ingestão da vitamina. Uma proporção de MRDR em 5 horas ou menos que 0,04 em adultos saudáveis indica condição adequada de vitamina A.[73]

Referências citadas em vitamina A

1. Harrison E. Mechanisms of digestion and absorption of dietary vitamin A. Ann Rev Nutr. 2005;25:87-103.
2. During Z, Dawson H, Harrison E. Carotenoid transport is decreased and expression of the lipid transporters SR-BI, NPC-1L1, and ABCA1 is downregulated in caco-2 cells treated with Ezetimibe. J Nutr. 2005;135:2305-12.
3. Food and Nutrition Board, Institute of Medicine. Dietary Reference Intakes. Washington, DC: National Academy Press; 2001. p. 82-161.
4. Brubacher G, Weiser H. The vitamin A activity of beta-carotene. Internatl J Vitam Nutr Res. 1985;55:5-15.
5. Food and Nutrition Board, Institute of Medicine. Dietary Reference Intakes. Washington, DC: National Academy Press; 2000. p. 325-82.
6. Yeum K, Russell R. Carotenoid bioavailability and bioconversion. Ann Rev Nutr. 2002; 22:483-504.
7. Nagao A. Oxidative conversion of carotenoids to retinoids and other products. J Nutr. 2004; 134:237S-40S.
8. Boileau T, Moore A, Erdman Jr. J. Carotenoids and vitamin A. In: Papas AM, editor. Antioxidant status, diet, nutrition, and health. Boca Raton, FL: CRC Press; 1999. p. 133-58.

9. Ross AC, Zolfaghari R. Regulation of hepatic retinol metabolism: perspectives from studies of vitamin A status. J Nutr. 2004; 134: 269S-75S.
10. Blomhoff R. Transport and metabolism of vitamin A. Nutr Rev. 1994;52:S13-S23.
11. Paik J, Vogel S, Quadro L, Piantedosi R, Gottesman M, Lai K, et al. Vitamin A: overlapping delivery pathways to tissues from the circulation. J Nutr. 2004;134:276S-80S.
12. Ross A, Ternus M. Vitamin A as a hormone: recent advances in understanding the actions of retinol, retinoic acid, and β-carotene. J Am Diet Assoc. 1993;93:1285-90.
13. Soprano D, Blaner W. Plasma retinol binding protein. In: Sporn M, Robers A, Goodman D, editors. Retinoids: biology, chemistry, and medicine. New York: Raven Press; 1994. p.257-81.
14. Noy N, Blaner W. Interactions of retinol with binding proteins: studies with rat cellular retinol-binding proteins and with rat retinol-binding protein. Biochemistry. 1991;30:6380-6.
15. Creek K, St. Hilaire P, Hodam J. A comparison of the uptake, metabolism and biologic effects of retinol delivered to human keratinocytes either free or bound to serum retinol-binding protein. J Nutr. 1993;123:356-61.
16. Parker R. Absorption, metabolism, and transport of carotenoids. Faseb J. 1996;10:542-51.
17. Hengesbach L, Hoag K. Physiological concentrations of retinoic acid favor myeloid dendritic cell development over granulocyte development in cultures of bone marrow cells in mice. J Nutr. 2004;134:2653-9.
18. Olson J. 1992 Atwater lecture: the irresistible fascination of carotenoids and vitamin A. Am J Clin Nutr. 1993;57:833-9.
19. Sies H, Stahl W. Carotenoids and intercellular communication via gap junctions. Int J Vit Nutr Res. 1997;67:364-7.
20. Clagett-Dame M, DeLuca H. The role of vitamin A in mammalian reproduction and embryonic development. Ann Rev Nutr. 2002;22:347-82.
21. Stephensen C. Vitamin A, infection, and immune function. Ann Rev Nutr. 2001;21:167-92.
22. Bohm F, Haley J, Truscott T, Schalch W. Cellular-bound β-carotene quenches singlet oxygen in man. J Photochem Photobiol B Biol. 1993;21:219-21.
23. Conn P, Schalch W, Truscott T. The singlet oxygen and carotenoid interaction. J Photochem Photobiol B. 1991;11:41-7.
24. Niki E, Noguchi N, Tsuchihashi H, Gotoh N. Interaction among vitamin C, vitamin E, and β-carotene. Am J Clin Nutr. 1995;62(Suppl):1322S-26S.
25. Palozza P, Krinsky N. β-carotene and α-tocopherol are synergistic antioxidants. Arch Biochem Biophys. 1992;297:184-7.
26. Allard J, Royall D, Kurian R, Muggli R, Jeejeebhoy K. Effects of β-carotene supplementation on lipid peroxidation in humans. Am J Clin Nutr. 1994;59:884-90.
27. Gottlieb K, Zarling E, Mobarhan S, Bowen P, Sugerman S. β-carotene decreases markers of lipid peroxidation in healthy volunteers. Nutr Cancer. 1993;19:207-12.
28. Dixon Z, Burri B, Clifford A, Frankel E, Schneeman B, Parks E, et al. Effects of a carotene-deficient diet on measures of oxidative susceptibility and superoxide dismutase activity in adult women. Free Radic Biol Med. 1994;17:537-44.
29. Mobarhan S, Bowen P, Andersen B, Evans M, Sapuntzakis M, Sugerman S, et al. Effects of β-carotene repletion on β-carotene absorption, lipid peroxidation, and neutrophil superoxide formation in young men. Nutr Cancer. 1990;14:195-206.
30. DiMascio P, Kaiser S, Sies H. Lycopene as the most efficient biological carotenoid singlet oxygen quencher. Arch Biochem Biophys. 1989;274:532-8.
31. Block G, Patterson B, Subar A. Fruit, vegetables, and cancer prevention: a review of the epidemiological evidence. Nutr Cancer. 1992;18:1-29.
32. Ziegler R. Vegetables, fruits and carotenoids and risk of cancer. Am J Clin Nutr. 1991; 53(Suppl):251S-59S.
33. Morris D, Kritchevsky S, Davis C. Serum carotenoids and coronary heart disease. Jama. 1994;272:1439-41.
34. Poppel G, Goldbolm R. Epidemiologic evidence for β-carotene and cancer prevention. Am J Clin Invest. 1995;62(Suppl):1393S-1402S.
35. Seddon J, Ajani U, Sperduto F, Hiller R, Blair N, Burton T, et al. Dietary carotenoids, vitamins A, C, and E, and advanced age-related macular degeneration. Jama. 1994;272:1413-20.
36. Snodderly D. Evidence for protection against age-related macular degeneration by carotenoids and antioxidant vitamins. Am J Clin Nutr. 1995;62:1448S-61S.
37. Johnson E, Hammond B, Yeum K, Qin J, Wang X, Castaneda C, et al. Relation among serum and tissue concentrations of lutein and zeaxanthin and macular pigment density. Am J Clin Nutr. 2000;71:1555-62.
38. Richer S, Stiles W, Statkute M, Pulido J, Frankowski M, Rudy D, et al. Double-masked, placebo-controlled, randomized trial of lutein and antioxidant supplementation in the intervention of atrophic age-related macular degeneration: The Veterans LAST study. Optometry. 2004;75:216-30.
39. Christen W, Liu S, Schaumberg D, Buring J. Fruit and vegetable intake and the risk of cataract in women. Am J Clin Nutr. 2005;81:1417-22.
40. Trumbo PR, Ellwood KC. Lutein and zeaxanthin intakes and risk of age-related macular degeneration and cataracts: an evaluation using the Food and Drug Administration's evidence-based review system for health claims. Am J Clin Nutr. 2006;84:971-4.
41. Abbey M, Nestel P, Baghurst P. Antioxidant vitamins and low density lipoprotein oxidation. Am J Clin Nutr. 1993;58:525-32.
42. Mosca L, Rubenfire M, Mandel C, Rock C, Tarshis T, Tsai A, Pearson T. Antioxidant nutrient supplementation reduces the susceptibility of low density lipoprotein to oxidation in patients with coronary artery disease. J Am Coll Cardiol. 1997;30:392-9.
43. Voutilainen S, Nurmi T, Mursu J, Rissanen T. Carotenoids and cardiovascular health. Am J Clin Nutr. 2006;83:1265-71.
44. Amir H, Karas M, Giat J, Danilenko M, Levy R, Yermiahu T, et al. Lycopene and 1,25 dihydroxy vitamin D_3 cooperate in the inhibition of cell cycle progression and induction of differentiation in HL-60 leukemic cells. Nutr Cancer. 1999;33:105-12.
45. Karas M, Amir H, Fishman D, Danilenko M, Segal S, Nahum A, et al. Lycopene interferes with cell cycle progression and insulin-like growth factor 1 signaling in mammary cancer cells. Nutr Cancer. 2000;36:101-11.
46. Bertram J, Bortkiewicz H. Dietary carotenoids inhibit neoplastic transformation and modulate gene expression in mouse and human cells. Am J Clin Nutr. 1995;62(Suppl):1327S-36S.
47. Bertram J, Pung A, Churley M, Kappock T, Wilkins L, Cooney R. Diverse carotenoids protect against chemically induced neoplastic transformation. Carcinogenesis. 1991;12:671-8.
48. Acevedo P, Bertram J. Liarozole potentiates the cancer chemopreventive activity of and the up-regulation of gap junctional communication and connexing 43 expression by retinoic acid and β-carotene in 10T1/2 cells. Carcinogenesis. 1995;16:2215-22.
49. α-tocopherol, β-carotene (ATBC) Cancer Prevention Study Group. The effect of vitamin E and β-carotene on the incidence of lung cancer and other cancers in male smokers. N Engl J Med. 1994;330:1029-35.
50. Omenn G, Goodman G, Thomquist M, Balmes J, Cullen M, Glass A, et al. Effects of a combination of β-carotene and vitamin A on lung cancer and cardiovascular disease. N Engl J Med. 1996; 334:1150-5.
51. Omenn G, Goodman G, Thornquist M, Balmes J, Cullen M, Glass A, et al. Risk factors for lung cancer and for intervention effects in Caret, the β-carotene and retinol efficacy trial. J Natl Cancer Inst. 1996;88:1550-9.

52. Mayne S, Handelman G, Beecher G. β-carotene and lung cancer promotion in heavy smokers – A plausible relationship? J Natl Cancer Inst. 1996;88:1513-5.
53. www.cfsan.fda.gov.
54. Lynch S. Interaction of iron with other nutrients. Nutr Rev. 1997;55:102-10.
55. Suharno D, West C, Muhilal K, Hautvast J. Supplementation with vitamin A and irons for nutritional anaemia in pregnant women in West Java, Indonesia. Lancet. 1993;342:1325-8.
56. Mejia L, Hodges R, Rucker R. Role of vitamin A in the absorption, retention, and distribution of iron in the rat. J Nutr. 1979;109:129-37.
57. Goldberg L, Smith J. Vitamin A deficiencies in relation to iron overload in the rat. J Pathol Bacteriol. 1960;8:173-80.
58. Kelleher S, Lonnerdal B. Low vitamin A intake affects milk iron level and iron transporters in rat mammary gland and liver. J Nutr. 2005;135:27-32.
59. Olson J. Hypovitaminosis A: contemporary scientifi c issues. J Nutr. 1994;124:1461S-66S.
60. Stimson W. Vitamin A intoxication in adults. Report of a case with a summary of the literature. N Engl J Med. 1961;265:369-73.
61. Penniston K, Tanumihardjo S. The acute and chronic toxic effects of vitamin A. Am J Clin Nutr. 2006;83:191-201.
62. Hartmann S, Brors O, Bock J, Blomhoff R, Bausch J, Wiegand U, et al. Exposure to retinyl esters, retinol, and retinoic acids in nonpregnant women following increasing single and repeated oral doses of vitamin A. Ann Nutr Metab. 2005;49:155-64.
63. Mulholland CA, Benford DJ. What is known about the safety of multivitamin-multimineral supplements for the general healthy population. Am J Clin Nutr. 2007;85(Suppl):318S-22S.
64. Rothman K, Moore L, Singer M, Nguyen U, Mannino S, Milunsky A. Teratogenicity of high vitamin A intake. N Engl J Med. 1995;333:1369-73.
65. Geubel A, Galocsy C, Alves N, Rahier J, Dive C. Liver damage caused by therapeutic vitamin A administration: estimate of dose related toxicity in 41 cases. Gastroenterology. 1991; 100:1701-9.
66. Life Sciences Research Office FDA Contract No. 223-75-2004. Evaluation of the Health Aspects of Carotene (β-carotene) as a Food Ingredient. Bethesda, MD: Federation of American Societies for Experimental Biology; 1979.
67. Matthews-Roth M. β-carotene therapy for erythropoietic protoporphyria and other photo-sensitivity diseases. Biochim. 1986;68:875-84.
68. Olson J. Needs and sources of carotenoids and vitamin A. Nutr Rev. 1994;52:S67-S73.
69. Craft N. Innovative approaches to vitamin A assessment. J Nutr. 2001;131:1626S-30S.
70. Flores H. Frequency distributions of serum vitamin A levels in cross-sectional surveys and in surveys before and after vitamin A supplementation. In: A Brief Guide to Current Methods of Assessing Vitamin A Status. A report of the International Vitamin A Consultative Group. Washington, DC: The Nutrition Foundation; 1993. p. 9-11.
71. Tanumihardjo S. The modified relative dose-response assay. In: A Brief Guide to Current Methods of Assessing Vitamin A Status. A report of the International Vitamin A Consultative Group. Washington, DC: The Nutrition Foundation; 1993. p. 14-5.
72. Russell R. The vitamin A spectrum: from deficiency to toxicity. Am J Clin Nutr. 2000; 71:878-4.
73. Tanumihardjo SA. Assessing vitamin A status: past, present and future. J Nutr. 2004; 134:290S-93S.

Vitamina D

Ao longo do tempo, a vitamina D esteve associada ao crescimento do esqueleto e a ossos fortes. Esta associação surgiu porque, no início do século XX, ficou demonstrado que o raquitismo, doença da infância caracterizada pelo mau desenvolvimento dos ossos, poderia ser evitado por meio de um fator D lipossolúvel na dieta ou pela exposição aos raios ultravioleta. Deu-se ênfase ao fator alimentação, e, portanto, qualquer componente com ação curativa para o raquitismo era designado como vitamina D. McCollum tem o crédito da descoberta da vitamina D.

Estruturalmente, a vitamina D deriva de um esteroide e é classificada como um secoesteroide porque um de seus quatro anéis foi quebrado. A vitamina D contém três anéis intactos (A, C e D) com a quebra entre o carbono 9 e 10 no anel B (Figura 10.11). A vitamina e seus metabólitos exibem uma flexibilidade de conformação incomum que lhes permite interagir efetivamente com as proteínas de ligação.[1,2]

Fontes

A vitamina D provém principalmente de alimentos de origem animal – sobretudo de fígado, carne bovina e ovos (especialmente a gema) –, de laticínios – como leite, queijo e manteiga – e de alguns peixes de água salgada, como arenque, salmão, atum e sardinha. Nos Estados Unidos, alimentos selecionados como leite, iogurte, queijo e margarina, bem como algumas marcas de suco de laranja, pães e cereais, são enriquecidos com vitamina D. O leite e o suco de laranja, por exemplo, são enriquecidos com 2,5 µg (100 UI) de vitamina D por xícara de chá. A Tabela 10.2 fornece informações sobre as fontes de alimentos mais importantes da vitamina D. Na dieta, a vitamina D é um componente estável, não indicado para ser cozido, armazenado ou processado.

Tabela 10.2 Principais fontes de vitamina D

Alimento	Conteúdo aproximado de vitamina D (µg/100 g)
Enriquecido	
Leite	0,8 – 1,3
Margarina	8,0 – 10,0
Não enriquecido	
Manteiga	0,3 – 2,0
Leite	<1,0
Queijo	<1,0
Fígado	0,5 – 4,0
Peixe*	5,0 – 40,0

*Peixes gordurosos como arenque, salmão, sardinha e atum.

Nas plantas, um esteroide que ocorre comumente é o ergosterol, que pode ser ativado pela irradiação para formar o ergocalciferol (também denominado vitamina D$_2$ ou ercalciol; **Figura 10.11**). Essa é a forma da vitamina normalmente comercializada. O ergosterol não ocorre em animais, mas em outro esteroide, o 5,7-colestradienol, normalmente denominado 7-deidrocolesterol, encontrado em animais e humanos.

O esteroide 7-deidrocolesterol é sintetizado nas glândulas sebáceas, secretado na superfície da pele e pode ser reabsorvido pelas várias camadas da pele. Esse esteroide parece ser distribuído uniformemente através da epiderme e derme. O conjunto de ligações duplas (de cinco a sete) no anel B do 7-deidrocolesterol permite a absorção de comprimentos de onda de luz específicos encontrados na faixa ultravioleta. Desse modo, durante a exposição ao sol, os fótons B ultravioleta (UVB) (comprimento de ~285 a 320 nm) penetram na epiderme e derme. Na membrana plasmática de células da pele, um pouco do 7-deidrocolesterol absorve os fótons. Esse evento faz o anel B se abrir, formando o pré-colecalciferol (também denominado pré-vitamina D$_3$; **Figura 10.11**). No pré-colecalciferol, as ligações duplas instáveis são então rearrumadas (ação também conhecida como isomerização térmica) após um período de 2 a 3 dias, resultando na síntese da vitamina D$_3$, também denominada colecalciferol ou calciferol (**Figura 10.11**). O lumisterol também é produzido a partir do 7-deidrocolesterol na presença de luz ultravioleta, enquanto o taquisterol é gerado por irradiação adicional da pré-vitamina D$_3$.

O colecalciferol se difunde da pele para o sangue e é transportado neste por uma proteína ligadora de vitamina (DBP) α-2-globulina, também conhecida como transcalciferina, que é sintetizada no fígado. Como nem o lumisterol, nem o taquisterol, nem a pré-vitamina D$_3$ têm muita afinidade com a DBP, esses componentes normalmente se perdem quando a pele descama.

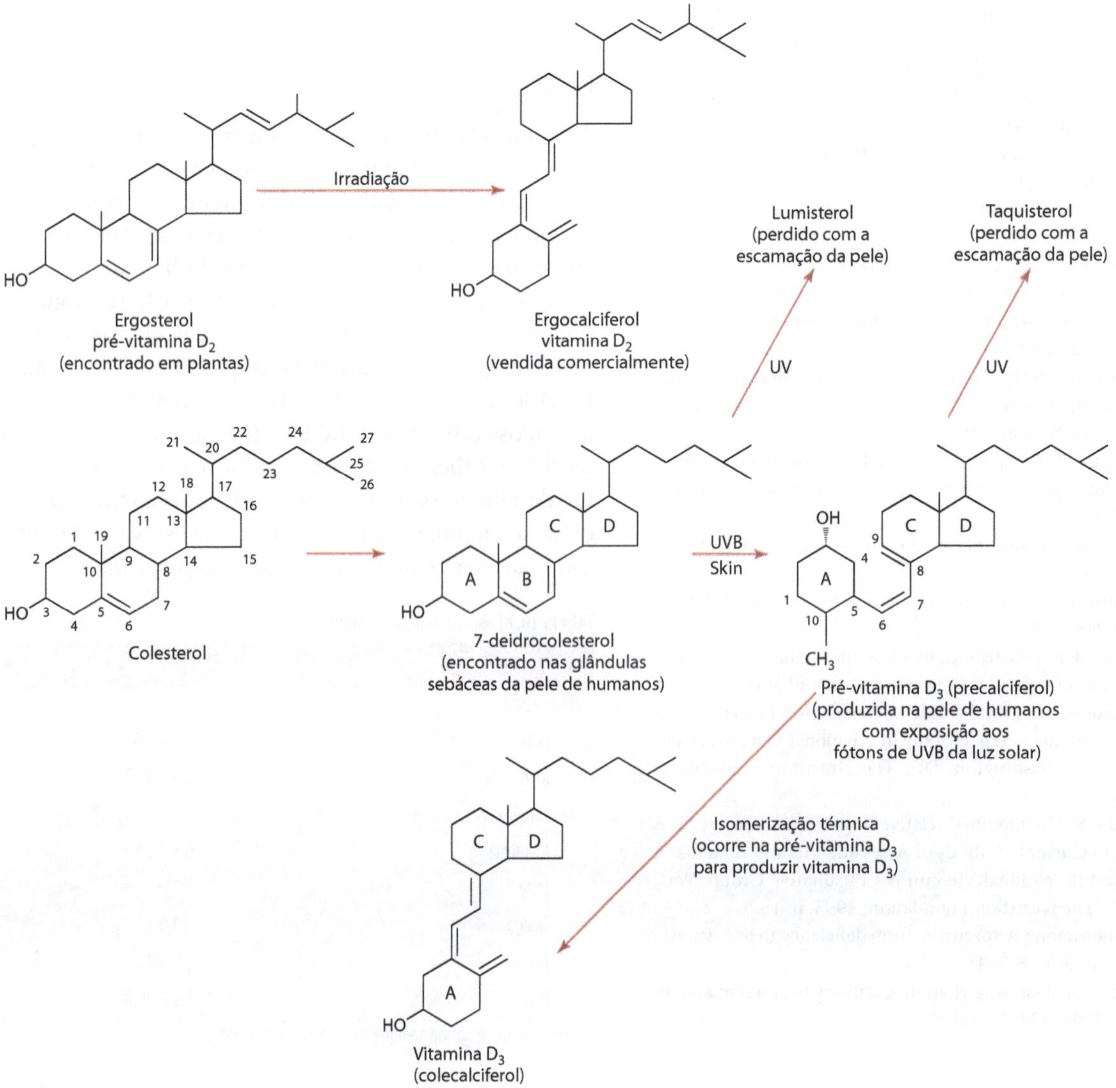

Figura 10.11 Produção de ergocalciferol (vitamina D$_2$) e vitamina D$_3$ (colecalciferol).

Absorção, transporte e armazenamento

A vitamina D_3 (colecalciferol) da alimentação é absorvida de uma micela, em associação com a gordura e com a ajuda dos sais biliares, por meio da difusão passiva nas células intestinais. Cerca de 50% da vitamina D_3 da alimentação é absorvida. Embora a taxa de absorção seja mais rápida no duodeno, a maior parte da vitamina D é absorvida no intestino delgado distal.

Dentro da célula intestinal, a vitamina D é incorporada primeiramente nos quilomícrons, que, então, entram no sistema linfático com subsequente entrada no sangue. Os quilomícrons transportam cerca de 40% do colecalciferol no sangue, embora um pouco de vitamina D possa ser transferida dos quilomícrons para as DBP para que cheguem aos tecidos extra-hepáticos. Os quilomícrons remanescentes levam a vitamina até o fígado.

O colecalciferol, que se difunde lentamente da pele até o sangue, é coletado para transporte pela DBP. Cerca de 60% do colecalciferol plasmático se liga à DBP para o transporte. A vitamina D ligada à DBP desloca-se primeiramente até o fígado, mas pode ser captada por outros tecidos, especialmente músculos e tecido adiposo, antes da assimilação hepática. Desse modo, a diferença no mecanismo de transporte para o colecalciferol formado na pele e absorvido no trato digestório afeta a distribuição da vitamina no corpo.

O colecalciferol que chega ao fígado, seja por meio dos quilomícrons remanescentes, seja pela DBP, normalmente é metabolizado por algumas hidroxilases diferentes para gerar a forma ativa da vitamina. Revisões detalhadas dessas hidroxilases do citocromo P_{450}, que são coletivamente chamadas de oxidases de funções mistas (as enzimas reduzem um átomo do oxigênio molecular em água e um em grupo hidroxila), estão disponíveis.[3] No fígado, as funções da 25-hidroxilase na mitocôndria para hidroxilar o colecalciferol em carbono 25 para formar a 25-OH (vitamina) D_3 são também denominadas calcidiol ou 25-OH colecalciferol (**Figura 10.12**). A eficiência da 25-hidroxilase do fígado na conversão do colecalciferol em 25-OH D_3 parece estar relacionada às concentrações de vitamina D e seus metabólitos. A enzima 25-hidroxilase dependente de NADPH é mais eficiente durante períodos de supressão de vitamina D do

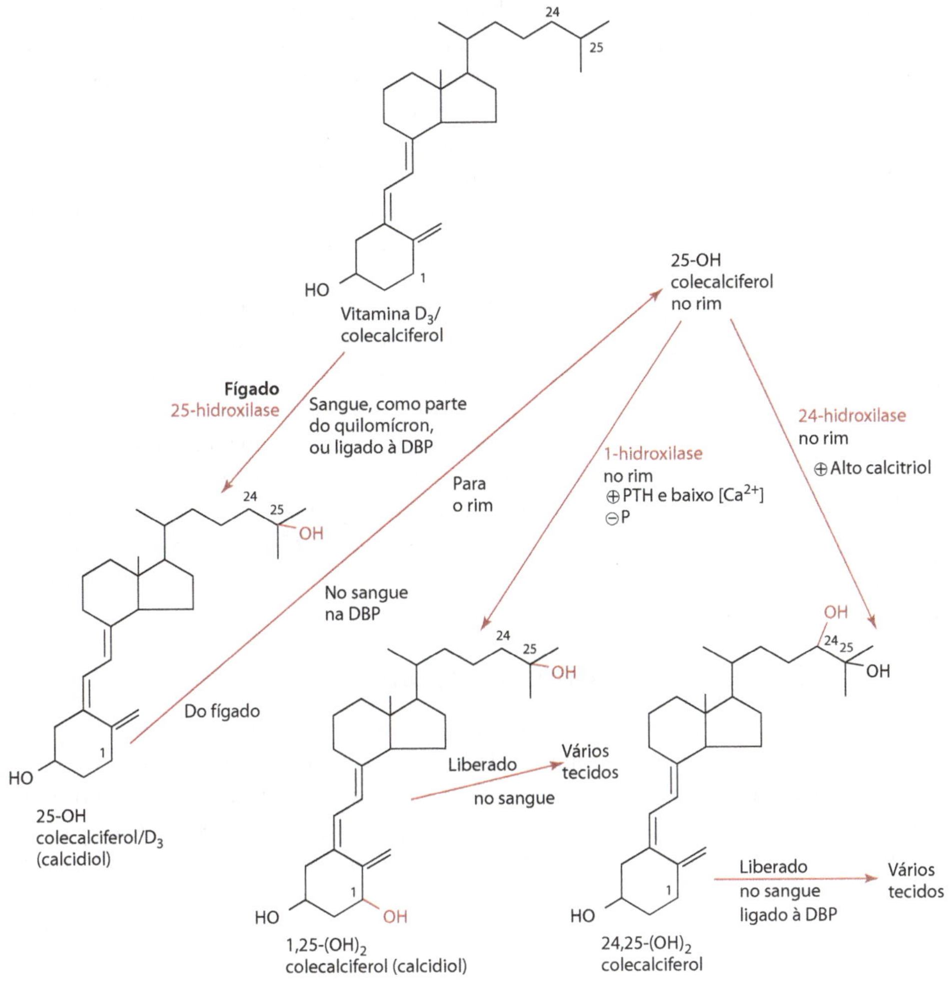

Figura 10.12 Hidroxilação da vitamina D.

que quando quantidades normais de colecalciferol ficam disponíveis. Embora o fígado expresse a maior parte da 25-hidroxilase, a enzima pode ser encontrada em outros órgãos, como pulmões, intestino e rins. Uma vez gerada, a 25-OH D_3 é liberada no sangue, onde representa a forma principal da vitamina D.

Acredita-se que as concentrações circulantes de 25-OH D_3 refletem o estado nutricional de vitamina D e variam de acordo com a ingestão pela alimentação e exposição à luz do sol. Concentrações menores de 25-OH D_3, por exemplo, são relatadas entre muitas pessoas saudáveis nos meses do inverno por causa da pouca exposição ao sol e estão inversamente associadas às concentrações do hormônio da paratireoide (PTH).[4,5] As concentrações séricas de 25-OH D_3, que deveriam ser mantidas acima de 80 nmol/L (>30 ng/mL), demonstraram correlação significativa com a ingestão de vitamina D.[5-8]

A maior parte da 25-OH D_3 sintetizada no fígado é secretada no sangue e transportada pela DBP. Por causa da pouca quantidade de 25-OH D_3 que fica no fígado e pelo fato de muito pouco desse metabólito ser absorvido pelos tecidos extra-hepáticos, o sangue é o maior reservatório local de armazenamento de 25-OH D_3, que tem meia-vida de cerca de 10 dias a 3 semanas.[9] Quando o reservatório de 25-OH D_3 se esgota durante a privação de vitamina, a manutenção da atividade da vitamina D é possível por períodos variáveis através da liberação do colecalciferol de seus reservatórios na pele e em outros locais de armazenamento. Os locais de armazenamento incluem o sangue e o músculo (para 25-OH D_3) e o tecido adiposo (para o colecalciferol).

Logo após a hidroxilação no fígado, a 25-OH D_3 ligado à DBP é liberada no sangue e assimilada pelos tecidos, sobretudo pelo rim. Especificamente, o complexo DBP-25-OH D_3 se liga à megalina da membrana plasmática do rim e é transportado até as células renais. No rim, ocorre uma segunda hidroxilação da 25-OH D_3 na posição 1, resultando em 1,25-$(OH)_2$ D_3 (também chamada 1,25 desidroxi colecalciferol ou calcitriol; **Figura 10.12**), que é considerada a vitamina ativa. O calcitriol é formado nos túbulos renais através da ação de uma enzima mitocondrial dependente de NADPH, a 1-hidroxilase. Essa enzima se expressa nas mais elevadas concentrações no rim, mas também está presente nos macrófagos, na pele, intestinos, nos ossos e em outros tecidos.

A atividade da 1-hidroxilase é influenciada por uma série de fatores. O hormônio da paratireoide (PTH) e baixas concentrações plasmáticas de cálcio estimulam a atividade da 1-hidroxilase. A concentração do produto final da enzima, 1,25-$(OH)_2$ D_3 (calcitriol), também influencia a atividade da enzima; altas concentrações inibem a atividade da 1-hidroxilase, enquanto baixas concentrações a estimulam. A ingestão de fósforo na dieta afeta a produção do calcitriol pela 1-hidroxilase. Uma ingestão elevada de fósforo causa a diminuição sérica de 1,25-$(OH)_2$ D_3, enquanto uma ingestão baixa estimula sua produção.[10] Sempre que o calcitriol em quantidade suficiente está presente, a atividade da 1-hidroxilase no rim diminui significativamente, e a atividade de outra oxidase de função mista, a 24-hidroxilase, é aumentada no rim e possivelmente em outros tecidos como cartilagem e intestino. Os metabólitos das vitaminas D 24R,25-$(OH)_2$ D3 e 1,24,25-$(OH)_3$ D_3 são formados a partir da hidroxilação de 25-OH D_3 e 1,25-$(OH)_2$ D_3, respectivamente, pela 24-hidroxilase (**Figura 10.2**). A produção de 24R,25-$(OH)_2$ D_3 parece aumentar durante períodos de estado nutricional adequado de vitamina D e homeostase de cálcio. A forma 24R,25-$(OH)_2$ D_3 da vitamina é lançada no sangue ligada à proteína de ligação com a vitamina D para funcionar em vários tecidos.

Uma vez sintetizado, o calcitriol é liberado do rim e se liga à DBP para transporte no sangue. A DBP é uma das proteínas mais importantes no sangue e transporta 1-25-$(OH)_2$ D_3 juntamente com outros metabólitos para vários tecidos-alvo. Entretanto, a DBP se liga frouxamente a 1-25-$(OH)_2$ D_3 para facilitar sua liberação para os tecidos, em contraste com sua ligação bem estreita a 25-(OH) D_3. O calcitriol no sangue tem meia-vida de cerca de 4 a 6 horas. Ao atingir seus tecidos-alvo, o calcitriol é facilmente liberado da DBP e rapidamente ligado por um receptor de vitamina D (VDR).

Acreditava-se que os tecidos-alvo da vitamina ativa calcitriol inicialmente se limitavam ao intestino, aos ossos e aos rins, mas hoje se sabe que os receptores das membranas celulares para a vitamina se encontram em muitos outros tecidos, como cardíaco, muscular, pâncreas (células β), cérebro, pele, hematopoiético e tecidos do sistema imunológico.[9] Desse modo, esses tecidos produzem e usam localmente a 25-OH D_3 para fazer 1-25-$(OH)_2$ D_3 (em outras palavras, 1,25-$([OH]_2$ D_3 que é feita nos tecidos não é liberada no sangue, mas usada apenas dentro dos tecidos onde é feita). Os tecidos, entretanto, precisam ter 25-OH D_3 suficiente (e, portanto, as concentrações plasmáticas de 25-OH D_3 precisam ser adequadas) para que possam produzir calcitriol em quantidade suficiente.

FUNÇÕES E MECANISMOS DE AÇÃO

O calcitriol (1,25-$(OH)_2$ D_3), a forma ativa principal da vitamina D, tem várias funções e múltiplos mecanismos de ação. Os dois mecanismos de ação mais importantes (genômico e não genômico) pelo qual o calcitriol exerce suas funções são conhecidos, embora os detalhes deles ainda não tenham sido completamente elucidados. Em alguns casos, acredita-se que a vitamina D funcione como o hormônio esteroide, operando através da ativação das vias de transdução de sinal ligada à membrana celular VDR. Em outros casos, pensa-se que o calcitriol promova ações genômicas por interagir com a VDR nuclear para influenciar a transcrição genética. Esta seção descreve os dois mecanismos de ação.

A ligação do calcitriol à membrana VDR em tecidos selecionados (especialmente de intestino, ossos, paratireoide, fígado e células pancreáticas β) aciona uma série de eventos através das vias de sinalização intracelular (também denominada transdução de sinal) para evocar alterações relativamente rápidas em alguns processos do corpo. As muitas ações iniciadas com essa ligação incluem maior absorção intestinal de cálcio ou fluxo de cálcio transcelular, denominado **transcaltaquia** (do grego: *trans,* através, *cal,* cálcio e *taquia,* rapidamente), e a abertura de canais fechados de cálcio com o aumento resultante de assimilação de cálcio nos osteoblastos e nas células musculoesqueléticas. Acredita-se que esses eventos celulares sejam mediados pela fosforilação/desfosforilação de várias enzimas e por segundos mensageiros, como MAP quinase, proteína C quinase, cAMP, tirosina quinase, fosfolipase C, diacilglicerol, inositol fosfato e ácido araquidônico. A resposta rápida da proteína MARRS (*membrane-associated rapid response steroid binding*), um receptor para a sinalização da vitamina D, interage com a proteína G ou outro mediador de transdução de sinal. Detalhes adicionais sobre possíveis vias de transdução de sinais de mediação com a vitamina D podem ser encontrados no artigo de Fleet.[11]

Os receptores nucleares para a vitamina foram encontrados em mais de 30 órgãos, incluindo ossos, intestino, rins, pulmões, músculos e pele. Esses receptores nucleares da vitamina D fazem parte de uma "superfamília" de receptores que inclui também receptores para ácido retinoico e hormônios da tireoide e esteroides. Nos tecidos-alvo, o calcitriol se liga à VDR, e essa interação, por sua vez, inicia uma mudança na conformação do complexo recém-formado. O complexo 1,25-$(OH)_2$ D_3-VDR é fosforilado, e acredita-se que depois se liga com o retinoide X ou receptores do ácido retinoico X (RXR ou RAR) para formar um complexo heterodimérico, conforme exibe a **Figura 10.13**. A porção VDR do complexo heterodimérico contém regiões com dedos de zinco (ver Capítulo 12) que podem interagir com elementos de resposta específicos da vitamina D (abreviados para VDRE), encontrados nas regiões promotoras dos genes alvos específicos (**Figura 10.13**). Uma vez que o complexo heterodimérico se liga à VDRE, mais proteínas de comodulação (tanto coativadoras como correpressoras) podem interagir mais com o complexo heterodimérico para influenciar (ressaltar ou inibir) a transcrição dos genes que codificam as proteínas. Os mecanismos pelos quais essas proteínas de comodulação atuam ainda são desconhecidos, mas eles podem ajudar a ligar o receptor às enzimas, como a RNA polimerase II, ou a outros componentes, como os fatores de transcrição necessários para a transcrição.[12] Acredita-se que as proteínas de comodulação incluem SRC-1, SRC-2, SRC-3 (a família SRC) e NCoA-62.[12] As proteínas que resultam das ações da vitamina D nos genes estão geralmente envolvidas na homeostase do cálcio e incluem, por exemplo, osteocalcina, 24 hidroxilase (CYP24), o receptor em potencial do canal de cálcio epitelial transitório tipo vaniloide, membro 6 da família (TRPV6) e calbindina.

Como hormônio, uma das funções principais do calcitriol no corpo é agir com o hormônio da paratireoide (PTH) na homeostase das concentrações de cálcio no sangue. Ao desempenhar essa função, o calcitriol e o PTH afetam vários tecidos, como intestinos, ossos e rins (**Figura 10.14**). Os efeitos do calcitriol e PTH sobre esses tecidos serão discutidos a seguir, juntamente com o papel do calcitriol na diferenciação, na proliferação e no crescimento das células.

Homeostase do cálcio

A síntese do calcitriol é estimulada em resposta às mudanças nas concentrações de cálcio no sangue e à liberação do hormônio PTH. A **hipocalcemia** (baixo níveis de cálcio no sangue) inicialmente estimula a secreção do PTH da glândula da paratireoide. O PTH, por sua vez, es-

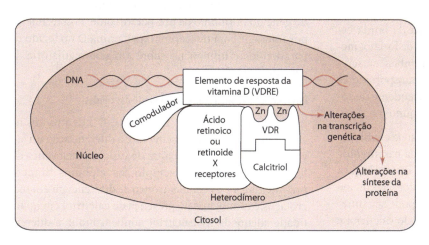

Figura 10.13 Função proposta do calcitriol na expressão gênica.

timula a 1-hidroxilase no rim de modo que a 25-OH D$_3$ seja convertida em calcitriol. O calcitriol, então, age sozinho ou com o PTH sobre seus tecidos-alvo, provocando o aumento das concentrações séricas de cálcio. Os três principais tecidos-alvo são intestino, rim e ossos, conforme a discussão a seguir e a **Figura 10.14**.

O calcitriol e o intestino Um tecido-alvo de calcitriol investigado mais profundamente é o intestino (**figuras 10.14 e 10.15**). A função primordial do calcitriol no intestino é aumentar a absorção de cálcio e fósforo. Acredita-se que a vitamina interage tanto com os receptores das membranas celulares como com os receptores nucleares para afetar a expressão gênica e, basicamente, melhorar a absorção do cálcio.

Com relação à absorção do cálcio, o calcitriol, como hormônio, interage com receptores de alta afinidade de vitamina D no enterócito e é levado ao núcleo, onde interage com genes específicos que codificam as proteínas envolvidas no transporte do cálcio. Como resultado dessa interação, as transcrições seletivas de DNA resultam na biossíntese do novo mensageiro das moléculas RNA (mRNA). Essas moléculas mRNA são então traduzidas, no retículo endoplasmático, em proteínas selecionadas. As proteínas podem agir na borda estriada, no citoplasma ou na membrana basolateral das células intestinais, especialmente no duodeno e no jejuno, para promover a absorção do cálcio. Por exemplo, a calbindina D9k, proteína de ligação ao cálcio na mucosa intestinal, é sintetizada em resposta à ação do calcitriol, que induz também a expressão dos canais de cálcio das células epiteliais. O TRPV6 é um canal de cálcio encontrado na membrana da borda estriada do duodeno. O mensageiro das concentrações do RNA do TRPV6 parece ser regulado pelo calcitriol. O processo pelo qual a vitamina D inicia rapidamente a absorção intestinal do cálcio chama-se transcaltaquia. Acredita-se que a resposta à transcaltaquia compreenda a endocitose do cálcio através da borda estriada da membrana, seguida pela liberação de cálcio mediada por lisossoma dentro do citosol, e finalmente o cálcio é liberado através da membrana basolateral por exocitose.

Em relação ao fósforo, há indícios de que o calcitriol aumenta a atividade da fosfatase alcalina da borda estriada, que hidrolisa as ligações dos ésteres de fosfato, melhorando assim a absorção do fósforo. Também se acredita que o calcitriol modula o número de transportadores disponíveis para a absorção de fósforo dependente de sódio na borda estriada (especialmente o jejuno e o íleo).

O calcitriol e o rim É possível que o calcitriol esteja envolvido na estimulação induzida pelo hormônio da paratireoide na reabsorção do cálcio no túbulo renal distal (**Figura 10.14**). A calbindina D28K, uma forma maior da proteína calbindina D9k encontrada no intestino, pode ser sintetizada em resposta aos efeitos genômicos do calcitriol e desempenha uma função na reabsorção renal do cálcio. Desse modo, com elevadas concentrações de PTH (como ocorre quando as concentrações de cálcio no sangue estão muito baixas), a vitamina D promove a reabsorção do cálcio de volta para o sangue. A excreção do fósforo pelo rim é melhorada e pode resultar em concentrações séricas mais baixas de fósforo.

O calcitriol, 24R,25-(OH)$_2$ D$_3$ e o osso Com relação ao osso, o PTH, sozinho ou com calcitriol (que pode ser encontrado para ser produzido diretamente dentro do osso), direciona a mobilização do cálcio e fósforo do osso para ajudar na obtenção de uma concentração normal de cálcio no sangue (**Figura 10.14**). A interação do PTH ou calcitriol com os receptores encontrados nos osteoblastos maduros parece provocar a expressão do ativador receptor de NFkβ ligante (RANKL). O RANKL dos osteoblastos interage com a proteína receptora RANK, encontrada na superfície da célula dos precursores osteoclastos monocíticos imaturos (também denominados pré-osteoclastos), e estimula a produção e maturação dos osteoclastos.[7] Por sua vez, os osteoclastos mobilizam o cálcio e o fósforo do osso por liberação de ácido clorídrico, fosfatase alcalina, colagenase e outras enzimas hidrolíticas e substâncias, que se dissolvem e se catabolizam ("se devoram") na matriz óssea. O efeito líquido dessas ações é um aumento do cálcio no sangue e nas concentrações de fósforo à custa do osso.

Caso os níveis de cálcio no sangue comecem a subir acima das concentrações normais, a calcitonina (hormônio produzido pelas células endócrinas localizadas no tecido conjuntivo da glândula tireoide) é liberada e promove o depósito (mineralização) do cálcio e do fósforo nos ossos. O calcitriol ou o metábolito 24R,25-(OH)$_2$ D$_3$ também pode participar na mineralização do osso. Níveis séricos elevados de calcitriol e elevado cálcio sérico ionizado, por sua vez, provocam a diminuição da produção do PTH através de aros regenerativos. O longo aro regenerativo é indireto por causa do efeito inibidor do elevado cálcio sérico ionizado na secreção do PTH. O aro regenerativo curto é direto: o calcitriol diminui a transcrição do gene do hormônio da pré-paratireoide, possivelmente por interagir com o receptor da vitamina D no tecido da paratireoide e influenciar sobre a região regulatória do gene do PTH.[10]

Diferenciação, proliferação e crescimento das células

A presença de calcitriol (1,25-(OH)$_2$ D$_3$) dentro dos tecidos parece regular o crescimento, a diferenciação e a atividade proliferativa das células de várias maneiras nos diferentes tecidos. Por exemplo, os glóbulos brancos pré-mieloides e as células-tronco se diferenciam em macrófagos e monócitos na presença de calcitriol em quantidade adequada. O calcitriol também induz a diferen-

Vitaminas lipossolúveis 399

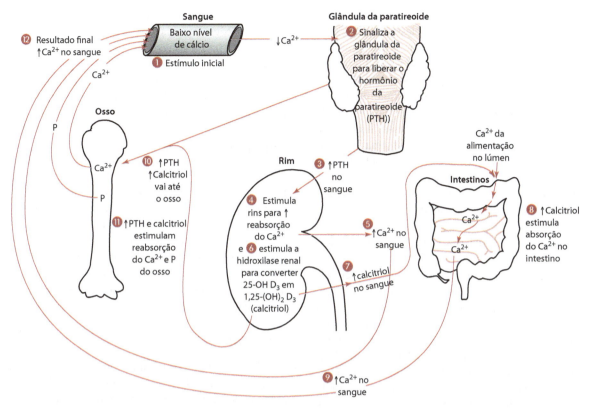

Figura 10.14 Sínteses e ações do calcitriol, 1,25-(OH)$_2$ D$_3$, com o hormônio da paratireoide (PTH).

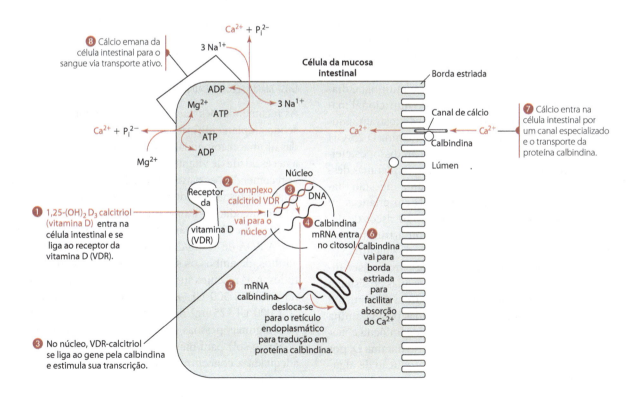

Figura 10.15 A vitamina D é necessária para a absorção do cálcio nas células intestinais.

ciação celular dos monócitos das células-tronco na medula óssea para que se tornem osteoclastos maduros.

Há indícios que o calcitriol também reduz a proliferação de algumas células, como fibroblastos, queratinócitos e linfócitos. A capacidade da vitamina D de estimular a diferenciação da pele epidérmica enquanto previne a proliferação fornece potencial para o tratamento de inúmeras doenças de pele. Na verdade, essas funções da vitamina foram aplicadas com o uso da vitamina D no tratamento da psoríase (doença marcada pela proliferação de queratinócitos e falha em rapidamente diferenciá-las). A vitamina D ajuda a diminuir a proliferação associada à psoríase e aumenta a diferenciação da epiderme.

A proliferação de células anormais do intestino, linfáticas, mamárias e do esqueleto (para citar algumas) também é diminuída pela vitamina D. Por exemplo, parece que a vitamina D é capaz de regular para baixo o crescimento de células cancerígenas em alguns tecidos, bem como de induzir a apoptose, caso seja necessária. Um estado nutricional inadequado de vitamina D foi associado com um risco maior de desenvolver – e de levar à morte – vários tipos de câncer, como de próstata, de mama, do cólon, de ovário e do linfoma não Hodgkins.[7,13] O uso potencial da vitamina D e de seus análogos no tratamento de doença dos ossos, hiperparatireodismo, câncer e outras doenças ainda está sendo pesquisado.

Outras funções

A vitamina D também tem a finalidade de regular a pressão sanguínea e prevenir doenças autoimunes. Parece que a vitamina regula para baixo a produção tanto de renina como de angiotensina e, portanto, diminui a pressão sanguínea.[6] Algumas doenças autoimunes, como artrite reumatoide, doença de Crohn, esclerose múltipla e diabetes tipo 1, foram associadas ao estado nutricional inadequado de vitamina D. Alguns estudos mostram associações entre concentrações séricas de vitamina D 25-OH e autoanticorpos ligados a diabetes. Além disso, os efeitos protetores contra o desenvolvimento de algumas dessas doenças foram identificados com uma ingestão diária de 50 µg (2.000 UI) de vitamina D em crianças.[7,14] Também foram registrados menores (40%) riscos de desenvolvimento de esclerose múltipla ou artrite reumatoide com a ingestão de 400 UI (10 µg) da vitamina.[7]

Várias funções ligadas à imunidade parecem ser influenciadas pela vitamina D. Inúmeras células do sistema imunológico como os macrófagos produzem diretamente o calcitriol. Algumas atividades mediadas pela vitamina incluem a produção de citocina, atividade linfócita e macrofágica e maturação dos monócitos.[7] A vitamina D, por exemplo, parece regular para baixo a produção de algumas citocinas interleucinas (IL)2 e IL12. A produção de peptídeos antimicrobianos, como a catelicidina (necessária no combate contra o agente infeccioso causador da tuberculose), também é uma função das concentrações locais adequadas do calcitriol.[16]

Há indícios de que a vitamina D também exerce uma função não esclarecida no funcionamento da célula-β pancreática para a secreção de insulina. A secreção de insulina pela célula-β pancreática foi relacionada negativamente às concentrações séricas da 25-OH D_3, enquanto a sensibilidade da insulina foi associada positivamente às concentrações séricas da 25-OH D_3.[15]

Interações com outros nutrientes

Uma discussão do metabolismo da vitamina D será impossível sem o registro das inter-relações entre vitamina, hormônio, cálcio, fósforo e vitamina K. A relação entre o cálcio e o fósforo está na **Figura 10.14**, e sua discussão, no texto correspondente. A interação do calcitriol e da proteína-dependente da vitamina K será discutida mais adiante. Também se especula sobre uma diminuição da absorção da vitamina D como consequência da deficiência de ferro.[17]

Metabolismo e excreção

A hidroxilação do calcitriol no carbono 24 gera o metabólito 1,24,25-$(OH)_3$ D_3 (**Figura 10.6**), que pode ser ainda mais oxidado. As reações subsequentes incluem a ruptura da cadeia lateral e a produção do ácido calcitroico (**Figura 10.16**). Outros metabólitos da vitamina D também se formam após a hidroxilação e a oxidação. Esses metabólitos da vitamina D podem ser conjugados e depois excretados principalmente na bile. A maioria dos metabólitos da vitamina D (mais de 70%) é excretada nas fezes, com quantidades menores excretadas na urina.

Dose diária recomendada[27]

As recomendações para ingestão de vitamina D estavam sendo amplamente criticadas como inadequadas, à época das últimas recomendações publicadas, em 1997, quando a necessidade de vitamina D era desconhecida. Em 2010 as recomendações para vitamina D foram revisadas, sendo estabelecidos valores de EAR e, consequentemente, RDA. As recomendações atuais sugerem uma AI de vitamina D de 10 µg ou 400 UI diariamente para bebês de 0 a 12 meses. A RDA de 15 µg/dia foi estabelecida para crianças e adultos, de ambos os sexos até 70 anos de idade.[7,18] Estudos mais recentes sugerem que a exigência pode ser de, no mínimo, 500 UI (12,15 µg) e que uma ingestão de > 1.000 UI (25 µg) de vitamina D pode ser necessária para algumas pessoas (especialmente as que não se expõem ao sol) para manter (~>80nmol/L ou 32 ng/mL) adequada a concentração de vitamina D 25OH.[7,8,14,19,20] Acredita-se que essa quantidade (1.000 UI) da vitamina é obtida pela exposição à luz solar por cerca de 5 a 15 minutos entre 10 horas e 15 horas durante a primavera, o verão e outono.[7] Na região continental dos Estados Unidos, cerca de 1,5 UI de vitamina D/cm^2/hora durante o verão pode ser sintetizada na pele.[21] Em altitudes mais elevadas e durante os meses de inverno, o tamanho da via do fóton do raio ultravioleta (UVB) é mais longo, o que resulta em produção menor de vitamina D na pele. Além da estação do ano, da latitude, do horário do dia, em pessoas mais velhas, a função diminuída do órgão prejudica a produção da vitamina D. A RDA para pessoas > 70 anos é maior, sendo de 20 µg.[18] Entretanto, para indivíduos mais jovens, essas AIs podem não ser adequadas. Um suplemento de vitamina D que oferece de 400 a 1.000 UI será provavelmente necessário para a maioria das pessoas idosas, especialmente aquelas que ingerem pouco leite e ficam todo ou quase todo o tempo dentro de casa.

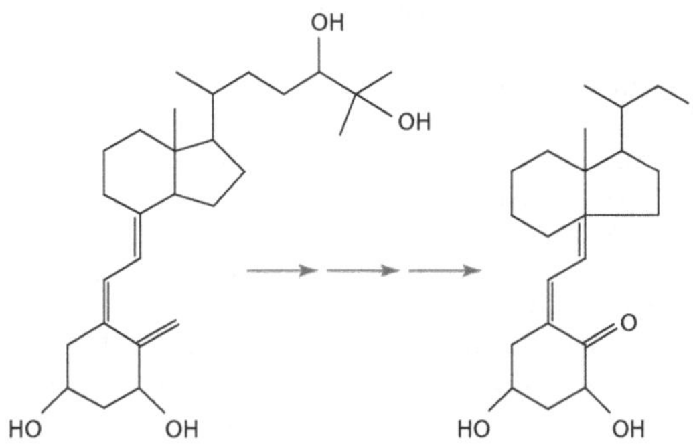

Figura 10.16 Alguns metabólitos da vitamina D.

Deficiência: raquitismo e osteomalacia

Em bebês e crianças, a deficiência de vitamina D resulta em raquitismo, caracterizado por convulsões, bem como retardo no crescimento e mineralização dos ossos. Em bebês com deficiência de vitamina D, a cartilagem epifiseal continua a crescer e aumentar sem a reposição de matriz óssea e de minerais. Esses efeitos são especialmente visíveis nos pulsos, tornozelos e joelhos, que aumentam de tamanho. Além disso, os ossos longos das pernas se curvam e os joelhos batem, por causa do peso do corpo, quando a pessoa começa a andar. A coluna se curva e deformidades pélvicas e torácicas ocorrem, como o rosário raquítico, caracterizado por bolinhas costocondrais na junção das costelas e cartilagens.

Em adultos, a falta de vitamina D leva aos defeitos de mineralização denominados **osteomalacia**. Esse defeito é resultado das mudanças na absorção e excreção de cálcio e fósforo. Por exemplo, com deficiência de vitamina D, menos cálcio é absorvido. As menores concentrações séricas de cálcio acionam uma secreção maior de PTH. Com uma absorção inadequada de cálcio causada pela deficiência da vitamina D, o PTH permanece elevado no sangue por longos períodos. O PTH promove a reabsorção e o aumento na excreção urinária de fósforo, entre outras alterações. Os indicadores de reabsorção óssea incluem maior excreção urinária de subprodutos do colágeno ósseo, como hidroxoprolina, N-telopeptídeo, piridinolina e deoxipiridinolina. Com uma insuficiência sérica do produto cálcio × fósforo, não acontece a mineralização dos ossos. Desse modo, em adultos com deficiência de vitamina D, a remodelação óssea ocorre, a matriz óssea é preservada, mas a remineralização fica prejudicada. Como a matriz óssea torna-se desmineralizada, há alterações radiográficas, dor nos ossos (caracterizada por dor ou dor latejante) e osteomalacia (ossos moles).

A exposição natural à luz do sol mantém uma nutrição de vitamina D adequada para a maior parte da população mundial, entretanto pessoas com exposição insuficiente podem ter deficiência dessa vitamina. Além de uma exposição à luz solar inadequada, algumas doenças, condições e populações podem ser fatores de risco para a deficiência da vitamina D. As pessoas mais velhas representam um grupo populacional que normalmente ingere vitamina D em quantidade insuficiente, além de pouca exposição à luz do sol. Além disso, o envelhecimento reduz a síntese do colecalciferol na pele, que diminui a atividade da 1-hidroxilase renal em resposta ao PTH. A absorção insuficiente de vitamina D pode ocorrer em distúrbios caracterizados pela má absorção das gorduras, como a diarreia tropical e a doença de Crohn. Distúrbios que afetam a glândula paratireoide, o fígado ou os rins prejudicam a síntese da forma ativa da vitamina. Indivíduos em tratamento com medicamentos anticonvulsivantes podem desenvolver uma resposta prejudicada à vitamina D e exibir problemas com o metabolismo do cálcio. Bebês podem estar em risco de deficiência porque o leite humano é pobre em vitamina D e a exposição à luz do sol em bebês é mínima.[22]

Os suplementos de vitamina D são amplamente prescritos para pessoas com doenças renais, porque os rins delas geralmente não conseguem sintetizar o calcitriol necessário para liberação no sangue. O Rocaltrol® (Hoffman-LaRoche) é um suplemento oral de calcitriol normalmente utilizado. O Calcijex® (Abbot) é administrado por via intravenosa e geralmente usado por pessoas com doenças renais. Outros preparados como o Calderol® (Organon USA), que fornece a 25-OH D_3, também está disponível para pessoas com disfunções de órgãos. As deficiências podem ser corrigidas com suplementos da vitamina – normalmente, uma dose de 50.000 UI uma vez por semana, durante 8 semanas, é suficiente.[6,7]

Toxicidade[27]

Embora a excessiva exposição à luz do sol seja o principal fator do desenvolvimento de câncer de pele, ela não apresenta risco de toxicidade através da superprodução de colecalciferol. Muita irradiação de corpo inteiro com luz ultravioleta geralmente eleva o nível de 25-OH D_3 circulante de 100 a 200 nmol/L (de 40 a 80 ng/mL). Níveis maiores que aproximadamente 375 nmol/L (150 ng/mL) estão associados a uma possível toxicidade.[7,9,18] A fotoquímica regula a produção cutânea de vitamina D_3, protegendo, portanto, pessoas excessivamente expostas à luz solar de uma intoxicação de vitamina D.

A ingestão exógena de grandes quantidades de vitamina D talvez seja um dos maiores excessos vitamínicos que podem ocasionar reações tóxicas. Com uma ingestão dietética de vitamina D, esta será absorvida e incorporada nos quilomícrons, os remanescentes dos quais levam a vitamina até o fígado, onde a vitamina é hidroxilada na posição 25 e liberada no sangue. Embora a eficiência da 25-hidroxilase seja diminuída quando a vitamina está presente em abundância, a enzima 25-hidroxilase não é bem regulada, e, portanto, uma quantidade excessiva de metabólitos pode ser produzida pela supersuplementação. O calcidiol em altas concentrações estimula as mesmas ações do calcitriol.

Na década de 1950, uma epidemia de "hipercalcemia idiopática" nos bebês ingleses foi identificada por conta da ingestão diária de vitamina D entre 2.000 e 3.000 UI. Os sintomas da toxicidade nesses bebês eram: anorexia, náuseas, vômitos, hipertensão, insuficiência renal e déficit de crescimento. Oito pessoas vivenciaram uma hipervitaminose pelo consumo de leite (de 1/2 a 3 xícaras de chá por dia) produzido localmente que continha até 232.565 UI da vitamina D_3 por ¼ do volume. Essas pessoas tiveram hipercalcemia e hipercaldidiolemia.[23] Doses de 1.000 UI por dia, durante vários meses, promoveram a hipercalcemia associada à calcificação dos tecidos moles (calcinose), tais como rins, coração, pulmões e vasos sanguíneos, bem como hiperfosfatemia, hipertensão, anorexia, náusea, fraqueza, disfunção renal (caracterizada por poliúria, polidipsia, azotemia, nefrolitíase e falência renal) e, em alguns casos, levando à morte.[17,24] O nível de ingestão máxima tolerável estava limitado a 50 µg (2.000 UI) por dia,[18] mas foi criticado por ser muito baixo.[16,19,20] Um limite de 250 µg (10.000 UI) por dia foi proposto com base na avaliação de riscos.[25] Em 2010, o UL foi revisto e determinado em 100 µg/dia para > 9 anos.

Avaliação do estado nutricional

A concentração plasmática do 25-OH D_3 (calcidiol) é usada geralmente como índice para o estado nutricional de vitamina D. As concentrações <~37 nmol/L (15 ng/mL) estão associadas à deficiência subclínica, e concentrações <28 nmol/L (11 ng/mL) indicam deficiência de vitamina D. Novas descobertas relatam condição de insuficiência de vitamina D com concentrações circulantes da 25-OH D_3 de ≥80 nmol/L (32 ng/mL); uma concentração de 80 nmol/L está associada a um platô nas concentrações de PTH.[7,13] Concentrações séricas favoráveis são de 80-120 nmol/L ou cerca de 30-60 ng/mL.[14,26] Considera-se a toxicidade quando as concentrações séricas de 25-OH D_3 normalmente excedem a 375 nmol/L.[7,9,18,25]

Referências citadas em vitamina D

1. Norman A, Ishizuka S, Okamura W. Ligands for the vitamin Dendocrine system: different shapes function as agonists and antagonists for genomic and rapid response receptors or as a ligand for the plasma vitamin D binding protein. J Steroid Biochem Molec Biol. 2001;76:49-59.
2. Norman A, Bishop J, Bula C, Olivera C, Mizwicki M, Zanello L, et al. Molecular tools for study of genomic and rapid signal transduction responses initiated by 1α,25(OH)2–vitamin D_3. Steroids. 2002;67:457-66.
3. Omdahl J, Morris H, May B. Hydroxylase enzymes of the vitamin D pathway: expression, function, and regulation. Ann Rev Nutr. 2002;22:139-66.
4. Dawson-Huges B, Harris S, Dallal G. Plasma calcidiol, season and serum parathyroid hormone concentrations in healthy elderly men and women. Am J Clin Nutr. 1997;65:67-71.
5. Kinyamu H, Gallagher J, Balhorn K, Petranick K, Rafferty K. Serum vitamin D metabolites and calcium absorption in normal young and elderly free-living women and in women living in nursing homes. Am J Clin Nutr. 1997;65:790-7.
6. Holick M. Vitamin D: importance in the prevention of cancer, type 1 diabetes, heart disease, and osteoporosis. Am J Clin Nutr. 2004;79:362-71.
7. Holick M. The vitamin D epidemic and its health consequences. J Nutr. 2005;135:2739S-48S.
8. Bischoff-Ferrari H, Giovannucci E, Willett W, Dietrich T, Dawson-Hughes B. Estimation of optimal serum concentrations of 25-hydroxyvitamin D for multiple health outcomes. Am J Clin Nutr. 2006;84:18-28.
9. Holick M. The use and interpretation of assays for vitamin D and its metabolites. J Nutr. 1990;120:1464-9.
10. Reichel H, Koeffler H, Norman A. The role of the vitamin D endocrine system in health and disease. N Engl J Med. 1989;320:980-91.
11. Fleet J. Rapid, membrane-initiated actions of 1,25 dihydroxyvitamin D: what are they and what do they mean. J Nutr. 2004;134: 3215-8.
12. MacDonald P, Baudina T, Tokumaru H, Dowd D, Zhang C. Vitamin D receptor and nuclear receptor coactivators. Steroids. 2001;66:171-6.
13. Mullin GE, Dobs A. Vitamin D and its role in cancer and immunity: a prescription for sunlight. Nutr Clin Prac. 2007;22:305-22.
14. Whiting S, Calvo M. Dietary recommendations for vitamin D: a critical need for functional end points to establish an estimated average requirement. J Nutr. 2005;135:304-9.
15. Lips P. Vitamin D physiology. Prog Biophys Molec Biol. 2006;92:4-8.
16. Holick M. Resurrection of vitamin D deficiency and rickets. J Clin Invest. 2006;116:2062-72.
17. Heldenberg D, Tenenbaum G, Weisman Y. Effect of iron on serum 25-hydroxyvitamin D and 24,25-dihydroxy – vitamin D concentrations. Am J Clin Nutr. 1992;56:533-6.
18. Food and Nutrition Board, Institute of Medicine. Dietary Reference Intakes. Washington, DC: National Academy Press; 1997. p. 250-87.
19. Vieth R. Critique of the considerations for establishing the tolerable upper intake level for vitamin D: critical need for revision upwards. J Nutr. 2006;136:1117-22.
20. Heaney R. Barriers to optimizing vitamin D_3 intake for the elderly. J Nutr. 2006;136:1123-5.
21. Collins E, Norman A. Vitamin D. In: Rucker RB, Suttie JW, McCormick DB, Machlin LJ, editors. Handbook of vitamins. 3rd ed. New York: Marcel Dekker; 2001. p. 51-114.
22. Zeghoud F, Vervel C, Guillozo H, Walrant-Debray O, Boutignon H, Garabedian M. Subclinical vitamin D deficiency in neonates: Definition and response to vitamin D supplements. Am J Clin Nutr. 1997;65:771-8.

23. Jacobus C, Holick M, Shao Q, Chen T, Holm I, Kolodny J, et al. Hypervitaminosis D associated with drinking milk. N Engl J Med. 1992;326:1173-7.
24. Allen S, Shah J. Calcinosis and metastatic calcification due to vitamin D intoxication: a case report and review. Horm Res. 1992;37:68-77.
25. Hathcock JN, Shao A, Vieth R, Heaney R. Risk assessment for vitamin D. Am J Clin Nutr. 2007;85:6-18.
26. Shinchuk L, Holick M. Vitamin D and rehabilitation: improving functional outcomes. Nutr Clin Prac. 2007;22:297-304.
27. Food and Nutrition Board, Institute of Medicine. Dietary Reference Intakes for Calcium and Vitamin D. Washington, DC: National Academy Press; 2010.

Vitamina E

Em geral, a vitamina E contém oito componentes. Cada um deles contém um grupo funcional fenólico em um anel cromanol/cromano (às vezes chamado de cabeça da molécula) e uma cadeia lateral fitil anexa (às vezes chamada de **cauda fitil** da molécula). Os oito componentes (**Figura 10.17**) estão normalmente divididos em duas classes:

- Tocoferóis: que saturaram as cadeias laterais com 16 carbonos.
- Tocotrienóis (também chamados trienóis): que insaturaram as cadeias laterais com 16 carbonos.

Cada classe é composta de quatro compostos que diferem em número e localização dos grupos metil no anel cromanol. Os dois grupos estão designados como α, β, γ ou δ. Apenas o α-tocoferol tem atividade biológica. Todos os tocoferóis encontrados naturalmente nos alimentos possuem uma estereoquímica RRR. Utilizam-se R e S para designar esteroisômeros de moléculas assimétricas, como a vitamina E. A forma mais biologicamente ativa é, portanto, o α-tocoferol RRR, que já foi denominado d-α-tocoferol.

As formas sintéticas do éster do α-tocoferol incluem: acetato racêmico do (all-rac) α-tocoferil e o succinato all-rac α-tocoferil, que são utilizados nos suplementos vitamínicos e alimentos enriquecidos. Em geral, essas formas sintéticas da vitamina contêm uma mistura de oito esteroisômeros e, portanto, não são tão ativas como a forma ocorrente do α-tocoferol RRR. Dos oito esteroisômeros, quatro estão na forma 2R-estereoisomérica (RRR, RSR, RRS e RSS) e quatro na forma 2S-estereoisomérica (SRR, SSRR, SRS e SSS).[1] A forma da vitamina deveria ser mencionada no rótulo ou na etiqueta do alimento ou suplemento alimentar.

No relatório sobre a vitamina E elaborado pelo Food and Nutrition Board, para determinar as ingestões recomendadas, a atividade da vitamina E está limitada à ocorrência natural do α-tocoferol RRR e a três formas estereoisoméricas (RSR, RSS e RSS) do α-tocoferol.[1] Para definir um um nível ingestão máxima tolerável, todas as formas suplementares da vitamina são consideradas.[1]

O termo *tocoferol* vem da palavra grega *tokos*, que significa "parto/nascimento", e *phero,* que significa "conduzir ou levar adiante". Essa terminologia está baseada na descoberta da vitamina por H. Evans e K. Bishop no início da década de 1920, quando descobriram que os ra-

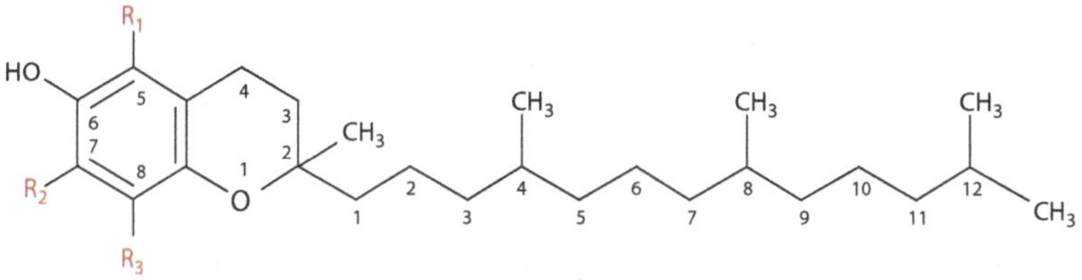

Tocoferóis

	R_1	R_2	R_3
α-tocoferol	CH_3	CH_3	CH_3
β-tocoferol	CH_3	H	CH_3
γ-tocoferol	H	CH_3	CH_3
δ-tocoferol	H	H	CH_3

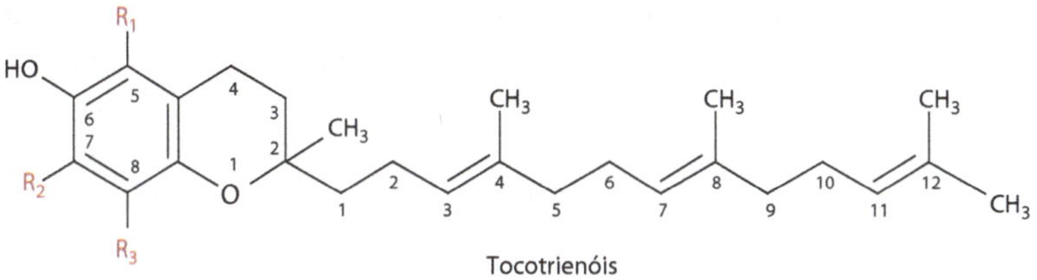

Tocotrienóis

	R_1	R_2	R_3
α-tocotrienol	CH_3	CH_3	CH_3
β-tocotrienol	CH_3	H	CH_3
γ-tocotrienol	H	CH_3	CH_3
δ-tocotrienol	H	H	CH_3

Figura 10.17 Estruturas das várias formas de tocoferóis e tocotrienóis.

tos não conseguiam se reproduzir quando alimentados com uma dieta de "banha rançosa". O óleo de germe de trigo fornecia a vitamina necessária; mais tarde, o óleo foi purificado e a vitamina extraída e denominada vitamina E (depois da vitamina D que foi descoberta anteriormente) por Emerson.

Fontes

A vitamina E, em suas várias formas, pode ser encontrada tanto nos alimentos de origem vegetal quanto animal. Os alimentos vegetais, especialmente óleos de plantas, são considerados as fontes de vitamina E mais ricas e importantes. Óleos com alto nível de α-tocoferol incluem: canola, azeite, girassol, cártamo e algodão. Os óleos de soja e de milho também têm um pouco de α-tocoferol, mas quantidades consideravelmente altas de γ-tocoferol.[2,3] Alimentos (especialmente as variedades com gordura total) produzidos com óleo vegetal, como molhos para saladas, maionese e margarina, além de alimentos feitos com nozes como manteiga de amendoim, representam boas fontes de vitamina E.[2,3] Infelizmente, as pessoas que limitam a ingestão de gordura também limitam os alimentos que contêm vitamina E e, desse modo, podem comprometer sua capacidade para atender às recomendações de ingestão diária da vitamina. Outras fontes vegetais da vitamina E são cereais integrais, leguminosas e algumas frutas e verduras. As folhas e outras partes verdes (cloroplastos) contêm principalmente α-tocoferol com pequenas quantidades de γ-tocoferol. As principais fontes de tocoferóis γ, δ e β ficam nas regiões não cloroplásticas das plantas. Os tocotrienóis são encontrados em leguminosas e grãos de cereais como trigo, cevada, arroz e aveia.[2,3] O farelo e o germe dos cereais são especialmente ricos em tocotrienóis. Desse modo, o óleo de germe de trigo e o farelo de trigo representam fontes importantes de tocotrienóis.

Nos alimentos de origem animal, a vitamina E, principalmente o α-tocoferol, se concentra nos tecidos gordurosos do animal. Assim, as carnes com mais gordura fornecem um pouco de vitamina E. Entretanto, comparados às plantas, os produtos de origem animal representam uma fonte inferior de vitamina E. A **Tabela 10.3** apresenta os equivalentes aproximados de α-tocoferol encontrados comumente nos alimentos. As contribuições dos quatro tocotrienóis estão incluídas nos equivalentes do α-tocoferol, com ajustes para a biodisponibilidade. Antes da publicação da DRI, em 2000, com recomendações para a vitamina E,[1] o conteúdo de vitamina E dos alimentos e das recomendações para a vitamina estava expresso como equivalentes do α-tocoferol. A maioria das tabelas de composição de alimentos reporta o conteúdo de vitamina E nos alimentos como equivalentes do α-tocoferol, porém atualmente estão sendo desenvolvidas novas tabelas de composição com o conteúdo real do α-tocoferol. Os cálculos para converter diretamente os equivalentes do α-tocoferol em alimentos não são possíveis, mas uma análise dos dados sobre ingestão dietética da III Pesquisa Nacional sobre Saúde e Nutrição dos Estados Unidos revelou que cerca de 80% do total de vitamina E na alimentação estava na forma de α-tocoferol.[1]

Tabela 10.3 Conteúdo aproximado de vitamina E nos alimentos como equivalentes do α-tocoferol

Alimento	mg/100 g
Óleos:	
Germe de trigo	192
Milho	21
Semente de algodão	38
Amendoim	13
Cártamo	43
Soja	18
Girassol	51
Margarina	15
Frutas secas (nozes)	0,69-9
Pães	0,4
Verduras e legumes	0,1-2,0
Frutas	0,1-1,1
Carnes e peixes	1
Ovos	1

Fonte: www.nal.usda.gov/fnic/foodcomp.

A vitamina E, como outras vitaminas lipossolúveis, é suscetível de destruição durante o preparo, processamento e armazenamento dos alimentos. Os tocoferóis podem se oxidar com longa exposição ao ar. Além disso, a exposição da vitamina à luz e ao calor também podem promover sua destruição.

Digestão, absorção, transporte e armazenamento

Enquanto os tocoferóis são encontrados nos alimentos, os tocotrienóis são encontrados esterificados e precisam ser hidrolisados antes da absorção. Do mesmo modo, as formas ésteres sintéticas dos tocoferóis e o acetato de tocoferil precisam ser digeridos antes da absorção. Há indícios de que a esterase hepática, em especial aquela que ocorre na mucosa duodenal (também denominada carboxil éster hidroxilase), aconteça no lúmen ou na borda estriada do intestino para hidrolisar os tocotrienóis e os ésteres sintéticos dos α-tocoferóis para a absorção.[4]

A vitamina E é principalmente absorvida no jejuno através da difusão passiva não saturável (que requer transportador). Os sais biliares são necessários para a emulsificação, a solubilização e a formação de micelas, o que permite que a vitamina se espalhe pela membrana enterócita. A digestão simultânea e absorção de lipídios alimentares com vitamina E melhoram a absorção desta. Entretanto, a quantidade ideal de gordura necessária para melhorar a absorção ainda não foi identificada.[1] Além disso, a extensão da absorção da vitamina E não é clara, e os estudos apontam variação de 20% até cerca de 80%.[5,6] Eficiência similar de absorção foi demonstrada entre os α-tocoferóis RRR e SRR e os all-rac-α-tocoferóis RRR.[7-10]

No enterócito, o tocoferol absorvido é incorporado nos quilomícrons para transporte através do sistema linfático e na circulação. Durante o transporte do tocoferol nos quilomícrons, o tocoferol equilibra ou é transferido entre as lipoproteínas do plasma, inclusive HDLs e LDLs, que contêm as mais elevadas concentrações da vitamina.[11] Acredita-se que as LDLs contenham cerca de 5-9 moléculas de α-tocoferol por LDL.[12] Também é possível encontrar tocotrienóis em algumas lipoproteínas, mas em concentrações mais baixas do que o α-tocoferol. Em humanos, a meia-vida do α-tocoferol RRR é de aproximadamente 48 horas e o estereoisômero do α-tocoferol RRR tem meia-vida de cerca de 13 horas.[13]

Os quilomícrons remanescentes levam a vitamina E (tocoferóis e tocotrienóis absorvidos) para o fígado. Somente o α-tocoferol RRR parece ser incorporado em proteínas de densidade muito baixa (VLDLs) para a ressecreção de volta ao sangue e transporte até os outros tecidos. Uma proteína específica chamada proteína de transferência α-tocoferol (α TTP), que é produzida no fígado, parece ser necessária para a transferência do tocoferol (α-tocoferol RRR preferencialmente) em VLDLs, o que permite a distribuição da vitamina para os tecidos. A deficiência ou ausência da α TTP causada por defeitos genéticos leva a uma síndrome de deficiência de vitamina E. Por causa da especificidade da proteína de transporte, outras formas da vitamina são mal reconhecidas pela proteína e não são ressecretadas na circulação pelas VLDLs.

A assimilação do tocoferol nas células ocorre enquanto as lipoproteínas são assimiladas pelos tecidos do corpo. Desse modo, a assimilação da vitamina pode ocorrer de várias formas:

- enquanto ocorre a assimilação de LDLs mediada por receptor;
- através da hidrólise mediada pela lipase da lipoproteína de quilomícrons e VLDLs;
- através da distribuição de nutrientes mediados pela HDL;
- provavelmente por outros mecanismos.

Acredita-se também que uma proteína de transferência fosfolipídica facilite a transferência da vitamina E das lipoproteínas para as membranas.[14]

Dentro do citoplasma da célula, bem como em outras partes da célula, inclusive o núcleo, a vitamina E parece se ligar em algumas proteínas específicas (proteínas de ligação ao tocoferol) para transporte. Uma proteína identificada e supostamente envolvida no tráfego e efluxo celular da vitamina a partir das células é o transportador cassete adenosina trifosfato ligante (ABC) A1. A proteína também é conhecida por transportar colesterol e fosfolipídios.

A vitamina E é encontrada dentro da célula, especialmente nas membranas. O grupo cromanol da vitamina E é provavelmente direcionado para a superfície da membrana (perto da região fosfato do fosfolipídio), e sua cauda fitil está diretamente próxima da região de hidrocarbono.[15]

Não existe nenhum órgão de armazenamento único para a vitamina E. A maior quantidade (mais de 90%) da vitamina fica concentrada em uma forma não esterificada, em gotículas de gordura no tecido adiposo, com quantidades menores no fígado, pulmão, coração, músculo, glândulas suprarrenais, vesícula e cérebro. A concentração de vitamina E nos tecidos adiposos aumenta linearmente com a dose de vitamina E, enquanto a concentração nos outros tecidos permanece constante ou aumenta apenas a uma taxa muito baixa.[16] A liberação da vitamina E dos tecidos adiposos, entretanto, é lenta mesmo durante os períodos de ingestão de pouca vitamina. O fígado e as concentrações plasmáticas da vitamina fornecem uma fonte prontamente disponível. A vitamina E de outros locais de armazenamento, como coração e músculos, pode ser utilizada em taxas intermediárias.[15]

FUNÇÕES E MECANISMOS DE AÇÃO

A principal função da vitamina E é a manutenção da integridade da membrana, com possível estabilidade física nas células do corpo. A vitamina E protege as membranas da destruição por meio de sua capacidade de prevenir a oxidação (peroxidação) de ácidos graxos não saturados contidos nos fosfolipídios das membranas. Os fosfolipídios da membrana mitocondrial e do retículo endoplasmático contêm mais ácidos graxos não saturados que a membrana do plasma da célula e, assim, têm um risco maior de oxidação. Entretanto, as membranas das células ainda estão vulneráveis à oxidação. Os tecidos com membranas celulares, especialmente suscetíveis à oxidação, são os pulmões, o cérebro e os eritrócitos. As membranas dos eritrócitos, por exemplo, têm altos níveis de ácidos graxos poli-insaturados e estão expostas às altas concentrações de oxigênio. Por prevenir a oxidação, a vitamina E é considerada um antioxidante. A seguir, abordamos a função da vitamina E como antioxidante, com uma rápida descrição da geração de radicais centrados em carbono e peroxil. Mais informações a respeito de como os radicais livres se formam e como podem prejudicar as membranas celulares podem ser obtidas na seção "Perspectiva".

Função antioxidante

A vitamina E como antioxidante, especialmente o α-tocoferol, pode impedir reações que envolvam radicais livres (término dos radicais livres) e destruir o oxigênio molecular singlete. Esta seção aborda cada um desses aspectos da função da vitamina E.

Término dos radicais livres A estrutura da vitamina E, especificamente seu anel fenólico, permite que os íons de oxigênio sejam doados aos radicais livres. Das diferentes formas da vitamina, o α-tocoferol é mais eficaz que o β, γ ou δ-tocoferol em sua capacidade de doar átomos de hidrogênio. Os íons de hidrogênio do α-tocoferol rápida e eficazmente reagem e acabam com uma variedade de radicais livres antes que estes possam destruir as membranas das células e outros componentes.

Os radicais livres são gerados no curso de muitos processos do corpo, envolvendo reações enzimáticas ou com exposição à luz ultravioleta, entre outros eventos. Os radicais livres são capazes de iniciar uma série de reações que podem ser terminadas pela vitamina E. As reações ocorrem em três fases: iniciação, **propagação** (geração contínua) e término. A fase de término inclui a vitamina E. A seguir, descrevemos as três fases e as reações de cada uma.

A iniciação normalmente começa com um iniciador tal como um radical livre. Por exemplo, os radicais hidroxila (·OH) são altamente reativos e rapidamente se apoderam dos elétrons das redondezas. Em geral, o elétron capturado pelo radical hidroxila livre fica perto das moléculas orgânicas. Caso a molécula seja um ácido graxo poli-insaturado (PUFA) presente na porção fosfolipídica da membrana da célula, a membrana sofrerá danos. Acredita-se que a peroxidação lipídica represente um evento primário no dano celular oxidativo. Especificamente, os átomos de hidrogênio dos grupos metileno (—CH_2—) encontrados entre as ligações duplas dos ácidos graxos poli-insaturados (—CH=CHCH_2 CH=CH—) são os principais alvos para abstração do próton pelos radicais.

- A reação entre os componentes lipídicos (LH) tais como PUFA e radicais livres hidroxila (·OH) conduz à formação de um lipídio centrado em carbono ou radical alquila (L·) e água, conforme representação a seguir e a **Figura 10.18**:

$$LH + ·OH \longrightarrow L· + H_2O$$

- Alternadamente, os componentes lipídicos (LH) podem reagir com o oxigênio molecular (O_2) para gerar carbono lipídico centrado ou radicais alquila e o **radical hidroperoxila** $HO_2^·$, conforme segue:

$$LH + O_2 \longrightarrow L· + HO_2^·$$

Uma vez que o carbono lipídico centrado ou radicais alquila são formados, eles podem reagir para formar radicais adicionais nas reações de propagação.

A propagação é o segundo passo no processo da peroxidação lipídica.

- O carbono lipídico centrado ou radicais alquila pode reagir com o oxigênio molecular para formar os radicais lipídicos peroxil, LOO·, e promover a peroxidação, conforme representação a seguir e a **Figura 10.18**:

$$L· + O_2 \longrightarrow LOO· \text{ (também escrito } LO_2^·\text{)}$$

Uma vez formados, os radicais peroxil (LOO·) podem abstrair um átomo de hidrogênio de outros componentes orgânicos, incluindo mais ácidos graxos poli-insaturados (L'H) nas membranas ou nas lipoproteínas para gerar hidroperóxidos lipídicos (LOOH), além de e abaixo, uma reação em cadeia com o L'·:

$$LOO· + L'H \longrightarrow L'· + LOOH$$

O término é o passo final. As reações em cadeia com L'· precisam ser terminadas para minimizar o dano celular. A prevenção de danos pelos radicais de oxigênio depende de um complexo sistema de proteção, do qual faz parte a vitamina E.

A vitamina E localizada dentro ou perto das superfícies das membranas pode reagir com os radicais peroxil (LOO·) antes que eles interajam com os ácidos graxos nas membranas das células ou em outros componentes. Assim, a vitamina E termina a reação em cadeia de propagações. A vitamina E é menos eficiente, contudo, no término da peroxidação que gera radicais livres hidroxila (·OH) ou radicais alcoxila (RO·).

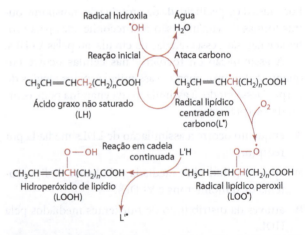

Figura 10.18 Início e reações em cadeia causadas pelo ataque dos radicais livres hidroxila ou ácido graxo não saturado.

A vitamina E (EH, estado reduzido), por causa da reatividade do hidrogênio fenólico em seu grupo hidroxila carbono 6 e da capacidade do sistema do anel cromanol para estabilizar um elétron prejudicado, pode fornecer um hidrogênio para a redução dos radicais peroxil:

$$LOO· + EH \longrightarrow LOOH + E·$$

A vitamina E (EH) também fornece um hidrogênio para a redução dos radicais de carbono lipídico centrado:

$$L^{\bullet} + EH \longrightarrow LH + E^{\bullet}$$

O $E^{\bullet}$ representa a vitamina E oxidada (também denominada um radical α-tocoferol ou radical tocoferoxil). Às vezes, o processo é chamado de "varredura de radicais livres". O término é obtido quando dois radicais livres se juntam para formar uma molécula que não é um radical livre e não consegue continuar com a reação.

O radical tocoferoxil gerado no término precisa sofrer uma redução para ser reutilizado. A regeneração da vitamina E reduzida (**Figura 10.19**) requer agentes redutores, como vitamina C (ácido ascórbico), glutationa reduzida (GSH), NADPH, ubiquinol e ácido dihidrolipoico.[17] Além disso, os radicais tocoferoxila podem reagir com outro radical peroxila para formar produtos inativos, como o tocoferilquinona.

A vitamina E é a única linha de defesa contra o dano do tecido oxidativo. Outras partes de proteção incluem vitamina C, glutationa, carotenoides e enzimas que requerem uma variedade de elementos-traço ou microminerais (ferro, selênio, zinco, cobre e manganês) para sua ativação. Dessa forma, existe relação entre vitaminas E e C, carotenoides e aqueles minerais envolvidos em atividades antioxidantes. As vitaminas C e E parecem trabalhar sinergicamente na inibição da oxidação. A relação entre a vitamina E e outros nutrientes com funções antioxidantes será revista na seção "Perspectiva".

Destruição do oxigênio molecular singlete O oxigênio molecular singlete, $^1O_2$, gerado da peroxidação lipídica das membranas, da transferência de energia da luz (reações fotoquímicas) ou da explosão respiratória, eventos que ocorrem nos neutrófilos (reações enzimáticas), por exemplo, é outro composto muito reativo e destrutivo que pode ser formado no corpo. O oxigênio molecular singlete reage rapidamente com moléculas orgânicas, como proteína, lipídios e DNA, e, desse modo, pode danificar os componentes celulares, a menos que seja removido. A extinção é um processo pelo qual as moléculas eletronicamente excitadas, como o oxigênio molecular singlete, são desativadas. Especificamente, a extinção física ocorre quando o oxigênio singlete excitado é desativado sem emissão de luz e geralmente compreende transferência de energia do elétron.[18] Esse processo foi abordado no início deste capítulo, na seção sobre as funções antioxidantes dos carotenoides. Entretanto, os carotenoides não estão sozinhos em sua capacidade de extinguir o oxigênio molecular singlete. A vitamina E também possui habilidades para desativar oxigênio. Essa capacidade para extinguir fisicamente o oxigênio singlete está relacionada ao grupo hidroxila livre na posição 6 do anel cromanol da vitamina E (**Figura 10.17**). Contudo, nem todos os tocoferóis são iguais em suas habilidades desativadoras: constatou-se que o α-tocoferol seria tão ou mais eficiente no extermínio do oxigênio molecular singlete que o β-tocoferol, seguido em ordem descendente pelo γ-tocoferol e δ-tocoferol.[18] Além disso, a capacidade de extinção do $^1O_2$ dos licopenos carotenoides e do β-caroteno é cerca de duas vezes maior que a magnitude da vitamina E. Contudo, dadas as baixas concentrações plasmáticas de carotenoides, a função da vitamina E na desativação do oxigênio molecular singlete é de importância fisiológica.[18]

Outras funções

Outras funções antioxidantes da vitamina E já foram demonstradas. Os tocotrienóis, por exemplo, parecem afetar o metabolismo do colesterol. A supressão da atividade da enzima inibidora 3-hidroxi-3-metil-glutaril (HGM) CoA redutase na síntese do colesterol pelo tocotrienol foi demonstrada *in vitro*.[19] Essas descobertas são consistentes com as observações que os tocotrienóis reduzem as concentrações plasmáticas do colesterol em animais e humanos.[20]

A supressão do crescimento de tumor e a proliferação celular também foram atribuídas aos tocotrienóis, embora, em geral, dietas ricas em vitamina E não tenham sido associadas a menor risco de câncer.[21-24] A proteína quinase C, importante para a transdução de sinal e crescimento e diferenciação celulares, pode ser inibida pelo α-tocoferol.[24] Além das ligações com o câncer, a vitamina E também está associada a outras condições que serão revisadas mais adiante.

A vitamina E e as doenças cardíacas Experimentos clínicos com vitamina E isolada, bem como com outros antioxidantes, sugerem que ela pode diminuir a suscetibilidade da LDL para oxidação pelos radicais livres. Ingestão elevada de vitamina E está associada a menor risco de doenças cardiovasculares em grandes estudos de coorte envolvendo mulheres[25] e homens.[26]

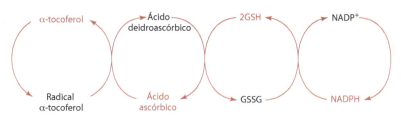

Figura 10.19 Regeneração da vitamina E (α-tocoferol).

A suplementação com 800 UI de vitamina E, 1 g de vitamina C e 24 mg de β-caroteno reduziu significativamente a suscetibilidade da LDL para oxidação em pacientes com doenças cardiovasculares.[27] A suplementação apenas com α-tocoferol (800 UI) mostrou ser tão eficaz quanto a combinação de ascorbato (1 g), β-caroteno (30 mg) e α-tocoferol (800 UI) na diminuição da oxidação do colesterol.[28] A suplementação com 400 ou 800 UI (268 ou 567 mg) de α-tocoferol em outro grupo de pacientes com doença cardíaca confirmada reduziu a taxa tanto de infartos cardíacos fatais como de não fatais.[29]

Essas descobertas que apontam para menor oxidação possuem implicações para a prevenção da aterosclerose. Em resumo, há indícios de que a aterosclerose comece com o acúmulo de células espumosas carregadas de lipídios na íntima arterial. Acredita-se que oxidação induzida por radicais da apoproteína, por exemplo, esteja envolvida na promoção da assimilação da LDL mediada pelo receptor de varredura pelos macrófagos. Os macrófagos, que se desenvolvem em células espumosas, parecem assimilar a LDL oxidada mais rapidamente que a não oxidada. Com o acúmulo continuado, as estrias gordurosas se desenvolvem e representam os estágios iniciais da aterosclerose. A LDL oxidada também pode reduzir a motilidade dos macrófagos na íntima arterial, aumentar o acúmulo de monócitos nas células endoteliais e elevar a citoxicidade das células endoteliais que contribuem para a aterogenicidade.[25,26] Assim sendo, a capacidade da vitamina E de prevenir ou diminuir a oxidação da LDL dificulta o desenvolvimento de lesões ateroscleróticas.

Vários estudos realizados nos últimos cinco anos, entretanto, não demonstraram nenhum efeito benéfico com a suplementação de vitamina E. Por exemplo, estudos clínicos com vitamina E (400 UI ou 300 mg) em pessoas com quadro prévio de infarto do coração ou diagnosticadas com doenças cardíacas não apontaram nenhum benefício na diminuição do risco de morte.[30,31] O Heart Outcomes Prevention Evaluation (HOPE) não aponta diferenças nas taxas de mortalidade por infarto do coração, acidentes vascular cerebral ou condições cardiovasculares relacionadas em mais de 7.000 homens e mulheres com doenças cardíacas, doenças vasculares periféricas, acidente vascular cerebral anterior ou diabetes que tomaram 400 UI de α-tocoferol durante 7 anos, comparadas às taxas do grupo com placebo.[32] Curiosamente, 5,8% dos participantes que ingeriram vitamina E foram hospitalizados com insuficiência cardíaca, comparados com 4,2% de participantes com placebo. Em uma metanálise de 19 ensaios clínicos randomizados da vitamina E, que incluíram cerca de 130.000 pessoas, uma relação dose-resposta entre a vitamina E e mortalidade por todas as causas foi relatada naqueles indivíduos que tomaram pelo menos 400 UI de vitamina por dia, por pelo menos um ano.[33] Estudos que compararam 600 mg de vitamina E, 250 mg de vitamina C e 20 mg de β-caroteno com um placebo não demonstraram nenhuma redução significativa na mortalidade em um período de 5 anos ou incidência de qualquer tipo de doenças vasculares, câncer ou outro desfecho importante em um grupo de 20.536 adultos com doenças cardíacas ou diabetes na Inglaterra.[34] Um grupo de mulheres em pós-menopausa com doenças cardíacas (n = 423) foi randomizada e recebeu 400 UI de vitamina E e 500 mg de vitamina C duas vezes ao dia, e apresentou taxa total de mortalidade cardiovascular significativamente maior do que aquelas que receberam placebo.[35]

A vitamina E e a saúde dos olhos A vitamina E foi sugerida para tratamento e prevenção de outras doenças. A catarata resulta parcialmente de danos de oxidação das proteínas que se precipitam nas lentes e causa a visão opaca ou nebulosa. Acredita-se que o oxigênio e os oxiradicais contribuem para o desenvolvimento da catarata. Há estudos que apontam que a pouca ingestão de antioxidantes, especialmente as vitaminas E e C, está relacionada com o desenvolvimento da catarata e a degeneração macular causada pelo envelhecimento.[36-46] Embora alguns estudos epidemiológicos sugiram o efeito protetor da vitamina E contra essas doenças, esse efeito não pode ser atribuído unicamente à vitamina E, porque os indivíduos desses estudos estavam consumindo um preparado multivitamínico.[38-46]

Outras condições A vitamina E já foi indicada para pessoas com condições caracterizadas pelo aumento da peroxidação lipídica. Por exemplo, a toxicidade do ferro normalmente leva a uma peroxidação lipídica maior através da produção de radicais livres e provoca muitos danos aos órgãos, especialmente o fígado.[47] Pessoas com diabetes também tiveram peroxidação lipídica. A suplementação com vitamina E (600-900 mg de α-tocoferol) por pessoas com diabetes tipo 2 diminuiu o dano oxidativo e melhorou o controle metabólico.[48-50] É possível que a vitamina E melhore a estrutura da membrana plasmática e suas atividades correlatas necessárias para o transporte e o metabolismo da glicose (e, consequentemente, o controle metabólico).[48-50] Por causa da diminuição da peroxidação lipídica e do aumento da disponibilidade de GSH, a vitamina E pode ajudar a manter a fluidez da membrana celular, que, por sua vez, pode melhorar a função do transportador de glicose e, assim, a assimilação celular de glicose dependente de insulina.[51] Também foram observados efeitos anti-inflamatórios com a suplementação da vitamina E.[52]

INTERAÇÕES COM OUTROS NUTRIENTES

Como as funções antioxidantes da vitamina E no corpo são muito semelhantes às da glutationa peroxidase dependente de selênio (enzima que converte os peróxidos lipídicos em álcoois lipídicos), existe correlação entre a vitamina E e o selênio. As ações dos dois nutrientes são complementares e altas concentrações de um podem reduzir os efeitos de baixas concentrações do outro nutriente. Do mesmo modo, algumas funções da vitamina C também complementam a vitamina E, e a vitamina C pode regenerar a vitamina E após sua oxidação.

Em uma escala menor, existem correlações entre a vitamina E e aminoácidos que contêm enxofre (S-aa). A cisteína, um S-aa gerado de outro S-aa, metionina, é necessária para sintetizar a glutationa, que serve como agente redutor na reação da glutationa peroxidase e regenera (reduz) a vitamina E se esta já passou por oxidação.

A relação entre a vitamina E e os ácidos graxos dietéticos poli-insaturados foi sugerida por conta das necessidades para aumentos ou diminuições da vitamina, conforme aumenta ou diminui o grau de insaturação dos ácidos graxos no corpo. Os lipídios do tecido do corpo, por sua vez, são influenciados pela ingestão de lipídios na alimentação.[1] Contudo, os alimentos ricos em ácidos graxos poli-insaturados também tendem a ser fontes relativamente boas de vitamina E.

Uma ingestão elevada de vitamina E pode interferir com vários aspectos das outras vitaminas lipossolúveis. A vitamina E inibe a absorção de β-caroteno e sua conversão em retinol no intestino.[53-55] Essa vitamina também pode prejudicar a absorção da vitamina K.[15, 16,56,57] No ciclo da vitamina K, a vitamina E ou α-tocoferil-quinona pode bloquear a regeneração da forma reduzida da vitamina E.[15, 16, 56,57]

Metabolismo e excreção

A oxidação inicial do α-tocoferol gera um radical tocoferoxil cromanoxil, que pode ser reduzido pela vitamina C ou glutationa, entre outros componentes, de volta ao α-tocoferol ou pode ser ainda mais oxidado em tocoferil quinona. No fígado, o tocoferil quinona pode ser reduzido pela α-tocoferil-quinona redutase, usando a NADPH, em tocoferol hidroquinona. A cadeia lateral do tocoferol hidroquinona pode ser oxidada para formar o ácido α-tocoferônico. O ácido tocoferônico é normalmente conjugado com o ácido glicurônico e excretado na urina. Outro metabólito urinário, α-tocoferonol-lactona, também foi identificado.

A oxidação da cadeia lateral de fitila de α-tocoferol não oxidado gera o ácido 2,5,7,8-tetrametil 2-(2'-carboxílico) 6-hidroxicromano (α-CEHC) que pode ser conjugado com o ácido glicurônico e excretado na urina. Do mesmo modo, 2,7,8-tetrametil 2-(2'-carboxílico) 6-hidroxicromano (γ-CEHC) também é normalmente conjugado com glicuronato e depois excretado na urina.[58]

A rota de excreção mais importante para o α-tocoferol absorvido é através da bile para as fezes. Acredita-se que uma proteína transportadora chamada MDR2 esteja envolvida na excreção da vitamina na bile. Além disso, as concentrações fecais da vitamina e seus metabólitos são relativamente mais altos que as concentrações urinárias, porque proporcionalmente pouca vitamina E é absorvida, e muitas formas da vitamina (como γ, δ e β-tocoferóis e tocotrienóis) que são absorvidas não são utilizadas. Por exemplo, o γ-tocoferol é preferencialmente metabolizado pelo fígado e excretado. A maior parte da vitamina E secretada para a bile para eliminação está normalmente conjugada com o ácido glicurônico antes da excreção. As glândulas sebáceas na pele também secretam vitamina E e esta via pode representar um meio menos importante para a excreção da vitamina.

Dose diária recomendada

As mais recentes recomendações (2000) para a ingestão da vitamina E são diferentes daquelas publicadas em 1989 não apenas nas quantidades recomendadas, como também na forma da vitamina.[1] As recomendações anteriores para ingestão de vitamina E incluíam oito formas de ocorrência natural da vitamina, mas das recomendações mais recentes só consta o α-tocoferol. O motivo para essa alteração é a secreção hepática preferencial e o metabolismo do α-tocoferol RRR. As unidades de ingestão da vitamina mudaram de mg de α-tocoferol equivalentes a mg de α-tocoferol. As unidades anteriores eram responsáveis por oito formas de ocorrência natural da vitamina E com ajustes para biodisponibilidade.

A RDA de vitamina E para homens e mulheres adultos (inclusive durante gravidez) é de 15 mg de α-tocoferol.[1] Durante a lactação, as mulheres necessitam de uma ingestão de vitamina E ligeiramente maior, com uma RDA de 19 mg.[1] A RDA de vitamina E para adultos tem como base a necessidade de vitamina E mais duas vezes o coeficiente de variação, arredondado para o mg mais próximo.[1] Fumantes podem precisar de mais vitamina E, mas as recomendações específicas para essa população ainda não foram determinadas.[59] As recomendações para crianças de 9 a 13 anos e de 14 a 18 anos ficam entre 11 e 15 mg, respectivamente. As recomendações para crianças com idades de 1 a 3 anos e de 4 a 8 anos são de 6 a 7 mg, respectivamente.[1] Apenas uma AI (ingestão adequada) de vitamina E foi estabelecida para crianças. A AI, a RDA e a EAR de vitamina E são baseadas na ingestão da forma natural (RRR) do α-tocoferol e das formas sintéticas all-rac 2R-estereoisoméricas (RSR, RRS e RSS) de α-tocoferol usadas em alimentos enriquecidos e suplementos vitamínicos.[1] Doses de 1.500 UI de α-tocoferol RRR equivalem a 1.000 mg de α-tocoferol. Para estimar a mg all-rac (sintética) 2R de α-tocoferol em um suplemento, basta multiplicar a dose por 0,45 mg/UI, e, para estimar o mg do α-tocoferol RRR (natural) em um suplemento, deve-se multiplicar a dose por 0,67 mg/UI.[60] Alguns pesquisadores sugeriram que são necessárias recomendações mais elevadas de vitamina E para obter concentrações séricas de α-tocoferol de 13-14 mg/L (30-33 M/L). Acredita-se que essas concentrações séricas (obtidas com 100 UI de suplementos de vitamina E) estejam associadas à redução de mortalidade por doenças crônicas.[60]

Deficiência

A deficiência de vitamina E em humanos é muito rara. Apenas uns poucos grupos populacionais correm risco dessa deficiência, inclusive aqueles com distúrbios de má absorção, tais como a fibrose cística (caracterizada pela deficiência da lipase pancreática) e distúrbios do sistema hepatobiliar, especialmente colestase crônica (caracterizada pela diminuição na produção da bile). Um segundo grupo de risco é aquele com indivíduos portadores de defeitos genéticos na transferência das lipoproteínas ou da proteína α-tocoferol.[9,61] Por exemplo, a abetalipoproteinemia é uma doença genética rara que pode resultar em deficiência de vitamina E pela falta da proteína de transferência microssomal necessária para agrupar ou secretar as lipoproteínas que contêm a apolipoproteína B.

Alguns sintomas de deficiência de vitamina E são dores musculoesqueléticas (miopatia) e fraqueza, acúmulo de pigmentação ceroide, anemia hemolítica e problemas neurológicos degenerativos, como neuropatia periférica, ataxia cerebelar, perda do senso vibratório e perda da coordenação dos membros.[5,53] As concentrações plasmáticas do total de tocoferol relativo aos lipídios totais em adultos diminui para <5 µg/mL ou <0,8mg/g com a deficiência de vitamina E.[62,63]

Toxicidade

Acredita-se que a vitamina E seja uma das vitaminas menos tóxicas.[64] Não obstante, em razão de uma grande tendência para sangramento, foi estabelecida um UL de 1.000 mg de α-tocoferol (1.500 UI de α-tocoferol RRR) para adultos pelo Food and Nutrition Board.[1] Essa recomendação para um nível mais elevado de ingestão inclui qualquer forma de α-tocoferol suplementar.[1] Além do sangramento maior, a ingestão elevada da vitamina está associada a desconforto gastrintestinal com náusea, diarreia e flatulência; coagulação sanguínea deficiente, infecções respiratórias mais graves e relatos ocasionais de fraqueza muscular e visão dupla.[16,56,64-66] Estudos clínicos com doses excessivas de vitamina E estão sendo conduzidos para examinar a eficácia da vitamina E na prevenção e no tratamento de várias doenças. As descobertas poderão indicar a ingestão de doses mais elevadas da vitamina em populações específicas com ou em risco de alguma condição especial.[1] Alguns pesquisadores defendem uma UL de 1.600 UI, que equivale a 1.070 mg de α-tocoferol RRR.[67]

Avaliação do Estado Nutricional

Ainda é difícil avaliar com precisão o estado nutricional de vitamina E em humanos com as técnicas atuais. As concentrações séricas normais de vitamina E variam de 5 a 20 µg/mL em adultos e valores <5 µg/mL indicam deficiência. Na deficiência de vitamina E, as concentrações plasmáticas do α-tocoferol estão correlacionadas com a ingestão da vitamina E.[68] Desse modo, as concentrações plasmáticas são a resposta à ingestão pela alimentação em condições limitadas. Em contrapartida, as concentrações do platô da vitamina com ingestão diária de, pelo menos, 200 mg de RRR ou α-tocoferol all-rac.[10]

Pode-se obter uma estimativa do estado nutricional de vitamina E pelo teste de hemólise do eritrócito – que compara a quantidade hemoglobina liberada pelos glóbulos vermelhos, durante a incubação, com peróxido de hidrogênio diluído com a quantidade liberada durante incubação em água destilada. O resultado se expressa em uma porcentagem, com > 20% indicando deficiência.[15] Concentrações de α-tocoferol de 6 µg/mL são geralmente suficientes para prevenir a hemólise. Entretanto, outras variáveis – além da condição de vitamina E – podem influenciar a hemólise *in vitro*.[69]

Referências citadas em vitamina E

1. Food and Nutrition Board, Institute of Medicine. Dietary Reference Intakes. Washington, DC: National Academy Press; 2000. p. 186-283.
2. Eitenmiller R. Vitamin E content of fats and oils—Nutritional implications. Food Tech. 1997; 51:78-81.
3. Murphy S, Subar A, Block G. Vitamin E intakes and sources in the United States. Am J Clin Nutr. 1990; 52:361-7.
4. Cheeseman K, Holley A, Kelly F, Wasil M, Hughes L, Burton G. Biokinetics in humans of RRR-alpha-tocopherol: the free phenol, acetate ester, and succinate ester forms of vitamin E. Free Radic Biol Med. 1995;19:591-8.
5. Sokol R. Vitamin E deficiency and neurologic disease. Ann Rev Nutr. 1988;8:351-73.
6. Bieri J. Vitamin E. In: Brown ML, editor. Present knowledge in nutrition. Washington, DC: international Life Sciences Institute Nutrition Foundation; 1990. p. 117-21.
7. Kiyose C, Muramatsu R, Kameyama Y, Ueda T, Igarashi O. Biodiscrimination of α-tocopherol stereoisomers in humans after oral administration. Am J Clin Nutr. 1997;65:785-9.
8. Traber M, Burton G, Hughes L, Ingold K, Hidaka H, Malloy M, et al. Discrimination between forms of vitamin E by humans with and without genetic abnormalities of lipoprotein metabolism. J Lipid Res. 1992;33:1171-82.
9. Traber M, Rader D, Acuff R, Brewer H, Kayden H. Discrimination between RRR- and all racemic α-tocopherols labeled with deuterium by patients with abetalipoproteinemia. Atherosclerosis. 1994;108:27-37.
10. Chopra R, Bhagavan H. Relative bioavailabilities of natural and synthetic vitamin E formulations containing mixed tocopherols in human subjects. Int J Vitam Nutr Res. 1999; 69:92-5.
11. Kagan V, Serbinova E, Forte T, Scita G, Packer L. Recycling of vitamin E in human low density lipoproteins. J Lipid Res. 1992;33:385-97.
12. Singh U, Devaraj S, Jialal I. Vitamin E, oxidative stress, and inflammation. Ann Rev Nutr. 2005;25:151-74.
13. Traber M, Ramakrishnan R, Kayden H. Human plasma vitamin E kinetics demonstrate rapid recycling of plasma RRR-alphatocopherol. Proc Natl Acad Sci USA. 1994;91:10005-8.
14. Kostner G, Oettl K, Jauhiainen M, Ehnholm C, Esterbauer H, Dieplinger H. Human plasma phospholipid transfer protein accelerated exchange/transfer of α-tocopherol between lipoproteins and cells. Biochem J. 1995;305:659-67.

15. Machlin L. Vitamin E. In: Machlin LJ. Handbook of vitamins. 2nd ed. New York: Dekker; 1991. p. 99-144.
16. Bieri J, Corash L, Hubbard V. Medical uses of vitamin E. N Engl J Med. 1983;308:1063-71.
17. Stoyanovsky D, Osipov A, Quinn P, Kagan V. Ubiquinone-dependent recycling of vitamin E radicals by superoxide. Arch Biochem Biophys. 1995;323:343-51.
18. Kaiser S, Mascio P, Murphy M, Sies H. Physical and chemical scavenging of singlet molecular oxygen by tocopherols. Arch Biochem Biophys. 1990;277:101-8.
19. Parker R, Pearces B, Clark R, Gordon D, Wright J. Tocotrienols regulate cholesterol production in mammalian cells by post-transcriptional suppression of 3-hydroxy-3-methylglutaryl-coenzyme A reductase. J Biol Chem. 1993;268:11230-8.
20. Qureshi A, Qureshi N, Wright J, Shen S, Kramer G, Gabor A, et al. Lowering of serum cholesterol in hypercholesterolemic humans by tocotrienols (palmvitee). Am J Clin Nutr. 1991; 53:1021S-26S.
21. Gould M, Haag J, Kennan W, Tanner M, Elson C. A comparison of tocopherol and tocotrienol for the chemo-prevention of chemically induced rat mammary tumors. Am J Clin Nutr. 1991;53:1068S-70S.
22. Byers T, Guerrero N. Epidemiologic evidence for vitamin C and vitamin E in cancer prevention. Am J Clin Nutr. 1995;62 (Suppl): 1385S-92S.
23. Azzi A, Boscoboinik D, Marilley D, Ozer N, Stauble B, Tasinato A. Vitamin E: a sensor of the cell oxidation state. Am J Clin Nutr. 1995;62(Suppl):1337S-46S.
24. Traber M, Packer L. Vitamin E: beyond antioxidant function. Am J Clin Nutr. 1995; 62(Suppl):1501S-9S.
25. Stampfer M, Hennekens C, Manson J, Colditz G, Rosner B, Willett W. Vitamin E consumption and the risk of coronary disease in women. N Eng J Med. 1993;328:1444-9.
26. Rimm E, Stampfer M, Ascherio A, Giovannucci E, Colditz G, Willett W. Vitamin E consumption and the risk of coronary heart disease in men. N Eng J Med. 1993;328:1450-6.
27. Mosca L, Rubenfire M, Mandel C, Rock C, Tarshis T, Tsai A, et al. Antioxidant nutrient supplementation reduces the susceptibility of low density lipoprotein to oxidation in patients with coronary artery disease. J Am Coll Cardiol. 1997;30:392-9.
28. Jialal I, Grundy S. Effect of combined supplementation with alpha-tocopherol, ascorbate, and beta-carotene on low-density lipoprotein oxidation. Circulation. 1993;88:2780-6.
29. Stephens N, Parsons A, Schofield P, Kelly F, Cheeseman K, Mitchinson M, et al. Randomized controlled trial of vitamin E in patients with coronary disease: Cambridge Heart Antioxidant Study (Chaos). Lancet. 1996;347:781-6.
30. GISSI-Prevenzione Investigators. Dietary supplementation with n-3 polyunsaturated fatty acids and vitamin E after myocardial infarction: Results of the GISSI-Prevenzione Trial. Lancet. 1999;354:447-55.
31. Hope Study Investigators. Vitamin E supplementation and cardiovascular events in high risk patients. N Engl J Med. 2000;342: 154-60.
32. Yusuf S, Dagenais G, Pogue J, Bosch J, Sleight P. Vitamin E supplementation and cardiovascular events in high risk patients. The Heart Outcomes Prevention Study investigators. N Engl J Med. 2000;342:154-60.
33. Miller E, Pastor-Barriuso R, Dalal D, Riemersma R, Appel L, Guallar E. Meta-analysis: high dosage vitamin E supplementation may increase all-cause mortality. Ann Intern Med. 2005; 142:37-46.
34. Heart Protection Study Collaborative Group. MRC/BHF heart protection study of antioxidant vitamin supplementation in 20536 high risk individuals: a randomized placebo-controlled trial. Lancet. 2002;360:23-33.
35. Waters D, Alderman E, Hsia J, Howard B, Cobb F, Rogers W, et al. Jama 2002;288:2432-40.
36. Taylor A, Jacques P, Epstein E. Relations among aging, antioxidant status, and cataract. Am J Clin Nutr. 1995;62(Suppl):1439S-47S.
37. Bendich A, Langseth L. The health effects of vitamin C supplementation: a review. J Am Coll Nutr. 1995;14:124-36.
38. Jacques P, Taylor A, Hankinson S. Long-term vitamin C supplement use and prevalence of early age-related lens opacities. Am J Clin Nutr. 1997;66:911-6.
39. Varma S. Scientific basis for medical therapy of cataracts by antioxidants. Am J Clin Nutr. 1991;53:335S-45S.
40. Robertson J, Donner A, Trevithick J. A possible role for vitamins C and E in cataract prevention. Am J Clin Nutr. 1991;53:346S-51S.
41. Vitale S, West S, Hallfrisch J, Alston C, Wang F, Moorman C, et al. Plasma antioxidants and risk of cortical and nuclear cataract. Epidemiology. 1993;4:195-203.
42. Knekt P, Heliovaara M, Rissanen A, Aromaa A, Aaran R. Serum antioxidant vitamins and risk of cataract. Br Med J. 1992;305:1392-4.
43. Leske M, Chylack L, Wu S. The Lens Opacities Case-Control Study. Risk factors for cataract. Arch Ophthalmol. 1991;109:244-51.
44. Jacques P, Chylack L. Epidemiologic evidence of a role for the antioxidant vitamins and carotenoids in cataract prevention. Am J Clin Nut. 1991;53:352S-55S.
45. Robertson J, Donner A, Trevithick J. A possible role for vitamins C and E in cataract prevention. Am J Clin Nutr. 1991;53:346S-51S.
46. Age-related Eye Disease Study Research Group. A randomized placebo-controlled clinical trial of high dose supplementation with vitamins C and E, betacarotene, and zinc for age-related macular degeneration and vision loss. Arch Ophthalmol. 2001;119:1417-36.
47. Omara F, Blakley B. Vitamin E is protective against iron toxicity and iron-induced hepatic vitamin E depletion in mice. J Nutr. 1993;123:1649-55.
48. Reaven P. Dietary and pharmacologic regimens to reduce lipid peroxidation in non-insulin dependent diabetes mellitus. Am J Clin Nutr. 1995;62(Suppl):1483S-89S.
49. Paolisso G, D'Amore A, Giugliano D, Ceriello A, Varricchio M, D'Onofrio F. Pharmacologic doses of vitamin E improve insulin action in healthy subjects and non insulin dependent diabetic patients. Am J Clin Nutr. 1993;57:650-6.
50. Davi G, Ciabattoni G, Consoli A, Mezzetti A, Falco A, Santarone S, et al. In vivo formation of 8-isoprostaglandin F2α and platelet activation in diabetes mellitus. Effects of improved metabolic control and vitamin E supplementation. Circulation. 1999;99:224-9.
51. Whiteshell R, Reyen D, Beth A, Pelletier D, Abumrad N. Activation energy of slowest step in the glucose carrier cycle: correlation with membrane lipid fluidity. Biochem. 1989;28:5618-25.
52. Wang XL, Rainwater D, Mahaney M, Stocker R. Cosupplementation with vitamin E and coenzyme Q10 reduces circulating markers of inflammation in baboons. Am J Clin Nutr. 2004; 80:649-55.
53. Food and Nutrition Board, Institute of Medicine. Dietary Reference Intakes. Washington, DC: National Academy Press; 2001. p. 82-161.
54. Willett W, Stampfer M, Underwood B, Taylor J, Hennekins C. Vitamins A, E and carotene: effects of supplementation on their plasma levels. Am J Clin Nutr. 1983;38:559-66.
55. Traber MG. The ABCs of vitamin E and β-carotene absorption. Am J Clin Nutr. 2004;80:3-4.
56. Bendich A, Machlin L. Safety of oral intake of vitamin E. Am J Clin Nutr. 1988;48:612-9.
57. Alexander G, Suttie J. The effects of vitamin E on vitamin K activity. Faseb J. 1999;13:A535.
58. Devaraj S, Jialal I. Failure of vitamin E in clinical trials: is alpha-tocopherol the answer? Nutr Rev. 2005;63:29093.
59. Bruno RS, Traber MG. Cigarette smoke alters human vitamin E requirements. J Nutr. 2005; 135:671-4.
60. Traber MG. How much vitamin E?... just enough. Am J Clin Nutr. 2006;84:959-60.

61. Sokol R. Vitamin E deficiency and neurologic disorders. In: Packer I, Fuchs J, editors. Vitamin E in health and disease. New York: Marcel Dekker; 1993. p. 815-49.
62. Horwitt M, Harvey C, Dahm C, Searcy L. Relationship between tocopherol and serum lipid levels for determination of nutritional adequacy. Ann NY Acad Sci. 1972;203:223-36.
63. Farrell P, Levine S, Murphy D, Adams A. Plasma tocopherol levels and tocopherol-lipid relationship in a normal population of children as compared to healthy adults. Am J Clin Nutr. 1978;31:1720-6.
64. Kappus H, Diplock A. Tolerance and safety of vitamin E: a toxicological position report. Free Radic Biol Med. 1992;13:55-74.
65. Graat JM, Schouten EG, Kok FJ. Effects of daily vitamin E and multivitamin-mineral supplementation on acute respiratory tract infections in elderly persons: a randomized controlled trial. Jama. 2002;288:715-21.
66. Meydani SN, Leka LS, Fine BC. Vitamin E and respiratory tract infections in elderly nursing home residents: a randomized controlled trial. Jama. 2004;292:828-36.
67. Hathcock JN, Azzi A, Blumberg J, Bray T, Dickinson A, Frei B, et al. Vitamins E and C are safe across a broad range of intakes. Am J Clin Nutr. 2005;81:736-45.
68. Horwitt M. Vitamin E and lipid metabolism in man. Am J Clin Nutr. 1960;8:451-61.
69. Boda V, Finckh B, Durken M, Commentz J, Hellwege H, Kohlschutter A. Monitoring erythrocyte free radical resistance in neonatal blood microsamples using a peroxyl radical-mediated haemolysis test. Scand J Clin Lab Invest. 1998;58:317-22.

Vitamina K

Todos os compostos com atividade de vitamina K têm um anel 2-metil 1,4-naftoquinona. As formas da vitamina K que ocorrem naturalmente são filoquinonas (2-metil 3--fitil 1,4-naftoquinona), isoladas de plantas verdes, e menaquinonas, que geralmente são sintetizadas por bactérias. A maioria das menaquinonas (MK) contém de 6 a 13 unidades **isoprenoides** (frequentemente, escritas como MK-6-13) em uma cadeia lateral ligada ao carbono número 3.

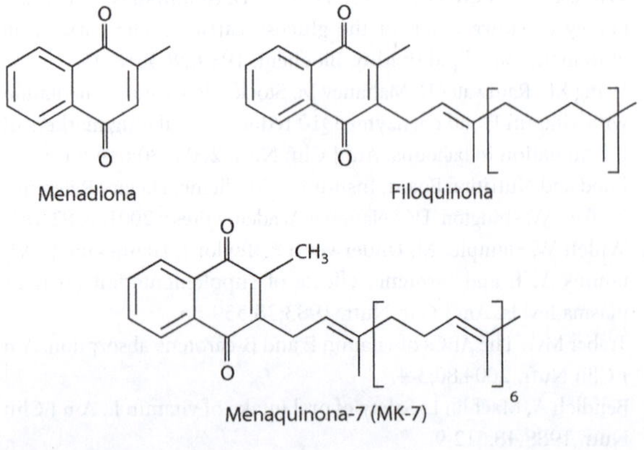

Figura 10.20 Formas biologicamente ativas da vitamina K.

A filoquinona e a menaquinona já foram denominadas K1 e K2, respectivamente. Embora a maioria das menaquinonas seja gerada por bactérias, uma delas é obtida da menadiona. A menadiona, 2-metil 1,4-naftoquinona (antes chamada K3), não é encontrada naturalmente, mas é uma forma sintética da vitamina K, que precisa ser alquilada no corpo pelas enzimas dos tecidos, a fim de entrar em atividade. A alquilação da menadiona pode gerar a MK-4. A **Figura 10.20** retrata a menadiona, filoquinona e uma das menaquinonas, especificamente a menaquinona-7 (MK-7), que tem sete unidades isoprenoicas.

A vitamina K recebeu esse nome a partir da palavra dinamarquesa *koagulation*, que significa "coagulação". Na década de 1920, H. Dam descobriu que pintinhos alimentados com uma dieta de pouca gordura e livre de colesterol se tornavam hemorrágicos (isto é, eles sangravam excessivamente) e que seu sangue demorava muito tempo para coagular. A vitamina que faltava, chamada K, que resolveu esse problema, foi identificada no início dos anos 1940. Em 1941, Dam (juntamente com Doisy) recebeu o Prêmio Nobel de Medicina por sua descoberta.

Fontes

A vitamina K dietética é fornecida principalmente como filoquinona em alimentos vegetais e como uma mistura de menaquinonas em produtos de origem animal. A bactéria no trato gastrintestinal, especialmente no cólon, propicia uma fonte de menaquinonas para os seres humanos. Nos Estados Unidos, considera-se que a filoquinona fornece a maior parte dessa vitamina nas dietas.[1] Estima-se que o adulto médio consuma até várias centenas de microgramas de filoquinona por dia.[1,2] O conteúdo aproximado de vitamina K de vários alimentos é apresentado na **Tabela 10.4**.

Tabela 10.4 Conteúdo de vitamina K em alimentos selecionados

Filoquinona µg/100 g			
<10	10-50	>100	>200
Leite	Aspargos	Repolho	Brócolis
Manteiga	Aipo	Alface	Couve
Ovos	Feijão-verde	Couve-de-bruxelas	Acelga-suíça
Queijo	Abacate	Brotos	Nabo
Carnes	Kiwi	Mostarda	Agrião
Peixe	Abóbora		Couve-manteiga
Milho (Enlatado)			Espinafre
Couve-flor	Ervilhas		Saladas verdes
Grãos	Manteiga de amendoim		
Frutas (a maioria)	Lentilhas		
Chá (industrializado)	Feijão roxinho (sem gordura)		
	Feijão carioca		
	Grão de soja		
	Café (industrializado)		

Fonte: Adaptada de Booth et al.[3]

A **Tabela 10.4** mostra que a vitamina K dietética é fornecida, principalmente, por alimentos de origem vegetal, em especial por vegetais verdes e algumas leguminosas.[3-5] As mais ricas fontes vegetais e as mais importantes fontes de vitamina K dietética incluem hortaliças verdes folhosas, especialmente couve, espinafre, folhas de nabo, algumas saladas verdes e brócolis. Óleos e margarina representam a segunda principal fonte da vitamina.[1] Os óleos de colza e de soja são, particularmente, ricos (142-200 µg/100 g) em filoquinona.[4] O azeite de oliva contém 55 µg de filoquinona/100 g de óleo. Os óleos de girassol, gergelim e nozes oferecem somente de 6 a 15 µg de filoquinona/100 g, e os óleos de amendoim e milho contêm <3 µg/100 g.[4] Quantidades menores de filoquinona são encontradas em cereais, frutas, produtos dietéticos e carnes. A exposição da vitamina à luz e ao calor pode resultar em significativa destruição da vitamina K.[4]

As menaquinonas são sintetizadas por diversas bactérias anaeróbias facultativas e obrigatórias, que residem no trato digestório inferior, embora pequenas quantidades de menaquinonas também possam ser encontradas em alguns alimentos, como fígado, queijos fermentados e produtos à base de soja.[6] Exemplos de menaquinona produzindo anaeróbios obrigatórios incluem *Bacteroides Bacillus fragilis, Eubacterium, Propionibacterium* e *Arachnia*. A *Escherichia coli*, um anaeróbio facultativo, também produz menaquinona.[7] A síntese bacteriana da vitamina K não é suficiente para atender às necessidades de crianças e adultos saudáveis.[1]

Apesar de raramente necessários, os suplementos de vitamina K, como a filoquinona (por exemplo, Mephyton e Konakion), estão disponíveis. Formas da vitamina solúveis em água (como AquaMephyton, Synkayvite e Kappadione) também são produzidas para pessoas com distúrbios decorrentes da má absorção de gordura.

Absorção, transporte e armazenamento

A filoquinona é absorvida no intestino delgado, particularmente a partir do jejuno. A absorção da vitamina K ocorre como micelas e, desse modo, é reforçada pela presença de gorduras dietéticas, sais biliares e suco pancreático.

As menaquinonas sintetizadas por alguma bactéria no trato digestório inferior são absorvidas pela difusão passiva a partir do íleo e do cólon. Contudo, a capacidade de absorver e utilizar as vitaminas produzidas por bactérias varia consideravelmente de pessoa para pessoa e é difícil determinar precisamente.[1]

Dentro da célula intestinal, as filoquinonas são incorporadas no quilomícron, que entra no sistema linfático e, então, no sistema circulatório, para ser transportado para os tecidos. Os quilomícrons transportam a maior parte da filoquinona,[8] e os quilomícrons remanescentes fornecem vitamina K para o fígado. As menadionas absorvidas são alquiladas no fígado e então, juntamente com a filoquinona e a menaquinona, são incorporadas em lipoproteínas com densidade muito baixa e, por fim, transportadas para os tecidos extra-hepáticos em lipoproteínas de baixa e alta densidade.[8]

A vitamina K é armazenada em diversos tecidos. As filoquinonas são encontradas em concentrações mais altas no fígado, com menores quantidades no coração, nos pulmões, nos rins, entre outros tecidos.[9,10] As concentrações hepáticas de filoquinona variam de 2 a 20 ng por g, no fígado, e são cerca de 10 vezes menores do que as das menaquinonas.[6,11] A síntese da menaquinona-4 (MK-4) a partir da menadiona foi demonstrada com a MK-4 encontrada em uma variedade de tecidos, como pâncreas, glândulas salivares, cérebro e ossos.[9,10] As concentrações plasmáticas circulantes de filoquinonas variam de 0,15 a 1,15 ng/mL.[12] O tamanho total do corpo da vitamina K, estimado em 50 a 100 µg, é muito pequeno para uma vitamina solúvel em gordura e é menor que o da vitamina B_{12}.[13] A rotatividade da vitamina K é rápida, aproximadamente uma a cada 2,5 horas.[13]

FUNÇÕES E MECANISMOS DE AÇÃO

A vitamina K é necessária para a carboxilação pós-translacional de resíduos de ácido glutâmico (glutamil) específicos, em proteínas, para formar resíduos de γ-carboxiglutamato, que habilitam a proteína a se ligar com o cálcio e interagir com outros compostos. Essas interações são necessárias para a coagulação do sangue (hemostasia) e a mineralização de ossos, entre outros processos, incluindo apoptose, calcificação arterial, transdução de sinal e controle de crescimento. O papel da vitamina K na coagulação sanguínea e as possíveis funções dela nos tecidos ósseos e não ósseos são analisados a seguir.

Vitamina K e coagulação do sangue

A carboxilação pós-translacional dependente da vitamina K, dos resíduos de glutamil, forma γ-carboxiglutamato em quatro importantes proteínas necessárias para a coagulação do sangue. As quatro proteínas para coagulação do sangue, dependentes da vitamina K, chamadas *fatores,* são os fatores II (protrombina), VII, IX e X. Além disso, as proteínas C, S e Z também exigem a vitamina K para a carboxilação, mas essas proteínas funcionam para inibir o processo de coagulação (isto é, são anticoagulantes).

Visão geral da coagulação do sangue Para que o sangue coagule, o fibrinogênio, uma proteína solúvel, deve ser convertido em fibrina, uma rede de fibras insolúveis, como mostra a **Figura 10.21**. A trombina catalisa a proteólise do fibrinogênio para gerar fibrina. As moléculas de fibrina se agregam para formar um polímero, que, então, sofre ligação cruzada pelo fator estabilizante da fibrina (ativado pela trombina ou fator XIII) para formar um coágulo insolúvel e cessar o sangramento (hemorragia).

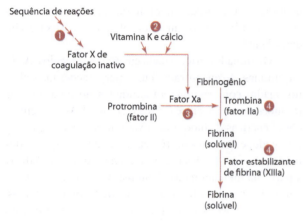

① Uma série de reações gera o fator X de coagulação inativo.

② A vitamina K e o cálcio ativam fatores de coagulação inativos (identificados por uma letra *a* minúscula).

③ O fator de coagulação ativo, Xa, converte protrombina em trombina.

④ A trombina e o fator XIIIa, que é estabilizante de fibrina, formam fibrina que se agrega para produzir um coágulo de sangue e interrompe o sangramento.

Figura 10.21 Visão geral com ênfase nas etapas finais da coagulação do sangue.

No entanto, a trombina circula no sangue como protrombina, uma enzima inativa (zimogênio). Dois caminhos, extrínseco e intrínseco, podem ser utilizados para gerar protrombina e, consequentemente, a trombina, para a coagulação do sangue. As reações necessárias para produzir trombina ocorrem em uma cascata, como mostram as **figuras 10.21 e 10.22**, e como é descrito a seguir. No caminho intrínseco (mostrado na etapa 1, **Figura 10.22**), o processo de coagulação é iniciado pela absorção do fator XII ou XI (ambos circulam no sangue) por uma substância como o colágeno. Ao entrar em contato, o fator XII ou XI fica ativo, conforme indicado pela letra *a* ao lado do fator. A cascata continua em um processo gradual, como a **Figura 10.22** demonstra:

① A XIa, agora, uma protease ativa, se associa a um cofator proteína e seu substrato, o fator IX, uma proteína carboxilada dependente da vitamina K, em contato com cálcio. O fator IX é convertido em IXa pelo fator XIa.

③ – ④ O fator IXa continua a cascata de reações pela associação com o fator VIIIa e seu substrato, o fator X. O fator VIIIa é sintetizado a partir do fator VIII pela trombina (IIa). O fator X é convertido em Xa pelo fator IXa da protease ativa.

⑤ O fator Xa é outra proteína carboxilada dependente da vitamina K, que interage com cálcio e fosfolipídios. Ele também se associa com o fator Va e seu substrato, a protrombina (fator II), outra proteína carboxilada dependente da vitamina K. O fator Va é gerado a partir do fator V pela trombina (IIa). O fator Xa hidrolisa a protrombina (fator II) para produzir trombina (IIa).

⑥ A trombina catalisa a conversão de fibrinogênio em fibrina para a formação de coágulo.

Outras proteínas, designadas como C, S e Z, também foram identificadas como proteínas carboxiladas dependentes da vitamina K. A função da proteína Z é desconhecida, mas aparentemente as proteínas C e S inibem o processo de coagulação do sangue e, portanto, apresentam funções anticoagulantes. A proteína C se associa com trombomodulina e cálcio, e, na presença de trombina, pode ser convertida em proteína Ca. Essa protease ativa, em associação com cálcio e proteína S, inativa os fatores VIIIa e Va para cessar o processo de coagulação. A proteína S foi descoberta não somente no sangue, mas também nos ossos, e, portanto, pode ter outras funções.

No caminho extrínseco, as proteínas de coagulação do sangue interagem com fatores dos tecidos em uma segunda cascata de reações que intercepta o caminho in-

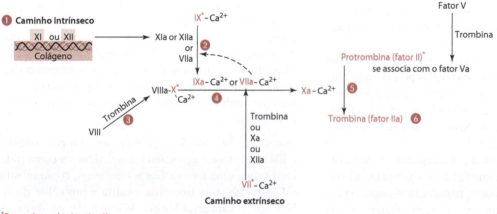

*Dependente de vitamina K.

① Etapa inicial: fator XI ou XII é absorvido por uma substância.

② O fator XIa ou XIIa no caminho intrínseco ou VIIa do caminho extrínseco ativa IXa.

③ O fator VIII é ativado pela trombina para formar VIIIa, que funciona com X.

④ O fator IXa ou VIIa converte o fator X em Xa.

⑤ O fator Xa converte protrombina em trombina.

⑥ Ver **Figura 10.21** para saber sobre ações da trombina.

Figura 10.22 Funções dos fatores coagulantes dependentes da vitamina K na coagulação do sangue.

trínseco, como mostra a **Figura 10.22** e é descrito brevemente aqui. No caminho extrínseco, o fator VII é convertido em VIIa por diversas proteases de coagulação do sangue, incluindo trombina e os fatores Xa e XIIa. O fator VIIa, uma proteína carboxilada dependente da vitamina K, em associação com cálcio e um fator do tecido, pode converter o fator IX (uma proteína dependente da vitamina K, associada com o cálcio) em IXa e converter o fator X (uma proteína dependente da vitamina K, associada ao cálcio e fosfolipídios) em Xa. Como no caminho intrínseco, o fator Xa sintetiza a trombina a partir da protrombina, e a trombina converte fibrinogênio em fibrina para a formação do coágulo.

O papel da vitamina K na carboxilação de resíduos de ácido glutâmico

Esta seção utiliza a protrombina como um modelo para descrever o processo de carboxilação. Lembre-se de que, além da protrombina (fator II), os fatores VII, IX e X, coagulantes do sangue, assim como outras proteínas, por exemplo, C, S e Z, e as que foram discutidas no tópico sobre as funções ósseas e não ósseas da vitamina K, dependem desta para a carboxilação. Proteínas como a protrombina exigem uma enzima dependente da vitamina K para a carboxilação de 10 a 12 resíduos de ácido glutâmico presentes em seu terminal N. Uma vez carboxilada, essa porção de ácido glutâmico forma ácido γ-carboxiglutâmico (Gla) (também chamado γ-carboxiglutamato), como mostra a **Figura 10.23**. A carboxilação é necessária para que a proteína se torne funcional. A enzima responsável pela γ-carboxilação, denominada γ-glutamyl carboxilase dependente da vitamina K, está associada ao retículo endoplasmático rugoso (onde proteínas dependentes da vitamina K são carboxiladas), principalmente no fígado, que também é onde os fatores hemostáticos são sintetizados. Contudo, a enzima é encontrada em todos os tecidos humanos. Essa ampla ocorrência de γ-glutamyl carboxilase sugere que é muito grande a necessidade de proteínas carboxiladas capazes de ligar o cálcio.

Resíduos de Gla são sintetizados pós-translacionalmente à medida que a proteína está sendo secretada fora da célula. Todos os resíduos de ácido glutâmico devem ser carboxilados para que a proteína funcione, a fim de ligar o cálcio. Em seguida, o cálcio media a ligação de proteínas Gla com fosfolipídios negativamente carregados, nas superfícies da membrana. Essa absorção de proteínas específicas nas superfícies de fosfolipídios é essencial na hemostase, incluindo o início, o progresso e a regulação da coagulação do sangue. Além disso, os resíduos de Gla ligam o cálcio à hidroxiapatita, na matriz extracelular do osso.

A participação da vitamina K na carboxilação de proteínas é um processo cíclico (**Figura 10.24**), frequentemente denominado ciclo da vitamina K. A enzima γ-glutamyl carboxilase requer a di-hidrovitamina KH_2, também conhecida, na forma reduzida, como di-hidroxi ou hidroquinona vitamina K. Portanto, para que a carboxilação ocorra, a vitamina K é necessária na forma reduzida, vitamina KH_2. Entretanto, a vitamina K geralmente está presente no corpo de sua forma quinona oxidada, por causa da presença de oxigênio no sangue. As etapas do ciclo da vitamina K são revisadas na **Figura 10.24**.

- A redução da vitamina K quinona à forma ativa KH_2 pode ser realizada por quinonas redutases que requerem ditiol (RSH-HSR) ou NAD(P)H. A quinona redutase dependente do ditiol parece ser o principal caminho fisiológico para gerar a vitamina KH_2 a partir da quinona. (Ver etapas 1 e 2 na **Figura 10.24**.)

- Uma vez que KH_2 está presente, juntamente com oxigênio e dióxido de carbono como o precursor do carboxil, a γ-glutamyl carboxilase pode carboxilar (acrescenta um CO_2) aos resíduos de ácido glutâmico na proteína. (Ver etapas 3 e 4 na **Figura 10.24**.)

- Acredita-se que a carboxilação do ácido glutâmico esteja associada à formação de vitamina K 2,3-epóxido, como ilustra a **Figura 10.24** na etapa 5. Nenhum trifosfato de adenosina (ATP) é requerido para a reação de carboxilação; essa reação provavelmente é realizada pela energia livre produzida através da oxidação da vitamina KH_2 para a vitamina K 2,3-epóxido, pela qual a vitamina K fornece equivalentes redutores.[14]

- À medida que o ciclo continua (etapa 6, **Figura 10.24**), a vitamina K 2,3-epóxido é convertida em vitamina K quinona por um epóxido redutase. A quinona, então, é convertida de volta (ver etapa 1 na

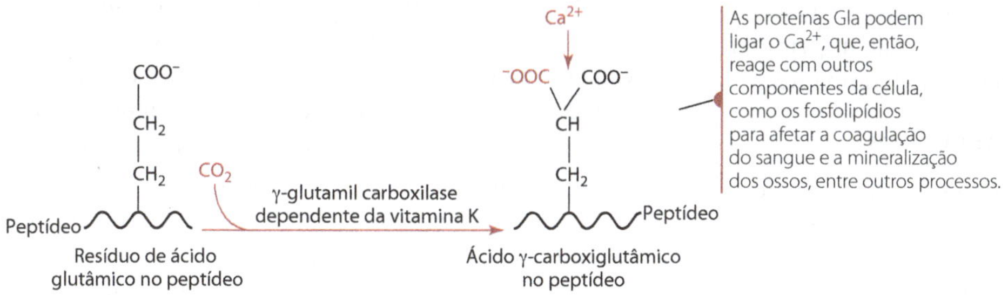

Figura 10.23 Produção de ácido γ-carboxilglutâmico (Gla) por meio da carboxilação dependente da vitamina K.

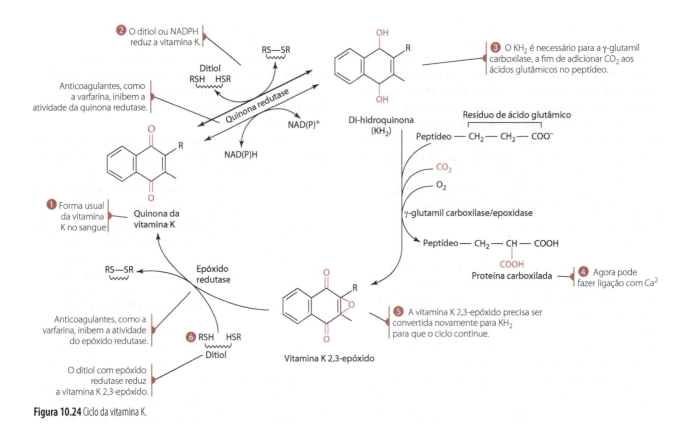

Figura 10.24 Ciclo da vitamina K.

Figura 10.24) em di-hidróxi (hidroquinona) vitamina K (KH$_2$) por uma das duas quinona redutases, exigindo NAD(P)H ou 2 RSH, como foi descrito anteriormente.

Anticoagulantes O coumadin (varfarina) é um anticoagulante que pode ser prescrito para pessoas que correm risco de um evento trombótico (como um ataque cardíaco). O anticoagulante antagoniza a síntese da vitamina K. A varfarina, por exemplo, interfere com a quinona redutase dependente do ditiol, necessária para reduzir a vitamina K oxidada para a forma KH$_2$. A varfarina também pode agir no epóxido redutase dependente do ditiol, novamente evitando a regeneração de KH$_2$.[13] O uso do medicamento resulta na subcarboxilação dos resíduos de ácido glutâmico. A ingestão de dietas ricas em vitamina K, como a obtida a partir do consumo de cerca de meio quilo de brócolis por dia, pode causar resistência à varfarina.[15] Desse modo, as pessoas que estão tomando remédios anticoagulantes são instruídas a não ingerir grandes quantidade de alimentos ricos em vitamina K.

Vitamina K e proteínas de tecidos ósseos e não ósseos

Duas proteínas dependentes da vitamina K foram identificadas nos ossos, nas cartilagens e na dentina: a osteocalcina (também chamada proteína Gla dos ossos e abreviada como BGP) e a proteína Gla matriz (MGP). A síntese da osteocalcina e da MGP parece ser estimulada pela vitamina D ativa, 1,25-(OH)$_2$ D$_3$, e pelo ácido retinoico. A osteocalcina é secretada pelos osteoblastos durante a formação da matriz dos ossos aproximadamente no início da deposição da hidroxiapatita. A osteocalcina compreende cerca de 15% a 20% de proteína diferente do colágeno, nos ossos. Com a carboxilação dependente da vitamina K, os três resíduos de Gla na osteocalcina facilitam a ligação dos íons de cálcio na hidroxiapatita.[16] Embora sua função fisiológica permaneça indefinida, aparentemente, a osteocalcina está envolvida na remodelação dos ossos ou na mobilização do cálcio.

A MGP é encontrada nos ossos, na dentina e nas cartilagens, e está associada à matriz orgânica e à mobilização do cálcio nos ossos. Assim como ocorre com a osteocalcina, o papel fisiológico da MGP é incerto. Todavia, o RNA mensageiro para a MGP foi encontrado em uma variedade de tecidos, como cérebro, coração, rins, fígado, pulmões e baço, sugerindo uma ampla função para a proteína. A ausência de MGP em camundongos geneticamente modificados tem sido associada à extensiva calcificação arterial.[17] A subcarboxilação de MGP vascular, como poderia ocorrer com a inadequação da vitamina K, portanto, aumenta a calcificação de lesões ateroscleróticas.[7] Consequentemente, a MGP pode funcionar para prevenir a precipitação de cálcio.

Uma terceira proteína dependente da vitamina K, a proteína Gla dos rins (KGP), foi identificada no córtex dos rins. É necessário realizar mais pesquisas para poder delinear as funções não somente da KGP, mas também da MGP e da osteocalcina.

Um dos papéis da vitamina K também foi sugerido no metabolismo de esfingo lipídio. Concentrações reduzidas de sulfatídeos e galactocerebrosídeo sulfotransferase no cérebro foram documentadas em quem recebe a varfarina, antagonista da vitamina K.

Interações com outros nutrientes

As vitaminas A e E, solúveis em gordura, são conhecidas por antagonizar a vitamina K. Aparentemente, o excesso de vitamina A interfere na absorção da vitamina K. Os efeitos antagônicos da vitamina E na K incluem a possível inibição do metabolismo, absorção e função da vitamina K.[2,13,18] Acredita-se que a vitamina E ou sua quinona (α-tocoferil quinona), por exemplo, bloqueia a regeneração da forma reduzida da vitamina K ou afeta, de outra maneira, a formação da protrombina.[19,20]

Uma possível inter-relação das vitaminas K, D e A é sugerida por sua relação com o cálcio mineral. As funções da vitamina D influenciam no metabolismo do cálcio e na ligação do cálcio a proteínas dependentes da vitamina K. Duas regiões de ação do 1,25-$(OH)_2$ D_3 são os ossos e os rins, e, em ambos esses tecidos, foram identificadas proteínas dependentes da vitamina K em ligação com cálcio. Tem sido demonstrado que o ácido retinoico e 1,25--$(OH)_2$ D_3 regulam, em parte, a produção de BGP, MGP e KGP. É necessário que sejam feitas pesquisas mais aprofundadas para caracterizar melhor as inter-relações.

Metabolismo e excreção

A filoquinona, que se degrada muito mais lentamente do que a menaquinona, é quase completamente metabolizada em diversos metabólitos (muitos deles não caracterizados) antes de ser excretada. O metabolismo, geralmente, envolve a oxidação da cadeia lateral fitil na posição 3, com subsequente conjugação. A maioria dos metabólitos da filoquinona é conjugada com glucuronídeos principalmente para a excreção nas fezes, por meio da bile, com alguma excreção de metabólitos na urina.

Sobre o metabolismo e a excreção da menaquinona, relativamente pouca coisa é conhecida. Estudos sugerem que a menadiona é rapidamente metabolizada para o menadiol, que, por sua vez, reage com fosfato, sulfato ou glucuronídeo. O fosfato de menadiol e o sulfato de menadiol são excretados na bile (e, assim, em última análise, nas fezes) e na urina; os glucuronídeos de menadiol são excretados principalmente nas fezes, por meio da bile.

Dose diária recomendada

A escassez de dados tem prejudicado o Food and Nutrition Board em seus esforços para estimar as necessidades referentes à vitamina K.[1] As recomendações quanto à ingestão adequada (AI) são de 120 e 90 µg para homens e mulheres adultos (incluindo mulheres grávidas ou em fase de lactação), respectivamente, e foram definidas com base no mais elevado consumo em dietas, incluindo a vitamina K, por parte de pessoas saudáveis, obtidas a partir do estudo National Health and Nutrition Examination Survey III.[1] Os valores da ingestão de vitamina K foram arredondados para 5 µg, visando à definição e às AIs.[1] As AIs recomendadas para crianças com idade de 1 a 3 e de 4 a 8 anos são de 30 µg e 55 µg, respectivamente, e, para crianças entre 9 e 13, e 14 e 18 anos, são de 60 µg e 75 µg, respectivamente.[1] Tais recomendações também são baseadas na mais elevada ingestão média para cada faixa etária encontrada no NHANES III.[1]

As recomendações feitas em 2001 referentes ao consumo de vitamina K são maiores do que as estabelecidas inicialmente pelo Conselho em 1989, que eram de 80 µg e 65 µg por dia, para mulheres e homens adultos, respectivamente.[21] No passado, o intervalo das ingestões era sugerido com base na suposição de que uma quantidade substancial de vitamina K podia ser fornecida por bactérias intestinais. Contudo, atualmente, reconhece-se que as menaquinonas geradas a partir de bactérias, em geral, não são produzidas ou utilizadas suficientemente para manter o nível adequado de vitamina K.[1] Além disso, estudos metabólicos sugerem que as atuais recomendações em relação à vitamina K não são ideais para maximizar a carboxilação das proteínas necessárias à saúde dos ossos.[2,22,23]

Deficiência

É improvável haver deficiência de vitamina K em adultos saudáveis. Os grupos populacionais que parecem apresentar maior risco quanto à deficiência de vitamina K são crianças recém-nascidas, pessoas que sofrem de graves distúrbios gastrintestinais relativos à má absorção ou indivíduos que estejam sob tratamento crônico com antibióticos. Os recém-nascidos estão, particularmente, em risco porque sua alimentação é restrita ao leite, que tem pouca vitamina K; seus estoques da vitamina são baixos porque quantidades inadequadas atravessam a placenta; e seu trato intestinal ainda não apresenta bactérias sintetizadoras de vitamina K. A suplementação com vitamina K é considerada aconselhável para todos os recém-nascidos. Atualmente, recomenda-se a injeção intramuscular de 0,5 a 1 mg de filoquinona logo após o nascimento de todas as crianças.[1]

As pessoas que consomem dietas pobres em vitamina K e estão sob prolongado tratamento com sulfa e antibióticos correm risco de sofrer deficiência de vitamina K por causa dos efeitos associados da pouca ingestão e da destruição de bactérias gastrintestinais, induzida por antibióticos, que fabricam a vitamina e contribuem como uma fonte de vitamina K. Outras condições e populações associadas ao aumento da necessidade de ingestão da vitamina K incluem disfunções decorrentes de má absorção, tais como fístula biliar, icterícia obstrutiva, esteatorreia ou diarreia crônica, cirurgia de desvio intestinal, pancreatite crônica e doenças do fígado. Uma vez que a vitamina K é solúvel em gordura, ela é mais bem absorvida com uma dieta rica em gorduras. Consequentemente, pessoas que têm má absorção de gordura também apresentam dificuldade de absorção de vitaminas solúveis em gorduras.

A deficiência subclínica de vitamina K foi induzida em adultos saudáveis alimentados com uma dieta proporcionando apenas cerca de 10 µg de filoquinona por dia.[24] A dieta de 13 dias, com baixos níveis vitamina K, resultou em significativa redução nas concentrações plasmáticas de vitamina K. A excreção urinária de γ-carboxiglutamato diminuiu significativamente em indivíduos mais jovens, mas permaneceu inalterada em adultos com mais idade. O tempo referente à protrombina não se alterou, no entanto as concentrações de descarboxiprotrombina (protrombina subcarboxilada) aumentaram muito nas pessoas.[24] A deficiência grave de vitamina K está associada a episódios de sangramento (hemorragia) causados pelo prolongado tempo da protrombina. Os fatores subcarboxilados da coagulação do sangue não podem efetivamente ligar o cálcio e interagem com fosfolipídios da membrana celular, expostos a danos no tecido, uma interação necessária para a geração de trombina e a formação de coágulo.

Foi sugerida uma relação entre a vitamina K e a osteoporose. A deficiência subclínica da vitamina K pode estar associada a alterações na densidade de mineral nos ossos e às crescentes taxas de ocorrência de fraturas, embora os resultados de estudos não sejam consistentes.

Toxicidade

A ingestão de grandes quantidades de filoquinona e menaquinona não tem causado sintomas de toxicidade, e não foi estabelecido, pelo Food and Nutrition Board, nenhum UL para a vitamina K.[1,25] Contudo, a menadiona sintética pode causar danos ao fígado quando ingerida em quantidades relativamente grandes. Os efeitos tóxicos relatados em crianças que receberam suplemento de menadiona incluem anemia hemolítica, hiperbilirrubinemia e icterícia grave.[20,25] Considera-se que a menadiona é combinada com grupos sulfidril, como aqueles na glutationa, resultando na oxidação e excreção da glutationa, e, em última análise, em danos na membrana, induzidos pela oxidação de fosfolipídios.

Avaliação do estado nutricional

Concentrações de filoquinona em plasma ou soro refletiram a recente ingestão (em um período de 24 horas) da vitamina.[26] O tempo total de coagulação do sangue e o tempo de protrombina (ou de outras proteínas relacionadas à coagulação do sangue) são rotineiramente medidos e utilizados para identificar a potencial deficiência da vitamina. O tempo de protrombina mede o tempo necessário para a formação de um coágulo de fibrina após a adição de cálcio e outras substâncias ao plasma citratado. O tempo normal de uma protrombina é considerado entre 11 e 14 segundos, e tempos maiores do que 25 segundos estão associados à hemorragia grave e podem indicar a possível deficiência de vitamina K. Todavia, esse teste é considerado relativamente insensível, porque concentrações plasmáticas de protrombina geralmente tendem a diminuir consideravelmente (algumas vezes, em 50% ou mais), antes de quaisquer efeitos no tempo da protrombina.[27]

Outros meios de avaliar o estado nutricional da vitamina K consistem em medir proteínas subcarboxiladas dependentes da vitamina K, como a protrombina e a osteocalcina, ou a proporção de proteínas sub ou totalmente carboxiladas.[26] A deficiência de vitamina K resulta na secreção proteínas sub ou totalmente carboxiladas no sangue. Essas proteínas, identificadas como PIVKA (*protein induced vitamin K absende or antagonism*), têm respondido a mudanças dietéticas com base em vitamina K.[1]

Referências citadas para a vitamina K

1. Food and Nutrition Board, Institute of Medicine. Dietary Reference Ingestões. Washington, DC: National Academy Press; 2001. p. 162-96.
2. Booth S, Golly I, Sacheck J, Roubenoff R, Dallal G, Hamada K, Blumberg J. Effect of vitamin E supplementation on vitamin K status in adults with normal coagulation status. Am J Clin Nutr. 2004; 80:143-8.
3. Booth S, Sadowski J, Weihrauch J, Ferland G. Vitamin K1 (phylloquinone) content of foods: a provisional table. J Food Comp Anal. 1993;6:109-20.
4. Ferland G, Sadowski J. Vitamin K1 (phylloquinone) content of edible oils: effects of heating and light exposure. J Agric Food Chem. 1992;40:1869-73.
5. Booth S, Suttie J. Dietary ingestion and adequacy of vitamin K. J Nutr. 1998;128:785-8.
6. Geleijnse J, Vermeer C, Grobbee D, Schurgers L, Knapen M, Vander-Meer I, et al. Dietary ingestion of menaquinone is associated with a reduced risk of coronary artery disease: The Rotterdam Study. J Nutr. 2004;134:3100-5.
7. Suttie J. The importance of menaquinones in human nutrition. Ann Rev Nutr. 1995;15:399-417.
8. Lamon-Fava S, Sadowski J, Davidson K, O'Brien M, McNamara J, Schaefer E. Plasma lipoproteins as carriers of phylloquinone (vitamin K1) in humans. Am J Clin Nutr. 1998;67:1226-31.
9. Davidson R, Goley A, Engelke J, Suttie J. Conversion of dietary phylloquinone to tissue menaquinona-4 in rats not dependent on gutbacteria. J Nutr. 1998;128:220-3.
10. Thijssen H, Drittij-Reijnders M. Vitamin K status in human tissues: tissue specific accumulation of phylloquinone and menaquinona-4. Br J Nutr. 1996;75:121-7.
11. Usui Y, Tanimura H, Nishimura N, Kobayashi N, Okanoue T, Ozawa K. Vitamin K concentrations in the plasma and liver of surgical patients. Am J Clin Nutr. 1990;51:846-52.

12. Sadowski J, Hood S, Dallal G, Garry P. Phylloquinone in plasma from elderly and young adults: factors influencing its concentration. Am J Clin Nutr. 1989;50:100-8.
13. Olson R. The function and metabolism of vitamin K. Ann Rev Nutr. 1984;4:281-337.
14. Berkner KL. The vitamin K-dependent carboxylase. Ann Rev Nutr. 2005;25:127-49.
15. Kempin S. Warfarin resistance caused by broccoli. N Eng J Med. 1983;308:1229-30.
16. Kwalkwarf H, Khoury J, Bean J, Elliot J. Vitamin K, bone turnover and bone mass in girls. Am J Clin Nutr. 2004;80:1075-80.
17. Luo G, Ducy P, McKee M, Pinero G, Loyer E, Behringer R, et al. Spontaneous calcification of arteries and cartilage in mice lacking matrix Gla protein. Nature. 1997;386:78-81.
18. Alexander G, Suttie J. The effects of vitamin E on vitamin K activity. Faseb J. 1999;13:A535.
19. Bieri J, Corash L, Hubbard V. Medical uses of vitamin E. N Engl J Med. 1983;308:1063-71.
20. Bendich A, Machlin L. Safety of oral ingestão of vitamin E. Am J Clin Nutr. 1988;48:612-9.
21. Food and Nutrition Board. Recommended Dietary Allowances. 10th ed. Washington, DC: National Academy Press; 1989. p. 107-14.
22. Adams J, Pepping J. Vitamin K and bone health. Am J Heath-Syst Pharm. 2005; 62:1574-81.
23. Cashman KD. Vitamin K status may be an important determinant of childhood bone health. Nutr Rev. 2005;63:284-9.
24. Ferland G, Sadowski J, O'Brien M. Dietary induced subclinical vitamin K deficiency in normal human subjects. J Clin Invest. 1993;91:1761-68.
25. Council on Scientific Affairs, American Medical Association. Vitamin preparations as dietary supplements and as therapeutic agents. Jama. 1987;257:1929-36.
26. Sokoll L, Booth S, O'Brien M, Davidson K, Tsaioun K, Sadowski J. Changes in serum osteocalcin, plasma phylloquinone, and urinary γ carboxyglutamic acid in response to altered ingestions of dietary phylloquinone in human subjects. Am J Clin Nutr. 1997;65:779-84.
27. Suttie JW. Vitamin K and human nutrition. J Am Diet Assoc. 1992;92:585-90.

PERSPECTIVA

Nutrientes antioxidantes, espécies reativas e doenças

Apesar de diferentes seções deste livro terem abordado as funções de nutrientes selecionados, no modo como elas se relacionam à função antioxidante, em nenhum momento essas informações foram reunidas para oferecer uma análise abrangente de como esses nutrientes, individualmente, funcionam juntos para proteger o corpo contra espécies radicais e não radicais destrutivas. Este é o propósito desta "Perspectiva", que, em primeiro lugar, trata da química dos radicais livres. Em seguida, esta seção aborda como os radicais livres e não radicais selecionados são gerados no corpo, os danos causados pelas espécies reativas de oxigênio e nitrogênio, e, por fim, como os nutrientes antioxidantes funcionam em conjunto para eliminar espécies radicais e não radicais, que são destrutivas.

Química dos radicais livres

Voltando, provavelmente, a um de seus primeiros cursos de química, você aprendeu sobre átomos. É aqui que começa uma breve análise da química dos radicais livres. Átomos contêm prótons e nêutrons, que são encontrados no núcleo. Você pode se lembrar de que o peso atômico de um elemento é uma função de seu número de prótons e nêutrons, ao passo que o número atômico representa somente o número de prótons. Os átomos também têm elétrons, que giram em orbitais (também chamados conchas) em torno do núcleo. Um orbital atômico mantém um máximo de dois elétrons, que, geralmente, são encontrados em pares nos orbitais. A expressão radical livre representa um átomo ou uma molécula que tem um ou mais elétrons isolados. O elétron isolado é encontrado sozinho no orbital mais externo, em geral, denotado por um ponto sobrescrito ao lado do elemento. O **radical superóxido** é denotado por um ponto sobrescrito ($O_2^•$), um traço sobrescrito (O_2^-) ou ambos ($O_2^{-•}$). O desequilíbrio nos elétrons nos orbitais resulta, na maioria dos casos, em alta reatividade dos radicais livres. Radicais livres que contêm oxigênio são chamados de espécies reativas de oxigênio (ERO), e radicais livres contendo nitrogênio são denominados espécies reativas de nitrogênio (ERN). O termo reativo é, mais apropriadamente, utilizado na comparação de diferentes radicais, porque a reatividade com outros compostos é relativa. Porém, as expressões espécies reativas de oxigênio e espécies reativas de nitrogênio incluem não somente radicais livres contendo oxigênio e nitrogênio, respectivamente, mas também não radicais, como mostra a **Tabela 1**.

Os radicais enumerados na tabela não incluem todos os radicais livres nem as espécies reativas. O oxigênio, em si, é um birradical porque tem dois elétrons isolados, residindo em orbitais separados, que não podem formar um par. Um exemplo de radical de espécies reativas de enxofre é o til enxofre (RS•), gerado a partir de aminoácidos e tióis. O triclorometil

Tabela 1 Algumas espécies reativas de oxigênio e nitrogênio

Espécies reativas de oxigênio		Espécies reativas de nitrogênio	
Radicais contendo oxigênio	Não radicais contendo oxigênio	Radicais contendo nitrogênio	Não radicais contendo nitrogênio
Superóxido O_2^-	Ozônio O_3	Óxido nítrico $^•NO$	Ácido nitroso HNO_2
Hidroxil $^•OH$	Oxigênio singlete $^1O_2$	Dióxido de nitrogênio $^•NO_2$	Peroxinitrito $ONOO^-$
Hidroperoxil $HO_2^•$	Ácido hipocloroso HOCL		Peroxinitrito alquil $LOONO_2^•$
Alcoxil $LO^•$ ou $RO^•$	Peróxido de hidrogênio H_2O_2		
Peroxil $LO_2^•$ ou $RO_2^•$			

PERSPECTIVA

($CCl_3^{\bullet}$), formado durante o metabolismo do tetracloreto de carbono (CCl_4) pelas enzimas do citocromo P_{450}, no fígado, é um radical com base em cloreto e centrado em carbono, o que significa que o elétron isolado reside no átomo de carbono.

Geração de espécies reativas

Várias diferentes espécies reativas são geradas diariamente a partir de diversos locais no corpo. Em geral, as espécies reativas de oxigênio são formadas mediante a exposição a substâncias, tais como poluição, ozônio, produtos químicos, medicamentos, radiação, altos níveis de oxigênio, entre outros, e durante processos fisiológicos normais, especialmente na defesa contra microrganismos e outras substâncias estranhas. Os radicais também produzem mais radicais, como é possível ver em várias das reações mostradas nesta "Perspectiva". A produção do radical superóxido, o peróxido de hidrogênio, o radical hidroxil, o peroxil, o hidroperoxil e radicais (alquil) centrados em carbono, e peróxidos lipídicos são analisados nesta seção e mostrados na **Figura 1**. Analisam-se também radicais de espécies de nitrogênio pouco reativas.

Radical superóxido

O radical superóxido (designado, a partir de agora, como O_2^-) é um radical centrado em oxigênio, isto é, o elétron isolado reside no oxigênio. Lembre-se de que o oxigênio molecular tem dois elétrons isolados em diferentes orbitais. A adição de um elétron ao oxigênio molecular deixa apenas um elétron isolado.

$$O_2 \xrightarrow{e^-} O_2^-$$

Radicais superóxidos podem ser formados quando moléculas de oxigênio (O_2) reagem com diferentes compostos, como a epinefrina (catecolaminas) e dopamina, ou com o folato, como o tetra-hidrofolato. A cadeia de transporte de elétrons também produz acidentalmente radicais superóxidos como resultado das reações de autoxidação e do vazamento de elétrons a partir da cadeia de transporte de elétrons para o oxigênio – isto é, uma redução de um elétron do oxigênio para gerar o radical superóxido. Esse vazamento de elétrons para o oxigênio ocorre durante a passagem de elétrons da CoQH$^{\bullet}$ (coenzima Q), como parte da cadeia de transporte de elétrons (ver Capítulo 3), na qual, em última análise, os elétrons são transferidos para o oxigênio (O_2) para produção do ATP. Entretanto, mediante a interação entre CoQH$^{\bullet}$ e O_2 mostrada aqui, é formado o radical superóxido:

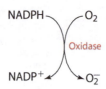

As enzimas do citocromo P_{450} também podem gerar radicais superóxido. Essas enzimas heme, encontradas na membrana do retículo endoplasmático, são compostas de uma redutase do citocromo P_{450}, que transfere elétrons do NADPH, e de um segundo citocromo P_{450} que liga o oxigênio molecular e o substrato que é hidroxilado. Diversos substratos, como ácidos graxos, esteroides e medicamentos terapêuticos, são hidroxilados por esse sistema. As reações catalisadas por algumas das enzimas do citocromo P_{450} convertem compostos não polares em compostos polares. Essa mudança na polaridade possibilita a eliminação (fecal ou urinária) do composto do corpo.

Radicais superóxidos também são produzidos em quantidades substanciais em glóbulos brancos ativados, como macrófagos, monócitos e neutrófilos, conduzindo a fagocitose, para ajudar a destruir substâncias estranhas, como bactérias e vírus. Nessas células, os radicais superóxidos são necessários para a subsequente produção de outras espécies reativas de oxigênio tóxicas, como peróxido de hidrogênio (H_2O_2), para ajudar a destruir bactérias e outros organismos estranhos. Além disso, radicais superóxidos gerados por neutrófilos aumentam a resposta inflamatória, agindo como um quimioatrativo para outros neutrófilos.

Acredita-se que a produção de radicais superóxidos em glóbulos brancos ativados inicie com a ação da NADPH oxidase, enquanto uma substância estranha está sendo engolfada por um glóbulo branco. Especificamente, a NADPH oxidase reduz o oxigênio e produz imensas quantidades de radicais superóxidos. Essa reação é mostrada a seguir:

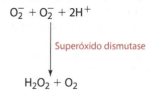

Os radicais, por sua vez, ajudam a matar as bactérias e outras substâncias estranhas. O extenso processo, que exige oxigênio, pelo qual os glóbulos brancos destroem organismos, algumas vezes, é denominado explosão respiratória.

Embora os radicais superóxidos ajudem a destruir bactérias, vírus, fungos e assim por diante, nos glóbulos brancos, esses mesmos radicais podem causar danos. Eles são um potente iniciador de reações em cadeia e é possível que levem à produção de outras espécies reativas de oxigênio, como peróxido de hidrogênio e o radical hidroperoxil. O radical superóxido também pode reagir com o ácido nítrico ($^{\bullet}$NO) para gerar diversas espécies reativas de nitrogênio, incluindo o peroxinitrito. Felizmente, os superóxidos não são solúveis em lipídios e, portanto, não se difundem para muito longe de seu local de produção.

Peróxido de hidrogênio

O peróxido de hidrogênio não é um radical porque não tem elétrons isolados, mas é considerado uma espécie reativa de oxigênio e se difunde facilmente através das células, causando danos. O peróxido de hidrogênio é gerado por meio da ação da enzima superóxido dismutase (SOD). Essa enzima, que remove radicais superóxido, é encontrada, extracelular e intracelularmente, tanto no citoplasma como na mitocôndria da célula. A SOD extracelular e citosólica requer zinco e cobre, ao passo que a mitocondrial depende do manganês.

$$O_2^- + O_2^- + 2H^+ \xrightarrow{\text{Superóxido dismutase}} H_2O_2 + O_2$$

O ascorbato (AH_2), assim como a SOD, também pode gerar peróxido de hidrogênio, enquanto tenta eliminar radicais superóxido. A reação é a seguinte:

$$AH_2 + O_2^- + H^+ \longrightarrow AH^- + H_2O_2$$

O peróxido de hidrogênio também é produzido em grandes quantidades durante a oxidação de compostos em peroxissomas, que são organelas citoplasmáticas responsáveis pela degradação de moléculas, como os ácidos graxos de cadeia muito longa (mais de 20 carbonos), entre outros.

Outras reações no corpo também geram peróxido de hidrogênio. Nos casos de traumas ou ferimentos, como isquemia intestinal ou cardíaca (fluxo de sangue e, portanto, fornecimento de oxigênio inadequados), por exemplo, são geradas muitas espécies reativas de oxigênio, especialmente peróxido de hidrogênio. Existem três possíveis razões para a produção de radicais livres e de não radicais, observadas no tecido isquêmico. Primeiro, a ativação de neutrófilos por compostos liberados pelos tecidos feridos resulta na geração de peróxido de hidrogênio e radicais superóxido.[1,2] Segundo, ferimentos podem resultar no rompimento da cadeia respiratória, com mais elétrons vazando para o oxigênio, para a formação de radical superóxido.[1-3] Terceiro, para tecidos como o intestino e, possivelmente, as células endoteliais dos vasos sanguíneos, a geração de xantina oxidase resulta na formação de radicais livres.[1-3] Durante a isquemia, a xantina desidrogenase é convertida em xantina oxidase pela oxidação de grupos sulfidril, proteólises ou ambos. Tanto a xantina desidrogenase quanto a xantina oxidase exigem molibdênio e riboflavina como FAD e catalisam a degradação de hipoxantina e xantina. No tecido hipóxico, o ADP é degradado (por causa da ausência de oxigênio para a geração de ATP), produzindo muita hipoxantina. Durante o tratamento médico de isquemia, oxigênio é ministrado ao paciente. Apesar de ajudar a prevenir danos nos órgãos, as grandes quantidades de

PERSPECTIVA

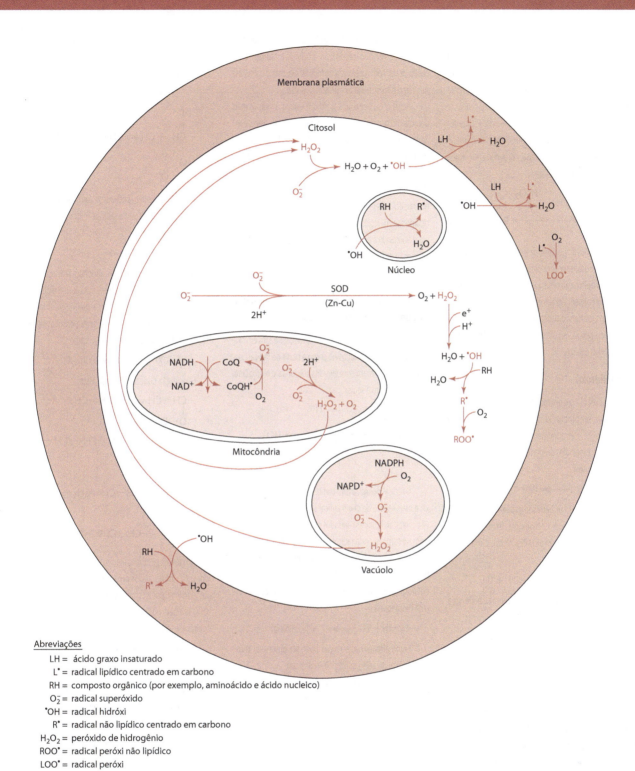

Abreviações

- LH = ácido graxo insaturado
- L• = radical lipídico centrado em carbono
- RH = composto orgânico (por exemplo, aminoácido e ácido nucleico)
- O_2^- = radical superóxido
- •OH = radical hidróxi
- R• = radical não lipídico centrado em carbono
- H_2O_2 = peróxido de hidrogênio
- ROO• = radical peróxi não lipídico
- LOO• = radical peróxi

Figura 1 Geração de espécies reativas.

PERSPECTIVA

oxigênio resultantes da reperfusão fornecem xantina oxidase com o oxigênio (O_2) necessário para oxidar hipoxantina e xantina, e também para gerar H_2O_2, como mostra a **Figura 12.23**. A produção dessas espécies reativas de oxigênio pela xantina oxidase pode danificar ainda mais tecidos já feridos.[1,2]

Outras oxidases celulares, como a amina oxidase (que depende do cobre), também geram peróxido de hidrogênio. A reação catalisada pela amina oxidase, encontrada no sangue e nos tecidos do corpo, é a seguinte:

$$RCH_2NH_2 \xrightarrow{O_2 \quad H_2O_2} RCH{=}O + {}^+NH_4$$

Concentrações de peróxido de hidrogênio, como radicais superóxidos, precisam ser controladas nas células do corpo, a fim de evitar a destruição celular. O peróxido de hidrogênio se difunde facilmente em água e em lipídios, dentro de células e para tecidos, causando danos. Elas também podem reagir com radicais superóxidos para produzir um radical hidroxil altamente reativo e destrutivo.

Radical Hidroxil

O radical hidroxil (•OH) é um radical centrado no oxigênio. Ele também pode ser produzido quando o corpo é exposto a raios γ, radiação eletromagnética com pequeno comprimento de onda. Esses raios dividem a água no corpo para formar o radical hidroxil:

$$H_2O \longrightarrow H^+ + {}^{\bullet}OH$$

Radicais hidroxil também são produzidos a partir de uma reação entre o peróxido de hidrogênio e radicais superóxidos (conhecida como reação de Haber Weiss), como é mostrado a seguir:

$$H_2O_2 + O_2^- \longrightarrow O_2 + OH^- + {}^{\bullet}OH$$

ou a partir de outros elétrons e prótons, como se pode ver a seguir:

$$H_2O_2 \xrightarrow{e^- \quad H^+} H_2O + {}^{\bullet}OH$$

O peróxido de hidrogênio em contato com ferro (ferroso) livre pode resultar na formação de radicais hidroxil. Contudo, o ferro normalmente é ligado a proteínas e não é encontrado livre em células. Se o ferro for liberado (ligação de proteína – $Fe^{3+} + O_2^- \longrightarrow$ libera $Fe^{3+} + O_2^- \longrightarrow O_2 + Fe^{2+}$), a seguinte reação, conhecida como reação de Fenton, poderá ocorrer e gerar o radical hidroxil:

$$H_2O_2 \xrightarrow{Fe^{2+} \quad Fe^{3+}} OH^- + {}^{\bullet}OH$$

Nessa reação, o peróxido de hidrogênio está funcionando como um agente oxidante do ferro. O cobre livre também é capaz de reagir com o peróxido de hidrogênio, mas o cobre, assim como o ferro, é ligado a proteínas *in vivo*.

Acredita-se que o radical hidroxil é um dos radicais mais potentes ou reativos que ataca com rapidez praticamente todas as moléculas no corpo.[4] Na verdade, o radical hidroxil é considerado um importante iniciador da peroxidação de lipídios. Ele também reage com ácidos nucleicos no DNA, formando 8--hidroxiguanosina (um composto utilizado para estimar danos no DNA). Os radicais hidroxil fragmentam proteínas, principalmente em resíduos de prolina e histidina, provocando danos e acionando a degradação prematura da proteína. Portanto, a remoção de radicais hidroxil livres é importante para prevenir a destruição de componentes da célula.

Radicais centrados em peroxil, hidroperoxil e carbono, e peróxidos lipídicos

Os radicais peroxil (O_2^{2-}) e hidroperoxil ($HO_2^{\bullet}$), centrados em oxigênio, podem ser formados no corpo a partir de radicais superóxidos que reagem com elétrons adicionais e hidrogênio, como é mostrado a seguir:

$$O_2^- \xrightarrow{e^-} O_2^{2-} \xrightarrow{H^+} HO_2^{\bullet}$$

Radical superóxido   Radical peroxil   Radical hidroperoxil

O radical peroxil, assim como os radicais hidroxil e alcoxil, é mais reativo do que o radical superóxido.[4]

Radicais lipídicos centrados em carbono (L•) são produzidos no corpo quando radicais como o hidroxil (•OH) atacam ácidos graxos poli-insaturados (LH) nos fosfolipídios de membranas ou atacam outros compostos orgânicos. A reação inicial no ataque a um ácido graxo poli-insaturado pode ser escrita desta forma:

$$LH + {}^{\bullet}OH \longrightarrow L^{\bullet} + H_2O \text{ (início)}$$

Como alternativa, a reação pode ser observada mostrando parte do ácido graxo poli-insaturado:

$$-CH{=}CH-CH_2-CH{=}CH-$$
$$\downarrow {}^{\bullet}OH$$
$$-CH{=}CH-CH-CH{=}CH-$$

A propagação se segue à etapa inicial, com produtos formados em uma reação sendo utilizada como reagente em outra reação. O oxigênio, por exemplo, pode reagir com o radical lipídico centrado em carbono para gerar um radical lipídico peroxil:

$$L^{\bullet} + O_2 \longrightarrow LOO^{\bullet}$$

ou, como alternativa, essa reação pode ser expressa da seguinte maneira:

$$-CH-CH{=}CH-CH{=}CH-$$
$$\downarrow O_2$$
$$-CH-CH{=}CH-CH{=}CH-$$
$$\quad |$$
$$\quad O-O^{\bullet}$$

O oxigênio também pode reagir com ácidos graxos poli-insaturados (LH) para formar radicais centrados em carbono e radicais hidroperoxil:

$$LH + O_2 \longrightarrow L^{\bullet} + HO_2^{\bullet}$$

Nas reações de propagação adicionais, radicais lipídicos peroxil (LOO•) podem atacar (abstrair um átomo de hidrogênio ou próton) outros ácidos graxos poli-insaturados (L'H) em membranas celulares, a fim de gerar peróxidos lipídicos (LOOH) e outros radicais centrados em carbono.

$$LOO^{\bullet} + L'H \longrightarrow LOOH + L'^{\bullet}$$

Essa reação pode ser retratada assim:

$$-CH-CH{=}CH-CH{=}CH- +$$
$$\quad |$$
$$\quad O-O^{\bullet}$$

$$-CH{=}CH-CH_2-CH{=}CH-$$
$$\downarrow$$
$$-CH-CH{=}CH-CH{=}CH- +$$
$$\quad |$$
$$\quad O-O-H$$

$$-CH{=}CH\text{\textbf{9}}CH\text{\textbf{9}}CH{=}CH\text{\textbf{9}}$$

No caso de peróxidos lipídicos (LOOH), também conhecidos como ácidos graxos peroxidados, entrarem em contato com ferro livre, por exemplo, os radicais alcoxil (LO•) e peroxil (LOO•) também podem ser gerados, como mostram as duas seguintes reações:

$$LOOH + Fe^{2+} \longrightarrow LO^{\bullet} + OH^- + Fe^{3+}$$
$$LOOH + Fe^{3+} \longrightarrow LOO^{\bullet} + H^+ + Fe^{2+}$$

Assim como os radicais peroxil, o radical alcoxil pode, por sua vez, iniciar reações em cadeia com outros ácidos graxos poli-insaturados em membranas:

$$LO^{\bullet} + L'H \longrightarrow LOH + L'^{\bullet}$$

Entretanto, mais uma vez, é importante observar que *in vivo*, aparentemente, pouca ou nenhuma quantidade de ferro livre está disponível para iniciar tais reações.

Oxigênio molecular singlete

O oxigênio molecular singlete ($^1O_2$) possui maior energia e é mais reativo do que o oxigênio em estado fundamental. Es-

PERSPECTIVA

pecificamente, no oxigênio singlete, o elétron periférico na estrutura do oxigênio é excitado para um orbital acima daquele que normalmente ocupa.[4] Essa forma excitada de oxigênio pode ser gerada a partir da peroxidação lipídica de membranas por reações enzimáticas, como ocorre entre o peróxido de hidrogênio e o ácido hipocloroso na explosão respiratória nos glóbulos brancos (por exemplo, $H_2O_2 + HOCl \longrightarrow {}^1O_2 + H_2O + HCl$), ou por meio de reações fotoquímicas:

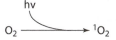

O oxigênio singlete, sendo uma espécie de oxigênio reativa, pode, assim como os radicais livres, causar danos em células e tecidos, a menos que seja removido do corpo.

Óxido nítrico

O óxido nítrico ($^\bullet$NO) é um vasorrelaxante amplamente estudado e conhecido, que funciona nas células, por meio da ativação da guanilata ciclase, aumentando as concentrações cíclicas de GMP e, desse modo, mediando uma cascata de sinais celulares. O papel do óxido nítrico como um vasorrelaxante é aplicado na medicina. A nitroglicerina, por exemplo, ingerida por pessoas que sofrem de dor torácica isquêmica (angina), gera óxido nítrico no corpo, que relaxa os vasos sanguíneos coronários e aumenta o fluxo de sangue (oxigênio) para o coração. Todavia, o óxido nítrico também está associado a outros efeitos benéficos e prejudiciais nos níveis vascular e celular. Por exemplo, o óxido nítrico pode reagir com o oxigênio para formar dióxido de nitrogênio ($^\bullet NO + O_2 \longrightarrow {}^\bullet NO_2$), outra espécie reativa de nitrogênio. Além disso, quando o óxido nítrico reage com radicais superóxidos ($O_2^{-\bullet}$), peroxinitrito ($ONOO^-$) é gerado; o peroxinitrito atua como agente oxidante no corpo. Como alternativa, ao remover radicais superóxido e outros radicais, o óxido nítrico pode ser visto como um eliminador ou exterminador de radicais. Os tióis (RSH) também podem reagir com o óxido nítrico, como mostra a reação geral: $^\bullet NO + RSH^- \longrightarrow RSNO + O_2 + H^1$. Os nitrosotióis (RSNO) podem, então, atacar outros compostos ou combinar com outro tiol (R'SH) para produzir RSH + R'SNO ou RSSR' + HNO.

Peroxinitrito

O peroxinitrito ($ONOO^-$), formado por reações entre óxido nítrico e radicais superóxido, é um forte oxidante. Ele age diretamente em compostos (como proteínas) no corpo, atacando a cisteína, metionina e tirosina, e causando danos. Parte do peroxinitrito se decompõe, gerando radicais mais destrutivos – o radical hidroxil ($^\bullet$OH) e o dióxido de nitrogênio ($^\bullet NO_2$). De forma alternativa e, mais provavelmente, nos tecidos e fluidos humanos, o peroxinitrito reage com dióxido de carbono (CO_2) para produzir carbonato ($CO3^{-\bullet}$) + dióxido de nitrogênio ($^\bullet NO_2$). Tanto o carbonato como o dióxido de nitrogênio reagem, preferencialmente, com nutrientes, tais como lipídios e aminoácidos dentro de proteínas (principalmente, tirosina, triptofano e cisteína), para formar moléculas nitradas.

Dióxido de nitrogênio e peroxinitrato

O dióxido de nitrogênio ($^\bullet NO_2$) é um radical livre e um oxidante de moléculas razoavelmente potente, que é formado quando o óxido nítrico reage com oxigênio ($^\bullet NO + O_2 \longrightarrow {}^\bullet NO_2$). O dióxido de nitrogênio, por exemplo, adicionado para coatuar com o radical carbonato ($CO_3^{-\bullet}$), a fim de produzir compostos nitrados, reage com ácidos graxos insaturados, abstraindo um átomo de hidrogênio, e induz a isomerização de ligações duplo cis em ácidos graxos insaturados, por uma reação de adição que é reversível. Essas ações prejudicam os lipídios, e, se estes forem parte de uma membrana celular, a membrana será danificada. O peroxinitrato (O_2NOO^-) é obtido da reação entre dióxido de nitrogênio e um radical superóxido. Geralmente, ele se decompõe para formar oxigênio singlete e $NO_2^{-\bullet}$.

Danos decorrentes de espécies reativas

Uma vez formados, os radicais livres atacam e capturam elétrons de células constituintes (incluindo o ácido nucleico no DNA, no núcleo de células). Eles também capturam elétrons de proteínas (especialmente aminoácidos, como tirosina, triptofano, prolina, histidina, ou arginina, e aquelas com grupos sulfidril, como a cisteína) e ácidos graxos poli-insaturados (PUFAs), em membranas celulares ou de organelas intracelulares, como o núcleo, a mitocôndria ou o retículo endoplasmático. Modificações induzidas no radical hidroxil, nas bases purina e pirimidina, no DNA, podem levar a mutações ou rupturas, que, se não forem reparadas, poderão resultar, por exemplo, em câncer.[3] O ataque a aminoácidos em proteínas, feito por espécies reativas de oxigênio, pode romper as ligações de peptídeos na "coluna" da proteína ou a estrutura da proteína. Danos oxidativos em proteínas podem causar ligação cruzada entre aminoácidos, ou agregação, resultando em alterações nas estruturas secundárias ou terciárias. Tais eventos podem, até mesmo, levar à degradação prematura da proteína. O ataque de radicais livres aos ácidos graxos poli-insaturados presentes na parte fosfolipídio das membranas celulares pode resultar em degradação do lipídio. Danos extensos em um glóbulo vermelho, por exemplo, podem causar a hemólise da membrana e, consequentemente, na célula.[5] Os radicais peroxil aquoso e peróxi nitrito podem induzir à oxidação de LDLs. Além disso, os radicais produzem mais radicais e, portanto, mais danos.

Funções nutrientes antioxidantes

A superprodução de espécies reativas de oxigênio e nitrogênio e seu ataque ao DNA, a proteínas e ácidos graxos poli-insaturados têm sido implicados como uma causa ou um fator que colabora com uma série de condições e doenças, como câncer, problemas cardíacos, catarata e complicações decorrentes de diabetes melito, entre outras. Vitaminas, juntamente com vários outros compostos antioxidantes, ajudam a controlar ou eliminar radicais livres. Porém, o termo antioxidante é um pouco impreciso, porque, uma vez que atua, ele se transforma em um radical. Foi sugerido que a expressão agente redox fosse utilizada, em vez do termo antioxidante. Ainda não está claro até que ponto uma superprodução de radicais vitamínicos pode estar associada a doenças. No entanto, muitos ensaios clínicos que forneceram vitaminas antioxidantes para tratar ou prevenir diversas doenças falharam em mostrar resultados benéficos, e alguns deles descobriram que a suplementação foi prejudicial à saúde. A destruição de espécies reativas por alguns dos nutrientes e compostos antioxidantes é analisada nesta seção e mostrada na **Figura 2**.

Eliminação de radicais superóxidos

O principal mecanismo pelo qual o corpo se livra de radicais superóxido é a conversão destes em outros compostos. Diversos nutrientes antioxidantes ajudam a eliminar radicais superóxidos. Esses nutrientes incluem a vitamina C e três minerais (zinco, cobre e manganês) que funcionam como cofatores para as enzimas envolvidas na defesa contra oxidantes.

A vitamina C (ascorbato ou ácido ascórbico), que é hidrofílica e solúvel em água, é encontrada em partes aquosas do corpo, como no sangue ou no citoplasma das células. O ascorbato (AH_2) pode fornecer elétrons para reduzir o radical superóxido e formar peróxido de hidrogênio e deidroascorbato (DHAA).

$$O_2^- \longrightarrow H_2O_2$$
$$AH_2 \longrightarrow DHAA$$

A conversão de radicais superóxidos em peróxido de hidrogênio também é realizada pela ação de uma enzima, superóxido dismutase (SOD). Na verdade, o superóxido dismutase funciona consideravelmente mais rápido do que a vitamina C na inativação de radicais superóxidos. Como foi mencionado anteriormente, o superóxido dismutase é encontrado extra e intracelularmente. A forma extracelular é encontrada em concentrações excepcionalmente elevadas, nos vasos sanguíneos arteriais. As formas extracelular e citosólica da enzima dependem da presença de dois minerais, zinco e cobre. O SOD na mitocôndria depende do manganês para sua atividade. Assim, zinco, cobre e manganês são minerais importantes no sistema de defesa do corpo contra oxidantes. O superóxido dismutase elimina radicais superóxido e forma peróxido de hidrogênio, como é mostrado a seguir:

$$O_2^- + O_2^- + 2H^+ \xrightarrow{\text{Superóxido dismutase}} H_2O_2 + O_2$$

O ácido úrico pode ajudar a preservar a atividade do superóxido dismutase.[6,7]

423

PERSPECTIVA

Eliminação de peróxido de hidrogênio

O peróxido de hidrogênio pode ser eliminado por vários mecanismos nas células e nos tecidos. A vitamina C reage prontamente com o peróxido de hidrogênio, assim como algumas enzimas. Duas enzimas que ajudam a eliminar o peróxido de hidrogênio são a glutationa peroxidase e a catalase. Uma terceira enzima, a mieloperoxidase, utiliza o peróxido de hidrogênio para gerar outros radicais necessários para ajudar a combater bactérias e vírus que invadem as células do corpo. Apresentamos aqui o papel da vitamina C, assim como o de cada uma das enzimas e seus cofatores nutrientes antioxidantes.

A vitamina C efetivamente recolhe peróxido de hidrogênio. O ascorbato (AH_2) reage com peróxido de hidrogênio para produzir água e deidroascorbato (DHAA):

$$AH_2 + H_2O_2 \longrightarrow 2 H_2O + DHAA$$

A glutationa peroxidase, encontrada no plasma e também no citoplasma das células, é uma importante enzima, necessária não somente para a remoção de peróxido de hidrogênio, mas também para a redução de outros peróxidos. A enzima exige o selênio mineral (quatro átomos) como um cofator, e a atividade é isolada, caso o status do selênio ou do ferro seja pequeno. Em virtude da função do selênio na glutationa peroxidase, o mineral é considerado um nutriente antioxidante. A reação catalisada pela glutationa peroxidase para remover peróxido de hidrogênio requer o tripeptídeo glutationa (composto de glicina, cisteína e ácido glutâmico) em sua forma reduzida (GSH), como é mostrado a seguir:

$$2\ GSH + H_2O_2 \xrightarrow{\text{Glutationa peroxidase}} GSSG + 2\ H_2O$$

A glutationa é um dos muitos tióis encontrados tanto na parte aquosa como na parte lipofílica do corpo. Os tióis são caracterizados pela presença de resíduos de sulfidril (R-SH) e incluem: glutationa, tioredoxina, ácido lipoico, entre outros. A glutationa (GSH) atua como um agente redutor e, durante as reações, se torna oxidada. Na reação para a remoção do peróxido de hidrogênio, cada uma das duas moléculas de glutationa moléculas libera um hidrogênio de seu grupo sulfidril (SH). Um centro radical é formado no átomo de enxofre (GS·), até que dois radicais glutatiil se unam para formar uma ligação dissulfeto (GSSG).

A catalase é outra enzima fundamental na remoção do peróxido de hidrogênio. Trata-se de uma enzima heme, que depende do ferro, encontrada principalmente em peroxissomas celulares (organelas citoplasmáticas onde é produzido muito peróxido de hidrogênio durante a oxidação de ácidos graxos de cadeia muito longa, entre outras moléculas). Quantidades menores dessa enzima também são encontradas no citosol, na mitocôndria e nos microssomos das células. Os neutrófilos e outros glóbulos brancos do sangue contêm quantidades razoavelmente altas de catalase para a eliminação do peróxido de hidrogênio que não mais é necessário na explosão respiratória exigida para a fagocitose de bactérias, vírus e fungos estranhos. Concentrações mais elevadas de peróxido de hidrogênio são requeridas para a atividade da catalase do que para a atividade da glutationa peroxidase. A reação catalisada pela catalase é demonstrada a seguir:

$$2\ H_2O_2 \xrightarrow{\text{Catalase}} 2\ H_2O + O_2$$

Consequentemente, o acúmulo de H_2O_2 é prevenido por duas enzimas, a catalase e a glutationa peroxidase. Esta última, por causa de suas localizações duplas (mitocondrial e citosólica) na célula e em virtude de sua maior atividade em concentrações menores de peróxido de hidrogênio, é considerada mais ativa do que a catalase na remoção de peróxido de hidrogênio das células corporais. A **Figura 2** mostra a complexa interação entre componentes do sistema de defesa contra a oxidação, incluindo as funções da catalase dependente do ferro, glutationa peroxidase dependente do selênio e do superóxido dismutase (SOD) dependente de cobre, zinco e manganês.

A mieloperoxidase é uma enzima heme, dependente do ferro, que utiliza peróxido de hidrogênio para a explosão respiratória. Lembre-se de que essa explosão é requerida para destruir bactérias, vírus e outras substâncias perigosas. Dentro de glóbulos brancos ativados, a mieloperoxidase é liberada a partir de grânulos em um vacúolo que contém a substância estranha engolfada. Nesse vacúolo, o peróxido de hidrogênio, produzido do radical superóxido, é necessário para produzir um potente ácido tóxico, o ácido hipocloroso (HOCl).

$$NADPH + O_2 \xrightarrow{\text{Oxidase}} NADP^+ + O_2^-$$

$$O_2^- \xrightarrow{\text{Superóxido dismutase}} H_2O_2$$

$$H_2O_2 + Cl^- \xrightarrow{\text{Mieloperoxidase}} HOCl$$

O ácido hipocloroso, juntamente com outros compostos potentes, ajuda a destruir a membrana celular da bactéria estranha, para promover a morte (lise) da substância estranha.

Eliminação de radicais hidroxil

A vitamina C e outros compostos solúveis em água, como o ácido úrico, vários tióis, incluindo a glutationa e o di-hidroácido lipoico, e possivelmente outras substâncias, como a metalotioneína, servem como uma defesa contra radicais hidroxil. A vitamina E, por sua vez, é menos efetiva na eliminação de radicais hidroxil.

A vitamina C pode, rápida e efetivamente, reagir, em soluções aquosas, como o sangue, com espécies reativas de oxigênio, antes que seja possível iniciar o dano oxidativo. A vitamina C (AH_2) reage com o radical hidroxil para produzir água e o radical semi de hidroascorbato (AH^-), que é razoavelmente não reativo.

$$AH_2 + {}^{\cdot}OH \longrightarrow AH^- + H_2O$$

A glutationa pode reagir diretamente com radicais hidroxil em ambientes aquosos ou lipídicos, como ilustrado a seguir.

$$GSH + {}^{\cdot}OH \longrightarrow GS^{\cdot} + H_2O$$

O radical glutatiil (GS·) resultante reage com outro radical glutatiil para produzir um dissulfeto, GSSG.

O di-hidroácido lipoico, a forma reduzida do ácido lipoico (também chamado ácido tióctico), funciona no corpo como um agente redutor para remover radicais hidroxil (entre outros) do ambiente. O ácido lipoico dietético ou gerado endogenamente é reduzido nas células para o di-hidroácido lipoico, pela di-hidrolipamida desidrogenase, glutationa redutase ou tioredoxina redutase.[8] O di-hidroácido lipoico, por sua vez, funciona em ambientes aquosos e lipofílicos como um agente redutor para eliminar radicais, como é mostrado a seguir:

Ácido di-hidrolipoico $\xrightarrow{2\ {}^{\cdot}OH}$ $2\ H_2O$ → Ácido lipoico

A suplementação com ácido α-lipoico tem se mostrado capaz de diminuir o estresse oxidativo mediante algumas condições.[9,10]

O ácido úrico e a coenzima Q (também conhecida como Q_{10} ou ubiquinol) também podem agir como agentes redutores em soluções aquosas. Tanto o ubiquinol quanto o ácido úrico podem eliminar vários radicais livres, incluindo o ·OH.

PERSPECTIVA

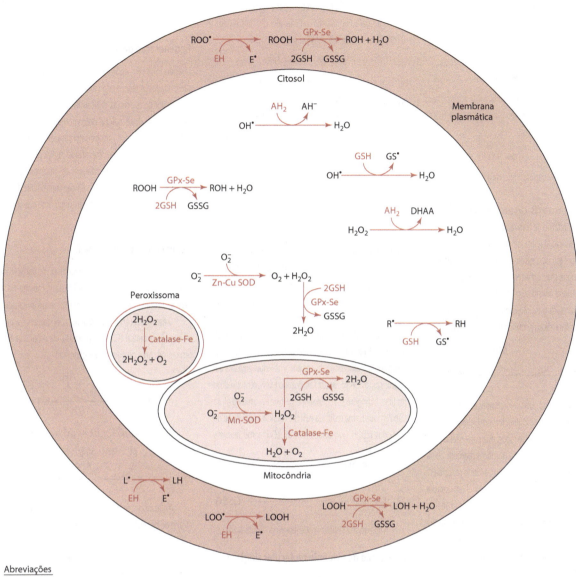

Abreviações

EH = vitamina E
AH$_2$ = vitamina C
SOD = superóxido dismutase
GSH = glutationa reduzida
GSSG = glutationa oxidada
O$_2^-$ = radical superóxido
LOO$^\bullet$ = radical peróxi
LH = ácido graxo insaturado

L$^\bullet$ = radical lipídico centrado em carbono
RH = composto orgânico não lipídico
R$^\bullet$ = radical não lipídico centrado em carbono
H$_2$O$_2$ = peróxido de hidrogênio
ROO$^\bullet$ = radical peróxi não lipídico
ROOH = peróxidos não lipídicos
LOOH = peróxidos lipídicos

Figura 2 Interações entre nutrientes antioxidantes selecionados para evitar danos nas células.

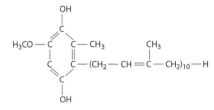

Figura 3 Coenzima Q ou Q$_{10}$ em sua forma reduzida (CoQH$_2$), também chamada ubiquinol.

A metalotioneína, uma proteína rica em resíduos de cisteína e, portanto, de grupos sufidril, também é capaz de eliminar radicais hidroxil.[11]

Eliminação de radicais centrados em peroxil, hidroperoxil e carbono, e peróxidos lipídicos

Muitos nutrientes e compostos, incluindo vitamina E, carotenoides, manganês, ubiquinol, vitamina C e glutationa, juntamente com a enzima glutationa peroxidase, que é dependente de selênio, eliminam ativamente radicais peroxil e hidroperoxil centrados em carbono, assim como peróxidos lipídicos.

A vitamina E, solúvel em lipídios e localizada perto de membranas ou nelas, reage efetivamente com muitos radicais, especialmente os centrados em carbono e aqueles que iniciam a peroxidação, como o LOO$^\bullet$. Especificamente, a vitamina E doa seu hidrogênio fenólico ao carbono 6 do grupo hidroxil. O anel de cromanol da vitamina E, então, estabiliza o elétron isolado.

PERSPECTIVA

- A vitamina E (EH) elimina radicais centrados em carbono (como mostrado a seguir), antes que eles abstraiam mais hidrogênios de outros ácidos graxos poli-insaturados:

$$L^\bullet + EH \longrightarrow LH + E^\bullet$$

- A vitamina E (EH) evita a peroxidação de ácidos graxos poli-insaturados ao reagir com radicais peroxil (LOO$^\bullet$), como ilustra esta reação:

$$LOO^\bullet + EH \longrightarrow LOOH + E^\bullet$$

Desse modo, a vitamina E encerra as reações de propagação da cadeia.

Carotenoides como β-caroteno também têm a capacidade de reagir diretamente com radicais peroxil envolvidos na peroxidação lipídica. Acredita-se que o β-caroteno desempenhe esse papel em uma extensão menor do que a vitamina E e talvez funcione mais no interior da célula, ao passo que a vitamina E funciona dentro ou na superfície.

Alguns metais de transição, como o manganês, podem ser capazes de eliminar radicais peroxil, como se pode ver a seguir:[12]

$$LOO^\bullet \xrightarrow{Mn^{2+} \to Mn^{3+}} LOOH$$

Além da vitamina E, dos carotenoides e do manganês, tem sido mostrado que o ubiquinol fornece hidrogênios para eliminar radicais peroxil, e, desse modo, este parece ser um potente antioxidante.[13,14] O ubiquinol (também chamado coenzima Q_{10} ou CoQ_{10}), assim como o $CoQH_2$, a forma reduzida da coenzima Q_{10}, é uma pequena molécula solúvel em gordura, que funciona no transporte de elétrons e, em última análise, gera ATP na cadeia de transporte do elétron, na mitocôndria. O ubiquinol é encontrado em pequenas quantidades em lipoproteínas, onde se considera que seja utilizado antes da vitamina E na eliminação de radicais peroxil.[13]

$$CoQH_2 + LOO^\bullet \longrightarrow CoQH^\bullet + LOOH$$

O $CoQH^\bullet$ pode ser gerado no $CoQH_2$ por meio da cadeia de transporte de elétrons, na mitocôndria. A suplementação, em seres humanos, com 100 ou 200 mg de ubiquinona$_{10}$ (CoQ_{10}), a forma oxidada do ubiquinol, aumentou as concentrações de plasma e ubiquinol LDL, e também elevou a resistência da LDL à peroxidação lipídica.[14]

A vitamina C efetivamente elimina radicais alcoxil e peroxil radicais.

$$AH_2 + LO^\bullet \longrightarrow AH^- + LOH$$

Tanto o ascorbato (AH_2) como o radical ascorbato (AH^-) reagem com radicais peroxil para produzir um peróxido lipídico e o radical ascorbato, ou deidroascorbato (DHAA), respectivamente, como ilustrado a seguir:

$$AH_2 + LOO^\bullet \longrightarrow AH^- + LOOH$$
$$LOO^\bullet + AH^- \longrightarrow LOOH + DHAA$$

O óxido nítrico ($^\bullet NO$) também pode agir como um antioxidante para eliminar os radicais alcoxil (LO$^\bullet$) e peroxil (LOO$^\bullet$) lipídicos, como é visto em seguida:

$$^\bullet NO + LO^\bullet \longrightarrow LONO$$
$$^\bullet NO + LOO^\bullet \longrightarrow LOONO$$

A maior parte do LOONO sofre homólise para produzir $^\bullet NO_2$ + LO$^\bullet$ e, então, se recombina para produzir alquilnitratos (LONO$_2$); porém, uma pequena porcentagem permanece como radicais livres.

Embora a eliminação de LOO$^\bullet$ seja útil, a geração, frequentemente simultânea, de peróxidos lipídicos/ácidos graxos peroxidados (LOOH) poderá causar problemas se os ácidos graxos peroxidados estiverem dentro de regiões de membranas celulares. Tais problemas ocorrem porque ácidos graxos peroxidados são compostos polares, e os ácidos graxos peroxidados polarizados, uma vez liberados do fosfolipídio na membrana pelas ações da fosfolipase A$_2$, irão migrar e destruir a arquitetura normal da célula na migração da região não polar, onde eles são gerados.

A glutationa e a enzima glutationa peroxidase, dependente do selênio, ajudam a eliminar peróxidos lipídicos. Os tióis, assim como a glutationa, agem em ambientes aquosos e lipídicos como antioxidantes, fornecendo equivalentes redutores (íons hidrogênio). A glutationa peroxidase utiliza a glutationa em sua forma reduzida (GSH) e catalisa a conversão dos peróxidos (LOOH) em ácidos hidróxi, LOH, como demonstrado a seguir:

$$LOOH + 2\,GSH \xrightarrow{\text{Glutationa peroxidase}} LOH + H_2O + GSSG$$

A tioredoxina também pode reduzir peróxidos lipídicos.[15]

Eliminação de oxigênio molecular singlete

Os carotenoides, assim como a vitamina C e os tióis (especialmente o ácido lipoico), podem extinguir o molecular oxigênio singlete. Carotenoides como o β-caroteno e o licopeno têm a capacidade de extinguir diretamente centenas de moléculas de oxigênio singlete em solução ou em sistemas com membrana. A extinção é um processo pelo qual moléculas eletronicamente excitadas, como o oxigênio molecular singlete, são inativadas.[16] A capacidade dos carotenoides de extinguir o oxigênio singlete é atribuída aos sistemas conjugados com ligações duplas, dentro da estrutura do carotenoide. Os carotenoides podem absorver energia a partir do oxigênio singlete sem alteração química para retornar o $^1O_2$ "excitado" ao seu estado fundamental.[4] Em seguida, os carotenoides liberam a energia na forma de calor e, desse modo, não precisam ser regenerados.

$$^1O_2 + \beta\text{-caroteno} \longrightarrow {}^3O_2 + \beta\text{-caroteno excitado}$$
$$\longrightarrow \beta\text{-caroteno} + \text{calor}$$

O licopeno tem se mostrado mais efetivo do que o β-caroteno na extinção do oxigênio singlete.[17,18]

Regeneração de antioxidantes

Quando fornecem equivalentes redutores, os antioxidantes são oxidados. A regeneração antioxidante é importante para uma maior defesa contra radicais livres. Estima-se que existam menos de nove moléculas de vitamina E para cada um a dois milhares de ácidos graxos insaturados, em fosfolipídios da membrana celular ou em moléculas de lipoproteína. Portanto, a regeneração ou reciclagem de vitaminas é crucial para que a vitamina recupere sua função antioxidante. Esta seção discute alguns dos compostos no organismo que reciclam antioxidantes.

Regeneração da vitamina E

Aparentemente, a regeneração da vitamina E, no início, requer a migração da vitamina para a superfície da membrana. Na superfície da célula, diversos compostos regeneram a vitamina E.

O ascorbato (AH_2) pode regenerar α-tocoferol a partir de sua forma radical ($E^\bullet$) e, no processo, ele próprio se torna um radical, AH^-, que deve ser regenerado.

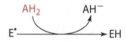

O ubiquinol ($CoQH_2$) também recicla a vitamina E:

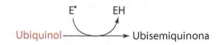

A glutationa em sua forma reduzida (GSH) pode doar seu átomo de hidrogênio para reconstituir a vitamina E:

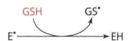

Regeneração de ubiquinol (coenzima QH$_2$) e tioredoxina

A regeneração da vitamina E pelo ubiquinol ($CoQH_2$) resulta na formação de ubisemiquinona ($CoQH^\bullet$), que pode ser convertida novamente em ubiquinol pelo di-hidroácido lipoico (DHLA), como é mostrado em seguida:

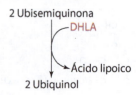

ou pelo sistema tioredoxina-tioredoxina redutase. Esse sistema, que é ubíquo no organismo, inclui tioredoxina (Trx), uma pequena proteína com um ditiol (dois grupos sulfidril -[SH]$_2$), e a flavoenzima (FAD) tioredoxina redutase, dependente de selênio, com um resíduo de selenocisteína em seu local ativo.[19,20] A reciclagem do ubiquinol é mostrada a seguir:

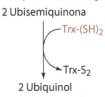

A tioredoxina redutase (TrxR) mantém a tioredoxina em sua forma reduzida, utilizando equivalentes redutores a partir do NADPH, ilustrado a seguir:

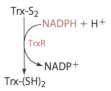

Regeneração da Glutationa

A glutationa redutase, uma flavoproteína que requer FAD como um cofator, regenera a glutationa oxidada (GSSG) com a niacina, como NADPH, fornecendo os equivalentes redutores:

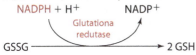

O di-hidroácido lipoico (DHLA) também pode regenerar a glutationa, conforme ilustrado aqui:

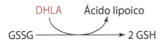

Regeneração da Vitamina C

Niacina, di-hidroácido lipoico, glutationa e tioredoxina ajudam a regenerar a vitamina C. A niacina, em sua forma de coenzima, NADH, permite a regeneração da vitamina C:

$$2\ AH^- + NADH + H^+ \longrightarrow 2\ AH_2 + NAD^+$$

O di-hidroácido lipoico fornece hidrogênios para a forma deidro da vitamina C para reciclar o ascorbato:

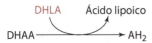

A reação mostrada em seguida descreve a glutationa (GSH) doando átomos de hidrogênio para ajudar a reciclar a vitamina C a partir de seu radical (AH^-) e de sua forma como deidroascorbato (DHAA):

$$2\ GSH + 2\ AH^- \longrightarrow GSSG_2 + 2\ AH_2$$
$$DHAA + 2\ GSH \longrightarrow AH_2 + GSSG$$

Todavia, tipicamente, nem toda vitamina C é regenerada. O deidroascorbato é razoavelmente estável em células, mas está presente em concentrações mais baixas.

A tioredoxina também fornece equivalentes redutores para o deidroascorbato:

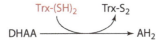

As interações entre os radicais da vitamina C também permitem a regeneração do ascorbato. Dois radicais da vitamina C podem interagir para produzir ascorbato (AH_2) e deidroascorbato (DHAA):

$$2\ AH^- \longrightarrow AH_2 + DHAA$$

Antioxidantes e doenças

Acredita-se que a superprodução de espécies reativas contribua para o envelhecimento e o desenvolvimento de várias doenças e condições, como alguns tipos de câncer, problemas cardíacos, catarata, complicações decorrentes de diabetes melito, danos por reperfusão isquêmica, entre outros. Nutrientes *in vitro* geralmente demonstram funções ou habilidades específicas, como a inibição da oxidação do colesterol da lipoproteína ou a inibição da proliferação ou transformação de células, prevenindo o desenvolvimento de doenças. Apesar dos resultados promissores de muitos estudos *in vitro*, os resultados de ensaios clínicos de suplementação *in vivo* para prevenir ou tratar doenças não são consistentes e frequentemente demonstram que tal uso é prejudicial à saúde.[21-37] De modo similar, embora muitas pesquisas tenham demonstrado que as pessoas que consomem dietas ricas em alimentos contendo nutrientes antioxidantes (especialmente frutas e hortaliças) ou alimentos que têm boas concentrações plasmáticas de nutrientes antioxidantes apresentam risco reduzido em relação a muitas doenças ou condições; outros indivíduos não demonstram essas associações.[38-69] Novos ensaios clínicos de suplementação estão sendo conduzidos, como estudos *in vitro* e *in vivo*, para melhor elucidar as funções e os efeitos dos antioxidantes. À medida que esses estudos continuarem a esclarecer o papel dos nutrientes antioxidantes, os cientistas e outros profissionais da área de saúde continuarão a reavaliar as atuais recomendações e, talvez, a desenvolver novas diretrizes definindo níveis ótimos de nutrientes, a fim de prevenir doenças. Independentemente desses estudos, recomenda-se sempre uma dieta rica em frutas, hortaliças e grãos integrais, com o objetivo de prevenir doenças e manter saúde.

Referências

1. McCord J. Free radicais and myocardial ischemia: Overview and outlook. Free Radical Biol Med. 1988;4:9-14.
2. Halliwell B, Evans P, Kaur H, Aruoma O. Free radicais, tissue injury, and human disease: potential for therapeutic use of antioxidants? In: Kinney JM, Tuck HN, editors. Organ metabolism and nutrition: ideas for future critical care. New York: Raven Press; 1994. p. 425-45.
3. Diplock A. Antioxidant nutrients and disease prevention: an overview. Am J Clin Nutr. 1991; 53:189S-93S.
4. Buettner G. The pecking order of free radicais and antioxidants: lipid peroxidation, α-tocopherol, and ascorbate. Arch Biochem Biophys. 1993;300:535-43.
5. Niki E, Yamamota Y, Komuro E, Sato K. Membrane damage due to lipid oxidation. Am J Clin Nutr. 1991;53:201S-5S.
6. Hink H, Santanam N, Sikalov S, McCann L, Nguyen A, Parthasarathy S, et al. Peroxidase properties of extracellular superoxido dismutase: role of uric acid in modulating in vivo activity. Atherosclerosis, Thrombosis, and Vascular Biology. 2002;22:1402-8.
7. Landmesser U, Drexler H. Toward understanding of extracellular superoxide dismutase regulation in atherosclerosis: a novel role of uric acid. Atherosclerosis, Thrombosis, and Vascular Biology. 2002;22:1367-8.
8. Moini H, Packer L, Saris N. Antioxidant and prooxidant activities of α-acid lipoic and dihydrolipoic acid. Tox Appl Pharm. 2002;182:84-90.
9. Marangon K, Devaraj S, Tirosh O, Packer L, Jialal I. Comparison of the effect of a lipoic acid and a tocopherol supplementation on measures of oxidative stress. Free Rad Biol Med. 1999;27:1114-21.
10. Khanna S, Atalay M, Laaksonen D, Gul M, Roy S, Sen C. a lipoic acid supplementation: tissue glutationa homeostasis at rest and after exercise. J Appl Physiol. 1999;86:1191-6.
11. Sato M, Bremner I. Oxygen free radicais and metallothionein. Free Rad Biol Med. 1993;14:325-37.
12. Coassin M, Ursini F, Bindoli A. Antioxidant effect of manganese. Arch Biochem Biophys. 1992; 299:330-3.
13. Mohr D, Bowry V, Stocker R. Dietary supplementation with coenzima Q10 results in increased levels of ubiquinol-10 within circulating lipoproteins and increased resistance of human low density lipoprotein to the initiation of lipid peroxidation. Biochim Biophys Acta. 1992;1126:247-54.
14. Thomas S, Neuzil J, Mohr D, Stocker R. Coantioxidants make a-tocopherol an efficient antioxidant for low density lipoprotein. Am J Clin Nutr. 1995;62(Suppl):1357S-64S.
15. Miranda-Vizuete A, Damdimopoulos A, Spyrou G. The mitochondrial tioredoxina system. Antioxidants and Redox Signaling. 2000;2:801-10.
16. Mascio P, Murphy M, Sies H. Anti-oxidant defense systems: the role of carotenoids, tocopherols, and thiols. Am J Clin Nutr. 1991;53:194S-200S.
17. Bohm F, Haley J, Truscott T, Schalch W. Cellular bound β-caroteno quenches singlet oxygen in man. J Photochem Photobiol B Biol. 1993;21:219-21.
18. Conn P, Schalch W, Truscott T. The singlet oxygen and carotenoid interaction. J Photochem Photobiol B Biol. 1991;11:41-7.

19. Nordberg J, Arner E. Reactive oxygen species, antioxidants, and the mammalian tioredoxina system. Free Rad Biol Med. 2001;31:1287-312.
20. Deneke S. Thiol-based antioxidants. Curr Top Cell Reg. 2000;36:151-80.
21. Stephens N, Parsons A, Schofield P, Kelly F, Cheeseman K, Mitchinson M, et al. Randomised controlled trial of vitamin E in patients with coronary disease: Cambridge Heart Antioxidant Study (CHAOS). Lancet. 1996;347:781-6.
22. Stampfer M, Hennekens C, Manson J, Colditz G, Rosner B, Willett W. Vitamin E consumption and the risk of coronary disease in women. N Eng J Med. 1993;328:1444-9.
23. Rimm E, Stampfer M, Ascherio A, Giovannucci E, Colditz G, Willett W. Vitamin E consumption and the risk of coronary heart disease in men. N Engl J Med. 1993;328:1450-6.
24. GISSI-Prevenzione Investigators. Dietary supplementation with n-3 polyunsaturated fatty acids and vitamin E after myocardial infarction: results of the GISSI-Prevenzione Trial. Lancet. 1999; 354:447-55.
25. Hope Study Investigators. Vitamin E supplementation and cardiovascular events in high risk patients. N Engl J Med. 2000;342:154-60.
26. α-tocopherol, β-carotene (ATBC) cancer prevention study group. The effect of vitamin E and β-carotene on the incidence of lung cancer and other cancers in male smokers. N Engl J Med. 1994; 330:1029-35.
27. Omenn G, Goodman G, Thomquist M, Balmes J, Cullen M, Glass A, et al. Effects of a combination of β-carotene and vitamin A on lung cancer and cardiovascular disease. N Engl J Med. 1996;334:1150-55.
28. Salonen J, Nyyssonen K, Salonen R, Lakka H, Kaikkonen J, Saratoho E, et al. Antioxidant supplementation in atherosclerosis prevention (ASAP) study: a randomized trial of the effect of vitamin E and C on 3-year progression of carotid atherosclerosis. J Intern Med. 2000;248:377-86.
29. Yusuf S, Dagenais G, Pogue J, Bosch J, Sleight P. Vitamin E supplementation and cardiovascular events in high risk patients. The Heart Outcomes Prevention Study Investigators. N Engl J Med. 2000;342:154-60.
30. Miller E, Pastor-Barriuso R, Dalal D, Riemersma R, Appel L, Guallar E. Meta-analysis: high dosage vitamin E supplementation may increase all-cause mortality. Ann Intern Med. 2005;142:37-46.
31. Heart Protection Study Collaborative Group. MRC/BHF heart protection study of antioxidant vitamin supplementation in 20536 high risk individuals: a randomized placebo-controlled trial. Lancet. 2002;360:23-33.
32. Losonczy K, Harris T, Havlik R. Vitamin E and vitamin C supplement use and risk of all-cause and coronary heart disease mortality in older persons: the established populations for epidemiologic studies of the elderly. Am J Clin Nutr. 1996;64:190-6.
33. Knekt P, Reunanen A, Jarvinen R, Seppanen R, Heliovaara M, Aromaa A. Antioxidant vitamin ingestion and coronary mortality in a longitudinal population study. Am J Epidemiol. 1994; 139:1180-9.
34. Jacques P, Taylor A, Hankinson S. Long-term vitamin C supplement use and prevalence of early age-related lens opacities. Am J Clin Nutr. 1997;66:911-6.
35. Age-related Eye Disease Study Research Group. A randomized placebo-controlled clinical trial of high dose supplementation with vitamins C and E, β-carotene, and zinc for age-related macular degeneration and vision loss. Arch Ophthalmol. 2001;119:1417-36.
36. Omenn G, Goodman G, Thornquist M, Balmes J, Cullen M, Glass A, et al. Risk factors for lung cancer and for intervention effects in CARET, the β-carotene and retinol efficacy trial. J Natl Cancer Inst. 1996;88:1550-9.
37. Richer S, Stiles W, Statkute M, Pulido J, Frankowski M, Rudy D, et al. Doublemasked, placebo-controlled, randomized trial of lutein and antioxidant supplementation in the intervention of atrophic age-related macular degeneration: The Veterans LAST study. Optometry. 2004;75:216-30.
38. Wang XL, Rainwater D, Mahaney M, Stocker R. Cosupplementation with vitamin E and coenzime Q10 reduces circulating markers of inflammation in baboons. Am J Clin Nutr. 2004; 80:649-55.
39. Block G. Vitamin C and cancer: epidemiologic evidence of reduced risk. Ann NY Acad Sci. 1992; 669:280-90.
40. Block G. Vitamin C and cancer prevention: the epidemiologic evidence. Am J Clin Nutr. 1991; 53:270S-82S.
41. Block G, Patterson B, Subar A. Fruit, vegetables, and cancer prevention: a review of the epidemiological evidence. Nutr Cancer. 1992;18:1-29.
42. Block G. The data support a role for antioxidants in reducing cancer risk. Nutr Rev. 1992; 50:207-13.
43. Byers T, Guerrero N. Epidemiologic evidence for vitamin C and vitamin E in cancer prevention. Am J Clin Nutr. 1995;62(Suppl):1385S-92S.
44. Ziegler R. Vegetables, fruits and carotenoids and risk of cancer. Am J Clin Nutr. 1991;53 (Suppl):251S-59S.
45. Gaziano J, Hennekens C. The role of b carotene in the prevention of cardiovascular disease. Ann NY Acad Sci. 1993;69:148-54.
46. Morris D, Kritchevsky S, Davis C. Serum carotenoids and coronary heart disease. Jama. 1994; 272:1439-41.
47. Poppel G, Goldbolm R. Epidemiologic evidence for β--carotene and cancer prevention. Am J Clin Invest. 1995; 62(Suppl):1393S-1402S.
48. Gey K, Moser U, Jordan P, Sahelin H, Eichholzer M, Ludin E. Increased risk of cardiovascular disease at suboptimal plasma concentrations of essential antioxidants: an epidemiological update with special attention to carotene and vitamin C. Am J Clin Nutr. 1993;57(Suppl):787S-97S.
49. Weisburger J. Nutritional approach to cancer prevention with emphasis on vitamins, antioxidants, and carotenoids. Am J Clin Nutr. 1991;53:226S-37S.
50. Noroozi M, Angerson W, Lean M. Effects of flavonoids and vitamin C on oxidative DNA damage to human lymphocytes. Am J Clin Nutr. 1998;67:1210-8.
51. Taylor A, Jacques P, Epstein E. Relations among aging, antioxidant status, and cataract. Am J Clin Nutr. 1995;62(Suppl):1439S-47S.
52. Bendich A, Langseth L. The health effects of vitamin C supplementation: a review. J Am Coll Nutr. 1995;14:124-36.
53. Jacques P, Taylor A, Hankinson S. Long term vitamin C supplement use and prevalence of early age-related lens opacities. Am J Clin Nutr. 1997;66:911-6.
54. Varma S. Scientific basis for medical therapy of cataracts by antioxidants. Am J Clin Nutr. 1991; 53:335S-45S.
55. Robertson J, Donner A, Trevithick J. A possible role for vitamins C and E in cataract prevention. Am J Clin Nutr. 1991;53:346S-51S.
56. Christen W, Liu S, Schaumberg D, Buring J. Fruit and vegetable ingestion and the risk of cataract in women. Am J Clin Nutr. 2005;81:1417-22.
57. Bendich A, Langseth L. The health effects of vitamin C supplementation: a review. J Am Coll Nutr. 1995;14:124-36.
58. Trumbo PR, Ellwood KC. Lutein and zeaxanthin ingestions and risk of age-related macular degeneration and cataracts: an evaluation using the Food and Drug Administration's evidencebased review system for health claims. Am J Clin Nutr. 2006;84:971-4.
59. Gandini S, Merzenich H, Robertson C, Boyle P. Meta-analysis of studies on breast cancer risk and diet: the role of fruit and vegetable consumption and the intake of associated micronutrients. Eur J Cancer. 2000;36:636-46.
60. Vitale S, West S, Hallfrisch J, Alston C, Wang F, Moorman C, et al. Plasma antioxidants and risk of cortical and nuclear cataract. Epidemiology. 1993;4:195-203.
61. Knekt P, Heliovaara M, Rissanen A, Aromaa A, Aaran R. Serum antioxidant vitamins and risk of cataract. Br Med J. 1992; 305:1392-4.
62. Leske M, Chylack L, Wu S. The Lens Opacities Case-Control Study. Risk factors for cataract. Arch Ophthalmol. 1991;109:244-51.
63. Jacques P, Chylack L. Epidemiologic evidence of a role for the antioxidant vitamins and carotenoids in cataract prevention. Am J Clin Nutr. 1991;53:352S-55S.
64. Gale C, Martyn C, Winter P, Cooper C. Vitamin C and risk of death from stroke and coronary heart disease in cohort of elderly people. Br Med J. 1995;310:1563-6.
65. Singh R, Ghosh S, Niaz M, Singh R, Beegum R, Chibo H, et al. Dietary intake, plasma levels of antioxidant vitamins and oxidative stress in relation to coronary artery disease in elderly subjects. Am J Cardiol. 1995;76:1233-8.

66. Simon J, Hudes E, Browner W. Serum ascorbic acid and cardiovascular disease prevalence in U.S. adults. Epidemiology. 1998;9:316-21.
67. Padayatty S, Katz A, Wang Y, Eck P, Kwon O, Lee J, et al. Vitamin C as an antioxidant: evaluation of its role in disease prevention. J Am Coll Nutr. 2003;22:18-35.
68. Pandey D, Shekelle R, Selwyn B, Tangney C, Stamler J. Dietary vitamin C and b-carotene and risk of death in middle-aged men. The Western Electric Study. Am J Epidemiol. 1995;142:1269-78.
69. Losonczy K, Harris T, Havlik R. Vitamin E and vitamin C supplementation use and risk of all-cause and coronary heart disease mortality in older persons. The Established Populations for Epidemiologic Studies of the Elderly. Am J Clin Nutr. 1996;64:190-6.

Sites

http://www.cancer.gov
www.amhrt.org
www.cancer.org
www.preventcancer.org
www.5aday.org

11 Macrominerais

Cálcio
Fósforo
Magnésio
Sódio
Potássio
Cloro
Para cada macromineral, os seguintes subtópicos serão discutidos (quando aplicáveis):
Fontes
Digestão, absorção, transporte e armazenamento
Funções e mecanismos de ação
Interações com outros nutrientes
Excreção
Dose diária recomendada
Deficiência
Toxicidade
Avaliação do estado nutricional
PERSPECTIVA
Macrominerais e hipertensão
Osteoporose e dieta

Os minerais constituem cerca de 4% do peso corporal total. Suas funções são numerosas e variadas. Eles fornecem o meio essencial para a ocorrência da atividade celular normal, determinam as propriedades osmóticas dos fluidos corporais, atribuem firmeza aos ossos e dentes e funcionam como cofatores obrigatórios em metaloenzimas.

Historicamente, a noção de que os mineirais são necessários na nutrição evoluiu a partir do conhecimento da composição mineral de tecidos e fluidos corporais. Esse conhecimento se expandiu muito como resultado de melhorias em técnicas analíticas para a quantificação de minerais que se acumularam.

Os macrominerais, que também recebem o nome de minerais principais, são diferenciados dos microminerais (Capítulo 12) pela sua ocorrência no corpo. Com base nesse critério, foram expressas várias definições de um macromineral, como a exigência de que ele constitua, no mínimo, 0,01% do peso corporal total ou de que ele ocorra em uma taxa mínima de 5 g em um corpo humano de 60 kg. Infelizmente, esses valores efetivamente não são equivalentes. Essa discrepância, por si só, indica quão desejável é uma definição padronizada e menos ambígua, como a exigida em quantidades >100 mg/dia.

Tradicionalmente, incluímos, entre os principais minerais do corpo, cálcio, fósforo, magnésio, sódio, potássio e cloro, como mostra a tabela periódica da **Figura 11.1**. Por serem importantes na manutenção do balanço de eletrólitos em fluidos corporais, os macrominerais sódio, cloro e potássio também são estudados no Capítulo 14. Embora o enxofre seja encontrado no corpo e seja considerado um macromineral, ele não é apresentado como uma subseção deste capítulo, pelo fato de o corpo não usar enxofre individualmente como nutriente. O enxofre é encontrado no corpo em associação estrutural a vitaminas, como a tiamina e biotina, e como parte dos aminoácidos metionina, cisteína e taurina que o contêm. Portanto, o enxofre é normalmente encontrado dentro de proteínas, especialmente as localizadas na pele, no cabelo e nas unhas.

A **Tabela 11.1** faz um apanhado geral dos macrominerais, incluindo informações quanto a funções gerais, conteúdo corporal aproximado, alguns cofatores de enzimas, sinais de deficiência, fontes de alimentos e consumo adequado. Uma visão geral similar dos micronutrientes pode ser encontrada no Capítulo 12, Tabela 12.1. Note a diferença no conteúdo corporal entre os macro e os microminerais, sendo que o conteúdo corporal de macrominerais varia de aproximadamente 35 a 1.400 g e o conteúdo de microminerais varia de <1 mg a ~4 g. Considerando o conteúdo mineral do corpo, tenha em mente que uma libra é igual a 454 g, e uma onça, cerca de 28,4 g.

431

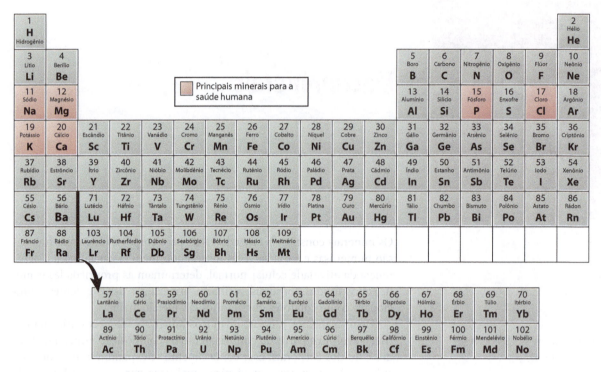

Figura 11.1 Tabela periódica apontando os principais macrominerais do corpo.

Cálcio

O cálcio é o cátion bivalente mais abundante no corpo, representando cerca de 1,5% a 2% do peso corporal total ou entre ~1.000 e 1.400 g em um ser humano que pesa 70 kg. Ossos e dentes contêm cerca de 99% do cálcio do corpo. O 1% restante está distribuído em fluidos intra e extracelulares.

Fontes

Dentre as melhores fontes alimentares de cálcio, encontram-se o leite e derivados, especialmente queijo e iogurte, e alguns alimentos marinhos, como salmão e sardinhas (com a espinha), moluscos e ostras. O leite e o iogurte, dependendo do tipo, fornecem normalmente entre 200 e 400 mg de cálcio por copo, e queijos geralmente fornecem de 100 a 200 mg de cálcio/fatia (~28 g). Os alimentos marinhos como sardinhas (com a espinha) contêm até 470 mg de cálcio por porção de 100 g. Algumas hortaliças, como nabo, folhas de mostarda, brócolis, couve-flor e repolho, também fornecem quantidades relativamente altas de cálcio, que vão de cerca de 30 a 80 mg por meia xícara de chá (cozido). Leguminosas e derivados, especialmente o *tofu* (coalhada de soja) e frutas desidratadas, também são relativamente ricos em cálcio. Dentre outros alimentos que fornecem excelentes quantidades de cálcio, temos aqueles que são enriquecidos com cálcio. Estão também disponíveis muitas variedades de suplementos de cálcio, como carbonato de cálcio, acetato de cálcio, lactato de cálcio, gliconato de cálcio, citrato de cálcio, citrato malato de cálcio e monofosfato de cálcio.

Carnes, grãos e nozes são recursos relativamente pobres em cálcio. Hortaliças como espinafre também são fontes pobres porque contêm grandes quantidades de ácido oxálico, que se liga ao cálcio e impede sua absorção, conforme explicado em "Fatores que influenciam a absorção".

Digestão, absorção e transporte

A **Figura 11.2** apresenta um resumo de digestão, absorção e transporte do cálcio.

Digestão

O cálcio está presente em alimentos e suplementos dietéticos como sais relativamente insolúveis. Um pouco de cálcio é liberado dos sais antes de serem absorvidos. O cálcio pode ser solubilizado, tendo como base a maioria dos sais de cálcio, em cerca de 1 hora em um pH ácido (como ocorre no estômago). Entretanto, a solubilização não garante necessariamente uma absorção melhor, pelo fato de o cálcio livre poder se ligar a outros constituintes dietéticos, o que limita sua biodisponibilidade.

Absorção

São dois os processos de transporte responsáveis pela absorção do cálcio, como ocorre em todo o intestino delgado.[1]

- Um dos processos de transporte, que corre essencialmente no duodeno e no jejuno proximal, é saturável,

Tabela 11.1 Macrominerais: funções, conteúdo corporal, sintomas de deficiência e dose diária recomendada

Mineral	Funções fisiológicas selecionadas	Conteúdo aproximado no corpo	Cofatores de enzimas selecionadas	Sintomas de deficiência	Fontes de alimentos selecionadas	RDA/AI
Cálcio	Componente estrutural dos ossos e dentes; associado a processos celulares, contração muscular, coagulação sanguínea e ativação enzimática	1.400 g	Adenilato, ciclase, quinases, proteína-quinase, Ca^{2+}/Mg^{2+}-ATPase (para outros, ver **Tabela 11.3**)	Raquitismo, osteomalácia, osteoporose, tetania	Leite e derivados, sardinhas, moluscos, ostras, nabo e mostarda, brócolis, leguminosas, frutas secas	1.000 mg, 19-50 anos
Cloro	Originalmente ânion; mantém o equilíbrio do pH e a ativação enzimática, e é componente do ácido clorídrico gástrico	105 g		Em crianças: perda de apetite, déficit no crescimento, fraqueza, letargia, hipocalemia severa, acidose metabólica	Sal, alimentos marinhos, leite, carne, ovos	
Magnésio	Componente dos ossos; implicado na transmissão de impulsos nervosos, síntese proteica; cofator enzimático	35 g	Hidrólise e transferência de grupos fosfato pela fosfoquinase; importante em várias reações enzimáticas dependentes de ATP	Hiperexcitabilidade neuromuscular, fraqueza muscular, tetania	Nozes, leguminosas, cereais integrais, hortaliças verdes folhosas	400 mg em homens; 310 mg em mulheres; 19-30 anos
Fósforo	Componente estrutural de ossos, dentes, membranas celulares, fosfolipídios, ácidos nucleicos, coenzimas nucleotídeas, sistema celular de transferência de fosfato de ATP para ADP, regulação do pH	850 g	Ativa muitas enzimas na fosforilação e desfosforilação	Problemas neuromusculares, esqueléticos, hematológicos e cardíacos; raquitismo, osteomalácia	Carne, frango, peixe, ovos, derivados do leite, nozes, leguminosas, grãos, cereais	700 mg, 19+ anos
Potássio	Equilíbrio de água, eletrólitos e pH; transferência da membrana celular	245 g	Piruvato quinase, Na^+/K^+-ATPase	Fraqueza muscular, apatia mental, arritmia cardíaca, raquitismo, fragilidade óssea	Abacate, banana, frutas desidratadas, laranja, pêssego, batata, grãos secos, tomate, farelo de trigo, derivados de leite, ovos	4.700 mg,* 19+ anos
Sódio	Regulação do pH da água e de eletrólitos; transmissão nervosa e contração muscular	105 g	Na^+/K^+-ATPase	Anorexia, náusea, atrofia muscular, crescimento deficiente, perda de peso	Sal, carne, alimentos marinhos, queijo, leite, pão, hortaliças (abundantes na maioria dos alimentos, exceto frutas)	1.500 mg,* 19-50 anos
Enxofre	Componente de aminoácidos que o contém, ácido lipoico e 2 vitaminas (tiamina, biotina)	175 g		Desconhecido	Alimentos proteicos — carne, frango, peixe, ovos, leite, queijo, leguminosas, nozes	Não estabelecido

Abreviações: ATP = trifosfato de adenosina; ADP = difosfato de adenosina.
*Consumo adequado (AI).

exige energia, envolve uma proteína de transporte que se liga ao cálcio (CBP, também denominado calbindina D9k) e é estimulado pelo calcitriol, também chamado de 1,25-di-hidroxicolecalciferol $-1,25\text{-}(OH)_2D_3$ – ou vitamina D. Esse sistema de transporte também é estimulado por dietas pobres em cálcio (<400 mg), que normalmente levam a concentrações reduzidas de cálcio ionizado no plasma e a um aumento na secreção do hormônio da paratireoide (PTH). O crescimento, a gravidez e a lactação também aumentam as necessidades de cálcio e melhoram a absorção. Crianças em fase de crescimento, por exemplo, absorvem até 75% do cálcio dietético, enquanto os adultos têm como média uma absorção de 30%.[2]

A absorção do cálcio envolve um canal epitelial de cálcio, especificamente um canal potencial de receptor temporário (TRP) V6 (abreviado como canal TRPV6) e a proteína de transporte que se liga ao cálcio calbindina 9K, que liga o cálcio para ser transportado para dentro da célula. O calcitriol induz a síntese de calbindina 9K (ver Capítulo 10). Com a idade, entretanto, a absorção de cálcio fica debilitada pela redução da produção renal de calcitriol. Altas concentrações de fósforo no plasma também podem diminuir a produção de calcitriol no rim. A deficiência de estrógeno na menopausa também diminui a absorção de cálcio mediada pela vitamina D.

Após a absorção do cálcio pela borda estriada intestinal, ele é transportado pelo citoplasma da célula intestinal ligada essencialmente à calbindina D9k. Essa ligação minimiza elevações no cálcio intracelular livre, o que ativa vários eventos, conforme será discutido posteriormente nesta seção, em "Funções e Mecanismos de Ação". Portanto, a calbindina D9k não apenas facilita a absorção pela borda estriada, mas também serve como proteína de transporte para carregar o cálcio pelo citoplasma do enterócito até a membrana basolateral (serosal) para extração. Outras proteínas que se ligam ao cálcio, como a calmodulina, podem também facilitar o movimento de cálcio intracelular. A extração do cálcio do enterócito no fluido extracelular exige $Ca^{2+}\text{-}Mg^{2+}$-ATPase, uma enzima que hidrolisa o ATP e libera energia para bombear o Ca^{2+} para fora da célula conforme o Mg^{2+} entra. A bomba $Ca^{2+}\text{-}Mg^{2+}$ é dependente de ATP e

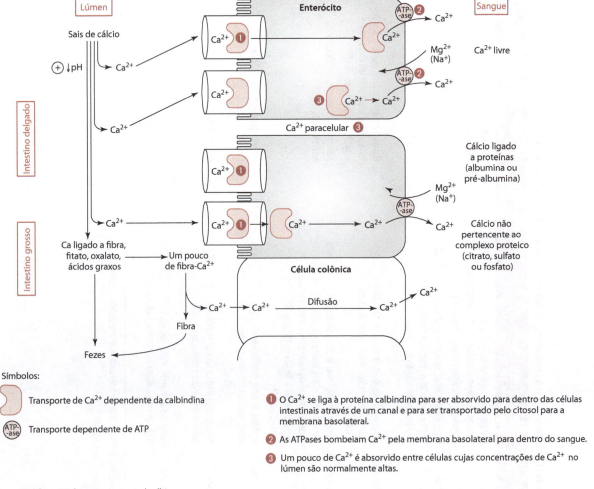

Figura 11.2 Digestão, absorção e transporte do cálcio.

estimulada pela vitamina D. O sódio também pode ser trocado por Ca²⁺ no processo de retirada, na membrana basolateral intestinal. Entretanto, tudo leva a crer que esse sistema contribua pouco para a extração de cálcio das células intestinais.³

- O segundo dos dois processos para a absorção de cálcio é paracelular. Trata-se de um processo passivo (não é necessário transportador ou energia) que ocorre no intestino delgado, mas principalmente no jejuno e íleo. A absorção paracelular ocorre entre células, e não através delas. O processo permite o movimento (difusão) do cálcio por junções de células epiteliais do intestino normalmente muito finas. A absorção paracelular ocorre normalmente quando grandes concentrações de cálcio estão presentes no lúmen e quando existe um gradiente de concentração de cálcio entre o lúmen e o lado basolateral. Há indícios de que elevações nas concentrações de íons de cálcio intracelulares possam mediar o processo através de uma série de reações para eventualmente "abrir" as junções entre células para facilitar a absorção de cálcio. Um estudo demonstrou que os oligossacarídeos de frutose, inulina e outros sacarídeos não digeríveis melhoram a absorção de cálcio paracelular.⁴

O intestino delgado também parece realizar um papel na absorção de cálcio. Bactérias no cólon podem liberar cálcio que se ligou a algumas fibras fermentáveis, como pectinas. De 4% a 10% (ou ~8 mg) do cálcio dietético é absorvido pelo cólon todos os dias, e essa quantidade pode ser maior em pessoas que absorvem menos cálcio no intestino delgado.²

Fatores que influenciam a absorção Há várias substâncias que podem melhorar ou inibir a absorção de cálcio intestinal (**Tabela 11.2**). A vitamina D, conforme mencionado anteriormente, melhora a absorção de cálcio. Ingerir alimentos ou lactose junto com a fonte de cálcio parece melhorar a absorção geral de cálcio, possivelmente através da melhoria da solubilidade.⁵ Acredita-se que os efeitos da lactose na difusão de cálcio, especialmente no íleo, sejam mais expressivos em crianças do que em adultos.⁵ Outros açúcares, açúcar do álcool (como o xilitol) e proteínas também podem melhorar a absorção de cálcio.⁵,⁶

O fitato (também denominado ácido fítico ou mioinositol hexafosfato, ver **Figura 11.8**) inibe a absorção de cálcio. Especificamente, o fitato liga-se ao cálcio e diminui sua disponibilidade, especialmente quando está presente em um fitato: taxa molar de cálcio >0,2. Há indícios de que algumas fibras se liguem ao cálcio para diminuir sua absorção.

A absorção de cálcio no intestino também é inibida pela presença de oxalato, que quela o cálcio e tem uma solubilidade muito baixa (<0,1 mmol/L; acredita-se que a solubilidade ideal seja de cerca de 0,1 a 10,0 mmol/L) e aumenta a excreção fecal de cálcio. O oxalato é encontrado em várias hortaliças (como espinafre, beterraba, berinjela, verduras, quiabo, abóbora), frutas (como groselha, morangos, amoras, framboesas), nozes (noz-pecã, amendoim), bebidas (chá, Ovomaltine®, cacau), entre outros alimentos.

Os cátions bivalentes, junto com outros minerais, podem competir com o cálcio pela absorção intestinal. Por exemplo, o magnésio e o cálcio, que são ambos cátions bivalentes, competem um com o outro pela absorção intestinal sempre que existe um excesso de um deles no trato gastrintestinal. A absorção de cálcio para dietas pobres em cálcio (230 mg ou menos diariamente) que incluem suplementos de zinco (que é outro cátion bivalente) também pode ser prejudicada.⁷

Os ácidos graxos da dieta não absorvidos encontrados em quantidades significativas no trato gastrintestinal e associados à esteatorreia (>7 g de gordura fecal por dia) podem interferir na absorção de cálcio através da formação de "sabões" insolúveis de cálcio (complexos de ácidos graxos com cálcio) no lúmen do intestino delgado. Esses sabões de cálcio não podem ser absorvidos e, por isso, são excretados nas fezes. A esteatorreia é um problema associado a algumas desordens no trato gastrintestinal, como doenças de inflamação intestinal, bem como a desordens que afetam o pâncreas, como pancreatite e fibrose cística.

A absorção de cálcio advindo de suplementos varia, dependendo do sal de cálcio. Em um estudo, a absorção de cálcio (250 mg) foi de 39% +/−3% para o carbonato de cálcio, 32% +/−4% para o acetato de cálcio, 32% +/−4% para o lactato de cálcio, 30% +/−3% para o citrato de cálcio e 27% +/−3% para o gliconato de cálcio.¹ Outros estudos sugerem que a absorção de formas queladas de cálcio, como citrato de cálcio, cálcio citrato malato e gliconato de cálcio, é melhor que a do carbonato de cálcio.⁸,⁹ A ingestão de suplementos que forneceram 250 mg de cálcio vindo do citrato malato de cálcio resultou em uma absorção de 35%. No caso de cálcio derivado de monofosfato de cálcio, constataram-se 25% de absorção. O carbonato de cálcio, que é uma forma de cálcio suplementar muito usada, é relativamente barato, com cerca de 40% de cálcio por peso. Entretanto, o carbonato de cálcio vindo de conchas de ostras fossilizadas ou de dolomita pode estar contaminado com alumínio e chumbo, e, por isso, não deve ser usado.⁹ Preparações de farinha de ossos também podem conter chumbo e devem ser evitadas. Como a quantidade de cálcio varia entre suplementos, para obter 500 mg de cálcio, uma pessoa precisaria ingerir 5,49 g de gliconato de cálcio, 3,53 g de lactato de cálcio, 2,37 g de citrato de cálcio, 2,16 g de acetato de cálcio ou 1,26 g de carbonato de cálcio.¹

Em geral, a absorção de cálcio em adultos está na média de cerca de 30%, que é a estimativa usada para obter recomendações para consumo nesses indivíduos.²

Estudos relatam que a absorção de cálcio oriundo de derivados de leite está na faixa de 20% a 35%.[1,2,10-12]

Transporte

No sangue, o cálcio é transportado de três formas. Parte dele (~40%) é ligado a proteínas, principalmente albumina e pré-albumina. Um pouco de cálcio (até ~10%) é ligado a um complexo de sulfato, fosfato ou citrato. Cerca de 50% do cálcio é encontrado livre (ionizado) no sangue.

Regulação das concentrações de cálcio

As concentrações de cálcio são precisamente controladas tanto intra quanto extracelularmente.

Regulação da concentração de cálcio extracelular Três hormônios principais estão envolvidos na homeostase de cálcio no sangue (que é extracelular): PTH, calcitriol e calcitonina. Esta seção descreve cada um desses hormônios e suas ações envolvendo o cálcio; o calcitriol e o PTH são discutidos juntos. Um resumo da regulação de cálcio é apresentado na **Figura 11.3**.

Tabela 11.2 Interações entre o Cálcio e alguns nutrientes/substâncias

Nutrientes/substâncias promotores da absorção de cálcio	Nutrientes/substâncias inibidores da absorção de cálcio
Vitamina D	Fibra
Açúcares e açúcares do álcool	Fitato
Proteína	Oxalato
	Cátions bivalentes excessivos (Zn, Mg)
	Ácidos graxos não absorvidos

Nutrientes promotores da excreção urinária de cálcio	Nutrientes cuja absorção pode ser inibida por causa do excesso de cálcio
Sódio	Ferro
Proteína	Ácidos graxos
Cafeína	

- O PTH é secretado das principais células da glândula paratireoide. A secreção de PTH é influenciada pelas concentrações de plasma, especialmente do cálcio, mas também do magnésio. Com baixas concentrações de cálcio no plasma, a secreção de PTH é elevada, e a secreção de calcitonina da glândula tireoide, diminuída. Receptores sensíveis ao cálcio (CaR), especialmente na glândula paratireoide e no rim (túbulo), parecem monitorar as concentrações de cálcio e de magnésio no sangue. Concentrações elevadas de cálcio e magnésio parecem iniciar uma mudança conformacional em uma porção exterior do receptor que, através de um mensageiro secundário, sinaliza a glândula paratiroide para reduzir a liberação de PTH.

- O PTH, sozinho ou com calcitriol, aumenta as concentrações de cálcio no fluido extracelular (plasma) através de interações com rins, intestinos e ossos. No rim, o PTH aumenta a síntese de calcitriol a partir da 25-OH vitamina D pela 1-hidroxilase. A produção de calcitriol resulta em uma reabsorção tubular renal de cálcio elevada pela calbindina D28k (que é um transportador de cálcio dependente de vitamina D encontrado nos rins). O calcitriol realiza funções similares no intestino, onde estimula a síntese de calbindina D9k. Especificamente, acredita-se que o calcitriol interaja com receptores da vitamina D no citosol do enterócito e, após o transporte ao núcleo, ligue-se ao DNA e induza a transcrição de genes que codificam a calbindina D (ações genômicas). A calbindina D funciona como a proteína que se liga ao cálcio para promover sua absorção. Também se cogita que o calcitriol induza mudanças nas membranas das células intestinais para melhorar a absorção de cálcio (ações não genômicas). Nos ossos, o PTH interage com receptores em osteoblastos (células construtoras de ossos) que enviam sinais aos osteoclastos (células que destroem e digerem ossos). As proteases lisossômicas e os ácidos nos osteoclastos são liberados e degradam os ossos (promovem a reabsorção), fazendo que o cálcio seja liberado de sais de cálcio amorfos no osso (encontrados principalmente na superfície óssea). Bombas de cálcio, ao serem ativadas, bombeiam cálcio pela membrana óssea (periósteo) na superfície do osso, e outra, para dentro do fluido ósseo e do sangue. O calcitriol também pode estar envolvido nesse processo. Portanto, o principal efeito do PTH e do calcitriol é elevar as concentrações de cálcio no soro para a taxa normal.

- A calcitonina é sintetizada nas células parafoliculares da glândula tireoide. Contrastando com o PTH, a calcitonina estimula os osteoblastos e diminui o Ca^{2+} do soro através da inibição da atividade dos osteoclastos, evitando, portanto, a mobilização de Ca^{2+} dos ossos. A calcitonina também pode inibir a produção de vitamina D ativa e diminuir a reabsorção de cálcio renal, promovendo, portanto, a excreção de cálcio do corpo. A **Tabela 11.3** resume as ações do hormônio paratiroide, da vitamina D e da calcitonina.

Tabela 11.3 Resumo dos efeitos do hormônio paratireoide (pth), do calcitriol e da calcitonina no equilíbrio de cálcio

	PTH	Calcitriol	Calcitonina
Cálcio no soro	↑	↑	↓
Cálcio nos ossos	↓	*	↑
Reabsorção de cálcio renal	↑	↑	↓
Absorção de cálcio intestinal	↑	↑	Nenhum efeito

*Funciona com PTH.

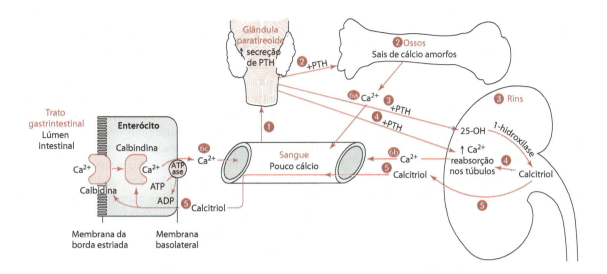

1. O baixo cálcio sanguíneo sinaliza à glândula paratireoide que libere o hormônio da paratireoide (PTH) no sangue.
2. O PTH liga-se a receptores de células ósseas e ativa a reabsorção ou quebra de minerais ósseos para a liberação de cálcio no sangue.
3. O PTH age nos rins para sintetizar a forma ativa de vitamina D, calcitriol.
4. O PTH e o calcitriol promovem a reabsorção do cálcio do rim e para o sangue.
5. O calcitriol deixa o rim e viaja para o intestino, onde promove a síntese da calbindina, que facilita a absorção de cálcio pela membrana da borda estriada de células intestinais e seu transporte no citoplasma celular.
6. O cálcio entra no sangue (a) após ser liberado dos ossos, (b) após ser liberado dos rins e (c) depois de ser absorvido pelas células intestinais.

Figura 11.3 Resumo da regulação de cálcio no sangue pelo hormônio da paratireoide (PTH) e pelo calcitriol (também denominado 1,25(OH)$_2$ vitamina D) em resposta a baixas concentrações de cálcio no sangue.

Regulação das concentrações de cálcio intracelular Baixas concentrações de Ca^{2+} (100 nmol/L ou aproximadamente 0,0001 da concentração no fluido extracelular) são mantidas dentro do citoplasma das células. Em resposta à ativação celular pela despolarização, por neurotransmissores ou hormônios, o cálcio entra no citoplasma das células diretamente de locais extracelulares através de difusão transmembrana ou por canais (como os canais lentos dependentes de voltagem ou canais dependentes de agonistas). Os segundos mensageiros também podem aumentar os níveis de cálcio citoplasmático através do estímulo da liberação de cálcio de locais intracelulares como o retículo endoplasmático e a mitocôndria. Esse fluxo de cálcio captado por organelas no citoplasma normalmente exige uma proteína carreadora, um antiporto.

Elevar a concentração de Ca^{2+} citosólico permite que o Ca^{2+} realize suas funções celulares. De qualquer forma, após a liberação de Ca^{2+} no citoplasma, as concentrações de cálcio voltam rapidamente para seus níveis normais. Para obter concentrações de repouso, o cálcio é exportado de células por bombas de cálcio dependentes de ATP. Esses transportadores (bombas) pedem sódio ou magnésio e bombeiam o Ca^{2+} para fora da célula para ajudar a manter baixas concentrações intracelulares. Além disso, o cálcio pode ser isolado (armazenado) em organelas como a mitocôndria, o retículo endoplasmático, o núcleo

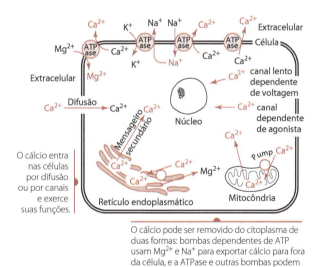

O cálcio pode ser removido do citoplasma de duas formas: bombas dependentes de ATP usam Mg^{2+} e Na$^+$ para exportar cálcio para fora da célula, e a ATPase e outras bombas podem isolar o cálcio em organelas, como o retículo endoplasmático ou a mitocôndria.

Figura 11.4 Regulação das concentrações de cálcio intracelular.

e as vesículas. O cálcio, por exemplo, é bombeado por uma bomba de Ca^{2+}/Mg^{2+}-ATPase para dentro do retículo endoplasmático (ou sarcoplasmático), enquanto uma bomba de Ca^{2+} pode tirar o Ca^{2+} do citoplasma para dentro da matriz citoplasmática para ser armazenado até quando a célula precisar dele. Dentro de organelas, o cálcio se liga a proteínas (como a calsequestrina) no retículo sarcoplasmático ou pode formar um complexo com fosfato, como na mitocôndria. A **Figura 11.4** ilustra os mecanismos de controle celular das concentrações de cálcio.

FUNÇÕES E MECANISMOS DE AÇÃO

O cálcio tem função na mineralização de ossos, dos quais existem dois tipos: ossos corticais e trabeculares (**Figura 11.5**). A maioria dos ossos possui uma camada externa de osso cortical que cerca o osso trabecular. Alguns ossos também contêm uma cavidade para a medula óssea. As características dos ossos corticais e trabeculares são as seguintes:

Osso cortical
- é compacto ou denso;
- representa cerca de 75% a 80% do total ósseo no corpo;
- é formado de camadas de proteína mineralizada (principalmente colágeno);
- é encontrado principalmente nas superfícies de todos os ossos e na fossa dos ossos longos de braços, pernas e pulso.

Osso trabecular
- tem uma aparência esponjosa;
- representa cerca de 20% a 25% dos ossos no corpo.
- é composto de um sistema interconectado de proteínas mineralizadas (principalmente colágeno);
- é encontrado em concentrações relativamente altas no esqueleto axial (vértebras e região pélvica).

O osso trabecular é mais ativo metabolicamente, com uma alta taxa de reposição, sendo, portanto, seu cálcio esvaziado mais rapidamente, em caso de ocorrência de ingestão deficiente de cálcio, do que o osso cortical. Apesar das diferenças entre os ossos corticais e trabeculares, todos os ossos exigem mineralização, o que envolve principalmente cálcio, fósforo e magnésio, mas também outros minerais.

Mineralização óssea

Aproximadamente 99% do cálcio corporal total é encontrado em ossos e dentes. Cerca de 60% a 66% do peso dos ossos é de minerais, sendo os 34% a 40% restantes compostos de água, substância fundamental e proteínas. Os minerais, ou a porção principalmente inorgânica do osso, são constituídos, em grande parte, de cálcio e fósforo, incluindo também fluoreto, magnésio, potássio, sódio, estrôncio e grupos hidroxila. Os grupos hidroxila fazem parte da **hidroxiapatita**, que é uma substância cristalina similar a ripas, encontrada ligada a proteínas nos ossos e dentes. Também é encontrado carbonato em ossos, geralmente associado com cálcio, potássio e sódio.

As partes orgânicas dos ossos contêm algumas proteínas e substâncias fundamentais, que formam a medula óssea ou sustentação. Entre as proteínas ósseas, encontra-se principalmente o colágeno (cerca de 85%-90% das proteínas). Há também pequenas quantidades de osteonectina, osteopontina, sialoproteína óssea, osteocalcina (também denominada proteína Gla óssea, que é abreviada por BGP) e proteína Gla da matriz (abreviada por MGP). As duas últimas proteínas dependem da vitamina K para que seus resíduos de ácidos glutâmicos sejam carboxilados, funcionando na ligação de cálcio e na modificação da medula. O cálcio facilita interações entre proteínas ou entre proteínas e fosfolipídios em membranas celulares. A osteonectina é uma fosfoproteína que se liga tanto ao cálcio quanto ao colágeno. A osteopontina se liga tanto à hidroxiapatita como a células ósseas. A substância fundamental óssea é formada principalmente de glicoproteínas e proteoglicanos. As glicoproteínas são formadas de proteínas ligadas covalentemente a cadeias de carboidrato normalmente curtas. Os proteoglicanos são similares a glicoproteínas, mas são normalmente maiores, com cadeias de carboidrato maiores; temos como exemplo a condroitina 4-sulfato, o ácido hialurônico e o sulfato de queratano.

Dos três tipos principais de células ósseas (osteoblastos, osteócitos e osteoclastos), os osteoblastos recebem o nome de células construtoras de ossos e são originários da medula óssea. Sob a influência do PTH, calcitriol, estrógeno, entre outros hormônios, os osteoblastos secretam colágeno e outras proteínas, como também substância fundamental – na verdade, matriz extracelular (também denominada osteoide) que cerca as células ósseas. À medida que os osteoblastos secretam as proteínas e a substância fundamental e ocorre a mineralização, eles ficam embutidos nas proteínas e na matriz da substância fundamental. À medida que mais osteoblastos ficam embutidos na matriz, e com a ocorrência de mudanças morfológicas, eles se transformam em osteócitos (osteoblastos que foram incorporados na matriz óssea), que são importantes para a manutenção da integridade do osso que os cerca.

Os osteócitos e outras células corporais (osteoblastos e osteoclastos) se comunicam uns com os outros através de processos longos. Os processos são encontrados em canais chamados canalículas. Nos ossos, há também um quarto tipo de célula: célula de revestimento. As células de revestimento são relativamente finas e formam uma membrana chamada periósteo, que cobre a superfície óssea. Essa membrana também contém bombas de cálcio e separa os ossos do fluido ósseo. Portanto, os ossos não estão em contato direto com a circulação sistêmica.

Durante a mineralização, o cálcio, o fósforo, o magnésio e outros minerais entram no fluido ósseo vindos do sangue, e ligam-se a proteínas dos ossos e à substância fundamental. O cálcio está essencialmente presente como

Ca^{2+} ou em formas amorfas (de forma não ou pouco cristalina), como $Ca_3(PO_4)_2$. Nos ossos, as outras formas amorfas de minerais incluem o carbonato ligado ao cálcio, ao fósforo ou ao magnésio, e, por exemplo, o $Ca_3(PO_4)_2$ (tricálcio fosfato), o $Mg_3(PO_4)_2$ (trimagnésio fosfato) e o $CaHPO_4 \cdot 2H_2O$ (brushita). Esses sais são eventualmente convertidos em compostos mais cristalinos, como $Ca_8H_2(PO_4)_6 \cdot 5H_2O$ (octacálcio fosfato), como também em cristais hidroxiapatita $Ca_{10}(PO_4)_6(OH)_2$. Acredita-se que os osteoblastos secretem substâncias na superfície do osso, que melhoram a precipitação ou o depósito de cálcio e de outros minerais. Essas substâncias também quebram substâncias liberadas pelos osteoclastos que evitam a mineralização óssea. Não está claro se os osteoblastos facilitam o movimento do cálcio e de outros minerais do sangue ao fluido corporal, e então à superfície óssea. O processo de calcificação e de mineralização da matriz óssea ainda precisa ser mais bem estudado.

Os osteoclastos, que são outro tipo de célula óssea, são células grandes e multinucleares (com cerca de dois a dez núcleos) que reabsorvem (quebram) ossos previamente feitos. Essas células ligam-se em uma área seleta da superfície óssea e iniciam o processo de degradação. Acredita-se que a reabsorção se inicie quando duas proteínas, que são o fator estimulador de colônias macrofágicas (M-CSF) e o ligante do receptor do NFkB (RANKL), são produzidas pelos osteoblastos. Essas proteínas, por sua vez, se ligam a receptores RANK em células precursoras de osteoclastos para estimular sua proliferação e diferenciação. Para regular o processo, os osteoblastos também produzem osteoprotegerina, que é uma proteína que se liga ao RANKL para evitar que ele se ligue a receptores de células osteoclásticas. Os osteoclastos contêm lisossomos que liberam ácidos (como os ácidos cítrico e láctico) e enzimas (como proteases e hidrolases) capazes de quebrar a proteína e matriz óssea e dissolver complexos minerais amorfos. Os osteoclastos respondem ao PTH, ao calcitriol e à calcitonina, entre outros hormônios e compostos sinalizadores. Os osteoclastos têm um papel importante na elevação das concentrações de cálcio sanguíneo a um nível normal em períodos de ingestão inadequada de cálcio e contribuem com a fragilidade óssea e com a osteoporose caso não seja equilibrado por uma formação óssea adequada.

Em crianças e adolescentes, a reposição esquelética ocorre de modo que a formação de osso seja superior à sua reabsorção. A reposição esquelética continua na idade adulta, com o pico da massa óssea no início da vida adulta. Durante a quinta década, a massa óssea começa a cair. Embora a necessidade de cálcio na modelagem óssea seja contínua, seus maiores benefícios na promoção da formação de uma massa esquelética robusta ocorrem durante o crescimento ósseo linear e os anos que o se-

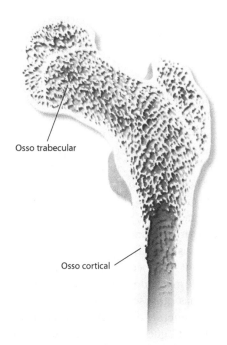

Figura 11.5 O osso trabecular é a rede enlaçada de cristais que contêm cálcio e preenchem o interior.

guem imediatamente. Os fatores dietéticos envolvidos na osteoporose, que é uma condição caracterizada por uma massa óssea diminuta, são apresentados na seção "Perspectiva – Osteoporose e dieta" – deste capítulo.

Outros papéis

Uma pequena quantidade (1%) de cálcio corporal (que não está associada a ossos, ou não óssea) é encontrada tanto intracelularmente dentro de organelas, como mitocôndria, retículo endoplasmático (retículo sarcoplasmático em músculos), núcleo e vesículas, quanto extracelularmente, no sangue, na linfa e nos fluidos corporais. Do cálcio no plasma sanguíneo, cerca de 50% são ionizados (Ca^{2+}). Esse cálcio ionizado é ativo, o que significa que as várias funções regulatórias do cálcio são realizadas por <0,5% do cálcio corporal total. O cálcio não ósseo é essencial para vários processos, como coagulação sanguínea, condução nervosa, contração muscular, regulação enzimática e permeabilidade de membranas. A transmissão de nervos aos músculos, por exemplo, exige cálcio. Quando um impulso nervoso é transmitido para o fim de um neurônio motor, ele eleva a permeabilidade da terminação nervosa ao cálcio. O cálcio, então, entra na terminação nervosa e ativa a liberação de acetilcolina. A acetilcolina se espalha e se liga aos receptores, nos músculos. Essa ligação, por sua vez, ativa elevações na condutabilidade de sódio e potássio da membrana, causando um influxo de sódio e uma despolarização. O potencial de ação resultante é conduzido pela fibra muscular para iniciar a contração.

Para realizar muitas de suas funções, o cálcio entra no citosol da célula, geralmente em resposta a uma variedade de hormônios e neurotransmissores. O cálcio também pode ser liberado dentro do citosol de seus locais de armazenamento intracelulares nas organelas. A elevação consequente da concentração de Ca^{2+} do citosol pode afetar as funções celulares diretamente ou funcionar através da ligação de proteínas que se ligam ao cálcio. Por exemplo, uma quantidade maior de Ca^{2+} livre pode ligar neutrófilos e ativar a fosfolipase A_2 plaquetária, hidrolisando ácidos graxos como o ácido araquidônico a partir dos fosfolipídios das membranas celulares. O ácido araquidônico recém-liberado pode, por sua vez, ser metabolizado para formar tromboxanos, prostaglandinas ou leucotrienos. A fosfodiesterase, que hidrolisa o AMP cíclico (cAMP) em 5'AMP, é também dependente do Ca^{2+}. O AMP cíclico, que é formado do ATP pelo adenilato ciclase, ativa as proteínas quinases, influenciando, portanto, o metabolismo intermediário. O cálcio também ativa a proteína quinase C, que está envolvida em alguns processos celulares, como enzimas fosforilantes que ativam ou desativam vias metabólicas. A **Tabela 11.4** lista outras enzimas que podem ser afetadas diretamente pelo Ca^{2+} citosólico livre elevado ou através de aumentos de Ca^{2+} ligados a proteínas. A **Figura 11.6** mostra um exemplo da liberação de cálcio intracelular de locais intracelulares e algumas das ações do cálcio.

Em vários processos, o cálcio funciona através de interações com proteínas de ligação. Na verdade, as concentrações de Ca^{2+} promovem a ligação do cálcio em qualquer uma das várias proteínas que se ligam a ele. A calmodulina, que é um exemplo de proteína que se liga ao cálcio, parece operar na maioria das células. A calmodulina é formada de dois lóbulos globulares similares juntados por uma hélice longa. Cada lóbulo contém dois locais de ligação com Ca^{2+}, e, portanto, a calmodulina como um todo se liga a quatro íons de cálcio por molécula. A ligação do Ca^{2+} ativa a calmodulina ao mudar sua conformação (**Figura 11.7**), permitindo, portanto, que ele estimule ou interaja com alguns processos ou enzimas macromoleculares. Apresentamos, a seguir, alguns exemplos de enzimas que dependem da calmodulina:

- Calcineurina: fosfatase que desfosforila e desativa canais de cálcio.
- Quinase de cadeia leve de miosina: fosforila a cadeia leve da miosina e, após uma sequência de eventos, causa a contração de músculos lisos.
- Fosforilase quinase: ativa a fosforilase (que é a enzima responsável pela glicogenólise, ou seja, degrada o glicogênio para glicose $1-PO_4$).
- Quinases cálcio-calmodulina: existem várias e com numerosas funções.

Outro exemplo de proteína que se liga ao cálcio é a troponina C, encontrada no músculo esquelético. O músculo esquelético estimulado por impulsos nervosos (tendo a acetilcolina como neurotransmissor) ativa concentrações elevadas de cálcio. O cálcio pode, então, se ligar à troponina C, permitindo a contração muscular. A estrutura da troponina C, com seus quatro pontos de ligação de cálcio, lembra em muito a da calmodulina. Similar à calmodulina, a mudança conformacional na troponina C causada pela ligação com o Ca^{2+} permite uma interação entre a actina e a miosina, resultando na contração muscular. Assim que a membrana plasmática é repolarizada, o cálcio é bombeado de volta para o retículo sarcoplasmático, a troponina C libera seu cálcio ligado, e a miosina e a actina não mais interagem. A **Tabela 11.4** apresenta outras enzimas dependentes de cálcio ou de calmodulina.

Tabela 11.4 Algumas enzimas reguladas por cálcio e/ou calmodulina

Adenilato ciclase	Miosina quinase
Proteína quinase dependente de Ca	NAD quinase
Ca/Mg-ATPase	Óxido nítrico sintase
Proteína quinase dependente de Ca/fosfolipídios	Fosfolipase A_2
Cinase	Fosforilase quinase
Fosfodiesterase de nucleotídeos cíclicos	Piruvato carboxilase
Glicerol 3-fosfato desidrogenase	Piruvato desidrogenase
Glicogênio sintase	Piruvato quinase
Guanilato ciclase	

Interações com outros nutrientes

O cálcio interage com vários nutrientes não apenas na superfície absorsiva das células intestinais, mas também dentro do corpo. Já foram abordadas algumas inter-relações entre o cálcio e outros nutrientes e substâncias na seção que trata de absorção de cálcio. Algumas outras são abordadas aqui e listadas na **Tabela 11.2**.

O fósforo é particularmente interessante, uma vez que, durante décadas, acreditou-se que algumas taxas dietéticas entre cálcio e fósforo deviam ser mantidas. Embora ainda se considere que taxas específicas sejam necessárias para bebês e crianças, não se acredita mais que elas sejam tão importantes para adultos. Dietas pobres em cálcio e ricas em fósforo são comuns nos Estados Unidos. A ingestão prolongada de dietas ricas em fósforo mas pobres em cálcio podem ter como resultado um hiperparatiroidismo secundário brando. Conceituou-se que esse hiperparatiroidismo leva a uma perda de cálcio de ossos e à secreção de cálcio no trato gastrintestinal. Entretanto, não foram mostradas elevações consistentes na reabsorção óssea.[13,14] Além disso, mostrou-se que a reabsorção de minerais ósseos é menor quando as concentrações de fósforo plasmático estão altas (e não bai-

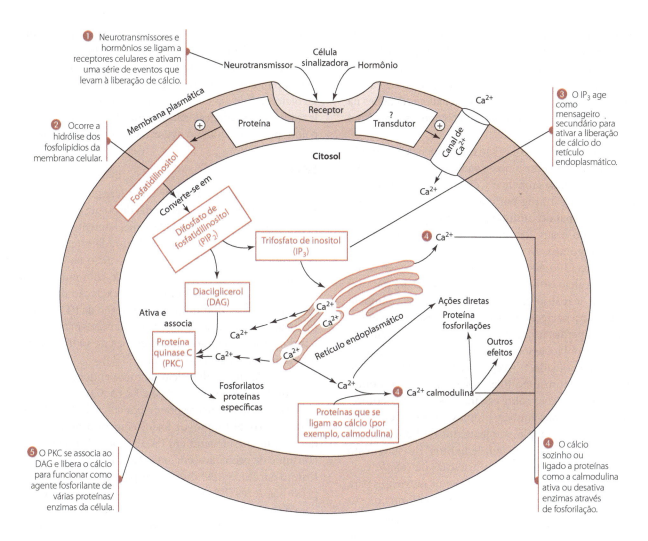

Figura 11.6 Algumas ações intracelulares do cálcio.

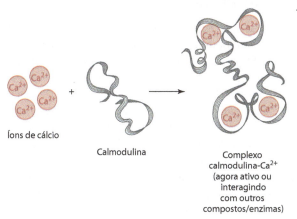

Figura 11.7 Representação esquemática da mudança estrutural que ocorre na calmodulina após a ligação a íons de cálcio (Ca^{2+}).

xas) em qualquer concentração de PTH.[13-20] São necessários estudos adicionais que investiguem os efeitos de dietas ricas em fósforo e pobres em cálcio na reabsorção e aquisição óssea.

O uso de suplementos de cálcio para inibir a absorção de fósforo é conhecido há anos. A inibição da absorção de fósforo é importante para o tratamento de doenças do rim, porque, diante da insuficiência renal, a excreção de fósforo é debilitada e as concentrações de fósforo no plasma sobem consideravelmente acima do normal. Por décadas, o cálcio em grandes quantidades (2-3 g por dia) foi prescrito para pacientes com insuficiência renal para inibir a absorção de fósforo e, assim, ajudar a baixar as concentrações de fósforo no plasma. Os suplementos de cálcio não são mais normalmente usados para tal, uma vez que se descobriu que estava ocorrendo um depósito de fosfato de cálcio em tecidos moles.

Muitas interações entre o cálcio e outros nutrientes ou substâncias (incluindo proteínas, sódio, cafeína, álcool e boro) ocorrem no rim, promovendo a perda de cálcio do corpo. A proteína da dieta, por exemplo, promove perdas de cálcio urinário.[21-24] Entretanto, fora isso, a proteína eleva a absorção de cálcio e diminui sua secreção no trato gastrintestinal para não causar mudanças no metabolismo do cálcio total corporal.[22,25] Além do mais, muitos alimentos que contêm proteínas também têm fósforo, o que diminui a excreção de cálcio. Portanto, normalmente, a proteína não tem efeito negativo no balanço de cálcio. Essa interação também é discutida em maiores detalhes na seção "Perspectiva" que trata de osteoporose, no final deste capítulo.

A excreção de sódio e cálcio está associada no túbulo renal proximal. O consumo de sódio de 500 mg por dia, por exemplo, pode aumentar a excreção de cálcio urinário em cerca de 10 mg por dia.[26,27] Veja a seção "Perspectiva" no final do capítulo para ter acesso a uma análise do sódio e sua ligação aos ossos (osteoporose) e pressão sanguínea.

A cafeína (300-400 mg) produz apenas pequenas elevações no cálcio urinário (0,25 mmol ou 10 mg por dia) ao reduzir a reabsorção renal, entretanto ela também pode elevar a secreção de cálcio no intestino, levando, portanto, a perdas fecais endógenas.[18,28-30] O consumo de cafeína e álcool foi associado ao risco de fraturas em mulheres de meia-idade.[30,31] Veja a seção "Perspectiva" que trata de osteoporose no final deste capítulo para obter maiores informações sobre cafeína, ossos e osteoporose.

Outros minerais também promovem perdas de cálcio no corpo. Por exemplo, suplementos de boro (3 mg), quando ingeridos com suplementos de magnésio (200 mg), elevaram as perdas urinárias de cálcio.[32]

O cálcio também interage com alguns nutrientes para inibir sua absorção no corpo. O cálcio, na forma de suplementos dietéticos (que fornecem até 600 mg de cálcio em várias formas, como o citrato de cálcio) ou na forma de alimentos naturais, diminui significativamente a absorção de ferro não heme em uma relação dependente das doses.[33-35] Acredita-se que o cálcio afete a absorção de ferro dentro do enterócito, e não na borda estriada. Essa relação foi documentada em vários estudos, ocorrendo principalmente quando o cálcio e o ferro são ingeridos junto com alimentos. A suplementação de cálcio, entretanto, não parece afetar negativamente o estado do ferro.

A absorção de chumbo é inversamente relacionada ao consumo dietético de cálcio.[36] Um consumo dietético pobre em cálcio também está associado ao acúmulo de chumbo no sangue e em órgãos.[37]

O cálcio também pode diminuir a absorção de ácidos graxos, influenciando, portanto, as concentrações de lipídios no soro e o perfil da bile de ácidos graxos. O cálcio pode intervir na inibição da reabsorção de ácido biliar no íleo, exigindo o uso de colesterol corporal para a síntese de bile adicional. O cálcio também pode se ligar diretamente aos ácidos graxos no intestino delgado para formar "sabões" insolúveis que são secretados nas fezes. A ingestão de carbonato de cálcio (que fornece 1.200-3.000 mg de cálcio) resultou em diminuições significantes no colesterol total e na lipoproteína de baixa densidade, e elevações significantes na lipoproteína de alta densidade.[38-41] Tais mudanças podem diminuir o risco de doenças coronárias. A suplementação de cálcio de 2 g ou 3 g diariamente reduziu as concentrações de quenodeoxicolato na bile e a razão de litocolato:desoxicolato nas fezes.[42] Tais mudanças são favoráveis ao ambiente do cólon, podendo ajudar a evitar o câncer nessa região.

Excreção

O cálcio é excretado na urina e nas fezes, embora aproximadamente 182 mg (uma média de 60 mg) possam ser perdidos diariamente pela pele, especialmente com suor extremo.[43] A maioria do cálcio é filtrada e reabsorvida pelo rim, de forma que as perdas de cálcio na urina sejam de cerca de 100 a 240 mg por dia, com uma média de aproximadamente 170 mg.[43,44] A excreção de cálcio urinário pode ser diminuída pela secreção de PTH, como também na presença de fósforo, potássio, magnésio e boro, e pode ser elevada pela presença de sódio, proteínas, boro mais magnésio e cafeína.[22-33,45]

As perdas fecais de cálcio de fonte endógena vão de cerca de 45 a 100 mg por dia[43] ou 3,29 ± 0,83 nmol/dia.[46] O consumo de fósforo responde por cerca de 20% da variação pelo qual 1 mmol de fósforo ingerido eleva as perdas de cálcio endógeno em 0,037 mmol. Entretanto, o consumo de proteínas (encontradas normalmente com o fósforo em alimentos) diminui as perdas de cálcio endógeno nas fezes.[25,46] As perdas fecais podem aumentar com o consumo de fitato e oxalato e de magnésio em excesso, e em pessoas com desordens que geram uma má absorção de gorduras.

Dose diária recomendada

Em 2010, as recomendações da Food and Nutrition Board para o cálcio foram revisadas com o estabelecimento de EAR e RDA para o mineral. A RDA é de 1.000 mg por dia para homens e mulheres adultos de 19 a 50 anos, incluindo mulheres durante os períodos de gravidez e lactação.[2] Para mulheres de 51 anos ou mais, a RDA de cálcio aumenta para 1.200 mg por dia. Em homens a RDA continua em 1.000 mg entre 51 e 70 anos e aumenta para 1.200 mg em maiores de 78 anos.[2] Não era recomendado cálcio adicional para mulheres que estivessem passando por reposição hormonal ou de estrógeno durante o período pós-menopausa, por ele não evitar a perda óssea (trabecular) que ocorre nos cinco primeiros anos após a menopausa.[47]

Um núcleo de estudos sobre osteoporose do National Institutes of Health (NIH) também enviou recomendações para o consumo de cálcio. Repetindo as recomendações de consumo adequado, o grupo do NIH recomenda que adultos ingiram 1.000 mg por dia; entretanto, para mulheres no período pós-menopausa que não estão recebendo tratamento de estrógeno, é sugerido um consumo de 1.500 mg/dia.[48] O grupo do NIH faz essa distinção entre mulheres que recebem ou não tratamento com estrógeno porque este influencia a mineralização óssea, e, sem a substituição de estrógeno, mulheres na pós-menopausa passam por uma rápida perda de minerais ósseos. Acredita-se que um nível de 1.500 mg seja associado à retenção máxima de cálcio, e um consumo diário >1.500 mg é visto como a quantidade-limite, já que, se for ultrapassada, não produzirá elevações adicionais na retenção de cálcio.[48,49] O grupo do NIH também recomendou um consumo de 1.500 mg para homens que tenham 65 anos ou mais, um patamar maior que os 1.200 sugeridos para homens e mulheres com idade de 51 anos ou mais pela Food and Nutrition Board.[2] As páginas finais deste livro fornecem as AIs para o cálcio para outros grupos etários.

A Food and Drug Administration aprovou algumas determinações para a saúde associada ao cálcio nos Estados Unidos. Um preceito que usamos como exemplo é "Exercícios regulares e uma dieta suficientemente saudável em cálcio ajuda mulheres brancas e asiáticas adolescentes em início da vida adulta a manter uma boa saúde óssea, podendo reduzir o risco de osteoporose mais tarde".[50] Outra afirmação adicionada ao enunciado previamente preparado para os alimentos que fornecem 40% ou mais do valor diário (1.000 mg) diz: "O consumo adequado de cálcio é importante, mas um consumo diário acima de cerca de 2.000 mg provavelmente não fornecerá nenhum benefício adicional".[50] Alimentos que observam esses preceitos não devem fornecer mais fósforo do que cálcio em uma base peso a peso.[50]

Deficiência

O consumo inadequado de cálcio, sua má absorção, as perdas excessivas desse macromineral ou a combinação desses fatores contribuem para uma deficiência de cálcio. O consumo inadequado de cálcio afeta principalmente ossos e músculos. Ocorre raquitismo em crianças quando a quantidade de adição de cálcio por unidade de medula óssea é deficiente. Baixos níveis de Ca^{2+} ionizado livre no sangue (hipocalcemia) podem resultar em **tetania**, que é uma doença caracterizada por contrações musculares intermitentes que não conseguem relaxar, especialmente nos músculos dos braços e da pernas (extremidades). Dores musculares, espasmos musculares e parestesia (falta de sensibilidade e formigamento nas mãos e nos pés) também são sinais comuns de tetania. Em adultos que têm deficiência de cálcio, ocorre a osteoporose, que é a perda de massa óssea (matriz proteica e minerais ósseos). Essa perda aumenta a fragilidade óssea e o risco de fraturas. Osteoporose e dieta são abordadas mais detalhadamente na "Perspectiva" do final do capítulo.

Grande parte da população norte-americana, particularmente as mulheres acima de 12 anos, não consome as quantidades de cálcio recomendadas. O consumo inadequado de cálcio durante o período de mineralização óssea é uma preocupação por causa da alta incidência de osteoporose em mulheres idosas e pela forte correlação entre a densidade óssea atual e o consumo de cálcio no passado.[2] Vários estudos relataram os efeitos positivos decorrentes do consumo de cálcio dietético adequado, suplementos de cálcio ou ambos nos casos de perda óssea relacionada à idade.[51] Entre as populações associadas a uma necessidade elevada de cálcio, encontram-se aquelas com dietas ricas em fitato, má absorção de gordura, imobilização (que promove a perda de cálcio dos ossos), reduzido tempo de trânsito gastrintestinal e uso de longo prazo de diuréticos de tiazida (que aumentam a excreção de cálcio na urina).

Além da osteoporose, o consumo deficiente de cálcio (em longo prazo) também foi associado ao desenvolvimento de hipertensão, câncer de cólon e obesidade ou peso corporal elevado. Existe uma relação inversamente proporcional entre o cálcio e a pressão sanguínea (conforme diminui o consumo de cálcio, a prevalência de hipertensão aumenta), com uma grande tendência ao consumo de cálcio <600 mg/dia.[52,53] A "Perspectiva Macrominerais e Hipertensão", no final desse capítulo, trata dessa relação. Também se acredita que o cálcio diminua o risco de câncer de cólon através de sua capacidade de ligar (e elevar a excreção de) ácidos da bile e ácidos graxos livres, que agem como promotores do câncer através da indução da hiperproliferação de células no cólon. O câncer de cólon foi ligado a dietas deficientes em cálcio em alguns, mas não em todos os estudos.[2,10,52,54-58] Acredita-se que um consumo adequado de cálcio (>800 mg/dia) proteja contra o câncer de cólon, entretanto as evidências são consideradas insuficientes para recomendar o consumo de cálcio de forma a evitar esse tipo de câncer.[2] Um baixo consumo de cálcio e de derivados de leite também foi associado a obesidade e peso corporal elevado. A modulação do peso corporal pelo cálcio está em estudo, mas há indícios de que ela esteja relacionada à elevação da vitamina C circulante e de PTH (que ocorre secundariamente a um consumo baixo de cálcio e a baixas concentrações de cálcio no sangue). Num quadro de grande quantidade de vitamina D e PTH no sangue, a entrada do cálcio nos adipócitos é maior do que o normal, e a elevação no cálcio intracelular, por sua vez, promove a expressão gênica associada à lipogênese, inibindo a lipólise. Elevações no cálcio dietético, por sua vez, reduzem as concentrações de PTH e vitamina D do plasma, a entrada de cálcio nos adipócitos e as concentrações de cálcio intracelular. Esse "ambiente de cálcio reduzido" na célula promove a lipólise, inibindo a expressão gênica que melhora a lipogênese.[59-63] O resultado geral é menos gordura corporal e uma perda de peso com uma dieta restrita em energia e rica em cálcio e laticínios.

Toxicidade

O consumo de cálcio em quantidades de até 2.500 mg diários parece ser seguro para a maioria das pessoas.[2] O nível máximo tolerável de 2.500 mg de cálcio era recomendado para pessoas que tenham 1 ano ou mais.[2] Em 2010, com a revisão das recomendações para cálcio, o UL também foi revisto, podendo variar até 3.000 mg dependendo da faixa etária e sexo.

A síndrome do leite alcalino foi documentada em algumas pessoas que consomem quantidades excessivas de cálcio na forma de leite e antiácidos no tratamento de úlceras. O grande consumo de cálcio resultou em hipercalcemia e depósito de cálcio em tecidos moles, junto com alcalose sistêmica. A calcificação de tecidos moles ocorre normalmente em pacientes que têm insuficiência renal, quando a concentração de cálcio no plasma *vezes* a concentração de fósforo no plasma é alta. Também pode ocorrer constipação quando grandes taxas de cálcio são ingeridas. No caso de pessoas que têm **hipercalciúria** (níveis urinários de cálcio >4 mg/kg de peso corporal por dia) com consumo excessivo de cálcio, há maior risco de elas desenvolverem cálculo renal.[2,64]

Avaliação do estado nutricional

Nenhum método bioquímico de rotina parece apurar o estado nutricional do cálcio de maneira precisa. O cálcio no soro (composto de cálcio ligado a proteínas, complexos de cálcio que pode ser difundido e cálcio ionizado) é regulado de forma tão perfeita que normalmente indica pouco sobre o estado nutricional de cálcio. As concentrações de cálcio no soro vão normalmente de cerca de 8,5 a 10,5 mg/dL para adultos, com níveis pouco maiores em crianças. O cálcio ionizado no soro, Ca^{2+}, pode refletir alterações no metabolismo de cálcio. Assumindo a presença de concentrações normais de albumina, a taxa entre o cálcio ligado e ionizado permanece constante. Quando as concentrações de albumina caem, são necessárias correções para ajustar a queda correspondente que ocorre na fração ligada a proteínas do cálcio. Para cada 1 g/dL que cai na albumina do soro, o cálcio do soro cai em 0,8 mg/dL. As equações a seguir podem ser usadas para estimar o cálcio ligado a proteínas: cálcio ligado a proteínas (mg/dL) = 0,44 + 0,76 × albumina (g/dL) ou = 0,8 × (albumina normal − albumina real) + cálcio medido (mg/dL).

A densitometria óssea pode ser verificada através de escaneamentos de tomografia computadorizada (TC). Embora seja menos precisa do que a absorciometria de raios X de energia dupla (apresentada anteriormente), a TC pode medir variações na densidade de tecidos (como ossos vertebrais). Os raios X são obtidos conforme a pessoa é colocada em um *scanner*. Os pulsos de radiação são emitidos, coletados e processados para reconstruir a imagem e calcular a densidade óssea.

A ativação de nêutrons, nos quais os raios γ são contados após a administração de ^{48}Ca no corpo e exposição deste a um fluxo baixo de nêutrons, permite a verificação do cálcio total corporal. Resultados de uma ativação de nêutrons se correlacionam à absorciometria por emissão fotônica única, que mede o conteúdo mineral total. A absorciometria por emissão fotônica única expõe uma área do membro, geralmente o rádio (antebraço) ou calcâneo (quadril), à radiação. A quantidade de mineral ósseo é inversamente proporcional à quantidade de energia de fótons transmitida ao osso, conforme é medido por um contador de cintilação.

A absorciometria de raios X de energia dupla (que recebe a abreviação DEXA ou DXA) pode ser usada para medir tanto a gordura corporal quanto o conteúdo mineral corporal (total e de locais escolhidos, como as vértebras ou o fêmur). O procedimento envolve o escaneamento de locais específicos em dois níveis energéticos diferentes, usando um tubo de raios X. A exposição à radiação é muito baixa, e o procedimento é relativamente rápido. A absorciometria de raios X de energia dupla pode ser usada para verificar mudanças na massa com o decorrer do tempo, e acredita-se que ele seja o melhor método para verificar a densidade mineral óssea.[65] Além do mais, tudo indica que a medição da massa óssea seja a melhor ferramenta para verificar o estado nutricional de cálcio. Novas informações sobre o uso da densidade mineral óssea para diagnosticar a osteoporose são fornecidas na seção "Perspectiva – Osteoporose e dieta" –, no final deste capítulo.

Referências citadas para o cálcio

1. Sheikh MS, Santa Ana CA, Nicar MJ, Schiller LR, Fordtran JS. Gastrointestinal absorption of calcium from milk and calcium salts. N Engl J Med. 1987;317:532-6.
2. Food and Nutrition Board, Institute of Medicine. Dietary Reference Intakes. Washington, DC: National Academy Press; 1997. p. 71-145.
3. Bronner F. Transcellular calcium transport. In: Bronner F, editor. Intracellular calcium regulation. New York: Wiley-Liss; 1990. p. 415-37.
4. Suzuki T, Hana H. Various nondigestible saccharides open a paracellular calcium transport pathway with the induction of intracellular calcium signalling in human intestinal caco-2 cells. J Nutr. 2004;134:1935-41.
5. Ziegler EE, Fomon SJ. Lactose enhances mineral absorption in infancy. J Pediatr Gastr Nutr. 1983;2:288-94.
6. Hamalainen M. Bone repair in calcium-deficient rats: comparison of xylitol calcium carbonate with calcium carbonate, calcium lactate and calcium citrate on the repletion of calcium. J Nutr. 1994;124:874-81.
7. Spencer H. Minerals and mineral interactions in human beings. J Am Diet Assoc. 1986;86:864-7.
8. Anderson JJB. Nutritional biochemistry of calcium and phosphorus. J Nutr Biochem. 1991;2:300-7.
9. Whiting S. Safety of some calcium supplements questioned. Nutr Rev. 1994;52:95-7.
10. Weaver C. Assessing calcium status and metabolism. J Nutr. 1990;120:1470-3.

11. Recker R, Bammi A, Barger-Lux M, Heaney R. Calcium absorbability from milk products, an imitation milk and calcium carbonate. Am J Clin Nutr. 1988;47:93-5.
12. Johnson PE, Lykken GI. Manganese and calcium absorption and balance in young women fed diets with varying amounts of manganese and calcium. J Trace Elem Exp Med. 1991;4:19-35.
13. Calvo M, Kumar R, Heath H. Elevated secretion and action of parathyroid hormone in young adults ingesting high phosphorus, low calcium diets assembled for ordinary foods. J Clin Endocrinol Metab. 1988;66:823-9.
14. Calvo M, Kumar R, Heath H. Persistently elevated parathyroid hormone secretion and action in young women after four weeks of ingesting high phosphorus, low calcium diets. J Clin Endocrinol Metab. 1990;70:1334-40.
15. Calvo MS. Dietary phosphorus, calcium metabolism and bone. J Nutr. 1993; 123:1627-33.
16. Calvo S, Park Y. Changing phosphorus content of the U.S. diet: potential for adverse eff ects on bone. J Nutr. 1996;126:1168S-80S.
17. Bizik BK, Ding W, Cerklewski FL. Evidence that bone resorption of young men is not increased by high dietary phosphorus obtained from milk and cheese. Nutr Res. 1996;16:1143-6.
18. Heaney RP, Recker RR. Effects of nitrogen, phosphorus, and caffeine on calcium balance in women. J Lab Clin Med. 1982;99:46-55.
19. Zemel M, Linkswiler H. Calcium metabolism in the young adult male as affected by level and form of phosphorus intake and level of calcium intake. J Nutr. 1981;11:315-24.
20. Karkkainen M, Lamberg-Allardt C. An acute intake of phosphorus increases parathyroid hormone secretion and inhibits bone formation in young women. J Bone Miner Res. 1996;11:1905-11.
21. Whiting S, Anderson D, Weeks S. Calciuric effects of protein and potassium bicarbonate but not sodium chloride or phosphate can be detected acutely in women and men. Am J Clin Nutr. 1997;65:1465-7.
22. Heaney RP. Bone health. Am J Clin Nutr. 2007;85:300S-03S.
23. Itoh R, Nishiyama N, Suyama Y. Dietary protein intake and urinary excretion of calcium: a cross-sectional study in a healthy Japanese population. Am J Clin Nutr. 1998;67:438-44.
24. Bonjour J. Dietary protein: an essential nutrient for bone health. J Am Coll Nutr. 2005;24:526S-36S.
25. Kerstetter JE, O'Brien KO, Caseria DM. The impact of dietary protein on calcium absorption and kinetic measures of bone turnover in women. J Clin Endocrinol Metab. 2005;90:26-31.
26. Nordin B, Need A, Morris H, Horowitz M. The nature and significance of the relationship between urinary sodium and urinary calcium in women. J Nutr. 1993; 123:1615-22.
27. Devine A, Criddle R, Dick I, Kerr D, Prince R. A longitudinal study of the effect of sodium and calcium intake on regional bone density in postmenopausal women. Am J Clin Nutr. 1995;62:740-5.
28. Massey LK. Dietary factors infl uencing calcium and bone metabolism: introduction. J Nutr. 1993;123:1609-10.
29. Massey L, Whiting S. Caffeine, urinary calcium, calcium metabolism and bone. J Nutr. 1993;123:1611-4.
30. Harward M. Nutritive therapies for osteoporosis: the role of calcium. Med Clin N Am. 1993;77:889-98.
31. Hernandez-Avila M, Colditz G, Stampfer M, Rosner B, Speizer F, Willett W. Caffeine, moderate alcohol intake, and risk of fractures of the hip and forearm in middle-aged women. Am J Clin Nutr. 1991;54:157-63.
32. Hunt C, Herbel J, Nielsen F. Metabolic responses of postmenopausal women to supplemental dietary boron and aluminum during usual and low magnesium intake: boron, calcium, and magnesium absorption and retention and blood mineral concentrations. Am J Clin Nutr. 1997;65:803-13.
33. Cook J, Dassenko S, Whittaker P. Calcium supplementation: effect on iron absorption. Am J Clin Nutr. 1991;53:106-11.
34. Hallberg L, Rossander-Hulten L, Brune M, Gleerup A. Calcium and iron absorption: mechanism of action and nutritional importance. Eur J Clin Nutr. 1992;46:317-27.
35. Hallberg L, Brune M, Erlandsson M, Sandberg A-S, Rossander-Hulten L. Calcium: effect of diff erent amounts on nonheme – and heme – iron absorption in humans. Am J Clin Nutr. 1991;53:112-9.
36. Barton J, Conrad M, Harrison L, Nuby S. Effects of calcium on the absorption and retention of lead. J Lab Clin Med. 1978;91:366-76.
37. Bogden J, Gertner S, Christakos S. Dietary calcium modifi es concentrations of lead and other metals and renal calbindin in rats. Can J Nutr. 1992;122:1351-60.
38. Bell L, Halstenton CE, Halstenton CJ, Macres M, Keane W. Cholesterol lowering effects of calcium carbonate in patients with mild to moderate hypercholesterolemia. Arch Intern Med. 1992;152:2441-4.
39. Paydas S, Seyrek N, Sagliker Y. Does oral $CaCO_3$ and calcitriol administration for secondary hyperparathyroidism treatment affect the lipid profi le in HD patients? Dialysis and Transplant. 1996;25:344-47,383.
40. Carlson L, Olsson A, Oro L, Rossner S. Effects of oral calcium upon serum cholesterol and triglycerides in patients with hyperlipidemia. Atherosclerosis. 1971; 14:391-400.
41. Gardner TA, Yates LA, Soffed O, Gropper SS. Calcium carbonate binder therapy: impact on serum lipids in hemodialysis patients. Dialysis and Transplant. 1999;28:641-52.
42. Lupton J, Steinbach G, Chang W, O'Brien C, Wiese S, Stoltzfus C, Glober G. Calcium supplementation modifi es the relative amounts of bile acid in bile and affects key aspects of human colon physiology. J Nutr. 1996;126:1421-8.
43. Charles P, Eriksen EF, Hasling C, Sondergard K, Mosekilde L. Dermal, intestinal, and renal obligatory losses of calcium: relation to skeletal calcium loss. Am J Clin Nutr. 1991;54:266S-73S.
44. Calvo MS, Eastell R, Offord KP, Bergstralh EJ, Burritt MF. Circadian variation ionized calcium and intact parathyroid hormone: evidence of sex differences in calcium homeostasis. J Clin Endocrinol. 1991;72:69-76.
45. Lemann J, Pleuss J, Gray R. Potassium causes calcium retention in healthy adults. J Nutr. 1993;123:1623-6.
46. Davies KM, Rafferty K, Heaney RP. Determinants of endogenous calcium entry into the gut. Am J Clin Nutr. 2004;80:919-23.
47. Elders PJ, Lips P, Netelenbos JC, Ginkel FC van, Kohe E, Vijgh WJ van der, Stelt PF van der. Long-term eff ect of calcium supplementation on bone loss in perimenopausal women. J Bone Mineral Res. 1994;9:963-70.
48. U.S. Health and Human Services. Bone health and osteoporosis. A report of the Surgeon General. Rockville, MD; 2004.
49. Matkovic V, Heaney R. Calcium balance during human growth: evidence for threshold behavior. Am J Clin Nutr. 1992;55:992-6.
50. www.cfsan.fda.gov.
51. Heaney RP. Calcium, dairy products and osteoporosis. J Am Coll Nutr. 2000; 19:83S-99S.
52. Barger-Lux M, Heaney R. The role of calcium intake in preventing bone fragility, hypertension, and certain cancers. J Nutr. 1994;124:1406S-11S.
53. McCarron D, Morris C, Young E, Roullet C, Drueke T. Dietary calcium and blood pressure: modifying factors in specifi c populations. Am J Clin Nutr. 1991;54:215S-19S.
54. Bostick RM, Potter JD, Fosdick L, Grambsch P, Lampe JW, Wood JR, et al. Calcium and colorectal epithelial cell proliferation: a preliminary randomized, double-blinded, placebocontrolled clinical trial. J Natl Cancer Inst. 1993;85:132-41.
55. Kleibeuker JH, Welberg JW, Mulder NH, Meer R van der, Cats A, Limburg AJ, et al. Epithelial cell proliferation in the sigmoid colon of patients with adenomatous polyps increases during oral calcium supplementation. Br J Cancer. 1993;67:500-3.

56. Meyer F, White E. Alcohol and nutrients in relation to colon cancer in middle-aged adults. Am J Epidemiol. 1993;138:225-36.
57. Slattery ML, Sorenson AW, Ford MH. Dietary calcium intake as a mitigating factor in colon cancer. Am J Epidemiol. 1988;128:504-14.
58. Garland C, Shekelle RB, Barrett-Connor E, Criqui MH, Rossof AH, Paul O. Dietary vitamin D and calcium and risk of colorectal cancer: a 19 year prospective study in men. Lancet. 1985;1:307-9.
59. Zemel MB. Calcium modulation of hypertension and obesity: mechanisms and implications. J Am Coll Nutr. 2001;20:428S-35S.
60. Heaney RP, Davies KM, Barger-Lux J. Calcium and weight: clinical studies. J Am Coll Nutr. 2001;21:152S-55S.
61. Zemel MB. Nutritional and endocrine modulation of intracellular calcium: implications in obesity, insulin resistance and hypertension. Molec Cell Biochem. 1998; 188:129-36.
62. Zemel MB. The role of dairy foods in weight management. J Am Coll Nutr. 2005; 24:537S-46S.
63. Zemel MB, Shi H, Greer B, Dirienzo D, Zemel P. Regulation of adiposity by dietary calcium. Faseb J. 2000;14:1132-8.
64. Brown W, Wolfson M. Diet as culprit or therapy. Stone disease, chronic renal failure, and nephrotic syndrome. Med Clin N Am. 1993;77:783-94.
65. Heymsfield S, Wang Z. Human body composition. Ann Rev Nutr. 1997;17:527-58.

Sites

www.cfsan.fda.gov
www.nhlbi.nih.gov
www.nationaldairycouncil.org
www.calciuminfo.com
www.consensus.nih.gov

Fósforo

Dentre os elementos inorgânicos, o fósforo perde apenas para o cálcio no quesito abundância no corpo. Cerca de 560 a 850 g estão presentes em um homem de 70 kg, o que representa de 0,8 a 1,2% do peso corporal. Do fósforo corporal total, aproximadamente 85% estão no esqueleto, 1% no sangue e em fluidos corporais, e os 14% restantes estão associados com tecidos moles, como os músculos. No corpo, o fósforo é normalmente encontrado em combinação com outros elementos inorgânicos ou com compostos orgânicos.

FONTES

O fósforo é muito distribuído em alimentos. Na **Tabela 11.1**, estão listadas as melhores fontes alimentícias de fósforo, incluindo carne, frango, peixe, ovos, leite e seus derivados. Os derivados de leite, por exemplo, contêm cerca de 200 a 350 mg de fósforo por porção. Um ovo tem cerca de 100 mg de fósforo. Carnes, peixe e frango fornecem de 150 a 250 mg por porção de 85 gramas. Nozes, leguminosas, cereais e ovos também contêm fósforo, entretanto os produtos animais são fontes superiores de fósforo, se comparados com os vegetais. Café e chá também fornecem pequenas quantidades de fósforo, como também os refrigerantes. Refrigerantes do tipo cola contêm ácido fosfórico e, dependendo dos hábitos de consumo, podem contribuir substancialmente com o consumo dietético. Um refrigerante de 340 g fornece de 25 a 40 mg de fósforo. Além das fontes dietéticas, estão disponíveis comercialmente suplementos que contêm fósforo e potássio. Esses suplementos podem ser úteis para pessoas cujos depósitos de fósforo se esgotaram em função de má nutrição.

Normalmente, o fósforo não é encontrado livre na natureza. O fósforo dietético ocorre tanto em forma inorgânica quanto orgânica. Em sua forma orgânica, está ligado a uma gama de compostos como proteínas, açúcares e lipídios. As quantidades relativas de fósforo inorgânico e orgânico variam com o tipo de dieta. Por exemplo, cerca de um terço do fósforo no leite está na forma de fosfatos inorgânicos. As carnes contêm fósforo em grande parte ligado a componentes orgânicos, exigindo, portanto, a ocorrência de hidrólise para ser absorvido. Mais de 80% do fósforo em grãos, como trigo, arroz e milho, é encontrado como fitato (**Figura 11.8**; também chamado ácido fítico ou mio-inositol hexafosfato). O fósforo que está na forma de fitato é encontrado igualmente em grãos, leguminosas e nozes. A biodisponibilidade do fósforo vindo do fitato é limitada a cerca de 50%, como se explica na seção "Fatores que influenciam a absorção".

DIGESTÃO, ABSORÇÃO, TRANSPORTE E ARMAZENAMENTO

Digestão

Independentemente de sua forma dietética, a maioria do fósforo é absorvida em sua forma inorgânica. O fósforo ligado organicamente é hidrolisado enzimaticamente no lúmen do intestino delgado e liberado como fosfato inorgânico. A fosfolipase C, uma enzima dependente de zinco, por exemplo, hidrolisa o glicerofosfato ligado a fosfolipídios. A fosfatase alcalina, outra enzima dependente de zinco cuja atividade é estimulada pelo calcitriol, funciona na membrana da borda estriada do enterócito para liberar fósforo de algumas, mas não de todas, formas ligadas. Por exemplo, ela não pode liberar fósforo ligado a fitato.

Absorção

A absorção de fósforo ocorre em sua forma inorgânica no intestino delgado. Entretanto, estudos de pulverização radiofosfórica sugerem que a absorção de fósforo ocorre essencialmente no duodeno e no jejuno. Cerca de 50% a 70% do fósforo dietético é absorvido, sendo máxima a absorção de produtos animais e mínima a de alimentos que contêm fitato. Não se provou que variações no consumo afetem a absorção.[1]

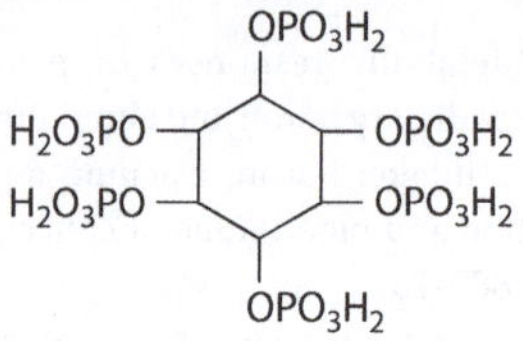

Figura 11.8 Ácido fítico (fitato).

A absorção de fósforo parece ocorrer através de dois processos:

- um sistema de transporte ativo saturável e mediado por um carregador, dependente de sódio e melhorado com o calcitriol;
- um processo de difusão facilitada dependente de concentração.

Acredita-se que a maioria do fósforo seja absorvida dessa segunda forma. Se o consumo de fósforo está baixo, então o transporte ativo do mineral se eleva.

Fatores que influenciam a absorção Alguns fatores influenciam positiva ou negativamente a absorção de fósforo, como mostra a **Tabela 11.5**. Um estímulo da absorção de fósforo é a vitamina D na forma de calcitriol, que estimula a absorção tanto no duodeno quanto no jejuno.[2]

Várias substâncias inibem a absorção de fósforo. O fitato (**Figura 11.8**) é a principal forma de fosfato em grãos e leguminosas. A biodisponibilidade de fósforo de fitatos é pobre, uma vez que a digestão de mamíferos não tem fitase, uma fosfato esterase que libera fosfato do ácido fítico. O fermento de pães possui fitase que pode hidrolisar alguns dos fitatos para "emprestar fósforo" à absorção. Além disso, bactérias do trato gastrintestinal podem liberar um pouco de fósforo de fitatos enquanto eles não estiverem formando complexos com cátions, como cálcio, zinco e ferro.[3] Quando consumido com cátions como o Ca^{2+} ou Zn^{2+}, o fitato forma complexos cátion-fitato e impede que esses nutrientes sejam absorvidos.

Vários minerais, incluindo magnésio, alumínio e cálcio, também debilitam a absorção de fósforo. A absorção de fósforo pode ser reduzida por magnésio dietético, e, controversamente, uma deficiência de magnésio luminal melhora a absorção de fosfato. Acredita-se que os dois minerais formem um complexo, $Mg_3(PO_4)_2$, dentro do trato gastrintestinal para fazer que cada um deles fique indisponível à absorção. Demonstrou-se que o hidróxido de alumínio (3 g) ingerido com uma refeição reduz a absorção de fósforo de 70% a 35%. O alumínio, o magnésio (como hidróxidos) e o cálcio (como carbonato ou acetato) são componentes comuns de antiácidos e foram dados por anos em doses farmacológicas para ligar o fosfato dietético em pessoas com **hiperfosfatemia** (concentrações altas de fósforo no sangue) causada por doenças renais.

Transporte e armazenamento

O fósforo é rapidamente absorvido pelo intestino e para dentro do sangue, aparecendo nele em cerca de uma hora após a ingestão, em estudos com animais. O fósforo é encontrado no sangue tanto em forma orgânica quanto inorgânica. Cerca de 70% do fósforo está presente como fosfato orgânico, como o encontrado como fosfolipídios e lipoproteínas. Dos 30% de fósforo restantes, a maioria (cerca de 85%) é na forma de HPO_4^{2-} e H_2PO_4, com resíduos de PO_4^{3-}. Alguns fosfatos inorgânicos são associados com outros minerais, como cálcio, magnésio e sódio[4].

O fósforo inorgânico recebe às vezes o nome de fosfato ultrafiltrável. Em adultos, o fosfato inorgânico no plasma varia de cerca de 2,5 a 4,5 mg/dL (de 0,81 a 1,45 mmol/L). O fosfato dietético, a idade, o horário do dia, vários hormônios e a função renal contribuem para a variação da concentração de fosfato no soro. O fosfato circulante está em equilíbrio com o fosfato esquelético e celular, e também com os fosfatos orgânicos formados no metabolismo intermediário. O fósforo é encontrado em todas as células do corpo, mas a maior quantidade está concentrada nos ossos e músculos. Na **Figura 11.9**, pode-se observar como ocorrem a digestão, a absorção e o transporte de fósforo.

FUNÇÕES E MECANISMOS DE AÇÃO

O fósforo tem muitas funções no corpo e está envolvido em vários compostos biologicamente importantes, como na mineralização óssea, na transferência e no armazenamento energético, na formação de ácido nucleico, na estrutura da membrana celular e no equilíbrio ácido-base. Esta seção discute de forma resumida cada uma dessas funções.

Mineralização óssea

O fosfato tem importância primordial no desenvolvimento do tecido esquelético, que, por si só, é responsável por 85% do fósforo corporal. Nos ossos, o fósforo é encontrado em formas de fosfato de cálcio amorfas, como $Ca_3(PO_4)_2$, $CaHPO_4 \cdot 2H_2O$, $Ca_3(PO_4)_2 \cdot 3H_2O$, e em formas mais cristalinas, como a hidroxiapatita, $Ca_{10}(PO_4)_6(OH)_2$, que é depositada no colágeno no processo de ossificação da formação óssea. Em ossos amorfos, a taxa de cálcio para fósforo é de aproximadamente 1,3:1, similar ao fluido extracelular, entretanto, em ossos cristalinos, a taxa é de cerca de 1,5 a 2,0:1. O fósforo que não é parte dos ossos é encontrado em fluidos extracelulares, como o sangue, ou em tecidos moles. Dentro das células, o fósforo é o ânion principal e está envolvido em vários processos.

O hormônio da paratireoide (PTH), o calcitriol (1,25-di-hidroxicolecalciferol) e a calcitonina influenciam o equilíbrio de fósforo no corpo. A calcitonina promove o uso de fósforo na mineralização óssea. Portanto, a calcitonina diminui as concentrações de fósforo no soro (como também o cálcio do soro). O PTH tem efeito oposto ao da calcitonina e (junto com o calcitriol) estimula a reabsorção do fosfato de ossos, possivelmente através de uma atividade de fosfatase alcalina melhorada. Essa ação eleva os níveis de fósforo no soro, entretanto, o PTH também estimula a excreção de fósforo na urina. A excreção urinária de fósforo induzida pelo PTH é normalmente suficiente para exceder a reabsorção de fósforo dos ossos, de forma a efetivar uma diminuição geral no fosfato do plasma. No intestino, as ações do calcitriol estimulam a absorção de fosfato. O efeito geral desses hormônios é regular o fósforo e garantir a disponibilidade do mineral para que suas várias funções no corpo, tanto ósseas (relacionadas a ossos) quanto não ósseas (ou seja, não associadas com ossos, discutidas na próxima seção), possam ser realizadas.

Tabela 11.5 Fatores que melhoram e inibem a absorção intestinal de fósforo

Substâncias que melhoram a absorção	Substâncias que inibem a absorção
Vitamina D	Fitato
	Consumo excessivo de:
	Magnésio
	Cálcio
	Alumínio

Nucleotídeos fosfato

Funções estruturais O fosfato é um componente importante dos ácidos nucleicos DNA e RNA, alternando com açúcares pentose para formar a base linear dessas moléculas.

Armazenamento e transferência energéticos O fósforo tem importância vital no metabolismo intermediário dos nutrientes energéticos na forma de ligações de fosfato de alta energia, como o nucleotídeo trifosfato adenosina trifosfato (ATP). Além da sua presença no ATP, o fósforo é encontrado na creatina fosfato (que também recebe o nome de fosfocreatina). A creatina fosfato é sintetizada nos músculos a partir de ATP e creatina, e pode fornecer energia aos músculos conforme necessário (por exemplo, durante exercícios) através da transferência de PO_4 para o ADP usando creatina quinase.

Outro trifosfato nucleotídeo, a uridina trifosfato (UTP), ativa substâncias no metabolismo intermediário. Por exemplo, a hidrólise de UTP ativa a ligação de uridina monofosfato (UMP) e glicose 1-fosfato para formar uridina difosfato (UDP)-glicose. A UDP-glicose é crucial na síntese de glicogênio.

Mensageiro intracelular secundário O fósforo, como parte do monofosfato de adenosina cíclico (cAMP), que vem do ATP, funciona como mensageiro secundário para afetar o metabolismo celular. O cAMP, que age dentro de células ao ativar algumas proteínas quinases, é gerado em resposta à ligação de alguns hormônios a receptores celulares. O inositol trifosfato (IP_3) também funciona como mensageiro secundário para ativar a liberação intracelular de cálcio. Sua ação é mediada por proteínas quinases. O papel das proteínas quinases quanto à sua função na ativação enzimática é discutido a seguir.

Fosfoproteínas

O fósforo também tem importância vital no metabolismo intermediário dos nutrientes energéticos através da fosforilação de vários substratos no corpo. As proteínas quinases ativadas pelo cAMP, que é um mensageiro secundário que tem fosfato, fosforilam algumas proteínas-alvo específicas dentro das células, mudando, portanto, as atividades celulares. Muitas atividades enzimáticas, por exemplo, são controladas através da alternância entre a fosforilação e a desfosforilação. Um exemplo do papel da fosforilação e desfosforilação de enzimas pode ser encontrado na discussão que trata da degradação de glicogênio (ver Capítulo 3).

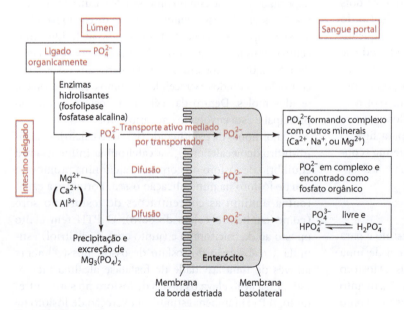

Figura 11.9 Digestão, absorção e transporte de fósforo.

Papéis estruturais

Membranas celulares são formadas em parte por lipídios, incluindo fosfolipídios, que (como o nome indica) contêm fósforo. Os fosfolipídios, com suas regiões polar e não polar, são importantes para a entrutura de camada dupla das membranas celulares. Alguns dos exemplos de fosfolipídios são a fosfatidilcolina, o fosfatidilinositol, a fosfatidilserina e a fosfatidiletanolamina. Veja o Capítulo 5 para obter mais informações sobre os fosfolipídios.

Equilíbrio ácido-base

O fosfato também funciona no equilíbrio ácido-base no corpo. Dentro do rim, por exemplo, o fosfato filtrado reage com íons de hidrogênio secretados, liberando íons de sódio no processo:

$$Na_2HPO_4 + H^+ \longrightarrow NaH_2PO_4 + Na^+$$

Essa ação remove íons livres de hidrogênio, elevando, portanto, o pH. A reação a seguir também aumenta o pH: $HPO^{2-} + H^+ \longrightarrow H_2PO_4^-$. Essas reações podem ser revertidas para a abaixar o pH.

Disponibilidade de oxigênio

O fosfato está envolvido indiretamente na disponibilidade de oxigênio. Em glóbulos vermelhos, a síntese de 2,3-difosfoglicerato, que influencia a liberação de oxigênio da hemoglobina, exige fósforo. Uma quantidade de 2,3-difosfoglicerato diminuta, associada à deficiência de fósforo, pode reduzir a liberação de oxigênio para tecidos.

EXCREÇÃO

Entre 67% e 90% do fósforo é excretado em forma inorgânica, na urina. Os 10% a 33% restantes são excretados nas fezes. Diferentemente do cálcio, uma grande quantidade de fósforo dietético leva a altas quantidades de fósforo no soro, o que resulta em uma elevada excreção urinária de fósforo. Em outras palavras, a manutenção do equilíbrio do fósforo é realizada, em grande parte, através de excreção renal. A quantidade de fósforo dietético e de fósforo absorvido terá uma relação aproximadamente linear com o fósforo urinário se a quantidade de fósforo filtrado for maior que o máximo tubular para fósforo.[1] O máximo tubular para fósforo (TmP) é a quantidade (mmol) de fósforo reabsorvido por unidade de tempo. Entretanto, se o consumo e as concentrações de fósforo no plasma estiverem baixos, a maioria do fósforo filtrado será reabsorvida. Essa reabsorção ajuda a manter a concentração de fósforo do sangue. As concentrações de PTH são inversamente relacionadas ao TmP. Portanto, elevados níveis de PTH diminuem o TmP, aumentando a quantidade de fósforo excretado na urina. Na relação de hormônios que inibem a reabsorção tubular de fósforo, temos o estrógeno, os hormônios da tireoide e as fosfatoninas (que também são chamadas fosfotoninas e incluem vários fatores, como os fatores de crescimento de fibroblastos [FGF]-23, que são conhecidos por aumentar a excreção urinária de fósforo).

DOSE DIÁRIA RECOMENDADA

Determinou-se uma necessidade média estimada – EAR – (580 mg/dia) para o fósforo, com base na relação entre o consumo dietético de fósforo e suas concentrações no plasma, bem como na eficiência da absorção intestinal conhecida.[5] Um coeficiente de variação de 10% foi adicionado à necessidade. A RDA de 1997 é de 700 mg/dia para homens e mulheres (incluindo as grávidas ou em período de lactação) de 19 anos ou mais.[5] Esses valores são um pouco menores do que a quantidade recomendada em 1989, de 800 mg/dia. As páginas finais deste livro apresentam os valores da RDA para o fósforo para outros grupos etários.

DEFICIÊNCIA

A deficiência de fósforo é rara e está normalmente limitada a pessoas (como as que têm doenças renais) que recebem grandes quantidades de antiácidos que contêm cálcio, magnésio, alumínio ou uma combinação destes (que se ligam ao fósforo no trato gastrintestinal). Além disso, sabe-se que pessoas mal nutridas e que estão sendo realimentadas por via enteral (por sonda) ou parenteralmente (de forma intravenosa) sem receber fósforo apresentam uma síndrome de deficiência de fósforo. Essa situação é normalmente denominada "síndrome da realimentação". Em geral, a deficiência de fósforo, manifestada bioquimicamente por baixas concentrações de fósforo no soro (<1,5 mg/dL), está associada a anorexia, disfunção de leucócitos, contratilidade diafragmática reduzida, arritmias e outros problemas circulatórios, miopatia do músculo esquelético, fraqueza, problemas neurológicos (ataxia e parestesia) e óbito. Na relação de desordens genéticas que envolvem fósforo, figuram o raquitismo hipofosfatêmico dominante ligado ao cromossomo X e o raquitismo hipofosfatêmico (também conhecido como doença de Dent). Essas desordens resultam em defeitos na reabsorção de fósforo nos rins, causando a perda excessiva de fósforo do organismo.

TOXICIDADE

Intoxicar-se com fósforo é algo raro. Foram relatados problemas apenas em bebês quando as taxas cálcio:fosfato estavam significativamente alteradas em favor do fósforo. A toxicidade de fósforo é caracterizada predominantemente pela hipocalcemia e tetania. O UL para fósforo de 4 g foi definido para pessoas que têm entre 9 e 70 anos; após os 70 anos de idade, o UL baixa para 3 g de fósforo diariamente.[5] Para mulheres grávidas e em período de lactação, os mais altos ULs são de 3,5 e 4 g, respectivamente.[5]

Avaliação do estado nutricional

A avaliação nutricional do fósforo não é muito considerada porque a deficiência é muito rara. As concentrações de fósforo no soro e a excreção urinária são as mais estudadas, entretanto sua especificidade e sensibilidade são baixas. As concentrações de fosfato no soro, por exemplo, podem ser mantidas em detrimento dos tecidos.

Referências citadas para o fósforo

1. Lemann Jr. J. Calcium and phosphate metabolism: an overview in health and in calcium stone formers. In: Coe FL, Favus MJ, Pak CY, Parks JH, Preminger GM, editors. Kidney Stones: Medical and Surgical Management. Philadelphia, PA: Lippincott-Raven; 1996. p. 259-88.
2. Chen TC, Castillo L, Korychka-Dahl M, DeLuca HF. Role of vitamin D metabolites in phosphate transport of rat intestine. J Nutr. 1974;104:1056-60.
3. Sandberg A, Larsen T, Sandstrom B. High dietary calcium level decreases colonic phytate digestion in pigs fed a rapeseed diet. J Nutr. 1993;123:559-66.
4. Lobaugh B. Blood calcium and phosphorus regulation. In: Anderson JJB, Garner SC, editors. Calcium and phosphorus in health and disease. Boca Raton, FL: CRC Press; 1996. p. 27-43.
5. Food and Nutrition Board, Institute of Medicine. Dietary Reference Intakes. Washington, DC: National Academy Press; 1997. p. 146-89.

Magnésio

O magnésio está em quarto lugar em abundância no corpo como cátion, mas, intracelularmente, ele perde apenas para o potássio. Um ser humano que pesa 70 kg tem cerca de 35 g de magnésio (0,05% do peso corporal), dos quais entre 55% e 60% estão nos ossos, outros 20% a 25% em tecidos moles e cerca de 1% em fluidos extracelulares.

Fontes

O magnésio é encontrado em uma ampla gama de alimentos e bebidas. Café, chá e cacau são bebidas ricas em magnésio. Os alimentos (e componentes alimentares) particularmente ricos em magnésio são as nozes, as leguminosas e os cereais integrais (especialmente aveia e cevada). Feijões, por exemplo, cozidos, fornecem cerca de 40 a 50 mg/meia xícara de chá. A manteiga de amendoim contém cerca de 50 mg de magnésio por porção de duas colheres de sopa, e as sementes de girassol têm cerca de 40 mg de magnésio em cada quarto de xícara de chá. Pão e farinha de aveia integrais contêm cada qual cerca de 25 mg de magnésio por porção. Temperos, frutos do mar e hortaliças folhosas também fornecem boas quantidades de magnésio. A clorofila encontrada nas hortaliças folhosas contém magnésio. O espinafre, por exemplo, contém cerca de 150 mg de magnésio/xícara de chá. Produtos marinhos são bastante ricos em magnésio, muitos deles com cerca de 100 mg por porção de 85 gramas. O leite e o iogurte fornecem de 30 a 40 mg de magnésio por xícara de chá. Outras fontes alimentares particularmente boas são o chocolate, o milho, a ervilha, a cenoura e a salsinha. A água de torneira pode também representar uma fonte de magnésio. A água pode ser rica em magnésio (água dura) ou sódio (água mole).

Sais de magnésio – como o sulfato de magnésio ($MgSO_4$ ou sais de Epsom), óxido de magnésio (MgO), cloreto de magnésio ($MgCl_2$), lactato de magnésio, acetato de magnésio, gliconato de magnésio e citrato de magnésio – são formas suplementares do mineral bastante disponíveis. As cápsulas Slow Mag® (cloreto de magnésio) e Mag-Tab SR® (lactato de magnésio) fornecem ~60 a 84 mg de magnésio por unidade. Às vezes, suplementos de magnésio são necessários para pessoas portadoras de doenças que causam a má absorção de gorduras, como doenças inflamatórias intestinais e pancreáticas. Essas condições têm como resultado a má absorção não apenas de gorduras, mas também de magnésio. Para maximizar a absorção, os suplementos de magnésio não devem ser tomados ao mesmo tempo que outros suplementos minerais, como os de ferro.

A preparação e o processamento dos alimentos podem reduzir substancialmente a quantidade de magnésio contida em alguns alimentos. Por exemplo, refinar o trigo integral, processo que remove o germe e as camadas externas, pode reduzir em 80% a quantidade de magnésio existente.[1]

Absorção e transporte

Absorção

A absorção de magnésio ocorre no intestino delgado, principalmente no jejuno e íleo distais.[2] Entretanto, o cólon também pode ter um papel na absorção do magnésio, especialmente se houver a interferência de doenças na sua absorção no intestino delgado. Acredita-se que dois sistemas de transporte sejam responsáveis pela absorção do magnésio no intestino delgado:

- um sistema de transporte ativo saturável e mediado por um transportador, que opera principalmente com baixa ingestão de magnésio;
- difusão simples, que pode funcionar mais nos casos de maior ingestão.[3]

O transportador ativo de magnésio é associado a um canal de receptor transiente de potencial (TRP) de cátions, chamado TRPM6. Esse canal é encontrado na membrana da borda estriada de células intestinais pequenas (principalmente no duodeno) e no rim. A função do canal, e, portanto, a absorção de magnésio, é inibida por altas concentrações intracelulares de magnésio.

Acredita-se que entre 40% e 60% do magnésio seja absorvido por adultos mediante consumo normal.[2,4,5] A absorção cai a cerca de 11% a 35% mediante ingestão de magnésio entre 550 e 850 mg, e ela se torna mais eficiente (chegando até 75%) quando a presença de magnésio é pobre ou marginal e quando seu consumo é baixo.[5,6] Por exemplo, 65% do magnésio é absorvido mediante consumo de 36 mg, mas apenas 11% são absorvidos mediante consumo de 973 mg.[3] O efluxo do magnésio para fora das células é afetado por um transportador dependente de sódio e de energia, e possivelmente por um transportador dependente de cálcio.[7,8] A **Figura 11.10** reproduz a absorção e o transporte de magnésio.

Fatores que influenciam a absorção A absorção de magnésio pode ser influenciada por vários outros fatores, como mostra a **Tabela 11.6**. Por exemplo, demonstrou-se que o fitato dietético e a fibra não fermentável debilitam a absorção de magnésio, mas apenas em pequeno nível.[9-11] Ácidos graxos não absorvidos e que estão presentes em grandes quantidades, como o que ocorre com a esteatorreia, podem se ligar ao magnésio para formar sabões. Esses sabões de magnésio e de ácidos graxos são excretados nas fezes. Outros minerais, especialmente o cálcio e o fósforo, podem inibir a absorção de magnésio. Essa inibição é principalmente aparente quando o consumo de magnésio é baixo e o de outros minerais é alto. Por exemplo, como mencionado anteriormente, o magnésio e o fósforo podem formar um complexo, $Mg_3(PO_4)_2$, dentro do trato gastrintestinal, fazendo que ambos não estejam disponíveis à absorção.

Acredita-se que alguns fatores melhorem a absorção de magnésio. Alguns estudos constataram a melhoria da absorção de magnésio por transporte ativo graças à vitamina D administrada em doses farmacológicas.[4,12,13] Os carboidratos podem elevar a absorção de magnésio. Por exemplo, a frutose melhora a absorção através de um mecanismo não identificado.[14] Além disso, o consumo de lactose por bebês ou por pessoas com intolerância pode melhorar a absorção de magnésio.[10,15] O papel da proteína dietética na absorção de magnésio ainda não é clara. Alguns estudos sugerem uma absorção melhorada, enquanto outros apontam mudanças na retenção.[10] Os revestimentos usados em suplementos de magnésio também afetam sua absorção. A absorção vinda de suplementos de magnésio revestidos com celulose acetato fitalato foi substancialmente (67%) menor do que a de cloreto de magnésio encapsulado em gelatina.[3]

Transporte

No plasma (**Figura 11.10**), a maior parte do magnésio (50%-55%) é livre, cerca de 33% estão ligados a proteínas e 13% se encontram em complexos com citrato, fosfato, sulfato ou outros íons. Dos 33% ligados a proteínas, a maior parte (cerca de 30%) está ligada à albumina, e o restante, geralmente ligado a globulinas. As concentrações de magnésio no plasma são mantidas entre 1,6 e 2,2 mg/dL, entretanto o mecanismo de controle homeostático ainda não é claro. A manutenção desses valores constantes parece depender da absorção gastrintestinal, da excreção renal e do fluxo de cátions transmembranosos, e não da regulação hormonal.[1] Vários hormônios parecem afetar, mas não regular, o metabolismo de magnésio. O hormônio da paratireoide, por exemplo, aumenta a absorção de magnésio intestinal, diminui a excreção de magnésio renal e melhora a reabsorção de magnésio ósseo, elevando, portanto, as concentrações de magnésio no plasma.

FUNÇÕES E MECANISMOS DE AÇÃO

De 55% a 60% do magnésio no corpo está associado aos ossos. O magnésio ósseo é dividido entre o que é encontrado em associação ao fósforo e cálcio como parte da estrutura cristalina (~70%) e o que é encontrado na superfície, em forma amorfa (~30%). Há indícios de que o magnésio da superfície óssea representa um depósito de magnésio trocável, que é capaz de manter os níveis no soro. Em contrapartida, o magnésio na estrutura cristalina é provavelmente depositado no momento da formação óssea.[16] O magnésio pode estar presente em ossos na forma de $Mg(OH)_2$ ou $Mg_3(PO_4)_2$, por exemplo.

O magnésio que não atua como parte dos ossos é encontrado em fluidos extracelulares (1%); em tecidos moles, essencialmente os músculos (cerca de 25%) e em órgãos como o fígado e os rins.[1,4] Dentro de células, o magnésio está ligado a fosfolipídios como parte das membranas celulares (plasma, retículo endoplasmático e mitocôndrias), onde pode contribuir para a estabilização da membrana.

Tabela 11.6 Substâncias/nutrientes que afetam a absorção intestinal ou que interagem com o magnésio em um local extraintestinal

Substâncias que aumentam a absorção	Substâncias que inibem a absorção	Nutrientes que interagem
Vitamina D	Fitato	Cálcio
Carboidratos	Fibras	Fósforo
Lactose	Ácidos graxos em excesso e não absorvidos	Potássio
Frutose		Proteínas

O magnésio também está associado ao ácido nucleico e a proteínas (enzimas). O magnésio, que tem uma concentração intracelular de aproximadamente 8 a 10 mmol/L, é importante para mais de 300 reações enzimáticas diferentes ora como cofator estrutural, ora como ativador alostérico da atividade enzimática.[4]

Até 90% do magnésio intracelular pode ser associado ao ATP ou ADP e a enzimas associadas. O Mg-ATP, por

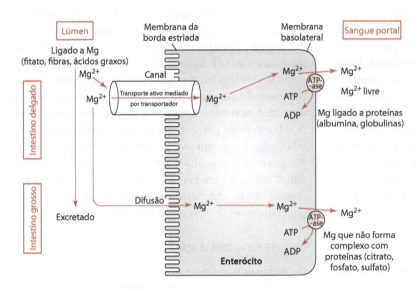

Figura 11.10 Absorção e transporte de magnésio.

exemplo, é usado pela hexocinase e fosfofrutoquinase. O Mg-ADP é exigido pela fosfoglicerato quinase e pela piruvato quinase. No ATP, o magnésio se liga a grupos de fosfato, formando um complexo que ajuda na transferência do fosfato do ATP. A **Figura 11.10** mostra o magnésio como um ligante para os grupos fosfato do ATP. As proteínas quinases transferem os γ-fosfatos do ATP de magnésio para um substrato.[16] A seguir, apresentamos algumas funções do magnésio no corpo:[16,17]

- Glicólise: hexoquinase e fosfofrutoquinase.
- Ciclo de Krebs: descarboxilação oxidativa.
- Via das hexose-monofosfato: reação de transquetolase.
- Formação de creatina fosfato: creatina quinase.
- β-oxidação: iniciação pela trioquinase (acetil-CoA sintetase).
- Atividades da fosfatase alcalina e pirofosfatase.
- Síntese de ácido nucleico.
- Síntese e degradação de DNA, bem como a integridade física da hélice de DNA.
- Transcrição de DNA e de RNA.
- Metabolismo de aminoácidos.
- Síntese proteica (ou seja, com agregação ribossômica e ligando o RNA mensageiro a subunidades ribossômicas).
- Contratilidade cardíaca e de músculos lisos (ação direta, como também influência no transporte e uso de íons de cálcio).
- Reatividade vascular e coagulação (possível função).
- Formação de monofosfato cíclico de adenosina por adenilato ciclase. Por suas funções na formação de cAMP, o magnésio medeia, em parte, os efeitos dos vários hormônios, incluindo o paratireoide.
- Regulação de canais de íons, especialmente os de potássio.
- Insulina e sua ação.

INTERAÇÕES COM OUTROS NUTRIENTES

O magnésio tem inter-relações com vários outros nutrientes. A primeira desta seção é com o cálcio. O magnésio é necessário para a secreção de PTH, que é importante para a homeostase do cálcio. Entretanto, altas concentrações de magnésio parecem inibir a liberação de PTH, similar ao cálcio. O magnésio também é necessário para efeitos de PTH nos ossos, nos rins e no trato gastrintestinal. A hidroxilação de vitamina D no rim exige magnésio. O cálcio e o magnésio usam sistemas de transporte que se sobrepõem no rim, competindo parcialmente um com o outro pela reabsorção. O magnésio pode imitar o cálcio ligando-se a locais de ligação de cálcio e obtendo a resposta fisiológica esperada.[17-19] O magnésio também pode causar uma alteração na distribuição de cálcio ao alterar o fluxo de cálcio pela membrana celular ou a posição do cálcio em seus locais de ligação intracelulares. O magnésio também pode inibir a liberação de cálcio do retículo sarcoplasmático, em resposta a um influxo elevado de locais extracelulares, podendo ativar a bomba Ca^{2+}-ATPase para diminuir as concentrações intracelulares de Ca^{2+}.[19] A taxa entre o cálcio e o magnésio afeta a contração muscular. O magnésio pode competir com o cálcio por locais de ligação não específicos na troponina C e na miosina.[19] Outros efeitos do magnésio podem ser percebidos nos músculos lisos.[17,19] Por exemplo, a ligação de cálcio inicia a liberação de acetilcolina e a contração de músculos lisos, e o magnésio ligado aos locais do cálcio impede sua ligação, inibindo a contração.[18] A relação entre cálcio e magnésio tem implicações em pessoas com doenças respiratórias, já que o cálcio intracelular em doses elevadas promove a contração de músculos lisos bronquiais.[18] O magnésio também pode influenciar o processo de coagulação sanguínea. Na coagulação sanguínea, os efeitos do cálcio e do magnésio são antagonistas, sendo o cálcio um promotor e o magnésio um inibidor do processo.

O magnésio inibe a absorção de fósforo. À medida que o consumo de magnésio sobe, a absorção de fósforo cai. Acredita-se que os dois minerais se precipitem como $Mg_3(PO_4)_2$. O acetato de magnésio (600 mg), por exemplo, reduz a absorção de fósforo de cerca de 77% para 34%.[3]

Também existe uma inter-relação próxima entre o magnésio e o potássio. O magnésio influencia o equilíbrio entre o potássio extra e intracelular, mas seu mecanismo de ação não é claro. Estudos mostraram que a exaustão dos depósitos de magnésio está associada ao efluxo elevado de potássio advindo de células e a uma excreção renal subsequente, mas não a mudanças na função da Na^+/K^+-ATPase, que exige magnésio como ativador.[20] Quando coexistem deficiências de magnésio e de potássio, como pode ocorrer em algumas terapias de drogas diuréticas, infusões de magnésio, mas não de potássio, podem normalizar o potássio muscular.

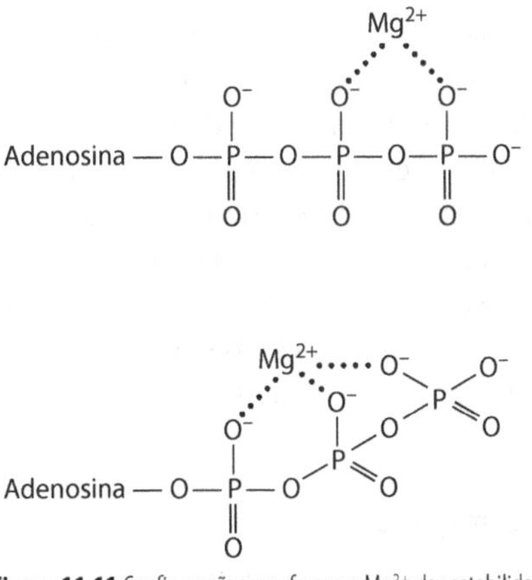

Figura 11.11 Configurações que fazem o Mg^{2+} dar estabilidade ao ATP.

Finalmente, o consumo de proteínas dietéticas afeta a retenção de magnésio. Elevar a proteína dietética a um nível perto do adequado melhorou a retenção de magnésio em pacientes que seguiam anteriormente dietas com pouco magnésio e muito pouca proteína.

Excreção

A maior parte do magnésio que não é retido pelo corpo é excretada pelos rins. Do magnésio filtrado, aproximadamente 65% são reabsorvidos pela alça de Henle, e outros 20% a 30% são reabsorvidos no túbulo proximal.[5,21] Portanto, apenas cerca de 5% do magnésio filtrado é excretado na urina.[5,7] Com mudanças no consumo dietético do magnésio, alterações na sua absorção e excreção mantêm, ao menos em parte, a homeostase.[5,17,22] Medicamentos diuréticos, bem como o consumo de proteína, álcool e cafeína, elevam a excreção urinária de magnésio. Em contrapartida, o PTH inibe a excreção de magnésio ao facilitar sua reabsorção no túbulo.

As concentrações fecais de magnésio representam o mineral não absorvido e uma pequena quantidade de magnésio endógeno. Cerca de 25 a 50 mg de magnésio proveniente de fontes endógenas são normalmente excretados diariamente nas fezes.[1] O magnésio também pode ser perdido na forma de suor, em quantidades estimadas de 15 mg/dia.[23]

Dose diária recomendada

As recomendações (RDA) para o magnésio publicadas em 1997 sugerem 400 mg para homens e 310 mg para mulheres de 19 a 30 anos e 420 mg para homens e 320 mg para mulheres a partir dos 31 anos.[24] Entretanto, alguns pesquisadores acreditam que essas exigências são altas.[25] Mulheres grávidas entre 19 e 50 anos devem consumir 350 mg de magnésio e as de 31 a 50 anos devem ingerir 360 mg.[24] Durante o período de lactação, mulheres entre 19 e 30 anos devem ingerir 310 mg e as de 31 a 50 anos devem ingerir 320 mg.[24] As páginas finais do livro fornecem as recomendações de magnésio para outros grupos etários.

Deficiência

A deficiência de magnésio ou os distúrbios em sua homeostase são normalmente associados à presença de outras doenças. A deficiência de magnésio pode estar relacionada a doenças cardiovasculares ou renais, diabetes melito, toxemia na gravidez, hipertensão ou complicações pós-cirúrgicas.[4,19,26,27] No caso de diabetes, a excreção elevada de magnésio pela urina e/ou a absorção inadequada de magnésio parece estar associada a um mau controle glicêmico (hiperglicosúria). A deficiência de magnésio, por sua vez, dificulta ainda mais a secreção e a ação da insulina. Embora o mecanismo ainda não tenha sido determinado, supõe-se que uma quantidade inadequada de magnésio iniba reações dependentes de ATP-Mg, interferindo, portanto, no metabolismo de carboidratos. Vários estudos examinaram a relação entre o magnésio e o diabetes tipo 2 em vários grupos populacionais.[28-30] Alguns estudos relatam uma associação entre o consumo dietético e incidência ou risco de diabetes. Foram documentadas inconsistências similares para a relação entre o magnésio do soro e o desenvolvimento do diabetes (ver referências 28-30 para uma revisão sobre esse assunto). Na "Perspectiva" sobre hipertensão, no final do capítulo, há uma discussão sobre o magnésio e sua relação com a hipertensão. Das condições que aumentam a probabilidade de desenvolver uma deficiência, estão o vômito ou a diarreia em excesso (ou seja, desordens de má absorção), uma má nutrição proteica, o uso excessivo de álcool, a síndrome da realimentação, o uso de diuréticos, uma doença paratireoide ou queimaduras.

Ainda não foi documentada uma deficiência de magnésio causada puramente por um consumo dietético inadequado, mas foi induzida a deficiência sob protocolos de pesquisa. Na lista de síndromes associadas à deficiência ou aos distúrbios no equilíbrio, constam náuseas, vômitos, anorexia, fraqueza muscular, espasmos e tremores, mudanças de personalidade e alucinações.[21] Mudanças na função cardiovascular e neuromuscular (como hiperexcitabilidade neuromuscular) podem levar à arritmia cardíaca e morte. A hipomagnesemia, associada a deficiências, representa uma concentração de magnésio no plasma menor do que ~1,5 mg/dL e se desenvolve em um período relativamente curto após um déficit de magnésio.[22,31] Entre outras mudanças bioquímicas, estão baixas concentrações sanguíneas não apenas de magnésio mas também de calcitriol, potássio e cálcio.[27,31,32] Os efeitos em concentrações de PTH variam, mas elas são normalmente baixas, uma vez que a secreção do hormônio da paratireoide é diminuída; baixos níveis de PTH normalmente resultam em hipocalcemia (baixo cálcio sanguíneo).[31,32] A **hipocalemia** (baixo potássio sanguíneo) é resultado da alteração de sistemas de transporte celulares que mantêm o gradiente de potássio.[33] A síntese de calcitriol pode ser alterada por diminuições na secreção de PTH ou pela resistência renal ao PTH.[31] Os ossos são normalmente afetados em consequência disso, embora se acredite que a perda óssea (magnésio em quantidades inadequadas) seja mediada (em parte) por uma liberação elevada do neuropeptídeo substância P (SP) nas terminações nervosas ósseas; a substância P melhora a reabsorção osteoclástica de ossos.[32]

Toxicidade

O consumo excessivo de magnésio provavelmente não causará toxicidade, a não ser em pessoas com funções renais debilitadas. Rins normais são capazes de remover magnésio tão rapidamente que não ocorrem elevações significantes nas concentrações no soro.[23] O consumo excessivo de sais de magnésio (3-5 g), como o $MgSO_4$, pode, entretanto, ter efeitos como diarreia e possível desidratação.[24] Outros sinais, como náuseas, ruborização, visão dupla, gagueira e fraqueza, geralmente aparecem em concentrações de magnésio no plasma de ~9 a 12 mg/dL. Uma toxicidade aguda ao magnésio, obtida através de administração intravenosa excessiva, resultou em náusea, depressão e paralisia.[24] Paralisia muscular e falha cardíaca ou respiratória são associadas a concentrações de magnésio no plasma acima de ~15 mg/dL. Foi estabelecido UL de 350 g de magnésio de fontes não alimentícias para pessoas que tenham 9 anos ou mais (incluindo grávidas ou mulheres em período de lactação).[24]

Avaliação do estado nutricional

É difícil verificar o estado nutricional de magnésio, uma vez que o magnésio extracelular representa apenas cerca de 1% do magnésio total corporal, que parece ser regulado de forma homeostática. Apesar da baixa sensibilidade e especificidade (ou seja, níveis normais no soro podem se manter apesar de vários déficits intracelulares), as concentrações de magnésio no soro são rotineiramente medidas para verificar o estado nutricional do magnésio.[5,23] Quando o magnésio no soro está abaixo do normal, há uma quantidade inadequada de magnésio intracelular. As concentrações de magnésio em eritrócitos caem mais lentamente com uma deficiência de magnésio do que as concentrações de plasma ou de soro, o que pode refletir o estado do magnésio em longo prazo, por causa da vida útil dos glóbulos vermelhos.[5] As concentrações de magnésio nos linfócitos periféricos se correlacionam com o conteúdo de magnésio em músculos esqueléticos e cardíacos, representando, portanto, um possível indicador do estado nutricional de magnésio.[4]

Determinar o estado nutricional do magnésio de forma mais definitiva envolve geralmente uma medição da excreção renal de magnésio, o que diminui com a deficiência de magnésio. A excreção renal de magnésio deve ser medida antes e depois da administração de uma carga intravenosa de magnésio. A excreção diminuída, determinada após dois períodos de 24 horas depois da administração da carga de magnésio, indica uma deficiência.[16]

Além disso, pode ser usado um teste oral de carga de magnésio.[34] Concentrações normais no soro e urinárias são ~1,6 a 2,6 mg/dL e ~36 a 207 mg por 24 horas, respectivamente.

Referências citadas para o magnésio

1. National Research Council. Recommended Dietary Allowances. 10th ed. Washington, DC: National Academy Press; 1989. p. 187-94.
2. Kayne LH, Lee DB. Intestinal magnesium absorption. Min Electrolyte Metab. 1993; 19:210-7.
3. Fine K, Santa Ana C, Porter J, Fordtran J. Intestinal absorption of magnesium from food and supplements. J Clin Invest. 1991;88:396-402.
4. Rude R. Magnesium metabolism and deficiency. Endocrin Metab Clin N Am. 1993; 22:377-95.
5. Elin RJ. Assessment of magnesium status. Clin Chem. 1987;33:1965-70.
6. Schwartz R, Apgar BJ, Wien EM. Apparent absorption and retention of Ca, Cu, Mg, Mn, and Zn from a diet containing bran. Am J Clin Nutr. 1986;43:444-55.

7. Romani A, Marfella C, Scarpa A. Cell magnesium transport and homeostasis: role of intracellular compartments. Miner Electrolyte Metab. 1993;19:282-9.
8. Gunther T. Mechanisms and regulation of Mg^{2+} efflux and Mg^{2+} influx. Mineral Electrolyte Metab. 1993;19:259-65.
9. Siener R, Hesse A. Influence of a mixed and a vegetarian diet on urinary magnesium excretion and concentration. Br J Nutr. 1995;73:783-90.
10. Brink EJ, Beynen AC. Nutrition and magnesium absorption: a review. Prog Food Nutr Sci. 1992;16:125-62.
11. Coudray C, Demigne C, Rayssiguier Y. Effects of dietary fibers on magnesium absorption in animals and humans. J Nutr. 2003;133:1-4.
12. Hardwick LL, Jones MR, Brautbar N, Lee DB. Magnesium absorption: mechanisms and the influence of vitamin D, calcium, and phosphate. J Nutr. 1991;121:13-23.
13. Hodgkinson A, Marshall DH, Nordin BEC. Vitamin D and magnesium absorption in man. Clin Sci. 1979;57:121-3.
14. Milne DB, Nielsen FH. The interaction between dietary fructose and magnesium adversely affects macromineral homeostasis. J Am Coll Nutr. 2000;19:31-7.
15. Ziegler EE, Fomon SJ. Lactose enhances mineral absorption in infancy. J Pediatr Gastr Nutr. 1983;2:288-94.
16. Shils M. Magnesium. In: Shils ME, Olson JA, Shike M. Modern nutrition in health and disease. 8th ed. Philadelphia, PA: Lea and Febiger; 1994. p. 164-84.
17. Levine B, Coburn J. Magnesium, the mimic/antagonist of calcium. N Engl J Med. 1984;310:1253-5.
18. Landon R, Yound E. Role of magnesium in regulation of lung function. J Am Diet Assoc. 1993;93:674-7.
19. Iseri L, French J. Magnesium: nature's physiologic calcium blocker. Am Heart J. 1984;108:188-93.
20. Dorup I, Clausen T. Correlation between magnesium and potassium contents in muscle: role of Na$^+$-K$^+$ pump. Am J Physiol. 1993;264:C457-C463.
21. Rude RK, Singer FR. Magnesium deficiency and excess. Ann Rev Med. 1981; 32:245-59.
22. Kelepouris E, Agus Z. Hypomagnesemia: renal magnesium handling. Sem Nephrol. 1998;18:58-73.
23. Wester PO. Magnesium. Am J Clin Nutr. 1987;45(Suppl):1305-12.
24. Food and Nutrition Board, Institute of Medicine. Dietary Reference Intakes. Washington, DC: National Academy Press; 1997. p. 190-249.
25. Hunt CD, Johnson LK. Magnesium requirements: new estimations for men and women by cross-sectional statistical analyses of metabolic magnesium balance data. Am J Clin Nutr. 2006;84:843-52.
26. Frakes M, Richardson L. Magnesium sulfate therapy in certain emergency conditions. Am J Emerg Med. 1997;15:182-7.
27. Ma J, Folsom AR, Melnick SL, Eckfeldt JH, Sharrett AR, Nabulsi AA, et al. Associations of serum and dietary magnesium with cardiovascular disease, hypertension, diabetes, insulin, and carotid arterial wall thickness: The ARIC study. J Clin Epidemiol. 1995;48:927-40.
28. Sales C, Pedrosa L. Magnesium and diabetes mellitus: their relation. Clin Nutr. 2006;25:554-62.
29. Paolisso G, Barbagallo M. Hypertension, diabetes mellitus, and insulin resistance. The role of intracellular magnesium. Am J Hypertension. 1997;10:346-55.
30. Song Y, Manson J, Buring J, Liu S. Dietary magnesium intake in relation to plasma insulin and risk of type 2 diabetes in women. Diab Care. 2004;27:59-65.
31. Fatemi S, Ryzen E, Flores J, Endres DB, Rude RK. Effect of experimental human magnesium depletion on parathyroid hormone secretion and 1,25-dihydroxyvitamin D metabolism. J Clin Endocrin Metab. 1991;73:1067-72.
32. Rude R, Gruber H, Norton H, Wei L, Frausto A, Mills B. Bone loss induced by dietary magnesium reduction to 10% of the nutrient requirement in rats is associated with increased release of substance P and tumor necrosis factor alpha. J Nutr. 2004; 134:79-85.
33. Hamill-Ruth R, McGory R. Magnesium repletion and its effects on potassium homeostasis in critically ill adults: results of a double-blind randomized, controlled trial. Crit Care Med. 1996;24:38-45.
34. Durlach J, Bac P, Durlach V, Guiet-Bara A. Neurotic, neuromuscular and autonomic nervous form of magnesium imbalance. Magnesium Res. 1997;10:169-95.

Sódio

Cerca de 30% dos ~105 g de sódio no corpo (em um ser humano de 70 kg) estão localizados na superfície dos cristais ósseos. Desse ponto, ele pode ser liberado dentro da corrente sanguínea caso se desenvolva uma **hiponatremia** (baixa taxa de sódio no soro). O restante do sódio do corpo está no fluido extracelular, essencialmente no plasma, e nos tecidos nervosos e musculares. O sódio representa aproximadamente 93% dos cátions no corpo, o que o torna o elemento mais abundante dessa família.

Fontes

A principal fonte de sódio na dieta é o sal adicionado, na forma de cloreto de sódio. O sódio é responsável por 40% do peso do cloreto de sódio. Uma colher de chá de sal tem 2.300 mg (2,3 g) de sódio. Uma vez que o sal é muito usado no processamento e na fabricação de alimentos, os processados respondem por 75% do total de sódio consumido. Carne enlatada e sopas, condimentos, alimentos conservados e petiscos tradicionais (batatas *chips*, bolachas, petiscos etc.) são muito ricos no sódio que lhes foi adicionado. Sopas e condimentos, por exemplo, normalmente têm de 400 a 500 mg de sódio por porção. Carnes defumadas, processadas ou curadas (como as carnes para fazer lanche, presunto, carne de boi enlatada e salsicha), queijos processados e peixe enlatado fornecem de 400 a 800 mg de sódio/porção. Alguns condimentos, como o molho de soja, têm acima de 1.000 mg de sódio por colher de sopa. Fontes naturais de sódio, como o leite, a carne, ovos e a maioria das hortaliças, fornecem apenas cerca de 10% do sódio consumido. O leite, por exemplo, fornece cerca de 120 mg de sódio por xícara de chá. Carnes, frango e peixe (não processados) fornecem apenas cerca de 25 mg de sódio por porção de 28 g. Pães fornecem cerca de 160 mg de sódio por fatia, embora pães com fermento químico (*muffins*, biscoitos) contenham acima de 300 mg de sódio/porção. Hortaliças frescas fornecem normalmente menos de 40 mg de sódio por porção, embora o aipo seja uma exceção, contendo cerca de 100 mg de sódio por xícara. Em contrapartida, os vegetais enlatados contêm acima de 200 mg de sódio por porção. Massas e pratos de arroz instantâneos são excepcionalmente ricos em sódio, fornecendo normalmente mais de 700 mg por porção. O sal adicionado durante o cozimento e na mesa fornece cerca de 15% do sódio total, e a água, <10%. Dependendo do método de verificação, as estimativas de sódio ingerido por norte-americanos vai de ~3.000 a 5.000 mg/dia.

Termos como livre, muito baixo, baixo, reduzido ou light associados ao sódio nos rótulos de alimentos se referem a quantidades específicas de sódio por porção. Por exemplo, nos Estados Unidos, livre significa <5 mg de sódio por porção; muito baixo, <35 mg por porção; e baixo, <140 mg de sódio por porção. O termo reduzido ou menos indica, pelo menos, 25% de sódio a menos por porção do que o alimento referencial. O termo light pode ser usado se o alimento for baixo em calorias e em gordura e se o conteúdo de sódio tiver sido reduzido em pelo menos 50%. O valor diário de rótulos de alimentos para o sódio é de 2.400 mg.*

O consumo de sódio foi associado à alta pressão sanguínea (hipertensão) em algumas pessoas, como é relatado na "Perspectiva – Macrominerais e hipertensão", no final deste capítulo. A Food and Drug Administration aprovou conceitos relacionados à saúde que sustentam que "Dietas baixas em sódio podem reduzir o risco de alta pressão sanguínea, que é uma doença associada a vários outros fatores" e que "O desenvolvimento de hipertensão ou uma pressão sanguínea elevada dependem de vários fatores. [Esse produto] pode ser parte de uma dieta pobre em sódio e sal que pode reduzir o risco de hipertensão ou de alta pressão sanguínea".[1]

Absorção, transporte e função

Cerca de 95% a 100% do sódio ingerido é absorvido, e os 0% a 5% restantes são excretados nas fezes. Três vias básicas atuam na absorção de sódio na membrana da borda estriada da mucosa intestinal. Uma dessas vias (o sistema de cotransporte dependente de Na+ para glicose) funciona através do intestino delgado. Outro caminho (um sistema de contransporte eletroneural de Na+ e Cl−) fica ativo tanto no intestino delgado quanto na porção proximal do cólon. A terceira via (que é um mecanismo de absorção de sódio eletrogênico) atua principalmente no cólon.

O sistema de cotransporte dependente de Na+ para glicose envolve um transportador na membrana (apical) da borda estriada do intestino delgado. O Na+ e a glicose se ligam ao transportador, que os envia da superfície exterior ao interior da membrana celular. Lá, ambos são liberados antes de o transportador voltar à superfície. O Na+ absorvido é então bombeado pela membrana basolateral (serosal) pela bomba Na+/K+-ATPase, enquanto a glicose se espalha pela membrana por uma via de transporte facilitado. O gradiente Na+ criado pela bomba Na+/K+-ATPase fornece a energia necessária para manter o sentido de absorção do íon. O cotransporte de Na+ realizado por esse mecanismo pode também ocorrer com solutos que não a glicose, incluindo aminoácidos, di e tripeptídeos, e muitas vitaminas do tipo B.

O mecanismo de cotransporte eletroneutro de Na+ e Cl− foi proposto depois da constatação de que uma porção significativa da ingestão de sódio exige a presença de cloreto e vice-versa.[2] Ainda não se estabeleceu precisamente como esse sistema funciona. Entretanto, acredita-se que o cotransporte seja formado por uma troca de Na+/H+ que trabalha em conjunto com um mecanismo Cl−/HCO$_3^-$.[3] O mecanismo permite a entrada de Na+ e Cl− na célula, onde eles são trocados por H+ e HCO3−. São produzidos prótons e HCO$_3^-$ dentro da célula, por ação da anidrase carbônica no CO$_2$. O Na+ absorvido é bombeado pela membrana basolateral pela bomba Na+/K+-ATPase, seguida pelo Cl−, que passa por difusão.

O mecanismo colônico recebe o nome de mecanismo de absorção eletrogênica de sódio, uma vez que o íon de sódio absorvido é o único que se move transcelularmente, permitindo que seu transporte seja monitorado. Ele entra na membrana luminal da célula mucosal colônica através de vias condutoras de Na+, denominada canais de Na+, e se espalha internamente pelo gradiente de concentração downhill do íon. O sódio absorvido é acompanhado por água e ânions, resultando em um movimento geral de água e eletrólitos do lado luminal ao lado da corrente sanguínea do epitélio do cólon. Ele é bombeado pela membrana basolateral no lado da corrente sanguínea da célula pela bomba Na+/K+-ATPase.

Esses três mecanismos são descritos esquematicamente na **Figura 11.12**. Note que a força motora comum para a absorção do sódio, em todos os processos, é o gradiente internamente dirigido, mantido pela bomba Na+ basolateral.

Depois de ser absorvido pelo corpo, o sódio é transportado livremente no sangue. As concentrações de sódio no soro, como também as do potássio e cloreto, são mantidas em um patamar relativamente estrito (de ~135 a 145 mEq/L) por vários hormônios, incluindo o hormônio antidiurético (ADH), ou vasopressina, aldosterona, hormônio atrial natriurético, renina e angiotensina II.

Dentro do corpo, o sódio tem papel importante na manutenção do equilíbrio de fluidos, na condução de transmissão/impulsos nervosos e na contração muscular. Embora as proteínas tenham seu papel no equilíbrio de fluidos, elas normalmente se mantêm ora intra ora extracelulares. O sódio, o potássio e o cloreto demonstram, portanto, maior movimento pelas membranas celulares para manter a pressão osmótica e, portanto, o equilíbrio de fluidos. O papel do sódio na transmissão nervosa e na contração muscular envolve o sódio como parte da bomba

---

* No Brasil, a portaria SVS/MS 27, de 13 de janeiro de 1998, define o alimento "light" como aquele que apresenta uma redução de 25% do nutriente em relação ao alimento referência. A portaria SVS/MS 29, de 13 de janeiro de 1998, define o alimento "diet" como aquele que pode ser utilizado por indivíduos com exigências físicas e/ou que sofrem de doenças específicas (N. do RT).

Na$^+$/K$^+$-ATPase encontrado na membrana plasmática das células. Com a troca de sódio por potássio e com a hidrólise do ATP, um potencial de gradiente eletromagnético gera a condução de nervos ou impulsos.

Interações com outros nutrientes

Já faz tempo que se reconhece (desde antes de 1940) que o consumo dietético de sódio afeta a excreção urinária de cálcio. Estudos mostraram que, junto com a calciúria, há diminuições na excreção fecal de cálcio e uma absorção elevada de cálcio. Esse efeito de elevar o cálcio desequilibra parcialmente as perdas de cálcio urinário.[4-6] Na "Perspectiva – Osteoporose e dieta", no fim deste capítulo, o leitor encontrará maiores detalhes das interações sódio-cálcio e sua possível associação com a osteoporose.

Excreção

Já que quase todo o sódio ingerido é absorvido, quantidades muito maiores que as necessárias ao corpo são absorvidas. O sódio excedente às necessiaddes do corpo é excretado essencialmente pelos rins. A perda de sódio também ocorre pela pele, através do suor. Sob condições de temperatura e nível de exercício moderados, a perda de sódio pelo suor é pequena. Entretanto, como o sódio no suor representa cerca de 50 mEq/L, pode-se concluir que condições de alta temperatura ou de exercício vigoroso duradouro podem representar perdas significantes. A excreção e retenção renal de sódio estão sob controle da aldosterona, que promove a retenção (reabsorção) do sódio e a excreção de potássio. O hormônio é liberado pelo córtex adrenal em resposta a concentrações baixas de sódio ou, mais significativamente, altas de potássio. A regulação renal do sódio, potássio e cloreto é abordada com mais detalhes no Capítulo 14.

Deficiência

Em geral, deficiências de sódio não ocorrem por causa da abundância do mineral em uma grande gama de alimentos. As concentrações de sódio no soro são normalmente reguladas dentro de ~135 a 145 mEq/L. Entretanto, mediante suor excessivo que gera uma perda de mais do que cerca de 3% do peso corporal, foram relatadas deficiências de sódio. Entre os sintomas, verificam-se câimbras musculares, náusea, vômitos, tontura, choque e coma.

Dose diária recomendada e avaliação do estado nutricional

O National Research Council sugeriu uma AI de 1.500 mg (65 mmol) de sódio (ou 3,8 g de sal) para adultos por dia.[7] A quantidade mínima de sódio necessária para substituir perdas (sem suor e com adaptação máxima) é estimada em cerca de 180 mg (8 mmol), entretanto não se acredita que essa quantidade represente uma necessidade.[7] Estabeleceu-se UL de 2.300 mg (100 mmol) de sódio para adultos por dia.[7] Uma pessoa comum consome entre 3 e 5 gramas de sódio por dia, e a maioria das pessoas excede em muito tais recomendações. É interessante que pacientes com vários quadros de saúde como hipertensão e doenças no rim são mantidos em dietas restritivas em sódio, com um total de 2 g (que é maior do que as atuais recomendações). Essas dietas normalmente restringem o consumo de alimentos ricos em sódio (ou seja, sopas em lata, vegetais enlatados e em salmoura, carnes defumadas, curadas e processadas, peixes e queijos; pães fermentados quimicamente, petiscos com sal; alimentos congelados empacotados; arroz, massa e batata instantâneos; condimentos). Nas páginas finais do livro, são fornecidas recomendações adicionais quanto ao sódio para outros grupos etários. A "Perspectiva" deste capítulo apresenta mais informações sobre o sódio relacionado à hipertensão e à osteoporose.

O sódio é medido rotineiramente em laboratórios clínicos, em especial para determinar o equilíbrio de eletrólitos (ver Capítulo 14). O sódio no soro e em outros fluidos biológicos é normalmente quantificado pela técnica de **potenciometria** com eletródos íon-seletivos. Esse método mede o Na$^+$ da mesma forma que um medidor de pH mede prótons. A excreção urinária de sódio de 24 horas é normalmente usada como reflexo do consumo de sódio.

Potássio

O potássio é o principal cátion intracelular. Na verdade, em contraste com o sódio, entre 95% e 98% do potássio do corpo está dentro das células corporais. Ele representa até ~0,35% do peso corporal total ou até ~245 g dos 70 kg de um ser humano.

Fontes

O potássio está espalhado na alimentação e é especialmente abundante em alimentos não processados, que o fornecem junto com ânions como fosfato e citrato (há indícios de que o citrato seja importante porque ele pode servir como precursor do bicarbonato no corpo para o equilíbrio ácido-base). Entre os alimentos excepcionalmente ricos em potássio (que normalmente têm mais de 300 mg por porção), há algumas frutas, como banana, melão amarelo, melão verde, manga, papaia, abacate e algumas verduras, legumes e tubérculos (abóbora, hortaliças folhosas e batata-doce). Existem outras boas fontes de potássio que têm entre 200 e 300 mg de potássio por porção: algumas hortaliças e tubérculos (como batatas, aspargos, cogumelo e quiabo) e frutas (como suco de laranja, pêssego, peras, kiwis e nectarinas). Leite e iogurte também fornecem potássio – cerca de 300 mg por xícara de chá. Além das fontes não processadas, substitutos de sal geralmente contêm potássio em vez de sódio.

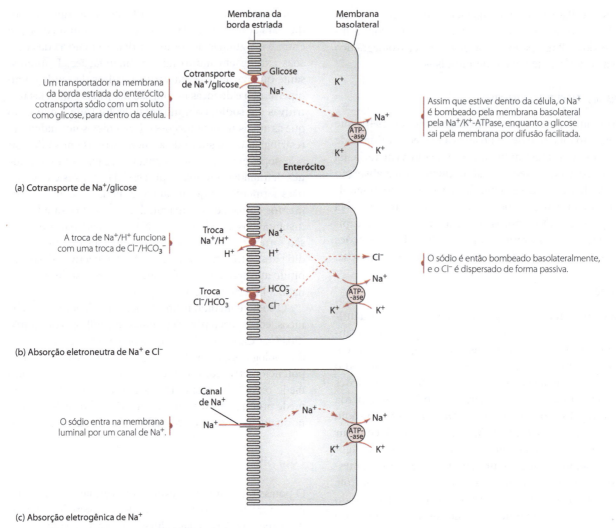

Figura 11.12 Mecanismos de absorção do sódio no intestino (a-c).

Dietas ricas em potássio estão associadas a uma pressão sanguínea menor; esse assunto é discutido com mais detalhes na "Perspectiva – Macrominerais e hipertensão", no fim deste capítulo. A Food and Drug Administration aprovou o seguinte conceito de saúde: "Dietas que contêm alimentos ricos em potássio e pobres em sódio podem reduzir o risco de uma pressão sanguínea elevada e derrames".[1] Com base nesse conceito, um alimento precisa conter pelo menos 350 mg (10% do valor diário) de potássio; deve ter ≤140 mg de sódio, ≤3 g de gordura total, ≤1 g de gorduras saturadas e ≤20 mg de colesterol, e deve fornecer ≤15% de suas energias por meio de gorduras saturadas.[1] No rótulo de produtos dos Estados Unidos, para que um alimento seja considerado uma fonte de potássio (qualquer nutriente) "rica", "excelente" ou "alta", precisa conter 20% ou mais do valor diário; para ser uma "boa" fonte de potássio, precisa conter de 10% a 19% do valor diário.[1]

ABSORÇÃO, TRANSPORTE E FUNÇÃO

Os mecanismos através dos quais o potássio é absorvido pelo trato gastrintestinal não são tão bem compreendidos como os da absorção de sódio. Mais de 85% do potássio ingerido é absorvido, embora os locais exatos do intestino delgado nos quais ocorre a absorção ainda não tenham sido precisamente identificados.[8-10] Além de ser absorvido no intestino delgado, o K^+ pode ser absorvido pelas células mucosais colônicas. Dependendo da concentração, acredita-se que o potássio seja absorvido por difusão passiva ou por uma bomba K^+/H^+-ATPase. Essa bomba troca H^+ intracelular por K^+ luminal. Alternativamente, o K^+ pode entrar na célula pelos canais da membrana apical (borda estriada) que também servem como vias secretórias.

Para entrar no sangue, o K^+ acumulado nas células intestinais se difunde pela membrana basolateral pelo canal K^+. A absorção de potássio nas células não intestinais ocorre por transporte ativo. As concentrações de potássio intracelular também são mantidas por bombas Na^+/K^+-ATPase, que são estimuladas por hormônios, especialmente insulina e algumas catecolaminas. Entretanto, o potássio também influencia a insulina, através da hipocalemia que reduz a secreção da insulina.

O potássio influencia a contratibilidade do músculo liso, esquelético e cardíaco, e afeta profundamente a excitabilidade do tecido nervoso. Ele também é importante na manutenção de eletrólitos e equilíbrio do pH.

INTERAÇÕES COM OUTROS NUTRIENTES

Da mesma forma que o sódio, o potássio tem efeito na excreção urinária do cálcio. Entretanto, seu efeito é oposto ao do sódio, no sentido que ele diminui a excreção de cálcio, e o sódio a aumenta. Demonstrou-se que a substituição de parte do NaCl na dieta com KCl para reduzir a quantidade de NaCl consumido reduz a excreção urinária de cálcio.[11] A adição do citrato de potássio (90 mmol/dia) a uma dieta rica em sal (225 mmol/dia) pode evitar a elevação normal no cálcio urinário associada à dieta rica em sal.[12] Além do mais, essa adição de citrato de potássio diminui significativamente os marcadores da reabsorção óssea que foram associados a um alto consumo de sal em mulheres no período pós-menopausa.[12] A seção "Perspectiva" aborda outros aspectos relacionados a potássio e ossos.

EXCREÇÃO

A maior parte do potássio (até ~90%) é excretada do corpo pelos rins, com apenas pequenas quantidades excretadas nas fezes. Como ocorre com o sódio, o equilíbrio de potássio é realizado em grande escala pelos rins, e a aldoesterona é o principal hormônio regulador. A aldoesterona age reciprocamente no sódio e no potássio. Embora estimule a reabsorção do sódio nos túbulos dos rins, ela acelera a excreção de potássio. O controle renal do potássio é aborado com mais detalhes no Capítulo 14. A tiazida e os diuréticos de alça (medicamentos usados para tratar de pressão sanguínea alta) elevam a excreção de potássio urinário; muitas pessoas que tomam esses medicamentos precisam de suplementos de potássio para manter as concentrações de potássio no plasma normais.

DEFICIÊNCIA E TOXICIDADE

A **hipercalemia** (taxa anormalmente alta de potássio no soro) é tóxica e resulta em arritmias cardíacas severas e até mesmo parada cardíaca. A produção de hipercalemia por meios dietéticos é quase impossível em uma pessoa que tenha circulação e função renal normais, pelo fato de o potássio ser controlado detalhadamente, ficando em uma faixa de concentração estreita. De forma similar, a hipocalemia (quantidades anormalmente baixas de soro <~3,5 mmol/L) não ocorre por deficiência dietética, em razão da abundância de potássio em alimentos comuns. A hipocalemia é associada a arritmias cardíacas, fraqueza muscular, irritabilidade nervosa, hipercalciúria, intolerância a glicose e desorientação mental, e pode ser resultado de uma grande perda de fluidos, como as perdas que ocorrem com vômitos e diarreias severas ou com o uso de alguns mediamentos diuréticos. A hipocalemia também pode ocorrer como parte da síndrome da realimentação, que ocorre quando pessoas subnutridas são realimentadas (em geral, intravenosamente ou através de sonda) com uma dieta que não tenha potássio suplementar o suficiente para substituir o perdido pelas células durante o período de fome, e necessária pelo corpo enquanto ele sintetiza nova massa magra. Uma deficiência moderada de potássio (sem hipocalemia) está associada a elevações na pressão sanguínea, excreção urinária elevada de cálcio e *turnover* anormal ósseo (reabsorção óssea elevada e formação diminuta). As "Perspectivas" do final do capítulo fornecem maiores informações sobre esses assuntos.

DOSE DIÁRIA RECOMENDADA E AVALIAÇÃO DO ESTADO NUTRICIONAL

O National Research Council sugeriu uma AI de 4.700 mg (120 mmol) de potássio por dia para adultos.[7] Recomendações adicionais para a ingestão de potássio por outros grupos populacionais são fornecidas nas páginas finais do livro. A ingestão de potássio da maioria dos norte-americanos (cerca de 3.300 mg) não alcança as recomendações e até mesmo quando se consome uma dieta rica em frutas e hortaliças, como a dieta DASH, usada para tratar de hipertensão. Portanto, é necessário um planejamento cuidadoso da dieta para que as recomendações atuais de potássio sejam satisfeitas. Não existe um UL para o potássio proveniente dos alimentos, entretanto suplementos de potássio devem ser usados apenas sob recomendação e monitoramento, já que muito (ou muito pouco) potássio no sangue pode ser letal.

O estado do potássio é normalmente verificado com base nas concentrações desse elemento no plasma. A concentração normal de potássio no soro, como K^+, é de ~3,5 a 5,0 mEq/L. Os níveis de potássio no soro, como os do sódio, são determinados essencialmente por potenciometria de eletrodos íon-seletivos.

Cloro

O cloro é o ânion mais abundante no fluido extracelular, e aproximadamente 88% dele é encontrado no fluido extracelular e apenas 12% intracelularmente. Sua carga negativa neutraliza a carga positiva dos íons de sódio, com os quais ele é normalmente associado. Por causa dessa característica, é muito importante para manter o equilíbrio dos eletrólitos. O total de cloro no corpo é similar ao do sódio: aproximadamente 0,15% do peso corporal ou cerca de 105 g em um ser humano que pesa 70 kg.

Fontes

Quase todo o cloro ingerido na dieta é associado ao sódio na forma de cloreto de sódio ou sal. O sal, que tem cerca de 60% de cloro, é abundante em uma grande quantidade de alimentos, particularmente em salgadinhos e alimentos processados. O cloro também é encontrado em ovos, carnes frescas e frutos do mar. O adulto comum ingere aproximadamente de 50 a 200 mEq de cloro/dia.

Absorção, transporte e secreção

O cloro é quase totalmente absorvido no intestino delgado. Sua função se assemelha à do sódio no estabelecimento e na manutenção da neutralidade elétrica. Os mecanismos absortivos, entretanto, são geralmente diferentes. Por exemplo, no sistema de cotransporte de Na$^+$-glicose (descrito na seção que trata de sódio), o cloro segue o Na$^+$ absorvido ativamente de forma passiva, através de uma via chamada de paracelular ou de junção apertada. O Na$^+$ absorvido cria um gradiente elétrico que fornece a energia para a difusão interna do Cl$^-$ que o acompanha. O sistema de absorção por cotransporte de Na$^+$/Cl$^-$ eletroneutro também contribui para o movimento do cloro nas células mucosais, embora a contribuição relativa desse sistema à absorção total de cloro não tenha sido bem estabelecida. O sódio absorvido pelo mecanismo de absorção eletrogênica de Na$^+$ também é acompanhado pelo cloro, que segue de forma passiva o sódio absorvido (paracelularmente) para manter a neutralidade elétrica. É claro que, independentemente de qual mecanismo absorvido estiver em funcionamento, onde o sódio for, o cloro não pode estar muito longe.

Os mecanismos secretores dos eletrólitos através do trato gastrintestinal se apoiam no cloro, que é o principal produto de secreções do estômago e também do resto do trato gastrintestinal. O mecanismo bem definido é uma secreção eletrogênica de Cl$^-$. O Cl$^-$ é o único íon secretado ativamente pelo epitélio e seu movimento pode ser monitorado por mudanças nos potenciais elétricos. As células captam o cloro do sangue pela membrana basolateral por uma via de cotransporte de Na$^+$/K$^+$/Cl$^-$. Um gradiente apropriado é configurado pela bomba de Na$^+$/K$^+$-ATPase, que mantém uma baixa concentração de sódio intracelular. Os canais de potássio na membrana basolateral permitem a reciclagem do potássio para fora da célula. O cloro que se acumula na célula sai pela borda estriada da membrana para dentro do lúmen por canais de Cl$^-$. A **Figura 11.13** ilustra o mecanismo de secreção de cloro. Uma disfunção do transporte de cloro é encontrada em pessoas que têm fibrose cística. A desordem genética resulta de uma mutação em uma proteína que recebe o nome de regulador de condutância transmembranar de fibrose cística.[13] Defeitos na proteína resultam na produção de um muco extremamente grosso, que obstrui muitas das glândulas do corpo, fazendo que muitos órgãos, especialmente os pulmões e o pâncreas, tenham um mau funcionamento.

Funções

O cloro tem importantes funções além de seu papel como eletrólito principal. A formação de ácido clorídrico gástrico exige cloro, que é secretado junto com prótons pelas células parietais do estômago. O cloro é liberado por células brancas do sangue durante a fagocitose para auxiliar na destruição de substâncias estranhas. Além disso, o cloro age como o ânion de troca para o HCO$_3^-$ em células vermelhas do sangue. Esse processo, que às vezes se chama troca de cloro, exige uma proteína de transporte que move o Cl$^-$ e o HCO$_3^-$ em direções opostas pela membrana celular. Dessa forma, o CO$_2$ derivado de tecidos pode voltar aos pulmões para formar o HCO$_3^-$ do plasma. O CO$_2$ despejado pelos tecidos entra nas células vermelhas do sangue, onde é convertido em HCO$_3^-$ por anidrase carbônica. Então, a proteína de transporte (trocador cloreto-bicarbonato) transporta o HCO$_3^-$ para fora da célula e para dentro do plasma, conforme ela transporta simultaneamente o Cl do plasma para dentro das células. Na ausência de cloro, o transporte de bicarbonato para.

Excreção

A excreção de cloro ocorre por três vias principais: trato gastrintestinal, pele e rins. As perdas por cada uma dessas vias são similares, em muitos aspectos, às do sódio. A excreção de cloro pelo trato gastrintestinal é normalmente muito pequena, de ~1 a 2 mEq/dia para o adulto comum, e representa principalmente o cloro não absorvido. As perdas pela pele são essencialmente as mesmas do sódio, ou seja, normalmente muito pequenas, à exceção dos casos de alta temperatura e de exercício vigoroso. O caminho principal para a excreção de cloro ocorre pelo rim, onde é regulada essencialmente de forma indireta através da regulação de sódio.

Deficiência

A deficiência de cloro não ocorre sob condições normais. Como no caso de outros eletrólitos, a deficiência surge principalmente por distúrbios no trato gastrintestinal, como diarreia grave e vômito. Em geral, ocorrem convulsões causadas por deficiência de cloro.

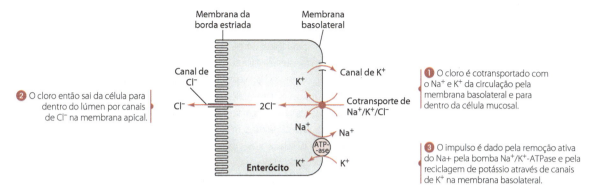

Figura 11.13 Mecanismo intestinal de secreção de cloro.

DOSE DIÁRIA RECOMENDADA E AVALIAÇÃO DO ESTADO NUTRICIONAL

O National Research Council estabelece uma AI de 2.300 mg para o cloro (65 mmol) por dia, quantidade equivalente ao sódio em uma base molar.[7] O UL para o cloro é de 3,6 g (100 mmol), equivalente também ao sódio em uma base molar.[7]

As concentrações normais no soro para o cloro são de ~101 a 111 mEq/L. Sua medição é geralmente usada para estabelecer qual é o estado do cloro no corpo. Entretanto, como todos os solutos do soro, a concentração depende do estado da água corporal. É possível, por exemplo, que o total de cloro no corpo diminua e as concentrações de cloro no fluido pareçam normais ou até elevadas se a água corporal acompanhar tais perdas. Dois métodos muito usados para a determinação da concentração de cloro no soro são a potenciometria de eletrodos sensíveis a ions e uma **titulação coulométrica** (um método que mede o volume de reagente necessário para uma reação) com íons de prata.

Referências citadas para o sódio, potássio e cloro

1. www.cfsan.fda.gov.
2. Frizzell RA, et al. Sodium-coupled chloride transport by epithelial tissues. Am J Physiol. 1979;236:F1-8.
3. Barrett KE, Dharmsathaphorn K. Transport of water and electrolytes in the gastrointestinal tract: physiological mechanisms, regulation, and methods of study. In: Maxwell MH, Kleeman CR, Narins RG, editors. Clinical disorders of fluid and electrolyte metabolism. New York: McGraw-Hill; 1994. p. 506-7.
4. Nordin B, Need A, Morris H, Horowitz M. The nature and significance of the relationship between urinary sodium and urinary calcium in women. J Nutr. 1993; 123:1615-22.
5. Devine A, Criddle R, Dick I, Kerr D, Prince R. A longitudinal study of the effect of sodium and calcium intake on regional bone density in postmenopausal women. Am J Clin Nutr. 1995;62:740-5.
6. Shortt C, Flynn A. Sodium-calcium interrelationships with specific reference to osteoporosis. Nutr Res Rev. 1990;3:101-15.
7. Food and Nutrition Board, Institute of Medicine. Dietary Reference Intakes. Washington, DC: National Academy Press; 2004.
8. Hayslett JP, Binder HJ. Mechanism of potassium adaptation. Am J Physiol. 1982; 243:F103-12.
9. Kliger AS, et al. Demonstration of active potassium transport in the mammalian colon. J Clin Invest. 1981;67:1189-96.
10. Agarwal R, Afzalpurkar R, Fordtran J. Pathophysiology of potassium absorption and secretion by the human intestine. Gastroenterology. 1994;107:548-71.
11. Bell RR, Eldrid MM, Watson FR. The influence of NaCl and KCl on urinary calcium excretion in healthy young women. Nutr Res. 1992;12:17-26.
12. Sellmeyer D, Schlotter M, Sebastian A. Potassium citrate prevents increased urine calcium excretion and bone resorption induced by high sodium chloride diet. J Clin Endocrinol Metab. 2002;87:2008-12.
13. Riordan JR, et al. Identification of the cystic fi brosis gene: cloning and characterization of complementary DNA. Science. 1989;245:1066-75.

PERSPECTIVA

Macrominerais e hipertensão

Fatores dietéticos influenciam tanto a pressão sanguínea quanto outros processos fisiológicos do corpo. Embora a pressão sanguínea elevada, chamada hipertensão, tenha sido vinculada particular e mais publicamente à ingestão de sódio, outros nutrientes têm seu papel no controle da pressão sanguínea.

Há indícios de que a hipertensão afete cerca de 25% (ou ~50 milhões) de norte-americanos. A condição é que ocorra um aumento na resistência vascular, geralmente causada por um diâmetro luminal reduzido das artérias, arteríolas ou ambas. Uma pressão de sangue sistólica e diastólica ≥140 e 90 mm Hg, respectivamente, indica hipertensão, que é, em geral, classificada como primária (que também recebe o nome de essencial) ou secundária. As causas de hipertensão essencial são desconhecidas no geral, e se acredita que ela seja multifatorial, talvez relacionada ao mau funcionamento da excreção de só-

PERSPECTIVA

dio ou dos sistemas renina-angiotensina ou calicreína-quinina, hiperatividade do sistema nervoso e produção anormal de prostaglandina, entre outros fatores. A hipertensão essencial é responsável por <90% dos casos de hipertensão. Os casos restantes ocorrem de forma secundária a outras condições, como doenças renais, no sistema endócrino ou no sistema neurológico. Independentemente de a hipertensão ser essencial ou secundária, o problema aumenta o risco de acidente vascular cerebral e doenças cardíacas. Embora alguns fatores de risco para a hipertensão não sejam controláveis (ou seja, predisposição genética, raça, envelhecimento), outros podem ser motivados pelo comprometimento de uma pessoa a mudanças dietéticas e de estilo de vida. Mas a genética também importa e, muitas vezes, influencia a resposta. Por exemplo, indivíduos com substituição dos pares de base A por G na posição seis da região promotora do gene do angiotensinogênio têm níveis maiores de angiotensinogênio. (Em geral, esses níveis provocam uma pressão sanguínea maior). Além do mais, quando pessoas com genótipos GG (normal) e AA (variante) seguem uma dieta reduzida de sódio, as reduções de pressão sanguínea são significativamente maiores no grupo AA do que no GG.[1]

Como a hipertensão é uma doença heterogênea com vários fatores precipitantes, a modificação dietética funciona para alguns hipertensos. Esta Perspectiva apresenta alguns dos nutrientes associados à hipertensão essencial. Os nutrientes que são mais comumente associados à pressão sanguínea são os macrominerais sódio, potássio, cálcio e magnésio. Cada um deles é tratado nesta seção, junto com a sacarose e o álcool, que também influenciam a pressão sanguínea.

Sódio

O sódio, como o sal, foi um dos primeiros nutrientes ligados à hipertensão. Vários estudos (epidemiológicos e observacionais) foram realizados, no decorrer de várias décadas, com o propósito de examinar o sal e a pressão sanguínea em diversos grupos. A forma dos estudos e os pacientes incluídos e excluídos mudaram, como também o fizeram os meios usados para verificar a ingestão de sódio (cálculo baseado em dietas, e não na excreção urinária de sódio), levando normalmente a resultados conflitantes — nenhuma relação ou uma relação positiva entre o sódio e a pressão sanguínea. O estudo Intersalt, por exemplo, que envolveu mais de 10 mil adultos de 32 países, revelou que aumentos na ingestão de sódio em 100 mmol (2.300 mg) estão associados a pequenas mudanças na pressão sanguínea, cerca de 1 a 3 mm de aumento de Hg na pressão sanguínea sistólica e de 0 a 2 mm de Hg elevados na pressão sanguínea diastólica; entretanto, uma nova análise de alguns dos dados desse estudo não encontrou relações.[2,3] Estudos de intervenção também geraram resultados conflitantes ou achados que são limitados a apenas alguns subgrupos populacionais.[4-9] Apesar desses resultados, em geral, as evidências mostram de forma relativamente consistente que reduções na ingestão de sódio estão associadas a pequenas reduções na pressão sanguínea.

A resposta da pressão sanguínea à dieta é heterogênea. Algumas pessoas hipertensas, em especial aquelas com predisposição genética, parecem ser mais sensíveis a um excesso de sal do que outras. Em algumas pessoas hipertensas (cerca de 30% a 50%), mas não em todas, o consumo dietético alto de sal aumenta a pressão sanguínea, e a restrição dietética de sal resulta em uma redução da pressão sanguínea. Entretanto, esses efeitos podem ser modulados através da ingestão de outros nutrientes, como o potássio (tratado na seção a seguir).[10] Entre pessoas hipertensas que estão aptas a se beneficiar da redução de sódio, encontram-se os afro-americanos, obesos, indivíduos acima de 65 anos de idade, as pessoas com baixa atividade de renina no plasma, aquelas com polimorfismos em genes que codificam a angiotensina e pessoas que tomam remédios contra a hipertensão.

Não se acredita que nenhum mecanismo seja responsável para elevações na pressão sanguínea induzidas pelo sal. No caso de algumas pessoas, há indícios de que a ingestão de sal cause uma retenção do sódio e da água, e uma expansão do volume extracelular, com a resultante liberação de uma ou mais substâncias que elevam a atividade contrátil do coração e do vaso sanguíneo, afetando o sistema renina-angiotensina-aldosterona.[11,12] Alternativamente, o sódio pode infiltrar ou causar um manuseio anormal de outros íons para dentro e para fora dos músculos lisos vasculares, tendo como resultado a contração e a elevação na pressão sanguínea.[11,13] A sensibilidade ao sódio se correlaciona a uma baixa atividade de renina no plasma (refletindo uma sobrecarga no volume), uma capacidade diminuta do sistema renina-angiotensina de responder a estímulos fisiológicos e resistência a insulina.[14] Além do mais, em tais pessoas, a restrição de sódio parece elevar a atividade de renina no plasma e a atividade do sistema nervoso simpático.[14] O planejamento quanto às recomendações para o consumo de sódio varia, e alguns defendem entusiasticamente que se recomende à população em geral reduzir o sal, e outros acreditam que tais recomendações vão além dos dados disponíveis.[9]

Potássio

O potássio é outro nutriente que afeta a pressão sanguínea. Estudos epidemiológicos e pesquisas nacionais mostram associação clara entre um consumo maior de potássio (sozinho ou relacionado ao consumo de sódio) e uma prevalência menor de hipertensão ou de baixa pressão sanguínea.[9,15-19] Testes de suplementos com potássio apoiaram ainda mais essas descobertas. Várias metanálises de testes controlados descobriram que a suplementação de potássio está associada a reduções significativas da pressão sanguínea tanto sistólica quanto diastólica.[4,20] Em geral, os efeitos da redução de pressão que a suplementação de potássio gera são mais claros em pessoas hipertensas do que em normotensas.[20-22] Além disso, os efeitos do potássio são maiores em pessoas que ingerem grandes quantidades de sódio.[20]

São vários os mecanismos pelos quais o potássio afeta a pressão sanguínea. O potássio promove a excreção urinária de sódio (**natriurese**), diminuindo, portanto, o sódio corporal. Na verdade, um aumento no potássio consumido pode cortar o aumento na pressão sanguínea associado à sobrecarga de sódio.[10] O consumo elevado de potássio também está associado a uma diminuição da excreção do cálcio e de magnésio pela urina; o cálcio e o magnésio, que são tratados nas duas próximas seções, também influenciam a pressão sanguínea.[23] O potássio pode induzir o relaxamento de músculos lisos vasculares, reduzindo, assim, a resistência periférica. Ele pode inibir a agregação plaquetária, a trombose arterial e a proliferação de células musculares lisas do coração, de forma a diminuir a resistência vascular.[14] O potássio pode interagir com o sistema quinina; um exemplo disso é o fato de que o potássio eleva a calicreína urinária, podendo afetar a renina para regular a pressão sanguínea.[11]

Cálcio

Uma possível relação entre o cálcio e o desenvolvimento da hipertensão foi originalmente reconhecida com a descoberta, no início da década de 1970, de que comunidades caracterizadas pelo consumo de água dura (que tem muito cálcio) tinham uma taxa de mortalidade de doença cardiovascular menor.[24,25] Desde aquele momento, consolidaram-se resultados de estudos epidemiológicos e de laboratório, que envolvem animais e humanos, e clínicos no apoio às relações entre o cálcio e a pressão sanguínea. Uma metanálise de mais de 30 estudos aleatórios relacionados aos suplementos de cálcio (consumo mediano de 1 g) constatou que a suplementação de cálcio resultou, de forma significativa, em pequenas reduções na pressão sanguínea sistólica, mas não diastólica.[26,27] Outra metanálise com mulheres grávidas concluiu que consumir cálcio durante a gravidez reduz o risco de hipertensão induzida pela gravidez.[28]

Alguns segmentos da população hipertensa parecem ser mais responsivos à suplementação de cálcio do que outros. A diferença de resposta ao cálcio absorvido oralmente por pessoas hipertensas pode estar relacionada à heterogeneidade da doença. Pessoas que parecem se beneficiar com uma terapia de suplementação de cálcio por via oral são as que têm baixo consumo de cálcio (especialmente <400 mg), baixas concentrações de cálcio ionizado no soro ou PTH e vitamina D (calcitriol) elevados no sangue e as que foram classificadas como tendo baixa atividade de renina e como "sensíveis a sal".[29-31]

Ainda não se sabe como o cálcio dietético apresenta efeito anti-hipertensão em pessoas "sensíveis a cálcio". O cálcio tem o poder de estabilizar a membrana vasorrelaxante em células de músculos lisos.[14,31] Ele também afeta os sistemas nervoso central e periférico simpático e modifica a homeostase do cálcio, como também as ações do PTH e do calcitriol. O cálcio pode suprimir a elevação induzida pelo PTH na concentração de cálcio para reduzir o tom vascular.[31] Elevadas concentrações intracelulares de cálcio se correlacionam diretamente com uma pressão sanguínea elevada e a idade. O cálcio também pode ter consequências através de interações com outros nutrientes. Por exemplo, um consumo elevado de cálcio causa natriurese. O cálcio pode corrigir diminuições de cálcio ionizado no soro induzidas por sódio, como ocorreria com a calciúria induzida por sódio.

Magnésio

Dados epidemiológicos e estudos realizados em animais e seres humanos sugerem uma relação inversa entre a pressão sanguínea e o consumo de magnésio. Por exemplo, uma análise de 29 estudos observacionais, que examinaram a relação entre o consumo dietético de magnésio e a pressão sanguínea, encontraram uma associação negativa (o consumo elevado de magnésio associado a uma pressão sanguínea menor).[32] Outra metanálise de testes de suplementação de magnésio apontou relações dependentes de dosagem na pressão sanguínea com a suplementação de magnésio.[33] De qualquer forma, nem todos os estudos relatam associações significativas entre o magnésio e a pressão sanguínea, ou benefícios à pressão sanguínea em resposta à suplementação com magnésio.

Não é clara a forma como o magnésio afeta diretamente a pressão sanguínea. Sabe-se que ele promove o relaxamento de músculos lisos vasculares e interage com o cálcio.[31] Na verdade, um nível baixo de magnésio no sangue (que indica um estado nutricional de magnésio baixo) está associado a uma tensão elevada em músculo liso, vasoespasmos, e uma pressão sanguínea elevada.[12] Uma pressão sanguínea elevada também está associada tanto à excreção de cálcio quanto à de magnésio.[34] O magnésio é um cofator necessário para enzimas que estão envolvidas no metabolismo de ácidos graxos para a síntese de prostaglandinas, e estas, por sua vez, podem influenciar a pressão sanguínea. Os efeitos que o óleo de peixe tem na redução da pressão, sendo rico em ácido eicosapentaenoico e em ácido docosaexaenoico, foram, em parte, atribuídos à melhora na produção de prostaglandinas, que promovem a vasodilatação e inibem a agregação plaquetária, e à formação diminuta de tromboxano A_2, que promove a vasoconstrição e a agregação plaquetária.

Outros fatores dietéticos

Também se demonstrou que a sacarose eleva a pressão sanguínea. Vários estudos em animais demonstraram elevações na pressão sanguínea induzidas por sacarose. Acredita-se que os efeitos sejam de curto prazo e decorrentes da expansão de volume e dos efeitos antinatriuréticos que acompanham a ingestão de sacarose.[22]

Há indícios de que o consumo de álcool (especialmente o ato de beber três ou mais drinques por dia) seja responsável por até ~20% da hipertensão, especialmente em homens de meia-idade.[35] Os mecanismos sugeridos pelos quais o álcool influencia a pressão sanguínea são o estímulo do sistema nervoso simpático, mudanças em hormônios (como renina, angiotensina, aldosterona, insulina e cortisol), mudanças cardiovasculares (ou seja, inibição das substâncias relaxantes vasculares, como óxido nítrico, ou concentrações intracelular elevadas de cálcio ou eletrólitos no músculo liso vascular) e também mudanças na sensibilidade barorreflexa.[13,35]

O ensaio clínico randomizado Dietary Approaches to Stop Hypertension (DASH) relatou que dietas ricas em frutas, hortaliças e derivados do leite pobres em gordura eram mais eficientes na redução da pressão sanguínea do que uma dieta de controle pobre em frutas e hortaliças mas média em gorduras (~36% das kcal).[34] A dieta DASH fornece 3 g de sódio, cerca de 4.500 mg de potássio, de 8 a 10 porções de frutas e hortaliças e de 2 a 3 porções de derivados do leite pobres em gordura; limita as carnes vermelhas, as gorduras e alimentos e bebidas adoçados com açúcar e valoriza as nozes, as sementes e as leguminosas. O estudo DASH-sodium, que comparou os efeitos da dieta DASH com três níveis de consumo de sódio (3,3 g, 2,4 g e 1,5 g) àqueles de uma dieta de controle, demonstrou que uma redução maior na pressão sanguínea pode ser obtida através da redução no sódio dietético. De forma similar, o consumo de dietas que satisfazem ou excedem as recomendações de cálcio, potássio e magnésio não é associado à hipertensão, mesmo quando a dieta é rica em cloreto de sódio.[36,37] Portanto, pode não ser necessário usar suplementos para obter reduções na pressão sanguínea. São recomendadas pelo Joint National Committee on Prevention, Detection, Evaluation, and Treatment of High Blood Pressure dietas que assegurem um consumo adequado de cálcio, potássio e magnésio para o tratamento de hipertensão.[38]

Referências

1. Hunt SC, Cook N, Oberman A, Cutler J, Hennekens C, Allender P, et al. Angiotensionogen genotype, sodium reduction, weight loss, and prevention of hypertension: trials of hypertension prevention, phase II. Hypertension. 1998;32:393-401.
2. Elliott P, Stamler J, Nichols R, Dyer A, Stamler R, Kesteloot H, Maarmot M. Intersalt revisted: further analyses of 24 hour sodium excretion and blood pressure within and across populations. BMJ. 1996;312:1249-53.
3. Intersalt Cooperative Research Group: Intersalt: An international study of electrolyte excretion and blood pressure. Results for 24 hour urinary sodium and potassium excretion. Br Med J. 1998;297:319-28.
4. Geleijnse J, Kok F, Grobbee D. Blood pressure response to changes in sodium and potassium intake: a metaregression analysis of randomized trials. J Hum Hypertension. 2003;17:471-80.
5. Hurwitz S, Fisher N, Ferri C, Hopkins P, Williams G, Hollenberg N. Controlled analysis of blood pressure sensitivity to sodium intake: interactions with hypertension type. J Hypertension. 2003;21:951-9.
6. Law M, Frost C, Wald N. By how much does dietary salt reduction lower blood pressure? Metaanalysis of data from trials of salt reduction. Br Med J. 1991;302:819-24.
7. Cutler J, Follmann D, Elliott P, Suh I. An overview of randomized trials of sodium reduction and blood pressure. Hypertension. 1991;17(Suppl):127-33.
8. Graudal N, Galloe AM, Garred P. Effects of sodium restriction on blood pressure, renin, aldosterone, catecholamines, cholesterols, and triglycerides: a meta analysis. Jama. 1998;279:1383-91.
9. Hollenberg NK. The influence of dietary sodium on blood pressure. J Am Coll Nutr. 2006;25:240S-46S.
10. Morris R, Sebastian A, Forman A, Tanaka M, Schmidlin O. Normotensive salt-sensitivity: effects of race and dietary potassium. Hypertension. 1999;33:18-23.
11. Haddy F, Pamnani M. Role of dietary salt in hypertension. J Am Coll Nutr. 1995; 14:428-38.
12. Das UN. Nutritional factors in the pathobiology of human essential hypertension. Nutrition. 2001;17:337-46.
13. Suter PM, Sierro C, Vetter W. Nutritional factors in the control of blood pressure and hypertension. Nutr Clin Care. 2002;5:9-19.
14. Buemi M, Senatore M, Corica F, Aloisi C, Romeo A, Tramontana D, Frisina N. Diet and arterial hypertension: is the sodium ion alone important? Medicinal Res Rev. 2002; 22:419-28.
15. Luft F, Weinberger M. Heterogeneous responses to changes in dietary salt intake: the salt-sensitivity paradigm. Am J Clin Nutr. 1997;65:612S-17S.
16. Cowley A. Genetic and nongenetic determinants of salt sensitivity and blood pressure. Am J Clin Nutr. 1997;65:587S-93S.
17. Weinberger M. Salt sensitivity of blood pressure in humans. Hypertension. 1996; 27(3 pt 2):481-90.
18. Staessen J, Lijnen P, Thijs L, Fagard R. Salt and blood pressure in community based intervention trials. Am J Clin Nutr. 1997;65:661S-70S.
19. Cutler J, Follmann D, Allender P. Randomized trials of sodium reduction: an overview. Am J Clin Nutr. 1997;65:643S-51S.
20. Whelton P, He J, Culter J, Brancati F, Appel L, Follmann D, Klag M. Effects of oral potassium on blood pressure: meta-analysis of randomized controlled clinical trials. Jama. 1997;277:1624-32.
21. Barri Y, Wingo C. The effects of potassium depletion and supplementation on blood pressure: a clinical review. Am J Med Sci. 1997;314:37-40.
22. Kotchen T, Kotchen J. Dietary sodium and blood pressure: interactions with other nutrients. Am J Clin Nutr. 1997;65:708S-11S.
23. Sellmeyer D, Schlotter M, Sebastian A. Potassium citrate prevents increased urine calcium excretion and bone resorption induced by high sodium chloride diet. J Clin Endocrinol Metab. 2002;87:2008-12.

24. Henry H, McCarron DA, Morris CD, et al. Increasing calcium intake lowers blood pressure: the literature reviewed. J Am Diet Assoc. 1985;85:182-5.
25. Cappuccio F, Elliott P, Allender P, Pryer J, Follman D, Cutler J. Epidemiologic association between dietary calcium intake and blood pressure: a meta-analysis of published data. Am J Epidemiol. 1995;142:935-45.
26. Bucher H, Cook R, Guyatt G, Lang J, Cook D, Hatala R, Hunt D. Effects of dietary calcium supplementation on blood pressure: a metaanalysis of randomized controlled trials. Jama. 1996;275:1016-22.
27. Allender P, Cutler J, Follmann D, Cappuccio F, Pryer J, Elliott P. Dietary calcium and blood pressure: a meta-analysis of randomized clinical trials. Ann Intern Med. 1996; 124:825-31.
28. Bucher H, Guyatt G, Cook R, Lang J, Cook D, Hatala R, Hunt D. Effects of calcium supplementation on pregnancy-induced hypertension and pre-eclampsia: a meta-analysis of randomized controlled trials. Jama. 1996;275:1113-7.
29. Sowers J, Zemel M, Zemel P, Standley P. Calcium metabolism and dietary calcium in salt sensitive hypertension. Am J Hyperten. 1991;4:557-63.
30. Morris C, Reusser M. Calcium intake and blood pressure: epidemiology revisited. Semin Nephrol. 1995;15:490-5.
31. Hatton D, Yue Q, McCarron D. Mechanisms of calcium's effects on blood pressure. Semin Nephrol. 1995;15:593-602.
32. Mizushima S, Cappuccio F, Nichols R, Elliott P. Dietary magnesium intake and blood pressure: a qualitative overview of the observational studies. J Hum Hypertens. 1998;12:447-53.
33. Jee SH, Miller E, Guallar E, Singh V, Appel L, Klag M. The effect of magnesium supplementation on blood pressure: a meta-analysis of randomized clinical trials. Am J Hyptertens. 2002:15:691-6.
34. Wu X, Ackermann U, Sonnenberg H. Potassium depletion and salt sensitive hypertension in Dahl rats: effect on calcium, magnesium, and phosphate excretion. Clin Exp Hyperten. 1995;17:989-1008.
35. Cushman WC. Alcohol consumption and hypertension. J Clin Hyperten. 2001; 3:166-70.
36. McCarron D. Role of adequate dietary calcium intake in the prevention and management of salt-sensitive hypertension. Am J Clin Nutr. 1997;65:721S-26S.
37. Heaney RP. Role of dietary sodium in osteoporosis. J Am Coll Nutr. 2006;25:271S-76S.
38. The seventh report of the Joint National Committee on Prevention, Detection, Evaluation, and Treatment of High Blood Pressure (JNC 7). 2003. www.nhlbi.nih.gov/guidelines/hypertension.

Sites

www.americanheart.org
www.nlm.nih.gov/medlineplus/highbloodpressure.html
www.cdc.gov/nchs/fastats/hyprtens.htm

PERSPECTIVA

Osteoporose e dieta

Em algum momento da vida, 1 em cada 3 mulheres e 1 em cada 12 homens sofrem fraturas em função de osteoporose.[1] Entretanto, tratar a fratura não necessariamente restaura a saúde. Cerca de 20% das pessoas com fraturas no quadril atribuídas à osteoporose morrem em até 1 ano após o ocorrido.[2] Cerca de 33% das pessoas que tiveram uma fratura de quadril induzida pela osteoporose não são mais capazes de cuidar de si mesmas, indo para casas de repouso no ano seguinte à fratura, e 17% (embora não necessitem de cuidados de enfermeiras a domicílio) não são capazes de voltar ao seu estilo de vida anterior.[3,4]

Nos Estados Unidos, a osteoporose afeta aproximadamente de 30 a 50 milhões de pessoas, das quais 80% são mulheres. O quadro tem como resultado cerca de 1,5 milhão de fraturas por ano. Fraturas que afetam a espinha dorsal ocorrem com maior frequência (acima de 700 mil), seguidas por fraturas no quadril (600 mil) e pulso (250 mil).[5] O custo para tratar fraturas por osteoporose ultrapassa US$ 14 bilhões por ano. O quadro é considerado uma grande ameaça à saúde.[3]

A osteoporose é uma doença esquelética sistêmica caracterizada pela deterioração da microarquitetura do tecido ósseo e pela baixa densidade mineral óssea, como demonstra a **Figura 1**.[3] O quadro resulta em ossos frágeis e com risco elevado de fratura. Embora o *turnover* ósseo ocorra em toda a vida, após cerca dos 30 ou 35 anos, a reabsorção (quebra) óssea excede sua formação. Essa reabsorção óssea, incluindo a perda mineral, ocorre em uma taxa de até ~10% por década tanto em homens quanto em mulheres. Entretanto, durante os primeiros 5 a 8 anos depois da menopausa, a taxa de perda se acelera consideravelmente em mulheres. A queda na produção de estrógeno que ocorre com a menopausa, em associação ao corpo e massa geneticamente menores das mulheres, contribuem para a prevalência de osteoporose em mulheres, em comparação aos homens.

A osteoporose afeta os ossos tanto corticais quanto trabeculares, embora os trabeculares tenham uma taxa de troca maior, sendo afetados em maior grau do que os corticais. O osso cortical ou compacto é encontrado principalmente na fossa de ossos longos dos membros, mas também na parede externa de todos os ossos. Os ossos trabeculares (ou porosos) são similares a favos de mel, ou osso em ripa, encontrados nas vértebras da espinha dorsal, na pélvis (área do quadril) e no fim dos ossos longos. Portanto, locais que contêm ossos trabeculares — os corpos vertebrais (~95% do osso trabecular), o pescoço femoral da pélvis (~45% de ossos trabeculares) e o rádio (~5% de ossos trabeculares) — são os principais locais afetados pela osteoporose, especialmente em mulheres (**Figura 2**). Além disso, os ossos também podem ficar soltos ou cair por causa da perda de um pouco de osso trabecular no maxilar. A osteoporose que afeta as vértebras é associada a perdas de altura, dor vertebral e arredondamento dos ombros (**cifose**, que é uma curvatura como uma corcova da espinha dorsal, que também recebe o nome de **corcunda de dowager**). A cifose, por sua vez, reduz o espaço no peito e na cavidade abdominal, resultando em uma capacidade pulmonar reduzida, e, portanto, falta de ar, dor abdominal, apetite reduzido e saciedade prematura.[6] Muitas pessoas que sofrem fratura vertebral causada pela osteoporose gastam o restante de seus anos com dores crônicas e severas e com mobilidade limitada. A mobilidade limitada causa repouso excessivo em uma cama, o que enfraquece mais ainda os músculos e ossos da pessoa e a predispõe a quedas e a sofrer ainda mais fraturas. O repouso excessivo em uma cama também aumenta o risco de a pessoa ter úlceras por pressão, chamadas úlcera de decúbito.

Dois tipos principais de osteoporose foram descritos. A osteoporose primária é caracterizada essencialmente pela desmineralização de ossos trabeculares, ocorrendo principalmente em mulheres que já passaram da menopausa e que têm de 50 a 65 anos de idade, ou cerca de 10 a 15 anos após a menopausa. A osteoropore primária, que também recebe o nome de osteoporose tipo I ou osteoporose pós-menopausa, é ligada à menopausa e à produção reduzida de estrógeno. A osteoporose relativa à idade, também chamada osteoporose tipo II, é caracterizada pela desmineralização de ossos tanto corticais quanto trabeculares. Ela ocorre tanto em homens quanto em mulheres acima dos cerca de 70 a 75 anos, embora seja mais comum em mulheres. Na osteoporose tipo II, os ossos trabeculares e corticais são lentamente perdidos por causa de diminuições induzidas pela idade na atividade de células ósseas, especialmente a atividade de osteoblastos. Além disso, a síntese diminuída de calcitriol (causada pela atividade reduzida da 1-hidroxilase no rim) e a absorção menor de cálcio pelo intestino ocorrem com o envelhecimento, contribuindo para a osteoporose tipo II. Quando esses eventos são ligados a um baixo consumo de cálcio, as concentrações de hormônio da paratireoide aumentam. Entretanto, o envelhecimento por si só também causa suaves elevações para além do normal nas concentrações de hormônio da paratireoide. As altas concentrações de hormônio da paratireoide no sangue estimulam a reabsorção óssea, promovendo sua desmineralização.

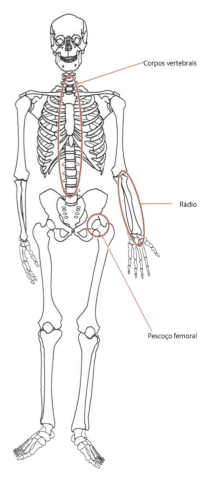

Figura 2 Principais locais afetados pela osteoporose.

O diagnóstico de osteoporose é baseado na medição da densidade mineral óssea, essencialmente pela absorpciometria de raios X de dupla energia (DEXA). Os escaneamentos DEXA usam raios X em dois níveis energéticos para verificar o conteúdo mineral ósseo. Existem tanto escaneamentos DEXA periféricos quanto centrais. O escaneamento periférico normalmente mede extremidades, incluindo o calcanhar, o pulso ou os dedos. Escaneamentos centrais focam a espinha dorsal e o quadril. O software usado no escaneamento DEXA pode

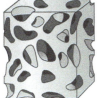 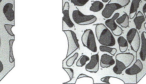

Figura 1 Ossos normais/ossos com osteoporose.

PERSPECTIVA

calcular a densidade mineral óssea de várias regiões de interesse. A densidade mineral óssea representa a concentração média de minerais por unidade de área ou o quão firmemente comprimido é o tecido ósseo de uma determinada área. A densidade óssea é tomada para ser comparada com uma pontuação T ou Z. Pontuações T representam o número de desvios padrão (DP) distantes da densidade óssea média para jovens adultos (de 25 a 45 anos de idade) de gênero e raça similares. Uma pontuação T igual a 0 mostra que a pessoa tem a densidade mineral óssea na média de jovens adultos (o que é considerado o ápice da massa óssea) do mesmo gênero e raça. A Organização Mundial da Saúde[3] define a osteoporose com base nas pontuações T e no número de desvios padrão abaixo da média de jovens adultos, conforme é mostrado a seguir:

Pontuação T	Diagnóstico
0 a −0,99	Normal
−1 a −2,49	Osteopenia
< −2,5	Osteoporose

Para cada 1 DP abaixo da média, o risco de fratura dobra. Portanto, pessoas com osteoporose têm um risco considerável de fratura e aquelas com osteopenia têm um risco de fraturas e de desenvolver osteoporose. As pontuações Z são similares às T, mas representam o número de desvios padrão da densidade óssea média de pessoas que têm a mesma idade, gênero e raça. Portanto, para pessoas mais idosas, as pontuações T serão provavelmente menores do que as Z.

A alta prevalência de osteoporose entre mulheres faz que esse quadro seja um problema de saúde pública. Mulheres que têm o maior risco são aquelas com um histórico familiar de pessoas com a doença, as caucasianas ou asiáticas e as que têm um corpo pequeno ou um índice de massa corporal baixo (especialmente < 19 kg/m²). Pessoas que usam remédios como glicocorticoides, hormônios tireoidianos (excessivamente) e drogas antiepilépticas também têm um risco elevado de perda óssea, e, portanto, de osteoporose. Embora os efeitos do envelhecimento e os fatores genéticos (e, às vezes, terapias com remédios) não possam ser eliminados, outros fatores que contribuem para o desenvolvimento da osteopororose podem ser alterados. Os fatores que interferem com a manutenção do ápice de massa óssea, como também os que aceleram a taxa de perda, influenciam no desenvolvimento da osteoporose. Esta "Perspectiva" analisa alguns fatores que influenciam a manutenção do ápice da massa óssea ou que aceleram a taxa de perda óssea. Esses fatores incluem o estrógeno, a atividade física e o consumo de cálcio, vitamina D e sódio. Além disso, são estudados alguns efeitos do fósforo, das proteínas, o carregamento de ácidos, as vitaminas C e K e o consumo de fluoretos, bem como os efeitos do consumo de cafeína e álcool e o fumo.

Estrógeno

O estrógeno tem efeitos positivos na formação e mineralização de ossos, e sua influência é especialmente evidente na puberdade. O estrógeno é produzido principalmente pelos ovários. A deficiência dessa substância promove a reabsorção óssea em todos os grupos etários, mas, na adolescência, sua deficiência também impede a obtenção do ápice de massa óssea. Embora se acredite que os efeitos do estrógeno sejam mediados por mudanças nas atividades dos osteoblastos (células formadoras de ossos) e osteoclastos (células destruidoras de ossos), o mecanismo exato pelo qual ele afeta a formação e reabsorção óssea ainda não foi esclarecido.

Em mulheres, as concentrações de estrógeno diminuem na época da menopausa (perimenopausa). As concentrações de estrógeno também são baixas em mulheres que passam por uma ovariectomia cirúrgica (remoção dos ovários), podendo ser baixas em mulheres jovens que são atletas e/ou que têm transtornos alimentares, especialmente anorexia nervosa. Esse déficit de estrógeno, independentemente de ocorrer em mulheres mais velhas durante a menopausa, com a ovariectomia, em adolescentes ou em jovens, eleva o risco do desenvolvimento de osteoporose caso os níveis de estrógeno não possam ser rapidamente restaurados.

Por causa do efeito protetor que o estrógeno tem nos ossos, muitos médicos acreditam que a sua substituição deve ser recomendada individualmente, em especial para mulheres que acabaram de passar pela menopausa ou que estão passando por ela, ou que tiveram uma ovariectomia. A substituição de estrógeno na forma de agentes contraceptivos tomados por via oral também é importante para mulheres jovens que têm baixas concentrações de estrógeno decorrentes de um transtorno alimentar ou uma atividade física considerável. Além do mais, o uso de agentes contraceptivos orais em mulheres acima de 40 anos diminui o risco subsequente de fraturas de quadril após a menopausa e melhora a densidade mineral óssea.[7,8] O estrógeno ou a terapia de reposição de estrógeno (TRE) para mulheres na perimenopausas ou pós-menopausa atenua a perda óssea por uma baixa taxa de troca e diminui as taxas de fratura vertebral e não vertebral. Isso também pode elevar a densidade de ossos vertebrais e do quadril.[9] A TRE e a recuperação de amenorreia não foram, entretanto, ligadas à normalização da densidade óssea.[10] Além do mais, A TRE não protege muito bem contra a corcova de dowager espinal, o que sugere que a perda óssea da espinha dorsal é possivelmente causada por fatores que não os (ou além dos) níveis de estrógeno reduzidos.[11]

Entretanto, o uso de TRE não deixa de ter seus riscos. Entre os principais efeitos colaterais, verificam-se sangramento vaginal, risco elevado de câncer de mama e de câncer uterino e risco elevado de eventos cardiovasculares.[9] Estão sendo realizados estudos adicionais para determinar se a mudança da dosagem ou a alternância do uso de progestinas com o de estrógeno pode minimizar alguns dos efeitos colaterais.

Atividade física singular

Os efeitos da ausência de atividades físicas nos ossos são aparentes em pessoas que têm repouso total em camas, devido a lesões, por exemplo. De forma similar, já se conhece de longa data a influência negativa da falta do peso, como ocorre com viagens espaciais, no equilíbrio mineral. É consequência dessa linha de pensamento, portanto, que o fato de os ossos suportarem peso influencia o equilíbrio mineral de forma positiva. Essa tese comprovou-se verdadeira. Exercícios que envolvem peso, como carregar o próprio peso ao andar, correr, dançar ou mesmo levantar pesos regularmente (entre outras atividades), têm um efeito protetor nos ossos, melhorando a densidade mineral óssea ou diminuindo a desmineralização óssea relacionada à idade. A atividade física em mulheres em fase universitária foi correlacionada positivamente à taxa de ganho de densidade óssea espinal.[12] Além dos benefícios aos ossos, melhorias na força muscular e no equilíbrio, associadas a exercícios (mesmo andar 4 horas por semana), diminuem a probabilidade de queda e, portanto, de fraturar os ossos.[9,13] Entretanto, atividades físicas extremas, quando associadas a amenorreia (falta de menstruação e, portanto, baixo estrógeno no sangue), são antagônicas à manutenção de massa óssea.

Cálcio

O consumo adequado de cálcio é importante ao longo da vida. Um aporte suficiente de cálcio durante a infância, adolescência e início da vida adulta é crucial na obtenção da massa esquelética expressa geneticamente, que ocorre em algum momento no início do período adulto. A obtenção de ossos densos durante os primeiros anos de vida provém melhor proteção contra ossos enfraquecidos e osteoporosos no fim dela.

O consumo adequado de cálcio (seja por fontes dietéticas, seja por alimentos suplementados) por crianças e adolescentes melhora a massa óssea e sua densidade mineral, ajudando a obter o pico da massa óssea.[14,15] Demonstrou-se que o consumo de cálcio entre adolescentes, por exemplo, se correlaciona com a densidade óssea de adultos.[16] O consumo recomendado de cálcio para crianças e adultos é apresentado nas páginas finais deste livro; infelizmente, a média de consumo de cálcio entre mulheres está normalmente abaixo do recomendado não apenas durante a adolescência, mas também durante toda a vida. O consumo inadequado faz que menos cálcio esteja disponível à absorção e à manutenção das concentrações de cálcio no plasma, promovendo a reabsorção óssea. Portanto, para evitar a osteoporose, é imperativo ingerir cálcio e vitamina D adequadamente.

Embora se alcance o pico da massa óssea no início da vida adulta, o cálcio é necessário ao longo dela para funcionar em ossos e em outros tecidos corporais, como o sangue e os músculos. A perda acelerada de ossos que ocorre em mulheres após a menopausa e as elevações das concentrações de hormônio da paratireoide relacionadas à idade podem ser revertidas, em parte, por meio de um consumo adequado de cálcio (normalmente 1.000-1.200 mg ou mais) e vitamina D (em geral, 400-800 UI ou mais).[3,17-20] A suplementação com cálcio, (normalmente) vitamina D e estrógeno melhora densidade mineral óssea ou evita a perda desta, especialmente na espinha dorsal, e diminui as fraturas vertebrais e não vertebrais em mulheres na pós-menopausa.[21,22]

Vitamina D

Como você deve se lembrar do Capítulo 10, o calcitriol, 1,25-$(OH)_2D_3$, estimula a absorção de cálcio do trato gastrintestinal. Especificamente, a vitamina/hormônio interage com receptores no enterócito e, após transporte ao núcleo, eleva a transcrição de genes que codificam a calbindina. A calbindina funciona como uma proteína ligadora de cálcio, melhorando sua absorção. Também se acredita que o calcitriol induza mudanças nas membranas intestinais para melhorar a absorção de cálcio. O calcitriol pode estar envolvido na reabsorção de cálcio mediada por PTH no rim e na reabsorção de cálcio por ossos mediada por PTH.

Embora todos nós precisemos ingerir quantidades adequadas de vitamina D, pessoas idosas parecem se beneficiar com uma suplementação. Um patamar deficiente de vitamina D é comum nos idosos por causa do consumo marginal da vitamina, da baixa exposição à luz solar e da eficiência diminuta da transformação da vitamina em seu metabólito ativo, o calcitriol (1,25-di-hidroxicolecalciferol), em razão da reduzida atividade renal de 1-hidroxilase. Além disso, a quantidade de vitamina D_3 produzida na pele de uma pessoa mais idosa pode ser metade da produzida pela pele de uma pessoa jovem.[23] As concentrações de 25-hidroxivitamina D no soro são usadas para verificar a taxa da vitamina D. Quando as concentrações estão abaixo do ideal, suplementos de vitamina D de normalmente 400 a 1.000 UI melhoram efetivamente o estado nutricional da vitamina. Além disso, vários análogos da vitamina D estão sendo estudados para verificar sua eficiência na melhoria da formação óssea.[24]

Vários estudos mostraram que a ingestão de suplementos tanto de vitamina D quanto de cálcio melhora a densidade óssea e diminui as fraturas. Por exemplo, suplementos de vitamina D (400 UI) associados a suplementos de cálcio (377 mg/dia como citrato malato de cálcio) melhoram a densidade de minerais ósseos na espinha dorsal e diminuem o risco de fraturas vertebrais em mulheres na pós-menopausa.[25] Em um estudo baseado no fornecimento de 1,2 g de cálcio como tricálcio fosfato e 800 UI de vitamina D, o risco de fraturas de quadril, entre outras não vertebrais, diminuiu significativamente, e a densidade do osso do fêmur proximal aumentou em mulheres idosas.[17] Doses de vitamina D otimizadas por um efetivo tratamento de osteoporose vão de cerca de 400 a 1.000 UI, embora talvez sejam necessárias doses maiores.[3]

Sódio

Ao passo que a vitamina D melhora o estado de cálcio do corpo, um alto consumo de sódio pode influenciar negativamente o cálcio corporal. O sódio é excretado na urina com cálcio, então existe uma relação direta entre ambos os nutrientes. Além do mais, uma vez que o consumo dietético de sódio nos Estados Unidos é muito maior do que as necessidades, a maioria do sódio ingerido é excretada na urina. Uma carga de sódio de 100 mmol (2,3 g) por dia eleva a excreção de cálcio urinário em 0,5 a 1,5 mmol (20-60 mg) diários.[26-28] Portanto, se a quantidade de cálcio absorvido não for adequada para compensar quantitativamente a perda elevada de cálcio pela urina, a massa óssea poderá ser comprometida.[28] Em um estudo, a excreção de sódio na urina foi correlacionada negativamente a mudanças na densidade óssea (perda óssea) na região do quadril de mulheres na pós-menopausa.[29] Entretanto, outros estudos e análises descobriram que um consumo de sódio dietético alto não afeta significativamente os biomarcadores da reabsorção ou formação óssea, especialmente em jovens adultos, e que um consumo adequado de potássio pode reduzir ou evitar elevações na excreção urinária de cálcio induzidas pelo sal.[28,30-32] É claro que são necessários estudos adicionais.

Fósforo

São importantes para a saúde óssea dietas com quantidades adequadas de fósforo. Sem maiores pesquisas, ainda não é possível fornecer informações definitivas quanto aos efeitos de grandes quantidades de fósforo dietético quando consumido com pouco cálcio (o que é normal nos Estados Unidos) em relação ao *turnover* ósseo. O que se sabe é que altas concentrações de fósforo no plasma, através do estímulo de secreção de hormônio da paratireoide, elevam indiretamente a reabsorção de cálcio pelos túbulos renais, de forma que uma quantidade menor de cálcio seja perdida na urina. Dietas ricas em fósforo também são normalmente ricas em proteínas, o que pode melhorar a absorção de cálcio. Entretanto, o fósforo também pode ser responsável por uma perda de cálcio através da elevação de sua secreção no trato gastrintestinal.

A ingestão prolongada de dietas ricas em fósforo e pobres em cálcio pode resultar em um hiperparatireoidismo secundário brando.[33,34] Portanto, as concentrações de hormônio da paratireoide elevadas estimulam a reabsorção óssea, com possíveis efeitos negativos no conteúdo mineral ósseo em longo prazo.[33-35] É variada a síntese de vitamina D (calcitriol ou 1,25-di-hidroxicolecalciferol) em resposta às concentrações elevadas de hormônio da paratireoide. O consumo em longo prazo de dietas ricas em fósforo e pobres em cálcio parece estar associado à ausência de elevação na síntese de calcitriol, o que é necessário para melhorar a absorção de cálcio.[33] Entretanto, não se demonstrou que dietas ricas em fósforo, embora elevem as concentrações de hormônio da paratireoide, melhorem consistentemente as concentrações de compostos (biomarcadores) que indicam uma elevada reabsorção ou *turnover* de ossos.[33,36-38] Além do mais, descobriu-se que a reabsorção óssea é menor quando as concentrações de fósforo no plasma são maiores (e não menores) em qualquer concentração de hormônio da paratireoide.[33,35] É claro que são necessárias maiores pesquisas para verificar os efeitos de dietas ricas em fósforo (sozinhas e em associação a vários níveis de cálcio dietético) tanto na reabsorção quando no crescimento ósseo, para deixar claro o efeito de dietas ricas em fósforo quanto ao desenvolvimento de osteoporose.

Proteínas

O consumo adequado de proteínas é necessário para a saúde óssea, embora existam preocupações quanto a um alto consumo (especialmente de fontes animais) poder ser negativo aos ossos (como um fator de risco para a osteoporose). Acredita-se que uma dieta rica em proteínas seja associada a um consumo elevado de enxofre dietético (como aminoácidos que contêm enxofre), fazendo que o cálcio seja teoricamente "puxado" para fora dos ossos para neutralizar o excesso de carga ácida, o que resulta de uma dieta rica em proteínas (e, por conseguinte, em enxofre). A proteína dietética influencia diretamente o cálcio, e dobrar o consumo de proteínas sem mudar o consumo de outros nutrientes provoca uma elevação de cálcio urinário em cerca de 50%,[39-42] entretanto a elevação no cálcio urinário é associada a uma absorção elevada de cálcio, e não à sua reabsorção.[43-45] Em alimentos naturais, as proteínas são normalmente combinadas a substâncias que se opõem ao efeito das proteínas na excreção de cálcio.[46] Grandes observações epidemiológicas prospectivas, em associação a estudos de intervenção, sugerem que dietas relativamente altas em proteínas são associadas a uma massa mineral óssea elevada e a uma incidência reduzida de fraturas de ossos por osteoporose.[43] Em um grupo de mulheres de idade universitária, a taxa de ganho de densidade óssea da espinha dorsal foi correlacionada positivamente à taxa entre o consumo de cálcio e de proteínas.[12] Demonstrou-se que o consumo elevado tanto de energia quanto de proteínas melhora o tempo de recuperação de fraturas ósseas e atenua a diminuição na densidade mineral óssea associada à fratura.[47,48] O consumo inadequado de proteína afeta negativamente a saúde óssea e a cura de fraturas. A suplementação de proteínas ou uma dieta rica em proteínas parece melhorar a produção de fator de crescimento ósseo (IGF-1), o que promove o desenvolvimento esquelético e a formação óssea.[43,45]

Carga ácida

Os ácidos são produzidos no corpo em diferentes quantidades, a partir dos alimentos consumidos. Esses ácidos precisam ser eliminados ou tratados de forma apropriada pelo corpo para evitar problemas como acidose metabólica e seus possíveis danos. Ingerir carne, peixe, ovos, queijos (e, em menor grau, a maioria dos grãos), por exemplo, gera ácidos no corpo. Há indícios de que a maioria dos ácidos gerados por tais alimentos surja pela oxidação dos aminoácidos que contêm enxofre, o que produz, no corpo, ácidos com enxofre. O consumo de refrigerantes (entre outros alimentos, como os cítricos) também fornece quantidades consideráveis de ácidos (especialmente o ácido fosfórico, com o consumo de refrigerantes) que são absorvidos pelo corpo. Ácidos excessivos no corpo são neutralizados no sangue por vários compostos e excretados pelos rins na urina, entretanto o pH da urina tem um limite de acidez — geralmente não menor do que 5. Alguns especialistas sugerem que uma acidose metabólica branda (no sangue) seja gerada pela ingestão de grandes quantidades de alimentos ricos em proteínas e refrigerantes, e através da ingestão de quantidades inadequadas de alimentos e hortaliças ricas em potássio e em ânions como o citrato, que formam bicarbonato (para neutralizar o ácido) no corpo. Acredita-se que o citrato ou os sais alcalinos, como o citrato de potássio ou o bicarbonato de potássio, sejam importantes na neutralização de ácidos endógenos produzidos dentro do corpo. Se os rins forem incapazes de excretar os íons de hidrogênio excedentes e se os neutralizadores disponíveis (como o bicarbonato) não forem suficientes, poderá ocorrer uma acidose branda. Há evidências de que, para neutralizar o sangue, os íons de hidrogênio devem ser trocados com o carbonato e minerais dos ossos, como cálcio, sódio e potássio. Portanto, a acidose é corrigida, mas em detrimento de minerais ósseos.[49,50] Alguns especialistas chegaram à conclusão de que o rim e outros neutralizadores no sangue corrigem qualquer desequilíbrio (assumindo que a função renal seja normal, como também a função dos outros neutralizadores) e que os ossos, que não estão em contato direto com a circulação sistêmica, não são afetados por dietas ricas em proteínas ou ácidos, enquanto a dieta for adequada no que diz respeito a outros grupos alimentares.[43,45,51] Estudos também demonstraram que o bicarbonato de potássio no local do cloreto de potássio responde por reduções significativas na excreção de cálcio urinário e nos marcadores de reabsorção óssea.[52] Outros estudos também constataram que a suplementação com bicarbonato de potássio (60-120 mmol/dia) melhora o equilíbrio de cálcio, reduz a reabsorção óssea e eleva a taxa de formação óssea.[53] São necessários mais estudos para determinar melhor em qual grau ocorre a acidose, e se ela é um risco real para o desenvolvimento de osteoporose.

Vitaminas C e K

As vitaminas C e K são importantes para a síntese e o funcionamento de várias proteínas encontradas nos ossos. O colágeno é uma das principais proteínas encontradas nos ossos, e a síntese dele depende de vitamina C. Foram demonstradas correlações positivas entre o consumo de vitamina C e a densidade de minerais ósseos em mulheres adolescentes e no início da fase adulta.[54,55]

Além do colágeno, os ossos também têm muitas outras proteínas, como a osteocalcina e a proteína matriz Gla, que exigem vitamina K para funcionar. Na presença de um quadro inadequado de vitamina K, essas duas proteínas não são carboxiladas como normalmente seriam, tendo, portanto, uma capacidade limitada de se ligar ao cálcio e auxiliar a mineralização óssea. Constatou-se que concentrações subcarboxiladas de osteocalcina no soro (que é um sinal de um mau provimento da vitamina K) estão correlacionadas com a densidade mineral óssea no **triângulo de Ward** (uma área dentro do quadril) e o pescoço femoral em mulheres durante a primeira década da menopausa.[56] Também se provou que concentrações subcarboxiladas de osteocalcina no soro sugerem um risco elevado de fraturas no quadril de mulheres idosas.[57] Constatou-se também que um consumo baixo de vitamina K está associado a uma incidência elevada de fraturas no quadril de homens e mulheres idosos.[58]

Fluoreto

O uso de fluoreto não é recomendado ou aprovado para prevenção ou tratamento de osteoporose.[4,59] Embora o fluoreto reduza a incidência de cáries dentárias, sua eficácia na prevenção e no tratamento de osteoporose é inconsistente. O fluoreto, normalmente administrado como fluoreto de sódio (40-80 mg/dia), estimula a formação óssea (atividade de osteoblastos). Em alguns estudos, o uso de fluoreto com cálcio elevou principalmente a massa de ossos trabeculares e, em certo grau, a de ossos corticais, diminuindo a taxa de fraturas em mulheres na pós-menopausa.[60-62] Entretanto, suplementos de 75 mg de fluoreto com 1.500 mg de cálcio não reduziram o risco de fraturas vertebrais e elevaram o risco de fraturas não vertebrais em mulheres na pós-menopausa.[63] Além disso, descobriu-se que uma qualidade óssea anormal acompanha elevações na densidade óssea após o uso de fluoreto. Outras pesquisas mostraram que água rica em fluoreto não consegue proteger contra a perda óssea.[64] Embora a formulação, a dose, a forma de infusão e a duração da terapia com fluoreto possam ser responsáveis por diferenças observadas, são necessários estudos adicionais antes que essa terapia possa ser recomendada.[60,61,63]

Fumo

O fumo afeta negativamente a saúde óssea. Ele está associado a uma densidade óssea menor e, em mulheres, à menopausa prematura e a uma perda óssea pós-menopausa elevada.[65,66] O fumo diminui as concentrações de estrógeno circulantes, contribuindo, portanto, para a perda óssea.[65] Constatou-se também que o fumo causa a perda óssea em homens[67] e está relacionado ao risco elevado de fraturas em vários locais, nos dois gêneros.

Álcool

A ingestão crônica e excessiva de álcool danifica os ossos e eleva o risco de osteoporose. Os mecanismos pelos quais o álcool causa efeitos não são claros, mas acredita-se que eles sejam multifatoriais.[68] O consumo de álcool foi associado consistentemente com taxas elevadas de perda óssea em homens.[67] Pessoas que consomem álcool excessivamente têm, em geral, uma massa óssea menor e uma atividade de osteoblastos reduzida, com risco elevado de fraturas no quadril e antebraço.[68,69] Entre os fatores associados ao consumo excessivo de álcool que afetam a perda óssea, estão o consumo insuficiente de nutrientes (especialmente cálcio, proteínas e vitamina D) ligado à má absorção de nutrientes e concentrações elevadas de hormônio da paratireoide.[68]

Cafeína

A cafeína afeta minimamente o equilíbrio de cálcio, portanto acredita-se que ela se associe de maneira branda ao desenvolvimento da osteoporose. A cafeína reduz a reabsorção renal de cálcio, o que provoca uma elevação temporária (de 1 a 3 horas) de perdas urinárias de cálcio. A perda é normalmente seguida por um período de excreção urinária reduzida de cálcio, sem efeito geral.[51,70] Estimou-se que uma xícara de café com cafeína promova a perda de apenas cerca de 6 mg de cálcio na urina.[69,71] A cafeína em quantidades de 300 a 400 mg elevou o cálcio urinário em 10 mg/dia.[72] Entretanto, a cafeína também pode promover a secreção elevada de cálcio no intestino, para elevar a perda de cálcio do corpo; ainda não se determinou se o cálcio secretado é reabsorvido e que quantidade dele é secretada. O consumo de cafeína está associado positivamente ao risco de fratura de quadril em mulheres de meia-idade, especialmente aquelas cujo consumo de cálcio é baixo.[69] No entanto, não foi relatada nenhuma associação entre o consumo de cafeína e a densidade óssea em mulheres na pós-menopausa.[73]

Outros fatores

A manutenção do estado esquelético desejável é claramente multifatorial. Embora nutrientes como o cálcio e a vitamina D tenham papéis consideráveis na saúde óssea, muitos outros nutrientes (alguns dos quais provavelmente não foram descobertos) têm funções menores, mas importantes. Quantidades inadequadas de boro ou magnésio dietéticos, por exemplo, podem promover problemas ósseos. Demonstrou-se ainda que dietas com cobre, manganês e zinco adicionais são mais eficientes em impedir a perda óssea em mulheres na pós-menopausa do que dietas que não têm nutrientes adicionais ou que têm apenas cálcio adicionado ou resíduos de minerais.[74] Contudo, o consumo excessivo de nutrientes também pode ser prejudicial. Em alguns estudos, muita vitamina A (retinol), acima de 1,5 mg por exemplo, foi associada a perdas da densidade mineral óssea e a um risco elevado de fratura nos quadris.[75-77]

Resumo

A constituição genética de um indivíduo não pode ser mudada, e as mudanças fisiológicas que acompanham o envelhecimento não podem ser revertidas. Entretanto, as pessoas normalmente têm a opção de escolher um estilo de vida que contemple uma boa nutrição (ou seja, comer uma variedade de alimentos – especialmente frutas e hortaliças – e obter o consumo adequado de todos os nutrientes) e a prática regular de exercícios.[78] Além de uma boa dieta e exercícios, também é crucial dar atenção ao quadro hormonal e à atenuação de perda óssea durante períodos de baixa concentração de estrógeno, como pode ocorrer em quadros de transtornos alimentares ou exercícios excessivos ou durante os estágios peri e pós-menstruais da vida das mulheres. Com a monitoração da densidade óssea e diagnósticos prematuros de problemas, pode-se iniciar uma intervenção apropriada para reduzir ou estancar o avanço da osteoporose.[5] A National Osteoporosis Foundation recomenda uma terapia com remédios para mulheres que têm uma pontuação T (baseada em DEXA determinado no quadril) abaixo de -2, sem outros fatores de risco para fraturas, ou para mulheres com uma pontuação T abaixo de -1,5 que tiveram um ou mais fatores de risco para fraturas.[79] Fora isso, qualquer pessoa que tenha tido uma fratura vertebral ou de quadril anterior deve receber tratamento.[79] Para uma revisão das terapias medicamentosas disponíveis para tratar a osteoporose, ver Mayes.[80]

Referências

1. Cooper C, Campion G, Melton U. Hip fracture in the elderly: a worldwide projection. Osteoporosis Int. 1992;2:285-9.
2. Rotella D. Osteoporosis: challenges and new opportunities for therapy. Curr Opin Drug Disc Devel. 2002;5:477-86.
3. NIH Consensus Development Panel on Osteoporosis. Osteoporosis prevention, diagnosis, and therapy. Jama. 2001;285:785-95.
4. Sayegh R, Stubblefield P. Bone metabolism and the perimenopause. Obstet Gynecol Clin N Am. 2002;29:495-510.
5. Hall J, Riley R. Nutritional strategies to reduce the risk of osteoporosis. Med Surg Nurs. 1999;8:281-93.
6. Pachucki-Hyde L. Assessment of risk factors for osteoporosis and fracture. Nursing Clin N Am. 2001;36:401-8.
7. Michaelsson K, Baron J, Farahmand B, Persson I, Ljunghall S. Oral contraceptive use and risk of hip fracture: a case control study. Lancet. 1999;353:1481-4.
8. Kuohung W, Borgatta L, Stubblefield P. Low dose oral contraceptive and bone mineral density: an evidence based analysis. Contraception. 2000;61:77-82.
9. Nelson H. Postmenopausal osteoporosis and estrogen. Am Fam Physic. 2003; 68:606-12.
10. Kaufman B, Warren M, Dominguez J, Wang J, Heymsfiedl S, Pierson R. Bone density and amenorrhea in ballet dancers are related to a decreased resting metabolic rate and lower leptin levels. J Clin Endo Metab. 2002;87:2777-83.
11. Avioli L. Calcium and osteoporosis. Ann Rev Nutr. 1984;4:471-91.
12. Recker R, Davies K, Hinders S, Heaney R, Stegman M, Kimmel D. Bone gain in young adult women. Jama. 1992;268:2403-8.
13. Feskanich D, Willett W, Colditz G. Walking and leisure-time activity and risk of hip fracture in postmenopausal women. Jama. 2002;288:2300-6.
14. Johnston C, Miller J, Slemenda C, Reister T, Hui S, Christian J, Peacock M. Calcium supplementation and increases in bone mineral density in children. N Engl J Med. 1992;327:82-7.
15. Lloyd T, Andon M, Rollings N, Martel J, Landis J, Demers L, et al. Calcium supplementation and bone mineral density in adolescent girls. Jama. 1993;270:841-4.
16. Nieves J, Golden A, Siris E. Teenage and current calcium intake are related to bone mineral density of the hip and forearm in women aged 30-39 years. Am J Epidemiol. 1995;141:342-51.
17. Chapuy M, Arlot M, Duboeuf F, Brun J, Crouzet B, Arnaud S, et al. Vitamin D3 and calcium to prevent hip fractures in elderly women. N Engl J Med. 1992;327:1637-42.
18. Chapuy M, Arlot M, Delmas P, Meunier P. Effect of calcium and cholecalciferol treatment for three years on hip fractures in elderly women. BMJ. 1994;308:1081-2.
19. Tuck S, Francis R. Osteoporosis. Postgrad Med J. 2002; 78:526-32.
20. Food and Nutrition Board. Dietary Reference Intakes for Calcium, Phosphorus, Magnesium, Vitamin D and Fluoride. Washington, DC: National Academy Press; 1997.
21. Reid I, Ames R, Evans M, Gamble G, Sharpe S. Effect of calcium supplementation on bone loss in postmenopausal women. N Engl J Med. 1993;328:460-4.
22. Nieves J, Komar L, Cosman F, Lindsay R. Calcium potentiates the effect of estrogen and calcitonin on bone mass: review and analysis. Am J Clin Nutr. 1998; 67:18-24.
23. MacLauglin J, Holick M. Aging decreases the capacity of human skin to produce vitamin D3. J Clin Invest. 1985;76:1536-8.
24. Nishi Y. Active vitamin D and its analogs as drugs for the treatment of osteoporosis: advantages and problems. J Bone Miner Metab. 2002;20:57-65.
25. Dawson-Hughes B, Dallah G, Krall E, Harris S, Sokoll L, Falconer G. Effect of vitamin D supplementation on wintertime and overall bone loss in healthy postmenopausal women. Ann Intern Med. 1991;115:505-12.
26. Massey L. Dietary factors influencing calcium and bone metabolism: introduction. J Nutr. 1993;123:1609-10.
27. Nordin B, Need A, Morris H, Horowitz M. The nature and significance of the relationship between urinary sodium and urinary calcium in women. J Nutr. 1993; 123:1615-22.
28. Heaney RP. Role of dietary sodium in osteoporosis. J Am Coll Nutr. 2006; 25:271S-76S.
29. Devine A, Criddle R, Dick I, Kerr D, Prince R. A longitudinal study of the effect of sodium and calcium intakes on regional bone density in postmenopausal women. Am J Clin Nutr. 1995;62:740-5.
30. Cohen A, Roe F. Review of risk factors for osteoporosis with particular reference to a possible aetiological role of dietary salt. Food Chem Toxicology. 2000;38:237-53.
31. Sellmeyer D, Schlotter M, Sebastian A. Potassium citrate prevents increased urine calcium excretion and bone resorption induced by high sodium chloride diet. J Clin Endocrinol Metab. 2002;87:2008-12.
32. Lin P-H, Ginty F, Appel L, Aickin M, Bohannon A, Garnero P, et al. The DASH diet and sodium reduction improve markers of bone turnover and calcium metabolism in adults. J Nutr. 2003;133:3130-6.
33. Calvo M, Kumar R, Heath H. Persistently elevated parathyroid hormone secretion and action in young women after four weeks of ingesting high phosphorus, low calcium diets. J Clin Endocrinol Metab. 1990;70:1334-40.
34. Anderson J. The role of nutrition in the functioning of skeletal tissue. Nutr Rev. 1992;50:388-94.
35. Calvo M. Dietary phosphorus, calcium metabolism and bone. J Nutr. 1993; 123:1627-33.
36. Zemel M, Linkswiler H. Calcium metabolism in the young adult male as affected by level and form of phosphorus intake and level of calcium intake. J Nutr. 1981;11:315-24.
37. Bizik B, Ding W, Cerklewski F. Evidence that bone resorption of young men is not increased by high dietary phosphorus obtained from milk and cheese. Nutr Res. 1996; 16:1143-6.
38. Karkkainen M, Lamberg-Allardt C. An acute intake of phosphorus increases parathyroid hormone secretion and inhibits bone formation in young women. J Bone Miner Res. 1996;11:1905-11.
39. Teegarden D, Lyle R, McCabe G, McCabe L, Proulx W, Michon K, et al. Dietary calcium, protein, and phosphorus are related to bone mineral density and content in young women. Am J Clin Nutr. 1998;68:749-54.
40. Massey L. Dietary factors influencing calcium and bone metabolism: introduction. J Nutr. 1993;123:1609-10.
41. Whiting S, Anderson D, Weeks S. Calciuric effects of protein and potassium bicarbonate but not sodium chloride or phosphate can be detected acutely in women and men. Am J Clin Nutr. 1997;65:1465-7.
42. Itoh R, Nishiyama N, Suyama Y. Dietary protein intake and urinary excretion of calcium: a cross sectional study in a healthy Japanese population. Am J Clin Nutr. 1998;67:438-44.
43. Heaney RP. Bone health. Am J Clin Nutr. 2007;85:300S-03S.
44. Kerstetter JE, O'Brien KO, Caseria DM. The impact of dietary protein on calcium absorption and kinetic measures

of bone turnover in women. J Clin Endocrinol Metab. 2005;90:26-31.
45. Bonjour J. Dietary protein: an essential nutrient for bone health. J Am Coll Nutr. 2005;24:526S-36S.
46. Wardlaw G. Putting osteoporosis in perspective. J Am Diet Assoc. 1993; 93:1000-6.
47. Schurch M, Rizzoli R, Slosman D, Vadas L, Vergnaud P, Bonjour J. Protein supplements increase serum insulin-like growth factor 1 levels and attenuate proximal femur bone loss in patients with recent hip fracture: a randomized, double-blind, placebo-controlled trial. Ann Intern Med. 1998;128:801-9.
48. Jallut D, Tappy L, Kohut M, Bloesch D, Munger R, Schutz Y, et al. Energy balance in elderly patients after surgery for a femoral neck fracture. JPEN. 1990;14:563-8.
49. Lemann J, Bushinsky D, Hamm L. Bone buffering of acid and base in humans. Am J Physiol Renal Physiol. 2003;285:F811-32.
50. Morris R, Schmidlin O, Frassetto L, Sebastian A. Relationship and interaction between sodium and potassium. J Am Coll Nutr. 2006;25:262S-70S.
51. Fitzpatrick L, Heaney RP. Got soda? J Bone Mineral Res. 2003;18:1570-2.
52. Maurer M, Riesen W, Muser J, Hulter H, Krapf R. Neutralization of Western diet inhibits bone resorption independently of K intake and reduces cortisol secretion in humans. Am J Physiol. 2003;284:F32-F40.
53. Sebastian A, Harris S, Ottaway J, Todd K, Morris R. Improved mineral balance and skeletal metabolism in postmenopausal women treated with potassium bicarbonate. N Engl J Med. 1994;330:1776-81.
54. Freudenheim J, Johnson N, Smith E. Relationships between usual nutrient intake and bone mineral content of women 35-65 years of age: longitudinal and cross sectional analysis. Am J Clin Nutr. 1986:44:863-76.
55. Gunnes M, Lehmann E. Dietary calcium, saturated fat, fiber, and vitamin C as predictors of forearm cortical and trabecular bone mineral density in healthy children and adolescents. Acta Paediatr. 1995;84:388-92.
56. Knapen M, Kruseman A, Wouters R, Vermeer C. Correlation of serum osteocalcin fractions with bone mineral density in women during the first 10 years after menopause. Calcif Tiss Int. 1998;63:375-9.
57. Szulc P, Arlot M, Chapuy M, Duboeuf F, Meunier P, Delmas P. Serum undercarboxylated osteocalcin correlates with hip bone mineral density in elderly women. J Bone Miner Res. 1994;9:1591-5.
58. Booth S, Tucker K, Chen H, Hannan M, Gagnon D, Cupples L, et al. Dietary vitamin K intakes are associated with hip fracture but not with bone mineral density in elderly men and women. Am J Clin Nutr. 2000;71:1201-8.
59. Crandall C. Parathyroid hormone for treatment of osteoporosis. Ann Intern Med. 2002;162:2297-309.
60. Pak C, Sakhaee K, Piziak V, Peterson R, Breslau N, Boyd P, et al. Slow release sodium fluoride in the management of postmenopausal osteoporosis: a randomized controlled trial. Ann Intern Med. 1994;120:625-32.
61. Kleerekoper M, Mendlovic D. Sodium fluoride therapy of postmenopausal osteoporosis. Endocrin Rev. 1993;14:312-23.
62. Eisinger J, Clairet D. Effects of silicon, fluoride, etidronate and magnesium on bone mineral density: a retrospective study. Magnesium Res. 1993;6:247-9.
63. Riggs B, Hodgson S, O'Fallon W, Chao E, Wahner H, Muhs J, et al. Effect of fluoride treatment on the fracture rate in postmenopausal women with osteoporosis. N Engl J Med. 1990;322:802-9.
64. Sowers M, Wallace R, Lemke J. The relationship of bone mass and fracture history to fluoride and calcium intake: a study of three communities. Am J Clin Nutr. 1986; 44:889-98.
65. Jensen J, Christiansen C, Rodbro P. Cigarette smoking, serum estrogens, and bone loss during hormone replacement therapy early after menopause. N Engl J Med. 1985; 313:973-7.
66. Krall E, Dawson-Hughes B. Smoking and bone loss among postmenopausal women. J Bone Min Res. 1991;4:331-8.
67. Slemenda C, Christian J, Read T, Reister T, Williams C, Johnston C. Long-term bone loss in men: effects of genetic and environmental factors. Ann Intern Med. 1992; 117:286-91.
68. Laitinen K, Valimaki M. Alcohol and bone. Calcif Tissue Int. 1991;49(Suppl):S70-3.
69. Hernandez-Avila M, Colditz G, Stampfer M, Rosner B. Caffeine, moderate alcohol intake, and risk of fractures of the hip and forearm in middleaged women. Am J Clin Nutr. 1991;54:157-63.
70. Barger-Lux MJ, Heaney RP, Stegman MR. Effects of moderate caffeine intake on the calcium economy of premenopausal women. Am J Clin Nutr. 1990;52:722-5.
71. Heaney R, Recker R. Effects of nitrogen, phosphorus and caffeine on calcium balance in women. J Lab Clin Med. 1982;99:46-55.
72. Massey LK, Whiting SJ. Caffeine, urinary calcium, calcium metabolism and bone. J Nutr. 1993;123:1611-4.
73. Lloyd T, Rollings N, Eggli D, Kieselhorst K, Chinchilli V. Dietary caffeine intake and bone status of postmenopausal women. Am J Clin Nutr. 1997;65:1826-30.
74. Strause L, Saltman P, Smith K, Bracker M, Andon M. Spinal bone loss in postmenopausal women supplemented with calcium and trace minerals. J Nutr. 1994; 124:1060-4.
75. Freudenheim JL, Johnson N, Smith E. Relationships between usual nutrient intake and bone mineral content of women 35-65 years of age: longitudinal and cross-sectional analysis. Am J Clin Nutr. 1986;44:863-76.
76. Houtkooper LB, Ritenbaugh C, Aickin M, Lohman T, Going S, Weber J, et al. Nutrients, body composition and exercise are related to change in bone mineral density in pre-menopausal women. J Nutr. 1995;125:1229-37.
77. Melhus H, Michaelsson K, Kindmark A, Bergstrom R, Holmberg L, Mallmin H, et al. Excessive dietary intake of vitamin A is associated with reduced bone mineral density and increased risk of hip fracture. Ann Intern Med. 1998;129:770-8.
78. Nieves JW. Osteoporosis: the role of micronutrients. Am J Clin Nutr. 2005;81(Suppl):1232S-39S.
79. National Osteoporosis Foundation. Available in: www.nof.org.
80. Mayes S. Review of postmenopausal osteoporosis pharmacotherapy. Nutr Clin Prac. 2007;22:276-85.

Leitura sugerida

Bone Health and Osteoporosis. A report of the Surgeon General. Rockville, MD: U.S. Dept of Health and Human Services; 2004.

12 Microminerais

Ferro
Zinco
Cobre
Selênio
Cromo
Iodo
Manganês
Molibdênio
Flúor
Para cada um dos microminerais citados, os seguintes subtópicos (caso sejam conhecidos e quando aplicáveis) são discutidos:
Fontes
Digestão, absorção, transporte e armazenamento
Funções e mecanismos de ação
Interações com outros nutrientes
Excreção
Dose diária recomendada
Deficiência
Suplementos
Toxicidade
Avaliação do estado nutricional

PERSPECTIVA
Interações nutrientes-drogas

Não foi estabelecida uma definição precisa para os microminerais essenciais (minerais-traço ou elementos-traço). Esses minerais inicialmente receberam a descrição "traço", uma vez que suas concentrações não eram facilmente quantificadas pelos primeiros métodos de análise. Hoje, entretanto, os minerais-traço podem ser analisados por uma variedade de técnicas. O termo *traço*, quando aplicado a minerais ou elementos, também é utilizado e pode ser definido como os minerais que perfazem <0,01% do peso corporal total.[1] Os elementos-traço são também definidos como nutrientes necessários ao corpo em concentrações de uma parte por milhão ou menos.[1] Há evidências de que o ferro seja o mineral que separa os macrominerais dos microminerais; consequentemente, alguns estudiosos definem um mineral-traço essencial como um mineral necessário ao corpo em uma concentração igual à do ferro ou menor que este.[2] *Traço* também pode ser aplicado aos minerais necessários ao corpo em quantidades <100 mg por dia.

O termo *essencial*, da forma como foi aplicado aos elementos-traço, também foi especificado nos anos 1980. Um elemento é considerado essencial se a deficiência na dieta desse elemento resultar de modo consistente em um funcionamento biológico abaixo do adequado que pode ser prevenido e revertido por quantidades fisiológicas do elemento.[3] Critérios mais rígidos,[4] propostos para estabelecer a essencialidade de um mineral, incluem as seguintes condições:

- Estar presente em todos os tecidos saudáveis dos seres vivos.
- Sua concentração permanece relativamente constante de um animal para outro.
- Sua retirada do corpo induz à reprodução da mesmas anormalidades fisiológicas e estruturais, independentemente das espécies estudadas.
- Adicioná-lo reduz ou previne essas anormalidades.
- As anormalidades induzidas pelas deficiências são sempre acompanhadas por modificações bioquímicas específicas.
- Essas modificações bioquímicas podem ser prevenidas ou curadas quando a deficiência é prevenida ou curada.

Elementos estabelecidos como essenciais podem não necessariamente atender a todos os critérios relacionados, em parte por causa das limitações impostas pelo grau de sofisticação da metodologia analítica disponível. A essencialidade, portanto, é tecnicamente aferida com mais facilidade no caso de elementos que ocorrem em concentrações relativamente mais altas do que com elementos-ultratraço em concentrações muito bai-

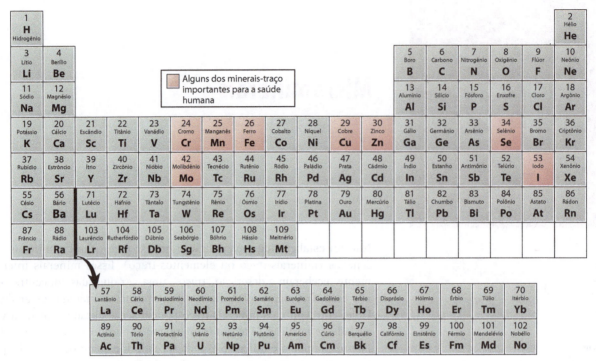

Figura 12.1 Tabela periódica destacando alguns dos elementos-traço essenciais.

xas e com baixa necessidade. A **Figura 12.1** mostra a tabela periódica e alguns dos elementos-traço essenciais.

Seis minerais-traço essenciais (ferro, zinco, cobre, iodo, selênio e molibdênio) tiveram RDAs estabelecidas para os seres humanos. As AIs foram estimadas para outros três minerais-traço (flúor, manganês e cromo). As páginas finais deste livro fornecem as recomendações para os microminerais. Conhece-se muito pouco a respeito das necessidades de elementos-ultratraço, como níquel, silício, vanádio, arsênico e boro; não existem, portanto, recomendações nutricionais.

Cada mineral-traço é necessário para uma ou mais funções no corpo, e suas funções e as de outros nutrientes essenciais são ótimas quando a ingestão do mineral e as concentrações do mineral no corpo estão dentro de uma faixa específica. Quando a ingestão ou a concentração no corpo é muito baixa ou muito alta, a função é anormal e pode ocorrer óbito.

Este capítulo descreve as fontes, a digestão, a absorção, o transporte, as funções interações com outros nutrientes, a excreção, as doses diárias recomendadas, a deficiência, a toxicidade e a avaliação do estado nutricional dos microminerais. O Capítulo 13 aborda esses tópicos para diversos elementos-ultratraço. A **Tabela 12.1** fornece um resumo dos elementos-traço, incluindo informação sobre funções, conteúdo aproximado no organismo, fontes, sintomas de deficiência e recomendações nutricionais. Como mencionado no início do Capítulo 11, as diferenças no conteúdo do corpo entre os macro e os microminerais são bastante importantes. O conteúdo de microminerais no corpo está na faixa de ~35 a 1.400 g, e o de elementos-traço fica entre <1 mg e ~4 g (uma onça corresponde a aproximadamente 28,4 g).

Referências

1. Taylor A. Detection and monitoring of disorders of essential trace elements. Ann Clin Biochem. 1996; 33:486-510.
2. Tracing the facts about trace minerals. Tufts Univ Diet and Nutr Letter. 1987 March;5:3-6.
3. Nielsen FH. Ultratrace elements in nutrition. Ann Rev Nutr. 1984;4:21-41.
4. Underwood EJ, Mertz W. Trace elements in human and animal nutrition. San Diego: Academic Press; 1987. v. 2, p. 1-19.

Ferro

O corpo humano contém de ~2 a 4 g de ferro ou ~38 mg ferro/kg de peso corporal para as mulheres e ~50 mg ferro/kg de peso corporal para os homens. Mais de 65% do ferro do corpo é encontrado na hemoglobina, até 10% encontram-se como mioglobina, cerca de 1% a 5% estão como parte de enzimas, e o restante encontra-se no sangue ou armazenado. A **Tabela 12.2** apresenta a distribuição aproximada de ferro por quilograma de peso corporal em adultos.[1-3] A quantidade total de ferro encontrada numa pessoa não se relaciona apenas ao peso corporal, mas também é influenciada por outras condições fisiológicas, como idade, gênero, gravidez e estágio de crescimento.

Tabela 12.1 Os microminerais: conteúdo aproximado no organismo, funções fisiológicas, sintomas de deficiência, alimentos fonte e recomendação

Mineral	Conteúdo aproximado no organismo	Papéis fisiológicos	Determinados papéis como cofator enzimático	Sintomas de deficiência	Alimentos-fonte	RDA ou AI (Adultos)
Cromo	4-6 mg	Metabolismo normal da glicose no sangue e funcionamento da insulina		Intolerância a glicose, anormalidades do metabolismo da glicose e dos lipídios	Cogumelos, ameixas, aspargos, vísceras, pães de grãos integrais, cereais	35 µg* para homens; 25 µg* para mulheres
Cobre	50-150 mg	Metabolismo de ferro, lipídios, colágeno, pigmentos, síntese de neurotransmissores	Oxidases, monoxigenases, superóxido dismutase	Anemia, neutropenia, anormalidades dos ossos	Fígado, mariscos, grãos integrais, leguminosas, ovos, carne, peixe	900 µg
Flúor	Desconhecido	Manutenção da estrutura dos dentes e ossos		Cáries dentárias, problemas nos ossos	Peixe, carne, leguminosas, grãos, água potável (variável)	4 mg* para homens 3 mg* para mulheres
Iodo	15-20 mg	Síntese dos hormônios da tireoide		Aumento da glândula tireoide, mixedema, cretinismo, aumento dos lipídios, gliconeogênese e retenção extracelular de NaCl e H$_2$O	Sal iodado, frutos do mar, sementes de girassol, cogumelos, fígado, ovos	150 µg
Ferro	2,4 g	Componente da hemoglobina e mioglobina para transporte de O$_2$ e uso celular	Enzimas heme, catalase, citocromos, mieloperoxidase, síntese das enzimas não heme carnitina e colágeno	Cansaço, anemia, palpitações, lesões na língua, estomatite angular, disfagia, resistência a infecções diminuída	Vísceras (fígado), carne, melaços, moluscos, ostras, frutas oleaginosas, leguminosas, sementes, vegetais verdes folhosos, frutas secas, pães e cereais enriquecidos/de grãos integrais	8 mg para homens; 18 mg para mulheres
Manganês	10-20 mg	Funcionamento do cérebro, colágeno, crescimento, ureia, síntese, metabolismo de glicose e lipídios, funcionamento do SNC	Arginase, piruvato carboxilase, PEP, carboxiquinase, superóxido dismutase	Em animais e possivelmente em seres humanos: crescimento prejudicado, anormalidades esqueléticas, funcionamento anormal do SNC	Farelo de trigo, leguminosas, frutas oleaginosas, alface, beterraba, mirtilos, abacaxi, frutos do mar, aves, carne	2,3 mg* para homens; 1,8 mg* para mulheres
Molibdênio	Desconhecido	Metabolismo de purinas, pirimidinas, pteridinas, aldeídos e na oxidação	Xantina desidrogenase/oxidase, aldeído oxidase, sulfito oxidase	Hipermetionemia, xantina urinária elevada, excreção de sulfito diminuída e excreção de urato	Grãos de soja, lentilhas, trigo mourisco, aveias, arroz, pão	45 µg
Selênio	15 mg	Protege as células contra a destruição pelo peróxido de hidrogênio e radicais livres	Glutationa peroxidase, 5'-deiodinase, tiorredoxina redutase	Mialgia, miopatia cardíaca, fragilidade celular aumentada, degeneração pancreática	Grãos, carne, aves, peixe, produtos lácteos	55 µg
Zinco	1,5-2,5 g	Metabolismo da energia, metabolismo, síntese de proteína, formação de colágeno, desintoxicação do álcool, eliminação do dióxido de carbono, maturação sexual, funções do paladar e do olfato	DNA-RNA polimerase, anidrase carbônica, carboxipeptidase, alcalino fosfatase, desoxitimidina quinase	Cicatrização prejudicada, crescimento abaixo do normal, anorexia, alterações no gosto; alterações em cabelo, pele, unhas; retardo no desenvolvimento do sistema reprodutor	Ostras, gérmen de trigo, carne bovina, fígado, aves, grãos integrais	11 mg para homens; 8 mg para mulheres

*Ingestão adequada.

Tabela 12.2 Distribuição aproximada de ferro em homens e mulheres adultos (mg/kg de peso corporal)

	Homens	Mulheres
Ferro funcional		
Hemoglobina	31	28
Mioglobina	5	4
Enzimas heme	1	1
Enzimas não heme	1	2
Ferro para transporte		
Transferrina	0,05	0,05
Ferro para armazenamento		
Ferritina e hemossiderina	12	4
Ferro total	50,05	39,05

O ferro, um metal, existe em diversos estados de oxidação e varia de Fe^{6+} a Fe^{2-}, o que dependerá de seu ambiente químico. Os únicos estados estáveis no ambiente aquoso do corpo e nos alimentos são as formas férrica (Fe^{3+}) e ferrosa (Fe^{2+}).

FONTES

Apesar de o ferro ser amplamente distribuído nos alimentos, seu conteúdo na dieta média norte-americana varia de 5 a 7 mg por 1.000 kcal. Nos alimentos, o ferro da dieta é encontrado em duas formas: heme e não heme. O ferro heme representa o ferro contido na estrutura do anel de porfirina mostrado na **Figura 12.2**. O ferro heme é derivado principalmente da hemoglobina e mioglobina, e, portanto, é encontrado em produtos animais, sobretudo em carne, peixe e aves. Cerca de 50% a 60% do ferro encontrado em carne, peixe e aves é heme. O restante é ferro não heme, que é encontrado principalmente em alimentos provenientes de plantas (nozes, frutas, grãos, *tofu*) e produtos lácteos (leite, queijo, ovos) apesar de estes últimos terem muito pouco ferro e representarem uma fonte muito pobre. Em geral, o ferro não heme é ligado a componentes alimentares e deve ser hidrolisado, digerido ou solubilizado no trato gastrintestinal antes de ser absorvido pelas células intestinais.

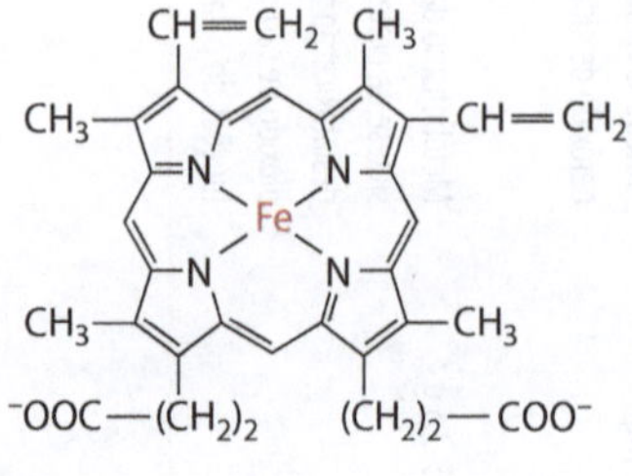

Figura 12.2 Ferro heme, uma metaloporfirina.

Alimentos particularmente ricos em ferro, como fígado e carnes provenientes de outras vísceras, são itens não populares na maioria das dietas norte-americanas. Alimentos mais populares que são fontes relativamente boas de ferro incluem carnes vermelhas, ostras e moluscos, feijão (lima ou branco), vegetais folhosos verde-escuros e frutas secas. Outras fontes ricas em ferro estão relacionadas na **Tabela 12.1**.

Além das quantidades de ferro encontradas em alimentos de modo natural, alimentos como pães, pão francês, massas, cereais e farinha são enriquecidos com ferro. A farinha enriquecida, por exemplo, contém 4,4 mg de ferro por 100 g, o fubá, a farinha de milho e o arroz, de 2,9 a 5,7 mg em cada 100 g. As massas possuem de 2,9 a 3,6 mg de ferro por 100 g, e o pão, pão francês e brioches contêm 2,8 mg de ferro por 100 g. Ferro elementar, ascorbato ferroso, carbonato ferroso, citrato ferroso, fumarato ferroso, gluconato ferroso, lactato ferroso, citrato de amônio férrico, clorídio férrico, citrato férrico, pirofosfato férrico e sulfato férrico são aprovados e usados para enriquecimento de alimentos.

DIGESTÃO, ABSORÇÃO, TRANSPORTE E ARMAZENAMENTO

Digestão e absorção do ferro heme

O ferro heme deve ser hidrolisado da porção globina da hemoglobina ou mioglobina antes da absorção. Essa digestão é finalizada por proteases tanto do estômago quanto do intestino delgado e resulta na produção de ferro heme a partir da globina.

O heme, que contém a ligação do ferro no anel da porfirina (também chamada metaloporfirina; **Figura 12.2**), permanece solúvel, sobretudo na presença de produtos de degradação (aminoácidos e peptídeos) da globina, e é prontamente absorvido intacto através da borda estriada da célula mucosal (enterócito) pela proteína transportadora de heme 1 (HCP1). A proteína transportadora de heme 1 é encontrada principalmente no intestino delgado proximal. A absorção de ferro ocorre ao longo do intestino delgado, de forma mais eficiente na porção proximal, particularmente no duodeno. Dentro da célula mucosal, o anel de porfirina heme é hidrolisado pela heme oxigenase em ferro ferroso inorgânico e protoporfirina (**Figura 12.3**). O ferro produzido pode associar-se a proteínas como a mobilferrina, que forma o complexo paraferritina (descrito na seção "Digestão e absorção do aerro não heme"), e ser usado pelas células mucosais intestinais, excretado com a descamação dos enterócitos ou após transporte para fora do enterócito e usado por outros tecidos corporais.

Digestão e absorção do ferro não heme

O ferro não heme ligado a componentes alimentares deve ser enzimaticamente liberado (hidrolisado) no trato gastrintestinal para ser absorvido (**Figura 12.3**). As secreções gástricas, incluindo o ácido clorídrico e proteases do estômago e do intestino delgado, ajudam na produção do ferro não heme a partir de componentes alimentares.

Uma vez liberada dos componentes dos alimentos, a maior parte do ferro não heme permanece como ferro férrico (Fe^{3+}) no estômago. O ferro férrico permanecerá bem solúvel se o pH do ambiente for acídico. Parte do ferro férrico pode ser reduzida ao estado ferroso (Fe^{2+}) no estômago. Após a passagem do ferro do estômago ao intestino, o ferro férrico mistura-se a sucos alcalinos secretados no intestino a partir do pâncreas. Nesse ambiente mais alcalino, o ferro férrico pode se ligar para produzir hidróxido férrico ($Fe(OH)_3$), um composto relativamente insolúvel que tende a agregar e precipitar-se, tornando o ferro menos disponível para absorção. De modo contrário ao ferro férrico, o ferro ferroso permanece bem solúvel em um pH mais alcalino, apesar de algum ferro ferroso poder ser oxidado no pH alcalino do intestino para a forma férrica. Ferrirredutases, incluindo a chamada Dcytb (*ferric/cupric duodenal cytochrome b*), foram identificadas na borda estriada dos enterócitos e funcionam no duodeno, reduzindo o ferro férrico ao estado ferroso. A vitamina C parece necessária à atividade redutora.[4]

Portanto, após a produção de ferro a partir de componentes dos alimentos, o ferro não heme pode estar presente tanto no estado férrico quanto no ferroso no intestino delgado. O ferro ferroso pode ser absorvido através da borda estriada e pelas células da mucosa intestinal, ligando-se aos transportadores que ali estão localizados. O principal transportador é o cátion divalente transportador 1 (também denominado mineral transportador) (DCT ou DMT); daqui em diante, o transportador será abreviado por DMT1. No trato gastrintestinal, os transportadores DMT1 são encontrados principalmente no duodeno e transportam não apenas ferro, mas também, em menor proporção, outros minerais como zinco, manganês, cobre, níquel e chumbo. O transporte de minerais que utilizam o DMT1 é associado ao transporte H^+ (simporte) ao interior do enterócito. A síntese de DMT1 é afetada pelo *status* do ferro, sendo a síntese aumentada do transportador associada a estoques baixos de ferro.

O mecanismo ou mecanismos pelos quais o ferro férrico é absorvido não estão claramente definidos. A absorção em um ambiente acídico é melhor e facilitada pela presença de fatores que influenciam a absorção do ferro

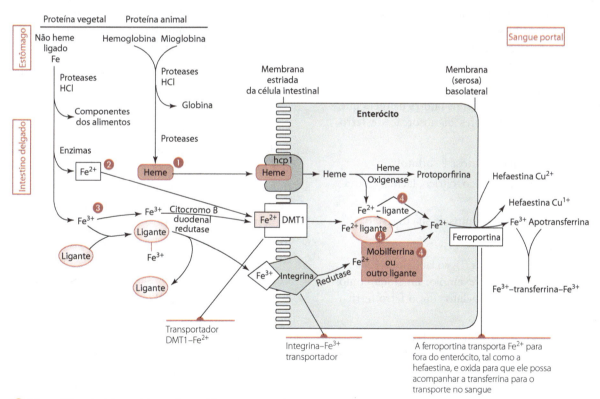

① O heme é liberado da hemoglobina e da mioglobina e transportado para o enterócito pela proteína transportadora do heme (hcp1). Na célula, Fe^{2+} é liberado do heme pela enzima heme oxigenase.

② O íon Fe^{2+}, lançado a partir de componentes dos alimentos, é transportado para as células, principalmente pelo transportador de minerais divalentes DMT1.

③ O Fe^{3+}, lançado a partir de componentes dos alimentos, normalmente se adere a ligantes (como a mucina) para manter a solubilidade. Em seguida, é reduzido para Fe^{2+} por redutases ou transportado (e reduzido) pela integrina para entrar na célula intestinal.

④ Dentro do enterócito, o ferro se adere a ligantes diversos, incluindo a mobilferrina e os aminoácidos para o transporte até a membrana basolateral.

Figura 12.3 Resumo de digestão, absorção e transporte do ferro.

(ver "Fatores que influenciam a absorção de ferro férrico") que ajudam a solubilizar o ferro férrico. Acredita-se que uma proteína da membrana denominada integrina facilite a absorção do ferro férrico (e do zinco) através da borda estriada do enterócito. Há também evidências de que a integrina exista como parte do complexo da paraferritina, que inclui a mobilferrina e uma ferrirredutase dependente de flavina. As funções da mobilferrina e da ferrirredutase no transporte e na redução do ferro no citosol são abordadas na seção "Utilização do ferro pelas células intestinais". O papel dos fatores que influenciam a absorção do ferro é descrito na próxima seção.

Fatores que influenciam a absorção de ferro

Diversos compostos (conhecidos como quelantes ou ligantes) podem se ligar ao ferro não heme para inibir ou favorecer sua absorção. Quelantes são pequenos compostos orgânicos que formam um complexo com um íon de metal. Ligantes são compostos que também se ligam ou formam um complexo com minerais. O fato de o ferro quelato ou unido a um ligante ser ou não absorvido dependerá, em parte, da natureza do complexo ferro-quelante/ligante. Se o complexo ferro-quelante/ligante mantiver a solubilidade e o ferro se encontrar estreitamente ligado, o ferro tipicamente poderá ser liberado na mucosa da célula, e a absorção será favorecida. Entretanto, se o ferro-quelante/ligante é fortemente ligado e insolúvel, o ferro não é absorvido, mas excretado nas fezes como parte do quelante.

Favorecedores da absorção de ferro Alguns fatores da dieta que foram tidos como favorecedores da absorção de ferro não heme incluem:

- açúcares, especialmente frutose e sorbitol;
- ácidos, tais como o ascórbico, cítrico, láctico e tartárico;
- carne, aves e peixe ou produtos de sua digestão;
- mucina.

O ácido ascórbico (vitamina C), ao lado dos ácidos cítrico, láctico e tartárico, por exemplo, funciona como agente redutor e forma um quelato com o ferro férrico não heme em um pH ácido.

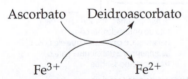

Esse quelato (um quelato de ascorbato ferroso se a vitamina C serviu como agente redutor) permanece solúvel no intestino delgado e assim pode melhorar a absorção intestinal do ferro não heme.

Fatores ligados a carne, aves ou peixe que favorecem a absorção de ferro não heme não foram claramente identificados. Produtos da digestão de tecidos animais ricos nas proteínas contráteis actina e miosina promovem a absorção de ferro.[5] Essas proteínas são digeridas em peptídeos que contêm relativamente grandes quantidades do aminoácido cisteína, que servem como ligante para facilitar a absorção de ferro.[5] Outro aminoácido, a histidina, também pode quelar o ferro para favorecer a absorção de ferro graças à estimulação de secreções intestinais.[5]

A quantidade de ferro disponível para absorção pode ser estimada a partir da quantidade de vitamina C e de carne, peixe ou aves ingerida com a fonte de ferro não heme, admitindo ~500 mg de ferro como estoque de ferro do corpo.

A mucina, um quelante sintetizado endogenamente, é uma pequena proteína fabricada tanto nas células gástricas quanto nas intestinais. A mucina gástrica (por vezes chamada gastroferrina) é produzida no lúmen do trato gastrintestinal, e é também encontrada na borda estriada das células mucosais do intestino. A quelação de ferro pela mucina facilita a absorção do ferro. A mucina se liga a múltiplos átomos de ferro férrico em um pH ácido e mantém a solubilidade do ferro férrico no pH alcalino do intestino delgado. Acredita-se que a histidina, o ácido ascórbico e a frutose, outros quelantes do ferro, possam ser doadores do ferro da mucina no intestino delgado. Além do ferro, a mucina também se liga e facilita a absorção do zinco e do cromo.

Inibidores da absorção do ferro Vários fatores da dieta inibem a absorção do ferro:

- polifenóis, como os derivados taninos do ácido gálico (presentes no chá e café);
- ácido oxálico (em espinafre, acelga, bagos, chocolate, chá, entre outras fontes);
- fitatos, também denominados ácido fítico, inositol hexafosfato ou polifosfato (em milho, grãos integrais, leguminosas);
- fosvitina, uma proteína que contém resíduos de serina fosforilada encontrada em gemas de ovos;
- nutrientes como cálcio, sais de fosfato de cálcio, zinco, manganês e níquel.

Polifenóis são encontrados em quantidades bem altas tanto no chá quanto no café. Esses compostos fenólicos, quando consumidos com uma fonte de ferro, podem reduzir a aborção de ferro em até 60%. O consumo de café, juntamente com uma refeição ou depois dela, pode reduzir a absorção de ferro em 40%.[8]

Fitatos e oxalatos usam oxigênio para se ligar a vários minerais, incluindo não apenas ferro, mas também zinco, cobre e cálcio. Os complexos minerais fitatos e oxalatos são insolúveis e pobremente absorvidos. A fermentação do pão reduz o conteúdo de fitato e melhora a absorção de alguns minerais, mas, em geral, a absorção de minerais é melhor sem a presença de fitatos ou oxalatos (a **Figura 12.10**, na seção sobre zinco, mostra as estruturas do fitato e do oxalato).

Diversos nutrientes, quando ingeridos em grandes quantidades, podem reduzir a absorção de ferro não heme. Há evidências de que o cálcio e o fósforo interajam com o ferro e inibam sua absorção através da formação do quelato Fe:Ca:PO$_4$ na mucosa intestinal. Por sua vez, o efeito inibitório do cálcio na absorção do ferro pode corresponder, no interior das células mucosais intestinais, a uma etapa do transporte de ferro comum tanto ao transporte de ferro heme quanto não heme.[9] Diversos estudos[9-12] demonstraram que o cálcio, em quantidades de 300 a 600 mg e nas formas de fosfato de cálcio, citrato de cálcio, oferecido com até 18 mg de ferro como sulfato de ferro ou quando incorporado a alimentos, diminui substancialmente a absorção de ferro em até 70%. Reduções similares da absorção de ferro foram demonstradas com a ingestão de leite.[11] Portanto, as pessoas com deficiência de ferro que precisam maximizar a absorção de ferro com a ajuda de suplementos não devem tomar o suplemento de ferro com uma fonte alimentar de cálcio.

Zinco e ferro também interagem e podem afetar negativamente a absorção um do outro. Acredita-se que os dois minerais possam competir pelos mesmos transportadores, como o DMT1, e interagir em outro local, mais distal. A inibição da absorção de ferro foi demonstrada com a ingestão concomitante de zinco, usualmente como sulfato de zinco, em quantidades maiores que as de ferro como sulfato ferroso. Por exemplo, a ingestão de 15 mg e 45 mg de zinco como sulfato de zinco, absorvido em uma solução de água com 3 mg de ferro como sulfato ferroso, reduziu significativamente a absorção de ferro.[13] Proporções molares de 1:1 e 2,5:1 (doses de 27 mg e 68,5 mg de zinco) de zinco para ferro em solução inibiram a absorção de ferro não heme em 66% e 80%, respectivamente.[14] Uma revisão dos estudos que avaliam as interações entre ferro e zinco sugerem que essas interações acontecem essencialmente quando os dois minerais são oferecidos em soluções e não ocorrem quando são oferecidos em uma refeição,[15] entretanto um estudo no qual a farinha foi reforçada com quantidades iguais de ferro e zinco como sulfato de zinco mostrou redução significativa da absorção de ferro em crianças.[16]

O manganês e o ferro também parecem interagir. O manganês (como cloreto de manganês), quando ingerido com água ou numa refeição, em uma proporção de 2,5:1 ou 5:1 para o ferro (como sulfato de ferroso), reduziu a absorção de ferro entre 22% e 40%.[13]

Outros fatores inibitórios intraluminais da absorção de ferro incluem um tempo rápido de trânsito, síndromes de má absorção, aquilia (ausência de sucos digestórios) e alcalinização excessiva, tal como pode ocorrer com o uso excessivo de antiácidos ou em caso de acidez gástrica diminuída. A absorção global de ferro na dieta norte-americana é estimada em cerca de 10% a 18%, mas o *status* de ferro de um indivíduo também afeta a sua absorção.

A absorção de ferro está intimamente ligada aos níveis de armazenamento de ferro do corpo. Por exemplo, a absorção pode variar de cerca de 10% (para uma pessoa com *status* de ferro normal) até cerca de 35% (para pessoas com deficiência de ferro).[17] Em outras palavras, a absorção de ferro pode subir de 3 mg até 6 mg diários quando o corpo está sem ferro e pode cair a 0,5 mg diário ou menos quando os estoques de ferro estão altos. Informação adicional sobre a regulação da absorção de ferro vem após a seção sobre o uso de ferro pelas células intestinais.

Utilização de ferro pelas células intestinais

As seções anteriores revisaram a digestão e a absorção, incluindo fatores inibidores e favorecedores da absorção de ferro no interior do enterócito. Após a absorção através da borda estriada ao interior do enterócito, o ferro pode seguir um dos três caminhos seguintes:

- ser transportado através do citosol do enterócito e da membrana basolateral da célula intestinal para entrar na circulação e ser levado aos tecidos do corpo;

- ser armazenado na célula intestinal para uso futuro ou eliminação;

- ser usado pela célula intestinal em uma capacidade funcional.

Esta seção descreve primeiramente o transporte através do enterócito.

Em função do potencial do ferro livre de dar início a um dano oxidativo, acredita-se que uma pequena quantidade de ferro exista livremente no citosol das células mucosais. Há evidências de que proteínas, aminoácidos ou ambos transportem o ferro ou o tornem férrico através da célula. A cisteína e a histidina são dois aminoácidos tidos como capazes de transportar ferro através das células mucosais. Além disso, o ferro férrico pode se ligar à proteína citosólica mobilferrina. Existem duas formas de mobilferrina: a monomérica e a mobilferrina como parte de um complexo paraferritina. A mobilferrina (as duas formas) parece interagir com a integrina (e possivelmente com o DMT1), localizada na membrana do enterócito. A mobilferrina se liga a minerais, especialmente o ferro, mas também ao cálcio, zinco e cobre. Especificamente, a mobilferrina é capaz de se ligar a um átomo de ferro, que é depois lançado através do citosol da célula mucosal. Também presente ao lado da mobilferrina no complexo paraferritina está uma ferrirredutase dependente de NADPH, que reduz o ferro férrico a seu estado ferroso (na literatura especializada, essa ferrirredutase é chamada de paraferritina). Flavinas (FAD/FADH$_2$), NAD/NADH ou a vitamina C também podem reduzir o ferro férrico dentro do citosol. O fato de outras proteínas funcionarem ou não como chaperonas (proteínas intracelulares solúveis que se ligam a componentes intracelulares, enviando-os a vários locais) para o transporte de ferro dentro do citosol das células não está claro.

O ferro não transportado através da célula para liberação no sangue pode ser incorporado à apoferritina na célula intestinal para armazenamento de curto prazo. Essa concha de proteína serve depois como ferroxidase, utilizando oxigênio para converter o ferro ferroso em estado férrico para depósito e armazenamento. O ferro férrico armazenado pode ser reduzido de volta ao estado ferroso e liberado a partir da molécula de ferritina caso a célula mucosal ou outras células não intestinais necessitem de ferro mais tarde. Se isso não for necessário, o ferro permanece como ferritina e é excretado quando as células mucosais de vida curta (2-3 dias) são descartadas para o lúmen do trato gastrintestinal. A síntese de ferritina no intestino e em outros tecidos é diretamente afetada pelo ferro, com a síntese aumentada associada com a absorção aumentada de ferro. A ferritina é descrita com mais detalhes na seção sobre armazenamento de ferro.

O ferro em movimento através das células mucosais pode ser usado pelas células para uma variedade de funções, especialmente como cofator para enzimas. O ferro não necessário dentro do enterócito pode ser lançado ao sangue após transporte através da membrana basolateral (serosal).

O transporte de ferro através da membrana basolateral da célula intestinal requer ligação com uma outra proteína transportadora da membrana chamada ferroportina (Fp), também conhecida como Ireg 1 ou MTP 1. O transporte de ferro ferroso através da membrana basolateral é acompanhado por sua oxidação em Fe^{3+} por uma proteína contendo cobre chamada hefaestina. A oxidação do ferro para o estado férrico é essencial ao transporte do ferro no sangue como parte da transferrina. A transferrina é a principal proteína transportadora de ferro: ela se liga e transporta dois átomos de ferro (chamados diférricos) no sangue para o transporte de ferro aos tecidos.

$$Fe^{2+} \longrightarrow Fe^{3+} \text{ (que agora pode se ligar à transferrina)}$$
$$\text{Hefaestina-}Cu^{2+} \quad \text{Hefaestina-}Cu^{1+}$$

Regulação da absorção de ferro Um regulador da absorção de ferro é a proteína hepcidina, que é liberada no fígado quando os estoques de ferro do organismo estão adequados ou alto. Acredita-se que o fígado reconheça a situação dos níveis de ferro como adequados ou altos pela ligação da transferrina diférrica aos receptores 2 de transferrina (TfR2) nas células do fígado. A captura subsequente da transferrina diférrica pelos receptores 2 de transferrina no fígado é tida como estimuladora da síntese de hepcidina, apesar de outra proteína denominada HFE (e possivelmente hemojuvelina) também moderar a síntese hepática de hepcidina. A hepcidina, uma vez liberada pelo fígado, viaja no sangue em busca de enterócitos e macrófagos, e a interação com a hepcidina promove a internalização e degradação da proteína ferroportina. A ferroportina é encontrada na membrana basolateral de enterócitos maduros e nas membranas celulares de macrófagos. Com a perda de ferroportina induzida por hepcidina pelas membranas celulares, o ferro não pode ser transportado para fora do enterócito ou do macrófogo e, portanto, não pode chegar ao sangue para uso de outros tecidos. Assim, concentrações elevadas de hepcidina resultam em concentrações elevadas de ferro nos enterócitos e macrófagos. No caso dos enterócitos, a disponibilidade de ferro absorvida recentemente pelo corpo é diminuída.

A membrana basolateral (serosal) do enterócito contém algumas proteínas adicionais (além da ferroportina) envolvidas na captura e no efluxo de ferro, e, portanto, na sua absorção. A HFE, uma proteína do tipo histocompatível classe 1, está presente e parece interagir com os receptores de transferrina (TfR) para mediar a captura do ferro ligado à transferrina através da membrana basolateral e ao interior do enterócito a partir do plasma. A β2-microglobulina também está presente como parte do complexo ao lado da HFE e do TfR e estabiliza, transporta e expressa a HFE. Quando a taxa de ferro no corpo é alta, a captura de ferro, a partir do plasma ao interior das células intestinais, aumenta. Aumentos de ferro em células como os enterócitos afetam a síntese de outras proteínas envolvidas na captura de ferro. Por exemplo, ferro aumentado nos enterócitos causa a diminuição da síntese de proteínas envolvidas na absorção de ferro tais como Dcytb e DMT1. Consequentemente, em períodos de estoques de ferro adequados ou altos, a absorção é diminuida. Mutações, contudo, podem inibir elementos regulatórios normais. Mutações da HFE, por exemplo, podem inibir a captura do ferro ligado à transferrina ao interior do enterócito a partir do plasma e diminuir a síntese de hepcidina no fígado, resultando numa desordem de ferro tóxica chamada hemocromatose (ver seção "Toxicidade"). De modo similar, na ausência de hepcidina (por causa de falhas genéticas), o ferro se acumula em quantidades tóxicas, e, na presença de níveis excessivos de hepcidina (por causa de falhas genéticas), ocorre a deficiência de ferro.

Inversamente, quando os estoques de ferro estão baixos, a ausência ou baixos níveis de hepcidina, juntamente com a baixa captura de ferro ao interior do enterócito a partir do plasma, resultam na síntese de proteínas como Dcytb e DMT1 e em uma expressão continuada de ferroportina nas membranas. O ferro é então transportado para fora dos enterócitos e dos macrófagos ao sangue para que possa ser usado pelo corpo.

Transporte

O ferro em seu estado oxidado férrico é transportado no sangue junto com a proteína transferrina. A oxidação do ferro, o papel da transferrina no transporte do ferro e a importância das proteínas na ligação do ferro no corpo são revisados a seguir.

Como mencionado na seção anterior, o ferro deve ser oxidado antes de poder ligar-se à transferrina para transporte no sangue. A hefaestina, encontrada nas células intestinais, e a ceruloplasmina, encontrada por todo o corpo, são ambas proteínas que contêm cobre com atividade de ferroxidase. Essas proteínas catalisam a oxidação do ferro ferroso em sua forma férrica para que possa se ligar à transferrina no plasma. O papel do cobre como parte da hefaestina e da ceruloplasmina é crucial para o metabolismo do ferro. A deficiência em cobre resulta no acúmulo de ferro em locais como o intestino e o fígado e em transporte reduzido de ferro aos tecidos. O papel da ceruloplasmina na oxidação do ferro pode ser descrito como segue:

$$Fe^{2+} \longrightarrow Fe^{3+} \text{ (que agora pode se ligar à transferrina)}$$
$$\text{Ceruloplasmina-Cu}^{2+} \quad \text{Ceruloplasmina-Cu}^{1+}$$

A transferrina, uma glicoproteína fabricada essencialmente no fígado, possui dois pontos de ligação para minerais. O ponto de ligação perto do carbóxi (C)-terminal da transferrina tem uma alta afinidade por ferro férrico. O ponto de ligação perto do amino (N)-terminal tem alta afinidade por ferro férrico, mas também se liga a outros minerais como o cromo, seguido em ordem decrescente por cobre > manganês > cádmio > zinco e níquel. A ligação do ferro férrico à transferrina requer a presença de um ânion, usualmente bicarbonato em cada ponto de ligação. Cerca de um terço (33%) da transferrina do plasma é saturado com ferro férrico. Caso todos os pontos de ligação fossem ocupados (como ocorre na toxicidade), então a transferrina estaria totalmente (100%) saturada.

O papel das proteínas no transporte e no armazenamento do ferro é importante por causa da atividade redox do ferro. A ligação do ferro às proteínas serve como um mecanismo de proteção. Deixada sem ligações, a atividade redox do ferro pode levar à geração de radicais livres resistentes. O ferro ferroso livre (Fe^{2+}), por exemplo, reage prontamente com o peróxido de hidrogênio (H_2O_2) em uma reação conhecida como reação Fenton:

$$Fe^{2+} + H_2O_2 \longrightarrow Fe^{3+} + OH^- + {}^{\bullet}OH$$

Essa reação gera um ânion hidroxil e um radical hidroxil livre (${}^{\bullet}OH$), que é extremamente reativo e nocivo às células (ver "Perspectiva" do Capítulo 10). Além disso, a ligação do ferro à proteína é importante para assegurar que bactérias que possam estar presentes no corpo, como no caso de uma infecção, sejam incapazes de usar o ferro para seu próprio crescimento. O ferro livre – mas não o ferro ligado a proteínas – é prontamente utilizado pelas bactérias para proliferação e crescimento. As bactérias não podem se multiplicar sem nutrientes como o ferro. Portanto, manter o ferro ligado a proteínas no corpo diminui a multiplicação bacteriana.

A transferrina se liga e transporta não apenas o ferro recentemente absorvido da dieta que tenha atravessado a membrana basolateral das células mucosais, mas também transporta o ferro liberado após a degradação de compostos contendo ferro do corpo. De fato, a maior parte do ferro que entra no plasma para distribuição através da transferrina provém da destruição de hemoglobina e do armazenamento.

Assim, a transferrina carrega ferro através do corpo e envia tanto o ferro recente quanto o reciclado aos tecidos para uso e armazenamento. A transferrina tem meia-vida de cerca de 7 a 10 dias.

Armazenamento

O ferro não necessário para uma capacidade funcional é armazenado em três locais principais: fígado, medula óssea e baço. A transferrina envia ferro a esses locais, especialmente o fígado que, acredita-se, armazena cerca de 60% do ferro do corpo. Os 40% restantes são encontrados nas células reticuloendotelial (RE) do interior do fígado, baço e da medula óssea (e possivelmente entre as fibras musculares). A maior parte do ferro armazenado nas células do retículo endotelial resulta da fagocitose de células vermelhas do sangue e subsequente degradação de hemoglobina no interior dessas células.

A ferritina é a forma primitiva de armazenamento de ferro nas células. A ferritina é sintetizada em uma variedade de tecidos, especialmente dentro do fígado, do baço, da medula óssea e da intestino, e consiste em apoferritina na qual átomos de ferro foram depositados. A ferritina, que possui formato esférico (ou a apoferritina que tem o formato de uma esfera oca), é composta por 24 subunidades de proteína. As subunidades da ferritina são classificadas com base na massa molecular como H ou L, e as proporções de subunidades H ou L no interior da molécula de ferritina variam entre os tecidos. A forma L, por exemplo, predomina no fígado e baço e captura o ferro de modo mais lento, em comparação com a forma H. O ferro entra na apoferritina através de canais de poros. Os poros servem como um local de oxidação do ferro ferroso em cristais de oxi-hidróxido férrico ($4Fe^{2+} + O_2 + 6H_2O \longrightarrow 4FeOOH + 8H^+$) ou ferrihidrita ($5 Fe_2O_3 + 9 H_2O$), e o oxigênio molecular funciona como aceitador de elétrons. Oxi-hi-

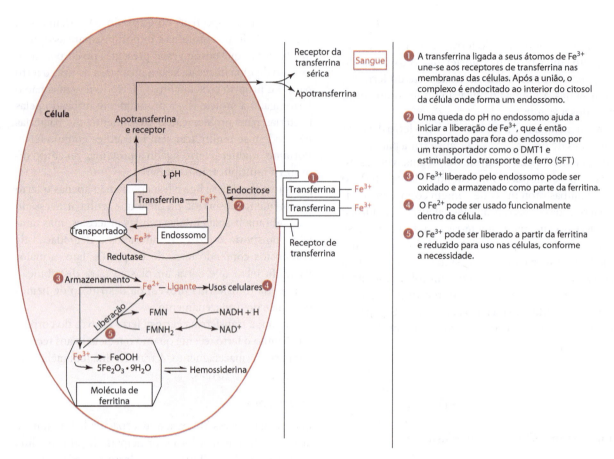

Figura 12.4 Resumo da captura e do armazenamento do ferro.

dróxido férrico ou ferri-hidrita é depositado no interior da concha de proteína (**Figura 12.4**). Na ferritina, podem-se armazenar 4.500 átomos de ferro.

A ferritina não é um composto estável, ao contrário, é constantemente degradada e ressintetizada, provendo um *pool* de ferro disponível intracelularmente. Acredita-se que o ferro celular influencie parcialmente a síntese de ferritina ao nível da translação (**Figura 12.5**). Especificamente, uma proteína regulatória de ferro/proteína-resposta de ligação a elemento (IRE-BP), também chamada de proteína de resposta ao ferro (IRP), responde ao *status* de ferro das células. Essa habilidade de resposta da IRE-BP depende do *status* de ferro das células. Com quantidades elevadas de ferro, a IRE-BP existe como um *cluster* 4Fe-4S e exibe atividade da aconitase. Essa aconitase funciona na mitocôndria convertendo citrato em isocitrato como parte do ciclo TCA. Por sua vez, com menos ferro, a IRE-BP existe como um *cluster* 3Fe-4S e funciona como proteína de ligação. Como proteína de ligação, a IRE-BP liga-se a elementos de resposta ao ferro (IREs) localizados na quinta região não trasladada do mRNA da ferritina (a IRE-BP, contudo, pode também se ligar a outras IREs localizadas na terceira região não trasladada de mRNAs de outras proteínas, como TFR, Dcyt redutase e DMT1). As IREs são estruturas de *talho laço* de cerca de 30 nucleotídeos encontradas no mRNA. Em situações de carência de ferro, a IRE-BP atua como proteína de ligação e se liga à IRE no mRNA da ferritina; essa ligação da IRE-BP à quinta região do mRNA da ferritina inibe a translação da proteína ferritina. Assim, menos proteína ferritina é fabricada nas células quando o conteúdo de ferro das células é baixo. Do ponto de vista fisiológico, essa inibição faz sentido porque a ferritina armazena ferro, não sendo muita ferritina necessária caso o conteúdo de ferro das células estivesse baixo. Em condições opostas, nas quais as células possuem um conteúdo de ferro relativamente alto, a IRE-BP (contendo um *cluster* 4Fe-4S) exibe atividade de aconitase. Sem a ligação da IRE-BP (4Fe-4S), o mRNA da ferritina sofre translação. Assim, mais proteína ferritina é produzida nas células quando as concentrações celulares de ferro estão altas.

O equilíbrio ocorre entre a ferritina dos tecidos e a ferritina do soro. Assim, a ferritina do soro é usada como indicador dos estoques de ferro do corpo: 1 ng de ferritina/mL de soro equivale a ~10 mg de estoques de ferro no corpo. As concentrações normais de ferritina no soro (para adultos) excedem ~12 ng/mL; entretanto, pelo fato de a ferritina atuar como uma proteína de fase aguda (reagente), não se trata de um indicador confiável dos estoques de ferro durante e após várias semanas de inflamações ou enfermidades. Em outras palavras, as concen-

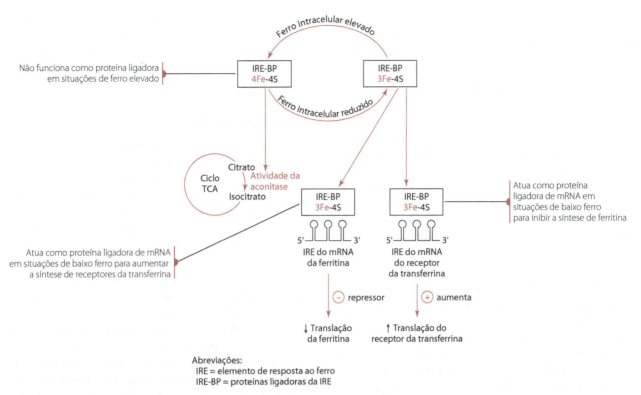

Figura 12.5 A influência do ferro intracelular na translação do mRNA da ferritina e do mRNA do receptor da transferrina.

trações de ferritina no soro podem ser elevadas ou estar dentro da faixa de normalidade no sangue, apesar de um indivíduo possuir pouco ou nenhum ferro. Métodos para avaliar o *status* de ferro são descritos adiante, na seção "Avaliação do estado nutricional".

A hemossiderina é outra proteína de armazenamento do ferro. Acredita-se que a hemossiderina seja um produto da degradação da ferritina, representando, por exemplo, ferritina agregada ou um depósito de apoferritina degradada e átomos de ferro aglutinados. O conteúdo de ferro da hemossiderina pode chegar a 50%. A proporção de ferritina para hemossiderina no fígado varia de acordo com o nível de ferro armazenado no órgão, com a ferritina predominando no caso de concentrações menores de ferro e a hemossiderina predominando no caso de concentrações maiores (sobrecarga de ferro). Apesar de o ferro da hemossiderina poder ser destinado para produzir ferro livre, a taxa na qual o ferro é produzido a partir da hemossiderina é mais lenta que aquela obtida da ferritina.

A liberação de ferro a partir dos estoques (**Figura 12.4**) requer a mobilização de Fe^{3+} e o uso de substâncias redutoras como riboflavina ($FMNH_2$), niacina (NADH) ou vitamina C, e possivelmente um quelante para impedir a difusão através dos poros da ferritina. Entretanto, após a redução do ferro para produzi-lo a partir dos estoques, o Fe^{2+} é transportado à superfície da célula, onde deve ser reoxidado para permitir o transporte para fora das células. Essa reoxidação do ferro permitindo a ligação à ferritina para transporte até os tecidos requer ceruloplasmina, como foi descrito anteriormente na seção sobre transporte de ferro. O superóxido radical ($O_2^{\bullet-}$) também foi encontrado iniciando a produção a partir de ferritina *in vitro*. Entretanto, apenas um ou dois átomos de ferro são produzidos a partir da ferritina, mesmo com ampla exposição a radicais superóxidos. O tamanho e a idade do núcleo de ferro da ferritina, e não o conteúdo da concha da proteína ferritina, afetam a produção de ferro.[18]

Captura pelos tecidos

A quantidade de ferro capturada pelos tecidos depende parcialmente do nível de saturação da transferrina. Por exemplo, o envio de ferro é maior a partir da transferrina diférrica (transferrina contendo dois átomos de ferro ligados) do que a partir da transferrina monoférrica (transferrina contendo apenas um átomo de ferro ligado). Para que a captura de ferro pelos tecidos ocorra, a molécula de transferrina ligada ao ferro (ferritina tanto monoférrica quanto diférrica) deve primeiro ligar-se a receptores de transferrina (TfRs) nas células (**Figura 12.4**). Os receptores de transferrina consistem em duas subunidades que se ligam cada uma a uma molécula de transferrina. As células do fígado e do intestino parecem conter uma isoforma do receptor de transferrina chamado TfR2. A maioria das outras células contém TfR1. O TfR2 tem uma propensão maior a se ligar à transferrina diférrica.

Para que o ferro seja recolhido para dentro das células, a molécula de transferrina com o ferro ligado a ela se liga primeiro ao receptor e forma um complexo. Acredita-se que o complexo seja internalizado por endocitose e forme uma vesícula (também chamada endossoma) no citosol da célula. Depois, em um processo dependente de ATP, prótons são bombeados para dentro do endossoma e reduzem o pH a cerca de 5,5. Na presença de pH acídico e possivelmente outros fatores, os átomos de ferro são produzidos a partir da molécula de transferrina. Acredita-se que a apotransferrina retorne então à superfície da célula e ao plasma. O uso do ferro produzido requer seu transporte através da membrana do endossomo. Há evidências de que o DMT1 (um transportador que também é encontrado na membrana de borda estriada das células intestinais), juntamente com uma proteína chamada estimulador do transporte de ferro (SFT), transporte o ferro através da membrana do endossomo.

O número de receptores de transferrina nas células aumenta ou diminui de acordo com as concentrações intracelulares de ferro. Em outras palavras, o ferro intracelular afeta a expressão gênica dos receptores de transferrina nas células, como mostra a **Figura 12.5**. Assim como o mRNA da ferritina, o mRNA para os receptores de transferrina contém IREs. Para os receptores de transferrina, as IREs estão na terceira região não transladada (ao passo que, para a ferritina, as IREs estão na quinta região). Lembremos que as IREs são estruturas de *talho laço* de cerca de 30 nucleotídeos encontrados no mRNA. Dentro do citosol, novamente como com a ferritina, as proteínas de ligação IREs (IRE-BPs), com múltiplos *clusters* de ferro-enxofre, respondem ao *status* de ferro da célula. Em uma situação de baixo ferro celular, a IRE-BP contém um *cluster* 3Fe-4S e prontamente se liga à IRE. Quando ligada à terceira região, a IRE-BP estabiliza o mRNA do receptor de transferrina. O mRNA estabilizado do receptor de transferrina exibe uma meia-vida maior e consequentemente mais mRNA é transladado em proteínas do receptor de transferrina. Uma vez fabricadas, essas proteínas receptoras de transferrina tornam-se incorporadas à membrana do plasma da célula para promover a captura celular de ferro. Assim, em condições de baixo ferro celular, a síntese de receptores de transferrina é aumentada.

Caso a concentração de ferro intracelular seja relativamente alta, menos receptores de transferrina são transladados. Mediante ferro celular adequado ou alto, a IRE-BP existe como um *cluster* 4Fe-4S e exibe atividade da aconitase na mitocôndria e, assim, não atua como uma proteína de ligação para a IRE do mRNA do receptor de transferrina. Sem a ligação da IRE-BP à IRE do mRNA, o receptor de transferrina não é estável e é mais rapidamente degradado. A estabilidade diminuída e a degradação aumentada fazem que se diminua a translação do mRNA e resultam em menor produção de proteínas receptoras de transferrina. A síntese de menos proteínas receptoras de transferrina significa que menos receptores estão disponíveis na superfície da célula e que menos ferro é trazido para dentro da célula. Portanto, o nível da expressão do receptor de transferrina indica a necessidade de captura de ferro da célula.

FUNÇÕES E MECANISMOS DE AÇÃO

O ferro funciona no corpo como parte de diversas proteínas, incluindo estar presente como parte do heme. Em outras proteínas, o ferro é encontrado agrupado como cofator para dezenas de enzimas. Em várias proteínas do corpo, o ferro está com o enxofre (2Fe-2S, 4Fe-4S ou 3Fe-4S), por si só como átomo único ou como parte de uma ponte com o oxigênio. As proteínas heme representam o maior grupo e incluem hemoglobina, mioglobina, citocromas envolvidos no transporte de elétrons e enzimas como as monoxigenases, dioxigenases e oxidases. As proteínas ferro-enxofre também incluem várias enzimas envolvidas no transporte de elétrons, bem como algumas poucas enzimas não redox, como a aconitase e a ferroquetalase. Proteínas contendo apenas um átomo de ferro são, na maior parte, enzimas mono e dioxigenases, e a proteína com um ferro e ponte de oxigênio também é uma enzima, o ribonucleotídeo redutase.

Hemoglobina e mioglobina

A essencialidade do ferro é devida em parte à sua presença no heme, que funciona como grupo prostético para algumas proteínas. O átomo de ferro no centro da molécula de heme permite o transporte de oxigênio aos tecidos (hemoglobina); o armazenamento transicional de oxigênio em tecidos, particularmente os músculos (mioglobina); e o transporte de elétrons através da cadeia respiratória (citocromos).

A hemoglobina é sintetizada nas células vermelhas do sangue e carrega cerca de 98,5% do total de oxigênio encontrado no sangue. A hemoglobina consiste em uma porção de globina, feita de quatro polipeptídeos e quatro grupos heme. Cada cadeia de polipeptídeo é associada a uma das moléculas de heme. A heme é um derivativo da porfirina que contém ferro. Porfirinas, por sua vez, são compostos cíclicos feitos de quatro anéis de pirrol unidos por pontes metenil. Átomos de nitrogênio em cada um dos quatro anéis de pirrol ligam-se ao átomo de ferro (**Figura 12.6**), e essas ligações mantêm o átomo de ferro no plano do anel de porfirina. O átomo de ferro no centro da heme possui dois outros pontos de ligação coordenados disponíveis. Um deles é com um aminoácido (frequentemente o átomo de nitrogênio da histidina) da proteína, à qual a heme está unida. Por exemplo, na hemoglobina, o ferro na heme liga-se ao nitrogênio de um aminoácido na proteína globina; a heme encontra-se num bolsão hidrofóbico da proteína. A sexta e última ligação coordenada nas proteínas heme que unem o oxigênio – ou seja, hemoglobina e mioglobina – ocorre entre o ferro e o oxigênio. O oxigênio é mantido bem próximo de modo que a transferência aos tecidos possa ser rápida. Nas proteínas heme que não ligam oxigênio, a sexta ligação coordenada se dá com átomos de grupos aminoácidos da proteína (como enzimas) com os quais o grupo heme está associado.

A síntese de heme e a junção da globina ocorrem essencialmente nas células vermelhas da medula óssea. A síntese de heme responde pelo maior uso funcional de ferro no corpo. De fato, acredita-se que cada célula vermelha contenha milhões de moléculas de hemoglobina e que as células vermelhas do sangue tomadas como um todo contenham cerca de dois terços do total de ferro do corpo. Células eritropoéticas da medula óssea possuem receptores de transferrina em sua superfície. A transferrina envia o ferro para a síntese de heme às células eritropoéticas da medula óssea. A síntese de heme (**Figura 12.6**) ocorre do seguinte modo:

- A síntese de heme começa na mitocôndria, onde a glicina e o succinil CoA se combinam para formar o ácido Δ-aminolevulínico (ALA). A reação é catalisada pelo ácido Δ-aminolevulínico sintase, uma enzima dependente de vitamina B_6 inibida pelo produto final (heme) e cuja síntese é também tida como regulada pelo ferro.
- A seguir, o ALA entra no citosol, onde uma desidratase dependente de zinco catalisa a condensação de duas moléculas de ALA para formar porfobilinogênio. Essa enzima é sensível ao chumbo, que se liga a seus grupos sulfidris para inativar a enzima.
- Depois, em uma série de reações citosólicas envolvendo uma desaminase, uma sintase e uma descarboxilase, quatro porfobilinogênios se condensam para formar uma tetrapirrol que se cicliza. Cadeias laterais são modificadas, e o coproporfirinogênio III é formado e entra na mitocôndria.
- O coproporfirinogênio é convertido em mitocôndria para protoporfirinogênio.
- O protoporfirinogênio é oxidado para formar protoporfirina IX.
- Por último, um átomo de ferro (Fe^{2+}) é inserido na protoporfirina IX para produzir heme. A inserção do ferro na heme é catalisada pela ferroquetalase, um grupo de proteína 2Fe-2S. A transcrição da enzima ferroquetalase parece ser regulada pelo ferro.

Ao contrário da hemoglobina, que é uma proteína tetramétrica, a mioglobina consiste em uma cadeia simples de hemoproteína. A mioglobina, encontrada no citosol das células musculares, facilita a taxa de difusão do dioxigênio a partir das células vermelhas capilares do sangue ao citosol e à mitocôndria das células musculares.

Citocromos e outras enzimas envolvidas no transporte de elétrons

Na cadeia de transporte de elétrons, citocromos contendo heme, tais como os citocromos b e c, fazem passar adiante elétrons individualmente. A transferência de elétrons através da cadeia é possível graças a uma mudança no estado de oxidação do ferro. Nos citocromos reduzidos, o átomo de ferro encontra-se em estado ferroso. O átomo de ferro do citocromo reduzido torna-se oxidado ao estado férrico quando um elétron é transferido individualmente ao próximo citocromo. O átomo de ferro do citocromo que recebe o elétron torna-se então reduzido. Outros citocromos contendo ferro da heme incluem o citocromo b5 (envolvido no metabolismo de lipídios) e a família dos citocromos P_{450} (envolvidos no metabolismo de drogas e na síntese do hormônio esteroide).

Enzimas ferro-sulfúricas não heme envolvidas no transporte de elétrons incluem NADH desidrogenase, succinato desidrogenase e ubiquinona-citocromo c redutase. Se o ferro está carregando oxigênio ou se está transportando elétrons, sua essencialidade na transformação de energia é inquestionável.

Monoxigenases e dioxigenases

Muitas outras enzimas adicionais envolvidas em uma variedade de processos além da cadeia respiratória também requerem ferro. Muitas monoxigenases, por exemplo, necessitam de ferro. Monoxigenases inserem um ou dois átomos de oxigênio em um substrato. Exemplos de monoxigenases que contêm ferro:

- fenilalanina monoxigenase;
- tirosina monoxigenase;
- triptofano monoxigenase.

Essas enzimas inserem um átomo de oxigênio nos aminoácidos aromáticos fenilalanina, tirosina e triptofano, respectivamente. As monoxigenases também usam cossubstratos para fornecer os átomos de hidrogênio que reduzem o segundo átomo de oxigênio em água. A fenilalanina monoxigenase, a tirosina monoxigenase e o triptofano monoxigenase usam a tetra-hidrobiopterina como cossubstrato, a qual, durante a reação, é oxidada em di-hidrobiopterina. As reações catalisadas por essas três enzimas são mostradas nas **figuras 6.28** e **6.29**.

Muitas dioxigenases também usam ferro. Dioxigenases catalisam a inserção de dois átomos de oxigênio em um substrato. Muitas dioxigenases importantes do corpo requerem ferro, incluindo:

- triptofano dioxigenase (metabolismo de aminoácidos);
- homogentisato dioxigenase (metabolismo de aminoácidos);

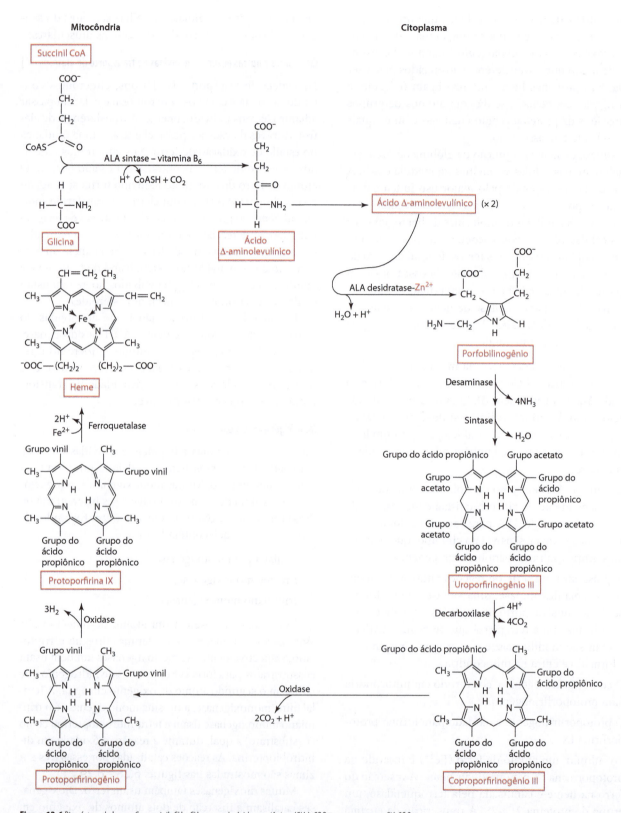

Figura 12.6 Biossíntese da heme. Grupo vinil: $CH=CH_2$; grupo do ácido propiônico: $(CH_2)_2COO^-$; grupo acetato: CH_2COO^-.

- trimetil lisina dioxigenase e 4-butirobetaína dioxigenase (síntese de carnitina);
- lisina dioxigenase e prolina dioxigenase (síntese de pró-colágeno);
- óxido nítrico sintase.

Algumas dessas reações são abordadas mais adiante. Por exemplo, o triptofano dioxigenase (uma enzima que contém heme, também chamada pirolase) converte o aminoácido triptofano em N-formilquinurenina (**Figura 6.29**), representando a primeira etapa do metabolismo do triptofano. Mostrou-se que a deficiência de ferro reduz a eficácia do triptofano como precursor da niacina.[19] Normalmente, cerca de 60 mg de triptofano podem ser convertidos em 1 g de niacina. O homogentisato dioxigenase também está envolvido no metabolismo de aminoácidos, especificamente no da tirosina. Durante o metabolismo da tirosina, esta é transaminada para produzir hidroxifenilpiruvato, que é então convertido em homogentisato. O homogentisato é, por sua vez, convertido em 4-maleilacetoacetato pelo homogentisato dioxigenase, uma enzima dependente de um único átomo de ferro (**Figura 6.28**). Falhas nessa enzima resultam na desordem genética alcaptonúria, caracterizada por altas concentrações de homogentisato na urina. Quando a urina é excretada com homogentisato, uma vez exposto ao ar, o composto assume uma coloração muito escura, fazendo a urina parecer quase negra. Em pacientes com alcaptonúria, o homogentisato também acumula-se nas juntas, causando artrite.

Duas das quatro etapas requeridas para a síntese de carnitina envolvem dioxigenases dependentes de ferro. Lembremos que a carnitina é um importante composto que contém nitrogênio necessário para o transporte de ácidos graxos de cadeia longa à mitocôndria para oxidação. A primeira etapa da síntese de carnitina (**Figura 6.12**), na qual a trimetil lisina é convertida em 3-OH trimetil lisina, requer uma trimetil lisina desidrogenase que contenha um único átomo de ferro, e a última etapa, em que a 4-butirobetaína é convertida em carnitina, requer 4-butirobetaína desidrogenase, outra enzima que contém um único átomo de ferro. O α-cetoglutarato é um cossubstrato requerido em ambas as reações, nas quais o cetoácido torna-se oxidativamente descarboxilado em succinato. A vitamina C também participa nas reações como agente redutor.

As reações de hidroxilação para a síntese de colágeno são mostradas na **Figura 9.4**. Tanto a lisina como a prolina dioxigenases contêm átomos de ferro únicos. Como descrito nas etapas para a síntese de carnitina, o α-cetoglutarato é um cossubstrato requerido e a vitamina C serve como agente redutor.

Duas isoformas do óxido nítrico sintase, uma dioxigenase necessária para a síntese de óxido nítrico (uma potente molécula biologicamente efetora), requerem ferro heme.

Peroxidases

Outras importantes reações requeridas para proteger o corpo também envolvem enzimas contendo ferro.

- A catalase, com quatro grupos heme, converte peróxido de hidrogênio em água e oxigênio molecular: $2\ H_2O_2 \longrightarrow 2\ H_2O + O_2$. A catalase, portanto, ajuda a prevenir o dano celular que pode ser induzido pelo peróxido de hidrogênio (ver "Perspectiva" do Capítulo 10).

- A mieloperoxidase (também denominada cloroperoxidase), outra enzima contendo heme, é encontrada no plasma e em neutrófilos (células brancas do sangue). Durante a fagocitose de bactérias, a mieloperoxidase é liberada na vesícula fagocítica do interior do neutrófilo. A vesícula fagocítica contém uma variedade de compostos, incluindo peróxido de hidrogênio (H_2O_2), radicais hidróxis livres (•OH) e outros íons como o cloreto (Cl^-). A mieloperoxidase catalisa a seguinte reação:

$$H_2O_2 + Cl^- \longrightarrow H_2O + OCl^-$$

O OCl^- (hipoclorito) formado na reação é um forte oxidante citóxico que é importante para a destruição de substâncias estranhas, como as bactérias. A atividade da mieloperoxidase pode ser anormal com a deficiência de ferro, resultando em suscetibilidade ou severidade aumentadas a infecções. Peroxidases também são importantes para a produção de hormônios da tireoide.

- A tiroperoxidase, uma enzima dependente de heme, é necessária para a organificação do iodeto (processo pelo qual dois iodetos são adicionados a resíduos da tirosina na tiroglobulina). A mesma enzima, portanto, conjuga as tiroglobulinas (ver seção "Funções e mecanismos de ação" na parte sobre Iodo deste capítulo). Essas reações são necessárias para a síntese de hormônios tireóideos T_3 e T_4. A deficiência de ferro, de fato, é associada a uma atividade diminuída da tiroperoxidase, resultando em síntese diminuída de T_3 e T_4.[20]

Oxidorredutases

Algumas oxidorredutases dependentes de ferro (e também de molibdênio) incluem:

- aldeído oxidase, que utiliza oxigênio para converter aldeídos (RCOH) em álcoois (RCOOH);
- sulfito oxidase, uma enzima contendo enxofre que converte sulfito (SO_3) em sulfato (SO_4);
- xantinas oxidase e desidrogenase, enzimas dos grupos do ferro e do enxofre que convertem a hipoxantina gerada a partir do catabolismo da purina em

xantina e depois converte a xantina em ácido úrico para excreção (ver **Figura 12.23** na seção sobre Molibdênio deste capítulo). Lembremos que as bases de purina são encontradas no DNA.

Outras proteínas que contêm ferro

Outra enzima dependente de ferro envolvida na síntese de DNA e, portanto, na replicação das células é o ribonucleotídeo redutase, que converte difosfato de adenosina (ADP) em deóxi ADP (dADP). Essa enzima contém ferro como parte de uma ponte com oxigênio ($Fe^{3+} - O_2 - Fe^{3+}$). Na glicólise, o glicerol fosfato desidrogenase, uma flavoproteína, tem um componente de ferro não heme. Além disso, o fosfoenolpiruvato (PEP) carboxiquinase, importante para a gliconeogênese, também requer ferro para seu funcionamento.

Ferro como pró-oxidante

Como pró-oxidante, o ferro ferroso livre pode catalisar a reação não enzimática Fenton:

$$Fe^{2+} + H_2O_2 \longrightarrow Fe^{3+} + OH^- + {}^{\bullet}OH$$

Nessa reação, o ferro ferroso reage com o peróxido de hidrogênio para gerar ferro férrico e o radical hidroxil livre (${}^{\bullet}OH$). Em uma reação conhecida como reação Haber Weiss, o superóxido radical, O_2^-, reage com o peróxido de hidrogênio para gerar oxigênio molecular e radicais hidróxis livres (${}^{\bullet}OH$). Os radicais hidróxis são perigosos oxidantes da membrana.

$$O_2^- + H_2O_2 \longrightarrow O_2 + {}^{\bullet}OH + OH^-$$

INTERAÇÕES COM OUTROS NUTRIENTES

Vimos que o ferro e o ácido ascórbico interagem, favorecendo a absorção de ferro e mantendo-o em estado de valência apropriado para o funcionamento enzimático. O potencial também existe para a liberação induzida por vitamina C do ferro férrico da ferritina, com subsequente redução do ferro à forma ferrosa.[21] Não está claro se essas reações resultam em reações Fenton e se ocorrem *in vivo*.

Existe também uma inter-relação entre o ferro e o cobre por causa do papel da hefaestina e da ceruloplasmina que contêm cobre como ferroxidases. Nos anos 1920, estudos revelaram que a terapia com ferro era incapaz de curar a anemia em ratos, contudo alimentos com resíduos alimentícios queimados contendo cobre restabeleceram as concentrações de hemoglobina do sangue.[22] Sem a atividade da ferroxidase dependente de cobre, o ferro não pode ser mobilizado para fora dos tecidos e a deficiência de cobre causa a anemia decorrente da deficiência de ferro.

Outro nutriente com o qual o ferro parece interagir é o zinco. A ingestão de ambos os nutrientes em uma proporção molar de 25:1 de ferro não heme (sulfato de ferro) para zinco diminuiu a absorção de zinco da água em 34%, entretanto, quando a mesma proporção de ferro para zinco foi dada com uma refeição, não se constatou nenhum efeito inibitório.[23] Proporções de ferro não heme para zinco de 2:1 e 3:1 também demonstraram inibir a absorção de zinco, apesar de proporções similares de ferro heme para zinco não terem tido efeito na absorção de zinco.[24] Portanto, a ingestão excessiva de ferro não heme, como pode ocorrer no caso de suplementos, pode ter um efeito prejudicial na absorção de zinco.

Outra associação é entre a vitamina A e o ferro. Um *status* reduzido de vitamina A causa acúmulo de ferro em determinados órgãos, como baço e fígado. O *status* inadequado de vitamina A também é associado com a alteração da morfologia das células vermelhas do sangue e com ferro plasmático diminuído, assim como a hemoglobina e os hematócritos. A interação entre o ferro e a vitamina A parece ser mediada, pelo menos em parte, através da eritropoetina, um hormônio feito nos rins que estimula a eritropoiese (produção de células vermelhas do sangue). Especificamente, a vitamina A como ácido retinoico liga-se a um elemento de resposta no gene da eritropoietina e estimula a síntese de eritropoietina. Assim, com vitamina A insuficiente, o gene da eritropoietina não é adequadamente transcrito. A síntese de células vermelhas do sangue é diminuída e o ferro permanece estocado. A suplementação de vitamina A em pessoas com falta de vitamina A e baixo *status* de ferro aumenta a síntese de eritropoietina e a liberação de ferro armazenado para prover o ferro necessário para a eritropoiese.[25] Outro meio possível pelo qual a vitamina A pode influenciar o ferro é através do papel do ácido retinoico na transcrição dos genes do receptor de transferrina em determinadas células.[26]

Ferro e chumbo também interagem. O chumbo inibe a atividade do ácido Δ-aminolevulínico desidratase, uma enzima dependente de zinco requerida na síntese de heme. O chumbo também inibe a atividade da ferroquelatase, a enzima que incorpora o ferro à heme. Assim, o envenamento por chumbo é associado à deficiência de ferro. Além disso, a absorção aumentada de chumbo ocorre com a deficiência de ferro em animais e pode ser problemática em crianças que são frequentemente deficientes em ferro e podem ter uma exposição ao chumbo aumentada.[27] O mecanismo pelo qual a deficiência em ferro melhora a absorção de chumbo é desconhecido, mas pode envolver a captura concomitante através de transportadores metálicos/cátions bivalentes tais como o DMT1.

A deficiência de ferro é associada a concentrações de selênio diminuídas, bem como à síntese e atividade diminuídas da glutationa sintase.[28-30] A glutationa peroxidase, uma enzima que requer selênio, catalisa a redução de peróxido de hidrogênio e peróxidos orgânicos. O mecanismo ou mecanismos pelos quais a deficiência de ferro prejudica as concentrações de selênio e a atividade das enzimas dependentes de selênio não são conhecidos. Acredita-se que o ferro esteja envolvido na regulação pré-translacional da síntese da glutationa peroxidase. Por sua vez, a deficiência de ferro pode afetar a absorção de selênio ou aumentar o uso de selênio no corpo.

Turnover

Apesar de o ferro adquirido por dieta ser importante na manutenção da adequação de longo prazo do ferro no corpo, a quantidade de ferro absorvida (cerca de 0,06% do total de conteúdo de ferro) não atende às necessidades diárias de ferro do corpo. Mais apropriadamente, a estreita conservação e a constante reciclagem do ferro do corpo asseguram o suprimento adequado.

A maior parte do ferro entra no plasma para distribuição ou redistribuição a partir da degradação de hemoglobina, ferritina e hemossiderina (**Figura 12.7**). A hemoglobina é degradada primariamente por fagócitos do sistema reticuloendotelial (encontrado no fígado, no baço e na medula espinal). O ferro armazenado como ferritina e hemossiderina é degradado essencialmente no fígado, no baço e na medula espinal. A degradação de ferritina é abordada na seção sobre o armazenamento de ferro. Em suma, a degradação da hemoglobina ocorre desta maneira: a maioria da células vermelhas velhas do sangue (senescentes), que vivem por cerca de 120 dias, é tomada por macrófagos no baço e degradada (fagocitada), contudo macrófagos das células reticuloendoteliais na medula espinal e das células de Kupfer no fígado também podem degradar as células vermelhas do sangue. Durante a degradação das células vermelhas do sangue, a porção heme da molécula de hemoglobina é catabolizada pela heme oxigenase em biliverdina e subsequentemente em bilirrubina, que é então secretada à bile para excreção pelo corpo. Com a degradação da heme, de ~20 a 25 mg de ferro por dia são disponibilizados. A ferroportina, a mesma proteína responsável pelo efluxo de ferro a partir das células intestinais, permite o transporte de ferro para fora dos macrófagos. Especificamente, a ferroportina facilita o transporte de ferro ao interior de vesículas nos macrófagos, de onde é subsequentemente secretado ao sangue. Esse processo é facilitado por concentrações baixas de hepcidina. O ferro liberado a partir de macrófagos pode ser reutilizado, por exemplo, para eritropoiese ou para incorporação a enzimas dependentes de ferro ou ainda pode ser depositado para armazenamento. Em situações de hepcidina aumentada (como pode ocorrer com aumento de ferro no corpo), a ferroportina é degradada e o ferro retido nos macrófagos. Entretanto, as concentrações de hepcidina também são elevadas, em condições inflamatórias ou infecções, por causa da síntese de hepcidina induzida por citoquinas.

Apesar de a maioria das células vermelhas do sangue ser degradada no sistema reticuloendotelial, alguma (até ~10%) lise de célula vermelha do sangue ocorre no sangue. Duas proteínas, a haptoglobina e a hemopexina, removem a hemoglobina liberada e qualquer heme livre, respectivamente, do sangue. A haptoglobina, sintetizada pelo fígado, forma complexos com a hemoglobina livre, e a hemopexina, também sintetizada no fígado, forma um complexo com a heme livre no sangue. As proteínas, então, enviam os compostos que contêm ferro ao fígado, onde uma degradação posterior ocorre para permitir a reutilização do ferro. Com hemólise significativa, a quantidade de ferro passando através do plasma pode se expandir até seis a oito vezes a quantidade normal. No entanto, em caso de diminuição drástica da eritropoiese, como ocorre na descida de grandes altitudes, a quanti-

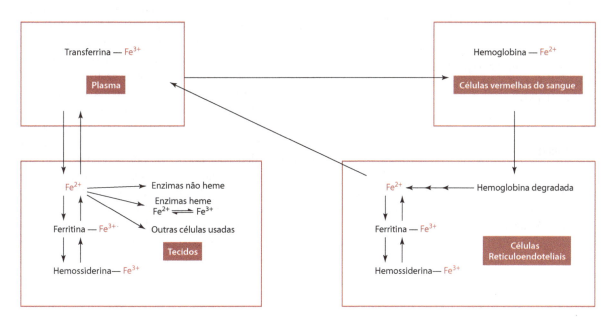

Figura 12.7 Intercâmbio interno de ferro

dade de ferro no *pool* do plasma pode decrescer a um terço do normal. A **Figura 12.7** representa esquematicamente o intercâmbio interno de ferro no corpo.

Excreção

As perdas diárias de ferro em um adulto do sexo masculino são de ~0,9 a 1,0 mg/dia (12-14 mg/kg/dia). As perdas de ferro para mulheres (pós-menopausa) são um pouco menores, de ~0,7 a 0,9 mg/dia, em função da menor área do corpo feminino. Perdas de ferro ocorrem a partir de três locais principais:

- trato gastrintestinal;
- pele;
- rins.

Entre esses locais, a maior parte (0,6 mg) das perdas de ferro ocorre através do trato gastrintestinal. Desses 0,6 mg, cerca de 0,45 mg são perdidos por minuto (~1 mL) de perda de sangue (que ocorre mesmo em pessoas saudáveis) e outros 0,15 mg através de perdas na bile e células mucosais descamadas. As perdas através da pele de ~0,2 a 0,3 mg de ferro ocorrem com a descamação de células na superfície da pele. Por fim, uma quantidade muito pequena, cerca de 0,08 mg, é perdida na urina. Perdas de ferro, entretanto, podem ser maiores em pessoas com úlceras gastrintestinais, parasitas intestinais ou hemorragias induzidas por cirurgia ou traumas.

As perdas totais de ferro em mulheres em pré-menopausa são estimadas em ~1,3 a 1,4 mg/dia por causa das perdas menstruais de ferro. A perda média de sangue durante um ciclo menstrual é de ~35 mL, com um limite máximo de ~80 mL. O conteúdo de ferro no sangue é de ~0,5 mg/100 mL de sangue, o que representa uma perda de aproximadamente 17,5 mg de ferro por período. Em uma média mensal, a perda de ferro através da menstruação é de ~0,5 mg/dia; em algumas mulheres, contudo, as perdas de ferro somente durante a menstruação podem exceder 1,4 mg/dia. Balancear as perdas de ferro do corpo com a absorção de ferro é muito importante para a saúde. A deficiência em ferro continua sendo uma das deficiências nutricionais mais comuns pelo mundo afora.

Dose diária recomendada

Para homens adultos, a EAR (necessidade média estimada) e a RDA de ferro são de 6 mg/dia e 8 mg/dia, respectivamente. Para mulheres em pós-menopausa, a EAR e a RDA em ferro são de 5 mg/dia e 8 mg/dia, respectivamente.[31] Por causa das perdas maiores associadas à menstruação, as mulheres em pré-menopausa necessitam de 8,1 mg de ferro/dia; a ingestão recomendada é de 18 mg/dia.[31] Durante a gravidez, apesar de não ocorrerem perdas menstruais, o ferro é necessário ao feto, para expansão do volume sanguíneo e para os tecidos e o armazenamento, de modo que a RDA de ferro é de 27 mg/dia. A RDA de ferro é de 9 mg/dia durante a lactação.[31] As páginas finais deste livro fornece RDAs adicionais para outros grupos de faixa etária.

Deficiência de ferro com e sem anemia

A deficiência de ferro ocorre mais frequentemente por causa de sua ingestão inadequada. A ingestão de ferro é geralmente inadequada em quatro grupos populacionais:

- recém-nascidos e crianças pequenas (de 6 meses a cerca de 4 anos), em razão da baixa quantidade de ferro do leite e outros alimentos preferidos, da rápida de taxa de crescimento e de reservas insuficientes do corpo para atender às necessidades do corpo abaixo de 6 meses;
- adolescentes em seu primeiro estirão de crescimento, em razão do rápido crescimento e das necessidades de expansão da massa de células vermelhas;
- mulheres em idade reprodutiva, por causa das perdas menstruais de ferro;
- mulheres grávidas, por causa da expansão do volume sanguíneo, das demandas do feto e da placenta, e das perdas de sangue decorrentes do nascimento da criança.

Além disso, muitas mulheres que já tiveram filhos não atingem, com o passar do tempo, a RDA de ferro por causa da ingestão restrita de energia (calórica) e do consumo inadequado de alimentos ricos em ferro.

A necessidade de ferro é aumentada em outras condições e populações por causa das perdas de ferro aumentadas ou da absorção anormal de ferro. Condições associadas a perdas aumentadas de ferro incluem, entre outras, hemorragia, doença renal, tempo de trânsito gastrintestinal diminuído (mais rápido que o normal), esteatorreia e parasitas. A absorção anormal de ferro pode ocorrer com má nutrição em energia proteica, doença renal, acloridria (ausência de ácido clorídrico no suco gástrico) e uso prolongado de drogas com base alcalina, como os antiácidos.

A **Figura 12.8** esquematiza a depleção gradual do conteúdo de ferro do corpo e demonstra o fato de que a anemia não ocorre até que a depleção de ferro seja grave. Entretanto, a deficiência de ferro pode ocorrer sem anemia. Sintomas da anemia, demonstradas na maior parte em crianças, incluem palidez, distúrbios comportamentais, *performance* anormal em algumas tarefas cognitivas, anormalidades irreversíveis em habilidades de aprendizado e momentos de falta de atenção.[32] Em adultos, a eficiência no trabalho e na produtividade são comumente anormais com a deficiência em ferro.[33,34] A deficiência em ferro pode prejudicar a degradação do ácido g-aminobutírico (GABA), um neurotransmissor inibitório do cérebro, ou inibir os neurônios produtores de dopamina.[32] Possíveis anormalidades do sistema imunológico, resistência diminuída a infecção e capacidade anormal em manter a temperatura do corpo também foram demonstradas.[32]

Mais detalhes a respeito da deficiência de ferro com e sem anemia e sua relação com as modificações que ocorrem com o *status* de ferro são abordados na seção "Avaliação do estado nutricional".

SUPLEMENTOS

Alguns suplementos orais de ferro ferroso estão disponíveis em complexos com sulfato, succinato, citrato, lactato, tartrato, fumarato e gluconato. A administração intravenosa de ferro também é possível. Suplementos orais de ferro não heme e, portanto, a absorção de ferro são aumentados quando ingeridos com uma fonte de vitamina C ou outros fatores favorecedores. Aminoácidos quelantes de ferro, como a glicina de ferro, também são comercializados, entretanto não foi demonstrado que o ferro administrado como quelato tenha sido mais bem absorvido que o ferro dado como sulfato de ferro ou ascorbato ferroso.[35-37] Contagens dos efeitos iniciais de suplementos orais de ferro nas células vermelhas do sangue e concentrações de hemoglobina levam cerca de 2 semanas. Terapias de ferro para contribuir com os estoques de ferro podem se estender entre 6 meses e um ano.

TOXICIDADE: HEMOCROMATOSE

Foram observadas sobrecargas acidentais (toxicidade) de ferro em crianças após ingestão excessiva de pílulas de ferro ou de vitamina/minerais. Outras pessoas suscetíveis a uma sobrecarga de ferro possuem uma desordem genética conhecida como hemocromatose. Estima-se que 50 a cada 10 mil pessoas nos Estados Unidos sejam homozigotas para essa desordem. A hemocromatose é mais frequentemente encontrada entre homens caucasianos e torna-se evidente ao redor dos 20 anos de idade. O quadro se caracteriza por um aumento (ao menos duas vezes o normal) da absorção de ferro. Mutações do gene HFE causam o quadro e resultam na incapacidade do corpo, essencialmente nas células intestinais, de avaliar corretamente os estoques de ferro e controlar a absorção intestinal de ferro. Na mutação C282Y do HFE, a tirosina é substituída pela cisteína por causa da mudança de uma única base. Essa mutação quebra uma ligação dissulfida no HFE que afeta sua interação com a β2-microglobulina e com os receptores da transferrina. É importante lembrar que essas interações são necessárias para a tomada celular de ferro e para o controle da absorção de ferro. O HFE funcional também é necessário para estimular a síntese hepática de hepcidina, que ordena às células intestinais o controle da absorção de ferro. Embora várias mutações possam causar alguma forma de hemocromatose, na maior

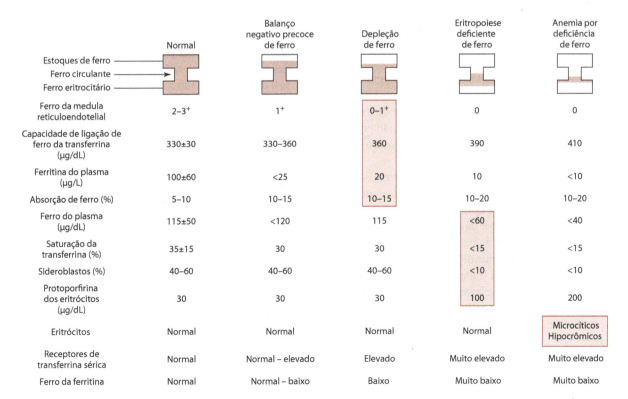

Figura 12.8 Modificações sequenciais no *status* de ferro associadas com a sua depleção.

parte das pessoas com hematocromatose, a absorção de ferro geralmente continua, apesar dos altos estoques de ferro. O ferro absorvido é progressivamente depositado no interior das juntas e dos tecidos, especialmente no fígado, coração e pâncreas, causando extenso dano aos órgãos e, em última instância, sua falência. O ferro depositado no fígado, por exemplo, leva à cirrose, geralmente em torno dos 50 anos de idade. Heterozigotos para a condição não desenvolvem grave disfunção do órgão, mas possuem *status* de ferro anormal. O tratamento da hemocromatose requer frequente retirada do sangue, geralmente a remoção semanal de ~400 a 500 mL de sangue, que contém cerca de 200 a 250 mg de ferro. Além disso, tratamento medicamentoso pode ser utilizado. O medicamento age como quelante (ligando-se) do ferro no corpo e aumentando a excreção urinária de ferro. O tratamento da hemocromatose continua como descrito até que as concentrações séricas da ferritina estejam abaixo de cerca de 20 a 50 µg/L e a saturação da transferrina seja menor que 30%.[38] Uma vez atingidos esses níveis, a frequência da retirada do sangue diminui.

Outras pessoas com risco particularmente alto de sobrecarga de ferro são aquelas com anemias de carga de ferro, talassemia e anemia sideroblástica. A elevada eritropoiese nas pessoas afetadas causa absorção de ferro aumentada. Entretanto, apesar de estudos terem ligado alto ferro no corpo (ferritina sérica <200 µg/L) à doença cardíaca, um conjunto maior de estudos e mais recentes mostrou que tal associação não existe.

Avaliação do estado nutricional

Numerosas medições são usadas para avaliar a nutrição do ferro. Os índices mais comuns são a hemoglobina (quantidade de proteína contendo ferro encontrada nas células vermelhas do sangue por unidade) e o hematócrito (isto é, a proporção do volume total composta por células vermelhas do sangue). Contudo, apesar de esses índices indicarem a presença de anemia, eles estão entre os últimos a apresentar modificações à medida que a deficiência em ferro se desenvolve.

Nos primeiros estágios da deficiência de ferro, os estoques de ferro no fígado, no baço e na medula espinal são diminuídos. Apesar de os estoques de ferro poderem ser aspirados e medidos a partir da medula espinal, os testes corriqueiros envolvem a medição da ferritina do plasma. Acredita-se que diminuições na concentração de ferritina do plasma sejam um paralelo com relação à diminuição da quantidade de ferro encontrada nos estoques. Concentrações da ferritina do plasma <~12 µg/L são associadas à deficiência em ferro. Contudo, no caso de inflamação ou infecção, a concentração de ferritina sérica aumenta, uma ocorrência não relacionada com os estoques de ferro. Portanto, a ferritina sérica pode estar dentro ou acima da faixa da normalidade e o *status* do ferro relativamente baixo.

À medida que a deficiência em ferro progride ao segundo estágio, seus estoques de ferro tipicamente permanecem baixos e seu transporte diminui. Assim, as concentrações da ferritina do plasma continuam diminuindo e o ferro circulante começa a diminuir. O ferro circula no sangue ligado à transferrina. Com a deficiência, a saturação da transferrina decresce a <16%. (Lembremos que normalmente 33% da ferritina está saturada.) A saturação da transferrina pode ser calculada multiplicando a concentração sérica do ferro por 100 e dividindo, a seguir, pela capacidade total de ligação do ferro (TIBC). A TIBC representa a quantidade de ferro que a transferrina do plasma pode ligar e normalmente se localiza na faixa de ~250 a 400 µg/dL. Níveis <400 mg sugerem deficiência de ferro. Concentrações séricas de ferro, que representam a quantidade de ferro ligado à transferrina, também são afetadas pela deficiência de ferro, diminuindo <~50 µg/dL (valores normais ficam na faixa de ~50 a 165 µg/dL).

À medida que o ferro circulante diminui, o ferro funcional ou celular também fica limitado. Com o ferro diminuído, as concentrações de protoporfirina nos eritrócitos aumentam. A protoporfirina é um precursor da heme (para a hemoglobina) e se acumula nas células vermelhas do sangue, onde o ferro não está disponível. Níveis de protoporfirina nos eritrócitos < 70 µg/dL de células vermelhas do sangue estão associados à deficiência do ferro. Na deficiência de ferro, o número de receptores de transferrina na superfície celular, especialmente de células vermelhas imaturas, também aumenta. O número aumentado de receptores representa um esforço para permitir às células competir melhor pelo ferro ligado à transferrina. Mediante deficiência de ferro, as concentrações da forma solúvel de receptores de transferrina sérica (sTfR) aumentam para <8,5 mg/dL e são consideradas diretamente proporcionais ao *déficit* de ferro do tecido funcional (isto é, celular) após esgotamento dos estoques de ferro.

Nos estágios finais da deficiência de ferro, ocorre a anemia. Concentrações sanguíneas da hemoglobina <12 g/dL para mulheres e <13 g/dL para homens sugerem anemia por deficiência de ferro. Concentrações do hematócrito <37% para mulheres e <40% para homens também são características de anemia por deficiência de ferro. Caracterizações das células vermelhas do sangue com relação ao tamanho (isto é, volume corpuscular ou VCM) e à quantidade de hemoglobina contida (isto é, hemoglobina corpuscular média, ou HCM, e quer dizer concentração de hemoglobina corpuscular, ou CHCM) tipicamente mostram que estão abaixo do normal nos estágios finais da anemia por deficiência de ferro. A seguir, apresentamos descrições dessas avaliações.

- O VCM (fl) representa o tamanho da célula vermelha do sangue. Para fazer o cálculo, divide-se o hematócrito pelas células vermelhas do sangue e, então, é multiplicado por 10.

- A HCM (pg/rbc) representa o conteúdo médio de hemoglobina de cada célula vermelha individual do sangue. Para o cálculo, divide-se a hemoglobina pelas células vermelhas do sangue e então é multiplicada por 10.
- A CHCM representa a quantidade de hemoglobina em gramas por decilitro (%) de células vermelhas do sangue. Para o cálculo, divide-se a hemoglobina pelo hematócrito e então é multiplicada por 100.

Em suma, as células vermelhas do sangue são pálidas (hipocrômicas) e pequenas (microcitose) com anemia por deficiência de ferro. A **Figura 12.8** ilustra as modificações que ocorrem nas várias medições.

Referências citadas para o ferro

1. Finch CA, Huebers H. Perspectives in iron metabolism. N Engl J Med. 1982;306:1520-8.
2. Leibel RL. Behavioral and biochemical correlates of iron defi ciency. J Am Diet Assoc. 1977;77:378-404.
3. Hallberg L. Iron absorption and iron defi ciency. Hum Nutr Clin Nutr. 1982;36C:259-78.
4. Atanasova B, Mudway I, Laftah A, Latunde-Dada G, McKie A, Peters T, et al. Duodenal ascorbate levels are changed in mice with altered iron metabolism. J Nutr. 2004;134:501-5.
5. Hurrell R, Lynch S, Trinidad T, Dassenko S, Cook J. Iron absorption in humans: bovine serum albumin compared with beef muscle and egg white. Am J Clin Nutr. 1988;47:102-7.
6. Monsen E, Balintfy J. Calculating dietary iron bioavailability: refinement and computerization. J Am Diet Assoc. 1982;80:307-11.
7. Monsen, E. Iron nutrition and absorption: dietary factors which impact iron bioavailability. J Am Diet Assoc. 1988;88:786-90.
8. Morck T, Lynch S, Cook J. Inhibition of food iron absorption by coffee. Am J Clin Nutr. 1983;37:416-20.
9. Hallberg L, Rossander-Hulten L, Brune M, Gleerup A. Calcium and iron absorption: mechanism of action and nutritional importance. Eur J Clin Nutr. 1992;46:317-27.
10. Cook J, Dassenko S, Whittaker P. Calcium supplementation: effect on iron absorption. Am J Clin Nutr. 1991;53:106-11.
11. Hallberg L, Brune M, Erlandsson M, Sandberg A-S, Rossander-Hulten L. Calcium: effect of diff erent amounts on nonheme and heme-iron absorption in humans. Am J Clin Nutr. 1991;53:112-9.
12. Snedeker S, Smith S, Greger J. Effect of dietary calcium and phosphorus levels on the utilization of iron, copper, and zinc by adult males. J Nutr. 1982;112:136-43.
13. Rossander-Hulten L, Brune M, Sandstrom B, Lonnerdal B, Hallberg L. Competitive inhibition of iron absorption by manganese and zinc. Am J Clin Nutr. 1991;54:152-6.
14. Crofton R, Gvozdanovic D, Gvozdanovic S, Khin C, Brunt P, Mowat N, Agget P. Inorganic zinc and the intestinal absorption of ferrous iron. Am J Clin Nutr. 1989;50:141-4.
15. Whittaker P. Iron and zinc interactions in humans. Am J Clin Nutr. 1998;68:442S-46S.
16. Herman S, Griffin IJ, Suwarti S, Ernawati F, Permaesih D, Pambudi D, Abrams SA. Cofortifi cation of iron-fortified flour with zinc sulfate, but not zinc oxide, decreases iron absorption in Indonesian children. Am J Clin Nutr. 2002;76:813-7.
17. Hallberg L, Hulten L, Gramatkovski E. Iron absorption from the whole diet in men: how effective is the regulation of iron absorption? Am J Clin Nutr. 1997;66:347-56.
18. Bolann B, Ulvik R. On the limited ability of superoxide to release iron from ferritin. Eur J Biochem. 1990;193:899-904.
19. Oduho G, Han Y, Baker D. Iron deficiency reduces the efficacy of tryptophan as a niacin precursor. J Nutr. 1994;124:444-50.
20. Zimmermann M. The influence of iron status on iodine utilization and thyroid function. Ann Rev Nutr. 2006;26:367-89.
21. Herbert V, Shaw S, Jayatilleke E. Vitamin C – driven free radical generation from iron. J Nutr. 1996;126:1213S-20S.
22. Waddell J, Steenbock H, Elvehjem C, Hart E. Iron salts and iron containing ash extracts in the correction of anemia. J Biol Chem. 1927;77:777-95.
23. Sandstrom B, Davidsson L, Cederblad A, Lonnerdal B. Oral iron, dietary ligands and zinc absorption. J Nutr. 1985;115:411-4.
24. Solomons N, Jacob R. Studies on the bioavailability of zinc in humans: effects of heme and nonheme iron on the absorption of zinc. Am J Clin Nutr. 1981;34:475-82.
25. Zimmermann M, Biebinger R, Rohner F, Dib A, Zeder C, Hurrell R, Chaouki N. Vitamin A supplementation in children with poor vitamin A and iron status increases erythropoietin and hemoglobin concentrations without changing total body iron. Am J Clin Nutr. 2006;84:580-6.
26. Houwelingen FV, Van Den Berg GJ, Lemmens AG, Sijtsma KW, Beynen AC. Iron and zinc status in rats with diet-induced marginal deficiency of vitamin A and/or copper. Biol Trace Elem Res. 1993;38:83-95.
27. Goyer R. Nutrition and metal toxicity. Am J Clin Nutr. 1995;61 (Suppl):646S-50S.
28. Moriarty P, Picciano M, Beard J, Reddy C. Classical selenium dependent glutathione peroxidase expression is decreased secondary to iron defi ciency in rats. J Nutr. 1995; 125:293-301.
29. Yetgin S, Huncal F, Basaran G, Ciliv G. Serum selenium status in children with iron defi ciency anemia. Acta Hematol. 1992;88:185-8.
30. Lee Y, Layman D, Bell R. Glutathione peroxidase activity in iron deficient rats. J Nutr. 1981;111:194-200.
31. Food and Nutrition Board, Institute of Medicine. Dietary Reference Intakes. Washington, DC: National Academy Press; 2001. p. 290-393.
32. Scrimshaw NS. Iron deficiency. Scientific Am. 1991;265:46-52.
33. Prasad A, Prasad C. Iron deficiency: non-hematological manifestations. Prog Food Nutr Sci. 1991;15:255-83.
34. Johnson M, Fischer J, Bowman B, Gunter E. Iron nutriture in elderly individuals. Faseb J. 1994;8:609-21.
35. Fox T, Eagles J, Fairweather-Tait S. Bioavailability of iron glycine as a fortificant in infant foods. Am J Clin Nutr. 1998;67:664-8.
36. Pineda O, Ashmead D, Perez J, Lemus C. Effectiveness of iron amino acid chelate on the treatment of iron deficiency anemia in adolescents. J Appl Nutr. 1994;46:2-13.
37. Olivares M, Pizarro F, Pineda O, Name J, Hertrampf E, Walter T. Milk inhibits and ascorbic acid favors ferrous bis-glycine chelate bioavailability in humans. J Nutr. 1997; 127:1407-11.
38. Pietrangelo A. Hereditary hemochromatosis. Ann Rev Nutr. 2006;26:251-70.

Leituras sugeridas

Nemeth E, Ganz T. Regulation of iron metabolism by hepcidin. Ann Rev Nutr. 2006; 26:323-42.
Ma Y, Yeh M, Yeh K, Glass J. Transport of iron through the intestinal epithelium. Am J Physiol Gastrointest Liver Physiol. 2006; 290: G417-422.
Frazer D, Anderson G. Intestinal iron absorption and its regulation. Am J Physiol Gastrointest Liver Physiol. 2005;289:631-5.
Fleming R, Britton R. HFE and regulation of intestinal iron absorption. Am J Physiol Gastrointest Liver Physiol. 2006;290:590-4.

Site

www.cfsan.fda.gov

Zinco

O corpo humano contém de ~1,5 a 2,5 g de zinco. O zinco é encontrado em todos os órgãos e tecidos (essencialmente de forma intracelular) e nos fluidos do corpo. Trata-se de um metal que pode existir em diferentes estados de valência, mas é quase universalmente encontrado como íon bivalente (Zn^{2+}).

Fontes

O zinco é encontrado em complexos de alimentos com aminoácidos que são parte de peptídeos e proteínas e com ácidos nucleicos. O conteúdo em zinco dos alimentos varia amplamente (**Tabela 12.3**). Fontes muito boas de zinco são carnes vermelhas (especialmente carnes de vísceras) e frutos do mar (em especial ostras e moluscos). Acredita-se que produtos animais sejam responsáveis por 40% a 70% do zinco consumido pela maior parte dos norte-americanos. Outra boa fonte animal de zinco inclui aves, porco e derivados do leite. Grãos integrais (especialmente farelo e gérmen) e hortaliças (folhosos e tuberosos) representam boas fontes de zinco. Fontes vindas de plantas não apenas possuem um menor conteúdo, mas também o zinco proveniente dos vegetais é absorvido em uma proporção menor que aquele das carnes.[1]

Tabela 12.3 Conteúdo de zinco de determinados alimentos

Alimento/grupo de alimento	Zinco (mg/100 g)
Frutos do mar	
Ostras	17-91
Carne de caranguejo	3,8-4,3
Camarão	1,1
Atum	0,5-0,8
Carne e aves	
Fígado	3,1-3,9
Frango	1,0-2,0
Carne moída	3,9-4,1
Vitela	3,1-3,2
Porco	1,6-2,1
Ovos e produtos lácteos	
Ovos	1,1
Leite	0,4
Queijos	2,8-3,2
Leguminosas (cozidas)	0,6-1,0
Grãos e cereais	
Arroz e massas (cozidos)	0,3-0,6
Pão (trigo)	1,0
Pão (branco)	0,6-0,8
Legumes	0,1-0,7
Frutas	< 0,1

Fonte: www.nal.usda.gov/fnic/foodcomp.

O processamento de certos alimentos pode afetar o zinco disponível para absorção. O tratamento por calor pode levar o zinco de alimentos a formar complexos resistentes à hidrólise e tornar esse metal indisponível para absorção. Os produtos da reação de Maillard – isto é, complexos aminoácido-carboidrato por exemplo – são particularmente conhecidos por inibirem a disponibilidade de zinco para absorção.

Além das fontes oriundas de alimentos, fontes endógenas de zinco derivam de secreções pancreáticas e biliares liberadas no trato gastrintestinal. A carboxipeptidase, por exemplo, é uma metaloenzima de zinco. Após a atividade da carboxipeptidase, a enzima propriamente dita é hidrolisada, e o zinco, liberado. O zinco liberado fica então disponível para absorção e reutilização no corpo.

Digestão, absorção, transporte e armazenamento

Digestão

O zinco, assim como o ferro, precisa ser hidrolisado a partir de aminoácidos e ácidos nucleicos antes que possa ser absorvido. Acredita-se que o zinco seja liberado a partir de alimentos durante o processo digestório, principalmente a partir de proteases e nucleases no estômago e intestino delgado. O ácido clorídrico também parece ter papel importante na digestão e absorção do zinco. Antiácidos, bloqueadores do receptor H_2 ou bloqueadores do bombeamento de prótons aumentam o pH gástrico, o que resulta na diminuição da absorção do zinco.[2] O papel do ácido gástrico na digestão e absorção do zinco não foi esclarecido, mas pode estar relacionado à hidrólise anormal do zinco a partir dos ácidos nucleicos ou aminoácidos, de modificações no estado iônico do zinco ou alterações na membrana dos enterócitos, afetando a absorção do mineral.

Absorção

O principal local para a absorção do zinco no trato gastrintestinal é o intestino delgado proximal, mais exatamente o jejuno. Entretanto, a relativa contribuição de cada segmento do intestino delgado (duodeno, jejuno e íleo), no que diz respeito à absorção do zinco como um todo, não foi demonstrada. O zinco é absorvido ao interior do enterócito por um processo mediado por carreadores, e baixas ingestões de zinco são absorvidas mais eficientemente do que as maiores. Acredita-se que um carreador proteico chamado Zrt- e proteína tipo Irt (ZIP)4 seja o principal transportador de zinco através da membrana de borda estriada do enterócito, como mostra a **Figura 12.9**.[3,4] Há evidências de que o ZIP não requeira ATP, mas seu mecanismo de transporte não é bem esclarecido. Contudo, sabe-se que uma mutação no ZIP4 causa a desordem acrodermatite enteropática. Essa condição se caracteriza pela absorção de zinco deficiente e se manifesta clinicamente por lesões na pele (que se infeccionam frequentemente), em especial na face, nos joelhos e nas nádegas; um crescimento anormal e baixas concentrações plasmáticas de zinco representam sinais e

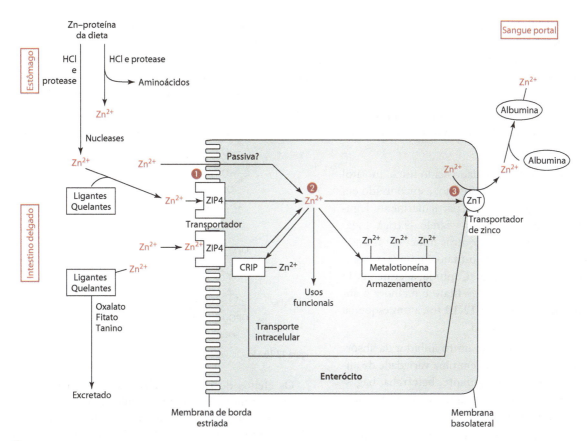

① A maior parte do zinco é absorvida (após a liberação por proteases e nucleases) por proteínas (ZIP)4 do tipo Zrt- e Irt- no enterócito.

② Dentro da célula gastrintestinal, o zinco pode ser usado de modo funcional, armazenado como parte da metalotioneína ou ligado à CRIP e transportado à membrana basolateral.

③ O zinco é transportado através da membrana basolateral para fora da célula intestinal pelo ZnT1. No sangue portal, o zinco liga-se principalmente à albumina para transporte ao fígado.

Figura 12.9 Digestão, absorção, uso pelo enterócito e transporte do zinco.

sintomas da deficiência de zinco. Altas doses que podem ser absorvidas de outros modos, especialmente por difusão ou paracelularmente, corrigem, em geral, os sintomas. Outro transportador, o DMT1 (transportador mineral divalente 1, também por vezes chamado transportador de cátions divalente – DCT), foi anteriormente tido como envolvido na captura de zinco pela borda estriada. Entretanto, ainda que o zinco pareça ajustar para cima a expressão do mRNA do DMT1, o transportador DMT1 não parece transportar grandes quantidades de zinco para as células intestinais.[5]

Além do transporte mediado por carreador, acredita-se que a difusão passiva e a absorção paracelular de zinco ocorram com altas ingestões de zinco. Estudos mostraram, de modo geral, que a absorção de zinco varia de aproximadamente 10% a 59%; com altas ingestões, a absorção diminui, e, com baixas ingestões, há aumento. O zinco ingerido em forma líquida e em quantidades maiores que 20 mg não parece ser bem absorvido.[6]

Fatores que influenciam a absorção de zinco

Como no caso do ferro, quelantes ou ligantes podem ligar-se ao zinco. O fato de essas substâncias favorecerem ou inibirem a absorção de zinco dependerá da digestibilidade e absorbilidade dos quelatos de zinco formados.

Favorecedores da absorção de zinco Acredita-se que várias substâncias endógenas sirvam como ligantes para o zinco. Alguns desses ligantes incluem o ácido cítrico, o ácido picolínico e as prostaglandinas. Ligantes aminoácidos incluem histidina, cisteína e, possivelmente, lisina e glicina. É possível que secreções pancreáticas contenham um constituinte não identificado que favoreça a absorção de zinco. Além disso, a glutationa (um tripeptídeo composto por cisteína, glutamato e glicina) ou produtos da digestão de proteínas, como os tripeptídeos, supostamente servem como ligantes. Nesses ligantes, o zinco tipicamente se liga ao enxofre (por exemplo, cisteína isoladamente ou como parte do glutationa) ou ao nitrogênio (por exemplo, histidina). Ligantes como aminoácidos ajudam a manter a solubilidade do zinco no trato gastrintestinal; não está claro se o zinco unido a ligantes aminoácidos pode ser absorvido por meio de transportadores aminoácidos.

A absorção também parece ser favorecida pelo baixo *status* de zinco. Especificamente, a absorção de zinco por mecanismos mediados por carreadores é favorecida pelo baixo *status*, sugerindo que a quantidade total de zinco absorvida é regulada homeostaticamente. Entretanto, não está claro como o *status* do zinco regula a absorção do mineral.

Inibidores da absorção do zinco Nos alimentos, muitos compostos podem formar complexos com o zinco e inibir sua absorção. São inibidores:

- O *fitato*, também denominado ácido fítico, inositol hexafosfato ou inositol polifosfato, é encontrado em alimentos de origem vegetal, particularmente leguminosas e cereais como milho e farelo de trigo. Liga-se ao zinco (bem como a outros minerais) usando oxigênio. O complexo zinco-fitato é grande, insolúvel e pobremente absorvido. Contudo, a fermentação do pão reduz o conteúdo de fitato e melhora a absorção do zinco. A **Figura 12.10** traça um esquema da ligação do zinco ao fitato.

- O *oxalato* ou ácido oxálico, outro inibidor da absorção de zinco, é encontrado em uma variedade de alimentos, especialmente espinafre, beterraba, bagas, chocolate e chá. A ligação do zinco ao oxalato é mostrada na **Figura 12.10**.

- Os *polifenóis*, como os taninos no chá e certas fibras encontradas em grãos integrais, frutas e legumes, também se ligam ao zinco e inibem sua absorção.

- Os *nutrientes* (vitaminas e cátions divalentes) afetam o zinco. Interações entre o zinco e nutrientes, como o folato e uma variedade de cátions divalentes (Fe^{2+}, Ca^{2+} e Cu^{2+}), podem ocorrer e inibir a absorção de zinco. Os resultados de estudos que examinam a inibição da absorção de zinco pelo folato (com o ácido fólico dado em quantidades de 350 a 800 µg e o zinco em quantidades de 3,5 a 50 mg) são equivocados. Entretanto, em função do uso de suplementos de ácido fólico para prevenir falhas nos tubos neurais em mulheres no período de gestação, foram autorizados estudos adicionais.

A interação entre o zinco e outros cátions divalentes pode estar relacionada ao fato de que vários cátions competem uns com os outros por ligantes no lúmen intestinal ou no interior das células, bem como por transportadores na borda estriada dos enterócitos.[5,7,8] Ferro (não heme) e zinco interagem especialmente quando ingeridos de forma concomitante em soluções; os efeitos não são sempre aparentes por ocasião de uma refeição.[7] A absorção de zinco é mais comumente inibida quando a quantidade de ferro não heme excede a de zinco e é dada em porções de 20 mg ou mais. Por exemplo, sulfato ferroso e sulfato de zinco ingeridos juntos em uma proporção de 2:1 (50 mg:25 mg) e 3:1 (75 mg:25 mg) diminuíram a absorção de zinco.[8] O ferro heme não tem os mesmos efeitos sobre o zinco e tampouco a ingestão de ferro não heme com zinco provindo da dieta.[8] Os estudos sugerem que, para maximizar a absorção de zinco, o suplemento de zinco não seja consumido com suplementos de ferro não heme.

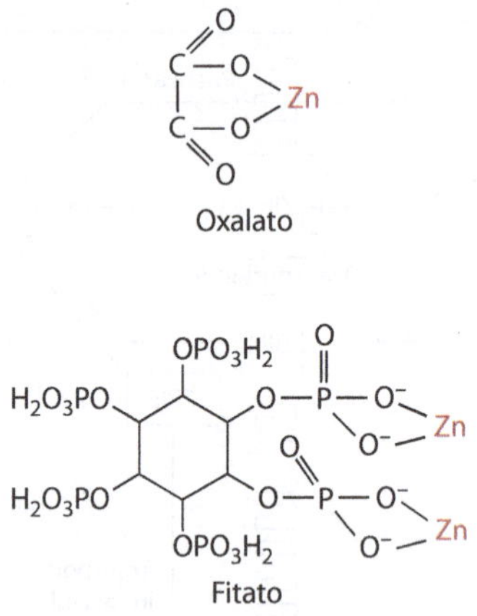

Figura 12.10 A ligação do zinco pelo oxalato e fitato.

Os efeitos do cálcio na absorção e no balanço do zinco parecem variar. Alguns estudos mostraram que a ingestão de 500 mg a ~ 2 g de cálcio como carbonato de cálcio, hidroxiapatita ou malato de citrato de cálcio não tem efeito na absorção de zinco, enquanto outros estudos, com base em quantidades similares de cálcio como leite, fosfato de cálcio e carbonato de cálcio, apontaram uma redução na absorção de zinco puro e no balanço do zinco.[9-11] Os resultados parecem variar de acordo com as formas e quantidades de nutrientes e a população.

Apesar de o cobre ter potencial para interferir na absorção de zinco, essa interferência não foi reportada. De fato, parece ocorrer o oposto, isto é, os suplementos de zinco inibem a absorção de cobre e podem levar à deficiência em cobre (ver seção "Interações com outros nutrientes").

Uso do zinco pelas células intestinais

O movimento do zinco através do enterócito não é um processo bem delineado. Como mostra a **Figura 12.9**, após entrar no enterócito, o zinco pode ter vários destinos. O zinco pode ser:

- usado funcionalmente dentro do enterócito;
- armazenado no enterócito;
- transportado através da célula e cruzar a membrana basolateral em direção ao plasma para uso por outros tecidos.

O uso do zinco no interior do enterócito é similar a seu uso em outras células do corpo e é descrito mais adiante na seção "Funções e mecanismos de ação". Duas proteínas, a proteína intestinal rica em cisteína (CRIP) e a metalotioneína, servem como ligantes intracelulares para o zinco. Uma vez no enterócito, o zinco inicialmente parece acumular-se na CRIP. Entretanto, com concentrações aumentadas, o zinco liga-se mais à proteína tioneína. A tioneína possui um conteúdo incomum de cisteína (30% de resíduos de cisteína), que funciona na ligação de metal. Uma vez unida à tioneína, a proteína é chamada metalotioneína. O zinco capturado e mantido ligado à metalotioneína no enterócito é especialmente perdido no lúmen com a descamação dessas células, a menos que a metalotioneína seja degradada antes do *turnover* das células. A metalotioneína é estudada em mais detalhes na seção sobre armazenamento. O zinco não armazenado como metalotioneína pode ser transportado até vesículas citosólicas por uma variedade de transportadores de zinco, especialmente ZnTs e ZIPs.

O zinco não ligado à metalotioneína ou usado dentro do enterócito pode ser transportado através da membrana basolateral do enterócito no sangue, em direção a outros tecidos. Vários transportadores de zinco (ZnTs) foram identificados. O ZnT-1 é encontrado em diversos tecidos do corpo, incluindo a membrana basolateral do enterócito. Geralmente, as proteínas ZnT medeiam o efluxo de zinco a partir das células ou o movimento de zinco a compartimentos intracelulares, a concentrações citosólicas de zinco menores.[12] O ZnT-1 preferencialmente transporta zinco para fora das células intestinais do duodeno ou do jejuno e não requer sódio ou ATP.[13] A síntese da proteína é aumentada com a alta ingestão de zinco na dieta, mas não parece afetada pela ingestão diminuída de zinco.[4] Além dos ZnTs, um trocador sódio-zinco foi identificado e parece afetar a extrusão ativa dependente de sódio do zinco de algumas células.[14]

Outros transportadores de zinco, como ZnT-2, ZnT-3 e ZnT-4, foram isolados no intestino, nos rins, testículos, nas glândulas mamárias e no cérebro, por exemplo.[13] Esses transportadores podem estar envolvidos no movimento do zinco intracelular. Além disso, os carreadores ZIP, que geralmente transportam zinco a células a partir de locações extracelulares, também transportam para fora de compartimentos intracelulares e para dentro do citosol para efetuar um aumento nas concentrações citosólicas de zinco.[12] Nem todos os carreadores ZIP, entretanto, transportam apenas zinco. Alguns transportadores ZIP (1, 2 e 3) carregam outros minerais também. O transportador ZIP5 expressa-se na célula intestinal, bem como no pâncreas, fígado e nos rins. No intestino, o ZIP5 é encontrado na membrana basolateral, onde se acredita que ele facilite o transporte do zinco serosal ao mucosal.[15] Em outras palavras, o ZIP5 move o zinco para fora do corpo, isto é, do sangue à célula intestinal e daí ao lúmen do trato gastrintestinal para excreção.

Transporte

O zinco que passa ao sangue portal a partir da célula intestinal é transportado principalmente mediante ligação estreita à albumina. A maior parte do zinco é então levado ao fígado, onde o mineral é inicialmente concentrado. O zinco que deixa o fígado é transportado no sangue ainda ligado à albumina, mas também pode estar unido à transferrina, α-2 macroglobulina e imunoglobulina (Ig) G. Acredita-se que a albumina transporte até ~60% do zinco do sangue. Há indícios de que a transferrina, α-2 macroglobulina e imunoglobulina (Ig) G transportem de ~15% a 40% do zinco do sangue (**Figura 12.11**). Dois aminoácidos, a histidina e cisteína, ligam-se estreitamente a partir de qualquer ponto <1% a 8% do zinco para transporte; esses aminoácidos formam um complexo ternário (histidina-zinco-cisteína) no sangue. As concentrações plasmáticas normais de zinco situam-se na faixa de 80 a 120 μg/dL (12-18 micromol/L).

Captura por tecidos

Múltiplos sistemas de transporte foram identificados para facilitar a captura celular de zinco, mas os mecanismos exatos não foram esclerecidos. Os carreadores ZIP 1, 2, 4, 6, 7, 8 e 14 parecem estar envolvidos na captura celular de zinco ou na liberação deste a partir dos estoques intracelulares.[4] O ZIP 14, por exemplo, transporta zinco aos hepatócitos e sua atividade parece ser aumentada como parte da resposta à fase aguda (reagente) (como ocorre com infecções ou traumas). Assim, por exemplo, em infecções, o zinco é preferencialmente capturado pelo fígado e armazenado ali. Esse sequestro do zinco pelo fígado cria baixas concentrações de zinco no sangue (hipozincemia) e previne o uso de zinco por microrganismos presentes no sangue para sua própria multiplicação e crescimento. Os transportadores ZnT também possuem uma variedade de funções no efluxo de zinco nos orgânulos celulares ou nas vesículas.[4] Alguns carreadores de zinco não são considerados altamente seletivos, mas outros são específicos de algum tecido.

Um aumento no uso de aminoácidos pelos tecidos desencadeia uma captura aumentada de zinco e vice-versa. Uma vez que numerosas metaloenzimas dentro das células requerem zinco como componente, é razoável assumir que a síntese e a captura de zinco são correlatas.

Distribuição e armazenamento

O zinco é encontrado em todos os tecidos do corpo, especialmente no fígado, nos rins, nos músculos, na pele e nos ossos. O conteúdo de zinco da maioria dos tecidos moles (incluindo músculos, cérebro, pulmões e coração) é relativamente estável. Esse zinco dos tecidos moles não responde pelo balanceamento com outros *pools* de zinco para liberar zinco quando a sua ingestão por dieta é baixa. Além do mais, apesar de o zinco ser encontrado nos ossos como parte da apatita, os ossos liberam o mineral muito lentamente e não podem ser responsabilizados pelo suprimento de zinco durante a sua privação por

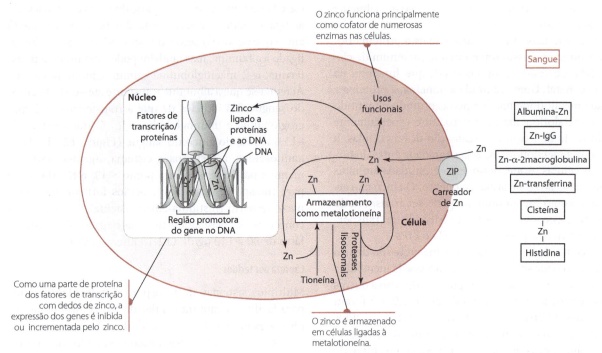

Figura 12.11 Captura de zinco nas células, armazenamento de zinco e uso como proteínas do fator de transcrição com dedos de zinco para afetar a transcrição genética.

dieta. Em vez disso, quando a ingestão de zinco por dieta é insuficiente para atingir as necessidades do organismo, as enzimas do plasma que contêm zinco e a metalotioneína proveem zinco. O catabolismo de metaloproteínas (enzimas) menos essenciais que contêm zinco e da metalotioneína do fígado ocorre para que o zinco possa ser redistribuído e suprir necessidades particularmente cruciais do mineral.

Acredita-se que o zinco seja armazenado na maioria dos tecidos como parte da proteína tioneína, conhecida como metalotioneína, quando o mineral está ligado a ela. A metalotioneína é encontrada na maioria dos tecidos do corpo, incluindo fígado, pâncreas, rins, intestino e células vermelhas do sangue. Várias formas da proteína parecem existir. Essas formas são designadas por um número como metalotioneína (MT)-1 até MT-4. A MT-1 e a MT-2 parecem ser as formas mais comuns nos tecidos. Como explicado na seção "Uso do Zinco pelas Células Intestinais", a metalotioneína contém uma alta proporção de resíduos de cisteína (20 de 61 aminoácidos), cada um dos quais se liga a metais. Além de se ligar ao zinco (7 g de átomos/molécula), a metalotioneína se associa ao cobre, cádmio e mercúrio.

Apesar de se acreditar que a metalotioneína sirva como uma forma de armazenamento de zinco, outras funções foram atribuídas à proteína. A metalotioneína pode servir como uma chaperona de zinco e transfere o mineral a proteínas aceitadoras como a aconitase na mitocôndria.[16] A síntese da proteína aumenta em períodos de estresse; a metalotioneína é conhecida como uma proteína de fase aguda. Ainda mais, a metalotioneína exibe funções antioxidantes, removendo radicais livres.

As concentrações de metalotioneína no fígado e nas células vermelhas do sangue diminuem à medida que a ingestão de zinco por dieta diminui, e, por esse motivo, a metalotioneína é considerada refletora do *status* e dos estoques de zinco. O zinco, e possivelmente outros minerais, parecem afetar a expressão do gene da tioneína. Especificamente, elementos regulatórios de metal (MREs) feitos por sequências de nucleotídeos específicos são encontrados na região promotora do gene da tioneína. O zinco pode interagir com os MREs isoladamente ou através de um fator de transcrição de metal (MTF) para induzir a síntese de tioneína. A expressão do gene da tioneína é também influenciada pelo glucagon e pela interleucina 1. A interleucina 1, sintetizada e secretada pelos monócitos e macrófagos ativados, é tida como indutora da transcrição do gene da tioneína durante uma infecção e ajuda a promover o armazenamento de zinco ligado à metalotioneína no fígado durante infecções.[17]

A liberação do zinco a partir da metalotioneína envolve proteases lisossomais (**Figura 12.11**). Em um pH ácido, essas proteases degradam a metalotioneína para liberar o zinco, que fica então disponível para uso por células ou outros tecidos.

FUNÇÕES E MECANISMOS DE AÇÃO

O zinco possui muitas funções aparentemente divergentes, talvez pelo fato de ser o componente de numerosas metaloenzimas. Em razão disso, o zinco provê integridade estrutural à enzima, ligando-se diretamente a resíduos de aminoácidos, e participa da reação em um ponto catalítico. O zinco parece ser parte de mais sistemas enzimáticos que todos os outros minerais-traço juntos. Esse mineral afeta diversos processos vitais fundamentais (**Tabela 12.4**). Enzimas (pelo menos 70 e talvez acima de 200) de todas as classes de enzimas requerem zinco. Algumas poucas dessas enzimas dependentes de zinco são descritas na próxima seção.

Enzimas dependentes de zinco

- A *anidrase carbônica*, encontrada sobretudo nos eritrócitos e nos túbulos renais, é essencial para a respiração. Ela catalisa a seguinte reação e permite a rápida eliminação do dióxido de carbono:

$$CO_2 + H_2O \xrightarrow{\text{Anidrase carbônica}} H_2CO_3 \xrightarrow{\text{Dissociação}} H^+ + HCO_3^-$$

O H^+ dissociado do ácido carbônico reduz a oxiemoglobina à medida que o oxigênio é liberado aos tecidos, e o bicarbonato passa ao plasma para participar nas reações de tamponamento. A quantidade de zinco associada à anidrase carbônica e carregada pelos enterócitos é de aproximadamente oito a nove vezes a que é distribuída aos tecidos no plasma.[18] A anidrase carbônica tem uma afinidade muito alta com o zinco mineral, cujo papel é catalítico. O catabolismo dessa enzima aparentemente não ocorre nem mesmo com a privação de zinco, mas sua atividade nas células vermelhas do sangue diminui com dietas pobres em zinco (3,8 mg durante várias semanas).[19]

Tabela 12.4 Determinadas funções do zinco

Componente de metaloenzimas
Oxidorredutase
Hidrolase
Liase
Isomerase
Transferase
Ligase
Expressão gênica
Replicação celular
Estabilização das membranas e citoesquelética
Papel estrutural em hormônios

- A *fosfatase alcalina* contém quatro átomos de zinco por molécula de enzima. Dois dos quatro íons são requeridos para a atividade enzimática. Os outros dois são necessários para propósitos estruturais. A enzima, encontrada principalmente nos ossos e no fígado (com pequenas quantidades no plasma), carece de especificidade, hidrolisando monoésteres de vários compostos. A atividade enzimática decresce com a deficiência de zinco.

- O *álcool desidrogenase* também contém quatro íons de zinco por molécula de enzima, com dois dos quatro requeridos para a atividade catalítica e dois requeridos para propósitos estruturais (conformação proteica). Essa enzima é importante na conversão de álcoois em aldeídos (por exemplo, retinol em retinal, que é necessário para as funções visuais). A NADH também participa na reação.

- A *carboxipeptidase A* (**Figura 12.12**), uma exopeptidase secretada pelo pâncreas ao duodeno, é necessária para a digestão de proteínas. O zinco liga-se estreitamente à carboxipeptidase A e é essencial à ati-

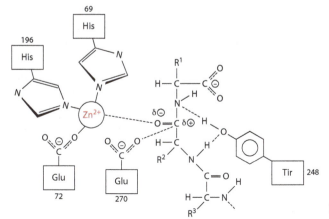

Figura 12.12 Estrutura parcial da carbopeptidase A.

vidade enzimática. A atividade da carboxipeptidase A decresce com a deficiência de zinco.

- A *aminopeptidase* também é envolvida na digestão de proteína. Aminopeptidases contêm um átomo de zinco, necessário para a atividade catalítica. A enzima quebra aminoácidos a partir do final amino da proteína ou do polipeptídeo que está sendo digerido no trato intestinal.

- O *ácido Δ-aminolevulínico desidratase*, envolvido na síntese de heme, também é dependente de zinco. Essa enzima tiol que contém (SH)- é composta por oito subunidades, cada qual se liga a um átomo de zinco. O zinco é essencial para a manutenção de tióis livres na enzima. A enzima catalisa a condensação de dois ácidos Δ-aminolevulínico para formar porfobilinogênio (**Figura 12.6**). O chumbo, caso esteja presente no corpo em altas concentrações (como ocorre com o envenenamento por chumbo), substitui o zinco na desidratase e diminui a síntese de heme.

- O *superóxido dismutase* (*SOD*) encontrado nas células do citoplasma requer dois átomos de zinco e dois de cobre para seu funcionamento; o zinco parece ter um papel estrutural na enzima. Uma forma extracelular da enzima que também é dependente de zinco e cobre foi caracterizada e parece ser mais sensível ao zinco que a forma citosólica da enzima. A forma extracelular é encontrada no plasma, na linfa, no fluido sinovial e nos pulmões, e existe em equilíbrio entre superfícies celulares e o plasma. Tanto a forma citosólica do SOD quanto a extracelular têm funções importantes na defesa antioxidante do corpo, catalisando a retirada de radicais superóxidos, O_2^-.

$$2O_2^- + 2H^+ \xrightarrow{\text{Superóxido dismutase}} H_2O_2 + O_2$$

Mais informação sobre o SOD pode ser encontrada na seção sobre o cobre e na "Perspectiva" do Capítulo 10.

- As *colagenases* ajudam a digerir o colágeno no trato gastrintestinal. O zinco tem um papel catalítico na função da enzima.

- A *fosfolipase C* requer três átomos de zinco para a atividade catalítica. Essa enzima hidrolisa a ligação glicerofosfato nos fosfolipídios.

- O *poliglutamato hidrolase*, também denominado γ--glutamil hidrolase ou pteroilglutamato hidrolase, é uma enzima dependente de zinco necessária para digerir o folato no trato gastrintestinal. O folato é encontrado em alimentos ligado a diversos resíduos de (poli)glutamato. Para que o folato seja absorvido, a maioria dos resíduos de glutamato deve ser removida.

Poliglutamato folato $\xrightarrow{\text{Poliglutamato hidrolase}}$ Monoglutamato folato → Glutamatos

O poliglutamato hidrolase catalisa a hidrólise de resíduos de glutamato do folato para produzir monoglutamato de folato, que é então ativamente transportado ao interior das células intestinais. Assim, a ingestão ou o *status* pobre de zinco pode diminuir a absorção de folato.

- As *polimerases, quinases, nucleases, transferases, fosforilases* e *transcriptases* pedem zinco. Na síntese dos ácidos nucleicos, predominam as metaloenzimas de zinco DNA e RNA polimerase e desoxitimidina quinase. A desoxitimidina quinase é necessária para a conservação e recuperação da timina, a pirimidina exclusiva do DNA. O catabolismo do RNA parece ser regulado pelo zinco devido à influência do zinco na atividade da ribonuclease. Enzimas como a deoxinucleotidil transferase, nucleosídeo fosforilase e transcriptase reversa também dependem de zinco.

Outras funções

As funções fisiológicas do zinco incluem crescimento de tecidos ou células, replicação celular, formação dos ossos, integridade da pele, imunidade mediada por células e defesa geral contra hospedeiros. O papel do zinco no crescimento de tecidos relaciona-se essencialmente com sua função na regulação da síntese de proteínas, que inclui sua influência na conformação do polissomo, bem como a síntese e o catabolismo dos ácidos nucleicos.

Quanto à transcrição, o zinco parece interagir com as proteínas nucleares (também chamadas fatores de transcrição ou proteínas de ligação ao DNA) que se ligam a sequências promotoras de genes específicos do DNA (**Figura 12.11**). Assim, o zinco ajuda a regular a transcrição. Especificamente, o zinco serve como um componente estrutural necessário das proteínas ligadas ao DNA/fatores de transcrição que contêm dedos de zinco. De fato, cerca de 2 mil fatores de transcrição parecem requerer zinco para integridade estrutural. *Dedos de zinco* é a expressão usada para indicar a forma (configuração) das proteínas, que parecem dedos, e a presença do zinco ligado à proteína. A configuração do tipo dedo resulta da torção e da espiralização dos resíduos de cisteína e histidina aos quais o zinco se liga nesse segmento da proteína. Proteínas ligadas ao DNA que contêm dedos de zinco também se ligam a outras substâncias, como ácido retinoico, tiroxina, vitamina D 1,25-(OH)$_2$ e outros hormônios esteroides, como estrógeno e androgênio. Portanto, hormônios como o ácido retinoico ou a vitamina D 1,25(OH)$_2$ entram no núcleo das células e se ligam a proteínas específicas que contêm dedos de zinco. Na presença de zinco, requerido para a ligação da proteína ao DNA, a proteína (com o hormônio ligado a ela) se liga ao DNA para afetar a expressão do gene.

O efeito do zinco nas membranas das células pode ocorrer através de efeitos diretos na conformação das proteínas da membrana ou nas interações proteína-proteína.[20] O zinco pode afetar a atividade de diversas enzimas unidas à membrana plasmática, como fosfatase alcalina, anidrase carbônica, superóxido dismutase, entre outras.[20] Acredita-se que o zinco por si só estabilize a estrutura da membrana pela estabilização dos fosfolipídios e grupos tióis (SH) que precisam se manter em um estado reduzido.[21] O zinco pode também estabilizar membranas pela supressão de radicais livres como parte da metalotioneína e pela promoção de associações entre proteínas da membrana esquelética e proteínas citoesqueléticas. O zinco nas células é encontrado ligado à tubulina, proteína que forma os microtúbulos. Acredita-se que os microtúbulos ajam como armação para o suporte estrutural da célula e que são necessários para o movimento.

O zinco influencia o metabolismo dos carboidratos. Especificamente, o zinco é associado à insulina dentro dos grânulos armazenados nas células beta do pâncreas. Além disso, o ZnT5 é encontrado nas células beta do pâncreas e é associado com os grânulos secretores de insulina.[4] A deficiência de zinco diminui a resposta da insulina, resultando em uma intolerância a glicose. O zinco também parece regular o alvo da rapamicina em mamíferos (mTor), afetando, com isso, as vias de sinalização da insulina e de síntese de proteínas. O zinco também parece influenciar a taxa metabólica basal (TMB); uma diminuição nos hormônios da tireoide e na TMB foi observada em sujeitos recebendo uma dieta restrita em zinco.[22] O zinco também é importante para o paladar; é um componente da gustina, uma proteína envolvida na acuidade gustativa. É importante para a sobrevivência celular. Comprovou-se a apoptose (morte celular programada), especialmente entre algumas células tais como as células T e B, em associação à deficiência de zinco.[23]

Enfim, o zinco está envolvido na defesa contra hospedeiros. A deficiência de zinco afeta tanto a imunidade mediada por células como a humoral. A literatura nessa área é extensa, mas um exemplo dos efeitos do zinco ocorre através de suas ações sobre a timulina, um hormônio peptídeo dependente de zinco que se liga às células T e promove sua diferenciação e funções (incluindo a liberação de citoquinas). As células T são estratégicas para a função do sistema imune, e, com a deficiência em zinco, a atividade da timulina diminui e afeta de modo profundo o número e a função das células T. A relação entre imunidade e zinco levou muitas pessoas ao uso de suplementos de zinco para o autotratamento de resfriados.

Suplementos de zinco pretensamente ajudam no tratamento de resfriados e infecções. Contudo, uma metanálise de suplementos de zinco e resfriados não encontrou benefícios estatisticamente significantes associados ao uso destes.[24] Estudos mais recentes continuam fornecendo resultados conflitantes.[25-28] Portanto, estudos adicionais parecem necessários.

Nem todas as funções do zinco são conhecidas. Os efeitos da deficiência de zinco no corpo não explicam plenamente as manifestações da falta do mineral. É a "pequena fração de zinco total do corpo que faz intercâmbio com o zinco do plasma que é responsável por muitas das funções fisiológicas conhecidas do zinco".[29]

INTERAÇÕES COM OUTROS NUTRIENTES

Algumas das interações que inibem a absorção de zinco foram anteriormente abordadas. Interações entre o zinco e nutrientes que não afetam a absorção de zinco são brevemente abordadas aqui.

O zinco e a vitamina A interagem de diversas maneiras. Dentre as funções do zinco, podemos lembrar que ele é requerido para a álcool desidrogenase. O retinol (vitamina A) serve como substrato para essa enzima, que converte retinol em retinal (retinaldeídeo). Além disso, o zinco é necessário para a síntese hepática da proteína ligada ao retinol, que transporta vitamina A no sangue.[30] A deficiência de zinco é associada com uma mobilização diminuída de retinol proveniente do fígado (mesmo com estoques adequados de vitamina A no fígado), bem como concentrações diminuídas de diversas proteínas transportadoras encontradas no sangue, incluindo a albumina, transferrina e pré-albumina.[30]

O efeito prejudicial da ingestão excessiva de zinco na absorção de cobre é tido como atribuível à estimulação da síntese de tioneína pelo zinco. Os polipeptídeos da tioneína possuem maior afinidade por cobre que por zinco. Assim, se a ingestão de zinco for alta ou significativamente crescente, provocará uma síntese de tioneína aumentada. Qualquer quantidade de cobre ingerida através de alimentos torna-se facilmente armadilha como parte da metalotioneína dentro do enterócito.[31,32] A formação da metalotioneína de cobre apodera-se do cobre no enterócito, prevenindo sua passagem ao plasma. O perigo da deficiência de cobre precipitada pela suplementação de zinco levou à recomendação de um nível máximo de ingestão tolerável de zinco elementar de 40 mg por dia.[33]

A absorção diminuída de cálcio foi observada com a ingestão de suplementos de zinco quando a ingestão de cálcio é baixa (<300 mg de cálcio). Contudo, a absorção de cálcio parece não ser afetada pelo zinco quando a ingestão se encontra em níveis adequados (recomendados).

O cádmio parece ligar-se a locais aos quais o zinco se ligaria normalmente e interromper as funções normais do zinco. Por exemplo, o cádmio pode substituir o zinco nos dedos de zinco, fazendo que os dedos não funcionem como o fariam se o zinco estivesse presente.

EXCREÇÃO

Os três principais caminhos para a perda de zinco pelo corpo são através do:

- trato gastrintestinal;
- rins;
- pele (tegumento e suor).

A maior parte do zinco é perdida pelo corpo através do trato gastrintestinal, nas fezes. O zinco endógeno na forma de metaloproteínas é secretado por glândulas salivares, mucosa intestinal, pâncreas (fonte principal) e fígado para dentro do trato gastrintestinal. Apesar de alguma parte desse zinco ser reabsorvida, uma outra é excretada nas fezes. O zinco também chega ao lúmen do trato gastrintestinal pela descamação de células intestinais e possivelmente pelos enterócitos, que podem permitir um fluxo bidirecional do mineral.

Em contraste com as perdas intestinais de zinco, as perdas renais e dérmicas de zinco, bem como aquelas de zinco no sêmen e na menstruação, são relativamente constantes. A maior parte do zinco filtrado pelos rins é reabsorvida pelos túbulos. Acredita-se que o ZnT1 esteja envolvido com a reabsorção do zinco nos rins. Portanto, apenas uma pequena quantidade de zinco (~0,3-0,7 mg/dia) é excretada na urina. O zinco que aparece na urina é tido como derivado do pequeno percentual de zinco plasmático que se encontra em complexos com a histidina e cisteína. Perdas de zinco de ~0,4 a 0,6 mg/dia ocorrem com a esfoliação da pele e com o suor. Outras rotas menores da perda de zinco incluem (para homens) sêmen (0,1 mg/dia) e (para mulheres) menstruação (0,1 mg/dia). O cabelo contém de ~0,1 a 0,2 mg de zinco/g de cabelo.

Dose diária recomendada

Uma permissão para o zinco apareceu pela primeira vez nas RDAs de 1974. Os subcomitês nas RDAs das edições de 1989 e 2001 basearam as recomendações de zinco nas ingestões necessárias para manter o equilíbrio, bem como em estimativas da absorção de zinco e nas perdas do corpo. As perdas totais de zinco para homens e mulheres adultos foram calculadas em 3,84 mg e 3,3 mg, respectivamente.[33] As perdas de zinco para homens consistiram em 0,63 mg de zinco urinário, 0,54 mg de zinco tegumentar e sudorífico, 0,1 mg de zinco do sêmen e 2,57 mg de zinco intestinal endógeno; para as mulheres, as perdas de zinco urinário foram de 0,44 mg, as perdas de zinco menstrual foram de 0,1 mg e as perdas de zinco intestinal endógeno foram de 2,3 mg.[33] Em relação à absorção, as necessidades diárias de zinco para homens e mulheres adultos foram fixadas em 9,4 mg e 6,8 mg, respectivamente, e as RDAs foram definidas em 11 mg e 8 mg, respectivamente. Essas recomendações são menores do que as fixadas em 1989, que eram de 15 mg/dia para homens adultos e de 12 mg/dia para mulheres adultas.[34] A RDA de 2001 para o zinco durante a gravidez é de 11 mg/dia para atender à necessidade calculada para o crescimento do feto e da placenta.[33] A recomendação de zinco para mulheres durante a lactação é de 12 mg/dia.[33] As páginas finais deste livro apresenta RDAs adicionais de zinco para outras faixas etárias.

Deficiência

Constatou-se que alguns grupos populacionais, especialmente idosos e vegetarianos, consomem quantidades de zinco menores que as adequadas.[35] Condições associadas com uma necessidade aumentada de ingestão incluem alcoolismo, doença crônica, estresse, trauma, cirurgia e má absorção.

Sinais e sintomas da deficiência de zinco são retardo de crescimento (uma resposta precoce à deficiência de zinco em crianças), anormalidades esqueléticas pelo desenvolvimento anormal da cartilagem epifisial, síntese ou *cross-linking* defeituosos do colágeno, dificuldades na cicatrização, dermatites (especialmente ao redor dos orifícios do corpo), amadurecimento sexual tardio em crianças, hipogeusia (senso gustativo reduzido), alopecia (perda de cabelo), função imune anormal e síntese de proteína anormal.

Suplementos

O zinco é encontrado em suplementos de diversas formas, incluindo óxido de zinco, sulfato de zinco, acetato de zinco, clorídio de zinco e gluconato de zinco. Cada forma difere quanto à quantidade de zinco e à absorção. O gluconato de zinco, por exemplo, possui aproximadamente 14,3% de zinco, enquanto o sulfato de zinco possui 23% de zinco, e o clorídio de zinco, 48%. O cloreto de zinco e o sulfato de zinco são muito solúveis, assim como o acetato de zinco. Já o carbonato de zinco e o óxido de zinco são bastante insolúveis. Uma comparação entre os preparos de zinco sugeriu que o acetato de zinco fosse um dos preparos mais bem tolerados quando comparado com sulfato de zinco, aminoato de zinco, metionina de zinco e óxido de zinco; este foi o menos absorvido.[36] Os suplementos de zinco devem ser consumidos com o estômago vazio, sem ingestão simultânea de suplementos de outros minerais. A irritação gástrica é um efeito colateral comum.

Toxicidade

A ingestão excessiva de zinco pode causar toxicidade. Uma toxicidade aguda com de 1 a 2 g de sulfato de zinco (225-450 mg de zinco) pode produzir gosto metálico, náuseas, vômito, dor epigástrica, câimbras abdominais e diarreia sanguinolenta.[34] A ingestão crônica de zinco, em quantidades de cerca de 40 mg (exceto para algumas pessoas), resulta em deficiência de cobre.[33,34] O UL para o zinco foi fixado em 40 mg diários, com base na interação com o cobre.

Avaliação do estado nutricional

Avaliar o *status* do zinco é difícil por causa do controle homeostático do zinco do corpo. Uma variedade de índices estatísticos foram utilizados para avaliar o *status* do zinco, incluindo medições do zinco nas células vermelhas do sangue, leucócitos, neutrófilos e plasma ou soro. A base mais comum para avaliação é o soro ou o zinco plasmático, com concentrações em jejum de cerca de <70 μg/dL, sugerindo deficiência.[37] No plasma, o zinco (em jejum) diminui apenas quando a ingestão por dieta é tão baixa que a homeostase não pode ser estabelecida sem o uso do zinco do *pool* de intercâmbio que inclui o zinco plasmático.[37] Zinco plasmático baixo em jejum indica, portanto, que pouco zinco está presente no *pool* de intercâmbio e reflete perda do mineral através dos ossos e do fígado.[38] Os níveis de zinco plasmático devem ser interpretados com cuidado porque as concentrações são influenciadas por vários fatores não relacionados com a depleção de zinco, incluindo refeições, hora do dia (variação diurna), estresse, infecção e medicamentos, como terapia esteroide e agentes contraceptivos orais. As concentrações de zinco pós-prandiais foram consideradas como mais sensíveis à baixa ingestão de zinco por dieta do que a concentrações plasmáticas do mineral em jejum.[39]

A metalotioneína também foi utilizada para avaliar o *status* de zinco. Concentrações de metalotioneína respondem a modificações do zinco na dieta. O uso de zinco e de metalotioneína séricos provê a evidência de *status* pobre de zinco, caso os dois estejam baixos. Elevações na metalotioneína sérica acompanhadas por baixo zinco sérico, entretanto, usualmente sugerem uma resposta à fase aguda, e, nessas condições, esses índices não são confiáveis.

Os zincos urinário e do cabelo também foram usados para avaliar o *status* de zinco, mas não constituem indicadores válidos. A excreção urinária de zinco permanece razoavelmente constante ao longo de uma gama de ingestões e diminui apenas com uma grave deficiência de zinco. O zinco baixo do cabelo pode ser associado com a ingestão crônica de zinco por dieta em quantidades inadequadas, entretanto a concentração de zinco no cabelo depende não apenas do envio de zinco a essa rota, mas também da taxa de crescimento do cabelo, que é afetada por outras condições (incluindo *status* das proteínas). Uma pesquisa adicional e o desenvolvimento de procedimentos padronizados (para eliminar a contaminação, por exemplo, por xampu e a confusão causada por variáveis tais como as que surgem a partir da coloração do cabelo, locais de amostras etc.) são requeridos antes que o zinco do cabelo possa ser útil na avaliação do *status* de zinco.

Medições da atividade de enzimas dependentes de zinco também foram empregadas como índice do *status* de zinco. Infelizmente, nenhuma enzima é considerada até o momento como válida e como indicador confiável do *status* de zinco. Estudos que utilizaram enzimas como indicadores tipicamente mediram a anidrase carbônica ou a fosfatase alcalina, que retêm o zinco de modo menos vigoroso que outras metaloenzimas de zinco. O ideal seria que as medições fossem realizadas antes e depois da suplementação de zinco. Um teste de tolerância oral ao zinco foi usado para avaliar a absorção de zinco a partir de diferentes refeições ou suplementos. Esse teste envolve tipicamente a ingestão de 25 ou 50 mg de zinco como acetato de zinco com uma refeição ou um suplemento testado. Modificações na concentração plasmática de zinco foram avaliadas e comparadas nos mesmos sujeitos após o consumo de diferentes refeições ou suplementos testados em diferentes ocasiões sob condições padronizadas.[40]

Referências citadas para o zinco

1. Hunt J, Matthys L, Johnson L. Zinc absorption, mineral balance, and blood lipids in women consuming controlled lacto-ovovegetarian and omnivorous diets for 8 wk. Am J Clin Nutr. 1998;67:421-30.
2. Sturniolo GC, Montino MC, Rossetto L, Martin A, D'Inca R, D'Odorico A, Naccarato R. Inhibition of gastric acid secretion reduces zinc absorption in man. J Am Coll Nutr. 1991;10:372-5.
3. Kim B, Wang F, Dufner-Beattie, Andrews G, Eide D, Petris M. Znstimulated endocytosis of the mZIP4 zinc transporter regulates its location at the plasma membrane. J Biol Chem. 2004;279:4523-30.
4. Ford D. Intestinal and placental zinc transport pathways. Proc Nutr Soc. 2004;63:21-9.
5. Kordas K, Stoltzfus R. New evidence of iron and zinc interplay at the enterocyte and neural tissues. J Nutr. 2004;134:1295-8.
6. Tran C, Miller L, Krebs N, Lei S, Hambidge K. Zinc absorption as a function of the dose of zinc sulfate in aqueous solution. Am J Clin Nutr. 2004;80:1570-3.
7. Whittaker P. Iron and zinc interactions in humans. Am J Clin Nutr. 1998;68:442S-46S.
8. Solomons N, Jacob R. Studies on the bioavailability of zinc in humans: effects of heme and nonheme iron on the absorption of zinc. Am J Clin Nutr. 1981;34:475-82.
9. Dawson-Hughes B, Seligson FH, Hughes VA. Effects of calcium carbonate and hydroxyapatite on zinc and iron retention in postmenopausal women. Am J Clin Nutr. 1986;44:83-8.
10. McKenna A, Ilich J, Andon M, Wang C, Matkovic V. Zinc balance in adolescent females consuming a low- or high-calcium diet. Am J Clin Nutr. 1997;65:1460-4.
11. Wood R, Zheng J. High dietary calcium intakes reduce zinc absorption and balance in humans. Am J Clin Nutr. 1997;65:1803-9.
12. Cousins RJ, Liuzzi JP, Lichten LA. Mammalian zinc transport, trafficking, and signals. J Biol Chem. 2006;281:24085-9.
13. McMahon R, Cousins R. Mammalian zinc transporters. J Nutr. 1998;128:667-70.
14. Ohana E, Segal D, Palty R, Ton-That D, Moran A, Sensi S, et al. A sodium zinc exchange mechanism is mediating extrusion of zinc in mammalian cells. J Biol Chem. 2004;279:4278-84.
15. Wang W, Kim B, Petris M, Eide D. The mammalian ZIP5 protein is a zinc transporter that localizes to the basolateral surface of polarized cells. J Biol Chem. 2004;279:51433-41.
16. Feng W, Cai J, Pierce W, Franklin R, Maret W, Benz F, Kang J. Metallothionein transfers zinc to mitochondrial aconitase through a direct interaction in mouse hearts. Biochem Biophys Res Com. 2005;332:853-8.
17. Bremner I, Beattie J. Metallothionein and the trace minerals. Ann Rev Nutr. 1990; 10:63-83.

18. DiSilvestro R, Cousins R. Physiological ligands for copper and zinc. Ann Rev Nutr. 1983;3:261-88.
19. Lukaski H. Low dietary zinc decreases erythrocyte carbonic anhydrase activities and impairs cardiorespiratory function in men during exercise. Am J Clin Nutr. 2005;81:1045-51.
20. Bettger W, O'Dell B. Physiological roles of zinc in the plasma membrane of mammalian cells. J Nutr Biochem. 1993;4:194-207.
21. Role of zinc in enzyme regulation and protection of essential thiol groups. Nutr Rev. 1986;44:309-11.
22. Wada L, King J. Effect of low zinc intakes on basal metabolic rate, thyroid hormones and protein utilization in adult men. J Nutr. 1986;116:1045-53.
23. Fraker P. Roles for cell death in zinc deficiency. J Nutr. 2005; 135:359-62.
24. Jackson J, Peterson C, Lesho E. A meta-analysis of zinc salt lozenges and the common cold. Arch Intern Med. 1997;157:2372-6.
25. Turner RB. Ineffectiveness of intranasal zinc gluconate for prevention of experimental rhinovirus colds. Clin Infect Dis. 2001;33:1865-70.
26. Turner RB, Cetnarowski W. Effect of treatment with zinc gluconate or zinc acetate on experimental and natural colds. Clin Infect Dis. 2000;31:1202-8.
27. Prasad AS, Fitzgerald J, Bao B, Beck F, Chandrasekar P. Duration of symptoms and plasma cytokine levels in patients with common cold treated with zinc acetate: a randomized double-blind, placebocontrolled trial. Ann Intern Med. 2000;133:245-52.
28. Hirt M, Nobel S, Barron E. Zinc nasal gel for treatment of common cold symptoms: a double-blind, placebo-controlled trial. Ear Nose Throat J. 2000;79:778-80.
29. Miller L, Hambidge M, Naake V, Hong Z, Westcott J, Fennessey P. Size of the zinc pools that exchange rapidly with plasma zinc in humans: alternative techniques for measuring and relation to dietary zinc intake. J Nutr. 1994;124:268-76.
30. Christian P, West K. Interactions between zinc and vitamin A: an update. Am J Clin Nutr. 1998;68:435S-41S.
31. Hoffman H, Phyliky R, Fleming C. Zinc-induced copper deficiency. Gastroenterology. 1988;94:508-12.
32. Sandstead H. Requirements and toxicity of essential trace elements, illustrated by zinc and copper. Am J Clin Nutr. 1995;61 (Suppl):621S-24S.
33. Food and Nutrition Board, Institute of Medicine. Dietary Reference Intakes. Washington, DC: National Academy Press; 2001. p. 442-501.
34. National Research Council. Recommended Dietary Allowances. 10th ed. Washington, DC: National Academy Press; 1989. p. 205-13.
35. Pennington J, Young B. Total diet study nutritional elements, 1982-1989. J Am Diet Assoc. 1991;91:179-83.
36. Prasad A, Beck F, Nowak J. Comparison of absorption of five zinc preparations in humans using oral zinc tolerance test. J Trace Elem Exp Med. 1993;6:109-15.
37. King J. Assessment of zinc status. J Nutr. 1990;120:1474-9.
38. Ploysangam A, Falciglia G, Brehm B. Effect of marginal zinc deficiency on human growth and development. J Trop Pediatr. 1997;43:192-8.
39. Mellman D, Hambidge K, Westcott J. Effect of dietary zinc restriction on postprandial changes in plasma zinc. Am J Clin Nutr. 1993;58:702-4.
40. Henderson L, Brewer G, Dressman J, Swidan S, DuRoss D, Adair C, et al. Use of zinc tolerance test and 24-hour urinary zinc content to assess oral zinc absorption. J Am Coll Nutr. 1996;15:79-83.

Cobre

O conteúdo de cobre do corpo humano adulto é da ordem de 50 a 150 mg. O cobre é encontrado no corpo também em dois estados de valência: cuproso (Cu^{1+}) ou cúprico (Cu^{2+}).

FONTES

Nos alimentos, o conteúdo de cobre varia largamente, refletindo a origem do alimento e as condições nas quais o alimento foi produzido, manipulado e preparado para consumo. As maiores fontes de cobre são carnes de vísceras e mariscos, como mostra a **Tabela 12.5**. Fontes provenientes de alimentos originários de plantas ricas em cobre incluem nozes, sementes, leguminosas e frutas secas. Batatas, grãos integrais e cacau também são boas fontes de cobre. Nos Estados Unidos, a ingestão média de cobre por adultos, a partir de alimentos, varia de 1.000 a 1.600 µg/dia.[1]

Fontes endógenas de cobre também podem ser encontradas no trato gastrintestinal. O cobre é secretado diariamente no trato gastrintestinal em sucos digestórios, em quantidades relativamente grandes. Por exemplo, o conteúdo de cobre na saliva e no suco gástrico é de ~400 µg e 1.000 µg, respectivamente.[2]

DIGESTÃO, ABSORÇÃO, TRANSPORTE E ARMAZENAMENTO

Digestão

Em alimentos, a maior parte do cobre, principalmente como Cu^{2+} mas também como Cu^{1+}, está ligada a componentes orgânicos, especialmente aminoácidos que formam alimentos de proteínas. Assim, a digestão é necessária para liberar o cobre antes que a absorção possa ocorrer. O ácido gástrico clorídrico e a pepsina facilitam a liberação do cobre ligado no estômago. No intestino delgado, enzimas proteolíticas adicionais podem hidrolisar proteínas para depois liberar o cobre. A digestão do cobre é mostrada na **Figura 12.13**.

Absorção

Apesar de o cobre ser absorvido por todo o intestino delgado, especialmente o duodeno, o estômago também parece possuir alguma capacidade de absorção. Essa absorção pode ser atribuída ao efeito solubilizador do ambiente acídico do cobre, que facilita seu transporte através da mucosa gástrica. Contudo, comparativamente com a absorção intestinal, a absorção gástrica do cobre contribui relativamente pouco para a absorção geral.

Tabela 12.5 Conteúdo de cobre em determinados alimentos

Alimento/grupo de alimento	Cobre (mg/100 g)	Alimento/grupo de alimento	Cobre (mg/100 g)
Frutos do mar		Carne e aves	
Ostras	4,40	Fígado	4,48
Carne de caranguejo	0,64	Frango	0,06
Camarão	0,30	Bife, lombo	0,15
Lagosta	1,94	Porco	0,09
Ovos e produtos lácteos		Leguminosas (cozidas)	0,25
Ovos	0,02	Frutas oleaginosas e sementes	1,10-1,11
Leite	0,009	Frutas	
Queijos	0,03	Frescas	0,04-1,11
Grãos e cereais		Secas	0,19-0,34
Arroz e massa (cozida)	0,07-0,10	Legumes	0,02-0,13
Pão branco/trigo	0,13/0,29	Batata	0,20
		Outros, cacau	3,79

Fonte: www.nal.usda.gov/fnic/foodcomp.

Os mecanismos para a absorção do cobre através da membrana de borda estriada do intestino delgado não são completamente compreendidos. É possível que o cobre luminal tenha que se ligar a ligantes mais absorvíveis para transporte efetivo. Mesmo que o cobre seja transportado na forma iônica livre, a presença de tais ligantes pode ser necessária para apresentar o metal aos receptores da borda estriada de um modo que aumente a absorção.

O cobre parece ser absorvido tanto por transportadores ativos mediados por carreadores e por um processo de difusão passiva não saturável (**Figura 12.13**). Assim, como no caso de outros sistemas de transporte, baixas concentrações de cobre da dieta são transportadas especialmente através da via mediada por carreadores ativos, enquanto o processo de difusão acomoda concentrações maiores. O maior transportador de cobre é o Ctr1. De fato, esse transportador foi encontrado em diversos tecidos do corpo, com maior expressão no fígado, coração e pâncreas, e com expressão intermediária no intestino.[3-6] O transportador divalente 1 (DMT, também denominado transportador divalente de cátions – DCT) é também considerado transportador de Cu^{1+} em uma extensão limitada. Diversos estudos reportam a competição entre o ferro e o cobre pela absorção por parte da membrana de borda estriada do enterócito, usando o DMT1.[7]

A maior parte do cobre parece ser reduzida pela atividade da redutase do cobre na borda estriada antes de ser absorvido.[8] Acredita-se que um citocromo férrico/cúprico redutase catalise a reação, que é estimulada pelo ascorbato. Especificamente, há indícios de que o ascorbato no lúmen do trato gastrintestinal se ligue ao citocromo redutase e reduza o cobre a Cu^{1+} e depois se complexe com o metal reduzido. Acredita-se ainda que o cobre então seja transportado através da membrana de borda estriada ao interior do enterócito pelo DMT1 em um mecanismo simporte Cu^{1+}/H^+ ou pelo Ctr1.[8]

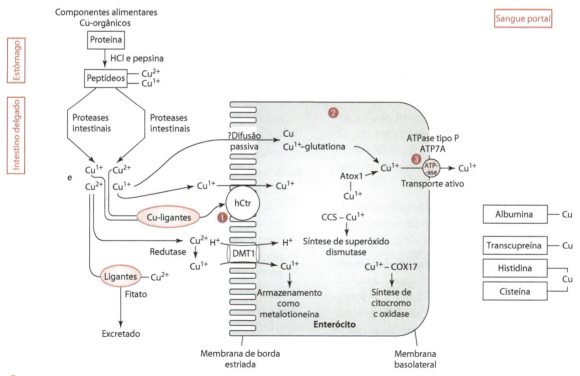

① O cobre é quase todo absorvido no enterócito por carreadores como o hCtr e o DMT1.

② No interior do enterócito, o cobre sofre ação de chaperona por várias proteínas, como glutationa, Atox1, CCs e Cox17, que o direcionam para uso nas células.

③ O cobre é transportado para fora do enterócito pela ATP7a.

Figura 12.13 Resumo de digestão, absorção, metabolismo no enterócito e transporte do cobre.

Em geral, o trato gastrintestinal absorve mais de 50% do cobre ingerido. Entretanto, a porcentagem absorvida é influenciada pelo *status* do cobre e pela disponibilidade deste na dieta. A absorção do cobre é significativamente maior durante períodos de baixo cobre dietético do que em períodos em que ele é mais alto.[9] A absorção, por exemplo, pode ficar na média de apenas 20% quando a ingestão de cobre é <5 mg/dia, mas ela pode aumentar para mais de 50% quando a ingestão é <1 mg/dia.[2,7-9] A absorção de cobre foi calculada em 75%, com base em ingestões de ~350 μg.[1,10]

Fatores que influenciam a absorção de cobre

O transporte de cobre através da borda estriada pode ser influenciado, de forma positiva ou negativa, por uma variedade de componentes da dieta.

Favorecedores da absorção de cobre Exemplos de substâncias que facilitam a absorção de cobre incluem aminoácidos, especialmente a histidina, e aminoácidos que contenham enxofre, como a metionina e cisteína. Não está claro se o cobre ligado a esses aminoácidos pode ser absorvido através de sistemas de carreadores aminoácidos. O cobre também forma ligantes com grupos sulfidris de aminoácidos em compostos como o glutationa.

Ácidos orgânicos, além da vitamina C, provenientes de alimentos também melhoram a absorção de cobre. Os ácidos cítrico, glucônico, láctico, acético e málico atuam como ligantes para melhorar a solubilidade do cobre e, portanto, da absorção.[11] O ácido cítrico forma um complexo estável com o cobre e melhora sua absorção.

Inibidores da absorção do cobre Várias substâncias diminuem a absorção do cobre, incluindo algumas substâncias dos alimentos.

- O *fitato* (inositol hexafosfato ou inositol polifosfato, **Figura 12.10**), encontrado principalmente em alimentos de origem vegetal (cereais e leguminosas), é um conhecido inibidor do cobre (entre outros minerais, como ferro, zinco e cálcio).

Além de substâncias de alimentos, diversos minerais-traço, geralmente ingeridos em formas de suplementos, são conhecidos por impedir a absorção de cobre.

- Constatou-se que o zinco em quantidades baixas, como 18,5 mg, mas, em geral, em quantidades de cerca de 40 mg ou mais, é prejudicial à absorção de cobre, pois reduz seu *status*.[12-15] O efeito prejudicial da ingestão excessiva de zinco na absorção de cobre é tido como resultado da estimulação pelo zinco da síntese de tioneína. A tioneína, uma proteína rica em cisteína, entretanto, se liga mais avidamente ao cobre do que ao zinco. O cobre ligado à tioneína (então chamada metalotioneína) é, por fim, excretado com a descamação das células intestinais, e, portanto, o cobre não chega ao corpo. Caso esse problema perdure por um período de tempo prolongado, pode ocorrer a deficiência de cobre ou um *status* de cobre inadequado.

- O *ferro*, quando ingerido em quantidades relativamente grandes, diminui a absorção de cobre tanto em ratos como em seres humanos.[16,17] Por exemplo, a absorção de cobre em bebês alimentados com fórmulas suplementadas com ferro (10,8 mg de ferro/L) foi significativamente menor que a de bebês alimentados com fórmulas provendo apenas 1,8 mg de ferro/L.[17]

- O *molibdênio* como tetratiomilibdato $(MoS_4)2^+$ forma um complexo insolúvel com o cobre para inibir sua absorção no trato gastrintestinal de ratos e ruminantes. O significado dessas descobertas para os seres humanos é desconhecido.

Outros nutrientes também podem prejudicar a absorção do cobre.

- O *cálcio* e *fósforo*, dois dos principais minerais, prejudicam a absorção de cobre. Foi demonstrado que o cálcio (2.382 mg como gluconato de cálcio) e o fósforo (2.442 mg como glicerol fosfato) aumentam a excreção fecal de cobre comparativamente a dietas contendo quantidades apenas moderadas de cálcio (780 mg como gluconato de cálcio), com fósforo alto (2.442 mg como glicerol fosfato) ou moderado (843 mg como glicerol fosfato).[18] As perdas urinárias de cobre foram significativamente maiores com dietas de alto cálcio e alto fósforo do que com dietas de cálcio e fósforo moderados.[18]

- A vitamina C pode interagir com o cobre para diminuir sua absorção. Presumidamente, a vitamina C reduz o cobre de um estado cúprico (Cu^{2+}) a um estado cuproso (Cu^{1+}) menos absorvível.[19,20] Sugeriu-se também que a vitamina C reduz a retenção de cobre.

- A ingestão excessiva de antiácidos ou um ambiente de elevado pH podem diminuir a absorção de cobre e induzir a deficiência. O cobre é absorvido melhor em um ambiente mais acídico. O cobre em um pH neutro ou mais alcalino se liga a hidróxidos, formando compostos insolúveis que não são prontamente absorvíveis.

Outros fatores também parecem influenciar a absorção de cobre, incluindo o *status* de cobre do corpo. A eficiência da absorção de cobre se modifica para regular, em parte, o *status* de cobre no corpo como um todo. Mudanças na excreção fecal também mediam o processo. Assim, com alta ingestão de cobre, menos cobre é absorvido. À medida que os estoques de cobre do corpo aumentam, a quantidade de cobre excretada na bile também se eleva. A ingestão moderadamente baixa de cobre resulta no inverso (absorção aumentada, excreção diminuída) em alguma extensão. Contudo, por exemplo, com uma ingestão de cobre de ~0,38 mg/dia, a regulação não é suficientemente compensadora para prevenir a depleção do cobre do corpo.[21]

Uso do cobre pelas células intestinais

Uma vez dentro da célula intestinal, o cobre pode ser armazenado ou carregado através do citosol da célula para transporte subsequente pela membrana basolateral e pelo sangue para transporte aos tecidos. O armazenamento do cobre ocorre como parte da metalotioneína (ver seção "Uso do zinco pelas células intestinais" para a descrição da metalotioneína). A menos que seja liberado a partir do armazenamento, esse cobre não é perdido com o *turnover* das células intestinais, que ocorre a cada 2 ou 3 dias. Além do uso pelas células intestinais e do armazenamento, algum cobre é transportado através do citosol do enterócito para ser exportado pela membrana basolateral ao interior do plasma.

O transporte intracelular de cobre não é bem caracterizado. Assim como o ferro, entretanto, os íons livres de cobre podem danificar as células através das reações Fenton e Haber Weiss (ver seção "Outras funções"). Como consequência, o cobre é encontrado no corpo essencialmente ligado a proteínas. Aminoácidos e glutationa (um tripeptídeo composto de glicina, cisteína e glutamato) são supostos carreadores de cobre (Cu^{1+}). O Ctr2 transporta o cobre a vesículas do interior do citoplasma das células para armazenamento temporário. Além disso, chaperonas (proteínas intracelulares solúveis) se ligam ao cobre intracelular e o enviam a vários locais. Diversas chaperonas foram identificadas, como a cicloxigenase (cox)17, a atox1 (também chamada hAtx ou Hah 1) e a CCS (chaperona de cobre para o superóxido dismutase). A cox17, encontrada no citosol, e a cox 11, encontrada na mitocôndria, são consideradas transportadoras do Cu^{1+} para a síntese do citocromo c oxidase, enquanto a CCS (encontrada na mitocôndria e no citosol) envia Cu^{1+} para a síntese do superóxido dismutase (SOD) a partir do apossuperóxido dismutase.[3-6,22] A atox1 carrega Cu^{1+} a ATPases do tipo P citosólicas (fosforilação), necessárias para a exportação do cobre. Outras chaperonas possíveis incluem a murr1 que é associada no fígado à ATP7B, necessária para a excreção do cobre; a APP localiza-se em membranas celulares determinadas, e a sco1 e a sco2, na mitocôndria.[22]

Acredita-se que o transporte de cobre através da membrana basolateral das células ao plasma ocorra essencialmente por transporte ativo através de uma ATPase de tipo P, chamada ATP7A.[23,24] Em geral, as ATPases transportadoras carregam metais em seu estado reduzido, entretanto não está claro se isso ocorre no caso do transporte do cobre. Não está claro também se a ATP7A bombeia o cobre diretamente através da membrana basolateral ou se o faz em um compartimento, que então libera o cobre por exocitose.[25] Mutações no gene da ATP7A são consideradas desencadeadoras da doença de Menkes, uma desordem ligada ao X, caracterizada por transporte defeituoso de cobre (efluxo), especialmente no intestino e cérebro, onde a ATP7A geralmente funciona. Pessoas com a doença de Menkes possuem concentrações de cobre aumentas nas células intestinais e envio anormal de cobre a tecidos periféricos. O quadro é também caracterizado por problemas vasculares e neurológicos, aliviados apenas parcialmente pela administração intravenosa de cobre.

Transporte

A partir das células intestinais, o cobre é transportado no sangue portal ao fígado, ligado estreitamente à proteína albumina. Resumidamente, os (N)-terminais amino da albumina têm uma alta afinidade por cobre (Cu^{2+}). O cobre também pode ser transportado ligado à transcuperina (Tc) e a aminoácidos como a histidina e a cisteína.[24]

Acredita-se que a captura de cobre pelo fígado (e também por outros tecidos) ocorra por intermédio de várias proteínas carreadoras, tais como as usadas nos enterócitos. Além disso, o transporte através da membrana celular pode envolver a formação de certos complexos de aminoácidos-cobre e a albumina.

Uma vez dentro do fígado, o cobre parece ligar-se, inicialmente, à metalotioneína e depois é transferido de forma lenta a enzimas de cobre, sobretudo a apoceruplasmina. Seis íons de cobre (nos formatos Cu^{1+} e Cu^{2+}) são unidos pós-translacionalmente à apoceruplasmina para formar ceruloplasmina. Três dos seis átomos de cobre são envolvidos na transferência de elétrons, e os outros três funcionam no ponto catalítico, dando à proteína a coloração azul. Apesar de o cobre não parecer influenciar a síntese de apoceruloplasmina, a atividade da ceruloplasmina é diminuída ou ausente sem cobre suficiente, e a meia-vida da ceruloplasmina é reduzida.

A ceruloplasmina é liberada no sangue a partir do fígado e constitui cerca de 60% (ou talvez até 95%) do cobre circulante no sangue após as refeições.[11,26-28] O cobre remanescente no sangue circula estreitamente ligado à albumina, transcuperina e histidina.[29]

A ceruloplasmina envia cobre aos tecidos. A captura do cobre da ceruloplasmina pelas células extra-hepáticas envolve a ligação da ceruloplasmina a receptores específicos.[28] Os íons de cobre que não se encontram no local ativo de oxidase da ceruloplasmina são liberados.[26] Acredita-se que a liberação envolva a redução do cobre de Cu^{2+} a Cu^{1+}. O ácido ascórbico favorece a transferência de cobre e está provavelmente envolvido na sua redução.[28] Após a dissociação da ceruloplasmina, o cobre entra diretamente nas células através de canais ou depois de se ligar a transportadores de proteína tais como o hCtr1, 2 ou 3.

Armazenamento

Comparativamente a outros minerais-traço, acha-se pouco cobre (<~150 mg) no corpo. Tanto o fígado quanto os rins extraem rapidamente o cobre do sangue. Outros tecidos também contêm cobre, como cérebro, coração, ossos, músculos, pele, intestino, baço, cabelo e unhas. Os órgãos com mais cobre por grama são o fígado, o cérebro e os rins.

Dentro das células e dos tecidos, o cobre é ligado a aminoácidos, proteínas e chaperonas. O fígado parece ser o principal local de armazenamento de cobre, que é tido como ligado à metalotioneína. O cobre influencia positivamente a síntese hepática e renal da tioneína, mas não a intestinal. A metalotioneína, além de armazenar até cerca de 12 átomos de cobre (assim como os átomos de zinco), protege as células ao remover radicais superóxidos e hidróxis danosos. Acredita-se que a quantidade de cobre disponível para tecidos extra-hepáticos seja regulada pelo fígado através da síntese de ceruloplasmina, pela incorporação do cobre à metalotioneína e pela excreção do cobre na bile.

FUNÇÕES E MECANISMOS DE AÇÃO

A essencialidade do cobre é devida, em parte, à sua participação como um cofator enzimático e como um componente alostérico de enzimas. Diversas metaloenzimas que requerem cobre e as reações que catalisam são descritas a seguir. Em muitas enzimas, o cobre funciona como um intermediário da trasferência de elétrons.

Ceruloplasmina

A ceruloplasmina, uma glicoproteína, não é simplesmente um transportador de cobre no sangue. Também é uma enzima oxidativa multifacetada (oxidase) e um antioxidante que pode ser encontrado no sangue, mas também ligado a receptores da superfície das células nas membranas do plasma celular. A ceruloplasmina, também conhecida como ferroxidase I, oxida minerais, mais especialmente o ferro ferroso (Fe^{2+}), mas também o manganês (Mn^{2+}). O Fe^{2+} deve ser oxidado em Fe^{3+} para que o ferro se ligue à transferrina e assim possa ser transportado aos tecidos.

$$Fe^{2+} \longrightarrow Fe^{3+}$$
$$Ceruloplasmina\text{-}Cu^{2+} \quad Ceruloplasmina\text{-}Cu^{1+}$$

Outras funções propostas da ceruloplasmina referem-se à modulação do processo inflamatório e remoção de radicais de oxigênio para proteger as células. Na modulação do processo inflamatório, muitas proteínas, incluindo a ceruloplasmina, servem como proteínas de fase aguda. Proteínas de fase aguda aparecem no sangue no caso de, por exemplo, infecção ou outros eventos inflamatórios (ferimento). No sangue, esse processo é importante porque, durante infecções, a fagocitose de organismos invasores pelas células brancas do sangue gera radicais superóxidos, entre outros compostos danosos. Esses compostos são normalmente gerados em quantidades maiores em inflamações e devem ser eliminados (por ceruloplasmina, superóxido dismutase ou outras enzimas) para prevenir um futuro dano às células do corpo.

Superóxido dismutase

O superóxido dismutase (SOD), encontrado tanto no citosol das células como extracelularmente, é dependente de cobre e zinco (outra forma na mitocôndria é dependente de manganês). Na enzima, acredita-se que o cobre esteja ligado ao zinco através de um grupo imidiazol, e ambos os minerais são ligados à proteína enzimática por resíduos de histidina e aspartato. O cobre (Cu^{2+}) é encontrado no local ativo da enzima, onde o substrato superóxido se liga à enzima. A remoção do cobre, mas não do zinco, resulta em atividade citosólica do SOD. Especificamente, o superóxido dismutase catalisa a remoção (dismutação) de radicais superóxidos (O_2^-). Durante a reação, o cobre é reduzido juntamente com o radical de oxigênio para inicialmente gerar oxigênio molecular (O_2) e, então, por reoxidação, peróxido de hidrogênio (H_2O_2).

$$2\,O_2^- + 2H^+ \xrightarrow{\text{Superóxido dismutase}} O_2 + H_2O_2$$

Radicais superóxidos podem causar dano peroxidativo dos componentes fosfolipídios das membranas celulares. Em outras palavras, sem o SOD, os radicais superóxidos podem formar radicais hidróxis mais destrutivos capazes de danificar ligações duplas não saturadas em membranas celulares, ácidos graxos e outras moléculas nas células (ver "Perspectiva" no Capítulo 10). O SOD, portanto, assume uma função protetora muito importante e é encontrado no citosol da maioria das células do corpo. O SOD extracelular é secretado e ligado ao sulfato de heparina na superfície das células e pode-se encontrá-lo em concentrações relativamente altas na parede arterial, onde pode ter importante papel na defesa antioxidante (entre outras possíveis funções). Uma peroxidação aumentada é encontrada com a deficiência de cobre.

Citocromo c oxidase

O citocromo c oxidase contém três átomos de cobre por molécula. Uma subunidade da enzima contém dois átomos de cobre e funciona na transferência de elétrons. A segunda subunidade contém outro átomo de cobre envolvido na redução do oxigênio molecular. O citocromo c oxidase funciona na etapa oxidativa final do transporte mitocondrial de elétrons (**Figura 3.26**). Especificamente, a enzima transfere um elétron de modo que o oxigênio molecular (O_2) é reduzido para formar moléculas de água, e suficiente energia livre é gerada para permitir a produção de ATP. A deficiência grave de cobre prejudica, em última instância, a atividade dessa enzima.

Amino oxidases

As amino oxidases também são dependentes de cobre. O cobre parece funcionar como um componente alostérico estrutural dessas enzimas e a TOPA quinona (6-hidroxidopa) serve como um cofator orgânico.[30] Resíduos de histidina na enzima servem como ligantes para o cobre. Amino oxidases, encontradas tanto no sangue como em tecidos do corpo, catalisam a oxidação de aminas biogênicas, como tiramina, histamina e dopamina, para formar aldeídos e íons de amônio (o NH_4 é gerado a partir da quebra do grupo amino). Na reação, o oxigênio (O_2) é reduzido para formar peróxido de hidrogênio (H_2O_2). Outros substratos aminos incluem serotonina (5-hidroxitriptamina), norepinefrina e poliaminas.

$$RCH_2NH_2 \xrightarrow[\text{Amino oxidase}]{O_2 \quad H_2O_2} RCH{=}O + {}^+NH_4$$

Metabolismo da tirosina – dopamina monoxigenase e p-hidroxifenilpiruvato hidroxilase

No metabolismo da tirosina (**Figura 6.28**), a produção de norepinefrina e a de homogentisato são ambas dependentes de cobre. A síntese de norepinefrina começa com a tirosina, que é convertida em uma reação dependente de ferro em 3,4-di-hidroxifenilalanina (também chamada L-dopa). A L-dopa é depois metabolizada em dopamina. A enzima dopamina monoxigenase converte dopamina em norepinefrina. Essa enzima contém até oito átomos de cobre por molécula e requer oxigênio molecular e vitamina C para seu funcionamento, como é mostrado a seguir.

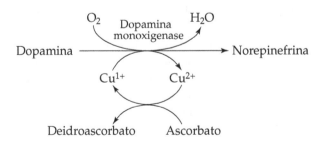

No catabolismo da tirosina (**Figura 6.28**), a conversão de p-hidroxifenilpiruvato em homogentisato também requer uma hidrolase dependente de cobre e vitamina C, como é mostrado a seguir.

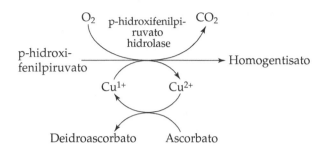

Lisil oxidase

A lisil oxidase, secretada pelo tecido conectivo das células (ossos, vasos sanguíneos etc.), gera *cross-links* entre proteínas do tecido conectivo, incluindo colágeno e elastina. Especificamente, a lisil oxidase catalisa a remoção do grupo amino E (deaminação oxidativa) de resíduos lisis e hidroxilisis de um polipeptídeo de colágeno ou elastina e a oxidação do átomo de carbono final de um aldeído para formar *cross-links*. O *cross-linking* é necessário para estabilizar a matriz extracelular. A atividade da lisil oxidase diminui com a ingestão inadequada de cobre, afetando negativamente os tecidos conectivos.[31]

Peptidilglicina α-amidase monoxigenase

A amidação de hormônios peptídeos, como bombesina, calcitonina, gastrina e colecistoquinina, é necessária para a função hormonal. A amidação requer uma enzima dependente de cobre conhecida como peptidilglicina α-amidante monoxigenase, que é encontrada principalmente no cérebro. A enzima quebra um resíduo carbóxi terminal da glicina de peptídeos que possuem uma glicina com C-terminal. O grupo amino da glicina é retido pelo peptídeo como um terminal amino. O resíduo oxidado é liberado como glioxilato. A peptidilglicina α-amidase monoxigenase também requer vitamina C para reduzir Cu^{2+} de volta em Cu^{1+}. Essa reação é mostrada na **Figura 9.5**.

Outras funções

O cobre tem uma variedade de outras funções no corpo que não são bem compreendidas, as quais podem ou não envolver enzimas, como angiogênese, função do sistema imune, mielinação dos nervos e ação da endorfina. Como pró-oxidante, o cobre (caso esteja livre) comporta-se de modo similar ao ferro. O cobre (Cu^{2+}) reage com radicais superóxidos e catalisa a formação de radicais hidroxis através da reação Fenton:

$$O_2^- + Cu^{2+} \longrightarrow O_2 + Cu^{1+}$$
$$Cu^{1+} + H_2O_2 \longrightarrow Cu^{2+} + OH^- + OH^\bullet$$

Associado à geração de espécies de oxigênios reativos, está o dano oxidativo aumentado a DNA (oxidação das bases e quebras de tiras), proteínas e lipídios (peroxidação), especialmente lipídios membranais.

O cobre influencia a expressão gênica através de sua ligação a fatores de transcrição específicos, também denominados proteínas de ligação. Em alguns casos, o cobre influencia transcrições, ligando-se a fatores de transcrição que, por sua vez, ligam-se a sequências promotoras no DNA. Uma vez que os fatores de transcrição Cu-ligados estejam ligados ao DNA, a transcrição pode ser favorecida ou cancelada.

Interações com outros nutrientes

O cobre é conhecido por interagir com numerosos componentes da dieta. Aqueles que afetam a absorção do cobre foram descritos anteriormente. Interações adicionais são mencionadas nesta seção.

Entre as substâncias orgânicas da dieta, o ácido ascórbico (1,5 g por 64 dias) resultou em atividade diminuída da ceruloplasmina sérica, entretanto as concentrações se mantiveram dentro da faixa normal.[19] Uma ingestão de 605 mg de vitamina C por 3 semanas também resultou em uma diminuição de 21% na atividade oxidativa da ceruloplasmina sérica.[20] Os efeitos da vitamina C podem ser mediados através da redução do íon cúprico à sua forma cuprosa pelo ascorbato, pela formação de um complexo pouco absorvível ou por ambos os mecanismos.

Um antagonismo forte e mútuo existe entre o zinco e o cobre, causado principalmente pela indução da metalotioneína intestinal pelo zinco. Isso resulta em ligação intracelular excessiva de cobre, reduzindo seu fluxo luminal-serosal (por exemplo, do lúmen do trato gastrintestinal através da membrana basolateral) e a entrada no sangue. Ingestões de zinco na faixa de 18,5 a 300 mg diários resultaram em deficiência de cobre.[1-15] Além disso, a deficiência de cobre induzida pela ingestão de zinco (110-165 mg) durante 10 meses não respondeu à interrupção do zinco e a 2 meses de suplementação oral de cobre. Foi necessário cloreto de cobre intravenoso durante 5 dias (dose total de 10 mg) para corrigir a deficiência, sugerindo que a eliminação do excesso de zinco pelo corpo é um processo lento e que o zinco continua inibindo a absorção de cobre até que seja totalmente eliminado.[14]

Outra interação de cobre que tem importância prática envolve o ferro.[32-34] A importância do cobre no metabolismo normal do ferro é evidenciado pela anemia que resulta da deficiência prolongada de cobre. A anemia é causada pela mobilização e pelo uso anormais do ferro, desenvolvidos nos enterócitos intestinais pela atividade reduzida de ferroxidase da hefaestina e da ceruloplasmina no fígado e plasma, que são responsáveis pela oxidação do ferro a seu estado trivalente (Fe^{3+}). Apenas como Fe^{3+} pode o ferro efluir e ligar-se à sua proteína transportadora, a transferrina. Com a deficiência de cobre, a atividade da ceruloplasmina e a expressão da hefaestina são reduzidas. Entretanto, uma alta ingestão de ferro parece interferir na mobilização do cobre a partir de estoques, uso do cobre pelo corpo e absorção de cobre por bebês e crianças.[16,17,35,36]

Como já foi descrito, quanto aos fatores que inibem a absorção de cobre em animais, este forma complexos insolúveis com o molibdênio e o enxofre na forma de tetratiomolibdato $(MoS_4)^{2+}$. Apesar de algumas descobertas não terem sido reportadas em seres humanos, a excreção urinária de cobre nestes foi apontada em ascensão de 24 a 77 µg/dia, à medida em que a ingestão de molibdênio aumentou de 160 a 1.540 µg/dia.[37] Nenhuma modificação na excreção fecal de cobre foi notada, sugerindo que o molibdênio pode ter aumentado a mobilização de cobre a partir dos tecidos e promovido a excreção.[37]

Cobre e selênio também parecem interagir. Foi demonstrado que a deficiência de cobre diminui a atividade das enzimas dependentes de selênio glutationa peroxidase e 5'-deiodinase.[38,39] Interações antagônicas do cobre com cádmio, prata e mercúrio foram reportadas, mas têm mais importância teórica do que prática.

Excreção

O cobre é excretado essencialmente (<95%) através da bile, como foi revisto por Wijmenga e Klomp.[40] Na dieta, a ingestão de cobre influencia a excreção biliar de cobre, de modo que a baixa ingestão por dieta resulta em baixa excreção fecal de cobre.[21] Em outras palavras, a excreção biliar de cobre é regulada para manter o balanço dele. Com uma ingestão de cerca de 1,4 mg/dia, a excreção fecal de cobre endógeno é de cerca de 2,4 mg/dia.[24,41]

A ATPase de tipo P, denominada ATP7B, tem papel importante na excreção de cobre. No fígado, a ATP7B funciona na rede trans-Golgi e nas vesículas citoplasmáticas. A ATP7B envia cobre à rede trans-Golgi para inserção na apoceruloplasmina (ou outras apocuproenzimas caso o cobre das células esteja baixo) ou direciona-o a compartimentos (vesículas) para excreção na bile (caso o cobre esteja alto). Acredita-se que as vesículas que contêm cobre sejam exocitadas (em um processo que envolve a murr1, uma chaperona proteica encontrada no fígado) para os cânulos hepáticos para excreção na bile. A doença de Wilson, uma desordem hereditária do metabolismo do cobre, é caracterizada pela excreção biliar defeituosa de cobre. Mutações na ATP7B são conhecidas por causarem essa desordem. Consequentemente, o cobre acumula-se principalmente no fígado, mas também em outros órgãos, como cérebro, rins, olhos (córneas) e baço.

Apenas uma pequena quantidade de cobre (<20 µg) é excretada através dos rins na urina. Além disso, a excreção urinária de cobre não se modifica significativamente com mudanças na ingestão de cobre, exceto em condições extremas.[42] Apenas pequenas quantidades (<50 µg) de cobre são perdidas no suor e com a descamação de células da pele. Mulheres experimentam perdas-traço de cobre no fluxo menstrual normal, entretanto o *status* de cobre de uma mulher, diferentemente de seu *status* de ferro, não é comprometido pela menstruação. Quantidades-traço de cobre também são perdidas com a queda de cabelo e unhas, e, em homens, de sêmen. Juntas, as perdas a partir da menstruação ou do sêmen, ao lado das perdas através do cabelo e das unhas, são consideradas superficiais.[1]

DOSE DIÁRIA RECOMENDADA

A primeira recomendação para uma ingestão de cobre por dieta segura e adequada foi estabelecida nas RDAs de 1980. Em 1989, a faixa estimada como segura e adequada de cobre para adultos foi de 1,5 a 3 mg/dia.[43] Depois de mais de uma década, resultados de estudos de depleção e repleção, ao lado de outros estudos que viabilizaram a análise fatorial das perdas compulsórias ao longo de faixas de ingestões, permitiram a elaboração de uma estimativa das necessidades de cobre. Para homens e mulheres adultos, determinaram-se 700 μg.[1] A RDA de cobre para homens e mulheres foi estabelecida em 900 μg/dia, com base em um coeficiente de variação de 30% da necessidade e arredondando pelo nível de 100 μg mais próximo.[1] Durante a gravidez e lactação, recomendam-se 1.000 μg e 1.300 μg, respectivamente.[1] As RDAs de cobre por grupos de idade encontram-se nas páginas finais deste livro.

DEFICIÊNCIA

Várias manifestações clínicas são associadas à deficiência de cobre, como anemia hipocrômica, leucopenia (especificamente, neutropenia, número de neutrófilos menor que o normal), hipopigmentação ou despigmentação de pele e cabelo, função imune anormal, anormalidades dos ossos (especialmente desmineralização) e disfunção cardiovascular e pulmonar.[43-46] Modificações nas concentrações de colesterol foram reportadas em alguns estudos.[47-49] Em razão de o cobre como ceruloplasmina ser necessário para oxidar o ferro (para mobilização a partir de estoques, exportação para fora das células e transporte pela transferrina), a deficiência em cobre resulta em uma anemia por deficiência de ferro secundária. O tratamento com cobre (e não com ferro) é requerido para corrigir o problema.

A probabilidade de deficiência de cobre aumenta em pessoas que consomem grandes quantidades de zinco (40 mg/dia) ou de antiácidos, bem como em pessoas com condições que promovem perda aumentada de cobre do corpo, como ocorre com a nefrose ou com as desordens gastrintestinais de má absorção, como a doença de celíaca, espru tropical e doenças inflamatórias intestinais.

TOXICIDADE

A toxicidade por cobre é bastante rara nos Estados Unidos, apesar de envenenamentos agudos terem ocorrido por contaminação da água ou ingestão acidental. O UL para o cobre está estabelecido em 10 mg por dia pelo Food and Nutrition Board.[1] A ingestão de 64 mg de cobre (250 mg de sulfato de cobre) resultou em dor epigástrica, náuseas, vômitos e diarreia. Outros sintomas da toxicidade incluem hematúria (sangue na urina), dano ao fígado resultando em icterícia e dano renal resultando em oligúria (pouca produção de urina) ou anúria (nenhuma produção de urina).[50] O cobre é letal em quantidades de cerca de 1.000 vezes a ingestão normal por dieta.[51] A ingestão crônica de cobre de 30 mg diários por 2,5 anos, seguida por 60 mg de cobre diários por um ano, é reportada como tendo resultado em falência hepática em um homem jovem que tinha autoprescrito suplementos de cobre.[52]

A doença de Wilson, uma desordem genética caracterizada pela toxicidade de cobre, resulta de uma mutação(ões) na codificação do gene para a ATP7B.[23] A ausência ou disfunção da ATP7B interrompe o movimento do cobre através da rede Golgi à bile e à via secretora para incorporação em proteínas selecionadas. Na doença de Wilson, o cobre acumula-se em órgãos, resultando em um distúrbio da função de órgãos, especialmente fígado, rins e cérebro. Os anéis de Kayser-Fleischer (ouro esverdeado) causados pelo depósito de cobre também são visíveis na córnea. Atualmente, no tratamento da doença de Wilson, não se recomendam alimentos ricos em cobre e adota-se um terapia com D-penicilamina para ligar o cobre e aumentar sua excreção.[53] Suplementos de zinco (<40 mg diários) juntamente com tetratiomolibdato também podem ser recomendados para diminuir a absorção de cobre.

SUPLEMENTOS

A principal forma de cobre usada em alimentos fortificados por minerais é o sulfato de cobre, contudo o oxido cúprico ainda é encontrado em muitos suplementos de vitaminas minerais.[54] O uso do óxido cúprico como fonte de cobre é desencorajado pela indisponibilidade deste para absorção pelo trato gastrintestinal de animais; de fato, já não é mais usado como suplemento de cobre na nutrição animal.[54] Além do sulfato de cobre (~25% de cobre), outras formas biodisponíveis e solúveis em água do cobre incluem o cloreto cúprico (~47% de cobre), o acetato cúprico (~35% de cobre) e o carbonato de cobre (~57% de cobre).[54]

AVALIAÇÃO DO ESTADO NUTRICIONAL

O *status* de cobre é mais bem avaliado quando se utilizam indicadores múltiplos. O cobre do soro, plasma das células vermelhas do sangue, é frequentemente utilizado, mas esse indicador também é inadequados para avaliar modificações de curto prazo no *status* do cobre. O menor valor da faixa normal de concentrações séricas de cobre é reportado em 10 micromoles/L. A alteração na concentração plasmática ou sérica de cobre, que ocorre quando sujeitos consomem cobre de modo inadequado, varia consideravelmente entre indivíduos e é mais afetada por diversos fatores não relacionados com a dieta. A ingestão extremamente baixa de cobre (~0,38 mg/dia), contudo, parece ser suficiente para diminuir significativamnete não apenas o cobre do plasma, mas também a concentração e a atividade da ceruloplasmina, bem como a excreção urinária do cobre.[55] Muitos outros estudos mostraram diminuições nas concentrações séricas e atividade da ceruloplasmina com a deficiência de cobre. O menor valor da faixa normal para a ceruloplasmina sérica é de 180 mg/L, apesar de níveis <20 mg/L terem sido reportados com a deficiência de cobre.[56,57] A proporção da atividade da enzima ceruloplasmina para a concentração de proteína é melhor do que qualquer medição isolada.[58,59]

A resposta da ceruloplasmina sérica a suplementos de cobre também pode ser usada para avaliar o *status* de cobre. Em geral, o cobre suplementar primeiro normaliza o cobre sérico e a contagem de neutrófilos, e, depois, a ceruloplasmina sérica.[44] A concentração de ceruloplasmina aumenta após a suplementação apenas em sujeitos deficientes em cobre. Outro indicador útil do *status* de cobre é a medição da atividade de enzimas dependentes de cobre como o superóxido dismutase (SOD) (o normal é 0,47-0,067 mg/g) nas células vermelhas do sangue. A atividade do SOD é sensível à deficiência de cobre de longo prazo.[56] As concentrações plaquetárias de cobre, juntamente com a atividade do citocromo c oxidase das plaquetas ou leucócitos ou da lisil oxidase da pele, também apresentaram resposta a alterações do *status* do cobre.

No cabelo, as concentrações de cobre não foram relacionadas nem com o cobre sérico nem com o dos órgãos, apesar de serem reduzidas com um período prolongado de deficiência de cobre. As concentrações no cabelo, portanto, não são consideradas índices úteis do *status* de cobre, tampouco o é a excreção urinária de cobre, que normalmente é muito baixa e responde à alteração quando a ingestão é tão baixa que outros indicadores já diminuíram.[51]

Referências citadas para o cobre

1. Food and Nutrition Board, Institute of Medicine. Dietary Reference Intakes. Washington, DC: National Academy Press; 2001. p. 224-57.
2. Linder M, Hazegh-Azam M. Copper biochemistry and molecular biology. Am J Clin Nutr. 1996;63:797S-811S.
3. Huffman DL, O'Halloran TVO. Function, structure, and mechanism of intracellular copper traffi cking proteins. Ann Rev Biochem. 2001;70:677-701.
4. Harrison MD, Jones CE, Dameron CT. Copper chaperonas: function, structure and copper-binding properties. JBIC. 1999;4:145-53.
5. Cullotta VC, Lin SJ, Schmidt P, Lomp LW, Casareno RL, Gitlin J. Intracellular pathways of copper traffi cking in yeast and humans. Adv Exp Med Biol. 1999;448:247-54.
6. Rosenzweig AC. Copper delivery by metallochaperona proteins. Acc Chem Res. 2001; 34:119-28.
7. Arredondo M, Munoz P, Mura C, Nunez M. DMT1, a physiologically relevant apical Cu1+ transporter of intestinal cells. Am J Physiol. 2003;284:C1525-30.
8. Knopfel M, Solioz M. Characterization of a cytochrome b(558) ferric/cupric redutase from rabbit duodenal brush border membranes. Biochem Biophys Res Com. 2002; 291:220-5.
9. Turnlund J, Keyes W, Kim S, Domek J. Long-term high copper intake: effects of copper absorption, retention, and homeostasis in men. Am J Clin Nutr. 2005;81:822-8.
10. Johnson P, Milne D, Lykken G. Effects of age and sex on copper absorption, biological half-life, and status in humans. Am J Clin Nutr. 1992;56:917-25.
11. DiSilvestro R, Cousins R. Physiological ligands for copper and zinc. Ann Rev Nutr. 1983;3:261-88.
12. Festa M, Anderson H, Dowdy R, Ellersieck M. Effect of zinc intake on copper excretion and retention in men. Am J Clin Nutr. 1985;41:285-92.
13. Fosmire G. Zinc toxicity. Am J Clin Nutr. 1990;51:225-7.
14. Hoffman H, Phyliky R, Fleming C. Zinc-induced copper deficiency. Gastroenterology. 1988;94:508-12.
15. Sandstead H. Requirements and toxicity of essential trace elements, illustrated by zinc and copper. Am J Clin Nutr. 1995;61(Suppl):621S-24S.
16. Yu S, West C, Beynen A. Increasing intakes of iron reduce status, absorption and biliary excretion of copper in rats. Brit J Nutr. 1994;71:887-95.
17. Haschke F, Ziegler E, Edwards B, Fomon S. Effect of iron fortifi cation of infant formula on trace minerals absorption. J Pediatr Gastroenterol Nutr. 1986;5:768-73.
18. Snedeker S, Smith S, Greger J. Effect of dietary calcium and phosphorus levels on the utilization of iron, copper, and zinc by adult males. J Nutr. 1982;112:136-43.
19. Finley E, Cerklewski F. Influence of ascorbic acid supplementation on copper status in young adult men. Am J Clin Nutr. 1983; 37:553-6.
20. Jacob R, Skala J, Omaye S, Turnlund J. Effect of varying ascorbic acid intakes on copper absorption and ceruloplasmin levels of young men. J Nutr. 1987;117:2109-15.
21. Turnlund J, Keyes W, Peiffer G, Scott K. Copper absorption, excretion, and retention by young men consuming low dietary copper determined using stable isotope 65Cu. Am J Clin Nutr. 1998;67:1219-25.
22. Prohaska J, Gybina A. Intracellular copper transport in mammals. J Nutr. 2004; 134:1003-6.
23. Bingham M, Ong T, Summer K, Middleton R, McArdle H. Physiologic function of the Wilson disease gene product, ATP7B. Am J Clin Nutr. 1998;67(Suppl):982S-87S.
24. Linder MC, Wooten L, Cerveza P, Cotton S, Shulze R, Lomeli N. Copper transport. Am J Clin Nutr. 1998;67(Suppl): 965S-71S.
25. Monty J, Llanos R, Mercer J, Kramer D. Copper exposure induces trafficking of the menkes protein in intestinal epithelium of ATP7A transgenic mice. J Nutr. 2005; 135:2762-6.
26. Zaitseva I, Zaitsev V, Card G, Moshkov K, Bax B, Ralph A, Lindley P. Te X-ray nature of human serum ceruloplasmin at 3.1 A: nature of the copper centres. J Biol Inorg Chem. 1996;1:15-23.
27. Scott K, Turnlund J. Compartmental model of copper metabolism in adult men. J Nutr Biochem. 1994;5:342-50.
28. Percival S, Harris E. Copper transport from ceruloplasmin: characterization of the cellular uptake mechanisms. Am J Physiol. 1990;258:C140-6.
29. Hellman NE, Gitlin JD. Ceruloplasmin metabolism and function. Ann Rev Nutr. 2002; 22:439-58.
30. Mu D, Medzihradszky K, Adams G, Mayer P, Hines W, Burlingame A, et al. Primary structures for a mammalian cellular and serum copper amine oxidase. J Biol Chem. 1994; 269:9926-32.

31. Werman M, Bhathena S, Turnlund J. Dietary copper intake infl uences skin lysyl oxidase in young men. J Nutr Biochem. 1997;8: 201-4.
32. Reeves P, DeMars L, Johnson W, Lukaski H. Dietary copper deficiency reduces iron absorption and duodenal enterocyte hephaestin protein in male and female rats. J Nutr. 2005;135:92-8.
33. Chen H, Huang G, Su T, Gao H, Attieh Z, McKie A, et al. Decreased hephaestin activity in the intestine of copperdeficient mice causes systemic iron defi ciency. J Nutr. 2006;136:1236-41.
34. Sharp P. The molecular basis of copper and iron interactions. Proc Nutr Soc. 2004; 63:563-9.
35. Barclay S, Aggett P, Lloyd D, Duffty P. Reduced erythrocyte superoxide dismutase activity in low birth weight infants given iron supplements. Pediatr Res. 1991;29:297-301.
36. Morais MB, Fisberg M, Suzuki HV, Amancio OMS, Machado NL. Effects of oral iron therapy on serum copper and serum ceruloplasmin in children. J Trop Pediatr. 1994;40:51-2.
37. Turnlund J. Copper nutriture, bioavailability, and the influence of dietary factors. J Am Diet Assoc. 1988;88:303-8.
38. Olin K, Walter R, Keen C. Copper deficiency affects selenoglutathione peroxidase and seleno-deiodinase activities and antioxidant defense in weanling rats. Am J Clin Nutr. 1994;59:654-8.
39. Jenkinson S, Lawrence R, Burk R, Williams D. Effects of copper defi ciency on the activity of the selenoenzyme glutathione peroxidase and on excretion and tissue retention of 75SeO32+. J Nutr. 1982;112:197-204.
40. Wijmenga C, Klomp L. Molecular regulation of copper excretion in the liver. Proc Nutr Soc. 2004;63:31-8.
41. Harvey L, Dainty J, Hollands W, Bull V, Beattie J, Venelinov T, et al. Use of mathematical modeling to study copper metabolism in humans. Am J Clin Nutr. 2005; 81:807-13.
42. Turnlund J, Keen C, Smith R. Copper status and urinary and salivary copper in young men at three levels of dietary copper. Am J Clin Nutr. 1990;51:658-64.
43. National Research Council. Recommended Dietary Allowances. 10th ed. Washington, DC: National Academy Press; 1989. p. 224-30.
44. Tamura H, Hirose S, Watanabe O, Arai K, Murakawa M, Matsumura O, Isoda K. Anemia and neutropenia due to copper deficiency in enteral nutrition. JPEN. 1994; 18:185-9.
45. Cordano A. Clinical manifestations of nutritional copper deficiency in infants and children. Am J Clin Nutr. 1998;67 (Suppl):1012S-16S.
46. Li W, Wang L, Schuschke D, Zhou Z, Saari J, Kang Y. Marginal dietary copper restriction induces cardiomyopathy in rats. J Nutr. 2005;135:2130-6.
47. Lei K. Dietary copper: cholesterol and lipoprotein metabolism. Ann Rev Nutr. 1991; 11:265-83.
48. Copper deficiency and hypercholesterolemia. Nutr Rev. 1987;45:116-7.
49. Reiser S, Powell A, Yang C, Canary J. Effect of copper intake on blood cholesterol and its lipoprotein distribution in men. Nutr Rep Intern. 1987;36:641-9.
50. Chuttani H, Gupta P, Gulati S, Gupta D. Acute copper sulfate poisoning. Am J Med. 1965;39:849-54.
51. Bremner I. Manifestations of copper excess. Am J Clin Nutr. 1998;67(Suppl):1069S-73S.
52. O'Donohue J, Reid M, Varghese A, Portmann B, Williams R. Micronodular cirrhosis and acute liver failure due to chronic copper self-intoxication. Eur J Gastroenterol Hepatol. 1993;5:561-2.
53. Smithgall J. The copper-controlled diet: current aspects of dietary copper restriction in management of copper metabolism disorders. J Am Diet Assoc. 1985;85:609-11.
54. Baker DH. Cupric oxide should not be used as a copper supplement for either animals or humans. J Nutr. 1999;129:2278-9.
55. Turnlund J. Human whole-body copper metabolism. Am J Clin Nutr. 1998; 67(Suppl):960S-64S.
56. Turnlund J, Scott K, Peiffer G, Jang A, Keyes W, Keen C, Sakanashi T. Copper status of young men consuming a low-copper diet. Am J Clin Nutr. 1997;65:72-8.
57. Danks DM. Copper deficiency in humans. Ann Rev Nutr. 1988;8:235-57.
58. Milne D. Assessment of copper status. Clin Chem. 1994;40:1479-84.
59. Milne D. Copper intake and assessment of copper status. Am J Clin Nutr. 1998; 67(Suppl):1041S-45S.

Selênio

O selênio, um não metal, existe em diversos estados oxidativos: Se^{2-}, Se^{4+} e Se^{6+}. A química do selênio é similar à do enxofre, o que significa que o primeiro pode, com frequência, substituir o segundo. No corpo, o conteúdo total de selênio varia de 13 a 30 mg.

Fontes

Talvez mais que qualquer outro elemento-traço, o selênio varia muito quanto à sua concentração no solo, em todas as regiões do mundo. Consequentemente, o conteúdo de selênio dos alimentos provenientes de plantas e produtos é muito variável. Cereais e grãos podem conter entre menos de 10 μg/100g e mais de 80 μg/100 g. Produtos animais (especialmente vísceras) contêm em geral de ~40 a 150 μg/100 g. Carnes de músculos geralmente fornecem entre 10 e 40 μg de selênio/100 g. Produtos lácteos contêm menos do que ~30 μg/100 g. Frutos do mar também são considerados uma das melhores fontes de selênio, apesar de a biodisponibilidade do selênio no peixe (caso o peixe contenha mercúrio) ser baixa por causa da formação de complexos não absorvíveis de mercúrio-selênio.[1]

Absorção, transporte, armazenamento e metabolismo

O selênio ocorre, de maneira natural, em alimentos quase que exclusivamente na forma de compostos orgânicos, sobretudo selenometionina e selenocisteína (**Figura 12.14**) Essas formas orgânicas representam selênios análogos aos aminoácidos que contêm enxofre. A substituição do elemento é possível pela similaridade química entre o selênio e o enxofre. Esses selênios análogos incorporam-se aos alimentos provenientes de plantas, que, por sua vez, podem ser consumidos por animais. Em geral, a selenometionina é encontrada em alimentos provenientes de plantas, e a selenocisteína, principalmente em produtos animais.

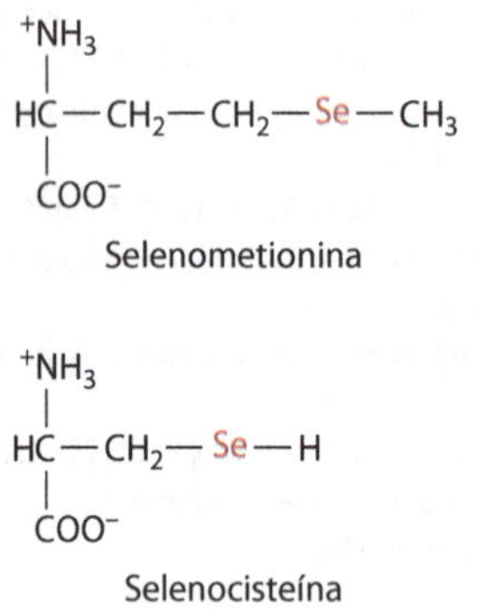

$^+NH_3$
HC—CH₂—CH₂—Se—CH₃
COO⁻
Selenometionina

$^+NH_3$
HC—CH₂—Se—H
COO⁻
Selenocisteína

Figura 12.14 Selenometionina e selenocisteína.

Formas inorgânicas do selênio incluem o selenídeo (H_2Se), o selenito (H_2SeO_3) e o selenato (H_2SeO_4). Essas formas inorgânicas são encontradas em vários legumes (como beterraba e repolho) e no fermento. Além disso, em partes do mundo onde os níveis de selênio em alimentos naturais são baixos, suprimentos animais geralmente são suplementados com selenito de sódio. Em geral, suplementos fornecem selênio como selenometionina, selenato ou selenito.

Absorção

O selênio, em formas orgânicas e inorgânicas, é eficientemente absorvido. O duodeno parece ser o local de absorção primário, com alguma absorção também ocorrendo no jejuno e íleo.

A absorção do ácido selenoamino, que ocorre através dos sistemas de transporte de aminoácidos, é estimada em mais de 80%. A selenometionina, contudo, é mais bem absorvida que a selenocisteína. Em alguns estudos, constatou-se que a absorção do selenito ultrapassa 85%.[2]

Acredita-se que o selenato seja melhor absorvido que o selenito.[3] A **Figura 12.15** descreve a absorção do selênio nas células intestinais.

Fatores que influenciam a absorção de selênio Fatores que favorecem a absorção de selênio são as vitaminas C, A e E, bem como a presença de glutationa reduzida no lúmen intestinal. Metais pesados (como o mercúrio[4]) e fitatos são considerados inibidores da absorção de selênio através de quelação e precipitação.

Transporte

Após a absorção pelo intestino, o selênio é ligado a proteínas transportadoras para viajar, no sangue, para o fígado e outros tecidos. No sangue, o selênio liga-se a grupos sulfidris em α e β-globulinas, como lipoproteínas de muito baixa e de baixa densidade, respectivamente. No plasma, a selenoproteína P que contém selenocisteína agrega a maior parte (<50%) de selênio, mas não está claro se a proteína libera o selênio para a captura pelos tecidos. A selenoproteína P é descrita na seção "Funções e mecanismos de ação".

Armazenamento

O mecanismo pelo qual o selênio é liberado pelas proteínas transportadoras do plasma e capturado pelos tecidos não é conhecido. Alguns tecidos contêm concentrações relativamente altas de selênio: glândula tireoide, rins, fígado, coração, pâncreas e músculos. Pulmões, cérebro, ossos e células vermelhas do sangue também contêm selênio. Registraram-se concentrações elevadas de selênio nos tecidos quando este foi administrado como selenometionina do que como selenito. O inverso é verdadeiro no que se refere à captura de selênio por uma das

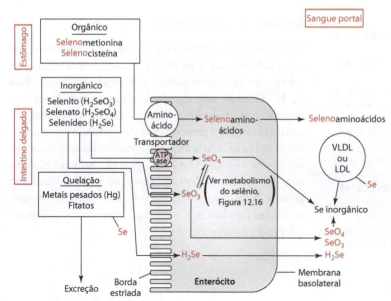

Figura 12.15 Resumo da absorção e do transporte do selênio.

principais metaloenzimas contendo selênio, a glutationa peroxidase. Isto é, a ingestão de selênio em formas inorgânicas, como o selenito, faz que uma maior quantidade do mineral seja incorporada à glutationa peroxidase do que a ingestão deste sob a forma orgânica.[4]

Metabolismo

Dentro de tecidos como o fígado, selenoaminoácidos e formas inorgânicas do selênio sofrem metabolismo.

A selenometionina, derivada da dieta, pode ser armazenada como selenometionina em um *pool* de aminoácidos, utilizada para a síntese de proteínas apenas como o aminoácido metionina é usado ou catabolizada para, em última instância, produzir selenocisteína. O metabolismo da selenometionina é similar ao metabolismo da metionina e é mostrado na **Figura 12.16**.

A selenocisteína, derivada tanto do metabolismo da selenometionina quanto da dieta, pode ser degradada pela selenocisteína β-liase para produzir selênio elementar livre. No corpo, o selênio livre é essencialmente convertido (reduzido não enzimaticamente) em selenídeo, com hidrogênios providos pelo glutationa ou por outros tióis. O selenídeo, por sua vez, pode ser metilado e excretado na urina ou convertido pela selenofosfato sintase em selenofosfato, um importante intermediário na síntese de enzimas do corpo dependentes de selênio. Curiosamente, apesar de requerida para a função das enzimas dependentes de selênio, a selenocisteína não pode ser usada diretamente a partir da dieta ou da degradação da selenometionina. Em vez disso, a selenocisteína deve ser sintetizada no corpo a partir da serina, enquanto esta serina é anexada para transferir (t) RNA e selenofosfato (**Figura 12.16**).

O selênio inorgânico também sofre metabolismo (**Figura 12.16**). No corpo, o selenato proveniente da dieta pode ser convertido em selenito, que é depois metabolizado em selenodiglutationa e subsequentemente em selenídeo. O selenídeo é metabolizado como já descrito

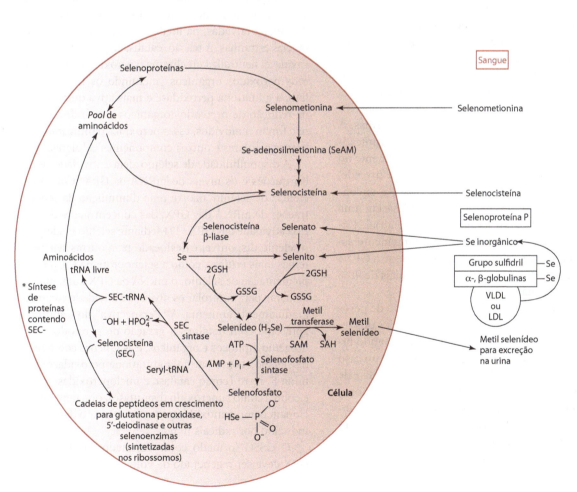

** A síntese de proteínas que contêm selenocisteína começa com o selenofosfato e o aminoácido serina, que é esterificada em um transferidor específico (t)RNA para formar seril tRNA$^{SEC}_{UCA}$. A selenocisteína sintase substitui o grupo hidroxil da serina por um HSe$^-$ do selenofosfato para formar SEC-tRNA$^{SEC}_{UCA}$ ou SECtRNA para abreviar. O SECtRNA envia selenocisteína para a cadeia de peptídeos em crescimento de várias proteínas contendo SEC, como glutationa peroxidase, iodotironina 5'deiodinase, tioredoxina redutase, entre outras.

Figura 12.16 O metabolismo do selênio.

para gerar formas metiladas para excreção ou para formar selenofosfato para uso futuro na síntese de selenoenzimas, como as abordadas na próxima seção.

FUNÇÕES E MECANISMOS DE AÇÃO

Várias funções do selênio não totalmente compreendidas foram postuladas no metabolismo dos mamíferos. Alguns aspectos ainda não definidos referem-se ao envolvimento na manutenção ou indução do sistema do citocromo P_{450}, na função do pâncreas, no reparo do DNA e na ativação enzimática, na função do sistema imune e na desintoxicação por metais pesados. Alguns aspectos do selênio já caracterizadas relacionam-se às suas funções como parte integral de enzimas específicas no corpo, apesar de apenas algumas poucas enzimas dependentes de selênio terem sido bem estudadas. As próximas seções descrevem algumas das enzimas dependentes de selênio.

Glutationa peroxidase (GPX)

Já está estabelecida a função do selênio como cofator essencial da enzima glutationa peroxidase. Diversas enzimas de glutationa peroxidase (designadas por GPX seguido por um número) foram caracterizadas, e cada uma delas catalisa a mesma reação básica mas em tecidos diferentes. As GPX 1-4 são dependentes de selênio, contendo quatro resíduos de selenocisteína. A GPX1 e a GPX4 são encontradas na maioria dos tecidos, especificamente no fígado, nos rins e nas células vermelhas. A GPX2 é encontrada principalmente no trato gastrintestinal e no fígado. A GPX3 é encontrada principalmente no plasma (extracelular), nos rins e na glândula tireoide. Dentro dos tecidos, a glutationa peroxidase é encontrada sobretudo (~70%) no citosol das células e em uma menor proporção (~30%) na matriz mitocondrial. Entretanto, a GPX4 é encontrada predominantemente associada a membranas celulares. Acredita-se que a GPX3 e a selenoproteína P respondam juntas por mais de 90% do selênio do plasma.

A glutationa peroxidase catalisa a remoção de peróxidos de hidrogênio (H_2O_2) e de hidroperóxidos dos tecidos. A GPX4 funciona principalmente removendo hidroperóxidos orgânicos (designados por LOOH no caso de um hidroperóxido lipídico ou ROOH no caso de um hidroperóxido orgânico em geral). A glutationa, um tripeptídeo de glicina, cisteína e glutamato, encontrada na maioria das células do corpo, é necessária, em sua forma reduzida, para a reação catalisada por GPX e fornece os equivalentes reduzidos, como mostram as reações seguintes.

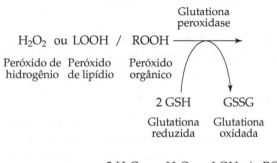

Peróxidos orgânicos são derivados de ácidos nucleicos e outras moléculas, incluindo ácidos graxos insaturados. Um peróxido derivado de ácidos graxos é considerado um peróxido lipídico (em vez de orgânico). Peróxidos de hidrogênio são gerados em várias células pelo corpo como parte do metabolismo normal e podem ser gerados em grandes quantidades por células brancas do sangue ativadas, na medida em que fagocitam substâncias estranhas. A reação, catalisada pela glutationa peroxidase, neutraliza ou elimina o peróxido de hidrogênio e os peróxidos orgânicos (incluindo os lipídicos). De fato, a glutationa peroxidase é mais ativa que a catalase na redução de peróxidos orgânicos e de hidrogênio. Se não forem removidos, esses peróxidos danificarão membranas celulares e outros componentes celulares.

A disponibilidade de selênio afeta a atividade, as concentrações e os níveis do mRNA da GPX. Com a deficiência de selênio, ocorre uma diminuição das concentrações de mRNA das GPX, das concentrações das GPX e da atividade das GPX.[1,5,6] Mediante selênio inadequado, o selênio disponível é deslocado para outras selenoproteínas mais críticas, como a selenoproteína P. Com a suplementação de selênio, o mRNA da GPX aumenta rapidamente para controlar os níveis, e a atividade enzimática gradualmente aumenta. A "Perspectiva" do Capítulo 10 apresenta com detalhes a geração de peróxidos de hidrogênio, lipídicos e orgânicos, e as funções coordenadas de selênio (como parte da glutationa peroxidase), vitamina E, ferro (como catalase e mieloperoxidase), zinco e cobre (como superóxido dismutase), que também funcionam como antioxidantes para prevenir o dano celular induzido por radicais livres.

O GSSG formado como resultado da atividade da GPX deve ser regenerado de volta à sua forma reduzida

(GSH). Essa regeneração é imperativa para que as células mantenham estados redox apropriados. A glutationa redutase, uma flavoenzima, catalisa essa redução em uma reação dependente de NADPH + H⁺, derivada do desvio da hexose monofosfato. A seguir, apresentamos a regeneração da glutationa reduzida:

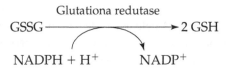

Iodotironina 5'-desiodases (IDI ou DI)

O selênio também é necessário para o metabolismo do iodo e foi proposto como regulador da produção do hormônio tireóideo.[7] As iodotironina 5'-desiodases são proteínas que contêm selenocisteína com uma selenocisteína presente no local ativo. Três tipos de 5'-desiodases foram caracterizados. O tipo 1 é encontrado principalmente na glândula tireoide e no fígado, e os tipos 2 e 3, em tecidos como pele, glândula pituitária, tecido adiposo e cérebro.

As 5'-desiodases catalisam a desiodinação (remoção de iodo) da 5 ou 5' posições dos hormônios tireóideos e alguns de seus metabólitos. Por exemplo, as desiodases dos tipos 1 e 2 convertem o hormônio tireóideo tiroxina (T_4), secretado pela glândula tireoide, em 3, 5, 3'-tri-iodotironina (T_3). O tipo 1, que catalisa essa reação no fígado (entre outros tecidos, como os rins e as glândulas pituitária e tireoide), fornece T_3 para liberação no sangue e circulação no corpo. O tipo 2 providencia a produção e o uso de T_3 em tecidos específicos. A T_3 é a principal reguladora hormonal do metabolismo, bem como do crescimento e desenvolvimento normais.

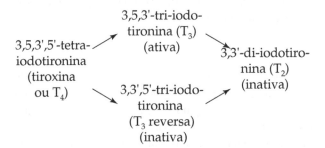

Uma vez fabricada, a T_3 pode ser desiodada pela desiodase do tipo 3 em T_2 (também chamada 3,3'-di--iodotironina). Outras reações também podem ocorrer. Se a T_3 não for necessária, então, por exemplo, a T_4 poderá ser convertida pela desiodase do tipo 3 em T_3 reversa e metabólito inativo. Para mais informações sobre o metabolismo dos hormônios da tireoide, ver seção sobre iodo.

Tiorredoxina redutase (TrxR ou TRR)

A tiorredoxina redutase é uma flavoenzima (FAD) que, como a GPX e a desiodase, contém selenocisteína em seu local ativo. A enzima, encontrada no sangue, nas células e nos tecidos, ajuda a manter o estado redox do corpo e das células, agindo sobre a tiorredoxina e outros substratos. Especificamente, a tiorredoxina redutase transfere equivalentes redutores da NADPH através de sua FAD ligada para reduzir ligações dissulfídicas (S-S) na forma oxidada de seu substrato tiorredoxina (Trx). As tiorredoxinas e as glutarredoxinas são pequenos peptídeos (também denominados ditióis por causa da presença de dois grupos sulfidris) encontrados nas células. As tiorredoxinas, [Trx(SH)$_2$], em seu estado reduzido, funcionam com a tiorredoxina redutase e a NADPH como um sistema proteico de redução dissulfídica. Em outras palavras, as tiorredoxinas fornecem compostos oxidados com hidrogênios (por exemplo, equivalentes redutores). A reação catalisada pela tiorredoxina redutase, mostrada a seguir, é similar àquela catalisada pela glutationa redutase.

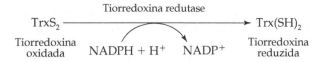

O sistema da tiorredoxina está envolvido em funções de oxidação-redução e também ajuda a modular cascatas de sinalização intracelular, inibindo a apoptose e regulando o crescimento celular.[8] Por exemplo, a tiorredoxina reduz fatores de transcrição como o ativador de proteína (AP)1 e o fator nuclear k B para afetar suas capacidades de ligação ao DNA.

Selenofosfato sintetase (SPS)

Ao menos duas formas de selenofosfato sintetase foram identificadas no corpo. Uma forma (denominada SPS1) não contém selenocisteína, e acredita-se que recicle o selênio da selenocisteína. A isoforma SPS2, que contém selenocisteína, catalisa a síntese de selenofosfato a partir de selenídeo, como mostrado a seguir:

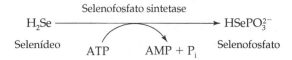

O selenofosfato é um componente-chave do corpo, necessário para sintetizar outras proteínas que contêm selenocisteína ou enzimas (**Figura 12.16**), como glutationa peroxidase, desiodase, tiorredoxina redutase, selenoproteína P, entre outras.

Selenoproteína P (SEL P)

A selenoproteína P, uma glicoproteína, é sintetizada principalmente no fígado e em menor grau nos rins, no coração e nos pulmões. É a principal proteína contendo selênio no sangue, contudo é também encontrada associada a células endoteliais capilares. A selenoproteína P, diferentemente da maioria das selenoenzimas (que contêm de ~1 a 4 átomos como selenocisteína), contém até dez resíduos de selenocisteína. Entretanto, em condições nas quais o selênio esteja limitado, a selenoproteína P pode ser sintetizada com menos resíduos de selenocisteína. Em outras palavras, em vez de ter dez selenocisteínas, a selenoproteína P pode ter duas ou três selenocisteínas aproximadamente, caso não haja disponibilidade de selênio em quantidade suficiente nas células. Além disso, quando o selênio está limitado, a selenoproteína P parece receber preferencialmente selênio em relação a outras selenoenzimas, como as glutationas peroxidases.[9]

Há evidências de que a selenoproteína P funcione no corpo como um antioxidante, especialmente removendo o danoso radical peroxinitrito ($ONOO^-$). O peroxinitrito é sintetizado por células brancas ativadas a partir de radicais superóxidos (O_2^-) e monóxido de nitrogênio ($NO^\bullet$).[9-11] Caso não esteja ativado, por exemplo, o peroxinitrito pode causar quebras de fitas únicas de DNA e peroxidação lipídica.

Selenoproteína W (SEL W)

A selenoproteína W, também uma proteína que contém selenocisteína, é encontrada principalmente no citosol dos músculos cardíaco e esquelético. Nesses tecidos, a selenoproteína W pode ser encontrada ligada à glutationa reduzida através de um resíduo de cisteína. A função dessa proteína não está clara até o presente momento, mas especula-se que tenha funções antioxidantes no corpo.[12-14]

Metionina sulfóxido redutase (SEL R)

A metionina sulfóxido redutase também contém selenocisteína. A enzima reduz sulfóxidos de metionina, gerados em proteínas quando os radicais livres causam oxidação de resíduos de metionina. A presença do sulfóxido no interior da proteína danificada torna a proteína incapaz de excercer sua função normal.

Outras selenoproteínas

Várias outras selenoproteínas contendo ao menos uma selenocisteína foram identificadas, mas pouco se sabe sobre suas funções. Considera-se, por exemplo, que a selenoproteína 15 (SEP 15) funcione como chaperona nas células e pode também estar envolvida com a dobradura de proteínas, que pode ser necessária antes que uma proteína seja secretada da uma célula para o sangue. Acredita-se que a selenoproteína S (SEL S) esteja envolvida no processamento e na remoção de proteínas maldobradas nas células. As selenoproteínas H, K, M e N também foram identificadas, mas suas funções não são conhecidas.

Interações com outros nutrientes

As deficiências de ferro e cobre afetam o funcionamento do selênio no corpo. A deficiência de ferro diminui a síntese da glutationa peroxidase hepática e as concentrações de selênio nos tecidos.[15] Demonstrou-se que a deficiência de cobre diminui as atividades tanto da glutationa peroxidase como da 5'-desiodase.[16,17] O mecanismo ou mecanismos pelos quais o ferro e o cobre agem não são claros.

A ingestão de metionina pela dieta também pode afetar o selênio. Um problema ocorrerá se o selênio do corpo estiver disponível apenas como selenometionina. Presente no corpo apenas como selenometionina, o selênio torna-se então disponível apenas à medida que as proteínas vão sendo degradadas no curso de seu *turnover* natural.[18]

Excreção

O selênio é excretado do corpo quase que igualmente na urina e nas fezes. Acredita-se que a excreção seja o meio pelo qual a homeostase do selênio é mantida. Os principais metabólitos urinários do selênio incluem selenoaçúcar metil seleno-N-acetil D-galactosamina [CH_3Se-GalN], metilselenol [CH_3SeH], dimetilselenídeo [$(CH_3)_2Se$] e trimetilselênio [$(CH_3)_3Se^+$].[19]

As perdas de selênio através dos pulmões e da pele também contribuem para a excreção diária desse mineral. A eliminação pulmonar de selênio usualmente associada com a ingestão de grandes quantidades do mineral ocorre pela exalação de dimetilselenídeo, que é muito volátil e possui um odor de alho.

Dose diária recomendada

Em 1980, recomendações na forma de ingestão diária através de uma dieta estimada como segura e adequada foram estabelecidas para o selênio. Essas recomendações foram baseadas principalmente em cálculos das exigências de selênio para animais e fixadas em 50 a 200 µg/dia.[20] Em 1989, estabeleceram-se RDAs para o selênio: 70 µg para homens e 55 µg para mulheres.[21] As RDAs foram subsequentemente modificadas à medida que estudos adicionais foram conduzidos ao longo da última década. Em 2000, o Food and Nutrition Board fixou uma RDA para o selênio em 55 µg/dia para homens e mulheres adultos.[22] Com base principalmente em estudos do balanço, bem como em estudos sobre a repleção em homens com deficiência de selênio em regiões da China, a necessidade de selênio para adultos foi determinada em 45 µg. A necessidade foi baseada no cálculo da quantidade de selênio exigida para concentrações platô de selenoproteínas do plasma selecionadas. Para fixar a RDA, adicionou-se um coeficiente de 20% de variação e o número final foi arredondado "ao cinco mais próximo". As RDAs do selênio para gravidez e lactação foram fixadas em 60 µg e 70 µg, respectivamente.[22] O selênio adicional é necessário para a deposição fetal durante a gravidez e para a composição do leite durante a lactação.[22] As páginas finais deste livro fornecem as RDAs do selênio para outros grupos etários; estudos recentes sugerem que a RDA do selênio para adultos pode ser inadequada.[23]

Deficiência

A deficiência de selênio foi relacionada a numerosas doenças do gado e também a doenças humanas regionais, como as doenças de Keshan e de Kashin-Beck na China.[24] A doença de Keshan é caracterizada por cardiomiopatia envolvendo choque cardiogênico, insuficiência cardíaca congestiva ou ambos, ao lado de necrose multifocal do tecido do coração, que é substituído por um tecido fibroso.[24] O vírus de Coxsackie parece ser um cofator no desenvolvimento da doença de Coxsackie. Na ausência de selênio suficiente, ocorrem mutações nas famílias benignas do vírus. Essas mutações tornam o vírus violento; acredita-se que a presença do vírus responda por alguns dos sintomas da doença de Keshan.[25] A doença de Kashin-Beck é caracterizada por osteoartropatia envolvendo a degeneração e necrose das juntas e das cartilagens epifisial-planas das pernas e dos braços.[24] Acredita-se que diversos fatores, incluindo a deficiência de selênio, contribuam para o desenvolvimento da doença de Kashin-Beck.

A deficiência de selênio também foi observada em pessoas que receberam nutrição parental total.[26-28] Os principais sintomas da deficiência são crescimento pobre, dor muscular e fraqueza, perda de pigmentação do cabelo e da pele, e esbranquiçamento da base das unhas. O crescimento pobre pode ser associado com o papel do selênio no metabolismo do hormônio da tireoide. As concentrações do selênio sérico foram inversamente associadas com o risco de doença cardíaca e a incidência de alguns cânceres.[29-31] Alguns estudos sugeriram que uma ingestão diária de 200 µg pode diminuir o risco dessas doenças.[30]

Toxicidade

A toxicidade do selênio, também chamada selenose, foi observada tanto em mineiros como em pessoas que consomem selênio em excesso a partir de suplementos. Manifestações físicas e anormalidades químicas podem ocorrer, o que dependerá das quantidades ingeridas. Sinais e sintomas da toxicidade são náuseas, vômitos, cansaço, diarreia, fragilidade e perda de cabelo e unhas, parestesia, interferência no metabolismo do enxofre (essencialmente na oxidação de grupos sulfidris) e inibição da síntese de proteínas.[32] Envenamento agudo por quantidades em gramas de selênio é letal, com dano à maioria dos sistemas de órgãos.[32] O UL de 400 µg/dia foi fixado pelo Food and Nutrition Board.[22] O nível mais baixo de efeito adverso observável (LOAEL) para o selênio é de 910 µg.[21]

Avaliação do Estado Nutricional

A concentração de selênio no sangue é considerada reflexo ou função da ingestão por dieta dentro de uma faixa específica. Para as concentrações de selênio plasmático, um valor de 7 µg parece ser o limite. Se a concentração de selênio plasmático de um indivíduo estiver <7 µg/dL, o selênio da dieta afetará as concentrações plasmáticas do selênio. Quando as concentrações plasmáticas excedem esse valor, outros fatores, além da dieta, também afetam as concentrações plasmáticas.[22]

As atividades e concentrações das selenoproteínas também foram usadas para avaliar o *status* do selênio. A selenoproteína P e a glutationa peroxidase em tecidos (GPX1) e no plasma (GPX3) são comumente utilizadas. As concentrações de selenoproteína P são o melhor indicador do *status* do selênio do que a glutationa peroxidase.[34] A atividade da selenoproteína P e da glutationa peroxidase (como concentrações séricas ou plasmáticas) atinge o platô à medida que a ingestão de selênio aumenta, servindo, portanto, como índice do *status* de selênio nas populações com baixa ingestão.[21,22,33]

Cortes das unhas dos pés também parecem refletir o *status* do selênio, entretanto unhas e cabelo são influenciados pelas formas de selênio ingeridas e, no caso do cabelo, por sua cor e contaminação por xampus e outros produtos.[20,35,37] A concentração urinária de selênio pode refletir o *status*, mas pode ser afetada pela dieta. Também se demonstrou que ela identifica a toxicidade do selênio, mas pode ser proporcional ao *status*.[20,32,36,37]

Referências citadas para o selênio

1. Burk R, Hill K. Regulation of selenoproteins. Ann Rev Nutr. 1993; 13:65-81.
2. Sandstrom B, Davidsson L, Eriksson R, Alpsten M, Bogentoft C. Retention of selenium (75Se), zinc (65Zn) and manganese (54Mn) in humans aft er intake of a labelled vitamin and mineral supplement. J Trace Elem Electrolytes Health Dis. 1987;1:33-8.
3. Thomson C, Robinson M. Urinary and fecal excretions and absorption of a large supplement of selenium: superiority of selenate over selenite. Am J Clin Nutr. 1986; 44:659-63.
4. Whanger P, Butler J. Effects of various dietary levels of selenium as selenite or selenomethionine on tissue selenium levels and glutathione peroxidase activity in rats. J Nutr. 1988;118:846-52.
5. Kato T, Read R, Rozga J, Burk R. Evidence for intestinal release of absorbed selenium in a form with high hepatic extraction. Am J Physiol. 1992;262:G854-8.
6. Evenson J, Sunde R. Selenium incorporation into seleno proteins in the selenium-adequate and selenium-deficient rat. Proc Soc Exp Biol Med. 1988;187:169-80.
7. Beckett GJ, Arthur J. Selenium and endocrine systems. J Endocrinol. 2005;184:455-65.

8. Kohrle J, Jakob F, Contempre B, Dumont J. Selenium, the thyroid, and the endocrine system. Endocrine Rev. 2005;26:944-84.
9. Mostert V. Selenoprotein P: properties, functions, and regulation. Arch Biochem Biophys. 2000;376:433-8.
10. Arteel GE, Klotz L, Buchczyk DP, Sies H. Selenoprotein P. Meth Enzymol. 2002; 347:121-5.
11. Moschos MP. Selenoprotein P. Cell Molec Life Sci. 2000;57:1836-45.
12. Whanger PD. Selenoprotein W: a review. Cell Molec Life Sci. 2000;57:1846-52.
13. Whanger PD. Selenoprotein W. Meth Enzymol. 2002;347:179-87.
14. Jeong D, Kim TS, Chung YW, Lee BJ, Kim IY. Selenoprotein W is a glutathione-dependent antioxidant in vivo. FEBS Letters. 2002;517:225-8.
15. Moriarty P, Picciano M, Beard J, Reddy C. Iron deficiency decreases Se-GPX mRNA level in the liver and impairs selenium utilization in other tissues. Faseb J. 1993;7:A277.
16. Olin K, Walter R, Keen C. Copper deficiency affects selenoglutathione peroxidase and selenodeiodinase activities and antioxidant defense in weanling rats. Am J Clin Nutr. 1994; 59:654-8.
17. Jenkinson S, Lawrence R, Burk R, Williams D. Effects of copper deficiency on the activity of the selenoenzyme glutathione peroxidase and on excretion and tissue retention of 75SeO32-. J Nutr. 1982;112:197-204.
18. Waschulewski I, Sunde R. Effect of dietary methionine on utilization of tissue selenium from dietary selenomethionine for glutathione peroxidase in the rat. J Nutr. 1988;119:367-74.
19. Robinson J, Robinson M, Levander O, Thomson C. Urinary excretion of selenium by New Zealand and North American human subjects on different intakes. Am J Clin Nutr. 1985;41:1023-31.
20. National Research Council. Recommended Dietary Allowances. 9th ed. Washington, DC: National Academy Press; 1980. p. 162-4.
21. National Research Council. Recommended Dietary Allowances. 10th ed. Washington, DC: National Academy Press; 1989. p. 217-24.
22. Food and Nutrition Board, Institute of Medicine. Dietary Reference Intakes. Washington, DC: National Academy Press; 2000. p. 284-324.
23. Broome C, McArdle F, Kyle J, Andrews F, Lowe N, Hart C, et al. An increase in selenium intake improves immune function and poliovirus handling in adults with marginal selenium status. Am J Clin Nutr. 2004;80:154-62.
24. Ge K, Yang G. The epidemiology of selenium deficiency in the etiological study of endemic diseases in China. Am J Clin Nutr. 1993;57:259S-63S.
25. Moghadaszadeh B, Beggs A. Selenoproteins and their impact on human health through diverse physiological pathways. Physiol. 2006;21:307-15.
26. Abrams C, Siram S, Galsim C, Johnson-Hamilton H, Munford F, Mezghebe H. Selenium deficiency in long-term total parenteral nutrition. Nutr Clin Prac. 1992;7:175-8.
27. Van Rij A, Thomson C, McKenzie J, Robinson M. Selenium deficiency in total parenteral nutrition. Am J Clin Nutr. 1979;32:2076-85.
28. Vinton N, Dahlstrom K, Strobel C, Ament M. Macrocytosis and pseudoalbinism: manifestations of selenium deficiency. J Pediatr. 1987;111:711-7.
29. Flores-Mateo G, Navas-Acien A, Pastor-Barriuso R, Guallar E. Selenium and coronary heart disease. Am J Clin Nutr. 2006;84:762-73.
30. Wei W, Abnet C, Qiao Y, Dawsey S, Dong Z, Sun X, et al. Prospective study of serum selenium concentrations and esophageal and gastric cardia cancer, heart disease, stroke and total death. Am J Clin Nutr. 2004;79:80-5.
31. Brenneisen P, Steinbrenner H, Sies H. Selenium, oxidative stress, and health aspects. Trace Elem Hum Hlth. 2005;26:256-67.
32. Clark RF, Strukle E, Williams SR, Manoguerra AS. Selenium poisoning from a nutritional supplement. Jama. 1996;275:1087-8.
33. Diplock A. Indexes of selenium status in human populations. Am J Clin Nutr. 1993; 57:256S-58S.
34. Burk R, Hill K. Selenoprotein P: an extracellular protein with unique physical characteristics and a role in selenium homeostasis. Ann Rev Nutr. 2005;25:215-35.
35. Garland M, Morris J, Stampfer M, Colditz G, Spate V, Baskett C, et al. Prospective study of toenail selenium levels and cancer among women. J Natl Cancer Inst. 1995; 87:497-505.
36. Ovaskainen M, Virtamo J, Alfthan G, Haukka J, Pietinen P, Taylor P, Huttunen J. Toenail selenium as an indicator of selenium intake among middle-aged men in an area with low soil selenium. Am J Clin Nutr. 1993;57:662-5.
37. Longnecker M, Stampfer M, Morris J. A 1 year trial of the effect of high selenium bread on selenium concentrations in blood and toenails. Am J Clin Nutr. 1993;57:408-13.

Cromo

O cromo, um metal, existe em vários estados oxidativos de Cr^{2-} a Cr^{6+}. O metal tem presença ubíqua – encontrada no ar, na água e no solo. O cromo trivalente, ou Cr^{3+}, é o mais estável dos estados de oxidação e frequentemente se liga a ligantes que contêm nitrogênio, oxigênio ou enxofre para formar complexos ordinários ou octaedros. A forma trivalente do cromo é considerada a mais importante nos seres humanos. O conteúdo do cromo no corpo humano varia de ~4 a 6 mg.

Fontes

Em alimentos, o cromo existe na forma trivalente (Cr^{3+}). Boas fontes de cromo na dieta incluem carnes, peixe e aves (especialmente vísceras) e grãos (especialmente grãos integrais). Outros alimentos proveem quantidades variáveis de cromo. Exemplos de alimentos contendo relativamente grandes quantidades de cromo são queijo, chocolate amargo, seleta de legumes, entre os quais cogumelos, pimentões verdes, vagem e espinafre; frutas selecionadas como maçãs, bananas, suco de laranja e de uva; e diversos condimentos e temperos (canela, alho, louro, açafrão); bem como chá, cerveja e vinho.[1,2] O levedo de cerveja deve ser incluído pelo seu suposto alto conteúdo da forma biologicamente ativa do cromo complexada de forma orgânica e frequentemente chamada de **fator de tolerância a glicose (GTF)**.

O processamento e refino dos alimentos podem afetar o conteúdo de cromo nos alimentos. O refino do açúcar, por exemplo, diminui o cromo. Assim, melaços e açúcar mascavo são mais ricos em cromo do que o açúcar branco. O cromo é facilmente solubilizado em utensílios de cozinha em aço inoxidável ou latas de alimentos ácidos. Portanto, o uso de utensílios de cozinha em aço inoxidável pode aumentar a quantidade de cromo dos alimentos.[3]

Absorção, transporte e armazenamento

Absorção

Em soluções acídicas, como as encontradas no estômago, o Cr^{3+} é solúvel e pode formar complexos com ligantes. Considera-se que o cromo é absorvido ao longo do intestino delgado, especialmente no jejuno.[4] Apesar de o modo de absorção ainda ser desconhecido, acredita-se que o cromo seja absorvido tanto por difusão como por meio de um transportador mediado por carreador. Cerca de 0,4% a 2,5% da ingestão de cromo é absorvida nas células intestinais para que o metal possa ser usado pelo corpo.[5-8]

Fatores que influenciam a absorção de cromo

Assim como outros minerais-traço, a absorção de cromo pode ser influenciada por fatores da dieta.

Favorecedores da absorção de cromo Dentro do estômago, os aminoácidos ou outros ligantes podem quelar o cromo inorgânico. Aminoácidos como fenilalanina, metionina e histidina atuam como ligantes para melhorar a absorção de cromo.[9] O picolinato também atua como ligante para o cromo. Essas quelações geralmente ajudam o cromo a permanecer solúvel e previnem a olação quando o metal atinge o pH alcalino do intestino delgado. Compostos lipofílicos como o picolinato também são benéficos porque aumentam a absorção através das membranas lipídicas das células. A vitamina C parece aumentar igualmente a absorção do cromo. O consumo de 1 mg de cromo (como cloreto de cromo) juntamente com 100 mg de ascorbato foi associado com maiores concentrações plasmáticas de cromo do que aquelas obtidas com a ingestão de cromo sem ascorbato.[10-12]

Inibidores da absorção de cromo O cromo inorgânico, em um ambiente neutro ou alcalino, reage com íons hidroxila (OH^-), que prontamente polimerizam para formar compostos de alto peso molecular num processo chamado olação. Essa reação resulta na precipitação do cromo e, assim, em absorção reduzida. Antiácidos reduzem significativamente as concentrações de cromo do sangue e dos tecidos através da diminuição da absorção.[10] Fitatos, encontrados principalmente em grãos e leguminosas, também diminuem a absorção de cromo.

Transporte

No sangue, o Cr^{3+} inorgânico liga-se competitivamente à transferrina e é transportado juntamente com o ferro ligado a ela. Caso os sítios da transferrina estejam indisponíveis para o cromo, acredita-se que a albumina transporte o cromo.

Há evidências de que as globulinas e possivelmente as lipoproteínas também transportem o mineral caso ele esteja presente em altas concentrações. Algum cromo também pode circular sem estar ligado no sangue. A maneira como o cromo complexado organicamente é transportado no sangue permanece incerta.

Armazenamento

O corpo contém de ~4 a 6 mg de cromo.[13] Tecidos especialmente ricos em cromo são os rins, o fígado, os músculos, o baço, o coração, o pâncreas e os ossos. Constatou-se que as concentrações de cromo nos tecidos diminuem com a idade.[14] Acredita-se que o cromo seja armazenado nos tecidos com o ferro férrico em função de ser transportado pela transferrina.

Funções e mecanismos de ação

O cromo é conhecido por potencializar a ação da insulina, entretanto esse mecanismo está sendo investigado. Durante décadas, a ação biológica do cromo foi atribuída ao fato de ele formar complexos com o ácido nicotínico e aminoácidos para constituir o composto orgânico fator de tolerância a glicose (GTF).[15,16] O GTF foi primeiramente identificado no levedo de cerveja, mas esse fator nunca foi purificado e não se caracterizou sua estrutura exata. Não obstante, permanece a crença de que a molécula biologicamente ativa é um complexo dinicotinato de cromo coordenado com aminoácidos que estabilizam o complexo. Mertz[15,16] propôs um complexo de dinicotinato de cromo coordenado por ligantes aminoácidos (glutamato, cisteína e glicina), que estabilizam o complexo. O GTF, liberado em resposta à insulina, foi considerado potencializador das ações da insulina possivelmente facilitando a sua ligação. Contudo, nenhuma evidência indica que o cromo seja um componente das subunidades do receptor ou parte de uma proteína acessória para a ligação da insulina.[13,17,18]

Estudos mais recentes mostraram que o cromo pode estar envolvido na secreção pancreática da insulina ou na produção, expressão ou atividade do receptor da insulina para potencializar ou aumentar a efetividade desta.[17,19] A insulina é mais efetiva na presença de cromo do que na sua ausência.[19] Acredita-se que o papel do cromo na estimulação da atividade da insulina ocorra como é descrito a seguir e mostrado na **Figura 12.17**. Com o aumento da insulina no plasma, o cromo ligado à transferrina é levado ao interior das células através de receptores de transferrina. Dentro das células, os átomos de cromo liberados (quatro) ligam-se à apocromodulina, que é um oligopeptídeo composto por glicina, cisteína, aspartato e glutamato. Uma vez que os quatro átomos de cromo se ligam à apocromodulina, o complexo é chamado holocromodulina (Cr^4-cromodulina) ou cromodulina. Há referência à cromodulina como substância de ligação ao cromo de baixo peso molecular (LMWCr).

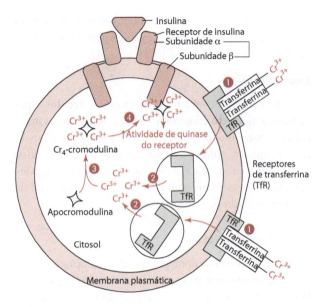

① A transferrina envia Cr^{3+} aos receptores de transferrina (TfR) nas membranas das células.

② O Cr^{3+} é liberado dentro da célula.

③ Quatro átomos Cr^{3+} complexam-se com a cromodulina para formar holocromodulina ou Cr_4-cromodulina.

④ Cr_4-cromodulina aumenta a atividade de quinase da subunidade beta do receptor de insulina e outras tirosinas quinases citosólicas

Figura 12.17 Papéis propostos para o cromo (Cr^{3+}) como parte da cromodulina potencializando as reações da insulina.

A cromodulina, mas não a apocromodulina, se liga à subunidade citosólica beta do receptor de insulina e estimula (ou amplifica) a atividade quinase do receptor de insulina. A cromodulina também parece estimular a atividade tirosina quinase de outras enzimas, que, por sua vez, fosforilam uma quantidade de proteínas envolvidas na sinalização da insulina.[20-26]

Algumas funções do cromo foram sugeridas no metabolismo da glicose e dos lipídios, mas ele ocorre provavelmente por causa dos efeitos da insulina em múltiplas enzimas reguladoras do metabolismo da glicose e dos lipídios. Por exemplo, o cromo pode melhorar a intolerância à glicose em pessoas com tolerância à glicose anormal, caso o indivíduo tenha *status* de cromo inadequado. Diversos estudos reportaram melhoras da glicose do sangue e dos perfis de lipídios em pessoas com suplementação de cromo, mas os efeitos são positivos naqueles com *status* inicial de cromo inadequado.[6,15,17,18,27,28] Propôs-se que o cromo como suplemento produz modificações na composição do corpo e no desempenho da força. Entretanto, a maioria dos estudos bem controlados provendo suplementação de cromo não mostrou efeitos significativos em ganhos de força, acréscimo muscular ou perda de gordura.[29-33]

O cromo também participa do metabolismo do ácido nucleico. Acredita-se que o Cr^{3+} esteja envolvido na manutenção da integridade estrutural das fitas nucleares e na regulação da expressão gênica.[34] A síntese de RNA *in vitro*, dirigida pelo DNA, é favorecida pelo cromo.[35]

INTERAÇÕES COM OUTROS NUTRIENTES

Por ser transportado no sangue ligado à transferrina, a principal proteína de ligação ao ferro, poder-se-ia suspeitar que, ao ser oferecido em grande quantidade, o cromo pudesse deslocar o ferro da transferrina. De fato, a ingestão de cromo (~200 μg) como cloreto de cromo e picolinato de cromo foi associada a uma significativa diminuição da ferritina sérica, capacidade total de ligação do ferro e saturação da transferrina em homens.[31] Outros estudos, entretanto, reportaram que a ingestão de picolinato de cromo (924 μg) não teve consequências nos índices hematológicos em homens.[33]

EXCREÇÃO

A maior parte do cromo é excretada do corpo através da urina. De fato, o cromo urinário representa cerca de 95% da excreção de cromo e reflete principalmente a ingestão recente (não o *status*). Em termos absolutos, o cromo urinário é de ~0,2 a 0,4 μg/dia, e 0,5% a 2% da ingestão é excretada com ingestões de 40 μg e 10 μg, respectivamente.[6,8,36-38] Em alguns indivíduos, comprovou-se que o consumo de dietas ricas em açúcares simples aumenta o cromo urinário em 300% em comparação com o consumo de dietas ricas em carboidratos complexos e fibras.[39] Além das perdas urinárias, pequenas quantidades de cromo são perdidas com a descamação de células da pele. O cromo fecal representa principalmente o cromo da dieta não absorvido, e não o cromo endógeno excretado com a bile nas fezes.

DOSE DIÁRIA RECOMENDADA

Uma ingestão dietética segura e adequada estimada (ESADDI) para o cromo foi reportada pela primeira vez nas RDAs de 1980. Em 1989, uma ESADDI para o cromo de 50 a 200 μg/dia foi recomendada para adultos.[40] A recomendação mais recente para o cromo está na forma de ingestão adequada (AI) e foi fixada na ingestão média de cromo nos Estados Unidos. As AIs para cromo para homens e mulheres adultos até 50 anos de idade é de 35 μg e 25 μg, respectivamente; esses valores caem para 30 μg e 20 μg para homens e mulheres, respectivamente, com mais de 50 anos de idade.[7] Durante a gravidez e lactação, ingestões de 30 μg e 45 μg de cromo, respectivamente, são recomendadas. As AIs de cromo para outras idades são apresentadas nas páginas finais deste livro.

DEFICIÊNCIA

A deficiência de cromo foi descrita em algumas pessoas que receberam alimentação intravenosa (nutrição parenteral total) sem cromo e não o ingeriram oralmente através de alimentos. Sinais e sintomas da deficiência incluem perda de peso, neuropatia periférica, concentrações de glicose do plasma elevadas ou uso debilitado de glicose (também chamado de resistência a insulina, que pode ser caracterizado por hiperinsulinemia) e altas concentrações de ácidos graxos livres no plasma. A evidência da intolerância a glicose aumentada entre os idosos pode estar relacionada à ingestão inadequada de cromo ou a reduções nas concentrações dos tecidos.[41] *Status* de cromo melhorado, caso inicialmente inadequado, resulta em melhor metabolismo em pessoas com diabetes e intolerância a glicose.

Trauma grave e estresse podem aumentar a necessidade de cromo. O estresse, por exemplo, eleva a secreção de hormônios como o glucagon e o cortisol, que alteram a glicose e, em última instância, o metabolismo do cromo.

O cromo também deve ser aumentado em algumas doenças, como o diabetes melito e doença do coração, apesar do elo entre o cromo e essas doenças não ser conclusivo. A deficiência de cromo resulta em resistência à insulina caracterizada por hiperinsulinemia, um fator de risco para a doença do coração. A leve deficiência de cromo também é um fator para a síndrome metabólica. A síndrome metabólica é um grupo de anormalidades que aumenta o risco de doença do coração e inclui hiperinsulinemia, resistência insulínica, intolerância a glicose, hipertrigliceridemia (altas concentrações de triglicerídios no sangue), concentrações diminuídas de HDL no sangue e hipertensão.

Suplementos

O cromo está disponível na forma de suplementos como sais inorgânicos, tais como os com cloreto, ou como complexo orgânico, tais como os com acetato, ácido nicotínico por si só ou com aminoácidos, ou ácido picolínico. Apesar de todas as formas parecerem absorvidas e utilizadas, a forma do suplemento parece afetar as concentrações nos tecidos em ratos. O picolinato de cromo, por causa de sua solubilidade aumentada (é lipofílico), foi indicado como superior às outras formas do cromo, mas pode causar dano cromossomal;[42] outros estudos indicaram potencial dano a órgãos.[43-48] A propaganda que sugere que o uso de picolinato de cromo pode ajudar na perda de peso e no ganho de massa muscular (corpo magro) não está totalmente apoiada em pesquisa científica.[29-33]

Toxicidade

Suplementos orais com até cerca de 1.000 µg de cromo como Cr^{3+} parecem seguros.[7,46] Entretanto, comprovou-se que o picolinato de cromo (Cr^{3+}) produz dano cromossomal em células de *hamsters*.[42] Além disso, o picolinato de cromo que fornece entre 600 e 2.400 µg de cromo foi associado à falência renal e disfunção hepática.[43,44]

A toxicidade é associada com a exposição à forma hexavalente do cromo (Cr^{6+}), que pode ser absorvida através da pele, entrar no corpo através de inalação ou ser ingerida. A inalação ou o contato direto com o cromo hexavalente pode resultar em doença respiratória ou em dermatite e ulcerações da pele, respectivamente. Dano ao fígado também pode ocorrer. O Cr^{6+} ingerido oralmente é cerca de 10 a 100 vezes mais tóxico que o Cr^{3+}.[47] A ingestão de ácido crômico (CrO_3), que contém cromo hexavalente, resultou em acidose grave, hemorragia gastrintestinal, prejuízo hepático, falência renal e morte.[45]

O nível de efeito adverso não observado (NOAEL) para o cromo Cr^{3+} é fixado em 1.000 µg/dia.[48] Não foi estabelecido o UL pelo Food and Nutrition Board até hoje.

Avaliação do estado nutricional

Não há testes de rotina disponíveis para determinar o *status* de cromo. Apesar de um nível cromo plasmático de ~0,5ng/mL ser considerado normal, o conteúdo de cromo dos fluidos fisiológicos não é indicativo do *status*.[36] O cromo plasmático de jejum não está em equilíbrio com o cromo dos tecidos. Respostas do cromo plasmático a uma carga de glicose oral são inconsistentes. O cromo urinário parece refletir apenas a ingestão recente, não o *status*.[36] As concentrações de cromo do cabelo podem indicar o *status* de uma grande população mas não de um indivíduo.[15] O *status* relativo de cromo foi avaliado retrospectivamente através do acompanhamento dos efeitos da suplementação de cromo em vários parâmetros, tais como a glicose do sangue e os lipídios, mas essa avaliação não é válida para a determinação do valor nutritivo de maneira absoluta.

Referências citadas para o cromo

1. Khan A, Bryden N, Polansky M, Anderson R. Insulin potentiating factor and chromium content of selected foods and spices. Biol Trace Elem Res. 1990;24:183-8.
2. Kumpulainen J. Chromium content of foods and diets. Biol Trace Elem Res. 1992;32:9-18.
3. Kuligowski J, Halperin K. Stainless steel cookware as a significant source of nickel, chromium, and iron. Arch Environ Contam Toxicol. 1992;23:211-5.
4. Anderson R. Chromium. In: Mertz W, editor. Trace elements in human and animal nutrition. 5th ed. San Diego: Academic Press; 1987. p. 225-44.
5. Offenbacher E, Spencer H, Dowling H, Pi-Sunyer F. Metabolic chromium balances in men. Am J Clin Nutr. 1986;44:77-82.
6. Anderson R, Polasky M, Bryden N, Canary J. Supplemental chromium effects on glucose, insulin, glucagon, and urinary chromium losses in subjects consuming controlled low chromium diets. Am J Clin Nutr. 1991;54:909-16.
7. Food and Nutrition Board, Institute of Medicine. Dietary Reference Intakes. Washington, DC: National Academy Press; 2001. p. 197-223.

8. Anderson R, Kozlovsky A. Chromium intake, absorption, and excretion of subjects consuming self selected diets. Am J Clin Nutr. 1985;41:1177-83.
9. Dowling H, Offenbacher E, Pi-Sunyer X. Effects of amino acids on the absorption of trivalent chromium and its retention by regions of the rat small intestine. Nutr Res. 1990; 10:1261-71.
10. Seaborn C, Stoecker B. Effects of antacid or ascorbic acid on tissue accumulation and urinary excretion of 51chromium. Nutr Res. 1990;10:1401-7.
11. Offenbacher E. Promotion of chromium absorption by ascorbic acid. Trace Elem Electrolytes. 1994;11:178-81.
12. Davis ML, Seaborn CD, Stoecker BJ. Effects of over-the-counter drugs on 51chromium retention and urinary excretion in rats. Nutr Res. 1995;15:201-10.
13. Is chromium essential for humans? Nutr Rev. 1988;46:17-20.
14. Mertz W. Chromium levels in serum, hair, and sweat decline with age. Nutr Rev. 1997; 55:373-5.
15. Mertz W. Chromium in human nutrition: a review. J Nutr. 1993;123:626-33.
16. Mertz W. Effects and metabolism of glucose tolerance factor. Nutr Rev. 1975;33:129-35.
17. Evans G. The effect of chromium picolinate on insulin controlled parameters in humans. Int J Biosocial Med Res. 1989;11:163-80.
18. Evans G, Bowman T. Chromium picolinate increases membrane fluidity and rate of insulin internalization. J Inorgan Biochem. 1992;46:243-50.
19. Striffler J, Polansky M, Anderson R. Dietary chromium enhances insulin secretion in perfused rat pancreas. J Trace Elem Exper Med. 1993;6:75-81.
20. Saad M. Molecular mechanisms of insulin resistance. Brazilian J Med Biol Res. 1994; 27:941-57.
21. Vincent JB. Elucidating a biological role for chromium at a molecular level. Acct Chem Res. 2000;33:503-10.
22. Davis C, Vincent J. Chromium oligopeptide activates insulin receptor kinase activity. Biochemistry. 1997;36:4382-5.
23. Roth R, Lui F, Chin J. Biochemical mechanisms of insulin resistance. Hormone Res. 1994;41(Suppl 2):51-5.
24. Wang H, Kruszewski A, Brautigan D. Cellular chromium enhances activation of insulin receptor kinase. Biochem. 2005;44:8167-75.
25. Vincent J. Recent advances in the nutritional biochemistry of trivalent chromium. Proc Nutr Soc. 2004;63:41-7.
26. Yang X, Palanichamy K, Ontko A, Roa M, Fang C, Ren J, Sreejayan N. A newly synthetic chromium complex-chromium (phenylalanine)3 improves insulin responsiveness and reduces whole body glucose tolerance. Febs Letters. 2005;579:1458-64.
27. Anderson R. Nutritional factors influencing the glucose/insulin system: chromium. J Am Coll Nutr. 1997;16:404-10.
28. Thomas V, Gropper S. Effect of chromium nicotinic acid supplementation on selected cardiovascular disease risk factors. Biol Trace Elem Res. 1996;55:297-305.
29. Clarkson P. Effects of exercise on chromium levels: is supplementation required? Sports Med. 1997;23:341-9.
30. Hasten D, Rome E, Franks D, Hegsted M. Effects of chromium picolinate on beginning weight training students. Int J Sports Nutr. 1992;2:343-50.
31. Lukaski H, Bolonchuk W, Siders W, Milner D. Chromium supplementation and resistance training: effects on body composition, strength and trace element status of men. Am J Clin Nutr. 1996;63:954-65.
32. Clancy S, Clarkson P, DeCheke M, Nosaka K, Freedson P, Cunningham J, Valentine B. Effects of chromium picolinate supplementation on body composition, strength, and urinary chromium loss in football players. Int J Sports Nutr. 1994;4:142-53.
33. Campbell W, Beard J, Joseph L, Davey S, Evans W. Chromium picolinate supplementation and resistive training by older men: effects on iron-status and hematologic indexes. Am J Clin Nutr. 1997;66:944-9.
34. Stoecker B. Chromium. In: Brown ML, editor. Present knowledge in nutrition. Washington, DC: International Life Sciences Institute Nutrition Foundation; 1990. p. 287-93.
35. Nielsen F. Chromium. In: Shils M, Olson J, Shike M, editors. Modern nutrition in health and disease. Philadelphia: Lea and Febiger; 1994. p. 264-8.
36. Anderson R, Polansky M, Bryden N, Patterson K, Veillon C, Glinsmann W. Effects of chromium supplementation on urinary chromium excretion of human subjects and correlation of chromium excretion with selected clinical parameters. J Nutr. 1983; 113:276-81.
37. Anderson RA, Polansky MM, Bryden NA, Roginski EE, Patterson KY, Reamer DC. Effect of exercise (running) on serum glucose, insulin, glucagon and chromium excretion. Diabetes. 1982;31:212-6.
38. Paschal DC, Ting BG, Morrow JC, Pirkle JL, Jackson RJ, Sampson EJ, et al. Trace metals in urine of United States residents: reference range concentrations. Environmental Res. 1998;76:53-9.
39. Kozlovsky A, Moser P, Reiser S, et al. Effects of diets high in simple sugars on urinary chromium losses. Metabolism. 1986;35:515-8.
40. National Research Council. Recommended Dietary Allowances. 10th ed. Washington, DC: National Academy Press; 1989. p. 241-3.
41. Bunker V, Lawson M, Delves H, et al. The uptake and excretion of chromium by the elderly. Am J Clin Nutr. 1984;39:797-802.
42. Stearns D, Wise J, Patierno S, Wetterhahn K. Chromium (III) picolinate produces chromosome damage in Chinese hamster ovary cells. Faseb J. 1995;9:1643-8.
43. Wasser WG, Feldman NS, D'Agati VD. Chronic renal failure aft er ingestion of over-the-counter chromium picolinate. Ann Intern Med. 1997;126:410-1.
44. Cerulli J, Grabe DW, Gauthier I, Malone M, McGoldrick MD. Chromium picolinate toxicity. Ann Pharmacotherapy. 1998;32: 428-31.
45. Loubieres Y, Lassence A de, Bernier M, Vieillard-Baron A, Schmitt JM, Page B, Jardin F. Acute, fatal, oral chromic acid poisoning. Clin Toxicol. 1999;37:333-6.
46. Anderson R. Chromium as an essential nutrient for humans. Regulatory Toxicol and Pharmacol. 1997;26:S35-S41.
47. Katz S, Salem H. The toxicology of chromium with respect to its chemical speciation. J Appl Toxicol. 1993;13:217-24.
48. Hathcock J. Vitamins and minerals: efficacy and safety. Am J Clin Nutr. 1997;66:427-37.

Iodo

O iodo, um não metal, é geralmente encontrado e funciona na sua forma iônica, iodeto (I^-). Portanto, o termo iodeto é usado ao longo desta seção para esse elemento-traço. Cerca de 15 a 20 mg de iodeto são encontrados no corpo humano.

Fontes

Nos alimentos, a concentração de iodeto é muito variável porque reflete as concentrações regionalmente variáveis do solo do elemento e a quantidade e natureza do fertilizante usado na cultura das plantas. Assim, o conteúdo de iodeto de grãos, legumes e frutas varia de acordo com o conteúdo de iodeto do solo, e o conteúdo de iodeto das carnes depende do iodeto do solo e das plantas que os animais consumiram. Na água potável, a quantidade desse não metal é uma indicação do conteúdo de iodeto de rochas e solos de uma região, e faz-se um estreito paralelo com a incidência de deficiência de iodeto entre os habitantes dessa região. Por exemplo, o conteúdo de iodeto da água das áreas de bócio da Índia, do Nepal e do Ceilão ficou entre 0,1 e 1,2 mg/L, em comparação com os 9,0 mg/L encontrados na área de não bócio de Nova Delhi.[1] Nos Estados Unidos, antes de o sal ser fortificado com o iodeto nos anos 1920, as pessoas que viviam nas áreas dos Grandes Lagos e das Montanhas Rochosas tinham dietas pobres em iodeto.

O iodeto é encontrado nos frutos do mar, entretanto existem grandes diferenças no conteúdo entre os peixes do mar e os de água doce. Peixes comestíveis do mar contêm cerca de 30 a 300 μg/100 g em contraste com apenas 2 a 4 μg/100 g dos peixes de água doce. Outros alimentos ricos em proteína também fornecem iodeto. Leite e iogurte fornecem cerca de 60 a 80 μg/xícara. Um ovo, por exemplo, provê cerca de 28 μg de iodeto e as carnes geralmente fornecem cerca de 25 a 35 μg/100 g. Feijões, como o branco, também contêm iodeto, cerca de 35 μg/meia xícara. Uma fonte adicional de iodeto são pães e produtos derivados de grãos feitos com massa de pão. Oxidadores de massa ou condicionadores contêm iodatos (IO^{3-}) como aditivos alimentares para melhorar produtos de panificação, especialmente as características do glúten.[2] Em geral, pães e produtos cereais proveem cerca de 10 μg/100 g. O sal iodado (1/4 de colher de chá) fornece cerca de 68 μg de iodeto. Restringir a ingestão de sal (como pode ser necessário para pessoas em tratamento de hipertensão) pode afetar negativamente o *status* de iodeto.[3]

Digestão, absorção, transporte e armazenamento

O iodeto dietético (I) é ora ligado a aminoácidos, ora encontrado livre na forma de iodato (IO^{3-}) ou iodeto (I^-) (**Figura 12.18**). Durante a digestão, o iodeto orgânico ligado pode ser libertado. O iodato de pães, por exemplo, é normalmente reduzido em iodeto pela glutationa.[4] Pequenas quantidades de aminoácidos iodinados e outras formas orgânicas do iodeto que escapam à digestão podem ser absorvidas mas não tão eficientemenete quanto o íon iodeto. Os hormônios da tireoide tiroxina (T_4) e tri-iodotironina (T_3) também são absorvidos inalterados, com uma biodisponibilidade de cerca de 75% que permite a medicação administrada oralmente de T_4.[5]

O iodeto é rápida e completamente absorvido pelo trato gastrintestinal, incluindo o estômago. Portanto, muito pouco iodeto aparece nas fezes.

Após a absorção, há iodeto livre no sangue (**Figura 12.18**). O iodeto é distribuído ao longo do fluido extracelular, a partir de onde é capaz de permear todos os tecidos. O elemento concentra-se seletivamente, entretanto, na glândula tireoide com quantidades menores

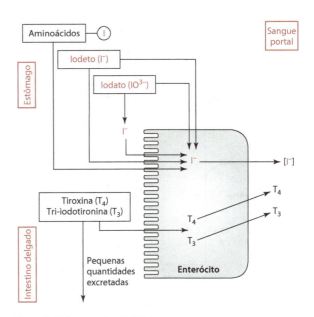

Figura 12.18 Digestão e absorção do iodo.

encontradas nos ovários, na placenta e nas glândulas salivares, gástricas e mamárias.

A glândula mamária prende o iodeto de modo mais agressivo, através de um sistema de transporte ativo dependente de sódio que faz frente a um gradiente de iodeto frequentemente de 40 a 50 vezes maior que a concentração plasmática. A glândula tireoide contém de 70% a 80% do iodeto total do corpo e captura cerca de 120 μg de iodeto por dia.

Como a glândula tireoide e sua síntese dos hormônios tireóideos são o foco do metabolismo de iodeto, o material informativo sobre o transporte de iodeto aos tecidos não tireóideos é esparso. Contudo, a captura por outros tecidos, como as glândulas salivares, também ocorre por meio de um mecanismo de transporte.

Funções e mecanismos de ação

A principal função do iodeto ocorre na síntese dos hormônios tireóideos tiroxina (T_4) e tri-iodotironina (T_3) pela glândula tireoide. A glândula tireoide é feita de múltiplos ácinos, denominados folículos, que são esféricos quanto ao formato e envoltos por uma camada simples de células tireoides. Os folículos são preenchidos com coloide, um material proteináceo. Tanto os aminoácidos quanto o iodeto são necessários para sintetizar hormônios tireóideos. Os eventos da síntese de hormônios tireóideos são mostrados na **Figura 12.19** e descritos a seguir:

- As células tireoides coletam ativamente o iodeto do sangue. De fato, a glândula tireoide deve retirar diariamente cerca de 60 mg de iodeto de um volumoso gradiente do elemento para assegurar um suprimento

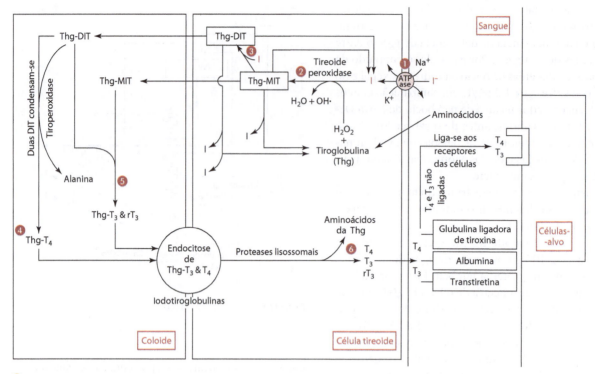

① O I⁻ é ativamente transportado à célula tireoide.
② O I liga-se a um resíduo da tirosina na tiroglobulina para formar tiroglobulina 3-monoiodotirosina (Thg-MIT).
③ A Thg-MIT é iodinada para formar Thg-DIT, tiroglobulina 3, 5-diodotirosina, que ④ se condensa com outra Thg-DIT no coloide para formar THg-T₄.
⑤ A Thg-DIT também pode se condensar com a ThgMIT para formar Thg-T₃ e T₃ reversa (r).
⑥ Os hormônios tieóideos ativos T₄ e T₃ são liberados no sangue após a endocitose da Thg-T₃ e da THg-T₄ de volta à célula tireoide e hidrólise da Thg por proteases.

Figura 12.19 Resumo do metabolismo e da hormonogênese intratireoidal, e transporte à tireoide e captura celular do iodo.

adequado de hormônios.[6] O mecanismo de retirada opera através de um bombeamento de Na⁺\K⁺-AT-Pase (**Figura 12.19**).[7]

- Uma vez dentro da célula, o iodeto (I⁻) é oxidado em iodo (I), que é então ligado à posição 3 dos resíduos tirosis da glicoproteína tiroglobulina (um processo chamado de organificação do iodo). A ligação do iodeto aos resíduos da glicoproteína tiroglobulina (Thg) é catalisada pela tiroperoxidase e gera tiroglobulina-3-minoiodotirosina (Thg-MIT) (**Figura 12.19**). O peróxido de hidrogênio atua como aceptor de elétrons.

- A seguir, a MIT é iodinada na posição 5 para formar tiroglobulina-3,5-di-iodotirosina (Thg-DIT). No coloide, duas DITs se condensam ou se empareiam para formar Thg-3,5,3',5'-tetraiodotironina (Thg-T₄) com a eliminação de uma cadeia lateral de alanina. A tiroperoxidase catalisa essa reação de empareamento.

- A DIT também se condensa ou empareia com a MIT para formar 3,5,3'-tri-iodotironina (T₃) e T₃ reversa (rT₃).

- Nas células tireoides, a DIT e a MIT não usadas na síntese de hormônio tireóideo são desiodinadas e o iodo é disponibilizado para reciclagem na formação de novas iodotiroglobulinas. As estruturas da MIT, DIT, tiroxina (T₄) e 3,5,3'-tri-iodotironina (T₃) estão na **Figura 12.20**.

Transporte de hormônios tireóideos no sangue

Para liberar os hormônios tireóideos no sangue, a iodotiroglobulina deve ser reabsorvida na forma de gotículas de coloide por endocitose de volta às células tireoides (**Figura 12.19**). Dentro da célula tireoide, a iodotiroglobulina (Thg-T₄ e Thg-T₃) é hidrolisada por proteases lisossomais, e a T₄ e T₃ são liberadas no sangue. No sangue, a T₄ e T₃ associam-se ao transporte de proteínas e são distribuídas às células-alvo nos tecidos periféricos.

Três proteínas transportadoras ligam-se e transportam T₄ e T₃ no sangue. A globulina de ligação à tiroxina, encontrada no plasma, possui a menor capacidade mas a maior afinidade com T₄ e T₃. A albumina e a transtiretina

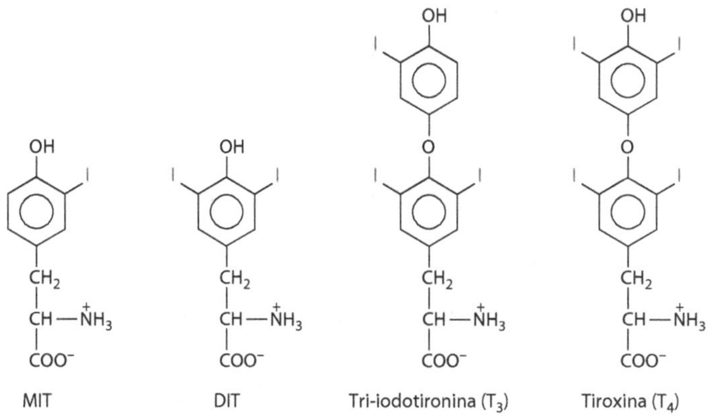

Figura 12.20 Estruturas da MIT, DIT, T_3 e T_4.

(também chamada pré-albumina) igualmente transportam os hormônios da tireoide. Uma fração muito pequena (<0,1%) da T_4 e T_3 do sangue não se liga a proteínas transportadoras, e é essa forma livre que está disponível aos receptores celulares e que, portanto, é hormonalmente ativa. A concentração plasmática de T_4 é aproximadamente 50 vezes maior que a de T_3, mas esta é muito mais potente na mesma base molar. Para uma descrição mais profunda da síntese de hormônios da tireoide, ver as revisões elaboradas por Visser[8] e Vanderpas.[9]

Diversos tecidos – fígado, rins, cérebro, glândula pituitária e tecido adiposo marrom, para citar alguns – podem desiodinar a T_4 para gerar T_3 e rT_3. A maior parte de T_3 no sangue foi sintetizada no fígado a partir de T_4. Uma 5'-desiodinase dependente de selênio gera T_3, e uma 5--desiodinase, rT_3. A conversão de T_4 em T_3 é prejudicada pela deficiência de selênio.[10]

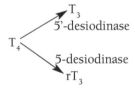

Os múltiplos efeitos dos hormônios da tireoide resultam da ocupação pelos hormônios dos receptores nucleares, com efeitos subsequentes na expressão gênica. Os receptores parecem ser os mesmos em todos os tecidos, ligando-se à T_3 mais avidamente que à T_4 e exigindo concentrações quintuplicadas ou até sete vezes maiores que as de T_4 para atingir efeitos fisiológicos comparáveis. O zinco pode excercer um papel na ligação de dedos de zinco da proteína receptora (que, por sua vez, é influenciada pelos hormônios da tireoide) ao DNA.

Apesar de os mecanismos de ação dos hormônios da tireoide não serem claros, efeitos biológicos respondem ao mRNA aumentado e à síntese de proteína produzidos pela anexação do receptor hormonal. Numerosas hipóteses para esses mecanismos foram propostas, incluindo a modulação de sistemas de transporte (Na^+/K^+-ATPase), sensibilidade adrenérgica do receptor e neurotransmissores. A revisão feita por Sterling[11] fornece material mais informativo sobre esse tópico.

No metabolismo, os efeitos dos hormônios da tireoide são muitos e variados. Os hormônios da tireoide estimulam a taxa basal do metabolismo, o consumo de oxigênio (O_2) e a produção de calor, e são necessários para o desenvolvimento normal do sistema nervoso e para o crescimento linear. Direta ou indiretamente, a maioria dos sistemas orgânicos está sob influência desses hormônios.

INTERAÇÕES COM OUTROS NUTRIENTES

Uma interação bem estabelecida ocorre entre o iodeto e os goitrogênicos. Substâncias que interferem no metabolismo do iodeto, que de algum modo inibe a homogênese tireóidea, são chamadas goitrogênicas porque seu efeito secundário é de aumentar a liberação de TSH e consequentemente o aumento da glândula tireoide. Os goitrogênicos podem afetar a captura de iodeto pela glândula, a organificação do iodeto ou a liberação de hormônios pelas células tireoides.

A maioria dos compostos goitrogênicos atua competindo com o iodeto pelo seu transporte ativo até as células tireoides. Íons haletos como o brometo (Br^-) e o astato (At^-) funcionam desse modo, assim como o tiocianato (SCN^-), o perrenato (ReO_4^-) e o pertecnetato (TcO_4^-). O perclorato (ClO_4^-), juntamente com o perrenato e o pertecnetato, interfere na organificação e na captura. O lítio (Li^-), utilizado no tratamento de algumas desordens psiquiátricas, inibe a liberação de hormônios pela glândula. Outra classe de goitrogênicos inclui hidrocarbonos policíclicos, compostos fenóis derivados do carvão, entre outras substâncias. Essas substâncias também interferem no metabolismo do iodeto.

Há alguns anos, quando foi descoberto que coelhos alimentados com uma dieta de repolho fresco desenvolveram bócios que podiam ser revertidos com uma suplementação de iodeto, constatou-se que certos alimentos naturais são goitrogênicos. Foi mostrado posteriormente que legumes da família dos repolhos continham, ao lado de pequenas quantidades de tiocianatos, um potente goitrogênico que depois ficou conhecido como goitrina (**Figura 12.21**). Numerosas plantas comestíveis contêm goitrina, como repolho, couve, couve-flor, brócolis, nabo, couve-de-bruxelas e folhas de mostarda. Entretanto, não é provável que esses alimentos sejam consumidos em quantidade suficiente para implicá-los na etiologia do bócio endêmico. Talvez o único alimento que possa ser diretamente identificado com a etiologia do bócio seja a mandioca, consumida em larga escala nos países do Terceiro Mundo. A mandioca contém linamarina, um tioglicosídeo. A linamarina, uma vez hidrolisada, libera cianídeo, que é então metabolizado em tiocianato, que previne a captura do iodeto pela glândula tireoide.

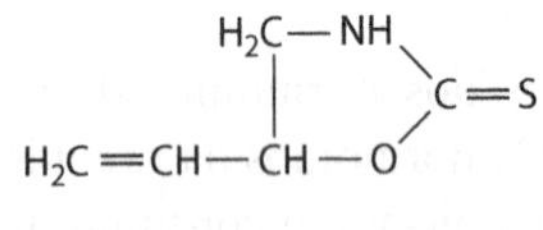

Figura 12.21 Goitrina.

Excreção

Os rins não possuem mecanismo para conservar o iodeto e, portanto, fornecem a maior rota (~80%-90%) para excreção.[12,13] A produção de iodeto na urina relaciona-se diretamente com a concentração plasmática de iodeto e a dieta, de modo que o iodeto diário da urina pode ser usado para calcular a ingestão de iodeto, utilizando a seguinte fórmula: Ingestão diária de iodeto = Iodeto urinário × 0,0235 × peso corporal, com o iodeto urinário medido em µg/L e peso medido em kg.[14]

A excreção fecal de iodeto (até 20% do total excretado) é relativamente baixa, ficando na faixa de 6,7 a 42,1 µg/dia.[12] Algum iodeto também é perdido no suor, uma perda que pode ser consequência do calor em regiões tropicais, onde a ingestão de iodeto é marginalmente adequada.

Dose diária recomendada

Por causa de seu importante vínculo com a função tireoide, a nutrição com iodeto foi pesquisada por mais de meio século. Desde os anos 1930, necessidades de ingestão foram publicadas com base em resultados de estudos de equilíbrio e em cálculos das perdas urinárias médias. Necessidades diárias para adultos estabelecidas pelos primeiros estudos ficaram na faixa de 100 a 200 µg. A quantidade mínima de iodeto para prevenir o bócio varia de 50 a 75 µg/dia ou ~1 µg/kg de peso corporal.

As ingestões estimadas não mudaram significativamente com os anos. As RDAs de iodeto de 1989 e de 2001 são de 150 µg/dia para adultos de ambos os sexos e fornecem uma margem de segurança para permitir níveis não quantificáveis de goitrogênicos na dieta.[2,14] Apesar de as recomendações se aplicarem igualmente a ambos os sexos, as necessidades de iodeto são maiores durante a gravidez e lactação: 220 µg e 290 µg, respectivamente.[14] As páginas finais deste livro fornecem RDAs adicionais de iodeto para outros grupos etários.

Deficiência

Liberação do hormônio da tireoide em relação à deficiência de iodeto

A liberação de hormônio da tireoide pela glândula tireoide é controlada. O hormônio liberador da tirotropina liberado pelo hipotálamo age na glândula pituitária para estimular o hormônio estimulador da tireoide (TSH). O TSH, em resposta ao hormônio liberador da tirotropina, é secretado pela glândula pituitária anterior e aumenta a atividade da glândula tireoide para gerar T_4. A saída de TSH é regulada pelo *feedback* negativo da T_4 à glândula pituitária. Uma diminuição do nível de T_4 no sangue dispara a liberação do TSH pituitário, resultando em hiperplasia da tireoide. A T_4 elevada inibe a liberação de TSH e do hormônio liberador da tirotropina.

Deficiência de iodeto e desordens

A deficiência de iodeto prevalece em várias áreas do mundo e é associada mais frequentemente com a insuficiência de iodeto na dieta, apesar de deficiências de outros nutrientes como ferro, vitamina A e selênio também afetarem negativamente a tireoide.[15] A deficiência de iodeto é a causa principal do bócio (apesar de outros fatores, como a ingestão de goitrogênicos, poderem causar a desordem). O bócio simples está associado mais frequentemente com a dieta inadequada de iodeto e é caracterizado pelo aumento da glândula tireoide, que é causado pela superestimulação por TSH. A deficiência de iodeto causa a depleção dos estoques de iodeto da tireoide e, portanto, saída reduzida de T_4 e T_3. Como já mencionado, a diminuição do nível de T_4 no sangue dispara a liberação do TSH pituitário, resultando em hiperplasia da glândula tireoide. Contudo, o crescimento da glândula é autorrestritivo porque, em seu estado aumentado, prende e processa o iodeto de forma mais eficiente. A glândula volta ao tamanho natural com o tempo (de meses a anos) à medida que o iodeto da dieta atinge quantidades adequadas. Quando a prevalência do bócio em determinada população excede os 10%, é chamado de bócio endêmico.[16]

Em razão das consequências da deficiência de iodeto sobre o crescimento, o desenvolvimento e outros fatores da saúde, implementou-se a expressão "desordens da deficiência de iodeto". Em um feto, a deficiência de iodeto é causada pela deficiência de iodeto na mãe e pode resultar em dois tipos de cretinismo. Em bebês, o cretinismo neurológico é caracterizado por deficiência mental, perda de audição ou surdez e desordens motoras, como espasticidade e rigidez muscular.[6,16] O cretinismo hipotireóideo resulta em falência tireóidea. O tratamento precoce do cretinismo com iodeto pode frequentemente corrigir a condição.

A adição de iodeto para estabilizar o sal e a administração de óleo iodado, iodeto de potássio ou sais de iodeto ou de ferro contribuíram muito para aliviar o problema do bócio endêmico em algumas regiões do mundo.[15,17] Ainda assim, a deficiência de iodeto continua sendo um grande problema de saúde em muitos países subdesenvolvidos e, em diversos países, pode ser acompanhada por deficiências de selênio e ferro. Para uma revisão da história da deficiência de iodeto, ver Ma, Guo e Wang[18] e Carpenter.[19]*

Toxicidade

A ingestão excessiva de iodeto ocorre sabidamente por causa do pouco monitoramento e dos mais que necessários programas de suplementação em diversos países. Além disso, em alguns países, a ingestão excessiva ocorre pelo consumo excessivo de alimentos naturalmente ricos em iodeto. O mais baixo nível de efeito adverso observável (LOAEL) ocorre com a ingestão de iodeto de ~1.700 µg/dia. Alguns sinais de toxicidade aguda de iodeto são: queimação na boca, na garganta e no estômago, náusea, vômitos, diarreia e febre. Um UL para o iodeto foi fixado em 1.100 µg/dia em resposta a alterações nas concentrações séricas de tirotropina a partir de variações na ingestão de iodeto. A alta ingestão de iodeto pode causar problemas na glândula tireoide, como hiper e hipotireoidismo e inflamação da tireoide (tireoidite). À medida que a ingestão de iodeto aumenta, as concentrações urinárias de iodeto também se elevam. Concentrações urinárias de iodeto iguais ou maiores que 500 µg/L foram associadas com um volume aumentado da tireoide, que, por sua vez, indica disfunção desta.[20]

Avaliação do estado nutricional

Em geral, a avaliação do *status* do iodeto é dirigida a populações que vivem em áreas supostamente deficientes em iodo, apesar de os pacientes poderem ser avaliados no caso de suspeitas de problemas de tireoide. Diversos métodos são usados para a avaliação do iodo. A excreção urinária de iodo representa um indicador da ingestão recente de iodo. A química de testes para medir a excreção urinária de iodeto baseia-se na habilidade de o íon de iodeto reduzir o ion cérico (Ce^{4+}), que é amarelo, a seu estado, incolor, ceroso ($Ce3+$):

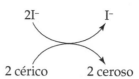

A extensão da mudança de cor, que é diretamente proporcional à concentração de iodo, é monitorada espectrofotometricamente. Todo iodo, portanto, deve primeiro ser reduzido a iodeto. A média de concentrações de iodo urinário <100 µg/L sugere ingestão de iodo inadequada e deficiência em uma população.

O tamanho da tireoide, medido por ultrassonografia ou apalpamento, também é usada para avaliar o *status* de iodo. O aumento da glândula é associado com um *status* inadequado, entretanto o tamanho da glândula pode levar meses para voltar ao normal em resposta ao tratamento (suplementação de iodo).[20] Assim, o indicador é usado juntamente com a excreção urinária de iodo.

A captura de iodeto radioativo (^{131}I) também pode ser mensurada para avaliar o *status* de iodo. Quanto maior a captura global e mais rápida a captura de iodo radioativo pela glândula tireoide, maior a probabilidade de deficiência de iodo. Além disso, as concentrações séricas de TSH são um indicador especialmente sensível do *status* de iodo em recém-nascidos de populações de risco. Em uma população, concentrações séricas de TSH <5 µg/L sugerem deficiência. Além disso, concentrações séricas de tiroglobulina <10 µg/L também sugerem ingestão inadequada de iodo.

Referências citadas para o iodo

1. Karmarkar M, Deo M, Kochupillai N, Ramalingaswami V. Pathophysiology of Himalayan endemic goiter. Am J Clin Nutr. 1974;27:96-103.
2. National Research Council. Recommended Dietary Allowances. 10th ed. Washington, DC: National Academy Press; 1989. p. 213-7.
3. Cann S. Salt in food. Lancet. 2005;365:845-6.
4. Taurog A, Howells E, Nachimson H. Conversion of iodate to iodide in vitro and in vivo. J Biol Chem. 1966;241:4686-93.
5. Hays MT. Localization of human thyroxine absorption. Thyroid. 1991;1:241-8.
6. Clugston G, Hetzel B. Iodine. In: Shils ME, Olson JA, Shike M, editors. Modern nutrition in health and disease. Philadelphia: Lea and Febiger; 1994. p. 252-63.
7. O'Neill B, Magnolato D, Semenza G. The electrogenic, Na^{+-} dependent I^- transport system in plasma membrane vesicles from thyroid glands. Biochim Biophys Acta. 1987; 896:263-74.
8. Visser TJ. The elemental importance of sufficient iodine intake: a trace is not enough. Endocrinology. 2006;147:2095-7.
9. Vanderpas J. Nutritional epidemiology and thyroid hormone metabolism. Ann Rev Nutr. 2006;26:293-322.
10. Arthur J, editor. Interrelationships between selenium deficiency, iodine deficiency, and thyroid hormones. Am J Clin Nutr. 1993;57:235S-318S.

---

* No Brasil, foi promulgada a primeira lei sobre a obrigatoriedade de iodação do sal em 1953 (Lei nº 1944, de 14 de agosto de 1953). Em 2003, por meio de Regulamentação de Diretoria Colegiada (RDC nº 130) a Agência Nacional de Vigilância Sanitária (ANVISA) normalizou entre 20 e 60mg/kg a concentração ideal de iodo no sal para consumo humano (N. do RT).

11. Sterling K. Thyroid hormone action at the cellular level. In: Ingbar SH, Braverman LE, editors. Werner's the thyroid. Philadelphia: Lippincott; 1986. p. 219-33.
12. Vought R, London W, Lutwak L, Dublin T. Reliability of estimates of serum inorganic iodine and daily fecal and urinary iodine excretion from single casual specimens. J Clin Endocr Metab. 1963;23:1218-28.
13. Nath SK, Moinier B, Thuillier F, Rongier M, Desjeux JR. Urinary excretion of iodide and fluoride from supplemented food grade salt. Internt J Vit Nutr Res. 1992;62:66-72.
14. Food and Nutrition Board, Institute of Medicine. Dietary Reference Intakes. Washington, DC: National Academy Press; 2001. p. 258-89.
15. Zimmerman MB. The influence of iron status on iodine utilization and thyroid function. Ann Rev Nutr. 2006;26:367-89.
16. Lamberg B. Iodine deficiency disorders and endemic goitre. Eur J Clin Nutr. 1993; 47:1-8.
17. Todd C, Dunn J. Intermittent oral administration of potassium iodide solution for the correction of iodine defi ciency. Am J Clin Nutr. 1998;67:1279-83.
18. Ma T, Guo J, Wang F. The epidemiology of iodine-deficiency diseases in China. Am J Clin Nutr. 1993;57:264S-66S.
19. Carpenter K. David Marine and the problem of goiter. J Nutr. 2005;135:675-80.
20. Zimmermann M, Ito Y, Hess S, Fujieda K, Molinari L. High thyroid volume in children with excess dietary iodine intakes. Am J Clin Nutr. 2005;81:840-4.

Manganês

Apesar de amplamente distribuído na natureza, o manganês ocorre apenas em quantidades-traço em tecidos animais. Estima-se que o corpo de um homem saudável de 70 kg contenha um total de 10 a 20 mg do metal. No corpo, o manganês geralmente existe em dois estados: Mn^{2+} ou Mn^{3+}.

Fontes

Cereais de grãos integrais, frutas secas, nozes e hortaliças folhosas estão entre os alimentos ricos em manganês comuns. O chá também contém grandes quantidades de manganês, mas este não é bem absorvido. Em grãos de cereais, o expressivo conteúdo do mineral deve-se, em parte, às diferenças das espécies de plantas e, em parte, à eficiência com a qual o processo da moenda separa as partes do grão ricas em manganês das partes pobres. A farinha branca, por exemplo, tem uma concentração de manganês menor que o grão de trigo a partir do qual é produzida. A **Tabela 12.6** apresenta uma relação do conteúdo de manganês em determinados alimentos. A ingestão usual desse mineral pelos norte-americanos varia de 1,6 a 2,3 mg/dia.

Absorção, transporte e armazenamento
Absorção

Há pouca informação sobre o mecanismo de absorção do manganês, apesar de ter sido estabelecido que o processo ocorra uniformemente bem ao longo do intestino delgado.[1] A absorção do manganês da dieta varia consideravelmente, com valores de 1% a 14%, mas a absorção é frequentemente <5%.[2-6] Diferenças entre os gêneros também foram reportadas, com mulheres absorvendo mais manganês do que os homens.[2] Constatou-se que a absorção de manganês a partir de $MnCl_2$ (cloreto de manganês) é maior que a de alimentos provenientes de alface, espinafre e sementes de girassol.[3]

Tabela 12.6 Conteúdo de manganês de determinados alimentos e bebidas

Alimentos/Grupo de alimento	Conteúdo de manganês (mg/100 g)
Pão/grãos integrais	0,50-2,05
Farinha, grãos integrais	3,80
Pão branco	0,05
Farinha branca	0,79
Leguminosas	0,24-0,58
Frutas oleaginosas	0,83-4,71
Legumes com raiz	0,05-0,62
Outros legumes	0,15-1,94
Frutas	0,04-1,60
Frutas (secas)	0,09-0,39
Leite e queijos	<0,01
Cerveja	0,01
Vinho	
Branco	0,46
Tinto	0,60
Café (mesclado)	0,02-0,03
Chá (mesclado)	0,18-0,02

Fonte: www.nal.usda/gov/fnic/foodcomp.

O processo de absorção propriamente dito parece ser rapidamente saturável e pode envolver um mecanismo de transporte ativo de baixa capacidade e alta afinidade como o transportador de mineral divalente (DMT1). Com uma ingestão de manganês excessivamente alta, a absorção diminui para proteger contra a toxicidade, e a excreção também aumenta, como descrito na seção sobre excreção de manganês. Acredita-se que o manganês seja absorvido no estado Mn^{2+}. No duodeno, o manganês ingerido como Mn^{2+} pode ser convertido em Mn^{3+}.

Fatores que influenciam a absorção de manganês Comparativamente com vários dos outros minerais-traço, pouca informação está disponível sobre os fatores que influenciam a absorção de manganês. Existe a evidência de que a absorção é favorecida por ligantes de baixo peso molecular, como a histidina e o citrato.[7]

Estudos com animais e seres humanos sugerem que fibras, fitato e oxalato podem precipitar o manganês no trato gastrintestinal, tornando-o indisponível para absorção.[7,8] Diversos minerais também inibem a absorção de manganês. O ferro, por exemplo, compete com o manganês por absorção usando o DMT1. Grandes quantidades de ferro não heme da dieta deprimem a absorção e o *status* de manganês, e a deficiência de ferro aumenta a absorção e a retenção de manganês.[9-11] Correlações inversas entre a ferritina sérica e a absorção e retenção de manganês também foram comprovadas.[5] O cobre também diminui a absorção e a retenção de manganês, enquanto o ácido ascórbico reduz a atividade do superóxido dismutase dependente de Mn em ratos.[11]

Transporte e armazenamento

O manganês que entra na circulação portal a partir do trato gastrintestinal pode permanecer livre ou ligar-se como Mn^{2+} à α-2-macroglobulina antes de atravessar o fígado, onde é quase totalmente removido. A partir do fígado, algum manganês permanece livre (Mn^{2+}) ou pode ligar-se à albumina, α-2-macroglobulina, β-globulina ou γ-globulina como Mn^{2+}, ou, ainda, este pode ser oxidado pela ceruloplasmina em Mn^{3+} e complexar-se com a transferrina.[12] O Mn^{3+} ligado à transferrina é capturado pelos receptores de transferrina a tecidos extra-hepáticos, incluindo o cérebro.

O manganês é rapidamente limpo do sangue e acumula-se preferencialmente na mitocôndria dos tecidos, um processo que pode ser mediado por um carreador Ca^{2+}.[13] Dentro da mitocôndria, o manganês está presente como hidrato de Mn^{2+} ou de Mn^{3+} e como $Mn^{3+}(PO_4)_2$, um precipitado de matriz.[14] O manganês é encontrado na maioria dos órgãos e tecidos e não tende a se concentrar significativamente em nenhum, apesar de sua concentração ser mais alta nos ossos, no fígado, no pâncreas e nos rins. Nos ossos, o manganês é encontrado como parte da apatita. O cabelo também pode acumular manganês.

FUNÇÕES E MECANISMOS DE AÇÃO

No nível molecular, o manganês, assim como outros elementos-traço, pode funcionar tanto como ativador de enzimas como constituinte de metaloenzimas, mas a relação dessas funções com mudanças no metabolismo geral observadas na deficiência de manganês não foi bem estabelecida.

Na ativação de reações catalisadas por enzimas, o manganês pode se ligar ao substrato (como o ATP) ou diretamente à enzima, induzindo mudanças conformacionais. Enzimas de quase todas as classes podem ser ativadas pelo manganês dessa maneira e são numerosas e diversas quanto à sua função. Enzimas dessas classes são: transferases (incluindo quinases), hidrolases, oxidorredutases, ligases e liases. Entretanto, a atividade da maioria dessas enzimas não é afetada pela deficiência de manganês principalmente porque a ativação não é específica do manganês. O metal pode ser substituído por outros cátions divalentes, principalmente o magnésio. Uma exceção dessa aparente falta de especificidade é a ativação específica por manganês da glicosil transferases. Exemplos de algumas enzimas dependentes de manganês de cada classe de enzimas são descritos na próxima seção.

Transferases

Muitas transferases pedem manganês. Dois exemplos são as xilosil e glicosil (também chamadas galactosil) transferases. As glicosil transferases catalisam a transferência de uma metade de açúcar como a galactose da uridina difosfato (UDP) a uma molécula aceptora, como mostra a reação geral:

$$\text{UDP-açúcar} + \text{aceptor} \xrightarrow{\text{Glicosil transferase}} \text{UDP} + \text{aceptor-açúcar}$$

Diversos açúcares participam dessas reações. A galactose é a participante mais comum e, quando ligada à UDP, pode ser transferida a uma molécula aceptora pela glicosil transferase. As glicosil transferases são necessárias para a síntese de proteoglicanos, incluindo o mucopolissacarídeo. Lembremos que os mucopolissacarídeos, entre outros proteoglicanos, são importantes componentes dos ossos e de tecidos conectivos como o colágeno.

Hidrolases

O manganês também ativa a prolidase, uma dipeptidase com especificidade para dipeptídeos. A prolidase é encontrada em fibroblastos dérmicos e catalisa a etapa final na degradação do colágeno. A arginase, que requer quatro átomos de manganês por molécula, é a enzima citosólica responsável pela formação de ureia e é encontrada em altas concentrações no fígado. O Mn^{2+} pode ativar alostericamente a arginase através de um papel mediado por pH.[15] Constatou-se que dietas pobres em manganês de animais reduzem a atividade da arginase.[16]

Liases

O fosfoenolpiruvato carboxiquinase (PEPCK), também ativado pelo manganês, converte oxaloacetato em fosfoenolpiruvato e dióxido de carbono. Essa reação é importante na gliconeogênese. A atividade do fosfoenolpiruvato carboxiquinase diminui em animais com deficiência em manganês.

Oxidorredutases

O superóxido dismutase, uma metaloenzima (não ativada por manganês) dependente de manganês (Mn^{3+}-SOD) funciona de modo similar ao superóxido dismutase dependente de cobre e zinco para prevenir a peroxidação lipídica por radicais superóxidos. A SOD de manganês é encontrada na mitocôndria, entretanto, enquanto as SODs de cobre e zinco são encontradas extracelularmente e no citoplasma. Portanto, a SOD na mitocôndria provavelmente elimina superóxidos antes que eles possam prejudicar a função mitocondrial. A atividade do transporte de elétrons/cadeia respiratória gera grandes quantidades de radicais superóxidos, demandando substancial atividade de Mn-SOD. As anormalidades celulares estruturais associadas à deficiência de manganês são provavelmente causadas por peroxidação lipídica não verificada nas membranas celulares em razão da atividade reduzida da Mn-SOD ou simplesmente pela disponibilidade reduzida de manganês para remover diretamente os radicais livres. O manganês (Mn^{2+}), um dos muitos minerais capazes de remover radicais livres, extingue radicais peróxis como mostra esta equação:[17] $Mn^{2+} + ROO^{\bullet} \longrightarrow Mn^{3+} + ROOH$. Dietas de animais pobres em manganês mostraram diminuir a atividade da Mn-SOD.

Ligases/sintetases

A piruvato carboxilase, que contém quatro átomos de manganês, converte o piruvato em oxaloacetato, um intermediário do ciclo TCA. Como o magnésio pode substituir o manganês na piruvato carboxilase, modificações mínimas ocorrem na atividade deste.[16] A glutamina sintetase pode ser uma metaloenzima de manganês ou ser ativada por manganês ou magnésio.

Outras funções

O manganês também atua como modulador de vias mensageiras secundárias nos tecidos. Por exemplo, o manganês aumenta o acúmulo de cAMP através da ligação ao ATP ou ADP. O manganês pode ativar o guanilato ciclase e afetar os níveis citoplasmáticos de cálcio e assim regular processos dependentes de cálcio.[14]

INTERAÇÕES COM OUTROS NUTRIENTES

Apenas poucas interações entre o manganês e outros elementos-traço são consideradas significativas nutricionalmente. Uma delas – entre manganês e ferro – é detalhada na seção sobre absorção. Entretanto, a interação é recíproca: o ferro em excesso inibe a absorção de manganês, e este, quando ingerido em quantidade cerca de oito vezes maiores que a recomendada, diminui a absorção de ferro em até 40%. Algum grau de interação pode ocorrer entre o manganês e o cálcio e entre o manganês e o zinco, de modo a afetar a biodisponibilidade do manganês. Contudo, por causa da escassez de informação e de resultados divergentes de alguns estudos relevantes, a natureza de tais interações permanece não conclusiva.

EXCREÇÃO

O manganês é excretado essencialmente (<90%) via bile nas fezes. O manganês absorvido em excesso a partir da dieta é rapidamente excretado pelo fígado na bile para manter a homeostase.[2] Bem pouco manganês é excretado na urina. Além disso, o manganês urinário não é correlato à ingestão e não aumenta mesmo quando a ingestão do mineral por dieta é excessiva.[18,19] Contudo, a excreção de manganês através do suor e da descamação da pele favorece as perdas do mineral.[20]

DOSE DIÁRIA RECOMENDADA

Em 1980, para uma dieta segura e adequada em manganês, o Food and Nutrition Board recomendou pela primeira vez uma ingestão diária de 2,5 a 5 mg para adultos, e, em 1989, essa faixa foi modificada para 2 a 5 mg.[21] Considerou-se que essa recomendação representa um nível de ingestão por dieta alcançado pela maioria das pessoas que não exibiam sinais de deficiência ou toxicidade.[21] A recomendação de 2001, assim como as recomendações prévias, baseiam-se numa ingestão média, porque os dados são insuficientes para calcular as exigências de manganês. As ingestões recomendadas mais recentes são de 2,3 mg para adultos do sexo masculino e 1,8 mg para mulheres adultas.[22] Em situações de gravidez e lactação, as recomendações aumentam para 2 mg e 2,6 mg, respectivamente.[22] As páginas finais deste livro apresentam recomendações adicionais para outras faixas etárias.

DEFICIÊNCIA

Vários tipos de estudo demonstraram que a deficiência de manganês está associada a diversas e significativas más funções fisiológicas. Em geral, a deficiência de manganês não se desenvolve em humanos a não ser que o mineral seja deliberadamente eliminado da dieta. Estudos nos quais homens receberam 0,11 mg de manganês por dia durante 39 dias (a dieta também foi desprovida de vitamina K, o que dificultou estabelecer uma diferença entre os efeitos da deficiência de manganês e de vitamina K) ou 0,35 mg de manganês por dia resultaram em balanço de manganês negativo.[20,21] Sintomas e sinais da deficiência incluíram vômitos, dermatite; manganês sérico reduzido; excreção de manganês fecal diminuída; cálcio, fósforo e fosfatase alcalina séricos aumentados (considerados associados a alterações nos músculos esqueléticos); crescimento reduzido do cabelo e das unhas; alterações na cor do cabelo e da barba; formação óssea deficiente e defeitos no esqueleto e metabolismo alterado dos carboidratos e lipídios.[20-23] Outros efeitos reportados incluíram a ocorrência de ataxia neonatal e perda de equilíbrio, anormalidades na ultraestrutura celular, função reprodutora comprometida, tolerância anormal a glicose e metabolismo lipídico alterado.[20-22] Em ratos, a deficiência do manganês da dieta também alterou a amônia do plasma e as concentrações de ureia em associação com a atividade diminuída da arginase.

TOXICIDADE

A toxicidade por manganês pode ocorrer em pessoas com falência do fígado, porque a homeostase do manganês é mantida através da excreção da bile. A toxicidade de manganês secundária à falência do fígado é caracterizada pelo acúmulo de manganês dentro do fígado e de outros órgãos como o cérebro; o acúmulo no cérebro resulta em anormalidades neurológicas.[24,25] Recém-nascidos que recebem nutrição parenteral total têm risco de toxicidade por manganês decorrente da falta de controle absortivo e da excreção diminuída.[26,27] Mineiros que inalam fumaça oriunda de poeira rica em manganês (cerca de 5 mg/m³ ou mais) experimentam sintomas semelhantes aos de Parkinson. Pessoas cronicamente expostas ao manganês no ar em concentrações tão baixas quanto 1 mg/m³ também apresentaram problemas, como tempo de reação prolongado, tremores e capacidade diminuída de memória.[28] O nível máximo de ingestão tolerável para o manganês foi fixado em 11 mg/dia.[22]

Avaliação do estado nutricional

Em geral, a avaliação do *status* de manganês se baseia nas concentrações verificadas nas células mononucleares do sangue, no plasma, soro e sangue total.[29] Constatou-se que as concentrações séricas são sensíveis a grandes variações na ingestão, mas não são necessariamente correlatas a ela.[19] Foi sugerido que as concentrações de manganês nas células mononucleares do sangue podem ser um indicador melhor que as concentrações do sangue ou soro.[29] A atividade enzimática também tem sido usada para avaliar o *status*. Em animais, verificou-se que a atividade da Mn-SOD mitocondrial em alguns tecidos e da arginase no sangue diminui com a baixa ingestão ou deficiência de manganês.[9,11,30] Em seres humanos, a suplementação de manganês aumentou significativamente a atividade da Mn-SOD nos linfócitos e as concentrações séricas de manganês a partir de um patamar sem alterações na excreção de manganês.[18] Testes laboratoriais adicionais para avaliar o *status* de manganês ainda estão sendo investigados.

Referências citadas para o manganês

1. Thomson A, Olatunbosun D, Valberg L. Interrelation of intestinal transport system for manganese and iron. J Lab Clin Med. 1971;78:642-55.
2. Finley J, Johnson P, Johnson L. Sex affects manganese absorption and retention by humans from a diet adequate in manganese. Am J Clin Nutr. 1994;60:949-55.
3. Johnson P, Lykken G, Korynta E. Absorption and biological halflife in humans of intrinsic and extrinsic 54Mn tracers from foods of plant origin. J Nutr. 1991;121:711-7.
4. Hunt JR, Matthys LA, Johnson LK. Zinc absorption, mineral balance, and blood lipids in women consuming controlled lactoovovegetarian and omnivorous diets for 8 weeks. Am J Clin Nutr. 1998;67:421-30.
5. Finley JW. Manganese absorption and retention by young women is associated with serum ferritin concentration. Am J Clin Nutr. 1999;70:37-43.
6. Johnson PE, Lykken GI. Manganese and calcium absorption and balance in young women fed diets with varying amounts of manganese and calcium. J Trace Elem Exp Med. 1991;4:19-35.
7. Garcia-Aranda J, Wapnir R, Lifshitz F. In vivo intestinal absorption of manganese in the rat. J Nutr. 1983;113:2601-7.
8. Davidsson L, Almegren A, Juillerat M, Hurrell R. Manganese absorption in humans: the effect of phytic acid and ascorbic acid in soy formula. Am J Clin Nutr. 1995;62:984-7.
9. Davis CD, Ney DM, Greger JL. Manganese, iron, and lipid interactions in rats. J Nutr. 1990;120:507-13.
10. Davis CD, Malecki EA, Greger JL. Interactions among dietary manganese, heme iron, and nonheme iron in women. Am J Clin Nutr. 1992;56:926-32.
11. Johnson PE, Korynta ED. Effects of copper, iron, and ascorbic acid on manganese availability to rats. Proc Soc Exp Biol Med. 1992;199:470-80.
12. Critchfield J, Keen C. Manganese+2 exhibits dynamic binding to multiple ligands in human plasma. Metabolism. 1992;41:1087-92.
13. Jeng A, Shamoo A. Isolation of a Ca2+ carrier from calf heart inner mitochondrial membrane. J Biol Chem. 1980;255:6897-903.
14. Korc M. Manganese as a modulator of signal transduction pathways. In: Prasad AS, editor. Essential and toxic trace elements in human health and disease: an update. New York: Wiley-Liss; 1993. p. 235-55.
15. Kuhn N, Ward S, Piponski M, Young T. Purification of human hepatic arginase and its manganese (II) dependent and pH dependent interconversion between active and inactive forms: a possible pH sensing function of the enzyme on the ornithine cycle. Arch Biochem Biophys. 1995;320:24-34.
16. Brock A, Chapman S, Ulman E, Wu G. Dietary manganese deficiency decreases rate of hepatic arginase activity. J Nutr. 1994;124:340-4.
17. Coassin M, Ursini F, Bindoli A. Antioxidant effect of manganese. Arch Biochem Biophys. 1992;299:330-3.
18. Davis C, Greger J. Longitudinal changes of manganese dependent superoxide dismutase and other indexes of manganese and iron status in women. Am J Clin Nutr. 1992;55:747-52.
19. Greger JL, Davis CD, Suttie JW, Lyle BJ. Intake, serum concentrations, and urinary excretion of manganese by adult males. Am J Clin Nutr. 1990;51:457-61.
20. Friedman B, Freeland-Graves J, Bales C, Behmardi F, Shorey-Kutschke R, Willis R, et al. Manganese balance and clinical observations in young men fed a manganese deficient diet. J Nutr. 1987;117:133-43.
21. National Research Council. Recommended Dietary Allowances. 10th ed. Washington, DC: National Academy Press; 1989. p. 230-5.
22. Food and Nutrition Board, Institute of Medicine. Dietary Reference Intakes. Washington, DC: National Academy Press; 2001. p. 394-419.
23. Keen CL, Ensunsa J, Watson M, Baly D, Donovan S, Monaco M, Clegg M. Nutritional aspects of manganese from experimental studies. Neurotoxicology. 1999;20:213-23.
24. Hauser R, Zesiewicz T, Rosemurgy A, Martinez C, Olanow C. Manganese intoxication and chronic liver failure. Ann Neurol. 1994;36:871-5.
25. Reynolds A, Kiely E, Meadows N. Manganese in long term paediatric parenteral nutrition. Arch Dis Child. 1994;71:527-31.
26. Erikson K, Thompson K, Aschner J, Aschner M. Manganese neurotoxicity: a focus on the neonate. Pharmac & Ther. 2007;113:369-77.
27. Aschner J, Aschner M. Nutritional aspects of manganese homeostasis. Trace Elem Human Health. 2005;26:353-62.
28. Wennberg A, Iregren A, Struwe G, Cizinsky G, Hagman M, Johansson L. Manganese exposure in steel smelters a health hazard to the human worker. Scand J Work Environ Health. 1991;17: 255-62.
29. Matsuda A, Kimura M, Takeda T, Kataoka M, Sato M, Itokawa Y. Changes in manganese content of mononuclear blood cells in patients receiving total parenteral nutrition. Clin Chem. 1994;40:829-32.
30. Thompson K, Lee M. Effects of manganese and vitamin E deficiencies on antioxidant enzymes in streptozotocin-diabetic rats. J Nutr Biochem. 1993;4:476-81.

Molibdênio

Para os seres humanos, a necessidade de molibdênio foi estabelecida a partir da observação de que a deficiência genética de enzimas específicas que requerem molibdênio como um cofator resultou em doença grave. No corpo, o molibdênio, um metal, é encontrado especialmente em dois estados de valência: Mo^{4+} ou Mo^{6+}. Nos sistemas biológicos, o molibdênio geralmente é ligado ao enxofre ou oxigênio.

Fontes

Esse metal é amplamente disseminado entre os alimentos, mas, assim como muitos outros minerais, o conteúdo de molibdênio de um dado alimento de origem vegetal pode variar muito em função da concentração no solo. Segue-se que o conteúdo do metal em carnes reflete, por sua vez, sua concentração na forragem regional. As melhores fontes de molibdênio na dieta são: leguminosas, que podem fornecer até 184 µg/100 g; peixe e aves, que contêm até ~129 µg/100 g; e grãos e seus produtos, que podem prover até ~117 µg/100 g,[1,2] Nozes e legumes contêm usualmente <50 µg/100 g, mas frutas e produtos lácteos são especialmente pobres em molibdênio, provendo <12 µg/100 g.[1,2]

Absorção, transporte e armazenamento

Pouco se sabe a respeito dos lugares onde o molibdênio é absorvido nos seres humanos. O mecanismo de absorção é considerado passivo, apesar de estudos sugerirem o possível envolvimento de carreadores. A absorção aumenta com o aumento da ingestão por dieta acima de uma faixa de 22 a 1.490 µg/dia.[3] Em seres humanos, a absorção varia de ~50% a mais de 90%.[4-6] Acredita-se que o transporte de molibdênio no sangue ocorra como molibdato (MoO_4^{2+}). O mineral pode estar ligado à albumina ou α-2 macroglobulina.

Nos tecidos humanos, o conteúdo de molibdênio é muito baixo em condições normais de dieta, em uma média de 0,1 a 1,0 µg/g de peso líquido. O molibdênio é encontrado nos tecidos como molbdato, molibdopterina livre ou molibdopterina ligada a enzimas. O fígado, os rins e ossos contêm a maior parte do molibdênio em termos de quantidade absoluta e concentração.[7] Outros tecidos, como intestino delgado, pulmões, baço, cérebro, glândulas tireoide e adrenal e músculos, também contêm molibdênio.

Funções e mecanismos de ação

O papel bioquímico do molibdênio gira em torno da função redox do elemento e de sua necessidade como cofator na forma de molibdopterina para três metaloenzimas (sulfito oxidase, aldeídeo oxidase e xantina desidrogenase/oxidase), todas elas catalisadoras de reações de oxidação/redução.[8] A molibdopterina é uma pterina substituída com alquil fosfato à qual o molibdênio é coordenado através de quatro átomos de enxofre.[9-11] A molibdopterina ancora o molibdênio à apoenzima em seu sítio catalítico. O molibdênio é depois ligado a duas moléculas de oxigênio (chamadas dioxomolibdopterina) ou a um oxigênio e um enxofre (chamada oxossulfidiomolibdopterina), como mostra a **Figura 12.22**.

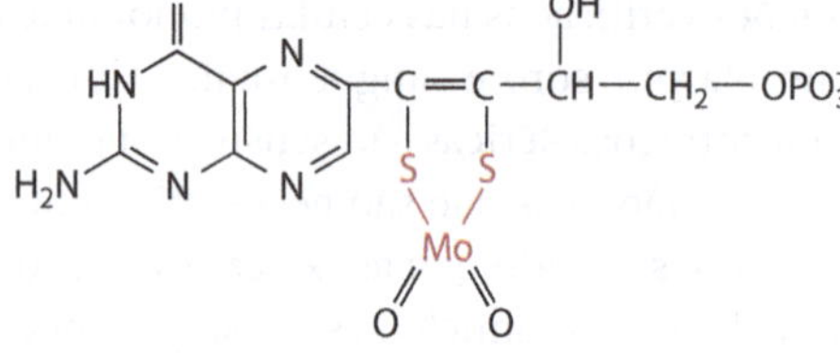

Molibdopterina – a forma dioxo

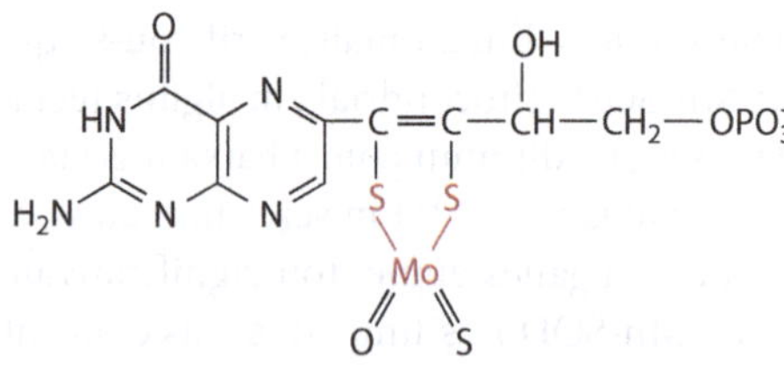

Molibdopterina – a forma oxossulfídica

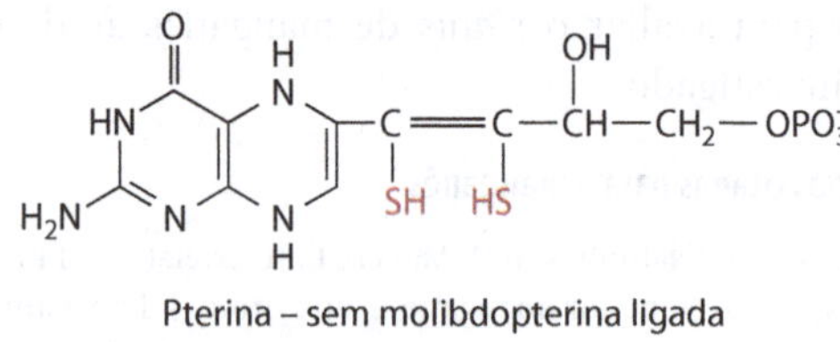

Pterina – sem molibdopterina ligada

Figura 12.22 Estruturas da molibdopterina.

A inabilidade em produzir molibdopterina decorrente de falhas genéticas é usualmente letal.

Sulfito oxidase

O sulfito oxidase, uma enzima intermembranal da mitocôndria encontrada em vários tecidos do corpo, especialmente fígado, coração e rins, possui grupos de ferro-enxofre e dois resíduos de molibdopterina (na forma de cofatores dioxo) e dois de citocromos. A enzima catalisa a etapa terminal no metabolismo de aminoácidos sulfurados (metionina e cisteína) nos quais o sulfito (SO_3^{2-}) é convertido em sulfato (SO_4^{2-}):

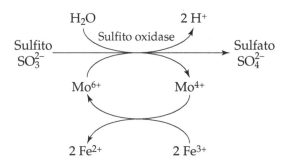

Sulfitos também podem derivar da dieta por serem adicionados a alguns alimentos como agente antimicrobiano. O citocromo c é o aceptor fisiológico de elétrons para a reação. O sulfato gerado a partir dessa reação é tipicamente excretado na urina ou reutilizado para a síntese de sulfoproteínas, sulfolipídios e mucopolissacarídeos (um componente do muco).

Aldeído oxidase

O aldeído oxidase é uma molibdoenzima (utilizando a forma oxossulfídica) muito similar à xantina oxidase (ver a próxima seção) em tamanho, composição de cofatores e especificidade do substrato. Funciona presumidamente no fígado como uma verdadeira oxidase, utilizando oxigênio molecular como seu aceptor fisiológico de elétrons. Acredita-se que os principais substratos da enzima reúnam uma variedade de aldeídos, incluindo drogas.[12] Contudo, acredita-se que outras enzimas, como um aldeído desidrogenase dependente de NADH encontrada no fígado, catalisem reações similares àquelas por esse aldeído oxidase.

Xantinas desidrogenase e oxidase

As xantinas desidrogenase e oxidase (também chamadas oxidorredutases) são enzimas dependentes de ferro (contendo centros de ferro-enxofre não heme) que também requerem FAD e molibdopterina na forma do cofator oxossulfídico. A xantina desidrogenase é encontrada em uma variedade de tecidos, como fígado, pulmões, rins e intestino. A xantina oxidase é encontrada no intestino, nas células tireoides e possivelmente em outros tecidos. Tecidos saudáveis podem conter cerca de 10% de seu total de enzimas xantinas na forma oxidase.[13] A conversão de xantina desidrogenase em xantina oxidase pode ocorrer após oxidação de grupos sulfidris essenciais ou por proteólise da forma desidrogenase.

As enzimas xantina desidrogenase e oxidase são capazes de hidroxilar várias purinas, pteridinas, pirimidinas e outros compostos heterocíclicos contendo nitrogênio. A hipoxantina, derivada do catabolismo da purina, é oxidada na maioria dos tecidos pela xantina desidrogenase para gerar xantina e então ácido úrico (**Figura 12.23**). A xantina desidrogenase transfere elétrons do substrato à NAD^+ para formar $NADH + H^+$. A oxidação da hipoxantina e da xantina pela xantina oxidase também resulta em ácido úrico, mas, nessas reações, o O_2 aceita os elétrons da $FADH_2$, e peróxido de hidrogênio (H_2O_2) ou um radical superóxido é formado.

Apesar de dietas pobres em molibdênio ou que incluem tungstato, um antagonista do molibdênio, reduzirem, como se poderia prever, o nível de atividade da xantina oxidase no intestino e fígado de ratos, nenhum efeito clínico aparente resultou da perturbação. Além disso, a desordem hereditária humana xantinúria, na qual grandes quantidades de xantina são excretadas na urina, provê evidência adicional quanto à habilidade do corpo de tolerar a baixa atividade de xantina desidrogenase ou oxidase. O quadro é essencialmente livre de manifestações clínicas, excetuando-se o possível desenvolvimento de cálculos renais (pedras) causados pela alta concentração urinária de xantina. Assim, não foi firmemente estabelecido se alguma das reações catalisadas pela xantina desidrogenase ou oxidase é necessária para a saúde humana.[14]

Os efeitos da atividade da xantina oxidase, contudo, são muito danosos em pessoas em tratamento de isquemia (deficiência local ou temporária de suprimento de sangue e, portanto, de privação de oxigênio), por exemplo. A degradação de ATP em tecidos hipóxicos produz hipoxantina. A reperfusão do intestino com oxigênio (como ocorre no tratamento médico da isquemia intestinal) ajuda a prevenir a destruição total do tecido pela falta de oxigênio e nutrientes, e também provê xantina oxidase, com o oxigênio necessário para oxidar as concentrações relativamente grandes de hipoxantina. A oxidação de hipoxantina gera grandes quantidades de peróxido de hidrogênio, que depois induz dano aos tecidos (chamado de injúria de reperfusão). Contudo, considera-se que a injúria também seja mediada em parte por acúmulo e ativação de neutrófilos, e as espécies reativas de oxigênio formadas podem estar envolvidas em vias de transdução de sinal.[15]

Outro papel do molibdênio, além do bioquímico, pode envolver a modulação (provavelmente inibição através de interação direta) do complexo receptor de glicocorticoides.[16]

INTERAÇÕES COM OUTROS NUTRIENTES

O tungstênio foi longamente reconhecido como um potente antagonista do molibdênio,[17] e de fato sua administração em animais testados tornou-se o principal meio para criar artificialmente um estado de deficiência de molibdênio.

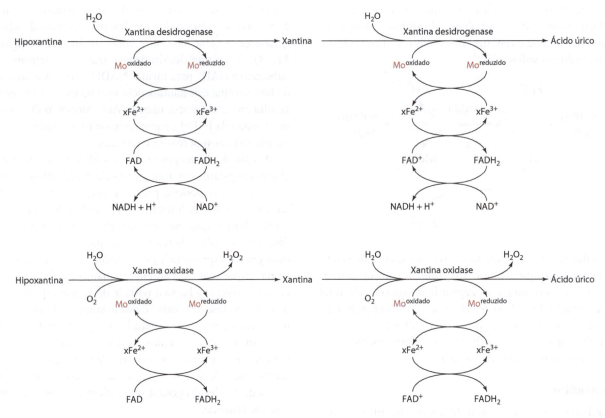

Figura 12.23 Ações das xantinas desidrogenase e oxidase no substrato hipoxantina.

Outra interação envolve molibdênio, enxofre e cobre. Foi demonstrado, particularmente em ruminantes, que uma alta ingestão por dieta de sulfato ou de molibdênio deprimiu a captura de cobre pelos tecidos e, inversamente, que sulfato e cobre diminuíram a retenção de molibdênio.[18] A explanação proposta para essa interação é de que íons sulfetos e hidrossulfitos são gerados no lúmen por redução ou pelo sulfato ingerido. O sulfeto reativo desloca então o oxigênio dos íons de molibdato, produzindo oxitiomolibdatos e tetratiomolibdatos. O molibdênio não é prontamente absorvido na forma de tiomolibdatos, os quais ligam-se avidamente ao cobre, tornando esse metal menos disponível fisiologicamente.[19] Note-se, entretanto, que, em seres humanos e animais não ruminantes, esse tipo de interação não é tão importante por causa da baixa produção de sulfetos e hidrossulfitos, resultando na redução de sulfato durante a digestão. Contudo, alimentar animais não ruminantes testados com tetratiomolibdatos resulta em captura comprometida de cobre. Portanto, o efeito antagônico do molibdênio ou sulfato na disponibilidade de cobre parece atribuível à tendência do molibdênio em sequestrar grupos sulfídicos. Esses grupos subsequentemente ligam íons de cobre, que então se tornam menos disponíveis.

Uma relação entre a ingestão de molibdênio e a excreção de cobre foi documentada em um estudo com seres humanos. Mostrou-se que a excreção urinária de cobre em seres humanos aumenta de 24 µg/dia para 77 µg/dia à medida que a ingestão de molibdênio aumentou de 160 µg para 1.540 µg/dia.[20] Nenhuma alteração na excreção fecal de cobre foi notada, o que sugere que o molibdênio aumentou a mobilização de cobre dos tecidos e promoveu a excreção.[20] Esses efeitos não foram confirmados, contudo, em estudo mais recente feito por Turnlund e Keyes.[21]

Outros nutrientes e substâncias que parecem afetar a disponibilidade de molibdênio, por mecanismos ainda não compreendidos, são: manganês, zinco, ferro, chumbo, ácido ascórbico, metionina, cisteína e proteína. Uma possível relação com o silicone é descrita no Capítulo 13.

Excreção

A maior parte do molibdênio é excretada como molibdato do corpo na urina. Além disso, a excreção urinária de molibdênio aumenta à medida que aumenta a ingestão de molibdênio pela dieta.[5,6] Em outras palavras, pouco molibdênio é retido no corpo quando a ingestão por dieta é alta, e os rins participam da homeostase do molibdênio.[3,5,6] Pequenas quantidades de molibdênio são excretadas do corpo nas fezes através da bile[5] e podem ser perdidas no suor e no cabelo (0,01 µg/g de cabelo).

Dose diária recomendada

Em 1980, recomendou-se uma ingestão diária de 150 a 500 µg para adultos, nas dietas seguras e adequadas de molibdênio. Em 1989, essa faixa variou de 75 a 250 µg.[22] Na última década, estudos de balanço e de depleção e repleção sugeriram uma exigência mínima de 25 µg de molibdênio por dia.[5,6] Com base numa absorção de 75%, a exigência média estimada para adultos foi fixada em 34 µg.[23] Em 2001, a RDA de molibdênio para adultos (homens e mulheres) era de 45 µg (130% de requerimento), com 50 µg sugeridos durante a gravidez e lactação.[23] As páginas finais deste livro fornecem RDAs adicionais para outras faixas etárias.

Deficiência

Raramente há deficiência de molibdênio, a menos que a dieta seja rica em substâncias como sulfato, cobre ou tungstato. Na China, baixas ingestões de molibdênio foram associadas ao câncer do esôfago. A deficiência de molibdênio foi documentada em um paciente mantido em nutrição parenteral total por 18 meses.[24] O paciente exibiu altas concentrações sanguíneas de metionina, hipoxantina e xantina, bem como baixos níveis de ácido úrico. As concentrações urinárias de sulfato foram baixas, e as de sulfeto, altas. O tratamento com 300 µg de molibdato de amônio (163 µg de molibdênio) resultou em melhora clínica e normalizou o metabolismo de aminoácidos sulfurados e a produção de ácido úrico.

Na nutrição humana, a importância do sulfito oxidase e, portanto, de molibdênio é evidenciada pelas desordens neurológicas associadas com a deficiência genética de sulfito oxidase em crianças.[25] Níveis elevados de sulfeto e tiossulfato urinários, juntamente com manifestações bioquímicas refletindo aberrações no metabolismo de aminoácidos sulfurados e na oxidação do sulfeto, foram observados.

Toxicidade

O molibdênio parece relativamente não tóxico, com ingestões de até 1.500 µg/dia.[5] Contudo, sintomas como gota (inflamação das juntas causada pelo acúmulo de ácido úrico) apareceram em algumas pessoas que viviam em regiões com altos níveis de molibdênio no solo e naquelas com exposição ocupacional ao molibdênio.[26] A gota resulta de altas concentrações de ácido úrico (que provavelmente aumentaram a partir da atividade aumentada da xantina desidrogenase) que se acumularam dentro e ao redor das juntas. O UL para o molibdênio foi fixado em 2 mg.[23]

Avaliação do estado nutricional

O molibdênio parece distribuir-se de modo bastante uniforme entre o plasma e as células vermelhas do sangue. Apesar de poucos estudos terem reportado as concentrações de molibdênio no plasma e no sangue humanos, seu uso como indicador do *status* desse mineral não foi validado.

Referências citadas para o molibdênio

1. Pennington J, Jones J. Molybdenum, nickel, cobalt, vanadium, and strontium in total diets. J Am Diet Assoc. 1987;87:1646-50.
2. Tsongas TA, Meglen RR, Walravens PA, Chappell WR. Molybdenum in the diet: an estimate of the average daily intake in the United States. Am J Clin Nutr. 1980;33:1103-7.
3. Novotny JA, Turnlund JR. Molybdenum intake influences molybdenum kinetics. J Nutr. 2007;137:37-42.
4. Turnlund JR, Weaver CM, Kim SK, Keyes WR, Gizaw Y, Thompson KH, Peiffer GL. Molybdenum absorption and utilization in humans from soy and kale intrinsically labeled with stable isotopes of molybdenum. Am J Clin Nutr. 1999;69:1217-23.
5. Turnlund JR, Keyes WR, Peiffer GL. Molybdenum absorption, excretion, and retention studied with stable isotopes in young men at five intakes of dietary molybdenum. Am J Clin Nutr. 1995;62:790-6.
6. Turnlund J, Keyes W, Peiffer G, Chiang G. Molybdenum absorption, excretion, and retention studied with stable isotopes in young men during depletion and repletion. Am J Clin Nutr. 1995;61:1102-9.
7. Scott K, Turnlund J. Compartmental model of molybdenum metabolism in adult men fed five levels of molybdenum. Faseb J. 1993;7:A288.
8. Moriwaki Y, Yamamota T, Higashino K. Distribution and pathophysiologic role of molybdenum-containing enzymes. Histol Histopathol. 1997;12:513-24.
9. Kramer S, Johnson J, Ribeiro A, Millington D, Rajagopalan K. The structure of the molybdenum cofactor. J Biol Chem. 1987;262:16357-63.
10. Rajagopalan K. Molybdenum: an essential trace element in human nutrition. Ann Rev Nutr. 1988;8:401-27.
11. Mize C, Johnson J, Rajagopalan K. Defective molybdopterin biosynthesis: clinical heterogeneity associated with molybdenum cofactor deficiency. J Inher Metab Dis. 1995; 18:283-90.
12. Beedham C. Molybdenum hydroxylases as drug-metabolizing enzymes. Drug Metab Rev. 1985;16:119-56.
13. McCord J. Free radicals and myocardial ischemia: overview and outlook. Free Radicals & Medicine. 1988;4:9-14.
14. Coughlan M. The role of molybdenum in human biology. J Inher Metab Dis. 1983; 6(Suppl 1):70-7.
15. Meneshian A, Bulkley G. The physiology of endothelial xanthine oxidase: from urate catabolism to reperfusion injury to inflammatory signal transduction. Microcirculation. 2002;9:161-73.
16. Bodine P, Litwack G. Evidence that the modulator of the glucocorticoidreceptor complex is the endogenous molybdate factor. Proc Natl Acad Sci USA. 1988;85:1462-6.
17. Johnson J, Rajogopalan K. Molecular basis of the biological function of molybdenum. J Biol Chem. 1974;249:859-66.
18. Suttle N. The interactions between copper, molybdenum, and sulphur in ruminant nutrition. Ann Rev Nutr. 1991;11:121-40.
19. Mills C, Davis G. Molybdenum. In: Mertz W, et al. Trace elements in human and animal nutrition. San Diego: Academic Press; 1987. v. 1, p. 449-54.
20. Turnlund J. Copper nutriture, bioavailability, and the influence of dietary factors. J Am Diet Assoc. 1988;88:303-8.
21. Turnlund JR, Keyes WR. Dietary molybdenum: effect on copper absorption, excretion, and status in young men. In: Roussel AM, Anderson RA, Favier A, editors. Trace elements in man and animals. 10th ed. New York: Kluwer Academic; 2000.

22. National Research Council. Recommended Dietary Allowances. 10th ed. Washington, DC: National Academy Press; 1989. p. 243-6.
23. Food and Nutrition Board, Institute of Medicine. Dietary Reference Intakes. Washington, DC: National Academy Press; 2001. p. 420-41.
24. Abumrad N, Schneider A, Steel D, Rogers L. Amino acid intolerance during prolonged total parenteral nutrition reversed by molybdate therapy. Am J Clin Nutr. 1981;34:2551-9.
25. Johnson J, Wuebbens M, Mandell R, Shih V. Molybdenum cofactor deficiency in a patient previously characterized as deficient in sulfite oxidase. Biochem Med Metab Biol. 1988;40:86-93.
26. Selden AI, Berg N, Soderbergh A, Bergstrom B. Occupational molybdenum exposure and a gouty electrician. Occupational Med. 2005;55:145-8.

Flúor

Enquanto o flúor (F) é um elemeto químico gasoso, o fluoreto (F$^-$) existe e é composto por flúor ligado a um metal, não metal ou composto orgânico. O fluoreto é encontrado na natureza e no corpo humano em quantidades-traço. O termo fluoreto é usado ao longo desta seção. Análogos a essa terminologia são: *iodeto* e *cloreto*. O fluoreto não é considerado um nutriente essencial, mas é claramente reconhecido como importante para a saúde dos ossos e dentes, como é detalhado na seção "Funções e mecanismos de ação".

Fontes

A água potável comunitária tem sido fluoretada (1 ppm ou 1 mg/L) há aproximadamente 50 anos nos Estados Unidos, após a descoberta, em 1942, da relação inversa entre a ingestão de fluoreto e a incidência de cáries.[1]* Essa descoberta afetou a distribuição de fluoreto em alimentos e bebidas. Diversas bebidas, incluindo fórmulas prontas para crianças, são feitas com água fluoretada. Outras variam muito quanto a seu conteúdo de fluoreto, dependendo do uso ou não de água fluoretada no seu processamento.

Na maior parte dos grupos de alimentos, o conteúdo de fluoreto é baixo, usualmente <~0,05 mg/100 g.[2] Entretanto, alguns alimentos contêm quantidades maiores de fluoreto, como alguns produtos de grãos e cereais, alguns peixes marinhos (se consumidos com espinhas) e chá. Peixes marinhos contêm de ~0,01 a 0,17 mg/100 g.[2] O chá, tanto cafeinado como descafeinado, é rico em F$^-$ porque as folhas acumulam o elemento em quantidades bastante elevadas. O chá mesclado contém de 1 a 6 mg/L, e as formas descafeinadas são mais ricas em fluoreto que as cafeinadas.[3,4] A **Tabela 12.7** fornece o conteúdo de fluoreto de vários grupos de alimentos. A maioria dos norte-americanos obtém a maior parte de fluoreto da dieta a partir da água potável, que fornece cerca de 0,24 mg de fluoreto/xícara. A ingestão usual de fluoreto dos americanos é de até 3,4 mg por dia, em média. Entretanto, engolir pasta de dentes contendo fluoreto pode ser uma fonte significativa do mineral. Tais práticas podem ser perigosas, especialmente para crianças pequenas, já que a ingestão até mesmo de pequenas quantidades de pasta de dentes contendo fluoreto pode resultar na ingestão de fluoreto em quantidades acima do recomendado. Consequentemente, vários fabricantes re-comendam que a pasta de dentes fique longe do alcance de crianças e que apenas se use uma quantidade equivalente ao tamanho de uma ervilha para a escovação.

Tabela 12.7 Conteúdo de flúor em vários grupos de alimentos

Grupo de alimentos	Faixa de conteúdo de flúor (mg/100 g)
Produtos lácteos	0,002-0,082
Carne, aves	0,004-0,092
Grãos, produtos cereais	0,008-0,201
Batatas	0,008-0,084
Hortaliças verdes folhosas	0,008-0,070
Leguminosas	0,015-0,057
Legumes com raiz	0,009-0,048
Outros legumes e seus produtos	0,006-0,017
Frutas	0,002-0,013
Gorduras, óleos	0,002-0,044
Derivados de açúcar	0,002-0,078

Fontes: Taves,[2] Rao,[13] e Food and Nutrition Board e Institute of Medicine.[16] Reproduzida com permissão da Cambridge University Press.

Digestão, absorção, transporte e armazenamento

A absorção de fluoreto é de aproximadamente 100% quando consumido como fluorossilicato de sódio na água fluoretada ou como fluoreto de sódio ou monofluorofosfato na pasta de dentes. A absorção diminui a ~50%-880% quando o fluoreto é consumido com alimentos sólidos ou com bebidas contendo cálcio. Acredita-se que o cálcio, juntamente com outros minerais (tanto di ou trivalentes), forme complexos insolúveis com o fluoreto para diminuir sua absorção. Em alimentos, o fluoreto também pode ser encontrado ligado a proteínas. Nesse caso, deve ser hidrolisado por uma pepsina gástrica ou outras proteases intestinais antes da absorção, e menos fluoreto é absorvido a partir dessas fontes do que a partir da água ou pasta de dentes. O fluoreto é absorvido de modo relativamente pobre (37%-54%) a partir de alimentos.[5]

Os seres humanos que recebem pequenas quantidades de fluoreto solúvel atingem níveis máximos de fluoreto no sangue em ~30 a 90 minutos.[6] Essa rapidez de absorção deve-se ao fato de que ocorre em grande extensão no estômago, uma característica única entre os elementos.

---

* No Brasil, a Lei Federal nº 6.050, de 24 de maio de 1974, dispõe sobre a fluoretação da água em sistemas públicos de abastecimento (N. do RT).

Acredita-se que a absorção de fluoreto ocorra por difusão passiva. A rápida absorção gástrica do fluoreto pode ser explicada pelo fato de que ele se apresente essencialmente na forma de fluoreto de hidrogênio, também denominado ácido fluorídrico (HF), no pH baixo do conteúdo estomacal, em lugar de fluoreto iônico. A taxa de difusão através das membranas, em geral, relaciona-se diretamente com a solubilidade de lipídios da substância difusora. A difusão gástrica é também inversamente relacionada ao pH. A dependência da absorção gástrica do pH é consistente com a hipótese de que o HF está sendo absorvido.[6] O fluoreto de hidrogênio é um ácido fraco com um pKa (o logaritmo negativo de uma constante de dissociação ácida, Ka) de 3,4, dissociando-se de acordo com a equação $HF \longrightarrow H^+ + F^-$. Supondo um pH gástrico de ~1,5, a proporção de HF para F^-, imediatamente calculável a partir da equação de Henderson-Hasselbach como discutido no Capítulo 15, na seção sobre tampões ácido-base, seria de aproximadamente 200:1.[6] A forma luminal gástrica do fluoreto é, portanto, amplamente difundível. O fluoreto também é absorvido através do intestino delgado, mas em uma taxa reduzida. A absorção de fluoreto não parece ser influenciada por seus níveis plasmáticos, exceto em uma concentração muito alta e talvez tóxica.[7]

Algum fluoreto é transportado no sangue como fluoreto iônico ou ácido fluorídrico não ligado a proteínas do plasma. Algum fluoreto é fortemente ligado e denominado não iônico ou forma orgânica. O fluoreto ligado organicamente ocorre em concentrações variáveis que são independentes da ingestão total de fluoreto e dos níveis plasmáticos de fluoreto iônico. O que não se sabe é em que extensão a contaminação do meio ambiente por fluorcarbonos gerados por indústrias pode contribuir para essa variabilidade. A concentração de fluoreto iônico, por sua vez, relaciona-se diretamente com a ingestão por dieta até mesmo de doses orais maciças, indicando que o fluoreto iônico do plasma não é controlado de modo preciso por mecanismos homeostáticos.

O fluoreto absorvido deixa o sangue prontamente e é rapidamente distribuído pelo corpo. A maior parte do fluoreto é encontrada nos ossos e dentes. O fluoreto associado aos ossos é encontrado tanto em um estado amorfo (*pool* de intercâmbio rápido) quanto em um estado cristalino (*pool* de intercâmbio lento). Em seu estado mais cristalino, o fluoreto é sequestrado nos ossos pela apatita, um fosfato de cálcio básico de fórmula teórica $Ca_{10}(PO_4)_6(OH)_2$. Os tecidos mineralizados respondem por aproximadamente 99% do total de fluoreto do corpo, e os ossos são o maior depósito. À medida que a quantidade de fluoreto absorvido aumenta, também o faz a quantidade capturada pelos tecidos duros. Entretanto, a porcentagem retida com altas taxas de absorção torna-se menor por causa da excreção urinária acelerada.[7] A taxa de crescimento esquelético influencia o balanço de fluoreto, exemplificado pelo fato de que pessoas jovens, em crescimento, incorporam mais fluoreto ao esqueleto que adultos e excretam menos na urina.

FUNÇÕES E MECANISMOS DE AÇÃO

As principais funções do fluoreto relacionam-se com seus efeitos na mineralização de ossos e dentes. Especificamente, promove a precipitação mineral de soluções amorfas de cálcio e fosfato, levando à formação de apatita, uma estrutura cristalina. A apatita é depositada sob forma de cristalitos dentro de uma matriz orgânica (proteína).

O fluoreto pode ser incorporado à estrutura da apatita substituindo íons hidróxidos. Os íons podem ser substituídos durante a formação inicial do cristal ou por deslocamento de mineral previamente depositado, de acordo com a seguinte equação: $Ca_{10}(PO_4)_6(OH)_2 + xF^- \longrightarrow Ca_{10}(PO_4)_6(OH)_2 - xF_x^-$. Com o depósito de fluoreto na hidroxiapatita do esmalte, forma-se fluoroidroxiapatita. Contatou-se que esse composto é menos solúvel em ácido que a hidroxiapatita e, portanto, mais resistente à formação de cáries.[8,9] A extensão da incorporação de fluoreto varia com a espécie do animal, idade, exposição ao fluoreto e taxa de *turnover* do tecido. Nos ossos e no esmalte dentário de seres humanos e outros mamíferos superiores, a proporção de substituição de F^- para OH^- é de ~1:20 a 1:40.

A deposição mineral e a estimulação de nova formação óssea também foram atribuídas ao fluoreto.[10,11] A matriz proteica do esmalte possui uma alta afinidade por fluoreto, o que levou à especulação de que o papel principal desse fluoreto possa ser mais sua participação na nucleação da formação de cristal do que sua associação com a fase mineral.[12] Além de seu papel na mineralização, o fluoreto tópico parece diminuir a produção de ácido pelas bactérias orais produtoras de placa.[11]

INTERAÇÕES COM OUTROS NUTRIENTES

Foi reportado que o alumínio, cálcio, magnésio e cloro reduzem a captura e o uso de fluoreto, enquanto o fosfato e sulfato a aumentam.[13] O cloreto de sódio, por exemplo, diminui a captura esquelética de fluoreto.[14] Trata-se de um ponto de interesse porque o sal de cozinha ou de mesa tem sido usado como um veículo para a suplementação de fluoreto em alguns países. Os mecanismos de interação não foram estabelecidos.

O uso de antiácidos contendo alumínio também reduz a absorção de fluoreto, assim como o fósforo. Acredita-se que o fósforo forme com o fluoreto complexos insolúveis no intestino.[15] A contribuição do efeito pH dos antiácidos na disponibilidade de fluoreto requer mais investigações.

EXCREÇÃO

O fluoreto é rapidamente excretado na urina, respondendo por aproximadamente 90% da excreção total. Alguma reabsorção tubular renal ocorre por difusão passiva de HF indissociado. Como a quantidade de HF cresce em relação à quantidade de F⁻ à medida que a acidez aumenta, a reabsorção tubular e o pH urinário são inversamente relacionados.[6] Isto é, a extensão da reabsorção é inversamente relacionada com o pH dos fluidos dos túbulos. A eliminação fecal responde pelas perdas remanescentes, e há perdas menores através pelo suor.

DOSE DIÁRIA RECOMENDADA

Em 1977, relataram-se ingestões adequadas de 4 e 3 mg de fluoreto/dia para homens e mulheres adultos, respectivamente.[16] Nenhum aumento é recomendado para mulheres durante a gravidez ou lactação.

A fluoretação da água em 1 a 2 ppm continua sendo recomendada pela American Dental Association para otimizar a saúde dentária.[17,18] As páginas finais deste livro fornecem AIs adicionais de fluoreto para outras faixas etárias.

DEFICIÊNCIA

Reportou-se que a deficiência de fluoreto em animais em observação resulta em crescimento menor, infertilidade e anemia. Entretanto, essas descobertas não são bem documentadas e não podem ser efetivamente usadas para sinalizar efeitos similares em seres humanos. Nestes, um nível ótimo de fluoreto ajuda a reduzir a incidência de cáries dentárias e manter a integridade do tecido esquelético.

TOXICIDADE

A toxicidade crônica de fluoreto, chamada de fluorose, caracteriza-se por alterações nos ossos, rins e possivelmente nas funções nervosa e muscular.[6,18] Observou-se a fluorose dentária ou o mosqueamento dos dentes em crianças que receberam de 2 a 8 mg de fluoreto/kg de peso corporal. A toxicidade aguda se manifesta através de náuseas, vômitos, diarreia, acidose e arritmias cardíacas. Há relatos de casos de morte após a ingestão entre 5 e 10 g de fluoreto de sódio ou de ~32 a 64 mg de fluoreto/kg de peso corporal, embora isso possa ocorrer com uma ingestão de apenas 5 mg de fluoreto/kg de peso corporal.[6,18] O UL para fluoreto varia de 1,3 mg/dia para crianças de 1 a 3 anos a 10 mg/dia para crianças maiores que 8 anos e adultos.[16]

AVALIAÇÃO DO ESTADO NUTRICIONAL

Faixas normais para o fluoreto iônico foram fixadas entre 0,01 e 0,2 µg de F⁻/mL de plasma e de 0,2 a 1,1 mg de F⁻/mL de urina. O elemento é mais comumente determinado em sua forma iônica por potenciometria com eletrodos de íons específicos de fluoreto, uma técnica análoga à potenciometria com eletrodos de íons específicos de hidrogênio do medidor de pH comum.

Referências citadas para o flúor

1. National Research Council. Recommended Dietary Allowances. 10th ed. Washington, DC: National Academy Press; 1989. p. 235-40.
2. Taves DR. Dietary intake of fluoride ashed (total fluoride) vs unashed (inorganic fluoride) analysis of individual foods. Br J Nutr. 1983;49:295-301.
3. Wei SH, Hattab FN, Mellberg JR. Concentration of fluoride and selected other elements in teas. Nutrition. 1989;5:237-40.
4. Chan JT, Koh SH. Fluoride content in caffeinated, decaffeinated and herbal teas. Caries Res. 1996;30:88-92.
5. Krishnamachari K. Fluoride. In: Mertz W, editor. Trace elements in human and animal nutrition. San Diego: Academic Press; 1987. v. 1, p. 365-415.
6. Whitford G. The physiological and toxicological characteristics of fluoride. J Dent Res. 1990;69:539-49.
7. Whitford G, Williams J. Fluoride absorption: independence from plasma fluoride levels. Proc Soc Exp Biol Med. 1986;181:550-4.
8. Chow LC. Tooth-bound fluoride and dental caries. J Dent Res. 1990; 69(Spec Iss):595-600.
9. Marquis RE. Antimicrobial actions of fluoride for oral bacteria. Can J Microbiol. 1995; 41:955-64.
10. Kleerekoper M, Mendlovic D. Sodium fluoride therapy of postmenopausal osteoporosis. Endocrin Rev. 1993;14:312-23.
11. Bowden GH. Effects of fluoride on the microbial ecology of dental plaque. J Dent Res. 1990;69(Spec Iss):653-9.
12. Crenshaw M, Bawden J. Fluoride binding by organic matrix from early and late developing bovine fetal enamel determined by flow rate dialysis. Arch Oral Biol. 1981; 26:473-6.
13. Rao G. Dietary intake and bioavailability of fluoride. Ann Rev Nutr. 1984;4:115-36.
14. Ericsson Y. Influence of sodium chloride and certain other food components on fluoride absorption in the rat. J Nutr. 1968;96: 60-8.
15. Spencer H, Kramer L. Osteoporosis: calcium, fluoride, and aluminum interactions. J Am Coll Nutr. 1985;4:121-8.
16. Food and Nutrition Board, Institute of Medicine. Dietary Reference Intakes. Washington, DC: National Academy Press; 1997. p. 288-313.
17. American Dental Association. Accepted dental therapeutics. 39th ed. Chicago: American Dental Association; 1982.
18. Heifetz S, Horowitz H. The amounts of fluoride in current fluoride therapies: safety considerations for children. J Dent Child. 1984;51:257-69.

PERSPECTIVA

Interações nutrientes-drogas

As interações nutrientes-drogas representam alterações na cinética de uma droga induzidas por nutrientes ou alterações no metabolismo ou no *status* de um nutriente induzidas por uma droga. Essas interações podem ser extremamente prejudiciais. Algumas interações de nutrientes podem levar à falha de uma droga em efetivar as ações desejadas ou à toxicidade da droga. Além disso, algumas interações de drogas podem promover deficiências de nutrientes ou toxicidade. Além das interações diretas, as drogas também podem influenciar o estado nutricional através de outros múltiplos mecanismos, como diminuição do apetite, alteração do paladar, precipitação de náuseas, vômitos ou diarreia. Esta Perspectiva revê alguns exemplos de alimentos e nutrientes que afetam a absorção, a distribuição, o metabolismo, as ações (funções) ou a excreção de drogas, bem como alguns exemplos de drogas que afetam a absorção, o metabolismo ou a excreção de nutrientes.

Efeitos de alimentos/nutrientes na absorção de drogas

Alimentos ou nutrientes de alimentos podem alterar a absorção de drogas pela sua presença como barreira física ou através das consequências de tempo de trânsito (por exemplo, motilidade do trato gastrintestinal), secreções, dissolução de drogas, quelação ou captura por carreadores, entre outros fatores. Várias drogas deveriam ser tomadas sem comida ou bebidas para prevenir a interferência com a sua absorção. Por exemplo, a absorção de alendronato, usado no tratamento da osteoporose, é muito diminuído com a ingestão concorrente de comida ou bebidas (exceto a água). De modo similar, os antibióticos eritromicina e penicilina (ampicilina), bem como as drogas anti-hipertensivas captopril e moexipril (não comercializadas no Brasil), deveriam ser ingeridas apenas com água; alimentos não deveriam ser consumidos por pelo menos 1 hora. A absorção de várias outras drogas é favorecida pela ingestão concomitante de comida ou até mesmo de nutrientes específicos da dieta como uma refeição altamente gordurosa.

Alimentos ou antiácidos que contêm quantidades relativamente altas de magnésio, cálcio, zinco, ferro e alumínio devem ser evitados ou deveriam ser consumidos separadamente (com várias horas de intervalo) de antibióticos, como tetraciclina, ciprofloxacina, lomefloxacina, levofloxacina e outros grupos de antibióticos e antifúngicos como cetoconazol. Os minerais divalentes e trivalentes dos antiácidos ou dos alimentos quelam (ligam-se) e diminuem a absorção das drogas.

Um pH do trato gastrintestinal apropriado é importante para dissolver ou absorver certas drogas. Portanto, a ingestão de alimentos ou antiácidos que podem promover secreções gastrintestinais ou alterar o pH pode ser prejudicial. O agente antifúngico cetoconazol, por exemplo, necessita de um pH ácido para ser dissolvido. Outras drogas são danificadas em um pH acídico e, portanto, devem ser ingeridas sem alimentos ou bebidas (exceto água).

Efeitos dos alimentos no metabolismo das drogas

Diversas drogas que sofrem metabolismo de primeira passagem no trato gastrintestinal são afetadas pela ingestão concomitante de suco de uva, incluindo os imunosupressores ciclosporina; alguns inibidores da HMG-CoA redutase, usados para tratar o colesterol elevado do sangue, como sinvastatina, lovastatina e atorvastatina; cilostazol, usado no tratamento da claudicação intermitente e da doença vascular periférica; etoposide, utilizado no tratamento de alguns cânceres; e eletriptan, usado para tratar enxaquecas. Referências com listas mais detalhadas de drogas conhecidas que podem interagir com o suco de uva constam no final desta Perspectiva.[1-4] Não está claro qual é o composto (ou compostos) do suco de uva responsável por esse tipo interação. O suco de uva é rico em diversos fitoquímicos, especialmente flavonoides, como a flavanona naringenina e seu glicosídeo de naringina e o flavonol kaempferol. Há evidências de que a ingestão de suco de uva reduza a isozima do citocromo P_{450}, conhecida como CYP 3A4, que é encontrada no intestino. A enzima normalmente inicia o metabolismo de diversas drogas nas células intestinais. Consequentemente, a regulação para baixo dessa enzima pela ingestão de suco de uva faz que as drogas sejam absorvidas sem metabolismo algum e que suas concentrações sanguíneas fiquem muito acima do desejado. As elevadas concentrações de drogas no sangue, por sua vez, podem resultar em efeitos indesejáveis, incluindo toxicidade.

Além das alterações na distribuição das drogas causadas pelo suco de uva, uma alta ingestão de proteína (duas ou três vezes as recomendações) altera a distribuição das drogas anti--Parkinson levodopa e carbidopa. Acredita-se que os efeitos resultem da competição por carreadores na barreira sangue-

Tabela 1 Uma visão geral de algumas interações Droga-Nutriente/Alimentos selecionados

Droga(s)	Nutriente(s)/Alimento(s)
Antibióticos – Tetraciclina, Acromicina, Sumycin, Cipro, Maxaquin e Levaquin	Cálcio, magnésio, zinco, ferro e alumínio
Antifúgico – Nizoral	
Imunossupressores – Neoral, alguns HMG CoA	Suco de toranja
Inibidores de redutase – Zocor, Mevacor e Lipitor	
Claudicação não intermitente – Pletal	
Antienxaqueca – Relpax	
Contra o mal de Parkinson – Dopar, Larodopa, Sinemet, Parcopa	Proteína e Vitamina B_6
Inibidores de oxidade monoamina – Parnate e Nardil; antituberculose – Isoniazida	Os alimentos contendo Aminas – queijos maturados, peixes defumados, salgados e em conserva; salsichas e linguiças; salame, peperoni, carne enlatada, mortadela, caldo de carne, vinhos e chocolate, entre outros.
Anticoagulantes – Coumadin	Vitamina K
Broncodilatadores – Theo-24, Theolair, Uniphyl e Elixophyllin	Cafeína e vitamina B_6
Antimaníacos – Eskalith, Lithobid, Lithotabs	Sódio
Sequestrantes ácidos biliares – Questran	As vitaminas lipossolúveis A, D, E e K, ácido fólico, ferro, magnésio, cálcio e zinco.
Antituberculose – Isoniazida	Vitamina B_6
Medicamentos anticonvulsivos – Fenobarbital, Dilantin e Phenytek	Vitamina D e ácido fólico
Bloqueadores dos receptores H_2 – Tagament e Zantac	Ferro, zinco, cálcio, magnésio, alumínio e vitamina B_{12}
Inibidores de bomba de prótons – Prilosec e Prevacid	
Os diuréticos de alça – Lasix e Bumex	Potássio, magnésio, cloro e sódio

PERSPECTIVA

-cérebro entre a droga e grandes aminoácidos neutros (como a fenilalanina, a tirosina e o triptofano). Esses aminoácidos aparecem no sangue após o consumo de grandes quantidades de proteína. A vitamina B também pode aumentar o metabolismo de levodopa antes que a droga cruze a barreira sangue-cérebro. A vitamina B_6 é encontrada no fígado e em outros alimentos ricos em proteína, como carnes e leguminosas, bem como sementes e grãos integrais. Assim, ingerir levodopa com grandes quantidades de proteína ou vitamina B_6 ou consumir regularmente uma dieta rica em proteína ou vitamina B_6 enquanto se está tomando levodopa é contraindicado.

Efeitos de alimentos/nutrientes na ação de drogas

Alguns alimentos ou nutrientes podem favorecer ou se opor à ação das drogas. Alimentos que contêm aminas, especialmente tiramina, dopamina ou histamina, são conhecidos por interagirem com um grupo de drogas denominadas inibidores da monoamino oxidase (IMAO), que são usados principalmente para tratar alguns tipos de depressão.[5] IMAOs como o sulfato de tranilcipromina e o sulfato de fenelzina previnem o catabolismo de aminas pela enzima monoamino oxidase na dieta, bem como das aminas fabricadas de modo endógeno. Aminas consistem em aminas vasoativas ou pressoras (por exemplo, tiramina, serotonina e histamina) e neurotransmissores ou aminas psicoativas (por exemplo, dopamina e norapinefrina). A droga antituberculose INH (isoniazida) exibe atividade do tipo IMAO. O problema é quando pessoas que recebem IMAOs ou INH consomem alimentos ricos em aminas, especialmente tiramina ou histamina, que podem ser encontrados em quantidades bem grandes em alguns alimentos. Geralmente, o consumo desses alimentos não causa problema algum porque as aminas podem ser rapidamente inativadas pela monoamino oxidase (MAO). Contudo, em pessoas que tomam IMAOs ou INH, essas reações não ocorrem. Consequentemente, a alta ingestão por dieta de aminas associada à norapinefrina endógena elevada pode resultar em vasoconstrição excessiva, manifestada através de forte dor de cabeça, hipertensão aguda ou crise hipertensiva e disritmia cardíaca. Pessoas que tomam IMAOs são aconselhadas a não ingerir alimentos ricos em aminas, como queijos envelhecidos, extratos de fermento e levedura de cerveja. Peixe defumado, salgado ou conservado em vinagre como arenque ou bacalhau, assim como salsichas, salame, peperone, carne enlatada e mortadela Bologna, também são ricos em tiramina. Alimentos de moderadamente ricos a ricos em tiramina incluem caldos de carne, *tenders*, vinhos tintos e queijos como *brie*, *gruyère*, muçarela, parmesão, romano e *roquefort*. Favas (vagem e ervilha), chocolate, grandes quantidades de cafeína, fígado (de frango ou de vaca) e determinadas frutas também podem conter grandes quantidades de tiramina. Grandes quantidades de histamina não são geralmente encontradas em alimentos, com exceção do peixe armazenado de modo inapropriado ou estragado. A dopamina é encontrada em favas, feijões grandes e ervilhas tortas.

Um nutriente conhecido por antagonizar a ação do anticoagulante varfarina é a vitamina K.[6] O Coumadin® trabalha inibindo as reações do ciclo da vitamina K que geram a forma ativa dessa vitamina necessária para a coagulação do sangue (**Figura 10.24**). Inibindo a produção da vitamina K ativa, a droga prolonga o tempo de coagulação do sangue. Grandes quantidades de vitamina K opõem as ações da droga, promovendo a coagulação do sangue e levando à resistência da droga. A ingestão de grandes quantidades de alimentos ricos em vitamina K, como legumes verdes, algumas leguminosas (soja, grão-de-bico) e fígado, deveria ser evitada.

A cafeína, um componente do café, chá, de vários drinques leves e do chocolate, contraria as ações de tranquilizantes e pode exacerbar alguns efeitos adversos dos broncodilatadores (teofilina). Especificamente, grandes quantidades de cafeína associadas ao uso de teofilina promovem nervosismo, insônia e tremores. (Essas drogas também interferem no metabolismo da vitamina B_6.)

Efeitos de alimentos/nutrientes na excreção de drogas

O sódio e o mineral lítio de algumas drogas são conhecidos por interagirem nos rins. Especificamente, o sódio e o lítio competem um com o outro por reabsorção nos túbulos renais. Assim, a alta ingestão de sódio promove a excreção de lítio e diminui os efeitos da droga, enquanto a baixa ingestão de sódio promove a reabsorção de lítio e, portanto, favorece a probabilidade de toxicidade da droga.

Efeitos das drogas na absorção de nutrientes

As drogas podem alterar a absorção de nutrientes através de vários mecanismos. Por exemplo, as drogas podem alterar o tempo de trânsito de nutrientes através do trato gastrintestinal, acelerando ou retardando a passagem de seus conteúdos. Em geral, quando os conteúdos se movem rapidamente através do trato gastrintestinal, menos nutrientes são absorvidos. Entretanto, quando os conteúdos se movem lentamente através do trato gastrintestinal, mais nutrientes são absorvidos. Modificações no pH do trato gastrintestinal também podem alterar a absorção de nutrientes. Por exemplo, bloqueadores do receptor H_2, como Tagamet® (cimetidina) e Antac® (ranitidina), e inibidores do bombeamento de prótons, como Neoprazol® (omeprazol) e Prazol® (lansoprazol), que diminuem a secreção de ácido clorídrico no estômago e aumentam o pH gástrico, reduzem a absorção de vários nutrientes, especialmente a vitamina B_{12} e o ferro. Bloqueadores do receptor H_2 e inibidores do bombeamento de prótons são usados no tratamento de úlceras e da doença do refluxo gastroesofágico (DRGE).

A habilidade de algumas drogas de quelar ou absorver nutrientes ou secreções gastrintestinais também diminui a absorção de nutrientes. Por exemplo, sequestradores do ácido da biliar (colestiramina) absorvem a bile e diminuem a absorção de carotenoides e das vitaminas solúveis em gordura A, D, E e K. Além disso, a droga quela outros nutrientes (como o folato) e alguns minerais divalentes (como ferro, magnésio, cálcio e zinco). Drogas sequestradoras do ácido biliar são usadas para tratar concentrações sanguíneas elevadas de colesterol, um fator de risco para a doença do coração.

Efeitos das drogas no metabolismo de nutrientes

Além de alterarem a absorção de nutrientes, as drogas podem alterar o seu metabolismo nos tecidos do corpo. A INH (isoniazida), usada no tratamento da tuberculose, por exemplo, diminui a conversão da piridoxina (vitamina B_6) em sua forma de enzima funcional no fígado e assim pode causar uma deficiência de vitamina B_6. Outro grupo de drogas conhecido por alterar o metabolismo inclui os anticonvulsivos fenobarbital e fenitoína. Essas drogas alteram o metabolismo da vitamina D, levando a (em casos severos) quadros de deficiência como o raquitismo e osteomalácia, se os suplementos de vitamina (como 25-OH colecalciferol) não forem administrados. Especificamente, acredita-se que os anticonvulsivos diminuam a conversão hepática da vitamina D como colecalciferol em 25-OH colecalciferol. Curiosamente, esses anticonvulsivos também afetam a vitamina folato, diminuindo sua absorção no intestino.

Efeitos das drogas na excreção de nutrientes

As drogas podem aumentar ou diminuir a excreção de nutrientes do corpo. Os diuréticos de alça usados para tratar a pressão sanguínea elevada promovem a excreção urinária de sódio e água (importantes para diminuir a pressão sanguínea). Entretanto, as drogas também aumentam a perda de potássio, cloro e magnésio a partir do ramo ascendente da alça de Henle. Dietas ricas em potássio são importantes para prevenir baixas concentrações sanguíneas de potássio.

Resumo

Interações nutrientes-drogas podem afetar gravemente tanto o *status* nutricional como a eficiência do tratamento farmacológico. Apesar de as assistências médicas credenciadas serem autorizadas para a educação dos pacientes a respeito das interações entre alimentos e drogas, muitas pessoas ainda não conhecem essas interações e suas consequências.

Referências

1. Ameer B, Weintraub R. Drug interactions with grapefruit juice. Clin Pharm. 1997; 33:103-21.
2. Fuhr U. Drug interactions with grapefruit juice. Drug Safety. 1998;18:251-72.

PERSPECTIVA

3. Greenblatt D, Patiki K, Moltke L van, Shader R. Drug interactions with grapefruit juice: an update. J Clin Psychopharm. 2001;21:357-9.
4. Kane G, Lipsky J. Drug-grapefruit juice interactions. Mayo Clin Proc. 2000;75:933-42.
5. McCabe B. Dietary tyramine and other pressor amines in IMAO regimens: a review. J Am Diet Assoc. 1986;86:1059-64.
6. Harris J. Interaction of dietary factors with oral anticoagulants: review and applications. J Am Diet Assoc. 1995;95:580-4.

Leituras sugeridas

Brown R, Dickerson R. Drug-nutrient interactions. Am J Managed Care. 1999;5:345-52.

Chan L. Drug-nutrient interaction in clinical nutrition. Curr Opin Clin Nutr Metab Care. 2002;5:327-32.

Kirk J. Significant drug-nutrient interactions. Am Fam Physic. 1995;51:1175-82.

Maka D, Murphy L. Drug-nutrient interactions: a review. AACN Clinical Issues. 2000; 11:580-9.

Miyagawa C. Drug-nutrient interactions in critically ill patients. Crit Care Nurs. 1993;69-90.

Schmidt L, Dalhoff K. Food-drug interactions. Drugs. 2002;62:1481-502.

Segal S, Kaminski S. Drug-nutrient interactions. Am Druggist. 1996;213:42-9.

Tschanz C, Stargel W, Thomas J. Interactions between drugs and nutrients. Adv Pharmacol. 1996;35:1-26.

Sites

www.nlm.nih.gov/medlineplus/druginformation.html
www.fda.gov

13 Elementos-ultratraço

Arsênio
Boro
Níquel
Silício
Vanádio
Cobalto

Para cada um dos elementos-ultratraço citados, os seguintes subtópicos (caso sejam conhecidos e quando aplicáveis) são discutidos:
Fontes
Absorção, transporte, metabolismo e armazenamento
Funções e deficiência
Interações com outros nutrientes
Excreção
Dose diária recomendada, toxicidade e valor nutritivo

Elementos-ultratraço são os que se mostram necessários estimativamente em quantidade definida ou suspeita de <1 mg/dia.[1] Com base nessa definição, até 19 elementos podem ser classificados como ultratraço: alumínio, arsênio, boro, bromo, cádmio, cromo, cobre, fluoreto, germânio, iodo, chumbo, lítio, molibdênio, níquel, rubídio, selênio, silício, estanho e vanádio.[2] Embora cobre, cromo, fluoreto, iodo, molibdênio e selênio sejam considerados elementos-ultratraço, eles foram incluídos no Capítulo 12 porque apresentam AI ou RDA, segundo o Food and Nutrition Board.[3]

Arsênio, boro, níquel, silício e vanádio, os elementos apresentados neste capítulo, não são considerados atualmente essenciais, embora, para cada um deles, existam estudos que sugerem eventual necessidade.[1-3] Este capítulo abrange, para cada um dos cinco elementos-ultratraço, os seguintes aspectos: fontes, absorção, mecanismos de transporte, armazenamento, interações com outros nutrientes, excreção, dose diária recomendada, deficiência, toxicidade e metabolismo. A **Tabela 13.1** apresenta um resumo de funções, fontes alimentares e sintomas de deficiência para esses nutrientes. A **Figura 13.1** mostra a localização desses elementos na tabela periódica. Também há uma breve discussão sobre o elemento cobalto, necessário no corpo apenas como parte da vitamina B_{12} (cobalamina).

Tabela 13.1 Elementos-ultratraço: funções, sintomas de deficiência e fontes alimentares

Mineral	Funções	Sintomas de deficiência	Fontes alimentares
Arsênio	Uso do grupo metila, crescimento normal	Crescimento deficiente	Alimentos marinhos
Boro	Desenvolvimento ósseo, membrana celular, embriogênese, regulador metabólico, inflamação	Metabolismo mineral ósseo alterado, crescimento comprometido	Frutas, legumes, leguminosas, nozes
Níquel	Está possivelmente envolvido com a atividade hormonal ou enzimática de membrana	Crescimento comprometido, hematopoiese deficiente	Nozes, leguminosas, grãos, derivados de cacau
Silício	Tecido conectivo e formação óssea, atividade da prolil-hidroxilase	Diminuição da produção de colágeno, anormalidades nos ossos longos e do crânio	Cerveja, grãos não refinados, raízes
Vanádio	Mimetiza a ação da insulina, inibição da Na^+/K^+ ATPase	Crescimento comprometido, mudanças hematológicas e de metabolismo	Molusco, espinafre, salsa, cogumelos, grãos integrais

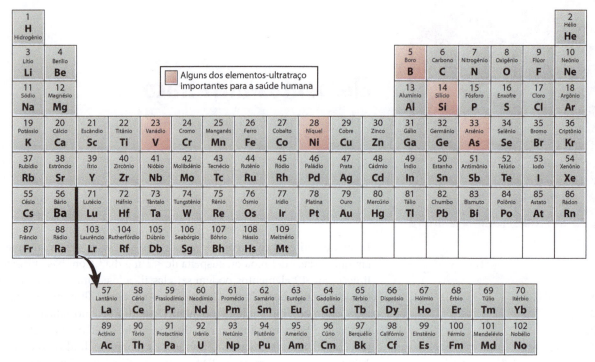

Figura 13.1 Tabela periódica com destaque para importantes elementos-ultratraço.

Referências

1. Nielsen F. Ultratrace elements in nutrition: current knowledge and speculation. J Trace Elem Exp Med. 1998;11:251-74.
2. Nielsen F. Ultratrace minerals. In: Shils M, Olson J, Shike M, Ross A, editors. Modern nutrition in health and disease. 9th ed. Baltimore, MD: Williams and Wilkins; 1999. p. 283-303.
3. Food and Nutrition Board. Dietary Reference Intakes for vitamin a, vitamin k, arsenic, boron, chromium, copper, iodine, iron, manganese, molybdenum, nickel, silicon, vanadium, and zinc. Washington, DC: National Academy Press; 2001. p. 502-53.

Arsênio

Mais do que qualquer outro mineral-ultratraço, o arsênio, que é incolor e inodor, dá a impressão de ser tóxico, como um veneno, e não constituir uma necessidade nutricional. O aspecto nocivo do arsênio continua a atrair atenção porque boa parte da literatura faz referência à sua toxicidade e não aborda suas propriedades nutritivas. De qualquer forma, estão sendo acumuladas provas de que o arsênio pode ser um elemento essencial.

Fontes

O arsênio está presente em toda a Terra, em uma concentração estimada de 1,5-2,0 µg/g. Está presente na água, nas pedras e no solo, embora sua concentração varie consideravelmente de região para região, com base na história geológica do solo e na poluição advinda de fontes não naturais. Fontes de partículas, como pesticidas, fundições e usinas de energia a carvão podem, através de aerossóis e poeira, enriquecer uma determinada área com arsênio, que, então, afeta seres humanos e animais ao ser incorporado na água, nos alimentos e em outros insumos. Alimentos de origem marinha são ricos em arsênio: os peixes contêm até 80 µg/g, e as ostras, até 10 µg/g.[1,2] O arsênio também está presente em carnes (0,005-0,1 µg/g), grãos, cereais e derivados (0,05-0,4 µg/g), laticínios (leite, 0,01-0,05 µg/g) e ovos (0,01-0,1 µg/g).[2] Em geral, o consumo dietético de arsênio é <30-50 µg/dia.[1,2]

O arsênio é encontrado na água e nos alimentos, tanto na forma orgânica quanto na inorgânica, existindo principalmente como arsênio trivalente [As^{3+}] e pentavalente [As^{5+}]. Na água e em alimentos, os principais compostos de arsênio encontrados são: arseniato pentavalente ($H_2AsO_4^-$ ou $HAsO_4^{2-}$) e arsenito trivalente (H_3AsO_3 e $H_2AsO_3^-$). Alimentos também contêm arsênio em formas metiladas. Em alimentos, os compostos de arsênio incluem ácido monometilarsônico, ácido dimetilarsínico, trimetilarsina [$As(CH_3)_3$], arsenobetaína, arsenocolina, trimetilarsonio lactase e O-fosfatidiltrimetilarsonio lactase (**Figura 13.2**). Dos arsênios, o arsenito inorgânico e os organoarsênicos trivalentes são os mais tóxicos, enquanto os arsênios metilados pentavalentes são menos tóxicos.

Absorção, transporte e metabolismo

A absorção, retenção e excreção de compostos de arsênio variam de acordo com a forma química, solubilidade, quantidade ingerida e espécie animal. A maioria do arsênio inorgânico é absorvida como arseniato e arsenito; o arseniato é a forma menos tóxica.[3] Mais de 90% do arseniato e arsenito inorgânicos são absorvidos da água, e entre 60% e 75% dessas formas inorgânicas do elemento são absorvidas com o alimento por seres humanos.[3] De forma similar, dos compostos orgânicos de arsênio, >90% são absorvidos da arsenobetaína, e entre 70% e 80%, da arsenocolina.

Acredita-se que a absorção de compostos orgânicos e inorgânicos de arsênio ocorra por difusão simples, em toda a mucosa intestinal. Caracteristicamente, quanto maior for a solubilidade lipídica do arsênio, maior será a possibilidade de ser absorvido por difusão simples. Do intestino, o arsênio é transportado do sangue ao fígado, que capta tanto as formas orgânicas quanto inorgânicas do elemento que continua no processo de absorção. No fígado, há evidências de que tanto arsênio orgânico, como a arsenobetaína ou arsenocolina, passe por pouca ou nenhuma metabolização. Em contrapartida, o arsênio inorgânico é extensivamente reduzido, metilado ou ambos. No fígado, o arseniato [As^{5+}] é reduzido usando glutationa ou outros tióis do trivalente arsenito, mais tóxico, e é então metilado (usando S-adenosilmetionina, SAM) para se tornar ácido monometilarsônico. A reação é catalisada por arsenito metiltransferase. O arsênio inorgânico também pode ser metilado na forma de ácido monometilarsônico. Além disso, outro grupo metila pode ser adicionado ao ácido monometilarsônico por ácido monometilarsônico metiltransferase para formar ácido dimetilarsínico. Os grupos metila são fornecidos pela glutationa, colina e S-adenosilmetionina.[4] O ácido dimetilarsínico pode ser reduzido para formar um composto relativamente tóxico chamado de ácido dimetilarsênio; esse fato representa normalmente o último passo no metabolismo do arsênio, mas um pouco do arsênio pode permanecer como arsênio inorgânico e monometilarsênio, e seu metabolismo depende, em grande parte, do papel do folato no metabolismo de um carbono.[5] A ordem geral de toxicidade dos arsênios é ácido monometilarsônico$^{(3+)}$ > As^{3+} inorgânico > ácido monometilarsônico$^{(5+)}$ = ácido dimetilarsínico$^{(5+)}$.[6] Thomas, Styblo e Lin[7] revisaram a metilação e toxicidade do arsênio. No sangue sistêmico, o arsênio é encontrado em duas formas: metilado e ligado a proteínas.

Alguns tecidos têm mais arsênio, como pele, cabelo e unhas. Dentro dos tecidos, o arsênio inorgânico, especialmente como As^{3+}, está ligado essencialmente a grupos de proteínas tiol/sulfidril (SH), como a proteína de armazenamento de zinco metalotioneína.[8,9] As formas metiladas do elemento não se ligam a tecidos tanto quanto as formas inorgânicas não metiladas.

Funções e deficiência

Há indícios de que o arsênio seja necessário para formar e usar grupos metila, gerados no metabolismo de metionina a S-adenosilmetionina (SAM). A SAM é a maior doadora de metila no corpo, funcionando na síntese de vários compostos, no corpo e na metilação de componentes necessários para a síntese de DNA. Entretanto, não se provou que o arsênio ative ou iniba uma enzima específica no metabolismo de metionina.

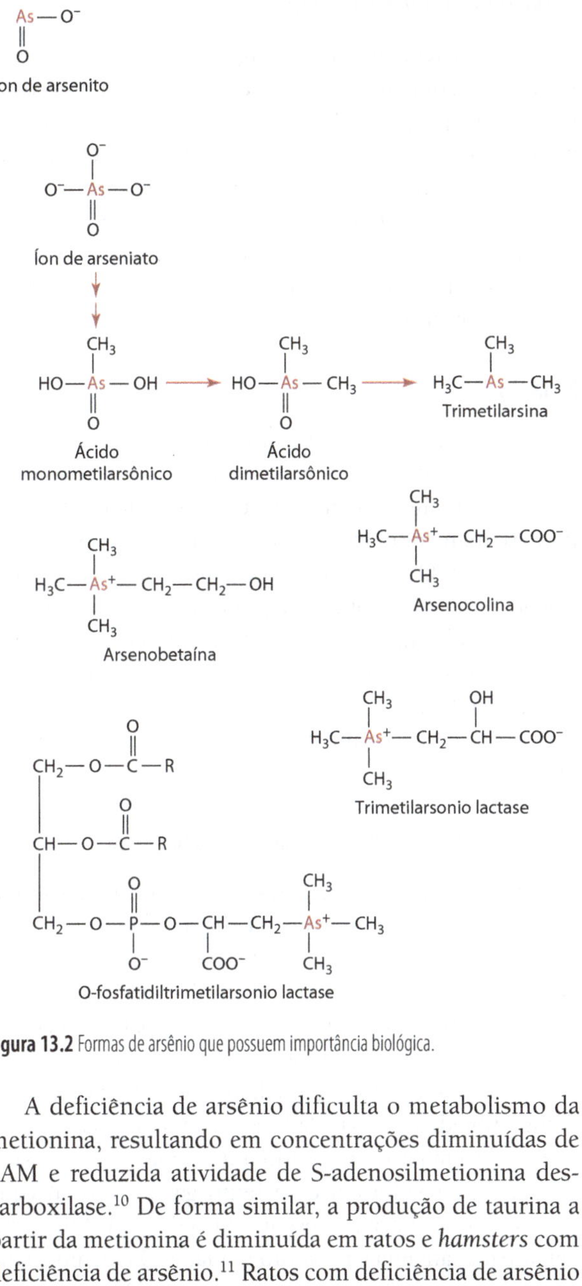

Figura 13.2 Formas de arsênio que possuem importância biológica.

A deficiência de arsênio dificulta o metabolismo da metionina, resultando em concentrações diminuídas de SAM e reduzida atividade de S-adenosilmetionina descarboxilase.[10] De forma similar, a produção de taurina a partir da metionina é diminuída em ratos e *hamsters* com deficiência de arsênio.[11] Ratos com deficiência de arsênio e alimentados com guanicoacetato (que é necessário para a síntese de creatina) tiveram déficits de crescimento quando comparados a ratos que receberam suplemento de arsênio.[12] A metilação diminuta do guanidoacetato para formar creatina e a metilação menor de histonas e de DNA estão também relacionadas com a privação de arsênio.[12,13] A síntese de poliaminas, que são derivadas, por exemplo, da SAM, é reduzida com a deficiência de arsênio. A síntese de proteínas de choque térmico, através de efeitos na metilação de histonas, foi atribuída ao papel do arsênio na expressão gênica.[13,14] Dentre outros efeitos relatados da privação de arsênio em animais, constam crescimento retardado, taxa de concepção reduzida e mortalidade neonatal elevada.

Interações com outros nutrientes

O arsênio parece interagir antagonicamente com o selênio e iodo. Como o selenato e o arseniato são ambos oxiânions com propriedades químicas similares, cada um pode inibir competitivamente a captura e a retenção de tecidos do outro. A interação do arsênio com o iodo é exemplificada pela observação de que ele é bociogênico em ratos. Acredita-se que o arsênio antagonize o mecanismo de captura de iodo pela tireoide, causando um bócio compensatório.

Excreção

O arsênio ingerido é excretado rapidamente pelos rins, que representam a maior rota de excreção. Entre os principais metabólitos urinários do arsênio, estão o ácido monometilarsínico, o ácido dimetilarsínico e o arsênio trimetilado.[15,16] Quando formas orgânicas são consumidas, arsenocolina e arsenobetaína, junto com arseno-açúcares, são excretadas na urina.[8,17] As concentrações dos metabólitos na urina, entretanto, variam de acordo com a forma dietética do arsênio ingerido.[15] Em adultos saudáveis, <50 µg de arsênio é, em geral, excretado na urina diariamente.

Dose diária recomendada, toxicidade e valor nutritivo

Não existem dados suficientes disponíveis para estimar as necessidades de arsênio na dieta humana, embora uma necessidade de 12-25 µg tenha sido sugerida.[11,12,18] Não foi estabelecido pelo Food and Nutrition Board um nível máximo de ingestão tolerável (UL) para o arsênio.[19]

As formas inorgânicas de arsênio, que podem ser carcinogênicas, são mais tóxicas do que as formas orgânicas. A suscetibilidade à toxicidade, entretanto, parece estar relacionada, em parte, ao estado nutricional.[5,20,21] A toxicidade aguda resulta em desarranjo gastrintestinal (que provoca desidratação e desequilíbrio de eletrólitos), encefalopatia, anemia e hepatotoxicidade. O arsênio é fatal quando consumido nas quantidades de 70-300 mg.[22] A toxicidade crônica está associada com hiperpigmentação da pele, hiperqueratose, fraqueza muscular, neuropatia periférica, suor excessivo, danos ao fígado, delírio, encefalopatia, mudanças vasculares e câncer na cavidade oral, na pele, nos pulmões, no cólon, na bexiga e nos rins.[23-25] A toxicidade se relaciona, em parte, com as interações do arsênio com os grupos sulfidril encontrados nas proteínas (incluindo enzimas), que resultam na formação de radicais livres que danificam células. Em Taiwan, a ingestão de água potável com arsênio foi associada à doença do pé-preto, quadro que envolve o sistema vascular periférico.[23-25] Para obter mais informações sobre toxicidade do arsênio, ver Duker, Carranza e Hale.[26]

Os níveis relatados de arsênio em fluidos corporais variam de 2 a 62 ng/mL no sangue e de 1 a 20 ng/mL no plasma ou soro. Os níveis de arsênio no cabelo variam de ~0,1 a 1,1 µg/g. A exposição crônica ou aguda ao metal eleva esses valores. A análise de fios de cabelo foi particularmente útil nessa questão, uma vez que o conteúdo de arsênio no cabelo, diferentemente do dos fluidos, representa o conteúdo médio por um tempo extenso, não flutuando caso a exposição ao elemento seja intermitente.

O método adotado atualmente para definir o arsênio em fluidos biológicos é a espectrometria de absorção atômica, embora tenham sido usadas com sucesso a espectrometria de massa, a análise de ativação de nêutrons e a espectroscopia de emissão.

Referências citadas para o arsênio

1. Nielsen F. Ultratrace minerals. In: Shils M, Olson J, Shike M, Ross A, editors. Modern nutrition in health and disease. 9th ed. Baltimore, MD: Williams and Wilkins; 1999. p. 283-303.
2. Anke M. Arsenic. In: Mertz W, editor. Trace elements in human and animal nutrition. Orlando, FL: Academic Press; 1986. v. 2, p. 360.
3. Hopenhayn C, Smith A, Goeden H. Human studies do not support the methylation threshold hypothesis for the toxicity of inorganic arsenic. Environ Res. 1993;60:161-77.
4. Thompson D. A chemical hypothesis for arsenic methylation in mammals. Chem Biol Interactions. 1993;88:89-114.
5. Gamble MV, Liu X, Ahsan H, Pilsner J, Ilievski V, Slavkovich V, et al. Folate, homocysteine, and arsenic metabolism in arsenic-exposed individuals in Bangladesh. Environ Health Perspectives. 2005; 113:1683-8.
6. Petrick JS, Ayala-Fierro F, Cullen W, Carter D, Aposhian H. Monomethylarsonous acid (MMMIII) is more toxic than arsenite in Chang human hepatocytes. Toxicol Appl Pharmacol. 2000; 163:203-7.
7. Thomas D, Styblo M, Lin S. The cellular metabolism and systemic toxicity of arsenic. Toxic Appl Pharmacol. 2001;176:127-44.
8. Vahter M, Concha G, Nermell B. Factors influencing arsenic methylation in humans. J Trace Elem Exp Med. 2000;13:173-84.
9. Toyama M, Yamashita M, Hirayama N, Murooka Y. Interactions of arsenic with human metallothionein-2. J Biochem. 2002;132:217-21.
10. Nielsen F. Ultratrace elements of possible importance for human health: an update. In: Prasad AS, editor. Essential and toxic trace elements in human health. New York: Wiley-Liss; 1993. p. 355-76.
11. Uthus E, Nielsen F. Determination of the possible requirement and reference dose level for arsenic in humans. Scand J Work Environ Health. 1993;19(Suppl 1):137-8.
12. Uthus E. Evidence for arsenic essentiality. Environ Geochem Health. 1992;14:55-8.
13. Desrosiers R, Tanguay R. Further characterization of the posttranslational modifications of core histones in response to heat and arsenite stress in Drosophila. Biochem Cell Biol. 1986;64:750-7.
14. Bernstam L, Nriagu J. Molecular aspects of arsenic stress. J Toxic Environ Health. 2000;3:293-322.
15. Yamato N. Concentrations and chemical species of arsenic in human urine and hair. Bull Environ Contam Toxicol. 1988;40:633-40.

16. Sun G, Xu Y, Li X, Jin Y, Li B, Sun X. Urinary arsenic metabolites in children and adults exposed to arsenic in drinking water in inner Mongolia, China. Environ Health Perspectives. 2007;115:648-52.
17. Francesconi KA, Tanggaard R, McKenzie C, Goessler W. Arsenic metabolites in human urine after ingestion of an arsenosugar. Clin Chem. 2002;48:92-101.
18. Nielsen F. Boron, manganese, molybdenum, and other trace elements. In: Bowman B, Russell R, editors. Present knowledge in nutrition. 8 ed. Washington, DC: International Life Sciences Institute Nutrition Foundation; 2001. p. 384-99.
19. Food and Nutrition Board. Dietary Reference Intakes for vitamin a, vitamin k, arsenic, boron, chromium, copper, iodine, iron, manganese, molybdenum, nickel, silicon, vanadium, and zinc. Washington, DC: National Academy Press; 2001. p. 502-53.
20. Steinmaus C, Carrigan K, Kalman D, Atallah R, Yuan Y, Smith A. Dietary intake and arsenic methylation in a U.S. population. Environ Health Perspectives. 2005;113:1153-9.
21. Goldman M, Dacre J. Inorganic arsenic compounds: are they carcinogenic, mutagenic, teratogenic? Environ Geochem Health. 1991;13:179-91.
22. Abernathy CO, Ohanian EV. Noncarcinogenic effects of inorganic arsenic. Environ Geochem Health. 1992;14:35-41.
23. Hall A. Chronic arsenic poisoning. Toxicol Letters. 2002;128:69-72.
24. Weir E. Arsenic and drinking water. Can Med Assoc J. 2002;166:69-72.
25. Abernathy C, Thomas D, Calderon R. Health effects and risk assessment of arsenic. J Nutr. 2003; 133:1536S-38S.
26. Duker A, Carranza E, Hale M. Arsenic geochemistry and health. Environ Int. 2005;31:631-41.

Boro

O boro, como ácido bórico e borato de sódio ($Na_2B_4O_7 \cdot H_2O$, chamado de bórax), foi usado para preservar alimentos como peixes, carnes, cremes, manteiga e margarina por mais de 50 anos, ou seja, até meados da década de 1920, quando se constatou que ele era perigoso para os seres humanos, mas essencial para as plantas. Até a década de 1980, não se acumularam evidências da necessidade de boro em animais.

Fontes

Alimentos de origem vegetal, como frutas, legumes, nozes e leguminosas, são particularmente ricos em boro.[1-3] Além disso, vinho, cidra e cerveja contribuem com o consumo dietético. Dentre os alimentos específicos que são particularmente ricos em boro, encontram-se o abacate, o amendoim, a manteiga de amendoim, nozes, a uva, a uva-passa e o vinho.[4,5] Geralmente, a uva-passa, as leguminosas, as nozes e o abacate fornecem ~1,0-4,5 mg de boro/100 g, e frutas e legumes contêm 0,1-0,6 mg de boro/100 g.[4,6,7] Carne, peixe e derivados de leite são fontes pobres desse elemento, fornecendo normalmente <~0,6 mg de boro/100 g.[1-3,7] A água potável e as bebidas que contêm água como base têm uma considerável variação na quantidade de boro, de acordo com a localização geográfica.[3] O boro é também um contaminante ou ingrediente principal em alguns antibióticos, antiácidos gástricos, batons, loções, cremes e sabões, por exemplo.[3] O boro aparece em alimentos como borato de sódio ou como ésteres orgânicos de boro.[5,8] O consumo dietético do boro é estimado em 0,8-1,5 mg/dia.[4,8]

Absorção, transporte, armazenamento e excreção

Acredita-se que mais de 85% do boro ingerido seja absorvido como ácido bórico $B(OH)_2$ e ácido ortobórico $B(OH)_3$ por difusão passiva do trato gastrintestinal.[8,9] O boro é encontrado no sangue como ácido bórico, ácido ortobórico e ânion monovalente borato $B(OH)_4^-$. Um transportador de borato parece transportar ativamente o $B(OH)_4^-$ em células contra um gradiente de concentração. O boro é encontrado principalmente em ossos, dentes, unhas e cabelo. No corpo, o total de boro varia de ~3 a 20 mg. Ele é excretado essencialmente (>70%) na urina, com <13% normalmente perdidos nas fezes e pequenas quantidades no suor.[8] O boro urinário aparece como ácido bórico ou ortobórico, e há evidências de que ele seja um indicador relativamente sensível do consumo dentro de uma faixa de 0,35-10 mg de boro/dia.[8]

Funções e deficiência

Acredita-se que o boro tenha várias funções no corpo, incluindo papéis na embriogênese, no desenvolvimento ósseo, na função e estabilidade da membrana celular, na regulação metabólica e na resposta do sistema imune. Por exemplo, quanto à embriogênese, em alguns animais, mas não em todos (ou seja, não em roedores), a exaustão das reservas de boro resultou em defeitos embrionários e de desenvolvimento, sugerindo um possível papel na reprodução ou desenvolvimento. O crescimento comprometido também é frequentemente observado em animais privados de boro.[2,10] A composição, estrutura e força dos ossos também parecem envolver o boro, possivelmente através da modulação da troca da matriz extracelular.[11] O boro também melhora as ações do estradiol em ossos trabeculares e promove a absorção e retenção de minerais em ossos de ratas cujo ovário foi retirado.[12] Quanto ao conteúdo de mineral ósseo, as respostas ao boro foram mais observadas em animais que também foram privados de cálcio, vitamina D ou magnésio.[13]

Além dos efeitos da embriogênese e dos ossos, o boro pode ter um papel na estabilidade e/ou função da membrana celular.[14,15] O boro pode afetar a membrana celular ao modular o consumo de cálcio na célula ou modular a capacidade dos hormônios (incluindo a vitamina D, calcitonina, insulina e estrógeno) de se ligar a receptores e realizar suas funções.[10,14] O boro também pode afetar a função ou estabilidade da membrana celular através de efeitos na sinalização transmembrana.[10,14,15]

Como regulador metabólico, o boro diminui a glicose do soro, aumentando as concentrações de triglicerídios no soro. O boro pode interagir diretamente com substratos de nutrientes, enzimas ou coenzimas, ou realizar suas funções através de outros mecanismos.[16,17] Pintinhos com deficiência de boro, por exemplo, têm maior secreção de insulina, que é possivelmente mediada por efeitos do boro no transporte de íons.[14,17]

Acredita-se que o boro regule a resposta inflamatória do corpo. Como um mediador do processo inflamatório, o boro pode suprimir (através de formação reversível de análogos e competição com coenzimas) as atividades de várias serinas proteases (ou seja, elastase, cimase e catepsina) liberadas por células brancas do sangue que foram ativadas por inflamações.[17] Além disso, o boro pode diminuir a síntese de leucotrieno ou reduzir a geração ou remoção de espécies reativas de oxigênio, produzidas por neutrófilos como parte da explosão respiratória.[17] Alguns estudos sugerem que o boro age suprimindo a atividade das células T e alterando as concentrações de anticorpos.[17] Além de agir em serinas proteases envolvidas na resposta inflamatória, acredita-se que o boro também afete outras serinas proteases, como as envolvidas na coagulação sanguínea.[17] Por causa de seu efeito anti-inflamatório, o boro pode reduzir a severidade da artrite reumatoide (entre outros problemas inflamatórios).

Dose diária recomendada, toxicidade e valor nutritivo

Ainda não se estabeleceu um consumo recomendado para o boro. Foram relatados consumos dietéticos de <1 mg, mas desconhece-se a quantidade para satisfazer as necessidades do organismo.[4,8]

A toxicidade aguda de boro resulta em náusea, vômito, diarreia, dermatite e letargia.[18] A excreção urinária elevada de riboflavina também foi relacionada à toxicidade de boro.[19] Uma toxicidade crônica de boro está associada a náuseas, perda de apetite e subsequente perda de peso; anemia; eritema irregular e seco; e apoplexia.[20] Estabeleceu-se um UL de 20 mg por dia para adultos, com base em estudos em animais.[21]

Tem sido usada a espectrometria de emissão com plasma indutivamente acoplado para determinar as concentrações de boro no plasma e em outros fluidos, entretanto não se sabe se essas concentrações em tecidos indicam o estado nutricional. No plasma, as concentrações de boro variam de ~20 a 75 ng/mL.[22]

Referências citadas para o boro

1. Anderson D, Cunningham W, Lindstrom T. Concentrations and intakes of H, B, S, K, Na, Cl, and NaCl in foods. J Food Comp Anal. 1994;7:59-82.
2. Nielsen F. The saga of boron in food: from a banished food preservative to a beneficial nutrient for humans. Curr Topics Plant Biochem Physiol. 1991;10:274-86.
3. Hunt C, Shuler T, Mullen L. Concentration of boron and other elements in human foods and personal-care products. J Am Diet Assoc. 1991;91:558-68.
4. Meacham S, Hunt C. Dietary boron intakes of selected populations in the United States. Biol Trace Elem Res. 1998;66:65-78.
5. Rainey C, Nyquist L, Christensen R, Strong P, Culver D, Coughlin J. Daily boron intake from the American diet. J Am Diet Assoc. 1999;99:335-40.
6. Naghii M. The significance of dietary boron with particular reference to athletes. Nutr Health. 1999; 13:31-7.
7. Devirian T, Volpe S. The physiological effects of dietary boron. Crit Rev Food Sci Nutr. 2003; 43:219-31.
8. Sutherland B, Woodhouse L, Strong P, King J. Boron balance in humans. J Trace Elem Exp Med. 1999;12:271-84.
9. Nielsen F, Penland J. Boron supplementation of peri-menopausal women affects boron metabolism and indices associated with macromineral metabolism, hormonal status, and immune function. J Trace Elem Exp Med. 1999;12:251-61.
10. Nielsen F. Biochemical and physiologic consequences of boron deprivation in humans. Environ Health Perspectives. 1994;102:59-63.
11. Nzietchueng R, Dousset B, Franck P, Benderdour M, Nabet P, Hess K. Mechanisms implicated in the effects of boron on wound healing. J Trace Elem Med Biol. 2002;16:239-44.
12. Sheng M, Taper L, Veit H, Qian H, Ritchey S, Lau K. Dietary boron supplementation enhanced the action of estrogen, but not that of parathyroid hormone, to improve trabecular bone quality in ovariectomized rats. Biol Trace Elem Res. 2001;82:109-23.
13. Hunt C, Herbel J, Nielsen F. Metabolic responses of postmenopausal women to supplemental dietary boron and aluminum during usual and low magnesium intake: boron, calcium and magnesium absorption and retention and blood mineral concentrations. Am J Clin Nutr. 1997;65:803-13.
14. Nielsen F. The emergence of boron as nutritionally important throughout the life cycle. Nutrition. 2000;16:512-4.
15. Nielsen F. Boron in human and animal nutrition. Plant Soil. 1997;193:199-208.
16. Hunt C. The biochemical effects of physiologic amounts of dietary boron in animal nutrition models. Environ Health Perspect. 1994;102(Suppl 7):35-43.
17. Hunt C. Regulation of enzymatic activity. One possible role of dietary boron in higher animals and humans. Biol Trace Elem Res. 1998;66:205-25.
18. Linden C, Hall A, Kulig K, Rumack B. Acute ingestion of boric acid. Clin Toxicol. 1986;24:269-79.
19. Pinto J, Huang Y, McConnell R, Rivlin R. Increased urinary riboflavin excretion resulting from boric acid ingestion. J Lab Clin Med. 1978;92:126-34.
20. Gordon A, Prichard J, Freedman M. Seizure disorders and anaemia associated with chronic borax intoxication. Can Med Assoc J. 1973;108:719-21.
21. Food and Nutrition Board. Dietary Reference Intakes for vitamin a, vitamin k, arsenic, boron, chromium, copper, iodine, iron, manganese, molybdenum, nickel, silicon, vanadium, and zinc. Washington, DC: National Academy Press; 2001. p. 502-53.
22. Nielsen F. Dietary supplementation of physiological amounts of boron increases plasma and urinary boron of perimenopausal women. Proc ND Acad Sci. 1996;50:52.

Níquel

O níquel é empregado industrialmente de várias formas, como na produção de aço inoxidável e baterias de níquel-cádmio. O níquel é liberado no ambiente quando os produtos que o contêm são queimados. A necessidade de níquel na nutrição humana foi originalmente sugerida na década de 1930, entretanto estudos só passaram a focar sua eventual função na metade da década de 1970.

Fontes

Fontes de alimentos vegetais apresentam quantidade de níquel substancialmente maior do que fontes animais. Nozes, leguminosas, grãos e derivados e chocolate (e produtos feitos com chocolate) são particularmente ricos nesse metal, fornecendo até ~228 µg/100 g.[1] Em geral, frutas e legumes têm uma quantidade intermediária de níquel, fornecendo até ~48 µg/100 g.[1] A quantidade de níquel de origem animal, como peixe, leite e ovos, é normalmente baixa.[1,2] O consumo dietético diário de níquel em adultos é normalmente <100 µg.[1,2]

Em alimentos, a forma química do níquel é desconhecida, mas, em plantas, ele é provavelmente inorgânico em grande parte, dependendo da quantidade de metal que o solo possui. O níquel dietético derivado da contaminação de alimentos processados é também provavelmente inorgânico.

Absorção, transporte e armazenamento

Acredita-se que a absorção de níquel a partir de alimentos seja <10%. A absorção do níquel é maior (cerca do dobro, mas pode ser de até 50%) pela água do que através de outras bebidas (como café, chá, leite de vaca e suco de laranja), às quais foi adicionado níquel.[2-4] Com a ingestão de grandes doses de níquel (até 50 µg/kg do peso corporal), a absorção de nível foi 27% ± 17% após um jejum noturno e 0,7% ± 0,4% com uma refeição.[3]

O níquel é absorvido pela borda estriada intestinal por um transportador e por difusão passiva.[5,6] Na verdade, os íons de níquel competem com o ferro pelo transportador no intestino delgado proximal.[6,7] Portanto, a absorção do níquel aumenta com a deficiência de ferro. Há evidências de que o transporte pela membrana basolateral ocorra por difusão ou como parte de um complexo com aminoácidos ou ligantes.

No sangue, o níquel se liga principalmente à albumina e, em menor grau, a aminoácidos, incluindo histidina, cisteína e ácido aspártico.[8] Outras proteínas do soro, como a α-2 macroglobulina, também podem transportar o níquel no sangue. O consumo de níquel pelas células pode ocorrer com aminoácidos, com transferrina, ou por um canal divalente de cations como o Ca^{2+}.

Embora o níquel seja amplamente distribuído pelos tecidos humanos, sua concentração no corpo é muito baixa, ocorrendo em níveis de nanograma/grama. As maiores concentrações de níquel são encontradas nas glândulas tireoide e adrenal, como também no cabelo, ossos e tecidos macios, como pulmões, coração, rins e fígado.

Funções e deficiência

Ainda não foi definido o papel específico do níquel na nutrição humana e animal, embora os papéis do níquel em plantas e microrganismos já tenham sido documentados.[9] Em plantas, por exemplo, o níquel serve como cofator para a urease, que catalisa a hidrólise de ureia em dióxido de carbono e amônia. Em bactérias, várias hidrogenases parecem depender de níquel. Nos vários sistemas enzimáticos, entretanto, o papel do níquel pode ser desempenhado por outros minerais, como o magnésio. Um exemplo dessa troca é a formação da enzima C3-convertase (C3b,Bb e C4b,2b) do sistema complemento humano, que normalmente precisa de Mg^{2+} para realizar suas funções. Nesse complexo, a substituição de níquel pelo magnésio melhorou tanto a estabilidade quanto a atividade da enzima, gerando uma questão quanto ao possível papel fisiológico do níquel no sistema complemento.[10] Também foi demonstrado que o níquel pode substituir o zinco nas carboxipeptidases e em álcoois desidrogenases de fígado de cavalo.[9] O níquel pode estar envolvido com o folato e com a vitamina B_{12} nos estágios mais avançados, durante os quais o propionil CoA é convertido em sucinil CoA.[11,12]

São descritos igualmente sinais de privação de níquel para algumas espécies animais. Entre os mais consistentes, estão o crescimento comprometido, a distribuição alterada de alguns minerais, mudanças na glicose sanguínea e hematopoiese deficiente, que é provavelmente causada pela alteração no metabolismo do ferro.

Interações com outros nutrientes

Como o níquel divide a propriedade de ser facilmente quelado e complexado através de uma ampla gama de ligandos com outros metais, conclui-se que ele pode competir com tais íons de metais por locais de ligação. O níquel interage com muitos íons dessa forma, incluindo até 13 minerais essenciais. As interações que geram particular interesse são as que envolvem o ferro, o cobre e o zinco. Como foi descrito na seção que trata de absorção, o níquel antagoniza a absorção de ferro.[6,7] Acredita-se que o níquel substitui o cobre nos sítios funcionais, exarcebando, portanto, a deficiência de cobre.[13] Quanto ao zinco, o níquel parece afetar seu metabolismo, possivelmente através da redistribuição deste no corpo.[13]

Excreção

A maioria do níquel absorvido é excretada na urina em quantidades menores do que 10 µg/L.[14] Dentro das células renais, o níquel é essencialmente complexado com compostos de peso molecular baixo como ácido urônico e oligossacarídeos. Pequenas quantidades (1,5-3,3 µg/dia) do níquel absorvido são também excretadas pela bile.[15] As concentrações de níquel no suor podem, entretanto, ser relativamente altas (de até 69,9 µg/L), com uma secreção ativa do elemento pelas glândulas sudoríparas, mesmo em indivíduos aclimatados.[16]

Dose diária recomendada, toxicidade e valor nutritivo

A extrapolação de estudos em animais sugere que seres humanos provavelmente precisam de <100 µg de níquel por dia.[14] Um UL de níquel para adultos é de 1,0 mg/dia na forma de sais solúveis de níquel (como sulfato de níquel, que pode contaminar a água).[17]

Dentre os sinais de toxicidade em seres humanos, encontram-se náuseas, vômitos e falta de ar; em animais, figuram letargia, ataxia, respiração irregular, hipotermia, entre outros, além de possível morte.[17] O níquel também é um carcinógeno conhecido, tendo efeitos demonstrados no DNA, incluindo sua hipermetilação, a inibição da acetilação de histonas, a condensação da cromatina e o silenciamento gênico.[18]

Como ocorre com a maioria dos metais ultratraço, a técnica preferencial para estimar o níquel é a espectrometria de absorção atômica sem chama. Essa técnica oferece o grau de sensibilidade necessário para viabilizar uma definição em nanogramas. No soro ou plasma de adultos saudáveis, a faixa referencial para níquel é de 1-13 ng/mL, entretanto não existem métodos válidos para verificar o *status* de níquel em seres humanos.

Referências citadas para o níquel

1. Pennington J, Jones J. Molybdenum, nickel, cobalt, vanadium, and strontium in total diets. J Am Diet Assoc. 1987;87:1644-50.
2. Solomons N, Viteri F, Shuler T, Nielsen F. Bioavailability of nickel in man: effects of foods and chemically defined dietary constituents on the absorption of dietary nickel. J Nutr. 1982;112:39-50.
3. Sunderman F, Hopfer S, Sweeney K, Marcus A, Most B, Creason J. Nickel absorption and kinetics in human volunteers. Proc Soc Exp Biol Med. 1989;191:5-11.
4. Patriarca M, Lyon T, Fell G. Nickel metabolism in humans investigated with an oral stable isotope. Am J Clin Nutr. 1997;66:616-21.
5. Tallkvist J, Tjalve H. Transport of nickel across monolayers of human intestinal Caco-2 cells. Toxicol Appl Pharmacol. 1998;151:117-22.
6. Tallkvist J, Wing A, Tjalve H. Enhanced intestinal nickel absorption in iron-deficient rats. Pharmacol Toxicol. 1994:75:244-9.
7. Nielsen F. Studies on the interaction between nickel and iron during intestinal absorption. In: Anke M, Bauman W, Braunlich H, et al., editors. Spurenelement-Symposium. Leipzig, East Germany: Karl-Marx- Universität; 1983. p. 11-98.
8. Tabata M, Sarkar B. Specifi c nickel (II)-transfer process between the native sequence peptide representing the nickel (II)-transport site of human serum albumin and L-histidine. J Inorgan Biochem. 1992;45:93-104.
9. Walsh C, Orme-Johnson W. Nickel enzymes. Biochem. 1987;26:4901-6.
10. Fishelson Z, Muller-Eberhard H. C3 convertase of human complement: enhanced formation and stability of the enzyme generated with nickel instead of magnesium. J Immunol. 1982;129:2603-7.
11. Nielsen F. Nutritional requirements for boron, silicon, vanadium, nickel, and arsenic: current knowledge and speculation. Faseb J. 1991;5:2661-7.
12. Uthus E, Poellot R. Dietary folate affects the response of rats to nickel deprivation. Biol Trace Elem Res. 1996;52:23-35.
13. Nielsen F. Nickel. In: Frieden E, editor. Biochemistry of the essential ultratrace elements. New York: Plenum Press; 1984. p. 301-4.
14. Food and Nutrition Board. Dietary Reference Intakes for vitamin a, vitamin k, arsenic, boron, chromium, copper, iodine, iron, manganese, molybdenum, nickel, silicon, vanadium, and zinc. Washington, DC: National Academy Press; 2001. p. 502-53.
15. Rezuke W, Knight J, Sunderman F. Reference values for nickel concentrations in human tissue and bile. Am J Ind Med. 1987;11:419-26.
16. Omokhodion F, Howard J. Trace elements in the sweat of acclimatized persons. Clin Chim Acta. 1994;231:23-8.
17. Nielsen F. Ultratrace elements in nutrition: current knowledge and speculation. J Trace Elem Exp Med. 1998;1:251-74.
18. Cangul H, Broday L, Salnickow K, Sutherland J, Peng W, Zhang Q, et al. Molecular mechanisms of nickel carcinogenesis. Toxicol Letters. 2002;127:69-75.

Silício

O silício ocupa uma posição única entre os elementos-traço essenciais, pelo fato de perder apenas para o oxigênio em termos de abundância na Terra. O quartzo, que é silício cristalizado, é o mineral mais abundante na crosta terrestre. O elemento ocorre naturalmente na forma de dióxido de silício ou sílica, SiO_2, e como ácido orto ou monossílico solúvel em água, $Si(OH)_4$, formado por hidratação do óxido. Em plantas, o silício é depositado como óxido sólido e hidratado $SiO_2 \cdot nH_2O$, conhecido como sílica-gel, seguindo a polimerização do ácido sílico.

As primeiras investigações trataram da toxicidade do silício, como urolitíase relacionada ao silício (pedras no trato urinário) e particularmente silicose (um problema respiratório causado pela inalação de pó), e, a partir da metade da década de 1970, algumas pesquisas passaram a estudar os possíveis papéis ou funções do silício em animais e seres humanos.

Fontes

São poucos os dados quanto à distribuição de silício em alimentos e dietas para seres humanos. Sabe-se, entretanto, que alimentos vegetais são normalmente muito mais ricos em silício do que os animais. Grãos integrais e raízes parecem ser fontes especialmente ricas nesse elemento, fornecendo cerca de 14% e 8%, respectivamente, do consumo.[1,2] Também existe silício em água e, portanto, em bebidas, como água para consumo e café; ele também está na cerveja, graças ao lúpulo e à cevada.[1]

O consumo de silício por adultos é estimado em cerca de 14-62 mg/dia.[1,3,4]

ABSORÇÃO, TRANSPORTE, ARMAZENAMENTO E EXCREÇÃO

O mecanismo da absorção de silício não é bem entendido e futuros estudos provavelmente serão dificultados pela variedade de formas dietéticas. A sílica, o ácido monossílico, a sílica fitolítica e o silício encontrado em combinação orgânica (ou seja, com pectina e com mucopolissacarídeos) são algumas das suas formas indigeríveis. Em fluidos, o silício é encontrado como ácido ortossilícico, $Si(OH)_4$. A forma mais solúvel de silício é o metassilicato, que, como metassilicato de sódio, foi normalmente usado em estudos de suplementação.

As estimativas gerais quanto à absorção de silício vão de 1% a >70%, dependendo da forma ingerida, da solubilidade no trato gastrintestinal e da presença de fibra.[5,6] Por exemplo, quase 97% do silício dietético contido em uma dieta rica em fibras permaneceu sem ser absorvido, perdeu-se nas fezes, se comparado à excreção fecal de apenas 60% quando é consumida uma dieta pobre em fibras.[2] A absorção de silício dos fluidos parece ser afetada por idade, sexo e vários hormônios.[7] Além disso, o consumo de molibdênio inibe a absorção de silício e vice-versa.

No corpo, o silício é encontrado ligado e em formas livres como ácido ortossilícico, $Si(OH)_4$.[8] Assim que o ácido silícico é absorvido no sangue, ele permanece quase todo livre (ou seja, não ligado a proteínas), contribuindo para uma rápida redução na concentração plasmática, com difusão em fluidos teciduais e rápida excreção urinária.[9] Após a administração intravenosa de ácido silícico com ^{31}Si, o elemento marcado foi captado pelo fígado, pelo pulmão, pela pele e pelos ossos rapidamente, ocorrendo uma entrada mais lenta no coração, no tecido muscular, no baço e nos testículos. Relatou-se uma absorção negligenciável pelo cérebro, indicando uma exclusão ativa realizada pela barreira sangue-cérebro. Geralmente, o silício se concentra nos tecidos conectivos do sangue, como ossos, pele, veias sanguíneas (como a aorta) e tendões.

O rim é o principal órgão excretor para o silício absorvido: 77% do ácido sílico marcado foi excretado na urina de ratos em até 4 horas.[9] A excreção de silício urinário está significativamente correlacionada ao consumo de silício.[4] Acredita-se que a maioria do silício seja excretada na urina como ácido ortossilícico e ortossilicato de magnésio.

FUNÇÕES E DEFICIÊNCIA

O papel fisiológico do silício concentra-se na formação, crescimento e desenvolvimento normal de ossos, tecidos conectivos e cartilagens. Acredita-se que o silício tenha um papel tanto metabólico quanto estrutural. Nos ossos, o silício influencia a formação óssea e os processos de crescimento, incluindo a mineralização e cristalização óssea.[10-14] A deficiência de silício tem como resultado ossos longos, menores e menos flexíveis, e deformações no crânio. Em estudos com pintinhos, a deformação do crânio foi subsequentemente descoberta como causada pelo colágeno reduzido na matriz do tecido conectivo.[10] Foram relatadas diminuições na concentração de cálcio, cobre, potássio e zinco femorais e vertebrais, e um aumento na atividade de fosfatase alcalina em função da privação de silício em ratos.[12] Além disso, a privação de silício em ratos diminuiu a formação de colágeno ósseo (com reduzida atividade da ornitina-aminotransferase, que é uma enzima necessária para a formação de colágeno), e houve uma quebra elevada de colágeno.[13] Em células em cultura, o ácido ortossilícico estimulou a síntese de colágeno e a diferenciação de células ósseas.[14]

DOSE DIÁRIA RECOMENDADA, TOXICIDADE E VALOR NUTRITIVO

A necessidade mínima de silício compatível com a saúde humana é, em grande parte, desconhecida, embora existam estimativas quanto à necessidade do organismo, tomando como base estudos realizados em animais, que variam de 2 a 5 mg/dia, sendo as recomendações para consumo humano de ~5 a 35 mg/dia.[4,5,15] Usando a excreção urinária de silício como uma base para a estimativa da necessidade para seres humanos, Carlisle[15] sugeriu uma exigência entre 10 e 25 mg/dia.

Não foi estabelecido um UL para o silício, embora tenha sido sugerido um máximo seguro de 1.750 mg por dia.[16] O mais importante efeito potencial adverso que foi relatado refere-se às pedras nos rins. Entretanto, o uso frequente e crônico (durante anos) de grandes quantidades de antiácidos que contêm silício (ou seja, o trissilicato de magnésio, que pode fornecer 6,5 mg de silício elementar por tablete) pode estar relacionado com alguns casos de pedras nos rins.[3,16,17] A toxicidade do silício também foi associada a atividades comprometidas de várias enzimas que impedem danos a radicais livres, como a glutationa peroxidase, a superóxido dismutase e a catalase.[18] Ocorre silicose através da inalação de poeira rica em sílica; o problema é caracterizado por uma fibrose progressiva dos pulmões, que provoca problemas respiratórios.

Como é o caso da maioria dos elementos-traço, os níveis de silício nos fluidos biológicos de adultos saudáveis foram relatados, mas podem não representar precisamente o *status*. A verificação química é geralmente realizada no soro ou no plasma, que contém cerca de 50 µg de silício/dL.[16] A espectrometria de massa, a espectrometria de emissão e a espectrofotometria de absorção atômica são algumas das técnicas usadas para determinar a concentração de silício em espécimes biológicos. A espectrofotometria de absorção atômica tem sido o método escolhido pela maioria dos laboratórios.

Referências citadas para o silício

1. Pennington J. Silicon in foods and diet. Food Additives Contaminants. 1991;8:97-118.
2. Kelsay J, Behall K, Prather E. Effect of fiber from fruits and vegetables on metabolic responses of human subjects II: calcium, magnesium, iron, and silicon balances. Am J Clin Nutr. 1979;32:1876-80.
3. Food and Nutrition Board. Dietary Reference Intakes for vitamin a, vitamin k, arsenic, boron, chromium, copper, iodine, iron, manganese, molybdenum, nickel, silicon, vanadium, and zinc. Washington, DC: National Academy Press; 2001. p. 502-53.
4. Jugdaohsingh R, Anderson S, Tucker K, Elliott H, Kiel D, Thompson R, Powell J. Dietary silicon intake and absorption. Am J Clin Nutr. 2002;75:887-93.
5. Nielsen F. Ultratrace minerals. In: Shils M, Olson J, Shike M, Ross A, editors. Modern nutrition in health and disease. 9th ed. Baltimore, MD: Williams and Wilkins; 1999. p. 283-303.
6. Benke G, Osborn T. Urinary silicon excretion by rats following oral administration of silicon compounds. Food Cosmet Toxicol. 1978;17:123-7.
7. Charnot Y, Peres G. Silicon, endocrine balance and mineral metabolism. In: Bendz G, Lindquist I, editors. Biochemistry of silicon and related problems. New York: Plenum Press; 1978. p. 269-80.
8. Seaborn C, Nielsen F. Silicon: a nutritional beneficence for bones, brains, and blood vessels. Nutr Today. 1993;28:13-8.
9. Adler A, Etzion Z, Berlyne G. Uptake, distribution, and excretion of [31]silicon in normal rats. Am J Physiol. 1986;251:E670-73.
10. Carlisle E. A silicon requirement for normal skull formation in chicks. J Nutr. 1980;110:352-9.
11. Seaborn C, Nielsen F. Dietary silicon affects acid and alkaline phosphatase and [45]calcium uptake in bone of rats. J Trace Elem Exper Med. 1994;7:11-8.
12. Seaborn C, Nielsen F. Dietary silicon and arginine affect mineral element composition of rat femur and vertebra. Biol Trace Elem Res. 2002;89:239-50.
13. Seaborn C, Nielsen F. Silicon deprivation decreases collagen formation in wounds and bone, and ornithine transaminase enzyme activity in liver. Biol Trace Elem Res. 2002;89:251-61.
14. Reffitt DM, Ogston N, Jugdaohsingh R, Cheung H, Evans B, Thompson R, et al. Orthosilicic acid stimulates collagen type 1 synthesis and osteoblastic differentiation in human osteoblastlike cells in vitro. Bone. 2003;32:127-35.
15. Carlisle EM. Silicon. In: O'Dell BL, Sunde RA, editors. Handbook of nutritionally essential minerals. NY: Marcel Dekker; 1997. p. 603-18.
16. Martin KR. The chemistry of silica and its potential health benefits. J Nutr, Hlth & Aging. 2007; 11:94-8.
17. Haddad F, Kouyoumdjian A. Silica stones in humans. Urol Int. 1986;41:70-6.
18. Najda J, Goss M, Gminski J, Weglarz L, Siemianowicz K, Olszowy Z. The antioxidant enzyme activity in the conditions of systemic hypersilicemia. Biol Trace Elem Res. 1994;42:63-70.

Vanádio

O vanádio foi descoberto no início do século XIX e recebeu esse nome em homenagem à deusa sueca Vanadis.[1] Esse elemento existe em vários estados de oxidação, de V^{2+} a V^{5+}. Em solução, ele produz uma variedade de cores, o que justifica o nome recebido. Em seu estado pentavalente, o vanádio tem um tom alaranjado, enquanto seu estado divalente é azul.[1] Provou-se que o V^{3+} forma complexos com aminoácidos como alanina e aspartato.[2] Em sistemas biológicos, incluindo o soro, o vanádio é encontrado essencialmente no seu estado pentavalente, V^{5+}, conhecido como vanadato ou monovanadato (VO_3^-, VO_4^{3-} ou $H_2VO_4^-$), ou no estado tetravalente, V^{4+}, conhecido como íon vanadil (VO^{2+}). Em condições ácidas, é encontrado como vanadil VO^{2+} e, em condições alcalinas, como o íon ortomonovanadato VO_4^{3-}.

Fontes

A quantidade de vanádio é muito baixa em alimentos e, consequentemente, também o consumo dietético. A maioria das gorduras e dos óleos contém quantidades particularmente baixas do mineral, <0,3 µg/100 g.[3] Alguns itens, como pimenta-do-reino, salsinha, sementes de endro, suco de maçã enlatado, *sticks* de peixe e cogumelos, contêm quantidades relativamente altas, e moluscos e ostras são particularmente ricos nesse elemento, contendo até ~12 µg/100 g.[3,4] Cereais e derivados de grãos contribuem com quantidades relativamente substanciais de vanádio (até 15 µg/100 g) na dieta, bem como adoçantes (até 4,7 µg/100 g).[4] Cerveja e vinho também são fontes de vanádio.[3,4] Nos Estados Unidos, acredita-se que o consumo de vanádio na dieta consumida varie de 10 a 60 µg/dia, e muitas dietas contêm <~15 µg.[1,3,4] Suplementos que fornecem vanádio, como o sulfato de vanadil e o metavanadato de sódio, estão disponíveis.

Absorção, transporte e armazenamento

A absorção de vanádio varia de acordo com o seu estado de oxidação. Por exemplo, há indícios de que o vanadato seja reduzido, no estômago, em íon vanadil (VO^{2+}) antes de ser absorvido no intestino delgado superior. Comparado com o vanadil, o ânion vanadato é três a cinco vezes mais eficientemente absorvido, provavelmente por ser transportado pelo sistema de transporte de fosfato, que ele imita quimicamente.[5] Em geral, a absorção de vanádio é <5%.[5] Entretanto, estudos sobre a absorção do vanádio em ratos recomendaram uma taxa de absorção de 10% a 40%.[6] Tais estudos sugerem precaução na presunção de que o vanádio é sempre mal absorvido.

Em células sanguíneas, no plasma e em outros fluidos corporais, o vanadato é convertido em vanadil. A glutationa, o NADH e o ácido ascórbico podem agir como agentes redutores para o vanadato. No plasma, o vanadil se liga à albumina e a proteínas que contêm ferro, como a transferrina e a ferritina.[7] Estudos mostram que o V^{3+} tem uma ligação maior ao final do N-terminal da transferrina do que o V^{4+} e o V^{5+}; entretanto, não se sabe se quantidades significantes de V^{3+} estão presentes em sistemas biológicos.[8]

É possível que o vanádio entre em células na forma de vanadato (HVO_4^{2-}), através de um sistema de transporte para o fosfato e possivelmente outros ânions, ou como vanadato VO_3^- através do canal de transporte de íons. Similar a reações no plasma, o vanadato intracelular é reduzido essencialmente pela glutationa em vanadil, que é, então, quase exclusivamente ligado a vários ligandos, sendo muitos deles fosfatos e proteínas que contêm íons; <1% permanece sem ligação.[9] O vanadil pode ser convertido de volta em vanadato por vias de oxidação de NADPH.[10]

Pouco vanádio é encontrado no corpo; o conteúdo total corporal é de cerca de 100-200 μg.[3,7] A maioria dos tecidos contém <10 ng V/g de tecido.[11,12] Estudos de distribuição indicam que, embora as células do rim retenham a maioria do mineral absorvido logo após sua administração, o acúmulo se volta mais tarde principalmente para ossos, dentes, pulmões e glândula tireoide, com quantidades consideravelmente menores no baço e no fígado. Essa mudança é compreensível do ponto de vista da grande quantidade de fosfato inorgânico em ossos, ao qual o vanadil se liga persistentemente.[9]

FUNÇÕES

O vanádio é muito ativo farmacologicamente, exercendo uma grande quantidade de efeitos que são bem documentados. Entretanto, tome cuidado para não confundir o que é essencial com a atividade farmacológica, uma vez que a segunda é geralmente manifestada apenas acima de um limite de concentração que é consideravelmente maior do que a necessária para satisfazer o essencial.

Não foi identificada nenhuma função bioquímica específica para o vanádio. Muitos dos seus efeitos in vivo são previsíveis se considerada sua química aquosa. Em primeiro lugar, como vanadato, ele compete com o fosfato nos locais ativos das proteínas de transporte de fosfato, fosfo-hidrolases e fosfotransferases. Em segundo lugar, como vanadil, ele compete com outros íons de metais de transição por locais de ligações em metaloproteínas e por pequenos ligantes como o trifosfato de adenosina (ATP). Em terceiro lugar, ele participa de reações redox dentro das células, particularmente com substâncias que podem reduzir o vanadato de forma não enzimática, como a glutationa.

A seguir, alguns dos efeitos farmacológicos que foram mais detalhadamente investigados são descritos. O vanádio inibe a Na^+/K^+-ATPase, que é uma enzima envolvida na fosforilação do ATP da proteína transportadora de íons de sódio, ao permitir o transporte dos íons contra um gradiente de concentração. Sabe-se que o vanadato inibe a enzima ao se ligar ao seu local de hidrólise de ATP. Provou-se que o vanadato forma complexos ternários com a miosina e com o ADP para inibir interações com a actina.[13]

Acredita-se que o vanádio, como vanadato, estimule a adenilato ciclase ao promover a associação de uma proteína reguladora de nucleotídeo de guanina (proteína G), que estaria desativada, com a unidade catalítica da enzima.[14] O adenilato ciclase catalisa a formação de 3',5' monofosfato de adenosina (cAMP) do ATP. O AMP cíclico estimula então as proteínas quinases, que catalisam a fosforilação de várias enzimas e suas proteínas celulares no citoplasma, nas membranas, nas mitocôndrias, nos ribossomos e no núcleo. A fosforilação é quase sempre estimulatória, sendo resultado secundário do estímulo da adenilato ciclase por hormônios. Essa relação é a base para o conhecido papel como mensageiro secundário da ação hormonal.

O efeito do vanadato no transporte de aminoácidos pela mucosa intestinal exemplifica tanto seu efeito inibidor na Na^+/K^+-ATPase quanto seu estímulo da adenilato ciclase. Em concentrações maiores, o vanadato inibe o fluxo de alanina da mucosa para a serosa, possibilitado com uma diminuição da função da Na^+/K^+-ATPase. Entretanto, em concentrações menores (baixas demais para afetar a Na^+/K^+-ATPase), ele estimula o transporte de alanina; tal mudança é atribuível a um aumento na atividade do adenilato ciclase e na formação de cAMP.[15]

O vanádio, como vanadato e vanadil, mimetiza a ação da insulina. O vanádio estimula o consumo de glicose pelas células, melhora o metabolismo de glicose e inibe a lipólise induzida pela catecolamina no tecido adiposo.[16] A melhoria no consumo de glicose ocorre através de uma translocação melhorada do transportador de glicose Glut4 para membranas celulares.[17,18] O vanádio também estimula a síntese de glicogênio no fígado e inibe a gliconeogênese. A insulina funciona através da ligação a receptores de insulina, que estão nas membranas lipídicas das células. A ligação da insulina a receptores da membrana celular resulta em fosforilação dos resíduos de tirosina no receptor, tirosina específica e estimulada pela proteína quinase. Também pode ocorrer a fosforilação de serina e treonina no receptor. A fosforilação leva a reações em cascata. Conclui-se que o vanádio mimetize a função da insulina; entretanto, o vanadato não fosforila os resíduos de tirosil no receptor de insulina, mas nas proteínas quinases citosólicas na membrana plasmática.[9] A ativação da proteína citosólica tirosina quinase afeta o metabolismo de glicose e de lipídios, enquanto a ativação da proteína tirosina quinase da membrana plasmática ativa o fosfatidilinositol 3-quinase, inibe a lipólise e estimula a captação de glicose.[10] Foi provado também que o vanadato inibe a fosfatase da proteína tirosina, prolongando, portanto, a atividade de outras enzimas como a glicose 6-fosfatase. Em ratos, o vanadato de sódio também parece realizar um efeito insulinotrópico ao estimular a liberação de insulina das ilhotas.[20]

Doses de 100-300 mg de sulfato de vanadil ou de metavanadato de sódio foram usadas em testes clínicos com pessoas com diabetes tipo 2.[21-26] O vanádio melhorou a sensibilidade a insulina e, portanto, reduziu as concentrações de glicose no soro e na hemoglobina A1c. Também foram reduzidas a gliconeogênese e as concentrações de lipídio no soro. A suplementação de vanádio em ratos diabéticos diminuiu a hiperglicemia, como também a poliúria e glicosúria.[17,25] Para uma revisão dos componentes de vanádio no tratamento de diabetes, ver Thompson e Orvig.[26]

Embora a similaridade química do vanadato com o fosfato seja responsável, em grande parte, por sua ação bioquímica, o vanádio (e também o cátion vanadil) pode também substituir outros metais como o zinco, o cobre e o ferro na atividade de metaloenzimas. Estudos que acompanharam a deficiência de vanádio sugeriram que o elemento está associado ao metabolismo de iodo e/ou à função da glândula tireoide.[27] Relatou-se que o término controlado das reservas de vanádio afeta negativamente a taxa de crescimento, a sobrevivência perinatal, a aparência física, o hematócrito e outras manifestações em diferentes espécies animais.[28]

Excreção

A excreção renal é a principal rota de eliminação do vanádio absorvido.[29] As quantidades de vanádio na urina são geralmente <0,8 µg/L de urina. Os metabólitos urinários incluem o diascorbato de vanádio e o complexo vanadil-transferrina.[30] Além das perdas na urina, pequenas quantidades (~1,0 ng/g) de vanádio são excretadas na bile.

Dose diária recomendada, toxicidade e valor nutritivo

Não foi estabelecida uma necessidade dietética por vanádio, embora se tenha sugerido que 10 µg/dia é uma quantidade que satisfaz as exigências do organismo.[31] Estabeleceu-se um nível máximo de ingestão tolerável de 1,8 mg de vanádio elementar por dia.[32] Provou-se a toxicidade em seres humanos com quantidades acima de ~10 mg. Entre as manifestações tóxicas, verificam-se língua verde (por causa do vanádio verde depositado na língua), diarreias, cólicas gastrintestinais, distúrbios na função mental, hipertensão e toxicidade renal.[1,12,32]

As técnicas mais usadas para verificar o *status* são a análise por ativação com nêutrons e espectrometria de absorção atômica sem chama; a espectrometria é a escolha prática da maioria dos laboratórios de análise. Em adultos saudáveis, as concentrações de vanádio no plasma ou no soro é baixa, com concentrações <0,4 mg/L e geralmente 0,001 mg/L, e com suplementação varia cerca de 1 a >500 ng/mL.[3,24]

Referências citadas para o vanádio

1. Harland B, Harden-Williams B. Is vanadium of human nutritional importance yet? J Am Diet Assoc. 1994;94:891-4.
2. Bukietynska K, Podsiadly H, Karwecka Z. Complexes of vanadium (III) with L-alanine and L-aspartic acid. J Inorg Biochem. 2003;94:317-25.
3. Byrne A, Kosta L. Vanadium in foods and in human body fluids and tissues. Sci Total Environ. 1978; 10:17-30.
4. Pennington J, Jones J. Molybdenum, nickel, cobalt, vanadium, and strontium in total diets. J Am Diet Assoc. 1987;87:1644-50.
5. Nielsen F. Boron, manganese, molybdenum, and other trace elements. In: Bowman B, Russell R, editors. Present knowledge in nutrition. 8th ed. Washington, DC: International Life Sciences Institute Nutrition Foundation; 2001. p. 384-99.
6. Bogden J, Higashino H, Lavenhar M, Bauman J, Kemp F, Aviv A. Balance and tissue distribution of vanadium aft er short-term ingestion of vanadate. J Nutr. 1982;112:2279-85.
7. Baran E. Oxovanadium (IV) and oxovanadium (V) complexes relevant to biological systems. J Inorganic Biochem. 2000;80:1-10.
8. Nagaoka M, Yamazaki T, Maitani T. Binding patterns of vanadium ions with different valance states to human serum transferrin studied by HPLC/high resolution ICP-MS. Biochem Biophys Res Comm. 2002; 296:1207-14.
9. Nechay B, Nanninga L, Nechay P, Post R, Grantham J, Macara I, et al. Role of vanadium in biology. Fed Proc. 1986;45:123-32.
10. Goldwaser I, Gefel D, Gershonov E, Fridkin M, Shechter Y. Insulinlike effects of vanadium: Basic and clinical implications. J Inorg Biochem. 2000;80:21-5.
11. Nielsen F. Vanadium in mammalian physiology and nutrition. In: Sigel H, Sigel A, editors. Metal ions in biological systems. Physiology and Biochemistry. Dordrecht: Kluwer; 1990. p. 51-62.
12. Nielsen F. Ultratrace minerals. In: Shils M, Olson J, Shike M, Ross A, editors. Modern nutrition in health and disease. 9th ed. Baltimore, MD: Williams and Wilkins; 1999. p. 283-303.
13. Aureliano M. Vanadate oligomer interactions with myosin. J Inorg Biochem. 2000;80:141-3.
14. Krawietz W, Downs R, Spiegel A, Aurbach G. Vanadate stimulates adenylate cyclase via the guanine nucleotide regulatory protein by a mechanism differing from that of fluoride. Biochem Pharmacol. 1982;31:843-8.
15. Hajjar J, Fucci J, Rowe W, Tomicic T. Effect of vanadate on amino acid transport in rat jejunum. Proc Soc Exp Biol Med. 1987;184:403-9.
16. Heyliger C, Tahiliani A, McNeill J. Effect of vanadate on elevated blood glucose and depressed cardiac performance of diabetic rats. Science. 1985;227:1474-7.
17. Srivastava A, Mehdi M. Insulino-mimetic and anti-diabetic effects of vanadium compounds. Diabet Med. 2005;22:2-13.
18. Shafrir E, Spielman S, Nachliel I, Khamaisi M, Bar-On H, Ziv E. Treatment of diabetes with vanadium salts: general overview and amelioration of nutritionally induced diabetes in the Psammomys obesus gerbil. Diab Metab Res Rev. 2001;17:55-66.
19. Wang J, Yuen V, McNeill J. Effect of vanadium on insulin sensitivity and appetite. Metab. 2001; 50:667-73.
20. Fagin J, Ikejiri K, Levin S. Insulinotropic effects of vanadate. Diabetes. 1987;36:1448-52.
21. Boden G, Chen X, Ruiz J, Rossum G van, Turco S. Effects of vanadyl sulfate on carbohydrate and lipid metabolism in patients with noninsulin dependent diabetes mellitus. Metabolism. 1996;45:1130-5.
22. Goldfi ne A, Simonson D, Folli F, Patti M, Kahn C. In vivo and in vitro studies of vanadate in human and rodent diabetes mellitus. Molec Cell Biochem. 1995;153:217-31.
23. Cusi K, Cukier S, DeFronzo R, Torres M, Puchulu F. Vanadyl sulfate improves hepatic and muscle insulin sensitivity in type 2 diabetes. J Clin Endocrin Metab. 2001;86:1410-7.
24. Goldfine AB, Patti M, Zuberi L, Goldstein B, LeBlanc R, Landaker E, et al. Metabolic effects of vanadyl sulfate in humans with non-insulin dependent diabetes mellitus: in vivo and in vitro studies. Metab. 2000;49:400-10.

25. Reul B, Amin S, Buchet J, Ongemba L, Crans D. Effects of vanadium complexes with organic ligands on glucose metabolism in diabetic rats. Brit J Pharm. 1999;126:467-77.
26. Thompson KH, Orvig C. Vanadium compounds in the treatment of diabetes. Metal Ions in Biol Sys. 2004;41:221-52.
27. Nielsen F. Ultratrace elements of possible importance for human health: an update. In: Prasad AS, editor. Essential and toxic trace elements in human health. New York: Wiley-Liss; 1993. p. 355-76.
28. Nielsen F. Vanadium. In: Mertz W, editor. Trace elements in human and animal nutrition. San Diego: Academic Press; 1987. v. 1, p. 275-300.
29. Heinemann G, Fichti B, Vogt W. Pharmacokinetics of vanadium in humans after intravenous administration of a vanadium containing albumin solution. Br J Clin Pharmacol. 2003;55:231-45.
30. Kramer H, Krampitz G, Backer A, Meyer-Lehnert H. Ouabainlike factors in human urine: Identification of a Na-K-ATPase inhibitor as vanadium-diascorbate adduct. Clin Exp Hyperten. 1998; 20:557-71.
31. Nielsen F. Ultratrace elements in nutrition: current knowledge and speculation. J Trace Elem Exp Med. 1998;11:251-74.
32. Food and Nutrition Board. Dietary Reference Intakes for vitamin a, vitamin k, arsenic, boron, chromium, copper, iodine, iron, manganese, molybdenum, nickel, silicon, vanadium, and zinc. Washington, DC: National Academy Press; 2001. p. 502-53.

Cobalto

Não se conhecem ainda as funções do cobalto na nutrição humana. Sabe-se apenas que ele faz parte da vitamina B_{12} (cobalamina). Embora o cobalto iônico possa substituir outros metais na atividade de metaloenzimas *in vitro*, não existem provas de que ele aja de tal forma *in vivo*. Nesse sentido, o metal é único entre os elementos traço essenciais, uma vez que a necessidade do corpo humano não é a de uma forma iônica do metal, mas de uma metalovitamina pré-formada que não pode ser sintetizada com metais dietéticos. Portanto, é na vitamina B_{12} de alimentos, e não no cobalto iônico presente, que reside sua importância na nutrição humana.

Existem relatórios acerca da dependência de algumas enzimas no cobalto como um ativador ou da capacidade que o metal tem de substituir outros ativadores de íon de metal. O cobalto, na forma de CoC^{2+}, por exemplo, parece regular a atividade de algumas fosfoproteínas fosfatases.[1,2] Em outros estudos que trataram das fosfoproteínas fosfatases, apenas o Co^{2+} e Mn^{2+} puderam reativar as enzimas desativadas por ATP, ADP e PPi, sendo o cobalto o reativador significativamente mais potente.[3] O cobalto, ao lado do Mn^{2+} e Ni^{2+}, pode também substituir o Zn^{2+} em metaloenzimas, enzima conversora da angiotensina,[4] carboxipeptidase[5] e anidrase carbônica.[6]

É imprescindível a interpretação de tais descobertas como indicadores de cobalto iônico. Estudos que privaram animais não produziram provas de que o metal é necessário para essas enzimas *in vivo*.

Referências citadas para o cobalto

1. Japundzic I, Levi E, Japundzic M. Cobalt-dependent protein phosphatases from human cord blood erythrocytes. I. Submolecular structure and regulation of activity of E3 casein phosphatase. Enzyme. 1988; 39:134-43.
2. Japundzic I, Levi E, Japundzic M. Cobalt-dependent protein phosphatases from human cord blood erythrocytes. II. Further characterization of E2 casein phosphatase. Enzyme. 1988;39:144-50.
3. Khandelwal R, Kamani S. Studies on inactivation and reactivation of homogeneous rabbit liver phosphoprotein phosphatases by inorganic pyrophosphate and divalent cations. Biochim Biophys Acta. 1980;613:95-105.
4. Bicknell R, Holmquist B, Lee F, Martin M, Riordan J. Electronic spectroscopy of cobalt angiotensin converting enzyme and its inhibitor complexes. Biochem. 1987;26:7291-7.
5. Auld D, Holmquist B. Carboxypeptidase A. Differences in the mechanisms of ester and peptide hydrolysis. Biochemistry. 1974;13:4355.
6. Lindskog S. Carbonic anhydrase. In: Spiro TG, editor. Zinc enzymes. New York: Wiley; 1983. p. 86-97.

14 Fluidos corporais e balanço eletrolítico

Distribuição de água no corpo
Manutenção do balanço de fluidos
Pressão osmótica
Forças de filtração
O papel dos rins
Manutenção do balanço eletrolítico
Sódio
Cloreto
Potássio
Cálcio e magnésio
Balanço ácido-base: controle da concentração do íon de hidrogênio
Tampões
Regulação respiratória do pH
Regulação renal do pH
PERSPECTIVA
Balanço de fluidos e o estresse térmico do exercício

O **Capítulo 1 em particular** e os capítulos subsequentes, ao tratarem do metabolismo de nutrientes, enfatizaram a natureza específica das células, incluindo os sistemas de órgãos do corpo. Apesar da grande diversidade de funções celulares especializadas, a composição dos fluidos do corpo (o ambiente interno) que envolve as células permanece relativamente constante em condições normais. Essa composição constante, ou **homeostase**, do ambiente interno é necessária para a perfeita atividade das células. Ela é mantida por mecanismos homeostáticos que envolvem a maioria dos sistemas do corpo, da qual os mais importantes são o circulatório, o respiratório, o renal, bem como o sistema nervoso central (SNC) e de regulação endócrina. Vários distúrbios menores ocorrem na distribuição de água, balanço eletrolítico e pH dos fluidos do corpo durante o metabolismo. Conforme aparecem os distúrbios, mecanismos compensatórios dos órgãos reguladores procedem às correções apropriadas para manter a homeostase.

Distribuição de água no corpo

A água corresponde a cerca de 60% do peso corporal total em um adulto normal, sendo o mais abundante constituinte do corpo humano. Em termos de volume, o total de água do corpo em um homem de peso médio (70 kg) é de 42 L. A água provê o meio para a solubilização e a passagem de uma grande variedade de nutrientes, orgânicos e inorgânicos, do sangue às células e para o retorno de produtos metabólicos ao sangue. Também serve como meio onde ocorre um vasto número de reações metabólicas intracelulares.

A água total do corpo pode teoricamente ser compartimentalizada em dois principais reservatórios: intracelular, que inclui toda a água encerrada pelas membranas celulares, e extracelular, que inclui toda a água externa às membranas celulares. Dos 42 L de água total do corpo, os compartimentos intra e extracelular respondem por cerca de 28 L e 14 L, respectivamente. A água extracelular subdivide-se funcionalmente entre o plasma (o compartimento de água das células livres, intravascular) e o fluido intersticial. O fluido intersticial banha diretamente as células extravasculares e provê o meio para a passagem de nutrientes e produtos metabólicos entre o sangue e as células. Além disso, espaços potenciais no corpo (por exemplo, pericardial, pleural, peritoneal e sinovial) que normalmente se encontram vazios, exceto por um pequeno volume de fluido viscoso lubrificante, devem ser considerados como parte do compartimento do fluido intersticial. Os volumes dos compartimentos de água do corpo para um homem de 70 kg estão resumidos na **Tabela 14.1**.

Tabela 14.1 Valores dos compartimentos de fluidos

	Porcentagem do peso corporal	Porcentagem do total de água do corpo	Volume (L) em um homem de 70 kg
Total de água do corpo	60	–	42
Água extracelular	20	33	14
Plasma	5	8	3,5
Fluido intersticial	15	25	10,5
Água intracelular	40	67	28

A fração do peso corporal total representada pela água e a porcentagem de água total do corpo que é extracelular ou intracelular não permanecem constantes durante o crescimento. Expressa como porcentagem do peso corporal, a água total do corpo diminui durante a gestação e a primeira infância, alcançando os valores do adulto por volta dos 3 anos de idade. Durante esse período, a água extracelular (como porcentagem do peso corporal) diminui, enquanto a água intracelular (como porcentagem do peso corporal) aumenta (Tabela 6.8).

Manutenção do balanço de fluidos

A maior parte da água disponível diariamente entra por via oral sob forma de bebidas e nos líquidos contidos nos alimentos. Uma quantidade relativamente pequena de água é formada no corpo como produto de reações metabólicas. Essas duas fontes respondem conjuntamente por uma ingestão de cerca de 2.500 mL de fluido, para a qual a via oral contribui com cerca de 2.300 mL ou >90%.

As vias pelas quais a água do corpo é perdida podem variar de acordo com as condições fisiológicas do ambiente, tais como temperatura ambiental e extensão do exercício físico. Em temperatura ambiente de 20 °C, cerca de 1.400 mL dos 2.300 mL ingeridos são normalmente perdidos na urina, 100 mL no suor e 200 mL nas fezes. Os 600 mL restantes saem do corpo sob forma de perdas insensíveis, assim chamadas pelo fato de o sujeito não se dar conta da perda de água à medida que ocorre. A evaporação pelo trato respiratório e a difusão através da pele são exemplos de perdas insensíveis de água.

Pressão osmótica

Um dos fatores mais importantes que determinam a distribuição de água entre os compartimentos de água do corpo é a **pressão osmótica**. Quando uma membrana permeável à água, mas impermeável a partículas de soluto, separa dois compartimentos de fluido de concentrações desiguais de soluto, um movimento líquido de água ocorre através da membrana a partir da solução com a maior concentração de água (soluto mais baixo) em direção à de menor concentração de água (soluto mais elevado). Em outras palavras, a água se move da solução mais diluída para a solução mais concentrada. O movimento de água através de uma membrana semipermeável é chamado **osmose**. A osmose pode ser bloqueada aplicando uma pressão externa através da membrana na direção oposta ao fluxo de água. A quantidade de pressão necessária para causar oposição exata à osmose (por exemplo, o movimento de água) de uma solução através da membrana semipermeável separando a solução da água pura é a pressão osmótica da solução.

A pressão osmótica teórica de uma solução é proporcional ao número de partículas de soluto por unidade de peso do solvente. Essa concentração é expressa em termos da osmolalidade, em partículas do soluto por kg do solvente (osm/kg). Um mol de soluto não iônico, como glicose ou ureia, é o mesmo que 1 osm, mas um mol de um soluto que se dissocia em dois ou mais íons é equivalente a 2 osm ou mais. Por exemplo, 1,0 mol de cloreto de sódio é igual a 2,0 osm devido à sua dissociação em íons de sódio e cloro. A pressão osmótica teórica pressupõe que as partículas de soluto são incapazes de passar livremente através da membrana. Quando ela é permeável a um soluto, não contribui com a pressão osmótica real ou *efetiva*. Quanto maior for a permeabilidade de uma membrana ao soluto, menor será a pressão osmótica efetiva de uma solução desse soluto em uma dada osmolalidade. Por exemplo, as membranas celulares são muito mais permeáveis a uma substância não iônica como a ureia do que a íons de sódio e cloro. Portanto, a pressão osmótica efetiva de uma solução de ureia através da membrana celular seria muito menor que a de uma solução de cloreto de sódio com a mesma osmolalidade.

O termo *osmolaridade* é por vezes encontrado na expressão da pressão osmótica. A osmolaridade é similar à osmolalidade, mas a osmolaridade denota a concentração de partículas de soluto em uma quantidade designada de solução (1 litro). A concentração de uma solução é expressa em termos de mols por litro de solução. A osmolaridade é a expressão da concentração de peso por volume similar à molaridade. A osmolalidade, o termo mais exato, refere-se à concentração em uma base de peso de soluto para peso (kg) de solvente (peso de soluto para peso de solvente). Especificamente, são os mols de partículas de soluto por quilograma de solvente. A expressão de osm/kg de solvente fornece uma proporção constante de partículas de soluto para moléculas de solvente, independentemente da temperatura (soluções aquosas expandem-se quando aquecidas). A osmolalidade é menos conveniente como unidade de concentração do que a osmolaridade em termos de uso e cálculo, mas possui a vantagem de manter uma proporção constante entre os mols de partículas de solutos e os mols de solvente. Em soluções aquosas diluídas, como as encontradas no corpo humano, existe apenas uma pequena diferença numérica entre os dois valores.

A pressão osmótica efetiva do plasma e do fluido intersticial através do endotélio capilar que os separa é causada principalmente por macromoléculas, como proteínas, que não podem permear o endotélio. A concentração de proteína é muito maior no plasma que no fluido intersticial, o que confere ao plasma uma pressão osmótica relativamente alta ou propriedade de atração de água. Proteínas ou outras macromoléculas muito grandes para atravessarem o endotélio capilar são por vezes chamadas de coloides, e a pressão osmótica atribuída a eles é apropriadamente denominada *pressão osmótica coloidal* ou *coloidosmótica*.

Forças de filtração

A distribuição de água através da superfície do endotélio capilar é controlada pelo balanço entre forças que tendem a mover água do plasma ao fluido intersticial (forças de filtração) e forças que movem água do fluido intersticial ao plasma (forças de reabsorção). A principal força de filtração nos capilares é a pressão hidrostática (P_{pl}) causada pelo bombeamento do coração. Uma força de filtração muito mais fraca é a pressão osmótica coloidal intersticial. Essa força é fraca por causa da desprezível concentração de proteínas do fluido intersticial. Outra força de filtração fraca é uma pequena e negativa pressão hidrostática do fluido intersticial. A maior força de reabsorção que contrapõe as forças de filtração é a pressão osmótica do plasma, que é de aproximadamente 28 mm Hg.

Na extremidade arterial dos capilares, os valores médios dessas forças são: P_{pl} (pressão hidrostática) = 25 mm Hg, pressão osmótica coloidal = 5 mm Hg, pressão hidrostática intersticial = 6 mm Hg e pressão osmótica do plasma = 28 mm Hg. O resultado líquido dessas quatro forças pode ser descrito pela equação de Starling:

Pressão de filtração = (P_{pl} ou pressão hidrostática da extremidade do capilar + pressão osmótica coloidal intersticial) − (pressão osmótica do plasma + pressão hidrostática do fluido intersticial)

Quando os valores médios são substituídos, temos:

$$\text{Pressão de filtração} = (25 + 5) - (28 + (-6))$$
$$= (25 + 5) - (28 - 6)$$
$$= 30 - 28 + 6$$
$$= 8 \text{ mm Hg}$$

Essa pressão de filtração positiva indica que uma filtração líquida de água ocorre do plasma ao fluido intersticial na extremidade arterial dos capilares. Isso se dá nas vênulas capilares, onde a P_{pl} é substancialmente reduzida, enquanto a concentração de proteína do plasma e, portanto, a pressão osmótica do plasma aumentam de modo correspondente. O efeito líquido dessas forças na distribuição de água entre o plasma e o fluido intersticial ao longo do curso do capilar é mostrado na **Figura 14.1**.

Do que foi visto até este ponto, deve-se entender que a pressão osmótica, juntamente com a ingestão adequada de líquidos e de sua saída pelos mecanismos corporais, é um importante fator na manutenção do balanço e da compartimentalização de fluidos. O volume de água extracelular do corpo, por exemplo, é determinado principalmente por sua osmolaridade, a qual, por sua vez, atua como sinal para fatores reguladores responsáveis por manter a homeostase dos fluidos. A regulação da osmolaridade e do volume da água extracelular é, em grande parte, responsabilidade do hipotálamo, do sistema renina-angiotensina-aldosterona e dos rins.

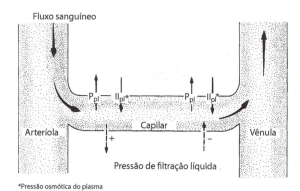

Figura 14.1 Hipótese de Starling para a distribuição de água entre e os compartimentos do plasma e do fluido intersticial. A magnitude relativa das pressões, P_{pl} (pressão hidrostática do plasma) e a pressão osmótica do plasma, é representada pela espessura de suas respectivas setas. Há uma pressão de filtração líquida positiva na extremidade arterial do capilar e uma pressão de filtração líquida negativa na extremidade da vênula.

O papel dos rins

A unidade funcional dos rins é o néfron. Cada rim contém cerca de 1 a 1,5 milhão de néfrons. Os cinco componentes do néfron são a cápsula de Bowman, o túbulo contorcido proximal, a alça de Henle, o túbulo contorcido distal e o túbulo ducto coletor. O processo de excreção começa na cápsula de Bowman, o final cego e dilatado do túbulo renal, que encapsula um enovelado de cerca de 50 capilares ligando as arteríolas aferentes (fluindo em direção à cápsula) e eferentes (fluindo a partir da cápsula) que envolvem os segmentos dos túbulos depois que deixam a cápsula. Na cápsula de Bowman, a rede capilar é chamada glomérulo e responde pelo suprimento particularmente rico de sangue de que desfruta o rim. Estima-se que 25% do volume de sangue bombeado pelo coração à circulação sistêmica passe pelos rins, o que é particularmente significativo, tendo em vista o fato de os rins constituírem apenas 0,5% do peso corporal total. Os principais componentes do néfron são mostrados esquematicamente na **Figura 14.2**.

Na rede glomerular, os capilares possuem poros grandes e atuam como filtro na remoção de água e outras substâncias, incluindo eletrólitos, glicose, aminoácidos e produtos do gasto metabólico do plasma. Os capilares do glomérulo são de 100 a 400 vezes mais permeáveis à água e a solutos dissolvidos que os capilares dos músculos esqueléticos. As substâncias filtradas produzem aquilo que é conhecido como filtrado glomerular. Na ausência de doenças, células do sangue (ou proteínas que excedem um peso molecular de cerca de 50.000 daltons) normalmente não entram no filtrado glomerular porque seu tamanho maior previne sua passagem através dos poros do endotélio capilar.

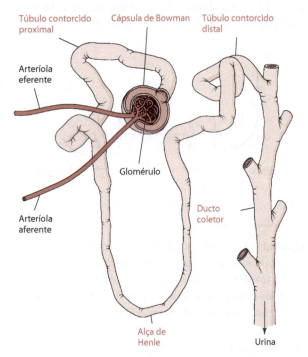

Figura 14.2 Representação esquemática dos principais componentes do néfron.

Cada segmento dos túbulos é funcionalmente distinto no que diz respeito à sua permeabilidade com relação à água e aos solutos do filtrado glomerular. Os segmentos tubulares são envolvidos por uma rede de capilares, no interior dos quais materiais do filtrado glomerular podem ser seletivamente reabsorvidos em direção à corrente sanguínea como mecanismo de recuperação. Esses capilares peritubulares também podem secretar certas substâncias do sangue para os túbulos renais. A remoção de resíduos potencialmente tóxicos, uma importante função dos rins, é obtida pela formação da urina, que envolve três processos básicos:

- *filtração*, através da qual é formado o filtrado glomerular;
- *reabsorção* de substâncias selecionadas do filtrado para a corrente sanguínea;
- *secreção* de materiais para o interior dos túbulos pelos capilares circundantes.

Através desses mesmos mecanismos, os rins são capazes de regular a homeostase de fluidos e eletrólitos para o funcionamento apropriado das células por todo o corpo. Em pessoas saudáveis, os rins são altamente sensíveis às flutuações na dieta e à ingestão de bebidas. Compensam a variação da ingestão de líquidos e eletrólitos pela variação no volume e na consistência da urina. Os capilares glomerulares diferem dos outros capilares do corpo por sua pressão hidrostática, aproximadamente três vezes maior. Como resultado dessa alta pressão, substâncias são filtradas através da membrana semipermeável em direção à cápsula de Bowman, em uma taxa de cerca de 130 mL/minuto. Essa taxa de filtração soma acima de 187 litros de filtrado formado por dia, ainda assim apenas cerca de 1.400 mL de urina são produzidos durante esse período. Essa diferença entre o volume filtrado e a formação de urina significa que <1% do filtrado é excretado na urina e os 99% restantes são reabsorvidos pelo sangue. Os detalhes do processo pelo qual é formada a urina nos rins não são analisados neste livro e podem ser obtidos em um livro didático como *A fisiologia humana*, de Fox.[1] Um apanhado geral é fornecido aqui, com ênfase na regulação hormonal e enzimática.

Vimos que o hipotálamo, o sistema renina-angiotensina-aldosterona e os rins são responsáveis por manter o volume de fluido extracelular e a osmolaridade. Na verdade, os três agem em conjunto porque o hormônio hipotalâmico, o hormônio antidiurético (ADH, também chamado vasopressina) e a aldosterona, produzida no córtex adrenal, exercem seus efeitos através dos rins.

O hormônio antidiurético é produzido no núcleo supraóptico do hipotálamo, mas é armazenado e secretado pela glândula pituitária posterior. O ADH é um hormônio poderoso na conservação de água. Aumenta a permeabilidade à água do túbulo contorcido distal e do ducto coletor, o que facilita a reabsorção de água aos capilares peritubulares. A água nunca é ativamente transportada: move-se através das membranas por alterações na pressão osmótica. Na porção ascendente da alça de Henle, os íons de sódio, potássio e cloro são ativamente bombeados para a porção espessa da alça. Então, o Na^+ é ativamente bombeado ao fluido intersticial e o íon Cl^- vem a seguir. O íon de potássio difunde-se de volta ao filtrado glomerular. Esse processo torna o fluido intersticial muito hipertônico. As paredes da porção ascendente da alça de Henle não são permeáveis à água. O hormônio antidiurético (ADH) liga-se a receptores na membrana do ducto coletor. Através do uso do segundo mensageiro cAMP, aquaporinas (canais de água) fundem-se à membrana para torná-la mais permeável à água. A água é movida aos capilares e levada de volta à circulação geral. Quando há ADH, é reabsorvida mais água do que quando ele está ausente. O ADH promove a retenção de Na^+ e a excreção de K^+. O ADH é secretado à circulação a partir da glândula pituitária e disparado pela osmolaridade aumentada da água extracelular ou pelo volume intravascular reduzido. A resposta hipotalâmica à alta osmolaridade do fluido extracelular é atribuída ao encolhimento dos neurônios no interior da glândula, causado pelo movimento de água para fora dos neurônios em direção ao fluido intersticial mais osmótico. Esse encolhimento age então como sinal para a pituitária posterior liberar o hormônio.

A aldosterona é um fator importante no controle da retenção do íon de sódio e da excreção do íon de potássio. Várias substâncias diferentes influenciam a liberação de aldosterona, de acordo com sua concentração plasmática. Essas substâncias são relacionadas aqui e abordadas novamente na seção seguinte, sobre a manutenção do balanço eletrolítico. Relacionadas na ordem decrescente quanto ao seu poder de estimulação da liberação da aldosterona, são elas:

1. Angiotensina II aumentada. Esse potente hormônio polipeptídeo participa na via renina-angiotensina de estimulação da aldosterona. Reage com receptores da membrana das células adrenais e estimulando a síntese e liberação de aldosterona.
2. Peptídeo natriurético atrial diminuído (ANP). O ANP é um hormônio peptídeo sintetizado nas células atriais e liberado em resposta a uma distensão arteriolar aumentada, que indica elevação da pressão arterial. Funciona em oposição à aldosterona, inibindo a reabsorção de sódio nos rins e, com isso, promovendo a excreção de sódio.[2]
3. Concentração de potássio aumentado.
4. ACTH aumentado.
5. Sódio diminuído.

A angiotensina é particularmente importante na estimulação da liberação de aldosterona. Esta seção descreve o sistema renina-angiotensina-aldosterona em mais detalhes. A renina é uma enzima proteolítica sintetizada, armazenada e secretada pelas células do aparelho justaglomerular (perto ou contíguo ao glomérulo) dos rins. A secreção de renina é estimulada pela pressão de perfusão renal diminuída que é sentida pelos receptores de distensão e barorreceptores do interior do aparelho justaglomerular. A renina hidrolisa o angiotensinogênio (uma proteína de circulação livre produzida pelo fígado) em angiotensina I, um decapeptídeo inativo. A angiotensina I é então influenciada por uma segunda enzima proteolítica, a enzima conversora de angiotensina (ECA), sintetizada nas células endoteliais vasculares (particularmente as dos vasos sanguíneos dos pulmões), produzindo o poderoso octapeptídeo angiotensina II. A angiotensina II interage então com receptores específicos das células adrenais corticais e promove a liberação de aldosterona.

Revisemos muito brevemente o mecanismo de ação da angiotensina II no aumento da síntese e liberação da aldosterona a partir do córtex adrenal. Sinais estimuladores que resultam de interações do hormônio-receptor polipeptídico geralmente seguem uma de duas vias principais. Uma via opera através da síntese acelerada de cAMP e consequente aumento da atividade quinase de proteína. A segunda via envolve sinais mediados por produtos hidrolíticos de fosfolipídios e por concentrações aumentadas de cálcio intracelular. É o segundo desses mecanismos que se aplica no caso da ação da angiotensina II.

Uma cascata sequencial de reações segue a interação da angiotensina com seu receptor, envolvendo proteínas G, a fosfolipase C e o inositol trifosfato. A fosfolipase C aumenta a concentração de Ca^{2+} intracelular pelo aumento da condução de Ca^{2+} através de canais de Ca^{2+}, e o inositol trifosfato libera o Ca^{2+} de seu armazenamento no retículo endoplasmático. A concentração elevada de Ca^{2+} intracelular estimula as enzimas sintéticas apropriadas, mediada pela proteína ligadora de Ca^{2+} calmodulina.[3] Essa interação resulta na síntese e liberação aumentadas de aldosterona. A calmodulina está presente em todas as células eucarióticas. A **Figura 11.5** ilustra esse tipo de mecanismo hormonal.

A sequência de eventos que compõem o sistema renina-angiotensina-aldosterona é ilustrada na **Figura 14.3**. A angiotensina II pode ser depois hidrolisada em angiotensina III (processo não mostrado na figura) pela remoção hidrolítica de um resíduo do ácido aspártico por uma aminopeptidase do plasma. A angiotensina III é também fisiologicamente ativa. De fato, foi observada como sendo mais potente que a angiotensina II quanto à sua habilidade de estimulação da aldosterona. Entretanto, a concentração plasmática de angiotensina III é consideravelmente menor que a de angiotensina II, e, portanto, sua contribuição para a manutenção do balanço hídrico é menor, menos dramática. Além de seu papel na conservação da água do corpo através da ação da aldosterona, a angiotensina II é um potente vasoconstritor, reduzindo a taxa de filtração glomerular e, portanto, a carga filtrada de sódio. Além disso, lembremos que a angiotensina II estimula o centro hipotalâmico da sede e a liberação do ADH, e ambos aumentam o volume de água do corpo. A **Figura 14.4** mostra o papel central do hipotálamo e a ação da angiotensina II na regulação hormonal da homeostase dos fluidos.

O mecanismo da aldosterona envolve a transcrição e a translação de novas proteínas, que podem ser canais de Na^+ na membrana luminal, certas enzimas mitocondriais ou a Na^+/K^+-ATPase.[1] Uma evidência de que a indução de proteínas é certamente parte do mecanismo de ação da aldosterona se deve ao fato de a actinomicina D e a puromicina, inibidores da síntese de proteína, frearem a regulação do balanço de eletrólitos. Estimulando a reabsorção de sódio, a aldosterona aumenta a osmolalidade do fluido extracelular e promove a retenção de líquido pelo corpo através do mecanismo hipotálamo-ADH já apresentado. Esse potencial de retenção de líquido é a razão pela qual dietas ricas em sódio são contraindicadas para pessoas cujo balanço de fluidos já esteja comprometido pela retenção excessiva de água, como no caso de hipertensão e edema.

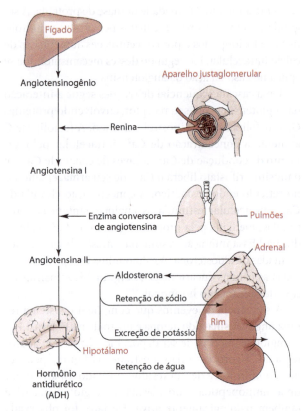

Figura 14.3 Sistema renina-angiotensina-aldosterona que ilustra a cooperação entre rins, fígado, pulmões, adrenais e hipotálamo nesse mecanismo de homeostase dos fluidos.

A osmolalidade do fluido extracelular aumentada ou o volume de sangue diminuído influenciam, portanto, no que é conhecido como área de saída de água do hipotálamo. A expressão *função de saída de água* refere-se ao fato de a reabsorção tubular renal de água aumentar e a saída de urina diminuir por causa do resultante aumento do ADH. Entretanto, esses fatores também estimulam a área de entrada de água do hipotálamo, resultando na sensação consciente de sede. Segue-se uma maior entrada de água, resultando na diluição do fluido extracelular e no volume de sangue aumentado, que, por sua vez, reduz a liberação de ADH à medida que a homeostase dos fluidos é restabelecida. A liberação de ADH e a indução da sensação de sede em resposta à osmolaridade do plasma são ilustradas graficamente na **Figura 14.5**.

Alterações na ingestão de alimentos podem afetar profundamente o balanço hidroeletrolítico. Durante os primeiros dias de um período de jejum, por exemplo, a excreção renal de sódio aumenta sensivelmente, enquanto um jejum prolongado tende a conservar os íons de sódio. A realimentação causa uma retenção pronunciada de sódio, provavelmente causada pela ingestão de carboidrato. Consequentemente, segue-se uma rápida retomada de peso, causada pelo aumento da água total do corpo decorrente da estimulação da vasopressina e da sede provocada pelo aumento da osmolalidade do plasma. Essas alterações no balanço do sódio e da água como resultado de uma fase inicial de jejum e realimentação respondem por uma perda e por um ganho de peso em uma extensão maior do que se poderia prever por alterações no balanço calórico.[4]

Manutenção do balanço eletrolítico

Eletrólitos são os ânions e cátions distribuídos nos compartimentos de fluidos do corpo. São distribuídos de modo que, no interior de determinado compartimento – o plasma do sangue, por exemplo –, a neutralidade elétrica é sempre mantida, a concentração de ânions sendo exatamente balanceada pela concentração de cátions.

Os eletrólitos catiônicos do fluido extracelular incluem o sódio, o potássio, o cálcio e o magnésio. Esses cátions são eletricamente balanceados pelos ânions clo-

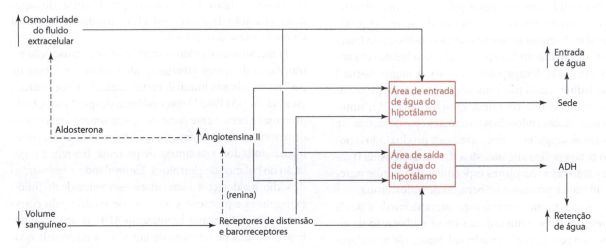

Figura 14.4 Resumo dos mecanismos pelos quais a homeostase de fluidos é mantida. Estímulos para a depleção de água como a osmolaridade do fluido extracelular aumentada ou volume do sangue diminuído podem estimular o hipotálamo tanto diretamente como através da produção de angiotensina II, formada pela ação da protease renal renina. O sistema renina-angiotensina-aldosterona (mostrado pelas setas pontilhadas) aumenta a osmolaridade do fluido extracelular pela promoção da reabsorção tubular renal de sódio.

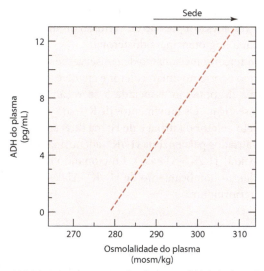

Figura 14.5 Relação entre a vasopressina plasmática e a osmolalidade do plasma. A seta indica a osmolalidade do plasma em que a sensação de sede é estimulada.

reto, bicarbonato e proteína, ao lado de concentrações relativamente baixas de ácidos orgânicos, fosfato e sulfato. Os principais eletrólitos estão relacionados na **Tabela 14.2**. A maior parte deles é classificada nutricionalmente como macrominerais e, como tais, abordada no Capítulo 11 do ponto de vista da absorção, da função, das recomendações e fontes de alimentos. A manutenção do pH e o balanço eletrolítico, foco deste capítulo, é responsabilidade quase exclusiva dos rins.

Tabela 14.2 Composição eletrolítica dos fluidos corporais

	Plasma (mEq/L)	Fluido intersticial (mEq/LH20)	Água intracelular (mEq/LH$_2$O)
Cátions	153	153	195
Na$^+$	142	145	10
K$^+$	4	4	156
Ca^{2+}	5	(2 – 3)	3,2
MG^{2+}	2	(1 – 2)	26
Ânions	153	153	195
Cl$^-$	103	116	2
HCO$_3^-$	28	31	8
Proteína	17	–	55
Outros	5	(6)	130
Osmolaridade (mosm/L)		294,6	294,6
Pressão osmótica teórica (mm Hg)		5.685,8	5.685,8

Todas as substâncias filtráveis do plasma – isto é, todos os solutos do plasma, exceto as proteínas maiores – entram livremente no filtrado glomerular a partir do sangue. Algumas dessas substâncias que são produtos do gasto metabólico são excretadas na urina com pequena ou nenhuma reabsorção nos túbulos. Entretanto, a maioria dos materiais do filtrado glomerular deve ser recuperada pelo corpo. Essa operação de recuperação é conseguida através de sua reabsorção tubular tanto por mecanismos ativos ou passivos como por secreção tubular. O transporte ativo permite que substâncias passem através das membranas, fazendo frente a gradientes de concentração pela ação de sistemas de transporte através de membrana e dependentes de ATP (Capítulo 1). A glicose é um grande exemplo de soluto que pode ser ativamente transportado através das células tubulares da urina ao sangue mesmo que a concentração sanguínea de glicose seja normalmente 20 vezes maior que a da urina. Outro grupo de solutos, incluindo íons de amônio, potássio e fosfato, ocorre em uma concentração relativamente alta na urina comparativamente com o sangue. Essas substâncias são transportadas do sangue às células tubulares, também fazendo frente a um gradiente de concentração. O transporte passivo, a simples difusão de um material através de uma membrana de um compartimento de maior concentração do material a um compartimento de menor concentração, não é dependente de energia. Esse processo também funciona no interior das células tubulares. Vejamos, agora, a regulação renal de diversos eletrólitos importantes.

SÓDIO

O sódio é livremente filtrado pelo glomérulo. Em uma pessoa saudável, quase todo (99,5%) o sódio é reabsorvido. Cerca de 70% do sódio filtrado é reabsorvido pelo túbulo proximal, 15% pela alça de Henle, 5% pelo túbulo contorcido proximal e cerca de 10% pelos ductos coletores. O sódio é o principal cátion encontrado no fluido extracelular.

A reabsorção ativa de íons de sódio no túbulo proximal resulta na reabsorção passiva de íons de cloreto, íons de bicarbonato e água. A transferência concomitante de ânions cloreto e bicarbonato com o íon de sódio ocorre para manter a necessária neutralidade elétrica do fluido extracelular, enquanto a transferência de água mantém a pressão osmótica normal. Praticamente, todas as células contêm uma concentração relativamente alta de potássio e uma baixa concentração de sódio, enquanto o plasma do sangue e a maioria dos outros fluidos extracelulares possuem concentrações de sódio elevadas e baixas concentrações de potássio, como pode ser visto na **Tabela 14.2**. Fica claro que alguma energia deve ser despendida para manter esse gradiente através da membrana celular; caso contrário, cada íon simplesmente seria difundido através da membrana até que sua concentração intra e extracelular fosse igual. O gradiente é mantido pela bomba de Na$^+$/K$^+$-ATPase, que é o mecanismo pelo qual as células renais tubulares transportam sódio ao sangue em troca de potássio, de modo que conserve o sódio enquanto permitem uma constante perda de potássio na urina (ver Capítulo 1).

A reabsorção ativa de sódio ocorre no túbulo contorcido distal sob influência da aldosterona. O mecanismo é altamente seletivo para o íon de sódio e é acompanhado por uma pequena difusão de água. Esse atributo forma um importante sistema para a regulação da pressão osmótica do fluido extracelular. A retenção aumentada de sódio por esse mecanismo também aumenta a osmolalidade do plasma e é, portanto, acompanhada por retenção de água. Quando a pressão osmótica do fluido extracelular aumenta, a reabsorção tubular de água é estimulada pela liberação de ADH (**Figura 14.4**).

Cloreto

A concentração de cloreto no fluido extracelular é paralela à de sódio, e o cloreto geralmente acompanha o sódio na passagem pela membrana. Contudo, lembremos que a reabsorção de cloreto é passiva no túbulo proximal. O cloreto é provavelmente reabsorvido de forma ativa na porção ascendente da alça de Henle e no túbulo distal.

Potássio

O potássio é o mais importante cátion do fluido intracelular, e manter um nível normal é essencial para a vida das células. A pessoa saudável mantém o balanço de potássio pela excreção diária na urina de uma quantidade do cátion igual à ingerida, menos a pequena quantidade excretada nas fezes e no suor. O potássio é livremente filtrado no glomérulo e sua reabsorção tubular ativa ocorre ao longo do néfron, com exceção da alça descendente de Henle. Apenas cerca de 10% do potássio filtrado entra nos túbulos distais, que, juntamente com os ductos coletores, são capazes tanto de secretar quanto de reabsorver potássio. O túbulo distal é o lugar onde as trocas na quantidade de potássio excretado são efetuadas. Diversos mecanismos estão envolvidos nesse controle.

- O primeiro desses mecanismos depende do conteúdo de potássio das células. Quando uma dieta rica em potássio é consumida, a concentração de potássio aumenta nas células, incluindo as células do túbulo renal distal, provendo um gradiente de concentração que favorece a secreção do cátion no lúmen do túbulo. Esse processo resulta em um aumento da excreção de potássio.
- Outro mecanismo importante para a regulação do balanço de potássio envolve o hormônio aldosterona, que, além de estimular a reabsorção de sódio no túbulo distal, simultaneamente favorece a secreção de potássio nesse local. O elevado nível de potássio no plasma estimula diretamente a produção e liberação de aldosterona pelo córtex adrenal. Lembremos que outros mecanismos para efetivar a liberação de aldosterona são a pressão de perfusão diminuída e a via renina-angiotensina-aldosterona.
- Um terceiro mecanismo de conservação renal do potássio ocorre no ducto coletor e envolve a reabsorção ativa de potássio associada à secreção de prótons nesse lugar.[5] Os movimentos de K^+ para as células do ducto coletor da urina e de H^+ na direção oposta são catalisados pela enzima H^+/K^+-adenosina trifosfatase ativada (H^+/K^+-ATPase), funcionando de modo similar ao bombeamento de H^+/K^+-ATPase analisado anteriormente.

Cálcio e magnésio

A reabsorção tubular de cálcio é associada à reabsorção de sódio e fosfato no túbulo proximal, e a reabsorção dos três íons, assim como do fluido, ocorre em paralelo. A reabsorção tubular renal de cálcio é estreitamente vinculada à ação do hormônio paratireóideo (PTH) (Capítulo 11). Esse hormônio exerce a inibição paralela da reabsorção de cálcio, sódio e fosfato nos túbulos proximais. Contudo, a estimulação da reabsorção de cálcio nos túbulos distais pelo PTH é marcadamente desproporcional à de sódio e fosfato.

A principal via de excreção de cálcio é o trato intestinal. A excreção urinária, cerca de 150 mg/dia para um adulto médio, corresponde a apenas 1% da quantidade filtrada pelo glomérulo. Os 99% restantes são efetivamente reabsorvidos nos sítios tubulares proximal e distal. O balanço de cálcio é conseguido, em grande parte, pelo controle da absorção intestinal do íon comparativamente à regulação por sua excreção urinária. A porcentagem de cálcio ingerido absorvido decresce à medida que o conteúdo de cálcio da dieta aumenta, de modo que a quantidade absorvida permanece relativamente constante. O ligeiro aumento na absorção que ocorre com uma dieta rica em cálcio é refletida por um aumento na excreção renal do cátion.

A filtração de magnésio no glomérulo e sua subsequente reabsorção ativa através das células tubulares formam um paralelo com a filtração e a reabsorção de cálcio.

A regulação homeostática dos íons é crucial para várias funções do corpo. Por exemplo, níveis de potássio extracelular altamente diminuídos (hipocalemia) produzem paralisia, enquanto níveis elevados de potássio (hipercalemia) podem resultar em arritmias cardíacas. Sódio extracelular excessivo (hipernatremia) causa retenção de líquidos, e cálcio plasmático diminuído (hipocalcemia) produz tetania (espasmos intermitentes dos músculos das extremidades) pelo aumento da permeabilidade das membranas celulares dos nervos ao sódio. A deficiência de magnésio também é associada à tetania.

A **Tabela 14.2** apresenta uma relação dos eletrólitos dos fluidos e suas concentrações normais médias nos compartimentos. Apenas em termos do balanço de eletrólitos, a contribuição do sódio ao total de cátions em miliequivalente (mEq) é claramente bem maior que a do potássio, cálcio e magnésio, e uma alta porcentagem correspondente de ânions em miliequivalente é fornecida conjuntamente pelo cloreto e magnésio. A concentração desses três importantes íons é usada para calcular a assim chamada lacuna de ânions, um parâmetro clinicamente útil para estabelecer desordens metabólicas que podem alterar o balanço eletrolítico. O valor é calculado subtraindo a concentração de ânions (cloreto + bicarbonato) da concentração medida de cátions (sódio): cátions medidos (Na^+) – ânions medidos (Cl^- + HCO_3^-) = lacuna de ânions. Em condições normais, o valor é de cerca de 12 mEq/L, mas pode ficar na faixa de 8 a 18 mEq/L. O desvio com relação a uma lacuna de ânions normal é mais comumente associado com aumentos ou diminuições na concentração de certos ânions não mensurados, como proteínas, ácidos orgânicos, fosfato ou sulfato. Por exemplo, a produção de quantidades excessivas de ácidos orgânicos, como ocorreria na acidose láctica ou na cetoacidose, aumenta a concentração de ânions não mensurados em detrimento dos ânions bicarbonato neutralizados pelos ácidos. Tal condição causaria, portanto, uma lacuna de ânions maior.

Considerando o efeito da osmolalidade do plasma na ingestão e retenção de água, é claro que, caso o íon de sódio se acumulasse na água do corpo por uma razão qualquer, resultaria num aumento concomitante na pressão sanguínea (hipertensão essencial). Uma evidência clínica dessa correlação é fornecida pela hipertensão experimentada por pacientes com adenomas adrenais, cujos níveis elevados de aldosterona causam retenção excessiva de sódio. Uma relação causal aparente também existe entre a entrada de sódio por dieta (como cloreto de sódio) e a etiologia da hipertensão, como é sugerido por estudos conduzidos por meio de um ou mais dos seguintes esquemas:

- relato do consumo de sal à prevalência da hipertensão;
- acompanhamento do desenvolvimento da hipertensão em animais alimentados com dietas ricas em sal;
- avaliação da resposta de pacientes hipertensivos alimentados com dietas pobres em sal.

Um número abundante de observações reportadas trata da correlação positiva entre a entrada de sal e a hipertensão em sociedades que ingerem sal em proporções variadas. Essas observações levaram à conclusão geralmente aceita de que a incidência da hipertensão é previsível a partir da entrada média de sódio pela dieta. Além disso, estudos convincentes com animais nos anos 1950 demonstraram uma correlação direta entre o cloreto de sódio e a hipertensão. Entretanto, apesar dessas descobertas, a evidência de uma relação de causa e efeito em pessoas de uma população normotensa é limitada. De fato, investigações sobre o efeito da carga de cloreto de sódio na pressão sanguínea entre normotensos não revelaram correlação entre a alta entrada de sal e a hipertensão. Além disso, entre sujeitos com hipertensão essencial limítrofe, uma dieta pobre em sódio tem efeito mínimo na diminuição da pressão. Essa falta de efeito sugere que as concentrações plasmáticas de sódio não sofrem alteração caso os mecanismos homeostáticos que as controlam permaneçam intactos. Tornou-se geralmente aceito que as diferenças entre aqueles que respondem ou não à terapia de sódio possuem fundamento genético.

Pessoas sensíveis ao sal são chamadas respondentes e aqueles que mostram insensibilidade ao sal são classificados como não respondentes. A condição de não respondentes que possuem hipertensão essencial não melhora com uma dieta pobre em sal. Do mesmo modo, normotensos não respondentes podem consumir o equivalente a 4.600 mg de sódio diariamente (pouco mais que a quantidade de sal numa dieta tipicamente ocidental) sem risco. Entre os geneticamente predispostos (como os sensíveis ao sal), uma quantidade comparável também favoreceria o desenvolvimento da hipertensão. Para indivíduos dessa população, recomenda-se a restrição de sódio a 1.400 mg ou menos.

Apesar de ser aceito um vínculo genético para a sensibilidade ao sal, os mecanismos bioquímicos do quadro não são compreendidos de modo bastante claro – e não pela falta de pesquisas relevantes. Uma revisão bibliográfica das diversas investigações destinadas a explicar a base bioquímica da sensibilidade e insensibilidade ao sal está disponível.[6]

Em suma, o papel do sódio na hipertensão permanece controverso. Do mesmo modo, não atua isoladamente na etiologia da doença e pode ser apenas um fator contribuinte no rastro de outros distúrbios bioquímicos. O envolvimento de outros cátions como cálcio, magnésio, potássio e cádmio não pode ignorado.[6] A entrada de potássio foi vinculada à redução da pressão sanguínea, especialmente em pessoas com dietas ricas em sódio. Apesar de o mecanismo permanecer ignorado, o potássio pode afetar a natriurese, a sensibilidade barorreflexa, a função das catecolaminas ou o sistema renina-angiotensina-aldosterona.[7]

Balanço ácido-base: controle da concentração do íon de hidrogênio

A concentração do íon de hidrogênio nos fluidos do corpo deve ser controlada dentro de uma faixa estreita. De fato, sua regulação é um dos mais importantes aspectos da homeostase, já que até mesmo desvios mínimos com relação à acidez normal podem causar alterações pronunciadas nas taxas de reações catalisadas por enzimas nas células. A concentração do íon de hidrogênio também pode afetar tanto a captura quanto a regulação celular de metabólitos e minerais e a captura e liberação de oxigênio a partir da hemoglobina.

O grau de acidez de qualquer fluido é determinado por sua concentração de prótons (H$^+$). A concentração do íon de hidrogênio nos fluidos do corpo é geralmente baixa: é regulada em aproximadamente 4×10^{-8} mol/L. As concentrações podem variar de apenas $1,0 \times 10^{-8}$ mol/L até $1,0 \times 10^{-7}$ mol/L, mas valores fora dessa faixa não são compatíveis com a vida. A partir desses valores, expressar o H$^+$ em termos de sua concentração real torna-se inviável. O conceito de pH, que é o logaritmo negativo da concentração de H$^+$, foi criado para simplificar a expressão. Ele permite que concentrações sejam expressas em termos de números inteiros em vez de valores exponenciais negativos:

$$pH = -\log [H^+]$$

Os valores entre parênteses simbolizam concentrações. Através dessa argumentação, essa designação é utilizada para significar concentrações de outras substâncias além de prótons. O pH do fluido extracelular, no qual a concentração de H$^+$ pode ser assumida como sendo de aproximadamente 4×10^{-8} mol/L, pode, portanto, ser calculada como segue:

$$pH = -\log (4 \times 10^{-8})$$
$$ou\ pH = \log (1/4 \times 10^{-8})$$
$$(dividindo) = \log (0{,}25 \times 10^8)$$
$$= \log 0{,}25 + \log 10^8$$
$$(tomando\ logs) = -0{,}602 + 8$$
$$pH = 7{,}4$$

À medida que a concentração molar de H$^+$ se torna menor e o valor do expoente negativo do 10 se torna maior, o pH aumenta correspondentemente. Uma baixa acidez denota, portanto, baixa concentração de H$^+$ e alto pH, enquanto a alta acidez está associada a alta concentração de H$^+$ e baixo pH.

No que se refere à regulação do fluido ácido-base, um ácido pode ser definido como uma substância capaz de liberar prótons (H$^+$). O metabolismo dos principais nutrientes gera ácidos orgânicos de modo contínuo, que devem ser neutralizados. O Capítulo 3 explica como os ácidos láctico e pirúvico podem se acumular em períodos de privação de oxigênio, e o Capítulo 5 descreve como ácidos graxos são liberados a partir de triglicerídios durante a lipólise. Do mesmo modo que os corpos cetônicos, ácido acetoacético e ácido β-hidroxibutírico podem aumentar substancialmente durante períodos de fome prolongada ou baixa entrada de carboidrato. O dióxido de carbono, o produto da oxidação completa de nutrientes energéticos, é por si mesmo ácido, pois forma ácido carbônico (H$_2$CO$_3$) em combinação com H$_2$O. Sais dos ácidos sulfúrico e fosfórico são também gerados metabolicamente a partir de substâncias que contêm enxofre ou fósforo.

O termo *acidose* se refere a um aumento na concentração extracelular (sobretudo o plasma) de H$^+$ (pH mais baixo) além da faixa normal. Por sua vez, a concentração de H$^+$ mais baixa que o normal (como pH do plasma elevado) resulta em **alcalose**. Para que não ocorram essas flutuações do pH, três principais sistemas regulatórios estão disponíveis:

- sistemas-tampão no interior dos fluidos que imediatamente neutralizam componentes acídicos ou básicos;
- o centro respiratório que regula a respiração e a taxa de exalação de CO$_2$;
- a regulação renal, por meio da qual pode se formar urina ácida ou alcalina para ajustar a atividade dos fluidos do corpo

Tampões

Um tampão é qualquer coisa que possa ligar prótons de modo reversível. No corpo, um tampão é uma solução química destinada a resistir a alterações no pH apesar da adição de ácidos ou bases. Um tampão consiste usualmente em um ácido fraco que pode ser representado por HA e sua base conjugada (A$^-$). A base conjugada, portanto, é a porção residual de um ácido após a liberação do próton. A base conjugada de um ácido fraco é básica porque tende a atrair um próton e a regenerar o ácido. Assim, a dissociação de ácido fraco e a reunião de sua base conjugada a um próton compreendem um sistema de equilíbrio:

$$HA \longleftrightarrow H^+ + A^-$$

A expressão do equilíbrio para essa reação, denominada constante de dissociação ácida (K$_a$), é representada por:

$$K_a = \frac{[H^+][A^-]}{[HA]}$$

A equação pode ser rearranjada em

$$[H^+] = \frac{K_a[HA]}{[A^-]}$$

No caso de o logaritmo ser negativo nos dois lados da equação, temos:

$$-\log [H^+] = -\log K_a - \log \frac{[HA]}{[A^-]}$$

Esses valores tornam-se

$$pH = pK_a + \log \frac{[A^-]}{[HA]}$$

Essa equação, denominada equação de Henderson-Hasselbach, mostra como um sistema de tampão composto por um ácido fraco e sua base conjugada resiste a alterações do pH caso um ácido ou base forte seja adicionado ao sistema. Por exemplo, se concentrações molares da base conjugada e do ácido são iguais, então a proporção de [A⁻] para [HA] é de 1,0 e o logaritmo dessa proporção é 0, o que torna o pH do sistema igual ao pK$_a$ do ácido.

O pK$_a$, que é o logaritmo negativo da constante de dissociação ácida (K$_a$), de qualquer ácido fraco é uma constante para esse ácido, em particular e simplesmente reflete sua força (por exemplo, sua tendência para liberar um próton). Se um ácido ou base forte é adicionado ao sistema, a proporção de [A⁻] para [HA] muda e, portanto, o pH muda também, mas apenas sutilmente. Suponhamos, por exemplo, que tanto a base quanto o ácido livre estejam presentes em concentrações de 0,1 mol/L e que o pK$_a$ do ácido seja 7,0. Se a proporção é de 0,1:0,1, o pH é de 7,0. A adição de ácido clorídrico (um ácido forte) suficiente ao tampão no exemplo para tornar sua concentração final de 0,05 mol/L desloca o equilíbrio para a esquerda (para produzir HA). O 0,05 mol/L de H⁺ (do HCl completamente dissociado) será combinado com uma quantidade molar equivalente de A⁻ para formar HA. Portanto, a nova concentração de [A⁻] é de 0,05 mol/L (0,1 − 0,05) e a de [HA] é de 0,15 mol/L (0,1 + 0,05). O logaritmo dessa nova proporção (0,05:0,15, ou 0,33) é −0,48. Quando inserimos esse valor na equação de Henderson-Hasselbach, podemos verificar que o pH diminui em apenas 0,48. Em outras palavras, o pH foi reduzido de 7,0 para 6,52 por causa da introdução de 0,05 mol/L de ácido clorídrico no sistema. Entretanto, a mesma concentração de HCl em uma solução aquosa não tamponada produziria um pH ácido entre 1,0 e 2,0.

Os tampões fisiologicamente importantes que mantêm a estreita faixa do pH do fluido extracelular em ~7,4 são proteínas e bicarbonatos (HCO$_3^-$) – ácido carbônico (H$_2$CO$_3$). As proteínas possuem a maior capacidade-tampão entre os tampões fisiológicos, e, por sua alta concentração no sangue, a hemoglobina é o mais importante nesse caso. A ligação do oxigênio à hemoglobina é influenciada pelo pH do sangue. Para que ocorram a captura e liberação apropriadas do oxigênio no eritrócito, é crucial que a regulação do pH esteja ocorrendo. Como substâncias **anfotéricas** (substâncias que possuem tanto grupos ácidos como básicos em suas cadeias laterais de aminoácidos), as proteínas são capazes de neutralizar tanto ácidos como bases. Por exemplo, os dois grupos-tampão mais importantes de uma proteína são as funções ácido carboxílico (R—COOH) e amina (R—NH$_3^+$) que se dissociam como segue:

1. R—COOH ⟷ R—COO⁻ + H⁺
2. R–NH$_3^+$ ⟷ R–NH$_2$ + H⁺

No pH fisiológico, o ácido carboxílico é amplamente dissociado em sua base conjugada e um próton, o equilíbrio como é mostrado, é fortemente deslocado para a direita. No mesmo pH, entretanto, o grupo amino, muito mais fraco que um ácido (uma base mais forte), é apenas levemente dissociado e seu equilíbrio favorece francamente a direção direita-esquerda. Caso sejam adicionados prótons, na forma de um ácido forte, a uma solução de proteína, eles são neutralizados pela reação 1, já que sua presença causará um deslocamento no equilíbrio em direção ao ácido indissociado (da direita para esquerda). Bases fortes, como contribuintes de íons hidróxidos (OH⁻), serão igualmente neutralizadas, já que, como reagem com prótons para formar água, o equilíbrio da reação 2 (como ilustrado) se desloca para a direita para restaurar os prótons que foram neutralizados.

O sistema-tampão bicarbonato-ácido carbônico é de particular importância porque, através desse sistema, ocorre a regulação respiratória e renal do pH. Esse sistema-tampão é composto por um ácido fraco, o ácido carbônico (H$_2$CO$_3$), e seu sal ou base conjugada, o íon bibarbonato (HCO$_3^-$). O ácido carbônico dissocia-se de modo reversível em H⁺ e HCO$_3^-$:

$$H_2CO_3 \longleftrightarrow H^+ + HCO_3^-$$

A capacidade-tampão dessa reação surge do fato de que tanto prótons como íons hidróxidos adicionados serão neutralizados por deslocamentos correspondentes no equilíbrio, de modo similar ao tampão do grupo carboxiamino por proteínas descrito anteriormente. Pode-se formar H$_2$CO$_3$ não apenas pela acidificação do HCO$_3^-$, como mostra a reação direita-esquerda já mencionada, mas também a partir da reação do CO$_2$ dissolvido com a água. Lembremos que o CO$_2$ é formado em resultado da total oxidação de nutrientes energéticos, bem como de diversas reações de descarboxilação. O gás difunde-se a partir das células dos tecidos em direção aos fluidos extracelulares e então aos eritrócitos, onde sua reação com a água é acelerada pela metaloenzima de zinco anidrase carbônica. A reação geral que envolve o dióxido de carbono, o ácido carbônico e o íon bicarbonato é a seguinte:

3. CO_2 (gás) $\longleftrightarrow$ CO_2 (dissolvido) $\longleftrightarrow$ H_2CO_3 $\longleftrightarrow$ $H^+ + HCO_3^-$

Nos pulmões, por causa da liberação de prótons da hemoglobina, essas reações de equilíbrio são deslocadas fortemente para a esquerda nos eritrócitos circulantes, à medida que a hemoglobina adquire oxigênio para se tornar oxiemoglobina. Esse deslocamento permite a exalação de dióxido de carbono.

Normalmente, a proporção da concentração de HCO$_3^-$ para H$_2$CO$_3$ no plasma é de 20:1 e o valor aparente da pK$_a$ para o H$_2$CO$_3$ é de 6,1. Utilizando a equação de Henderson-Hasselbach, podemos mostrar como um pH plasmático normal de 7,4 resulta desses valores:

$$pH = pK_a + \log \frac{[HCO_3^-]}{[H_2CO_3]}$$

$$= 6,1 + \log \frac{20}{1}$$

$$= 6{,}1 + 1{,}3$$
$$pH = 7{,}4$$

Alterações na proporção 20:1 de [HCO_3^-] para [H_2CO_3] modificam claramente o pH. A próxima seção mostra como os sistemas regulatório respiratórios e renal funcionam para manter essa proporção e, portanto, o pH relativamente constantes.

Regulação respiratória do pH

Se os níveis de CO_2 aumentarem por causa do metabolismo acelerado, mais H_2CO_3 será formado. Essa reação, por sua vez, causa uma queda no pH à medida que há dissociação para liberar prótons (reação 3). O próprio CO_2 elevado, bem como o aumento resultante na concentração do íon de hidrogênio, é detectado pelo centro respiratório do cérebro, resultando em um aumento da taxa de respiração. Essa hiperventilação aumenta substancialmente a perda de CO_2 através dos pulmões e com isso diminui a quantidade de H_2CO_3. Esse mecanismo aumenta a proporção de HCO_3^- para H_2CO_3 pela redução de H_2CO_3, o que eleva o pH a um valor normal. No entanto, se o pH do plasma aumentar por um motivo qualquer (seja um aumento do HCO_3^-, seja uma diminuição do H_2CO_3), o centro respiratório receberá a informação e provocará uma desaceleração na taxa de respiração. Então, à medida que se acumula o CO_2, a concentração de H_2CO_3 aumenta e o pH diminui.

Regulação renal do pH

Apesar de o sistema respiratório intacto atuar como regulador imediato (em minutos) do sistema HCO_3^-/H_2CO_3, o controle de longo prazo (horas ou dias) é exercido por mecanismos renais. Os rins regulam o pH, controlam a secreção de íons de hidrogênio, conservam ou produzem bicarbonato e sintetizam amônia a partir de glutamina para formar íons de amônio. A secreção de íons de hidrogênio ocorre em conjunção com a reabsorção de íons de sódio através do mecanismo de contratransporte, um processo ativo que envolve uma proteína carreadora Na^+/H^+ comum e energia suficiente para mover os prótons das células tubulares ao lúmen do túbulo, fazendo frente a um gradiente de concentração de prótons. Em sujeitos com dieta normal, cerca de 50 a 100 mEq de íons de hidrogênio são gerados diariamente. A secreção renal de prótons é necessária para prevenir uma acidose metabólica progressiva. Os túbulos renais não são muito permeáveis aos íons de bicarbonato por causa de sua carga e de seu tamanho relativamente grande. Portanto, eles são reabsorvidos por um processo indireto especial. Os íons de hidrogênio do filtrado glomerular convertem íons de bicarbonato de filtrados em H_2CO_3 que se dissociam em CO_2 e H_2O. O CO_2 difunde-se na célula tubular onde se combina com água, em uma reação catalisada pela anidrase carbônica, para formar H_2CO_3. O pH relativamente alto da célula tubular permite a dissociação do H_2CO_3 em HCO_3^- e H^+ quando o bicarbonato entra novamente no fluido extracelular e o próton é ativamente devolvido ao lúmen pelo carreador Na^+/H^+. O resultado final é excretar um H^+ e reabsorver um íon de bicarbonato, ainda que não seja o mesmo íon de bicarbonato. Esses eventos, pelos quais os íons de hidrogênio são secretados contra um gradiente de concentração em troca de íons de sódio e o bicarbonato é devolvido ao plasma a partir do filtrado glomerular, são resumidos na **Figura 14.6**.

O pH da urina normalmente fica na faixa de 5,5 a 6,5, apesar da secreção ativa de íons de hidrogênio ao longo dos túbulos. Esse pH é obtido em grande parte pela neutralização parcial dos íons de hidrogênio pela amônia, que é secretada no lúmen pelas células tubulares. A amônia é produzida em grandes quantidades pela quebra metabólica de aminoácidos. Apesar de a maior parte do nitrogênio ser excretada na forma de ureia, uma parte é enviada às células renais na forma de glutamina. Nas células renais tubulares, a amônia é hidroliticamente liberada da glutamina pela enzima glutaminase e secretada na urina (Capítulo 6). Por ser uma substância básica, a amônia se combina imediatamente a prótons nos ductos coletores para formar íons de amônio (NH_4^+), que são excretados na urina primariamente como sais de cloreto.

Em caso de acidose metabólica, como ocorre com a fome ou o diabetes, a excreção urinária de amônia aumenta concomitantemente como mecanismo compensatório. Esse aumento ocorre por causa da diminuição na ingestão ou do uso de carboidrato, fato que estimula a gliconeogênese e, portanto, favorece a excreção de amônia, que é formada a partir do aumento da taxa de catabolismo de aminoácidos.

Assim como a regulação respiratória, a regulação do pH renal visa manter uma proporção normal de [HCO_3^-] para [H_2CO_3]. Em caso de alcalose, por exemplo, na qual a proporção plasmática de HCO_3^- para H_2CO_3 aumenta à medida que o pH passa de 7,4, há um nítido aumento na excreção de íons de bicarbonato. Esse aumento ocorre porque a alta concentração extracelular de HCO_3^- aumenta sua filtração, enquanto a concentração relativamente baixa de H_2CO_3 diminui a secreção de H^+. Portanto, o estreito balanço que existe normalmente entre HCO_3^- e H^+ nos túbulos não apresenta mais efeito. Além disso, como nenhum íon HCO_3^- pode ser reabsorvido sem antes reagir com o H^+ (**Figura 14.6**), todo o excesso de HCO_3^- passa para a urina e é neutralizado por íons de sódio ou outros cátions. Com efeito, o HCO_3^- é removido do fluido extracelular, restaurando a proporção normal de HCO_3^- para H_2CO_3 e o pH.

Em caso de acidose, a proporção plasmática de HCO_3^- para H_2CO_3 diminui, o que significa que a taxa

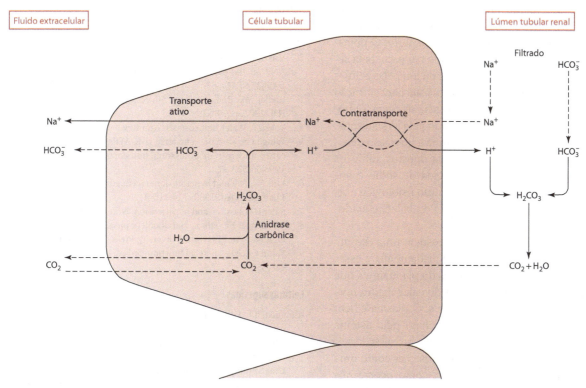

Figura 14.6 Reações nas células renais tubulares ilustrando a origem de uma secreção ativa de íons de hidrogênio em troca de íons de sódio, bem como o mecanismo para a reabsorção tubular de bicarbonato. Setas contínuas indicam reações de transporte ativo, e o pontilhado representa uma difusão.

de secreção de H^+ aumenta a um nível muito maior que a taxa de filtração nos túbulos. Como resultado, a maior parte do HCO_3^- filtrado é convertido em H_2CO_3 e reabsorvido como CO_2 (**Figura 14.6**), enquanto o excesso de H^+ é excretado na urina. Como consequência, a proporção de $[HCO_3^-]$ para $[H_2CO_3]$ no fluido extracelular aumenta, bem como o pH. A importância dos rins no controle homeostático, bem como no balanço eletrolítico e no controle de ácido-base, é ressaltada neste capítulo. O conteúdo faz uma revisão dos princípios envolvidos nesse controle e do efeito da dieta na homeostase do fluido e do eletrólito. Contudo, apesar de este capítulo abordar a participação detalhada da fisiologia renal, estão disponíveis excelentes fontes específicas a esse respeito.[8,9]

Resumo

Manter os fluidos e eletrólitos do corpo é de vital importância para uma boa saúde e nutrição. O fluido intracelular fornece o ambiente para a miríade de reações metabólicas que existe nas células. O compartimento de fluido intersticial da massa de fluido extracelular permite que os nutrientes migrem paras as células a partir da corrente sanguínea e que produtos do gasto metabólico das células retorem à corrente sanguínea. Esses fluidos contêm eletrólitos, minerais dissolvidos que possuem importantes funções fisiológicas. Suas concentrações e sua distribuição intra e extracelular devem ser reguladas de modo preciso, e o mecanismo para obter essa regulação é exercido em grande parte pelos rins. A manutenção homeostática do volume de fluidos é também responsabilidade desse órgão.

O controle do volume de fluido pelos rins é, em sua maior parte, mediado por hormônios. O ADH, produzido pelo hipotálamo, estimula a reabsorção tubular de água a partir do filtrado glomerular. A aldosterona, um produto do córtex adrenal, aumenta a reabsorção de íons de sódio, que estimulam indiretamente a liberação de ADH através do aumento resultante da pressão osmótica do fluido extracelular. Centros da sede no cérebro, que respondem a flutuações no volume do sangue ou da osmolalidade do fluido extracelular, também são importantes reguladores da quantidade de entrada de fluido.

Os macrominerais sódio e potássio, e outros íons de importância nutricional como o cálcio, o magnésio e o cloreto, são livremente filtrados pelo glomérulo renal, mas são seletivamente conservados pela reabsorção tubular através de sistemas ativos de transporte. O potássio é um exemplo de mineral regulado em parte pela secreção tubular ao filtrado. A secreção do íon pelas células tubulares distais aumenta à medida que sua concentração nessas células aumenta, em decorrência da dieta. O potássio, assim como o sódio, é regulado pela aldosterona. O potássio elevado no plasma estimula a liberação de aldosterona, que exerce efeitos renais opostos sobre os dois minerais – reabsorção favorecida de sódio e aumento da excreção de potássio. A função fisiológica normal depende do controle apropriado do balanço ácido-base do fluido do corpo.

Diversas enzimas metabólicas possuem uma estreita faixa de pH na qual funcionam adequadamente, e esses catalisadores não toleram oscilações do pH maiores que alguns décimos de unidade a partir do valor médio normal de 7,4 para fluidos extracelulares. O plasma é bem tamponado, principalmente por proteínas e pelo sistema bicarbonato-ácido carbônico. Entretanto, quadros de acidose ou alcalose podem resultar em situações como uma superprodução de ácidos orgânicos, como ocorre nos casos de mau controle do diabetes em situaçãoes de fome, ou anormalidades respiratórias que podem causar ventilação anormal de dióxido de carbono. Assim, a restauração do pH normal pode ser necessária e obtida através de mecanismos compensatórios dos rins e pulmões. Esses órgãos funcionam para manter uma proporção normal de bicarbonato para ácido carbônico. A concentração de bicarbonato está sob controle dos rins, que podem conservar o íon, reabsorvendo-o em maior proporção, ou aumentar sua excreção, dependendo se a proporção deve ser aumentada ou diminuída para compensar o distúrbio do pH. O valor do ácido carbônico é controlado pelo centro respiratório. Sua concentração pode ser aumentada ou diminuída por alterações na taxa de respiração. A partir de seus efeitos na proporção bicarbonato:ácido carbônico, pode-se pensar que a hiperventilação pode aumentar o pH, e a supressão da taxa respiratória pode diminuir o pH de maneira compensatória.

Referências

1. Fox SI, Human physiology. 10th ed. New York: McGraw Hill; 2008. p. 558-95.
2. Van de Stolpe A, Jamison RL. Micropuncture study of the effect of ANP on the papillary collecting duct in the rat. Am J Physiol. 1988;254:F477-83.
3. Hadley ME. Endocrinology. 5th ed. Englewood Cliffs, NJ: Prentice Hal, 2002. p. 79-82.
4. Vokes T. Water homeostasis. Ann Rev Nutr. 1987;7:383-406.
5. Wingo CS, Cain BD. The renal H-K-ATPase: physiological significance and role in potassium homeostasis. Ann Rev Physiol. 1993;55:323-47.
6. Luft FC. Salt and hypertension: recent advances and perspectives. J Lab Clin Med. 1989; 114:215-21.
7. Suter P. Potassium and hypertension. Nutr Rev. 1998;56(#5):151-3.
8. Windhager EE, editor. Handbook of physiology. In: Renal physiology. New York: Oxford University Press; 1992. v. I, II
9. Valtin J, Schafer J. Renal function. 3rd ed. Boston: Little, Brown and Co.; 1995.

Leituras sugeridas

Kleinman LI, Lorenz JM. Physiology and pathophysiology of body water and electrolytes. In: Kaplan LA, Pesce AJ Kazmierczak SC, editor. Clinical chemistry: theory, analysis, and correlation. St. Louis: Mosby; 2003.

Uma aproximação clínica escrita de modo claro a respeito da homeostase dos fluidos e eletrólitos, com diagramas dos mecanismos regulatórios do controle de fluidos e eletrólitos.

Sherwin JE. Acid-base control and acid-base disorders. In: Kaplan LA, Pesce AJ, Kazmierczak SC, editors. Clinical chemistry: theory, analysis, and correlation. St. Louis: Mosby; 2003.

Uma breve introdução aos sistemas de tampões fisiológicos e uma aproximação clínica à regulação do balanço ácido-base.

Vokes T. Water homeostasis. Ann Rev Nutr. 1987;7:383-406.

Uma discussão sobre os mecanismos de regulação do balanço de água e a patologia associada com deficiências no sistema regulatório.

Sites

http://nkdep.nih.gov/patients/kidney_disease_information.htm: site dos National Institutes of Health, sobre o funcionamento e doenças dos rins.

www.kidney.org/atoz: site da National Kidney Foundation que traz informação sobre doenças dos rins, incluindo aspectos nutricionais.

PERSPECTIVA

Balanço de fluidos e o estresse térmico do exercício

No Capítulo 7, a abordagem sobre nutrição esportiva focou: (1) o uso seletivo de substratos produtores de energia durante exercícios de durações e intensidades variáveis e (2) como a performance física pode ser favorecida pela maximização de estoques de substratos via entrada planejada de nutrientes energéticos. Outra importante dimensão nas demandas do esporte e dos exercícios é a **termorregulação**, o controle da temperatura do corpo dentro de uma faixa estreita. Uma queda na temperatura profunda (central) do corpo de 5,5 ºC e um aumento de apenas 2,8 ºC acima do normal são tolerados, mas uma flutuação além dessa faixa pode resultar em morte. Exercícios vigorosos desafiam esse controle por serem marcadamente termogênicos, por causa de sua estimulação da taxa metabólica. Lembremos que os sistemas produtores de energia são <40% eficientes e o remanescente da energia é liberado sob forma de calor. O fato de, em média, três mortes relacionadas ao calor terem ocorrido no futebol a cada ano desde 1995 atesta a seriedade da questão da hipertermia.

Vários mecanismos de termorregulação mantêm o balanço térmico do corpo. A atividade muscular é um dos fatores mais influentes, contribuindo para o ganho de calor na temperatura central do corpo. Outros incluem efeitos hormonais, o efeito térmico da alimentação, mudanças posturais e alterações no ambiente. Contrariando os fatores de ganho de calor, estão os mecanismos que protegem contra a hipertermia removendo calor do corpo, incluindo radiação, condução, convecção e evaporação. Em uma pessoa normal, ao contrário, engajada em exercícios vigorosos, a evaporação (de suor) provê a defesa fisiológica mais importante contra o superaquecimento. A evaporação de 1,0 mL de transpiração equivale a cerca de 0,6 kcal de perda de calor do corpo. Portanto, mesmo em exercícios maximais – nos quais 4, 0 L de O_2/minuto são consumidos, equivalentes a cerca de 20 kcal/minuto de calor produzido –, a temperatura central deveria aumentar em apenas 0,56 ºC a cada 5 a 7 minutos. Esse aumento gradual ocorre porque a transpiração, assumida como maximal em 30 mL/minuto, resfriaria o corpo em uma proporção de aproximadamente 18 kcal/minuto.

Aproximadamente 80% da energia liberada durante os exercícios se dá sob forma de calor. Caso esse calor não seja removido do corpo, a carga de calor a partir da atividade metabólica, combinada com o calor ambiental durante exercícios vigorosos, poderá levar a um significativo aumento da temperatura do corpo. A hipertermia pode resultar em dano letal por calor. Vimos que o mais importante mecanismo para perda de calor é a evaporação de suor e que cerca de 600 kcal são eliminados pelo efeito resfriador da evaporação de 1 L de suor. Entre os mecanismos seguintes para a remoção de calor, a radiação é a mais próxima em importância. Na radiação, o calor gerado nos músculos em exercício é transportado pelo fluxo sanguíneo à pele, de onde pode subsequentemente ser trocado com o ambiente. Para esses mecanismos termorregulatórios, a água do corpo é nitidamente a grande envolvida, e, portanto, o interesse em avaliar as diversas estratégias para repô-la durante exercícios vigorosos tem sido considerado.

Evidências consistentes indicam que a depleção de água do corpo a partir da transpiração acima de 2% do peso corporal pode prejudicar consideravelmente a sobrevivência através de deficiências nas funções de termorregulação e circulação. As explicações mais prováveis para esse prejuízo são as seguintes:

- Um volume plasmático reduzido e, portanto, reduzida capacidade hemodinâmica para atingir a saída cardíaca máxima e a circulação periférica. À medida que o volume plasmático diminui, seguem-se fluxo sanguíneo reduzido na pele e queda no volume de ejeção. Como compensação, a taxa cardíaca aumenta, mas não dá conta do déficit no volume de ejeção.[1]

- Função das glândulas sudoríparas alterada, através do que a transpiração cessa, num esforço de controle autonômico para conservar a água do corpo.

Como resultado dessas reações, a temperatura do corpo sobe rapidamente, aumentando drasticamente as probabilidades de câimbras, exaustão e até mesmo hipertermia, uma condição que tem taxa de mortalidade de 80%. Perdas por transpiração de 1,5 L/hora são comumente encontradas em esportes de endurance e, sob condições particularmente quentes, taxas de transpiração excedendo os 2,5 L/hora foram medidas em indivíduos em convulsão. Maratonistas podem perder de 6% a 8% do peso corporal durante o evento de 42 Km e o volume plasmático pode cair de 13% para 18%. É comum, portanto, para um corredor de 68 Kg perder 142 g de água por quilômetro em um ambiente quente.

A desidratação ocorre quando a perda de fluido excede a entrada e o grau de desidratação é diretamente proporcional à disparidade de fluido. O principal objetivo da reposição de fluido é manter o volume do plasma de modo que a circulação e a transpiração possam ocorrer em níveis máximos. A taxa máxima de transpiração é maior do que a taxa máxima para absorção de água a partir do trato intestinal, o que explica, em exercícios de máximo esforço, a ocorrência de algum grau de desidratação necessário. O atleta de endurance tem dificuldade em evitar um balanço negativo de água porque pretender recompor a grande quantidade perdida no curso de uma maratona é tanto impraticável quanto desagradável. Isso ocorre porque a entrada necessária excede de longe o desejo provocado pela sede, estímulo que é adiado por uma rápida desidratação. Atletas, quando deixados à mercê de sua sede, repõem apenas cerca de metade da água perdida durante os exercícios.[2] A ingestão forçada de líquidos para balancear de modo exato a sua perda é ideal do ponto de vista da performance atlética, apesar de os efeitos significativos da repleção de quantidades insuficientes de fluido durante os exercícios serem igualmente bem documentados. O esquema experimental sobre o qual se baseiam essas conclusões é a comparação da proporção da entrada de fluido com a performance e certos parâmetros fisiológicos, tais como a taxa cardíaca e a temperatura do corpo. Grupos de estudo são comumente compostos por sujeitos que, no curso de exercícios prolongados, (1) ingerem líquidos de modo forçado além do desejo provocado pela sede, (2) são autorizados a tomar líquidos *ad libitum* (como desejado) ou (3) privados de entrada de fluido. Os sujeitos que ingerem líquido de modo forçado apresentam performance superior, menor taxa cardíaca e temperatura central do corpo mais baixa que os outros grupos, e o grupo *ad libitum* apresenta uma melhor performance que o grupo privado nesses parâmetros.

Uma questão controversa que se impõe na nutrição esportiva é se a reposição de eletrólitos é necessária durante exercícios prolongados. Com base no conhecimento de que o suor contém eletrólitos (sódio, potássio, cloreto e magnésio), foi considerado razoável pensar que, por causa das quantidades substanciais de eletrólitos perdidos durante esportes de endurance, repô-los seria necessário para otimizar a performance. Nos anos 1970, bebidas para esportistas suplementadas com eletrólitos e às vezes com glicose começaram a aparecer no mercado e são atualmente comercializadas. Se tal suplementação é necessária, isso depende da duração e da intensidade do exercício e, portanto, da quantidade de suor perdida. Mostrou-se que bebidas suplementadas com eletrólitos e glicose que contêm cerca de 8% de carboidrato ou menos não diminuem o tempo de esvaziamento do estômago e provêm rápida absorção. A natureza do carboidrato é importante. A poliglicose aumenta a quantidade de glicose absorvida e tem pouco efeito sobre a osmolalidade. Os carboidratos utilizados incluem glicose, sacarose, frutose, xarope de milho de alta frutose, maltodextrinas, entre outros.

O conteúdo de eletrólitos do suor em uma pessoa média é muito baixo quando comparado com os fluidos corporais. A **Tabela 1** compara as concentrações de eletrólitos do suor e do soro sanguíneo. No caso dos íons de sódio e cloreto, a desidratação através do suor tem o efeito de concentrar esses eletrólitos na água extra e intracelular, por causa de sua concentração relativamente baixa no suor. Assim, num contexto de esforço numa maratona, no qual o total de perda de suor é de 5 a 6 L ou menos, a reidratação apenas com água é adequada, já que apenas cerca de 200 mEq de sódio e cloreto seriam retirados de um estoque corporal relativamente grande.

Tabela 1 Concentração média de eletrólitos no suor e no soro sanguíneo (mEq/L)

	Na$^+$	K$^+$	Cl$^-$	Mg^{2+}
Suor	40-45	3,9	39	3,3
Soro sanguíneo	140	4,0	110	1,5-2,1

Algumas pesquisas sugerem que soluções de eletrólitos-glicose de sabor agradável encorajam o atleta a consumir mais líquidos do que consumiria utilizando apenas água como repositor de líquidos. A entrada favorecida de líquidos é, portanto, provavelmente benéfica, mesmo que os eletrólitos não sejam necessários. Tomar água teria o efeito de diminuir a osmolalidade do sangue, o que reduziria o reflexo da sede.

A American Academy of Pediatrics recomenda exercícios para crianças e bebidas saborosas que contenham eletrólitos.[3] Apesar de alguns pesquisadores terem constatado perdas de potássio durante exercícios no calor como um problema de saúde em potencial, essa avaliação também é controversa dada a quantidade relativamente pequena de íon perdida.[3] Com base no conteúdo de potássio no suor (mostrado na **Tabela 1**), uma perda de suor de 5 L provocaria um déficit de potássio estimado de <20 mEq, ou seja, bem abaixo de 1% do estoque corporal total estimado, de 3.000 mEq para um homem de 70 kg.

Apenas sob condições extremas de exercício prolongado e de alta intensidade no calor, a reposição seria indicada. Nesse caso, a perda de eletrólitos pode exceder a quantidade fornecida pela dieta e alguma suplementação de sódio pode ser necessária. A quantidade provida pela adição de um terço de uma colher de chá de sal a um litro de água seria adequada.[4] Permanece duvidoso se a suplementação de potássio é necessária em condições similares, pelas razões apresentadas.

Referências

1. Sawka M. Physiological consequences of hypohydration: exercise, performance and thermoregulation. Med Sci Sports Exerc. 1992;24:657.
2. Noakes T. Fluid replacement during exercise. Exerc Sports Sci Rev. 1993;21:297.
3. American Academy of Pediatrics. Pediatrics. 2000; 106:158-9.
4. McArdle W, Katch F, Katch V. Exercise physiology. 4th ed. Baltimore, MD: Williams & Wilkins, 1996.

Sites

www.umass.edu/cnshp/index.html
   Center for Nutrition in Sport and Human Performance at the University of Massachussets (Centro para a Nutrição e Esporte e Performance Humana da Universidade de Massachusetts)

www.gssiweb.org
   Site do Gatorade Sports Science Institute (Instituto Gatorade de Ciências do Esporte). Contém diversos resumos de artigos sobre a ciência do esporte, nutrição esportiva e medicina de esportes.

www.beverageinstitute.org
   Site patrocinado pela Coca-Cola Company e POWERade. Contém artigos sobre a entrada de fluidos e bebidas para o consumidor e o profissional.

15 Desenho experimental e interpretação crítica da pesquisa

Método científico
Aplicações históricas
Metodologias de pesquisa
Método histórico (qualitativo)
Método descritivo de investigação (qualitativo)
Método analítico de investigação (quantitativo)
Método experimental (quantitativo)
Ensaios clínicos randomizados
Termos que descrevem a qualidade da pesquisa
Início da pesquisa
Problemas e dificuldades na pesquisa
Avaliação da pesquisa e literatura científica
Pesquisa sobre nutrição na internet

Pesquisa é um processo que busca, encontra e transfere novos conhecimentos. Apesar de terem surgido diversas definições para pesquisa, é provável que nenhuma seja mais compreensível e determinante quanto a encontrada no *Webster's Dictionary of the English Language*:

Pesquisa: Questão ou estudo teórico, especialmente investigação ou experimentação crítica e exaustiva, cujos objetivos são a descoberta de fatos novos e sua correta interpretação, a revisão de conclusões, teorias ou leis aceitas à luz de fatos recentemente descobertos ou a aplicação prática destas.

No centro dessa definição está a ideia de que a pesquisa descobre fatos novos (se não houvesse descoberta, não haveria pesquisa) e então os interpreta corretamente.

Toda informação apresentada neste texto derivou-se de pesquisas, e a lista de referências ao final de cada capítulo permite ao leitor examinar a fonte da informação. As publicações citadas nas bibliografias dos capítulos oferecem ao leitor a premissa ou justificativa da pesquisa, o método experimental pelo qual foi conduzida e a interpretação dos resultados pelo autor. Por meio dessas publicações, as descobertas e os fatos da área da nutrição são dirigidos ao público graças aos jornais científicos apropriados. Talvez mais do que qualquer outra disciplina, a nutrição fornece um campo perene de novidades por meio da mídia, pois ela diz respeito à vida de cada um de nós, de forma que influencia diretamente o nosso conceito de saúde. Infelizmente, ao lado da profusão de novidades na nutrição, pairam dúvidas acerca do que é confiável ou não. É imperativo que o estudante de nutrição reconheça esse problema e aprenda a separar os fatos (derivados de pesquisas cuidadosamente estruturadas) da informação leiga.

Os periódicos de referência (ou revisado por pares) oferecem a melhor fonte de informação. Os procedimentos e resultados da pesquisa submetidos pelo investigador a esses jornais para publicação são examinados criteriosamente por outros cientistas versados na área de pesquisa específica. Esse processo fornece às publicações propostas o crivo em termos de qualidade e rigor, assegurando confiabilidade aos artigos de pesquisa que são por fim publicados no jornal. Alguns periódicos cujas pesquisas estão relacionadas à nutrição ganharam o respeito dos usuários ao longo dos anos: *The American Journal of Clinical Nutrition, Nutrition Journal, Nutrition Reviews* e *Journal of the American Dietetic Association*. Muitos outros periódicos de excelência publicam frequentemente artigos sobre nutrição. Estudantes que regularmente consultam a literatura sobre nutrição aprenderão a reconhecê-los e distingui-los de outras publicações menos confiáveis. O conteúdo de outras revistas deveria ser cautelosamente examinado, e a confiabilidade da informação, rastreada.

Como o título indica, este capítulo procura familiarizar o leitor com as diversas metodologias experimentais (desenhos) disponíveis ao pesquisador e oferecer subsídios tanto para o entendimento da terminologia utilizada em pesquisa quanto para a crítica de publicações sobre pesquisa já existentes.

Método científico

A pesquisa utiliza o método científico para solucionar problemas ou esclarecer questões não respondidas anteriormente. Ele contém os seguintes componentes fundamentais:

1. *O objetivo ou problema da pesquisa*: expressa a questão a ser respondida ou o problema a ser resolvido.
2. *A hipótese*: prediz o resultado da pesquisa que virá a seguir e, portanto, a solução do problema ou a resposta à pergunta.
3. *Experimento*: descreve como a pesquisa propriamente dita foi conduzida, utilizando um dos vários métodos disponíveis ao pesquisador.
4. *Interpretação ou análise*: interpreta os dados coletados a partir da experimentação, de modo a entender seu significado.
5. *Conclusão*: responde à pergunta originalmente formulada e confirma ou descarta a hipótese.
6. *Formulação da teoria*: apresenta um relato fundamentado na conclusão.

A pesquisa pode ser pensada como se estivesse ocorrendo em um processo cíclico, com os componentes do método científico como ilustra a **Figura 15.1**. Entretanto, pensar a pesquisa em termos de um círculo fechado pode ser um engano. A pesquisa não termina com o relato da teoria. Para a mente investigativa de um pesquisador, a conclusão com base em um experimento levanta novas questões e problemas. A pesquisa, portanto, não tem fim, e sua natureza cíclica pode ser mais significativamente representada como uma espiral ou hélice girando inexoravelmente em direção a um alvo inalcançável.

O desenho da pesquisa, particularmente a que se presta às ciências físicas e biológicas, deve incluir os componentes aqui relacionados. Para ser considerado um fato, a teoria formulada deve ser verificada por outros investigadores que conduzem o experimento sob as mesmas condições utilizadas na pesquisa original. Se a teoria é verificada, torna-se fato até que novos avanços de pesquisa possam negá-lo.

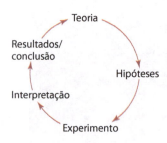

Figura 15.1 A natureza cíclica da pesquisa, da teoria à conclusão.

APLICAÇÕES HISTÓRICAS

Há evidências de que Antoine Lavoisier foi o primeiro a implementar o método científico em sua pesquisa, que conduziu durante o século XVIII. Até essa data, investigar problemas era apenas um exercício filosófico. Sua aproximação do problema por meio da solução é ilustrada pelas seguintes etapas:[1,2]

- Com base na prévia descoberta de Priestley de que o oxigênio está envolvido na combustão, Lavoisier formulou a hipótese de que a respiração nos animais era uma forma de combustão.

- Lavoisier conduziu experimentos sob condições controladas em animais (porcos da Guiné). O consumo de oxigênio, a produção de calor e a produção de dióxido de carbono por animais confinados em câmaras de ar comprimido foram cuidadosamente mensurados.

- Com base nas medições (dados) coletadas, Lavoisier interpretou os resultados: um padrão podia ser identificado entre o consumo de oxigênio, a produção de dióxido de carbono e o calor emanado pelo corpo dos animais.

- Baseado na sua interpretação dos dados, Lavoisier formulou a teoria de que o consumo de oxigênio está relacionado com a quantidade de carbono queimado na produção de calor pelo corpo do animal. Assim, para validar sua teoria, ele levou a cabo, incluindo seres humanos, experimentos controlados similares com outros animais.

A pesquisa em nutrição, destinada a expandir a base de conhecimento nutricional, teve início com as revelações de Lavoisier acerca do metabolismo da energia (por volta de 1789)[2] e desenvolveu-se de modo mais lento até o começo do século XX. Nesse momento, muitas descobertas importantes e avanços tecnológicos permitiram a rápida expansão da base do conhecimento nutricional. A pesquisa sobre nutrição continuou florescendo ao longo do século XX.

Metodologias de pesquisa

Existem diferentes tipos ou classificações de pesquisa. Uma das classificações mais amplas da pesquisa refere-se à sua *aplicação*: básica ou aplicada. A pesquisa básica procura expandir o conhecimento existente pela descoberta de conhecimento novo. A pesquisa aplicada, por sua vez, busca solucionar problemas essencialmente no contexto de um determinado campo. A pesquisa também pode ser classificada de acordo com sua *estratégia* (histórica e de investigação), *grau de controle experimental* (experimental *versus* não experimental), *dimensão do tempo* (corte transversal *versus* longitudinal), *ambiente* (laboratório e campo) ou *finalidade* (descritiva ou analítica).

Apesar da diversidade de classificações da pesquisa, os métodos pelos quais ela pode ser conduzida são categorizados de modo mais conciso. Duas aproximações mais amplas abarcam essencialmente todas as pesquisas: os *métodos qualitativos* e *quantitativos*. Distinguem-se um do outro de acordo com a natureza dos dados coletados no estudo. Todos os dados que emergem de uma pesquisa chegam ao pesquisador sob a forma de palavras ou números. *No caso de dados verbais, o método é qualitativo; se os dados são expressos como números, o método é quantitativo.* Dentro dessas categorias principais, quatro subdivisões menores podem ser utilizadas em pesquisa: métodos históricos e descritivos de investigação, ambos com abordagens qualitativas, e métodos de investigação analítica e experimentais, que são de natureza quantitativa. Este capítulo descreve cada um desses métodos. O texto de Leedy[3] oferece informações importantes sobre as metodologias de pesquisa.

Método histórico (qualitativo)

A pesquisa histórica busca explicar a causa de eventos passados e interpretar fatos atuais com base nessas descobertas. A fonte primária de informação para o pesquisador é documental e existe na forma de registros escritos, dando conta de eventos passados e de produções literárias e textos críticos. O pesquisador conta, se possível, apenas, com dados primários, e, portanto, minimamente distorcidos pelos canais de comunicação. Geralmente, a informação coletada pela pesquisa histórica não necessita de nenhum tratamento estatístico ou análise de dados.

Método descritivo de investigação (qualitativo)

Uma palavra que distingue o método descritivo de investigação de outros métodos de pesquisa é *observação*. O pesquisador escolhe um grupo populacional definido e observa a variável a ser estudada. A variável pode ser física (tamanho, forma, cor, força etc.) ou cognitiva (realização, crenças, atitudes e inteligência). Inicialmente, o pesquisador observa a população formada com base nos parâmetros definidos para o estudo e então registra cuidadosamente o que foi observado para futura interpretação. Note-se que a observação envolve não somente a percepção visual, mas também (mais provavelmente) testes, questionários, escalas de atitudes, inventários e outras medidas de avaliação. De fato, a maior parte das investigações descritivas utiliza questionários bem elaborados como instrumento de observação.

Guardar registros, que podem preservar os fatos, é uma importante característica do método descritivo de investigação. A observação e a manutenção de registros podem ser exemplificadas pelo estudo de caso, que acompanha a sintomatologia, o tratamento, as conclusões e recomendações ao paciente em estudo. Um estudo de caso é um relatório de observações sobre um sujeito, enquanto a série de casos envolve observações em mais de um sujeito. Geralmente, os sujeitos em observação possuem uma condição ou doença em comum. Essa forma de desenho de pesquisa é útil para tentativas de identificar variáveis ou gerar hipóteses que podem ser importantes na etiologia, no cuidado ou efeito entre pacientes com determinada doença em comum.

Método analítico de investigação (quantitativo)

O método analítico de investigação é mais bem descrito pela sua comparação com o método descritivo de investigação esboçado há pouco. Enquanto o método descritivo de investigação envolve observações que podem ser descritas em palavras e conclusões traçadas a partir dessas palavras, a investigação analítica utiliza a linguagem não de palavras, e sim de números. Como os valores obtidos a partir de uma investigação analítica são numéricos, os dados são chamados quantitativos.

Os dados quantitativos de uma investigação analítica são analisados por ferramentas estatísticas a fim de produzir resultados numéricos a partir dos quais as conclusões podem ser inferidas. A análise estatística dos dados numéricos pode incluir:

- medidas de tendência central (mediana, média, moda);
- medidas de dispersão (desvio padrão, coeficiente de variação);
- medidas de correlação (coeficiente de correlação, análise de regressão).

Essas medidas caem em uma categoria denominada estatística descritiva. Outra categoria estatística, chamada de inferência estatística, possui duas funções principais:

- predizer ou estimar, a partir de uma amostragem aleatória, um certo parâmetro em uma população geral;
- testar hipóteses nulas com uma base estatística.

A hipótese nula postula que não existe nenhuma diferença estatística significativa entre fenômenos que ocorrem por puro a caso e o comportamento de dados estatisticamente avaliados pelo pesquisador. Como ilustração de teste da hipótese nula, suponhamos que se deva conduzir um estudo sobre o valor de ferro sérico entre vegetarianos e não vegetarianos, consumidores onívoros. Em se tratando de um estudo quantitativo, os dados serão numéricos; nesse caso, a concentração sérica de ferro é expressa em miligramas por decilitro. Antes que os dados sejam coletados, a hipótese nula sustenta que não há diferença estatística entre os dois grupos em relação aos critérios do estudo (concentração sérica de ferro). Se, de fato, as descobertas experimentais estatísticas confirmam essa predição, a hipótese nula é tida como aceita. Contudo, se as descobertas mostram que existe uma diferença estatística significativa entre os dois grupos quanto ao nível sérico de ferro, então a hipótese nula é rejeitada.

Pesquisa observacionais também podem ser incluídas na categoria de investigações analíticas. O uso do termo *observacional* para a descrição desse tipo de pesquisa pode, à primeira vista, parecer confuso porque a observação é também a marca das investigações descritivas. Lembremos, contudo, que as pesquisas de desenho observacional podem ser descritas como um exemplo de estudo analítico e, assim, produzir dados quantitativos numéricos passíveis de ser interpretados com a aplicação da estatística. Por sua vez, as investigações descritivas, apesar de baseadas em observações, dão conta de dados escritos e são qualitativas, não quantitativas.

Desenhos decorrentes da observação podem assumir a forma de estudos epidemiológicos e de coorte, e nenhum deles envolve modificações induzidas estatisticamente nas variáveis. A **epidemiologia** tem sido definida como "o estudo da distribuição de uma doença ou condição em uma população e os fatores que influenciam a distribuição". Uma **coorte** é um grupo de sujeitos simultaneamente introduzidos em um estudo e acompanhados em intervalos durante determinado período. Um estudo de coorte é também chamado de estudo prospectivo ("olhando adiante").

Os resultados e as conclusões de um experimento e eventualmente o estabelecimento do fato científico dependem, em última instância, do tratamento estatístico dos dados. Esta seção tem a intenção de simplesmente familiarizar o leitor com alguns termos estatísticos comumente utilizados na análise de dados numéricos. Para o leitor interessado, diversos textos detalhados sobre estatística aplicada tratam do assunto com maior profundidade.[4,5]

Método experimental (quantitativo)

Entre as metodologias de pesquisa, o método experimental é um dos mais comumente encontrados na literatura sobre nutrição. A marca do método experimental é o controle. Tão básico é o controle para esse método que é frequentemente chamado de desenho de grupo experimental e grupo controle. Esse estudo utiliza dois ou mais grupos populacionais com os sujeitos de cada grupo igualados, característica por característica, o mais próximo possível, aos sujeitos do(s) outro(s) grupo(s). Um grupo serve de controle e, como tal, não é exposto a nenhuma alteração externa. O grupo experimental é exposto à alteração em estudo, e qualquer modificação notada nesse grupo com relação aos sujeitos do grupo de controle é presumida como causada por variável(is) externa(s).

O método experimental também pode utilizar apenas um grupo, um método por vezes chamado de aproximação pré-teste/pós-teste. Em sua forma mais simples, um grupo de sujeitos é avaliado uma primeira vez (pré-teste), submetido à variável experimental (teste) e finalmente reavaliado (pós-teste). Esses estudos, denominados estudos cruzados, também são comumente utilizados. Nesse tipo de estudo, um grupo controle não é submetido a uma variável experimental em particular, enquanto um grupo experimental é submetido à variável e as diferenças nos dados são anotadas. Então o grupo controle original é exposto à variável, tornando-se, portanto, o grupo experimental, e o grupo experimental original não é exposto à variável e assim ele se torna o grupo controle. Essa aproximação corrige diferenças inerentes a qualquer um dos dois grupos que possam confundir os dados experimentais.

Em suma, o método experimental baseia-se em causa e efeito. Envolve a intervenção por parte do pesquisador, que introduz uma variável e registra seu efeito. Os desenhos de pesquisa experimental permitem ao investigador controlar ou manipular uma ou mais variáveis num esforço para examinar a relação entre as variáveis. As variáveis são tipicamente designadas como dependentes ou independentes. A variável independente é aquela controlada ou manipulada pelo investigador. A variável dependente ocorre como resultado da influência da variável independente. Em outras palavras, a variável dependente reflete os efeitos da variável independente. Assim como no caso do método analítico de investigação, várias ferramentas estatísticas tradicionais descritivas e de inferência podem ser utilizadas para analisar os dados.

Por ser o método experimental tão comumente utilizado em pesquisas sobre nutrição, numerosos exemplos poderiam ser apresentados para ilustrar seu uso. Um exemplo ilustrativo clássico da pesquisa que emprega o método experimental são os ensaios clínicos randomizados, discutidos na próxima seção.

Ensaios clínicos randomizados

O ensaio clínico randomizado, um desenho de pesquisa experimental, é frequentemente utilizado em estudos de pesquisas médicas que envolvem seres humanos. Ensaios clínicos randomizados são normalmente conduzidos depois que os ensaios preliminares foram feitos com animais experimentais e testam, em especial, os benefícios de um ou mais tratamentos. Sujeitos em ensaios clínicos randomizados são aqueles que possuem a condição a ser tratada e devem ser representativos da população à qual os resultados devem ser aplicados. Os sujeitos são designados aleatoriamente a um grupo. Em algumas circunstâncias, apenas um tratamento é disponível e um placebo é utilizado como grupo controle. Os sujeitos que se inscrevem no estudo devem ser informados quanto à igual possibilidade de serem designados tanto para um grupo de tratamento como para um grupo controle (placebo). O ideal, para evitar o viés, seria que um ensaio clínico fosse "duplo cego", de modo que nem o sujeito nem o investigador possam identificar os grupos.

Termos que descrevem a qualidade da pesquisa

Alguns termos descritivos refletem a efetividade ou a qualidade da pesquisa, como validade, acurácia, confiabilidade e precisão.

A "verdade" da pesquisa repousa na validade dos dados coletados. A validade representa a extensão daquilo que o processo ou a técnica mede. *A validade diz respeito à efetividade do instrumento de medição*. O termo *instrumento*, aplicado à pesquisa, é amplamente definido e refere-se aos recursos adotados: desde questionários de pesquisa a peças de equipamento científico.

Existem diversos tipos de validade. A validade de fato depende do julgamento do pesquisador e envolve a resposta às seguintes perguntas:

- O instrumento é capaz de medir de forma adequada?
- A amostra avaliada representa o comportamento ou característica medida?

A validade utiliza como componente essencial um critério confiável e válido (por exemplo, um padrão segundo o qual se podem medir os resultados do instrumento que está executando a medição). A validade também pode ser expressa como interna ou externa, e ambos os tipos são muito importantes em pesquisa. A validade interna refere-se a relações causais, isto é, se um tratamento experimental efetuou (causou) alguma diferença. A validade externa refere-se à generalização dos resultados da pesquisa a um grupo populacional que não foi estudado.

Os termos *acurácia* e *confiabilidade* são relacionados porque ambos dizem respeito a quão próxima da "verdade" uma medição está. A acurácia é expressa quanto à diferença entre os valores medidos por um instrumento e os valores reais. Quanto mais acurada uma medida, tanto mais perto está o resultado do valor real. A confiabilidade refere-se ao instrumento utilizado no estudo e indica o grau de acurácia que gera. Um instrumento pode ser confiável dentro de uma ampla faixa de acurácia. Esse conceito pode ser ilustrado pelo uso de um relógio de sol para informar a hora. Será um relógio confiável se o indivíduo estiver interessado apenas em saber se é início ou final da tarde. Entretanto, o relógio de sol tem pouca confiabilidade para informações mais específicas sobre a hora, tais como informar o observador em que momento ligar a televisão para assistir ao seu programa favorito ou sair de casa para pegar o ônibus. Em ambos os casos, a acurácia do relógio de sol, isto é, a proximidade expressa quantitativamente do tempo medido em relação ao tempo real, é pequena.

O termo *precisão* é muito útil quando se pretende avaliar a consistência ou repetição de múltiplas análises efetuadas sobre a mesma amostra ou sujeito. Procedimentos utilizados em pesquisa, quando repetidos, deveriam gerar os mesmos dados a partir da mesma amostra. Por exemplo, diversos testes de glicose sérica efetuados com a mesma amostra de soro dão uma indicação da precisão do instrumento utilizado. Entender a diferença entre precisão e acurácia é importante. Um método pode ser altamente preciso (por exemplo, valores replicados podem estar muito próximos um do outro), mas ainda assim não acurado. Entretanto, valores replicados amplamente diferentes (por exemplo, baixa precisão) podem produzir um valor médio acurado. No entanto, medidas imprecisas não são condizentes com pesquisa de qualidade.

Início da pesquisa

O único pré-requisito para iniciar uma pesquisa é uma mente investigativa. Pesquisadores "novatos" provavelmente se intimidam diante de relatos de pesquisas sofisticadas que exigem equipamento caro, muita gente e uma verba significativa. Nem todas as pesquisas necessitam ser conduzidas nesse nível. Podem ser simples e baratas e ao mesmo tempo servir ao propósito de expandir a base de conhecimento.

Iniciar uma pesquisa requer familiaridade com as características dela. Essas características são mostradas na **Tabela 15.1**. A primeira delas sugere que a pesquisa começa com uma pergunta: "Por que algo ocorre ou o que causa algo?". A pesquisa exige que o problema seja identificado e definido de modo claro. A pesquisa pede um plano. Procura direção por meio de hipóteses. A pesquisa lida com dados e seus significados. E, como mostra na **Figura 15.1**, a pesquisa é circular. Para certificar-se de que todas essas características estejam incluídas em um projeto de pesquisa, você deve seguir estas quatro etapas:[6]

1. *Selecione o tópico da pesquisa ou problema a ser solucionado*. Escolher um tópico ou problema suficientemente pontual para ser avaliado pode implicar al-

guma dificuldade. Uma revisão da literatura referente ao tópico selecionado para a pesquisa é necessária para fornecer uma base sobre como sedimentar a pesquisa atual e defini-la de modo preciso.

Tabela 15.1 Relação de itens para a avaliação de uma pesquisa

O problema central da pesquisa (e os problemas específicos) está claramente definido?
O pesquisador atende à evidência de um plano e organização?
O pesquisador definiu as hipóteses?
As hipóteses estão relacionadas ao problema principal ou aos específicos da pesquisa?
As suposições estão definidas? Essas suposições são realistas para a pesquisa empreendida?
A metodologia empregada pelo pesquisador está claramente definida?
Quando se tratar de uma pesquisa de desenho experimental, deve-se responder às seguintes perguntas:
Trata-se de estudo *in vitro* ou *in vivo*?
O estudo utiliza animais ou seres humanos?
Qual é a idade, o sexo e o número de sujeitos em cada grupo experimental?
Qual é a duração do experimento?
Existe poder estatístico suficiente no desenho (número de sujeitos, duração do experimento e tamanho da alteração antecipada)?
O tratamento estatístico dos dados está claramente definido e as estatísticas estão apresentadas de maneira direta?
As conclusões apresentadas pelo pesquisador são justificadas pelos fatos apresentados?
Existem indicações quanto ao aceite ou à rejeição da hipótese?
As limitações do estudo estão identificadas?
Existe alguma referência ou discussão em relação à literatura ou estudos relacionados realizados por outros pesquisadores?
Foram sugeridas áreas específicas para uma pesquisa futura?
Por quem foi patrocinada a pesquisa? Poderiam os resultados ser influenciados de alguma forma pela fonte de patrocínio?

2. *Defina claramente a questão a ser pesquisada.* Componentes da questão incluem quem ou o que (por exemplo, identificar os sujeitos ou as unidades que serão avaliados), o que (por exemplo, o fator de interesse está especificamente definido) e como avaliar (por exemplo, o resultado a ser avaliado está especificamente definido).

3. *Prepare um projeto ou propósito de pesquisa.* O projeto deve incluir vários elementos:

- uma definição da questão da pesquisa (a partir da etapa 2);
- uma revisão da literatura (a partir da etapa 1);
- uma explicação da relevância (importância) científica e/ou social da pesquisa;
- uma descrição do desenho da pesquisa, que deve especificar as características da investigação (como métodos, análise de dados e análise estatística apropriada).

Descrever o projeto com palavras força o pesquisador a pensar em todos os aspectos da investigação e pode servir como um guia bem definido para conduzir o estudo. O projeto torna-se um documento de trabalho que pode ser convertido em um relatório de pesquisa. Existe maior probabilidade de um projeto escrito ser seguido sem modificações ao longo do tempo.

Dependendo do nível da pesquisa, o projeto pode ser desde um simples esboço até uma complicada e detalhada requisição de financiamento por parte de uma fundação ou órgão governamental. Independentemente do nível de investigação, parâmetros estabelecidos devem ser seguidos quando são usados sujeitos vivos (seres humanos e animais experimentais). A revisão de projetos de pesquisa propostos por comitês de procedimentos éticos padronizados assegura que os procedimentos sejam aceitáveis. Esses comitês operam em instituições acadêmicas, em âmbito departamental e universitário. Agências e organizações de financiamento são muito cuidadosas quando consideram apenas propostas que se encaixam nos parâmetros.

4. *Planeje a coleta e a preparação de dados.* Uma vez selecionado (ou desenhado) o método para a coleta de dados, um estudo-piloto pode ser conduzido para apontar ajustes ou modificações que se façam necessários. O estudo-piloto também pode fornecer uma boa indicação do valor dos dados coletados. Melhoras no desenho da pesquisa frequentemente resultam de um estudo-piloto.

Uma vez que os procedimentos de pesquisa foram refinados, o estágio de planejamento é concluído e o estudo da pesquisa pode ser conduzido. Levar a pesquisa a cabo envolve coletar dados e, em seguida, conduzir as etapas cruciais de interpretá-los e reportar os resultados. O problema que deu início à pesquisa é finalmente abordado e os resultados da investigação são interpretados no âmbito de teorias existentes e pesquisas já realizadas, se houver alguma. Ou o problema é resolvido ou o processo deve ser reiniciado. Muitos resultados de grande valor são possíveis a partir até mesmo dos mais simples projetos de pesquisa, caso sejam bem planejados. O interesse em solucionar um problema associado à diligência em planejar uma progressão ordenada e gradual acerca da solução desse problema fornece a essência da investigação científica.

Problemas e dificuldades na pesquisa

Geralmente, a compreensão clara das etapas ou dos componentes do processo de pesquisa fornece uma boa relação dos itens que permitem avaliar pesquisas apresentadas em publicações ou planejar sua própria pesquisa. A atenção a esses componentes também fornece um guia de problemas e "armadilhas" que podem prejudicar a pesquisa.

A progressão lógica dos componentes do processo de pesquisa foi descrita na seção anterior e reproduzida na **Tabela 15.1**. Um projeto completo para essa progressão lógica dos elementos de pesquisa (incluindo a questão, o desenho de pesquisa e a análise estatística exata) deveria ser feito antes do início de qualquer esforço de pesquisa. Caso esse plano esteja completo, então o estudo de pesquisa seguirá um protocolo, como faz a National Aeronautics and Space Administration (NASA) quando lança um teste espacial tripulado. Apesar de os projetos serem bem estabelecidos, alguns problemas podem ocorrer durante a pesquisa.

De acordo com Vaisrub,[7] problemas considerados "solúveis" ou "insolúveis" podem surgir durante a pesquisa. Exemplos de ambos os tipos de problema são fornecidos pela **Tabela 15.2**.

Tabela 15.2 Problemas comumente encontrados em pesquisa

Problemas insolúveis em estudos:
  Falta de amostragens representativas
  Definição vaga da população-alvo com pouca seleção ou poucos sujeitos
  Falta de alocação aleatória de tratamentos
  Falta de manipulação apropriada de variáveis de confusão
  Falta de controles apropriados
  Falta de sujeitos ou avaliadores "cegos"
  Falta de medições ou avaliação objetivas de resultados

Problemas possivelmente solúveis em estudos:
  Segurança inadequada para a comparação de grupos
  Escolha inadequada de unidades de amostra
  Uso de limites calculados como normais para distribuições não normais; testar múltipla significância
  Denominadores incorretos para taxas, riscos e probabilidades
  Uso equivocado e apresentação incorreta de dados relativos à idade
  Manipulação inapropriada de problemas a partir de *follow-up* incompleto em estudos longitudinais
  Associações espúrias entre doenças ou entre uma doença e fatores de risco aparentes
  Ambiguidade em relação às estatísticas descritivas utilizadas

Uma das áreas de pesquisa mais difíceis e propensas a erro é a aplicação da estatística na análise de dados. Em geral, esse processo envolve a rejeição ou o aceite de uma hipótese nula. Caso as estatísticas sejam inválidas, a hipótese nula pode ser rejeitada quando deveria ser aceita ou ser aceita quando deveria ser rejeitada. A causa mais comum para esses erros é o poder insuficiente do teste estatístico ("poder" refere-se à probabilidade de erroneamente rejeitar uma hipótese nula). Em função da abrangência do assunto, este capítulo não aborda a análise estatística de dados. Entretanto, excelentes referências pertinentes estão disponíveis ao leitor.[3,4,8]

Avaliação da pesquisa e literatura científica

Embora a literatura leiga não possa ser considerada pesquisa por não apresentar novos dados ou utilizar dados existentes para um propósito novo, envolve selecionar e transferir informação e, portanto, requer avaliação cuidadosa da literatura científica. As questões formuladas na **Tabela 15.1** podem servir como guia para a identificação da qualidade dos artigos publicados. O tipo de publicação em que o artigo de pesquisa é publicado também é importante. A publicação em jornais *peer-reviewed* (revisão por pares) ou de referência indica que o artigo foi revisado por alguns pares do pesquisador para determinar seu valor para publicação. Apesar de a revisão por parte dos pares ajudar a aumentar a qualidade da publicação de pesquisas, não é uma garantia de estudos de alta qualidade.

A síntese de pesquisa tenta solucionar problemas de pesquisa por meio de revisões de literatura. Uma técnica popular para atingir esse objetivo é a metanálise. Uma discussão completa da técnica faz parte deste livro, mas, resumidamente, trata-se de comparar quantitativamente (utilizando medidas estatísticas) efeitos de tratamentos aos de estudos com tratamentos similares. A metanálise envolve etapas adicionais, além da pesquisa em si, constando de documentos revisados da literatura. Depois que o problema a ser estudado é identificado, são reportados critérios definitivos para a análise da literatura. Além disso, os resultados incluídos a partir de vários estudos são convertidos em um padrão quantitativo que permite que técnicas estatísticas sejam utilizadas como meio de análise.[9]

Apesar de a maioria dos artigos de qualidade ser publicada em jornais de referência, muitas revisões de investigadores de prestígio podem aparecer em outras publicações, como *Nutrition Today*, *Nutrition in Clinical Practice* ou *Contemporary Nutrition*. Essas revisões não são pesquisas originais, mas resumos de pesquisas de uma área em particular (assunto), e baseiam-se em informação publicada anteriormente em jornais de referência. O que distingue essas revisões da metanálise é a falta de um padrão quantitativo e de uma análise quantitativa de dados a partir dos múltiplos trabalhos publicados. A informação em artigos revisados pode ter se tornado um pouco distorcida por causa das imperfeições inerentes à comunicação. Artigos revisados, entretanto, podem ser extremamente úteis para fornecer uma visão global de algum tema em particular. Quando algo específico é importante, o relatório original deve ser sempre consultado.

A introdução deste capítulo enfatiza isso porque, em razão do grande interesse público em nutrição e saúde, a mídia despeja diariamente as mais variadas informações sobre o assunto, as quais podem estar fundamentadas em pesquisa científica ou derivar de boatos e charlatanismo. O estudante de nutrição bem informado deve aprender a distingui-las e avaliar de modo crítico a fonte. Essa distinção pode ser fácil de fazer nos limites da "boa" ciência e do charlatanismo, mas, muitas vezes, a informação fica entre esses dois extremos, e saber o que é ciência e o que não é torna-se mais do que um desafio. Artigos destinados a ajudar o estudante de nutrição a fazer tais distinções são publicados com frequência em fontes respeitadas da literatura. Dois desses artigos são usados como referência aqui.[10,11]

Pesquisa sobre nutrição na internet

A nutrição é um grande negocio na internet, assim como em todas as formas de comunicação de massa. Existem muitos temas populares sobre nutrição: dietas para perder peso e ter um coração saudável, receitas para diminuir o colesterol, palpites sobre como reduzir o risco de câncer ou realizar proezas esportivas e terapias com ervas para todos os propósitos.

A pesquisa sobre nutrição na internet deveria seguir todos os parâmetros descritos neste capítulo. Além disso, usuários do meio devem reconhecer algumas advertências especificas da internet. Ao buscar uma nova informação na internet, ao mesmo tempo que se empenha em distinguir boatos, relatórios sofríveis e charlatanismos da informação autêntica, o leitor deveria fazer as seguintes perguntas:

- *Qual é a fonte desse* site? A maioria dos *sites* possui donos, patrocinadores ou ambos que podem ter um interesse do proprietário em promover algum produto. Também, pelo fato de a *web* ser universal, alguns *sites* gerados em outros países podem utilizar diferentes parâmetros ou princípios. A fonte é sempre citada, por vezes em pequenos caracteres na parte de baixo da *home page*.
- *Quem são os colaboradores?* Nutricionistas e profissionais de saúde deveriam ser destacados claramente como colaboradores nos *sites*. Por exemplo, o medicinenet.com tem uma página que relaciona os membros de seu comitê médico.
- *O site é administrado eficientemente?* O *site* deve ser frequentemente atualizado. Em geral, as mais recentes atualizações são citadas. Nos limites do computador utilizado, mover-se pelas páginas deve ser rápido e fácil. Um componente de "busca" para acessar todos os recursos de informação também deveria estar disponível.
- *Que links a outros sites e banco de dados são fornecidos?* O *site* deve fornecer *links* a outras fontes de informações profissionais conceituadas, como a National Library of Medicine's/Medline/PubMed, que possui registros e sinopses de mais de 3.500 jornais médicos e outras publicações. Os bancos de dados acessados devem fornecer resumos de publicações de pesquisa. Em alguns casos, artigos completos podem ser encomendados *on-line*.

A pesquisa na internet é recente, conveniente e sedutora, mas lembremos que se trata de um meio tecnologicamente avançado destinado a disseminar grandes quantidades de informação entre usuários desprevenidos, em muitos casos. A informação fornecida por ela deve ser avaliada no que diz respeito à sua autenticidade, no mínimo no mesmo grau que a informação acessada por meio da mais tradicional busca em bibliotecas.

Resumo

Este capítulo identificou as características da pesquisa, explicou o processo para avaliação da literatura científica e apontou problemas que podem prejudicar um estudo. Também descreveu metodologias utilizadas em pesquisa.

Certamente, apenas um capítulo não pode dar a profundidade suficiente à informação, de modo a conduzir uma pesquisa efetiva. Estudos e a educação curricular nos vários elementos do processo de pesquisa, bem como o aprendizado com um pesquisador mais experiente, são necessários. Esperamos, no entanto, que o material oferecido neste capítulo, juntamente com as referências suplementares, seja capaz de proporcionar ao leitor uma nova compreensão a respeito de um protocolo próprio de pesquisa e um patamar mais alto de confiança para se tornar um revisor crítico da literatura.

Expandir a base de conhecimento da nutrição depende da pesquisa sobre nutrição em andamento em cada nível. O conhecimento sobre o homem como um todo depende da pesquisa em nível molecular, celular, dos órgãos ou tecidos e de sistemas.

Referências

1. Lusk G. The basics of nutrition. New Haven, CT: Yale University Press; 1923.
2. McCollum EV. A history of nutrition. Boston: Houghton Mifflin; 1957.
3. Leedy PD. Practical research planning and design. 7th ed. Upper Saddle River, NJ: Merrill Prentice Hall; 2001.
4. Stephens LJ. Beginning statistics. New York: McGraw-Hill; 1998. (Schaun's Outline Series).

5. Jaeger RM. Statistics: a Spectator sport. 2nd ed. Newbury Park, CA: Sage; 1990.
6. Touliatos J, Compton N. Research methods in human ecology and home economics. Ames, IA: Iowa State University Press; 1988.
7. Vaisrub N. Manuscript review from a statistician's perspective. Jama. 1985;253:3145-7.
8. Daniel WW. Biostatistics: a foundation for analysis in the health sciences. 4th ed. New York: Wiley; 1987.
9. Thomas JR, Nelson JK. Research methods in physical activity. 4th ed. Champaign, IL: Human Kinetics; 2001.
10. Ashley JM, Jarvis WT. Position of the American Dietetic Association: food and nutrition misinformation. J Am Diet Assoc. 1995;95:705-7.
11. Hansen B. President's address, 1996: a virtual organization for nutrition in the 21st century. Am J Clin Nutr. 1996;64:796-9.

Leituras sugeridas

Monsen ER, Cheney CL. Research methods in nutrition and dietetics: design, data analysis and presentation. J Am Diet Assoc. 1988;88:1047-65.

Esse artigo extremamente útil pode servir como guia para estudantes interessados nos mecanismos de pesquisa, bem como para quem atua no campo da nutrição. São fornecidos exemplos práticos de pesquisa que poderiam ser conduzidos sem custo no ambiente de trabalho.

The Surgeon General's Report on Nutrition and Health. DHHS (PHS) publication n. 88-50210. Washington, DC: U.S. Government Printing Office; 1988.

Esse relatório de 725 páginas inclui extensa evidência no tocante à relação entre nutrição e doenças crônicas severas. Resultados de pesquisa relatados para sustentar a evidência dessa relação baseiam-se em uma ampla gama de estudos: estudos sobre dietas, experimentos com animais de laboratório, pesquisa genética e metabólica, e estudos epidemiológicos. Questões de especial prioridade para o prosseguimento da pesquisa são relacionadas após a discussão de cada doença.

Touliatos J, Compton N. Research methods in human ecology and home economics. Ames, IA: Iowa State University Press; 1988.

Trata-se de um excelente livro atualizado sobre como e com que objetivo se dá a pesquisa aplicada.

Sites

www.eurekalert.org
EurekAlert; American Association for the Advancement of Science.
www.cspinet.org
Center for Science in the Public Interest.
www.quackwatch.com
Quackwatch, membro da Federação dos Consumidores da América.
www.nlm.nih.gov
Biblioteca Nacional de Medicina: Medline/PubMed.
www.medicinenet.com
Site de saúde orientado para o consumidor.
www.nejm.org
New England Journal of Medicine.
www.ama-assn.org
Journal of the American Medical Association.
www.ncahf.org
Conselho Nacional contra a Fraude na Saúde.
www.ilsi.org
Revisões sobre nutrição.
www.ajcn.org
American Journal of Clinical Nutrition.

Glossário

Ácidos graxos de cadeia curta Ácidos graxos que contêm tipicamente de dois a quatro carbonos.

Acloridria Falta de ácido hidroclorídrico no suco gástrico.

Alcalose Alcalinidade acima do normal no sangue e nos fluidos corporais.

Alongamento Extensão de uma cadeia de polipeptídeos de uma proteína produzida durante a sua síntese.

Amenorreia Ausência de pelo menos três ciclos menstruais consecutivos.

Aminoácido limitado Aminoácido com o menor escore de aminoácido ou escore químico. É o aminoácido presente em uma proteína na menor quantidade em comparação à quantidade de referência.

Anemia sideroblástica Desordem não herdada que afeta a produção e o funcionamento das células vermelhas do sangue.

Anfipático Refere-se a uma molécula com uma região polar em determinado ponto e a uma não polar em outro.

Anfotérico Algo que pode reagir tanto com um ácido como com uma base.

Anticódons Sequências de três bases de nucleotídeos em moléculas do tRNA.

Antral Pertencente ao antro, a porca mais baixa ou distal do estômago.

Aparelho de Golgi Parte da célula responsável por modificar macromoléculas sintetizadas em retículo endoplasmático e prepará-las para serem transportadas à superfície da célula ou ao citoplasma.

Apolipoproteína Componente proteico de uma lipoproteína.

Apoproteína Proteína que se une a ligantes (outros compostos).

Apoptose Série organizada de eventos que, uma vez iniciada, leva à morte celular.

Ataxia Coordenação muscular anormal, especialmente quando se tenta realizar movimentos musculares voluntários.

Ateroma Massa de placa arterial íntima degenerada e endurecida que ocorre na aterosclerose.

Ativação aguda Apresenta uma rápida ou repentina ativação.

Autofagia Quebra ou digestão de proteínas do corpo, tais como as encontradas no sangue ou nas células.

Autólise Digestão de componentes intracelulares (incluindo orgânulos) pelos lisosomas.

Beribéri Condição decorrente de deficiência de tiamina.

Bile Fluido corporal produzido no fígado e armazenado na vesícula biliar que participa na emulsificação de gorduras e forma micelas para absorção de gordura.

Cadeia de transporte de elétrons Transferência sequencial de elétrons a partir de coenzimas reduzidas para o oxigênio que está junto com a formação ATP.

Calorimetria direta Método de mensuração da dissipação de calor pelo corpo.

Calorimetria indireta Medição do consumo de oxigênio e da expiração de dióxido de carbono pelo corpo usada para estimar a taxa metabólica.

Calpains Protéase dependente de cálcio envolvida no *turnover* de proteínas do corpo.

Carbono anomérico O carbono que forma uma estrutura de anel com o carbono reduzido, reagindo com o grupo OH no carbono quiral numerado mais alto de um monossacarídeo.

Carbono quiral Átomos de carbono com quatro diferentes átomos ou grupos ligados de modo covalente a eles.

Carboxilação Adição de um grupo carboxil a uma molécula.

Catabolismo Processo pelo qual moléculas orgânicas são quebradas para produzir energia.

Catepsinas Grupo de enzimas envolvidas na quebra ou na digestão de proteínas do corpo.

Células Unidades básicas de todos os organismos e que provêm de células preexistentes.

Células estreladas Células de armazenamento do fígado.

Células eucarióticas Células com um núcleo definido envolto por uma membrana nuclear.

Células parenquimais Células funcionais de um órgão como o fígado.

Células procarióticas Células primitivas que não contêm núcleo definido.

Chaperonas Proteínas intracelulares solúveis que se ligam a minerais e os envia a locais intracelulares específicos.

Ciclo de Krebs Ciclo metabólico aeróbio da mitocôndria que produz ATP; também denominado *ciclo do ácido cítrico* ou *ciclo ácido tricarboxílico*.

Cifose Deformidade da espinha caracterizada por uma curvatura para frente; também denominada *gibosidade*.

Circulação êntero-hepática Movimento de uma substância, como a bile, do fígado ao intestino e então de volta ao fígado.

Citocromo Proteína contendo heme que serve como transportadora de elétrons na fosforilação oxidativa.

Citoesqueleto Microtúbulos e microfilamentos das células que provêm reforço interno e comunicação.

Citoplasma A solução aquosa contínua da célula e os orgânulos contidos nela.

Citoplasta Célula cujo núcleo foi removido.

Citoquinas Termo genérico para mensageiros proteicos não anticorpos produzidos a partir de um macrófago ou linfócito como parte de uma resposta intracelular imune.

Cobalofilinas Grupo de proteínas, por vezes chamadas R proteínas, encontradas em sucos digestivos e que se ligam à vitamina B_{12} para facilitar a absorção.

Códon Sequência de três bases em uma molécula de DNA ou mRNA que especifica a localização de um aminoácido particular numa cadeia polipeptídica.
Coloides Substâncias compostas por partículas muito pequenas suspensas uniformemente em um meio.
Composto aromático Composto orgânico que contém um anel de benzeno.
Conexina Proteína envolvida na formação de junções entre as células.
Contador de cintilação Instrumento usado para medir concentrações de isótopos radioativos em uma amostra.
Coorte Um grupo de indivíduos que compartilham características comuns.
Corpos cetônicos Compostos (acetoacetato, b-hidroxibutirato e acetona) formados durante a oxidação de ácidos graxos.
Crônico Longo e contínuo em duração.
Dermatite seborreica Condição inflamatória da pele.
Desaminação A remoção de um grupo amino (NH_2) de um aminoácido.
Desidrogenases Enzimas que catalisam reações nas quais hidrogênios e elétrons são removidos de um reagente.
Dessaturação Processo que converte um composto saturado em um não saturado.
Desvio de hexosemonofosfato Via que metaboliza a glicose-6-fosfato em pentose fosfato e produz NADPH.
Dipeptidilaminopeptidase Enzima digestiva de proteínas que separa dipeptídeos.
Dissacarídeos Açúcares formados pela combinação de dois monossacarídeos.
Doença de Hartnup Desordem hereditária na qual a absorção e a excreção do triptofano são anormais.
Eicosanoides Substâncias biologicamente ativas derivadas do ácido araquidônico.
Empareamento de bases complementares Empareamento de bases nucleotídeas em duas faixas de ácidos nucleicos: "A com T" e "G com C".
Encefalinas Peptídeos que se ligam a receptores opioides encontrados no cérebro e no trato gastrintestinal.
Endocitose Captura de uma substância por uma célula através da formação de vesículas derivadas da membrana plasmática.
Endopeptidase Enzima que hidrolisa aminoácidos ligados a outros aminoácidos no interior de um peptídeo ou de uma proteína.
Endotérmica (reação) Uma reação na qual os produtos têm mais energia livre do que os reagentes; portanto, exige energia.
Energia de ativação Energia introduzida nas moléculas reagentes para ativá-las até seu estado de transição, isto é, uma reação exotérmica pode de fato acontecer.
Energia livre Energia potencial inerente às ligações químicas dos nutrientes.
Enterócito Célula intestinal.
Envelope nuclear Conjunto de duas membranas que contêm poros nucleares e envolvem o núcleo das células.

Enzimas Catalisador de proteína que aumenta a taxa de reação química no corpo.
Epidemiologia A ciência que lida com o estudo dos fatores que influenciam a frequência e a distribuição das doenças.
Equivocado Incerto ou ambíguo.
Eritrócito Célula vermelha do sangue.
Escorbuto Condição decorrente da deficiência de vitamina C.
Esfingolipídios Fosfolipídios que contêm o álcool amino esfingosina em vez de glicerol.
Esplâncnico Pertencente aos órgãos internos (vísceras), especialmente os intestinos.
Estado de transição Nível de energia no qual moléculas reagentes foram ativadas e podem sofrer reação exotérmica.
Esteatorreia Presença de uma quantidade excessiva de gordura nas fezes.
Estereoisômeros Grupo de compostos que possuem a mesma estrutura, mas diferentes configurações.
Esteróis Subclasse dos lipídios que contêm um sistema em anel ciclopentanoperidrofenantreno, um grupo hidroxil e uma cadeia lateral.
Estimated average requirement Quantidade de um nutriente estimada para suprir as necessidades do nutriente em 50% dos indivíduos saudáveis em um grupo com idade e gênero específicos.
Exocitose Processo pelo qual compostos podem ser lançados pelas células.
Exônios Segmentos de um gene que codificam uma sequência de nucleotídeos em uma molécula específica de mRNA.
Exopeptidase Enzima que hidrolisa aminoácidos do final de um peptídeo ou de uma proteína.
Exotérmico (reação) Uma reação em que o reagente tem mais energia livre do que os produtos; portanto ele libera energia em forma de aquecimento.
Exsudato Fluidos forçados ou pressionados para fora de algum tecido ou de seus capilares.
Fagocitose Processo endocítotico no qual o material é engolfado por uma célula.
Fator de tolerância a glicose (GTF) Composto que contém crômio cuja estrutura ainda deve ser caracterizada, mas que pode potencializar a ação da insulina no corpo.
Fermentação Quebra anaeróbia de carboidratos e proteínas por bactérias.
Fermentar Quebrar substratos anaerobiamente para produzir produtos e energia.
Fibra dietética Carboidratos vegetais não digeríveis pelas enzimas digestórias humanas.
Fibra funcional Carboidratos não digestíveis que foram isolados, extraídos ou manufaturados e mostrados como tendo efeitos fisiológicos benéficos nos seres humanos.
Fibrótico Pertencente à fibrose, formação de tecido fibroso como processo reativo ou reparador.
Fitil Refere-se à estrutura das cadeias laterais das vitaminas E e K.
Fitoquímico Substância biologicamente ativa e não nutritiva encontrada nas plantas.

Fosfolipídios Lipídios que pertencem a uma classe de lipídios complexos que contêm fósforo.
Fosforilação Processo metabólico de adição de um grupo fosfato a uma molécula orgânica.
Fosforilação em nível de substrato Processo de transferência de um grupo fosfato de uma molécula orgânica a outra.
Fosforilação oxidativa Via da mitocôndria que produz ATP a partir de ADP e P$_i$.
Fosforólise Processo pelo qual unidades individuais de glicose são sequencialmente produzidas a partir de glicogênio.
Gene Seção do DNA cromossomal que codifica uma proteína em particular.
Genoma Somatória de todos os genes cromossomais de uma célula.
Gibosidade Deformação da espinha caracterizada por uma corcunda ou curvatura para a frente; também chamada *cifose*.
Glicocálice Camada de glicoproteína e polissacarídeo que envolve várias células.
Glicogênese Via pela qual a glicose é convertida em glicogênio.
Glicogenólise Via pela qual o glicogênio é enzimaticamente quebrado em glicose.
Glicólise Via pela qual a glicose é convertida em piruvato.
Gliconeogênese Formação de glicose pelo fígado e pelos rins a partir de precursores não carboidratos.
Glicoproteínas Proteínas ligadas covalentemente a um carboidrato.
Glicosaminoglicana Polissacarídeo não ramificado composto de unidades alternadas de dois açúcares diferentes.
Glicosidases/carboidrases Enzimas digestórias que hidrolisam polissacarídeos em suas unidades monossacarídeas constituintes.
Grelina Hormônio secretado pelo estômago e duodeno que sinaliza fome.
Haptocorrinas Grupo de proteínas, por vezes chamadas proteínas R, encontradas nos sucos digestivos e ligadas à vitamina B$_{12}$ para facilitar a absorção.
Hemocromatose Desordem herdada que se caracteriza pela absorção e presença excessiva de ferro no corpo.
Hidrolases Enzimas que catalisam a quebra de ligações entre átomos de carbono e outras espécies de átomos pela adição de água.
Hidroxiapatite Substância de estrutura cristalizada de fórmula Ca$_{10}$(PO$_4$)$_6$(OH)$_2$ encontrada nos ossos e dentes.
Hidroxiperoxil radical HO$_2^-$ ou H—O—O$^-$.
Hipercalciúria Excreção excessiva de cálcio pela urina.
Hipercalemia Altas concentrações de potássio no sangue.
Hiperfosfatemia Altas concentrações de fósforo no sangue.
Hiperglicemia Nível de glicose no sangue acima do normal.
Hiperinsulinemia Nível de insulina no sangue acima do normal.
Hiperlipidemia Termo genérico para o nível elevado de qualquer lipídio no sangue.
Hiperplasia Proliferação celular excessiva.
Hiperpneia Aumento anormal na taxa e na profundidade da respiração.
Hipertrofia Crescimento celular para aumentar o tamanho de órgão.
Hipertrofiado Tamanho com crescimento maior ou aumentado.
Hipocalcemia Baixa concentração de potássio no sangue.
Hipocalemia Baixas concentrações de potássio no sangue.
Hipocondria Ansiedade anormal com relação à própria saúde.
Hipoglicemia Nível de glicose no sangue abaixo do normal.
Hiponatremia Baixas concentrações de sódio no sangue.
Homeostase Tendência à estabilidade no ambiente interno de um organismo.
Homodímero Complexos formados entre dois dos mesmos receptores.
Hormônios Mensageiros químicos sintetizados e secretados pelo tecido endócrino (glândulas) e transportados no sangue para atingir tecidos ou órgãos.
Imunoproteínas Proteínas feitas pelas células do plasma que ajudam a destruir substâncias estranhas no sangue; também chamadas *imunoglobulinas* ou *anticorpos*.
In vitro Em um tubo de ensaio ou cultura (fora do corpo).
In vivo Referente ao corpo.
Infusão isótopa A introdução direta de um isótopo (ou radiativo ou estável) na corrente sanguínea.
Íntrons Regiões não codificadas de um gene.
Íon Átomo ou grupo de átomos carregados eletricamente; íons carregados positivamente são chamados *cátions*, e negativamente carregados, *ânions*.
Isomerases Enzimas que catalisam a interconversão de isômeros óticos ou geométricos.
Isômero Dois compostos químicos diferentes com a mesma fórmula molecular.
Isoprenoide Refere-se à estrutura das cadeias laterais das vitaminas E e K.
Isquemia Deficiência de sangue em um tecido.
Junções de intervalo Canais entre as células.
Lanugo Cabelo fino, sedoso e levemente pigmentado, usualmente encontrado em fetos pelo final da gravidez, mas que pode aparecer em indivíduos desnutridos.
Leptina Hormônio polipeptídeo secretado pelo tecido adiposo que reduz a fome através de mecanismos hipotalâmicos.
Leucotrienos Compostos biologicamente ativos derivados do ácido araquidônico.
Liases Enzimas que catalisam ligações de carbono-carbono, carbono-enxofre e algumas carbono-nitrogênio sem hidrólise ou oxidorredução.
Ligantes Pequenas moléculas que se ligam a moléculas maiores.
Ligases Enzimas que catalisam a formação das ligações entre o carbono e outros átomos.
Lingual Pertencente à língua.
Lipofilicidade O estado de atração por lipídios e, portanto, de repulsão à água.
Lipoproteínas Complexos de lipídios e proteínas com papel no transporte e na distribuição de lipídios.

Lisossomos Organelas celulares que contêm enzimas digestórias.
Macronutrientes Nutrientes da dieta que suprem energia, incluindo gorduras, carboidratos e proteínas.
Marasmo Má nutrição causada pela ingestão prolongada de uma dieta deficiente em energia (kcal).
Membrana plasmática Membrana que recobre a célula.
Microbiota Bactérias adaptadas à vida em um ambiente específico, como os intestinos.
Microvili Extensões das células epiteliais intestinais destinadas a apresentar uma superfície maior para a absorção de nutrientes da dieta.
Mitocôndria Organelas celulares que representam um local de produção de energia por fosforilação oxidativa e do ciclo do ácido tricarboxílico; elas são envoltas por uma membrana externa muito permeável e uma membrana interna apenas seletivamente permeável.
Molde Fita do DNA que serve como padrão para o mRNA.
Monossacarídeos Forma mais simples dos carboidratos que não podem ser reduzidos em unidades de carboidratos menores.
Motilidade Movimento.
Mucinas Glicoproteínas encontradas em algumas secreções corporais, como a saliva.
Nistagmo Movimento constante e involuntário do globo ocular.
Nucléolos Regiões do núcleo que contêm cromatina condensada e locais de síntese do RNA ribossomal.
Nucleotídeos Éster de fosfato do 5'-fosfato de uma purina ou pirimidina em junção N-glicosídica com ribose ou desoxirribose que ocorre em ácidos nucleicos.
Oftalmoplegia Paralisia dos músculos oculares.
Oligômero Cadeias de polipeptídeos unidas para formar uma proteína funcional.
Oligossacarídeos Cadeias curtas de unidades de monossacarídeos unidas por ligações covalentes.
Oncogenes Genes capazes de causar a conversão de uma célula normal em uma célula cancerígena.
Osciloscópio Instrumento usado para visualizar ecos como parte de um exame de ultrassom.
Osmose Movimento natural do solvente (como a água) de uma solução de menor concentração quando as duas soluções são separadas por uma membrana que seletivamente previne a passagem de moléculas do soluto, mas que é permeável ao solvente.
Osteoblastos Células que formam os ossos.
Osteoclastos Células que quebram ou reabsorvem o tecido ósseo.
Osteomalácia Desordem caracterizada por falhas na mineralização dos ossos que pode ocorrer em adultos em decorrência de uma ingestão inadequada de vitamina D.
Oxidação Uma reação enzimática em que o oxigênio é adicionado, ou o hidrogênio e seus elétrons são removidos do reagente.
Oxidorredutases Enzimas que catalisam todas as reações nas quais um composto é oxidado e outro reduzido.

Oxigênio molecular singlete Radical eletronicamente excitado no qual um dos elétrons do oxigênio é excitado a uma órbita acima da que ocupa normalmente.
Pelagra Condição que resulta da deficiência de niacina.
Peroxissomos Organelas celulares que contêm enzimas que participam de reações oxidativas catabólicas.
Petéquia Descolorações da pele causadas pela ruptura de pequenos vasos sanguíneos.
Pinocitose Recolhimento de uma substância para o interior de uma célula através da formação de vesículas derivadas da membrana plasmática.
Polímero Substância com alto peso molecular formada por uma cadeia de unidades repetidas.
Polissacarídeos Longas cadeias de unidades de monossacarídeo que podem contar com algumas e até centenas ou milhares.
Porfirina Porção não proteica da hemoglobina que contém nitrogênio e ferro.
Pós-prandial Ocorre após uma refeição.
Potencial de redução padrão Tendência de uma molécula a doar ou receber elétrons.
Potenciometria Método que, com a utilização de eletrodos, permite a mensuração direta de vários ânions e cátions, como potássio, sódio e cloro.
Pré-prandial Ocorre antes de uma refeição.
Pressão osmótica Propriedade de uma solução que é proporcional à concentração de soluto não difusível.
Probióticos Produtos que contêm microrganismos específicos em número suficiente para alterar a microbiota do trato gastrintestinal, com efeitos benéficos à saúde.
Profilático Substância ou regime que ajuda a prevenir doenças ou epidemias.
Propagação Geração continuada de radicais livres que segue o estágio inicial de formação de radicais livres.
Prostaglandinas Compostos biologicamente ativos derivados do ácido araquidônico.
Proteases Enzimas que digerem (quebram) proteínas.
Proteína cinase Família de enzimas que transferem um grupo fosfato a outra proteína a partir do ATP.
Proteína completa Proteína que contém todos os aminoácidos essenciais (indispensáveis) nas quantidades aproximadamente necessárias aos seres humanos.
Proteínas transportadoras Proteínas que transportam nutrientes no sangue para dentro ou para fora das células ou organelas celulares.
Proteoglicanas Grandes moléculas formadas por proteínas e glicosaminoglicanas.
Proteolítico A quebra de proteína.
Psilose tropical Doença comum nas regiões tropicais e caracterizada por fraqueza, perda de peso, pobre digestão e absorção de nutrientes e esteatorreia.
Queladores Pequenos compostos orgânicos que formam um complexo com outro composto, como um mineral.
Quenching Processo pelo qual moléculas eletronicamente excitadas, como o oxigênio singlete molecular, são inativadas.
Queratinócitos Células que produzem a proteína queratina.

Quilomícron Tipo de lipoproteína que transporta lipídios e vitaminas solúveis em lipídios do intestino à linfa e depois ao sangue para uso pelas células do corpo.

Quilomícron remanescente Porção restante de um quilomícron após remoção de parte de seus triglicerídios por uma lipase lipoproteica do sangue.

Quimo Alimento parcialmente digerido.

Quociente respiratório (QR) Proporção do volume de CO_2 expirado para o volume de O_2 consumido.

Radical livre Átomo ou molécula que possui um ou mais elétrons não pareados.

Radical peroxil O_2^{2-}.

Radical superóxido Radical livre com centro em oxigênio, O_2^-.

Raquitismo Condição de recém-nascidos e de crianças que resulta da deficiência de vitamina D.

Reações de oxidação Reações que envolvem a introdução ou a requisição de um ou mais átomos de oxigênio.

Receptor de rianodine Canal de cálcio do retículo sarcoplasmático dos músculos que se abre para permitir a entrada de cálcio.

Receptores Macromoléculas (usualmente proteínas) que produzem uma molécula sinalizadora com alto grau de especificidade, acarretando eventos intracelulares.

Reflexo Resposta involuntária a um estímulo.

Reperfusão Ressuprimento de um órgão ou tecido com oxigênio, nutrientes ou ambos.

Replicação Síntese de uma molécula dupla de DNA, filha idêntica a uma molécula dupla de DNA parental.

Resina Composto que é usualmente sólido ou semissólido e que com frequência existe sob forma de polímero.

Retículo endoplasmático (RE) Rede de canais membranais que adentram o citoplasma e provêm continuidade entre o envelope nuclear, o aparelho de Golgi e a membrana do plasma.

Retículo sarcoplasmático Retículo endoplasmático liso encontrado nas células musculares e local do bombeamento de cálcio.

Rodopsina Proteína contendo vitamina A encontrada nos olhos.

Síndrome metabólica Um agrupamento de fatores de risco para doenças cardiovasculares, doenças renais crônicas e diabetes tipo 2.

Sistema endócrino Todas as glândulas secretoras de hormônios do corpo.

Sistema nervoso Sistema do tecido nervoso formado por neurônios e células glias.

Sistema vascular Via circulatória que envia e recebe sangue aos tecidos.

Substâncias reativas ao ácido tiobarbitúrico Compostos como o hexanal pentanal ou pentano que reagem com o ácido barbitúrico e sugerem dano oxidativo.

Talassemia Forma de anemia hereditária associada à síntese defeituosa de hemoglobina.

Tampão Composto que melhora uma mudança no pH.

Teoria quimiosmótica Processo pelo qual prótons demovem um gradiente eletrostático e a energia gerada é usada para fosforilar ADP, produzindo ATP.

Teratogênico Que causa defeitos em um feto.

Termogênese Produção de calor no interior do corpo.

Termorregulação Mecanismo regulatório que mantém praticamente equivalentes a produção e a perda de calor.

Tetania Condição resultante de concentrações sanguíneas de cálcio inadequadas, caracterizadas por contração muscular prolongada.

Titulação colorimétrica Método para medir o volume de um reagente requisitado para reagir com um volume medido de outro reagente, utilizando um indicador que muda de cor.

Titulação coulométrica Método para determinar a quantidade de uma substância produzida durante a eletrólise pela mensuração da carga elétrica. (*Nota*: Coulomb é uma unidade de carga elétrica.)

Tônico Pertencente à tensão ou contração ou caracterizado por esses fatores.

Transcaltaquia Rápida absorção intestinal de cálcio estimulada pela forma ativa da vitamina D.

Transcrição Processo pelo qual a informação genética (sequência-base) de uma fita particular de DNA é usada para especificar uma sequência complementar de bases em uma cadeia de mRNA.

Transducina Uma G-proteína encontrada nos olhos que responde por modificações na opsina e que está envolvida no ciclo visual.

Transferases Enzimas que catalisam reações que não envolvem oxidação e redução, nas quais um grupo funcional é transferido de um substrato a outro.

Translação Processo pelo qual a informação genética em uma molécula de mRNA especifica a sequência de aminoácidos na proteína produzida.

Translocação Movimento de um composto ou agente através da membrana celular, como a célula intestinal, em direção ao sangue.

Triângulo de Ward Região no interior da pelve (quadril).

Tromboxanos Compostos biologicamente ativos derivados do ácido araquidônico.

Ubiquinol Forma alcoólica do ubiquinone, molécula solúvel em gordura que funciona no transporte de elétrons e, em última instância, na geração de ATP; também chamada *coenzima* Q_{10} ou *CoQ*$_{10}$.

Ubiquitina Proteína que se une a outras proteínas no interior das células ou dos tecidos para promover a degradação da proteína.

Upper Level **(UL)** Nível máximo de ingestão diária que não oferece riscos de efeitos adversos para a maioria dos indivíduos da população.

Via anfibólica Via envolvida tanto no catabolismo quanto na biossíntese de carboidratos, ácidos graxos e aminoácidos.

VO_2 máx. Nível máximo de oxigênio medido durante um teste com intensidade de esforço crescente.

Xenobióticos Substâncias químicas externas como drogas, carcinogêneos, pesticidas, aditivos alimentares, poluentes e outros compostos nocivos.
Xeroftalmia Secura da conjuntiva e queratinização do epitélio dos olhos, seguidas de inflamação da conjuntiva associada à deficiência de vitamina A.

Zimógeno Forma inativa de uma enzima, também referido como *proenzima*.
Zwitterion Aminoácido sem grupos amino ou carbóxis em sua cadeia lateral.

Créditos

Esta página é formada de uma lista de páginas de direitos autorais. Temos feito todos os esforços para investigar a propriedade de todo o material protegido por direitos autorais, além de assegurar a permissão do titular dos direitos autorais. No evento de qualquer questão levantada quanto à utilização de qualquer material, faremos as correções necessárias nas futuras impressões. Os agradecimentos são em função dos seguintes autores, editores e agentes pela permissão da utilização do material indicado.

A arte das seguintes páginas são da *Nutritional Sciences* por Michelle McGuire e Kathy A. Beerman. © Thomson Learning: 2, 8, 34, 35, 39, 41, 43, 44, 46, 50 (Figura 2.15), 53, 64, 69, 70, 77, 135, 137, 139, 142, 145 (Figura 5.14), 182 (Figura 6.1, abaixo), 182 (Figura 6.2(a) e (b)), 184 (Figuras 6.4 e 6.5), 188, 241, 382, 432, 439, 472, 544.

A arte das seguintes páginas são da *Biochemistry*, Third Edition, por Reginald H. Garrett e Charles M. Grisham. © Thomson Learning: 3, 6 (Figura 1.5), 9, 13 (Figura 1.10), 73, 80, 87, 89 (Figura 3.21), 90.

A arte da seguinte página são da *Biochemistry*, Fifth Edition, de Mary K. Campbell and Shawn O. Farrell. © Thomson Learning: 183 (Figura 6.3(a)).

Capítulo 1, p. 5, Figura 1.4: Adaptado de Porter e Tucker, "The Ground Substance of the Cell", 1981, *Scientific American*. Utilizado com a permissão de Nelson Prentiss. **p. 29:** Utilizado com a permissão do Dr. Ruth M. DeBusk.

Capítulo 2, p. 47, Figura 2.13: De *Understanding Human Anatomy and Physiology*, 1st edition, por Stalheim-Smith/Fitch, 1993. Reimpresso com permissão da Brooks/Cole, uma divisão da Thomson Learning: www.thomsonrights.com. Fax: 800-730-2215.

Capítulo 3, p. 74, Figura 3.9: Adaptado com a permissão da Macmillan Publishers Ltd de "Insulin signalling and the regulation of glucose and lipid metabolism" de Saltiel e Kahn in *NATURE*, Vol. 414, Fig. 1, p. 801, 13 dez, 2001. Copyright © 2001; **p. 75, Figura 3.10:** Adaptado com a permissão da Macmillan Publishers Ltd de "Insulin signalling and the regulation of glucose and lipid metabolism" de Saltiel e Kahn in *NATURE*, Vol. 414, Fig. 2, p. 801, 13 dez, 2001. Copyright © 2001.

Capítulo 5, p.151, Figura 5.17: De M. Brown, J. Goldstein, "Receptor mediated endocytosis:insights from the lipoprotein receptor system." © 1986 The Noble Foundation. Utilizado como cortesia de The Samuel Roberts Noble Foundation, Ardmore, OK.

Capítulo 6, p.183, Figura 6.3(b): Adaptado de D.B. Marks, A.D. Marks e C.M. Smith, *Basic Medical Biochemistry*, Figura 8.12, p. 85 (Baltimore MD: Lippincott Williams & Wilkins, 1996). **p.232, Figura 6.44:** Adaptado de Breen HB, Espat NJ, "The ubiquitin-proteasome proteolysis pathway: potential for target of disease intervention." *Journal of Parenteral and Enteral Nutrition* 2004; 28: 272–277. Utilizado com a permissão da American Society for Parenteral and Enteral Nutrition (A.S.P.E.N.). A.S.P.E.N. não endossa a utilização deste material em qualquer outra forma a não ser em sua totalidade.

Capítulo 7. p. 257, Figura 7.8: Esta figura foi publicada no *Hepatology: A Textbook of Liver Disease,* 4/e, Zakim, D., Boyer, T., eds. Copyright Elsevier, 2003; **p. 259, Figura 7.10:** Adaptado de Munro, H.N. "Metabolic Integration of Organs in Health and Disease." *JPEN J Parenter Enteral Nutr.* 1982; 6: 271–279. Usado com permissão do American Society for Parenteral and Enteral Nutrition (A.S.P.E.N.). A.S.P.E.N. não endossa a utilização deste material em qualquer outra forma a não ser em sua totalidade.; **p. 267, Figura 7.11:** Adaptado de Fox, E.L., Bowers, R.W., Foss, M.I., *The Physiological Basis for Exercise and Sports*, 3rd ed., p. 37 (Dubuque, IA: Brown and Benchmark, 1989). Copyright © The McGraw-Hill Companies, Inc. Reproduzido com a permissão da The McGraw-Hill Companies, Inc. **p.277, Figura 2:** Tepperman D., Tepperman H. *Metabolic and Endocrine Physiology*, 5th ed. Chicago: Year Book, 1987, p. 284.

Capítulo 8, p. 282, Figura 8.1: U.S. Department of Agriculture and Human Services, *Nutrition and Your Health: Dietary Guidelines for Americans*. Washington, DC, 2000, p. 7. **p. 289, Figura 8.2:** http://www.cdc.gov/growthcharts/ **p. 294, Figura 8.5:** Source: *JAMA*: Flegal KM, Carroll MD, Ogden CL, Johnson CL. Prevalence and trends in obesity among US adults, 1999–2000. *JAMA* 2002; 1723–27. AND Ogden CL, Carroll MD, Curtin LR, McDowell MA, Tabak CJ, Fle-gal KM.

Prevalence of overweight and obesity in the United States, 1999–2004. *JAMA* 2006; 295: 1549–5.

Capítulo 9, p. 369, seção Perspectiva: Utilizado com permissão da Dr. Rita M. Johnson.

Capítulo 12, p.489, Figura 12.8: Adaptado de Victor Herbert, "Recommended dietary intakes (RDI) of iron in humans", *American Journal of Clinical Nutrition*, 1987; 45: 679–686. Copyright © American Society for Clinical Nutrition. Reimpresso com permissão.

Capítulo 14, p. 559, Figura 14.1: Esta figura foi publicada no *Clinical Chemistry: Theory, Analysis, and Correlation*, 2nd ed., Kleinman, L.I., Lorenz, J.M., "Physiology and pathophysiology of body water and electrolytes", p. 373. Copyright Elsevier, 1989.

Índice remissivo

Páginas em negrito indica definição; páginas com a letra *f* indica figura; páginas com a letra *t* indica tabela.

Abdomen, medições nas dobras da pele do, 282, 282*f*
Absorção de drogas, efeitos de alimentos e nutrientes em, 539
Absorção de gordura, inibição terapêutica de, 168-169
Absorção paracelular de nutrientes, 52, 434
Absorciometria de fóton único, 284
  via de avaliação da composição corporal, 287*t*
Absorciometria de raios-x de dupla energia (DEXA), 284, 299, 444
  via de avaliação da composição corporal, 287*t*
Absorciometria por fóton duplo, via de avaliação de composição corporal, 287*t*
Absorciometria, via de avaliação da composição corporal, 287*t*
Ação de drogas, efeitos de alimentos e nutrientes em, 540
Acetaldeido, 169
Acetil-ACP, 161
Acetil-CoA carboxilase, 167, 344
Acetilcoenzima A (acetil-CoA), 12, 148, 160, 339
  a partir de ácidos graxos, 252, 252*f*
  na mitocôndria, 160
  oxidação de, 88, 254
Acetilcolina, 14, **42**
Acidemia lática, 171
Acidemia metimalônica, 217-219
Acidemia propiônica, 217
Ácido α-linoleico, 134
Ácido ascórbico (ascorbato). *Ver* Vitamina C
Ácido ascórbico desidratado, 311-312, 311*f*, 312*f*
Ácido cólico, 49, 141*f*, 160
Ácido Δ-aminolevulínico (ALA), 483, 484*f*
Ácido Δ-aminolevulínico desidratase, zinco e, 498
Ácido deoxiribonucleico (DNA), 7, 8, 200. *Ver também* entradas de DNA
Ácido dihidrolipoico, 425

Ácido dimetilarsínico, 544, 545*f*
Ácido elaídico, 155
Ácido esteárico, 154
Ácido γ-carboxiglutâmico, em carboxilação dependente de K, 415*f*
Ácido γ-carboxiglutâmico, em vitaminas carboxilação K-dependente, 415*f*
Ácido hidroclorídico, 188-189, 188*f*, 362
  no suco gástrico, 39-41, 40*f*
Ácido linoleico, 133*f*, 134, 161
Ácido nicotínico, estrutura molecular do, 332
Ácido oleico, β-oxidação do, 159*f*
Ácido pantotênico (pantotenato), 309*t*, 337-341
  avaliação do valor nutritivo para, 341
  deficiência de, 340
  digestão, absorção, transporte e armazenamento do, 337
  entrada adequada de, 340
  fontes de, 337
  funções e mecanismos de ação do, 338-340
  metabolismo e excreção do, 340
  síntese da coenzima a partir do, 338*f*
  toxicidade do, 341
Ácido retinoico, 374*t*, 375*f*, 377, 381, 384-386. *Ver também* Vitamina A
Ácido ribonucleico (RNA), 8*f*, 200. *Ver também* RNA Mensageiro (mRNA); RNA Ribossomal (rRNA); síntese de RNA; RNA Transferidor (tRNA)
Ácidos carboxílcos, 339, 569
Acidose, 246, 277*f*, **566**, 568, 570
Acidose metabólica, 276
Ácidos fosfatídicos, 136
Ácidos graxos, 172
  ataque de radicais livres sobre, 406*f*
  ativação pela coenzima A de, 157*f*
  β-oxidação mitocondrial de ativados, 158*f*

  catabolismo de, 156
  doença cardiovascular e, 154-156
  estrutura e importância de, 132-133, 132*f*
  glicerol e, 135*f*
  no fígado, 253, 253*f*
  no intestino grosso, 54
  ocorrendo naturalmente, 134*t*
  oxidação de, 157-159
  produção de, 211
  reações de dessaturação, 161
  selênio e, 514
  síntese de, 160-165
  sistemas de notação para, 133, 133*f*
  vias de metabolismo de, 166, 253*f*
Ácidos graxos essenciais, 133-134, 161
  em adultos e bebês, 164
Ácidos graxos livres (FFAs), 136, 149
  exógenos, 149
  no metabolismo de lipídios, 147*f*
Ácidos graxos monoinsaturados (MUFAs), 132, 154
Ácidos graxos não saturados, 132, 154-157
  ataque de radicais livres em, 406*f*
  oxidação de, 157-159
Ácidos graxos n-3, 134, 134*t*, 154, 164
Ácidos graxos poli-insaturados (PUFAs), 132, 154, 406
  vitamina E e, 408-410
Ácidos graxos saturados (SFAs), 132, 154-155
Ácidos graxos *trans*, 132-133, 132*f*, 155
Ácidos nucleicos, 9. *Ver também* Ácido desoxiribonucleico (DNA); Ácido ribonucleico (RNA)
Ácido úrico, 205
Acidúria α-cetoadípica, 215
Acidúria glutâmica tipo I, 215
Acidúria orótica, 201-202
Acil CoA retinol aciltransferase (ARAT), 379
Acil CoA colesterol aciltransferase (ACAT), 150

Acil CoA desidrogenase, **330**
Acil CoA graxa sintetase, sistema de transporte membranal para, 157*f*
Acil-CoA sintetase, 143
Acilglicerol, 135, 135*f*
Acloridria, **361**
Aconitase, no ferro, 481
Acrodermatite enteropática, 493
Actina, 178
Acúcares redutores, 67
Acuracidade, de pesquisa, 576, 577
Adenina, 201, 203*f*
Adenosilcolabamina, 360
Adenosina difosfato (ADP), 25. *Ver também* AMP Cíclica (cAMP)
  como modulador alostérico, 100
  fosforilação de, 84, 89-90, 92, 94-95
Adenosina difosfato ribose (ADP-ribose), 334
Adenosina trifosfato (ATP), 13, 21, 21*f*, 27, 84, 85, 167, 448. *Ver também* entradas de ATP
  armazenada, 103
  como fonte de energia universal, 25
  como modulador alosterico, 100
  formação de, 89-95
  fosforilação de ADP para formar, 94-95
  magnésio e, 453*f*
  produção de, 266
  produzida por oxidação de glicose, 87-88
ADP-ribose cíclica, 334
Adventícia, 33-34
Afinidade do carreador (Km), 190
Água
  distribuição corporal, 557-558, 558*t*
  exercícios e balanço de fluidos e, 571
  na função renal, 559-561
  pressão osmótica e, 558-559
Água corporal total (ACT), 285-287, 287*t*
  via de avaliação da composição corporal, 287*t*
Água do corpo
  distribuição de, 557-558, 558*t*
  pressão osmótica e, 558-559
Água potável
  fluoreto na, 536
  iodeto na, 522
Alanina (Ala), 257, 261
  aminotransferase (ALT), 208
  estrutura molecular de, 184*t*
  formação de, 223*f*
  geração nas células do corpo, 221*f*
  metabolismo nas células, 193*f*
  no fígado e músculos, 222
Albumina, 179, 196, 329, 342, 364, 434, 451, 495, 505, 524, 529, 532
Alcalose, **566**, 570
Alcaptonúria, 212, 313
Álcool
  em moderação, 172
  metabolismo e impacto de, 169-172
  osteoporose e, 468
Álcool desidrogenase (ADH), 169-170, 497
Aldeído oxidase, **330**, 485, 532
Aldoses, 64-65
Aldosterona, 457
  na regulação do potássio, 564
  reabsorção de sódio e, 562
  rins e, 559-560, 562*f*
α-amilase, 40, 48, 69
  pancreática, 48
α 1 antitripsina, 247
α-caroteno, 373, 375*f*
α-Caroteno, 373, 375*f*. *Ver também* Vitamina A
α-cetoglutarato, descarboxilação e desidrogenação do, 86
  cetonas, 258, 262
α-glicerofosfato, 144
α-hélice, 180, 182*f*, 183*f*
α-2 macroglobulina, 247, 495, 529, 532
α-Tocoferol, 403, 403*f*
  equivalentes, 404, 404*t*
  estrutura molecular do, 403*f*
  oxidação e excreção do, 409
  proteína de transferência (α-TTP), 405
  regeneração do, 407*f*
  RSR, RRS e RSS para, 409
α-tocotrienol, estrutura molecular do, 403*f*
Alimentos
  efeitos na absorção de drogas, 539
  efeitos na ação de drogas, 540
  efeitos na excreção de drogas, 540
  efeitos no metabolismo de drogas, 539-540
  goitrogênicos, 525
  índice glicêmico para, 77
  resposta glicêmica de, 76
All-*trans* retinal, 375*f*, 382, 383*f*. *Ver também* Vitamina A
All-*trans* retinil ésteres, 382, 383*f*
Ambiente interno, mecanismos de controle para, 274
Amenorreia, **302**, 304
Amidação, vitamina C em, 314*f*
Amido cristalino, 69
Amidos, 69-71, 69*f*, 108, 111
Amidos resistentes, 111
Amidos resistentes à digestão, 69-71
Amilina, 57
Amilopectina, 68, 69*f*, 70*f*
Amilose, 68, 69*f*, 70*f*
Aminas biogênicas, 229
Aminoácidos aromáticos, 211-215
Aminoácidos básicos, 186
Aminoácidos cetogênicos, 252
Aminoácidos contendo S, 215-218
Aminoácidos de cadeia ramificada (BCAAs), 217, 224*f*, 259, 272
Aminoácidos dicarboxílicos, 186
Aminoácidos essenciais, 186-187, 187*t*, 187*t*, 221, 241
Aminoácidos, 181*f*, 180
  absorção de, 190-192
  cadeias laterais, 181
  carga elétrica líquida de, 184-186, 185*t*
  catabolismo e, 206-211, 220*f*
  cetogênicos, 210
  ciclo TCA, de Krebs e da ureia e, 210*f*
  classificação de, 182-187, 184-186*t*
  degradação por bactérias, 54
  disposição no estado de alimentação, 255*f*
  em anabolismo, 206*f*
  entrada recomendada, 240, 241*f*
  esqueletos de carbono destino de, 210, 211*f*
  estrutura de, 181-184, 184-186*t*
  fluxo interórgãos de, 221-231
  metabolismo de, 196-221
  metabolismo em órgãos, 227*f*
  metabolismo nas células, 193*f*
  na síntese de compostos contendo nitrogênio, 207*f*
  na síntese de proteína, 205
  no balanço de pH, 184*f*
  no metabolismo de lipídios, 147*f*
  nos rins, 227-228
  pools, 219-220, 231
  síntese de colesterol a partir de, 221
  suplementos, 191, 230, 272
  tomada por músculos esqueléticos, 222-227

transaminação e/ou deaminação de, 207-208
transporte, 14-15, 190, 191-192f, 192t, 196, 228
transporte intestinal à membrana basolateral de, 192
Aminoácidos glucogênicos, 98, 252
Aminoácidos limitantes, **236**
Aminoácidos não essenciais, 186-187, 221, 241-243
Aminoácidos não polares, 186
Amino oxidases, cobre e, 507
Aminopeptidases, 189, 498
Aminotransferases, 207, 223
Aminotransferases de cadeia ramificada, 223
Amônia, 207-209, 221, 228
AMP cíclica (cAMP), 13, 80, 261, 439, 448. *Ver também* sinalização da cAMP
manganês e, 530
regulação covalente e, 101
vanádio e, 554
Análise de ativação de nêutrons, 286
via de avaliação da composição corporal, 287t
Análise de impedância bioelétrica (BLA), 285
via de avaliação da composição corporal, 287t
Anel de porfirina, no heme, 482
Anel isoaloxazina, oxidação e redução do, 329f
Anemia
cobre e, 508-509
ferro e, 488, 489f, 490
Anemia macrocítica megaloblástica, 354, 355f, 361
Anemia perniciosa, 361-362
Anemia sideroblástica, **319**
Angiotensina II, rins e, 560, 562f
Anidrase carbônica, zinco e, 497
Anorexia nervosa, 301-302, 303t
Antiácidos, 492, 504 505, 519, 537 538
Anticoagulantes, 416, 416f
Antígeno carcinoembriônico (CEA), 19
Antígeno prostático específico (PSA), 19
Antioxidantes, 272, 387-388, 419-427
doença e, 427
funções de, 423
regeneração de, 426-427
Antocianidinas, 124
Antropometria, 282

via de avaliação da composição corporal, 287t
Aparelho/rede de Golgi, 2f, 6f, **11**, 151
Apolipoproteína A-1 (apoA-1), 153
Apolipoproteína B (apoB), 153
Apolipoproteína B-100 (apoB-100), 150-151
Apolipoproteína E (apoE), 148-149, 151, 156
Apolipoproteínas, **144**, 146-149, 146t, 150-153
Apoproteínas, 145f
Apoptose, 20-21, 28
Araquidonato, 162, 164
Arginina (Arg), 219, 272
estrutura molecular de, 185t
metabolismo, 195, 220f
nos rins, 228
Argininosuccinato, 209
Ariboflavinose, 331
Armazenamento de energia/transferência, fósforo em, 26, 26f
Armazenamento de energia, fosfato de alta energia em, 25-26, 25f, 26f
Arsênico, 543, 543t, 544-547
absorção, transporte e metabolismo de, 544
avaliação do valor nutritivo de, 546
compostos biologicamente importantes de, 545f
compostos de arsênico, 544, 545f
deficiência, 545-547
entrada recomendada de, 546
excreção de, 546
fontes de, 544, 545f
funções do, 545
interações com outros nutrientes, 546
toxicidade de, 546
Asparagina (Asn), 185t
Aspartato (ácido aspártico; Asp), 89, 90f, 208
aminotransferase (AST), 208
como neurotransmissor, 230
estrutura molecular do, 185t
metabolismo, 193f, 195
Ataxia, **326**
Aterogênese, 172, 175
Aterosclerose, 152, 408
Ativação de nêutrons, 444
Atividade de fosforilase, regulação da, 81
Atividade de glutaminase, 222
Atividades. *Ver também* Exercício
energia dispendida em, 294t, 297t

kilocalorias dispendidas para, 294, 294t
Ato de Educação e Saúde de Suplementos de Dieta de 1994, 127
Átomos de carbono quiral, **64**
ATP sintase (ATPase), 95, 96f
Autólise, **12**
Avaliação bioquímica, de esforço físico, 264
Bactérias
fecais, 118
intestinais, 53, 57
translocação de, 46
Bactérias intestinais, 50,53-55
Balanço ácido-base, 24, 40f, 179, 449, 565-568
Balanço de fluidos do corpo, 557, 570. *Ver também* Homeostase
Balanço de fluidos, 557, 572, 558t. *Ver também* Homeostase
forças de filtração na, 559
manutenção, 179, 558-559
Balanço de nitrogênio/status de nitrogênio, 237-239
Banco de dados, 579-580
Base de Schiff, 365
Bebidas
isotônicas ou hipotônicas, 271
para a reposição de eletrólitos
Beribéri, 321, **326-326**
β-Caroteno, 373, 374, 374t, 375f, 377, 386-388. *Ver também* Vitamina A; Carotenoides
β-criptoxantina, 375
estrutura molecular da, 375f
β-globulinas, 196
β-glucanas, 109f, 111
β-hidróxi β-metilbutirato (HMB), 224, 233
Betaína, 351
β-metilcrotonil CoA carboxilase, 345
β-oxidação, 157, 159, 158f, 159f
β-Tocoferol, 403f
Bicarbonato, 273
buffers ácido-base e, 566, 569
regulação do pH renal e, 568
Bile, 48
ácidos, 48-50, 138f, 160
armazenamento da, 49
circulação da, 49-50
circulação enteropática da, 143
concentrações, 119
formação da, 141f
função da, 49
propriedades anfipáticas da, **141**

recirculação e excreção da, 49
sais, 49, 160
síntese da, 48-50, 50f
via de excreção do cobre, 508
via de excreção do manganês, 530
Biocitina, 342, 342f
Biotina sulfona, 345f
Biotina, 309t, 341-347
   avaliação do valor nutritivo para a, 346
   deficiência, 346
   digestão, absorção, transporte e armazenamento da, 342
   entrada adequada de, 346
   enzimas dependentes, 343t
   estrutura molecular da, 342f
   fontes de, 341
   funções e mecanismos de ação da, 343
   lisina e, 343f
   metabolismo e excreção de, 346
   metabólitos da, 345f
   na oxidação do propionil Coa, 344f
   na síntese do oxaloacetato, 344f
   no catabolismo da leucina, 345f
   papéis de coenzima da, 343-344
   papéis não enzimáticos da, 345
   papel na expressão gênica e na sinalização celular, 345
   papel na proliferação celular, silenciamento de genes e reparo de DNA, 345
   toxicidade de, 346
Biotinidase, 342
Biotinilisina, estrutura molecular da, 342f
Bisnorbiotina, 345f
Bócio, 526-527
Bombeamento de prótons, 38
Bombeamento de sódio (Na+), 14
Boro, 543, 543t, 547-548
   absorção, transporte, armazenamento e excreção de, 547
   deficiência, 547
   entrada recomendada, toxicidade e avaliação do valor nutritivo, 551
   fontes de, 547
   funções do, 547-549
Buffers. Ver Balanço ácido-base
Bulimia nervosa, 302-303, 304t
Ca2+ (íon de cálcio). Ver Cálcio
Cadeia de transporte de elétrons, 7, 90-92, **91**, 92f, 93f, 94f
   alterações de energia livre em, 94t
   papel de flavoproteinas em, **329**

Cadeia lateral filtil, 403
Cafeína
   cálcio urinário e, 468
   efeitos ergogênicos da, 272
   efeitos na ação de drogas, 540
   osteoporose e, 468
Calbindina D, 434, 436
Calcidiol, 402
Calcineurina, 440
Cálcio, 433t, 432-446
   absorção de ferro e, 477
   absorção de fluoreto e, 536
   ações intracelulares do, 441f
   avaliação do valor nutritivo do, 442
   balanço de eletrólitos e, 562, 564-565
   bombas, 436
   calmodulina quinases, 440
   concentrações, regulação de, 434-438, 437f
   deficiência, 443
   digestão, absorção e transporte de, 432-437, 434f
   entrada adequada de, 443
   enzimas reguladas por, 440t
   excreção de, 442-443, 564
   fontes de, 432
   funções e mecanismos de ação do, 438-439
   hipertensão e, 462-463
   homeostase, 397
   interação com o fluoreto, 537
   interações com outros nutrientes, 436t, 440-442
   inter-relação com vitaminas, 417
   manganês e, 530
   na absorção de zinco, 494
   na mineralização dos ossos, 438
   não ósseo, 439
   osteoporose e, 439
   papéis adicionais do, 443
   proteínas de ligação (CBP), 434, 439-440
   receptores sensíveis (CaR), 436
   suplementos, 435, 442
   toxicidade de, 444
   vitamina D e absorção da célula intestinal de, 399f
   zinco e, 499
Calcitonina, 436-439, 447
Calcitriol, 396, 397f, 399f, 400, 434, 437f, 448
Calmodulina, 434, 440, 440t, 441f
Calorias, 22
Calorimetria direta, **291**-292
Calorimetria, 291-293, 292f
Calorimetria indireta, **292**-293

Calorímetro humano, 292f
Canais de íons, 13
Câncer
   carotenoides e, 387-389
   entrada de vitamina C e, 317
   fibras e, 119-120
Câncer de cólon, 442-443
Cânceres colorretais, 119-120
   polimorfismos MTHFR e, **370**
Cantaxantina, 375, 376f
Capacidade de hidratação, 114
Capilares, 559-560
Carbamoil-fosfato, 208
Carboidrases, **69**
Carboidratos, 63-105
   absorção, transporte e distribuição de, 71-76
   características estruturais dos, 63
   carga, 269
   catabolismo, 268
   classificação de, 64f
   conversão em gordura, 252
   digestão de, 68-71
   entrada, para atletas, 270
   enzimas regulatórias no metabolismo, 100
   estereoisomerismo de, 64-65
   lipídios, e metabolismo de proteína, inter-relação de, 249-254
   na interconversão de macronutrientes, 250f
   resposta glicêmica a, 76-77
   supercompensação, 269, 271f!
   vias de metabolismo, 76t, 78, 102-103
Carboidratos complexos, 63, 68-71
Carbono anomérico, **65**
Carboxilação de resíduos do ácido glutâmico
   vitamina K na, 414-417, 415f
Carboxipeptidases, 189
   zinco e, 492, 497-498, 497t
Cardo mariano, 127
Carga ácida, osteoporose e, 467
Carga de cinza ácida, 241
Carga elétrica líquida, 184-186, 185t
Carga glicêmica, 76-77
Cáries dentárias, fluoreto e, 536
Carnitina, 198-199, 273
   absorção intestinal de, 198
   aciltransferase, 157, 268
   deficiência, 198
   síntese de, 199f, 313, 485
Carnosina, 200, 200f
Carotenoides, 125, 373-374, 374t. Ver também Vitamina A

absorção dos, 376-377
depleção, 386-388
digestão e absorção dos, 377f
efeitos colaterais dos, 391
estruturas, 375, 375-376f
funções antioxidantes dos, 386-388
funções e mecanismos de ação dos, 386-388
interações com outros nutrientes, 389
metabolismo e excreção dos, 389
quenching do oxigênio singlete, 407
síntese dos, 374
tomada dos, 380-381
Caspase, 21
Cassete de ligação de adenosina trifosfato (ABC) A1, 405
Catalase, 169, 425, 485
Catalizadoras, proteínas como, 15-18, 177-178
Catecolaminas, 212, 229f, 229
Catepsinas, 232
Cavidade oral, 34f, 35-36, 36f
CCK-pancreozimina (CCK-PZ), 45
Ceco, 43f
Ceguira noturna, 390
Células acinares exócrinas, 47, 47f
Células-chefe (pépticas ou zimogênicas), 38, 39f
Células de Ito, 379
Células de Kupfer, 48
Células de Paneth, 44-46
Células do plasma, 47
Células endócrinas sem duto, 47, 47f
Células enteroendócrinas, 38, 39f
Celulas estelares, 379
Células eucarióticas, 1
Célula(s), 1, 2f
 adesão, 180
 componentes, 2-12, 27
 diferenciação/proliferação/crescimento, calcitriol na(s), 400. Ver também Diferenciação celular
 distribuição da água do corpo e, 557
 espécies reativas na(s), 421f, 425f
 estruturas, 5f
 genoma, 8
 membrana(s), 2f, 3f. Ver também Entradas de membranas
 núcleo, 2f, 6f, 8f
 processos metabólicos na(s), 15
 replicação, 9
 transcrição, 9

Células fotorreceptoras, 381-383, 384f
Células neurossecretoras, 231
Células parietais (oxínticas), 38, 39f, 40f
Células procarióticas, 1
Células secretoras de muco, 38, 39f
Celulose, 68, 108-110, 109f
Centros de organização dos microtúbulos (MTOCs), 8
Ceramida, 138, 140f
Cerebrosídeos, 138, 140f
Ceruloploasmina, 179, 247, 479, 506, 509
Cetosas, 64, 65
Cetose, 159
Chaperonas, 477, 505-506
Chumbo, 442, 486
Cianocobalamina, 357-358. Ver também Vitamina B$_{12}$ (cobalamina)
 fórmula estrutural da, 358f
Ciclo alimentado - de jejum, 254-259
Ciclo da alanina-glicose, 223f, 259
Ciclo da ureia, 208-209, 210f, 259
Ciclo de cori, 266
Ciclo de Krebs, 85-88, 253. Ver também Ciclo do ácido tricarboxílico (ciclo TCA)
Ciclo do ácido cítrico, 85-87. Ver também ciclo do ácido tricarboxílico (ciclo TCA)
Ciclo do ácido tricarboxílico (ciclo TCA), 78, 82, 85-88, 87f, 102, 157, 210f, 252, 250f, 253, 266
Ciclo γ-glutamil, 196, 196f
Ciclo glicose-alanina, 266
Ciclo glutamato-glutamina, 230
Ciclos de metabolismo do nitrogênio, 231
Ciclo TCA. Ver ciclo do ácido tricarboxílico (ciclo TCA)
Ciclo visual, 382, 383f
Cicloxigenase (COX), 163
Circulação enterohepática, 49, 50f, 359
Cirrose, alcoólica, 171
cis-Retinal, 381
Cistationina, 215
Cistationina síntese, falhas na, 216
Cisteína (Cys)
 degradação da, 217
 estrutura molecular da, 185t
 metabolismo da, 195, 216f
 na síntese de proteína, 217

dietas permitidas e recomendadas para, 241f
 resíduos, 150
Cisteína proteases, 232
Cistina (Cys—S—S—Cys), estrutura molecualr de, 185t
Citocromo c oxidase, 92f, 93, 93f, 507
Citocromo P450, 170, 172, 420
Citocromos, no transporte de elétrons, 483
Citoesqueleton, 4-5, 5f
Citologia de impressão conjuntival (CIC), 391
Citoquinas, 2f, 3, 21, 152, 154, 179
Citosina, estrutura molecular de, 204f
Citosina trifosfato (CTP), síntese de, 202f
Citrato (ácido cítrico), isomeração do, 86
Classificação do tipo corporal, 281t
"Clearing factor" (lipase liprotéica), 146
Cloreto, 433t, 460
 absorção, transporte e secreção de, 459, 461f
 balanço eletrolítico e, 564
 deficiência, 460
 entrada adequada e avaliação do valor nutritivo para, 460
 excreção de, 460
 fontes de, 460
 funções do, 460
 interação com o fluoreto, 537
Coagulação do sangue, 413-416, 414f
Coatomeros, 11
Cobalamina, 309t. Ver também Vitamina B$_{12}$ (cobalamina)
Cobalofilinas, 358
Cobalto, como elemento-traço, 557
Cobre, 473t, 502-510
 absorção, 502-505
 avaliação do valor nutritivo, 509
 como elemento-traço essencial, 471
 deficiência, 509
 digestão, absorção, transporte, tomada e armazenamento do, 502-506, 503f
 fontes de, 502
 funções e mecanismos de ação do, 506
 interações com ferro, 486

interações com outros nutrientes, 508
metalotioneína, zinco e, 499
molibdênio e, 533
na absorção do manganês, 529
na absorção do zinco, 494
níquel e, 549
no transporte do ferro, 479
RDA para, 509
selênio e, 516
suplementos, 509
toxicidade do, 509
zinco e, 499
Cociente respiratório não protéico (RQ), 293, 293t
Códons, 10
Coenzima A (Coa), 337-338. *Ver também* Acetilcoenzima A (acetil Coa); Acil CoA: colesteril acil transferase (ACAT); Acil Coa sintetase; reação da Enoil CoA hidratase; Acil CoA graxa sintetase; entradas de HMG CoA reductase; Malonil CoA; Propionil CoA; Succinil CoA
 estrutura molecular da, 339f
 síntese a partir do pantetonato, 338f
 síntese da, 338-339
Coenzima Q10, 273
Coenzima Q-citocromo C oxidoreductase, 92f, 93, 93f
Coenzima Q (CoQ), redução NADH de, 27
Coenzima QH2, regeneração de, 427
Cofatores de vitaminas, no ciclo TCA, 323f
Colágeno, 178
 degradação, 190
 síntese, vitamina C na, 312-314
Colato, 48-49
Colecalciferol, 374t, 393-395. *Ver também* Vitamina D
 produção de, 394f
Colecistite, 49
Colecistoquinina (CCK), 48, 57, 141, 189, 297
Colesterol em ácido da bile, transformação de, 160
Colesterol, 49, 136. *Ver também* Hipercolesterolemia
 catabolismo do, 160
 concentrações, fibras e, 115-116
 deficiência de cobre e, 509
 digestão de, 142, 143f
 esteroides formados a partir do, 138f

estrutura do, 137f
homeostase, regulação de, 167
oxidação de, 141
produção de, 210-211
risco de doença cardiovascular e, 152-154
síntese do, 165-166, 166f
taxa de produção, 165-166
Coleta de dados, em pesquisa, 578
Colina, 200
 catabolismo de, 330
Colipase, papel na digestão de lipídios da, 142
Coloides, na manutenção do balanço de fluidos, 559
Cólon, 53-55, 53f. *Ver também*. Intestino grosso
 absorção de água e sódio no, 117-119
Comer compulsivo/anorexia nervosa purgatória, 301, 302t
Competição metabólica, 171-172
Complexo Co2-biotina-enzima, 344f
Complexo III (coenzima Q-citocromo C oxidoreductase), 92f, 93, 93f
Complexo II (succinato CoQ desidrogenase), 92f, 93, 93f
Complexo I (NADH-coenzima Q oxidoreductase), 92f, 93, 93f
Complexo IV (citocromo c oxidase), 92f, 93, 93f
Complexo mioelétrico, 42
Complexo motor migratória, 42
Complexo piruvato desidrogenase, 251, 324f
Compostos contendo nitrogênio aminoácidos na síntese de, 207f
 como indicadores da massa muscular e do catabolismo das proteínas musculares, 225-226
Compostos não protéicos contendo nitrogênio, 196-201
Conceito de homem/mulher de referência, 281
Concentração de hemoglobina corpuscular média (MCHC), na avaliação do valor nutritivo do ferro, 490
Concentração, pressão osmótica e, 558
Conclusão, em pesquisa, 574
Condições fisiológicas fora do padrão, 24
Condutividade elétrica corporal total (TOBEC), 285, 287t

Confiabilidade, da pesquisa, 576, 577
configuração alfa (α), de monossacarídeos, 65
Configuração beta(β), de monossacarídeos, 65
Constante de equilíbrio (Keq), 24
 variação da energia livre padrão e, 24
Constante de Michaelis (Km), 16
Consumo de energia, em reações químicas, 22
Consumo Máximo de oxigênio (Vo2max), 264, 265
Coproporfirinogênio, 483
Corcunda de dowager, 465
Corpos de cetona, 257, 260-261
 formação dos, 159-160
 produção de, 210
Corrinoides, 357
Cotransportadores dependentes de sódio, 310
Coumadin, 416
Creatina, 199, 225, 273
 conversão em fosfocreatina, 226f
 estrutura molecular da, 200f
Creatina fosfato, 448
Creatina quinase, 199
Creatinina
 excreção urinária de, 225-227
 na conversão de creatina em fosfocreatina, 226f
Criptas de Lieberkuhn, 44-45, 44f
Cromo, 518-521
 absorção, transporte e armazenamento de, 519
 avaliação do valor nutritivo, 521
 como elemento-traço, 471
 deficiência, 520
 excreção de, 520
 fontes de, 518
 funções e mecanismos de ação do, 519
 interações com outros nutrientes, 520
 suplementos, 520-521
 toxicidade do, 521
Cromodulina, 519, 520f
Custo de energia, de atividades, 294t
Cutina, 108
Dano ao DNA, 20-21. *Ver também* Ácido desoxiribonucleico (DNA)
Descarboxilação oxidativa, 324f, 325f, 330
Defeitos do tubo neural (NTDs), MTHFR polimorfismos e, 370

Defensinas, 45
Degradação lisossomal, 232
Degradação proteasomal, 232-233
7-Deidrocolesterol, 374t, 393, 394f.
    Ver também Vitamina D
Desiodinação, 515, 524
Δ-tocoferol, estrutura molecular
    do, 403f
Δ-tocotrienol, estrutura molecular
    de, 403f
Demência
    Polimorfismos MTHFR e, **370**
    status de ácido fólico e, 353
Densidade corporal, cálculo da, 284
Densitometria, 281, 283-284
    via de avaliação da composição
    corporal, 287t
Descarboxilação
    de piruvato, 325f, **330**
    de PLP, 365
    do complexo da piruvato
    desidrogenase, 324f
Desenho experimental, 573-582
Desidratação, exercício e, 571
Desidrogenação, NAD na, 334f
Desidrogenase dos α-cetoácidos
    de cadeia ramificada (BCKAD),
    223, 224f
Desidrogenases, **91**
Deslocamento do equilíbrio, 25f
Desmolases, 136
Desordens de má absorção de gordura,
    410
Desoxirribose, 66, 67f
Desoxitimidina trifosfato (dTTP),
    síntese de, 202f
Desvio do hexosemonofosfato, 78,
    85, 95-97, 97f, 103
Detoxificação, fibras não
    fermentáveis e, 119
Dextrinas resistentes, 112
D-Glicose, 97
D-glicose, 97
Diabetes, 275-277. *Ver também*
    entradas de insulina
    acidose, 277f
    etiologia do, 276f
    magnésio e, 453
    regulação renal do pH e, 568
    tipo 2, 73
    tipo I, 79
Diacilglicerol (DAG), 137
Diagnóstico, enzimologia,
    condições para, 19
Diarreia, 60
Dietas pobres em gorduras, 270

Ingestão Dietética Recomendada
    (RDA), 240
Diferenciação celular, vitamina A
    na, 383-384. *Ver também* Célula(s)
Digestão, 33-61
    de carboidratos, 68-71
    de lipídios, 139-143
    de polissacarídeos, 69-71
    de proteína, 187
    do colesterol e fosfolipídios, 142,
    143f
    enzimas, 35-36, 36t, 44, 48, 54,
    114
    fatores influenciando a, 58
Di-hidrofolato (DHF), 349, 353
Di-hidroxiacetona fosfato (DHAP),
    24, 84, 252
    NADH e, 171f
3,5-Di-iodotirosina (DIT), íon
    iodeto e, 524, 525f
Dimetilglicina, 201
Dinucleotídeo de flavina e adenina
    (FAD), 178, 327, 328f, 327, 329
Dióxido de carbono, 293t, 566-567,
    570
Dióxido de nitrogênio, 423
Dioxigenases, ferro em, 483-485
Dipeptidil aminopeptidases, 189
Dissacarídeos, **63**, **67**, 71
Doença cardiovascular (CVD). *Ver
    também* Aterogênese; Síndrome
    metabólica
    ácidos graxos e, 154-156
    colesterol e, 152-154
    lipídios e, 152-156
    polimorfismos MTHFR e, **370**
    risco, avaliação de, 144
    vitamina C e, 317
Doença ciliáca, 60-61
Doença coronariana do coração
    (CHD). *Ver também* Doença
    cardiovascular (CVD)
    mortes por, 155
Doença de Hartnup, 192
Doença de Kashin-Beck, 517
Doença de Keshan, 517
Doença de Menkes, 505
Doença de urina de xarope de bordo
    (MSUD), 223, 229, 324
Doença de Wilson, excreção de
    cobre e, 509
Doença do coração
    carotenoides e, 387
    vitamina E e, 407-408
Doença do refluxo gastroesofágico
    (GERD), 59, 361
Dopamina, 229, 229f

Dopamina monoxigenase, cobre e, 507
Drogas
    efeitos na absorção de nutrientes,
    540
    efeitos na excreção de nutrientes,
    540
    efeitos no metabolismo de
    nutrientes, 540
    úlcera péptica, 42
Drogas ergogênicas, 271
Ducto hepático comum, 48
Duodeno, 43, 43f, 47f, 50f. Ver
    também Intestino delgado
    absorção de nutrientes no, 51f
Ducto pancreático biliar, 48, 47f
Eicosanoides, 136, 161-164
    características fisiológicas dos, 165t
Elastase, 189
Elastina, 178
Elementos-traço, 471, 472f. *Ver
    também* Microminerais essenciais,
    471-472
Elementos-ultratraço, 471, 472,
    543-555, 543t, 538t
    arsênico, 543, 537f, 544-547
    boro, 543, 543t, 547-548
    cobalto, 555
    definidos, **543**
    níquel, 543, 543t, 548-550
    silicone, 543, 543t, 550-551
    vanádio, 543, 543t, 552-557
Eletrólitos catiônicos, 562
Eletrólitos, **562**, 563t
    balanço, 557-571
    mecanismos de secreção para, 459
Empareamento de bases
    complementares, **9**
Enantiômeros, 64
Endocitose, **52**
    de LDL, 151f
Endopeptidase, **40**, 189
Energia
    balanço, 289, 298-299
    biológica, 21-27
    celular, 23-24
    dispendida em atividades, 297f
    oxidação de ácidos graxos e,
    157-159
    unidades de, 22-25
Energia biológica, 21-27
Energia celular, 23-24
Energia de ativação, **23**, 23f
Energia livre (G), 22-23
    de hidrólise, 90
    de uma reação redox, 27
    variações, 94t

Ensaio clínico randomizado, 576
Enterócitos, 43, 45f, 143
Enterogastrona, 141
Enteroglucagon, 57
Enteropatia sensitiva ao glúten, 60
Enteropeptidase, 189
Entrada adequada (AI), 308
Envelhecimento, composição corporal e, 233-236, 289
Envelope nuclear, 8
Envio de oxigênio, fosfato no, 449
Enxofre, 433t, 508, 511, 533
Enzima condensante (CE), 160
Enzima ramificadora, 80f
Enzimas alostéricas, 16, 78, 100
Enzimas associadas à membrana, 15
Enzimas bifuncionais, 101
Enzimas celulares, aplicação clinica de, 18
Enzimas digestórias pancreáticas, 48, 61, 376
Enzimas induzíveis, 101
Enzimas não induzíveis, 101
Enzimas, 12, 15-18, 177-178. Ver também Enzimas digestórias pancreáticas; Entradas de proteína
  alostéricas, 16
  classificação de, 177
  cobalto e, 555
  dependentes de biotina, 343t
  dependentes de zinco, 497-498
  diagnosticamente importantes, 19t
  ferro em, 483-485
  indução, 16-17
  manganês e, 529-530
  modificação covalente de, 16
  modificações de fosforilação, 14
  molibdênio e, 532-535
  na avaliação do valor nutritivo do manganês, 531
  na avaliação do valor nutritivo do zinco, 501
  na digestão de proteínas, 188f, 188t
  na manutenção do balanço eletrolítico, 569
  na síntese de ácidos graxos, 160
  no armazenamento de molibdênio, 532
  no suco gástrico, 39-40
  no transporte de elétrons, 483
  no uso de cobre pelas células intestinais, 504
  PLP em, 365f
  produção aumentada de, 19-21
  ramificadoras, 80f
  regulação, 17
  reguladas por cálcio e/ou calmodulina, 440t
  selênio e, 514
  síntese, 18, 101
  tipos de, 17
Enzimologia, diagnóstica, 18
Epinefrina, 229, 229f, 261
Equação de Henderson-Hasselbach, 566
Equação de Srarling, 559, 559f
Equações de Harris-Benedict, 295
Equinacea, 125-126
Equivalentes da dieta do folato (DFE), 354
Equivalentes termais, do oxigênio e do dióxido de carbono para o RQ de não proteínas, 293t
Ergocalciferol, 374t. Ver também Vitamina D
  produção de, 394f
Ergosterol, 374t, 393. Ver também Vitamina D
Eritrócitos, formação e maturação de, 354-355, 355f
Erva-de-São João, 127
Escorbuto, 310, 318
Escore de aminoácidos corrigido pela digestibilidade de proteína (PDCAAS), 238-240
Escore de aminoácidos, 238, 238t
Escore químico, 238
Esfíncter esofágico inferior, 37-38, 37f
Esfíncter gastroesofágico, 37-38, 37f
Esfíncter pilórico, 37f
Esfinganina oxidase, 330
Esfingofosfatídeos, 136
Esfingolipídios, 138, 140f
Esfingomielinas, 138, 140f
Esfingosina, 138
Esforço físico, avaliação bioquímica de, 264. Ver também Exercício
Esofagite de refluxo, 181
Esôfago, 34f, 36-38
  doenças afetando o, 38, 59
Espécies reativas de oxigênio e nitrogênio, 419-427, 417t, 421f, 423
Especificidade do GLUT, 73-74
Esqualene, 166
Estado alimentado, 254-257, 255f, 261
Estado de inanição, 254, 257-260
  metabolismo de combustível no, 262t
  utilização de substratos durante, 247f
versus estresse, 246-248
Estado de transição, 23
Estaquioses, 68, 117, 118f
Esteatoreia, 38
Éster de colesterol, 137f
Estereoisomeria, 64-65
  afinidade por carreadores e, 192
Esteroides, 136, 138f
Esteróis, 116, 136, 137f
Estímulo de internalização, 13-14
Estômago, 34f, 37f, 38-43, 47f, 50f, 51f
Estradiol, 138f
Estratégia, classificação de pesquisa por, 575
Estrógeno, 304, 466
Estrutura molecular do, 412f
Estruturas em anel, 65
Estruturas pilosas (microvilli), 4, 44, 44f
Estudo dos Resultados sobre Prevenção e Avaliação do Coração (HOPE), 408
Esvaziamento gástrico, 42-43, 114
Etanol do sangue, nível tóxico de, 75-76
Etanol. Ver Álcool
Excreção de drogas, efeitos de alimentos e nutrientes em, 540
Excreção do ácido xanturênico, 368
Excreção e via de avaliação da composição corporal de 3-Metilhistidina, 287t
Excreção, rins na, 559-561
Excreção urinária de creatina, via de avaliação da composição corporal, 287t
Exercício
  balanço de fluidos e, 570-571
  dietas para, 269-272
  fontes de combustível durante, 266-267
  fontes de energia durante, 265-270
  intensidade e duração de, 267-268
  níveis musculares de glicogênio e, 268-270
  treinamento, nível de, 268
Exocitose, 47
Exons, 10
Exopeptidases, 189
Expressão gênica, 9-10, 21, 384-385, 385f
  ácido retinoico e, 385, 385f
  biotina na, 345
  calcitriol na, 397f

cobre e, 508
modulação da, 30
vitamina A na, 383-385
elementos de resposta (RARE), 385
receptor, 30, 384, 397
Exsudatos, gomas como, 110-111
FADH2 (dinucleótido de adenina e flavina reduzido), 86-88, 87*f*, 92, 94*f*, 95
Fagocitose, 12
Fagocitose lisossomal, 12
Faixa Aceitável de Distribuição de Macronutrientes, 242
Faringe, 34*f*, 35
Farmacodinâmica, 29
Fator de necrose tumoral (TNF), 20
Fatores de crescimento semelhante à insulina (IGFs), 58, 74
Fator intrínseco (IF), 40-41, 358, 361
Fator IXa, 413, 414*f*
Fator liberados da corticotropina (CRF), 58
Fator Xa, 413-415, 414*f*, 414*f*
Fator XIa, 413, 414*f*
Fenilalanina (Phe), 211-213, 241*f*
estrutura molecular da, 187*f*
metabolismo, 212*f*, 212, 228
Fenilquetonúria (PFU), 187, 212, 229
Ferritina, 478, 480-481, 481*f*, 487*f*, 552
Ferro, 472-492, 471*f*
absorção, 474-482
armazenamento do, 480-482, 480*f*
avaliação do valor nutritivo para, 490
captura de, 480*f*, 482
cobre e, 508
como elemento-traço essencial, 471
como inibidor da absorção do cobre, 504
como pró-oxidante, 486
deficiência, 486, 488, 489*f*
digestão, absorção, transporte, armazenamento e captura do, 474-482, 475*f*
excreção do, 488
fontes de, 472, 474
funções e mecanismos de ação do, 482-485
intercâmbio, 487*f*
na absorção do manganês, 528-529
níquel e, 549
RDA do, 488

selênio e, 516
sobrecarga, 489
suplementos, 489
toxicidade do, 489
transporte de, 479-481
turnover do, 487
Ferroportina (Fp), 478, 487
Ferroxidase I, 506. *Ver também* Ceruloplasmina
Fibras dietárias, 107, 108*t*, 121. *Ver também* Fibras
características das, 112-119
química e características das, 108-113
Fibras fermentáveis, 116-119
Fibras funcionais, 107, 108-113, 108*t*, 121
Fibras insolúveis, 113*f*, 119
Fibras não fermentáveis, 119
Fibras solúveis, 113*f*, 119
Fibras. *Ver também* Fibra
estruturas químicas das, 109*f*
química e características das, 108-113
resposta gastrintestinal às, 113*f*
Fibra, 107-129. *Ver também* Fibras
absorção/habilidade de ligação das, 115-117
afirmações aprovadas a respeito das, 119
degradabilidade/fermentabilidade das, 116-119
de plantas, 108
efeito hipocolesterolêmico das, 116
efeitos fisiológicos das, 121
entrada de, recomendações de, 120
esvaziamento do estômago e, 114
fermentação das, 119
funcionamento de enzimas e, 114
ingestão de, efeitos fisiológicos da, 115
mecanismos de prevenção a doenças por, 119
na absorção de manganês, 528-529
papel na prevenção e gestão de doenças, 119-120
propriedades e efeitos das, 112-119
retenção de água/capacidade de hidratação das, 114
solubilidade na água, 112-114
taxa de difusão de nutrientes e, 114-115
Fibrina, 413
Fibrinogênio, 247
Fígado, 6*f*, 34*f*, 47*f*, 48 48*f*, 50*f*
alanina no, 222, 223*f*

aminoácidos e outros metabólitos no, 259*f*
amônia e, 208
armazenamento de zinco no, 495-497
captura de aminoácidos pelo, 196
catabolismo de aminácidos no, 206
como sítio de metabolismo, 72
dano ao, 208
envio de ésteres de colesteril ao, 152
envio de lipídios ao, 146
fluxo de pós-absorção no, 257*f*
fluxo de substratos no, 258*f*
glutamina no, 221-222
metabolismo da vitamina A no, 380*f*
metabolismo da vitamina B_6 no, 363*f*
no armazenamento do cobre, 506
no estado alimentado, 255*f*
no transporte e captura do cobre, 506
papel no metabolismo de lipídios, 147*f*, 148-149
papel no metabolismo, 253, 253*f*
toxicidade do cromo e, 521
transporte de aminoácidos ao, 196
transporte de selênio ao, 512
Fígado gordo, 171, 200
Figuras de referência, para a composição corporal, 233-234
Filoquinona(s), 347*t*, 412, 412*f*, 413, 417. *Ver também* Vitamina K
Fitase, 447
Fita sense, 9
Fitato (ácido fítico), 435, 446-447
absorção de cobre, 503
absorção de cromo, 519
absorção de ferro, 477
absorção de manganês, 528
absorção de zinco, 492, 494*f*
estrutura molecular do, 446*f*
Fitoestanóis, 51, 116
Fitoesteróis, 51, 125
Fitoestrógenos, 125
Fitoquímicos, 124-125, 124*t*
Flavanonas, 124
Flavinas, 327
Flavonas, 124
Flavonóis, 124
Flavoproteínas, 178, 329-330
Fluido extracelular (ECF), 233
Fluido intersticial (ISF), 557, 559
Fluido intracelular (ICF), 233
Fluoreto, 536-538
avaliação do valor nutritivo do, 538

como elemento-traço, 471
deficiência, 538
digestão, absorção, transporte e armazenamento de, 536
entrada adequada de, 537
excreção de, 537
fluorose, 538
fontes de, 536, 536t
funções e mecanismos de ação, 537
interações com outros nutrientes, 537
osteoporose e, 468
toxicidade de, 538
FMNH2 (flavina mononucleotídeo reduzida), 92f
Folato (ácido fólico), 309t, 347-356
avaliação do valor nutritivo para, 356
biodisponibilidade de, 348
carregadores, 349
deficiência, 353-355
digestão, absorção, transporte e armazenamento de 348
excreção de, 354
fontes de, 348
formas monoglutamato do, 350
formula estrutural do, 347f
funções e mecanismos de ação do, 350-352
interações com outros nutrientes, 353
na síntese das purinas e pirimidinas, 353
no catabolismo da histidina, 351f
no metabolismo de aminoácidos, 350-353
proteínas de ligação ao (FBPs), 348
RDAs para, 354
reações do metabolismo do, 334
relações com doenças, 352-353
suplementos, 354
toxicidade do, 356
Folha β pregueada, 182f, 182, 183f
Fontes de energia, durante exercícios, 265-270, 269f
Forças de filtração, 559
Formilglicinamidina ribotide (FGAR), 353
Formiminoglutamato (FIGLU), 350-351, 356
Formulação da teoria, em pesquisa, 574
Fosfatase alcalina, zinco e, 497
Fosfatidilcolina, 136
Fosfatidilinositol, 137
Fosfatidilinositol-4,-5-bifosfato, 137, 140f

Fosfato de alta energia, no armazenamento de energia, 25-26, 25f, 26f
Fosfato(s)
alta energia, 25-26, 25f, 26f
ligações, alta energia, 91f
nucleotídeo/nucleosídeo, 448
potencial de transferência de grupo, 90
Fosfatos de adenosina, 67
Fosfingolipídios, 2
Fosfocreatina, 91f, 199, 225, 226f
Fosfoenolpiruvato carboxiquinase (PEPCK), manganês e, 529
Fosfoenolpiruvato (PEP), 84. Ver também reação da PEP carboxiquinase
Fosfofrotoquinase (PFK), 16, 82-84, 98f, 101
2-Fosfoglicerato, desidratação de, 84
Fosfoglicerídeos, 2, 3f
Fosfogliceromutase, 84
Fosfolipase C, 446, 498
Fosfolipídios, 449
digestão dos, 142, 143f
estrutura e importância dos, 136-138, 139f
papel biológico dos, 137
4'-Fosfopanteteína, 339
Fosfoproteínas, 448
5-Fosforibosil 1-pirofosfato (PRPP), 202
Fosforilação a nível de substrato, 85, 88
Fosforilação oxidativa, 7, 90-91, 92-94, 96f, 103
Fosforilação, 26-28, 85, 90t, 252f, 553
Fosforilase b quinase, 81
Fosforilase quinase, 440
Fosforólise, 80
Fósforo, 433t, 446-450
absorção, 452
absorção do ferro e, 477
avaliação do valor nutritivo para, 449
como inibidor da absorção de cobre, 504
deficiência, 449
digestão, absorção, transporte e armazenamento do, 446-447, 448f
excreção do, 449
fontes de, 446
funções e mecanismos de ação do, 447-451
osteoporose e, 467
proporções do cálcio da dieta para, 443
RDA para o, 449
toxicidade do, 449

Fructanos, 111
Fruto-oligossacarídeos, 111
Frutose
absorção de, 71-72
estrutura molecular da, 65f, 66f
fosforilação da, 84, 103
na glicólise, 82-85, 83f
Frutose-bifosfatase (FBPase) atividade de, 101
Função endócrina, 260
no estado de alimentação, 260
no estado pós-absortivo, 260-262
GABA (γ-aminobutirato), 230, 230f
Galactocerebrosídeo, 140f
Galactose, 66f, 71, 85
Galactose 1-fosfato, 85
Gallbladder, 34f, 47f, 49-51, 50f
Condições/doenças de, 49
γ-tocoferol, 404
estrutura molecular do, 403f
γ-Tocoferol, 404, 403f
γ-tocotrienol, estrutura molecular do, 403f
Gangliosídeos, 139
Gasto de energia basal (BEE), **290**
Gasto de energia em repouso (REE), **290**, 295
Gasto de energia, 269f, 290-296, 291f
Gastrina, **41**, 56
Gene apaf-1, 21
Gene APOA1, 30-31
Gene APOE, 30
Gene casp-10, 21
Gene CETP, 31
Genes reguladores, 101
Genoma, célula, 8
Genômica nutricional, 29-30
Geração de ácidos graxos de cadeia curta, fibras fermentáveis e, 117
Ginkgo biloba, 126
Ginsengs, 126-127, 273
Glândula pituitária, 230
Glândulas cardíacas, **38**
Glândulas de Brunner, 45
Glândulas gástricas, **38**, 58
Glândulas oxínticas, **38**
Glândulas pilóricas, **38**
Glândulas salivares, 34f, 35
Glândula tireoide, iodo na, 523-524, 524f
Gliceraldeído, 65f, 84
Gliceraldeído 3-fosfato (G-3P), 24, 84
Gliceratos, na glicólise, 82-85, 83f
Glicerofosfatídeos, 136
Glicerofosfatídeos da membrana, liberação de araquidonato a partir de, 164
Glicerol, 135f, 252, 252f

Glicerol fosfato, 156
Glicina (Gly), 141f, 184t, 218, 229
   metabolismo, 218, 219f, 351
Glicinamide ribonucleotídeo (GAR), 353
Glicocálice, 3f, **4**
Glicocolato, 141f
Glicogenina, 80
Glicogênio, 68
   armazenamento de, 78
   estrutura molecular do, 69f
   fosforilase, 80-81, 82f
   glicogênese, 78-80, 78f, 79f, 99
   glicogenólise, **68**, 75-76, 80-82, 81f, 256, 261, 365-368
   ramificações, formação de, 80f
   sintase, 80
   síntese de, 75f
Glicolipídios, 138
Glicólise aeróbia, 82, 88-89
Glicólise anaeróbia, 82, 88-89
Glicólise, 24-25, **78**, 82-85, 83f, 98, 101, 103
Glicolização O-ligada, 151
Glicoproteínas, 4, 36, 44, 54, **180**, 438
Glicoquenodesoxicolato, 141f
Glicose 5-fosfatase, 103
Glicose 1-fosfato, 85
Glicose 5-fosfato, 81, 97
   oxidação de, 95
   vias metabólicas para, 253f
Glicose fosfato isomerase, 82
Glicose. *Ver também* Ciclo alanina-glicose
   absorção de, 71
   ATPs produzidas por, 86-88
   captura celular de, 72
   estrutura molecular de, 65f, 66f
   formação de glicogênio a partir de, 78-80, 78f, 79f
   fosforilação enzimática de, 26
   fosforilação, 79, 103, 253, 253f
   homeostase, 254
   lipogênese humana a partir de, 252
   metabolismo de, 75f, 102f, 148f
   na glicogenólise, 80-82, 81f
   paradoxo, **98**
   produção de, 210
   tolerância, deficiência de cromo e, 518, 520
   transportadores (GLUT), 72-74, 73f, 73t *Ver também* entradas de GLUT
   transporte de, 14-15, 15f, 102, 310
Glicosidades, **68**
Glicosilação N-ligada, 151

Glicosinolatos, 125
Globulinas, 197
Glomérulos
   nos rins, 559, 560f
   sódio e, 562
Glucagon, 76, 101
Gluconeogênese, 75-76, **78**, 97-99, 101, 103, 172, 210, 257, 261
   nos rins, 228
   reações de, 99f
   vanádio e, 554
Glucoquinase, 16, 78, 79, 98f
GLUT2, 71
GLUT3, 73, 73t
GLUT4, 73-74, 73t
GLUT5, 73, 73t
Glutamato (ácido glutâmico; Glu), 243
   como neurotransmissor, 230
   estrutura molecular de, 187f
   geração nas células do corpo, 221f
   metabolismo, 193f, 193-195, 220f
Glutamato desidrogenase (GluDH)
   reação de, 171, 171f
Glutamina (Gln)
   estrutura molecular da, 185t
   geração nas células do corpo, 221f
   geração nos músculos, 225, 226f
   metabolismo da, 192-194, 195t, 222
   nitrogênio de aminoácidos e, 260
   principais funções da, 221-222
Glutatione, 193-195, 194f, 196-197, 311, 331
   na prevenção do dano celular, 425f
   no ciclo γ-glutamil, 196f
   regeneração do, 427
   selênio e, 514
Glutatione proxidase (GPX), 423-425
   selênio e, 514, 517
Glutatione reductase, **332**, 514
Gomas, 110-111, 114
Gordura essencial, 281
Gorduras. *Ver* Entradas de lipídios
Gota, 205
Grelina, 57, **297**
Grupo cetona, em monossacarídeos, 64-65
Guanina, 201, 203f, 205f
Guanosina monofosfato (GMP), 203, 205
Guanosina trifosfato (GTP)-proteína ligadora (G-proteina), 12-13, 13f
Gulonolactona oxidase, 310f
Haptocorrinas, **358**
Haptoglobina, 246, 487

Haustra, 53
Hefaestina, 478-479
Helicobacter pylori, 42
Heme
   biosíntese do, 483, 484f
   degradação do, 488
   digestão, 474
   estrutura molecular do, 474f
   na hemoglobina, 482-483
   nos citocromos, 483
Hemicelulose
   capacidade de retenção de água da, 114
   em plantas, 108
   estrutura molecular da, 109f
   química e características da, 110
Hemocromatose, 319, **489**
Hemoglobina, 179, 181, 472, 482-483
   buffers ácido-base e, 566-569
   degradação da, 488, 487f
   na avaliação do valor nutritivo do ferro, 490
   síntese da, 483
Hemopexina, no turnover do ferro, 487f
Hemosiderina, 481-482, 487f
Hepatócitos, 48
Hepcidina, 478, 489
Heptoses, 64
Heterodimers, **385**
Hexoquinase, 78
Hexose fosfato isomerase, 82
Hexoses, 64, 66, 66f
HFE, 478, 489
Hidrocoloides, **110**. *Ver também* Gomas
Hidrodensitometria
Hidrolases, **18**, 177
Hidroperóxidos lipídicos (LOOHs), 198
Hidroxiapatite, **438**, 439, 447, 537
Hidroxilação, da vitamina D, 395-396, 395f
Hidroxilisina (Hyl), 185t
Hidroxiprolina (Hyp), 185t
Hidroxocobalamina, 359
H+ (íon de hidrogênio), translocação de, 95
Hipehomocisteinemia, 353
Hipercalemia, **459**
Hipercolesterolemia, 50-51, 336
Hipercolesterolemia familiar, **151**
Hiperfosfatemia, 447
Hipergastrinemia, 41
Hiperglicemia, **105**, 166, 276
Hiperglicinemia não cetótica, 218

Hiperinsulinemia, 263, 271
Hipermetioninemia, 216
Hiperparatiroidismo, 440
Hiperplasia, **390**
Hipertensão, 457-459, 462-463, 565
Hipertrofias musculares, 268
Hipervitaminose A, 390
Hipoglicemia, **105**, 268
Hipotese, em pesquisa, 574
Hipótese quimiosmótica, 95
Hipoxantina, 205, 205f
  molibdênio e, 532, 534f, 533
Histamina, **42**
Histidina (His), 219
  estrutura molecular da, 185t
  metabolismo, 220f, 350-351, 351f
  permissão dietária recomendada para, 241f
HMG CoA reductase, 116, 150, 166
Holocarboxilase sintetase, 343
Homeostase, **557**, 570
  balanço ácido-base na, 565-568
  cálcio, 397
  colesterol, 167
  distribuição da água do corpo na, 557-558, 558t
  exercício e balanço de fluidos na, 571
  glicose, 254
  manutenção do balanço de fluidos na, 558-559
  manutenção do balanço eletrolítico na, 562-565
  regulação do pH na, 566, 568-569, 560t
  rins e, 559-561, 568-569
Homocisteína
  conversão de metionina em, 351-352
  metabolismo da, 215-216
  resíntese de metionina a partir de, 352f
Homocistinúria, 216
Homodimers, **385**
Homogentisate dioxigenase, ferro e, 485
Homopolissacarídeos, 68
Hormônio adrenocorticotrópico (ACTH), 178
Hormônio α estimulador de melanócito (α-MSH), 58
Hormônio antidiurético (ADH), 247, 569
  rins e, 559-560
Hormônio estimulador de melanócito (MSH), 297

Hormônio paratireoide (PTH), 397, 399f, 399, 434-437, 437f, 447, 452, 564
Hormônio PYY, 297
Hormônio(s), **178**
  células responsivas, 260
  efeito no peso corporal, 297-298
  efeito no turnover de proteína, 231
  fatores liberadores, 230
  gastrintestinais, 48
  indução, 101
  regulação de, 101-103
  regulatórios, 57t
  secreções gástricas e, 41, 41f
  síntese/secreção, 260-261
Hormônios corticoesteroides, 138f
Hormônios glucocorticoides, 76
Hormônios tireóideos
  deficiência de iodeto e, 525-527
  iodeto e, 522 525, 524f, 525f
Íleo, 43, 43f, 53. Ver também Intestino delgado
Ilhotas de Langerhans, 47f
Imagem de ressonância magnética (IMR), 285
  via de avaliação da composição corporal, 287t
Imunoproteínas, **178-179**
Índice de massa corporal (BMI), 279-280, 280f, 299
Índice de Quetelet, 279. Ver também Índice de Massa Corporal (IMC)
Índice glicêmico (GI), 76-77
  cálculo do, 77f
  de alimentos comuns, 77t
  para atletas, 271
Informações sobre proteína em informes nutricionais, 240
Inibição terapêutica, da absorção de gordura, 168-169
Inibidores da COX-2, 163
Inibidores da monoamino oxidase (MAOI) efeitos nas ações de drogas, 540
Inosina monofosfato (IMP), 203, 205
  na degradação de purina, 205f
  síntese de, 204f
Inosina, na degradação de purina, 205f
Inositol-1, 4, 5-trifosfato, 137
Insulina, 111
Insulina, 14, 74-75, 74f. Ver também Diabetes
  captura de ácidos graxos e, 149
  cromo e, 519
  efeitos metabólicos da, 261t
  mecanismo de ação da, 74f, 75f, 137

  na síntese de proteína, 205-206
  na supressão da fome, 298
  no metabolismo da glicose, 102f
  resistência, 76, 262, 275
  tempo de ação da, 260
  vanádio e, 554
Interações nutrientes-drogas, 539-540, 539t
Interactância infravermelho, 286
  via de avaliação da composição corporal, 287t
Internet, pesquisa na, 579-581
Interpretação crítica de pesquisa, 573-582
Intestino delgado, 34f, 43-47. Ver também Duodeno; Íleo; Jejuno
  bactérias no, 52-53
  estrutura do, 43-45, 43f, 44f
  regiões do, 43, 43f, 44f
  subcamadas do, 35f
  tempo de trânsito, fibras e, 115
Intestino grosso, 34f, 53-55, 53f.Ver também Cólon
Intolerância à lactose, 54, 71
Íntrons, **10**
Iodeto, 473t, 522-526
  avalição do valor nutritivo do, 527
  como elemento-traço essencial, 471
  deficiência, 525-527
  desordens da deficiência (IDDs), 525-527
  digestão, absorção, transporte e armazenamento do, 523, 523f, 524f
  excreção do, 526
  fontes de, 522
  funções e mecanismos de ação do, 523-525
  interações com outros nutrientes, 525
  RDA do, 525
  selênio e, 515
  toxicidade do, 527
Iodotrionina 5'-deiodinase (IDI)
  selênio e, 515
Iodo. Ver Iodeto
Isoflavonas, 124
Isoformas de GLUT, 72-73, 73t
Isoleucina (Ilê), 210, 217, 241f
  estrutura molecular da, 184t
  oxidação, 223-225
Isomaltase, 71
Isomerase, **17**, 177
Isômeros D, 64-65, 65f
Isômeros L, 64-65, 65f
Isotiocianatos, 125
Jejum, 246, 254, 257. Ver também Ciclo alimentado — de jejum

Jejuno, 43, 43f, 51f. *Ver também* Intestino delgado
Jornais peer-reviwied, pesquisa e, 573, 579
Jornais, pesquisa e, 573, 579
Joule (J), 22
Junções comunicantes, **385**
Kilocalorias, **22**
Kwarshiorkor, 241-242
Lactase, 71
Lactato (ácido láctico), 257-258, 266. *Ver também* Sistema do ácido lático
  utilização do, 98
Lactose, **67**, 67f
Largura do cotovelo, medições de, 282, 283f
LDL colesterol, 387
L-dopa, 212, 507
Lecitina: colesterol aciltransferase (LCAT), 152
Lecitina retinol acil transferase (LRAT), 379
Leptina, 58, **298**
Leucina (Leu), 217, 230, 241f
  degradação, 225, 345f
  estrutura molecular da, 184t
  na produção de ácidos graxos, 211
  na produção de colesterol, 210
  no metabolismo de proteína, 205
  oxidação da, 223-225
Leucotrienes, **161**, 163-164, 164f
Liases, **17**, 529
Liberação de energia, em reações químicas, 22
Licopeno, 376f
Ligações de hidrogênio (H), 180
Ligamento de Treitz, 43
Ligante do receptor ativador do fator nuclear kB (RANKL), 439
Ligantes, **12**
Ligases, **18**, 177, 530
Lignanas, 125
Lignina
  estrutura molecular da, 109f
  nas plantas, 108
  química e características da, 110
Linfoma de células B produto do gene (Bcl-2), 20
Lipase, 140-142
Lipase gástrica, 40
Lipídios, 131-175
  absorção de, 143-144
  caráter hidrfóbico dos, 172
  classificação dos, 131
  CoA em, 339
  digestão de, 139-143
  doença cardiovascular e, 152-156
  estado alimentado, 255f
  estrutura e importância dos, 132-140
  funções do tipo hormonal dos, 172
  genômica nutricionais e, 30-31
  metabolismo, 252f
  na prevenção do dano às células, 425f
  papel da fração de LDL nos, 152
  papel do fígado e tecido adiposo nos, 147-149, 147f, 148f
  papel na aterogênese, 175
  regulação dos, 166-167
  síntese, 173
  transporte e armazenamento dos, 144-152
Lipídios compostos, 131
Lipídios derivados, 131
Lipofilicidade, 195
Lipólise, 257
Lipoproteína a, doença cardiovascular e, 156
Lipoproteína intermediária (IDL), 145, 145f
Lipoproteína lipase, 148f
Lipoproteínas, **144**, 179
  metabolismo das, 149-152
  papel na aterogênese, 175
  tipos de, 144
  transporte e armazenamento das, 144-147
Lipoproteínas de alta densidade (HDLs), 145, 145f, 149, 152
  etanol e, 172
  metabolismo de, 152
  niacina e, 335
Lipoproteínas de baixa densidade (LDLs), 14, 145, 145f, 147, 152, 175. *Ver também* Entradas de LDL
  destino das, 151, 151f
  niacina e, 335
  vitamina C e, 317
Lipoproteínas de muito baixa densidade (VLDLs), 144, 145, 145f, 147, 150, 151f, 405
Lisil oxidase, cobre e, 507
Lisina (Lys)
  ácido ascórbico e, 312f
  biotina e, 343f
  estrutura molecular da, 187f
  metabolismo, 217, 218f
  permissão dietária recomendada para, 241f
Lisissomas, 2f, **11-12**
Lista geralmente reconhecida como segura (GRAS), 391

Literatura científica, avaliação de, 579, 580
Luteína, 376f
Luz solar, vitamina D e, 400-401
Macrófagos, 408
Macrominerais, 431-471
  cálcio, 433t, 432-446
  cloreto, 433t, 460
  enxofre, 433t
  fósforo, 433t, 446-450
  funções, conteúdo do corpo, deficiência, sintomas e RDAs para, 433t
  hipertensão e, 462-463
  magnésio, 433t, 450-454
  potássio, 433t, 457-460
  sódio, 433t, 455-457
Macronutrientes, 21, 250f
Magnésio, 433t, 450-454
  absorção e transporte do, 450-451, 452f, 451t
  ATP e, 453f
  avaliação do valor nutritivodo, 454
  balanço eletrolítico e, 562, 564-565
  deficiência, 453, 564
  excreção do, 453
  fontes de, 450
  funções e mecanismos de ação do, 451-452
  hipertensão e, 463
  interação com o fluoreto, 537
  interações com outros nutrientes, 452
  no corpo, 452
  RDAs para o, 453
  sais, 450
  suplementos, 450-451
  toxicidade do, 454
Malonil ACP, 161
Malonil CoA, 161f, 166
Maltase, 71
Maltodextrinas, resistentes, 112
Maltose, **67**, 67f
Manganês, 528-531
  absorção do ferro e, 477-478
  absorção, transporte e armazenamento do, 528-529
  avaliação do valor nutritivo do, 531
  como elemento-traço, 471
  deficiência, 530
  excreção do, 530
  fontes de, 528, 528t
  funções e mecanismos de ação do, 529
  interações com outros nutrientes, 530
  toxicidade do, 530-531

Marasmo, 242, **302**
Marcadores tumorais, 19
Massa corporal magra (MCM), 234-235, 281, 286
Massa gorda, 281
Massa livre de gordura, 285-286
Massa muscular, compostos contendo nitrogênio como indicadores de, 225
Matriz citoplasmática, 4-6
Medições de circunferência, 283
Medições de gordura, 283
Medida de dobras cutâneas, 282 283, 282*f*
Melanina, 212
Melatonina, síntese de, 215, 229, 229*f*
Membranas, 1, 2-4, 2*f*, 3*f*, 5*f*, 6, 6*f*, 7, 7*f*, 12, 27, 558
Menadione, 374*t*, 417. *Ver também* Vitamina K
Menaquinone-7 (MK-7), estrutura molecular do, 412*f*. *Ver também* Vitamina K
Menaquinones (MK), 374*t*, 412-413, 417. *Ver também* Vitamina K
Mensageiros, proteínas como, 178
Metabolismo aeróbio, 266, 269
Metabolismo anaeróbio, 276
Metabolismo da glicose
  cromo e, 519
  vanádio e, 554
Metabolismo de aminoácidos, 241, 252
  geração de energia a partir do, 209
  interações entre órgãos no órgão específico, 221-231
  papel do fígado no, 253, 253*f*
Metabolismo de drogas, efeitos de alimentos e nutrientes em, 539-540
Metabolismo dos esqueletons de carbono/α cetoácidos, 209-211
Metaloproteína, 178
Metalotioneína, 494-496, 499, 501, 506
3-Metihistidina (3-meHys), 185*t*, 225-227
Metilcobalamina, 359-360
Metileno THF redutase (MTHFR), 350
Metilfolato trap, 353, 360
Metilmalonil CoA mutase, 360
Metil selenídeo, 513*f*
Metionina (Met), 210, 241*f*
  estrutura molecular da, 185*t*
  metabolismo, 195, 215, 216-217, 216*f*, 351-352
    resíntese a partir da homocisteína, 352*f*

  selênio e, 516
Metionina R sulfóxido redutase (SEL R), selênio e, 516
Método científico, 574
Método da água duplamente marcada, 295
Método de investigação analítico de pesquisa, 575-576
Método descritivo de investigação em pesquisa, 575
Método histórico de pesquisa, 575
Metodologia, pesquisa, 574-577
Métodos de avaliação da composição corporal por condutância elétrica, 287*t*
Métodos de investigação, em pesquisa, 575-577
Métodos qualitativos de pesquisa, 575, 576-577
Métodos quantitativos de pesquisa, 575-576
Micelas, 376
Microcítica, anemia hipocrmômica, 355*f*
Microtúbulos, 5*f*
Mieloperoxidase, 424, 485
Minerais-traço, 471, 472*f*. *Ver também* Microminerais
Minerais. *Ver* Macrominerais; Microminerais; Elementos-ultratraço; minerais específicos
Mioglobina, 472, 482-483
Miosina, 178
Mitocôndria, 2*f*, 5*t*, 6-7, 6*f*, 7*f*, 91
  armazenamento de manganês na, 529
  β-oxidação, de ácidos graxos ativados, 158*f*
  citocromo c, 20
  espécies reativas na, 421*f*, 425*f*
  gordura marrom, 167
  matriz, 7-8
  membrana, 6-7, 6*f*, 7*f*
  processos, 252
Modelos de Haworth, 66, 66*f*
Modificação covalente, de enzimas, 16
Moduladores, 16
Molibdênio, 532-535
  absorção, transporte e armazenamento do, 532
  avaliação do valor nutritivo, 535
  cobre e, 508
  como elemento-traço essencial, 471
  como inibidor da absorção de cobre, 504
  deficiência, 533-535

  excreção do, 534
  fontes de, 532
  funções emecanismos de ação, 532-536
  interações com outros nutrientes, 533
  no corpo, 532
  RDA de, 535
  toxicidade do, 535
molibdopterina, 532, 532*f*
Monoacilglicerol (MAG), 135
Mono ADP-ribosil transferases, 335
Monoamino0 oxidase (MAO), 229
Mononucleotídeo de flavina (FMN), 91, 92*f*, 178, 327, 328*f*, 327, 329
Monossacarídeos, **63**, 64-67
  destino metabólico dos, 78
  estereoisomerismo entre, 65
  estruturas em anel dos, 65
  transporte e captura celular de, 72-75
Monossacarídeos ciclizados, modelos de Haworth, 66, 66*f*
Monoxigenases, 483, 507
Morte celular programada, 20-21
Motilidade do intestino, 42, 56
Motilidade intestinal, 45
Motilina, 56-57
Músculos
  alanina no, 222, 223*f*
  aminoácidos e outros metabólitos nos, 259*f*
  fadiga, durante exercícios, 268
  fluxo de pós-absorção nos, 257*f*
  fluxo de substratos nos, 258*f*
  funcionamento, fígado e, 261
  geração de glutamina nos, 226*f*
  glicose nos, 257
  metabolismo de aminoácidos nos, 227*f*
Músculos esqueléticos, 222-227, 264, 439
MyPyramid, 242
NADH (nicotinamida adenina dinucleotídeo reduzido), 85, 86-88, 87*f*, 91*f*, 92, 94*f*, 95. *Ver também* Entradas de nicotinamida adenina dinucleotídeo em
  glicólise anaeróbia e aeróbia, 88-89
  DHAP e, 171*f*
NADH-coenzima Q oxidoredutase, 92*f*, 93, 93*f*
  proporção NADH: NAD+, 100-101, 171
  redução de CoQ pela, 27

NADP(H) (nicotinamida adenina dinucleotídeo fosfato reduzido), **96**, 97, 170, 515
National Health and Nutrition Pesquisas de exames, 289, 417
Natriurese, **462**
Necessidade estimada de energia (EER), 296
Necessidades médias estimadas (EARs), **308**
Néfrons, 559, 560f
Neurócrina, 56
Neuropeptídeos, 230-231
Neurotensina, **57**
Neurotransmissores, 229-230
N-Formilquinurenina, 213
Niacina (vitamina B3), 309t, **332-336**
   avaliação do valor nutritivo para, 336
   deficiência, 335
   digestão, absorção, transporte e armazenamento da, 333
   equivalente (NE), 335
   fontes de, 332
   funções e mecanismos de ação da, 334
   metabolismo e excreção da, 334
   RDAs para, 335
   síntese, **329**, 334
   toxicidade da, 336
Niacitina, 333
Nicotinamida, 332
Nicotinamida adenina dicluotídeo (NAD+), 91f. *Ver também* Entradas de NAD
   estrutura molecular da, 333f
   funções na célula, 334-335
   na desidrogenação, 334f
   síntese a partir do triptofan, 333f
   síntese de, 333
Nicotinamida adenina dinucleotídeo fosfato (NADP+), 333, 332f
   funções na célula, 334-335
   síntese a partir do triptofan, 333f
Níquel, 543, 543t, 548-550
   absorção do ferro e, 477
   absorção, transporte e armazenamento do, 549
   deficiência, 549
   entrada recomendada, toxicidade e avaliação do valor nutritivo do, 551
   excreção do, 549
   fontes de, 549-550
   funções, transporte e armazenamento do, 549
   interações com outros nutrientes, 549

Níveis de glicogênio nos músculos, 257, 261, 268 269, 271f
Níveis de glicose no sangue, 75-77
   concentração durante o exercício, 268
   efeito na lipólise e na oxidação dos ácidos graxos, 166
   elevados, 79
   fibras e, 114-115
   reação de um fibroblasto a, 14
Níveis máximos de entrada (ULs), 308, 389
Nível máximo de ingestão tolerável, **201**
Norepinefrina, 229, 229f, 261, 313
Nucleases, zinco e, 498
Núcleo arcuato, **297**
Núcleo, 2f, 6f, 8f
Nucléolos, 6f, **8**
Nucleosídeo trifosfato, 9, 79
Nucleotídeo/nucleosídeo-fosfatos, 448
Nucleotídeos, **9**
Numeração estereoespecífica (Sn), 136
Nutrição esportiva, 264-275
Nutrigenética, **29**
Nutrigenômica, **29**, 30, 369
Obesidade
   prevalência de, 289-290, 289f, 296-297, 299
   resistência à insulina na, 275
O-fosfatidiltrimetilarsênio lactato, 545, 545f
Oftalmoplegia, 326
Olação, 519
Óleos de peixes, 134
Olestra, 168-169
Olgopeptídeos, 48
Olgossacarídeos, 55, **63**, 68, 116, 118f
Oligofrutose, 111
Oligômeros, 181
Oncogenes, **19**
Oncose, **21**
Opsina, 382f
Organosulfurados, 125t
Orlistat, 168-169
Ornitina, 272
Orosomucoide, 247
Osmolalidade, 558, 561, 563f
Osmose, **558**
Ossos. *Ver também* entradas de Boro nos, 547
   calcitriol e 24R, 25-(OH)2 D3 nos, 398
   células constituintes dos, 438
   corticais, 438, 439f

   densitometria, 444
   efeitos anabólicos da proteína nos, 240-242
   mineralização dos, 438-439
   mineralização dos, fósforo na, 447-448
   osteoblastos, **386**, 438
   osteócitos, 438
   osteoclastos, **386**, 438-439
   osteomalacia, **401**-401
   osteonectina, 438
   osteopontina, 438
   proteína gla (BGP), 416, 438
   reabsorção, 12
   trabecular, 438, 439f
   vitamina A nos, 385
   vitamina K e, 416-417
Osteoblastos. *Ver* Ossos
Osteócitos. *Ver* Ossos
Osteoclastos. *Ver* Ossos
Osteomalacia. *Ver* Ossos
Osteonectina. *Ver* Ossos
Osteopontina. *Ver* Ossos
Osteoporose, 439, 465f
   álcool e, 468
   atividade física e, 466
   cafeína e, 468
   cálcio e, 467
   carga ácida e, 467
   dieta e, 465-468
   entrada de cálcio e, 442
   estrógeno e, 466
   fluoreto e, 468
   fósforo e, 467
   fumar e, 468
   principais sítios afetados pela, 465f
   proteína e, 468
   sódio e, 467
   vitamina C e, 468
   vitamina D e, 467
   vitamina K e, 417, 468
Oxaloacetato, 86, 89f, 210, 257, 344f
Oxidação biológica, 90-92
Oxidases de função mixta, 161, 170
Óxido nítrico, 219, 423
Oxidoredutases, **18**, 178
   ferro e, 485-486
   manganês e, 529-530
   molibdênio e, 532, 534f, 533
Oxigênio
   equivalente termal para o RQ não protéico, 293t
   medindo o consumo de, 294f
Oxigênio molecular singlete (1º2), **386**, 407, 422, 426
Palmitato, oxidação metabólica do, 22f
Palmitoil CoA, 167

Pâncreas, 34f, 48-49, 47f, 519
Paracrinas, 56
Paracrina — substâncias ativas, 58
Pectinas, 109f, 110
Pedras da vesícula, 49
Pelagra, 335
Pentoses, 64, 66-67, 66f, 67f, 324
Pepsina, 39-40, 188
Pepsinogênios, 40
Peptidases, 189
Peptídeo inibitório gástrico (GIP), 43
Peptídeo insulinotrópico dependentede glicose (GIP), 57
Peptídeo liberador gástrico (GRP), 41, 57
Peptídeos, 47, 190
  absorção de, 190-192
  regulatórios, 56-58, 57t
  secreções gástricas e, 41, 41f
  transporte, 190-192, 192f, 195-196
Peptídeos com ação neurócrina, 57
Peptídeos regulatórios, 56-58
Peptídeos tipo glucagon, 57
Peptídeo YY, 57
Peptidilglicina α-amilase monoxigenase, cobre e, 508
Percentual de calorias provenientes da proteína líquida da dieta (NDpCal%), 240
Perdas de nitrogênio, 228, 228t, 238
Peristalse, 37, 46f, 55, 59
Ingestão dietética recomendada (RDA), 308
Peroxidases, ferro e, 485
Peróxido de hidrogênio, 421f, 421, 423-425, 425f
  ferro e, 424
  molibdenio e, 533
  selênio e, 514
Peróxidos
  na prevenção ao dano celular, 425f
  selênio e, 514
Peróxidos lipídicos, 406, 408, 422, 426
Peroxissomas, 11-12
  espécies reativas no, 425f
Pesagem subaquática, 284
Peso, 296-299
Peso corporal, 279-281, 280f
Peso corporal ideal (IBW), 280, 284
Pesquisa, 573
  avaliação da, 578t, 579, 580
  desenho, 574, 578
  início da, 577-578
  interpretação crítica da, 573-582
  método científico em, 574
  metodologias para, 574-576
  na Internet, 580
  problema, 574, 577-578
  problemas e armadilhas em, 578-580, 579t
  propósito da, 577
  publicação da, 573, 579
  terminologia para a qualidade da, 577
pH, 24, 40f, 565, 568. Ver também Balanço ácido-base
  regulação, 565-569
Piridoxal (PL) fosfato (PLP), 208, 309t, 364t, 364-367, 365f, 366f
Piridoxina (PN) fosfato (PNP), 309t, 363, 363f, 364. Ver também Vitamina B$_6$
Piridoxine fosfato oxidase, 330
Pirimidina(s), 201-202, 202-205, 202f, 203f, 353
Piruvato, 225
  biotina na síntese de oxaloacetato a partir do, 344f
  carboxilase, 344, 530
  descarboxilação oxidativa de, 325f, 330
  formação de oxaloacetato a partir de, 89f
  na interconversão de macronutrientes, 250f
  reação de desidrogenase, 86, 251, 324f
Piruvato quinase, 98, 100
pKa, 567
Placa de gordura, 152
Placas de Peyer, 48
Plasma
  forças de filtração no, 559, 559f
  na manutenção do balanço eletrolítico, 569
  pressão osmótica efetiva do, 558-559
  substâncias filtráveis no, 563
Plasminogênio, 156
Pletismografia por deslocamento de ar (ADP), 284
  via de avaliação da composição corporal, 287t
Plexo mientérico, 55
Plexo submucosal, 55-56
Pó da substância (P), 41, 57
Polaridade, aminoácido, 186, 187t
Poli (ADP-ribose) polimerases (PARP), 335
Polidextrose, 112
Polifenóis, 124-125
Polifrutose, 111
Polímeros de glicose, 68
Poliglutamato hidrolase, zinco e, 498
Polímeros, 108
Polimorfismos da 5,10-Metilenotetrahidrofolato redutase (MTHFR), 369
Polimorfismos genéticos, 369-371
Polióis, 112
Polipeptídeo intestinal vasoativo (VIP), 41, 47, 57
Polissacarídeos, 63, 68, 69
Pontos de Bitot, 390
Porção nicotinamida, oxidação e redução na, 334f
Porfobilinogênio (PBG), 365, 483
Potássio corporal total, 286, 287t
  via de avaliação da composição corporal, 287t
Potássio, 433t, 457-460, 569
  absorção, transporte e função do, 458
  balanço eletrolítico e, 562, 564
  deficiência e toxicidade do, 459
  entrada adequada e avaliação do valor nutritivo para o, 458-460
  excreção do, 459
  fontes de, 457-458
  hipertensão e, 462
  interações com outros nutrientes, 459
  inter-relação com o magnésio, 452-454
  rins e, 560, 562f
Potenciais de redução, 27
Potencial padrão de redução (E0), 27
Potenciometria, 457-457
Prebióticos, 55, 116-118
Precisão, da pesquisa, 576, 577
Pregas de Kerckring, 43
Preparação de dados, em pesquisa, 578
Pressão hidrostática, 559
Pressão osmótica, 558-559
Pressão osmótica coloide, 559
Pressão sanguinea, papel da vitamina D na, 399. Ver também Hipertensão Composição corporal, 279, 281-282
  de crianças de referência, 234t, 235t
  de homens e mulheres de referência, 234t, 235t
  diferenças entre gêneros na, 234-235
  fatores afetando, 233
  métodos de avaliação para, 286-287t, 288
  métodos de mensuração, 281-288
  regulação da, 296-297

Principais minerais, 431, 432f. *Ver também* Macrominerais
Probióticos, **55-55**
Processo de acomodação gástrica, 42
Processo de hidrogenação, 155
Processo de prolongamento, **10**
Processo de quenching, **387**
Processo de replicação, **9**
Processos absorsivos, 51-54
Proelastase, 189
Progesterona, 138f
Projeções de Fisher, 65, 66f
Projeto Genoma Humano, 369
Prolina (Pro), 193
  ácido ascórbico e, 312f
  estrutura molecular da, 185t
  metabolismo, 193f, 220f
Propagação, **406**
Propionil CoA carboxilase, 344
Propionil CoA, 159f, 216, 344f
Propriedades anfipáticas, de sais da bile, **141**
Prostaglandinas, **161**, 163, 164f
Proteína carreadora de acil (ACP), 160, 162f, 340
Proteína completa, **236**
Proteína C-reativa, 197, 247
Proteína desacoplada (UCP), 167, 297
Proteína de transferência de éster de colesteril (CETP), 152
Proteína gla da matriz (MGP), 416
Proteína Gla dos rins (KGP), 416
Proteína intersticial ligadora do retinol (IRBP), 383
Proteína intestinal rica em cisteína (CRIP), 494
Proteína ligadora de vitamina D (DBP), 394, 396
Proteína quinases, **13**, 75, 439
Proteína(s), 177-248
Proteína S, 414
  acetilação por CoA, 339
  buffers ácido-base e, 566-569
  catalítica(s), 16
  categorias funcionais da(s), 177-179
  celular(es), 12-20
  contendo ferro, 486
  deficiência, 242
  degradação de, 206, 232, 232f, 233
  digestão e absorção de, 187-195
  digestibilidade da(s), 236
  efeito térmico da(s), 291
  estrutura e organização de, 180-182
  fontes de, 187
  importância da(s)
  informes alimentares, 240
  metabolismo, 173, 242-243
  na absorção de zinco, 494
  na interconversão de macronutrientes, 250f
  na regulação do ferro, 479
  no armazenamento do cobre, 506
  no armazenamento do ferro, 481-482
  nos ossos, 438
  no transporte do ferro, 479-481
  no turnover do ferro, 488
  osteoporose e, 468
  oxidação de, quociente respiratório para, 292
  perdas urinárias de cálcio e, 442
  pressão osmótica efetiva da(s), 558-559
  qualidade e entrada de, 236-242
  rapidamente degradada(s), 233
  selênio na(s), 511
  síntese, 8f, 205-206
  turnover, 231-233, 246-248
  uso intestinal do ferro e, 478
  valor biológico (BV) da(s), 239
Proteínas celulares, 12-20
Proteínas conexinas, 387
Proteínas conjugadas, 180
Proteínas contráteis, 178
Proteínas do choque de calor, 197
Proteínas do choque por estresse, 197
Proteínas estruturais, 178
Proteínas fatores de transcrição com dedos de zinco, 496f, 498
Proteínas globulares, 178
Proteínas lentas, 205
Proteínas oligoméricas, 181
Proteínas R, 358
Proteínas rápidas, 205
Proteínas reagentes de fase aguda (APR), 197, 247
Proteína. *Ver* Proteína(s)
Proteoglicans, **180**, 438
Proteólise autofágica, 232
Protopofirinogênio, 483
Provitaminas, 374t
Psílio, 112
Pterina, estrutura molecular da, 532f
Pteroil poliglutamatos, 348
Ptialina, 36. *Ver também* α- Amilase
Publicações, pesquisa e, 573, 579
Purina(s), 201-203, 203f, 204f, 353
Pyridoxamine (PM) fosfato (PMP), 309t, 363f, 364, 366f. *Ver também* Vitamina B$_6$
Queladores, **475**
Quenodesoxicolato (ácido quenodesoxicólico), 48-50, 141f
Queratina, 178
Queratinócitos, **384**
Queratomalacia, 390
Quifose, **465**
Quilomícrons, 144, 145f, **146**, 149-150, 257, 379, 395
  destino de, 150f
Quilomícrons remanescentes (Crs), **147**, 148, 150f, 395
  no metabolismo de lipídios, 147f
  vitamina E e, 404
Quimo, 38, 42-43
  no intestino delgado, 45
  no trato gastrintestinal, 46f
Quimotripsina, 189
Quimotripsinogênio, 189
Quinase de cadeia leve de miosina, 440
Quinase receptora de insulina/IGF-1, 75, 75f
Quitina, 112
Quitosana, 112
Quociente do alimento, 295
Quociente respiratório (RQ), 264
  gasto de energia e, 293
  oxidação de substratos e, 292
Radicais centrados em carbono, 422, 426
Radicais hidroperóxidos, 406, 422, 426
Radicais hidróxidos, 406, 421f, 422, 425-426
Radicais livres, 406, 406f, 419, 421f
Radicais peroxil (peroxi), 387, 406, 421f, 422, 423, 425f, 426
Radicais superóxidos, **419-421**, 421f, 423, 481
Rafinose, **68**, 117, 118f
Rapamicina, 206
Raquitismo, **401**, 449
Razão de eficiência da proteína (PER), 239
Razão de troca respiratória (RER), 264
Reação da aldolase, 84
Reação da enoil CoA hidratase, 157
Reação da fosfoglucomutase, 102
Reação da glicerofosfato desidrogenase (GPDH), 171
Reação da lactato desidrogenase, 84
Reação da PEP carboxiquinase, 98. *Ver também* Fosfoenolpiruvato (PEP)
Reação de Fenton
  cobre na, 504, 508
  no transporte de ferro, 479-481

Reação de hexoquinase/
 glucoquinase, 82
Reações bioquímicas, reversibilidade
 de, 16
Reações celulares, reversibilidade
 de, 24
Reações de carboxilação, **160**
Reações de catálise por enzimas, 16
Reações de deaminação, 207-208,
 208*f*
 de PLP, 365
Reações de desidrogenase, 101
Reações de dessaturação, **161**
Reações de dessulfurização, de PLP,
 365
Reações de hidroxilação, papel da
 vitamina C nas, 312
Reações de oxigenação, **161**
Reações de quinase, 103, 497
Reações de redução-oxidação (redox),
 27
Reações de transulfuração, do PLP,
 365
Reações endotérmicas, **23**, 23*f*
Reações, exotérmicas e
 endotérmicas, 23, 23*f*. *Ver também*
 Reações químicas
Reações exotérmicas, **23**, 23*f*, 26, 26*f*
Reações pareadas
 na transferência de energia, 26-27
 significância de, 26
Reações químicas. *Ver também* Reações
 liberação e consumo de energia em,
 219
 reversibilidade de, 23
Reações reversíveis, deslocamentos
 direcionais em, 102
Receptor ativado por proliferador de
 peroxissoma γ (PPARγ), 30
Receptores de LDL, 150-151
 anormalidades nos, 151
 domínios de, 150-151
 número inadequado de, 152
 proteínas precursoras, 151
Receptores de transferrina, 479, 482
Receptores do retinoide X (RXR), 385,
 397
Receptores, 12-14, 13*f*
Receptores LDL-APO B-100 E, 150.
 Ver também Lipoproteínas de
 baixa densidade (LDLs)
Receptor relacionado ao insulina-
 receptor (IRR), 74
Rede Golgi *cis* de 11
Rede de Golgi *trans*, 11

Redução
 do anel isoaloxazina, 329*f*
 na porção nicotinamida, 334*f*
Reflexos, **56**
Reflexos enterogástricos, 56
Regulação covalente, **81**
 tipos de, 101
Regulação de H+, 565-569
Reparo do DNA, biotina no, 345
Replicação do DNA, 8*f*, 9
Reposição eletrolítica, exercícios e
 balanço dos fluidos e, 571-572
Resfriados, vitamina C e, 315
Retículo endoplasmático (ER), 2*f*,
 5*f*, 6*f*, **10**-10
 cálcio no, 441*f*
Retículo endoplasmático liso (SER),
 2*f*, 6*f*, 10
Retículo endoplasmático rugoso
 (RER), 2*f*, 6*f*, 7, 10
Retículo sarcoplásmico, **10**
Retinal, 374*t*, 375*f*. *Ver também*
 Vitamina A
 metabolismo, 377-379, 378*f*
 no ciclo visual, 383*f*
Retinil palmitato, 376*f*
Retinoides, 373-374, 377, 384
Retinol, 374*t*, 377-379. *Ver também*
 Vitamina A
 equivalentes de atividade (ERA),
 389
 equivalentes (RE), 389
 no ciclo visual, 383*f*
 proteína de ligação (RBP), 196, 380
 reesterificação do, 377*f*
Ribitol, 67, 67*f*
Riboflavina (vitamina B$_2$), 309*t*,
 327-332
 avaliação do valor nutritivo para
 a, 330
 deficiência, 331
 digestão, absorção, transporte e
 armazenamento da, 327
 estrutura molecular da, 328*f*
 funções e mecanismos de ação
 da, 329
 metabolismo e excreção da, 331
 RDAs para a, 331
 toxicidade da, 331
Ribonucleotídeo redutase, 331
Ribose, 67, 67*f*
Ribossomos, 10
Rins
 aminoácidos e outros metabólitos
 nos, 259*f*
 aminoácidos nos, 227-228, 227*f*
 calcitriol nos, 399

 glutamina nos, 221-222
 homeostase e, 559-561, 569
 mantendo o balanço eletrolítico,
 562-565
 na manutenção do balanço
 eletrolítico, 569
 regulação do pH pelos, 568-569,
 560*t*
RNA mensageiro (mRNA), 9-10, 231,
 398
RNA ribossomal (rRNA), 11
RNA transferidor (tRNA), 10, 231
Rodopsina, 381-383, 382*f*
S-Adenosil-homocisteína (SAH), 215
S-Adenosilmetionina (SAM),
 199-200, 215, 351-352, 545
S-adenosil metionina (SAM),
 199-200, 215, 351-352, 545
Saponinas, 125*t*
Saúde dos olhos, 317, 387, 408
Secreções gástricas, regulação de,
 41-42, 41*f*
Secreções pancreáticas, 48
Secretina, 47, 56-57, 189
Segmentação, 46*f*
Selênio, 473*t*, 511-517
 absorção, transporte, captura,
 armazenamento e metabolismo
 do, 511, 512*f*, 513*f*
 avaliação do valor nutritivo do, 517
 como elemento-traço essencial, 471
 estados de oxidação do, 511
 excreção do, 516
 fontes de, 511
 funções e mecanismos de ação,
 514-516
 interações com o ferro, 486
 RDA do, 516
 toxicidade do, 517
 vitamina E e, 408
Selenoamino ácidos, 512, 512*f*, 514,
 513*f*
Selenocisteína, 511, 512, 512*f*, 513-
 514, 513*f*
 selenofosfato sintetase e, 515
Selenofosfato sintetase (SPS), 515
Selenometionina, 511, 512, 512*f*, 513,
 513*f*
Selenoproteína P (SELP), 513*f*,
 515-517
Selenoproteínas, 513, 515-517
Selenose, 517
Semiquinona, 329*f*
Sepsis, 244, 247*f*
Serina (Ser), 218
 metabolismo, 219*f*, 351
 nos rins, 228
Serosa, 33, 34-35, 35*f*
Serotonina, 214, 229, 229*f*, 313

Silicone, 543, 543t, 550-551
  absorção, transporte, armazenamento e excreção do, 551
  deficiência, 551
  entrada recomendada, toxicidade e avaliação do valor nutritivo do, 551
  fontes de, 550
  funções do, 551
Simportadores, 14, 179
Sinalização de cAMP, 13. *Ver também* AMP cíclica (cAMP)
Sinalização intracelular, 12-14, 397
Sinal químico interno, 13, 13f
Síndrome alcalina do leite, 444
"Síndrome da realimentação", 449, 459
Síndrome de Lesh-Nylan, 203
Síndrome de Wernicke-Korsakoff, 326
Síndrome de Zollinger-Ellison, 41, 358, 361
"Síndrome dos pés ardentes", 340
Síndrome metabólica, 249, 262-264, 274
  critérios de diagnóstico clínico da, 263t
Síntese de ácidos graxos, 160, 162f, 163f, 165
Síntese de lecitina, 165, 165f
Síntese de neurotransmissores, vitamina C na, 313-315
Síntese de RNA, formação de purinas para, 202, 204f
Síntese do DNA, formação de purinas para, 202, 204f
Sistema ATP-CP (fosfagênio), 265
Sistema de notação Δ, 133
Sistema de notação ω (w), 133
Sistema de transporte PEPT1, 190-192
Sistema do ácido lático, 266-269
Sistema hidrogênio-potássio ATPase, 38
Sistema lançadeira do glicerol 3-fosfato, 89, 89f
Sistema lançadeira do malato-aspartato, 89, 90f
Sistema micrsomal de oxidação do etanol (MEOS), 169, 170-172, 170f
Sistema nervoso central (SNC), 255, 257f, 258f, 260. *Ver também* Sistema nervoso
Sistema nervoso entérico, 55-56
Sistema nervoso, 260. *Ver também* Sistema nervoso central (SNC); Entradas de neuro

Sistema renina-angiotensina-aldosterona, rins e, 559-560, 562f, 560-561, 562f
Sistemas biosintéticos, 21
Sistema shuttle, 88-89, 89f, 90f
Sódio, 433t, 455-457, 569
  absorção, transporte e função do, 456-458
  balanço eletrolítico e, 562
  deficiência, 457
  entrada adequada e avaliação do valor nutritivo para o, 457
  excreção do, 457
  fontes de, 455
  hipertensão e, 462
  interações com outros nutrientes, 457
  mecanismo de absorção intestinal, 456, 458f
  osteoporose e, 467
  rins e, 560, 562f
Somatostatina, 41, 48, 57
Soro amiloide A, 247
Suberina, 108
Submucosa, 33, 34, 35f, 39f, 44f
Substância de reação lenta do choque anafilático (SRS-A), 164
Substâncias anfotéricas, 568
Substâncias lipofílicas, 11
Substratos do receptor de insulina (IRSs), 75, 384
Succinato CoQ desidrogenase, 92f, 93, 93f
Succinato desidrogenase, 86, 330
Succinil CoA, 159-160
Suco de uva, efeitos no metabolismo de drogas, 539
Suco gástrico, 38-39, 39f
Sucrase, 71
Sucrose, 67, 67f
Sulfito oxidase, 485, 532-536
Sulfóxido de biotina, 345f
Supercompensação, 269, 271f
Superóxido dismutase (SOD), 425f, 498, 506, 529-531
Suplementação mútua, 236
Suplementos de creatina, 199
Suplementos, ergogenia nutricional, 272-274
Suplementos herbais, 124-127, 272
SVCT1/2 cotransportadores dependentes de sódio, 310
Tabela Periódica
  elementos-traço/microminerais na, 472f
  elementos-ultratraço na, 544f
  macrominerais na, 432f

Talassemia, **319**
Taurina, 141f, 217, 229
Taurocolato, 141f
Tauroquenodeoxicolato, 141f
Taxa metabólica basal (BMR), 290-292
  fórmulas derivadas para, 295-296
Tecido adiposo
  células, 148f, 149
  fluxo de substratos no, 258f
  fluxo pós-absorção no, 257f
  glicose no, 257
  papel no metabolismo de lipídios, 148f, 149
Tecido linfoide associado à mucosa (MALT), 46
Tecido linfoide associado ao abdomen (GALT), 46
Temperatura corporal, exercício e, 571
Teratogenicidade, **390**
Termogênese, **167**, 168, 168f
Termoregulação, 291, **571-572**
Terpenes, 125t
Teste de resposta à dose relativa (RDR), 391
Teste de Schilling, 362
Teste de supressão com desoxiuridina, 356
Teste modificado de resposta à dose relativa (MRDR), 391
Testosterona, 138f
Tétano, **442**, 564
Tetroses, 64
Tiamina (vitamina B1), 309t, 321-327
  deficiência, 326-327
  digestão, absorção, transporte e armazenamento da, 321-327
  estrutura molecular da, **321**
  fontes de, 321
  metabolismo e excreção da, 325
  monofosfato (TMP), 322
  papéis de coenzima da, 323-325
  papéis de não coenzima da, 326
  pirofosfsto (TTP), 322
  RDA para, 325-326
  toxicidade da, 326
  trifosfato (TTP), 322
Timidina trifosfato (TTP), 202f, 355
Timina, 203f
Tioredoxina, 427
Tioredoxina redutase (TrxR;TRR), **330**, 515
Tiroperoxidase, ferro e, 485
Tirosina (Tyr), 211-213, 229
  catabolismo da, 212

estrutura molecular da, 185*t*
metabolismo, 212*f*, 212, 507
permissão dietética recomendada para, 241*f*
Tirosinemia, 212
Tiroxina (T4)
iodeto e, 522-523, 523*f*, 524*f*, 525*f*, 525, 527
Tocoferóis, 374*t*, 403, 403*f*. *Ver também* Vitamina E
Tocotrienóis, 374*t*, 403, 403*f*, 404. *Ver também* Vitamina E
Tomografia computadorizada (axial) (CT; CAT), 284
via de avaliação da composição corporal, 287*t*
Transaminação, 207-208, 208*f*, 365, 366*f*
Transcatalquia, **396**, 397
Transcobalaminas (TC), 359
Transcrição, 9, 30, 498
Transcriptases, zinco e, 498
Transcupreína (Tc), 382, 505
Transferases, **19**, 178, 498, 529
Transferência de elétrons, 27
Transferrina, 179, 478, 479, 480, 480*f*, 481*f*, 487*f*, 495, 519, 520*f*, 520, 552
Transformação de energia, tiamina em, 323
Translação, **10**
Transpiração, 571, 572*t*
Transportador 1 de sódio-glicose (SGLT1), 71
Transportador mineral divalente 1 (DMT1), 475, 478, 493, 503, 503*f*, 528
Transportador multivitamínico sódio-dependente (SMVT), 337, 342
Transportador responsivo de insulina, 74
Transporte de ácidos graxos, carnitina e, 198
Transporte de elétrons, citocromos e outras enzimas em, 483
Transporte de H+, 191
Transporte dependente de sódio (Na+), de aminoácidos às células, 191, 191*f*, 192*t*
trans-Retinal, 381
Transtiretina (TTR), 179, 197, 380, 524
Transtorno do comer compulsivo, 303
Transtornos alimentares, 301-304, 305*t*

Treino de endurance, 268
Treonina (Thr), 211, 241*f*
deaminação da, 208*f*
estrutura molecular da, 184*t*
metabolismo, 217-219, 219*f*
Triacilgliceróis (TAGs), 149
catabolismo dos, 156
digestão dos, 139-142, 142*t*
estrutura e importância dos, 133-136, 135*f*
hidrólise dos, 142, 143*f*
metabolismo durante o jejum, 149
na dieta Ocidental, 139
quilomícrons e, 150*f*
síntese dos, 165, 165*f*, 263
Triacilglicerol lipase, hormônio sensível, 166-167
Tríade da atleta feminina, 304
Triângulo de Ward, **468**
Triiodotironina (T3), 523, 524*f*, 525*f*, 526
Trioses, 64
Tripeptidases, 189
Tripeptídeos, 191
Tripsina, 189
Tripsinogênio, 189
Triptofan (Try), 210, 212-215, 229
dioxigenase, ferro e, 485
estrutura molecular do, 185*t*
melatonina e serotonina a partir do, 229, 229*f*
metabolismo, 214*f*, 215
permissão dietética recomendada para, 241*f*
síntese de NAD+ e NADP+ a partir do, 333*f*
síntese de niacina a partir do, **329**
Trombina, 413, 414*f*, 414
Tromboxanes, **161**, 163, 164*f*
Túbulos
na regulação renal do pH, 568, 560*t*
nos rins, 559-560
reabsorção do cálcio, sódio e fosfato nos, 564
Ubiquinol, regeneração do, 427
Ubiquinona, 93. *Ver também* Coenzima Q (CQ)
Ubiquitina, **232**, 232*f*, 233
Úlceras pépticas, 42
Ultrassom, 285, 287*t*
Unidades internacionais (IU), 389
Unidades isoprenoide, **412**
Uridina difosfato gactose (UDP-galactose), 85
Uridina difosfato glucose (UDP-glucose), 80, 85
Uridina difosfato (UDP), 201, 529

Uridina monofosfato (UMP), 201-202
Uridina trifosfato (UTP), 202*f*, 448
Urina
Gastos de nitrogênio na, 228, 228*t*
nitrogênio da ureia (UUN), 237
Nitrogênio (UM), 238
pH da, 568
regulação renal do pH e, 568
Utilização líquida de proteína (NPU), 239
Validade, da pesquisa, 576, 577
Validade de critérios, de pesquisa, 577
Validade externa, de pesquisa, 577
Validade interna, de pesquisa, 577
Valina (Val), 184*t*, 210, 217, 241*f*
oxidação da, 223-225
Valor biológico (BV), de proteínas, 239
Valor diário, 240
Vanádio, 543, 543*t*, 552-557
absorção, transporte e armazenamento do, 552
excreção do, 554
fontes de, 552
funções do, 553-555
ingestão recomendada, toxicidade e avaliação do valor nutritivo do, 554
Variação de energia livre padrão, 24
Vasopressina, rins e, 559, 560, 563*f*
VDR (resposta da vitamina D), 396-397
Verbascose, **68**, 117, 118*f*
Via anfibólica, **252**, 252
Via da pentose fosfato, 95-97
Via de lipoxigenase, 162
Via de transulfuração, 216
Villi, 43, 44*f*, 45*f*, 71
Vitamina A, 373-393, 374*f*
avaliação do valor nutritivo para, 391
deficiência, 171-172, 384, 386, 390
digestão e absorção da, 375-377, 377*f*
e a rodopsina na visão, 382*f*
estruturas moleculares da, 375-376*f*
excreção da, 389
fontes de, 374-375
funções adicionais da, 385-387
funções e mecanismos de ação da, 381-386
interações com outros nutrientes, 389
interações do ferro com, 486
metabolismo no fígado da, 380*f*

no ciclo visual, 383f
RDA para, 390
toxicidade da, 390-391
transporte, metabolismo e armazenamento da, 379-381
visão e, 381-383
zinco e, 498
Vitamina B1, 321-327. Ver também Tiamina
Vitamina B6, 309t, 363-368
avaliação do valor nutritivo para, 368
biodisponibilidade da, 364
deficiência, 367
digestão, absorção, transporte e armazenamento da, 364
efeitos no metabolismo de drogas, 540
estruturas moleculares da, 363f
excreção da, 367
fontes de, 363-364
formas coenzimáticas da, 364-368
funções e mecanismos de ação da, 364-367
metabolismo da, 363f, 364, 367
na transaminação, 366f
papéis não coenzimáticos da, 367
RDA para, 367
toxicidade da, 367
Vitamina B$_{12}$ (cobalamina), 309t, 357-363
absorção de, 358f
avaliação do valor nutritivo para, 362
cobalto e, 555
deficiência, 356, 361-362
digestão, absorção, transporte e armazenamento da, 358-359
excreção da, 360
folato e, 353-354
fontes de, 358
funções e mecanismos de ação da, 359
metabolismo da, 359-360
na oxidação do L-metilmalonil CoA, 360f
RDA para, 361
Vitamina C, 308-321
ácido ascórbico desidratado, 311f, 312f
atividade antioxidante da, 314-315
cobre e, 508
como pró-oxidante, 315
concentrações no plas e no soro da, 318-320
deficiência, 318
digestão, absorção, transporte e armazenamento da, 310

efeitos farmacológicos da, 316
favorecimento da absorção de ferro pela, 477
fontes de, 310
funções bioquímicas diversas da, 315-317
funções e mecanismos de ação da, 312-316
interação com outros nutrientes, 317
metabolismo e excreção da, 317, 318f
na amidação de peptídeos, 314f
na atividade de redutase, 475
na síntese de carnitina, 199f, 313
na síntese de neurotransmissores, 313-315
na síntese do colágeno, 312-314
na síntese e catabolismo da tirosina, 313
no metabolismo microsomal, 314
osteoporose e, 468
RDA, 317-318
regeneração de, 427
toxicidade da, 318
Vitamina D, 374t, 393-404
absorção de cálcio e, 434
absorção intestinal do cálcio e, 399f
absorção, transporte e armazenamento da, 395-396
avaliação do valor nutritivo para, 402
deficiência, 400-402
elementos de resposta (VDRE), 397 Ver também VDR (resposta da vitamina D)
fontes alimentares de, 393t
fontes de, 393
funções e mecanismos de ação da, 396-400
hidroxilação da, 395-396, 395f
ingestão adequada de, 400
metabolismo e excreção da, 400
metabólitos da, 401f
osteoporose e, 467
papéis adicionais da, 399-400
produção de 394f
receptores nucleares para, 396
suplementos, 401
toxicidade da, 401
Vitamina E, 374t, 403-412
absorção de magnésio e, 451
avaliação do valor nutritivo para, 410
captura, 404
deficiência, 410
digestão, absorção, transporte e armazenamento da, 404

fontes de, 404-405
funções e mecanismos de ação da, 405-408
interações com outros nutrientes, 408
metabolismo e excreçãoda, 409
na prevenção do dano celular, 425f
papéis não oxidativos da, 407-408
papel antioxidante da, 406-407
RDA para, 409
regeneração da, 407f, 427
toxicidade da, 410
Vitamina H, 341. Ver também Biotina
Vitamina K, 374t, 412-418
absorção, transporte e armazenamento da, 413
avaliação do valor nutritivo para, 418
ciclo, 416, 416f
coagulação do sangue e, 413-416, 414f
deficiência, 417
deficiência de manganês e, 530
efeitos na ação de drogas, 540
estrutura molecular da, 412f
fontes de, 412
funções e mecanismos de ação da, 413-417
ingestão adequada de, 417-418
interações com outros nutrientes, 417
metabolismo e excreção da, 417
na carboxilação de resíduos do ácido glutâmico, 415-416, 415f
na prevenção do dano celular, 425f
nos alimentos, 412t
osteoporose e, 468
toxicidade da, 418
Vitaminas
descoberta das, 307
natureza essencial das, 307
solúveis em água, 307-372, 308f, 307-309t
solúveis em gordura, 307, 373-429
Vitaminas do complexo b, 308, 308f. Ver também Entradas de vitamina B; Biotina; Folato (ácido fólico); Ácido pantotênico (pantotenato)
Vitaminas solúveis em água, 307-372, 308f
ácido ascórbico (ascorbato; vitamina C), 308f, 308, 309t, 311-312
ácido pantotênico (pantotenato), 309t, 337-341

biotina, 309t, 341-347
características das, 307-309t
folato (ácido fólico), 309t, **347-356**
niacina (vitamina B$_3$), 309t, **332-336**
riboflavina (vitamina B$_2$), 309t, 327-332
tiamina (vitamina B$_1$), 309t, 321-327
vitamina B$_6$, 309t, 363-368
vitamina B$_{12}$ (cobalamina), 309t, 357-363
Vitaminas solúveis em gordura, 307, 373-429
ácido retinoico, 374t, 377, 381, 384-386
β-caroteno, 373, 374, 374t, 377, 386-388
carorenoides, 125, 373-374, 374t
colecalciferol, 374t, 394-395
descoberta, funções, síndromes de deficiência, fontes de alimento e permissões dietárias recomendadas para, 374t
7-desidrocolesterol, 374t, 394
ergocalciferol, 374t
ergosterol, 374t
filiquinonas, 374t, 412, 413
menadiona, 374t, 417
menaquinonas, 374t, 412-413
provitaminas, 374t
retinal, 374t
retinol, 374t
tocoferóis, 374t, 403
tocotrienóis, 374t, 403-404
vitamina A, 373-393, 374t
vitamina D, 374t, 393-404
vitamina E, 374t, 403-412
vitamina K, 374t, 412-418
Volume celular médio (MCV), 354
Volume corpuscular médio (MCV), na avaliação do valor nutritivo do ferro, 490
Warfarina, 416
Xantina desidrogenase, 205, 486, 532, 534f
Xantina, 205, 205f, 532, 534f
Xantina oxidase, 205, **330**, 486, 532, 534f, 533
Xenobióticos, **314**
Xeroftalmia, **390**
Zeaxantina, 374
Zimogênios, **35**, 189
Zinco, 473t, 492-501
  absorção, 492-494
  absorção de ferro e, 477-479
  avaliação do valor nutritivo para, 501
  cobre e, 508
  como elemento-traço essencial, 471
  como inibidor da absorção de cobre, 503-505
  deficiência, 348, 498-500, 501
  deficiência de cobre e, 509
  digestão, absorção, transporte, captura e armazenamento do, 492-497, 493f
  excreção do, 499-501
  fontes de, 492, 492t
  funções e mecanismos de ação do, 496-500
  funções fisiológicas do, 498
  interações com o ferro, 486
  interações com outros nutrientes, 499
  manganês e, 530
  níquel e, 549
  RDA do, 500
  suplementos, 500
  toxicidade do, 500
  transportadores (ZnTs), na absorção do zinco, 494-495
Zwitterions, **184**

Ingestão Dietética de Referência (DRI)

A Ingestão Dietética de Referência (DRI) inclui dois conjuntos de valores que servem como metas para ingestões de nutrientes — Ingestão Dietética Recomendada (RDA) e Ingestão Adequada (AI). A RDA reflete a quantidade média diária de um nutriente considerado adequado para atender às necessidades da maioria das pessoas saudáveis. Se existem evidências insuficientes para determinar a RDA, a AI pode ser ajustada. A AI é mais experimental do que a RDA, mas ambas podem ser utilizadas como metas para ingestões de nutrientes.

Além de os valores servirem como metas para ingestões nutricionais, a DRI inclui um conjunto de valores chamado Nível Superior Tolerável de Ingestão (UL). O UL representa a soma máxima de um nutriente que se mostra seguro para a maioria das pessoas saudáveis para consumo em uma base regular.

Necessidade Estimada de Energia (EER), Ingestão Dietética Recomendada (RDA) e Ingestão Adequada (AI) para Água, Energia e Nutrientes Energéticos

Idade (anos)	IMC de referência (kg/m²)	Altura de referência cm (pol)	Peso de referência kg (lb)	Água[a] AI (kcal/dia)	Energia EER[b] (kcal/dia)	Carboidrato RDA (g/dia)	Fibra total AI (g/dia)	Gordura total AI (g/dia)	Ácido linoleico AI (g/dia)	Ácido linolênico[c] AI (g/dia)	Proteína RDA (g/dia)[d]	Proteína RDA (g/kg/dia)
Homens												
0 – 0,5	–	62 (24)	6 (13)	0,7[e]	570	60	–	31	4,4	0,5	9,1	1,52
0,5 – 1	–	71 (28)	9 (20)	0,8[f]	743	95	–	30	4,6	0,5	11	1,2
1 – 3[g]	–	86 (34)	12 (27)	1,3	1046	130	19	–	7	0,7	13	1,05
4 – 8[g]	15,3	115 (45)	20 (44)	1,7	1742	130	25	–	10	0,9	19	0,95
9 – 13	17,2	144 (57)	36 (79)	2,4	2279	130	31	–	12	1,2	34	0,95
14 – 18	20,5	174 (68)	61 (134)	3,3	3152[h]	130	38	–	16	1,6	52	0,85
19 -30	22,5	177 (70)	70 (154)	3,7	3067[h]	13	38	–	17	1,6	56	0,8
31 -50				3,7	3067[h]	13	38	–	17	1,6	56	0,8
> 50				3,7	3067[h]	13	30	–	14	1,6	56	0,8
Mulheres												
0 – 0,5	–	62 (24)	6 (13)	0,7[e]	520	60	–	31	4,4	0,5	9,1	1,52
0,5 – 1	–	71 (28)	9 (20)	0,8[f]	676	95	–	30	4,6	0,5	11	1,2
1 – 3	–	86 (34)	12 (27)	1,3	992	130	19	–	7	0,7	13	1,05
4 – 8	15,3	115 (45)	20 (44)	1,7	1642	130	25	–	10	0,9	19	0,95
9 – 13	17,4	144 (57)	37 (81)	2,1	2071	130	26	–	10	1,0	34	0,95
14 – 18	20,4	163 (64)	54 (119)	2,3	2368	130	26	–	11	1,1	46	0,85
19 -30	21,5	163 (64)	57 (126)	2,7	2403[i]	130	25	–	12	1,1	46	0,8
31 -50				2,7	2403[i]	130	25	–	12	1,1	46	0,8
> 50				2,7	2403[i]	130	21	–	11	1,1	46	0,8
Grávidas												
1º trimestre				3,0	+0	175	28	–	13	1,4	+25	1,1
2º trimestre				3,0	+340	175	28	–	13	1,4	+25	1,1
3º trimestre				3,0	+452	175	28	–	13	1,4	+25	1,1
Lactantes												
1 a 6 meses				3,8	+330	210	29	–	13	1,3	+25	1,3
2 a 6 meses				3,8	+400	210	29	–	13	1,3	+25	1,3

NOTA: Para todos os nutrientes, os valores para bebês são AI. Traços indicam os valores que não foram determinados.

[a] A AI de água inclui água potável, água em bebidas e água nos alimentos; geralmente, a água potável e outras bebidas contribuem com aproximadamente 70 a 80%, e alimentos, ao restante. Fatores de conversão: 1 l = 33,8 onças líquidas, 1 l = 1,06 qt; 1 copo = 8 onças líquidas.

[b] A Necessidade Estimada de Energia (EER) representa a ingestão média de energia da dieta que manterá o equilíbrio energético em uma pessoa saudável de um dado gênero, peso, altura e nível de atividade física. Os valores listados são com base na pessoa "ativa" com altura e peso de referência e as idades médias de cada grupo de até 19 anos. O Capítulo 8 fornece equações e tabelas para determinar as necessidades estimadas de energia.

[c] O ácido linolênico referido nesta tabela e no texto é o ácido graxo ômega 3 conhecido como ácido alfalinolênico.

[d] Os valores listados são com base nos pesos corporais de referência.

[e] Suposto para ser do leite materno.

[f] Suposto para ser do leite materno e alimentos e bebidas complementares. Isso inclui aproximadamente 0,6 l (-3 copos) como fluido total, inclusive fórmula infantil, sucos e água potável.

[g] Para energia, os grupos de idade para crianças são 1 a 2 anos e 3 a 8 anos.

[h] Para homens reduza 10 calorias por dia para cada ano de idade acima dos 19.

[i] Para mulheres reduza 17 calorias por dia para cada ano de idade acima dos 19.

FONTE: Adaptado da *Dietary Reference Intakes series*, National Academies Press. Copyright 1997, 1998, 2000, 2001, 2002, 2004, 2005 pela Academia Nacional de Ciências

Ingestão Dietética Recomendada (RDA) e Ingestão Adequada (AI) para Vitaminas

Idade (anos)	Tiamina RDA (mg/dia)	Riboflavina RDA (mg/dia)	Niacina RDA (mg/dia)[a]	Biotina AI (µg/dia)[a]	Ácido pantotênico AI (mg/dia)	Vitamina B_6 RDA (mg/dia)	Folato RDA (µg/dia)[b]	Vitamina B_{12} RDA (µg/dia)	Colina AI (mg/dia)	Vitamina C RDA (mg/dia)	Vitamina A RDA (µg/dia)[c]	Vitamina D RDA (µm/dia)[d]	Vitamina E AI (µm/dia)[e]	Vitamina K AI (µm/dia)
Bebês														
0 – 0,5	0,2	0,3	2	5	1,7	0,1	65	0,4	125	40	400	10	4	2,0
0,5 – 1	0,3	0,4	4	6	1,8	0,3	80	0,5	150	50	500	10	5	2,5
Crianças														
1 – 3	0,5	0,5	6	8	2	0,5	150	0,9	200	15	300	15	6	30
4 – 8	0,6	0,6	8	12	3	0,6	200	1,2	250	25	400	15	7	55
Homens														
9 - 13	0,9	0,9	12	20	4	1,0	300	1,8	375	45	600	15	11	60
14 - 18	1,2	1,3	16	25	5	1,3	400	2,4	550	75	900	15	15	75
19 - 30	1,2	1,3	16	30	5	1,3	400	2,4	550	90	900	15	15	120
31 - 50	1,2	1,3	16	30	5	1,3	400	2,4	550	90	900	15	15	120
51 – 70	1,2	1,3	16	30	5	1,7	400	2,4	550	90	900	15	15	120
> 70	1,2	1,3	16	30	5	1,7	400	2,4	550	90	900	20	15	120
Mulheres														
9 - 13	0,9	0,9	12	20	4	1,0	300	1,8	375	45	600	15	11	60
14 - 18	1,0	1,0	14	25	5	1,2	400	2,4	400	65	700	15	15	75
19 - 30	1,1	1,1	14	30	5	1,3	400	2,4	425	75	700	15	15	90
31 - 50	1,1	1,1	14	30	5	1,3	400	2,4	425	75	700	15	15	90
51 – 70	1,1	1,1	14	30	5	1,5	400	2,4	425	75	700	15	15	90
> 70	1,1	1,1	14	30	5	1,5	400	2,4	425	75	700	20	15	90
Grávidas														
≤ 18	1,4	1,4	18	30	6	1,9	600	2,6	450	80	750	15	15	75
19 – 30	1,4	1,4	18	30	6	1,9	600	2,6	450	85	770	15	15	90
31 – 50	1,4	1,4	18	30	6	1,9	600	2,6	450	85	770	15	15	90
Lactantes														
≤ 18	1,4	1,6	17	35	7	2,0	500	2,8	550	115	1200	15	19	75
19 - 30	1,4	1,6	17	35	7	2,0	500	2,8	550	120	1300	15	19	90
31 - 50	1,4	1,6	17	35	7	2,0	500	2,8	550	120	1300	15	19	90

NOTA: Para todos os nutrientes, os valores para bebês são AI.
[a] As recomendações de Niacina são expressas como equivalentes de niacina (NE), exceto para recomendações para bebês de até 6 meses, que são expressos como niacina pré-formada.
[b] As recomendações de Folato são expressas como equivalentes do folato dietético (EFD).
[c] As recomendações de Vitamina A são expressas como equivalentes de atividade do retinol (RAE).
[d] As recomendações de Vitamina D são expressas como colecalciferol e supõem falta da exposição adequada ao sol.
[e] As recomendações de Vitamina E são expressas como α-tocoferol.

Ingestão Dietética Recomendada (RDA) e Ingestão Adequada (AI) para Minerais

Idade (anos)	Sódio AI (mg/dia)	Cloreto AI (mg/dia)	Potássio AI (mg/dia)	Cálcio RDA (mg/dia)	Fósforo RDA (mg/dia)	Magnésio RDA (mg/dia)	Ferro RDA (mg/dia)	Zinco RDA (mg/dia)	Iodo RDA (µg/dia)	Selênio RDA (µg/dia)	Cobre RDA (µg/dia)	Manganês AI (mg/dia)	Fluoreto AI (mg/dia)	Cromo AI (µg/dia)	Molibdênio RDA (µg/dia)
Bebês															
0 – 0,5	120	180	400	200	100	30	0,27	2	110	15	200	0,003	0,01	0,2	2
0,5 – 1	370	570	700	260	275	75	11	3	130	20	220	0,6	0,5	5,5	3
Crianças															
1 – 3	1000	1500	3000	700	460	80	7	3	90	20	340	1,2	0,7	11	17
4 – 8	1200	1900	3800	1000	500	130	10	5	90	30	440	1,5	1,0	15	22
Homens															
9 -13	1500	2300	4500	1300	1250	240	8	8	120	40	700	1,9	2	25	34
14 -18	1500	2300	4700	1300	1250	410	11	11	150	55	890	2,2	3	35	43
19- 30	1500	2300	4700	1000	700	400	8	11	150	55	900	2,3	4	35	45
31 -50	1500	2300	4700	1000	700	420	8	11	150	55	900	2,3	4	35	45
51 – 70	1300	2000	4700	1000	700	420	8	11	150	55	900	2,3	4	30	45
> 70	1200	1800	4700	1200	700	420	8	11	150	55	900	2,3	4	30	45
Mulheres															
9 -13	1500	2300	4500	1300	1250	240	8	8	120	40	700	1,6	2	21	34
14 -18	1500	2300	4700	1300	1250	360	15	9	150	55	890	1,6	3	24	43
19- 30	1500	2300	4700	1000	700	310	18	8	150	55	900	1,8	3	25	45
31 -50	1500	2300	4700	1000	700	320	18	8	150	55	900	1,8	3	25	45
51 – 70	1300	2000	4700	1200	700	320	8	8	150	55	900	1,8	3	20	45
> 70	1200	1800	4700	1200	700	320	8	8	150	55	900	1,8	3	20	45
Grávidas															
≤ 18	1500	2300	4700	1300	1250	400	27	12	220	60	1000	2,0	3	29	50
19 – 30	1500	2300	4700	1000	700	350	27	11	220	60	1000	2,0	3	30	50
31 – 50	1500	2300	4700	1000	700	360	27	11	220	60	1000	2,0	3	30	50
Lactantes															
≤ 18	1500	2300	5100	1300	1250	360	10	13	290	70	1300	2,6	3	44	50
19 - 30	1500	2300	5100	1000	700	310	9	12	290	70	1300	2,6	3	45	50
31 - 50	1500	2300	5100	1000	700	320	9	12	290	70	1300	2,6	3	45	50

Nível Superior Tolerável de Ingestão (UL) para Vitaminas

Idade (anos)	Niacina (mg/dia)[a]	Vitamina B₆ (mg/dia)	Folato (µg/dia)[a]	Colina (mg/dia)	Vitamina C (mg/dia)	Vitamina A (µg/dia)[b]	Vitamina D (µg/dia)	Vitamina E (mg/dia)[c]
Bebês								
0 – 0,5	–	–	–	–	–	600	25	–
0,5 – 1	–	–	–	–	–	600	38	–
Crianças								
1 - 3	10	30	300	1000	400	600	63	200
4 – 8	15	40	400	1000	650	900	75	300
9 – 13	20	60	600	2000	1200	1700	100	600
Adolescentes								
14 - 18	30	80	800	3000	1800	2800	100	800
Adultos								
19 – 70	35	100	1000	3500	2000	3000	100	1000
> 70	35	100	1000	3500	2000	3000	100	1000
Grávidas								
≤ 18	30	80	800	3000	1800	2800	100	800
19 - 50	35	100	1000	3500	2000	3000	100	1000
Lactantes								
≤ 18	30	80	800	3000	1800	2800	100	800
19 – 50	35	100	1000	3500	2000	3000	100	1000

[a] O UL para niacina e folato aplica-se para as formas sintéticas obtidas de suplementos, comida fortificada ou uma combinação dos dois.
[b] O UL para vitamina A aplica-se somente para a vitamina pré-formada.
[c] O UL para vitamina E aplica-se para qualquer forma de α-tocoferol suplementar, alimentos fortificados ou uma combinação dos dois.

Nível Superior Tolerável de Ingestão (UL) para Minerais

Idade (anos)	Sódio (mg/dia)	Cloreto (mg/dia)	Cálcio (mg/dia)	Fósforo (mg/dia)	Magnésio (mg/dia)[d]	Ferro (mg/dia)	Zinco (mg/dia)	Iodo (µg/dia)	Selênio (µg/dia)	Cobre (µg/dia)	Manganês (mg/dia)	Fluoreto (mg/dia)	Molibdênio (µg/dia)	Boro (mg/dia)	Níquel (mg/dia)	Vanádio (mg/dia)
Bebês																
0 – 0,5	–[e]	–[e]	1000	–	–	40	4	–	45	–	–	0,7	–	–	–	–
0,5 – 1	–[e]	–[e]	1500	–	–	40	5	–	60	–	–	0,9	–	–	–	–
Crianças																
1 – 3	1500	2300	2500	3000	65	40	7	200	90	1000	2	1,3	300	3	0,2	–
4 – 8	1900	2900	2500	3000	110	40	12	300	150	3000	3	2,2	600	6	0,3	–
9 - 13	2200	3400	3000	4000	350	40	23	600	280	5000	6	10	1100	11	0,6	–
Adolescentes																
14 – 18	2300	3600	3000	4000	350	45	34	900	400	8000	9	10	1700	17	1,0	–
Adultos																
19 – 70	2300	3600	2500	4000	350	45	40	1100	400	10.000	11	10	2000	20	1,0	1,8
> 70	2300	3600	2000	3000	350	45	40	1100	400	10.000	11	10	2000	20	1,0	1,8
Grávidas																
≤ 18	2300	3600	3000	3500	350	45	34	900	400	8000	9	10	1700	17	1,0	–
19 - 50	2300	3600	2500	3500	350	45	40	1100	400	10.000	11	10	2000	20	1,0	–
Lactantes																
≤ 18	2300	3600	3000	4000	350	45	34	900	400	8000	9	10	1700	17	1,0	–
19 - 50	2300	3600	2500	4000	350	45	40	1100	400	10.000	11	10	2000	20	1,0	–

[d] O UL para magnésio aplica-se para formas sintéticas somente obtidas de suplementos ou drogas.
[e] A fonte de ingestão deve ser somente do leite materno (ou fórmula infantil) e alimentos.

NOTA: O limite máximo não foi estabelecido para vitaminas e minerais não listados para estes grupos de idades listados com um traço (-) em função da falta de dados, e não porque esses nutrientes sejam seguros para consumo em qualquer nível de ingestão. Todos os nutrientes podem ter efeitos colaterais quando ingeridos em excesso.

Impressão e acabamento